宏微结合见即是信
旁徵博引去伪存真

李伯埙
于二〇一四年

皮肤病临床与组织病理学

Clinical and Histopathologic Dermatology

主　编　李伯埙　王俊民　肖生祥
副主编　刘　艳　耿松梅　郑　焱
冯义国　阎于玲　俞晓林

中国出版集团
世界图书出版公司
西安　北京　广州　上海

图书在版编目(CIP)数据

皮肤病临床与组织病理学/李伯埙,王俊民,肖生祥主编. —西安:世界图书出版西安有限公司,2015.1
ISBN 978-7-5100-8814-8

Ⅰ.①皮… Ⅱ.①李… ②王… ③肖… Ⅲ.①皮肤病—临床医学 ②皮肤病—病理组织学 Ⅳ.①R751

中国版本图书馆 CIP 数据核字(2015)第 005305 号

Pifubing Linchuang Yu Zuzhibinglixue
皮肤病临床与组织病理学

主　　编	李伯埙　王俊民　肖生祥
责任编辑	马元怡　王梦华
出版发行	**世界图书出版西安有限公司**
地　　址	西安市北大街 85 号
邮　　编	710003
电　　话	029-87233647(市场营销部) 029-87234767(总编室)
传　　真	029-87279675
经　　销	全国各地新华书店
印　　刷	中闻集团西安印务有限公司
成品尺寸	889mm×1194mm　1/16
印　　张	59.75
字　　数	1200 千字
版　　次	2015 年 1 月第 1 版
印　　次	2015 年 1 月第 1 次印刷
书　　号	ISBN 978-7-5100-8814-8
定　　价	680.00 元

编写人员名单

（按姓氏笔画排序）

于建斌	教授　研究生导师	王　梅	副教授　硕士研究生导师
王　琼	主治医师　硕士研究生导师	王俊民	教授　硕士研究生导师
王晓鹏	主治医师　硕士研究生导师	王琼玉	副教授　硕士研究生导师
牛新武	副教授　硕士研究生导师	冯义国	副教授　硕士研究生导师
成少利	副主任医师	任建文	主治医师
刘　平	副教授　硕士研究生导师	刘　艳	副教授　硕士研究生导师
安金刚	主治医师　博士研究生	李伯埙	教授　硕士研究生导师
李建国	副主任医师	李政霄	副教授　硕士研究生导师
李晓莉	副教授　硕士研究生导师	李颖慧	硕士研究生
肖生祥	教授　博士生导师	吴　娜	硕士研究生
吴佳纹	主治医师	应朝霞	主治医师　博士研究生
张江安	副教授　硕士研究生导师	张磐谏	技师
张燕飞	博士研究生	罗素菊	副主任医师
周少娜	主治医师	郑　焱	副教授　博士生导师
俞晓林	主任医师	郗彦萍	副教授　硕士研究生导师
袁景奕	副教授	耿松梅	博士生导师
阎平玲	教授　硕士研究生导师	彭　斌	博士研究生
曾维惠	教授　博士生导师	潘　敏	副教授
霍　佳	主治医师	穆　欣	主治医师

主编简介

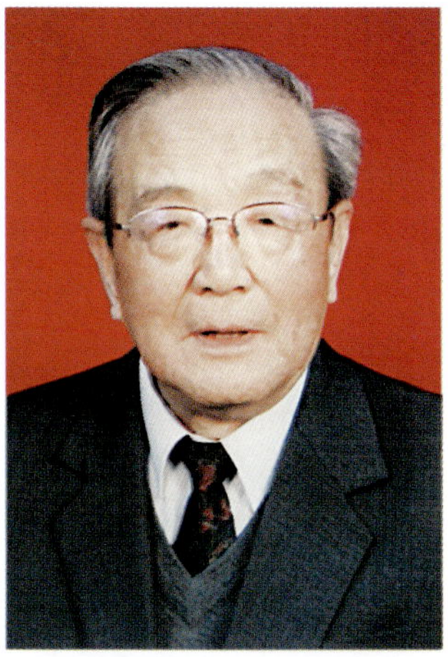

李伯埙　西安交通大学第二附属医院皮肤科教授，主任医师。《中国皮肤病性病学杂志》第三届、第四届主编，第五届编辑委员会主任委员。

自20世纪50年代开始从事皮肤病医疗教学至今，发表了80余篇有影响力的学术论文。在国内首先报告了“持久性色素异常性红斑”“炎症后弹性组织离解伴组织松垂”“进行性结节性组织细胞瘤”等10余种疾病。主编《实用皮肤病彩色图谱》《现代实用皮肤病学》；参编《实用皮肤科学》《实用皮肤性病诊疗手册》，卫生部规划本科教材《皮肤病学》等10余部著作。获部、省、市级科技进步奖及教学奖6项。

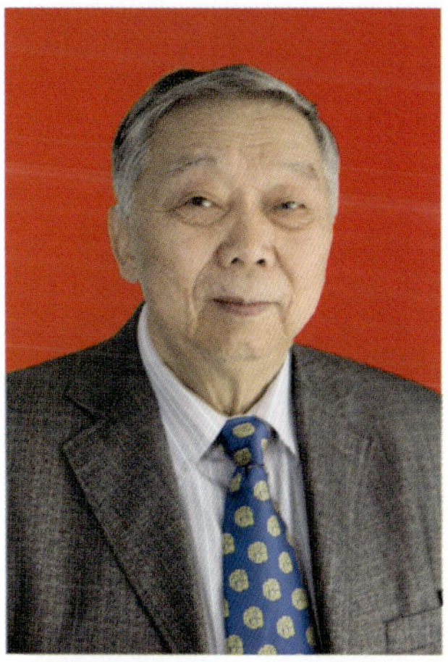

王俊民　西安交通大学第二附属医院皮肤科教授、主任医师、硕士研究生导师。曾任西安交通大学第二附属医院皮肤病教研室副主任。历任西安医学会皮肤科学会副主任委员，名誉主任委员；陕西省美容学会委员；陕西省皮肤保健与美容专业委员会名誉主任委员；陕西省制冷学会理事。担任《中国皮肤性病杂志》编委，《皮肤病与性病杂志》特约编委，《中华现代皮肤科学杂志》编辑委员会常务编委。在国内外医学杂志上发表论文80余篇。主编《皮肤病症候群》；参编《实用皮肤病学》《现代实用皮肤病学》《皮肤性病诊断与鉴别诊断》《皮肤科临床手册》《皮肤病方药手册》等专著。荣获省、市级科技进步奖及教育优秀成果奖等共5项。

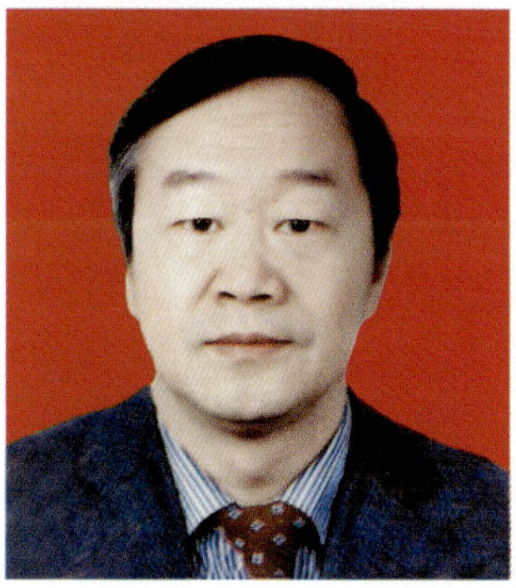

肖生祥　现任西安交通大学第二附属医院皮肤病院教授、主任医师、博士生导师，皮肤病院常务副院长兼皮肤科主任，国家临床重点专科、国家重点培育学科负责人。1993年赴美国旧金山加州大学（UCSF）公派学习两年半。发表论文150余篇，其中在国际专业期刊 *Journal of Investigative Dermatology*、*British Journal of Dermatology* 等发表SCI收录论文50余篇。担任《中国皮肤性病学杂志》副主编。曾获中华医学会第十二次全国皮肤性病学术会议优秀论文一等奖、中国皮肤科医师协会优秀中青年医师奖、陕西省科学技术二等奖、陕西青年科技奖；被授予“陕西省优秀留学回国人员”称号。

前　言

近年来，医学发展突飞猛进，皮肤科学也发展迅速。随着人们生活水平的改善和生活质量的提高，皮肤疾病发病率逐年上升，越来越受到重视，皮肤科就诊的患者也日益增多。皮肤病学因此而发展迅速，充满活力，涉及范畴也不断扩展。皮肤病学的蓬勃发展促使了皮肤科工作队伍日益壮大，因此，如何提高皮肤科医生的诊疗水平已成为皮肤科学事业发展的重要问题之一。

众所周知，皮肤病的诊断只有将临床资料与组织病理检查相结合，才能做出较为准确的诊断。目前，国内除少数翻译版图书外，尚无国内学者编写的皮肤临床与病理相结合、图文并茂的大型参考书。为此，编者不揣水平有限，将多年来临床实践上所积累的众多临床及组织病理图片，以及从我们主编的《中国皮肤性病学杂志》中遴选的少量典型病例图片，配以重点突出的文字说明汇编成书，以供各级皮肤科及病理科医生、教师及研究生参考。

全书共29章，包含临床、病理彩色照片3000余幅。在本书的编写过程中，我们组成了以西安交通大学第二附属医院教授、副教授和博士为主的高职称、高学历、临床经验丰富的编写队伍，历经近3年的辛勤工作，仔细整理多年的资料方完成此书。在编写过程中，我们尽可能选择典型的临床和病理图片。全书完稿后，经过副主编3次审稿，主编对全书的内容及图文逐一做了仔细审校，并补充了一部分在临床工作中收集到的新的临床和病理图片。虽然经过数次认真、严谨的审校，但由于工作量大，编者的学术水平也有限，书中难免会有疏漏，敬请同道批评指正。

由于皮肤学界对皮肤病的分类有多种意见，在本书中编者采用了结合临床工作的方式对其进行分类，不妥之处敬请读者谅解。此外，考虑到临床工作中的习惯，书中部分英文未做翻译。

本书的顺利出版得到了西安交通大学第二附属医院皮肤病院及世界图书出版西安有限公司的大力支持及关心，谨致以衷心感谢！

李伯埙　王俊民　肖生祥

目 录

第一章 皮肤组织学结构
第一节 表 皮 …… 1
角质形成细胞 …… 1
黑色素细胞 …… 2
朗格汉斯细胞 …… 2
梅克尔细胞 …… 3
角质形成细胞间的连接及其与真皮间的连接 …… 3
表皮下基底膜带 …… 4
第二节 真 皮 …… 4
胶原纤维 …… 4
网状纤维 …… 5
弹力纤维 …… 5
基 质 …… 5
细 胞 …… 5
第三节 皮下组织 …… 5
皮肤的血管和淋巴管 …… 5
皮肤的神经 …… 6
皮肤的肌肉 …… 7
皮肤附属器 …… 7
第四节 特殊部位的组织结构 …… 10
头 皮 …… 10
眼 睑 …… 10
耳 郭 …… 10
口 唇 …… 10
女性乳房 …… 11
外生殖器 …… 11

第二章 活体组织检查术
活体组织检查的相关内容 …… 12
常用的特殊染色 …… 13
免疫荧光试验 …… 14
组织化学染色 …… 14

第三章 皮肤组织病理的基本变化
第一节 皮肤的一般组织病理改变 …… 16
表皮的组织病理改变 …… 16
真皮的组织病理改变 …… 25
皮下组织的组织病理改变 …… 31
第二节 炎 症 …… 32
真皮炎症浸润细胞的形态学 …… 32
浸润细胞的分类 …… 36
主要皮肤炎症反应类型 …… 37
第三节 实验室方法 …… 40
特殊染色 …… 40
免疫荧光 …… 40
免疫组化 …… 42

第四章 感染性皮肤病
第一节 病毒性皮肤病 …… 49
水痘和带状疱疹 …… 49
单纯疱疹与生殖器疱疹 …… 52
羊痘/挤奶人结节 …… 54
传染性软疣 …… 55
寻常疣 …… 56
跖 疣 …… 58
扁平疣 …… 58
疣状表皮发育不良 …… 60
Kaposi 水痘样疹 …… 60
小儿丘疹性肢端皮炎 …… 61
手足口病 …… 62
传染性红斑 …… 62
Dukes 病 …… 63
埃可病毒疹 …… 63
鲍温样丘疹病 …… 64
第二节 细菌性皮肤病 …… 64
脓疱疮 …… 64
深脓疱疮 …… 65
细菌性毛囊炎 …… 66
葡萄球菌性烫伤样皮肤综合征 …… 68
坏死性筋膜炎 …… 69
丹 毒 …… 70

毛囊闭锁性三联征 …… 70
蜂窝织炎 …… 71
下疳样脓皮病 …… 71
芽生菌病样脓皮病 …… 72
慢性乳头状溃疡性脓皮病 …… 73
增殖性脓皮病 …… 74
婴儿坏疽性皮炎 …… 74
第三节　杆菌性皮肤病 …… 74
麻　风 …… 75
皮肤结核 …… 84
游泳池肉芽肿 …… 94
类丹毒 …… 95
炭　疽 …… 96
鼻硬结病 …… 96
跖部窝状角质松解症 …… 97
急性女阴溃疡 …… 98
气性坏疽 …… 99
红　癣 …… 99
腋毛癣 …… 100
第四节　真菌性皮肤病 …… 100
马拉色菌毛囊炎 …… 100
脓　癣 …… 101
念珠菌病 …… 102
皮肤曲霉病 …… 106
皮肤毛霉病 …… 107
皮肤原藻病 …… 108
芽生菌病 …… 109
副球孢子菌病 …… 109
瘢痕疙瘩性芽生菌病 …… 110
着色芽生菌病 …… 110
暗色丝孢霉病 …… 113
球孢子菌病 …… 113
皮肤隐球菌病 …… 114
组织胞浆菌病 …… 115
孢子丝菌病 …… 116
放线菌病 …… 119
奴卡菌病 …… 119
足菌肿 …… 120
鼻孢子菌病 …… 121
马尔尼菲青霉病 …… 121
第五节　螺旋体、立克次体、衣原体感染疾病 …… 122
猫抓病 …… 122
慢性游走性红斑 …… 124
地方性梅毒 …… 124
雅司病 …… 124
Reiter 病 …… 125

第五章　寄生虫性皮肤病
利什曼病 …… 128
皮肤阿米巴病 …… 131
疥　疮 …… 131
匐形疹 …… 132
皮下丝虫病 …… 133
盘尾丝虫病 …… 133
皮肤猪囊虫病 …… 133
节肢动物咬伤 …… 134
虱　病 …… 134
蜱叮咬 …… 136

第六章　物理性皮肤病
多形性日光疹 …… 138
光化性痒疹 …… 140
种痘样水疱病 …… 141
植物日光性皮炎 …… 143
慢性光化性皮炎 …… 144
光化性弹力纤维病 …… 146
胶样粟丘疹 …… 147
火激红斑 …… 149
放射性皮炎 …… 150
摩擦性苔藓样疹 …… 151
裂纹性棘皮瘤 …… 152
冻　疮 …… 152
足跟压力性疼痛性丘疹 …… 153
黑　踵 …… 153

第七章　湿疹皮炎类皮肤病
湿　疹 …… 154
接触性皮炎 …… 158
嗜酸细胞增多性皮炎 …… 161
高嗜酸细胞综合征 …… 162
荨麻疹 …… 162
药　疹 …… 163
中毒性表皮坏死松解症 …… 165

第八章　红斑鳞屑性皮肤病

第一节　银屑病 …… 167
寻常型银屑病 …… 167
红皮病型银屑病 …… 171
关节病型银屑病 …… 173
脓疱型银屑病 …… 173
第二节　类银屑病 …… 176
点滴型类银屑病 …… 176
斑块型类银屑病 …… 181
苔藓样型类银屑病 …… 181
玫瑰糠疹 …… 181
毛发红糠疹 …… 184
正圆形糠疹 …… 187
扁平苔藓 …… 188
线状苔藓 …… 195
光泽苔藓 …… 197
毛发苔藓 …… 198
小棘苔藓 …… 199
扁平苔藓样角化病 …… 200

第九章　红斑性皮肤病

多形红斑 …… 202
结节性红斑 …… 206
持久性色素异常性红斑 …… 208
单纯性回状红斑 …… 210
离心性环状红斑 …… 210
匐行性回状红斑 …… 213
慢性游走性红斑 …… 213
红皮病 …… 214
落屑性红皮病 …… 216

第十章　神经精神功能障碍性病

神经性皮炎 …… 217
结节性痒疹 …… 220
人工皮炎 …… 221
皮肤垢着病 …… 222
渗出性神经皮炎 …… 223
皮肤行为症 …… 223
色素性痒疹 …… 223

第十一章　结缔组织病

红斑狼疮 …… 225
皮肌炎 …… 237
硬皮病 …… 241
混合性结缔组织病 …… 245
嗜酸性筋膜炎 …… 246
干燥综合征 …… 246

第十二章　性传播疾病

梅　毒 …… 248
尖锐湿疣 …… 257
生殖器疱疹 …… 261
软下疳 …… 263
腹股沟肉芽肿 …… 264
性病性淋巴肉芽肿 …… 264

第十三章　皮肤黏膜交界处疾病

硬化性苔藓 …… 266
女阴白色病变 …… 270
女阴萎缩 …… 272
女阴假性湿疣 …… 272
阴茎珍珠状丘疹 …… 274
坏疽性龟头炎 …… 275
阴茎海绵体硬结症 …… 275
阴茎硬化性淋巴管炎 …… 275
浆细胞性龟头炎 …… 277

第十四章　穿通性与变质性疾病

反应性穿通性胶原病 …… 278
穿通性毛囊炎 …… 279
匐行性穿通性弹力纤维病 …… 279
Kyrle 病 …… 282
穿通性钙化弹力纤维病 …… 283
持久性豆状角化过度病 …… 283
膨胀纹 …… 284
真皮中层弹力纤维溶解症 …… 285

第十五章　营养代谢障碍性皮肤病

第一节　痛　风 …… 286
第二节　黏蛋白病 …… 289
泛发性黏液水肿 …… 289
胫前黏液水肿 …… 289
黏液水肿性苔藓 …… 291
硬化性黏液水肿 …… 294

肢端持续性丘疹性黏蛋白病 …… 296
自愈性幼年皮肤黏蛋白病 …… 297
网状红斑性黏蛋白病 …… 297
硬肿病 …… 298
皮肤局限性黏蛋白病 …… 299
婴儿皮肤黏蛋白病 …… 301
第三节 皮肤淀粉样变 …… 301
原发性皮肤淀粉样变 …… 301
原发性系统性淀粉样变 …… 305
继发性系统性淀粉样变 …… 306
第四节 类脂蛋白沉积症 …… 307
第五节 卟啉病 …… 309
先天性红细胞生成性卟啉病 …… 309
红细胞生成性原卟啉病 …… 309
遗传性粪卟啉病 …… 311
迟发性皮肤卟啉病 …… 311
第六节 皮肤钙沉着症 …… 312
营养不良性皮肤钙沉积症 …… 312
转移性皮肤钙沉着症 …… 314
特发性皮肤钙沉着症 …… 314
表皮下钙化结节 …… 314
特发性阴囊钙沉积症 …… 315
肿瘤性钙沉积症 …… 315
第七节 其他疾病 …… 315
黑棘皮病 …… 315
糖尿病性大疱病 …… 318
褐黄病 …… 319
胡萝卜素血症 …… 319
弥漫性躯体血管角皮病 …… 320
烟酸缺乏病 …… 321
Hartnup 病 …… 323
坏死松解性游走性红斑 …… 323
肠病性肢端皮炎 …… 325

第十六章 皮肤血管炎及脉管性疾病
第一节 皮肤血管炎 …… 328
嗜中性粒细胞性血管炎 …… 328
淋巴细胞性血管炎 …… 349
嗜酸性粒细胞性血管炎 …… 364
肉芽肿性血管炎 …… 364
第二节 血管栓塞性疾病 …… 368
浅表性血栓性静脉炎 …… 368
胸壁血栓性静脉炎 …… 368
皮肤胆固醇结晶栓塞症 …… 368
闭塞性血栓性脉管炎 …… 368
爆发性紫癜 …… 369
第三节 其他脉管性疾病 …… 370
淋巴水肿 …… 370
红斑肢痛症 …… 371

第十七章 角化性皮肤病
腋窝颗粒状角化不全 …… 372
萎缩性毛发角化病 …… 372
多发性微小指状角化过度症 …… 372
乳头乳晕过度角化病 …… 373
剥脱性角质松解症 …… 375
淋巴水肿性角化病 …… 375
幼年跖部皮病 …… 375
鳞状毛囊角化病 …… 376
慢性苔藓样角化病 …… 376
融合性网状乳头瘤病 …… 378
指节垫 …… 381
进行性对称性红斑角化病 …… 382
副肿瘤性肢端角化病 …… 384
倒置性毛囊角化病 …… 384
砷角化病 …… 384
Olmsted 综合征 …… 385

第十八章 萎缩性皮肤病
斑状萎缩 …… 387
毛囊性皮肤萎缩 …… 388
萎缩纹 …… 389
虫蚀状皮肤萎缩 …… 390
进行性特发性皮肤萎缩 …… 390
慢性萎缩性肢端皮炎 …… 391
局部偏侧萎缩 …… 392
局部全层萎缩 …… 393

第十九章 非感染性肉芽肿
结节病 …… 394
环状肉芽肿 …… 402
肉芽肿性唇炎 …… 406
多形性肉芽肿 …… 408
婴儿臀部肉芽肿 …… 408

环状弹性组织溶解性巨细胞肉芽肿 … 409
面部肉芽肿 … 409
慢性肉芽肿病 … 410
异物肉芽肿 … 412
类脂质渐进性坏死 … 415
类风湿结节 … 418

第二十章 皮下脂肪组织疾病
α_1-抗胰酶缺乏相关性脂膜炎 … 420
脂肪营养不良 … 420
婴儿腹部离心性脂肪营养不良 … 420
结节性筋膜炎 … 421
儿童颅部筋膜炎 … 421
油肉芽肿 … 421
亚急性结节性游走性脂膜炎 … 422
结节性脂肪坏死 … 422
播散性脂肪肉芽肿病 … 422
复发性发热性结节性非化脓性脂膜炎 … 422
人工性脂膜炎 … 423
嗜酸性脂膜炎 … 424
类固醇激素后脂膜炎 … 426
胰腺性脂膜炎 … 426
新生儿硬化症 … 427
新生儿皮下脂肪坏死 … 427

第二十一章 遗传性皮肤病 … 428
鱼鳞病 … 428
寻常性鱼鳞病 … 428
X 连锁遗传鱼鳞病 … 430
表皮松解角化过度症 … 430
常染色体隐性鱼鳞病 … 432
迂回线状鱼鳞病 … 434
胶样婴儿 … 434
大疱性表皮松解症 … 435
外胚叶发育不良 … 442
无汗或少汗性外胚叶发育不良 … 442
有汗性外胚叶发育不良 … 444
掌跖角化病 … 444
更年期角皮病 … 445
肢端角化性类弹力纤维瘤 … 445
先天性厚甲症 … 446
先天性角化不良病 … 448
汗孔角化病 … 449
着色性干皮病 … 452
先天性皮肤发育不全 … 454
局灶性真皮发育不全 … 455
先天性皮肤异色症 … 456
毛囊角化病 … 456
慢性良性家族性天疱疮 … 462
疣状肢端角化病 … 467
弹力纤维性假黄瘤 … 467
结缔组织痣 … 468
皮肤松弛症 … 470
皮肤弹性过度症 … 472
成人早老症 … 474
眼睑松垂 … 474
厚皮性骨膜症 … 475
色素性荨麻疹 … 477
色素失禁症 … 482
脱色性色素失禁症 … 486
可变性红斑角化症 … 487
掌跖纤维瘤病 … 488
结节性硬化病 … 489
遗传性对称性色素异常病 … 492
遗传性良性上皮内角化不良病 … 493
婴儿指部纤维瘤病 … 493
先天性毛细血管扩张性大理石样皮肤 … 493

第二十二章 大疱性皮肤病及无菌性脓疱病
天疱疮 … 495
IgA 天疱疮 … 504
副肿瘤性天疱疮 … 505
疱疹样天疱疮 … 506
大疱性类天疱疮 … 509
瘢痕性类天疱疮 … 514
妊娠疱疹 … 514
获得性大疱性表皮松解症 … 515
疱疹样皮炎 … 516
线状 IgA 大疱性皮肤病 … 519
暂时性棘突松解性皮肤病 … 521
复发性线状棘层松解性皮肤病 … 522
疱疹样脓疱病 … 522
连续性肢端皮炎 … 523
掌跖脓疱病 … 524

角层下脓疱性皮肤病 …… 526
急性泛发性发疹性脓疱病 …… 529
婴儿肢端脓疱病 …… 530

第二十三章　表皮附属器炎症性疾病
寻常痤疮 …… 532
酒　渣 …… 536
鼻红粒病 …… 538
嗜酸性粒细胞性脓疱性毛囊炎 …… 538
嗜酸性粒细胞性蜂窝组织炎 …… 539
嵌顿性脆发病 …… 540
小棘状毛壅症 …… 540
斑　秃 …… 540
Brocg 假性斑秃 …… 542
黏蛋白性脱发 …… 543
Fox-Fordyce 病 …… 544
耳部假囊肿 …… 545

第二十四章　色素性皮肤病
第一节　色素增加性皮肤病 …… 546
黄褐斑 …… 546
利尔黑变病 …… 546
焦油黑变病 …… 548
色素性口周红斑 …… 548
面颈毛囊性红斑黑变病 …… 549
摩擦性黑变病 …… 549
暂时性新生儿脓疱性黑变病 …… 550
斑驳病 …… 550
特发性多发性斑状色素沉着症 …… 551
咖啡斑 …… 552
眶周色素沉着 …… 552
色素沉着-肠息肉综合征 …… 552
屈侧网状色素异常 …… 553
网状肢端色素沉着 …… 554
网状色素沉着性皮病 …… 554
先天性弥漫性黑病变 …… 556
线状漩涡状痣样色素沉着过多症 …… 556
第二节　色素减少性皮肤病 …… 557
白癜风 …… 557
无色素痣 …… 559
特发性点状色素减退症 …… 559
贫血痣 …… 560
第三节　异色性皮肤病 …… 561
血管萎缩性皮肤异色病 …… 561
西瓦特皮肤异色病 …… 562

第二十五章　胶原及弹性组织疾病
弹性纤维瘤 …… 563
结节性类弹力纤维病 …… 563
肢端角化性弹力纤维病 …… 565
回状颅皮 …… 565
炎症后弹性组织离解伴皮肤松弛 …… 566
弹性假黄瘤样真皮乳头层弹性纤维溶解症 …… 568
发疹性胶原瘤 …… 569
脐周弹性假黄瘤 …… 569
线状局限性弹性组织变性 …… 569
白色纤维丘疹病 …… 569
丘疹性弹性纤维离解 …… 570
变形综合征 …… 571
真皮中层弹性组织溶解 …… 573
席纹状胶原瘤 …… 573

第二十六章　组织细胞增生症
第一节　朗格汉斯细胞组织细胞增生症 …… 575
第二节　单核巨噬细胞组织细胞增生症 …… 581
播散性黄色瘤 …… 581
弥漫性正常血脂性扁平黄色瘤 …… 584
渐进坏死性黄色肉芽肿 …… 586
丘疹性黄色瘤 …… 587
疣状黄色瘤 …… 588
幼年性黄色肉芽肿 …… 589
网状组织细胞增生症 …… 592
进行性结节性组织细胞瘤 …… 596
遗传性进行性黏蛋白组织细胞增生症 …… 599
全身性发疹性组织细胞增生症 …… 599
良性头部组织细胞增生症 …… 601
窦组织细胞增生症伴发巨大淋巴结症 …… 602
第三节　恶性组织细胞病 …… 604
单核细胞白血病 …… 604
恶性组织细胞增生症 …… 604
真性组织细胞淋巴瘤 …… 607

第二十七章　皮肤肿瘤
第一节　概　述 …… 608
肿瘤的定义 …… 608
肿瘤的命名 …… 608
肿瘤的分类 …… 608
恶性肿瘤的分级和分期 …… 609
肿瘤的组织结构 …… 609
肿瘤的形态 …… 610
肿瘤的异型性 …… 610
良恶性肿瘤的区别 …… 610
肿瘤的扩散 …… 610
第二节　表皮肿瘤 …… 611
表皮痣 …… 611
炎症性线状疣状表皮痣 …… 614
脂溢性角化病 …… 616
表皮内上皮瘤 …… 620
透明细胞棘皮瘤 …… 621
大细胞棘皮瘤 …… 622
表皮松解性棘皮瘤 …… 622
角化棘皮瘤 …… 624
裂纹性棘皮瘤 …… 627
鲍温病 …… 627
鲍温样丘疹病 …… 631
坏死性唾液腺组织化生 …… 632
增殖性红斑 …… 632
基底细胞癌 …… 633
痣样基底细胞癌综合征 …… 643
线状单侧基底细胞痣 …… 643
基底鳞状细胞癌 …… 644
Bazex 综合征 …… 645
鳞状细胞癌 …… 645
疣状癌 …… 652
表皮囊肿 …… 653
毛发囊肿 …… 655
粟丘疹 …… 655
皮样囊肿 …… 656
色素性毛囊囊肿 …… 657
阴茎中线囊肿 …… 657
口腔黏膜黏液囊肿 …… 657
发疹性毳毛囊肿 …… 659
支气管源性囊肿 …… 659
甲状腺舌骨导管囊肿 …… 659
指（趾）黏液囊肿 …… 659
增生性表皮囊肿 …… 660
皮肤纤毛囊肿 …… 660
黑色丘疹性皮病 …… 661
灰泥角化病 …… 661
疣状角化不良瘤 …… 661
日光角化病 …… 662
皮　角 …… 664
黏膜白斑 …… 665
Paget 病 …… 666
乳房外 Paget 病 …… 668
第三节　皮肤附属器肿瘤 …… 671
毛囊肿瘤 …… 671
皮脂腺肿瘤 …… 689
大汗腺肿瘤 …… 696
小汗腺肿瘤 …… 703
第四节　纤维组织肿瘤 …… 721
皮肤纤维瘤 …… 721
软纤维瘤 …… 723
瘢痕疙瘩 …… 725
腱鞘巨细胞瘤 …… 726
甲下外生骨疣 …… 726
上皮样肉瘤 …… 727
隆突性皮肤纤维肉瘤 …… 729
恶性纤维组织细胞瘤 …… 731
皮肤黏液瘤 …… 732
幼年性透明纤维瘤病 …… 732
阴茎纤维瘤 …… 733
获得性指（趾）部纤维角化瘤 …… 733
血管纤维瘤 …… 734
不典型纤维黄瘤 …… 734
背部弹力纤维瘤 …… 734
婴儿肌纤维瘤病 …… 735
婴儿纤维错构瘤 …… 735
掌跖纤维瘤病 …… 735
面（鼻）部纤维性丘疹 …… 737
复发性婴儿指（趾）纤维瘤 …… 737
腱鞘纤维瘤 …… 738
第五节　皮肤脉管组织肿瘤 …… 738
鲜红斑痣 …… 738
草莓状血管瘤 …… 740
海绵状血管瘤 …… 743

小叶状毛细血管瘤 …… 745
血管角化瘤 …… 749
疣状血管瘤 …… 752
丛状血管瘤 …… 754
靶样含铁血黄素沉积性血管瘤 …… 756
丘疹性血管增生 …… 759
梭形细胞血管内皮瘤 …… 759
上皮样血管内皮细胞瘤 …… 759
血管肉瘤 …… 760
反应性血管内皮细胞瘤 …… 765
血管球瘤 …… 766
多发性球状血管瘤 …… 767
血管外皮细胞瘤 …… 768
樱桃状血管瘤 …… 768
蓝色橡皮疱痣综合征 …… 769
血管内乳头状内皮细胞增生 …… 770
恶性血管内乳头状血管内皮细胞瘤 …… 770
淋巴管畸形 …… 771
匐行性血管瘤 …… 771
Kaposi 肉瘤 …… 772
血管淋巴样增生伴嗜酸细胞增多 …… 777
木村病 …… 780
肌性血管周皮细胞瘤 …… 782
静脉湖 …… 782
第六节 脂肪、肌肉和骨组织肿瘤 …… 783
浅表性皮肤脂肪瘤痣 …… 783
脂肪瘤 …… 785
血管脂肪瘤 …… 786
脂肪母细胞瘤 …… 788
伴脂肪瘤样痣的皱褶皮肤 …… 788
多形性脂肪瘤 …… 789
梭形细胞脂肪瘤 …… 789
冬眠瘤 …… 789
脂肪肉瘤 …… 790
平滑肌错构瘤 …… 790
皮肤平滑肌瘤 …… 792
平滑肌肉瘤 …… 795
横纹肌肉瘤 …… 795
压迫性足部丘疹 …… 796
皮肤骨瘤 …… 796
皮肤软骨瘤 …… 797
皮肤子宫内膜异位症 …… 797
脐部脐肠系膜管息肉 …… 798
第七节 神经组织肿瘤 …… 798
神经纤维瘤 …… 798
神经纤维瘤病 …… 800
梅克尔细胞癌 …… 804
神经鞘瘤 …… 806
神经鞘黏液瘤 …… 808
颗粒细胞瘤 …… 809
指趾环层小体神经瘤 …… 810
丛状神经瘤 …… 810
皮肤脑膜瘤 …… 810
第八节 黑色素细胞肿瘤 …… 811
痣细胞痣 …… 811
气球状细胞痣 …… 815
先天性巨型色素痣 …… 816
晕 痣 …… 818
发育不良痣 …… 819
贝克痣 …… 820
斯波茨痣 …… 822
黑素棘皮瘤 …… 824
雀 斑 …… 824
单纯性黑子 …… 824
面（正中）部黑子病 …… 825
老年性黑子 …… 826
胎 记 …… 826
太田痣 …… 826
伊藤痣 …… 827
真皮黑色素细胞错构瘤 …… 828
蓝 痣 …… 828
恶性黑色素瘤 …… 830

第二十八章 皮肤淋巴瘤和白血病

第一节 T细胞淋巴瘤 …… 848
蕈样肉芽肿 …… 848
蕈样肉芽肿的临床病理亚型 …… 856
Sézary 综合征 …… 863
原发性皮肤 CD30 阳性 T 细胞淋巴增生性疾病 …… 867
皮下脂肪炎样 T 细胞淋巴瘤 …… 875
结外 NK/T 细胞淋巴瘤/鼻型 …… 879
牛痘样水疱病样皮肤 T 细胞淋巴瘤 …… 882

原发性皮肤外周T细胞淋巴瘤（非特定型） …… 884
血管免疫母T细胞淋巴瘤 …… 886
系统性间变性大细胞淋巴瘤 …… 886
成人T细胞白血病/淋巴瘤 …… 887
前体T淋巴母细胞白血病/淋巴母细胞淋巴瘤 …… 887
T细胞前淋巴细胞性白血病 …… 888
原发性皮肤髓增生/肿瘤 …… 888
继发性侵犯皮肤的髓肿瘤 …… 889
前体浆细胞样树枝状细胞谱系 …… 892
第二节 B细胞淋巴瘤 …… 892
原发性皮肤滤泡中心淋巴瘤 …… 892
原发性皮肤边缘区B细胞淋巴瘤 …… 894
原发性弥漫性B细胞淋巴瘤/腿型 …… 895
原发性皮肤弥漫性大B细胞淋巴瘤 …… 895
骨外浆细胞瘤 …… 895
前体B细胞淋巴母细胞淋巴瘤 …… 897
慢性淋巴细胞白血病/小淋巴细胞淋巴瘤 897
结滤泡淋巴瘤 …… 897
套细胞淋巴瘤 …… 898
弥漫性大B细胞淋巴瘤/结型 …… 898
血管内大B细胞淋巴瘤 …… 899
淋巴瘤样肉芽肿病 …… 899
霍奇金淋巴瘤 …… 899
第三节 皮肤淋巴样增生 …… 900
皮肤B细胞淋巴样增生 …… 900
皮肤T细胞淋巴样增生 …… 902

第二十九章 皮肤转移癌
乳腺癌皮肤转移癌 …… 904
肺癌皮肤转移癌 …… 910
消化系统癌皮肤转移癌 …… 910
口腔癌皮肤转移癌 …… 912
泌尿系统癌皮肤转移癌 …… 912
生殖系统癌皮肤转移癌 …… 913
神经内分泌肿瘤皮肤转移癌 …… 913
转移性肉瘤皮肤转移癌 …… 914
病名索引 …… 916
参考文献 …… 935

第一章 皮肤组织学结构

皮肤可分为 3 层，分别是表皮、真皮以及皮下组织。表皮由外胚层分化而来，位于机体最外面，直接与外界接触，主要组分是角质形成细胞。真皮由中胚层分化而来，主要组分是胶原纤维。皮下组织位于真皮下方，与真皮直接相连，主要由脂肪小叶组成（图 1–1）。

皮肤为人体最大的器官，其总重量约占个体体重的 16%，成人皮肤总面积约为 1.5m^2，新生儿约为 0.21m^2。所有正常的皮肤组织都由上述 3 层组成，但是各层的厚度可因解剖部位、年龄的不同而存在较大差异。表皮厚度为 0.4~1.5mm，以掌跖部位最厚，眼睑部位最薄。皮肤全层厚度为 1.5~4.0mm。

皮肤表面可有很多皮嵴、皮沟以及皮野。皮沟（skin grooves）指深部纤维束牵拉皮肤形成致密的多走向沟纹。皮嵴（skin ridges）指皮肤表面大小不等的细长隆起和较深的皮沟将皮肤表面划分成菱形或多角形微小区域，亦称为皮野。皮嵴上的凹点即为汗腺开口。指（趾）纹为指（趾）屈侧的皮沟、皮嵴排列构成的涡纹状图样，除同卵双生子外，个体之间均存在差异。

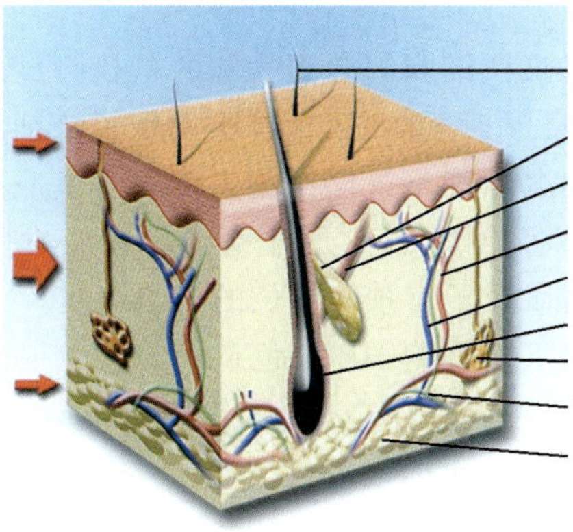

图 1–1　皮肤结构模式图

根据皮肤的结构特点，可将其分为无毛的厚皮肤和有毛的薄皮肤两种类型，前者局限于掌跖和指（趾）屈侧面，表面有厚的角质层；后者被覆了身体的其他区域。有些部位皮肤的结构比较特殊，不属于上述两种类型，如口唇、外阴、肛门等皮肤–黏膜交界处。

皮肤的颜色因种族、年龄、性别、营养及部位不同而有所差异。皮肤还附有皮脂腺、外泌汗腺、顶泌汗腺、指（趾）甲以及毛发等附属器，详见后述。

第一节　表　皮

表皮（epidermis）为角化复层鳞状上皮，由外胚层分化而来，皮肤附属器借此发生。表皮中包括角质形成细胞、黑色素细胞、朗格汉斯细胞（Langerhans cell）以及梅克尔细胞（Merkel cell）。

角质形成细胞

角质形成细胞（keratinocytes）是表皮的主要构成细胞，数量占表皮细胞的 80%以上，在分化过程中可产生角蛋白。角质形成细胞之间及其下层结构之间通过桥粒和半桥粒相连。根据分化阶段和特点可将其分为 5 层，由深至浅分别为基底层、棘层、颗粒层、透明层和角质层。

基底层

基底层（basal layer）位于表皮底层，由 1 层立方形或圆柱状细胞构成，呈栅栏状排列。细胞长轴与基底膜带垂直，胞质呈嗜碱性，胞核卵圆形，核仁明显，核分裂象常见，胞核上方可见黑色素颗粒聚集或呈帽状排列。电镜下胞质内含有许多走向规则的张力细丝，直径约5nm，常与表皮垂直。基底层细胞底部借半桥粒与基底膜带相附着。基底层细胞表达K5和K14两对角蛋白。

表皮具有持续的自我更新的能力，从功能上表皮细胞可以分为4类：干细胞（stem cell）、暂时扩充细胞（transit amplifying cell）、分化细胞（differentiating cell）以及功能细胞（functional cell）。细胞动力学的研究显示表皮干细胞、暂时扩充细胞以及定型细胞（committed cell）主要位于基底层。干细胞具有无限分化潜能，高表达β_1和α_6整合素，低表达铁传递蛋白受体。暂时扩充细胞只能进行4~5次有丝分裂，随后变成定型细胞。定型细胞失去了分裂的能力，表达角蛋白1，不表达β_1和α_6整合素，只能有次序地逐渐向上移动。角质形成细胞由基底层移行至颗粒层约需14d，再移至角质层表面而脱落又需要14d，共约28d，称为表皮通过时间或更替时间。

棘　层

棘层（prickle cell layer）位于基底层上方，由4~8层多边形细胞构成，核大呈圆形，细胞轮廓随上移渐趋扁平。在组织切片中，本层细胞之间有许多胞质突起，形如棘状，故名棘细胞。电镜下胞质内有许多张力细丝聚集成束，并附着于桥粒上，棘层上部细胞胞质中散在分布直径为100~300nm的板层颗粒，称角质小体或Odland小体。棘层细胞除表达K5和K14之外，还开始合成角蛋白K1和K10。

颗粒层

颗粒层（stratum granulasum）位于棘层上方，在角质层薄的部位由1~3层梭形或扁平细胞构成，而在角质层厚的部位如掌跖，细胞可厚达10层。细胞长轴与皮面平行。细胞核和细胞器溶解，胞质中可见大量形态不规则的透明角质颗粒（keratohyline granules）沉积于张力细丝束之间。研究显示透明角质颗粒是丝聚合蛋白原、兜甲蛋白以及角蛋白中间丝的聚合物。

透明层

透明层（stratum lucidum）仅见于掌跖的表皮中。位于颗粒层与角质层之间，由数层较扁平的细胞构成。细胞界限不清，嗜伊红染色，光镜下细胞结构完全消失，胞质呈均质状并有强折光性。

角质层

角质层（stratum corneum）位于表皮最上层，由5~20层已经死亡的扁平细胞构成，在掌跖部位可厚达40~50层。电镜下细胞正常结构消失，胞质中充满由张力细丝和均质状物质结合形成的角蛋白。角质层上部细胞间桥粒消失，故易于脱落。

黑色素细胞

黑色素细胞（melanocyte）起源于外胚层的神经嵴，多位于表皮基底层和毛球部，也存在于眼部、耳部以及脑膜中。黑色素细胞于胎龄第50d时首次出现，其迁移至表皮并生存下来主要依赖干细胞因子、酪氨酸酶受体c-Kit及其配体。基底层中黑色素细胞与角质形成细胞的比率为1∶10~1∶4。HE染色切片中细胞胞质透明，胞核较小，银染色及多巴染色显示细胞有较多树枝状突起。电镜下黑色素细胞胞质淡染，无桥粒及张力细丝，其内可见由滑面内质网转变而来的黑色素小体（melanosome），后者被认为是一种异化的溶酶体酶，黑色素在其内合成。1个黑色素细胞可通过树枝状突起向周围的10~36个角质形成细胞提供黑色素，形成1个表皮黑色素单元（epidermal melanin unit）。黑色素可以遮挡和反射紫外线，调控维生素D3代谢并能够对局部体温进行调节。

朗格汉斯细胞

朗格汉斯细胞起源于骨髓的单核–巨噬细胞，保罗·朗格汉斯于1868年首次发现了该细胞并以其名字命名。朗格汉斯细胞多分布于基底层以上的表皮以及真皮中，亦可见于口腔、食管、肛门、阴道以及子宫颈等部位的鳞状上皮。

朗格汉斯细胞HE染色及多巴染色阴性，亚甲基蓝染色、氯化金染色及ATP酶染色阳性。细胞有多种表面标记，包括Fc受体、补体受体、MHC Ⅰ类抗原（HLA-A、B、C）、MHC Ⅱ类抗原（HLA-D）、CD1a、CD1b、CD18、CD29、CD45、

CD4、CD25、S-100、ICAM-1、波形蛋白以及E钙黏蛋白等抗原。人类朗格汉斯细胞又是正常皮肤内唯一能与CD1a（OKT6）单克隆抗体结合的细胞。

朗格汉斯细胞的树枝状突起可以触及除角质层外的表皮全层。电镜下，细胞无桥粒和张力细丝，偶见黑色素小体复合体（compound melanosomes）。朗格汉斯细胞特征性标志为分叶状核以及Birbeck颗粒，后者多位于胞核凹陷附近，长150~300nm，宽约40nm，其上有约6nm的周期性横纹，有时可见颗粒一端出现球形泡而呈现网球拍样外观。

朗格汉斯细胞具有交叉呈递抗原的能力，能够将抗原呈递给辅助T细胞和杀伤T细胞，在宿主抗病毒或其他微生物感染、诱导肿瘤免疫以及移植物抗宿主反应中都具有重要作用。

梅克尔细胞

梅克尔细胞首次发现于1875年。细胞广泛分布于表皮、毛囊上皮以及哺乳动物的黏膜，除此之外在鱼类、两栖动物和爬行类动物中亦有发现。在人类，该细胞多集中于口唇、硬腭、手掌、指垫、近端甲皱以及足背。曝光部位的密度明显高于非曝光部位，在日光性角化病中，梅克尔细胞数目增加尤为明显。

梅克尔细胞来源不详。人类梅克尔细胞表达多种神经肽，包括突触素、血管活性肽以及降钙素基因相关肽。细胞内含有神经元特异性烯醇化酶以及蛋白基因产物9.5（protein gene product 9.5），这两种神经特异性蛋白。除此之外，梅克尔细胞还表达桥粒蛋白、神经生长因子受体以及膜神经细胞黏附分子。

在表皮内，梅克尔细胞定位于基底层上部，与有髓鞘的Ⅰ型感觉神经元呈突触联结。电镜下可见细胞的指状突起、膜结合致密核心颗粒以及突触联结。细胞内有角蛋白中间丝成分，核呈分叶状，偶见杆状内容物。

梅克尔细胞不但可以作为机械性刺激感受器，而且能够诱发皮下以及毛囊周围的神经丛。近年来有证据支持梅克尔细胞在表皮发育中亦有一定作用，该细胞的旁分泌功能可能影响真皮结缔组织、神经和血管。

角质形成细胞间的连接及其与真皮间的连接

桥　粒

桥粒（desmosome）是角质形成细胞间连接的主要结构，由相邻细胞膜上卵圆形增厚共同构成。电镜下桥粒呈盘状，直径为0.2~0.5μm，厚30~60nm，中央有20~30nm宽的电子透明间隙，内含低密度张力细丝；间隙中央电子密度较高的致密层称中央层（central stratum），黏合物质是糖蛋白；中央层的中央还可见一条更深染的间线（intermediate line），为高度嗜锇层。构成桥粒的相邻细胞膜内侧各有一增厚的盘状附着板（attachment plaque），长0.2~0.3μm，厚约30nm。许多直径约为10nm的张力细丝呈襻状附着于附着板上，游离端向胞质内反折，附着板上固有的张力细丝可从内侧钩住张力细丝襻，这些固有张力细丝还可穿过细胞间隙并与中央层纵向张力细丝相连，称为跨膜细丝。

桥粒由两类蛋白质构成（图1-2）：一类是跨膜蛋白，主要由桥粒芯糖蛋白（desmoglein, Dsg）和桥粒芯胶蛋白（desmocollin, Dsc）构成，它们形成桥粒的电子透明细胞间隙和细胞间接触层；另一类为胞质内的桥粒斑（desmosomal plaque）和斑菲素蛋白，是盘状附着板的组成部分。桥粒斑主要成分为桥粒斑蛋白（desmoplakin, DP）和桥粒斑珠蛋白（plakogloubin, PG）。

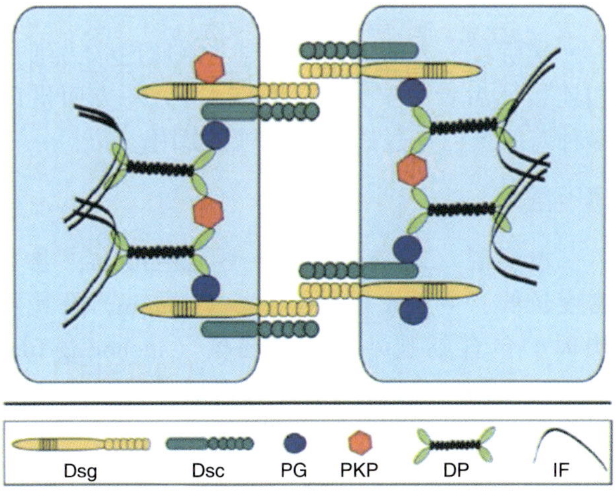

图1-2　桥粒蛋白模式图

PKP：斑菲素蛋白，IF：张力细丝

桥粒本身即具有很强的抗牵张力，加上相邻细胞间由张力细丝构成的连续结构网，使得细胞间连接更为牢固。桥粒结构的破坏可引起角质形成细胞之间互相分离，上述桥粒蛋白的异常可以引起条纹状掌跖角皮症、外胚叶发育不良-皮肤脆性综合征、Naxos综合征以及局限性常染色体隐性遗传性稀毛症等一系列遗传性皮肤病。

半桥粒

半桥粒（hemidesmosome）是基底层角质形成细胞与其下方基底膜带之间的主要连接结构，系由角质形成细胞朝向真皮侧的不规则胞膜突起与基底膜带相互嵌合而成，其结构类似于半个桥粒。电镜下半桥粒内侧部分为高密度附着斑，基底层角质形成细胞的角蛋白张力细丝附着于其上，胞膜外侧部分称为亚基底致密斑（subbasal dense plague），两侧致密斑与中央胞膜构成夹心饼样结构。致密斑中含网蛋白、BPAG1、BPAG2以及a6β4整合素（integrin）。大疱性表皮松解症的发生与半桥粒相关蛋白的缺陷有关。

表皮下基底膜带

基底膜带（basement membrane zone，BMZ）位于表皮与真皮之间，HE染色下难以辨认，PAS（高碘酸-希夫）染色显示为一条0.5~1.0μm的紫红色均质带，银浸染法可将其染成黑色。皮肤附属器与真皮之间、血管周围也存在基底膜带。电镜下基底膜带由以下4层结构构成。

基底层细胞真皮侧细胞膜以及半桥粒

半桥粒一方面借助附着斑与胞质内张力细丝相连接，后者主要为K5和K14；另一方面借助多种跨膜蛋白穿过透明层并与之黏附。

透明层

透明层（lamina lucida）厚35~40nm，电子密度较低，主要成分是板层素（laminin）及其异构体，包含细胞外基质和锚丝（anchoring filament），后者穿过透明层达致密层，具有连接和固定作用。

致密层

致密层（lamina densa）厚30~50nm，主要成分是Ⅳ型胶原，也有少量板层素。Ⅳ型胶原分子通过自体间的相互交联，形成连续的三维网格。三维网格具有高度稳定性，是基底膜带的重要支持结构。透明层的锚丝以及致密下层的锚原纤维和弹力微原纤维素均附着于致密层。

致密下层

致密下层也称网板（reticular lamina）主要包括锚原纤维以及弹力微原纤维素。锚原纤维（anchoring fiber）的主要成分是Ⅶ型胶原，一端与真皮乳头层中的电子致密物锚斑（anchoring plagues）结合，另一端附着于致密层，将致密层和下方真皮连接起来。弹力微原纤维素一端与致密层相连，另一端伸入真皮乳头层。两者共同维持表皮与下方结缔组织之间的连接。

基底膜带不但使真皮与表皮紧密连接，还具有渗透和屏障等作用，营养物质通过基底膜带进入表皮，而代谢产物又可通过其进入真皮。一般情况下，基底膜带限制分子量大于40 000的大分子通过，但当发生各种损伤时，炎症细胞、肿瘤细胞及其他大分子均可通过基底膜带进入表皮。基底膜带结构异常可导致真皮与表皮分离，形成表皮下水疱或大疱。

第二节 真　皮

真皮（dermis）由中胚层分化而来，位于表皮和皮下组织之间。由浅至深可分为乳头层（papillary layer）和网状层（reticular layer），但两层之间并无明确界限。乳头层为凸向表皮底部的乳头状隆起，与表皮突呈犬牙交错样相接，内含丰富的毛细血管和毛细淋巴管，还有游离神经末梢和囊状神经小体。网状层较厚，位于乳头层下方，有较大的血管、淋巴管、神经、皮肤附属器及较粗纤维。真皮属于不规则的致密结缔组织，由纤维、基质和细胞成分组成。

胶原纤维

胶原纤维（collagen fiber）在真皮结缔组织中含量最丰富。正常组织HE染色切片中呈浅红色，嗜碱性变时呈蓝色。真皮乳头层、表皮附属器和血管附近的胶原纤维较纤细，且无一定走向；真皮中下部的胶原纤维聚成走向几乎与皮面平行的粗大纤维束，相互交织成网，在不同水平面上各自延伸；真皮下部的胶原束最粗。胶原纤维由直径为 70~140nm 的胶原原纤维（collagen fibril）聚合而成，主要成分为Ⅰ型胶原，少数为Ⅲ型胶原。胶原纤维韧性大，抗拉力强，但缺乏弹性。

网状纤维

网状纤维（reticular fibers）并非独立的纤维成分，仅是幼稚的、纤细的未成熟胶原纤维，主要分布在乳头层以及皮肤附属器、血管和神经周围。HE 染色难以显示，银染呈黑色，故又称嗜银纤维。网状纤维由直径 40~65nm 的网状原纤维（reticular fibril）聚合而成，主要成分为Ⅲ型胶原。

弹力纤维

弹力纤维（elastic fiber）HE 染色不易辨认，酸性地衣红、Verhoeff、Weigert 等特殊染色方法可使弹力纤维着色。光镜下常呈碎片状外观。电镜下弹力纤维呈波浪状相互交织成网，缠绕在胶原纤维束之间，直径 1~3nm。弹力纤维由弹力蛋白（elasticin）和微原纤维（microfibril）构成。弹力纤维具有较强的弹性。

基　质

基质（matrix）为填充于纤维、纤维束间隙和细胞间的无定形物质，蛋白多糖（proteoglycan）为其主要成分。蛋白多糖以曲折盘绕的透明质酸长链为骨架，通过连接蛋白结合许多蛋白质分子形成支链，后者又连有许多硫酸软骨素等多糖侧链，使基质形成许多微孔隙的分子筛立体构型。小于这些孔隙的物质如水、电解质、营养物质和代谢产物可自由通过，进行物质交换；大于孔隙者如细菌则不能通过，被限制于局部，有利于吞噬细胞吞噬。

细　胞

细胞主要有成纤维细胞、肥大细胞、巨噬细胞、朗格汉斯细胞和载色素细胞等，还有少量淋巴细胞和其他白细胞，其中成纤维细胞和肥大细胞是真皮结缔组织中主要的常驻细胞。

第三节　皮下组织

皮下组织（subcutaneous tissue）来源于间质，由疏松结缔组织及脂肪小叶组成，上接真皮，其下与筋膜、肌肉腱膜或骨膜相连。脂肪细胞胞浆透明，直径约 100μm，核偏于胞膜内缘（图 1-3）。电镜下细胞质内含大量的线粒体，滑面内质网和高尔基复合体亦常可见到。脂肪细胞聚集形成的一级小叶，许多一级小叶构成二级小叶，二级小叶周围有纤维间隔或称小梁。脂肪间隔中含有血管、淋巴管、神经、小汗腺和顶泌汗腺等。脂肪的厚度因所在部位、性别及营养状况不同而有所差异。皮下组织可以调节体温以及贮存营养、能量，在机体美容方面也具有重要作用。

皮肤的血管和淋巴管

皮肤的血管

皮肤血管具有营养皮肤组织和调节体温等作用。真皮内的血管由皮下组织和骨骼肌穿行而来，多分布于表皮、毛囊以及附属器周围。真皮中有由微动脉和微静脉构成的乳头下血管丛（浅丛）和真皮下血管丛（深丛），深层位于真皮层与皮下组织交界处，浅层位于真皮网状层的上部。这些血管丛大致呈层状分布，与皮肤表面平行。浅丛与深丛之间有垂直走向的血管相连通，

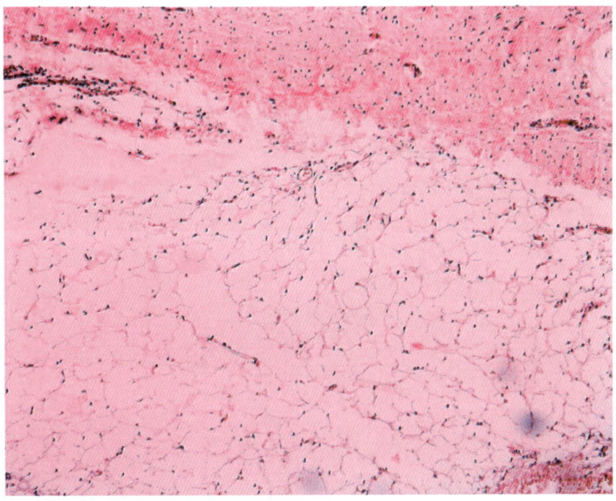

图 1-3　脂肪组织

形成丰富的吻合支。

皮下组织的小动脉和真皮深部较大的微动脉都具有血管的3层结构，即内膜、中膜和外膜。内膜由内皮和一层内弹性膜组成；中膜由几层平滑肌细胞和弹性纤维组成，小动脉（图1–4）尚有外弹性膜；外膜由成纤维细胞、Ⅲ型胶原和弹性纤维组成。

每一个真皮乳头都有一个毛细血管袢供应。毛细血管由单层内皮细胞和不连续分布的周细胞组成。相对于上行动脉段，下行静脉段的毛细血管中周细胞的成分更多，并有多层基底膜带包绕。内皮细胞中含有波形蛋白纤维，电镜下可见细胞中含有Weibel-Palade小体以及大量的胞饮小泡。

毛细血管后微静脉与毛细血管结构类似，但管腔更大。小静脉（图1–5）由数层平滑肌包绕一层血管内皮组成。血管周围常可见结缔组织构成的膜，但其中缺乏弹力纤维。

皮肤的淋巴管

真皮中同样含有丰富的淋巴系统。正常状态下淋巴管较难被发现，当淋巴循环受阻时可以见到明显扩张的淋巴管腔。淋巴管由扁平的内皮细胞以及大量的瓣膜构成，周围有弹性组织包绕（图1–6）。下肢中的淋巴管有时容易与动脉混淆。结缔组织中的淋巴液、皮肤中的游走细胞、皮肤病理反应的一些产物或侵入皮肤的细菌等均可通过淋巴管回流到淋巴结，在淋巴结内被滤去或被消灭。

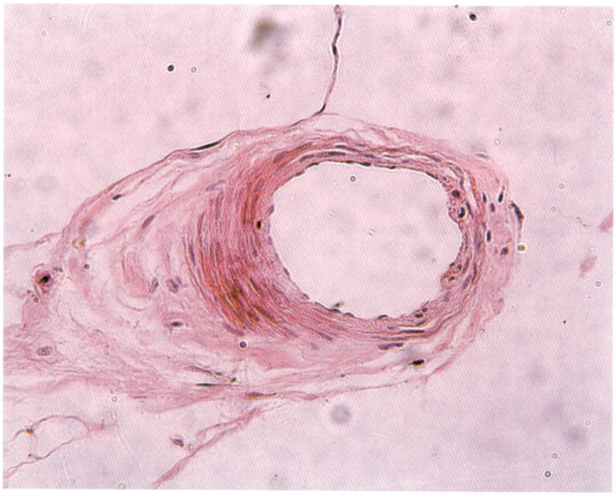

图1–4　小动脉

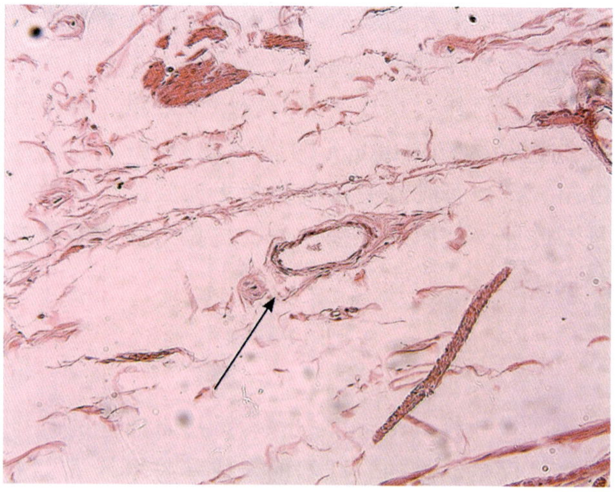

图1–5　小静脉　真皮深部可见大量的动静脉吻合。血管球是其中的一种特殊形式，多见于指尖等部位，其动脉段直接与输出支吻合。动脉段周围可见数层血管球细胞以及丰富的神经支配。

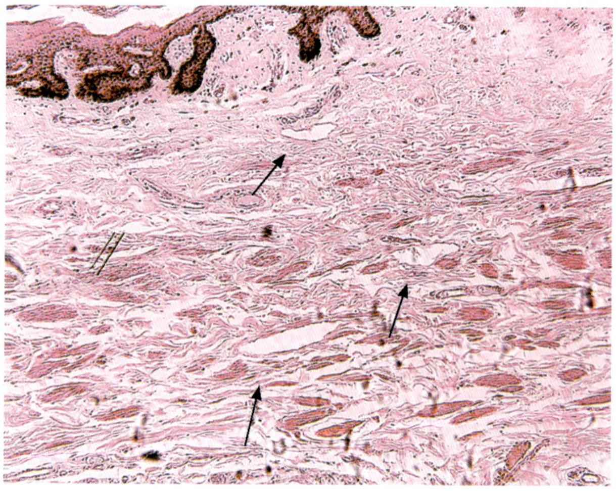

图1–6　淋巴管（箭头所示）

皮肤的神经

皮肤中神经支配可以分为两类：①传出无髓神经系统（图1–7），主要分布于皮肤血管和附属器，来源于自主神经系统；②传入有髓和无髓神经系统，传导皮肤感觉。

皮肤内的神经末梢包括3类：游离神经末梢、支配毛囊的神经末梢以及有被囊神经末梢。游离神经末梢传导速度较慢，主要传导温觉、痒感以及痛觉。有髓神经纤维包绕在毛囊周围，部分进入内毛根鞘与梅克尔细胞连接，另有部分纤维终止于纤维组织形成的鞘膜周围，其作用类似于游离神经末梢。有被囊的神经末梢主要包括触觉小体和环状小体。

环层小体（pacinian corpuscles）可以感受深部的振动感以及压力。主要分布于掌跖以及指（趾）背的皮下组织，生殖器周围，韧带以及关节囊内部。小体圆形或卵圆形，直径为 0.5~2.0mm。小体中央为内核，周围有扁平细胞构成的同心板层状被囊（图 1–8）。

触觉小体（meissner corpuscles）感知触觉，多分布于手足、口唇以及前额的真皮乳头层。小体呈卵圆形，大小约 80μm×30μm。小体中央为神经纤维和细胞内核，外周为环状排列的神经源性的细胞（图 1–9）。

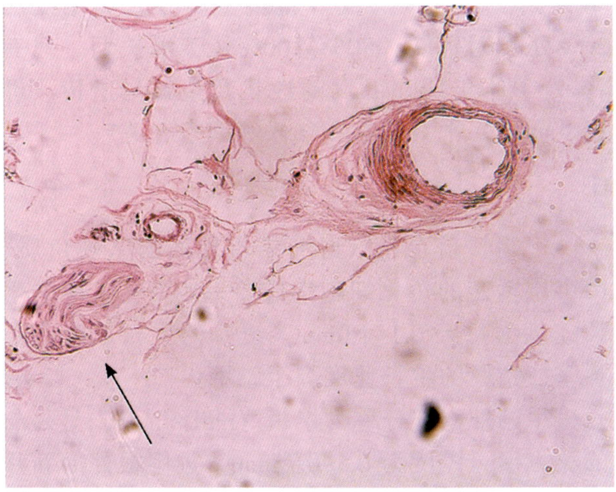

图 1–7　神经纤维纵切面（箭头所示）

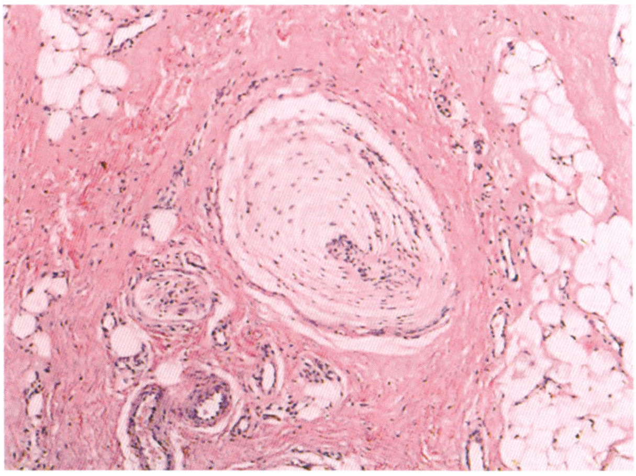

图 1–8　环层小体纵切面

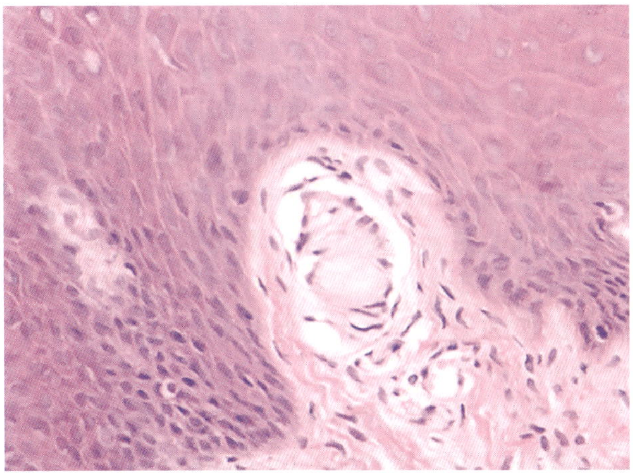

图 1–9　触觉小体

皮肤的肌肉

立毛肌是皮肤内最常见的肌肉类型，由纤细的平滑肌纤维束构成，一端起自真皮乳头层，另一端插入毛囊中部的结缔组织鞘内，当精神紧张及寒冷时立毛肌收缩引起毛发直立。此外尚有阴囊肌膜、乳晕平滑肌、血管壁平滑肌等，汗腺周围肌上皮细胞也具有某些平滑肌功能。面部皮肤内的表情肌和颈部的颈阔肌属于横纹肌（图 1–10）。

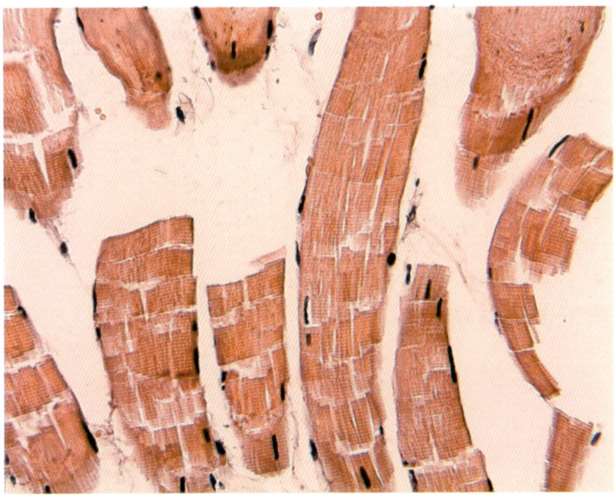

图 1–10　横纹肌显微结构

皮肤附属器

皮肤附属器来源于表皮，包括毛囊、指（趾）甲、外泌汗腺、顶泌汗腺以及皮脂腺。

毛　囊

机体除掌跖之外的皮肤表面都有毛囊分布。

毛囊单位（follicular unit）包括终毛、毳毛、皮脂腺以及立毛肌（图 1–11）。覆盖于体表大部分区域的细毛称为毳毛（vellus hair），眉毛、睫毛、头发、腋毛、胡须、阴毛等粗长而黑的毛称为终毛（terminal hair），终毛是唯一含髓质的毛。全身除面部、腋部、鼻孔和外耳道的毛以及睫毛、眉毛外，其他毛均有立毛肌，立毛肌的发达程度与毛的粗细无关，一般认为立毛肌收缩可帮助皮脂腺排出分泌物。

毛发位于皮肤以外的部分称毛干（hair shaft），位于皮肤以内的部分称毛根（hair root）。毛发由内向外可分 3 层：髓质、皮质和毛小皮，后者为一层薄而透明的角化细胞，彼此重叠如屋瓦状（图 1–12）。

毛囊位于真皮和皮下组织，纵切面上毛囊可分为两部分。上段包括毛囊漏斗部和峡部，下段包括茎部和球部。毛囊漏斗部指从毛囊口至皮脂

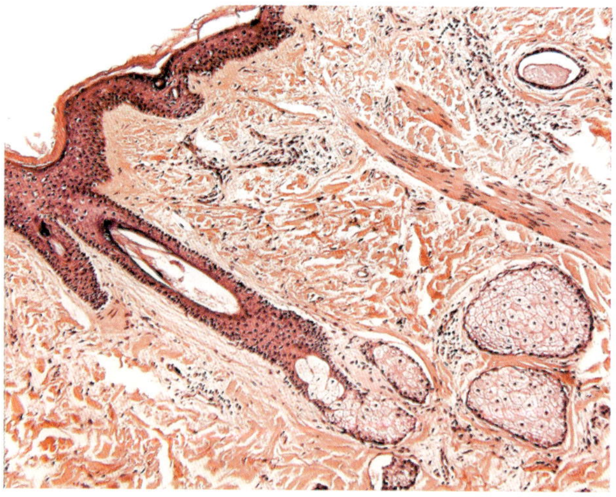

图 1–11　毛囊单位

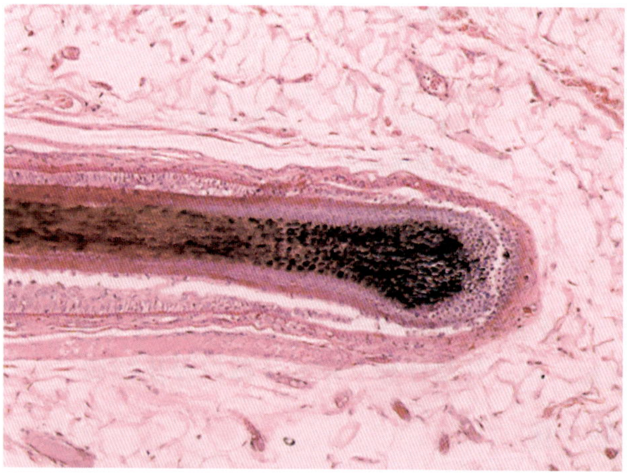

图 1–12　毛囊纵切面

腺导管开口处之间的部分。漏斗部组织学上与表皮类似，包括角质层、颗粒层、棘层以及基底层，无明显表皮突。峡部指的是从皮脂腺导管开口处至立毛肌附着处之间的部分。峡部和漏洞部是毛囊永久存留的部分，下段的茎部和球部则会发生周期性的更替。茎部上起峡部下端，下至角化生发区的 Adamson 纹。Adamson 纹以下的部分为球部。球部的基底部内陷，包绕着向上突入的毛乳头。

水平切面上，毛囊可以分为 4 层：内毛根鞘、外毛根鞘、玻璃膜以及结缔组织鞘。其中内毛根鞘包括鞘小皮、Henle 层以及 Huxley 层。

按照生长周期，毛发可以分为生长期（anagen，2~7 年）、退行期（catagen，2~3 周）和休止期（telogen，约 100d）。在休止期，人类大约每天脱落 100 根头发。就整体而言人类毛发的 20%处于退行期，80%~100%处于生长期，只有 1%处于休止期。毛发的性状及生长与遗传、健康、激素水平、药物和气候等因素有关。

甲

甲是覆盖在指（趾）末端伸面的坚硬角质，由多层紧密的角化细胞构成。一般而言，甲的生长速度为每天 0.1~1.0mm。夏季的生长速度高于冬季，指甲的生长速度高于趾甲。

甲的外露部分称为甲板（nail plate），呈外凸的长方形，厚度为 0.5~0.75mm，近甲根处的新月状淡色区称为甲弧影（nail lunula），伸入近端皮肤中的部分称为甲根（nail root）。两侧和近侧甲沟旁的皮肤可形成皱褶，分别称侧甲襞（lateral nail fold）和后甲襞（proximal nail fold）。甲板下的皮肤称为甲床（nail bed），其中位于甲根下者称为甲母质（nail matrix），是甲的生长区。甲床远端游离缘下面的表皮角化层较厚，称为甲下皮（hyponychium）。甲下真皮富含血管和胶原纤维。

皮脂腺

除掌跖外皮脂腺遍及全身各处皮肤。大部分的皮脂腺与毛囊相连，位于立毛肌和毛囊的夹角之间，但在颊黏膜、唇红部、妇女乳晕、大小阴唇、眼睑以及包皮内侧等区域，皮脂腺不与毛囊相连，腺导管直接开口于皮肤表面。

皮脂腺腺泡无腺腔，内层为扁平或立方形细胞，周围有基底膜带和结缔组织包裹，腺体细胞

破裂后脂滴释出并经导管排出（图 1–13）。导管由复层鳞状上皮构成，开口于毛囊上部，立毛肌的收缩可促进皮脂的排泄。溢出的皮脂成分主要包括甘油三酯（57%）、蜡酯（26%）以及鲨烯（12%）。皮脂除具有保护功能外，还可以抑制真菌和细菌的生长。皮脂腺在青春期以后功能上才开始活跃，雄激素可促进其分泌。

免疫组织化学染色显示皮脂腺高表达上皮细胞膜抗原（EMA），不表达 S–100、CEA 以及低分子量角蛋白（CAM5.2）。电镜下成熟的皮脂腺内含有大量的脂肪、核糖体以及线粒体。

顶泌汗腺

顶泌汗腺主要分布在腋窝、乳晕、脐周、肛周、包皮、阴阜和小阴唇，偶见于面部、头皮和躯干，此外外耳道的耵聍腺、眼睑的睫腺以及乳晕的乳轮腺也属于变形的顶泌腺。顶泌汗腺的分泌主要受性激素影响，青春期分泌旺盛。

顶泌汗腺由分泌部和导管组成。分泌部位于皮下脂肪层或真皮网状层下部，腺体为一层扁平、立方或柱状分泌细胞，其外有肌上皮细胞和基底膜带（图 1–14）；导管部由两层小立方形细胞组成，通常开口于毛囊上部皮脂腺开口的上方，少数直接开口于表皮。

免疫组织化学染色显示顶泌汗腺的分泌部高表达 CAM5.2，管壁染色更深。EMA 也呈阳性着色，定位于分泌部的细胞质；肌上皮细胞阳性表达 S–100 和肌动蛋白。电镜下可见分泌部细胞中含有大量的锇分泌空泡。

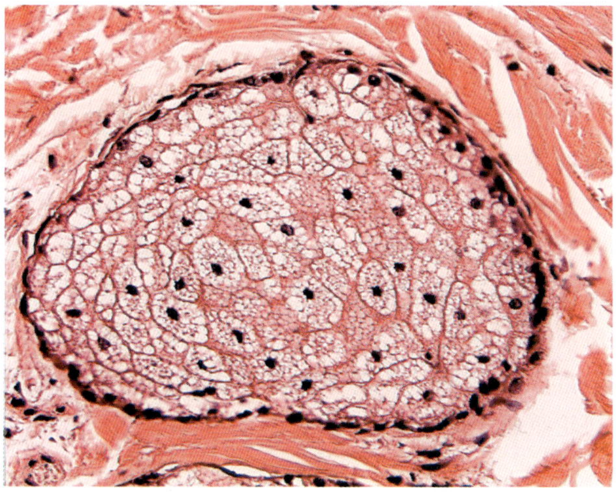

图 1–13　皮脂腺

外泌汗腺

除黏膜部位外，外泌汗腺遍布全身，外泌汗腺直径为 0.05~0.1mm，以掌跖、腋、额部较多。外泌汗腺的活动受胆碱能节后交感神经支配。

结构上外泌汗腺分为分泌部、真皮内蟠形导管、真皮内直形导管以及表皮内导管 4 部分。分泌部位于真皮深部或真皮与皮下组织交界处，周围为富含黏蛋白的疏松结缔组织以及基底膜带包绕。分泌部的外层为不连续的肌上皮细胞，内部为分泌细胞，后者又可分为明、暗细胞两种类型。导管部由两层小立方形细胞组成，管径较细。真皮内蟠形导管与腺体相连接，呈弯曲形状；其后的一段较直并上行于真皮，为真皮内直形导管；最后一段呈螺旋状穿过表皮并开口于汗孔，为表皮内导管（图 1–15）。

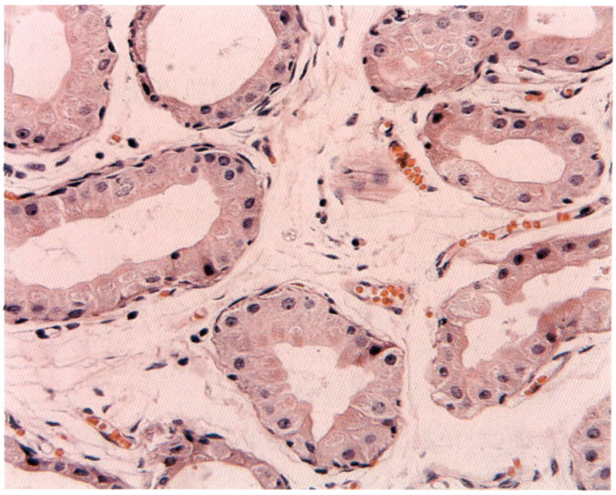

图 1–14　顶泌汗腺

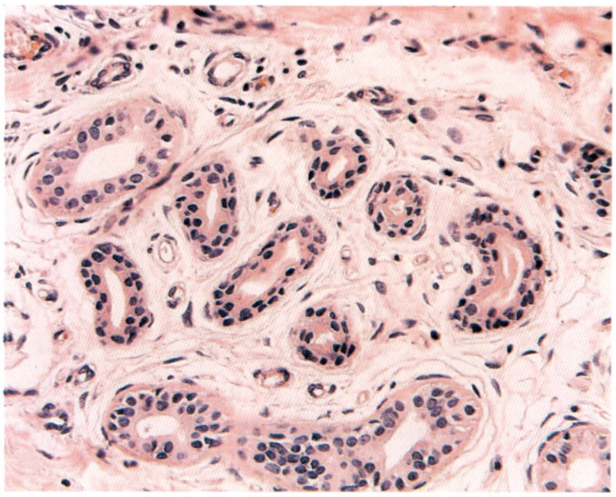

图 1–15　外泌汗腺

免疫组织化学染色显示外泌汗腺的分泌部高表达 CAM5.2，管壁染色更深。EMA 阳性表达于腺体内壁并能使分泌细胞的胞内小管阳性着色。CEA 与 EMA 类似，但染色更淡，多呈局部表达。电镜下可见分泌细胞内丰富的糖原颗粒以及线粒体。

顶泌 – 外泌汗腺

近来有学者在成人腋窝部发现了一种新型腺体，同时具备顶泌汗腺和外泌汗腺的部分表现。导管直接开口于皮肤表面，分泌部为扩张的顶泌汗腺源性，但其近端上皮中出现胞内小管以及暗细胞等外泌汗腺特征。身体其他部位未发现类似腺体。

第四节 特殊部位的组织结构

头 皮

头部的皮肤、浅筋膜、颅顶肌以及帽状腱膜紧密结合，合称头皮（图 1–16，图 1–17）。按照头皮结构层次的不同可以分为额顶枕区和颞区。

额顶枕区的皮肤厚而致密。额部表皮突不明显，基底部平坦，头顶部和枕区表皮突明显。真皮层厚而致密，含有大量的毛囊、皮脂腺以及汗腺，毛囊直而长。血管淋巴管丰富。

颞区皮肤角质层较薄，表皮突下延呈网状，基底层色素颗粒稀少。真皮毛囊、皮脂腺以及汗腺较额顶枕区少。

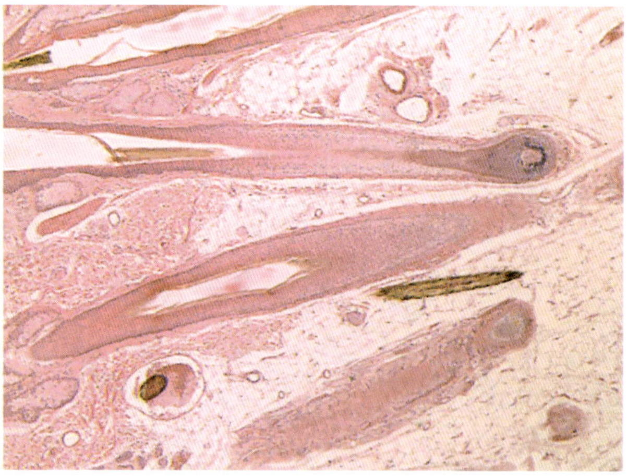

图 1–16 头皮毛囊纵切显微结构图

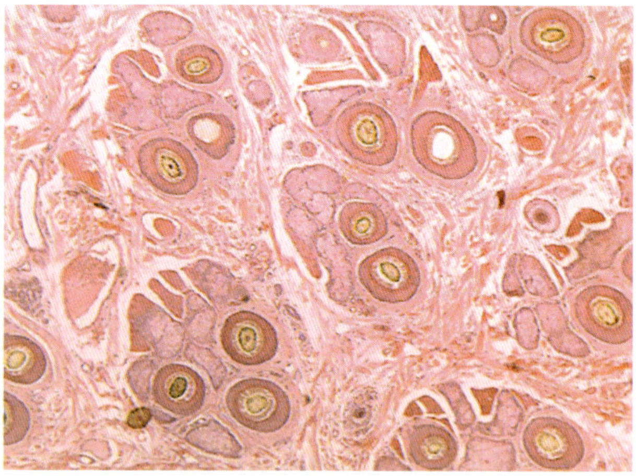

图 1–17 头皮毛囊横切显微结构图

眼 睑

眼睑覆盖在眼球前方，可以保护眼睛免收外界刺激，协助泪液的分泌、排泄，并可参与表情活动。眼睑以睑裂为界，分为上下两部分。眼睑部表皮突较短或不明显，真皮内含有丰富的毛囊和皮脂腺，汗腺较少，真皮深部可见横纹肌。

耳 郭

耳郭大部分由弹性软骨构成支架，外被韧带、肌纤维和皮肤。耳垂部仅由脂肪和结缔组织构成。耳郭部皮肤薄，真皮无乳头层，毛囊、皮脂腺较多，有少量皮下组织，下方可见软骨结构。耳垂部表皮内可见皮脂腺开口，真皮层中附属器丰富。

口 唇

口唇主要由口轮匝肌组成，外有皮肤覆盖，内被有黏膜。包括皮肤、浅筋膜、肌层、黏膜下层和黏膜共 5 层结构。口唇部皮肤表皮突不明显，真皮内汗腺、皮脂腺以及毛囊丰富，真皮深部可见横纹肌。唇红部表皮薄而透明，无角质层，表皮突下延。真皮内血管及神经末梢丰富，无毛囊、外泌汗腺等附属器，皮下常可见到轮匝肌。

女性乳房

成年女性乳房为对称性的半球形性特征器官。位于胸前外侧壁，基底部上缘平第2或第3肋，下缘平第6或第7肋，内起胸骨旁，外达腋前线或腋中线。乳房中央的圆柱形突起为乳头，乳头周围皮肤的环状色素沉着区域称为乳晕。乳房主要由皮肤、脂肪、乳腺以及韧带组成。

乳头部表皮呈乳头状突起，基底层色素颗粒明显。真皮层无毛囊及汗腺，皮脂腺丰富，有较多神经末梢，深部可见平滑肌及乳腺导管。

乳晕部表皮突下延，基底层有较多色素颗粒（图1–18）。真皮层可见平滑肌及神经末梢，皮脂腺和汗腺较少见。

外生殖器

包皮的表皮基底层内较多色素颗粒。真皮组织疏松，可见明显的皮脂腺和汗腺，较少见到毛囊，真皮中可见散在的平滑肌束。无明显的皮下组织。

龟头部表皮突下延连接成网状，基底层色素颗粒较多，真皮内含有丰富的毛细血管和神经末梢，较少见皮脂腺和汗腺，无毛囊。

阴囊部表皮突粗大延长，基底层色素颗粒较多。真皮浅层毛细血管丰富，真皮中下部可见较多皮脂腺、汗腺、毛囊以及平滑肌束（图1–19）。阴囊部无皮下组织。

大阴唇的皮肤结构与一般皮肤相同，其内侧面无毛，基底层色素颗粒较多，真皮中可见较多皮脂腺结构。

小阴唇结构与大阴唇内侧相同。

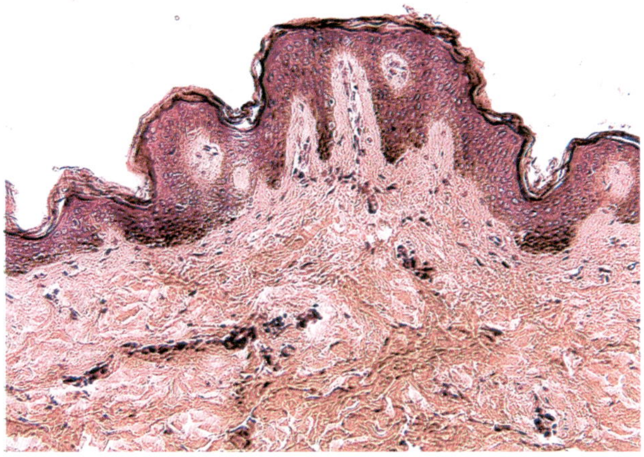

图1–18　正常乳晕显微结构图

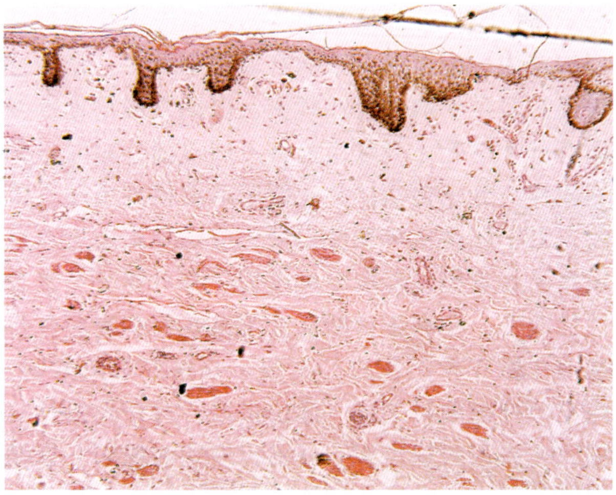

图1–19　正常阴囊显微结构图

（肖生祥　吴佳纹　成少利）

第二章 活体组织检查术

活体组织检查的相关内容

目 的

活体组织检查的目的主要是明确诊断，其次是科研和教学的需要。但并非任何皮肤病活检后都能给出确定的诊断，其价值依次为：肿瘤、变性疾病、特异性肉芽肿和炎性皮病。

皮损的选择

活检时尽可能取原发疹，一般应选择表现典型的皮损。但水疱、脓疱宜取早期损害，疱疹样皮炎有时需要取红斑性病变，以期发现早期病变而有利于诊断。少数疾病有不同皮损，有时应分别取样，分别装瓶，并注明所取皮损性质及其部位。对于溃疡或坏死性皮损，应选择周边近溃疡或坏死处皮损，若取中央皮损，有可能只见继发性的改变，不利于诊断。对于某些疾病尚应注意选取少数正常组织进行对照。观察疗效的取材，应在治疗前取材的同一部位采取。对于秃发性皮损，主张取两块组织，分别行纵切和横切，以便更好地了解毛囊的数目及状况。

麻 醉

麻醉一般采取局部麻醉，应在病变周围进行，不要把麻药直接注入皮损，也不宜加肾上腺素，以免影响诊断。指、趾部活检时，可在其根部扎止血带，以减少出血。

方 法

取材方法有钻孔法（punch biopsy）、削除法（superficial and deep shave）、切取法（deep incisional biopsy）、切除法（complete excision）及刮取法（curettage）等。影响活检方法选择的因素较多，诸如临床鉴别诊断、皮损可能的病理性质、解剖部位、皮损的大小和形态、患者一般状况和美容考虑等。

钻孔法较为方便，国外应用较国内普遍。常用的是 4mm 的钻孔器，适于大多数皮损。3mm 钻孔器适于较小的和面部的皮损，可不缝合，小儿亦可应用。6mm 钻孔适于较大或较深的病变如脂膜炎。钻孔法所取组织较小，有时不能满足需要，由于高速钻孔和旋转力量，可引起组织歪斜，造成诊断困难。

削除法是用刀削除病变组织。用于较表浅的疾病如脂溢性角化、日光角化、疣、良性痣和基底细胞癌等。掌跖部皮损不宜用此法，因角质层厚，往往很难到达真皮浅层。

切取法为国内活检的基本方法，可取较大较深的组织，但不一定能完全切取病变组织，特别是皮损体积较大或范围较广时。一般应采取梭形切口，并与皮纹一致，垂直下刀，防止切下楔形材料。活体组织要够宽够长（0.5cm×1.0cm），要上下一样宽，深度应达皮下组织。皮下结节必须包括皮肤与皮下组织，不能单取结节。较小病损沿边缘全部切下即可；较大斑块及环状皮疹应取活动性边缘；溃疡性病变应取活动边缘，有时不需要缝合，加压包扎即可。水疱、脓疱要取早期完整小的皮损并防止破损。活检组织应避免任何挤压，特别是有齿镊的挤压。因此，应在切开组织一端后，以单钩或镊子提起一端，然后将组织全部切下。

切除法是指完全切除病变。如色素痣应切除，应距损害边缘 0.5cm 以上。囊性包块未与皮肤粘连者，切开皮肤后即行分离术取出包块，如与皮肤粘连应连皮一并切除，注意防止囊肿破裂。切取和切除法的手术过程较复杂，需要缝合和拆线，小儿不易配合。

刮取法是用锐勺刮取病变组织，是最不满意的取材方法，因为所取组织往往太少或太浅，容易出现组织挤压、扭曲和碎片现象，失去正常的组织结构。

固　定

取材后应立即固定，防止组织干燥变性影响诊断。较大组织应切成 4~5mm 大小后固定。一般用 10%中性福尔马林（甲醛）液，固定液与组织之比为（20:1~10:1）。特殊需要应另行处理。

常用的特殊染色

常用的特殊染色详见表 2–1。

表 2–1　常用特殊染色法种类、目标及结果

染　色	目　标	结　果
Masson 三色染色	胶原	胶原：绿色；核、肌肉、神经：暗红色
Verhoeff-Van Gieson	弹力纤维	弹力纤维：黑色；胶原：红色；核、肌肉、神经：黄色
Pinkus 地衣红酸	弹力纤维	深棕色
硝酸银浸染	黑色素，网状纤维、神经（嗜银性）	黑色素、网状纤维、神经：黑色
PAS（过碘酸–希夫反应）和淀粉酶	糖原、中性黏多糖、真菌	糖原：紫红色，淀粉酶不稳定；中性黏多糖、真菌壁：紫红色，耐淀粉酶
Grocott	真菌	真菌细胞壁：黑色
阿新蓝	酸性黏多糖	蓝色
甲苯胺蓝	酸性黏多糖	有异染色，紫红色
Giemsa（吉姆萨）	肥大细胞颗粒、酸性黏多糖、嗜酸性粒细胞、利什曼原虫	肥大细胞颗粒、酸性黏多糖：异染性，紫红色；嗜酸性粒细胞颗粒、利什曼原虫：红色
Wade-Fite	染色抗酸杆菌	红色
Ziehl-Neelsen 染色	抗酸杆菌	红色
Perls 亚铁氰化钾	含铁血黄素	蓝色
碱性刚果红	淀粉样蛋白	偏振光镜下绿色双折光
结晶紫	淀粉样蛋白	有异染性，紫红色
Pagoda	淀粉样蛋白	橙色
Von Kossa	钙	黑色
苏丹 3 或 4	脂质（冰冻切片）	棕红色
猩红	脂质	红色
Warthin-Starry	螺旋体和真菌	黑色
铁（普鲁士蓝）	含铁血黄素	蓝色
Masson-Fontana	黑色素	黑色
革兰	细菌	阳性，蓝色；阴性，红色
Goldner 三色	红细胞、胶原、黏液	红细胞：橙色；胶原、黏液：绿色
髓过氧化物酶	不成熟髓样细胞	橙色

注：以上大部分特殊染色用常规石蜡切片即可，但苏丹 3 或 4 及猩红染色则需要冰冻切片。在 Buscke 硬肿病和淀粉样变时，未固定的冰冻切片比石蜡切片的特殊染色效果好些

免疫荧光试验

常用的免疫荧光试验有两种；一种是直接免疫荧光试验（direct immunofluoresence test，DIF），可检测患者的皮肤或黏膜有无抗体沉积；另一种是间接免疫荧光试验（indirect immunofluoresence test，IIF），可检测患者的血清中有无自身抗体。免疫荧光试验在自身免疫性疾病中有诊断价值，如自身免疫性水疱大疱性皮肤病、红斑狼疮和白细胞碎裂性血管炎。间接试验不如直接试验灵敏，但可作为补充试验。标本长距离邮寄会导致直接免疫荧光试验的结果不可靠。

慢性自身免疫性水疱性皮肤病在取样本时，不应取水疱做试验。因为在各型天疱疮及类天疱疮中，活检标本中的疱顶时常发生分离，以致产生假阴性结果。在疱疹样皮炎中，明显的炎细胞浸润可以吞噬皮损内的免疫复合物。因此，应在水疱周围一定距离处取材。但不宜离活动性皮损太远，特别是皮损较少者，可能会得到阴性结果。在各型天疱疮中，活检可取水疱临近处外观正常皮肤。各型天疱疮、大疱型类天疱疮及妊娠疱疹都有较高的阳性率。

在红斑狼疮中，直接免疫荧光活检部位取决于试验目的：如果是为了证实诊断，活检应从皮损处取材；如果是为了鉴别是系统性红斑狼疮还是盘状红斑狼疮，则活检应从未受累或避光处皮肤取材。

血管炎的活检标本要取自很早期，最好是不超过24h的皮损。

活检标本的保存，一般认为必须快速冰冻标本，并保持在冰冻状态直到试验。当然，标本也可在专门的保存液中保持2周或更长时间，并不失去其反应性，或者放在磷酸缓冲液生理盐水中运送，这样可使直接免疫荧光方法更加适用。

组织化学染色

组织化学特别是酶组织化学的应用已很普遍，但大多数酶组织化学方法仅用于研究，而且通常要求新鲜组织，不能用福尔马林固定的组织，因此，其应用就受到了限制。

为了保证酶的活性，除极少数方法外，标本不能福尔马林固定，而应将标本包在用生理盐水浸湿的纱布内，放在平皿或塑料袋里送到实验室。通常需要冰冻切片，因此，应事先与病理实验室取得联系。需要冰冻切片的酶组织化学方法常用的有：①dopa（多巴）染色。这是一种显示dopa–氧化酶活性的染色。在黑色素细胞中，显示dopa氧化酶活性有助于恶性黑色素瘤与非黑色素细胞性肿瘤的区别。②区别小汗腺与大汗腺的酶，通过酶染色，在表皮附属器肿瘤中，可区别向小汗腺或大汗腺的分化方向。例如琥珀酸脱氢酶和磷酸酯酶是向小汗腺的分化特征，而酸性磷酸酶和葡萄糖醛酸酶是向大汗腺的分化特征。

有些酶反应仍可用福尔马林固定石蜡包埋的组织进行，常用的有：显示萘酚AS-D氯醋酸酯酶活性（萘酚AS-D氯醋酸为底物），除成髓细胞和肥大细胞外，在组织细胞中可见弥漫性阳性颗粒。

有两种组织化学染色，分别是PAS（Periodic Acid-Schiff）及阿新蓝反应，可染化学物质，可用于福尔马林固定的组织染色。二者在诊断中比较常用。PAS染色可显示某些多糖，特别是糖原和含有中性黏多糖的黏蛋白，将其染成红色。PAS反应对研究纤维蛋白样变性也有价值，因纤维蛋白沉积在纤维蛋白样变性区域，呈阳性PAS反应。此外，因为真菌的细胞壁是由纤维素和透明壳混合形成，其中含有多糖，因而真菌经PAS均能染成红色。

为了将中性黏多糖及真菌与糖原沉积区别开，必须连切两张切片进行对比。一张切片先用淀粉酶消化，另一张则不消化，因为糖原可被淀粉酶消化，因此含糖原的切片经消化后就不再被PAS着色，从而与耐淀粉酶的中性黏多糖及真菌相区别。由于糖原存在于外根鞘细胞及小汗腺细胞中，而中性黏多糖则见于小汗腺及大汗腺细胞中，故证实糖原的存在，对毛鞘肿瘤（如毛鞘瘤）、透明细胞汗腺瘤和小汗腺汗孔瘤有诊断价值。中性黏多糖的存在对乳房Paget病、乳房外Paget病有诊断价值。

阿新蓝反应可将酸性黏多糖染成蓝色，从而证明其存在。酸性黏多糖存在于真皮基质内，但因在正常皮肤中含量很少，很难出现阳性染色。然而在皮肤黏蛋白病中，可发现非硫酸盐酸性黏多糖（主要为透明质酸）大量增加，因此可用阿新蓝染色。在肛门的乳房外 Paget 病伴发直肠癌，以及含有杯状细胞的胃肠道癌的皮肤转移中，皮肤中的癌细胞（像其原发病灶的细胞一样）可分泌涎黏蛋白。涎黏蛋白含有可使阿新蓝着色的非硫酸盐酸性黏多糖以及 PAS 阳性的中性黏多糖。非硫酸盐酸性黏多糖在 pH 为 2.5 时对阿新蓝着色，而在 pH 为 0.5 时则不着色。强酸性的硫酸盐酸性黏多糖（例如肥大细胞颗粒中的肝素和软骨素硫酸盐）在 pH 为 2.5 及 pH 为 0.5 时均可对阿新蓝着色。

（张磐读　冯义国）

第三章 皮肤组织病理的基本变化

第一节 皮肤的一般组织病理改变

表皮的组织病理改变

1. 角化过度　角化过度（hyperkeratosis）指角质层增厚（图 3-1）。角质层增厚可由角质形成过多所造成，此时颗粒层及棘细胞层亦相应增厚，常见于角皮瘤、肥厚性扁平苔藓等。如系角质潴留所致，则其下方颗粒层及棘细胞层并不增厚（图 3-2），见于寻常性鱼鳞病。应当指出的是正常皮肤由于部位不同，角质层的厚薄不一，如掌跖部角质层与眼睑及黏膜周围皮肤角质层厚薄悬殊，活检时必须注明活检部位，否则有可能将生理性的误认为是病理性的，反之亦然。

2. 毛囊过度角化　毛囊过度角化（follicular hyperkeratosis）指毛囊开口部程度不等的过度角化（图 3-3），可形成毛囊角栓。见于毛发红糠疹、红斑狼疮、毛发扁平苔藓、萎缩硬化性苔藓。

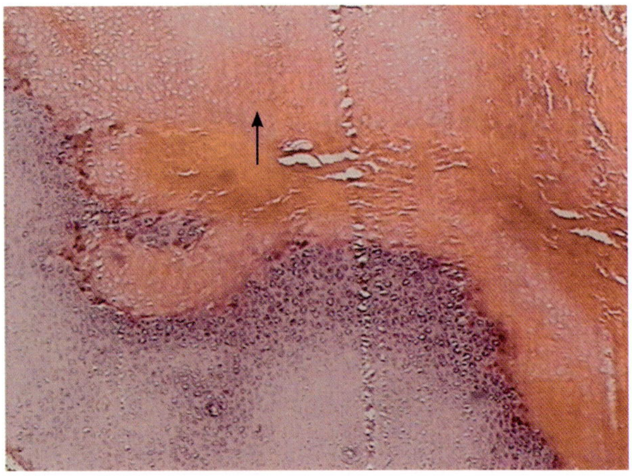

图 3-1　角化过度

3. 角化不全　角化不全（parakeratosis）指角质层内仍滞留有固缩的表皮细胞核（图 3-4）。角化不全通常伴有颗粒层变薄或消失，其发生与生发层或颗粒层炎症改变和表皮细胞转换增快有关。典型角化不全见于银屑病，但也常见于亚急性湿疹糜烂恢复期、苔藓样糠疹、日光角化病和 Bowen 病等。

4. 角化不良　角化不良（dyskeratosis）指表

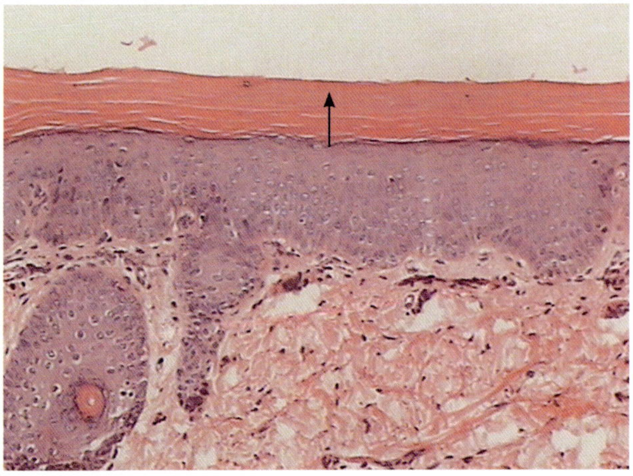

图 3-2　角化过度

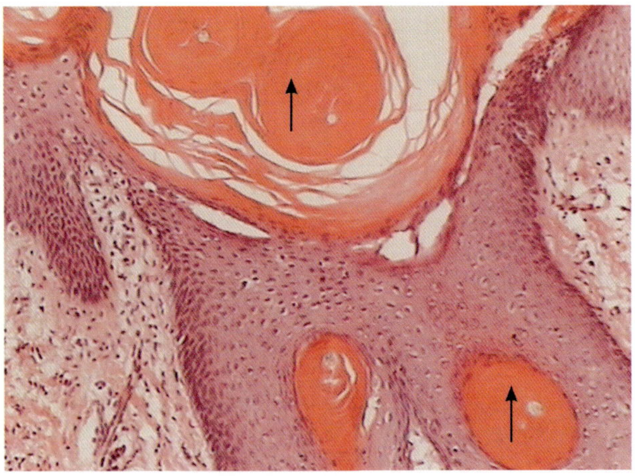

图 3-3　毛囊过度角化

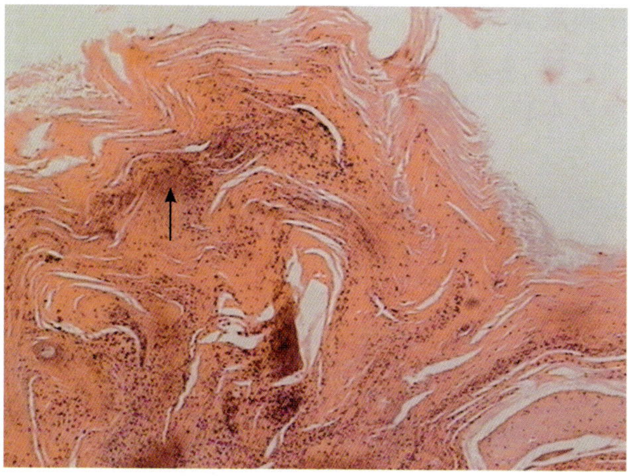

图 3-4　角化不全

皮细胞在发育过程中个别或成群细胞出现过早角化，表现为胞浆呈嗜酸性染色和核固缩。

角化不良可分棘层松解性角化不良和肿瘤性角化不良两种。棘层松解性角化不良表现为圆体形成，圆体为中央呈均质性嗜碱性固缩的核，周围绕有透明晕，晕的边缘呈嗜碱性角化不良的壳，胞浆通常呈嗜碱性染色，但也可呈嗜伊红性（图 3-5）。良性角化不良见于毛囊角化病、疣状角化不良瘤和灶性棘层松解角化不良瘤，偶见于暂时性棘层松解性皮肤病和家族性良性慢性天疱疮。肿瘤性角化不良又称为个别细胞角化，表现为直径约 10 μm 均质性嗜酸性小体（图 3-6），偶见残留的核。见于 Bowen 病、日光性角化病、鳞状细胞癌，但亦可见于某些良性肿瘤，如角化棘皮瘤和增生性毛根鞘囊肿。

5. *颗粒层增厚*　颗粒层增厚（hypergranulosis）指颗粒层厚度增加（图 3-7），通常见于角化过度性疾病，为扁平苔藓的特征性组织病理表现。

6. *棘层肥厚*　棘层肥厚（acanthosis）指表皮棘层细胞增厚，通常是由于棘层细胞数目增多所致（图3-8），常伴有表皮突延长和增宽，如银屑病、慢性单纯性苔藓、慢性湿疹，但亦可见棘层细胞增大引起棘层肥厚者，如尖锐湿疣，称假性棘层肥厚。

7. *乳头瘤样增生*　乳头瘤样增生（papillomatous hyperplasia）是指棘层肥厚明显时，真皮乳头向上增生突起，有时伴有角化过度，使表皮表面呈不规则波浪状（图3-9）。如黑棘皮病、疣状表皮痣等。

8. *疣状增生*　疣状增生（verrucous hyperplasia）可见表皮角化过度、颗粒层增厚、棘层肥厚和乳头瘤样增生同时存在时，表皮表面犹如山峰状不规则增生(图 3-10)。常见于疣状表皮痣、寻常疣等。

9. *假上皮瘤样增生*　假上皮瘤样增生(pseudoepitheliomatous hyperplasia）可见棘层高度肥厚致表皮向下方真皮内明显不规则增生（图 3-11)，类似鳞癌，又称假癌性增生，但与鳞癌不同的是细胞分化良好，无异形性。见于慢性肉芽肿病，如着色真菌病、寻常性狼疮等。

10. *表皮萎缩*　表皮萎缩（epidermal atrophy）主要因棘层细胞减少或体积减小所致。可见表皮突不明显或消失，表皮呈带状（图 3-12)。见于老年人，萎缩性皮肤病，如硬化萎缩性苔藓、萎缩性扁平苔藓、皮肤异色病等。

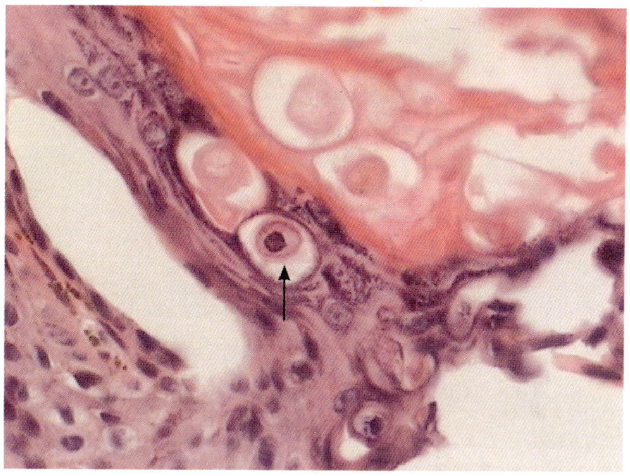

图 3-5　角化不良（圆体细胞）

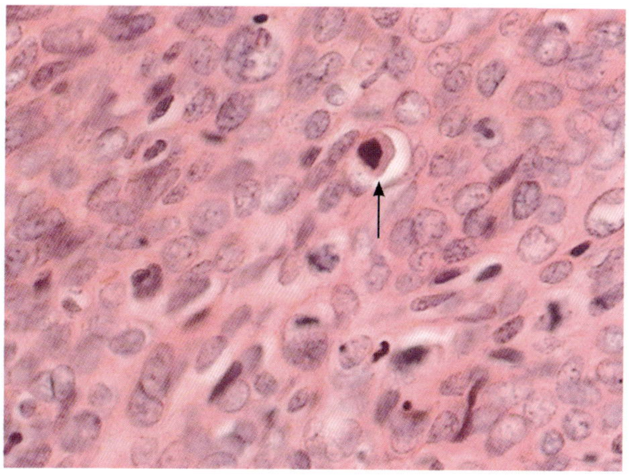

图 3-6　角化不良（肿瘤性）

11. 乳头上方表皮变薄　乳头上方表皮变薄（thinning of suparpapillary epidermal plates）指个别真皮乳头上方表皮萎缩变薄（图 3-13），常见于银屑病。

12. 表皮水肿　一般可分为细胞间水肿和细胞内水肿，二者往往并存。

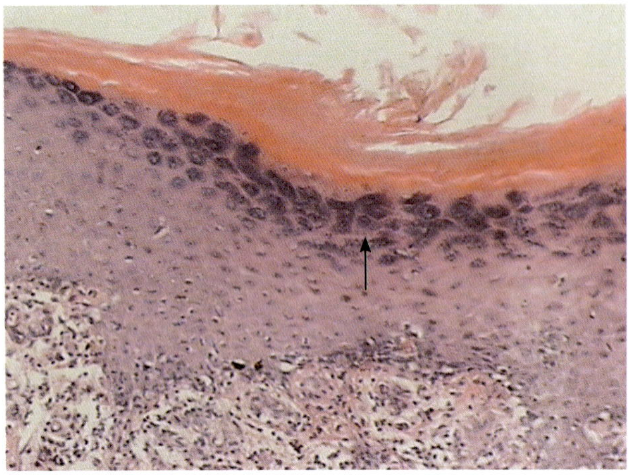

图 3-7　颗粒层增厚

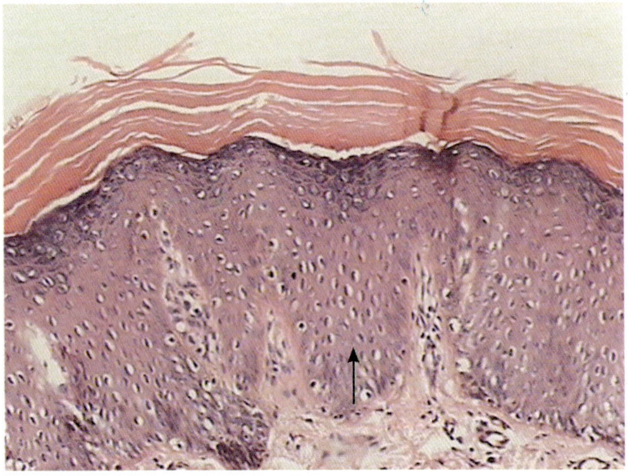

图 3-8　棘层肥厚

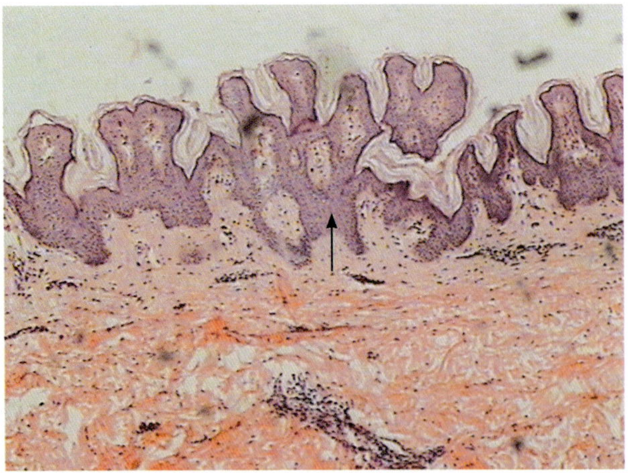

图 3-9　乳头瘤样增生

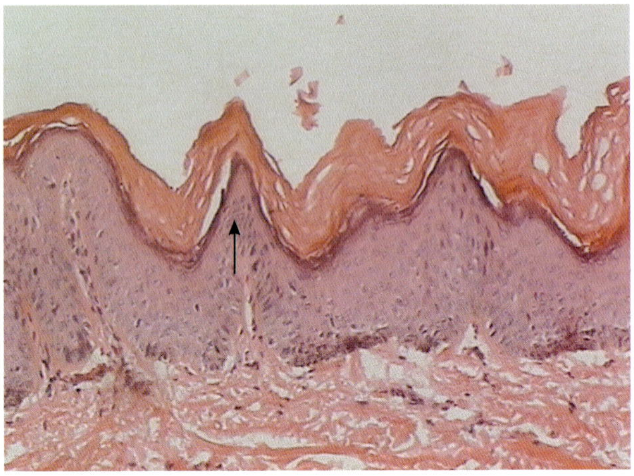

图 3-10　疣状增生

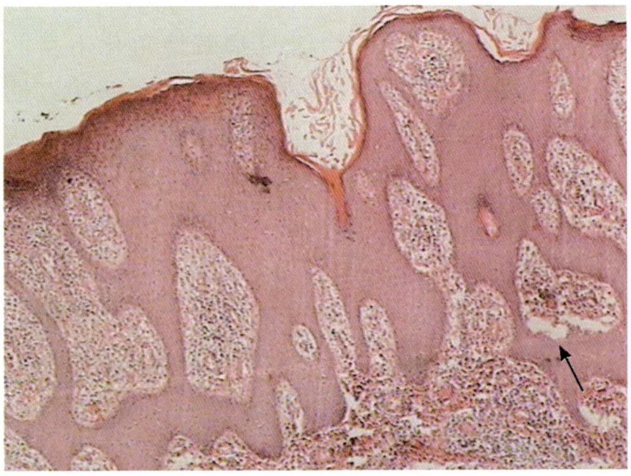

图 3-11　假上皮瘤样增生

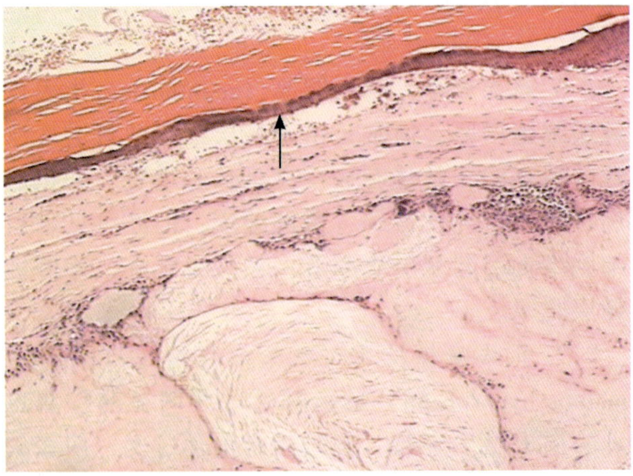

图 3-12　表皮萎缩

(1) 细胞间水肿 (intercellular edema)：由于棘细胞层细胞间液体增多，而致细胞间隙增宽，棘细胞突被拉长而清晰可见，颇似海绵，故又称海绵形成 (spongiosis;图 3-14)。

严重的细胞间水肿可伴发细胞内水肿，引起表皮网状变性，进一步形成多房性小疱，见于湿疹、皮炎类皮肤病。

(2) 细胞内水肿 (intracellular edema)：本病又称空泡变性 (vacuolation)，指棘细胞层细胞内水肿，细胞体积增大，胞浆变淡，陈旧性变性细胞胞核常固缩，偏于一侧，呈鹰眼状 (图 3-15)，常见于湿疹、皮炎。

13. 网状变性　网状变性 (reticular degeneration) 指细胞内水肿达一定程度后细胞肿胀和破裂，相邻细胞壁仍残存，并互相连接形成许多网状间隔而言 (图 3-16)，进一步发展可形成多房性水疱。网状变性见于急性病毒感染，如疱疹病毒和痘病毒，亦见于接触性皮炎的急性大疱反应等。

14. 气球变性 (ballooning degeneration)　由于细胞内明显水肿呈气球状伴细胞间桥消失，导致细胞松解，表皮内大疱形成，常伴发网状变性。气球变性为病毒性水疱的特点，有诊断价值 (图 3-17)。

15. 基底细胞液化变性　基底细胞液化变性 (liguefaction of basal cell) 指基底细胞空泡化或破碎，基底细胞的栅状排列发生紊乱，甚至基底层消失，使棘细胞直接与真皮接触 (图 3-18)，可伴发色素失禁，严重者可导致表皮下水疱。见于红斑性狼疮、皮肌炎、血管萎缩性皮肤异色症、扁平苔藓、萎缩硬化性苔藓等。

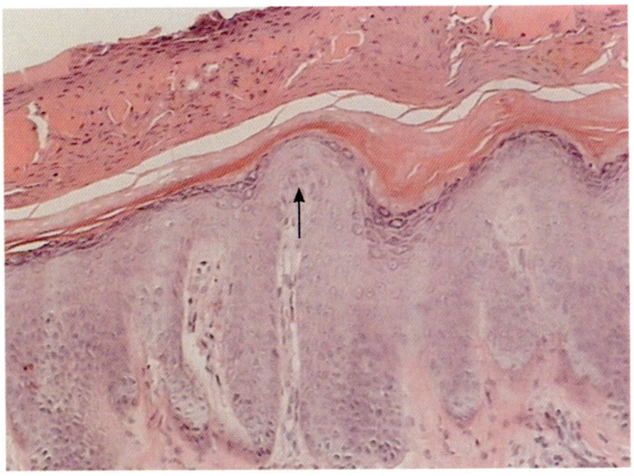

图 3-13　乳头上方表皮变薄

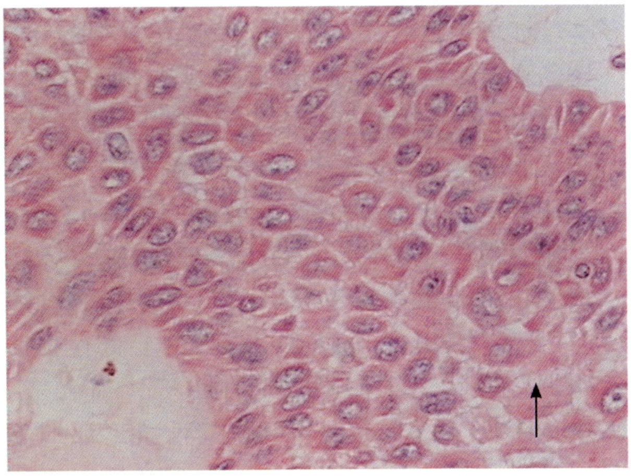

图 3-14　细胞间水肿

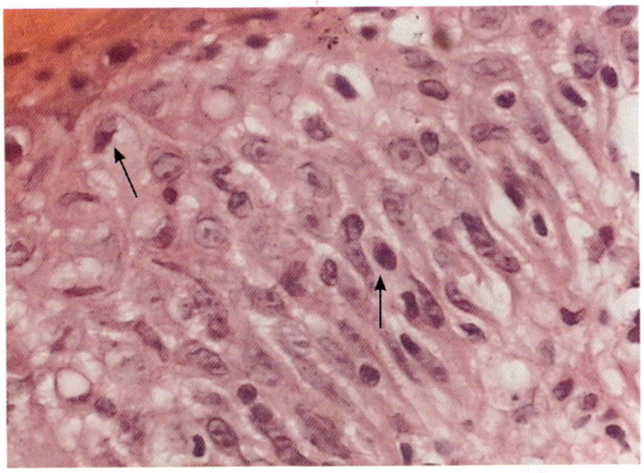

图 3-15　细胞内水肿

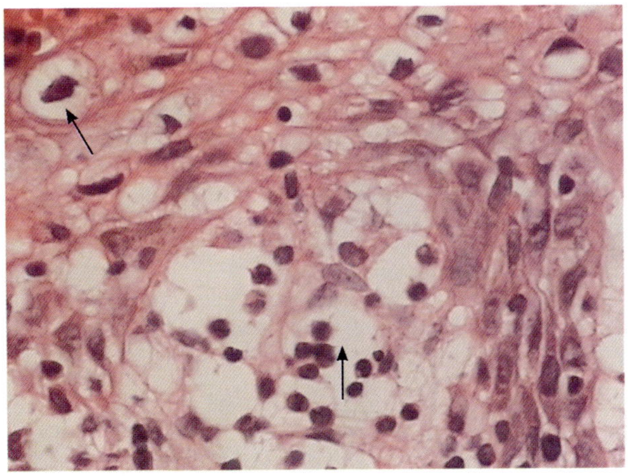

图 3-16　细胞内水肿及网状变性

16. 色素失禁　色素失禁（incontinence of pigment）指表皮基底层细胞损伤，黑色素脱落到真皮上部，或被吞噬聚集于嗜色素细胞内或游离于真皮上部(图 3-19)。见于色素失禁症、扁平苔藓、红斑性狼疮、血管萎缩性皮肤异色症、持久性色素异常性红斑和固定型药疹等。

17. 水疱、大疱　水疱（vesicles）为直径小于 3 mm 的表皮内或表皮下由浆液性或炎性渗出性液体聚集所形成的腔隙。大疱（bullae）与水疱类似，但腔隙较大，往往由水疱融合所形成。水疱和大疱根据发生部位分为角层下、表皮内（图3-20）和表皮下（图 3-21）3 类。亦可根据发生原因分为：①海绵形成性水疱，如湿疹。②空泡变性、网状变性和气球变性所形成的水疱，见于湿疹、接触性皮炎、水痘、带状疱疹等。③基层松解性水疱，见于各型天疱疮，其中红斑性天疱疮及落叶性天疱疮见于表皮上部，而寻常性天疱疮和增殖性天疱疮则主要见于基底层上。④表皮细胞坏死，见于多形红斑、Stevens-Johnson 综合征（史-约综合征）、急性痘疮样苔

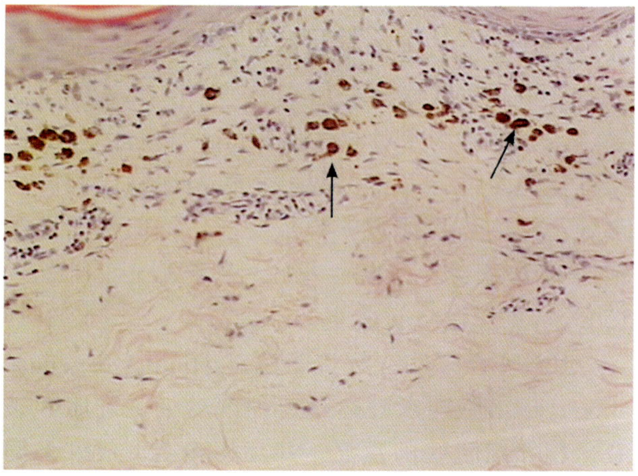

图 3-19　色素失禁

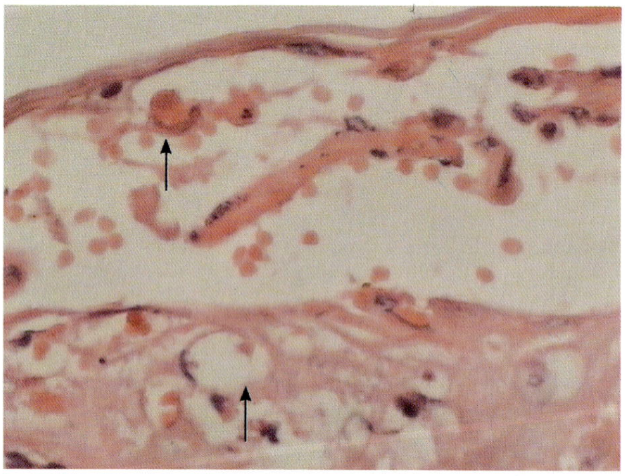

图 3-17　气球变性

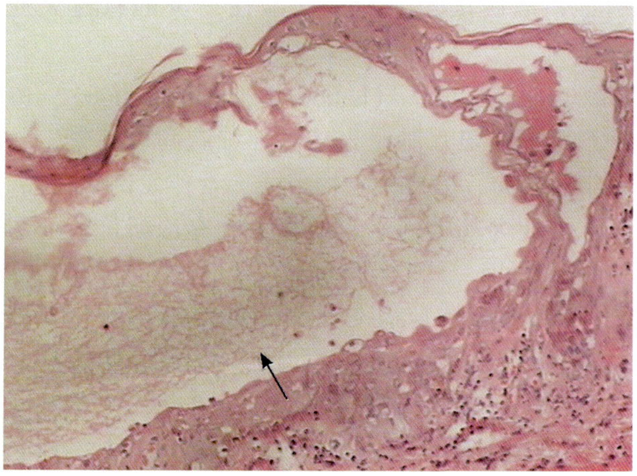

图 3-20　表皮内水疱

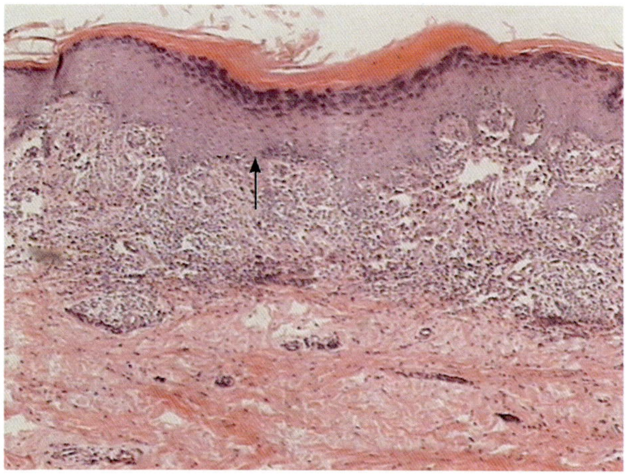

图 3-18　基底细胞液化变性

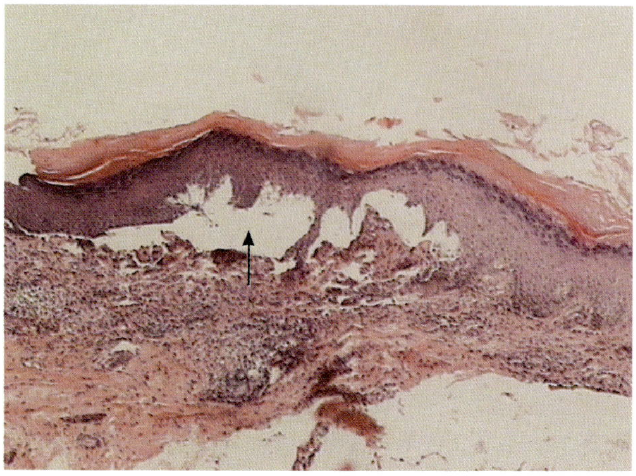

图 3-21　表皮下水疱

藓样糠疹、中毒性表皮坏死松解症等。⑤汗管破裂所致的汗疹。⑥表皮下水疱可因基底膜缺陷所致，如大疱性表皮松解症和卟啉病，亦可由基底层细胞液化变性或基底层坏死，导致基底膜破坏所引起，如大疱性扁平苔藓、红斑性狼疮；或由于炎症累及表皮下结缔组织和基底膜区，如大疱性多形红斑（基底层和表皮中层细胞和表皮下结缔组织损伤）以及Ⅱ度烧伤、摩擦性水疱和严重晒斑。

18. *脓疱及 Kogoj 海绵状脓疱* 脓疱（pustule）指疱内有大量中性粒细胞聚集（图 3-22）或有嗜酸性粒细胞聚集，中性粒细胞聚集的脓疱见于脓疱疮、掌跖脓疱病等；嗜酸性粒细胞聚集的脓疱见于增殖性天疱疮、新生儿中毒性红斑。Kogoj 海绵状脓疱（spongioform pustule of Kogoj）位于表皮上层，其特点为由扁平变性的角质形成细胞所引起的海绵状网内，有许多中性粒细胞存在（图 3-23），常见于脓疱性银屑病、连续性肢端皮炎、Reiter 病，亦见于地图舌，偶见于皮肤脓疱性念珠菌病。

19. *微脓肿* 微脓肿（microabscess）指某些细胞小量聚集在表皮内或表皮下乳头内。微脓肿可分 3 型：

（1）Munro 微脓肿（Munro micro abscesses）：由碎裂的中性粒细胞构成，位于银屑病角化不全的角质层（图 3-24），对银屑病有诊断价值。

（2）Pautrier 微脓肿（Pautrier microabscesses）：可见小灶性表皮内淋巴样细胞和（或）蕈样肉芽肿细胞集聚，周围绕以空晕样透明空隙（图 3-25），对蕈样肉芽肿有诊断价值。

（3）乳头顶端微脓肿（papillary microabscesses）：小灶性中性粒细胞或嗜酸性粒细胞聚集在表皮下乳头顶端（图 3-26）。主要由中性粒细胞构成的乳头顶端微脓肿，见于疱疹样皮炎；主要由嗜酸性粒细胞构成的乳头顶端微脓肿，见于大疱性类天疱疮。以上表现仅有参考价值。

20. *细胞外渗* 细胞外渗（exocytosis）指炎症细胞自真皮移入表皮而言，常伴发海绵形成和微水疱形成（图 3-27）。可见于各种炎症性皮肤病，特别是亚急性皮炎，应与向表皮性鉴别。

21. *向表皮性*（epidermotropism） 在无海绵形成的表皮内出现单一核细胞或单个存在，周围呈透明晕（图 3-28）或聚集成 Pautrier 微脓肿。向表皮性须与细胞外渗区别。

22. *棘突松解*（acantholysis） 由于细胞间桥断裂，表皮或附属器角质形成细胞与邻近角质形

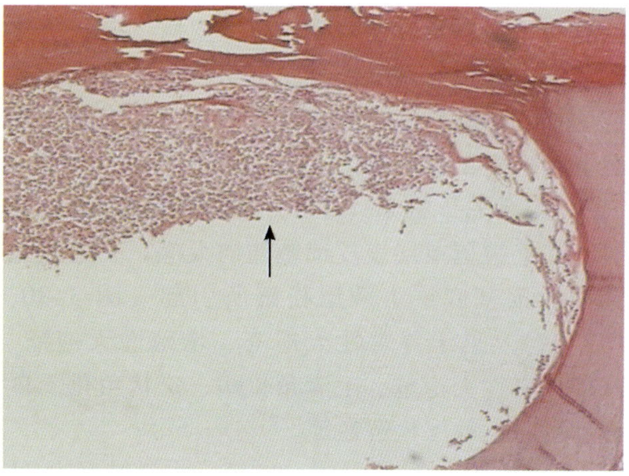

图 3-22 脓疱

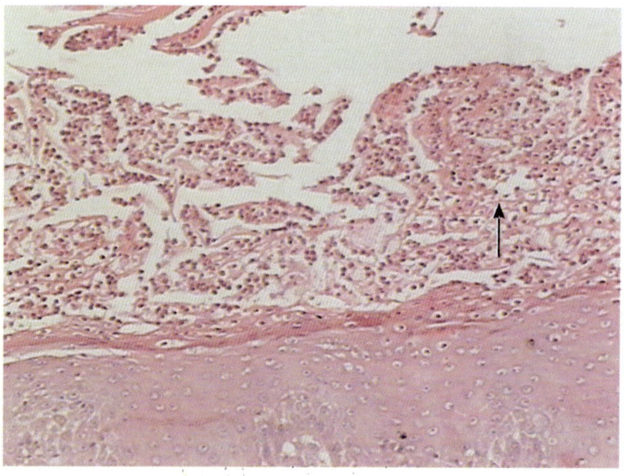

图 3-23 Kogoj 海绵状脓疱

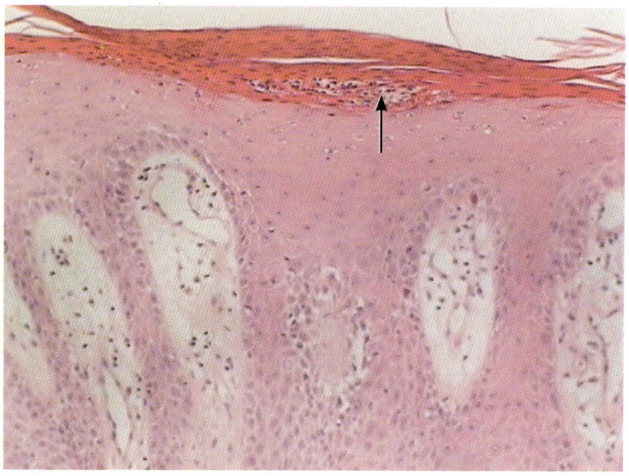

图 3-24 Munro 微脓肿

成细胞丧失连接而松解，导致形成表皮内裂隙、水疱或大疱；疱内可见单个或成群的松解细胞（图 3-29）。棘突松解可分原发性和继发性两种。原发性棘突松解发生于未受改变的表皮细胞中，因细胞间黏合物质溶解所致，见于各型天疱疮、毛囊角化病、暂时性棘突松解性皮病、疣状角化不良瘤；继发性棘突松解发生于已有改变或受损伤的表皮细胞，见于病毒性水疱病、脓疱病、角层下脓疱病、腺样角化不良性鳞癌等。

23. 绒毛　绒毛（vili）为长而扭曲的真皮乳头，其上被覆单层表皮细胞伸向大疱、小疱或隐窝内，因基底层上棘层松解所引起（图 3-30，图3-31）。见于寻常性天疱疮、增殖性天疱疮、家族性良性天疱疮、毛囊角化病、疣状角化不良瘤和暂时性棘层松解症等。

24. 彩球　彩球（festooning）指真皮乳头呈波浪状，突出于大疱腔内，与绒毛不同之处是其表面无被覆的单层表皮细胞（图 3-32）。见于大疱性类天疱疮、皮肤卟啉病、营养不良性大疱性表皮松解症等。

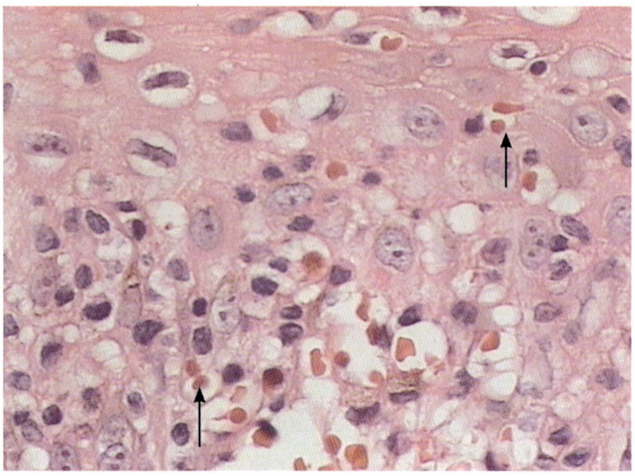

图 3-27　细胞外渗

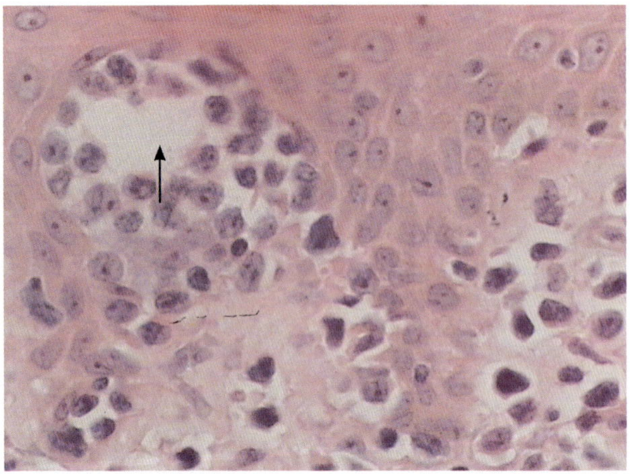

图 3-25　Pautrier 微脓肿

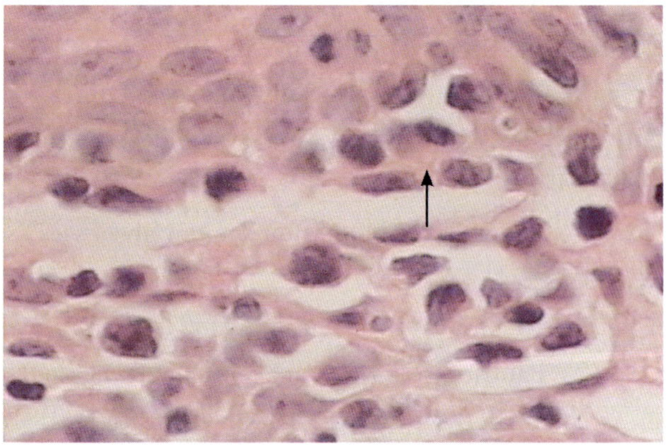

图 3-28　向表皮性

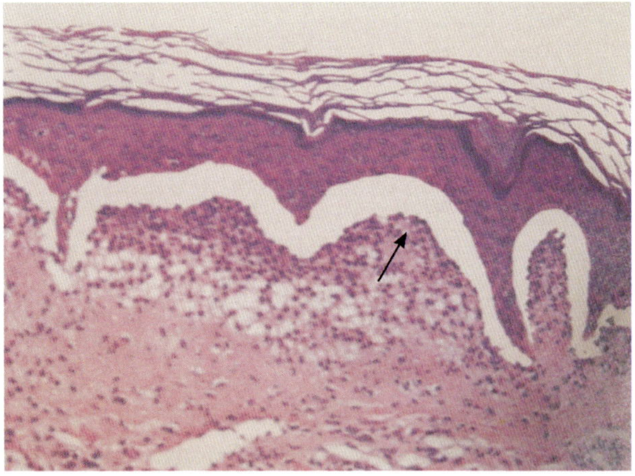

图 3-26　乳头顶端微脓肿

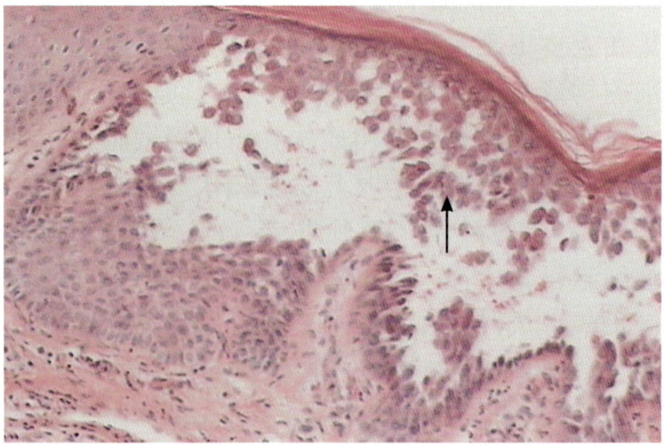

图 3-29　棘突松解

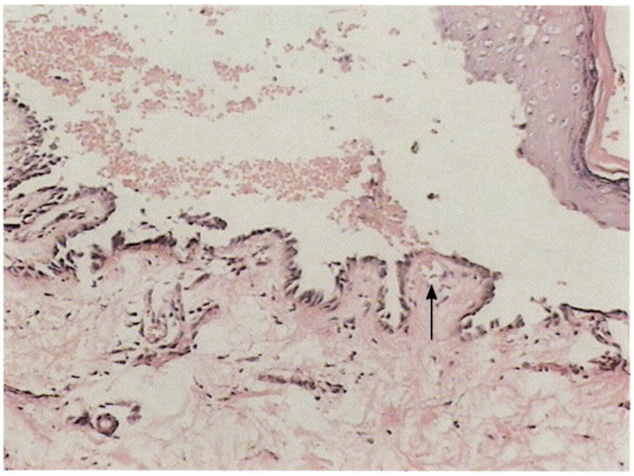

图 3-30 绒毛

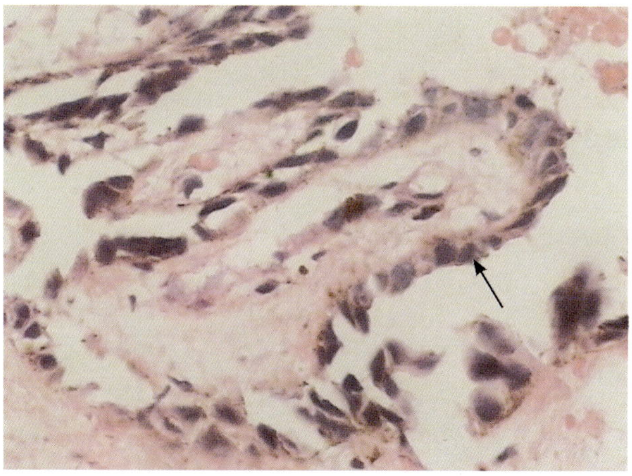

图 3-31 绒毛

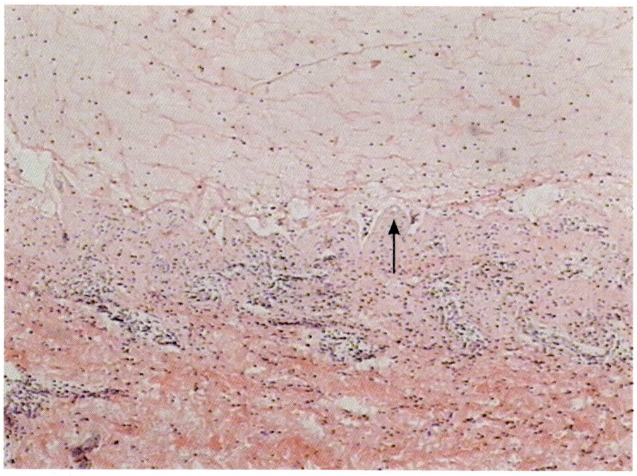

图 3-32 彩球

25. 表皮松解性角化过度　表皮松解性角化过度也称颗粒状变性（granular degeneration）（图 3-33），其特点为：①棘细胞上层及颗粒层的细胞核周围出现大小不等的透明腔隙。②透明腔隙周围细胞界限不清，形态不规则，呈现大小不等的腔隙。③颗粒层明显增厚，出现大量不规则形态的透明角质颗粒。④角化过度见于表皮松解性角化过度病，又称显性遗传性先天性鱼鳞病样红皮病（dominant congenital ichthyosiform erythroderma）、棘层松解性掌跖角化病（epidermolytic hyperkeratosis palmaris et plantaris）、孤立性和播散性表皮松解性棘皮瘤（solitary and disseminatic acanthoma）。偶见于系统性线状表皮痣。

26. 核固缩　核固缩（pyknosis）指细胞核皱缩、扭曲、染色深，细胞质呈空泡状，为坏死的早期表现（图 3-34）。

27. 核碎裂　核碎裂（karyorrhexis）指细胞核破碎成碎块（图 3-35），是细胞死亡的象征，白细胞碎裂（leukocytoclasis）指白细胞的核碎裂，导致核尘（nuclear dust），常见于变应性血管炎。

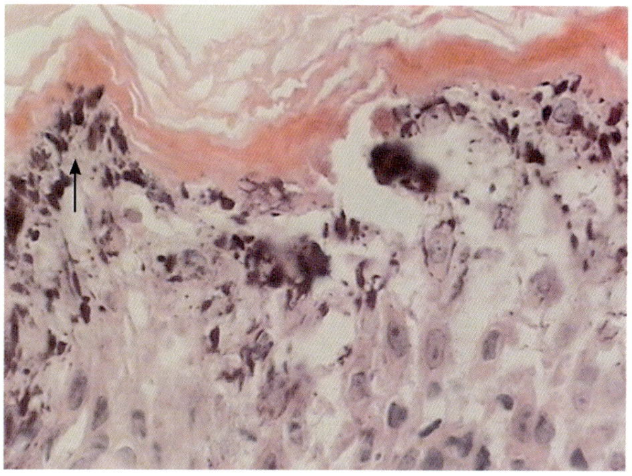

图 3-33 表皮松解性角化过度

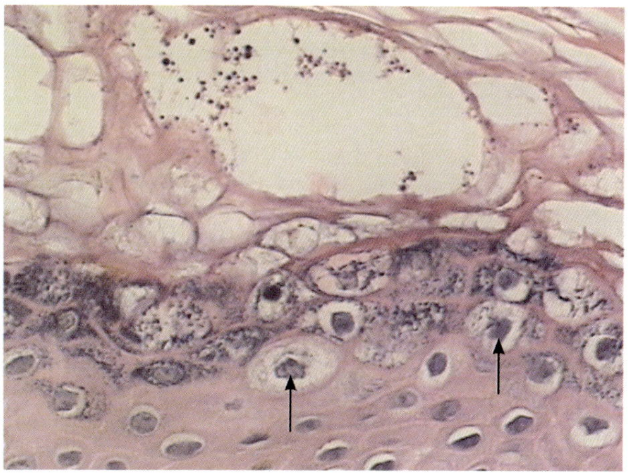

图 3-34 核固缩

28. 色素增多　色素增多（hyperpigmentation）指表皮基底层及真皮上部黑色素颗粒增多(图 3-36)。见于黄褐斑、黑变病和炎症后色素沉着。

29. 色素减少　色素减少（hypopigmentation）指表皮基底层内色素减少或消失。见于白癜风、白化病及炎症后色素减退斑。

30. 结痂　结痂（crust）指皮肤表面组织液与变性的炎症细胞和表皮细胞混合干涸后所形成的痂皮(图 3-37，图 3-38)。

31. 角珠　角珠（horn pearls）指角质形成细胞作同心性排列，中央部逐渐出现角化（图 3-39，图 3-40)，常见于一级鳞癌或假癌性增生。

32. 组织化生　组织化生（metaplasia）指由一种组织转变为另一种组织，如钙化上皮瘤的骨化等。

33. 发育异常（dysplasia）　此名词反映细胞的成熟性、细胞的形态以及在组织结构中细胞与细胞间的某些异常，暗示可能发展为新生物。

34. 多形性　多形性（pleomorphism）指同一型细胞形态特别是细胞核形态的不一致（图 3-

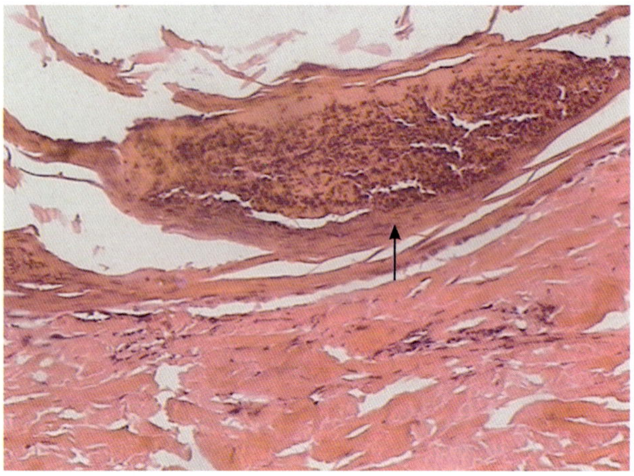

图 3-37　结痂

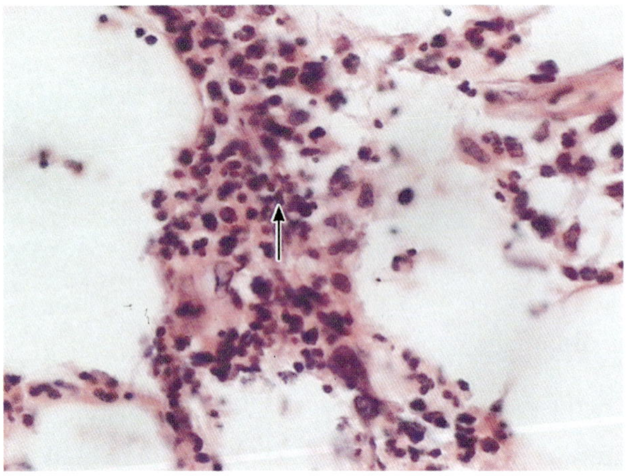

图 3-35　核碎裂

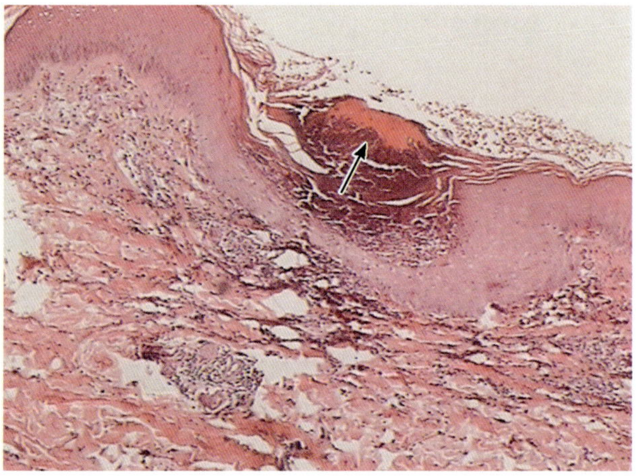

图 3-38　结痂

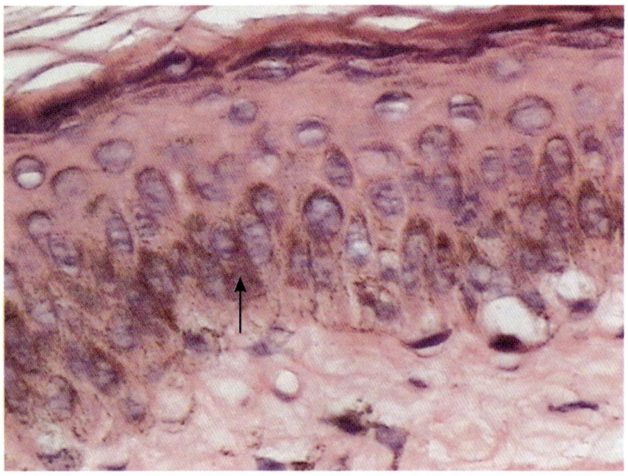

图 3-36　色素增多

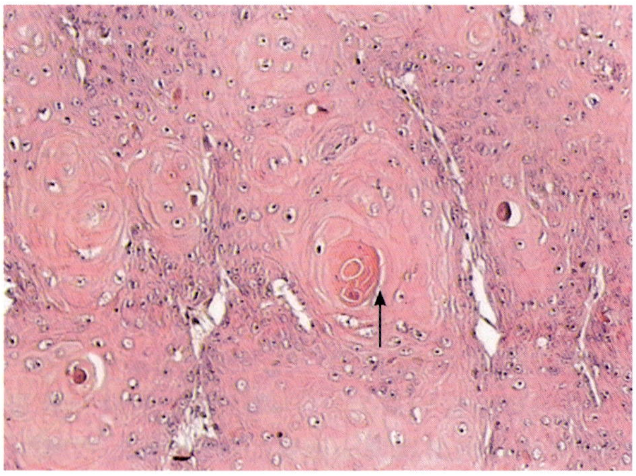

图 3-39　角珠

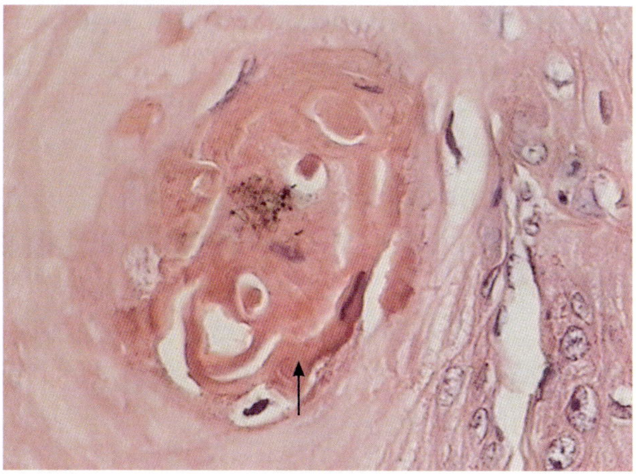

图 3-40　角珠

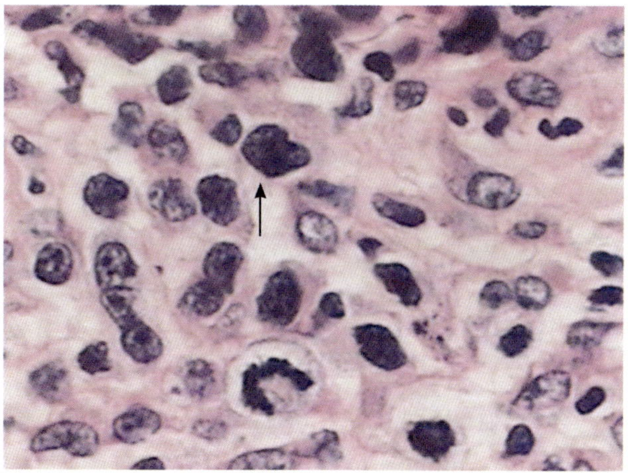

图 3-42　间变

41）。可见于恶性肿瘤和癌前期病变，但亦可见于良性损害如 Spitz 痣。

35. 间变　间变（anaplasia）又称异型，指肿瘤组织无论在细胞形态和组织结构上均与其起源组织有不同的差异，这种差异称间变或异型（图 3-42）。间变或异型反映了肿瘤组织的成熟程度或分化状态。异型小，说明和正常组织相似，肿瘤组织分化程度高；异型愈明显，表明肿瘤组织分化愈差。区别异型性是诊断肿瘤并区别其良恶性的主要组织学依据。恶性肿瘤具有明显的异型性。

（1）细胞大小、形态改变：恶性肿瘤细胞一般比正常细胞大，细胞大小和形态很不一致，有时出现瘤巨细胞。

（2）细胞核改变：①胞核大，胞核直径与细胞直径的比例比正常增大（正常为 1∶6 ~ 1∶4，恶性肿瘤细胞接近 1∶1）；②核大小、形态不一致，可出现巨核、双核、多核和奇异形核；③核染色质深，呈粗粒状，分布不均匀，常堆集在核膜下，使核膜显得增厚，核仁数目也增多（可为 3~5 个）；④核分裂象多见，特别是出现不对称性、多极性及顿挫性核分裂等病理性核分裂象。

（3）胞浆改变：胞浆多呈嗜碱性。

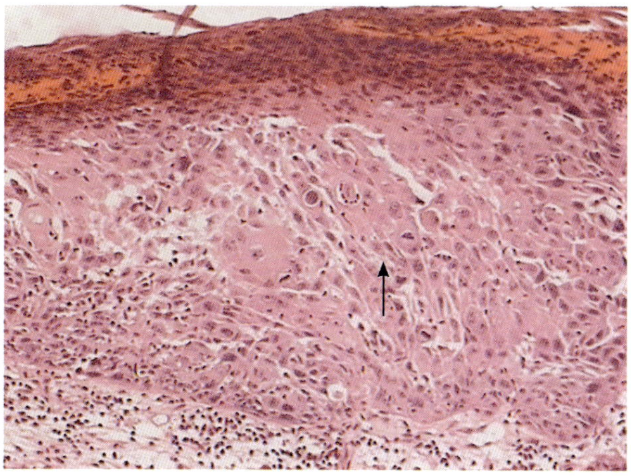

图 3-41　多形性

真皮的组织病理改变

1. 血液循环及淋巴循环障碍

（1）血管扩张及充血：在炎症性皮肤病中，在真皮上部及深部，皮下组织均有程度不等的血管扩张及充血，表现在血管壁变薄，管腔增大，管腔中红细胞增多（图 3-43）。在炎症性皮肤病中血管周围均有程度不等的血管周围炎症细胞浸润。

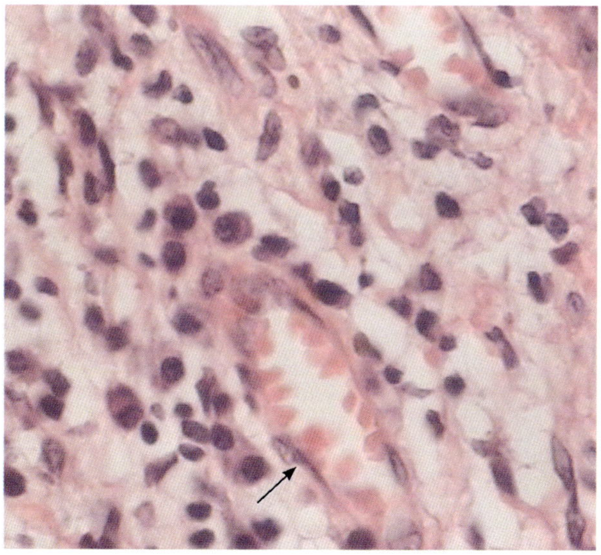

图 3-43　血管扩张及充血

（2）真皮水肿（dermal edema）：在许多皮肤病中，特别是在炎症性皮肤病中，均可见到真皮层不同程度水肿，真皮结缔组织纤维之间的间隙内有较多液体潴留，致间隙增宽，纤维本身也肿胀，染色变淡。以荨麻疹最为典型。

（3）出血（hemorrhages）：红细胞溢出于血管外，进入周围组织，早期可见红细胞散在存在于血管周围（图 3-44），晚期则仅见含铁血黄素颗粒存在。典型出血见于各型紫癜。

（4）血管管腔闭塞（vascular obliteration）及血栓形成（thrombosis）：前者指血管内膜增生，管腔增厚，管腔闭锁；后者指管腔内可见纤维蛋白血栓（图 3-45）。典型病例如动脉硬化性内膜炎、闭塞性血栓性静脉炎。

（5）淋巴管扩张（lymphangiectasia）：淋巴管过度充盈，显微镜下原来不明显的毛细淋巴管腔变大、不整，周围有内皮细胞（图 3-46）。与血管扩张不同之处为管腔内无红细胞。见于下肢遗传性水肿等。

2. 变性

（1）透明变性（hyaline degeneration）：指真皮结缔组织或血管壁出现均质性嗜酸性变性物质（图 3-47，图 3-48），此物质外观呈玻璃样，有折射性。可见于卟啉病、类脂质蛋白病，有时亦见于苔藓样组织反应。表皮亦可呈类似反应，如圆柱瘤的肿瘤细胞。

（2）纤维蛋白样变性（fibrinoid degeneration）：组织中沉积嗜酸性、颗粒状或纤维样类似纤维蛋白的物质（图 3-49）。构成这种酸性无定形物质的成分有纤维蛋白原、血浆蛋白、免疫球蛋白和真皮基质。最典型者见于坏死性血管炎，亦见于红斑狼疮和结缔组织病。

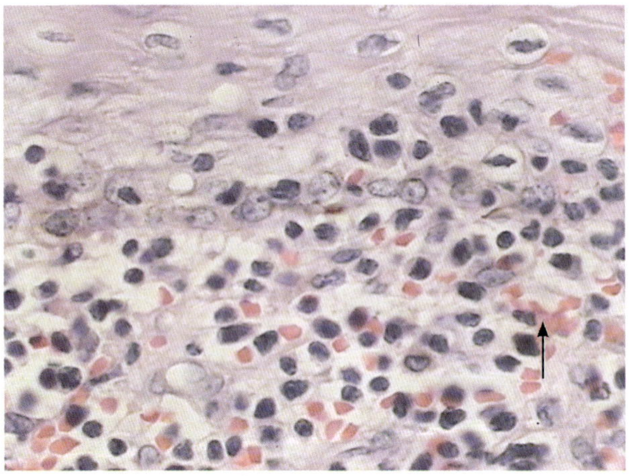
图 3-44　出血

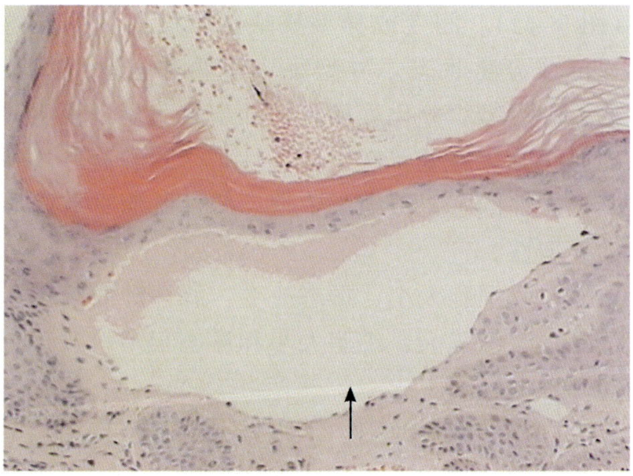
图 3-46　淋巴管扩张

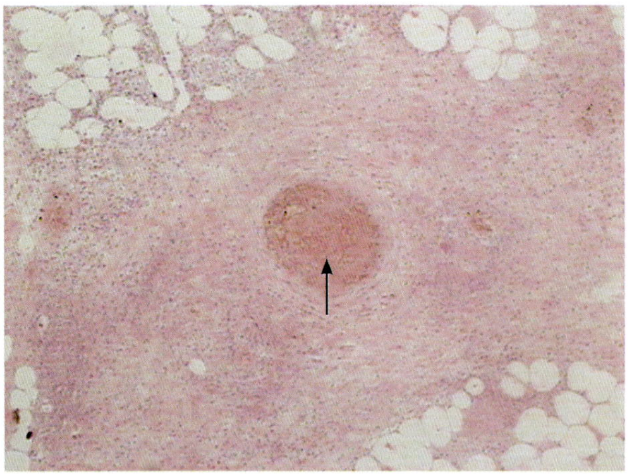
图 3-45　血管腔闭塞

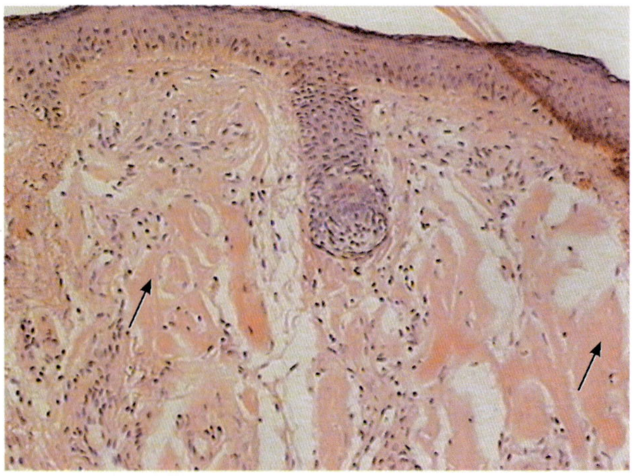
图 3-47　透明变性

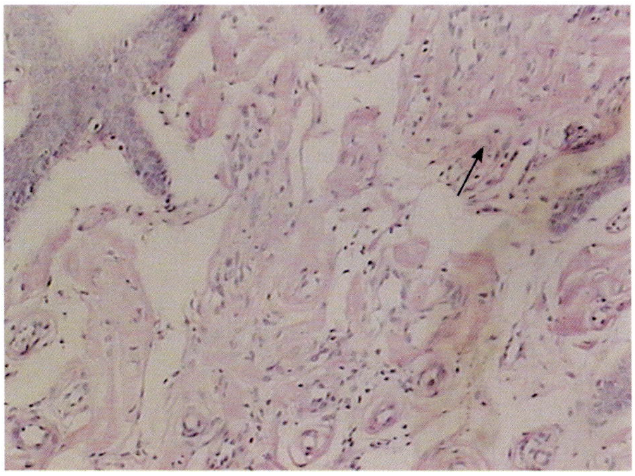

图 3-48　透明变性（PAS 染色）

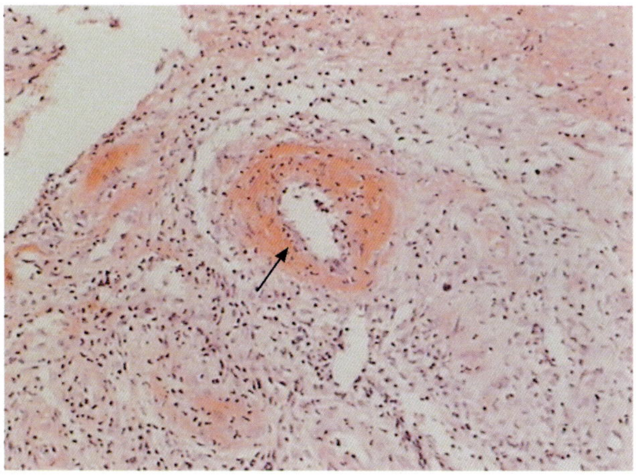

图 3-49　纤维蛋白样变性

（3）淀粉样变性（amyloid degeneration）：组织内或血管壁内出现一种呈特殊反应的均质性、淡嗜酸性物质，由于在切片制作中固定和脱水的影响，该团块常出现裂隙（图 3-50，图3-51）。淀粉样物质由于其化学反应类似淀粉遇碘呈棕色，再滴以 10%硫酸液则呈蓝色故名，实际上它与碳水化合物所构成的淀粉毫无关联，而是由球蛋白和黏蛋白等结合所形成的一种糖蛋白，用结晶紫染色呈特殊的紫红色异染性反应。见于皮肤淀粉样变。

（4）胶样变性（colloid degeneration）：真皮上部沉着的一种弱嗜酸性均质性胶样物质（图3-52），可出现裂隙及残留的细胞核，多发生在日光照射部。见于胶样粟丘疹。

（5）嗜碱性变（basophilic degeneration）：真皮上部结缔组织在 HE 染色时失去其嗜酸性而出现无定形、颗粒状、纤维团块状物质，或呈卷曲状细短纤维。HE 染色呈弱嗜碱性浅灰蓝色（图 3-53，图 3-54）。变性组织与表皮之间常有一正常的胶原带（境界带）。嗜碱性变性通常被认为是胶原纤维变性所致，但其染色同弹力纤维。见于日光性弹力纤维病。

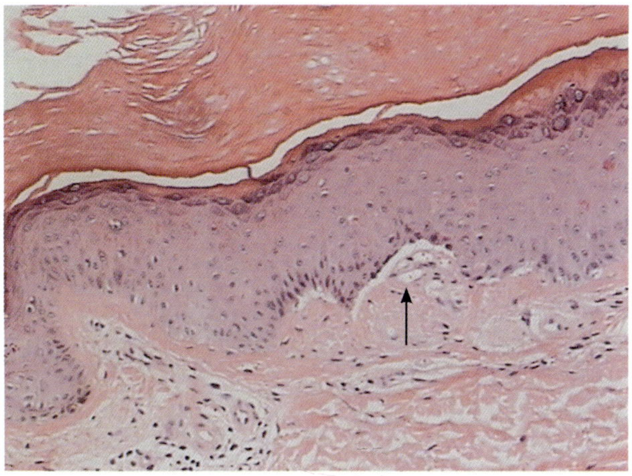

图 3-50　淀粉样变性

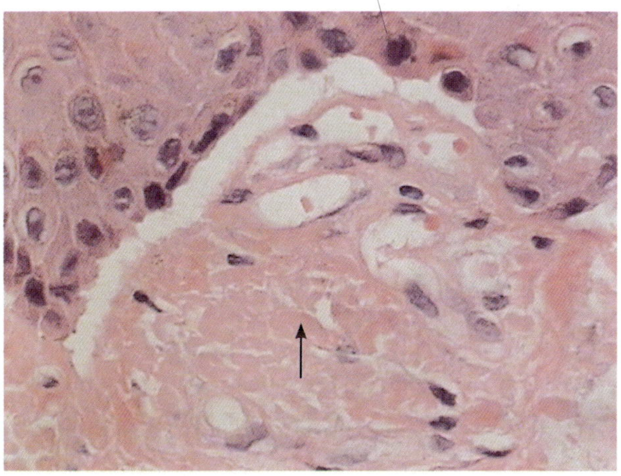

图 3-51　淀粉样变性

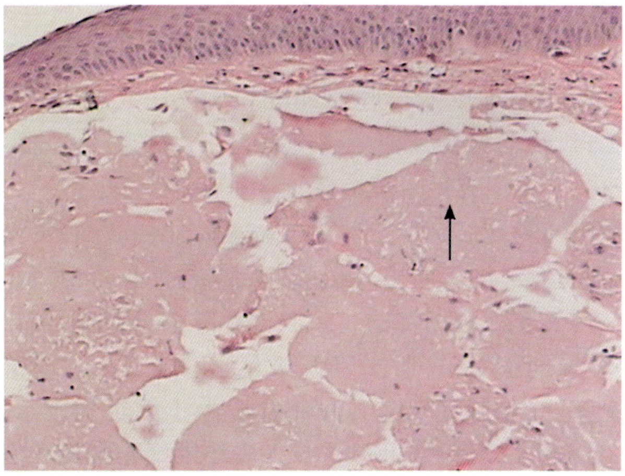

图 3-52　胶样变性

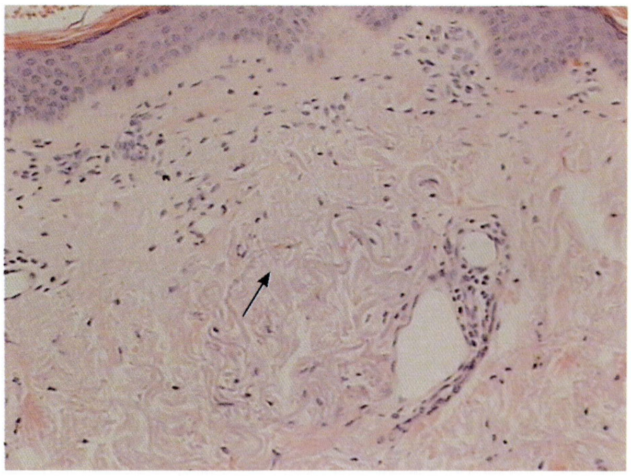

图 3-53　嗜碱性变

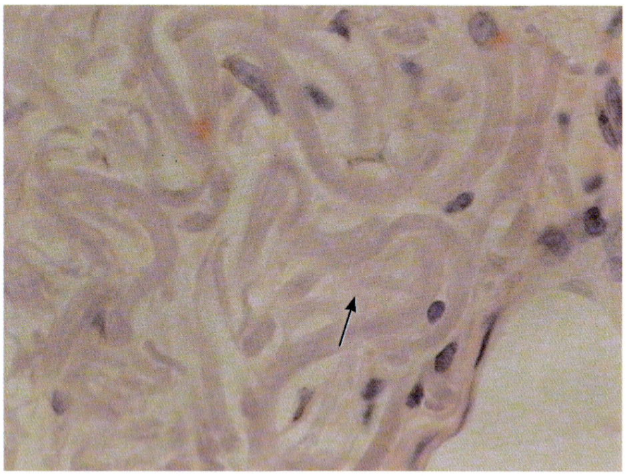

图 3-54　嗜碱性变

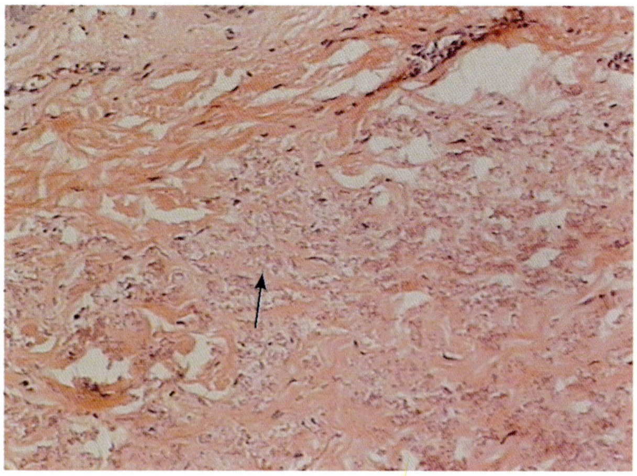

图 3-55　弹力纤维变性

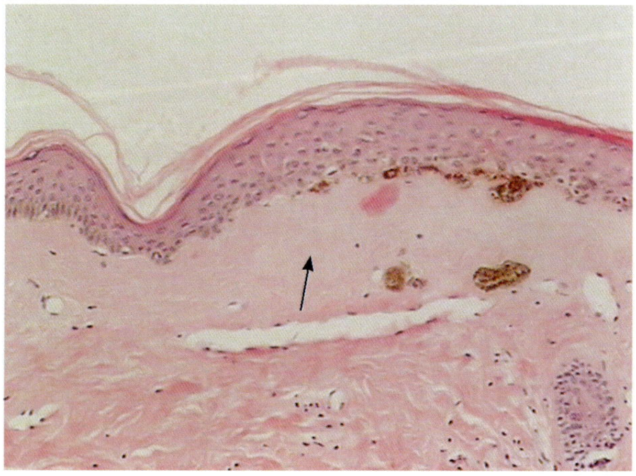

图 3-56　胶原纤维均质化

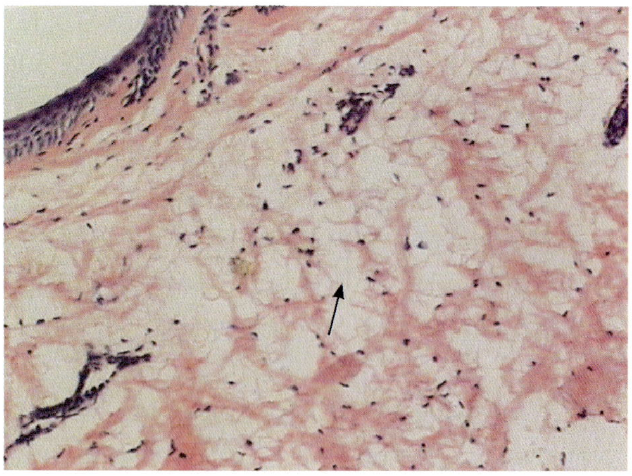

图 3-57　黏液样变性

（6）弹力纤维变性（elastotic degeneration）：弹力纤维断裂破碎、增粗或粗细不匀及卷曲等变化（图 3-55）。严重时弹力纤维可完全消失。变性的弹力纤维呈嗜碱性染色。见于弹性假黄瘤及皮肤松弛症等。

（7）胶原纤维均质化（homogenization of collagen）：真皮上层胶原纤维轮廓消失，着色淡，细胞核消失或减少，呈现均匀一致的改变(图 3-56)。典型者见于萎缩硬化性苔藓。

（8）黏液样变性（myxoid degeneration）：真皮胶原纤维基质出现透明的无结构的黏蛋白沉积（图 3-57，图 3-58），致胶原纤维束分裂成纤维，纤维间呈宽的间隙，HE 染色呈淡蓝色，PAS 染色呈红色阳性反应。在制片中由于固定和脱水，在黏蛋白沉积处出现空腔，成纤维细胞数量一般不增多，但在黏蛋白沉积多的部位，成纤维细胞可呈星状。典型者见于皮肤黏液水肿。

（9）胶样小体：胶样小体（colloid bodies）亦称Civatti 小体，呈圆形到卵圆形，嗜酸性均质

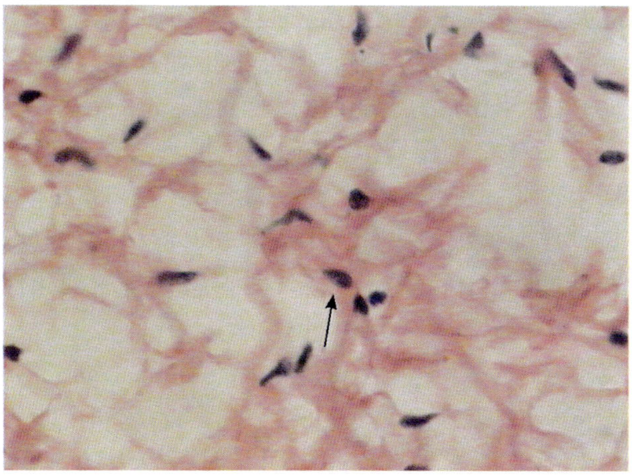

图 3-58　黏液样变性

性小体（图 3-59），直径约 10 μm，见于表皮下部或真皮上部。虽无特异性，但常见于扁平苔藓和红斑性狼疮，由于表皮细胞变性所致，并被排入真皮中。

3. 坏死　坏死（necrosis）指活体内局部组织和细胞的死亡而言，坏死组织最突出的改变是细胞核的变化。常见为①核固缩：坏死细胞的胞核缩小，着色增深；②核碎裂：坏死细胞的胞核崩解成许多碎片；③核溶解：坏死细胞的胞核染色愈来愈淡，最后完全消失不见。此外，胞浆着色亦变红且可凝固，进而崩解成碎屑而溶解，间质的基质可以解聚，胶原纤维崩解断裂，结构变模糊。在 HE 切片上，坏死区呈均质性无结构的淡红色物质或呈颗粒状。常见的坏死类型有以下 4 型。

（1）干酪样坏死（caseation necrosis）：坏死灶 HE 染色时，呈粉红色无定形细颗粒状、团块

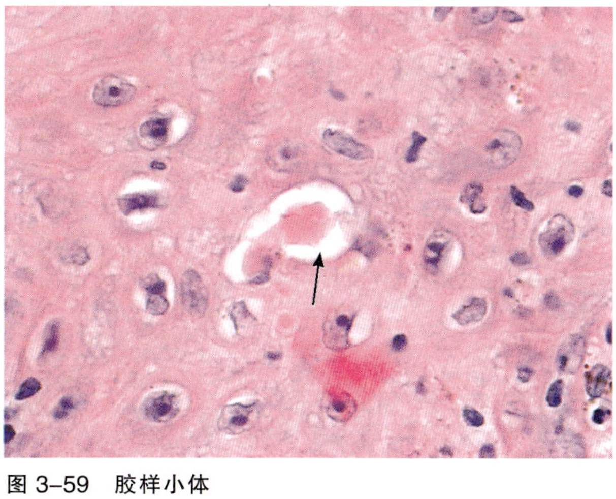

图 3-59　胶样小体

状，周围有上皮样细胞及朗汉斯巨细胞反应（图 3-60）。见于皮肤结核，晚期皮肤梅毒及结核样型麻风的神经损害。

（2）纤维蛋白样坏死（fibronoid necrosis）：基本上似纤维蛋白样变性，严重者有明显的组织结构破坏时称纤维蛋白坏死。常见于红斑狼疮等有纤维蛋白样变性的疾患。

（3）液化性坏死（colliquative necrosis）：伴有脓液形成（中性粒细胞侵入）的坏死。

（4）渐进性坏死（necrobiosis）：组织和细胞从变性到坏死阶段的形态学变化，为一种不完全的坏死，表现为渐进性坏死区结缔组织纤维、成纤维细胞、血管等失去着色能力，呈淡嗜酸性红染，但细胞轮廓尚存在，在坏死灶的边缘常见成纤维细胞、上皮样细胞，偶尚可见巨细胞呈栅状排列（图 3-61）。典型者如环状肉芽肿、类脂质渐进性坏死等。

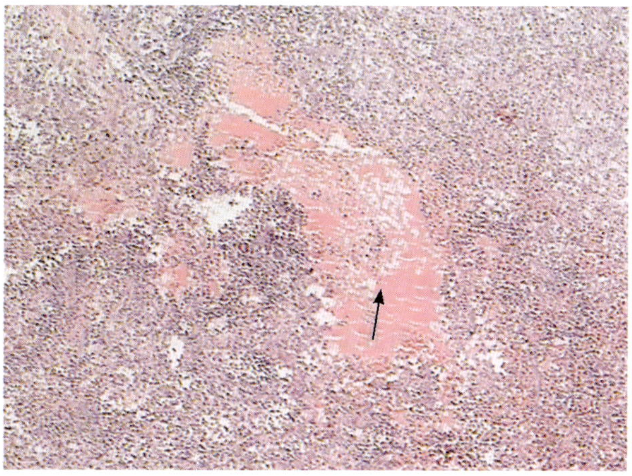

图 3-60　干酪样坏死

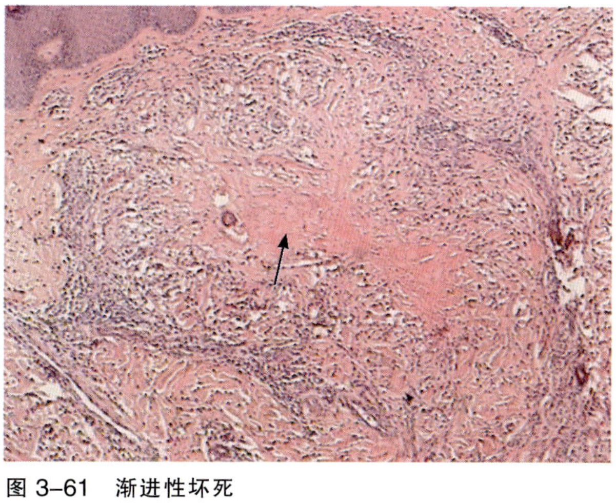

图 3-61　渐进性坏死

4. 凋亡　细胞凋亡（apoptosis）是机体内一种生理现象，是细胞分裂、分化的最终结局。在维持体内组织器官更新、修复的平衡中起重要作用，各种体内外环境的变化都将影响细胞凋亡过程，因此它是一种有调控的细胞死亡过程，可以是生理性的，也可由病理刺激而促发。细胞凋亡一般只发生于单个细胞，凋亡可发生于各类细胞。表皮角质形成细胞的凋亡，与γ-干扰素、肿瘤坏死因子、转移生成因子等细胞因子有关。凋亡时细胞变为均质性和嗜酸性（图 3-62）。角质形成细胞所形成的胶质小体，角化不良的细胞中相当一部分实际上也是凋亡细胞。有人认为，凋亡细胞实际上就是细胞坏死，其外观和细胞的坏死程度有助于某些疾病的诊断。

5. 坏死松解　坏死松解（necrolysis）指因细胞死亡所引起的组织结构分离（图 3-63）。见于各种炎症性反应，如多形红斑、中毒性表皮坏死松解症和与胰高血糖素瘤伴发的坏死松解性游走性红斑。

6. 脂质沉积　脂质沉积（lipid deposition）指真皮内有脂质沉着（图 3-64），主要沉积于细胞内，但也可见于细胞外，沉着于细胞内者胞质常呈泡沫状，见于黄瘤、瘤型麻风等；细胞外脂质沉积常见于类脂质渐进性坏死。

7. 钙质沉积　钙质沉积（calcinosis）指真皮及皮下组织中，有无定形的、致密的深嗜碱性颗粒状或块状钙盐沉积，其周围常有异物巨细胞反应（图 3-65）。

8. 结缔组织增生　结缔组织增生（desmoplasia）又称纤维化（fibrosis），指真皮结缔组织及成纤维细胞增多，胶原纤维排列紊乱（图 3-66）。见于伤口愈合过程、瘢痕性毛囊炎等。

9. 硬化　硬化（sclerosis）指真皮结缔组织增生，胶原纤维增厚，致密地压在一起，常伴有玻璃样变，细胞成分很少或消失，腺体减少（图 3-67）。见于硬皮病、成人硬肿病、萎缩硬化性苔藓。

10. 真皮萎缩　真皮萎缩（dermal atrophy）指真皮厚度变薄（图 3-68），常伴毛囊和皮脂腺等萎缩或消失，真皮萎缩明显时，较大的血管、汗腺腺体及脂肪组织，均可见于真皮浅层。见于萎缩性慢性肢端皮炎、浅表性脂肪瘤样痣。

11. 境界带　境界带（grenz zone）指真、表皮间的无浸润而狭窄的正常胶原带（图 3-69）。见于面部肉芽肿、瘤型麻风和淋巴细胞瘤。

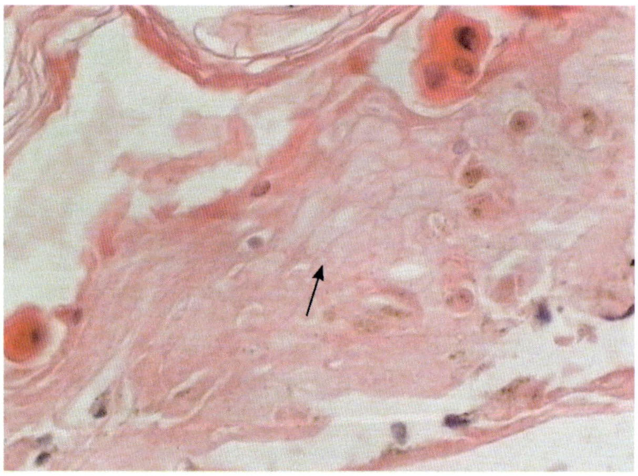

图 3-63　坏死松解

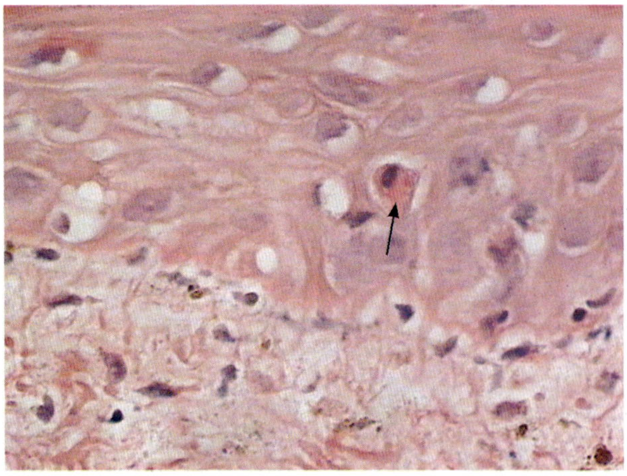

图 3-62　凋亡

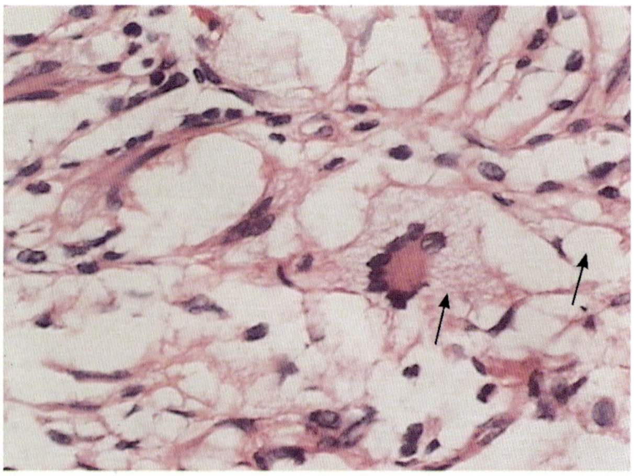

图 3-64　脂质沉积

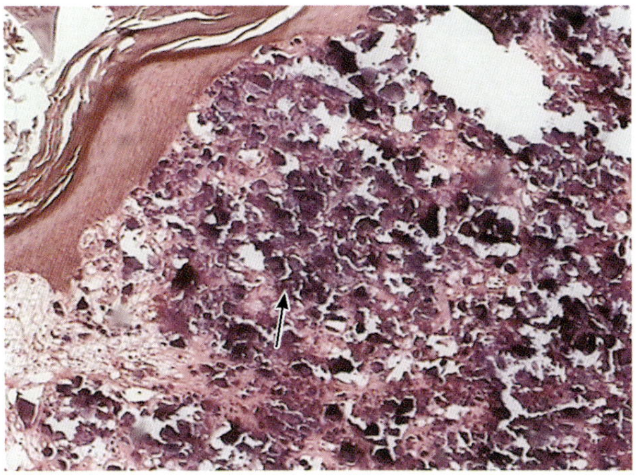

图 3-65　钙质沉积

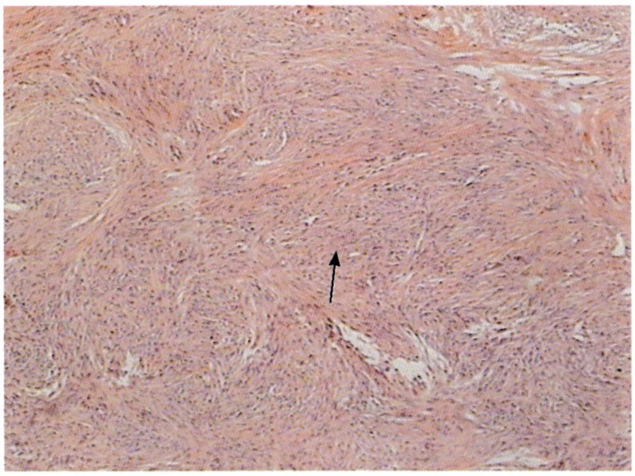

图 3-66　结缔组织增生

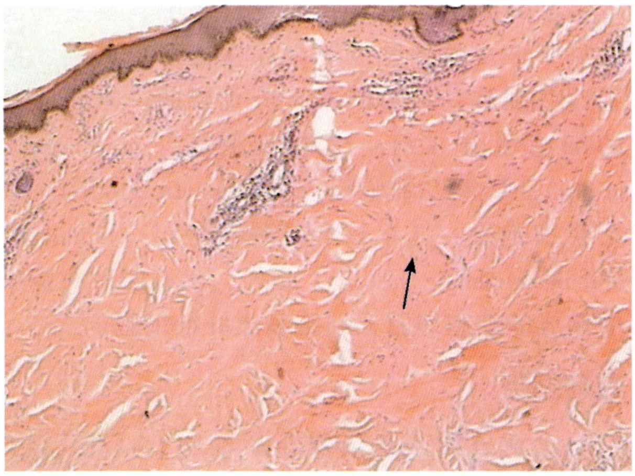

图 3-67　硬化

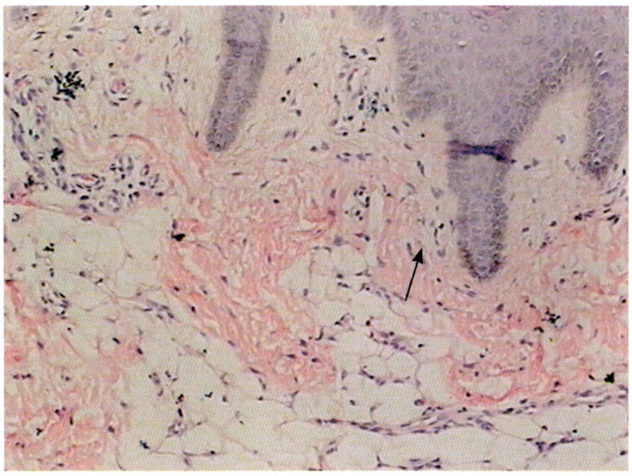

图 3-68　真皮萎缩

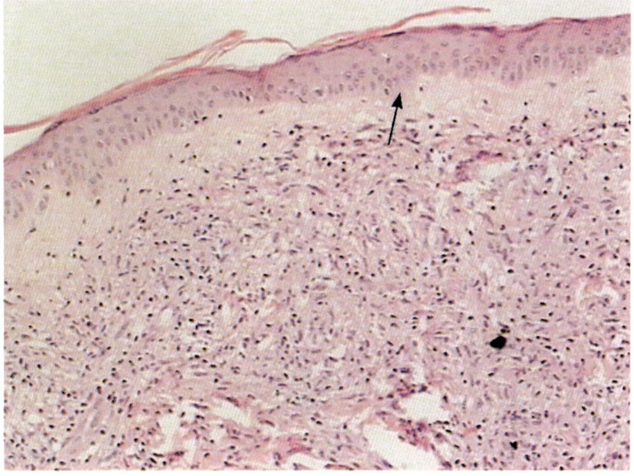

图 3-69　境界带

皮下组织的组织病理改变

皮下组织易受外伤、缺血，特别是邻近炎症的影响，引起变性和坏死。真皮内出现的各种病变，也可反应在皮下组织，但由于皮下组织的特点，其病变以血管炎及脂膜炎较常见。

1. 脂膜炎　脂膜炎（panniculitis）是指由各种致病因子引起的皮下脂肪组织炎症反应的总称(图3-70，图 3-71)。各种致病因子均可引起皮下脂肪组织的炎症反应，早期表现为急性或慢性炎症细胞浸润和不同程度的血管改变，继而由于脂肪细胞变性坏死，释放出的脂质被组织细胞吞噬，形成泡沫细胞以及脂肪酸刺激所形成的异物肉芽肿反应为特点的组织反应。晚期则结缔组织增生表现为纤维化。脂膜炎又可分为间隔性和小叶性脂膜炎两类，前者常见于结节性红斑，后者见于 Weber-Christian 病（复发性结节性非化脓性脂膜炎）、狼疮性脂膜炎等。

2. 增生性萎缩　增生性萎缩（proliferation atrophy）又称脂肪代谢性萎缩，皮下脂肪组织由于炎症细胞浸润而使脂肪细胞变性萎缩，甚至消失，脂肪细胞大部被炎症细胞及增生的结缔组织所取代，皮下脂肪组织体积并不减少，甚至增加，故称增生性萎缩。

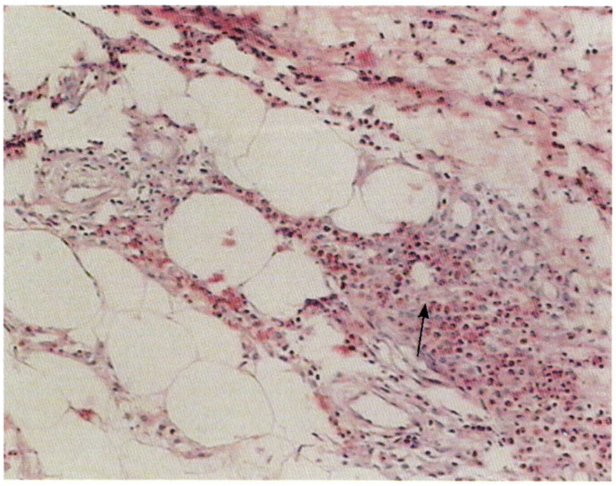

图 3–70　脂膜炎

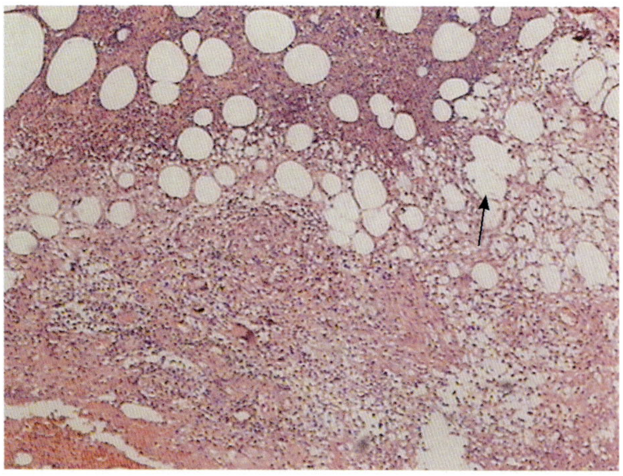

图 3–71　脂膜炎

第二节　炎　症

炎症（inflammation）是一种极为常见而又十分重要的基本病理过程。炎症是致炎因子对机体损害所诱发的以防御为主的局部组织反应。主要表现为组织的变质、渗出和细胞增生。

1. 变质　变质是在致炎因子作用下，炎症灶内的组织和细胞所发生变性和坏死的总称。

2. 渗出　渗出是炎症的核心，是指血液的液体成分通过受损的毛细血管壁，渗透到发炎区组织的过程。炎症时各种白细胞均能渗出，这些渗出的细胞成分（包括由局部组织增生而来的细胞，如组织细胞）常和渗出液混在一起，统称炎性渗出物。渗出的细胞进入组织间隙，浸润于组织内的现象称为炎症浸润。

3. 增生　增生是炎症时由于致炎因子的刺激，以及炎症灶内代谢产物和组织崩解产物的共同作用，使局部组织细胞分裂繁殖而数目增多。皮肤病中炎症性皮肤病占大部分，其基本病理改变与普通组织病理亦相似，不外是以变质和渗出为主的急性渗出性炎症和以增生为主的慢性增生性炎症，变质已在皮肤病基本病理改变中叙述过，现将渗出中的炎症浸润细胞的形态学特点和其分布以及皮肤炎症性皮肤病基本组织结构类型分述如下。

真皮炎症浸润细胞的形态学

在炎症性和肉芽肿性皮肤病中，真皮和偶尔见于表皮的各种浸润细胞主要来自骨髓，鉴别这些细胞，对诊断是十分重要的。来自骨髓的细胞可分 3 组：①粒细胞组（granulocytic group）；②淋巴细胞组（lymphocytic group），包括浆细胞组；③单核和巨噬细胞组（monocytic and macrophagic group）。此外，尚有两种在真皮中形成的细胞即肥大细胞和成纤维细胞。

粒细胞组

1. 中性粒细胞　中性粒细胞（neutrophilic granulocyte）又称中性或多形核白细胞，细胞直径 10~12 μm，由狭窄核浆桥连接的几个节段构成分叶核。弱嗜碱性胞浆含许多中性到弱嗜酸性颗粒（图 3–72）。组织化学检测，发现这些颗粒含溶酶体酶，因而为初级溶酶体。中性粒细胞在以下方面起着重要作用：①炎症反应的早期；②吞噬和杀伤微生物；③在补体存在情况下，固定和吞噬抗原抗体复合物。吞噬微生物和抗原抗体复合物时，中性粒细胞可伴发部分到全部脱颗粒，此时溶酶体颗粒释放其内容物。中性粒细胞参与早期炎症反应见于原发性刺激性皮炎、早期结节性非化脓性脂膜炎、结节性红斑等。吞噬微生物见于脓疱疮、念珠菌病、葡萄球菌性毛囊炎、丹毒和蜂窝织炎等。中性粒细胞与免疫复合物伴发见于变应性血管炎（类过敏性紫癜）及其亚型、持久隆起性红斑、Sweet 急性发热性中性皮肤病、中性粒细胞性血管炎和疱疹样皮炎的乳头部微脓肿内。中性粒细胞出现在银屑病及其亚型中的 Munro（芒罗）微脓肿及 Kogoj 海绵状脓疱中其原因尚不清楚。有人认为与银屑病的鳞屑中存在白细胞趋化因子有关。

2. 嗜酸性粒细胞　嗜酸性粒细胞（eosinophilic granulocyte）直径为 12~17 μm，其特点为胞浆中出现嗜酸性颗粒（图 3–73），较中性粒细胞颗粒大。虽然常规染色可见，但用 Giemsa（吉姆萨）染色则颗粒呈清晰的鲜红色。其核通常为两叶，仅偶呈三叶。

由于嗜酸性粒细胞能吞噬肥大细胞颗粒和某些抗原抗体复合物，因此，在皮肤组织中的嗜酸性粒细胞可发生在：①由过敏性或特应性过敏所致的疾病；②肥大细胞脱颗粒后；③某些伴发抗原抗体复合物沉积的疾病。

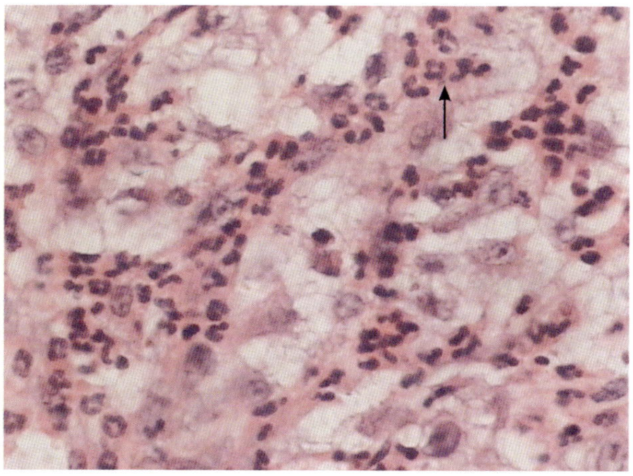

图 3–72　中性粒细胞

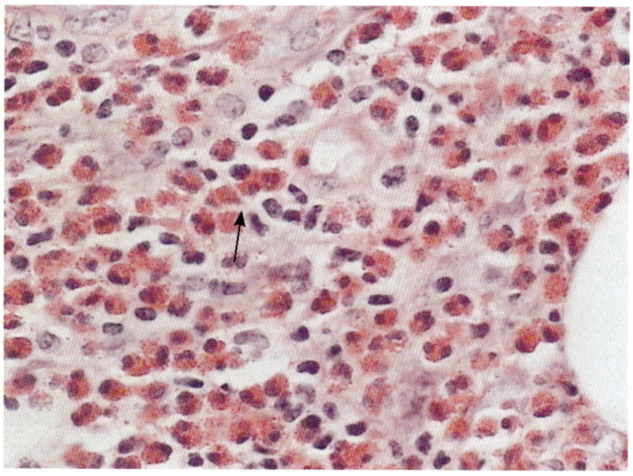

图 3–73　嗜酸性粒细胞

组织中嗜酸性粒细胞增多见于过敏性反应和其他“速发型”变态反应，Ⅰ型过敏反应是由于特异性抗原与特异性抗体在肥大细胞表面结合而导致肥大细胞脱颗粒并释放血管活性物质，特别是组胺所致。哪里有肥大细胞脱颗粒，嗜酸粒细胞就出现在哪里，并吞噬肥大细胞所释放的颗粒，从而减轻过敏反应。在色素性荨麻疹损害区划痕后亦可使肥大细胞脱颗粒而致组织中嗜酸性粒细胞增多。

抗原抗体复合物沉积病可导致嗜酸性粒细胞增多，包括寻常性天疱疮、特别是增殖性天疱疮、落叶性天疱疮、大疱性类天疱疮和面部肉芽肿。在 Langerhans 组织细胞增生症和霍奇金病中偶尔出现嗜酸粒细胞增多的原因尚不完全清楚。

寄生虫感染在周围血和组织中均常伴发嗜酸性粒细胞增多，这可能是嗜酸性粒细胞起着杀灭寄生虫的效应细胞作用。

3. 嗜碱性粒细胞　虽然肥大细胞与嗜碱性粒细胞（basophilic granulocyte）具有相似或相同的功能，而且彼此互补，但它们在起源和解剖上，却很不相同。嗜碱性粒细胞起源于骨髓并循环于周围血中，而肥大细胞则由血管周围的间叶细胞衍生。

嗜碱性粒细胞需要应用电镜的固定法和操作技术；活检标本需要用 Epon 包埋，切片 1μm厚，然后用 Giemsa 染色。嗜碱性粒细胞具有多叶核和大而弥散排列的异染性颗粒；而肥大细胞为单一核，核周有较小的异染性颗粒。

淋巴细胞组

1. 淋巴细胞　淋巴细胞（lymphocyte）核小而圆，由于存在大量染色质颗粒，所以核呈深嗜碱性（图 3–74）。胞浆不易识别。光镜下，常规染色组织切片上，通常不能与单核细胞区别。在某些疾病（如接触性皮炎和肉样瘤），曾经认为淋巴细胞是真皮浸润的主要组成成分，但现已证实其细胞内有溶酶体酶，通过电镜观察发现很多细胞是单核细胞而非淋巴细胞。因此，最好将这些组织学上呈淋巴细胞外观的细胞称作淋巴样细。

（1）迟发型变态反应中的淋巴细胞（lymphocyte in delayed hypersensitivity）：许多过敏原（如接触性过敏原）和许多微生物（如分枝杆菌、病毒和真菌）均可引起迟发型变态反应。此外，同种组织移植反应亦属迟发型变态反应。能携带抗体到抗原部位引起迟发型变态反应的特异性致敏（亦称活化或转化）淋巴细胞数目通常较少，不构成主要组织相。因此，在接触性皮炎中以单核或巨噬细胞居多，这些细胞在抗原抗体反应部位吞噬已受损伤的细胞。巨噬细胞在反应部位通过转化的淋巴细胞释放几种淋巴因子（如巨噬细胞趋化因子、巨噬细胞游走抑制因子和巨噬细胞激活因子），且数量剧增。通过这些因子，单核细胞和巨噬细胞被携带并停留在细胞中介免疫反应部位，被激活而增强其吞噬作用。在许多皮肤疾病（如结核病）和深部真菌感染（如芽生菌病）中，针对微生物所引起的迟发型变态反应表现为肉芽肿反应。

（2）非致敏淋巴细胞（nonsensitized lymphocyte）：在大多数慢性皮肤炎症性疾病中，淋巴细胞均为主要的浸润细胞，如银屑病、扁平苔藓和红斑狼疮；也见于淋巴细胞性血管炎，如急性痘疮样苔藓样糠疹。

2. 浆细胞　浆细胞（plasma cell）有丰富的呈深嗜碱性、均质性、界限清楚的胞浆。核圆，位于细胞一侧，沿核膜可见粗、大、深嗜碱性、规则分布的染色质颗粒，使核的外观呈车轮状（图 3–75）。异常 γ–球蛋白血症的患者体内缺乏浆细胞的这一事实，使人们早就认识到循环中的所有免疫球蛋白性体液抗体均由浆细胞所产生。合成免疫球蛋白的浆细胞主要位于淋巴结、脾脏和骨髓。由于浆细胞为组织内细胞，周围循环未见，因此推测出现于真皮内的浆细胞是由 B 淋巴细胞衍化而来。

浆细胞在几种传染病中大量出现，例如早期梅毒、鼻硬结病和腹股沟肉芽肿。目前尚不清楚为什么一些疾病（如蕈样肉芽肿、日光角化病、慢性深部毛囊炎等）的慢性炎症性浸润中含有大量浆细胞，而大多数病例中浆细胞很少或缺如。浆细胞性慢性龟头炎出现浆细胞的原因也不清楚。在出现大量浆细胞的病例中，特别是鼻硬结病，在浆细胞的内外可见圆形透明嗜酸性小体，称 Russell 小体。这些小体是由于浆细胞合成免疫球蛋白很活跃而形成，并最终完全取代浆细胞。Russell 小体的体积为浆细胞的两倍，直径 20μm，含一定量的糖蛋白，一般革兰染色和 PAS 染色呈阳性，耐淀粉酶。

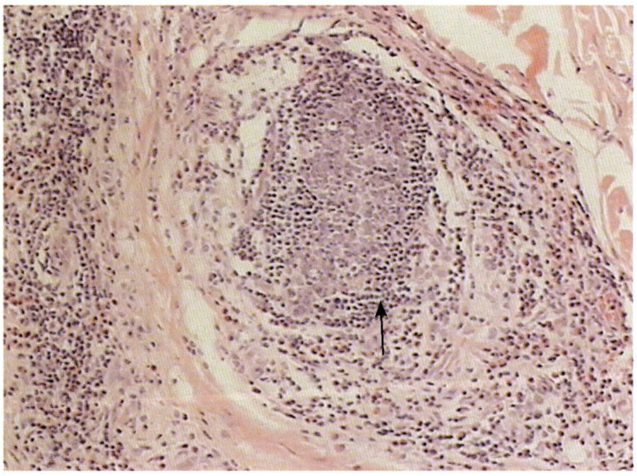
图 3–74　淋巴细胞

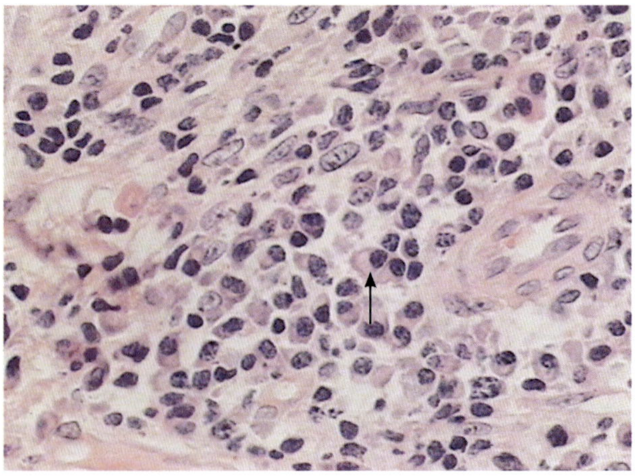
图 3–75　浆细胞

单核细胞和巨噬细胞组

1. 单核细胞　单核细胞（monocyte）与淋巴细胞均有小而暗染的胞核以及很少的胞浆，因而二者在常规切片中难以区分。区别单核细胞与淋巴细胞的唯一方法是通过溶酶体酶染色（如酸性磷酸酶），溶酶体酶存在于单核细胞内，而淋巴细胞中缺如。因此，通过酶染色和电镜可以证明出现在接触性皮炎和肉芽肿周围的大多数核小而染色深的细胞为单核细胞。

2. 巨噬细胞　巨噬细胞（macrophage）亦称组织细胞，产生于骨髓，循环于血液中，以单核细胞形式进入组织中。单核细胞经适当刺激则转化为巨噬细胞（图 3–76），并进一步转化为上皮样细胞（图 3–77）和异物巨细胞（图 3–78）。

巨噬细胞较单核细胞大，通常核淡染、呈长形，核清晰可见。常规染色，胞浆不能辨认。因此，从形态上常常不能将二者区分开来。典型的异物巨细胞见于：①许多异物肉芽肿反应中（如石蜡瘤和缝线反应）；②在代谢副产物（如痛风和钙化）附近；③角蛋白直接与真皮接触的部位（如 Malherbe 钙化上皮瘤、寻常性痤疮破裂的毛囊、红色毛癣菌性肉芽肿，以及破裂的表皮囊肿或粟丘疹）；④组织坏死部位（如类脂质渐进性坏死）。

组织学上，通常多核巨细胞胞浆界限清楚。核数目多时，可超过 100，偶尔在胞浆中出现星状体和 Schaumann 小体，但无特异性。

3. 肥大细胞　在正常真皮中仅有少数肥大细胞（mast cell），细胞呈梭形，核呈卵圆形，胞浆中含许多在常规染色（如 HE 染色时）不着色的颗粒（图 3–79）。因此，在正常皮肤中，通常不能区分肥大细胞与成纤维细胞，偶尔根据肥大细胞胞浆少和细胞膜的特点可以认出。肥大细胞可

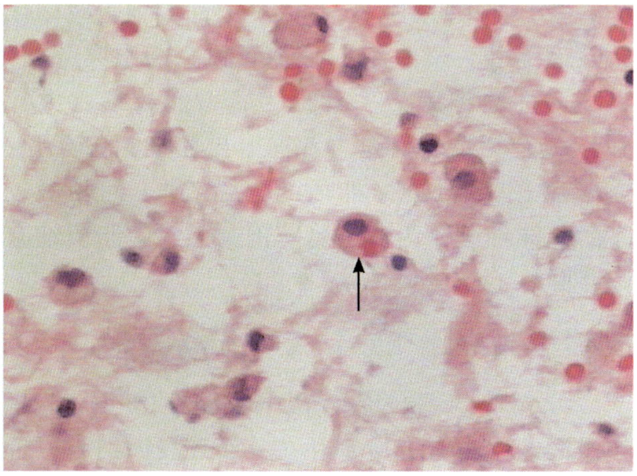

图 3–76　巨噬细胞

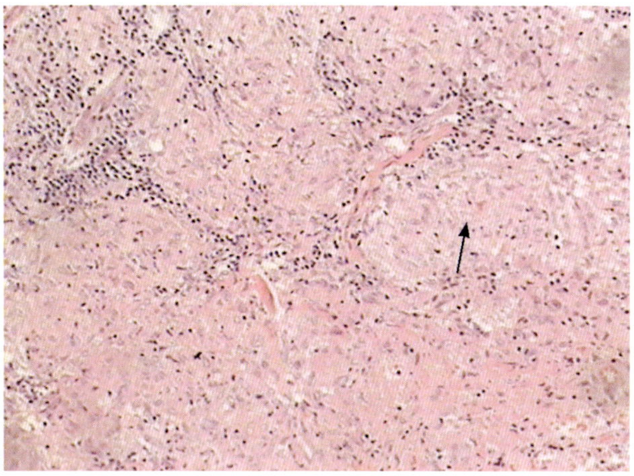

图 3–77　上皮样细胞

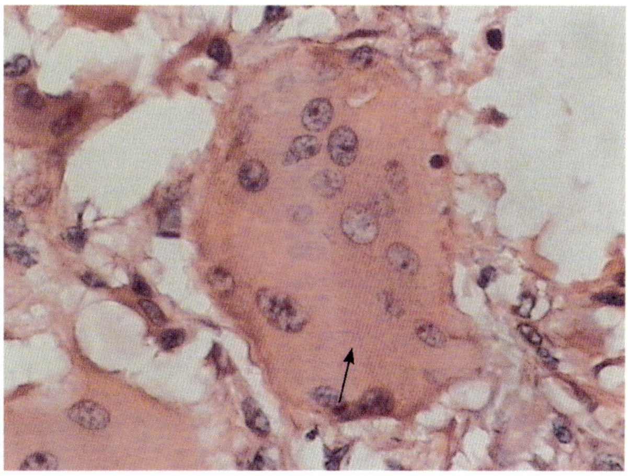

图 3–78　异物巨细胞

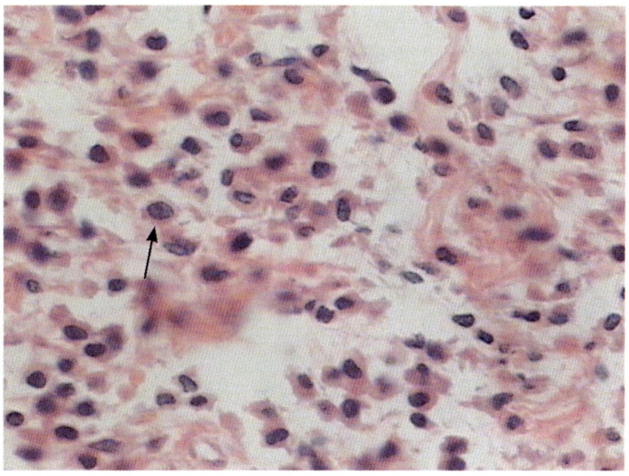

图 3–79　肥大细胞

被Giemsa染色液中的亚甲蓝着色，亦可用胺苯甲蓝以及阿新蓝染色。亚甲蓝及胺苯甲蓝染色呈异染性，即细胞着色不呈染料本身所具有颜色，呈现紫红色而不是蓝色，颗粒直径0.8μm。正常真皮中，肥大细胞主要位于毛细血管附近。由于乳头下和皮肤附件部位毛细血管最多，所以在这些部位可见大量肥大细胞。在很多炎症性皮肤病中，真皮中肥大细胞增多，并与炎症细胞混合存在，例如创伤治疗的肉芽组织、异位性皮炎、慢性单纯性苔藓和寻常性天疱疮。这些疾病的真皮浸润一般容易与色素性荨麻疹鉴别，后者即使浸润相当轻微，也几乎完全为肥大细胞构成。例外的是，由于一些肥大细胞脱颗粒，可见少量嗜酸性粒细胞与肥大细胞混合存在。此外在许多肿瘤特别是良性肿瘤中，基质中肥大细胞数量增多。在神经纤维瘤中肥大细胞特别多。

肥大细胞和嗜碱性粒细胞具有密切相关甚至相同的功能。这是由于其胞浆颗粒的化学性相似且二者都有IgE膜受体。两种细胞均参与速发型和迟发型变态反应。在致敏的人群中，肥大细胞及嗜碱性粒细胞可通过存在于其表面的特异性IgE抗体而促发速发型变态反应。当特异性抗原与这些抗体结合后，通过肥大细胞和嗜碱性粒细胞脱颗粒，并从颗粒中释放出组胺，从而引发出变态反应。组胺可增强毛细血管通透性，组胺大量释放时，可导致过敏性休克。在迟发型变态反应（例如变应性接触性皮炎），特异性致敏的淋巴细胞与特异性抗原接触，能释放一种淋巴因子（即嗜碱性粒细胞趋化因子），以吸引嗜碱性粒细胞。这些嗜碱性粒细胞是从血液中迅速动员而来，并浸润于变应性接触性皮炎所在部位，这是对抗原刺激的初期反应。几天后，由于抗原刺激部位出现了新的肥大细胞，嗜碱性粒细胞数量逐渐减少。在变应性接触性皮炎的嗜碱性粒细胞的最初反应期，嗜碱性粒细胞占浸润细胞的5%~15%，并可见脱颗粒现象。

浸润细胞的分类

按浸润细胞的性质分类

1. 非特异性炎症浸润（nonspecific infiltration）　非特异性炎症浸润细胞主要有淋巴细胞、组织细胞、浆细胞、纤维细胞及成纤维细胞。

2. 肉芽肿性炎症浸润（granulomatous infiltration）　肉芽肿性炎症浸润是一种界限清楚的慢性增殖性病变；除含有淋巴细胞、单核细胞、巨噬细胞外，尚可见上皮样细胞或多核巨细胞，或两者均有。肉芽肿性炎症可分为异物性肉芽肿和变应性肉芽肿。异物性肉芽肿常见有巨噬细胞和多核巨细胞，但只有少数或无上皮样细胞。变应性肉芽肿的特征是有上皮样细胞，也常有多核巨细胞，后者常称为朗汉斯巨细胞，常比异物性肉芽肿的巨细胞小，细胞核常在外周排列成马蹄状。但二者间有许多相似之处。根据病原和机体反应性不同，肉芽肿可表现以下的特殊组织结构。

（1）结核样结节（tuberculoid tubercle）及结核样浸润（tuberculoid infiltration）：前者指上皮样细胞聚集成团，外围绕以淋巴细胞浸润，中央无干酪样坏死，朗汉斯巨细胞可有可无。但如果上皮样细胞不形成结节，分布较弥漫，排列不规则，则称为结核样浸润。见于皮肤结核、梅毒、结核样麻风、深部真菌病等肉芽肿病变。

（2）结核结节（tuberculous tubercle）：结核结节为上皮样细胞集聚成结节，周围有单一核细胞环绕。在上皮样细胞中，常有少量巨细胞，结节中央的上皮细胞可有不同程度的坏死。主要见于某些结核病变。

（3）麻风结节（leproma）或麻风瘤：主要指麻风细胞、泡沫细胞和麻风菌球团所形成的肉芽肿而言。

其他亦有根据肉芽肿中某种细胞成分为主而命名者，如肉芽肿中含有大量中性粒细胞时称化脓性肉芽肿，以浆细胞为主者称浆细胞肉芽肿，以嗜酸性粒细胞为主者称为嗜酸性粒细胞肉芽肿，以上皮样细胞为主者称上皮样细胞肉芽肿，由于吞噬脂肪细胞或脂质的分解产物，可出现较多的泡沫细胞，则称为脂肪肉芽肿或噬脂质细胞肉芽肿。

按浸润细胞的分布分类

1. 血管周围浸润（perivascular infiltration）　在浸润的中央常有血管存在，而且浸润细胞愈近血管壁愈致密。

2. 弥漫性浸润（diffuse infiltration） 浸润细胞呈弥漫性分布，边界不清楚。

3. 片状浸润（patchy infiltration） 片状浸润又名灶性浸润，境界清楚。

4. 袖口状浸润（coatsleeve like infiltration）浸润分布于血管周围呈袖口状。见于梅毒血管及麻风神经周围浸润。

5. 带状浸润（band like infiltration） 细胞浸润呈带状分布，如扁平苔藓病变中，常见表皮下有以淋巴细胞为主的带状浸润。

主要皮肤炎症反应类型

有助于确定主要病变部位，特别是在扫视镜头下（2 倍或 4 倍）观察该病变属于以下何种类型及亚型，从而结合有关疾病进行综合分析而做出诊断。

表皮炎症反应类型（inflammatory reaction patterns of the epidermis）

1. 海绵形成性皮炎 海绵形成性皮炎(spongiotic dermatitis）指海绵形成和细胞间水肿，角质形成细胞被牵拉，细胞间隙增宽，有时导致表皮内水疱形成，可伴发细胞内水肿和炎症细胞外渗。海绵状皮炎可分为：

（1）传统性海绵形成性皮炎（conventional spongiotic dermatitis）：该病变包括变应性接触性皮炎、刺激性接触性皮炎、异位性皮炎、货币状皮炎、出汗异常性湿疹（汗疱症）、Id 反应、脂溢性皮炎、淤积性皮炎、海绵形成性药疹、红皮病、玫瑰糠疹、白色糠疹、光变应性接触性皮炎、多形性光疹、节肢动物叮咬、回状/地图状红斑、皮肤真菌感染、暂时性棘层松解性皮肤病、色素性紫癜性皮炎、妊娠丘疹性和荨麻疹性发疹。

（2）嗜酸细胞性海绵形成（eosinophilic spongiosis）：该病变包括天疱疮、大疱性类天疱疮、变应性接触性皮炎、海绵形成性药疹、感染、皮肤幼虫移动症、节肢动物叮咬、色素失禁症、嗜酸细胞性毛囊炎。

（3）毛囊性海绵形成（follicular spongiosis）：该病变包括异位性皮炎、白色糠疹、接触性皮炎、漏斗部毛囊炎、嗜酸细胞性毛囊炎、毛囊性黏蛋白病、Fox Fordyce 病。

（4）汗疹性海绵形成（miliarial spongiosis）：该病变包括汗疹。

2. 界面皮炎 界面皮炎（interface dermatitis）为表皮与真皮交界处的形态改变，基底层角质形成细胞内或基底膜带处，可见空泡形成（空泡或疏散性透明腔隙），常伴发许多不同程度的其他改变，如单个角质形成细胞角化不良（可能为凋亡细胞），角质形成细胞向表面成熟的规律破坏，以及由空泡融合而形成裂隙。界面皮炎根据炎症细胞在真皮乳头层的致密度和模式，可再分为：

（1）空泡性界面皮炎（vacuolar interface dermatitis）：炎症细胞少，在真皮乳头层呈血管周围浸润或斑片状浸润。见于多形性红斑、固定型药疹、病毒疹、HIV 界面皮炎、结缔组织病、红斑狼疮、皮肌炎、移植宿主反应、苔藓样糠疹、先天性皮肤异色症、Bloom 综合征、白癜风、色素性紫癜样皮炎。

（2）苔藓样界面皮炎（lichenoid interface dermatitis）：炎症细胞致密，在真皮乳头层呈致密带状浸润。见于扁平苔藓及其亚类、苔藓样药疹、苔藓样角化病、条纹状苔藓、光泽苔藓、苔藓样紫癜、汗孔角化症、许多肿瘤的组织学退化。

3. 银屑病样皮炎 银屑病样皮炎（psoriasiform dermatitis）指表皮增生，表皮突延长，皮肤表面一般平坦。见于银屑病、Reiter 综合征、亚急性皮炎、慢性皮炎、脂溢性皮炎、慢性单纯性苔藓、毛发红糠疹、副银屑病、蕈样肉芽肿、银屑病样药疹、红皮病、念珠菌病、二期梅毒、炎症性线状表皮痣、疥、板层状鱼鳞病、透明细胞棘皮瘤、烟酸缺乏病、肠病性肢端皮炎、游走性坏死松解性红斑、Bazas 综合征。

4. 水疱大疱性皮炎 水疱大疱性皮炎(vesicular and bullous dermatitis）指组织中出现裂隙或腔隙，可伴发嗜酸性粒细胞、中性粒细胞或淋巴细胞浸润。根据裂隙存在的水平而分为表皮内和表皮下两类。表皮内水疱包括角层下或颗粒层内裂隙或表皮浅层或基底层上裂隙；表皮下水疱可进一步分为基底膜带的透明板裂隙或真皮浅层裂隙。

（1）表皮内水疱和脓疱性皮炎（intraepidermal vesicular and pustular dermatitis）

1）角层内和角层下水疱和脓疱（intracorneal and subcorneal vesicles and pustules）：本病变包括脓疱疮、葡萄球菌性烫伤样皮肤综合征、浅部真菌感染、落叶性天疱疮、红斑性天疱疮、角层下脓疱性皮肤病、婴儿肢端脓疱病、中毒性红斑、暂时性新生儿脓疱性黑变病、结晶汗疹。

2）表皮内水疱和脓疱（intraepidermal vesicles and pustules）：本病变包括海绵性水疱、病毒性水疱、掌跖脓疱病、摩擦性水疱、大疱性表皮松解症。

（2）表皮下水疱性皮炎（subepidermal vesicular dermatitis）

1）表皮下水疱很少伴发炎症（subepidermal blister with little inflammation）：本病变包括大疱性表皮松解症、卟啉病、假性卟啉病、大疱性类天疱疮（少细胞型）、烧伤、中毒性坏死松解症、糖尿病伴发大疱、瘢痕上水疱、大疱性淀粉样变病。

2）表皮下水疱伴发淋巴细胞浸润（subepidermal blisters with lymphocytes）：本病变包括多形性红斑、固定型药疹、多形性光疹、大疱性蕈样肉芽肿、大疱性真菌感染等。

3）表皮下水疱伴嗜酸性粒细胞浸润（subepidermal blister with eosinophils）：本病变包括大疱性类天疱疮、获得性大疱性表皮松解症、妊娠疱疹、节肢动物叮咬、药物反应。

4）表皮下水疱伴中性粒细胞浸润（subepidermal blister with neutrophils）：本病变包括疱疹样皮炎、线状IgA大疱性皮肤病、瘢痕性类天疱疮和局限性瘢痕性类天疱疮、脓疱性血管炎、大疱性红斑狼疮、Sweet综合征、获得性大疱性表皮松解症、丹毒、大疱性荨麻疹。

5）表皮下水疱伴肥大细胞浸润（subepidermal blister with mast cells）：本病变包括大疱性肥大细胞增多症。

6）其他水疱病（miscellaneous blistering diseases）：本病变包括药物超量相关大疱、PUVA引起的大疱、依曲替酯引起的大疱、水疱性皮炎。

5. 其他表皮反应和重叠类型（other epidermal reactions and overlapping patterns） 以上4种分类不免有些人为性，许多皮肤炎症疾病表现有两个或多个上述的表皮病变类型。一般应以主要反应类型作为分类的基础，以下的形态反应为附加的亚类。

（1）糠疹样皮炎（pityriasiform dermatitis）：少数重要的炎症性皮肤疹的表皮改变，包括局灶性或斑点状角化不全、轻度表皮增生、不同程度的海绵形成和界面改变。依据各种皮肤疹表现的主要特点，皮疹可分为亚急性海绵性皮炎、银屑病样皮炎或界面皮炎。通常包括玫瑰糠疹、苔藓样糠疹、脂溢性皮炎、发疹性或滴状银屑病、前或早期蕈样肉芽肿损害（类银屑病）、某些药疹、亚急性湿疹性皮炎、毛发红糠疹和表浅性真菌感染。

（2）重叠反应类型（overlapping reaction pattern）：下述4种类型强调具有两种或多种形态改变。

1）海绵性银屑病样皮炎（spongiotic psoriasiform dermatitis）

2）海绵性界面皮炎（spongiotic interface dermatitis）

3）海绵性银屑病样界面皮炎（spongiotic psoriasiform interface dermatitis）

4）银屑病样界面皮炎（psoriasiform interface dermatitis）

真皮炎症反应类型（inflammatory reaction patterns of the dermis）

在检查表皮形态改变后，对真皮（包括皮下脂肪和肌膜）的炎症过程进行检查。首先确定血管是否受损伤。

1. 缺乏血管损伤（absence of vascular injury） 对无血管损伤的疾病，应判断其类型，炎症的深度，浸润细胞的致密度，炎症浸润细胞的组成，以及是否为肉芽肿性炎症。真皮中炎症浸润细胞的类型一般分苔藓样、血管周围、腺体周围、间质性（胶原纤维束间浸润）、结节性和弥漫性（炎症浸润细胞占据整个真皮层）。许多皮疹与深度有关，因此识别浸润累及的深度是重要的，例如药疹和病毒性发疹常仅表现为表浅性血管周围受累，而红斑狼疮、多形性光疹和二期梅毒疹易侵犯深部真皮血管丛（所谓表浅型和深在型血管周围型）。炎症浸润的深度，也可作为系统性疾病的可能指征（如狼疮和二期梅毒疹）。浸润细胞的致密度判断较困难，除非采用相当主观的名词（如稀疏、中度或致密）。然而应当看到炎症细胞的致密度与某些特殊疾病的病程是有关联的，如急性荨麻疹（稀疏炎症浸润）、图形红斑（中度炎症浸润）和皮肤淋巴样增生或淋巴瘤（致密浸润）。

真皮内浸润细胞，通常由淋巴细胞和不同数量的其他细胞，包括组织细胞（单核/巨噬细胞）、肥大细胞、嗜酸性粒细胞、浆细胞和中性粒细胞组成。特殊的细胞组成常具有诊断意义，特别是与上述其他特点，如类型、炎症的深度和浸润细胞的致密度结合进行诊断时。因此，由淋巴细胞和嗜酸性粒细胞构成的稀疏表浅血管周围炎症浸润可提示为荨麻疹；同样，细胞浸润呈中度致密度者则提示较广泛的变应性变态反应；而上皮样单核细胞/巨噬细胞形成的局限性、表浅和深部血管周围浸润则提示结节病性肉芽肿性反应类型。

（1）表浅或表浅和深部血管周围浸润（suberficial or superficial and deep perivascular infiltrates）：本病变包括荨麻疹、荨麻疹反应、病毒性发疹、回状/图形红斑、红斑狼疮、多形性光疹、光过敏性疹、冻疮、麻风（未定类）、梅毒、包柔螺旋体病、白血病、色素性荨麻疹。

（2）结节性浸润（nodular infiltrates）：本病变包括节肢动物叮咬反应、皮肤淋巴样增生、组织细胞浸润、中性粒细胞浸润、淋巴瘤。

（3）弥漫性浸润：本病变包括反应性浸润、白血病、淋巴瘤、组织细胞浸润、肥大细胞浸润。

2. 出现血管损伤　出现血管损伤（presence of vascular injury）指出现血管炎的表现，即血管壁增厚、内膜肿胀、管壁有炎症浸润、管壁纤维样蛋白变性或坏死等改变。通常尚可见红细胞、嗜酸性粒细胞和中性粒细胞外渗，严重者尚可见核碎裂（核尘）。这种改变可为原发性或继发性，二者常不容易区分。判断血管损害时必须考虑受损血管的口径、种类，血管损伤的程度，炎症浸润细胞的组成和致密度。血管炎和相关病包括血管病、小血管血管炎（中性粒细胞/白细胞碎裂性血管炎、淋巴细胞性血管炎、肉芽肿性血管炎）、中等血管血管炎。

3. 肉芽肿反应类型（grannlomatous reaction patterns）　肉芽肿指单核/巨噬细胞呈局限性集聚。这些细胞的细胞学特征不同，从单核细胞具有丰富、淡染、空泡状或脂质化胞浆到具有丰富淡红色胞浆的上皮样细胞。多核巨细胞包括异物巨细胞和朗汉斯巨细胞，常单独或同时存在。肉芽肿常有数量不等的其他细胞混合存在，如淋巴细胞、浆细胞、中性粒细胞和肥大细胞。界限不清的肉芽肿性浸润，常称为肉芽肿性炎症。肉芽肿可以多种方式分类，如感染性肉芽肿或非感染性肉芽肿，或以形态学特点分类，后者在这些病中很多，有相当重叠。一般被大家所接受的分类是：①结节病样或上皮样细胞肉芽肿；②结核样或干酪坏死性肉芽肿；③异物肉芽肿；④化脓性肉芽肿；⑤栅状/渐进性坏死性肉芽肿；⑥弹力纤维松解性肉芽肿。

4. 皮肤附件病（disorders of skin appendages）

（1）毛囊病（disorders of the hair follicle）：通常毛囊炎以是否为感染性或非感染性和其深度（表浅，或表浅和深部）而分类。痤疮是最常见的毛囊炎。毛囊亦可显示特殊的毛囊黏蛋白病反应，可与许多疾病包括蕈样肉芽肿和炎症性疾病（如节肢动物咬伤和红斑狼疮）伴发。

（2）秃发（alopecia）：组织学指再生毛囊数目呈可逆性或不可逆的减少。秃发可分为瘢痕性和非瘢痕性。非瘢痕性秃发可由任何干扰毛发生长周期的因素所引起，可为炎症性秃发（如斑秃），或为非炎症性秃发（如雄性激素性秃发和休止期秃发）。瘢痕性秃发可由许多疾病引起，如感染性毛囊炎、红斑狼疮、扁平苔藓或外伤性损伤。

（3）汗腺疾病（disorders of sweat apparatus）：小汗腺导管受累的炎症反应称汗疹，根据受累的深度分为结晶汗疹、红色汗疹和深部汗疹。汗腺炎指汗腺腺体受累的炎症反应，例如感染性或非感染的中性粒细胞性小汗腺汗腺炎。

皮下组织炎症反应类型

皮下组织炎症反应类型（inflammatory reaction patterns of the subcutis）主要为脂膜炎（panniculitis）。传统上脂膜炎分为叶间型或小叶型，事实上大多数病例在小叶间和小叶内均存在炎症。判断脂膜炎时，一些特殊因素包括是否存在感染、血管损伤、冷损伤、人为性疾病和物理损伤均应考虑。活检时取标本是否足够和取材时疾病的分期，将会影响形态学所见。脂肪组织对损伤的反应类型相当有限，根据受损的性质和严重性，早期为中性粒细胞浸润，继之为单核细胞（淋巴细胞和巨噬细胞），晚期为修复性纤维化。

第三节 实验室方法

皮肤组织病理和普通病理一样，常规检查方法是将皮肤活检标本用10%中性福尔马林固定（寒冷季节，为避免标本冻结，可在固定液中加10%的95%乙醇。要固定足够时间（一般4 mm的标本需要8 h，大的标本如切除的肿瘤则应先切成4~5 mm厚薄片再固定），石蜡包埋，切片用苏木精–伊红（HE）染色。此种组织检查技术迄今仍在应用，其优点为实用、价廉，方法简单，易于操作。应用这种染色方法可将细胞核染成蓝色，而胞浆、胶原纤维、肌肉等染成红色，一般均能解决诊断问题，但有时为了特殊目的，如显示特殊病菌或特异性组织结构，常需借助特殊染色方法、酶组织化学、免疫组化等供诊断分析。

特殊染色

常见特殊染色见表3–1。

免疫荧光

1. 大疱性疾病　在评估有些原发性大疱性疾病时，免疫荧光（immunofluorescence）检查会呈现出相当特异的反应类型（表3–2）。

2. 结缔组织病　免疫荧光检查对诊断结缔组

表3–1　皮肤组织病理常见特殊染色

染色剂	染色目的	结果
苏木紫–伊红	常规	胞核：蓝 胶原、肌肉、神经：红
Masson 三色	胶原	胶原：蓝或绿 胞核、肌肉、神经：暗红
Werhoeff-Van Gieson	弹力纤维	弹力纤维：黑 胶原：红 胞核、肌肉、神经：黄
Pinkus 地衣红	弹力纤维	弹力纤维：暗褐色
硝酸银	黑色素，网状纤维（嗜银性）	黑色素、网状纤维：黑
Fontana-Masson	黑色素（亲银性）	黑色素：黑
乌托品银	真菌，Donovan 小体， Frisch 杆菌（鼻硬结病），基底膜	黑
Grocott	真菌	真菌细胞壁：黑色
PAS	糖原，中性 MPS*，真菌	糖原：红；淀粉酶不稳定 中性 MPS、真菌：红；耐淀粉酶
阿新蓝，pH=2.5	酸性黏多糖	蓝
阿新蓝，pH=0.5	硫酸黏多糖	蓝
甲苯胺蓝	酸性黏多糖	蓝

续表 3-1

染色剂	染色目的	结果
胶样铁	酸性黏多糖	蓝
透明质酸酶	透明质酸	透明质酸酶不稳定
黏蛋白胭脂红	上皮黏蛋白	红
Giema	肥大细胞颗粒、酸性 MPS*、 骨髓颗粒、利氏曼原虫	肥大细胞颗粒，酸性 MPS*：异染成紫色 骨髓颗粒、利氏曼原虫：红
Fite	抗酸杆菌	红
Pert 亚铁氰化钾	含血铁黄素（铁）	蓝
碱性刚果红	淀粉样物质	粉红色，偏光镜下呈绿色双折射
Von Kossa	钙	黑
猩红	脂质	红
油红 O	脂质	红
Dopa（非固定组织）	黑色素细胞内酪氨酸酶	黑色 dopa 黑色素
萘酚-AS-D-氯酯酸酯酶	肥大细胞，嗜中性白细胞，骨髓细胞	颗粒染成红色
Warthin-Starry	螺旋体	黑色

*：黏多糖贮积症

表 3-2　大疱性疾病直接免疫荧光表现

免疫沉积部位	沉积类型	免疫反应物	疾病
表皮内	表皮细胞表面	IgG，补体 IgA	天疱疮 表皮内 IgA 皮肤病
真表皮交界处	线状，均质性	IgG，补体 多种免疫球蛋白（Igs），补体和（或）纤维蛋白 IgA	大疱性类天疱疮、妊娠疱疹、瘢痕性类天疱疮、获得性大疱性表皮松解症、红斑狼疮 线状 IgA 皮肤病（成人）、儿童慢性大疱性皮肤病
	线状，非均质性（表面粗糙，模糊不清原纤维性和<或>颗粒状）	多种免疫球蛋白（Igs）补体和（或）纤维蛋白	红斑狼疮
	颗粒状，局灶性	IgA	疱疹样皮炎
其他真皮上部	细胞样体 间质血管周围（模糊不清，宽广）和（或）真表皮交界处	多种免疫球蛋白（Igs），补体和（或）纤维蛋白 多种免疫球蛋白（Igs），补体和（或）纤维蛋白	扁平苔藓 迟发性皮肤卟啉病
血管内	颗粒状	IgM，补体和（或）纤维蛋白	血管炎、多形性红斑

织病（connective tissue disease）特别是红斑狼疮亦有帮助。免疫球蛋白（IgG、IgM、IgA、IgE）和补体（C1、C3、C4、C5）常见于盘状红斑狼疮（DLE）的皮损，沿基底膜呈颗粒状沉积。系统性红斑狼疮（SLE），免疫球蛋白和补体的沉积不仅见于皮损处，亦见于临床上正常外观的皮肤。正常外观皮肤呈现免疫球蛋白和补体沉积的现象，在诊断上称“狼疮带试验”。此试验有助于区别 SLE 和 DLE。DLE 狼疮带试验应为阴性，约 60%的 SLE 患者呈阳性反应。SLE 患者的非曝光部皮肤，狼疮带试验有提示预后的价值，如阳性时则提示预后差。此外，SLE 患者中免疫球蛋白和补体，不仅见沿基底膜带沉积，也可围绕血管沉积和弥漫性沉积于胶原纤维束间。

阳性免疫球蛋白沉积，也常见于许多其他结缔组织病如硬皮病或皮肌炎。但大多数病例中，其免疫荧光类型无特异性。

3. *血管炎*（vasculitis） 免疫球蛋白阳性见于许多皮肤血管炎。常很难确定受损血管免疫球蛋白和补体的沉积是原发还是继发，在诊断上最有用的是对 Henoch-Schonlein 紫癜（过敏性紫癜）的诊断，免疫荧光检查证明 IgA 沉积对确定诊断是十分重要的。

4. *传染病的免疫病理* 制备检测传染物的直接抗体多应用于福尔马林固定，石蜡包埋固定的组织，通常依靠酶结合抗体（过氧化酶或磷酸酶）而不是依靠荧光。最常应用的抗体为单纯疱疹病毒Ⅰ型或Ⅱ型抗体。亦可应用对其他病毒或细菌的许多抗体。

免疫组化（表 3–3~ 表 3–8）

1. *皮肤淋巴样细胞浸润*（cutaneous lymphoid infiltrates） 免疫组织学在淋巴样细胞的特征上起着非常重要的作用。

2. *非淋巴样造血细胞浸润*（nonlymphoid hematopoietic infiltrates） 免疫组化（immunohistochemistry）检查对评估造血细胞浸润也很重要。造血细胞浸润包括朗格汉斯细胞增生症和白血病。朗格汉斯细胞在免疫组化上用 CDIa 能最好识别，大多数皮肤白血病浸润为骨髓性。识别骨髓性白血病的有效标记物包括髓过氧化酶、氯乙酸脂酶、Leu-M1（CD15）和 KP–1（CD68）。

表 3–3 福尔马林固定石蜡包埋可以检出的常见抗原

抗原	部位
细胞角蛋白，包括 AE1、AE3、CAM5.2、CK20	表皮和其附属器及其肿瘤
Vimentin（波形蛋白）	间质细胞、黑色素细胞、淋巴瘤、肉瘤、黑色素瘤
Desmin（结蛋白）	平滑肌和骨骼肌，肌瘤
LCA（白细胞共同抗原）	良性白细胞、淋巴瘤、白血病
CD45Ro（UCHL–1）	T 细胞淋巴瘤
CD20（L–26）	B 细胞淋巴瘤
CEA（癌胚抗原）	小汗腺、大汗腺及其肿瘤，Paget 细胞
EMA（上皮膜抗原）	小汗腺和皮脂腺，癌，上皮样肉瘤
S–100 蛋白	黑色素细胞、朗格汉斯细胞、小汗腺和大汗腺及其肿瘤、施万细胞、神经、指状突网织细胞、软骨细胞、黑色素瘤、脂肪组织、脂肪肉瘤、朗格汉斯细胞组织细胞增生症
HMB45	黑色素瘤细胞、某些神经细胞
嗜铬粒蛋白	神经内分泌细胞、Merkel 细胞癌、小汗腺细胞
突触素	神经内分泌细胞、Merkel 细胞癌
α_1–抗胰蛋白酶 α_1–抗凝乳蛋白酶	巨噬细胞、纤维组织细胞肿瘤包括恶性纤维组织细胞瘤，但多无特异性
因子Ⅷ相关抗原	内皮细胞、血管肉瘤、Kaposi 肉瘤
荆豆凝集素 1	内皮细胞、角质细胞、血管肉瘤、Kaposi 肉瘤
CD31	内皮细胞
CD34	内皮细胞、骨髓祖细胞、隆突性皮肤纤维肉瘤细胞
平滑肌肌动蛋白	平滑肌细胞和肿瘤、肌成纤维细胞
MARF1/MelanA	黑色素细胞、痣、黑色素瘤
因子 XⅢa	皮肤纤维瘤、某些纤维组织细胞

表 3-4 恶性梭形细胞肿瘤的鉴别诊断

诊断	Keratin	Vimentin	Destin	S-100	HMB45	因子Ⅷ
鳞状细胞癌	+	-	-	-	-	-
非典型纤维肉瘤	-	+	-	-	-	-
黑色素瘤	-	+	-	+	+	-
血管肉瘤	-	-	-	-	-	+
平滑肌肉瘤	-	+	+	-	-	-

表 3-5 皮肤淋巴瘤诊断相关特异性抗体

抗体	主要细胞类型
CD1a	朗格汉斯细胞、朗格汉斯细胞组织细胞增生症、某些成淋巴细胞
CD2	T 细胞和 T 细胞淋巴瘤
CD3	T 细胞和 T 细胞淋巴瘤
CD3ε（胞浆 CD3）	T 细胞、NK 细胞、T 细胞淋巴瘤，NK 细胞肿瘤
CD4	T 辅助细胞、单核细胞、巨噬细胞、朗格汉斯细胞、外周 T 细胞淋巴瘤、蕈样肉芽肿、人体 T 细胞白血病病毒 1 相关成人 T 细胞白血病/淋巴瘤
CD5	T 细胞、T 细胞淋巴瘤、B 细胞慢性淋巴细胞性白血病/小淋巴细胞淋巴瘤、膜细胞淋巴瘤
CD7	T 细胞、T 细胞淋巴瘤、髓白血病、NK 细胞肿瘤、T 细胞成淋巴细胞淋巴瘤/白血病
CD8	T 细胞毒/抑制细胞、NK 细胞、T 细胞淋巴瘤（如皮下脂膜炎样 T 细胞淋巴瘤）
CD10/(CALLA)	前体 B 细胞、B 成淋巴细胞白血病/淋巴瘤、滤泡中心细胞/滤泡淋巴瘤
CD15	中性白细胞、单核细胞，Reed-Sternberg 细胞（经典型霍奇金病）、急性髓细胞性白血病
CD20	B 细胞、B 细胞淋巴瘤
CD21	滤泡树枝状细胞、滤泡树枝状细胞肿瘤、膜和边缘带 B 细胞
CD23	滤泡树枝状细胞、膜带 B 细胞、B 小淋巴细胞淋巴瘤/慢性淋巴细胞白血病
CD30	活化淋巴样细胞、间变大细胞样淋巴瘤、淋巴瘤样丘疹病、Reed-Sternberg 细胞（经典型霍奇金病）、胚胎性癌
CD43	T 细胞、骨髓细胞、肥大细胞、某些 B 细胞淋巴瘤、T 细胞淋巴瘤、髓白血病、肥大细胞肿瘤
CD45（LCA）	血淋巴样细胞、大多数 T 和 B 淋巴细胞
CD45R0	T 细胞、组织细胞、骨髓细胞、T 细胞淋巴瘤、组织细胞肿瘤、髓白血病
CD56	NK 细胞、活化 T 细胞亚群、T/NK 细胞肿瘤、T 细胞淋巴瘤亚群、皮肤 γδ 细胞淋巴病
CD57	NK 细胞、T 细胞亚群、T 细胞肿瘤亚群、NK 细胞肿瘤
CD68	组织细胞、骨髓细胞、肥大细胞及其肿瘤
CD79a	不成熟和成熟 B 细胞、B 细胞淋巴瘤、浆细胞、浆细胞肿瘤
CD99	T 和 B 成淋巴细胞淋巴瘤/白血病、小圆细胞肿瘤（Ewing 肉瘤、神经外胚层肿瘤、滑膜肉瘤等）
CD117	肥大细胞和肥大细胞瘤、某些髓白血病、Merkel 细胞癌
CD123	浆细胞样树枝状细胞、成浆细胞样树枝状细胞肿瘤
CD138	浆细胞、某些 B 免疫母细胞、浆细胞肿瘤、某些癌

表 3-5 续表

抗体	主要细胞类型
ALK-1	某些型间变大细胞样淋巴瘤
βF1	T 细胞主群（αβT 细胞）而非 NK 细胞、大多数 T 淋巴细胞肿瘤
Bcl-2	非生发中心 B 细胞、大多数 T 细胞、大多数滤泡淋巴瘤、仅某些皮肤滤泡中心细胞淋巴瘤、许多其他 B 细胞肿瘤
Bcl-6	生发中心 B 细胞、滤泡淋巴瘤包括皮肤滤泡中心淋巴瘤
Bob1	B 细胞包括浆细胞、B 细胞肿瘤、浆细胞肿瘤
Cyclin D1	某些组织细胞、膜细胞淋巴瘤
EMA	浆细胞、浆细胞肿瘤、间变大细胞样淋巴瘤、淋巴瘤样丘疹病、结节性淋巴细胞占优势的霍奇金病、许多上皮肿瘤、上皮样肿瘤
LMP1	霍奇金病、移植后淋巴增生样病、某些 NK/T 细胞肿瘤
粒酶 B、穿孔素、TIA-1	NK 细胞、细胞毒 T 细胞、某些 T 细胞和 NK 细胞肿瘤
免疫球蛋白轻链（kappa 和 lambda）	浆细胞、浆细胞肿瘤、浆细胞样肿瘤
Mum1	浆细胞、浆细胞肿瘤、淋巴浆细胞肿瘤、某些大 B 细胞淋巴瘤、霍奇金淋巴瘤
髓过氧化酶	骨髓细胞、髓白血病
Ki-67	增生性细胞
Ocl-2	B 细胞包括浆细胞、B 细胞肿瘤包括浆细胞肿瘤
Pax5	B 细胞除外浆细胞、B 细胞肿瘤包括 B 淋巴母细胞白血病/淋巴瘤，霍奇金淋巴瘤、小细胞癌和 Merkel 癌
TDT	前体 B、T 或 NT 细胞、B 和 T 淋巴母细胞白血病/淋巴瘤，浆母细胞样树枝细胞肿瘤

表 3-6　各型细胞免疫组化标记表

未分化恶性细胞	MNF116（角蛋白），AE1/AE3（角蛋白），CAM5，CAM2（低分子量角蛋白），上皮膜抗原（EMA），白细胞共同抗原（LCA），S-100，CD31
梭形细胞	结蛋白（desmin）、钙调结合蛋白（h-Caldesmon）、钙调蛋白（calponin）、平滑肌动蛋白、CD34
色素细胞	S-100、HMB45、MART-1（Melan-A）、MiFT-1、酪氨酸酶、黑色素瘤混合物（Melanoma cocktail）
小细胞	嗜铬颗粒蛋白（chromogranin）、突触素（synaptophysin）、神经元特异烯醇酶（NSE）、Cam5.2、EMA、CEA、S-100、细胞角蛋白 20、CD99、FL1-I、Desmin、成肌素（myogenin）、肌特异性肌动蛋白、平滑肌肌动蛋白
淋巴瘤	白细胞共同抗原 [LCA（CD45）]、CD20（全 B 细胞标记）、CD79a（全 B 细胞标记）、CD2、CD3、CD5、CD7（全 T 细胞标记）、CD4（T 辅助/诱异淋巴细胞）、CD8（T 细胞毒/抑制淋巴细胞）、UCHL-1（CD45-Ro）（全 T 细胞）、CD10（滤泡中心细胞标记）、Ki-67（增生标记）、CD43（全 T 细胞标记）、CD56（自然杀伤细胞标记）、TIA-1（细胞毒颗粒标记）、粒酶（Granzyme）细胞毒颗粒标记、穿孔素（Perforin）细胞毒颗粒标记
白血病	LCA、溶菌酶（lysozyme）、髓过氧化酶（myeloperoxidase）、HLA-DR、MT1（CD43）、KP1、PGM1
朗格汉斯细胞	S-100、CDIa、朗格汉斯细胞特异性凝集素（langerin）（CD20T）
血管	CD31、CD34、因子 XⅢ、FLI-1、LYVE-1、平足蛋白（D2-40）
肥大细胞	CD117、胰蛋白酶（trypsinase）、microphthalmia transcription factor（小眼畸形转录因子）

表 3-7 各型组织免疫组化标记

表皮肿瘤	AE1/AE2	细胞角蛋白混合物
	CAM5、2	汗腺和皮脂腺细胞
	EMA	皮肤附属器，毛囊和皮脂腺
	CEA	小汗腺和大汗腺
	GCDFP-15	大汗腺
间叶细胞组织标记	Dimentin	中间丝，细胞骨架物质，纤维细胞，内皮细胞，平滑肌，黑色素细胞，软骨，脂肪细胞，巨噬细胞，肌上皮细胞
	Desmin	中间丝，肌肉
	肌动蛋白和平滑肌肌动蛋白	微丝（收缩器官中）
血管标记	因子Ⅷ相关抗原	von Willebrand 因子，kaposi 肉瘤，血管肉瘤，内皮细胞
	CD34	人类造血细胞，内皮细胞和间叶细胞，隆突性纤维肉瘤
	CD31	内皮细胞
	荆豆凝集素	内皮细胞，血管肉瘤，Kaposi 肉瘤
神经外胚层	S-100 蛋白	黑色素细胞，朗格汉斯细胞，汗管，施万细胞
	HMB45	黑色素瘤细胞，某些痣细胞
神经内分泌标记	突触素	神经内分泌细胞（Merkel 细胞）
	嗜铬粒蛋白	Merkel 细胞，类癌
	Bombesin	小细胞癌
淋巴和造血组织	LCA（CD45）	造血细胞系
	CD30（ki-1）	淋巴瘤样丘疹病，ALCA，R-S 细胞
淋巴和造血组织	CD68（kp-1）	巨噬细胞
	因子Ⅷa	血小板，巨噬细胞，真皮树突细胞，皮肤纤维瘤
	CD10	Langerhan 细胞
	髓过氧化酶	骨髓系
	溶菌酶	巨噬细胞
T 细胞标记	CD45-Ro（UCHL1）	CD8 和 CD4
	CD43（Ler22）	T 和某些 B 细胞淋巴瘤，骨髓系
	CD4	辅助 T 细胞
	CD8	抑制 T 细胞
	CD2，CD3，CD5，CD7	全 T 细胞
B 细胞标记	CD45R（MTR2）	B 细胞淋巴瘤
	CD20（L26）	全 B 细胞
	Kappa 和 Lambda	B 细胞标记
病毒标记	单纯疱疹Ⅰ和Ⅱ	
	巨细胞病毒	
	Ebstein-Barr 病毒	

表 3-8　某些阳性皮肤肿瘤特异性标记

肿瘤	特异性标记
皮肤纤维瘤	因子Ⅷ
皮肤隆突性纤维瘤	CD34 阳性
蕈样肉芽肿	CD3、CD4 阳性，CD5、CD7 阴性
T 细胞淋巴瘤	LCA 和 T 细胞标记阳性
髓白血病	髓氧化酶和溶菌酶阳性
Merkel 细胞瘤	细胞角蛋白 AE1/3，CK20，CAM5、2，Mak-6，噬铬蛋白颗粒，突触素均阳性
Bowen 病	细胞角蛋白阳性
Paget 病	BRstⅡ，EMA，CAM5、CAM2 阳性
血管瘤病	血管内皮：因子ⅧRA 阳性 淋巴内皮细胞：CD34 阳性 内皮细胞：CD31 阳性

3. 上皮样肿瘤（epithelioid neoplasms）　细胞角蛋白和上皮膜抗原（EMA）为鉴别上皮的最重要标记物，通常用于评估未分化原发性肿瘤或转移癌。有些标记物如甲状腺球蛋白、GCDFG、降钙素或前列腺特异性抗原有助于确定原发部位。

4. 黑色素细胞肿瘤（melanocytic neoplasma）　许多标记物有助于鉴别黑色素细胞的起源，对评估分化不良（一般为无黑色素性）的原发性或怀疑为黑色素瘤的转移瘤十分需要。疑似黑色素瘤的原发性肿瘤包括梭形细胞鳞状细胞癌、非典型性纤维黄色瘤、平滑肌肉瘤、恶性周围神经鞘肿瘤和神经内分泌癌。

尽管已研制出大量黑色素细胞标记物，但只有两种标记物即 S-100 蛋白和 HMB45 被广泛应用。S-100 蛋白是迄今对黑色素细胞最敏感的标记物，但它并非特异性的。它也可表达施万细胞、星形细胞、朗格汉斯细胞、软骨细胞和其他数种细胞。HMB45 能对数种痣特别是蓝痣、Spitz 痣、表皮内非典型（发育不良）痣、一些普通痣以及许多黑色素瘤细胞染色，但并不完全是特异性的，此标记物的阳性染色亦见于许多非黑色素细胞病，包括血管肌脂肪瘤、某些乳腺癌和神经胶质肉瘤。应当注意的是大多数结缔组织生成性黑色素瘤对 HMB45 呈阴性表达，但几乎所有结缔组织生成性黑色素瘤均对 S-100 蛋白呈阳性表达。

5. 软组织肿瘤（soft tissue neoplasma）　免疫组化对评估分化不良性软组织肿瘤很重要。

6. 小细胞肿瘤（small cell neoplasma）

免疫组织化学检查为皮肤肿瘤诊断不可缺少的重要手段。现将在皮肤组织病理中最常用的抗体分述如下：

（1）抗细胞支架抗原抗体（antibodies against cytoskeletal antigens）。细胞支架由中间丝（直径 7~11nm）、含肌动蛋白微丝和含微管蛋白的微管组成。中间丝小于微管（25nm）但大于微丝（6nm），因而称中间丝。

抗中间丝抗体（IFS）有助于鉴定间变细胞的起源。恶性肿瘤通常含有中间丝型特征性组织起源，而转移瘤通常连续表达这些中间丝。共有 6 组中间丝。Ⅰ型和Ⅱ型中间丝包括细胞角蛋白，存在于表皮中。Ⅲ型中间丝包括波形蛋白（Vimentin），存在于间质细胞，黑色素细胞中，结蛋白（desmin）见于大多数肌细胞中，而 GFAD（胶质纤维酸性蛋白）见于胶质细胞和星形胶质细胞。型Ⅳ中间丝包括神经元成分中神经细丝。核纤层蛋白（nuclear lamins）构成Ⅴ型中间丝。巢蛋白（nestin）构成Ⅵ型中间丝，见于某些干细胞。角蛋白抗体在组织病理学上用来将上皮性肿瘤和非上皮性肿瘤（黑色素细胞性、造血细胞性和间质细胞性肿瘤）区分。抗低和中间性角蛋白的混合型抗体如 AE1 和 AE3 是常用的抗体。低分子重角蛋白抗体如 CAM5、CAM2 对鉴别低分化癌有用。角蛋白标记 CK20 对 Merkel 细胞癌有特异性。

（2）波形蛋白是一种由鸡胚成成纤维细胞中分离出的中间丝，它见于成纤维细胞、内皮细胞、巨噬细胞、黑色素细胞、淋巴细胞和平滑肌细胞。波形蛋白抗体见于由这些细胞构成的良性和恶性肿瘤，也有报告见于上皮性肿瘤者。但正常表皮对此种抗体呈阴性表达。由于此种抗体的非特异性，因此仅用于支持间质细胞或黑色素细胞的鉴别。

（3）癌胚抗原（carcinoembronic antigen，CEA）见于正常小汗腺和大汗腺细胞，良性汗腺肿瘤和皮肤乳房和乳房外 Paget 病。癌胚抗原对大多数内脏癌呈阳性着色。大多数上皮肿瘤与上皮膜抗原抗体发生反应，包括鳞癌、乳腺癌和大细胞肺癌。上皮膜抗原（epithelial menbrane anitige，EMA）也可使正常汗腺和皮脂腺呈阳性着色，但表皮对 EMA 抗体不起反应。EMA 也可使上皮样肉瘤呈阳性着色。

（4）神经特异性烯醇酶（neuro-speific endolase，NSE）是存在于神经内泌细胞、神经元及由其所衍生肿瘤的一种酸性酶。Merkel 细胞癌含有 NSE，但在许多其他肿瘤包括恶性黑色素瘤中亦可查到 NSE，因此其特异性低。角蛋白标记物 CK20 对 Merkel 细胞癌特异性较好，超过黑色素瘤和其他神经内分泌肿瘤。

（5）嗜铬粒蛋白（chromogranin）由 3 种酸蛋白构成，即嗜铬粒蛋白 A、B 和 C。见于大多数内分泌细胞（例如甲状腺，甲状旁腺，垂体前叶）。嗜铬粒细胞 A 已在皮肤 Merkel 细胞癌中发现。痣和黑色素瘤中不含嗜铬粒蛋白。

（6）突触素（synaptophysin）是一种 38-KD 糖蛋白，参与神经钙依赖性神经介质释放。它是一种类似嗜铬粒蛋白分布的神经分泌抗原。突触素抗体阳性染色有助于神经内分泌肿瘤如 Merkel 细胞癌的诊断，有趣的是突触素抗体不对正常的 Merkel 细胞着色。类似嗜铬粒蛋白，突触素对色素细胞肿瘤亦不着色。

（7）S-100 蛋白是一种结合 Ca^{2+}和 Zn^{2+}的酸性蛋白，之所以称 S-100 蛋白是因为它在中性 pH 下，在硫酸铵中 100%的溶解。S-100 蛋白在黑色素细胞、Langerhans 细胞、小汗腺和大汗腺细胞、神经、肌肉、吞噬细胞、肌上皮细胞、软骨细胞和其对应的恶性肿瘤中检出。组织细胞也可呈 S-100 蛋白阳性着色，其敏感性高而特异性低。S-100 蛋白抗体可用于：①诊断梭形细胞黑色素瘤和促结缔组织增生性黑色素瘤；②鉴别黑痣中黑痣细胞和淋巴细胞；③鉴别色素性光化性角化病和恶性雀斑样痣；④诊断分化不良的皮肤转移癌。

（8）HMB45 最初是由转移性黑色素瘤浸出物中提取的一种单克隆抗体。HMB45 能对原发性和转移性黑色素瘤细胞质着色，而梭形细胞黑色素瘤和促结缔组织增生性黑色素瘤则常不着色，此抗体与黑色素小体蛋白和表达不成熟或增生性细胞的 GP-100 起反应。遗憾的是，HMB45 也和痣的黑色素细胞（包括发育不良痣和 Spitzh 痣）发生反应，因此不能用于恶性黑色素瘤和良性痣的鉴别。大多数促结缔组织增生性黑色素瘤和某些转移性黑色素瘤对 HMB45 可不着色。

（9）MART-1/MelanA 是被 T 细胞所识别的黑色素瘤抗原，是一种相对新的黑色素细胞标记物。此抗原在正常黑色素细胞、普通痣、Spitzh 痣和恶性色素瘤中表达。MART-1/Melan A 单克隆抗体适用于冰冻组织和石蜡包埋组织。神经痣和促结缔组织增生性黑色素瘤常呈阴性染色。皮肤上 Manlan 信使核糖核酸（Melan A mRNA）仅见于黑色素细胞损害和血管平滑肌脂肪瘤。免疫反应也见于肾上腺皮质、睾丸莱氏细胞、卵巢颗粒细胞及由这些细胞衍生的肿瘤。此抗体对评估表皮内黑色素细胞（白癜风、早期原位黑色素瘤）和无色素性黑色素瘤亦有价值。

（10）CD34 在良性和恶性血管瘤均表达。在皮肤病理学上，CD34 阳性有助于隆突形皮肤纤维肉瘤与皮肤纤维瘤相鉴别，后者 CD34 阴性而因子Ⅷ阳性。其他皮肤肿瘤包括孤立性纤维瘤、巨细胞成纤维细胞瘤、上皮样肉瘤、梭形细胞脂肪瘤、硬化性纤维瘤和鼻纤维性丘疹均表达 CD34。

（11）因子Ⅷ相关性抗原是由内皮细胞所产生的一种大的糖蛋白，用于良性和恶性血管肿瘤的诊断，但某些研究指出仅 50%血管瘤和 5%~25%的恶性内皮细胞肿瘤因子Ⅷ呈阳性反应。

荆豆凝集素Ⅰ（UEA）是与存在于内皮细胞、角质细胞和大多数小汗腺内的岩藻糖起特殊反应的一种凝集素。Ulex 是一种对血管和淋巴管内皮细胞可靠的标记物，但不如因子Ⅷ相关因子的特异性。

(12) CD31 是一种鉴别内皮的标记物，对内皮细胞和选择性造血元素呈阳性表达。其主要功能是中介血小板黏附在血管内皮细胞。CD31 是一种血管肿瘤的敏感标记物（除外 Kaposi 肉瘤）。它是一种对皮肤血管肉瘤较因子Ⅷ相关抗原更敏感的标记物。

(13) 因子ⅩⅢa 是一种通过交联纤维蛋白稳定新形成血凝块的血液凝集因子。它存在于成纤维细胞样间充质细胞，真皮树枝状细胞、血小板、巨核细胞、腹膜和肺泡巨噬细胞、正常脂肪细胞、单核细胞、胎盘、子宫和前列腺组织中。如上所见，应用因子ⅩⅢa 结合 CD34 有助于鉴别皮肤纤维瘤和隆突性皮肤纤维肉瘤。亦有报告因子ⅩⅢa 对很多其他损害如纤维性丘疹、非典型性纤维黄色瘤、黄色肉芽肿、多核细胞血管组织细胞瘤、上皮样细胞组织细胞瘤和放射性皮炎中非典型细胞呈阳性反应。

(14) 抗溶菌酶抗体、抗 α 胰蛋白酶抗体、抗 α 胰凝乳蛋白酶抗体被认为是单核吞噬细胞标记物。一度也曾认为是纤维组织细胞肿瘤的标记物。在癌和黑色素瘤中也有发现。因而其特异性差。

(15) 抗白细胞共同抗原抗体（LCA）见于所有白细胞，包括颗粒细胞、淋巴细胞、单核细胞、巨噬细胞、肥大细胞和 Langerhans 细胞。LCA 有助于鉴别淋巴瘤和癌。淋巴瘤和白血病与 LCA 呈阳性反应，癌和黑色素瘤则为阴性反应。LCA 在评估真皮内小而非典型性嗜碱细胞肿瘤特别有价值。其他抗原有助于诊断淋巴瘤（包括 B 和 T 细胞标记物），有 L-26（CD20，B 细胞）或 MB2（B 细胞）和 UCHL-1（CD45Ro，T 细胞）等。

（李伯埙）

第四章 感染性皮肤病

第一节 病毒性皮肤病

病毒性皮肤病是指由病毒感染引起的皮肤黏膜病变。病毒是最微小、结构最简单的非细胞形态的病原微生物。病毒在自然界分布很广，种类很多，危害性也很大。在病毒性皮肤病中，主要根据核酸种类分为DNA（脱氧核糖核酸）病毒皮肤病、RNA（核糖核酸）病毒皮肤病。DNA病毒主要包括：单纯疱疹病毒、水痘-带状疱疹病毒、副牛痘病毒、软疣病毒、乳头瘤病毒等。RNA病毒主要包括：埃可病毒、柯萨奇病毒、风疹病毒等。

水痘和带状疱疹

水痘（varicella）和带状疱疹（herpes zoster）是由同一种病毒——水痘-带状疱疹病毒引起的两种不同的疾病。

【临床表现】

水痘多见于儿童，潜伏期2周左右。起病前常有发热、乏力、头疼等全身症状，1~2d后，在躯干、头皮、面部、四肢出现小的红色斑丘疹，1~2d后发展为绿豆大小发亮水疱，周围绕以红晕，数日后水疱干燥结痂，经1~2周脱落。如无继发感染者痂脱落后不留瘢痕。因皮疹可分批出现，故病程中各期皮疹可同时存在，通常皮疹分布呈向心性。如成人患水痘，症状通常较儿童重，前驱期长，全身症状明显，皮疹数目多。

带状疱疹多见于成人，在典型症状出现之前，常有低热、食欲不振、全身不适，在将要发疹的皮肤部位常有痒感、不适或疼痛感等局部和全身症状。1~4d后，局部皮肤出现红斑，继之出现群集的丘疹、丘疱疹，迅即变为水疱，疱液澄清或血疱，疱壁紧张、发亮，周围绕以红晕。沿神经走向呈带状分布，一般不超过中线，多见于肋间神经、三叉神经第一分支区。由于机体免疫状态不同，本病临床常有不典型表现：机体免疫功能较强者，只有神经痛而无皮疹出现称为“无疹型带状疱疹”；仅出现红斑、丘疹而无水疱出现即消退称为“不全型带状疱疹”；机体免疫功能低下者可出现大疱，称为“大疱性带状疱疹”，疱液可为血性或出现血痂称为“出血型带状疱疹”。神经痛为本病的特征之一，老年患者常疼痛剧烈，难以忍受。部分患者皮损消退后，而后遗神经痛可持续数月或数年。一般愈后极少复发（图4-1~图4-7）。

【组织病理】

水痘、带状疱疹组织学表现与单纯疱疹基本相似，为表皮细胞气球变性、网状变性。表皮内水疱中含棘层松解细胞和多核巨细胞，在疱内及

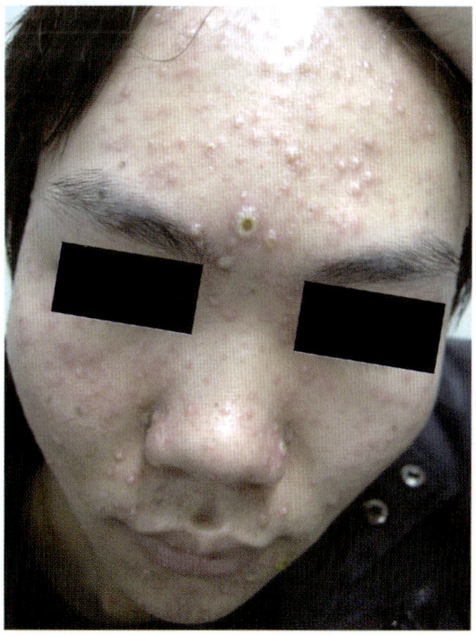

图4-1 水痘

其周围上皮细胞的核内都有嗜伊红性包涵体，亦可见到表皮下水疱。真皮浅层血管周围可出现白细胞碎裂性血管炎改变，可见血管壁坏死与出血（图 4–8~图 4–11）。

带状疱疹的神经损害在一个或数个邻接的背根神经或脑神经节中，由严重的炎症性浸润开始，扩展至相应的感觉性的脊神经或脑神经，炎症导致受犯神经节内神经细胞的破坏。本病中受累神经节用光学显微镜及电子显微镜检查可见核内嗜伊红包涵体（图 4–12，图 4–13）。

【鉴别诊断】

临床上水痘需要与药疹、天花、疥疮、丘疹性荨麻疹等鉴别。带状疱疹要与单纯疱疹、蜂窝质炎等鉴别。

组织病理上水痘或带状疱疹与单纯疱疹无法区别，只是水痘或带状疱疹真皮内白细胞碎裂性血管炎较单纯疱疹明显。

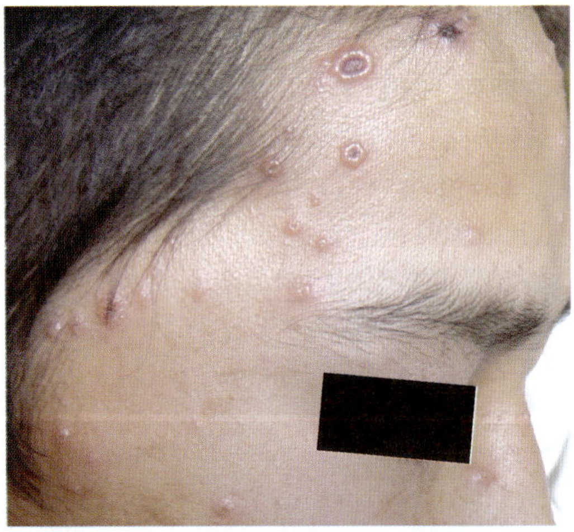

图 4–2　水痘

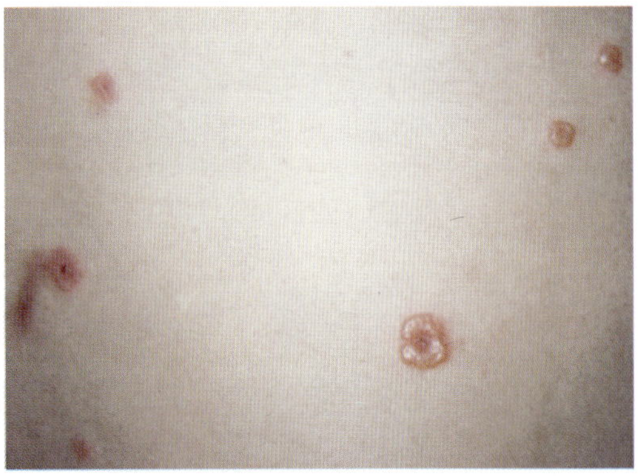

图 4–3　水痘

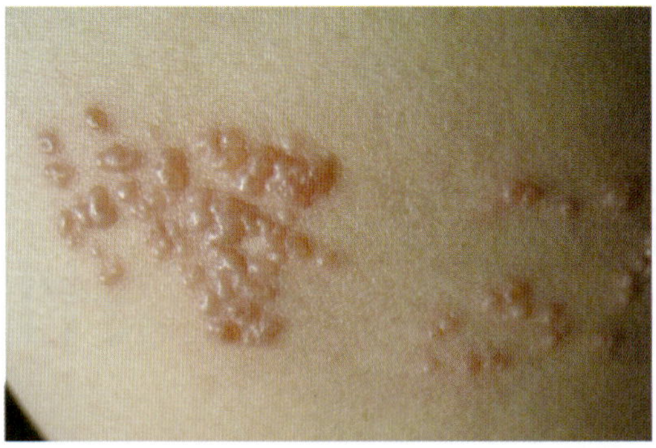

图 4–4　带状疱疹　肋间神经区皮损

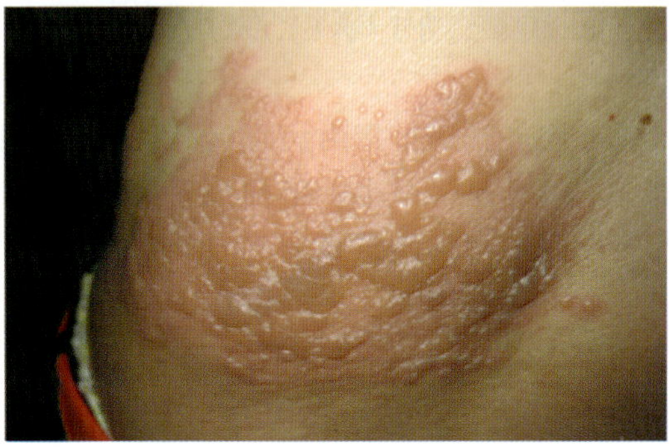

图 4–5　带状疱疹　肋间神经区皮损

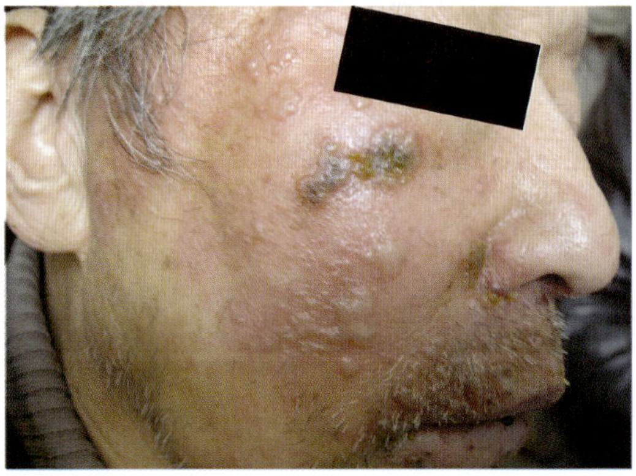

图 4–6　带状疱疹　三叉神经上颌分支区皮损

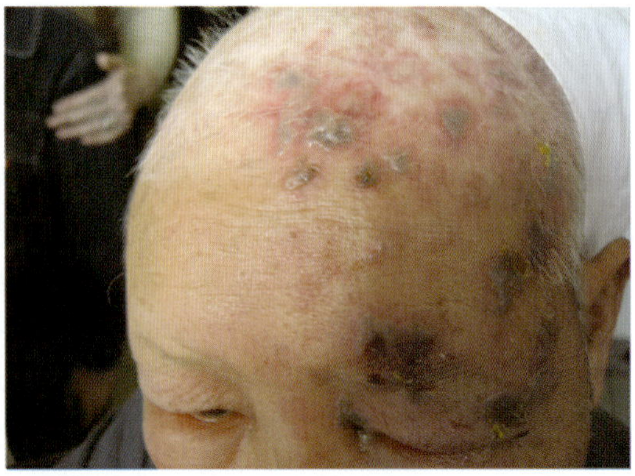

图 4–7　带状疱疹　三叉神经第一分支区皮损

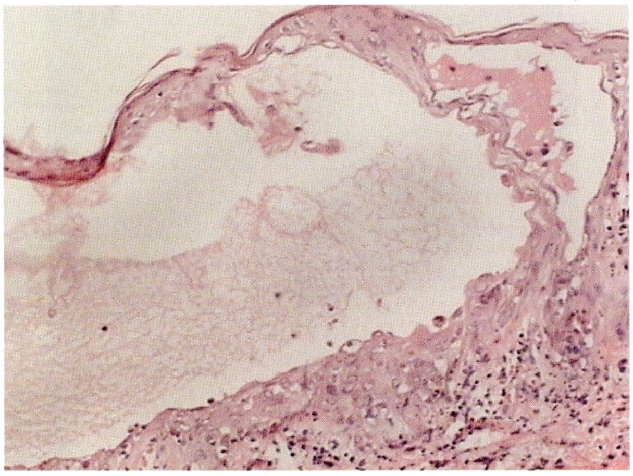

图 4-8　水痘　表皮细胞气球变性、网状变性。表皮内含棘层松解性气球细胞

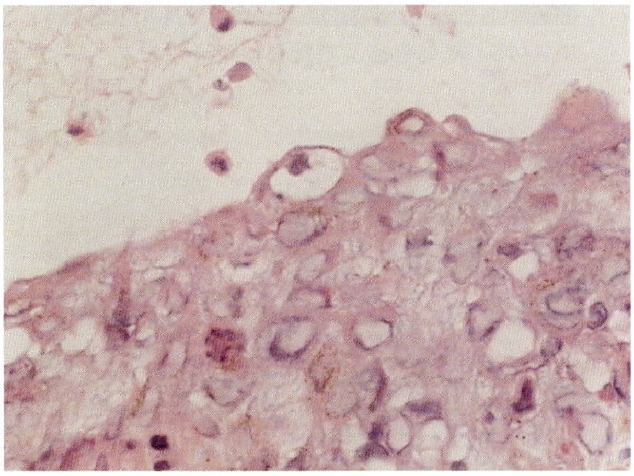

图 4-9　水痘　表皮内含棘层松解性气球细胞

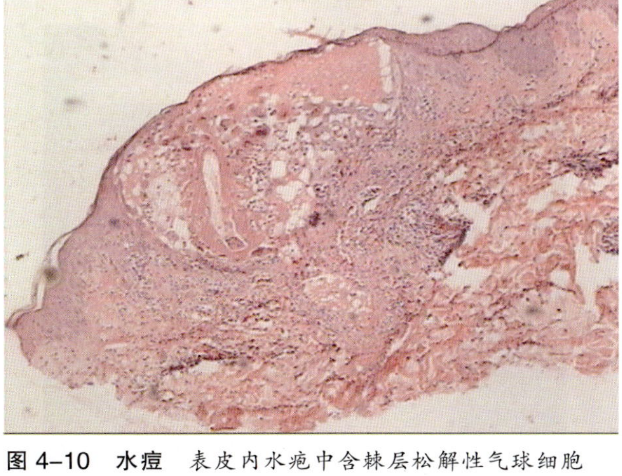

图 4-10　水痘　表皮内水疱中含棘层松解性气球细胞

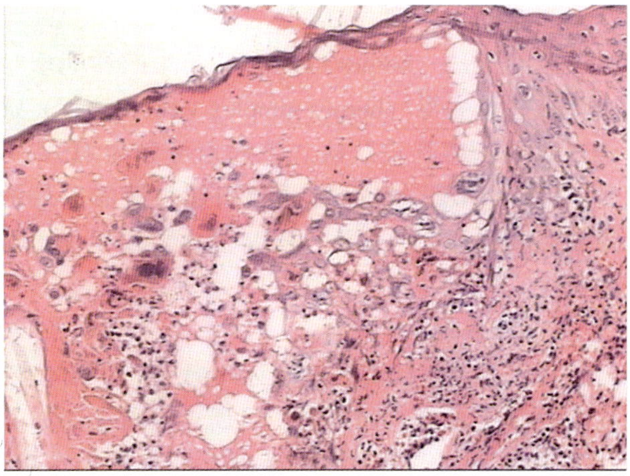

图 4-11　水痘　表皮细胞气球变性、网状变性。表皮内水疱中含棘层松解性气球细胞

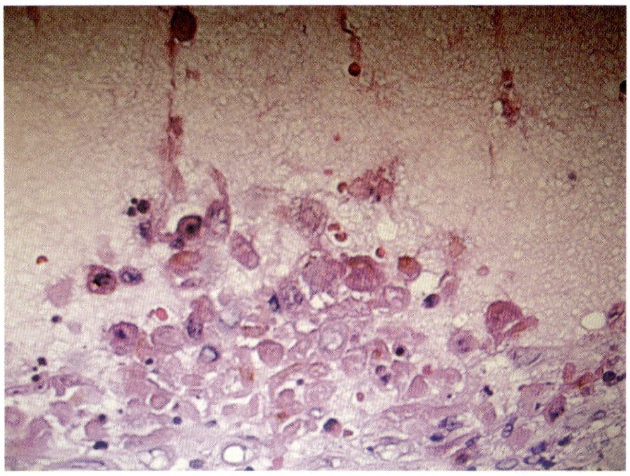

图 4-12　带状疱疹　疱内见松解的气球状细胞

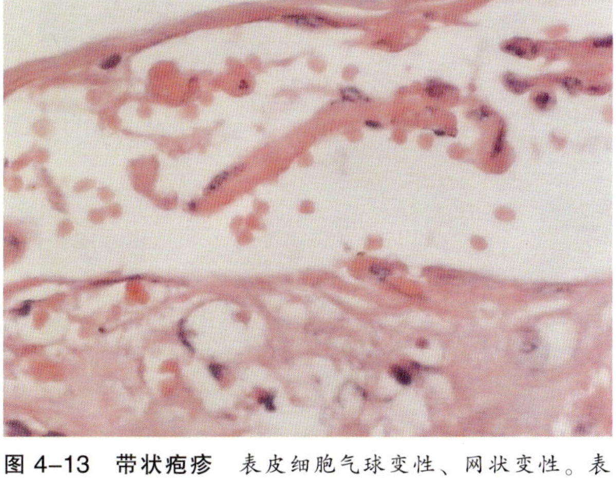

图 4-13　带状疱疹　表皮细胞气球变性、网状变性。表皮内水疱中含棘层松解性气球细胞

单纯疱疹与生殖器疱疹

单纯疱疹（herpes simplex）与生殖器疱疹是由单纯疱疹病毒（herpes simplex virus，HSV）感染所致的病毒性皮肤病。该病毒可分为 HSV-Ⅰ和 HSV-Ⅱ两型。HSV-Ⅰ主要引起生殖器以外的皮肤黏膜和器官的感染，HSV-Ⅱ主要侵犯生殖器部位。

【临床表现】

皮肤单纯疱疹大多数由 HSV-Ⅰ引起，好发于皮肤黏膜交界处，如口周、眼周、手指等偶亦有泛发全身者。皮损为红斑基础上群集性小水疱，水疱内含透明浆液。自觉灼痛，病程 1~2 周，愈合后留有暂时性色素沉着，易反复发作。反复发作者称复发性单纯疱疹（图 4–14~图 4–21）。

生殖器疱疹大多数由 HSV-Ⅱ引起，女性好发于阴唇、阴道、肛周等处，男性好发于龟头、冠状沟、包皮等处，女性原发症状较男性重，为上述部位红斑基础上的群集性小水疱，自觉灼痛，病程 1~4 周。

【组织病理】

单纯疱疹与生殖器疱疹复发与原发性感染的病理变化相同，形成表皮内水疱，主要为表皮细胞变性所引起，早期为气球变性，进一步发展为网状变性，这是病毒性水疱的特征性变化，与其他类型的水疱或大疱不同。活检标本必须为早期损害，以免发生继发性变化，尤其是炎症细胞的

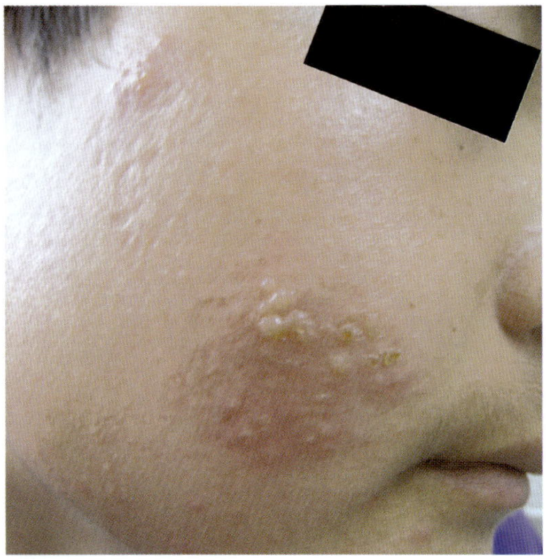

图 4–14　单纯疱疹

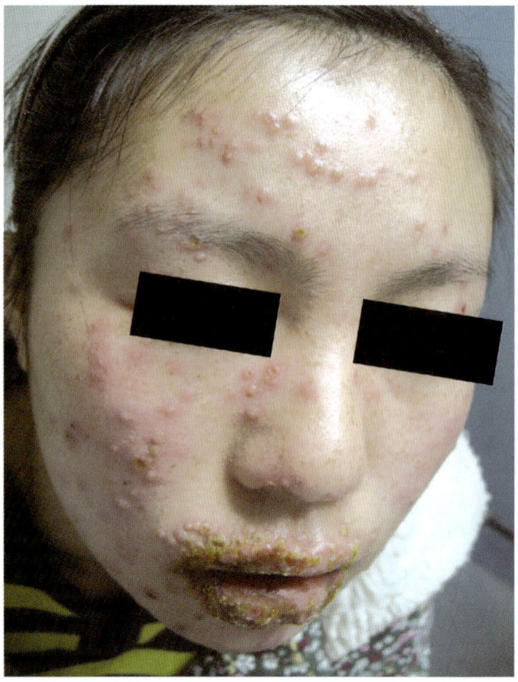

图 4–15　单纯疱疹及疱疹性龈口炎

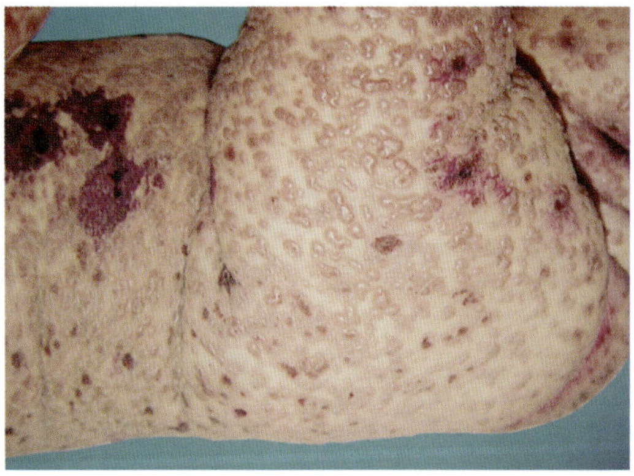

图 4–16　全身性急性皮肤黏膜单纯疱疹

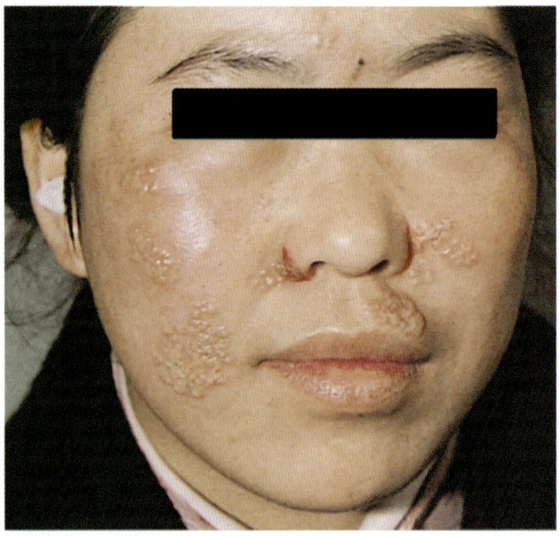

图 4–17　单纯疱疹

侵入，容易使诊断模糊不清。

气球变性使表皮细胞明显肿胀，可见多核表皮巨细胞，由于细胞肿胀失去细胞间桥连接，形成表皮内单房性水疱，有时由于水疱内张力过大，可造成基底膜破裂，出现继发性的表皮下水疱。疱内可见多数棘层松解细胞、多核表皮巨细胞及少数坏死角质形成细胞。在疱的周边仍可见到明显气球变性的棘细胞。有时在气球变性细胞的核内可见嗜伊红性的包涵体，其周围常有一透亮的晕。

由于表皮细胞气球变性，使细胞极度肿胀，很多细胞壁因而破裂，通过相邻病变细胞的互相融合，产生多房性水疱，其间隔由抵抗力较强的表皮细胞壁彼此相连组成，此过程即为网状变性。多房性水疱部分可变为单房性水疱。

真皮内炎症浸润的程度可轻可重。轻者仅在浅层血管丛周围有中等密度细胞浸润，以淋巴组织细胞为主。重者浸润细胞更为致密，且也存在于深层血管丛周围。部分单纯疱疹可发生白细胞碎裂性血管炎，出现血管壁坏死与出血。此外，在内皮细胞和成纤维细胞内也可查见嗜伊红性包涵体。

Tzanck 涂片常用于初步快速诊断。即挑破疱顶，以疱内容物的刮片做 Giemsa 或 Wright 染色，

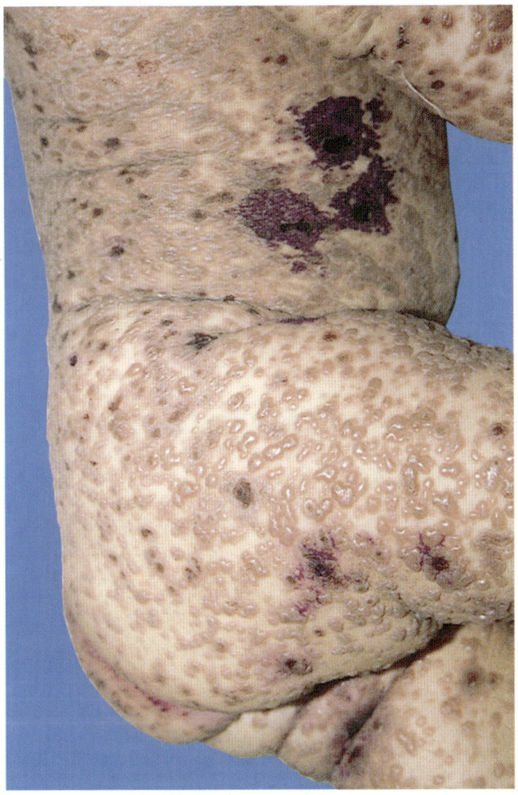

图 4–18　急性全身性皮肤黏膜单纯疱疹

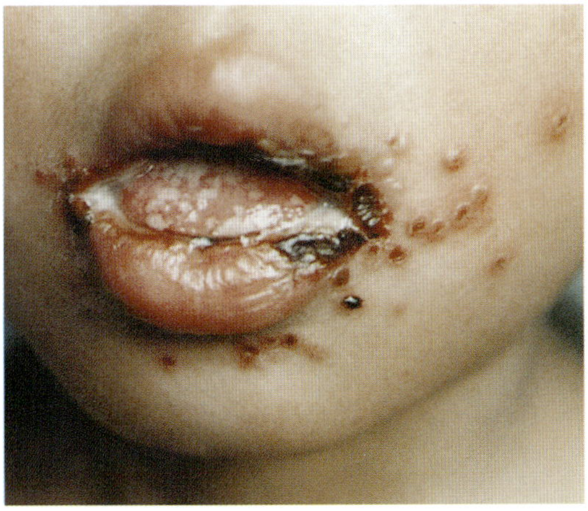

图 4–19　疱疹性龈口炎

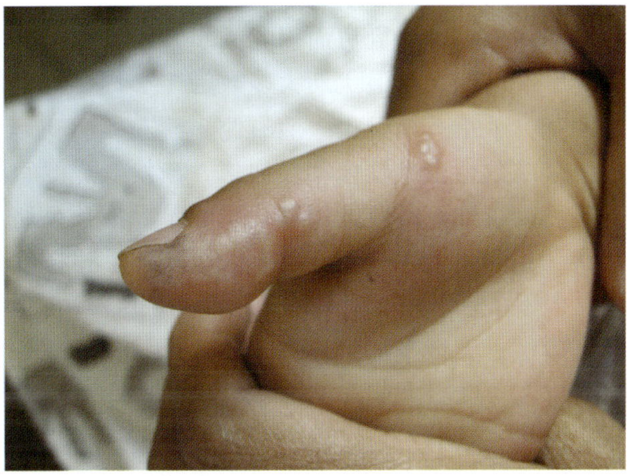

图 4–20　疱疹性瘭疽（瘭疽：中医指手指或脚指发炎化脓）

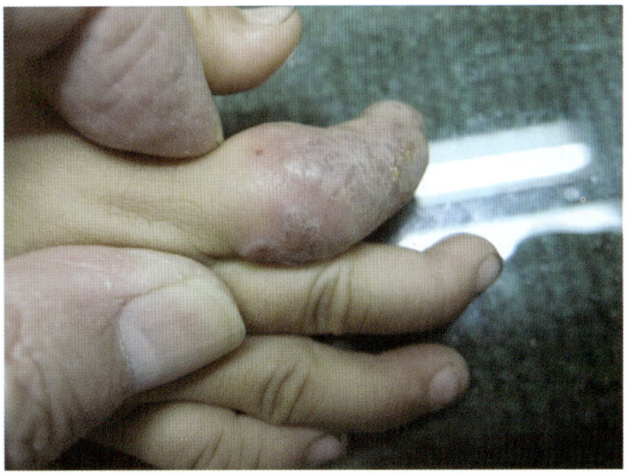

图 4–21　疱疹性瘭疽

见到多核表皮巨细胞及棘层松解细胞则对疱疹病毒感染具有很大的诊断意义。

羊痘 / 挤奶人结节

【临床表现】

羊痘（orf）又称传染性深脓疱疮，因接触感染羊痘病毒的羊而被感染。多见于牧羊人、兽医及屠宰人员。潜伏期5~6d，好发于手指、前臂及面部等暴露部位。初起为单个或数个炎性小丘疹，质地坚硬，可发展成水疱、血疱或脓疱，中央有脐凹，1~2d，疱破溃，结淡褐色痂皮，痂四周绕以灰白色或紫红色晕，渐成乳头瘤状增生，后痂皮干燥脱落而自愈。有些患者在发病2周后躯干及四肢伸侧可出现多形红斑样皮损。病程3~6周，痊愈后可获终身免疫（图4–22~图4–24）。

挤奶人结节（milker's nodule）是接触了假牛痘病毒感染的乳牛乳房而引起的。常发生于挤奶员及屠宰场工人。潜伏期大多数为1~2周，好发于手背、手指、前臂，一般右侧多于左侧。初起为一个或数个扁平丘疹和丘疱疹，渐发展成绿豆至黄豆大暗红色结节，周围绕以红晕。疱顶呈脐窝状，结节质地坚硬。晚期表现为肉芽肿样损害，但不破溃。皮损散在分布，互不融合。自觉轻度痒痛，无全身症状。病程2~4周，愈后不留瘢痕（图4–25，图4–26）。

【组织病理】

表皮内可见多房性水疱，此为细胞气球样变性、网状变性及细胞间海绵水肿所致，在气球变性细胞的胞浆内可见多数嗜酸性包涵体，偶在胞核内也能见到。表皮增生，表皮突下延，可见数量不等的坏死角质形成细胞；真皮浅层有致密炎症细胞浸润，中央主要有组织细胞和巨噬细胞，

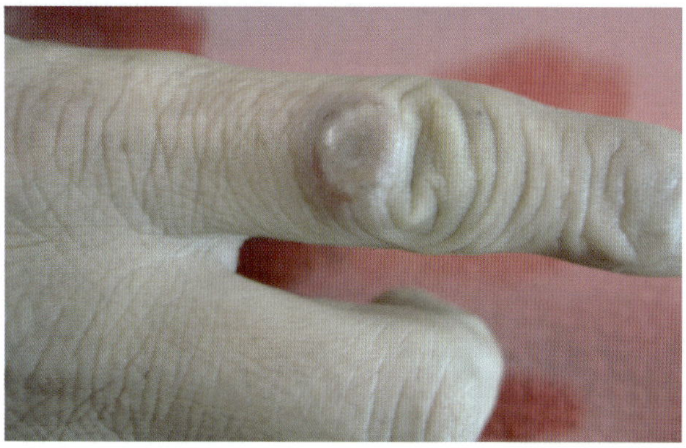

图4–22　羊痘

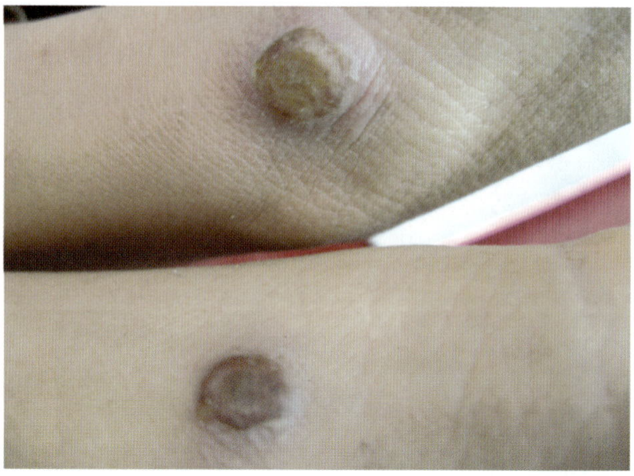

图4–23　羊痘

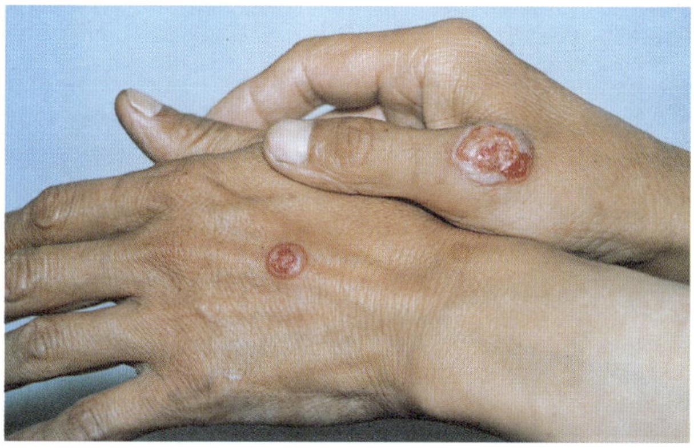

图4–24　羊痘

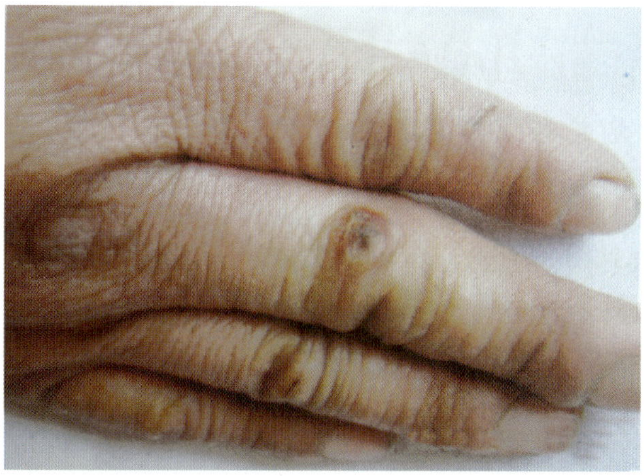

图4–25　挤奶人结节

周围为淋巴细胞和浆细胞，嗜中性粒细胞少见。真皮浅层毛细血管扩张，乳头水肿。在真皮血管内皮细胞里也可见嗜酸性包涵体（图 4-27）。

【鉴别诊断】

临床应与牛痘、化脓性肉芽肿相鉴别。

传染性软疣

传染性软疣（molluscum contagiosum）是一种由痘病毒引起的表皮增生性传染性皮肤病。可通过直接接触传播，也可直接接种或通过性接触传播。

【临床表现】

多见于儿童及青年人，大多数潜伏期 2~3 周。皮损初为米粒至绿豆大半球形丘疹，表面有蜡样光泽，中央脐窝状，为正常肤色或灰白色，渐增大至豌豆大，可以从中挤压出乳白色干酪样物质，称为软疣小体。好发于颜面部、躯干和四肢，但全身各处均可发生，偶可发生于唇、舌、颊黏膜、眼结膜等处。数目多少不一，散在分布，互不融合。一般无自觉症状，偶感轻度瘙痒（图 4-28，图 4-29）。

【组织病理】

本病病理变化主要位于表皮，表皮高度增

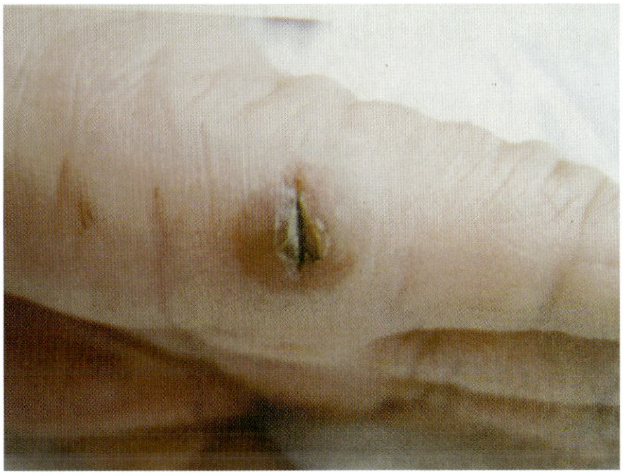

图 4-26　挤奶人结节

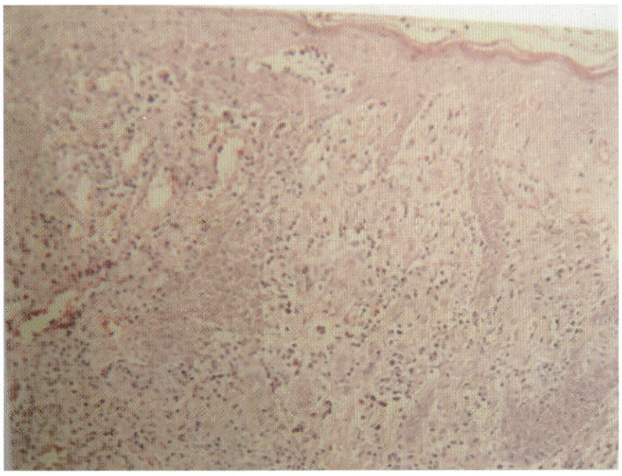

图 4-27　挤奶人结节　表皮内可见多房性水疱，细胞气球样变性、网状变性及细胞间海绵水肿，表皮增生，表皮突下延

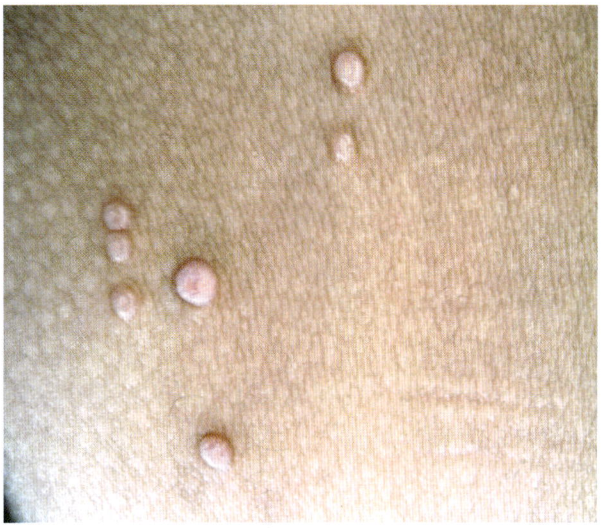

图 4-28　传染性软疣

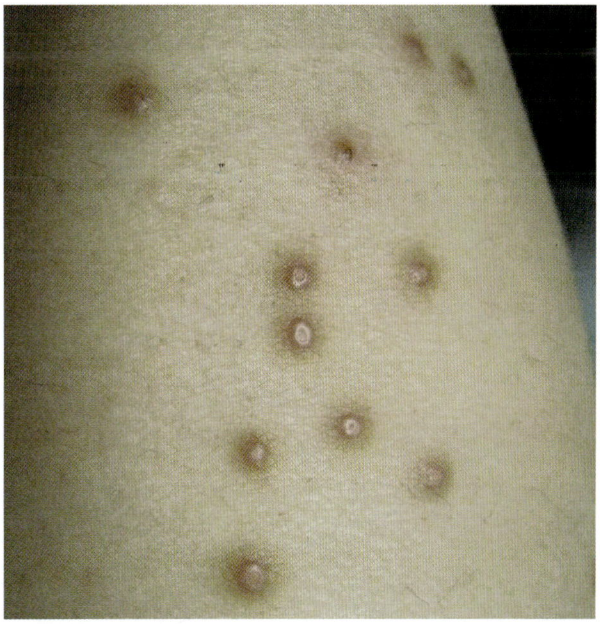

图 4-29　传染性软疣

生，棘层显著肥厚，向下伸入真皮。增厚的表皮周围真皮结缔组织受压而形成假包膜，真皮乳头受压变细并将其分隔为多个梨状小叶。表皮内除基底细胞外，自生发层的下部开始，胞浆内出现卵圆形、均一红染的嗜酸性结构，称为软疣小体。随着受染细胞的向表面移动，软疣小体体积也逐渐增大，在表皮中部，软疣小体将受累细胞胞核挤于一侧，固缩成新月形，甚至完全消失。在颗粒层水平处，软疣小体自嗜酸性变成嗜碱性，角质层内可见多数嗜碱性软疣小体，并非所有棘细胞都有上述变性，故在细胞中间仍可见少数角化不良的细胞，软疣小体镶嵌在嗜伊红性角质网眼中，形成非常鲜明的对比。增大的软疣小体最终可突破角质层，使表面成火山口样开口。若软疣小体进入真皮，将出现异物肉芽肿改变，产生明显的炎症浸润，包括淋巴样细胞、中性粒细胞及巨噬细胞，并常有少量异物巨细胞（图 4-30~图 4-33）。

【鉴别诊断】

对于单个较大皮损临床上要与基底细胞瘤、角化棘皮瘤等鉴别。

寻常疣

寻常疣（verruca vulgaris）由人乳头瘤病毒（HPV）感染所致。病毒分型常为 HPV1、HPV2、HPV4 和 HPV7 型。

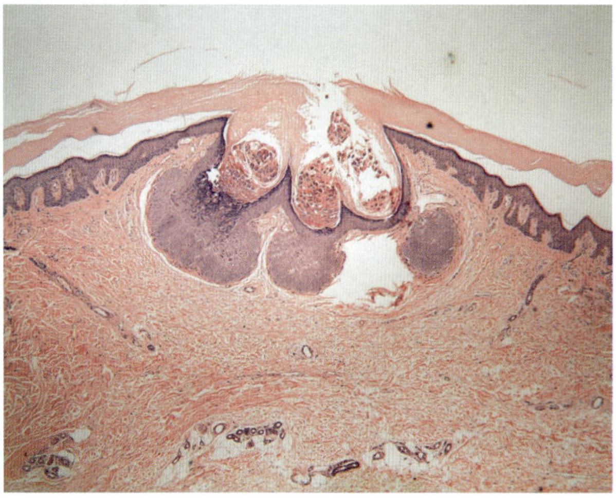

图 4-30　传染性软疣　表皮高度增生，棘层显著肥厚，向下伸入真皮

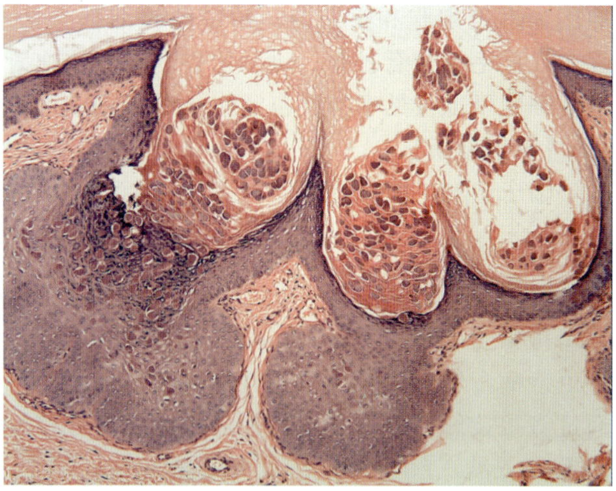

图 4-31　传染性软疣　表皮高度增生，棘层显著肥厚，向下伸入真皮。真皮乳头受压变细并将其分隔为多个梨状小叶。可见软疣小体

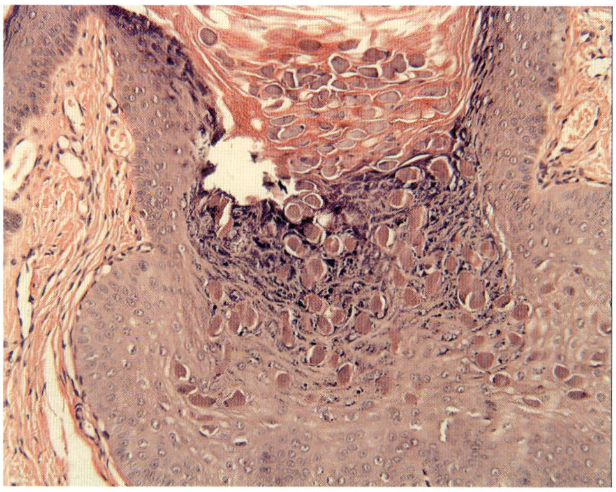

图 4-32　传染性软疣　表皮内胞浆内出现卵圆形、均一红染的嗜酸性结构（软疣小体）

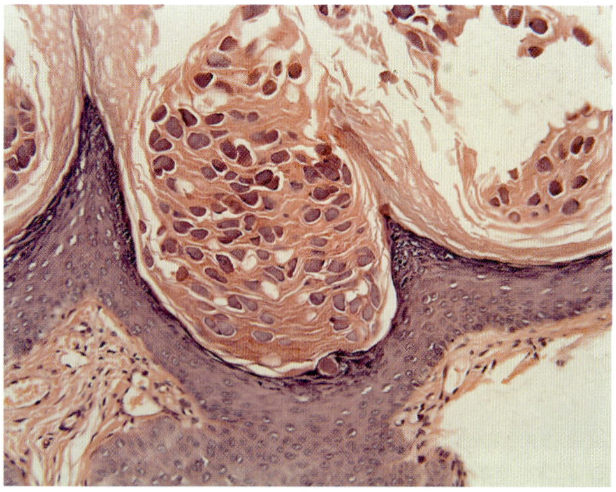

图 4-33　传染性软疣　可见软疣小体

【临床表现】

常见于儿童和青少年，好发于手足背、手指及足缘等处。皮损初起为小丘疹，后渐增大至黄豆大或更大的半圆形或多角形丘疹，质硬，表面粗糙，呈灰黄或污黄色，顶端可呈菜花状，周围无炎症。无明显自觉症状（图 4–34）。

【组织病理】

表皮角化过度，棘层显著肥厚，真皮乳头呈乳头瘤样增生。在乳头状隆起嵴上方的角质层内有呈叠瓦状的角化不全细胞，其核较大，染色较深，在该处角层内常可见陈旧性出血，其下的颗粒层均消失。在棘细胞上层及颗粒层可见核小、圆形、嗜碱性、周围绕以一狭窄透亮晕、胞浆淡染的细胞，称为空泡细胞，又叫挖空细胞或中空细胞。空泡细胞中透明角质颗粒很少。在两个乳头状嵴之间的凹陷处，颗粒细胞的大小及数量均增加，胞内含有很多形态与大小不一的浓集的透明角质颗粒，在空泡化细胞附近尤为明显。表皮突伸长，在疣周围的表皮突向中心弯曲呈抱球状。真皮乳头上延，其中血管扩张，一直达到乳头顶部。浅层血管丛周围少数淋巴细胞浸润。细胞浸润在寻常疣的消退期更为明显。

空泡细胞、呈叠瓦状角化不全细胞以及灶性透明角质颗粒浓集，这三种特征性变化在寻常疣的早期非常明显，而陈旧性损害则逐渐减轻甚至消失（图 4–35~图 4–37）。

【鉴别诊断】

本病需与疣状痣、疣状皮肤结核鉴别。

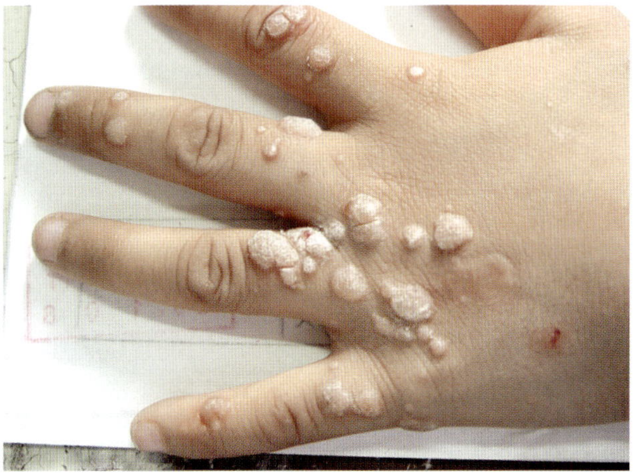

图 4–34　寻常疣

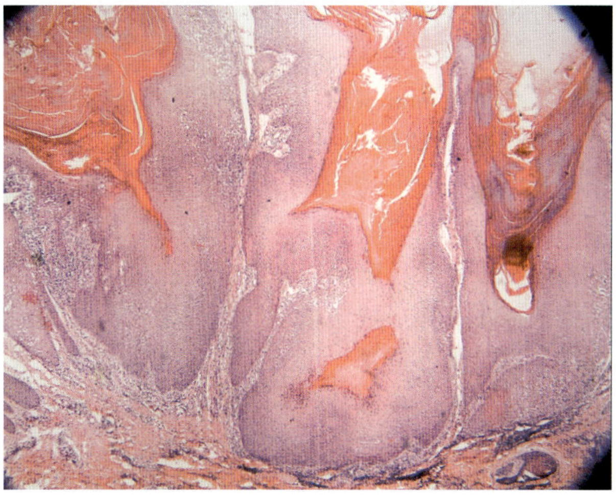

图 4–35　寻常疣　表皮角化过度，棘层显著肥厚，真皮乳头呈乳头瘤样增生

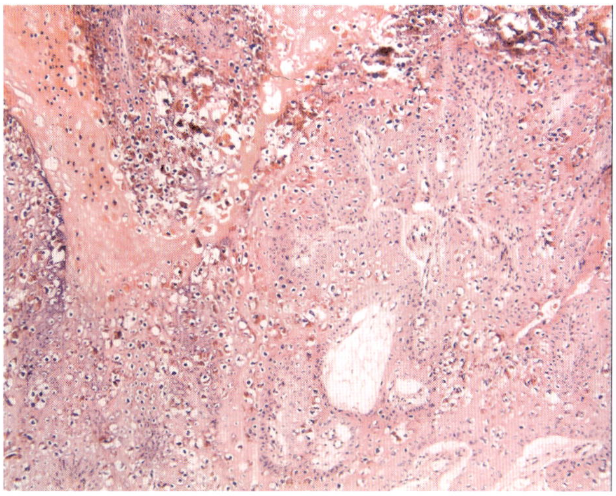

图 4–36　寻常疣　可见挖空细胞，胞内含有很多形态与大小不一的浓集的透明角质颗粒

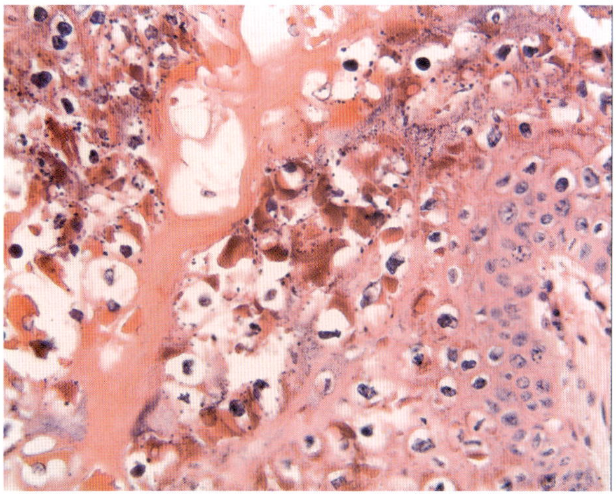

图 4–37　寻常疣　可见挖空细胞，胞内含有很多形态与大小不一的浓集的透明角质颗粒

跖　疣

跖疣（plantar warts）是发生在足跖部的寻常疣。因该部位角质层较厚，临床表现不同于寻常疣。

【临床表现】

好发于足跟、趾间、跖前部等受压部位。皮损由于压迫摩擦形成淡黄色胼胝样角质层，表面粗糙不平，境界清楚，可见散在小黑点，为乳头血管破裂所致。皮损数目不一，有痛感。病程慢性，可自行消退（图 4–38）。

【组织病理】

本病病理表现与寻常疣基本相同，但角化过度更加显著，并有广泛的角化不全，棘层上部空泡形成明显，构成明显的网状。因受压常继发感染。真皮内常伴较多的炎性细胞浸润（图 4–39，图 4–40）。

【鉴别诊断】

临床需与鸡眼、胼胝等鉴别。

扁平疣

扁平疣（plane warts）由人乳头瘤病毒（HPV）感染所致。病毒分型常为 HPV3、HPV5 型。

【临床表现】

本病好发于青少年。常见于颜面、手背、前臂、颈、胸等部位。皮疹为米粒至黄豆大扁平光滑丘疹，圆形或椭圆形，淡褐色或正常肤色。皮疹数目较多，散在或密集分布，偶可见沿抓痕呈串珠状排列（Koebner 现象）。一般无自觉症状，偶有轻度瘙痒感。病程慢性，可自行消退（图 4–41~图 4–43）。

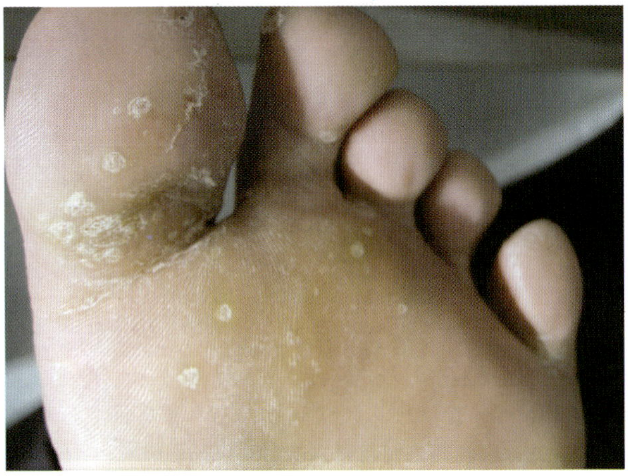

图 4–38　跖疣

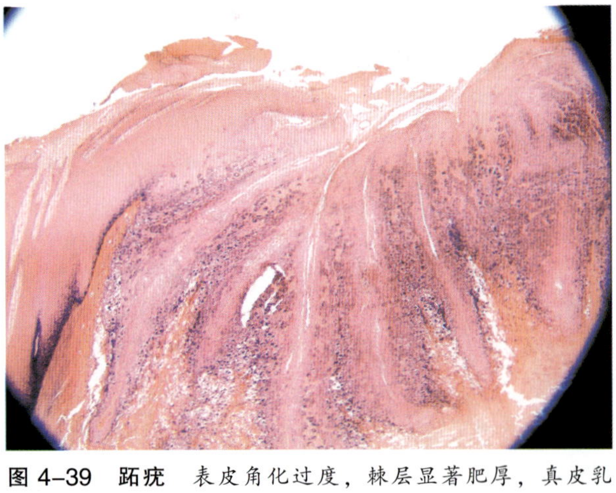

图 4–39　跖疣　表皮角化过度，棘层显著肥厚，真皮乳头呈乳头瘤样增生，棘层空泡形成明显

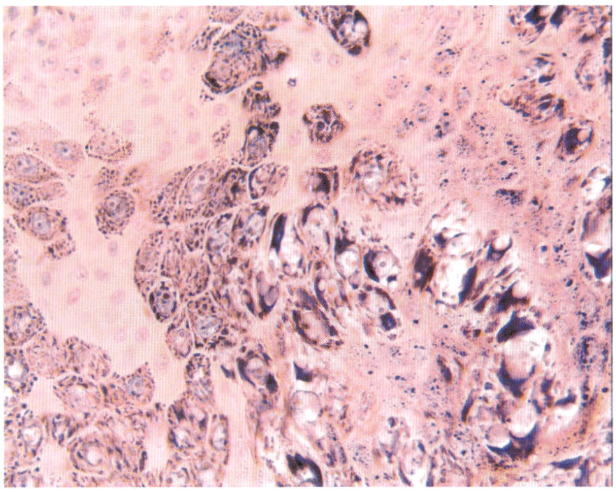

图 4–40　跖疣　颗粒层细胞的大小及数量均增加，胞内含有很多形态与大小不一的浓集的透明角质颗粒

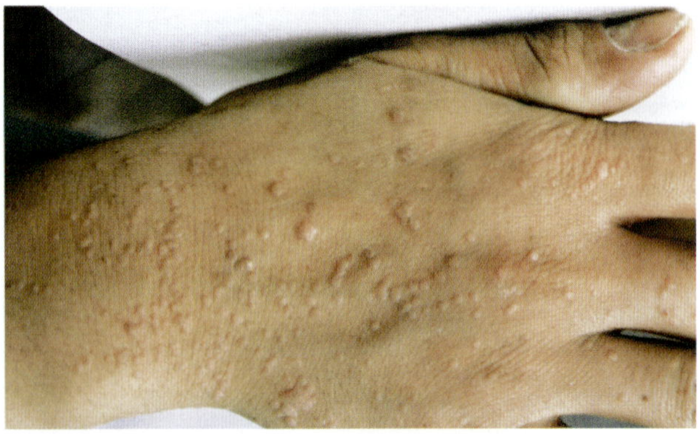

图 4–41　扁平疣

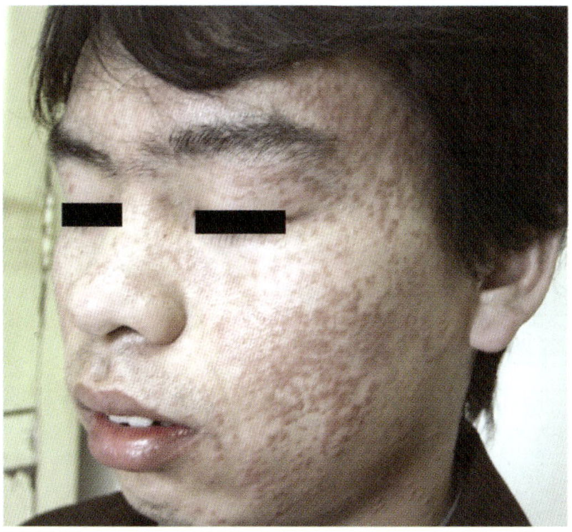

图 4-42　扁平疣

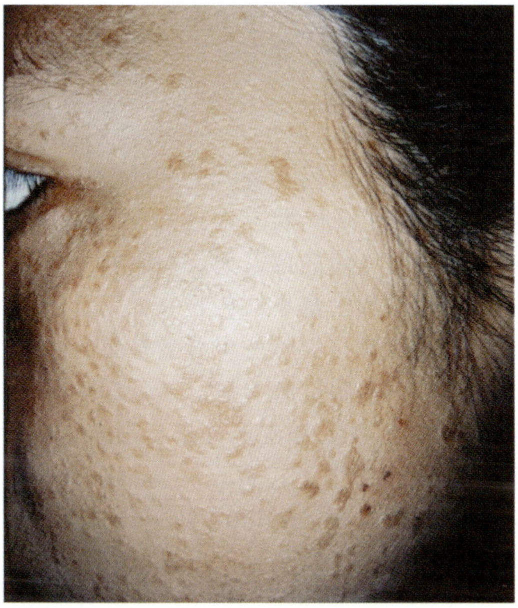

图 4-43　扁平疣

【组织病理】

表皮角化过度，颗粒层均匀增厚，棘层肥厚，表皮突轻度伸长，但并无乳头瘤样增生。棘层上部及颗粒层内可见弥漫性空泡化细胞，细胞胞体大，胞质内含有少量透明角质颗粒（附近非空泡化的细胞内则含有大量透明角质颗粒），核位于中央，特称鸟眼细胞。由于角质细胞空泡化，故角质层表现为明显的网篮状外观。真皮大致正常。在扁平疣消退期，真皮浅层血管周有以淋巴细胞为主的浸润（图 4-44~图 4-46）。

【鉴别诊断】

临床上需与汗管瘤鉴别。

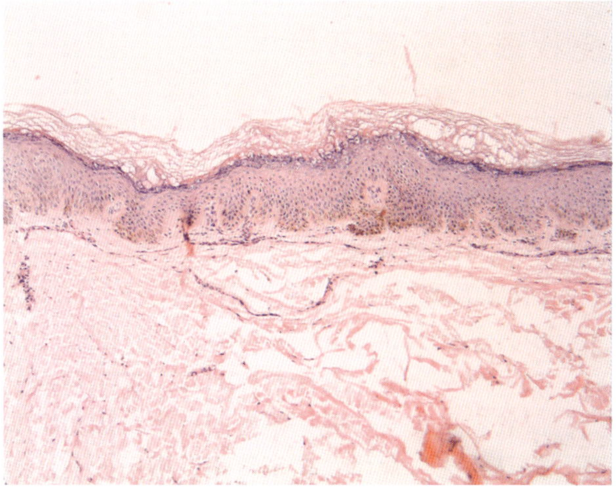

图 4-44　扁平疣

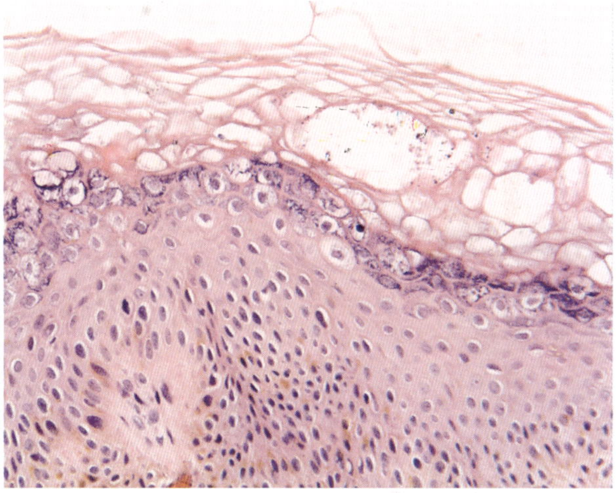

图 4-45　扁平疣　角质层表现为明显的网篮状外观，棘层上部及颗粒层内可见弥漫性空泡化细胞，细胞胞体大，胞质内含有少量透明角质颗粒

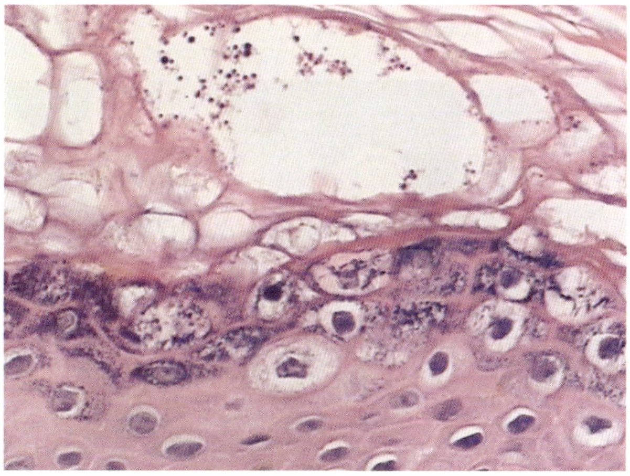

图 4-46 扁平疣　可见弥漫性空泡化细胞，细胞胞体大，胞质内含有少量透明角质颗粒

疣状表皮发育不良

疣状表皮发育不良（epidermodysplasia verruciformis）又称泛发性扁平疣（generalized verrucaplana），常有家族史，与遗传因素有关，主要由 HPV3、HPV5 所致。

【临床表现】

多自幼年发病，好发于面、颈、躯干、四肢，也可泛发全身。皮损对称分布，形态似扁平疣，但较扁平疣大、硬，躯干四肢处皮损更大更硬，似寻常疣。常伴发掌跖角化，指甲改变，雀斑样痣，智力发育迟缓。病程极慢，皮损可持续数年而无变化。部分患者可发展成鳞癌或基底细胞癌（图 4–47，图 4–48）。

【组织病理】

由 HPV3 所致的疣状表皮发育不良的组织学表现与扁平疣相同，在表皮上部有明显弥漫性空泡细胞。其他型（如 HPV5、HPV8）所致疣状表皮发育不良其组织学表现为：表皮角化过度，棘层肥厚，粒层及棘层可见三五成群病变细胞，其胞体大，胞浆淡蓝染，部分可呈空泡状，其核大、圆，染色质常位于核缘。部分细胞可见核固缩、核变空，呈发育不良外观。真皮无改变，或浅层血管周围有少许炎症细胞浸润。

【鉴别诊断】

临床上需与疣状肢端角化症和扁平苔藓相鉴别。

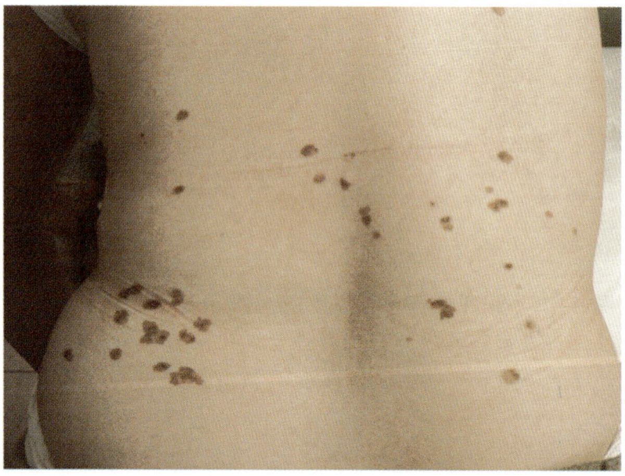

图 4–47　疣状表皮发育不良

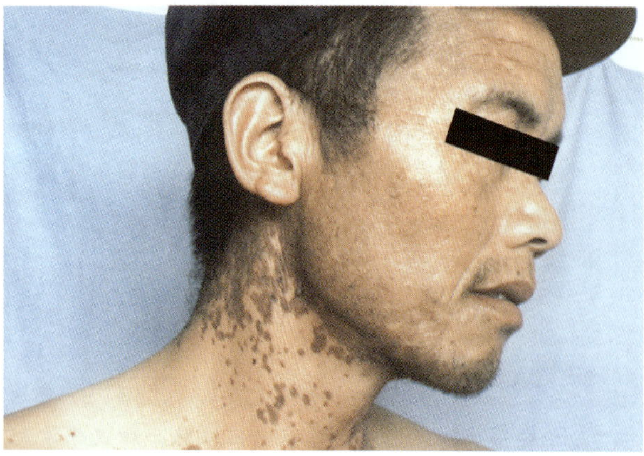

图 4–48　疣状表皮发育不良

Kaposi 水痘样疹

Kaposi 水痘样疹（Kaposi's varicelliform eruption）的特点为异位性皮炎或其他炎症性皮肤病患者在感染单纯疱疹病毒（也可为牛痘病毒及柯萨奇 A16 病毒）后在原有皮损的基础上突然出现脐窝状水疱性皮疹。

【临床表现】

多见于 3 岁以内儿童，也可见于成人。感染病毒后有 5~9d 潜伏期。出现高热，全身不适，嗜睡等前驱症状后的第二天，在原有皮肤损害的基础上出现多数密集小红色丘疹，而后迅速变为水疱、脓疱或直接突然发生多数密集的水疱，迅速变为脓疱，基底红肿明显，部分疱顶有脐窝状凹陷。2~3d 后，大部皮损可相互融合成大片状。少数皮疹也可发生于正常皮肤甚至全身。5~10d 皮疹相继成批出现。8~14d，机体产生足够抗体，皮疹渐干燥结痂，留有色素沉着及浅表性瘢痕而愈合，全身症状也随之减轻至消失（图 4–49~图 4–51）。

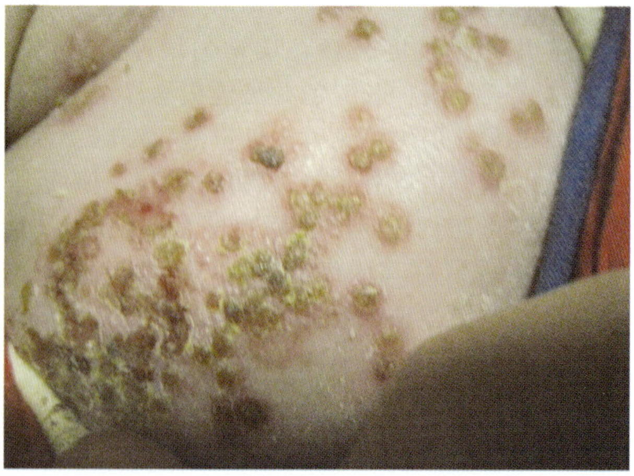

图 4–49　Kaposi 水痘样疹　脓疱及脐窝状凹陷

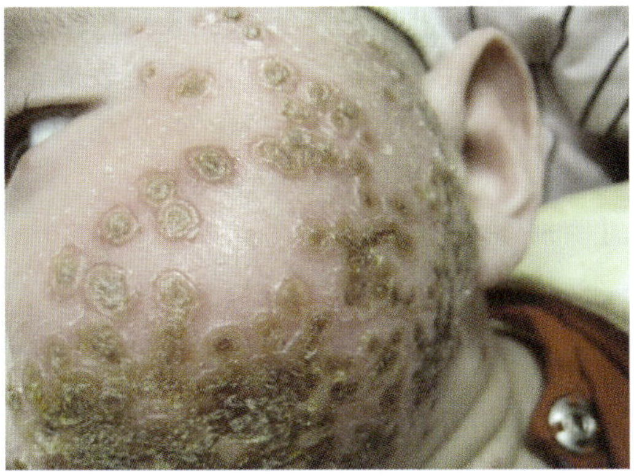

图 4-50　Kaposi 水痘样疹　面部脐窝状凹陷脓疱

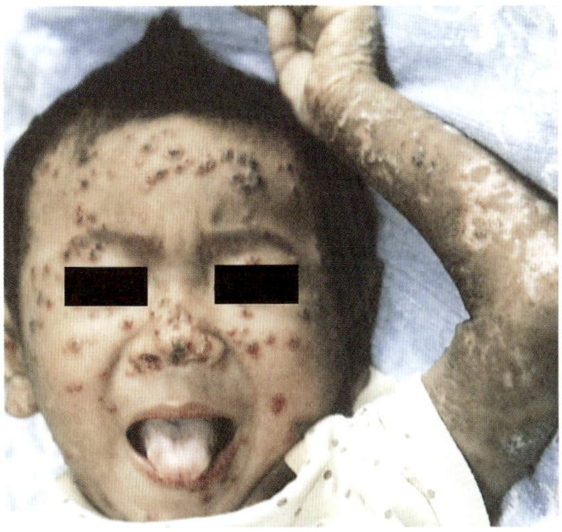

图 4-51　Kaposi 水痘样疹

【组织病理】

表皮内或表皮下可见水疱或脓疱，并有网状和气球状变性。感染单纯疱疹病毒的皮损（疱疹性湿疹）常有多核的上皮细胞，而感染牛痘病毒的皮损（牛痘性湿疹）则无。在真皮内有大量炎性细胞浸润，以中性粒细胞为主。由于原有皮肤炎症，包涵体常难以发现。

【鉴别诊断】

疱疹性湿疹与牛痘性湿疹在临床上与组织学上都很难区分，只能靠非组织学方法加以区分，牛痘性湿疹目前几乎很少发病。

小儿丘疹性肢端皮炎

小儿丘疹性肢端皮炎（papular acrodermatitis of childhood）主要由 HBV（乙肝病毒）感染所致，表现为四肢、面部特异性丘疹，浅表淋巴结肿大及肝大。

【临床表现】

好发于 2~6 岁小儿，无明显前驱症状。先在四肢末端、手足背处出现针头到绿豆大暗红或淡褐色扁平实性丘疹，3~4d 内依次向上扩展至股部、臀部及上肢伸侧，最后扩展至颜面部。躯干部一般不受累。皮损多对称分布，互不融合。发疹时，伴发全身淋巴结肿大，同时或在 1~2 周后发生急性无黄疸型肝炎。皮疹 2~8 周后自然消退，伴轻度脱屑。皮疹消退时，肝炎达极期，但患者一般情况良好，少数可出现低热、全身不适等症状（图 4-52，图 4-53）。

【组织病理】

表皮角化过度，棘层轻至中度肥厚，真皮上部水肿，毛细血管扩张，血管周围有淋巴细胞及组织细胞浸润，淋巴结内有弥漫性网状细胞增生。

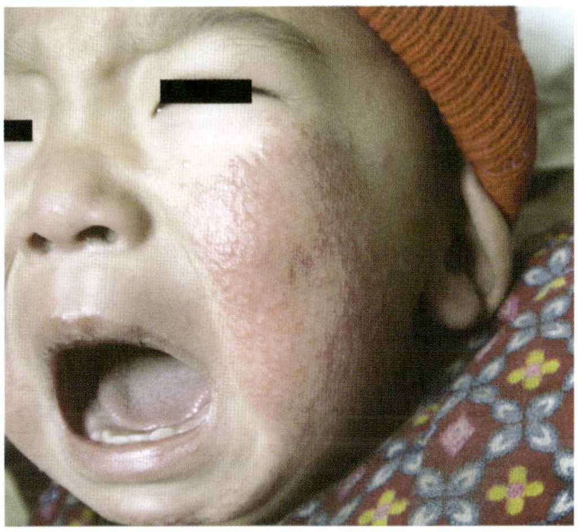

图 4-52　小儿丘疹性肢端皮炎

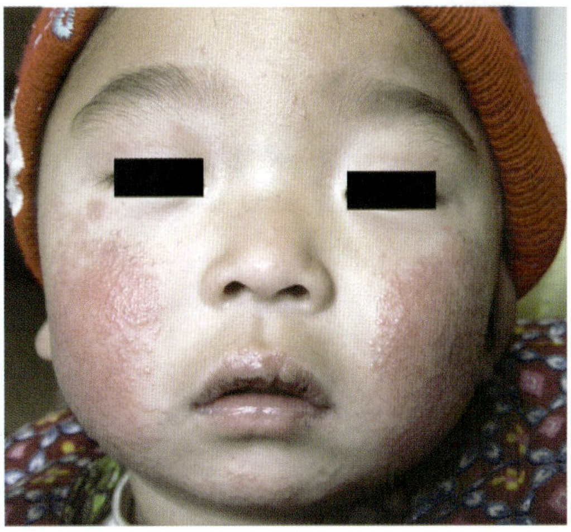

图 4-53　小儿丘疹性肢端皮炎

皮疹电镜检查可在真皮上部的小血管内皮细胞的胞浆内看见直径 20nm 的微细管状集合块。

【鉴别诊断】

临床上需与玫瑰糠疹、急性扁平苔藓、药疹等相鉴别。无肝炎的丘疹水疱肢端局限性综合征与本病单从临床皮疹上无法区别，应检查浅表淋巴结和肝脏有无损害。

手足口病

手足口病（hand-foot-mouth disease）由肠病毒引起，最常见柯萨奇 A16。临床以手、足、口出现水疱为特征，病情轻而短暂，儿童多见。

【临床表现】

潜伏期 3~5d，发疹前可有低热、头痛、腹痛、食欲减退等前驱症状。随后在咽部、软腭、颊黏膜、舌、齿龈部出现绕以红晕的直径 1~3mm 小水疱，水疱破溃，形成浅溃疡。同时或相继在手、足出现红色斑丘疹，很快变成小水疱，周围绕以红晕，常发生在指（趾）背、侧面，特别在甲周，掌跖部位也可发生。脓疱数目不定，分布稀疏。皮损除手足口外也可发生于臀部，某些遗传过敏素质的婴儿可出现 Kaposi 水痘样疹。病程 5~10d，多数可自愈，愈后不留瘢痕（图 4-54~图4-56）。

【组织病理】

早期表皮内水肿，有多房性小水疱，系表皮内气球变性和网状变性所致。当表皮内疱张力过大时，可使基底破裂成为表皮下疱，表皮常随之坏死。无包涵体及多核巨细胞。真皮浅层有非特异性炎症浸润（图 4-57，图 4-58）。

【鉴别诊断】

本病需与疱疹性咽峡炎、单纯疱疹、汗疱疹、口蹄病及一些口腔出现水疱的病毒性疾病鉴别。

传染性红斑

传染性红斑（erythema infectioum）又称第五种病，为微小病毒 B19 所致。

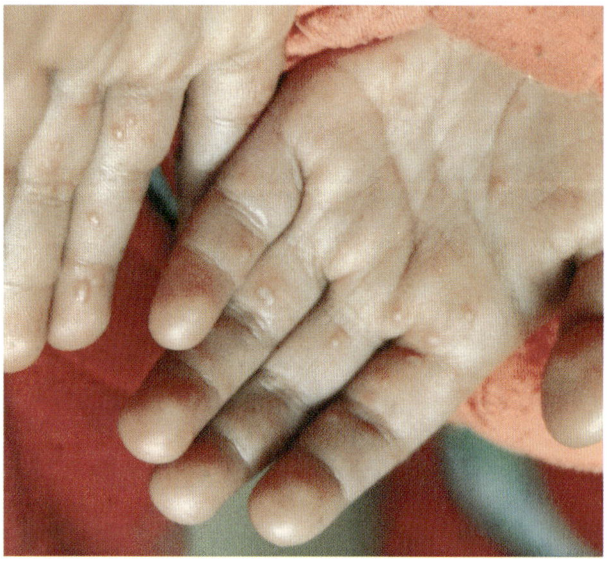

图 4-55 手足口病 手部水疱

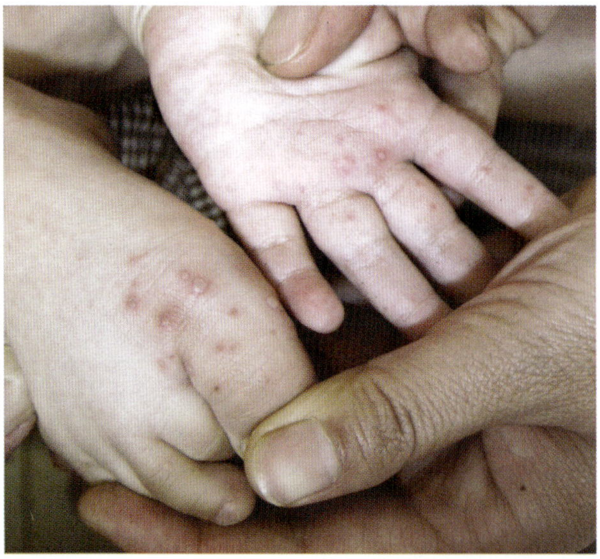

图 4-54 手足口病 手部水疱

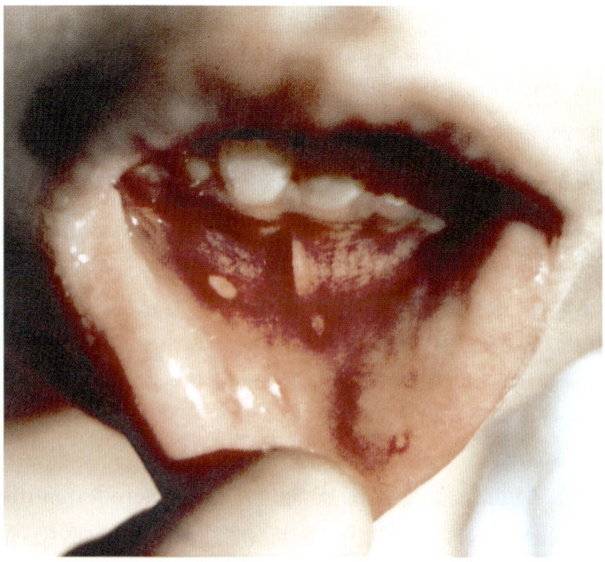

图 4-56 手足口病 口唇部水疱

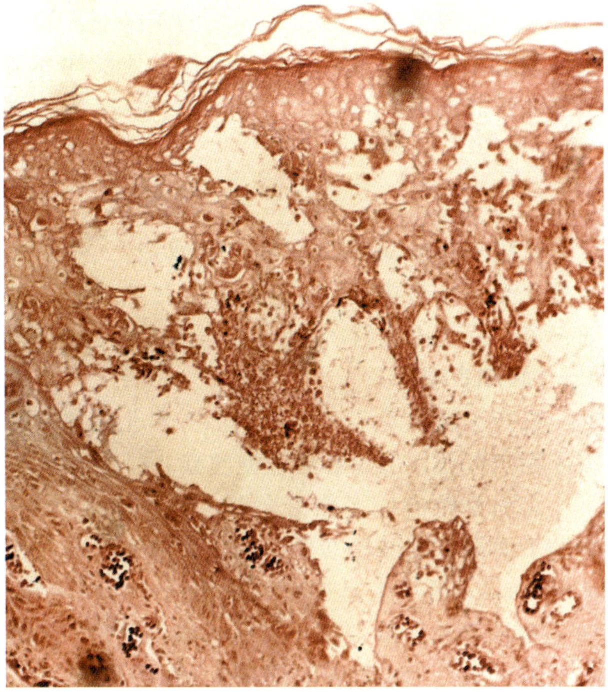

图 4–57　手足口病　表皮内气球变性和网状变性

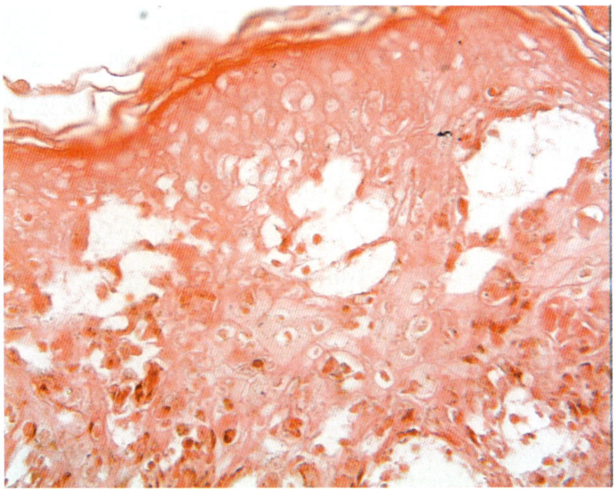

图 4–58　手足口病　表皮内气球变性和网状变性

【临床表现】

好发于 4~12 岁儿童，多见于春夏季节，潜伏期 1~2 周，突然于两侧面颊部出现境界清楚的水肿性红斑，呈蝶形分布，局部皮温增高，偶有微痒和烧灼感。1~2d 后在躯干、臀部、四肢及掌跖部出现境界清楚，对称性花边状或网状的斑丘疹，在颊部和生殖器黏膜上也可发生暗红色斑疹。皮疹时隐时现，温度高时较温度低时明显，6~10d 后皮疹开始消退，消退次序和出现次序相同，消退后不留痕迹。若发生于成人可伴发疼痛及游走性关节炎。

【组织病理】

表皮细胞水肿，真皮乳头层血管扩张，内皮细胞水肿。在血管周围有稀疏的以淋巴细胞为主的浸润，为慢性炎症改变，无诊断价值。

【鉴别诊断】

本病需与风疹、麻疹相鉴别。

Dukes 病

Dukes 病（Duke's disease）又称副猩红热，因与麻疹、猩红热、风疹不同，又称第四种病。

【临床表现】

好发于 3~4 岁小儿，春夏两季多见。初起有轻微全身症状，于腋窝、腹股沟等皮肤皱褶部位出现细小微高出皮面的点状斑疹，玫瑰红色，数小时内皮疹蔓延至全身，与猩红热样发疹类似，可伴有上呼吸道卡他症状，浅表淋巴结肿大。经 4~5d 皮疹自行消退，可有糠状脱屑。

【鉴别诊断】

临床上需与猩红热鉴别，本病较猩红热全身症状轻，病程短，皮疹细小淡红色。

埃可病毒疹

埃可病毒疹（ECHO virus eruption）是由人肠道孤病毒（ECHO）引起的发疹性疾病，该病毒为 RNA 病毒，目前已有 38 个血清分型。本病通过粪–口途径传播。

【临床表现】

夏秋季多发，多见于儿童，约 1/3 感染埃可病毒的患者可出现皮疹。患者在发疹同时或之前可出现中枢神经系统、胃肠道及呼吸道症状，皮疹为散在性粉红色斑疹，似风疹样发疹，初出现于面颈部，后可延及躯干及四肢，亦偶可波及掌跖，无痒感。皮疹多在 4~5d 内消退，消退后不留痕迹。ECHO–9 型感染后可表现为出血性紫癜样皮疹，ECHO–9、ECHO–16 型感染后，可出现似 Koplik 斑，色灰白。ECHO–16 型也可出现脐窝状水疱。在咽、粪便、血液及脑脊液中均可分离出病毒，病后 1~3 周，血清中可检测出特殊抗体。

【鉴别诊断】

本病需与麻疹、风疹、猩红热、幼儿急疹相鉴别。

鲍温样丘疹病

鲍温样丘疹病（Bowenoid papulosis）是指发生于生殖器部位的褐色扁平丘疹，由人乳头瘤病毒感染引起。

【临床表现】

多见于20~30岁的年轻人。皮疹为直径2~10mm的单个或多个红褐色或褐黑色丘疹，境界清楚，表面光亮，可散在或群集融合成网状，好发于腹股沟、外生殖器及肛周的皮肤黏膜。一般无自觉症状，良性经过，部分患者可自行消退，也可复发。

【组织病理】

表皮呈轻度乳头瘤样增生。表皮全层可见大量不典型角质形成细胞及分化不良细胞，细胞核大、深染、核排列紊乱，可见异形核丝状分裂象。灶性颗粒层增厚，在乳头顶上有角化不全。真皮乳头层增厚，毛细血管扩张迂曲。真皮浅层血管丛周围有中等密度淋巴细胞和浆细胞浸润。

【鉴别诊断】

本病需与Bowen病、扁平苔藓、尖锐湿疣、环状肉芽肿等相鉴别。

（罗素菊　王晓鹏）

第二节　细菌性皮肤病

细菌与皮肤病的关系十分密切，细菌及其毒素可分别引起感染性病变（如疖）、中毒性病变（如葡萄球菌烫伤样皮肤综合征）和免疫介导性病变（如超抗原诱发或加重特应性皮炎、银屑病）等。

根据细菌形态不同可将细菌性皮肤病分为球菌性皮肤病和杆菌性皮肤病。前者主要由葡萄球菌或链球菌感染所致，多发生在正常皮肤上，故又属原发感染；后者又分为特异性感染（如皮肤结核和麻风）和非特异性感染（革兰阴性杆菌如变形杆菌、假单孢菌和大肠杆菌等），其中非特异性感染常发生在原有皮肤病变的基础上，故又属继发感染。本节仅介绍有代表性的原发性细菌感染性皮肤病。

脓疱疮

脓疱疮（impetigo）俗称“黄水疮”，是最常见的化脓球菌传染性皮肤病。接触传染，蔓延迅速，可在儿童中流行。

【临床表现】

流行于夏秋季节，常见于2~7岁儿童。根据临床症状可分大疱型和寻常型两型。

大疱型脓疱疮多数由金黄色葡萄球菌引起，好发于面部、四肢等暴露部位。皮损初起为散在水疱，1~2d后水疱迅速增大，水疱内容初清澈，1d后疱液浑浊，浓汁沉积于疱底部，形成半月形的积脓现象（为本型特征之一）。疱壁薄而松弛，易破，破后露出糜烂面，干燥后形成黄色脓痂，自觉瘙痒，一般无全身症状（图4–59，图4–60）。

寻常型脓疱疮多数由溶血性链球菌或与金黄色葡萄球菌混合感染所致。好发于颜面、口周、鼻孔周围、耳郭以及四肢等露出部位。皮损为在红斑基础上出现水疱，迅速转变为脓疱，周围有明显红晕，疱壁薄，易破，破后渗液干燥结成黄色厚痂，痂皮可渐向四周扩展，与临近皮损相互融合。陈旧结痂6~10d可自然脱落，愈后不留瘢痕，自觉瘙痒，常因搔抓将细菌接种到其他部位，从而发生新的皮疹。一般全身症状轻，重症者可伴发高热、淋巴结炎等全身症状（图4–61）。

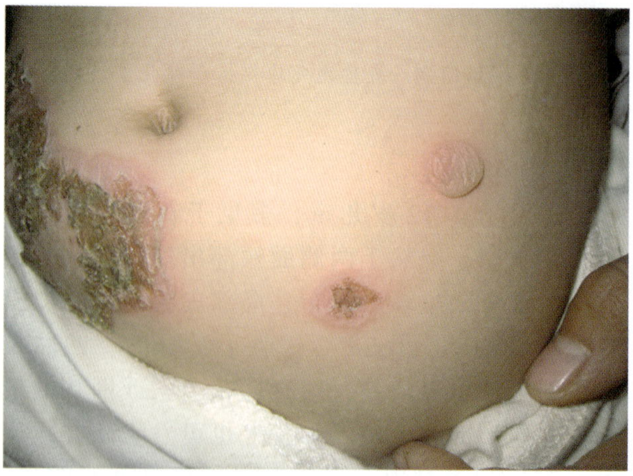

图4–59　大疱脓疱疮

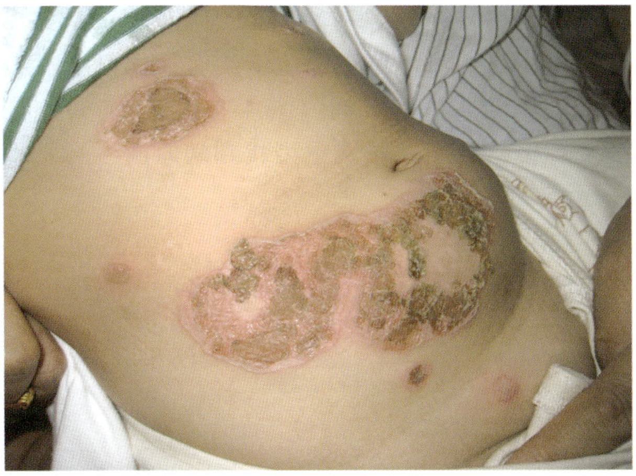

图 4-60 大疱脓疱疮

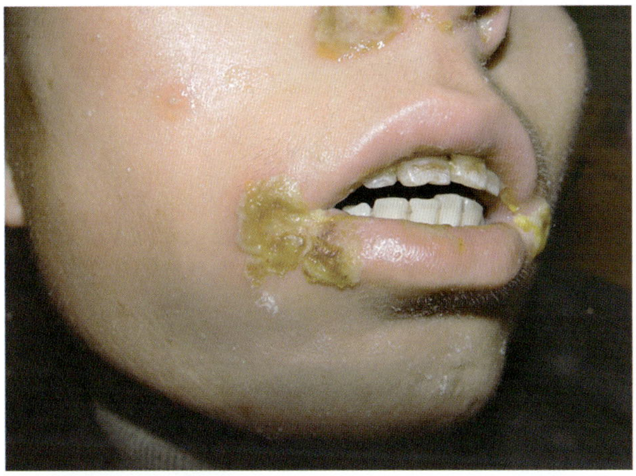

图 4-61 寻常型脓疱疮

【组织病理】

本病特点为在角质层下与粒层之间形成脓疱，脓疱内含有很多中性粒细胞、纤维蛋白，在中性粒细胞内外可见到球菌。偶在大疱底部能见到少数棘层松解细胞（为中性粒细胞溶解蛋白作用的结果），疱底棘层可有海绵形成和中性粒细胞渗入。真皮上部血管扩张、充血，血管周围有中性粒细胞及淋巴细胞浸润，真皮乳头水肿。

【鉴别诊断】

临床应与丘疹性荨麻疹、水痘相鉴别。红斑性天疱疮及落叶性天疱疮继发细菌感染时组织病理很难和脓疱疮区别，需结合临床。

深脓疱疮

深脓疱疮（ecthyma）又称臁疮，炎症较脓疱疮深，可形成坏死和溃疡。病原菌多为 B 型溶血性链球菌，少数为金黄色葡萄球菌，也可为两者混合感染。

【临床表现】

好发于下肢及臀部。初起为粟米至黄豆大小水疱或脓疱，基底有炎症浸润，以后炎症不断扩大，可向深部发展。中心坏死形成黑褐色污秽痂皮，痂皮不易剥离，去除后可见圆形或椭圆形溃疡，境界清楚，周边陡峭，基底较硬，上可见灰绿色脓性分泌物。2~4 周愈合，留有瘢痕。皮损数目不定，自觉烧灼、痒及疼痛（图 4-62，图 4-63）。

【组织病理】

真皮炎症反应明显，血管扩张，血栓形成，周围结缔组织坏死，形成表浅溃疡，溃疡表面有由干燥的纤维蛋白和角质所形成的痂，其下为坏死的上皮细胞和白细胞。溃疡边缘处表皮水肿，棘层肥厚。

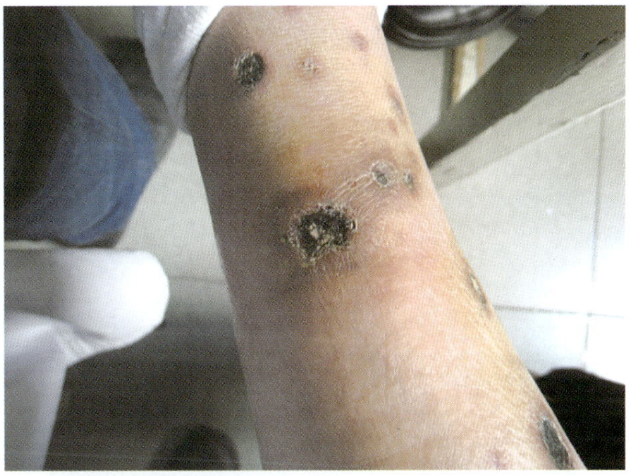

图 4-62 深部脓疱疮

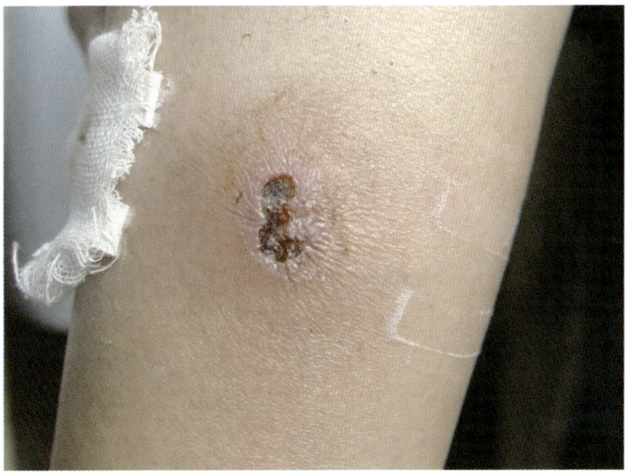

图 4-63 深部脓疱疮

【鉴别诊断】

本病需要与脓疱疮、丘疹坏死性结核疹、变应性血管炎相鉴别。

细菌性毛囊炎

细菌性毛囊炎（bacterial folliculitis）系整个毛囊因细菌性感染发生化脓性炎症。病原菌多为葡萄球菌。

【临床表现】

初起为与毛囊口一致的红色充实性丘疹或由毛囊性脓疱疮开始，以后迅速发展演变成丘疹性脓疱，中间贯穿毛发，四周绕以炎症性红晕，继而干燥结痂，约1周痂脱落而愈。少数可反复发作，多年不愈，部分患者也可发展为深在性感染，如疖、痈等，一般不留瘢痕。皮疹数目不定，多孤立散在，自觉轻度疼痛。成人多发于多毛部位，儿童好发于头部（图 4-64~图 4-69）。

【组织病理】

毛囊口、毛囊深部的毛囊壁及部分毛囊周围组织有数量不等的、嗜中性粒细胞为主的浸润，还可见少量的淋巴细胞、组织细胞，偶可见嗜酸性粒细胞及浆细胞浸润（图 4-70~图 4-75）。在病变部位，特别在脓液中可找到病原菌，必要时需做特殊染色。

【鉴别诊断】

本病需要与丘疹性荨麻疹、水痘、脓疱疮等相鉴别。

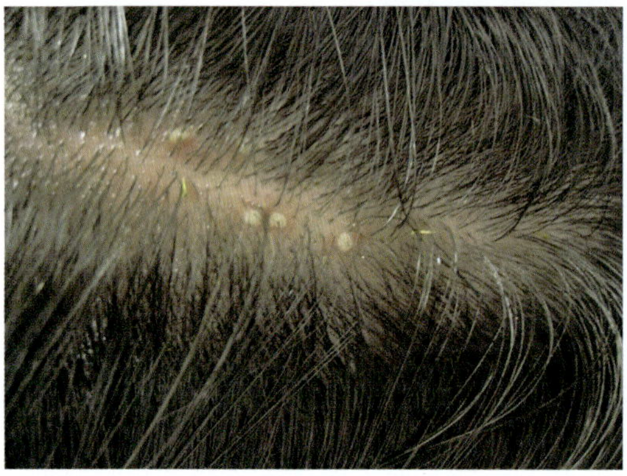

图 4-64　毛囊炎

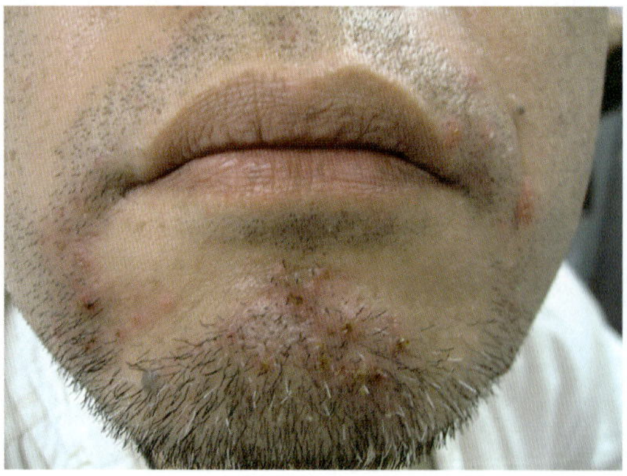

图 4-65　须部毛囊炎

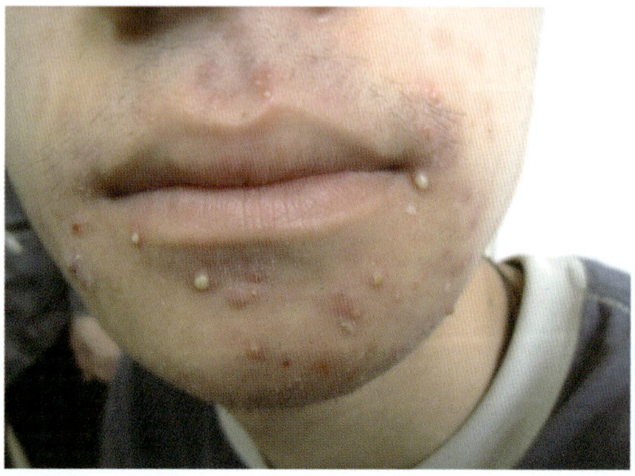

图 4-66　须部毛囊炎

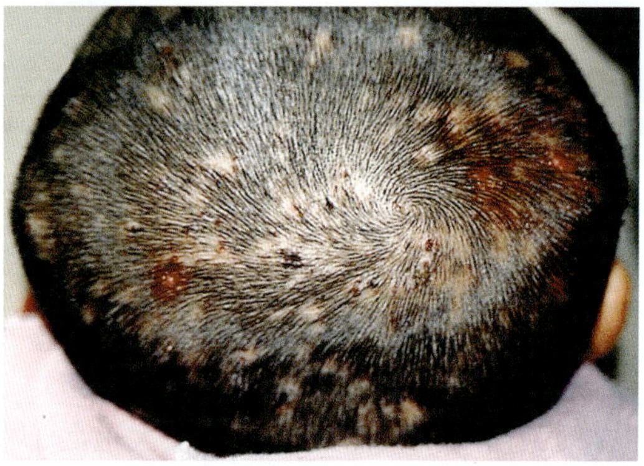

图 4-67　秃发性毛囊炎

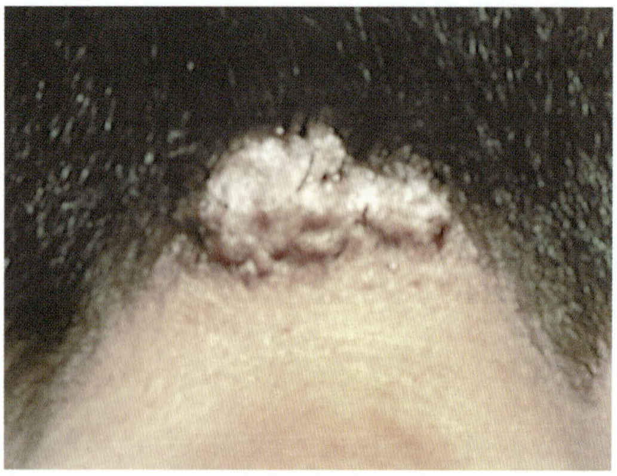

图 4-68　项部瘢痕疙瘩性毛囊炎

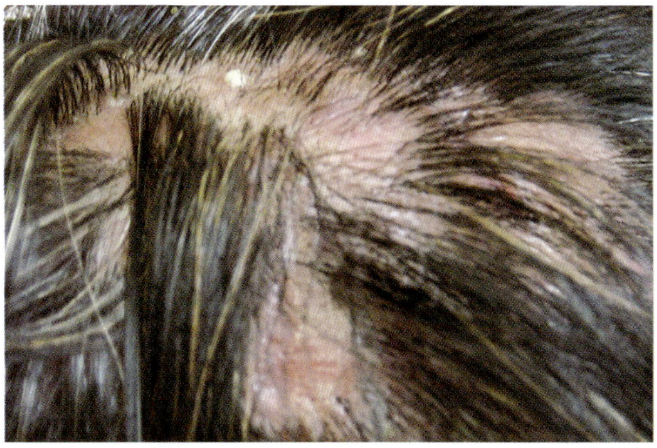

图 4–69 细菌性毛囊炎

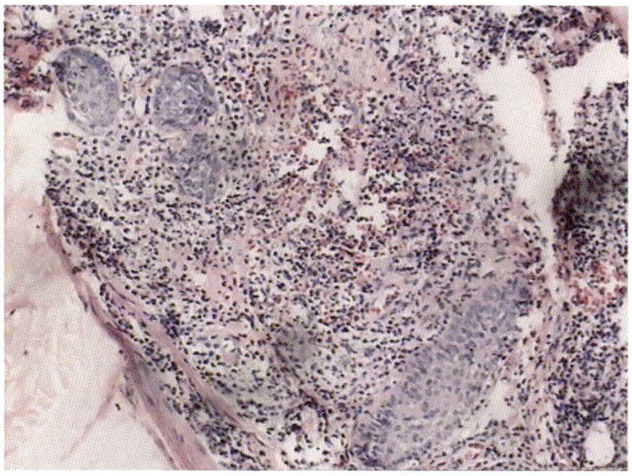

图 4–72 细菌性毛囊炎 毛囊壁破坏，大量炎症细胞浸润

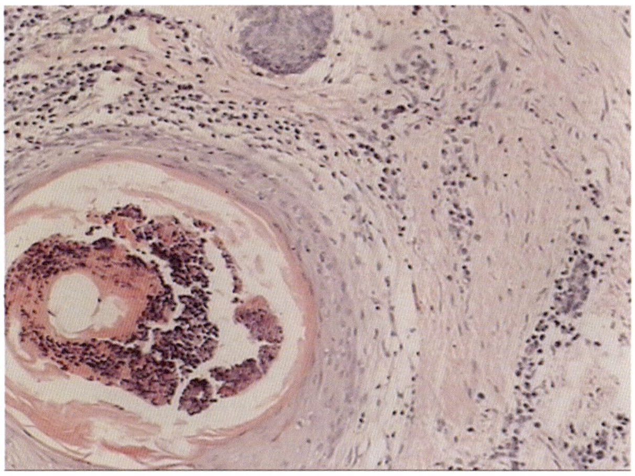

图 4–70 瘢痕性毛囊炎 毛囊内，毛囊壁及毛囊周围组织见炎症浸润

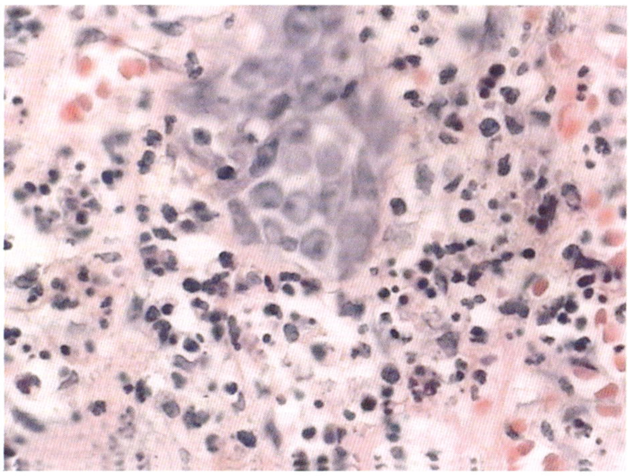

图 4–73 细菌性毛囊炎 毛囊周围组织有数量不等的嗜中性粒细胞为主的浸润

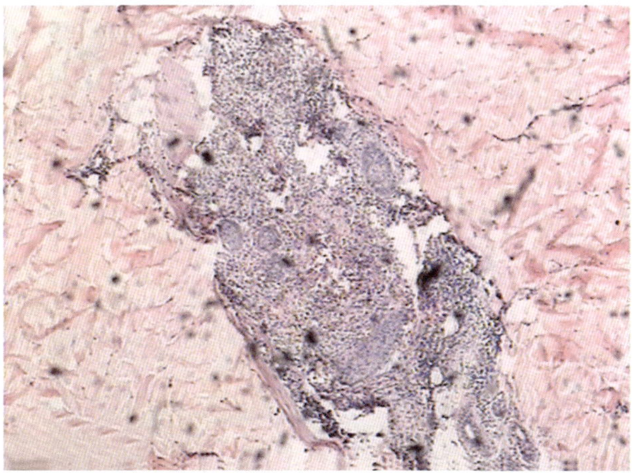

图 4–71 细菌性毛囊炎 毛囊壁破坏，大量炎症细胞浸润

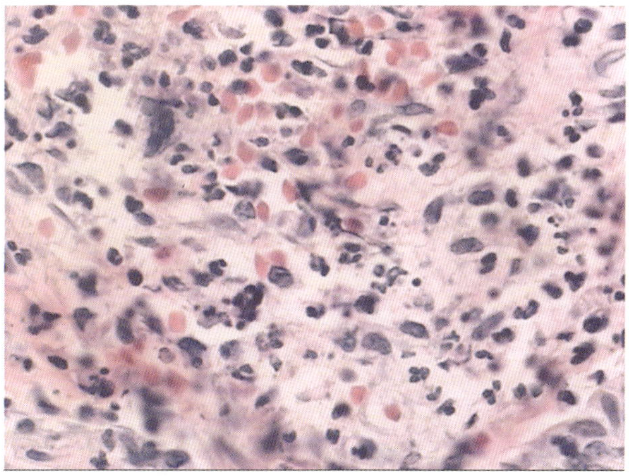

图 4–74 细菌性毛囊炎 毛囊周围组织有数量不等的嗜中性粒细胞为主的浸润

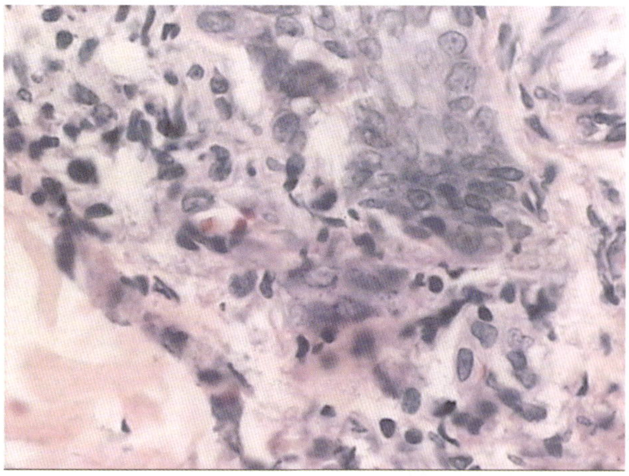

图 4-75　细菌性毛囊炎

葡萄球菌性烫伤样皮肤综合征

葡萄球菌性烫伤样皮肤综合征（staphylococcal scalded skin syndrome，SSSS）的致病菌为可产生剥脱毒素的金黄色葡萄球菌。大都发生于新生儿和 5 岁以内儿童，大龄儿童和成人少见。

【临床表现】

发病突然，初起口周、眼周出现红斑，后可蔓延至全身各处，继之在红斑的基础上形成大疱，疱很快破裂，形成大片状表皮剥脱。1~2d 内，在口周留有放射状皲裂，其他部位皮肤起皱，尼氏征阳性，手足部皮肤可呈手套样或袜套样剥脱。病程 1~2 周，儿童预后较好，成人预后很差（图 4-76~图 4-80）。

【组织病理】

病变位于表皮的最上层，大都在颗粒层的下方，少数也可在颗粒层之内，表现为表皮细胞变性、坏死，表皮有不同程度的松解和水疱形成，靠近大疱底部常有少数棘突松解细胞。疱内很少或无炎症细胞。真皮炎症反应轻微，仅在血管周围有少量细胞浸润，主要为淋巴细胞（图 4-81）。

【鉴别诊断】

本病需与新生儿脓疱疮、脱屑性红皮病、非感染性中毒性表皮坏死松解症、重症多形红斑相鉴别。

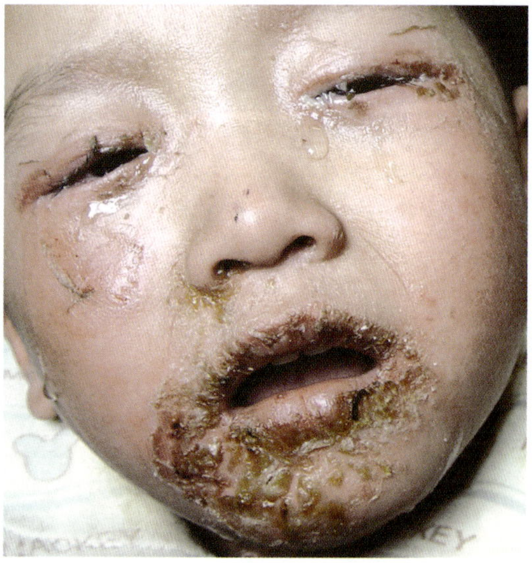

图 4-77　葡萄球性菌烫伤样皮肤综合征

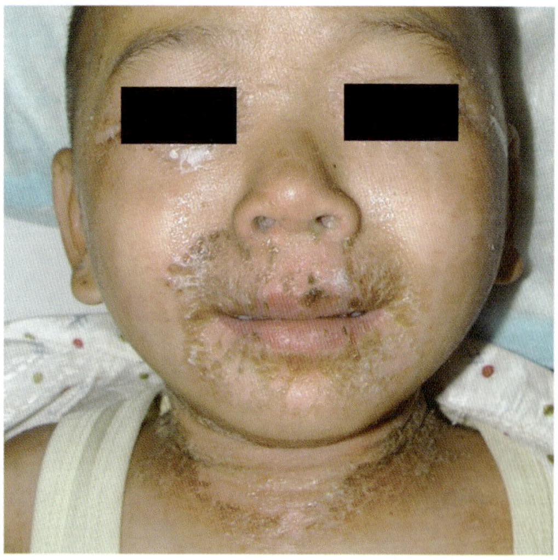

图 4-76　葡萄球菌性烫伤样皮肤综合征

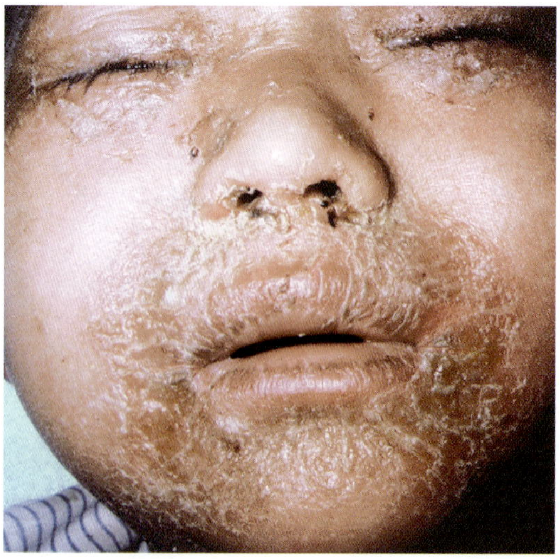

图 4-78　葡萄球菌性烫伤样皮肤综合征

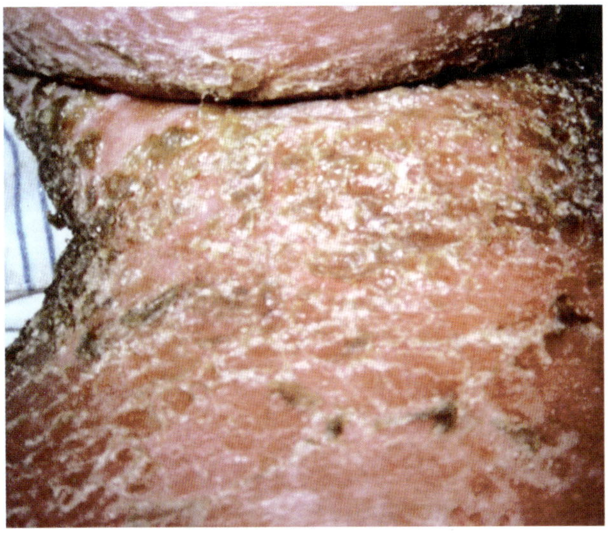

图 4-79　葡萄球菌性烫伤样皮肤综合征

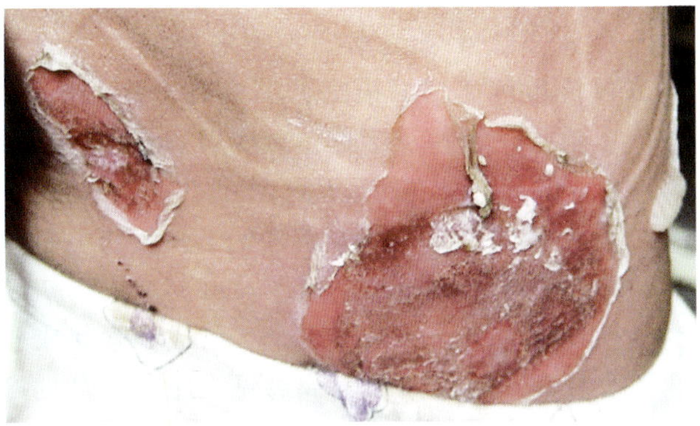

图 4-80　葡萄球菌性烫伤样皮肤综合征

坏死性筋膜炎

坏死性筋膜炎（necrotizing fascitis）为在皮肤损害或手术后所致的皮肤及筋膜的感染，病原菌多为乙型溶血性链球菌，也可为毒力强的葡萄球菌、肠内杆菌、厌氧菌，也可为混合感染。

【临床表现】

多在外伤后不久，爆发性发生境界清楚的痛性红色肿胀，皮损在 1~3d 内迅速扩大，同时伴有高热、衰竭等严重全身症状，发病 2~3d 内，患部呈暗红色，其上可发生水疱或大疱，下部发生不规则的出血性坏死且不断扩大，此时患部皮肤麻木，可有坏死黑色焦痂，四周绕以红晕，似Ⅲ度烧伤，10 d 左右坏死组织可脱落。可发生转移性病损。在易受粪便污染的肛周、臀部及下肢可出现缺氧性坏疽的表现：分泌物黑色，有恶臭；皮损四周有捻发音；X 线检查软组织中可见大量气体。某些糖尿病、嵌顿包茎、尿道瘘或生殖器部位手术后的患者，可在阴茎、阴囊及会阴部出现此类坏疽，称为 Fornier 坏疽。如患者治疗不及时可导致死亡（图 4-82）。

【组织病理】

本病主要表现为急慢性炎症与坏死。表皮轻度角化过度和溃疡形成，真皮、皮下组织及血管壁纤维素样坏死及大量中性粒细胞和少量巨噬细胞浸润，脓肿形成。血管内常有血栓形成，为炎症过程对血管造成损伤所致（图 4-83）。

【鉴别诊断】

本病需与其他皮肤坏疽相鉴别。

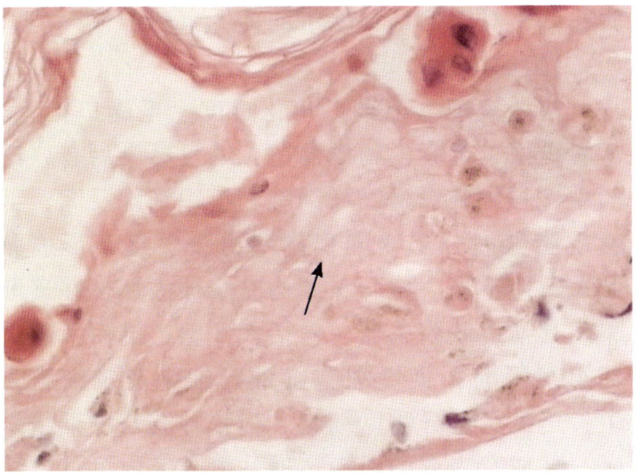

图 4-81　葡萄球菌性烫伤样皮肤综合征　表皮坏死松解

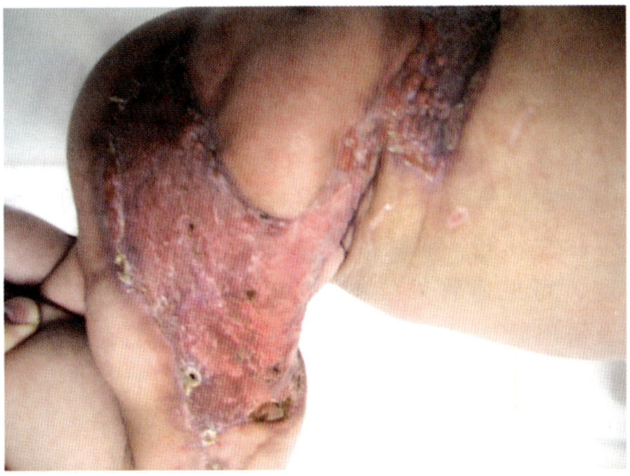

图 4-82　坏死性筋膜炎

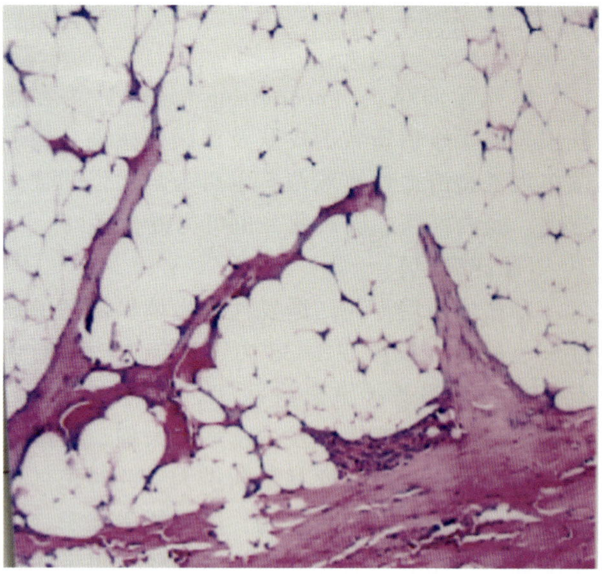

图 4–83 坏死性筋膜炎 *皮下组织及筋膜纤维素样坏死*

丹 毒

丹毒（erysipelas）常由 A 族 B 型溶血性链球菌经皮肤、黏膜破损处进入体内引起，也可经血行感染。

【临床表现】

发病急剧，常有恶寒、发热、头痛、恶心等前驱症状，继而在患部出现水肿性红斑，境界清楚，表面紧张灼热，迅速向四周扩大，有时可发生水疱，自觉灼热疼痛，局部淋巴结肿大，好发于小腿及头面部。皮疹消退时可留有轻度色素沉着和脱屑。

本症常在原有部位有反复再发的倾向，称为慢性复发性丹毒。再发时症状较前一次轻。多次反复发生后可继发象皮肿，此种多见于小腿。

【组织病理】

本病主要病理变化在真皮。表皮可见细胞水肿、变性，甚至坏死、剥脱，多为继发性改变。真皮显著水肿，严重的乳头水肿可致表皮下水疱。在血管与淋巴管周围有以中性粒细胞为主的弥漫性浸润，血管扩张，部分管腔内纤维蛋白栓塞，可见血管外红细胞。Gramsa 染色可在真皮及淋巴管内见有球菌。慢性复发性丹毒患者示真皮及皮下组织内淋巴管管壁明显纤维性增厚，可见管腔部分或全部被阻塞，结缔组织增生，临床上表现为象皮肿。

【鉴别诊断】

临床上需与接触性皮炎，类丹毒、蜂窝织炎相鉴别。

毛囊闭锁性三联征

由于头部脓肿性穿掘性毛囊周围炎、聚合性痤疮、化脓性汗腺炎三种疾病常同时发生且其发病机制及组织病理变化均相似，因此称为毛囊闭锁性三联征（follicular occlusion triad）。

【临床表现】

1. *头部脓肿性穿掘性毛囊周围炎*　该病多见于成年男性，常起始于头后部，起初为数个毛囊炎和毛囊周围炎，皮损可渐增大变深而形成半球状或细长结节。病损处毛发脱落，呈现淡红色表面光滑紧张的隆起。此后皮损可转化形成脓肿，破溃后形成多数瘘孔，瘘孔之间相互沟通，可有浓汁流出，一处病损痊愈留有瘢痕，别处可有新出皮损。如此延绵数年。

2. *聚合性痤疮*　本病为痤疮中最严重的一型，包括各种类型的损害，其中有粉刺、丘疹、脓疱、脓肿、囊肿及瘘管，愈合后留有显著的瘢痕疙瘩。除面部外还可发生于背部、臀部等部位。

3. *化脓性汗腺炎*　本病常见于青年和中年妇女，多发生于腋窝、外生殖器及肛周。皮损初起为硬性皮下结节，一个或多个，可成条索状或融合成大片斑块。结节表面偶可见小脓疱。自觉疼痛及压痛，全身症状较轻。约数周后结节深部化脓，可向表面破溃，形成广泛窦道及较大潜行性不规则溃疡。外生殖器及肛周的汗腺炎多见于男性。如在腋窝、外生殖器及肛周部位出现多数黑头粉刺，对本病具有诊断意义。

【组织病理】

初始表现为毛囊口角化过度、毛囊口扩大、毛囊栓塞、毛囊内物质潴留，继发感染后有广泛的中性粒细胞、淋巴样细胞和组织细胞浸润，毛囊皮脂腺内分泌物堆积排不出去，逐渐形成脓肿。致使毛囊、皮脂腺结构完全被破坏，并逐渐累及其他皮肤附属器，包括大汗腺。继而引起肉芽组织浸润，炎性细胞以淋巴细胞及浆细胞为主，可见少量异物巨细胞。当脓肿波及皮下组织时，形成有表皮的引流窦道。愈合区内可见广泛纤维化，甚至形成瘢痕组织。

【鉴别诊断】

本病需与要皮肤瘰疬性结核、腹股沟肉芽肿、梅毒性淋巴结肿大等相鉴别。

蜂窝织炎

蜂窝织炎（cellulitis）为皮肤及皮下组织广泛的弥漫性化脓性炎症，病原菌多为金黄色葡萄球菌，也可为溶血性链球菌及厌氧菌。某些化学性物质注入软组织也可发生急性蜂窝织炎。

【临床表现】

常见于四肢，初起为境界不清的弥漫性浸润性水肿，严重者其上可发生水疱。局部疼痛，有恶寒、发热等全身症状。随后受累组织逐渐溶解软化，破溃后形成溃疡，2周左右结疤而愈。亦有炎症浸润自然吸收消退而不破溃者。可并发坏疽、转移性脓肿及败血症。如发生在眼眶周围，炎症可扩散到眼窝内及中枢神经系统，病情严重应及时治疗。指（趾）部位的蜂窝织炎称为瘭疽，患者指趾局部有明显搏动痛及压痛。

【组织病理】

病变主要发生在真皮及皮下组织。表皮基本正常，真皮及皮下组织可见广泛急性化脓性炎症改变，以中性粒细胞、淋巴细胞浸润为主，可见血管及淋巴管扩张，有时可见血管栓塞。毛囊、皮脂腺、汗腺等附属器官均被破坏。后期可见由成纤维细胞、组织细胞及巨细胞形成的肉芽肿。

【鉴别诊断】

本病需与丹毒相鉴别。

下疳样脓皮病

下疳样脓皮病（chancriform pyoderma）多由金黄色葡萄球菌感染引起，也可由白色葡萄球菌及副大肠杆菌引起，形成酷似梅毒下疳样浅表溃疡。

【临床表现】

多见于成人，好发于面部，尤其眼睛附近，生殖器部位也较常见。皮损初起为丘疹、脓疱，后渐扩大，破溃后形成直径1~4cm圆形或椭圆形浅表溃疡，色暗红而有光泽，酷似梅毒下疳。溃疡基底面有多少不等的浆液性分泌物，有时有黄色脓性痂。皮损多单发，无自觉症状，附近淋巴结可肿大，有压痛。病程一般为4~8周，愈后留有表浅性瘢痕，可复发。螺旋体及梅毒血清学检查均阴性（图4-84，图4-85）。

【组织病理】

部分表皮坏死，溃疡形成，溃疡表面被覆中性粒细胞为主的炎性渗出物。真皮内弥漫性炎症细胞浸润，主要为淋巴细胞、嗜酸性粒细胞及中性粒细胞。毛细血管扩张、充血，内皮细胞肿胀，部分管壁可见纤维蛋白样变性，管腔闭塞。

【鉴别诊断】

临床上需与梅毒性下疳、软下疳、基底细胞癌、鳞癌相鉴别。

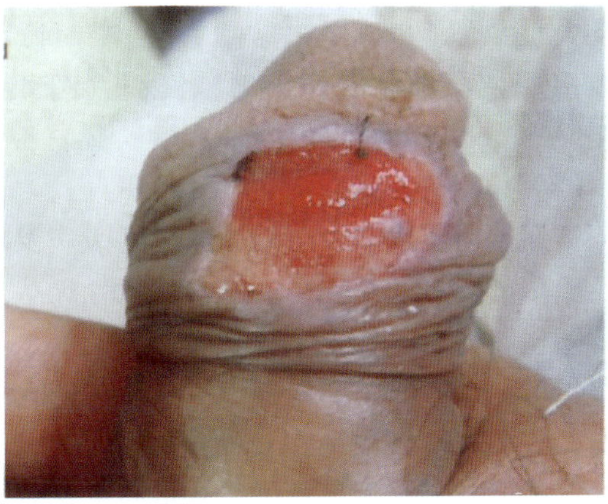

图4-84　下疳样脓皮病

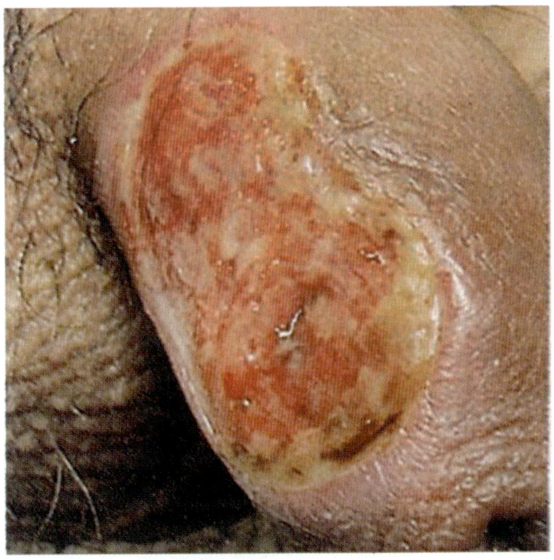

图4-85　阴茎体部巨大下疳样脓皮病

芽生菌病样脓皮病

芽生菌病样脓皮病（blastomycosis-like pyoderma）是一种少见的、表现为组织增生的，特殊类型的慢性脓皮病，是机体对金黄色葡萄球菌、溶血性链球菌或铜绿假单胞菌感染所发生的不正常反应。一般认为由机体免疫力低下所致。

【临床表现】

皮损常发生于外伤处，外观酷似芽生菌病，为环状斑块，边缘高起呈疣状，上有厚痂，去除后可见多数脓肿，有浓汁渗出。浓汁恶臭，这一点可与芽生菌病相区别。数日后中心可痊愈，留有瘢痕（图 4–86~图 4–89）。

【组织病理】

表皮呈假性上皮瘤样增生，可见微脓肿形成，浸润细胞以嗜酸粒细胞为主。可有淋巴细胞及中性粒细胞移入表皮。真皮见肉芽肿改变，有较多中性粒细胞及淋巴细胞浸润（图 4–90~图 4–94）。

【鉴别诊断】

本病需与着色芽生菌病等深部真菌病及增殖性溴碘疹、坏疽性脓皮病、寻常狼疮、疣状皮肤结核等相鉴别。

Oaniel Su 提出 6 条诊断表准：①为较大疣状斑块，表面有脓性分泌物，边缘隆起。②组织病理表现为假性上皮瘤样增生。③培养至少有一种致病菌，如金黄色葡萄球菌、溶血性链球菌或铜绿假单胞菌。④深部真菌、非典型分枝杆菌、结核杆菌培养均阴性。⑤真菌血清实验阴性。⑥无服溴剂史，血清溴水平正常。根据以上 6 条标准，可加以鉴别。

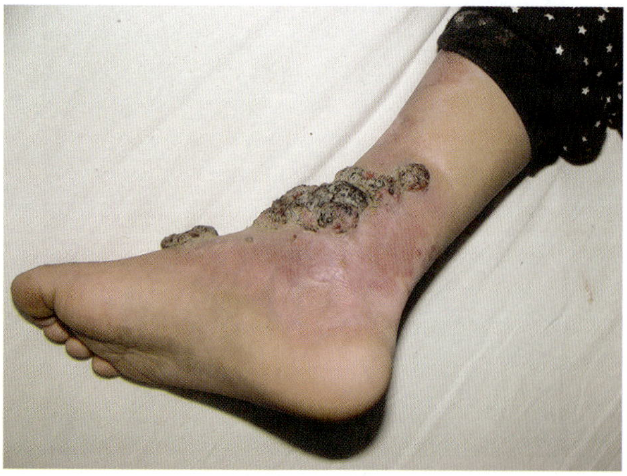

图 4–86　芽生菌样脓皮病　外观酷似芽生菌病，为疣状斑块，边缘高起，上有厚痂

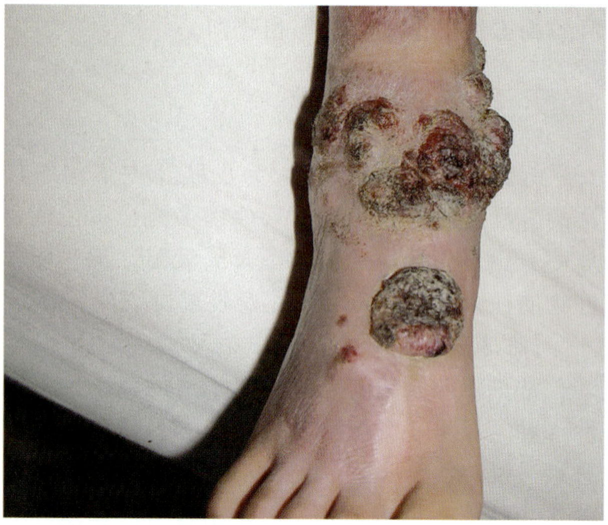

图 4–87　芽生菌样脓皮病　酷似芽生菌病，为疣状斑块，边缘高起，上有厚痂

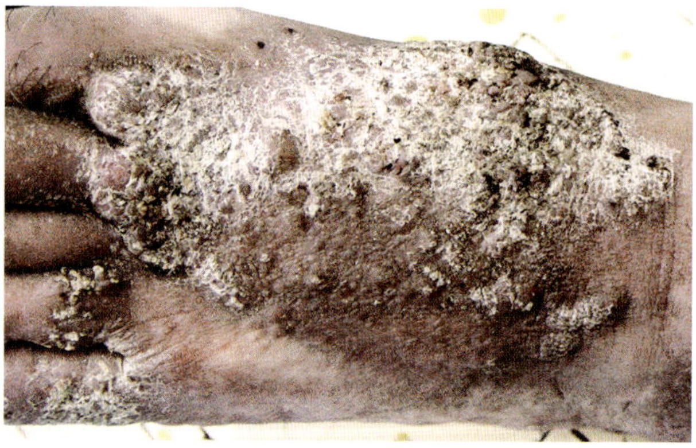

图 4–88　芽生菌病样脓皮病　足背大片疣状斑块

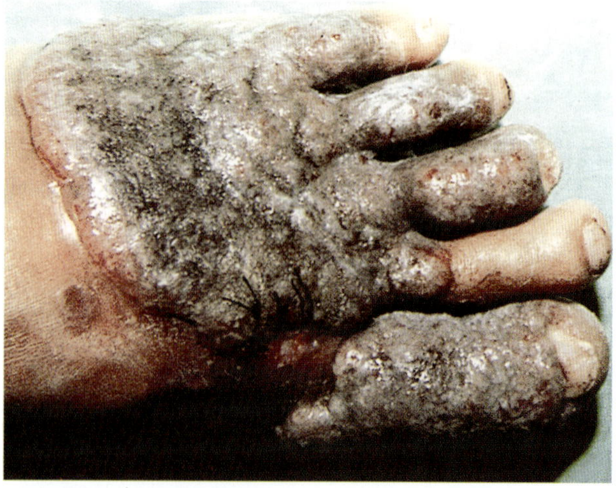

图 4–89　芽生菌病样脓皮病　足背大片疣状斑块

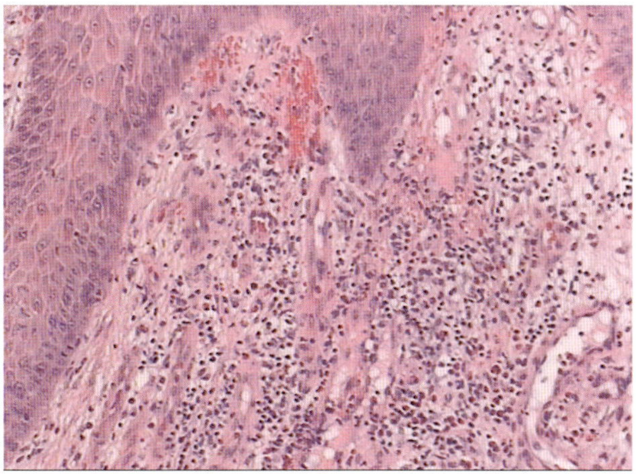

图 4–90　**芽生菌病样脓皮病**　真皮见肉芽肿改变，血管增生有较多炎症细胞浸润。

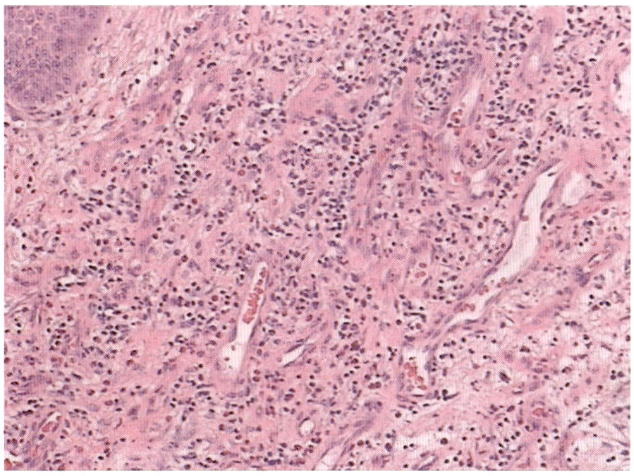

图 4–91　**芽生菌病样脓皮病**　真皮见肉芽肿改变，血管增生有较多炎症细胞浸润

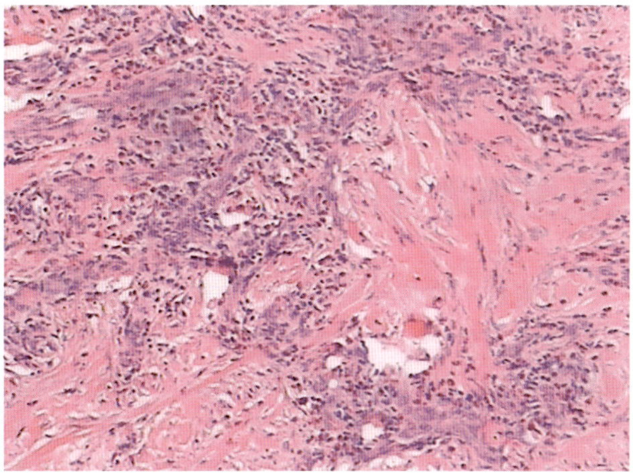

图 4–92　**芽生菌样脓皮病**　炎症细胞浸润，结缔组织增生

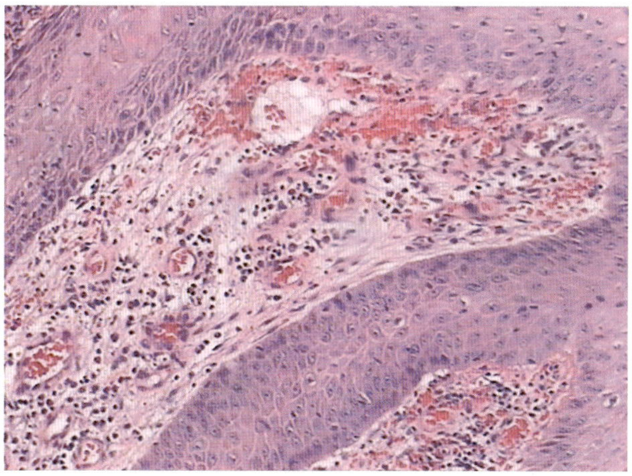

图 4–93　**芽生菌病样脓皮病**　血管增生扩张，炎症细胞浸润

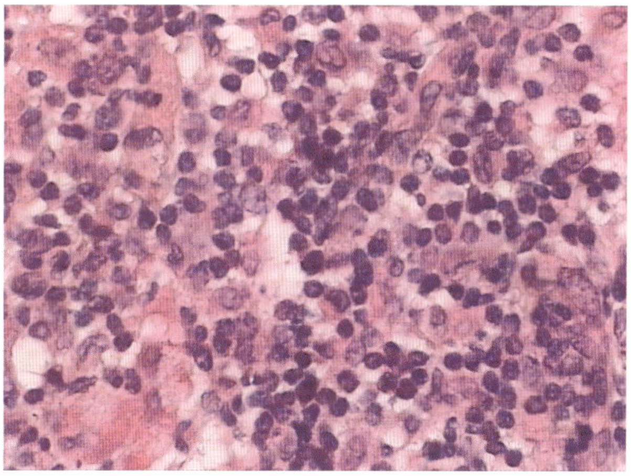

图 4–94　**芽生菌病样脓皮病**　真皮见肉芽肿性炎症细胞浸润

慢性乳头状溃疡性脓皮病

慢性乳头状溃疡性脓皮病（pyodermia chronica papillaris et exulcerans）多数是在外伤、湿疹、或脓皮病病损基础上由金黄色葡萄球菌感染所引起的乳头状或疣状增殖、瘘管、溃疡形成等表现的慢性皮肤病。

【临床表现】

多见于中年以上男性，好发于四肢，尤以手背多见。在外伤、湿疹或脓皮病病损周围发生红色小脓疱或小结节，互相融合扩大，可形成水肿性浸润斑块，其上可发生溃疡，表面有污秽痂皮，并有乳头状或疣状增殖。皮损一般单发，自觉轻度疼痛。病程慢性常反复发作。

【组织病理】

表皮可见角化过度、角化不全及棘层肥厚。初起真皮水肿，血管及淋巴管扩张，继而有弥漫性或灶性中性粒细胞、淋巴细胞、组织细胞浸润及局限性脓肿，溃疡部分有渗出性炎症及坏死。

【鉴别诊断】

本病需要与疣状皮肤结核、增殖性脓皮病、着色芽生菌病相鉴别。

增殖性脓皮病

增殖性脓皮病（pyoderma vegetans）又称增殖性皮炎（dermatitis vegetans），是一种具有增殖性损害的慢性脓皮病。

【临床表现】

好发于腋窝、腹股沟、指（趾）间及头皮。皮损初起为粟粒大小的脓疱，后可融合成片。脓疱破溃后结痂，痂下可见增殖性肉芽肿。疱内容物细菌培养可培养出多种细菌。病程慢性，可自愈，愈后留有暂时性色素沉着（图 4–95）。

【组织病理】

表皮棘层明显增厚，呈乳头瘤样或假上皮瘤样增生，常有海绵水肿。真皮内可见大量淋巴细胞、组织细胞及浆细胞浸润，也可见数量不等的嗜酸性粒细胞。真皮乳头层明显增厚，胶原增粗，可见多数成纤维细胞。在表皮及真皮内均可见小脓肿，常以嗜酸粒细胞浸润为主（图 4–96）。

【鉴别诊断】

本病需与增殖性天疱疮、疣状皮肤结核、着色芽生菌病相鉴别。

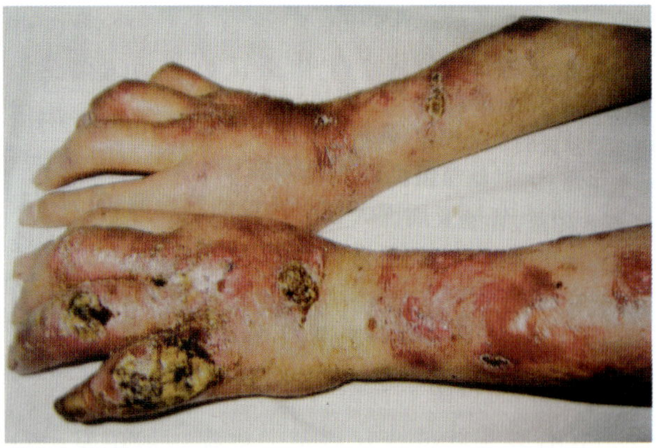

图 4–95　增殖性脓皮病　手及臂部溃疡及肉芽肿性皮损

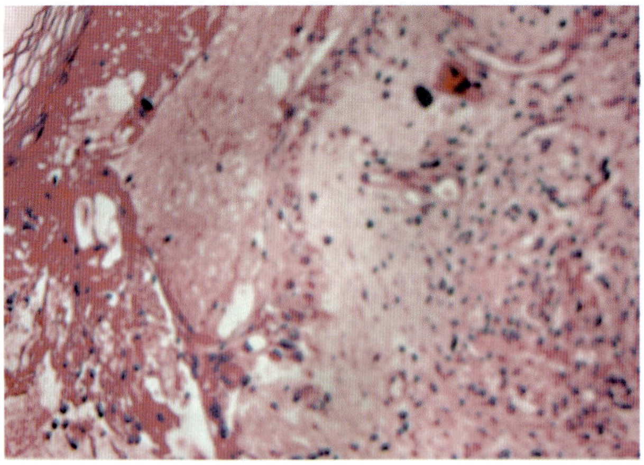

图 4–96　增殖性脓皮病　表皮坏死，真皮水肿，明显增厚，胶原增粗，可见大量炎症细胞浸润

婴儿坏疽性皮炎

婴儿坏疽性皮炎（dermatitis gangrenosa infantum）又称为爆发性紫癜（purpura fulminans），是一种消耗性凝血病，可引起血管血栓闭塞。可单独发病，也可与水痘、猩红热等发疹性传染病并发。

【临床表现】

多见于 2 岁以下婴儿，女婴多于男婴。好发于腰背、臀部、四肢，皮损初起为在原有发疹区发生糜烂及脓疱，继而形成深在性小溃疡，四周绕以红晕，后逐渐变大融合成大片状，上覆腐痂，可伴发热。病情可进行性恶化，甚至死亡。

【组织病理】

真皮急性坏死类似坏疽性脓皮病。

【鉴别诊断】

本病需与水痘、脓疱疮等相鉴别。

（罗素菊　王晓鹏）

第三节　杆菌性皮肤病

杆菌是一类广泛存在于自然界的土壤、水和动物体内寄生菌，可引起的皮肤、黏膜及神经等损害。此外，也可能引起肺部感染、骨髓炎和播散感染等。杆菌性皮肤病通常可以分为特异性感染（如麻风和皮肤结核）和非特异性感染（如游泳池肉芽肿等）。组织病理检查、培养及 PCR（聚合酶链反应）技术可作为确证手段。

麻　风

麻风（leprosis）是由麻风杆菌引起的一种慢性传染病。此病流行范围甚广，患者人数较多，曾与结核、梅毒并称为世界三大慢性传染病。

麻风的主要病变在皮肤和周围神经。临床表现为麻木性皮肤损害、神经粗大，严重者甚至肢端残废。本病在世界上流行甚广，我国则流行于广东、广西、四川、云南以及青海等地。建国后由于积极防治，本病已得到有效的控制，发病率显著下降。

本病由麻风分枝杆菌感染引起，从染色特性而论，麻风菌和结核杆菌一样，是一种抗酸菌。麻风菌的形态和结核菌相似，但较粗短，人工培养迄今尚未成功。本病的传染途径尚未十分明了，其传染源为瘤型和界限类患者，患者的鼻、口分泌液、汗液、泪液、乳汁、精液及阴道分泌物均含麻风菌，通常认为主要传染方式是借上述分泌液或患者皮肤病变的微小伤口（甚至无破损的病变皮肤）排出的菌感染他人，一般系通过长期的直接接触，但间接接触（通过衣服、用具）可能也起一定作用。麻风杆菌侵入体内后，先潜伏于周围神经的鞘膜细胞或组织内的巨噬细胞内，受染后是否发病以及发展为何种病理类型，取决于机体的免疫力。对麻风杆菌的免疫反应以细胞免疫为主，患者虽有特异性抗体的产生，但抗体对抑制和杀灭麻风杆菌似不起重要作用。在细胞免疫力强的状态下，麻风杆菌将被巨噬细胞消灭而不发病，反之，麻风杆菌得以繁殖，引起病变。本病的潜伏期长达 2~4 年，但也有在感染数月后发病者。

麻风杆菌不能体外培养，使该菌表型鉴定困难。用麻风杆菌特异核酸探针以点印迹杂交可分析活检组织中的麻风杆菌，PCR 技术已被迅速应用于麻风病的诊断。

【临床表现】

麻风病存在两个表现极型：结核样型麻风（TT）和瘤型麻风（LL）。在这两者之间还有：界线类偏结核型麻风（BT）、界线类偏瘤型麻风（BL）、中间界线类麻风（BB）。

BT、BL 和 BB 的皮损特点介于 TT 和 LL 两个极型之间，皮损数量少于 LL，而神经受累重于 TT。故有连续性表现，患者可降级转向瘤型，或升级移向偏结核型。

1. 结核样型麻风　结核样型麻风（tuberculoid leprosy）的抗麻风杆菌细胞免疫功能强，表现为局限性、不对称性皮损分布于躯干和四肢。典型皮损为红色斑块，边缘隆起，中央扁平伴色素减退。杆菌侵犯神经，可引起感觉障碍；可触及粗大的神经。本型也可以皮肤无明显皮损受累表现，皮肤的表现是由于神经损害导致感觉麻痹而引起的轻微损伤（图 4–97~图 4–104）。

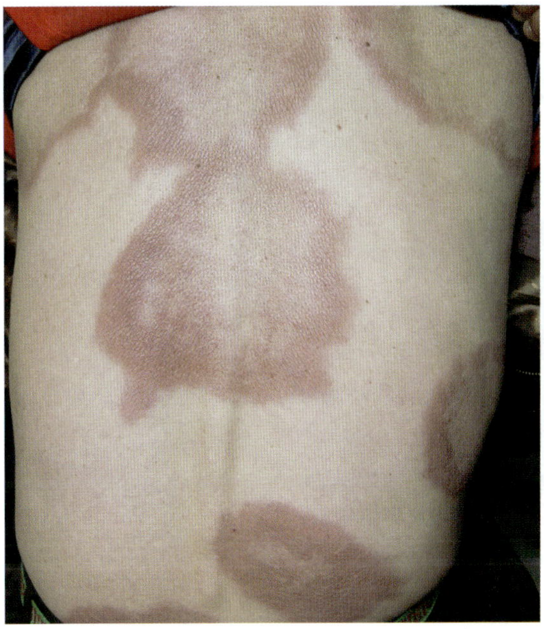

图 4–97　结核样型麻风

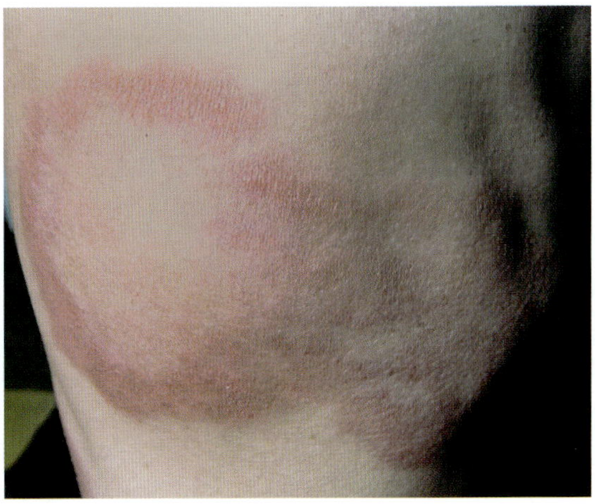

图 4–98　结核样型麻风

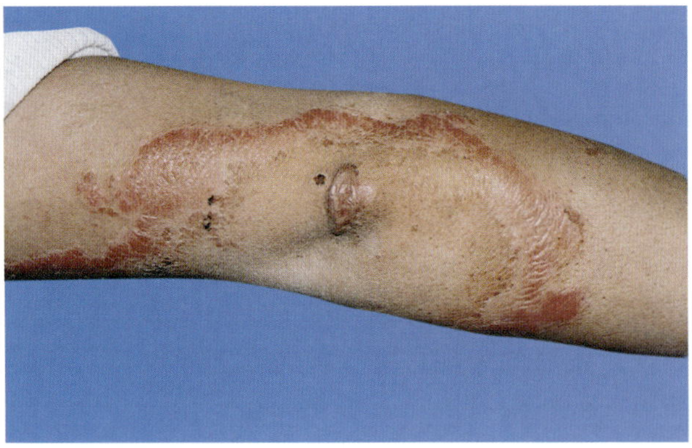

图 4-99　结核样型麻风

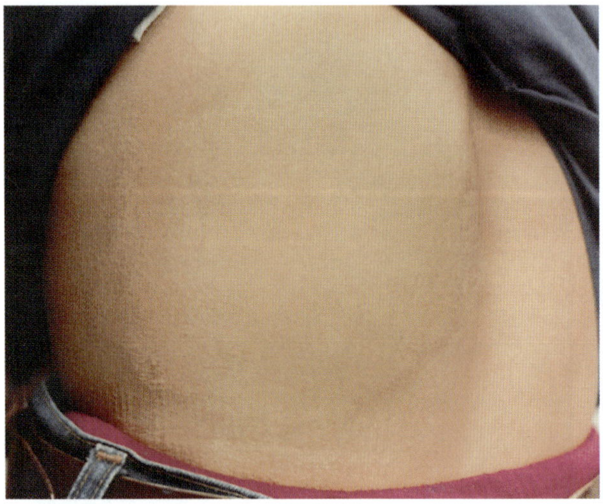

图 4-100　结核样型麻风

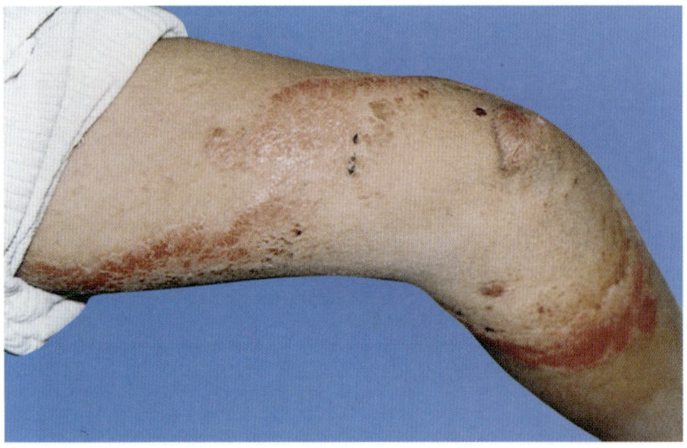

图 4-101　结核样型麻风

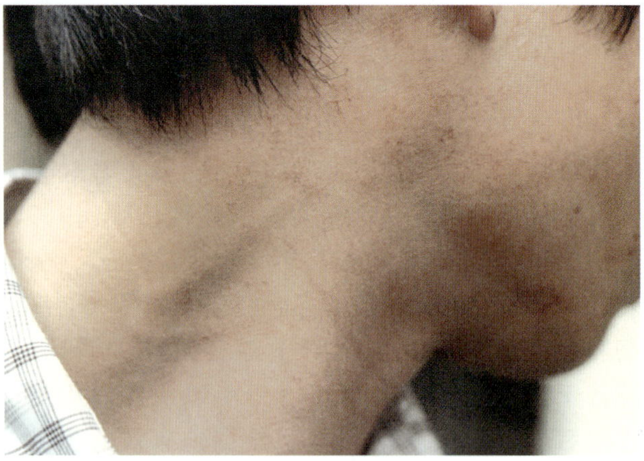

图 4-102　结核样型麻风（神经粗大）

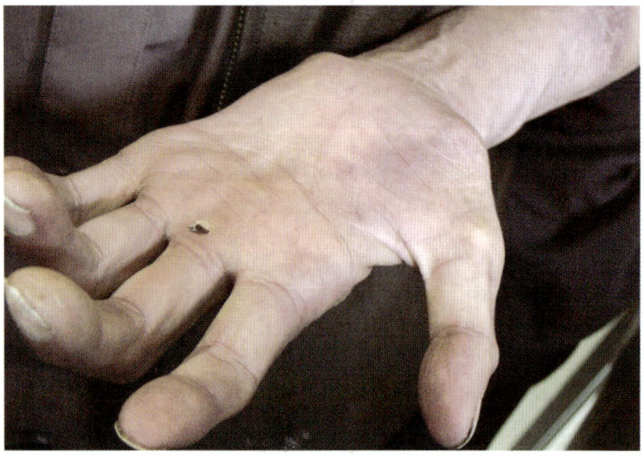

图 4-103　结核样型麻风（大小鱼际萎缩）

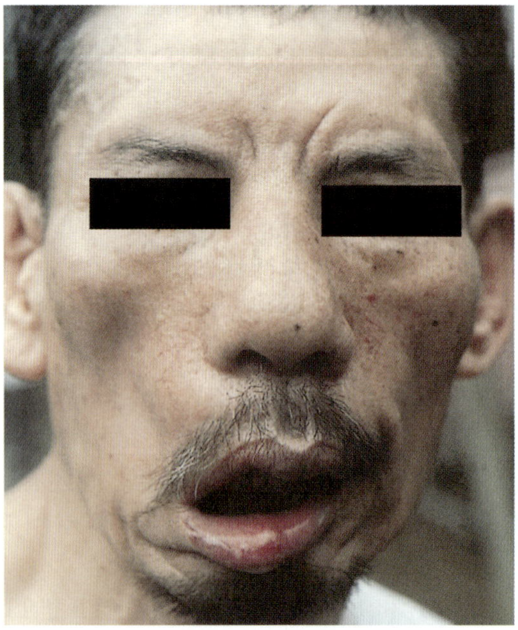

图 4-104　结核样型麻风（面神经瘫）

2. 瘤型麻风　瘤型麻风（lepromatous leprosy）与结核样型相反。皮损表现为多发性、对称性，可累及全身。表现类似硬皮病。典型皮损为坚实结节，集中于面部和手背，面部损害常伴眼周毛发脱落。鼻黏膜常受累，出现充血和频繁出血；也可累及鼻软骨和鼻骨，造成鼻梁塌陷，表现类似梅毒之马鞍鼻。可有各种斑疹、丘疹、斑丘疹、斑块同时出现，但不累及腋窝、腹股沟和会阴部。由于神经广泛损害，皮损处感觉麻木，形成爪形手和足下垂（图 4-105~图 4-112）。

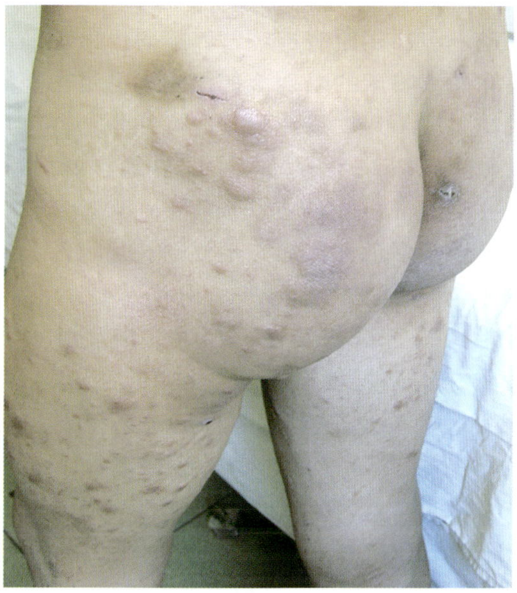

图 4-105　中期瘤型麻风

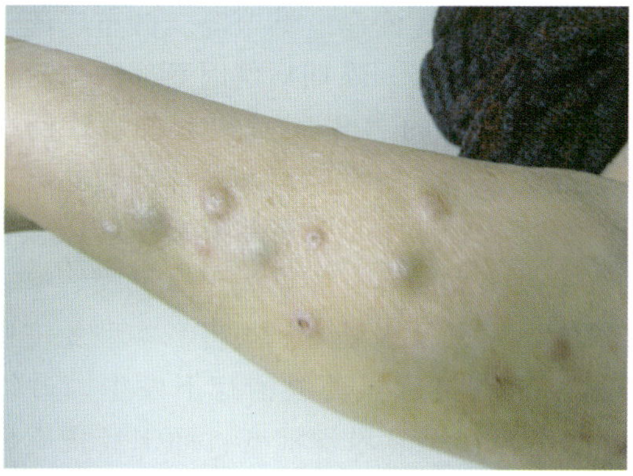

图 4-106　瘤型麻风

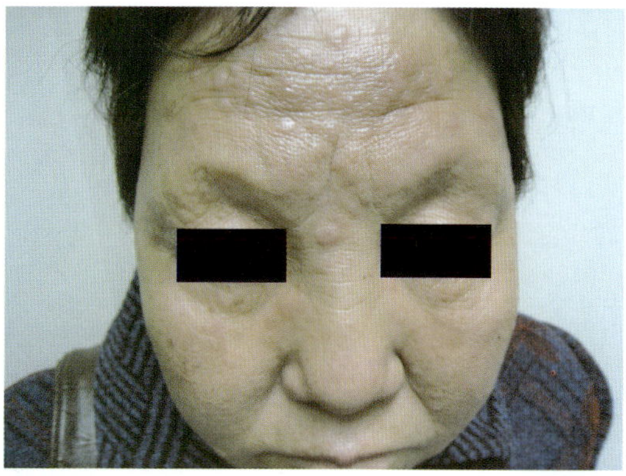

图 4-107　瘤型麻风

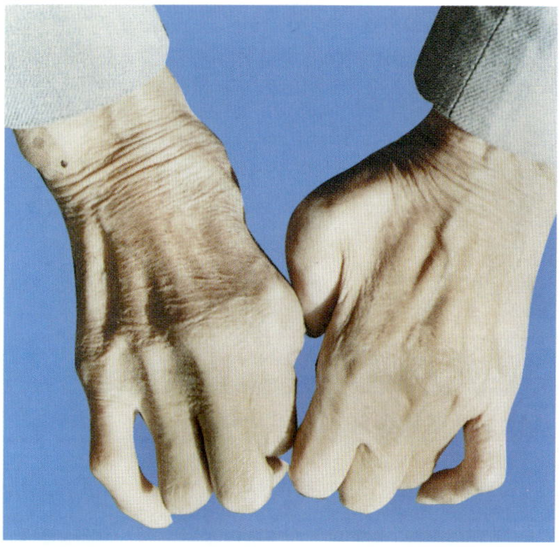

图 4-108　晚期瘤型麻风　骨间肌萎缩

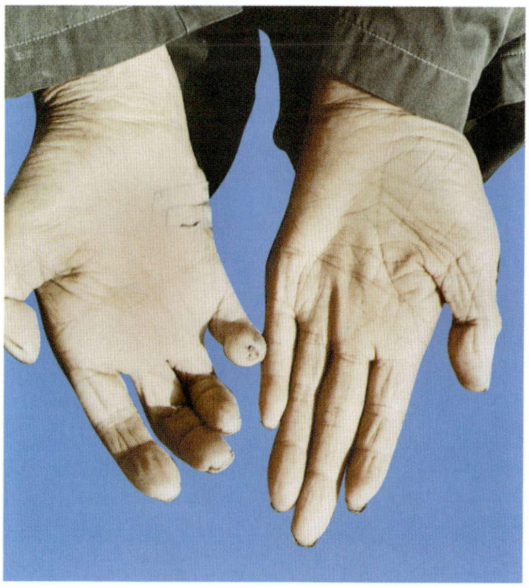

图 4-109　晚期瘤型麻风　大小鱼际萎缩

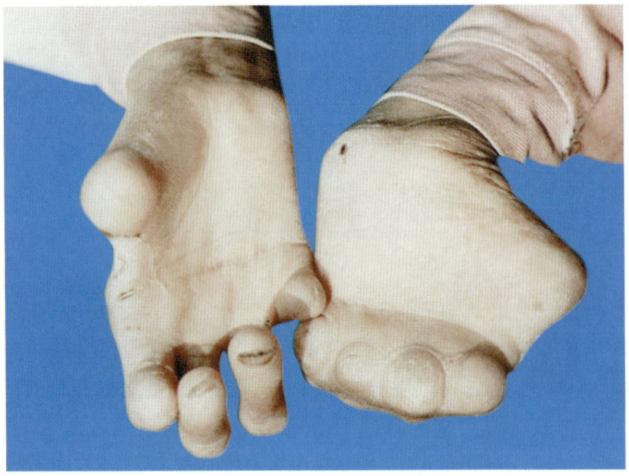

图 4–110　晚期瘤型麻风（手指残断及骨吸收）

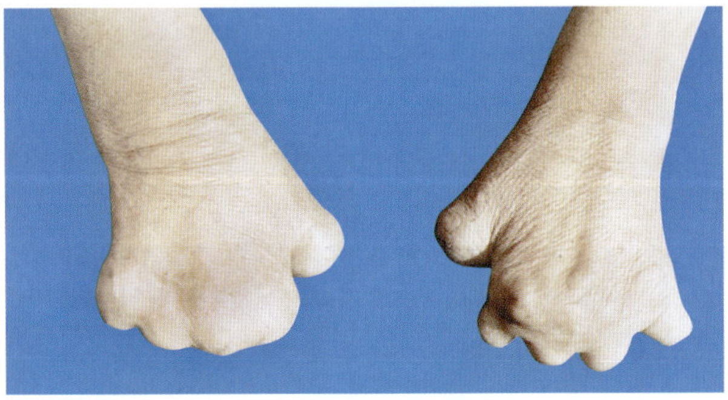

图 4–111　晚期瘤型麻风（手指残断）

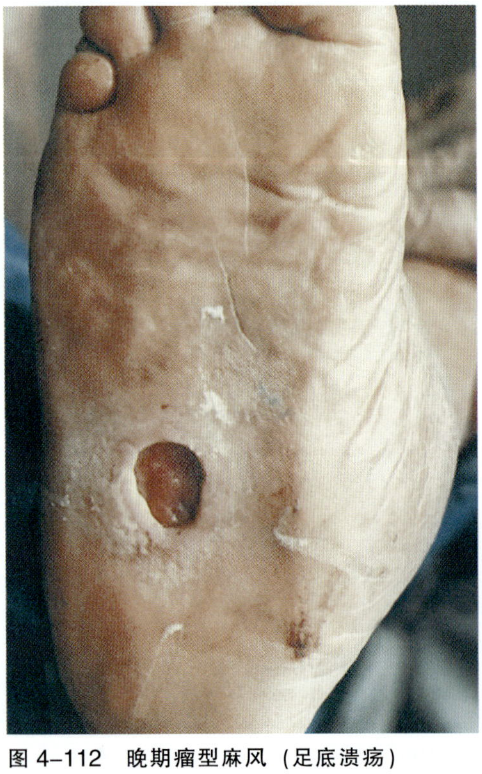

图 4–112　晚期瘤型麻风（足底溃疡）

3. 界线类偏结核样型麻风　界线类偏结核样型麻风（borderline tuberculoid leprosy）的皮肤红斑数量增多，颜色变淡，大的红斑周围可出现卫星状小斑块。皮损边缘清楚，分布较广，好发于面部、躯干和四肢。神经损害如结核样型麻风，粗大而硬。受累神经较前者多发，感觉障碍和闭汗出现较晚，且程度较轻。神经鞘内炎性浸润和结缔组织增生使神经肿胀增粗数倍至十几倍。外周神经多为混合神经，故常伴感觉障碍和营养障碍，通常温度觉最早受累，痛觉次之，触觉最后。如神经干受累则以触觉障碍最先，随后依次为痛觉和温度觉受累。此型麻风患者常因免疫力恢复和增强后出现 I 型麻风反应，表现为严重的受累神经痛，多在夜间出现，患者常难以忍受，并可进一步加剧原有神经营养障碍，出现局部肌肉萎缩而致临床的畸残。如面瘫和手足功能障碍形成的“爪手”“猿手”“垂腕”等。

4. 中间界线类麻风　中间界线类麻风（mid-borderline leprosy）的皮肤损害多而形态复杂，呈现多形性及多色性，形态不规则，边缘部分清楚部分不清。皮损大小不一，分布广泛，多不对称。神经损害呈多发性，但仅为中度肿大，质地较软。本型可伴有黏膜、淋巴结、睾丸和内脏病变。免疫反应显示不稳定，易于发生麻风反应和型别演变。在抗麻风药物治疗下，可发生“升级反应”，向结核样型麻风端演变。有的病例在某些因素影响下，又未用抗麻风药物治疗，则可发生“降级反应”而向瘤型麻风发展（图 4–113~图 4–117）。

5. 界线类偏瘤型麻风　界线类偏瘤型麻风（borderline lepromatous leprosy）的临床表现近似瘤型麻风，但程度较轻。皮肤损害已具有瘤型麻风的斑疹、斑块、浸润、结节等，分布广泛，常呈弥漫性浸润损害。晚期病例因面部的弥漫性浸润，可形成特殊的“狮面”。神经损害广泛，但肿大较轻，质软。感觉障碍及肢体畸残亦出现较晚，且程度较轻。本型患者具有瘤型麻风患者特有的眉毛及头发脱落，亦常表现鼻黏膜病变、淋巴结肿大、睾丸及内脏麻风损害。本型免疫稳定性亦差，常在抗麻风药物治疗下发生“升级反应”，向结核样型麻风端演变，而未经抗麻风治疗下，受某些因素影响，“降级”向瘤型麻风发展。

6. 未定类麻风　未定类麻风（indeterminate leprosy）为各型麻风的共同早期临床表现。根据机体免疫状态的变化，病变可自愈或分别向其他各临床类型发展。临床表现症状轻微，皮疹少，呈淡红色，受累浅神经呈轻度肿大，但无感觉障碍或仅有轻度异常。无畸形及内脏器官损害（图 4-118）。

7. 麻风反应　在麻风病的慢性过程中，机体可对麻风菌抗原反应，出现急性过敏症状，称麻风反应（reactional leprosy）。根据免疫特点和临床表现，可分为Ⅰ型反应和Ⅱ型反应。

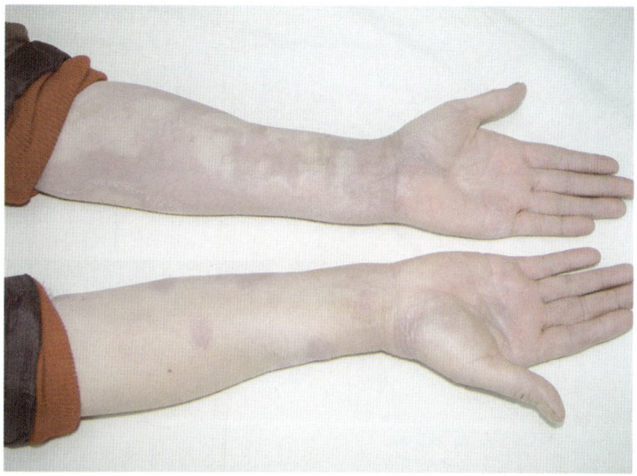

图 4-113　中间界线类麻风

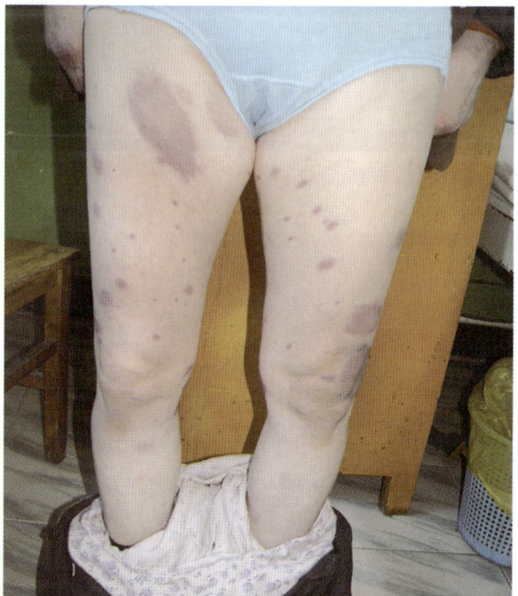

图 4-114　中间界线类麻风

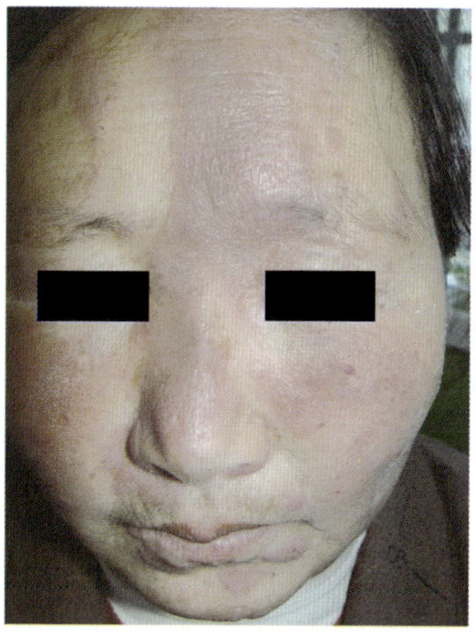

图 4-115　中间界线类麻风

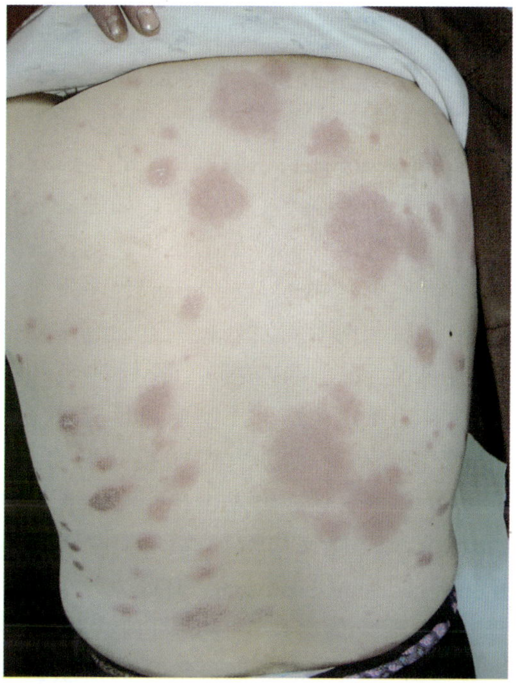

图 4-116　中间界线类麻风

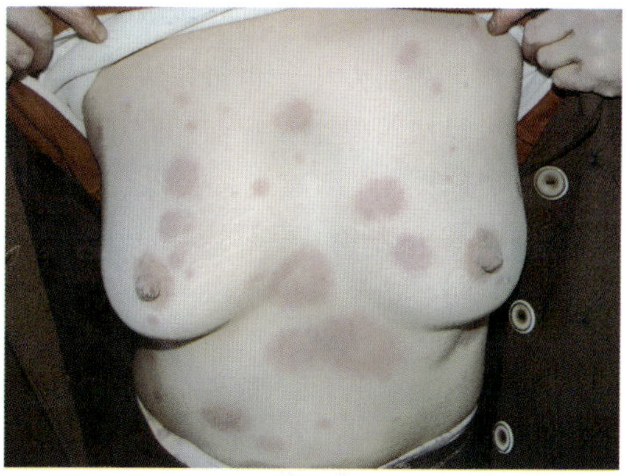

图 4-117　中间界线类麻风

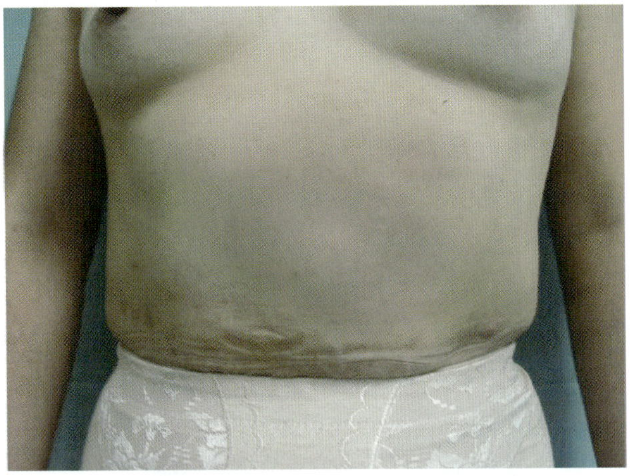

图 4–118　未定类麻风

Ⅰ型麻风反应可发生于结核样型及界线类(BB、BT、BL）患者，当机体免疫力下降时（如急性感染、妊娠、分娩、精神创伤、过于劳累等），反应后病情向瘤型端转化，称为降级反应(downgrading reaction)，往往在治疗不足或不治疗的情况下发生，临床上较少见。如患者机体免疫力增强，病情向结核样型端转化，则称为升级反应或逆行反应（reversal reaction），多发生于治疗中或治疗后。两者在发病机制方面有本质的差别，但临床症状表现在皮肤、外周神经却很相似，故总称为Ⅰ型反应。Ⅰ型麻风反应可发生在疗前、疗中，以及在短程 MDT 疗（联合化疗）后半年至 1 年内，但亦可发生在疗后 3~4 年中。

Ⅱ型麻风反应又称麻风性结节性红斑反应(erythema nodosum lwprosum，ENL)，可见于已治疗或尚未治疗的多菌型麻风（LL、BL、少数 BB）；主要发生在颜面、四肢等处的皮肤，有时呈环状多形性红斑损害，往往伴有明显的全身症状，如发热、乏力、四肢疼痛，重者可有虹膜睫状体炎、睾丸炎、神经炎、关节炎及淋巴结肿大等。以上症状可先后发生，也可仅表现其中一两个。Ⅱ型麻风反应可发生在疗前、疗中，但在短程 MDT 中反应次数逐渐减少，至停药 1~2 年中完全消失（图 4–119~图 4–122)。

【组织病理】

1. 未定类麻风　表皮无明显变化，真皮内有散在的非特异性炎症浸润。抗酸染色，皮神经内有时可见散在的抗酸杆菌。如果向瘤型端发展，则抗酸杆菌较多；如果向结核样型端发展，则抗酸杆菌少或阴性，可见少数上皮样细胞的小肉芽肿（图 4–123~图 4–125)。

2. 结核样型麻风　表皮常有炎症细胞侵入，真皮上部没有“无浸润带”，真皮内神经、血管和皮肤附件可见上皮样细胞肉芽肿，细菌阴性或

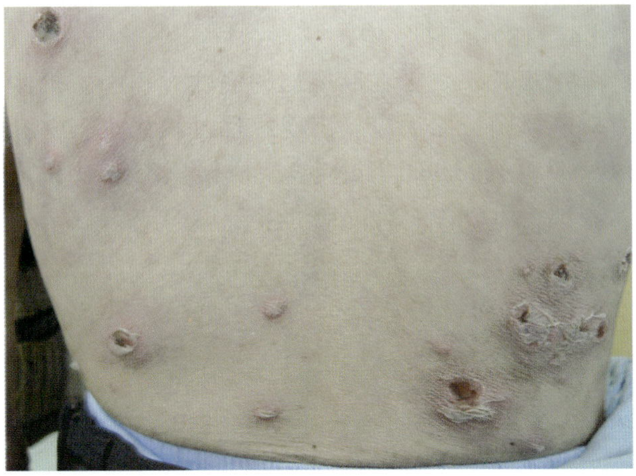

图 4–119　瘤型麻风反应

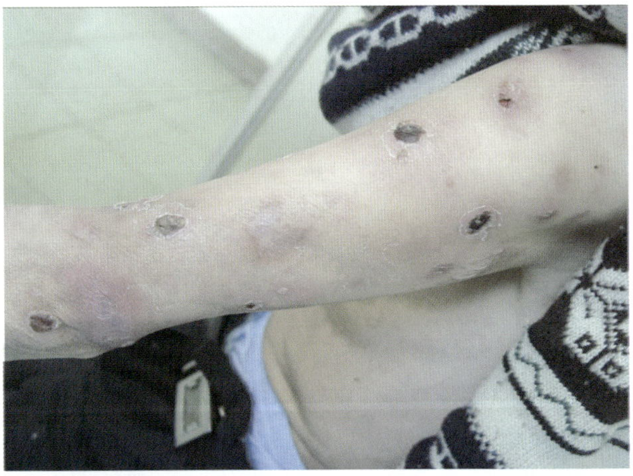

图 4–120　瘤型麻风反应

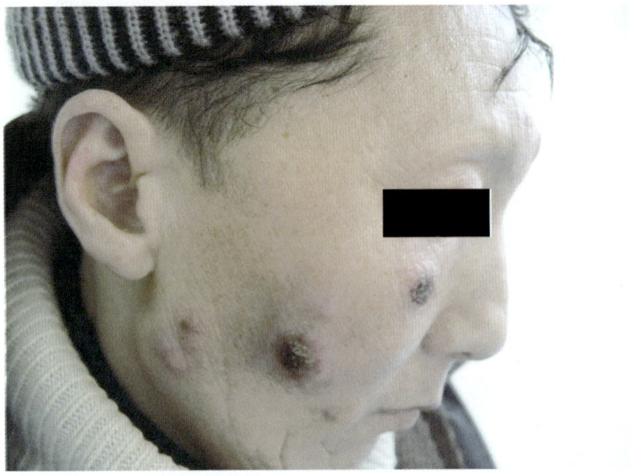

图 4–121　瘤型麻风反应

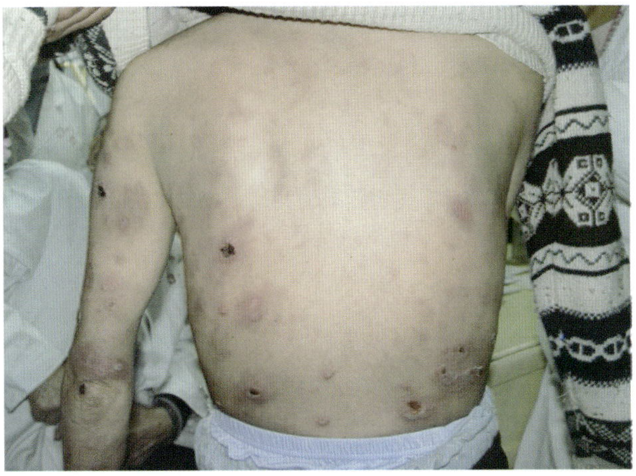

图 4–122　Ⅱ型麻风反应

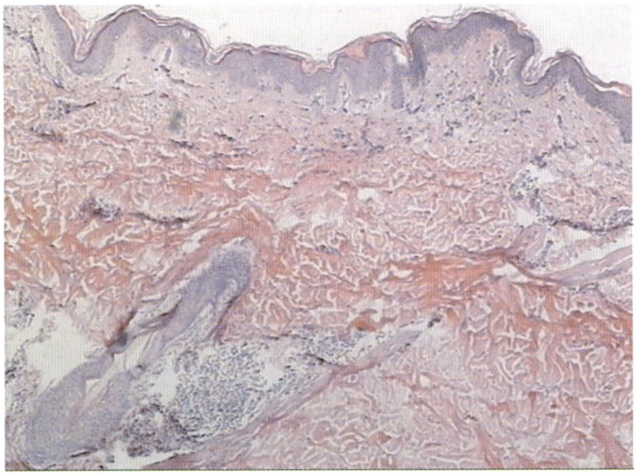

图 4–123　未定类麻风　真皮内非特异性炎症浸润

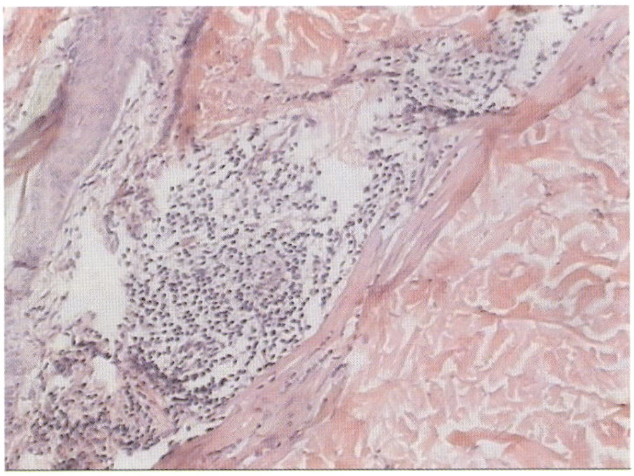

图 4–124　未定类麻风

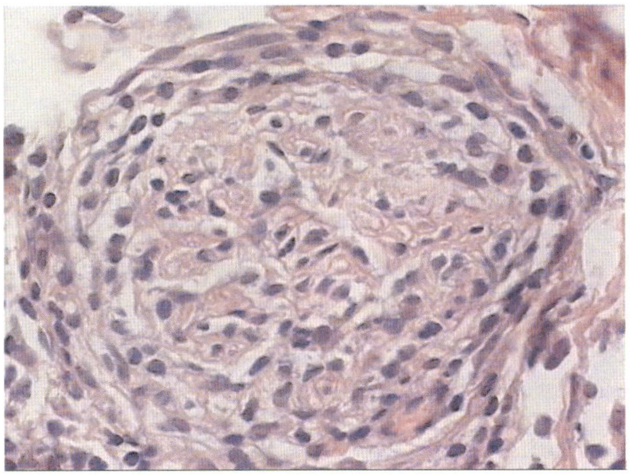

图 4–125　未定类麻风　呈上皮样结节

极少。朗汉斯巨细胞的有无或多少与病损性质有关系。静止期病损朗汉斯巨细胞较少，活动性或反应期病损朗格汉巨细胞较多。一般结核样型麻风上皮样肉芽肿很少坏死，但病情明显活动或反应剧烈者神经组织内上皮样肉芽肿中央有时可发生坏死（图4–126，图 4–127）。

3. *瘤型麻风*　表皮萎缩，无炎症细胞侵入，基底细胞层无破坏，真皮上部有“无浸润带”。因为瘤型麻风患者对麻风杆菌缺乏反应力，故真皮内很少有淋巴样细胞或炎症反应。主要组织学变化是真皮内甚至皮下脂肪层有大量泡沫细胞浸润，类脂质染色阳性。皮神经组织破坏比结核样型麻风轻而且发生得晚。皮肤附件破坏明显。抗酸染色可见大量抗酸杆菌。未经抗麻风药物治疗者，抗酸杆菌色鲜红，形态多呈完整杆菌；经有效药物治疗后抗酸杆菌色变淡，形态多发生变形（图 4–128~图 4–131）。

瘤型麻风浅神经干的变化和皮肤一样，抗酸杆菌多而炎症变化轻。施万鞘被侵入和破坏则发生纤维化，轴索退行性变终将发生脱鞘。

即使是静止期瘤型麻风的肝、脾、淋巴结、肾上腺和睾丸也可找到抗酸杆菌，这可能是瘤型麻风容易复发的原因。

瘤型麻风泡沫细胞很像黄色瘤细胞。但泡沫细胞中多中性脂肪和磷脂，而不是胆固醇，故无双折光性。黄色瘤细胞内无抗酸杆菌。

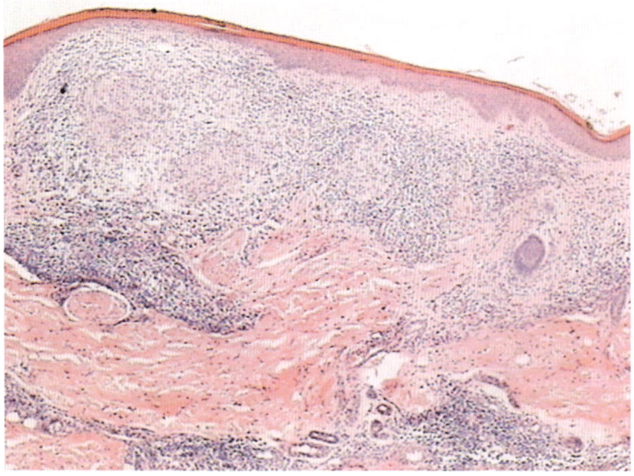

图 4-126　结核样型麻风　可见上皮样细胞肉芽肿

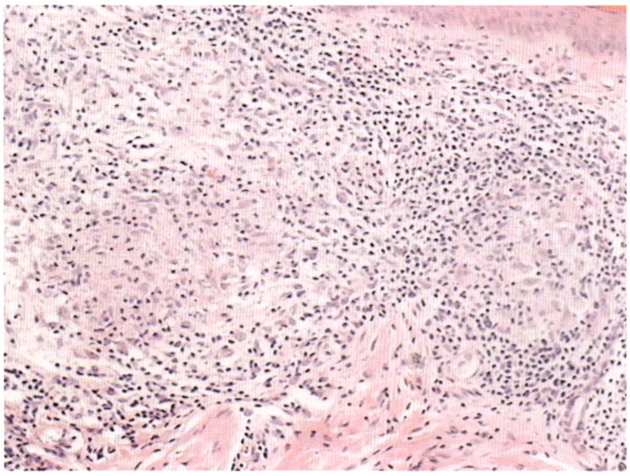

图 4-127　结核样型麻风　上图放大

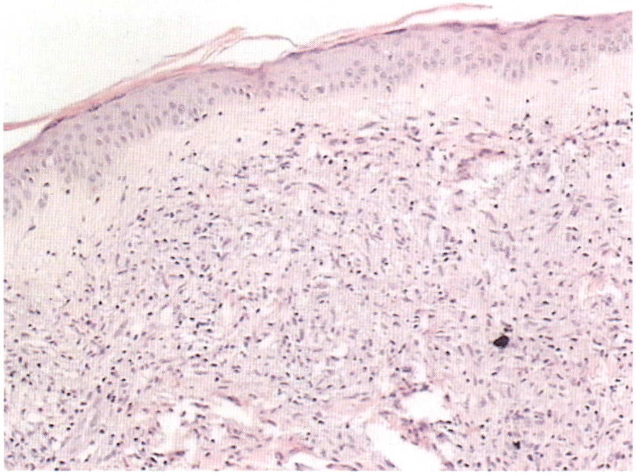

图 4-128　瘤型麻风　真皮上部有“无浸润带”真皮内有大量泡沫细胞浸润

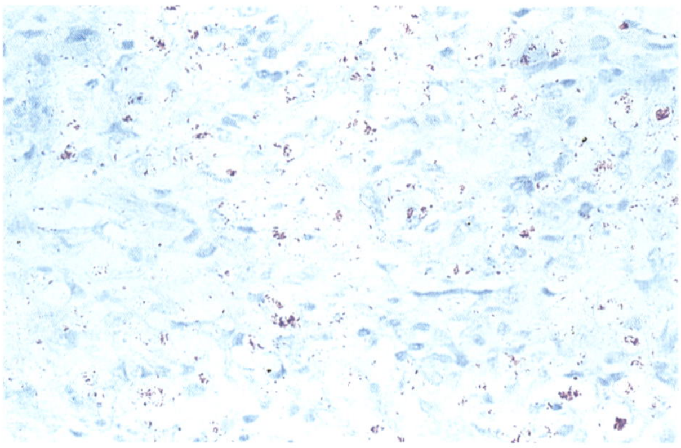

图 4-129　瘤型麻风（抗酸染色阳性）

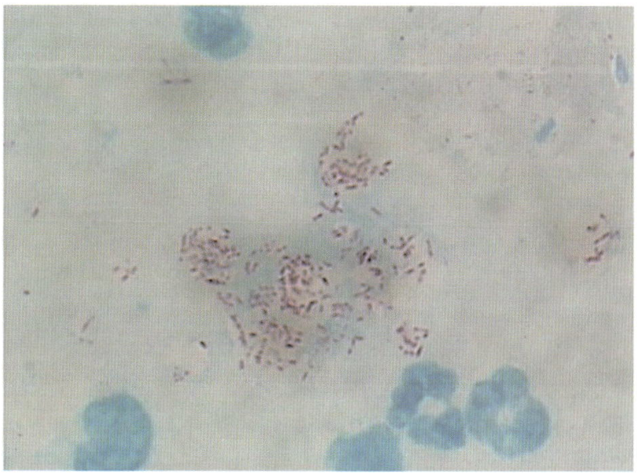

图 4-130　瘤型麻风（抗酸染色阳性）

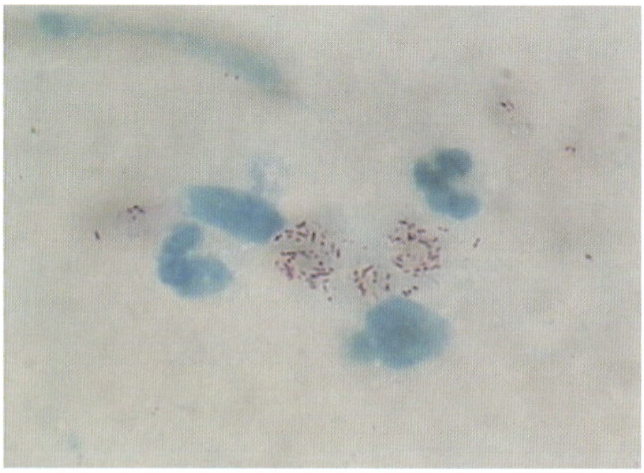

图 4-131　瘤型麻风（抗酸染色阳性）

4. 界线类偏结核样型麻风　表皮内无炎症细胞侵入，真皮上部“无浸润带”比较窄，真皮内上皮样细胞肉芽肿周围淋巴细胞比较少。抗酸染色可见抗酸杆菌，但量较少（1+~2+）。

5. 中间界线类麻风　表皮内无炎症细胞侵入，真皮上部“无浸润带”明显，真皮内变化有两种：①同一标本内可见两极型麻风的变化；②不同部位不同标本内可见两极型麻风的变化，抗酸染色阳性（3+~4+）。

6. 界线类偏瘤型麻风　主要组织变化似瘤型麻风，但泡沫细胞浸润中可见成团的淋巴样细胞或向上皮样细胞发展趋势的组织细胞。抗酸染色可见大量抗酸杆菌(4+~5+)。

7. 麻风反应的组织病理变化　Ⅰ型麻风反应的组织病理变化为表皮水肿，有时有角化过度或点状角化不全。棘细胞层常有炎症细胞侵入。真皮内上皮样细胞肉芽肿明显水肿，严重者有纤维蛋白样变性。血管扩大充血，但无中性粒细胞浸润或血栓形成。逆向反应者，上皮样细胞肉芽肿周围淋巴细胞增多，抗酸杆菌减少或阴转；降级反应者则相反，组织相向瘤型端变化，抗酸杆菌增多。

Ⅱ型麻风反应组织病理变化为血管炎和脂膜炎。真皮内特别是皮下脂肪层内血管内皮细胞水肿，血管壁有炎症细胞浸润，纤维蛋白样变性，血管腔狭窄或栓塞。严重者组织坏死。上述变化类似阿瑟现象。

以上两型病理变化见图 4–132~图 4–137。

【鉴别诊断】

麻风主要应与各种皮肤病及各类神经炎进行鉴别。重要的易于混淆的皮肤病有各种皮癣、斑秃、银屑病、药疹及各种红斑性皮肤病。应注意鉴别的神经炎包括各种感染性和中毒性神经炎，因神经通道受压迫引起的神经症状等。麻风虽有多种形态的皮损，但绝大多数都有同时存在的外周神经受累症状，此点与单纯皮肤病比较很有特征性和鉴别价值。

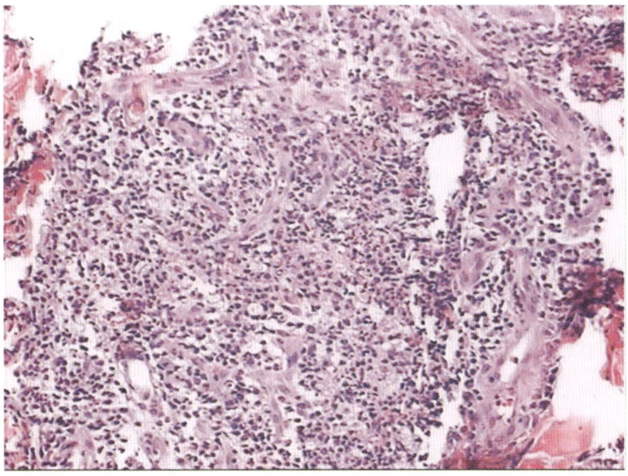

图 4–132　**瘤型麻风反应**　真皮内炎症细胞反应明显

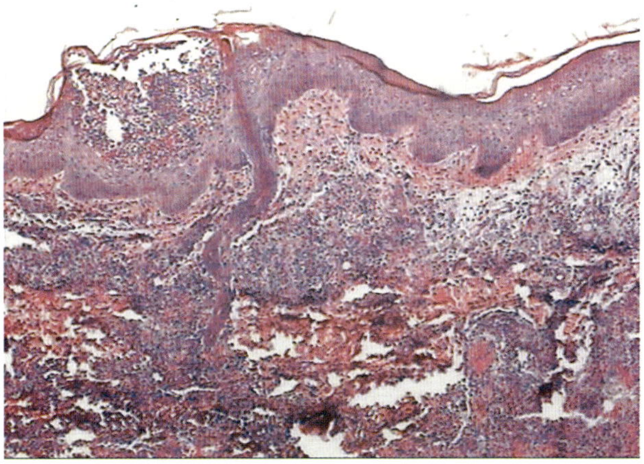

图 4–133　**瘤型麻风反应**　表皮水肿，形成水疱，有大量炎症细胞

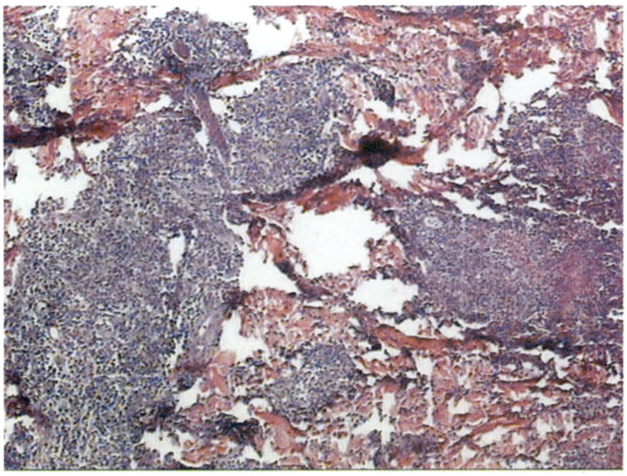

图 4–134　**瘤型麻风反应**　肉芽肿周围水肿，真皮内成纤维细胞增生

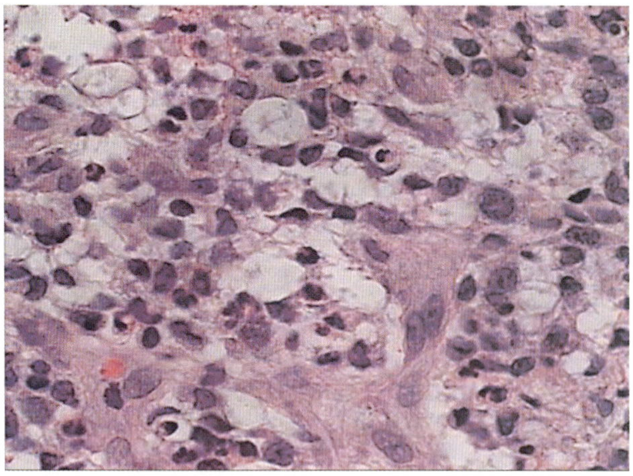
图 4-135　瘤型麻风反应　可见大量泡沫细胞及炎症细胞

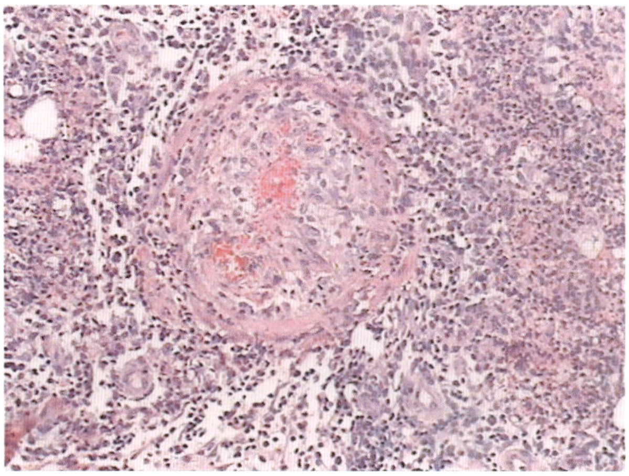
图 4-136　瘤型麻风反应　肉芽肿内及周围水肿，真皮内炎症细胞反应明显

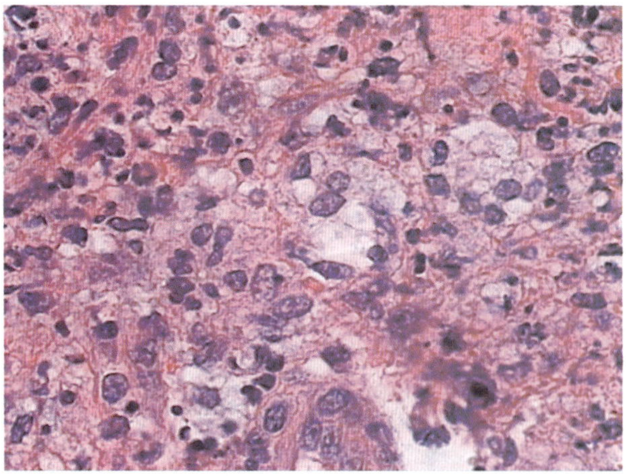
图 4-137　瘤型麻风反应　可见大量炎症细胞及泡沫细胞

皮肤结核

皮肤结核（cutaneous tuberculosis cutis）属于结核分枝杆菌感染。结核曾经一度遍及全球，过去数十年来，随着各国政府的重视、积极有效的抗结核药物和规范治疗方案的应用、机体抗感染免疫力的增强，本病发病率逐渐下降。近几年来，皮肤结核的发病率又有抬头趋势，特别是在亚洲国家，故对本病需要重视。结核感染可在一些免疫抑制情况下出现，如恶性肿瘤特别是淋巴瘤、艾滋病或化疗后。

由于机体免疫力、结核菌的毒性和入侵途径的不同，本病在临床上可有各种不同类型。皮肤结核是结核菌感染皮肤而引起的，且大部分是人型结核菌引起少部分由牛型结核菌引起，此病常常是全身结核病的一种皮肤上的表现，其中肺结核占多数。本病诱发因素是人体抵抗力下降，全身状况差，结核菌通过血流和淋巴回流感染皮肤而发生。

【感染途径】

引起本病的结核菌大多为人型（70%~80%），少数为牛型（5%~25%）。结核的感染途径可分为：

1. 自我感染　绝大多数皮肤结核病系由此途径感染，其中包括：①经血液循环传播，如丘疹坏死性皮肤结核和硬红斑。②经淋巴液传播，如继发性瘰疬性皮肤结核。实际上淋巴和血液循环两系统之间的关系甚为密切，故一般均经淋巴血液循环传播。③由邻近的局部病灶直接传播到皮肤，如寻常狼疮。④自我接种。通过自然腔道将病菌带至腔口附近皮肤，如肠结核患者的病菌可被带至肛周皮肤而引起结核性溃疡。

2. 外来感染　少数病例由于皮肤本身有轻微损伤，如抓破、擦破或裂隙，结核菌可直接由患者或经为病菌污染的物质侵入皮肤而产生原发性感染。大多数患者已早受结核菌感染，此外感染实际上系再感染，如疣状皮肤结核。

3. 机体的抵抗力　皮肤结核病的产生与机体的一般抵抗力有关。营养不良、疲乏、不卫生等可使抵抗力降低而增加发病。患其他感染性疾病，如麻疹、百日咳、流感等后，机体抵抗力每有减弱，亦易感染本病。

【分类】

本病种类很多，临床表现变化很大，对其分类各家尚无统一意见。根据免疫学改变、临床表现、组织病理表现、感染途径等分类如下。

1. *局限型* 主要由局部扩散，病损处易查见病菌，呈典型结核的病理改变，病程很长。属于此型者有：①结核性初疮；②疣状皮肤结核；③寻常狼疮；③瘰疬性皮肤结核；④口腔结核性溃疡等。

2. *血源型* 主要经血行播散，皮损内不易查见病菌，病理检查除有结核的变化外，常并有血管改变。皮损分布对称，发病较急。变性死亡杆菌或抗原性碎片所致的免疫反应，患者身体其他部位有结核病，其特点为：①结核菌抗酸染色及培养均阴性；②结核菌素试验阳性；③抗结核治疗可治愈。属于此型者有：①瘰疬性苔藓样皮肤结核；②丘疹坏死性皮肤结核；③硬红斑（结节性血管炎与结核感染有关者称之）。

【临床表现】

1. *寻常狼疮* 寻常狼疮（lupus vulgaris）占所有皮肤结核病的 50%~75%。多见于青年及儿童，好侵及面部、臀部及四肢，亦可累及黏膜。基本损害为针头至黄豆大小的结节，质地柔软，呈褐红色，用玻片按压时呈棕黄色。用探针以轻微压力很易刺入，有少许出血及痛感。损害可向周围扩展，逐渐融合成片，边缘非常明显，病程冗长，多年不愈，或逐渐吸收而遗留下菲薄、光滑的萎缩性瘢痕。在瘢痕边缘上尚可有新的结节产生。结节亦可破溃形成溃疡，愈后留有萎缩性瘢痕。瘢痕收缩可导致毁形，如鼻软骨可被破坏穿孔，或因瘢痕收缩使眼睑外翻，鼻孔及口腔缩小，产生畸形，自有效的抗结核药物问世后，此种毁形性狼疮已极罕见。发生于小腿者，久病后可伴有象皮肿（图4–138~图 4–146）。

狼疮不仅侵及皮肤，也可累及上呼吸道及口腔黏膜。基本损害亦为结节，但极易破溃形成溃疡。溃疡一般无明显疼痛，表浅，易出血，基底有小颗粒。鼻腔狼疮患者常诉“长期感冒”，鼻中多痂，易出血，久后黏膜因浸润而肥厚，鼻腔受阻，导致呼吸困难，患者多用口呼吸。口腔黏膜病变最常见于牙龈，其次为硬软腭，再次为悬雍垂。

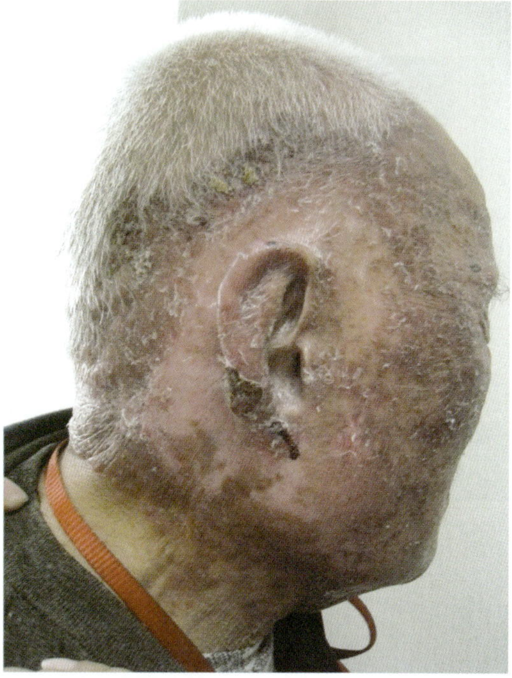

图 4–138 寻常狼疮

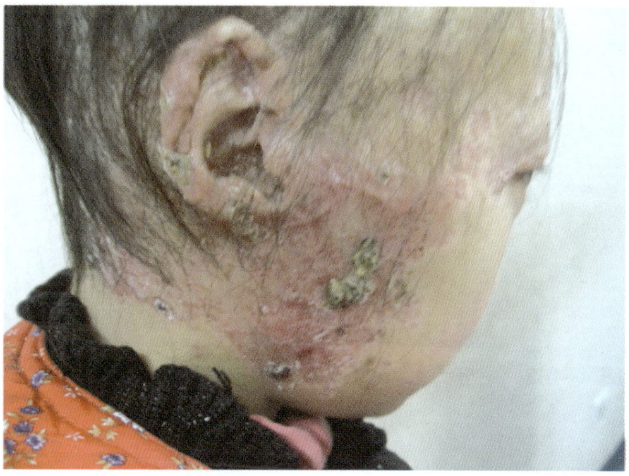

图 4–139 寻常狼疮

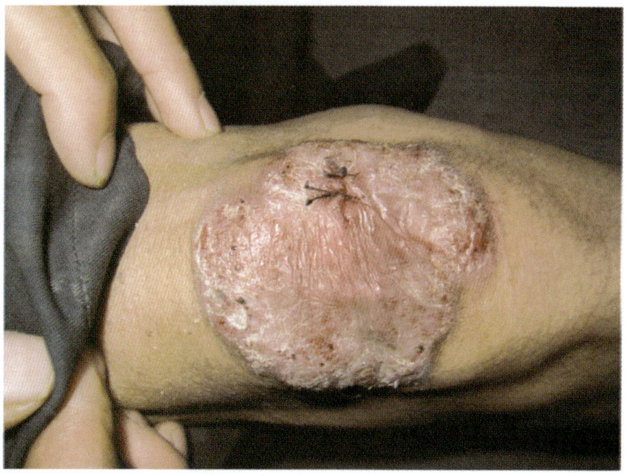

图 4–140 寻常狼疮

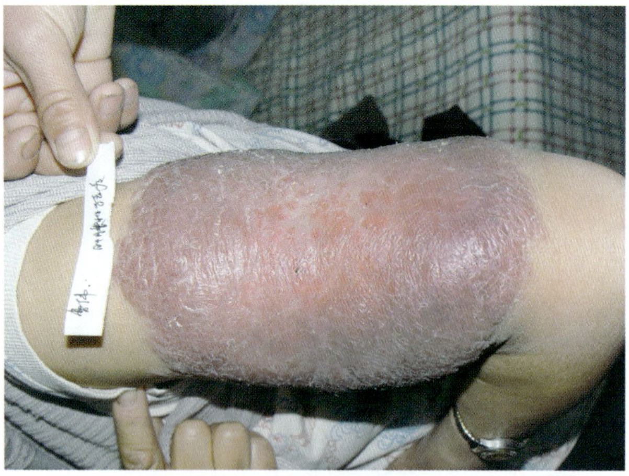

图 4-141　寻常性狼疮（肿胀性狼疮）

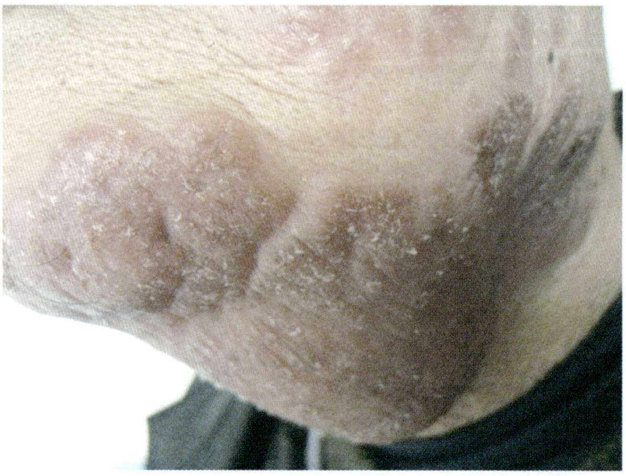

图 4-142　寻常性狼疮（肿胀性狼疮）

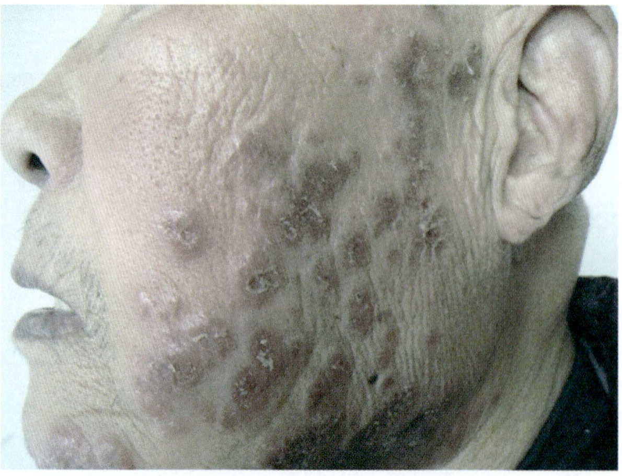

图 4-143　寻常狼疮

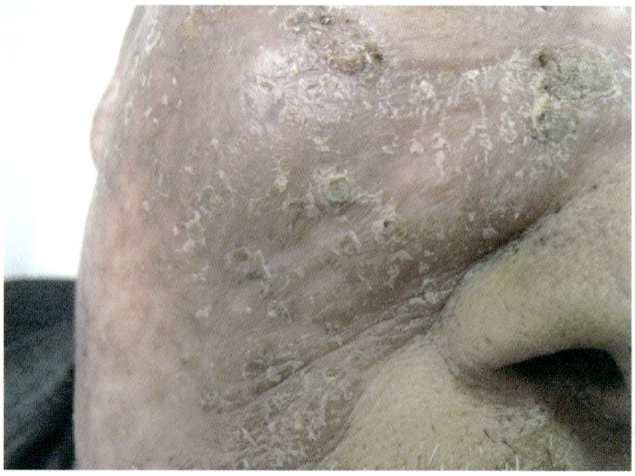

图 4-144　寻常狼疮

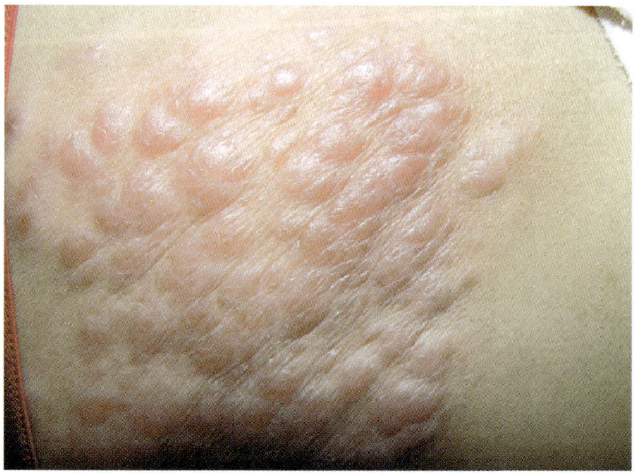

图 4-145　肿胀性狼疮

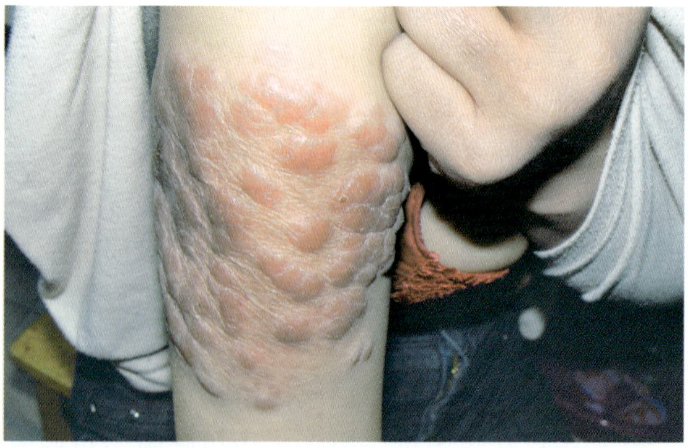

图 4-146　寻常狼疮

病程缓慢，如不治疗，可多年不愈。一般无自觉症状，偶可发生癌变。结核菌素试验阳性。

2. *瘰疬性皮肤结核* 瘰疬性皮肤结核（scrofuloderma）占所有皮肤结核的10%~15%。多发生于儿童，常由淋巴结核、骨结核或关节结核继发而来。好发于颈部，其次为腋下、腹股沟及上胸等处。初起为皮下结节，边界清楚，质硬，可自由活动，无显著压痛，其上皮肤正常。数月后结节增多、增大，与皮肤粘连，呈深红色，并逐渐软化产生干酪样坏死。继而穿破形成溃疡及瘘管，有干酪样物质和稀薄脓液排出。溃疡为带形、狭长形或椭圆形，少数呈圆形。基底不平，带苍白色，有松弛的肉芽组织，柔软或微带坚实，其上的痂常甚薄而具韧性，呈红色或褐色，其边缘为潜行性，常不变色，有时则因瘘管内脓液所膨胀而呈红色或紫红色。损害不断发生，有的已愈，有的初发，往往同时可见结节、脓肿、溃疡、瘘管及瘢痕等带状分布的多形性损害。瘢痕亦呈带状，不规则形，束状或桥状，高低不平。病程缓慢，可多年不愈。结核菌素试验阳性（图4–147~图4–149）。

3. *疣状皮肤结核* 疣状皮肤结核（tuberculosis verrucosa cutis）占所有皮肤结核的4%~5%。绝大部分为成人，男性尤为多见，系直接接触病菌所致。本病常见于暴露部位，以手背及手指背部最为多见，其次为足、臀、小腿等处。损害大多为单个，少数可为2~3个。初起为黄豆大小紫红色丘疹，质硬，玻片压诊无苹果酱现象。丘疹逐渐向周围扩大，变成斑块，中央角质层增厚，粗糙不平，以后呈疣状增生，有较深的沟纹相互分开，加压时常有脓液从缝中流出。在疣状增生的外围为浸润带，呈暗紫色，上覆以痂和鳞屑，再外围为平滑红晕区。病程极端慢性，常多年不愈。愈合时损害中央先开始，疣状增生逐渐变平，鳞屑和痂皮脱落，有光滑柔软而表浅的瘢痕。结核菌素试验弱阳性（图4–150~图4–157）。

4. *皮肤溃疡性结核* 有活动性内脏结核者，当机体抵抗力降低时，病菌可由自然腔道蔓延至皮肤黏膜（如口腔和肛门）造成皮肤溃疡性结核

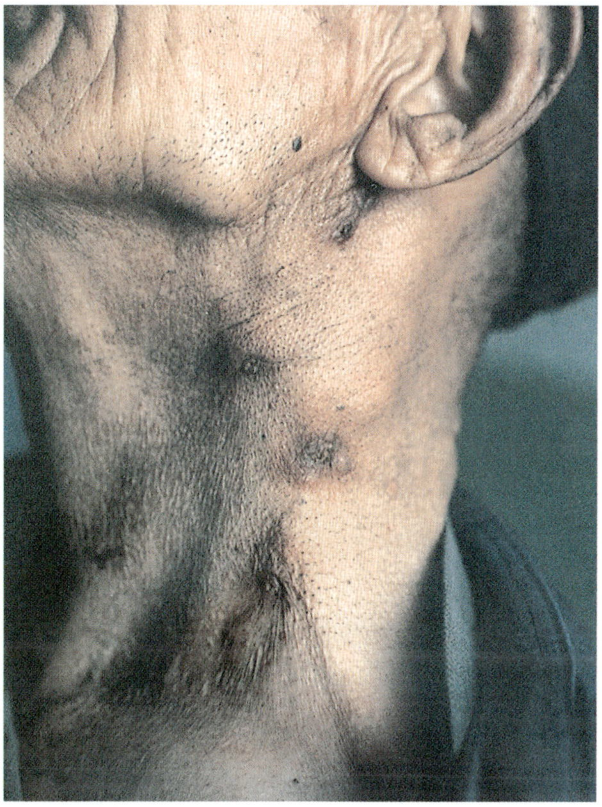

图4–148 瘰疬性皮肤结核

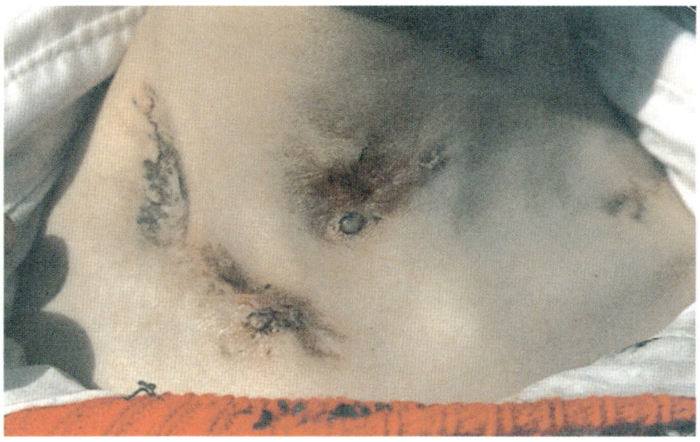

图4–147 瘰疬性皮肤结核

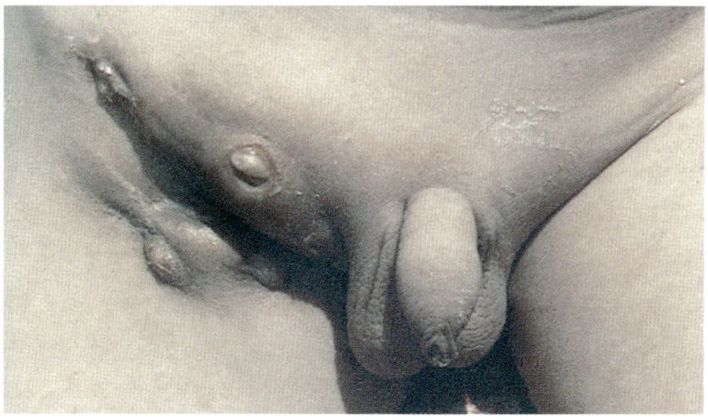

图4–149 瘰疬性皮肤结核

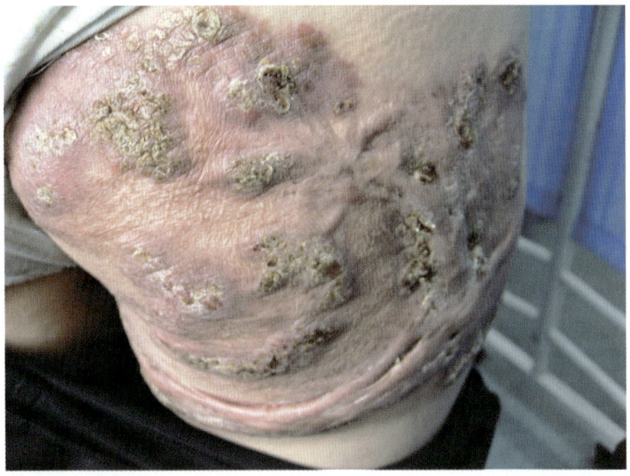

图 4–150 疣状皮肤结核

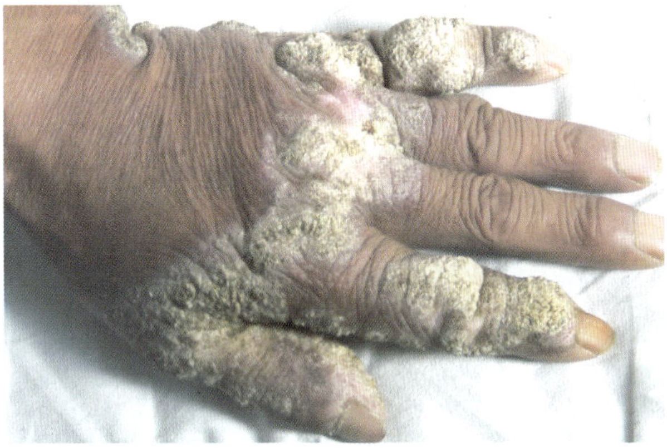

图 4–151 疣状皮肤结核

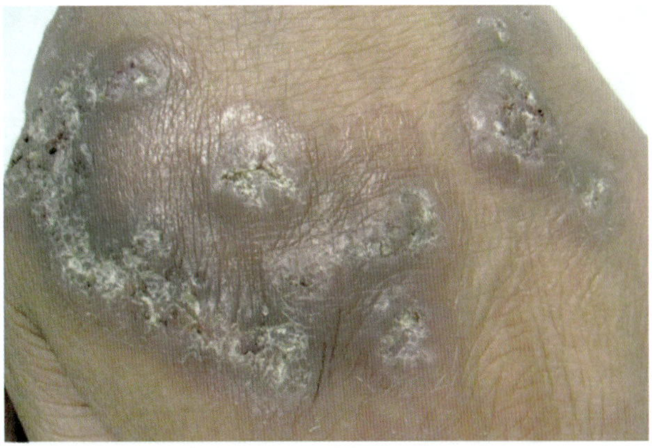

图 4–152 疣状皮肤结核

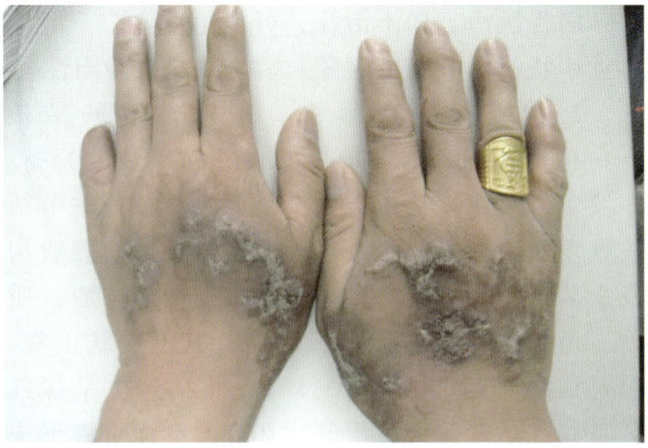

图 4–153 疣状皮肤结核

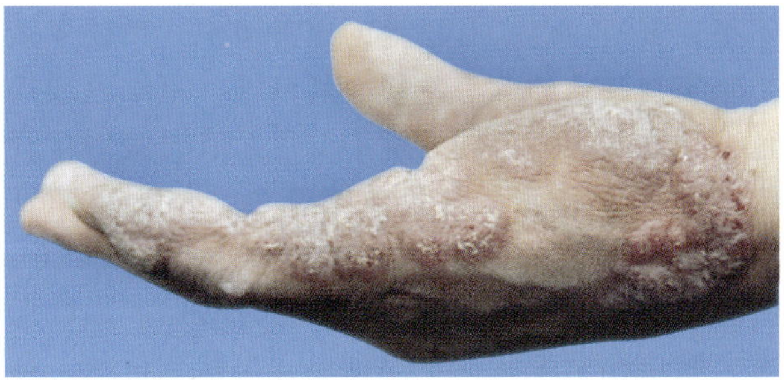

图 4–154 疣状皮肤结核

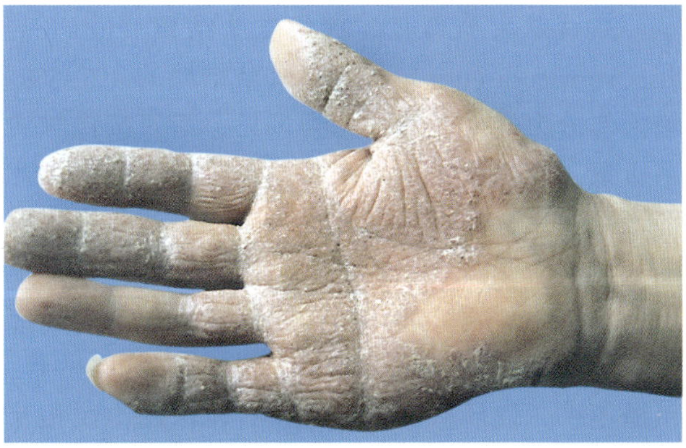

图 4–155 疣状皮肤结核

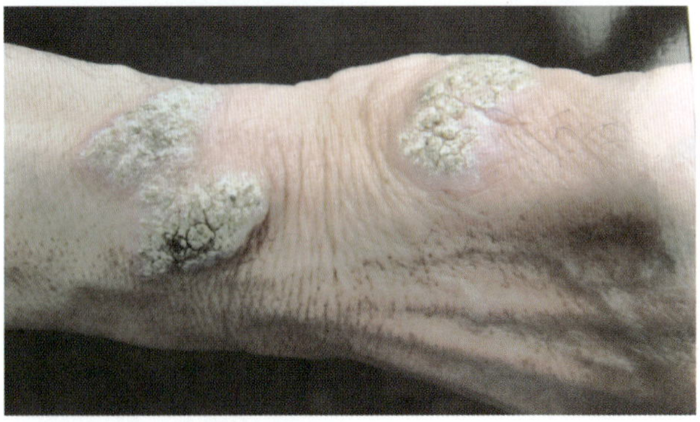

图 4–156 疣状皮肤结核

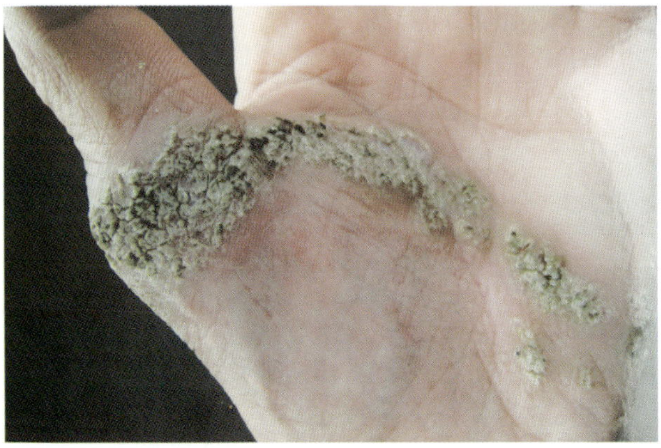

图 4-157　疣状皮肤结核

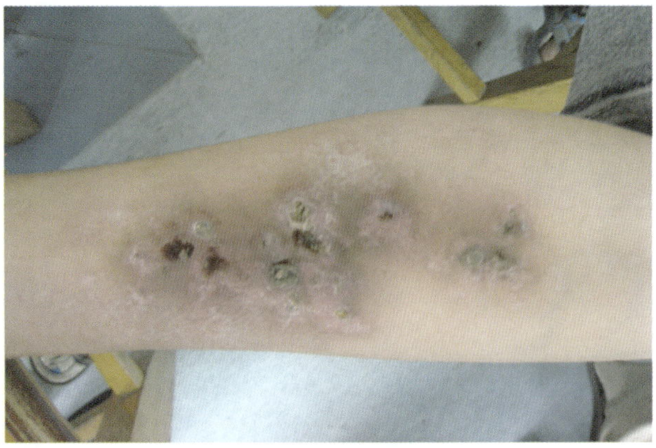

图 4-158　硬红斑

(tuberculosis cutis orificialis)。本病现已极罕见。初起为针头大黄色或淡红色颗粒性结节，逐渐增大，溃破形成溃疡。溃疡可达 1cm 直径或更大，但很少超过2cm，呈圆形、椭圆形或不规则形。基底有苍白色肉芽组织，常不平滑，其上有黄色小点。边缘潜行性，质软，周围绕以红晕。溃疡较浅，但病菌甚多，有显著疼痛。病程慢性，可伴有局部淋巴结肿大。本病患者内脏结核大多严重，故常伴发热及中毒症状，预后不佳。结核菌素试验阴性。

5. 硬红斑　硬红斑（erythema induratum）是与结核发病相关的一种结节性血管炎，多见于青年女性，常伴有周围循环不良，如肢端发绀等。皮损惯发于小腿屈面，对称分布。初起为樱桃大或更大的皮下结节，质硬，此时表面皮肤无颜色改变。以后逐渐扩大，直径可达 2~3cm，与皮肤粘连，呈暗红色或青紫色。结节位置较深，不高出皮面。数目从2~3 个至 10 余个。有局部酸痛、烧灼等自觉症状，并可有轻度压痛。结节偶可破溃，形成溃疡。溃疡呈圆形或椭圆形，基底覆有黄绿色分泌物，数月后愈合，留有凹陷性瘢痕，周围有色素沉着。无溃疡者一般数周至数月后消退，消退后皮肤略有萎缩。病程慢性，易复发。结核菌素试验强阳性（图 4-158，图 4-159）。

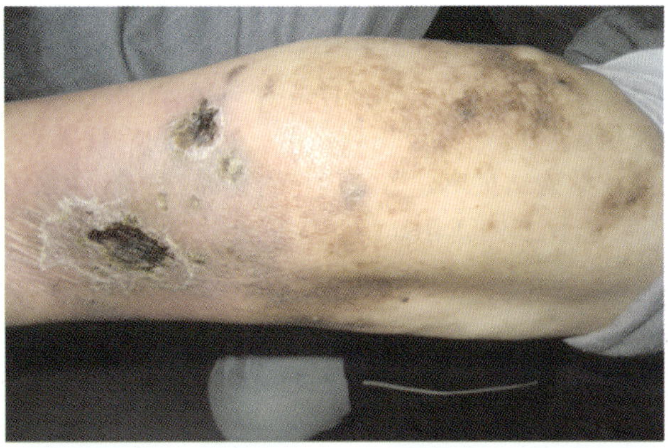

图 4-159　硬红斑

6. 丘疹坏死性皮肤结核　丘疹坏死性皮肤结核（populonecrotis tuberculid）多见于青年。皮损好发于四肢伸面，尤以关节部位为多，也可见于臀部及躯干，一般为对称性，有群集倾向。初起为疏散分布的，针头至绿豆大的坚实丘疹，呈青红色或紫色。丘疹中央可发生坏死，很快干涸结痂。痂去后可见溃疡，愈后留下萎缩性瘢痕。有些丘疹也可不经坏死阶段而自行消失，不留痕迹。单个损害在一到一个半月消退。损害常成群分批发出，春秋季多见。一般无自觉症状。结核菌素试验强阳性（图 4-160，图 4-161）。

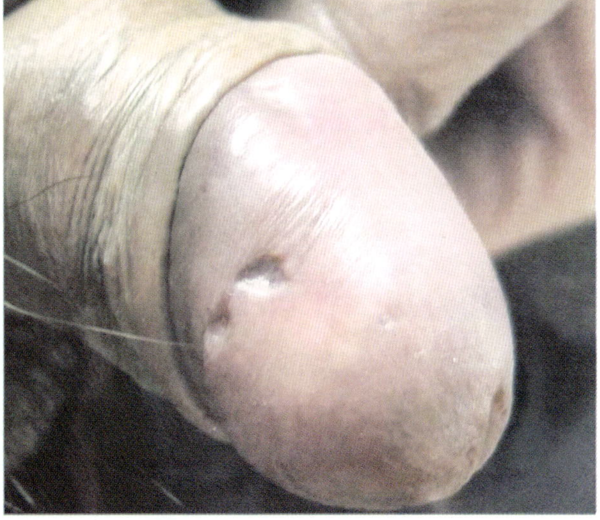

图 4-160　丘疹坏死性结核疹

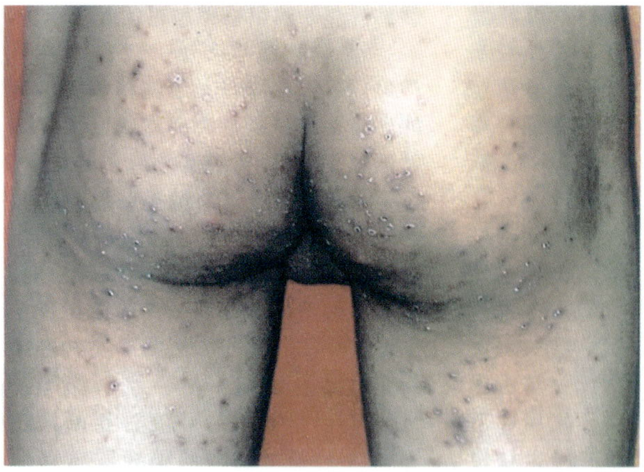

图 4–161　丘疹坏死性结核疹

尚有一些疾病，如面部播散性粟粒性狼疮、酒渣鼻样结核疹和苔藓样结核疹，过去根据病理组织相有结核样结构，曾认为系皮肤结核，但现在根据病灶处从未找到病菌，抗结核治疗无效，结核菌素结果不定等原因已否定是结核性样结构（图 4–162~图 4–164）。

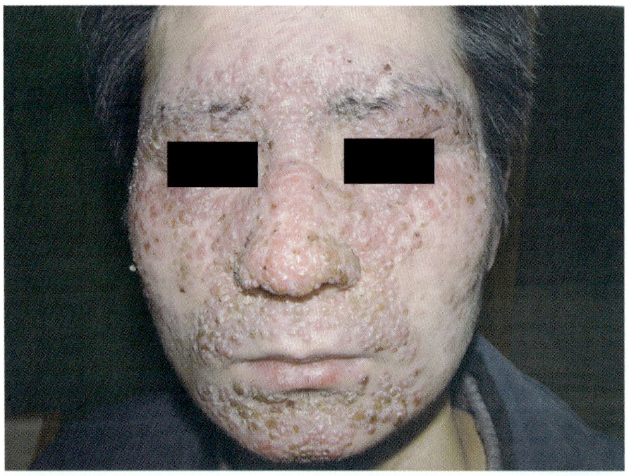

图 4–162　颜面播散性粟粒性狼疮

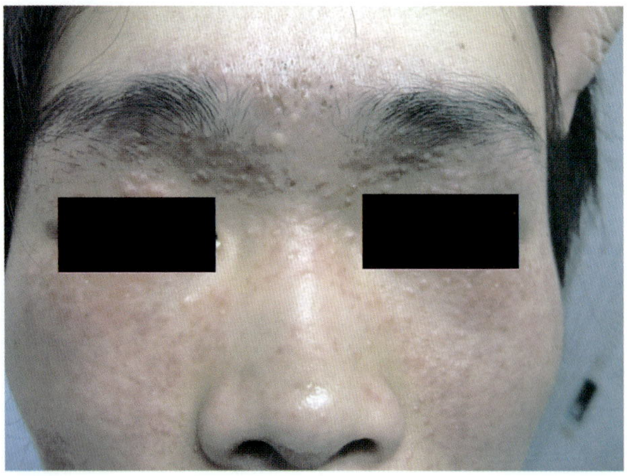

图 4–163　颜面播散性粟粒性狼疮

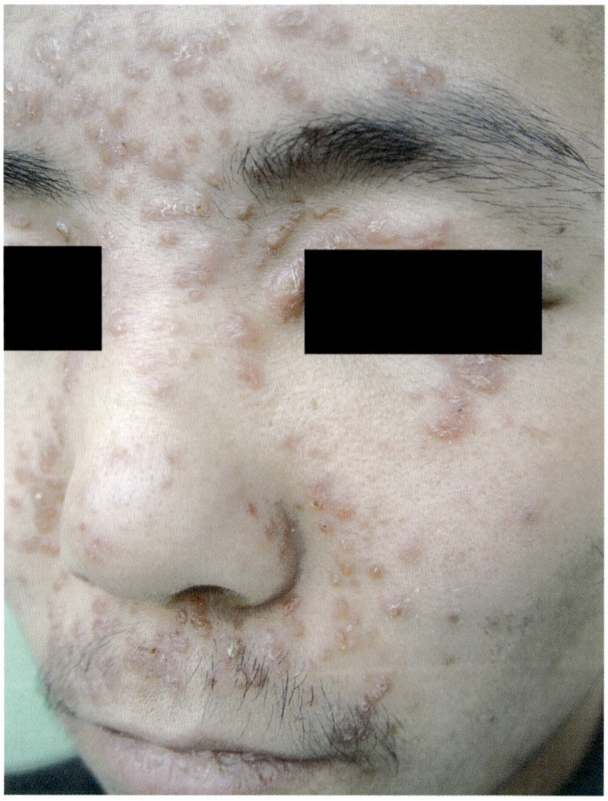

图 4–164　颜面播散性粟粒性狼疮

【组织病理】

1. 寻常狼疮　真皮内尤其是真皮上部由上皮样细胞和巨细胞组成的结核性或结核样结节，周围有致密淋巴细胞浸润。巨细胞通常为朗格汉斯型，结节中央干酪样坏死轻微或缺如。结核样结构的位置视感染方式而定。若系体表感染则为真皮上部；若由临近结核直接蔓延则多见于真皮深部或皮下组织内；若由内脏病灶经淋巴液或血液播散而引起，则大都沿血管、淋巴管或附属器周围分布，位置也较深。表皮变化多为继发性，常萎缩变薄，有的可发生溃疡致表皮缺失，有的可呈疣状或假上皮瘤样增生（图 4–165~图 4–171）。

本病要与疣状皮肤结核、结节病鉴别。

2. 疣状皮肤结核　表皮角化过度，角化不全，呈乳头样或假上皮瘤样增生。有较多中性粒细胞侵入，常形成小脓肿。真皮内弥漫性炎细胞浸润，有淋巴细胞、中性粒细胞、少数浆细胞、嗜酸细胞癌。真皮中下部可见结核样结构，有中等度干酪坏死（图 4–172，图 4–173）。

本病要与疣状寻常狼疮、着色真菌病鉴别。

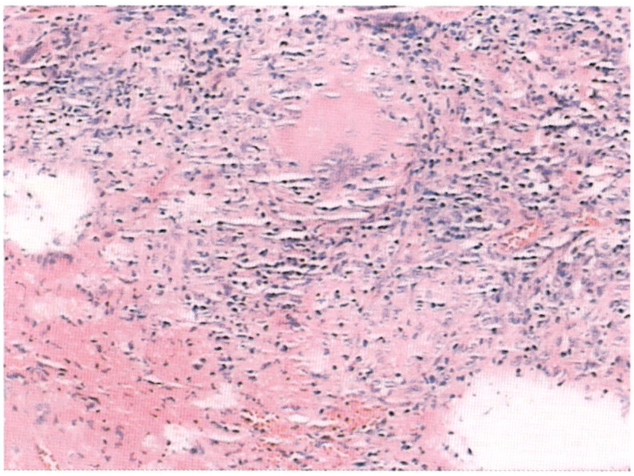

图 4-165 寻常狼疮 上皮样细胞组成的结核样结节

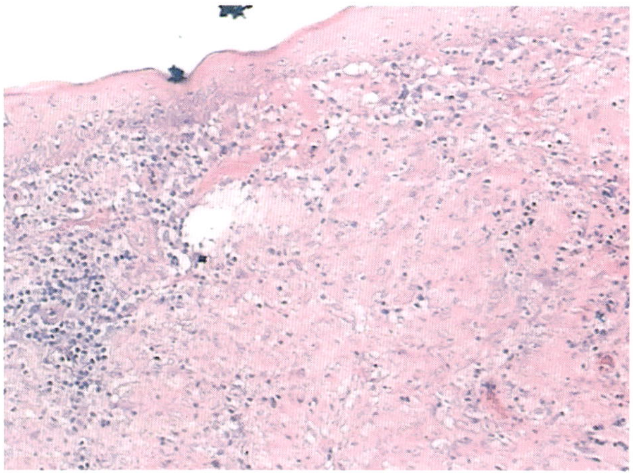

图 4-166 寻常狼疮 上皮样细胞组成的弥漫性结核样结节

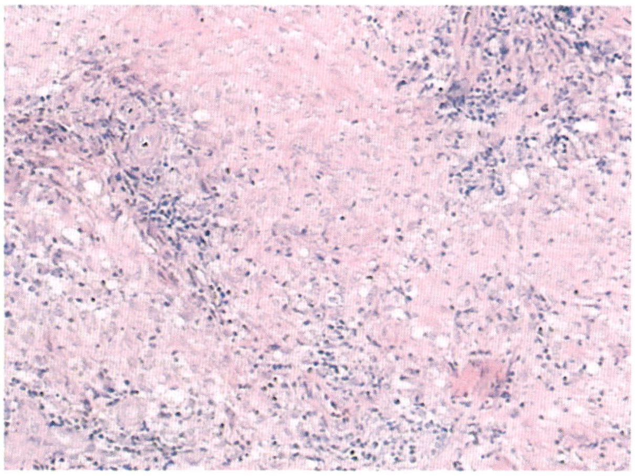

图 4-167 寻常狼疮 上皮样细胞组成的结核样结节

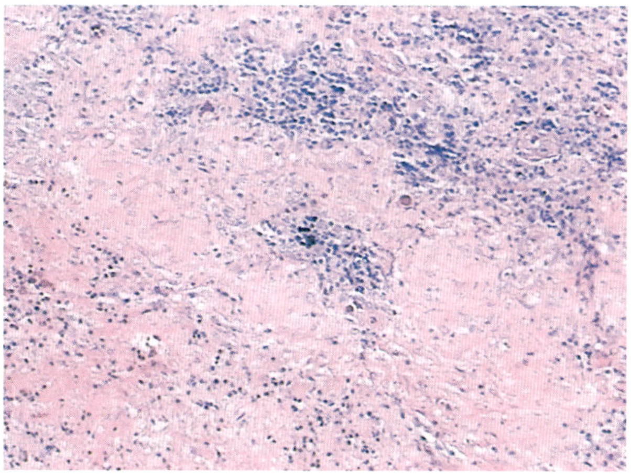

图 4-168 寻常狼疮 上皮样细胞组成的结核样结节

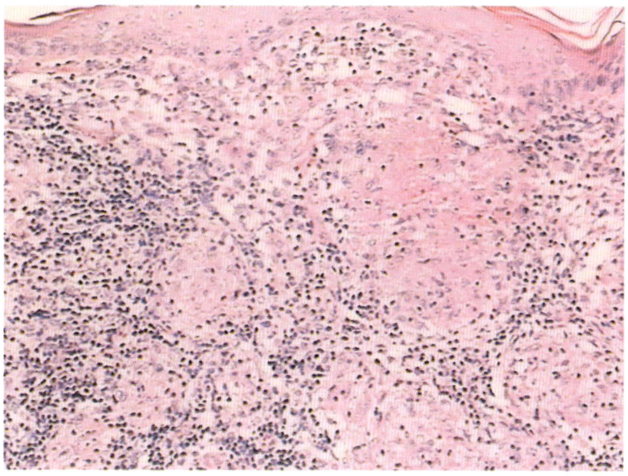

图 4-169 寻常狼疮 上皮样细胞组成的结核样结节

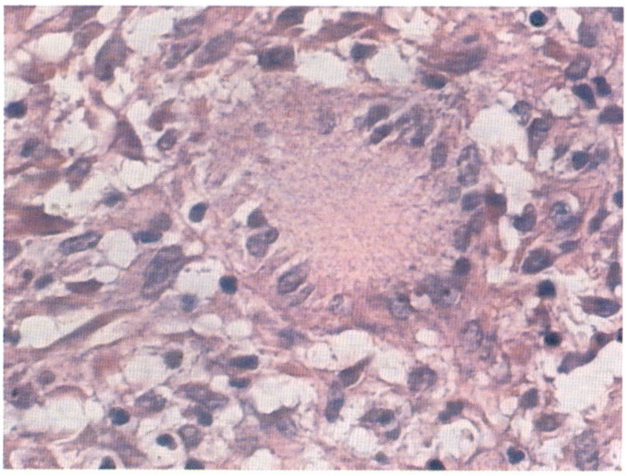

图 4-170 寻常狼疮 朗格汉斯型巨细胞

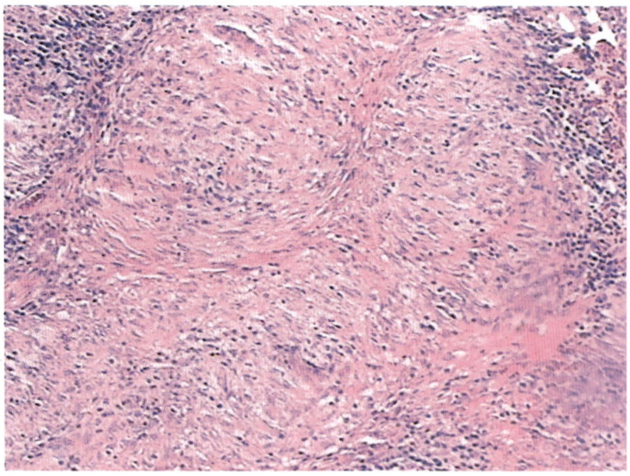

图 4-171 寻常狼疮 可非干酪坏死性上皮样结节

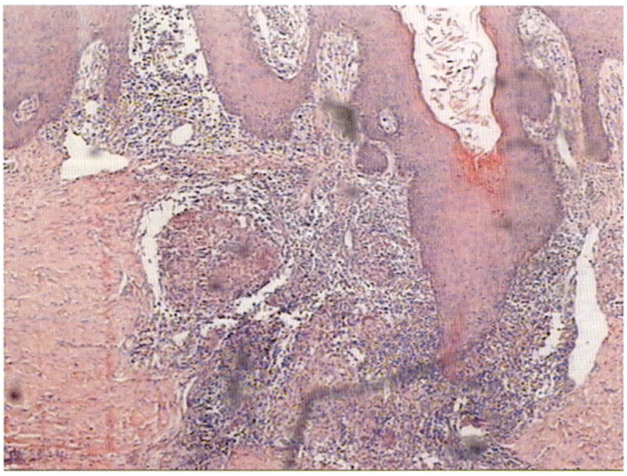

图 4-172 疣状皮肤结核 呈乳头样或假上皮瘤样增生，真皮中下部可见非干酪坏死性上皮样结节

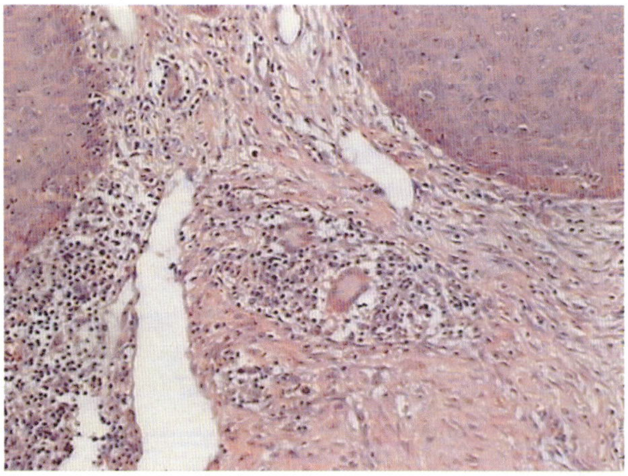

图 4-173 疣状皮肤结核 真皮中下部可见非干酪坏死性上皮样结节

(1) 疣状寻常狼疮无小脓肿形成，干酪性坏死轻微或无。

(2) 着色真菌病常可查出棕黄色厚壁孢子。

3. 瘰疬性皮肤结核 损害深部或边缘可见结核性肉芽肿，中央大片的干酪坏死，抗酸染色常可找到结核杆菌。若取材溃疡处则为非特异性炎症性改变，可见淋巴细胞及浆细胞浸润，有时可见脓肿。

本病应与放线菌病，硬红斑和梅毒树胶肿相区别。

4. 皮肤溃疡性结核 真皮深部、皮下组织可见结核样结构，干酪坏死很明显，抗酸染色可找到结核杆菌，真皮上部为非特异性炎症，溃疡边缘常呈棘层肥厚。

本病应与急性女性溃疡、白塞综合征、梅毒性溃疡鉴别。

5. 硬红斑 典型组织相在皮下组织具有 3 种特征性改变，即有结核性或结核样结构、血管炎或干酪样坏死等。病变早期主要为血管炎改变，中晚期损害常呈以上 3 种特征。血管炎多见较大血管，动静脉均可累及，表现内皮细胞肿胀，管壁炎细胞浸润，早期为中性粒细胞，晚期以淋巴细胞和组织细胞主。血管腔常因血栓形成而阻塞，干酪坏死较广泛。脂肪小叶也可见脂膜间隙及真皮深部。结核样结构多见于干酪坏死灶周围，晚期病例出现纤维化。表皮若不形成溃疡，一般无明显变化（图 4-174~图 4-179）。

本病应与皮肤型结节性多动脉炎鉴别。

6. 丘疹坏死性皮肤结核 早期血管受累，真皮中下部血管内皮细胞肿胀变性，内弹力膜破坏及其周围组织有纤维蛋白渗出，炎症浸润，以后出现白细胞碎裂性血管炎或淋巴细胞性血管炎。管壁增厚、管腔阻塞，以致引起真皮上部及表皮呈楔形坏死，宽底朝向表皮。坏死灶周围有上皮样细胞与巨细胞的聚集（图 4-180，图 4-181）。

本病应与变应性血管炎、复发性毛囊炎鉴别。

7. 瘰疬性苔藓样皮肤结核 毛囊或汗管周围可见由上皮样细胞形成的肉芽肿，和某些朗格汉斯巨细胞。真干酪坏死。

本病应与光泽苔藓、丘疹性结节病鉴别。

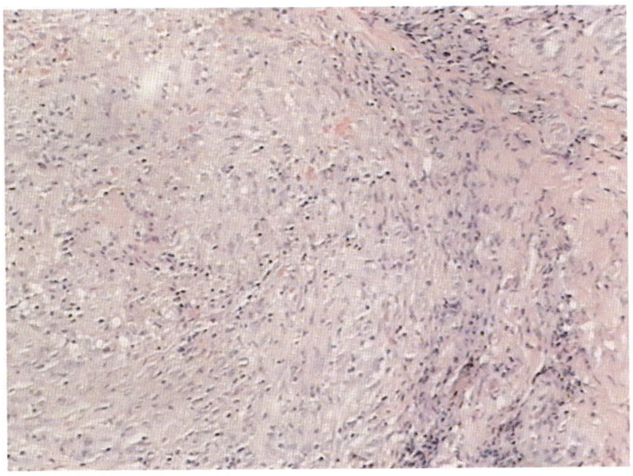

图 4-174　**硬红斑**　可见非干酪坏死性上皮样结节

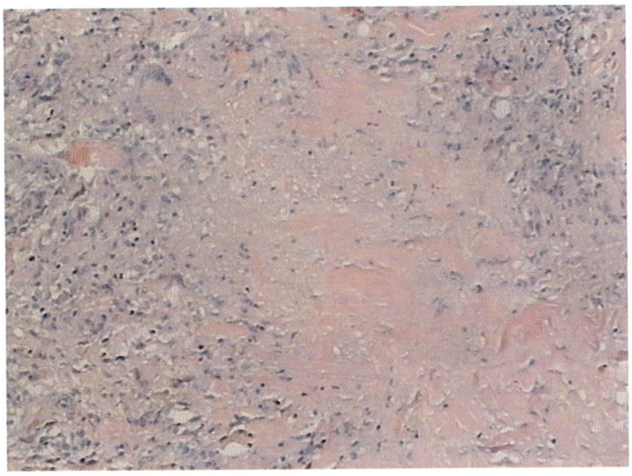

图 4-175　**硬红斑**　可见干酪坏死灶

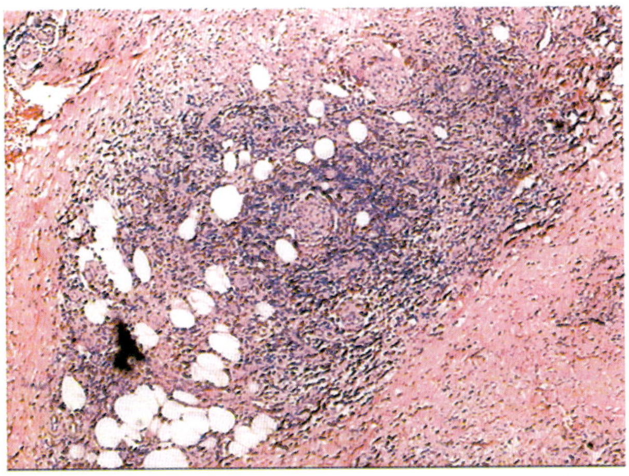

图 4-176　**硬红斑**　脂肪小叶有非干酪坏死性上皮样结节

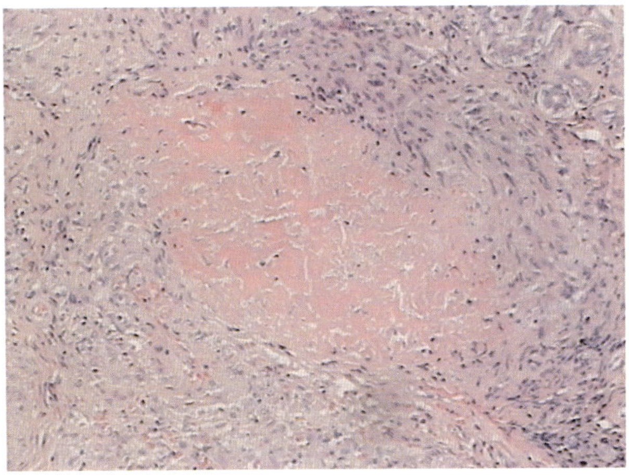

图 4-177　**硬红斑**　可见干酪坏死灶

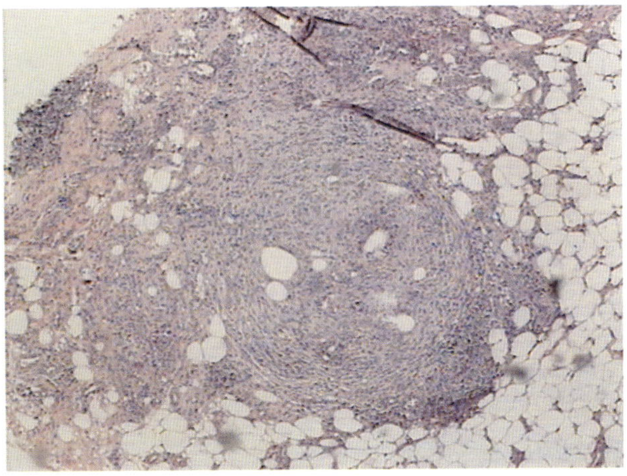

图 4-178　**硬红斑**　脂肪小叶见非干酪坏死性上皮样结节

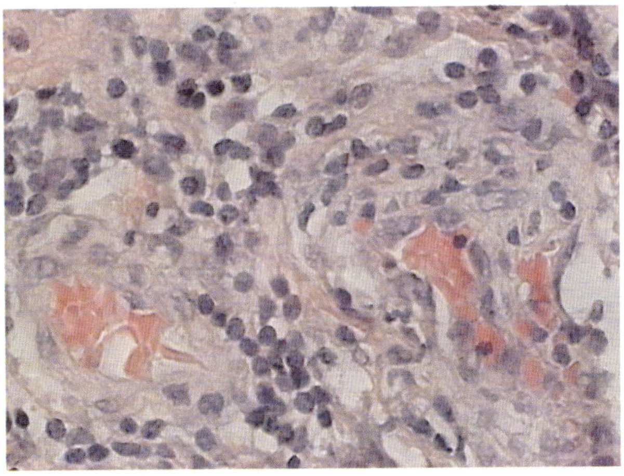

图 4-179　**硬红斑**　血管内皮细胞增生，炎症细胞浸润，血栓形成

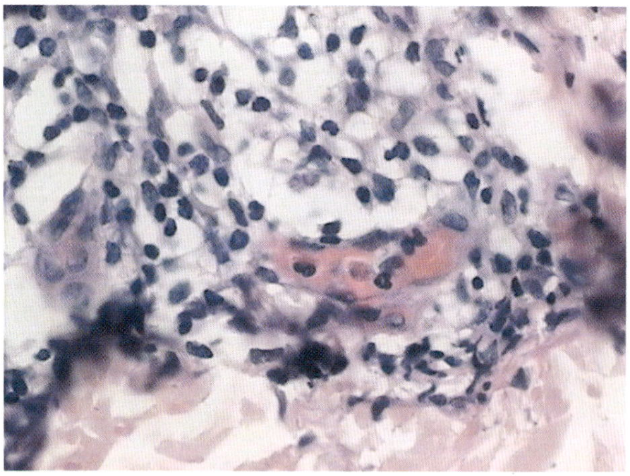

图 4-180 丘疹坏死性结核疹 血管管腔栓塞，炎症细胞浸润

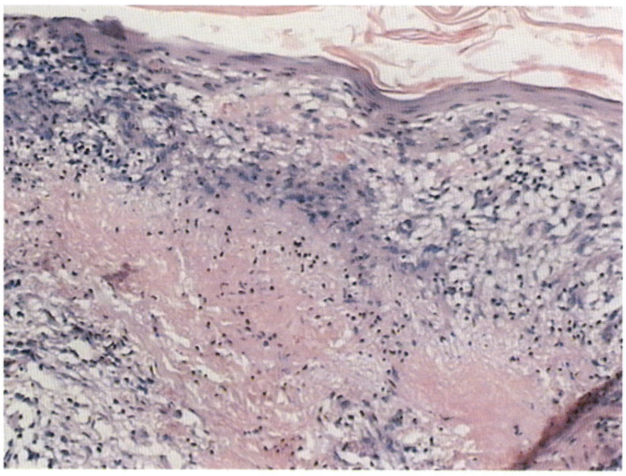

图 4-181 丘疹坏死性结核疹 真皮上部呈楔形坏死

游泳池肉芽肿

游泳池肉芽肿（swimming pool granuloma）的病原菌是海鱼分枝杆菌或称游泳池分枝杆菌。

【临床表现】

多见于儿童及青年，多在游泳池或海水中皮肤受外伤而感染。皮损好发于肘、膝、手、足、踝、指（趾）、小腿等处。潜伏期约 3 周。在病菌侵入部位的皮肤发生红褐色小丘疹、小结节或斑块，偶可破溃形成表浅的小溃疡。皮损常为单发，有些损害周围发生卫星丘疹，像孢子丝菌一样向上行扩散。一般不侵犯附近淋巴结。多无自觉症状，但可有压痛或叩击痛。发生于手指、肘、膝和足部等部位的皮损，表现似疣状皮肤结核。如感染面部皮肤，损害则类似寻常狼疮。皮损可在数月至 2~3 年可以自然痊愈，个别病例皮损逐渐扩大至手掌大小，病程持续数年到十几年（图 4-182~图 4-184）。

【组织病理】

早期损害呈非特异性炎症浸润，浸润细胞包括：嗜中性白细胞、单核细胞和巨噬细胞，抗酸染色可见抗酸杆菌。陈旧性损害（半年以上）可见典型结核或结核样结构，肉芽肿中央偶见坏死区。表皮常呈乳头瘤病和角化过度伴急性炎症性浸润和溃疡（图 4-185，图 4-186）。

【鉴别诊断】

根据组织病理不同与临床表现差异应与疣状皮肤结核、着色真菌病、孢子丝菌病鉴别。

1. 疣状皮肤结核 先为丘疹，后渐成结节，形成中央网状瘢痕，疣状边缘，四周红晕。无孢子丝菌样上行扩散，细菌培养可鉴别。

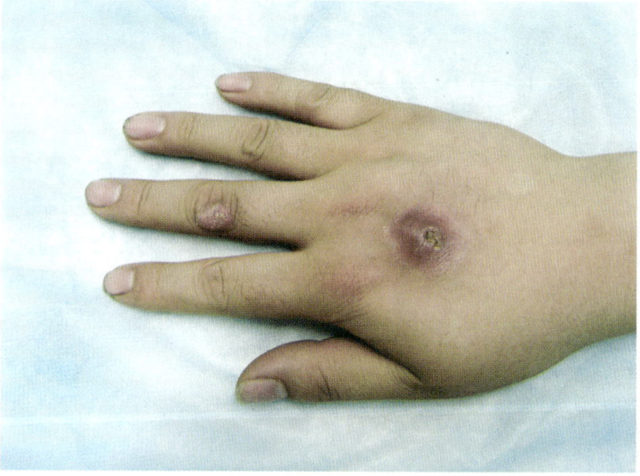

图 4-182 游泳池肉芽肿

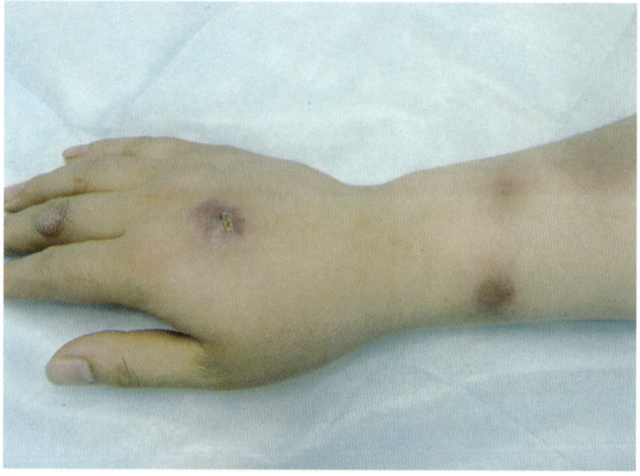

图 4-183 游泳池肉芽肿

2. 着色真菌病　损害为斑块状疣状增生，炎症较明显，真菌培养或病理检查可找到真菌。

3. 孢子丝菌病　损害为单个或沿淋巴管排列的多个结节，结核菌素试验（–），真菌培养（+）。

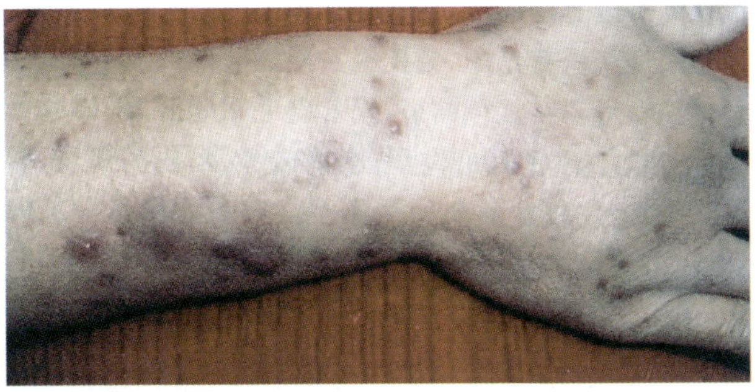

图 4–184　螃蟹钳伤后发生游泳池肉芽肿

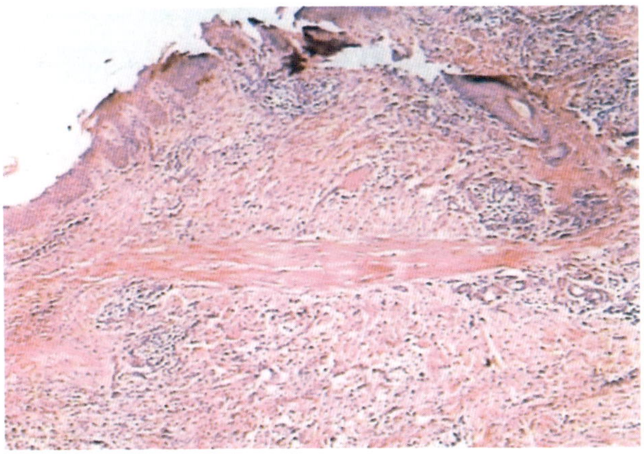

图 4–185　螃蟹钳伤后发生游泳池肉芽肿　非特异性炎症浸润，可见坏死区及表皮溃疡

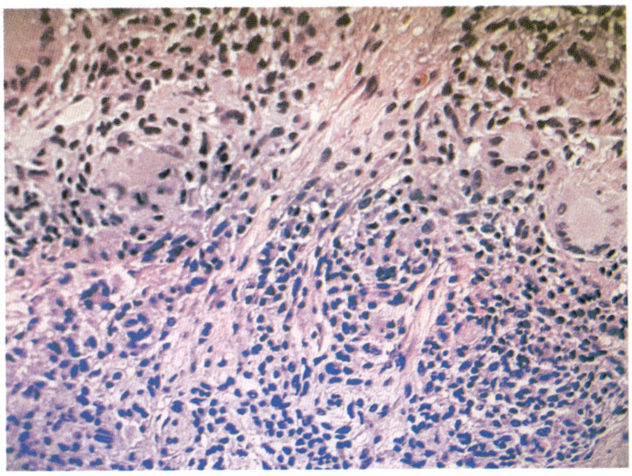

图 4–186　游泳池肉芽肿　可见结核样结构

类丹毒

类丹毒（erysipeloid）是由猪丹毒杆菌经皮肤伤口侵入皮肤引起类似丹毒样损害的感染性皮肤病。

【临床表现】

类丹毒分为 3 型：

1. 局限型　最常见，常发于手部，初起为红色斑点，逐渐扩大为紫红色肿胀性斑块，境界清楚，类似丹毒样，不化脓和破溃。自觉胀痛、灼痛或瘙痒。可伴发骨膜炎或关节炎。

2. 弥漫型　发生在手指，逐渐扩大全身。形成环状、卵圆形或奇异皮疹。

3. 系统型（败血症型）　本型罕见，表现为皮疹、心内膜炎和关节痛三联征，全身呈毒血症样表现（图 4–187~图 4–189）。

【组织病理】

类似其他感染性蜂窝织炎，表皮无显著改变，真皮乳头层水肿，真皮内血管周围胶原纤维之间有炎细胞浸润，主要为淋巴细胞，也有少数中性粒细胞、嗜酸性细胞及浆细胞病变，以血管周围为主。用革兰染色在真皮深层皮下组织的血管周围检查可见阳性杆菌。

【鉴别诊断】

本病应与丹毒和蜂窝织炎鉴别。

1. 丹毒　好发于小腿及面部，常有全身不适的前驱症状。局部为红色水肿性斑片，表面光滑，边缘清楚，其上可有水疱，有寒战高热等全身症状。

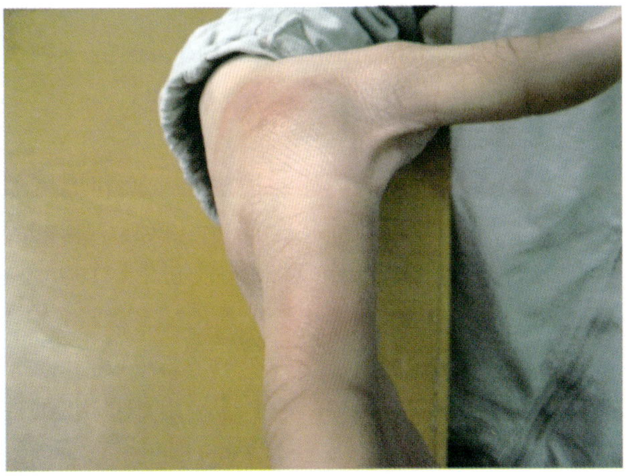

图 4–187　类丹毒

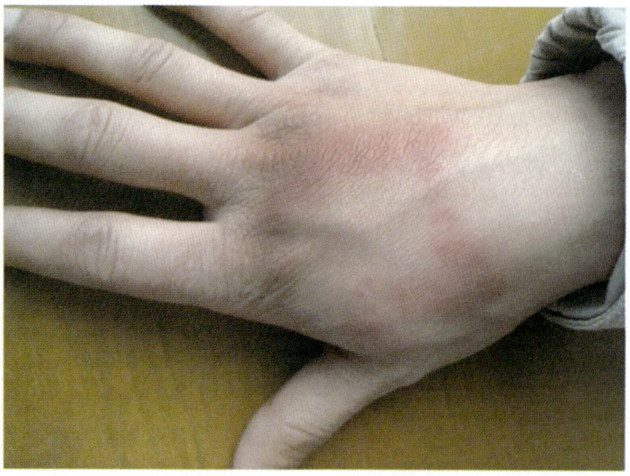

图 4–188　类丹毒

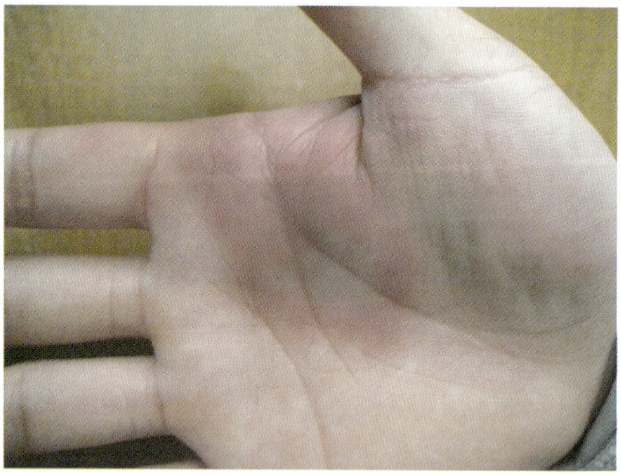

图 4–189　类丹毒

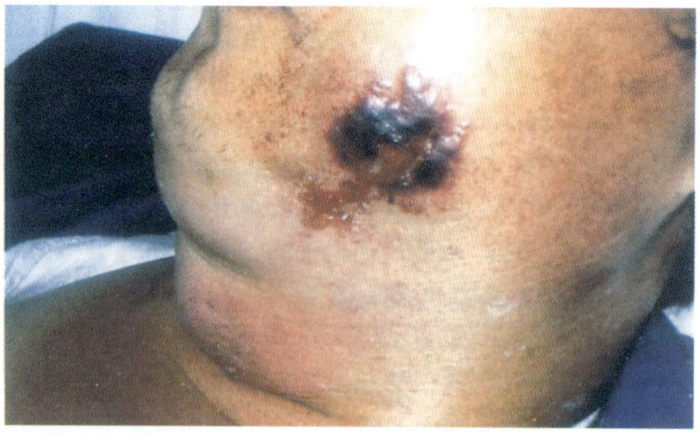

图 4–190　炭疽　面部出血坏死性皮损

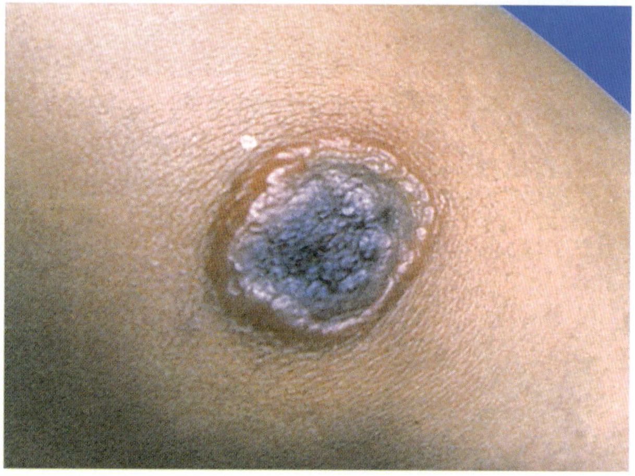

图 4–191　炭疽　臂部水疱坏死性皮损

2. 蜂窝织炎　常有寒战，高热等全身症状，患处呈弥漫性红肿痛，境界不清，可化脓、破溃和坏死。白细胞可升高。

炭　疽

炭疽（anthrax）是由炭疽杆菌引起的一种人畜共患急性传染病。

【临床表现】

主要表现为皮肤坏死、溃疡、焦痂和周围组织广泛水肿及毒血症症状，偶可引致肺、肠和脑膜的急性感染，并可伴发败血症（图 4–190，图 4–191）。

【组织病理】

炭疽的主要病理为各脏器、组织的出血性浸润、坏死和水肿。皮肤炭疽局部呈痈样病灶，四周为凝固性坏死区，皮肤组织呈急性浆液性出血性炎症。溃疡表面被覆坏死组织，真皮层有弥漫性中性粒细胞浸润，真皮水肿明显。可见血管炎、出血、多种急性和慢性炎症浸润表现。组织革兰染色可查到炭疽杆菌，菌体大，棒状，有荚膜，6~10μm 长，1~2μm 厚。溃疡表面的坏死组织炭疽杆菌较多，真皮中也可以见到该菌。未见中性粒细胞和组织细胞对该菌的吞噬作用。

【鉴别诊断】

皮肤炭疽应与一些慢性溃疡性疾病鉴别，如皮肤利什曼病、羊痘、土拉伦斯菌病、葡萄球菌感染后形成的脓肿。

鼻硬结病

鼻硬结病（rhinoscleroma）是一种慢性进行性、传染性肉芽肿病变，由革兰阴性克雷伯杆菌感染所致。

【临床表现】

1. 卡他期　初期表现为鼻黏膜干燥、鼻塞、流黏脓涕。随着病程的发展，可表现为萎缩、结痂、出血，临床易误诊为萎缩性鼻炎，但无臭气。病变一般在鼻腔前部，痂皮不易取出。此期病程可持续数月甚或数年。

2. 硬结期　主要表现为鼻塞和外鼻变形，鼻腔内有结节状肿块，质硬如软骨，多位于鼻前庭、前鼻孔、鼻翼、鼻中隔前段及上唇等处，表面发亮，呈紫红色，如有继发感染，肿块表面可发生溃烂，表面覆有脓痂，可有臭味。病程可持续数年或更长。

3. 瘢痕期　因瘢痕收缩，而出现前鼻孔狭窄、闭锁、鼻翼内移、悬雍垂消失、咽喉狭窄等体征，以及闭塞性鼻音、声嘶或呼吸困难等症状。

【组织病理】

鼻硬结病的病理变化在不同的临床分期表现不同，也可分为卡他期、硬结期和瘢痕期 3 个阶段，各期出现不同的病理特征，但也可同时存在，或以过渡的形式出现。

1. 卡他期　在黏膜层及黏膜下层可见淋巴细胞及大量浆细胞浸润，在组织间隙内可见鼻硬结杆菌，浆细胞内含有免疫球蛋白小球。

2. 硬结期　硬结期也称肉芽肿期。镜下可见巨大泡沫样细胞，即 Mikuliez 细胞（直径 10~100μm 的巨大组织细胞，胞浆淡染呈空泡状，Giemsa 或 Warthin-Starry 银染色可见颗粒，为 2~3μm 的大杆菌），还可见到品红小体（Unna 或 Russell 小体）。Mikulicz 细胞、Russell 小体和鼻硬结杆菌是鼻硬结病的主要病理特征，是其病理诊断主要依据。

3. 瘢痕期　病变组织内纤维组织大量增生，而 Mikuliez 细胞和 Russell 小体减少或消失（图 4-192~图 4-196）。

【鉴别诊断】

本病应与萎缩性鼻炎、梅毒、结核、麻风、恶性肉芽肿、肿瘤等相鉴别。

跖部窝状角质松解症

跖部窝状角质松解症（pitted keratolysis keratoma plantare sulcatum）又称沟状跖部角质松解症，多见于热带和亚热带，由棒状菌属的 *Micrococcus sedentarius*（微小样状杆菌）、*Dermatophilius Conjolensis* 或 *Actinomyces* 引起。

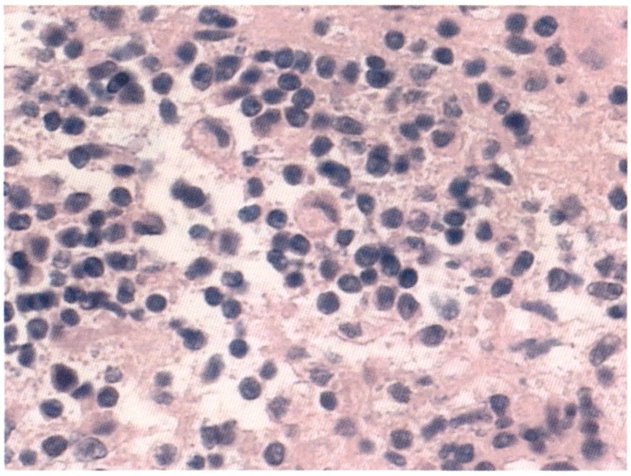

图 4-192　**鼻硬结病**　Mikuliez 细胞（巨大泡沫样细胞）及大量浆细胞和炎症细胞

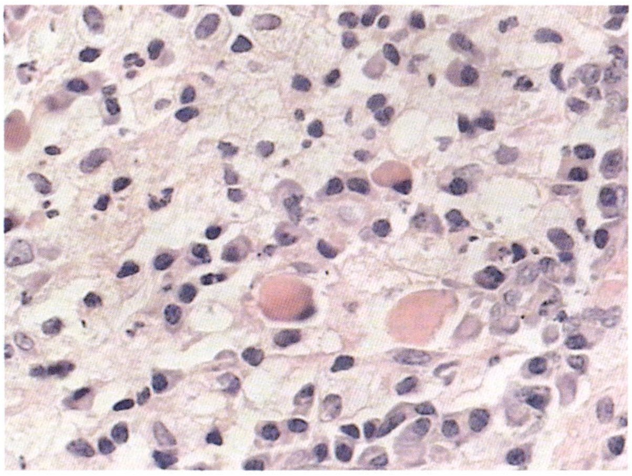

图 4-193　**鼻硬结病**　Russell 小体（品红小体）及大量浆细胞和炎症细胞

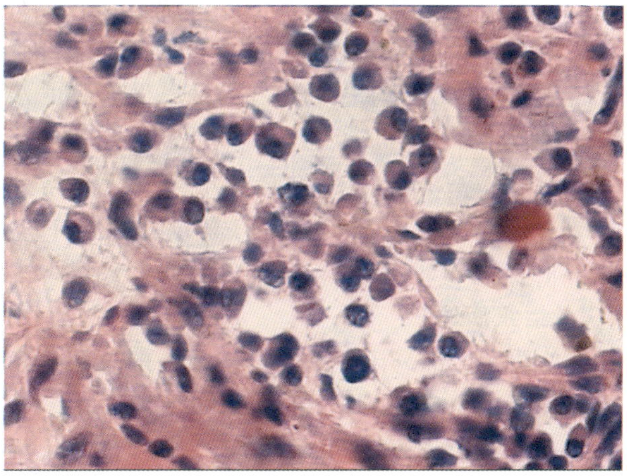

图 4-194　**鼻硬结病**　大量浆细胞浸润

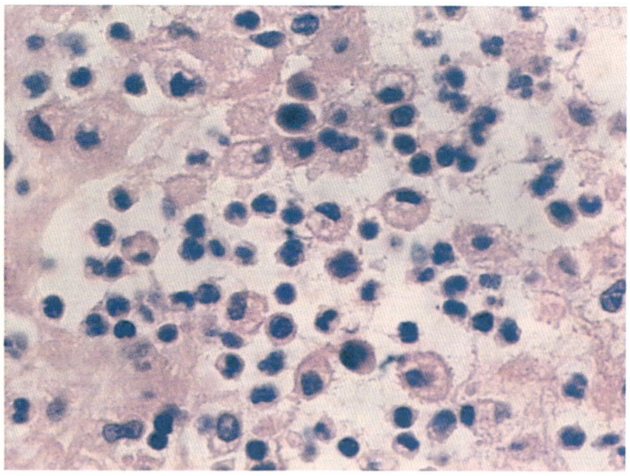

图 4-195　鼻硬结病　大量 Mikuliez 细胞

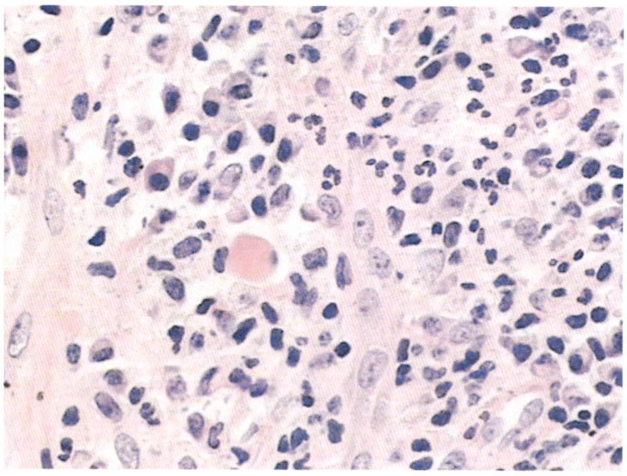

图 4-196　鼻硬结病　Russell 小体，浆细胞及中性白细胞等炎细胞浸润

【临床表现】

长期密切接触泥土和水的人群中易发病，特征是跖部皮肤角质层呈环状或点状剥蚀。跖部及趾屈侧面角质层发生多数散在性环状及点状的浅表凹窝，直径 2~4mm，边缘绕以深的黑沟，而呈火山口状。皮损可互相融合成不规则状，常伴多汗，角质层有浸渍现象，有臭味（图 4-197，图 4-198）。

【组织病理】

角质层上部局限性缺损，缺损一般不超过角质层厚度的 2/3。缺损周围的角质呈均质化。缺损的基底和壁部可见革兰阳性的球形和丝状细菌。真皮有轻度炎症反应。

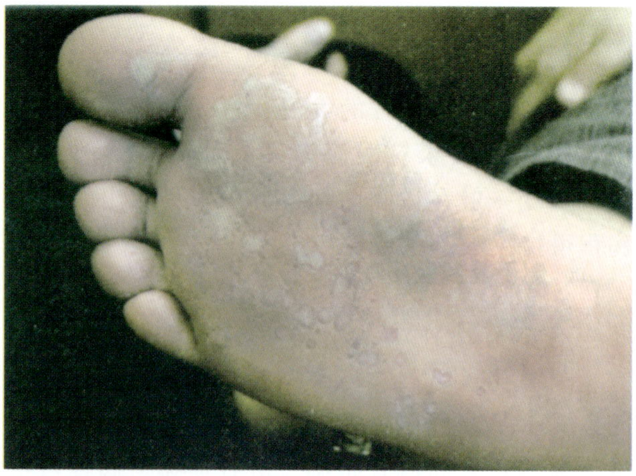

图 4-197　窝状角质松解症

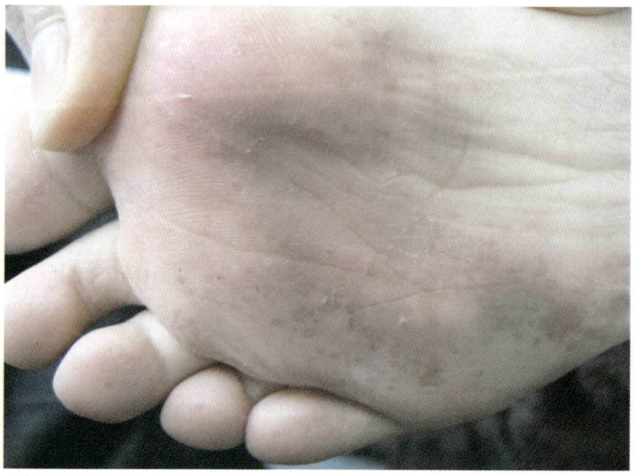

图 4-198　窝状角质松解症

急性女阴溃疡

急性女阴溃疡（ulcus vulvae acutum）是发生在女阴的非传染性良性溃疡，又称 Lipschtitz 溃疡，中医称“阴蚀疮”。本病病因不明，可能是某种特殊致病微生物引起，病变局部可分离出革兰阳性粗大杆菌，和乳酸杆菌很相似；也有认为本病可能是白塞病、结节性红斑、生殖器疱疹的一种表现。

【临床表现】

常见青年女性，好发部位多见于小阴唇内侧，阴道前庭，尿道口附近，少见于外阴部皮肤。皮损特点在临床上可分为 3 型。

1. 坏疽型　数目少，溃疡深，自觉剧痛，愈后结瘢。常伴发热，乏力等全身症状。

2. 性病型　常见，似软下疳，呈圆形溃疡，边缘锐利不齐，表面附灰白色分泌物，周围炎性浸润，自觉剧痛。

3. *粟粒型*　针头至米粒大小的溃疡，数目多，溃疡中心凹陷较深，基底有黄色物，表面少许脓液，边缘炎性浸润，自觉症状轻。病程一般1~2周，但有复发倾向。

【组织病理】

各型组织病理基本相同，溃疡处有组织缺损深达真皮浅层、皮下组织，溃疡基底有一层坏死，覆以纤维凝固物并有少量中性粒细胞以及少数浆细胞及淋巴细胞浸润。血管、淋巴管扩张水肿变厚，部分血管腔阻塞甚至管腔闭塞。取坏死液做革兰染色可见大量粗大杆菌。

【鉴别诊断】

本病应与白塞病、软下疳、生殖器疱疹和一期梅毒硬下疳等鉴别。

1. *白塞病*　口腔和生殖器可见痛性溃疡，可有虹膜炎、角膜炎。皮肤损害为多形性红斑、结节性红斑、痤疮样毛囊炎，针刺反应阳性。

2. *软下疳*　由杜克雷嗜血杆菌引起的一种性传播疾病。临床上表现为外生殖器发生多个痛性溃疡，伴腹股沟化脓性淋巴结炎，分泌物涂片可找到革兰阴性短棒状链杆菌。

3. *生殖器疱疹*　多由单纯疱疹病毒Ⅱ型所致。在生殖器部位反复发生红斑、群集性小水疱、糜烂及灼痛。

4. *硬下疳*　无痛性浅溃疡，暗视野梅毒螺旋体检测阳性。

气性坏疽

气性坏疽（gas gangrene）是由梭状芽胞杆菌所引起的一种严重急性特异性感染。根据病变范围的不同，可分为芽胞杆菌性肌坏死和芽胞杆菌性蜂窝织炎两类。

【临床表现】

如损伤或手术后，伤口出现不寻常的疼痛，局部肿胀迅速加剧，伤口周围皮肤有捻发音，并有严重的全身中毒症状，如脉搏加速、烦躁不安和进行性贫血，即应考虑有气性坏疽的可能。伤口内的分泌物涂片检查有大量革兰染色阳性杆菌，X线检查伤口肌群间有气体是诊断气性坏疽的重要依据。

【组织病理】

可发现肌纤维间有大量气泡和大量革兰阳性粗短杆菌。

【鉴别诊断】

本病应与蜂窝织炎鉴别。

红　癣

红癣（erythrasma）是由革兰阳性的微细棒状杆菌引起间擦部的浅表局限性感染。微细棒状杆菌常寄生于人的鼻、咽、眼结膜、外耳道及皮肤表面等处，属于条件致病菌。

【临床表现】

皮损为境界清楚圆形、椭圆形或不规形斑片，色浅棕色、淡红色至黄褐色，表面有细小的薄鳞屑。好发于腹股沟、腋窝、臀中沟、阴部、乳房下等间擦部位。皮损局限，发展缓慢，无自觉症状（图 4–199，图 4–200）。

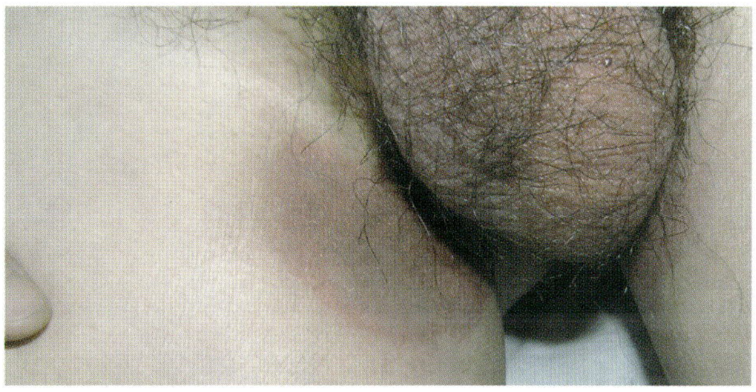

图 4–199　红癣

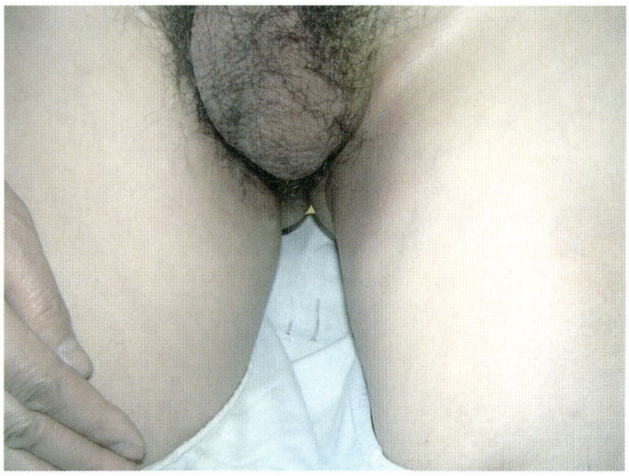

图 4–200　红癣

【组织病理】

通常无特征性改变，表皮可见中度棘层增厚偶见真皮浅层血管周围淋巴细胞浸润。革兰染色角层可见微细棒状杆菌。

【鉴别诊断】

皮损在 wood 灯（伍德灯）下呈珊瑚红荧光，十分鲜艳。鳞屑涂片美兰染色镜下可检到革兰阳性的细微棒状杆菌。红癣应与花斑癣、股癣、擦烂红斑鉴别。

1. *花斑癣*　好发躯干，为粟米、黄豆至蚕豆大小的圆形或类圆形斑疹，呈黄褐色或深褐色。滤过紫外线灯照射下显示黄褐色荧光。真菌检查可区别。

2. *股癣*　股的一侧或双侧呈环状或多环状斑片，其上可见丘疹、水疱，常有瘙痒，鳞屑真菌检查阳性。

3. *擦烂红斑*　多见于肥胖的婴儿或成人，湿热季节好发，表现为摩擦处潮红、肿胀、表面浸渍、境界清楚，病原菌查阴性，保持局部清洁干燥则易消失。

腋毛癣

腋毛癣（trichomycosis axillaris）是由纤细棒状杆菌感染腋毛和阴毛毛干而发生的一种传染病。

【临床表现】

多见于青壮年，夏季多见。腋毛、阴毛毛干上发生黄色、红色或黑色的小结节，形成连续的菌鞘，易去除。毛干无光泽、变脆易折断。患处皮肤不受累。多无自觉症状，病程慢性（图 4-201）。

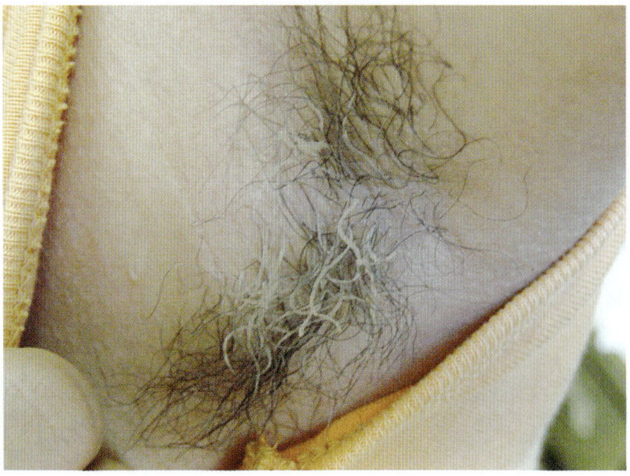

图 4-201　腋毛癣

诊断根据临床表现和病原菌检测。将结节压碎加 10%氢氧化钾液以高倍镜检查，可见较短而纤细的杆菌。

（袁景奕）

第四节　真菌性皮肤病

真菌属于真核生物，其基本形态为孢子和菌丝。真菌的种类繁多，但能引起人类疾病的真菌仅占极少数，这些能够引起人类疾病的真菌主要分为皮肤癣菌、酵母菌和真菌。在临床上依据侵犯部位的不同，可将真菌病分为浅部真菌病和深部真菌病。对于浅部真菌病，一般通过临床表现和真菌检测即可明确诊断，但对于深部真菌病，则往往需要组织病理学检测方可确诊。除曲霉、结合菌及暗色真菌等少数真菌外，多数真菌在 HE 染色条件下不着色或着色浅淡，所以通常需要相应的特殊染色，使真菌形态在组织中有明显的反差，从而提高诊断的正确率。常用的真菌特殊染色方法主要有过碘酸-希夫染色（PAS）和嗜银染色（GMS）。

马拉色菌毛囊炎

马拉色菌毛囊炎（malassezia folliculitis）又名糠秕孢子菌毛囊炎（pityrosporum folliculitis），是由马拉色菌引起的毛囊性皮肤真菌病。

【临床表现】

本病好发于青少年，16~40 岁为高发年龄。皮损好发于皮脂腺丰富的部位，如前胸、后背、肩、颈等部位。主要表现为成批出现的毛囊性圆顶状红色丘疹，直径 2~6mm，周围可见红晕，间或有脓疱，皮损数目多少不等，大小和炎症程度趋于一致，皮损互不融合。部分患者有瘙痒感，但无痛感。长期服用广谱抗生素或糖皮质激素者更易患此病（图 4-202，图 4-203）。

【组织病理】

取完整的毛囊性丘疹做病理切片，可见毛囊漏斗部被嗜碱性角蛋白残渣及大量成堆圆形芽生孢子堵塞。毛囊周围有轻度炎细胞浸润。附近真皮有淋巴细胞和组织细胞浸润，有时可见少许中性粒细胞浸润。PAS 染色可见在毛干、毛囊腔内大量圆形或卵圆形的深玫瑰红色、厚壁、单极出芽、聚集成堆的孢子，直径 2~5μm，无菌丝形成（图 4-204）。

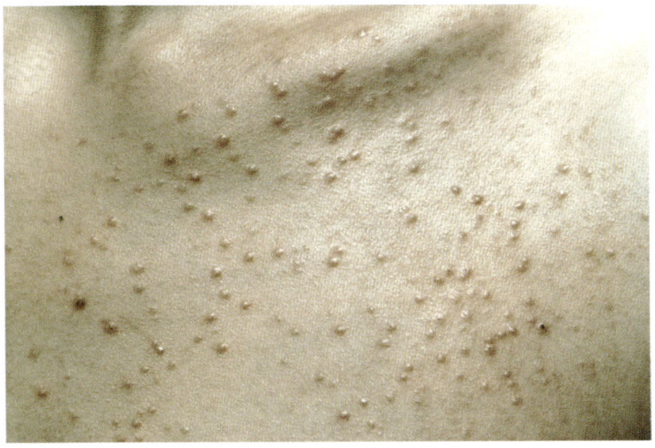

图 4-202 马拉色菌毛囊炎

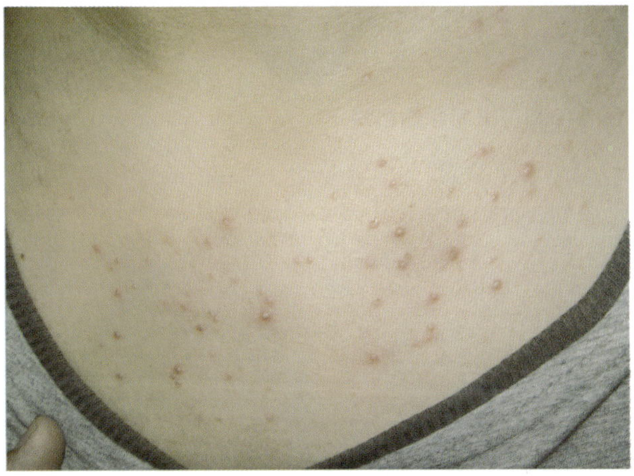

图 4-203 马拉色菌毛囊炎

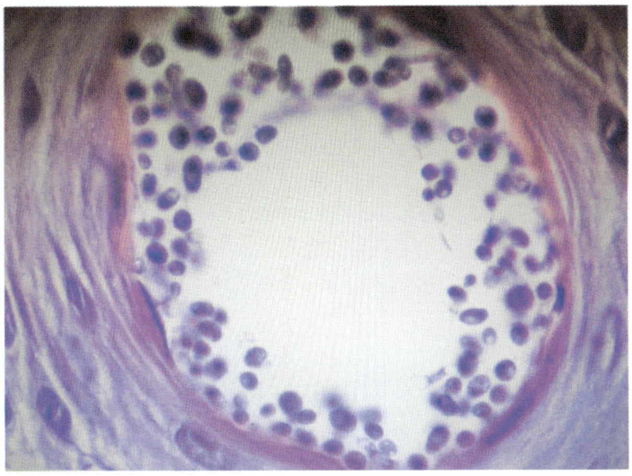

图 4-204 毛囊内马拉色菌感染

脓 癣

脓癣（kerion）多是由犬小孢子菌、石膏样小孢子菌及一些亲动物的毛癣菌引起皮肤强烈反应而产生的头癣。

【临床表现】

本病好发于儿童，男性多见。起病急剧，损害呈多数毛囊性脓疱组成的隆起型肿块，迅速扩展至胡桃大小或更大。

常单发，界限清楚，质地柔软，表面有多数蜂窝状小孔，可挤出脓液，但无细菌性脓肿的大量脓液及严重的红肿热痛，局部毛发松动易拔除，可见断发。耳后和枕后的淋巴结肿大和触痛。愈后可形成瘢痕性永久性秃发（图 4-205）。

【组织病理】

基本改变为伴毛囊破坏的化脓性及肉芽肿性炎症。表皮角化过度、棘层肥厚、表皮水肿、表皮突不规则延伸伴急性炎症及脓肿形成。毛囊漏斗部膨大，毛囊壁水肿、破坏，呈破裂性毛囊炎样改变。毛囊周围致密中性粒细胞、淋巴细胞及浆细胞浸润。随着病程的进展，逐渐以肉芽肿性炎症取代，最终患处形成广泛纤维化。在表皮、毛囊及毛发中可见菌丝及孢子，在 PAS 染色下容易看到。

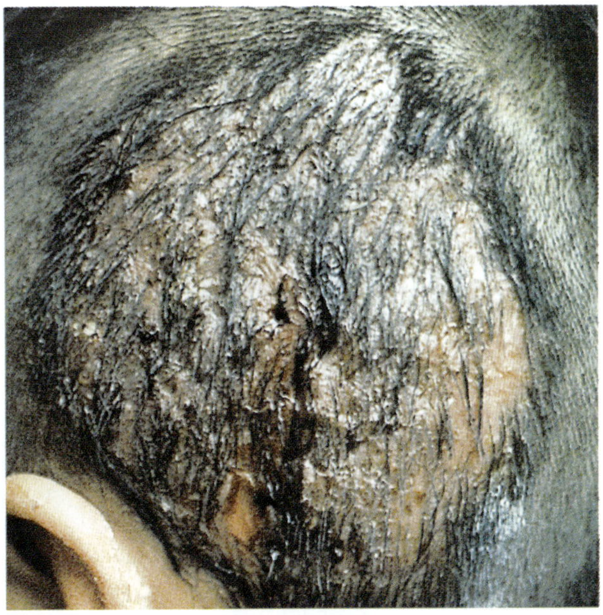

图 4-205 脓癣

念珠菌病

念珠菌病（candidiasis）是指念珠菌属（*candida*）所引起的原发性感染，不同部位及不同组织感染后的临床表现各异。常见表皮、真皮、毛囊、甲和甲沟感染。

【临床表现】

1. 皮肤念珠菌病　皮肤念珠菌病（cutaneous candidosis）是指念珠菌引起的表皮、毛囊和甲沟感染。念珠菌性间擦疹表现为腹股沟或其他皮肤折皱部位在红斑基础上的水疱或脓疱，摩擦后导致脓疱和水疱破裂形成红色湿润性损害，边缘不规则，皮损周围常有散在丘疹、脓疱疹，称卫星状损害。念珠菌性尿布皮炎主要发生于婴儿，表现为肛门周围红斑，在尿液及粪便的刺激下，皮损逐渐扩展至整个尿布区域，形成边缘不甚清楚的大片红斑，其周围可见卫星状损害。念珠菌性甲沟炎多见于浸水作业的人员，也常见于糖尿病患者，多见于手指。表现为甲沟红肿，边界不清，触之海绵状柔软，自觉痛痒，很少化脓，甲小皮可消失。有时可合并细菌感染，此时症状加重。甲念珠菌病往往继发于念珠菌性甲沟炎，多见于手指甲。由于念珠菌缺乏角质分解酶，因此不容易出现皮肤癣菌引起的甲真菌病的甲碎裂现象，而往往表现为甲营养不良样改变，可见甲板增厚，淡褐色，可出现纵横沟纹或凹凸不平（图 4-206~图 4-213）。

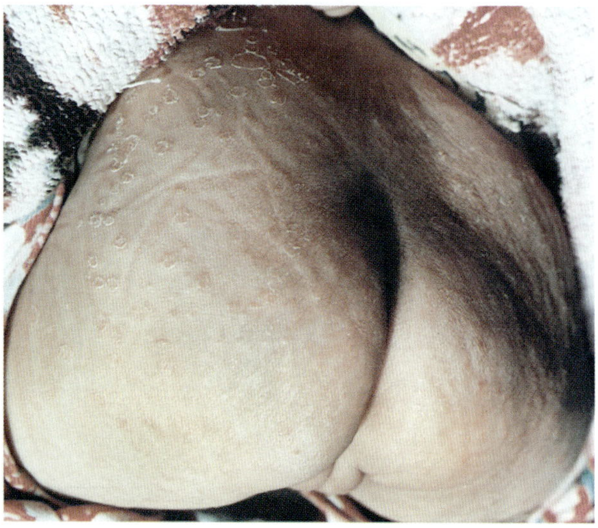

图 4-206　泛发性念珠菌病

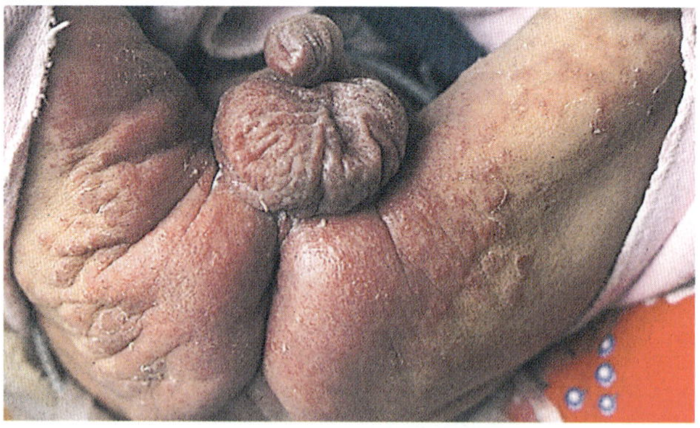

图 4-207　尿布区念珠菌病

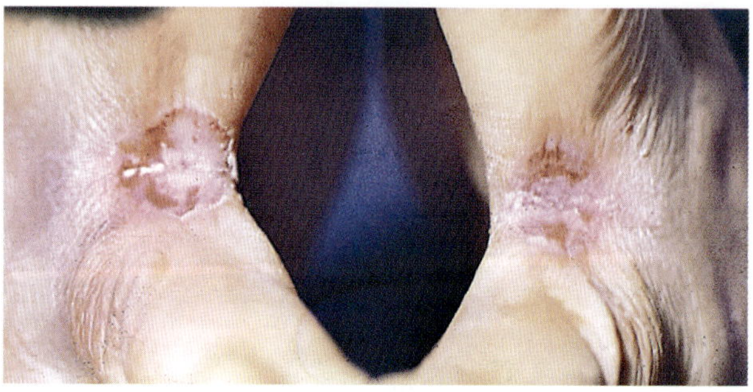

图 4-208　指间念珠菌病

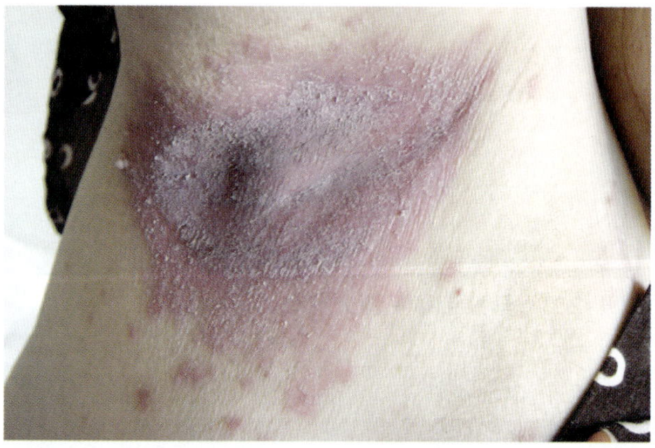

图 4-209　腋部念珠菌病

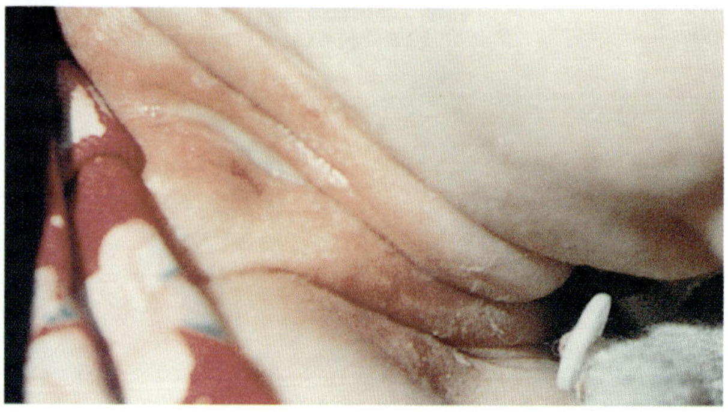

图 4-210　颈部念珠菌病

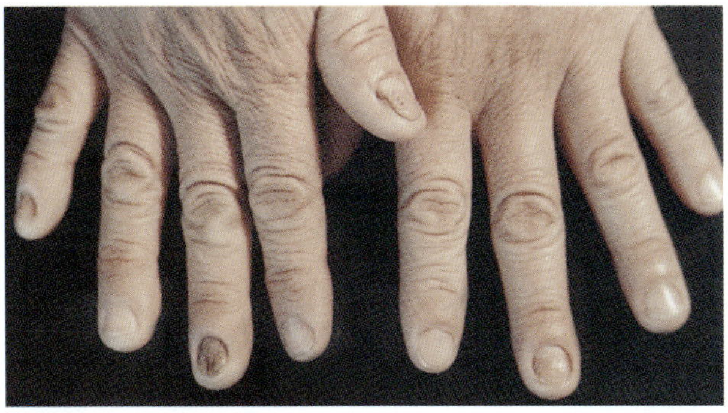

图 4-211 念珠菌性甲沟炎

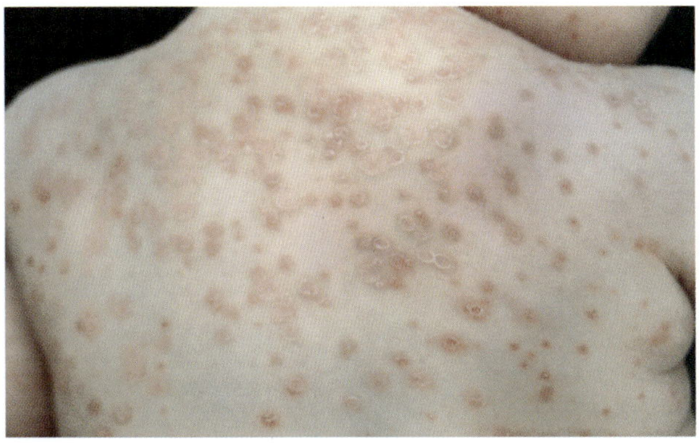

图 4-212 泛发性念珠菌病

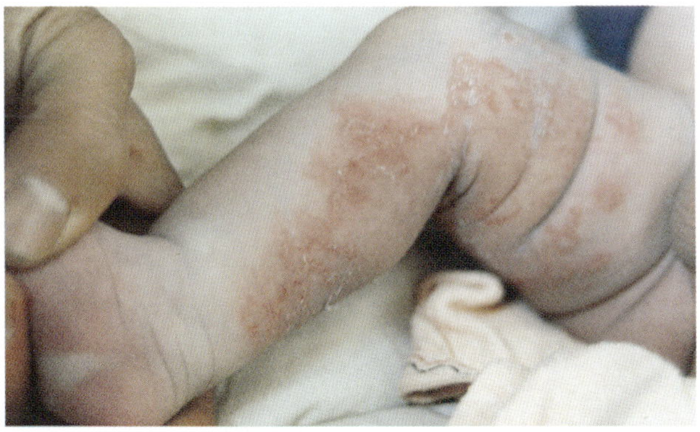

图 4-213 腿部念珠菌病

2. 黏膜念珠菌病

(1) 口腔念珠菌病，又称为“鹅口疮”，表现为舌、软腭等处覆盖乳白色薄膜，揭去此膜可见红色湿润基底，严重者可导致黏膜溃疡及坏死。多见于儿童、老人、长期患有慢性消耗性疾病者及免疫功能低下者。

(2) 念珠菌性外阴阴道炎是一种常见的妇科疾病，近年来，随着广谱抗生素及糖皮质激素的滥用，本病日渐增多。主要表现为白带增多，呈凝乳样或豆腐渣样，量多，略带臭味。阴道黏膜红肿，上覆白色假膜，剥离后可见红色糜烂基底，自觉阴道瘙痒和灼热，患者多伴有外阴瘙痒。

(3) 念珠菌性龟头炎主要表现为包皮及龟头红斑、糜烂，包皮内板及冠状沟处可覆白色奶酪样膜，尿道口受累时可出现尿频、尿痛等前尿道炎症状。少数患者表现为急性水肿性包皮龟头炎(图 4-214~图 4-217)。

3. 深在型皮肤念珠菌病

(1) 念珠菌性肉芽肿　可分为 HauserRothman 型及 Busse-Buschke 型两型。前者具有以下特点，

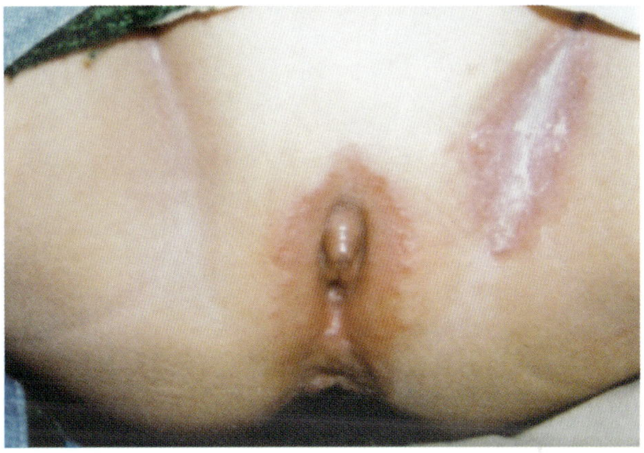

图 4-214 外阴黏膜念珠菌病

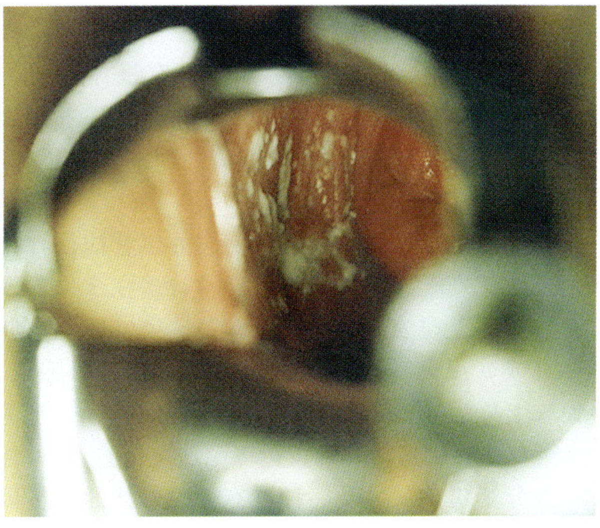

图 4-215 阴道黏膜念珠菌病

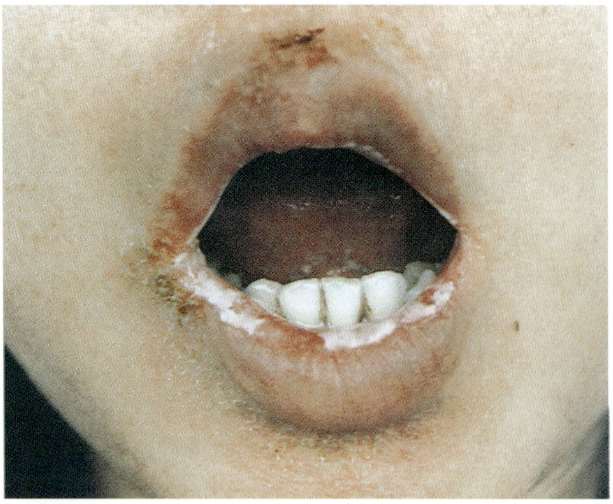

图 4–216　口部黏膜念珠菌病

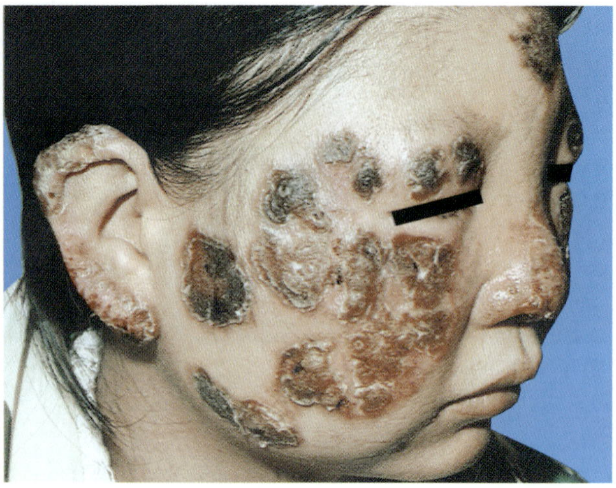

图 4–218　念珠菌性肉芽肿

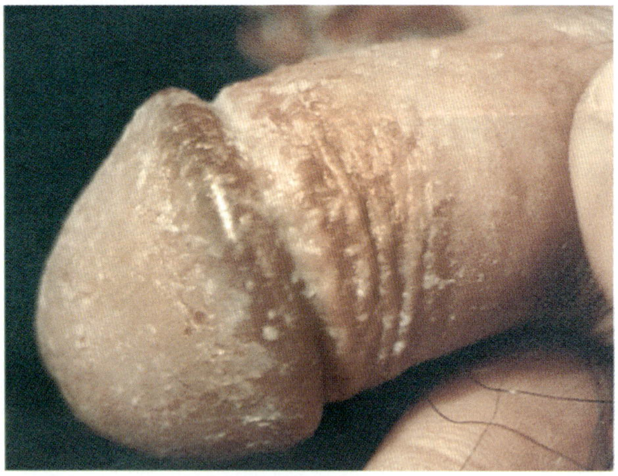

图 4–217　龟头黏膜念珠菌病

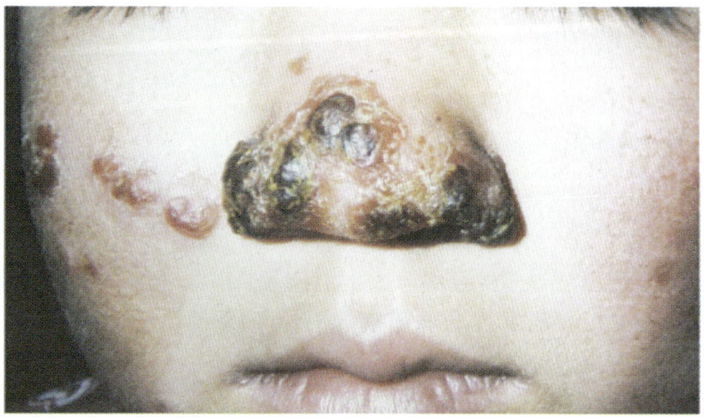

图 4–219　念珠菌性肉芽肿

即自幼发病，病程长；头面部结痂增殖性疣状损害；鹅口疮及口角糜烂长期不愈；甲廓肿胀及甲板增厚。Busse-Buschke 型可见于任何年龄，多具有长期系统应用抗生素或具有机体抵抗力下降的诱因，皮损可不局限于头面部，主要表现为脓疱、结节、斑块及增殖性溃疡等（图 4–218，图 4–219）。

（2）慢性皮肤黏膜念珠菌病的患者往往存在先天性免疫学或内分泌学的异常，多在 3 岁内发病。主要表现为慢性口腔念珠菌感染、慢性皮肤和（或）甲念珠菌感染及慢性阴部念珠菌感染。临床上分为 4 型，其中两种是遗传性的（分别为常染色体显性遗传和常染色体隐性遗传），一种伴有内分泌疾病，另外一种没有可以辨认的遗传因素和内分泌疾病(图 4–220~图 4–224)。

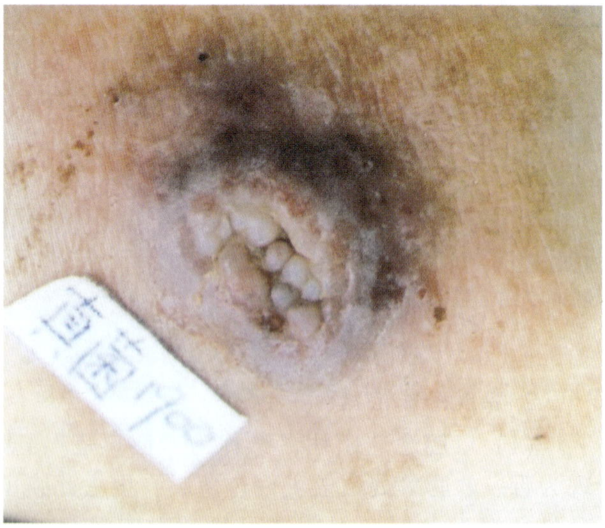

图 4–220　下肢深部念珠菌病

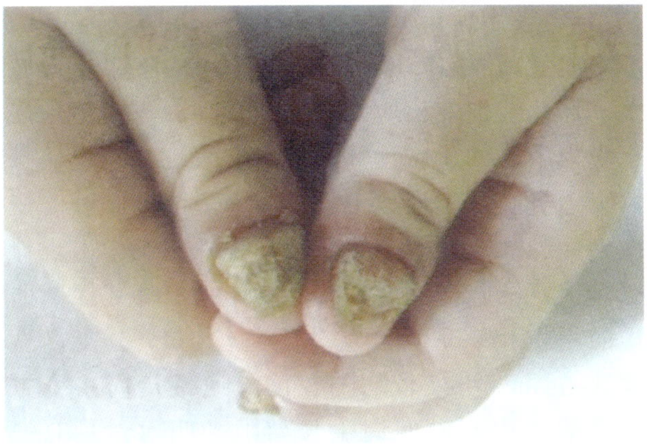

图 4-221　慢性皮肤黏膜念珠菌病　甲沟炎

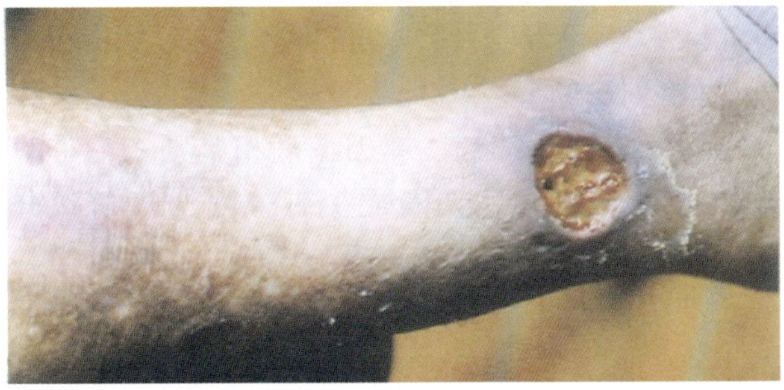

图 4-222　下肢深部念珠菌病　小腿溃疡

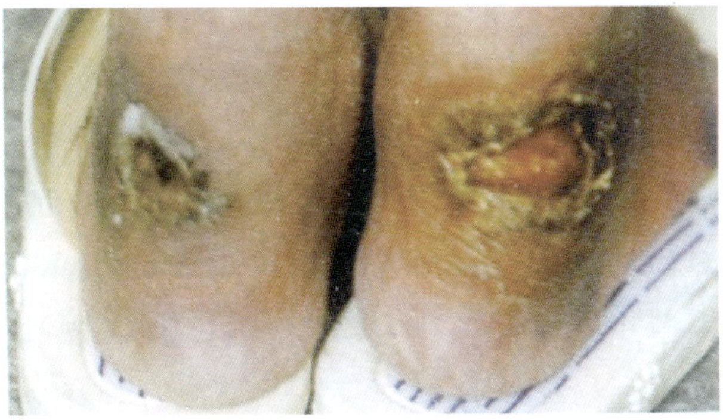

图 4-223　下肢深部念珠菌病

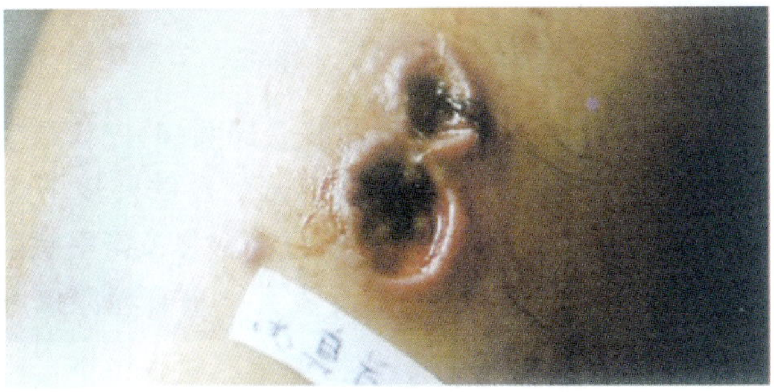

图 4-224　下肢深部念珠菌病

4. 系统性念珠菌病　近年来，随着广谱抗生素、糖皮质激素、免疫抑制剂、放射治疗、导管插管的广泛应用，系统性念珠菌病时有发生，可引起尿路感染、心内膜炎、脑膜炎、败血症等，甚至引起死亡。

【组织病理】

皮肤浅表性感染通常表现为角层下脓疱或角质层内中性粒细胞聚集，可见少量嗜酸性粒细胞，有时可形成海绵状脓疱，很难与 Kogoj 海绵状脓疱相区别。真皮浅层血管扩张，其周围轻度淋巴细胞和中性粒细胞浸润。角质层内可见直径 3~5μm 的孢子及直径 2~4μm 的分支、分隔菌丝及假菌丝，同时可见出芽孢子，有时增生的菌丝及假菌丝可侵入表皮深层甚至真皮。PAS 染色时，念珠菌孢子、菌丝及假菌丝呈红色。

念珠菌性肉芽肿表现为表皮不规则增殖肥厚、乳头瘤样增生、角化过度，其中可见念珠菌孢子、菌丝及假菌丝。真皮中可见乳头层血管扩张，致密淋巴细胞、中性粒细胞、浆细胞及多核巨细胞浸润。念珠菌可见于角质层、棘层、毛囊和真皮内。

念珠菌性毛囊炎表现为毛囊及其周围淋巴细胞为主的炎性细胞浸润，有时在毛囊壁破坏的基础上形成毛囊周围脓肿。PAS 染色可见毛囊内大量念珠菌孢子、菌丝、假菌丝及出芽孢子。毛发可见较多孢子及少许菌丝黏附，毛干变细，可见裂隙。

甲念珠菌病在甲板中可见圆形、卵圆形孢子聚集成堆，可见芽生孢子、厚壁孢子及假菌丝(图 4-225~图 4-227)。

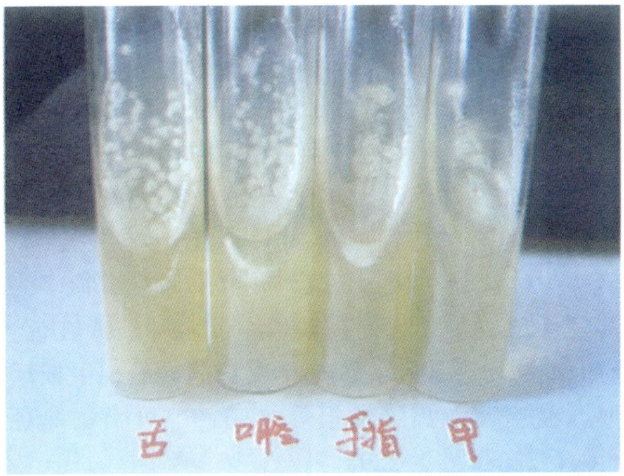

图 4-225　念珠菌培养

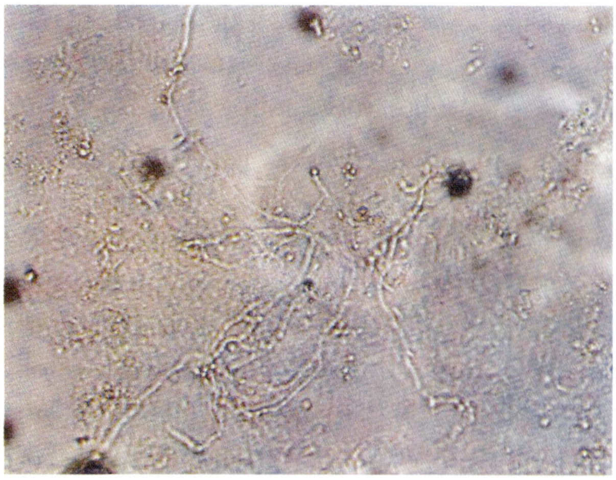

图 4-226　念珠菌病　直接镜检见大量念珠菌孢子、菌丝

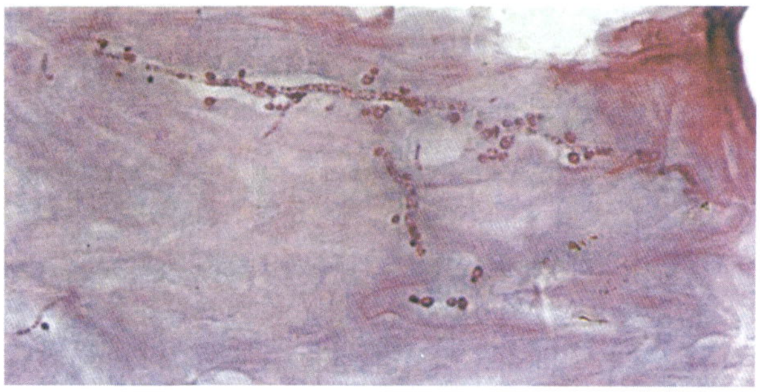

图 4-227　下肢深部念珠菌病组织病理　PAS 染色见念珠菌孢子、菌丝

皮肤曲霉病

皮肤曲霉病（cutaneous aspergillosis）多继发于播散性曲霉病，但少数也可为原发性。

【临床表现】

曲霉病可分为肺曲霉病、播散性曲霉病、脑曲霉病、皮肤曲霉病、鼻曲霉病、眼曲霉病等，其中皮肤曲霉病较少见，多继发于播散性曲霉病，但也可有原发性皮肤曲霉病。约有 5% 的侵袭性曲霉病可通过血行播散引起皮肤曲霉病，皮损初为单个或多个斑丘疹，很快转变为脓疱，迅速形成溃疡，中央坏死，上覆黑痂，周边为隆起型边缘。原发性皮肤曲霉病皮损多为多发性结节，其表面皮肤增厚、水肿、紫红色。有时曲霉可感染甲，引起甲真菌病，出现甲板增厚、变脆及游离缘缺损等改变，甲可呈黄绿色（图 4-228，图 4-229）。

【组织病理】

曲霉病的组织病理反应多为混合性、化脓性、坏死性炎症反应。皮肤原发性曲霉病呈现以毛囊为中心的化脓性坏死性炎，表现为毛囊口扩大、毛囊破坏，形成毛囊内及毛囊周围脓肿。慢性肉芽肿性病变表现为真皮和皮下组织中出现伴有多核巨细胞浸润的肉芽肿，中央有坏死区。曲霉的组织相表现为无色分隔菌丝，45°分支，宽度 3~6μm，粗细较均匀，菌丝通常指向一个方向，或由中心向四周生长如阳光四射，具有一定的特异性。在多数情况下曲霉菌丝 HE 染色清晰可见，但在坏死组织中由于菌丝颜色较淡，有时不易辨认，此时可考虑做真菌的特殊染色（图 4-230，图 4-231）。

【鉴别诊断】

有时应与毛霉病、镰刀菌病相鉴别。毛霉菌组织内菌丝粗大、无隔或少有分隔，直角状分支。镰刀菌在皮肤中的表现与皮肤曲霉病极为类似，需要做进一步真菌培养以资鉴别。

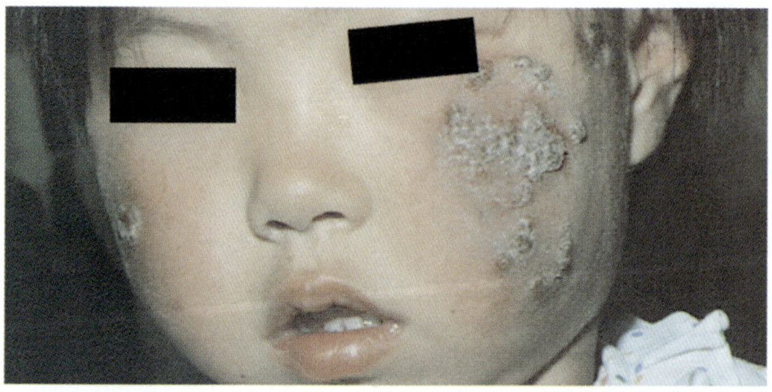

图 4-228　皮肤黄霉病

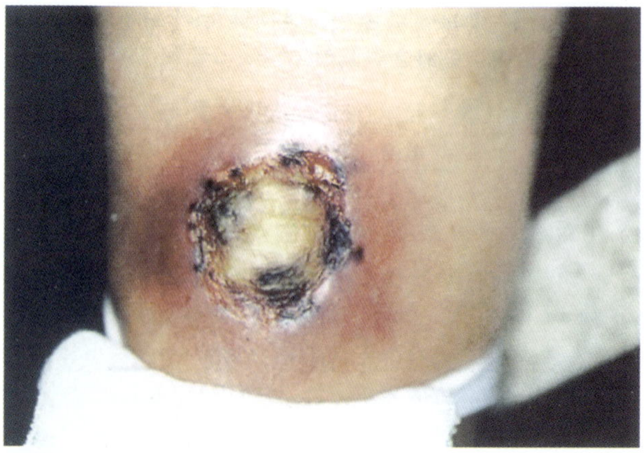

图 4-229　原发性皮肤曲霉病

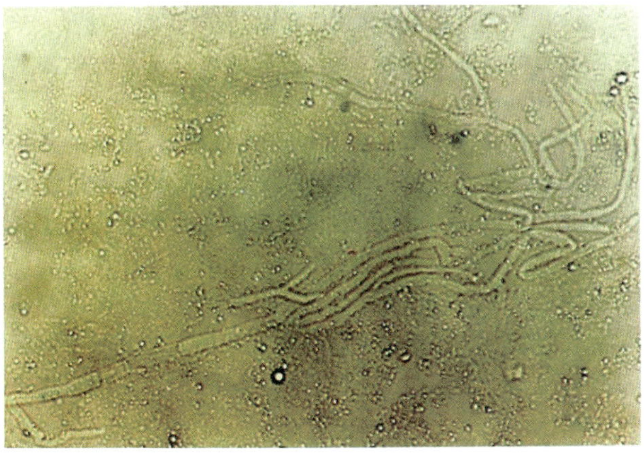

图 4–230　原发性皮肤曲霉病　直接镜检见大量菌丝

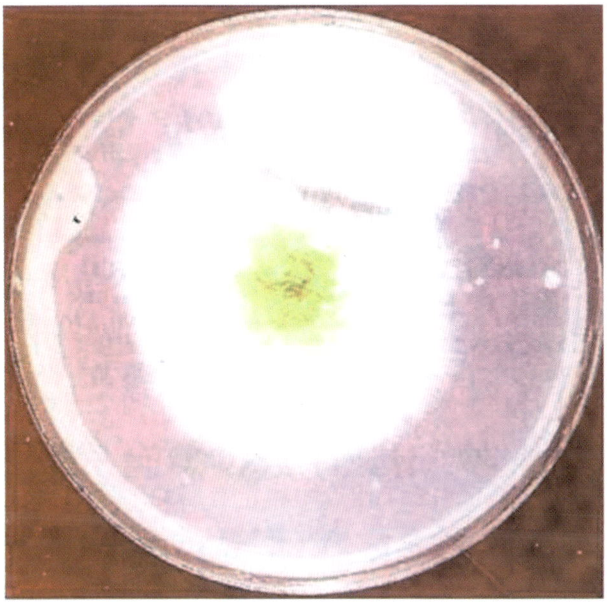

图 4–231　原发性皮肤黄曲霉病　培养集落

皮肤毛霉病

毛霉病又称为接合菌病（zygomycosis），是一种由毛霉目、毛霉科中的多种真菌所引起的深部真菌病，也是一种死亡率极高的系统性条件致病性真菌感染。皮肤毛霉病（cutaneous mucormycosis）是毛霉病中最轻的一种类型。

【临床表现】

毛霉病在临床中包括多种类型，如鼻脑型毛霉病、肺毛霉病、胃肠毛霉病、皮肤毛霉病及播散性毛霉病等，其中皮肤毛霉病是临床最轻的一型。皮肤毛霉病可分为浅表型和坏疽型两型。浅表型病程慢性，表现为斑块或小结节，可向周围扩展但不扩散，无系统损害，本型往往缺乏易感因素；坏疽型则进展迅速，常于感染 48~72 h 出现结节性红斑样损害，直径可达数厘米，最终形成糜烂、渗出、坏死、溃疡及焦痂，并进行性发展，可累及皮下脂肪和肌肉组织（图 4–232，图 4–233）。

【组织病理】

本病的基本组织反应为伴有血栓形成的急性化脓性炎症，主要表现为动脉栓塞、组织缺血、梗死等病变，可见中性粒细胞浸润，但一般不形成脓肿。毛霉在组织中呈菌丝象，在坏死组织中可见粗大（直径可达 30μm）、无分隔或少有分隔、分支直角状的菌丝。菌丝切面扁而不规则，HE 染色胞质着色较淡，PAS 染色清晰（图 4–234~图 4–236）。

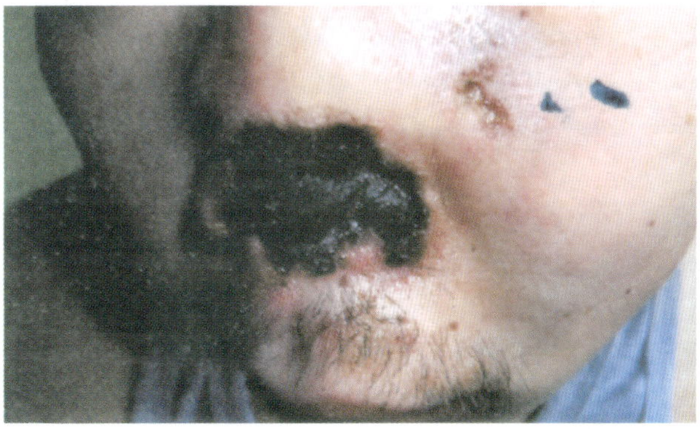

图 4–232　鼻部毛霉病　呈坏疽结痂性皮损

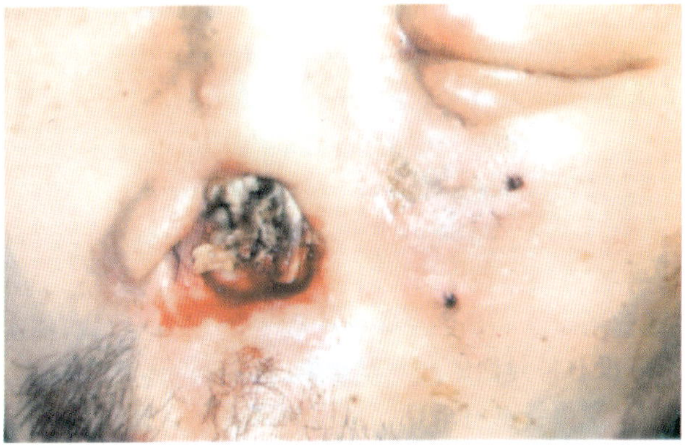

图 4–233　鼻腔部毛霉病　见鼻中隔及左鼻腔大量坏死组织

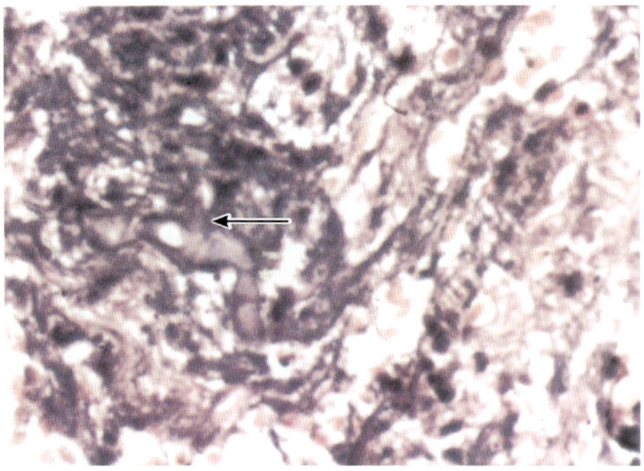

图 4-234　鼻窦部毛霉病　坏死组织中真菌菌丝

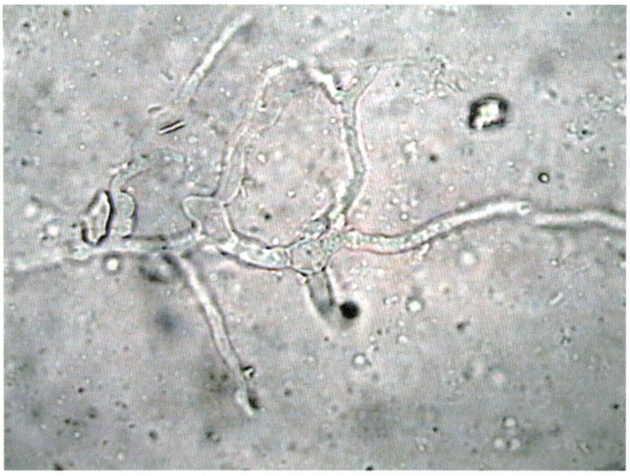

图 4-235　毛霉病　坏死组织涂片见真菌菌丝

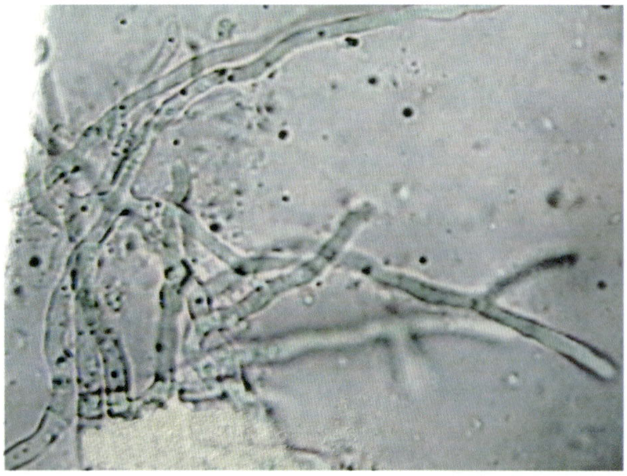

图 4-236　毛霉病　坏死组织涂片见真菌菌丝

皮肤原藻病

皮肤原藻病（cutaneous protothecosis）又名无绿藻病，是无绿藻中的某些菌种引起的皮肤、皮下组织或内脏感染。

【临床表现】

人类皮肤原藻病可临床可分为 3 型：①单纯皮肤型，主要局限于暴露部位，皮损为红斑、丘疹、结节、溃疡，也可表现为广泛的肉芽肿性损害。病程慢性，无自然痊愈倾向。②原藻性鹰嘴滑膜囊炎，多有外伤史，表现为持久性鹰嘴滑膜囊炎，伴软组织肿胀和疼痛。③机会性原藻感染，患者多伴有糖尿病和乳腺癌，皮损主要表现为丘疹、结节、溃疡，患者常常死于恶性肿瘤(图 4-237)。

【组织病理】

本病的组织反应不一，无特异性。诊断的最重要依据为发现原藻孢子。组织病理可见表皮角化过度，棘层水肿，真皮浅层血管及皮肤附属器周围上皮样细胞和淋巴细胞浸润。组织中的无绿藻是大的球形或卵圆形芽生孢子，直径 6~10μm，孢子不出芽，以裂殖方式繁殖，在裂殖中可形成含有 50 个内孢子的孢子囊。HE 染色孢子不易看到，在 PAS 或 GMS 染色下则容易看到，分布于巨细胞内或游离于组织中，常有厚的细胞壁，直径 8~20μm，内可有数量不等的内孢子（图 4-238，图 4-239）。

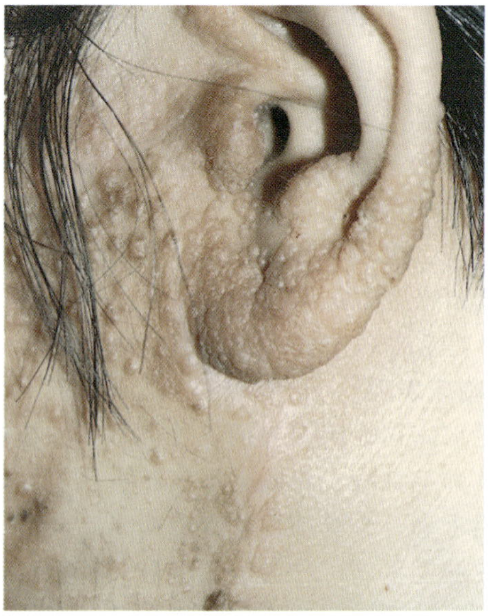

图 4-237　皮肤原藻病（无绿藻病）

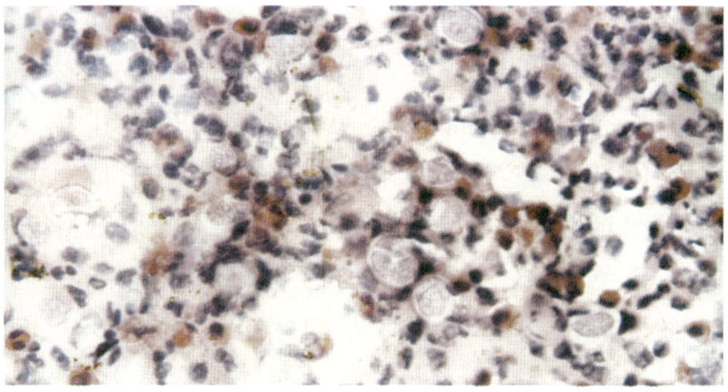

图 4-238　皮肤原藻病（无绿藻病）

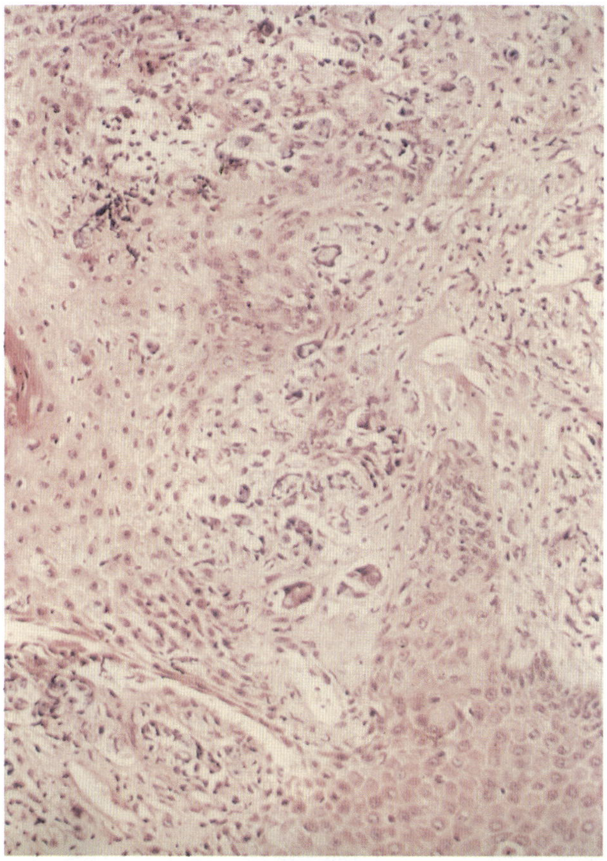

图 4-239　皮肤原藻病（无绿藻病）

芽生菌病

芽生菌病（blastomycosis）又称为北美芽生菌病或皮炎芽生菌病，是由皮炎芽生菌引起的一种慢性化脓性肉芽肿性疾病。

【临床表现】

本病依据传播途径、发病部位及病程转归的不同，可分为原发性肺芽生菌病、慢性皮肤芽生菌病、系统性芽生菌病、骨骼芽生菌病、接种性芽生菌病等。慢性皮肤芽生菌病是肺外芽生菌病中最为常见者，预后较好。慢性皮肤芽生菌病的皮损单发或成群出现，多发生于皮肤暴露部位，初为丘疹或脓疱，逐渐扩大形成暗红色疣状斑块或皮下结节，数周或数月后发展为溃疡性疣状肉芽肿性损害，皮损愈合后遗留萎缩性瘢痕，可于瘢痕处出现新皮损。

【组织病理】

基本组织病理变化为化脓性与肉芽肿性混合性炎症，依不同的病期和部位而不同。疣状皮损处可见棘层肥厚、乳头瘤样增生，表皮内可见脓肿。真皮内可见大量中性粒细胞浸润形成的脓肿，同时可见多核巨细胞，在巨细胞内外可见大量 8~15μm 大小的孢子。HE 染色细胞壁不着色，而 PAS 和 GMS 染色细胞壁清晰可见。本菌的特征是单芽生孢子、芽颈底部宽阔。

副球孢子菌病

副球孢子菌病（paracoccidioidomycosis）又名南美芽生菌病或巴西芽生菌病，是由副球孢子菌病引起的一种急、慢性进行性肉芽肿性疾病。

【临床表现】

本病因副球孢子菌侵犯的部位不同可出现不同的临床表现，该菌可侵犯肺、淋巴结、黏膜、肾上腺、甲状腺、消化道、肝脏、皮肤、胰腺、骨关节、眼、中枢神经系统、泌尿生殖系统等，从而引起相应的症状。副球孢子菌病引起的皮肤损害可单发或多发，分散或成群分布，多见于颜面，其次为躯干和四肢。皮损多形性，色泽、大小及形态也各异。可表现为丘疹、红斑、结节、脓肿及疣状损害，皮损可破溃形成结痂性损害。病变部位浅表淋巴结受侵犯后可形成瘘管，可形成皮肤结核样损害。

【组织病理】

主要表现为化脓性肉芽肿。脓肿和上皮细胞性肉芽肿可于同一标本的不同区域同时出现，肉芽肿由多核巨细胞、淋巴细胞、浆细胞及嗜酸性粒细胞组成，病灶中央可为液化性坏死或凝固性坏死，其中有一个到多个副球孢子菌，最外层可见不同程度的纤维化。HE 染色可见副球孢子菌，真菌特殊染色则更明显，为直径 5~15μm 的球形孢子，可见出芽，出芽孢子呈柠檬状或泪滴状。有时可见多芽孢子，形状如海轮驾驶盘，该结构具有特征性。

瘢痕疙瘩性芽生菌病

瘢痕疙瘩性芽生菌病（keloidal blastomycosis）又名罗伯真菌病，是由罗伯菌（*loboa loboi*）引起的一种疣状、瘢痕疙瘩样，或呈肿瘤状的皮下组织真菌感染。

【临床表现】

本病好发于面部及四肢等暴露部位。皮损初为淡棕色皮下小结节，质硬、界清、可移动，其上毛细血管扩张，不痛可微痒。皮损渐扩大，形成疣状损害，可破溃形成溃疡。陈旧损害可呈肿瘤样或瘢痕疙瘩样皮损。病程慢性，不易自愈。

【组织病理】

病变多局限于真皮，而不累及皮下组织和淋巴系统。典型损害为真皮内结节状肉芽肿，表皮常有萎缩。肉芽肿由大量组织细胞、巨噬细胞及淋巴细胞组成。陈旧性损害可见角化过度、角化不全及棘层肥厚。组织中真菌的酵母细胞为厚壁圆形，单芽生，链状排列，直径约 10μm。HE 染色不易看到，PAS 和 GMS 染色清楚。

【鉴别诊断】

副球孢子菌病可见多芽生断面的呈海轮驾驶盘状。

芽生菌病可见双层厚壁芽生孢子，单芽、粗颈。

着色芽生菌病

着色芽生菌病（chromoblastomycosis）又名着色真菌病（chromomycosis），是由暗色孢科中的一组致病性着色真菌引起的一组皮肤和皮下组织的慢性局灶性感染，偶可引起脑组织或其他脏器感染，最常见的累及四肢皮肤，形成疣状增生和结痂性皮损。

【临床表现】

常有外伤史，男性多于女性，好发于青壮年。任何部位均可受累，但以四肢多见。皮损初始为单个无痛性红丘疹，逐渐增大成斑块、结节，表面疣状增殖，可沿淋巴管播散或自体接种，于原发病灶周围形成卫星状病灶。皮损处可见化脓、破溃、渗出、结痂、瘢痕形成，随着病程迁延，病变不断扩大，最终可形成象皮肿，甚至致畸、致残或发生鳞状细胞癌。偶见通过血行播散引起其他脏器的感染（图 4-240~图 4-246）。

【组织病理】

表皮可见角化过度、角化不全、棘层肥厚、假上皮瘤样增生。在增生的表皮内可见中性粒细胞聚集形成的小脓肿，脓肿顶部的棘细胞层水肿、坏死。出现表皮突消失，厚壁孢子欲排出的趋势，该现象是着色真菌病组织病理的特点之一，即真菌经表皮排出的假上皮瘤样增生。真皮中有小的不规则的但常常融合的肉芽肿性结节，结节中含有上皮样细胞、多核巨细胞、朗格汉斯细胞和异物巨细胞，也可见淋巴细胞、浆细胞及嗜中性粒细胞。在巨核细胞内及浸润灶中可见单个或成堆厚壁孢子，称为硬壳小体，直径 5~12μm，HE 染色为棕黄色、圆形或卵圆形。厚壁孢子可在多个层面上分隔，故有时呈砖墙样（图 4-247~图 4-255）。

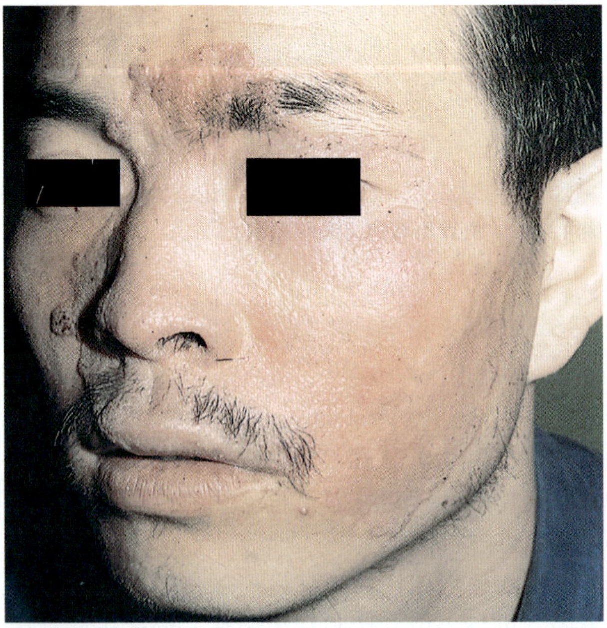

图 4-240　着色芽生菌病

【鉴别诊断】

着色芽生菌病应与其他真菌感染性疾病，包括芽生菌病、副球孢子菌病、暗色丝孢霉病、鼻孢子菌病和孢子丝菌病等进行鉴别，着色芽生菌病组织中可找到硬壳小体以资鉴别。

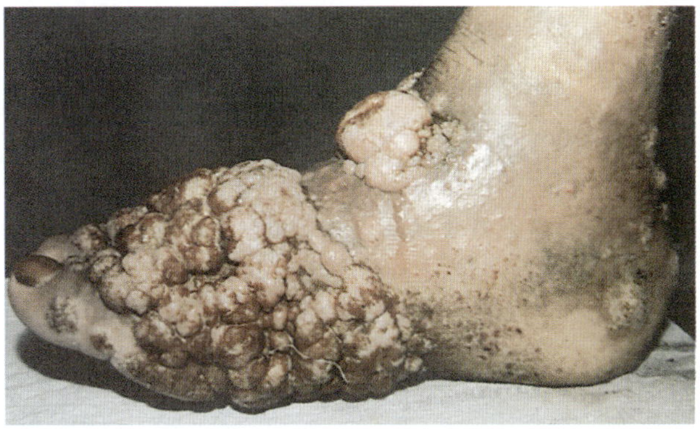

图 4–241　着色芽生菌病

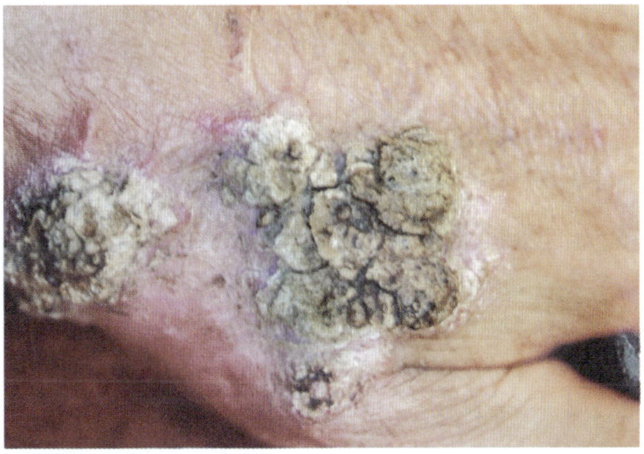

图 4–242　着色芽生菌病

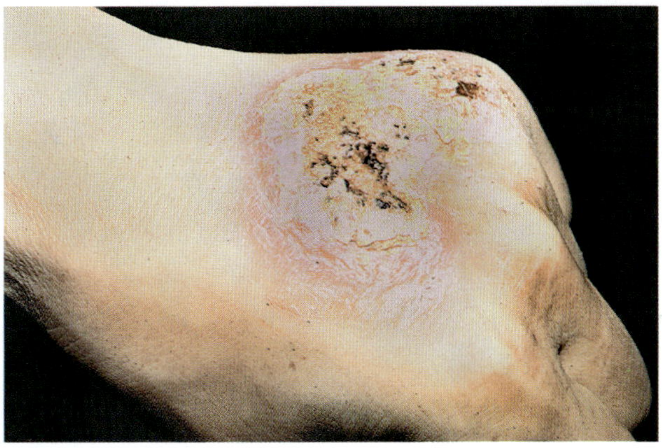

图 4–243　着色芽生菌病

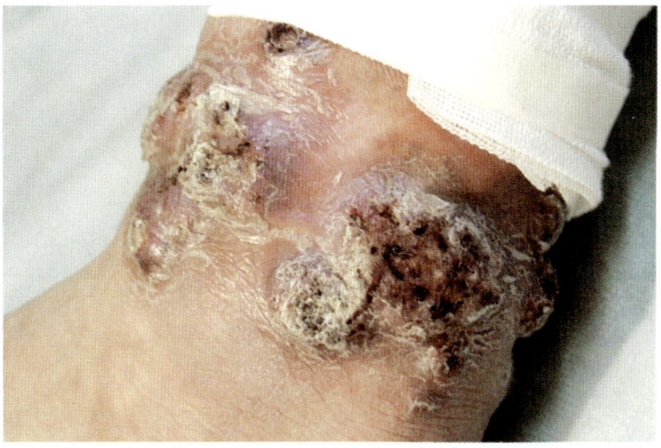

图 4–244　着色芽生菌病

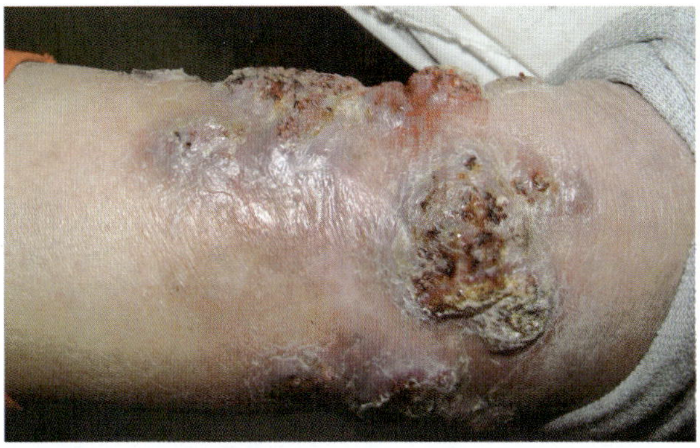

图 4–245　着色芽生菌病

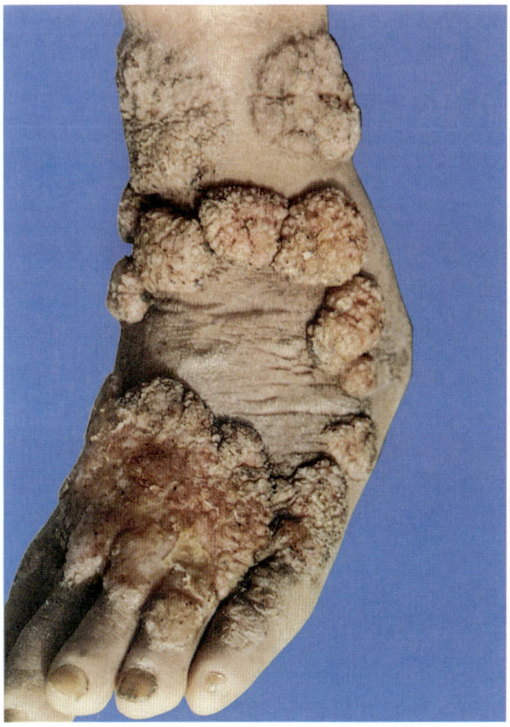

图 4–246　着色芽生菌病

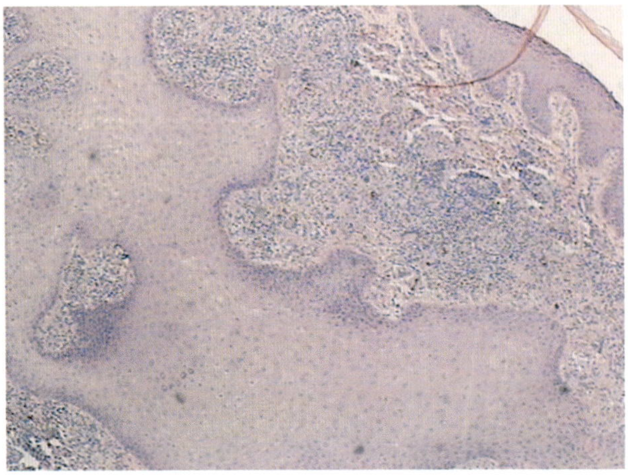

图 4-247　着色芽生菌病　表皮见棘层肥厚、假上皮瘤样增生，真皮中有小的不规则的但常常融合的肉芽肿性结节

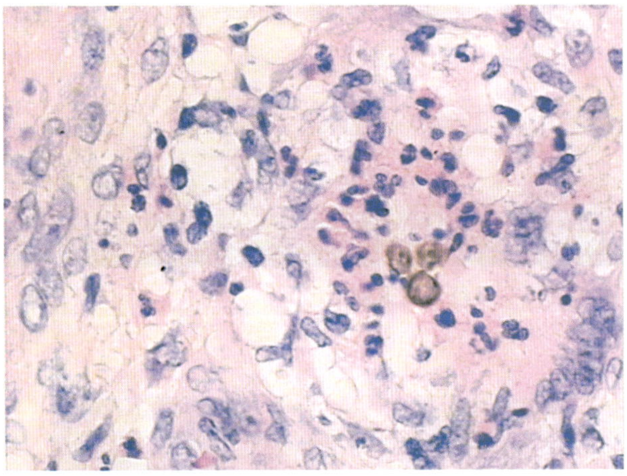

图 4-248　着色芽生菌病

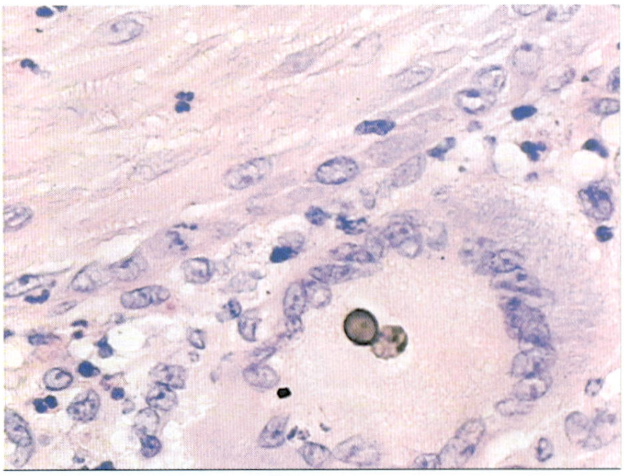

图 4-249　着色芽生菌病　在巨核细胞内见两个厚壁孢子，HE 染色为棕黄色、圆形或卵圆形

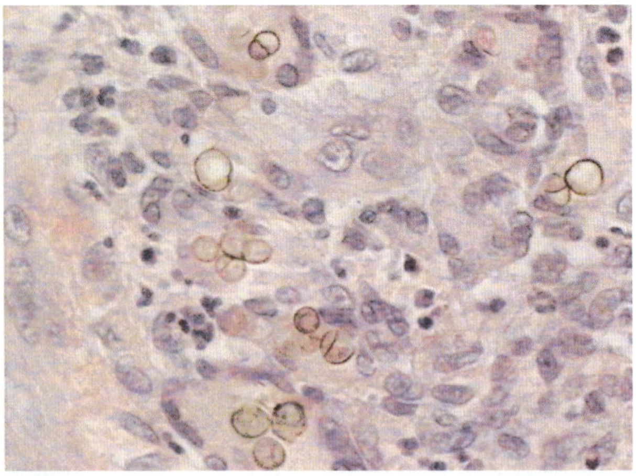

图 4-250　着色芽生菌病　在巨核细胞内及浸润灶中可见单个或成堆厚壁孢子，称为硬壳小体，HE 染色为棕黄色、圆形或卵圆形

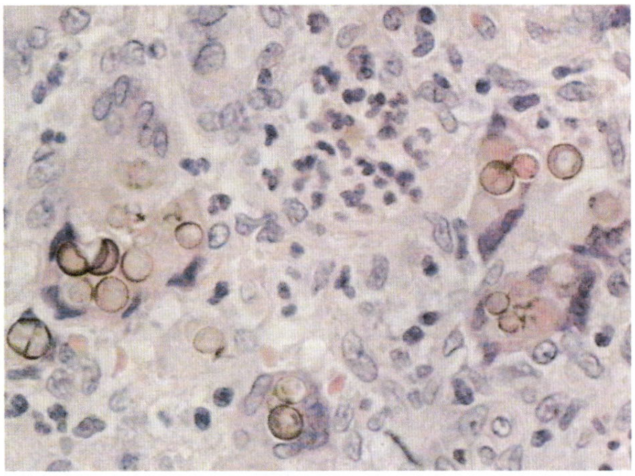

图 4-251　着色芽生菌病　在巨核细胞内及浸润灶中可见单个或成堆厚壁孢子，称为硬壳小体，HE 染色为棕黄色、圆形或卵圆形

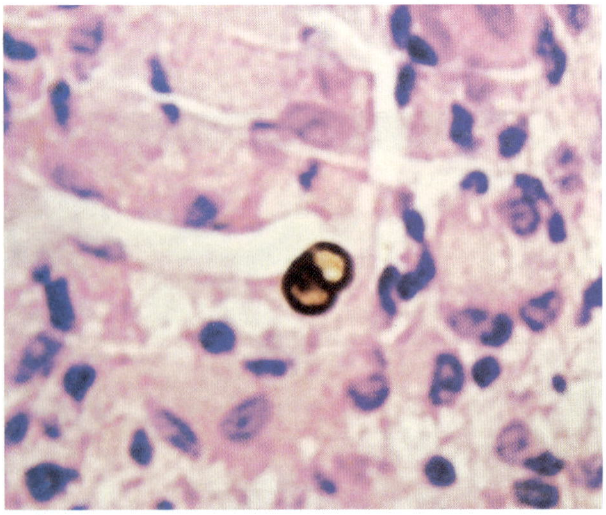

图 4-252　着色芽生菌病　孢子可分隔

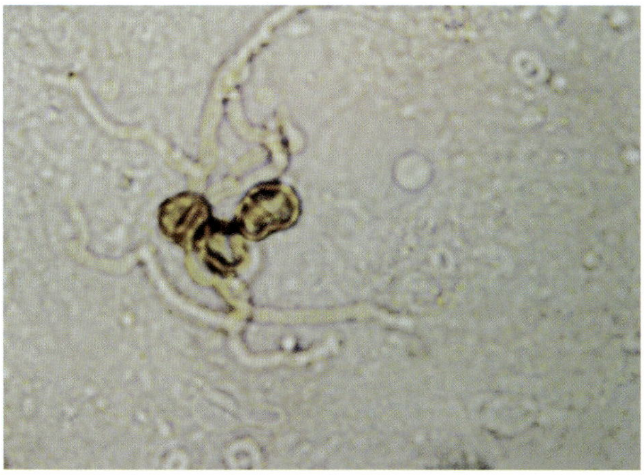

图 4-253 着色芽生菌病 直接镜检见厚壁孢子及菌丝

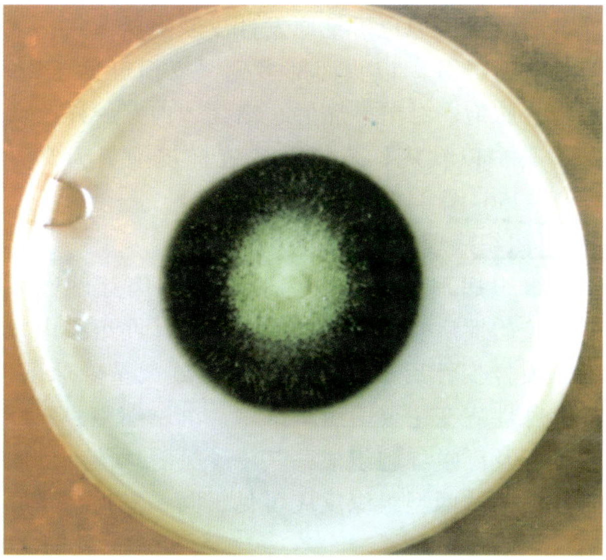

图 4-254 裴氏着色真菌所致皮肤着色芽生菌病 培养集落

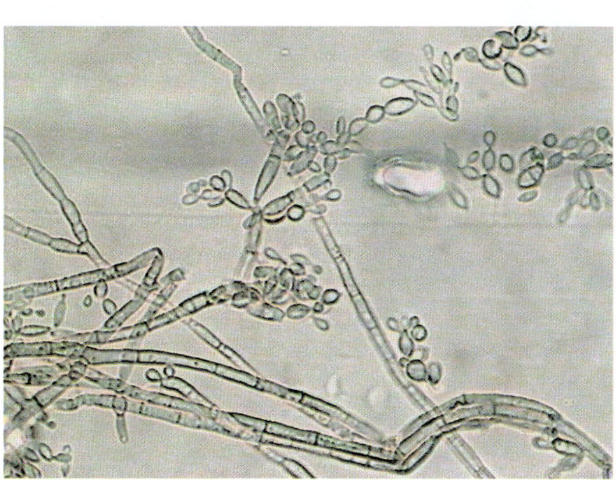

图 4-255 着色芽生菌病 培养集落镜检

暗色丝孢霉病

暗色丝孢霉病（phaeohyphomycosis）是指由多种条件致病性暗色真菌引起的皮下和深部组织感染。这些感染的共同特点为在组织中形成暗色菌丝，借此可与着色芽生菌病相鉴别，后者在组织中形成硬壳小体。

【临床表现】

暗色丝孢霉病可发生于不同器官和部位，从而出现不同的临床表现，可引起皮肤、中枢神经系统、鼻咽部、肺部、骨骼及心内膜感染，严重者可发生真菌性败血症，最终导致患者死亡。

皮肤暗色丝孢霉病是临床最常见的感染类型，主要发生于四肢。主要表现为孤立的皮下脓肿或化脓性肉芽肿。初发皮损为一坚实且有时柔软的皮下结节，逐渐增大形成一无痛囊性脓肿，表面黏着褐黑色的蛎壳样厚痂，干燥，不易剥离，成熟的囊中可以引流出脓性液体。

【组织病理】

本病因侵犯不同的组织和器官而呈现不同的病理改变。当病变位于真皮和皮下组织，基本病变为囊肿、脓肿或弥漫性炎症浸润，病变中心为脓肿和坏死，其外围是肉芽肿性反应，含多数上皮细胞、巨细胞及淋巴细胞，更外层为致密的结缔组织纤维。HE 染色条件下，在脓肿及肉芽肿内可见肿胀、扭曲的棕色分隔菌丝，酵母样芽生孢子或假菌丝，直径 2~6μm。有时可见厚壁、肿胀、气泡样细胞，直径 25μm 或更大，似厚壁孢子，但无硬壳小体。由于 HE 染色能清楚显示，一般不需要特殊染色。

【鉴别诊断】

皮下组织型暗色丝孢霉病的病灶可与着色芽生菌病、孢子丝菌病、芽生菌病、球孢子菌病和副球孢子菌病以及皮肤利什曼病小的初发病灶混淆，但着色芽生菌病可见硬壳小体，孢子丝菌病可出现淋巴系统播散，其他几种疾病均可出现疣状皮损，借此可鉴别之。

球孢子菌病

球孢子菌病（coccidioidomycosis）是球孢子菌引起的一种局限性或系统性真菌感染。

【临床表现】

临床上可分为原发性球孢子菌和继发性球孢子菌。原发性球孢子菌包括原发性肺部感染和皮肤感染，继发性球孢子菌包括继发性肺部感染和播散性感染。播散性球孢子菌感染可累及肺、中枢神经系统、骨关节、淋巴系统、皮肤及皮下组织、泌尿生殖系统等。

皮肤球孢子菌病可分为以下几型：

1. 球孢子菌病的过敏反应　感染球孢子菌病者可出现多形红斑和结节性红斑，皮损在成人主要发生于身体上部，儿童则好发于身体下部，结节性红斑样皮损好发于胫前。

2. 球孢子菌病的毒性反应　约10%的原发性球孢子菌患者可出现非特异性毒性红斑伴发热，皮损多于1周内消退。

3. 继发性皮肤球孢子菌病　早期表现为丘疹，逐渐增多并融合形成斑块，可出现疣状损害，有时丘疹样损害可遍及全身。丘疹可演变为化脓性损害，也可演变为肉芽肿样损害，有时形成皮下脓肿，渐破溃形成溃疡和窦道。

4. 原发性皮肤球孢子菌病　多有外伤史。于外伤处出现下疳样损害，逐渐形成结节并沿淋巴管分布，类似孢子丝菌病，可自愈。

【组织病理】

主要表现为化脓性和肉芽肿性混合性炎症。在化脓性炎症中可见大量中性粒细胞浸润，有时可见干酪样坏死，脓肿中可见孢子（又称球囊），随着孢子的不断发育，组织反应也逐渐由化脓性变为肉芽肿样，可见淋巴细胞、上皮样细胞、单核细胞、组织细胞、浆细胞及异物巨细胞浸润，此时，孢子常见于巨细胞和肉芽肿组织中。组织学诊断的唯一依据是在巨细胞、脓肿或坏死组织中找到球囊，球囊直径20~200μm，在成熟后，其内可见2~5μm的内孢子，未成熟期球囊内部空虚。HE染色虽能使内孢子和球囊壁染色，呈嗜碱性，但着色较淡。PAS染色能够使内孢子着色，但不能使囊壁着色，而GMS和GF染色能够使内孢子和囊壁均着色，是最佳的染色方式。

【鉴别诊断】

有时应与鼻孢子菌病相鉴别，后者的孢子囊较大，内孢子大小不一，整个着色，内含球状小体。

皮肤隐球菌病

隐球菌病是新生隐球菌引起的感染，主要累及中枢神经系统和肺，也可原发或继发引起皮肤黏膜感染。

【临床表现】

隐球菌病可累及全身多个组织器官，可引起相应的症状，主要包括中枢神经系统隐球菌病、肺隐球菌病、皮肤黏膜隐球菌病、骨关节隐球菌病、隐球菌性败血症等。皮肤隐球菌病（cutaneous cryptococcosis）主要由肺隐球菌病经血行播散而继发，但也可见原发性皮肤隐球菌病，多为外伤所导致。以头面部多见，皮损可见丘疹、水疱、脓疱、结节、脓肿、溃疡、肉芽肿样改变等，其中以软疣样皮损及痤疮样皮损最为常见（图4-256~图4-258）。

【组织病理】

组织病理反应主要为胶质性和肉芽肿性病变。胶质性病变是成堆的隐球菌菌体在组织内发生黏液样变性后形成，其中可见到大量隐球菌。肉芽肿性病变主要由组织细胞、淋巴细胞、成纤维细胞及巨噬细胞组成，其中少见隐球菌。皮肤隐球菌的这两型组织反应可见于同一皮损，在原

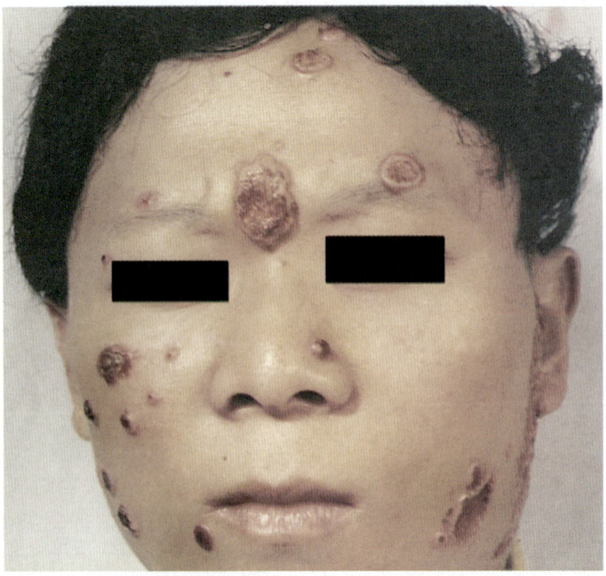

图4-256　皮肤隐球菌病　面部肉芽肿样斑块和结节

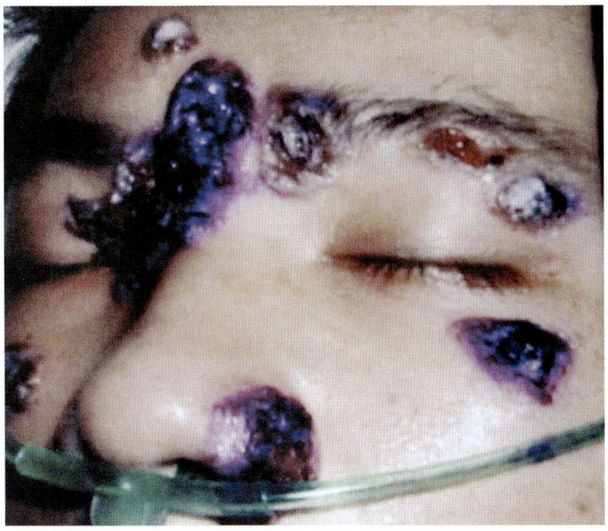
图 4-257　**皮肤隐球菌病**　面部肉芽肿样斑块和溃疡

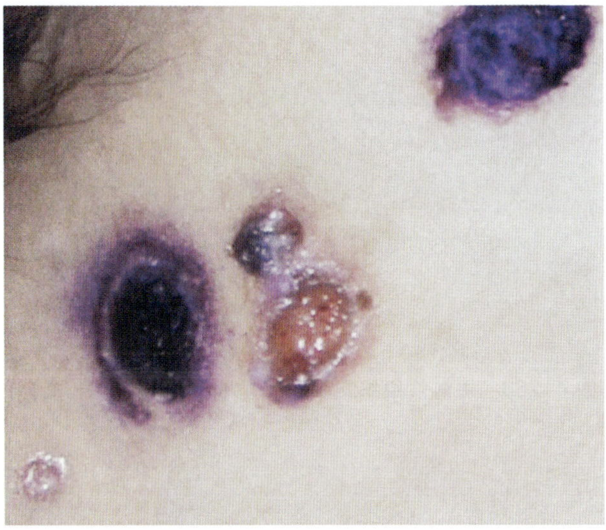
图 4-258　**皮肤隐球菌病**　肉芽肿样斑块和溃疡

发性皮肤隐球菌病中以肉芽肿性病变为主，而在继发性皮肤隐球菌病皮损中以胶质性病变为主。在 HE 染色中，隐球菌孢子为淡蓝色至粉红色，荚膜不着色，直径 2~20μm，形状不一，可呈圆形、卵圆形、新月形、杯形等，常于同一视野中看到不同形态及大小的孢子。在组织细胞和巨细胞内的孢子可见清楚的晕，2~10μm 宽。黏蛋白卡红染色荚膜呈鲜红色，PAS 染色呈紫红色，GMS 染色荚膜呈黑色。组织中的孢子可见出芽，可见芽管和假菌丝，但不会形成真菌丝（图 4-259，图 4-260）。

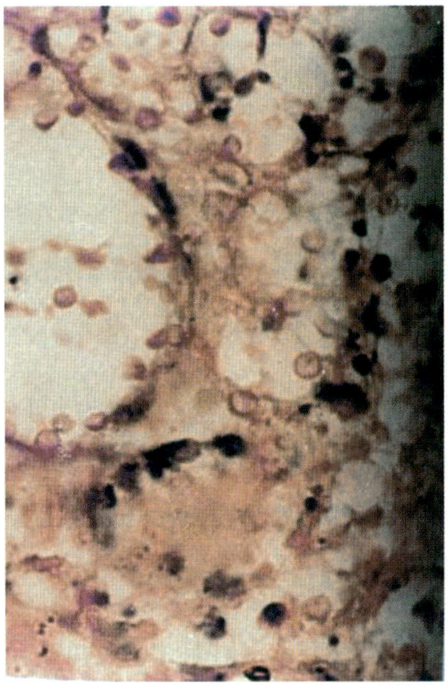
图 4-259　**原发性皮肤隐球菌病**　组织中可看到不同形态及大小的孢子

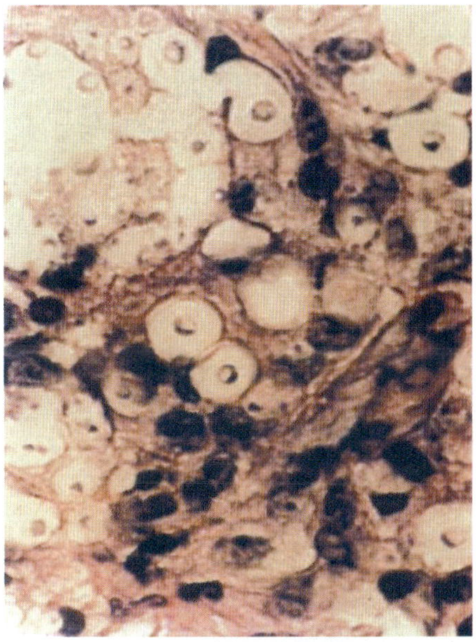
图 4-260　**原发性皮肤隐球菌病**　组织中可看到不同形态及大小的孢子

组织胞浆菌病

组织胞浆菌病（histoplasmosis）是由组织胞浆菌或组织胞浆菌的变种所引起的一种肉芽肿性疾病，主要侵犯网状内皮系统。

【临床表现】

本病可累及全身各个脏器，临床表现错综复杂，类似梅毒，主要分为无症状型组织胞浆菌病、急性肺型组织胞浆菌病、慢性肺型组织胞浆菌病、播散型组织胞浆菌病。在播散型患者中约有半数出现皮肤黏膜症状，表现为黏膜部位的溃疡和肉芽肿；皮损初表现为丘疹或具有脐凹的结节，逐渐形成坚硬的浸润斑块，并有溃疡形成，溃疡边缘呈凿形，疼痛。儿童常常出现紫癜（图4-261）。

【组织病理】

各组织器官病变基本一致，为非特异性肉芽肿伴坏死。组织细胞增生是组织胞浆菌肉芽肿的基本特征。本病的组织学特点依感染病期和病变的严重程度而不同，急性泛发性者并迅速死亡者，在组织细胞内外见到多数出芽孢子。非急性病例可形成上皮样细胞肉芽肿，其中可见浆细胞、淋巴细胞、巨噬细胞、中性粒细胞及巨细胞浸润，细胞内菌量比急性型少，出芽较少。陈旧性损害中多有组织胞浆菌瘤和钙化结节，但其中的病菌常为死菌，故在组织切片中很难找到病菌。HE 染色可见细胞内的孢子圆形，略嗜碱性，外围为胞浆染色时退缩所形成的晕。在 PAS 和 GMS 染色中，可清楚看到圆形或卵圆形孢子，直径 2~5μm，可见发芽，芽颈细，周围无晕（图4-262，图 4-263）。

【鉴别诊断】

当病变表现为结核样结构时，有时需要与皮肤结核及结节病相鉴别，真菌特殊染色是最常用的鉴别方法。

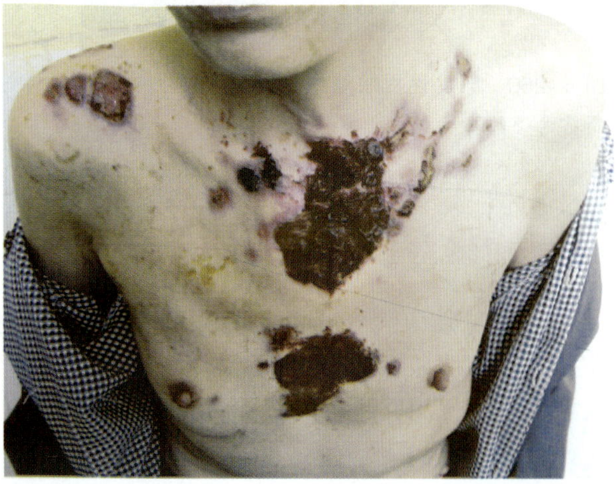

图 4-261　**播散性组织胞浆菌病**　胸部浸润斑块，表面结痂坏死

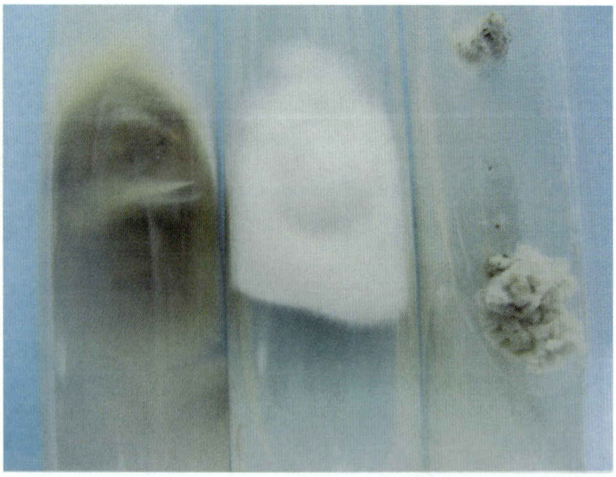

图 4-262　**播散性组织胞浆菌病**　培养集落

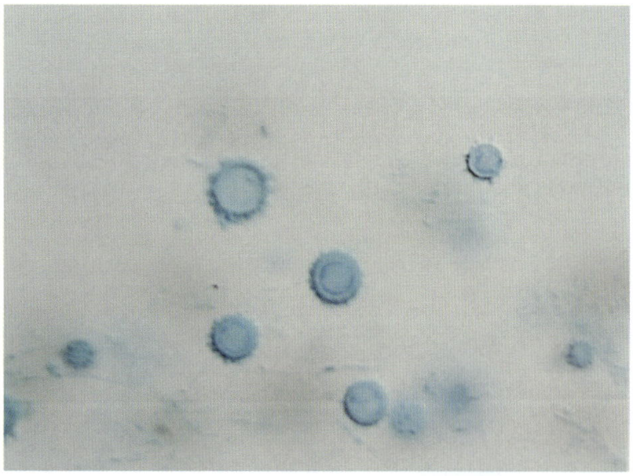

图 4-263　**播散性组织胞浆菌病**　培养集落镜检

孢子丝菌病

孢子丝菌病（sporotrichosis）是由双相型真菌申克孢子丝菌所致的皮肤及其附近淋巴管的亚急性或慢性感染。本病主要引起皮肤感染，有时也可引起黏膜、骨骼，甚至是系统性病变。

【临床表现】

本病以侵犯皮肤最为多见，主要见于暴露部位，偶可累及内脏。可分为皮肤型孢子丝菌病和系统性孢子丝菌病，皮肤型孢子丝菌病又可分为皮肤淋巴管型孢子丝菌病、皮肤固定型孢子丝菌病和皮肤播散型孢子丝菌病。

1. 皮肤型孢子丝菌病

（1）皮肤淋巴管型孢子丝菌病：皮肤淋巴管型孢子丝菌病好发于手、足、前臂或小腿。在皮肤外伤 1~4 周后，局部出现一小的、坚硬的、无痛性皮下结节，开始时可以移动，以后与周围组织粘连，呈红、紫或黑色，逐渐软化破溃形成持久性溃疡。在随后的数周和数月，沿着淋巴管的走向产生更多的结节，各个结节间有一定距离，几个或几十个，呈串珠状，这些结节可进一步发展为溃疡（图 4-264~图 4-267）。

（2）皮肤固定型孢子丝菌病：在本病的流行区域，由于人们已经获得了一定的免疫力，当感染后可不累及淋巴管而局限于局部。本病好发于面、颈部，也可见于躯干。在外伤 1~4 周后于局部形成炎性小结节，逐渐形成炎性斑块或增殖性糜烂结痂，可形成溃疡。

（3）皮肤播散型孢子丝菌病：本型少见，多由淋巴管型发展而来，也可由血行播散而引起。好发于营养不良、免疫力低下、长期应用糖皮质激素或年老患者。皮损分布广泛，可见多种形态皮损，如炎性结节、脓肿、溃疡、囊肿等。

2. 系统性孢子丝菌病　本型少见，包括骨孢子丝菌病、气管、肺孢子丝菌病、眼孢子丝菌病、黏膜孢子丝菌病等。

【组织病理】

该病的表皮改变为非特异性。早期表皮改变轻微，逐渐出现角化过度、角化不全、棘层肥厚、甚至假上皮瘤样增生，有时在表皮中可见中性粒细胞聚集形成的小脓肿，在破溃的皮损中可见表皮坏死及表皮缺损。

真皮病变的早期主要表现为中性粒细胞、组织细胞、浆细胞及淋巴细胞等的炎性浸润。发展成熟的损害主要位于真皮，表现为特征性的“三

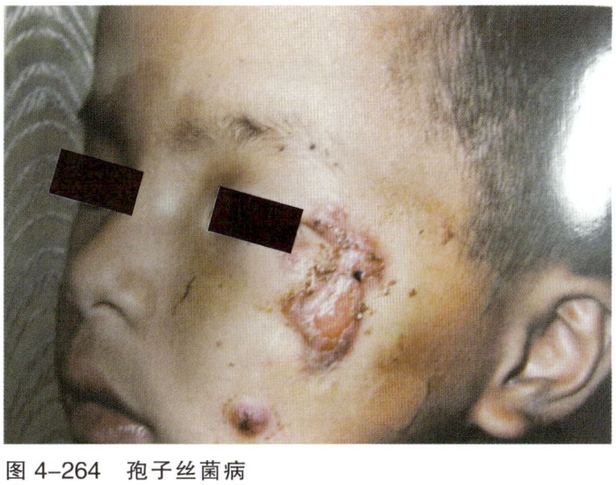

图 4-264　孢子丝菌病

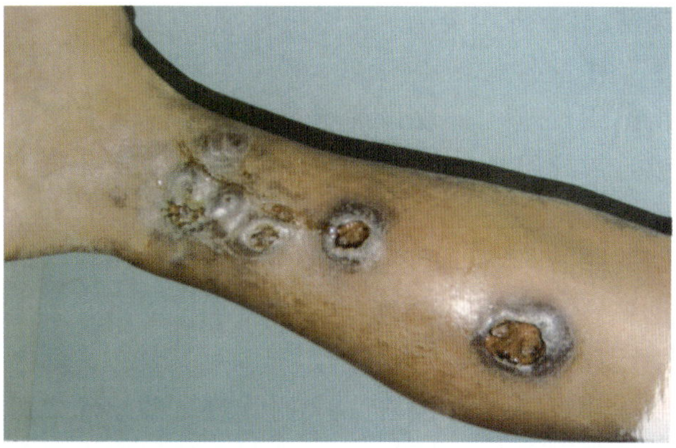

图 4-265　孢子丝菌病

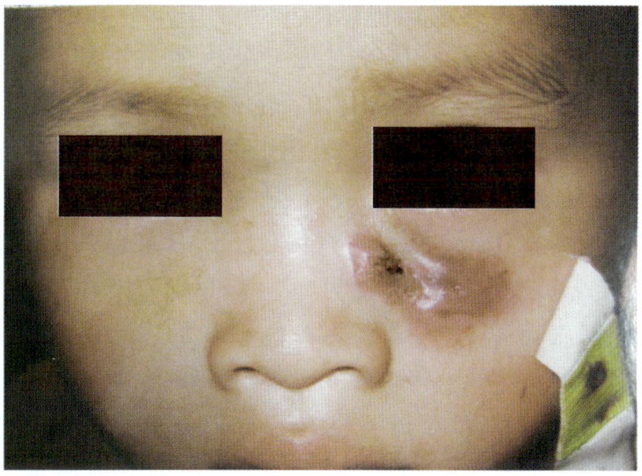

图 4-266　孢子丝菌病

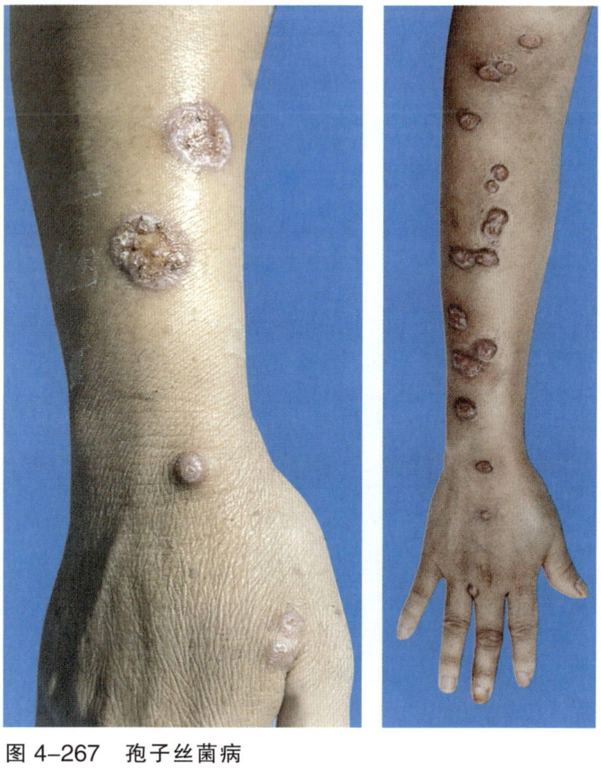

图 4-267　孢子丝菌病

区结构”，即中央为“化脓区”，由中性粒细胞及少量嗜酸性粒细胞构成；其外为“结核样区”，由组织细胞、上皮样细胞及少量多核巨细胞构成；最外层为“梅毒样区”，由淋巴细胞及浆细胞构成，三区的界限可不清楚。此外，有时可见结核样肉芽肿，上皮样细胞呈松散的团块状，可见多核巨细胞，有时在上皮样细胞区中央有数个中性粒细胞，在上皮样细胞周围可见散在的淋巴细胞和浆细胞。化脓性肉芽肿出现于溃疡性或囊肿性损害中，为弥漫性急性炎性细胞浸润中夹杂少许浆细胞。

病原菌在组织中以酵母型存在，罕见菌丝，可见细胞内或细胞外孢子、星状体、雪茄样小体，罕见菌丝，病原体在HE染色下难以发现，多需要进行特殊染色。组织中的孢子为圆形或卵圆形，直径4~9μm。孢子壁为双层、光滑、有折光性，HE染色为淡黄褐色，PAS染色为紫红色，壁的外层着色较明显。有时HE染色中在组织细胞内可见圆形淡褐色小颗粒，PAS染色中这些颗粒呈紫红色，这是组织细胞吞噬小孢子所形成的吞噬体，结合临床有一定的诊断意义。星状体在HE和PAS染色中均可清晰显示，中央为单个（有时为2个）孢子，外周为星状放射样嗜伊红性物质，整个星状体的最长直径为8~26μm。星状体均见于中性粒细胞区，与周围组织有一小的间隙。雪茄样小体在HE染色中很难看到，在PAS染色中呈紫红色，清晰可见（图4-268~图4-273）。

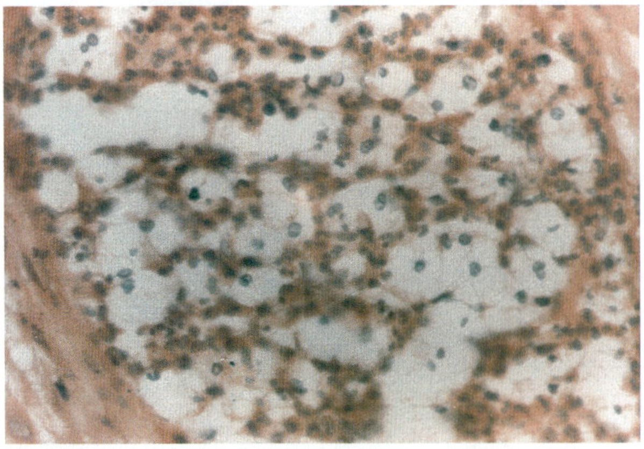

图4-268　**孢子丝菌病**　组织中的孢子为圆形或卵圆形

【鉴别诊断】

有时需与着色真菌病、芽生菌病、球孢子菌病相鉴别。上述3种疾病中均无“三区结构”，结合不同病原菌在组织中的相应特点可资鉴别。

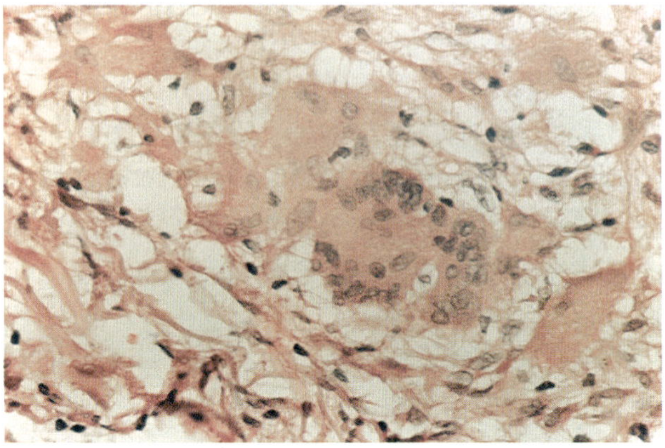

图4-269　**孢子丝菌病**　多核巨细胞中的孢子为圆形或卵圆形

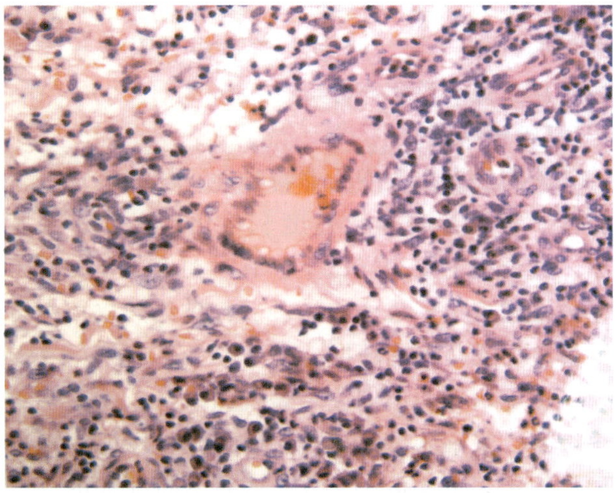

图4-270　**孢子丝菌病**　多核巨细胞中的孢子为圆形或卵圆形

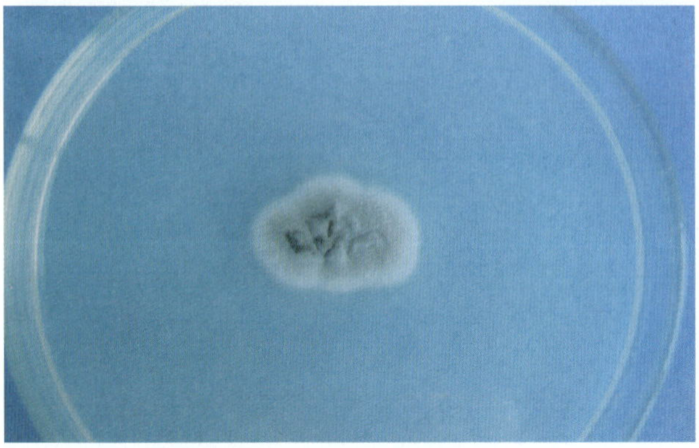

图4-271　**孢子丝菌病**　培养集落

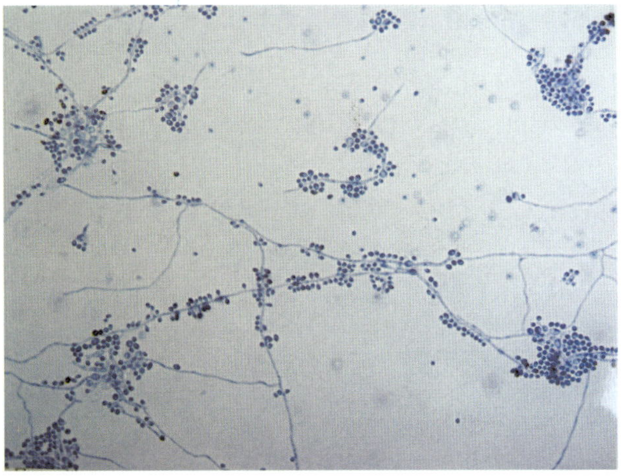

图 4-272 孢子丝菌病 培养集落镜检

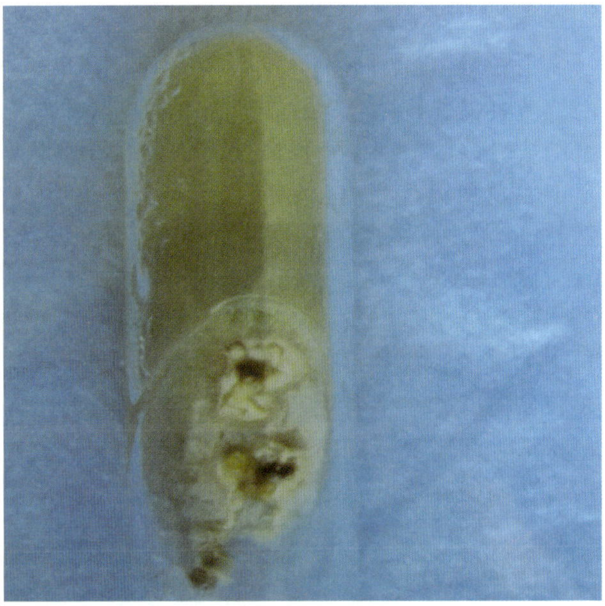

图 4-273 孢子丝菌病 培养集落

放线菌病

放线菌病（actinomycosis）是由放线菌属某些菌种引起的一种慢性、进行性、化脓性肉芽肿性疾病，主要表现为多发性结节、脓肿、瘘管、窦道和广泛纤维化。

【临床表现】

本病可见于身体的任何部位，以面颈部、胸腹部最为常见。面颈部放线菌病为最常见类型，多见于面颈部交界处，常常单侧发病，最初为局部出现轻度水肿性、疼痛或无痛性皮下脓肿，渐增大变硬，质地如木板样，并与其上皮肤粘连。皮肤表面暗红、紫红或棕红色，表面凹凸不平。脓肿软化破溃后形成多发性窦道，排出脓液和坚实、分叶状、色淡黄、灰白或淡褐色的“硫黄颗粒”。窦道反复破溃愈合形成纤维化。胸部放线菌病最常侵犯肺门和肺底实质区，主要表现为急慢性肺部感染。此外还有腹部放线菌病和脑部放线菌病。

皮肤型放线菌病多为原发性，多为皮肤外伤后感染病原菌致病。好发于颜面、四肢等处，初发为皮下结节，逐渐软化破溃形成窦道，并排出黏稠脓液和“硫黄颗粒”。病变可向周围扩展，形成多数卫星状皮下结节，软化破溃形成窦道后，相互贯通形成多发性瘘管。病程迁延，形成肉芽肿和纤维化。

【组织病理】

不同组织病变的病理表现相似，均为化脓性肉芽肿性改变伴广泛纤维化，即组织中出现多发性脓肿、窦道、肉芽增生、纤维样变。早期病灶中央可见大量放线菌，其周围为中性粒细胞为主的多发性脓肿，脓肿周围可见单核细胞及多核巨细胞。后期病灶中可见上皮样细胞和巨噬细胞，类似结核性肉芽组织。病理确诊依赖于病灶中找到“硫黄颗粒”及革兰染色阳性的纤细分支菌丝。“硫黄颗粒”为圆形、椭圆形或不规则形，HE 染色中央为嗜碱性均质、致密物质，边缘为嗜酸性、疏松、放射状物质，直径 100~300μm，有时可达 1~2mm。可于病灶中发现嗜酸性革兰染色阳性纤细的分枝杆菌，菌丝直径 1μm，抗酸染色呈阴性。

奴卡菌病

奴卡菌病（nocardiosis）是由放线菌属中的奴卡菌引起的一种急慢性化脓性或肉芽肿性疾病，可累及皮肤、皮下组织甚至内脏器官。

【临床表现】

本病可发生于任何年龄，但以青壮年多见。约 75%的本病患者为肺奴卡菌病，主要表现为小叶性或大叶性肺炎，常表现为慢性病程，也可表现为孤立的肺脓肿、急性坏死性肺炎等，从而出现相应症状。奴卡菌可通过血行播散侵犯脑膜后引起脑膜炎，侵犯脑实质则可形成脑脓肿；侵犯肾脏后主要累及肾皮质；也可侵犯心脏引起心包炎和心肌炎，此外也可累及肝、脾、肾上腺、淋巴结等，从而引起相应的症状。皮肤奴卡菌病患者多由外伤史和土壤接触史，主要表现为蜂窝织炎、脓肿、脓皮病或类似孢子丝菌病的淋巴管型皮肤损害（图 4–274）。

【组织病理】

奴卡菌病的组织病理改变均表现为化脓性肉芽肿样改变，具有特征性的 3 层结构：中心层为中性粒细胞聚集的脓肿；中间层由混有中性粒细胞、浆细胞及少量嗜酸性粒细胞的组织细胞反应和血管增生组成；外层是由成纤维细胞增生和胶原纤维增殖构成的包膜，在中心层内可有一至数个颗粒，直径小于 1mm。HE 及 PAS 染色时，奴卡菌均不着色，但乌洛托品银可使菌体着色（图 4–275，图 4–276）。

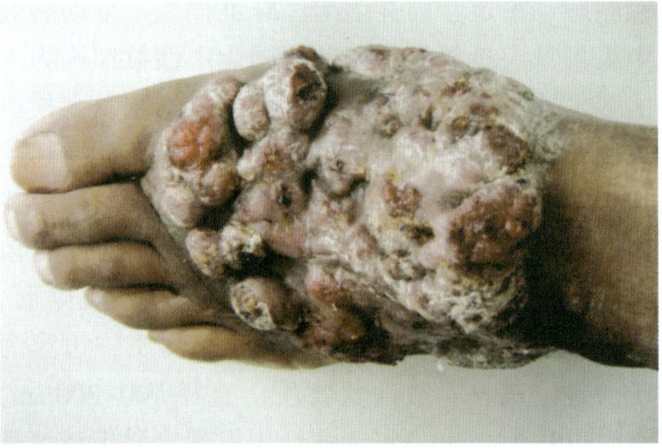

图 4–274　奴卡菌病

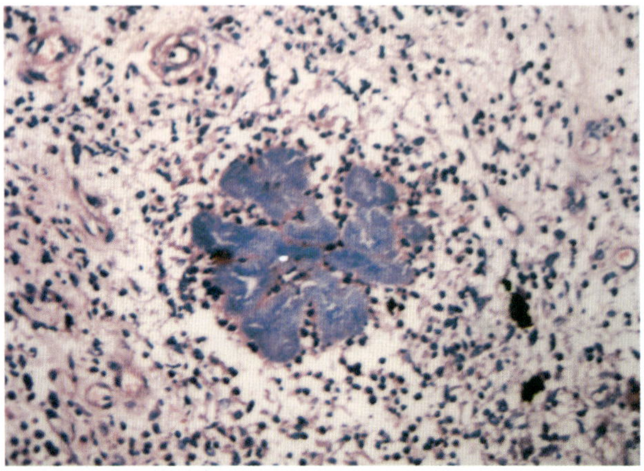

图 4–275　奴卡菌病　病理组织中分叶状菌团

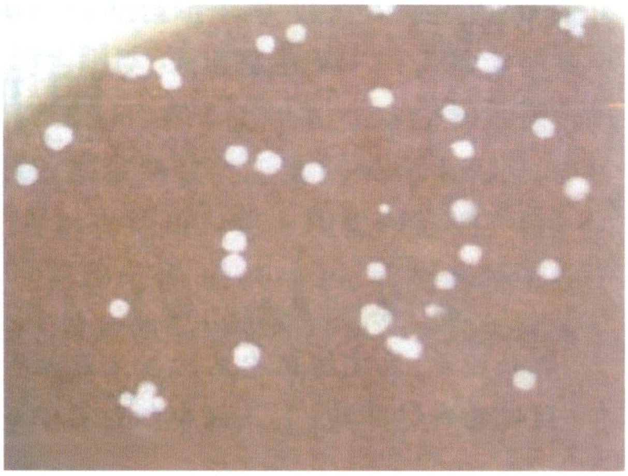

图 4–276　星形奴卡菌病　培养

足菌肿

足菌肿（mycetoma）又称“马杜拉足”，是由真菌（皮肤癣菌）和放线菌引起的皮肤、皮下组织或骨骼的一种慢性局限性的感染，最常累及足部，典型损害为皮肤肿胀、变形、窦道形成、颗粒排出及骨质破坏。

【临床表现】

最常见于足部（占 70%以上），特别是赤足行走的人，其次是手部（约占 10%）。无论致病菌种如何，其临床表现基本相似，均具有 3 个典型特征，即局限性皮肤肿胀、窦道形成及颗粒排出。在病变晚期可引起骨质破坏。本病全身症状轻微，多无自觉症状（图 4–277）。

【组织病理】

本病主要表现为慢性化脓性肉芽肿性炎症，

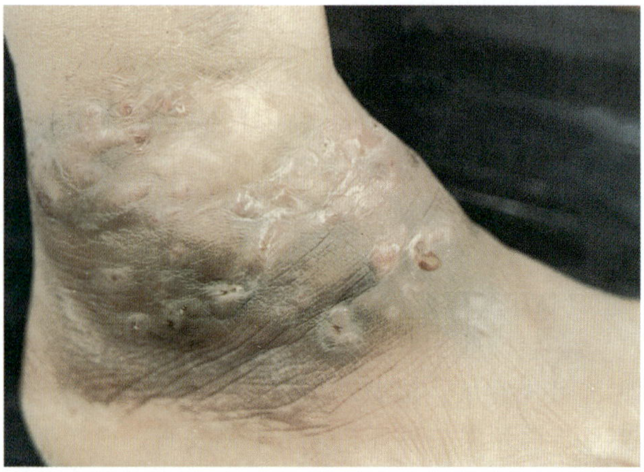

图 4–277　足菌肿

其特征性的表现为组织中可发现由病原体及坏死组织共同形成的颗粒，颗粒多形性，大小为0.5~2mm。肉芽肿的中心为化脓区，颗粒位于此处，其外为栅栏状组织细胞环绕，最外层为多种炎症细胞浸润，可包括多核巨细胞、淋巴细胞、中性粒细胞、浆细胞及嗜酸性细胞等。陈旧性损害在真皮内形成明显的瘢痕组织。

鼻孢子菌病

鼻孢子菌病（rhinosporidiosis）是有希伯鼻孢子菌感染引起的一种慢性肉芽肿性真菌病。

【临床表现】

本病可发生于任何年龄，以青少年多见。鼻部是最常见的发生部位，约占所有部位的72%，此外也可累及皮肤、眼及其他黏膜部位。鼻部病变最初为鼻黏膜发痒伴大量黏液排出，逐渐形成球状带蒂息肉，其上散在白色斑点，上覆黏液，状如草莓。息肉大者可阻塞鼻腔甚至引起呼吸和吞咽困难。眼部病变多累及眼睑（90%），常为单侧，表现为淡红色或红色带蒂息肉，皮损大者可引起流泪、眼部分泌物增多、睑外翻等症状。皮肤病变最初为疣状小丘疹，逐渐融合扩大形成斑块，常有破溃或继发感染，少数可播散成为质硬的皮下小结节，无自觉症状。发生于其他黏膜部位的病变主要表现为红色带蒂肿块。

【组织病理】

病变累及真皮和黏膜下层。典型组织反应显示由淋巴细胞和浆细胞组成的慢性炎症，可见数量不等的中性粒细胞和上皮样细胞，血管性肉芽组织亦较明显。可见假性囊肿，其中可见孢子及脓液。上皮变薄，可见浆细胞、淋巴细胞、中性粒细胞、组织细胞浸润，偶见嗜酸性粒细胞。变薄上皮下可见圆形或卵圆形的孢子囊，孢子囊因发育阶段不同而大小不同，直径为30~300μm，其内可见直径7~9μm的内孢子，在HE及PAS染色中孢子囊均清晰可见。

【鉴别诊断】

球孢子菌病在巨细胞、脓肿或坏死组织中可见球体，未成熟球体内空虚，成熟者其内可见多数2~5μm大小的内孢子。

马尔尼菲青霉病

马尔尼菲青霉病（penicilliosis marneffei）是由马尔尼菲青霉（*penicillium marneffei*）感染引起深部真菌病，主要累及单核-吞噬细胞系统，常引起全身广泛播散，死亡率较高。

【临床表现】

本病通常隐匿发病，临床分为局限性马尔尼菲青霉病和进行性播散性马尔尼菲青霉病。前者可见局限性肺部感染、脾脏感染及皮肤感染。后者起病急剧，类似急性传染病，出现全身畏寒、发热，主要累及肺、肝、脾、消化道、骨关节、淋巴结、皮肤等，其中皮肤损害是播散性马尔尼菲青霉病的临床特征之一。皮损常见于面部、躯干上部、上肢，表现多样，可见丘疹、结节、坏死性丘疹、传染性软疣样丘疹、痤疮样丘疹、毛囊炎、脓肿及溃疡等，其中坏死性丘疹及传染性软疣样皮损具有一定的特征性。本病如不积极治疗，死亡率很高（图4-278）。

【组织病理】

该病的组织反应因马尔尼菲青霉进入机体的量及机体免疫力的差异不同而不同，主要有以下3种形式：

1. 肉芽肿反应　见于菌量少，机体有一定的免疫力者。肉芽肿主要单核-巨噬细胞及数量不等的良朗格汉斯细胞或异物巨细胞构成，类似结核样结节，但其中央可见少许中性粒细胞，可见到干酪样坏死。病灶周边的巨噬细胞中可见到马

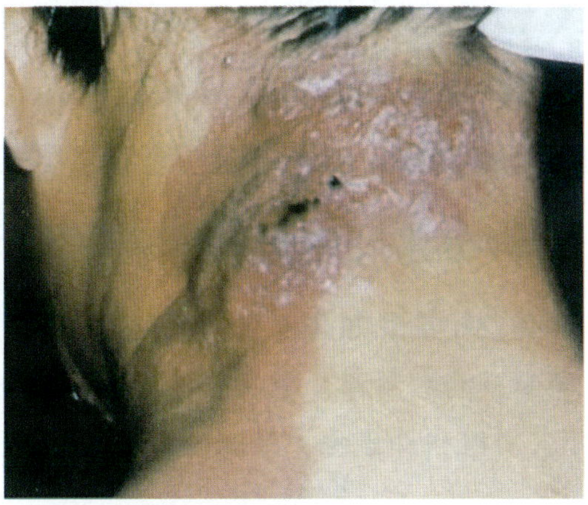

图4-278　播散性马尔尼菲青霉病　颈部斑块结节性皮损

尔尼菲青霉，抗酸染色阳性，真菌特染阳性。

2. 化脓性反应　见于菌量大，机体有一定的免疫力者。主要表现为中性粒细胞和巨噬细胞形成的脓肿，该脓肿通常多发，主要发生于肺及深部软组织和皮下组织。

3. 无力性和坏死反应　见于菌量大，机体免疫力差者。病变部位的巨噬细胞内大量马尔尼菲青霉活跃繁殖，巨噬细胞极度肿胀，细胞核受挤压或消失，同时可见大量游离菌体分裂繁殖，但病变部位无中性粒细胞渗出，也不见组织大片坏死。

病理组织中马尔尼菲青霉的形态特征表现为在 PAS、Grocott 或 GMS 染色条件下，组织中的马尔尼菲青霉具有 3 大特征，即群集呈桑葚状（为真菌在巨噬细胞中繁殖但由于受到细胞膜的限制而挤在一起所致）、腊肠样细胞（是菌体即将分裂的表现，该现象主要见于巨噬细胞之外）、菌内横隔（横隔位于菌体的中部，比菌壁厚且着色更深）（图 4–279~图 4–281）。

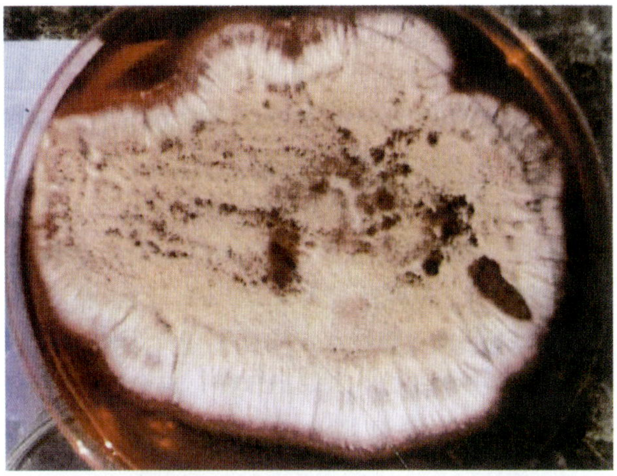

图 4–279　播散性马尔尼菲青霉病　培养

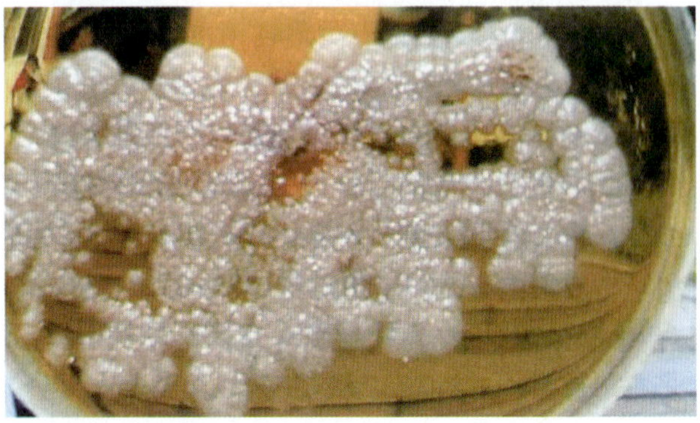

图 4–280　播散性马尔尼菲青霉病　培养

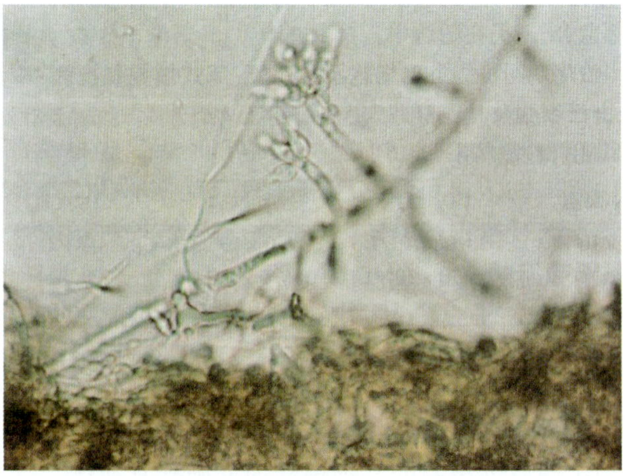

图 4–281　播散性马尔尼菲青霉病　培养镜检

（牛新武）

第五节　螺旋体、立克次体、衣原体感染疾病

螺旋体所致的皮肤病通常是由于健康人通过破损的皮肤接触到含有致病螺旋体的渗出液而被感染。该类疾病以皮肤受累为主要特征，较少累及心脏和中枢神经系统。立克次体是寄生于细胞内的革兰阴性菌。立克次体感染疾病通常由于昆虫叮咬而发病。衣原体同立克次体一样是一类寄生于细胞内的微生物，革兰染色阴性。引起人类发病的主要是沙眼衣原体和鹦鹉热衣原体。

猫抓病

猫抓病（cat scratch disease）由家猫抓人或咬人引起的急性传染病。该病为良性、自限性疾病，多数患者均在 2~3 个月内自愈。1950 年首次报告。目前认为本病的病原体为亨氏巴尔通体，为一种脆弱的革兰阴性杆菌，与杆菌性血管瘤病的病原体一致。有人在皮肤抓伤处及肿大的淋巴结中发现有革兰阴性的短小杆菌，可用特殊培养基分离，可能为本病的病原。

【临床表现】

猫抓病的潜伏期一般为 2~6 周。儿童多见，抓伤或咬伤处皮肤皮损类似虫咬、但不瘙痒，可表现为斑疹、丘疹、水疱、脓疱或者糜烂。皮损孤立或者多发，通常小于 5mm，多见于手或前臂，2 周内完全自愈。许多病例为亚临床感染未引起患者注意。皮损处炎症、疼痛，并可化脓。局部淋巴结肿大、压痛，少数患者淋巴结化脓，并可破溃形成窦道；亦可有全身淋巴结轻度肿大和脾大。约 1/3 患者可出现发热，体温在 38℃~41℃，伴有头痛、全身不适等。少数患者于病后 3~10d 出现充血性斑丘疹、结节性或多形性红斑。部分患者有结膜炎和结膜肉芽肿，伴有耳前淋巴结肿大，称为帕里诺眼-淋巴结综合征。患者也可发生脑炎、脑膜炎、脊髓炎、多发性神经炎、血小板减少性紫癜、骨髓炎等。末梢血白细胞总数及中性粒细胞轻度增高，血沉增快（图 4-282~图 4-284）。

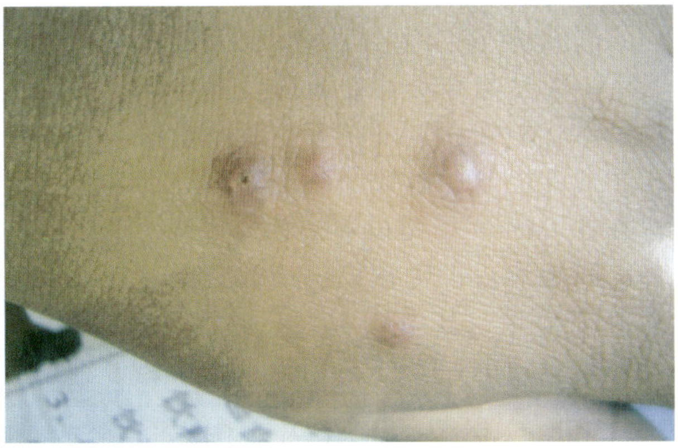

图 4-282　猫抓病

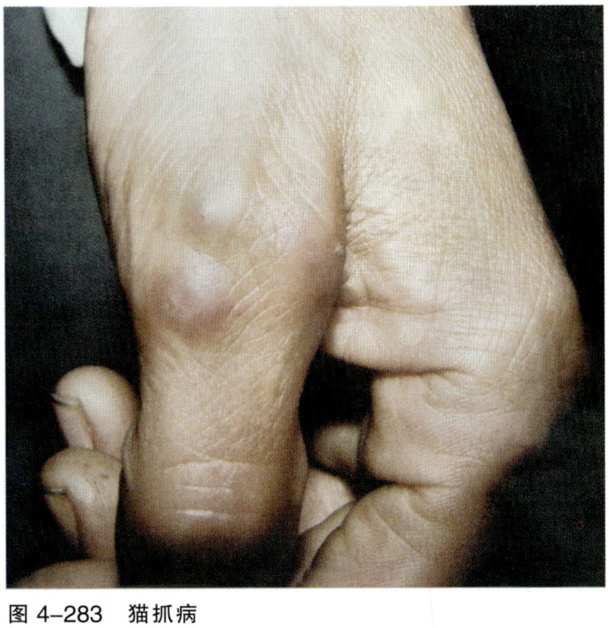

图 4-283　猫抓病

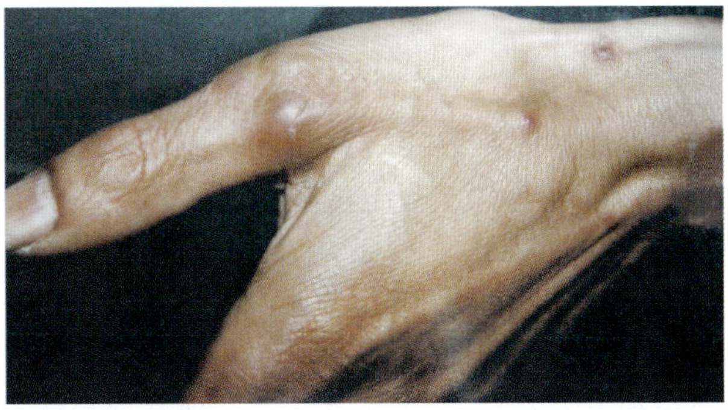

图 4-284　猫抓病

【组织病理】

真皮渐进性坏死为主要改变，坏死灶可呈圆形、三角形或星型，其周围组织呈栅栏状排列，偶见多核巨细胞。组织细胞外周为淋巴细胞浸润，并见密集的嗜酸性白细胞。真表皮交界处血管周围可见淋巴细胞、浆细胞和组织细胞浸润。淋巴结活检可见特征性的星状微脓肿环绕在坏死灶周围（图 4-285）。

【鉴别诊断】

镜下皮损中栅栏状肉芽肿与环状肉芽肿、脂质渐进性坏死、类风湿结节、风湿结节、异物性肉芽肿、分枝杆菌感染和深部真菌病可能混淆。但临床表现和病史可使之鉴别。淋巴结中化脓性肉芽肿性炎症可与一系列感染性疾病，如兔热病、布鲁斯菌病、分枝杆菌感染、传染性单核细胞增多症、耶尔森菌病、性病性淋巴肉芽肿、链球菌和葡萄球菌感染、孢子丝菌病、川崎病甚至淋巴瘤鉴别。

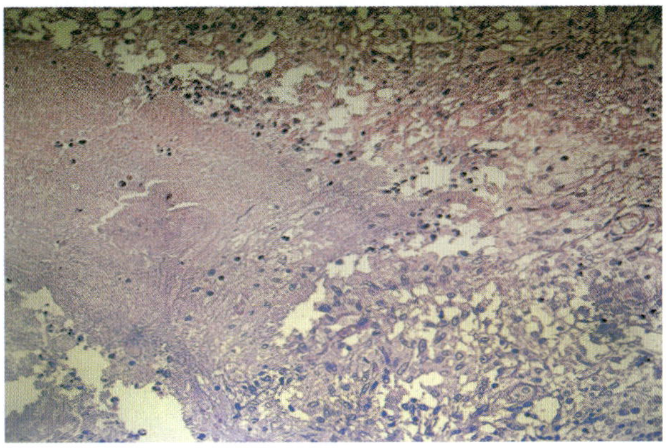

图 4-285　猫抓病　真皮渐进性坏死

慢性游走性红斑

慢性游走性红斑（erythema chronicum migrans）是一种虫咬后发生的皮肤病。

【临床表现】

多见于儿童、青年。蜱叮咬后所引起。此类蜱携带螺旋体或立克次体，偶可引起脑膜炎、心肌炎和关节病变。皮损位于小腿、前臂等暴露部位。叮咬处形成浸润性红色丘疹、斑块，向周围扩大，形成直径20~30mm或更大的红色略硬的、环状皮损。可单发也可多发。瘙痒剧烈，可于数周至数月自行消退。

【组织病理】

组织病理无特异诊断价值。镜下可见浅表性或深在性血管周围或间质性炎症浸润，多为淋巴细胞浸润，亦可见浆细胞和嗜酸粒细胞。Warlhin-starry染色可查到螺旋体。

地方性梅毒

地方性梅毒（endemic syphilis）是由苍白密螺旋体地方亚种引起的非性病性密螺旋体病。常见于卫生条件较差环境，好发于儿童。本病通过皮肤接触传染，共用吸管或污染器皿用品也可传播。分布区域为中东、非洲部分地区，特别是人口稀疏的农村。

【临床表现】

地方性梅毒很少出现下疳，一期（原发损害）多发生于口咽部，易被忽略。二期为柔软的、类圆形黏膜处斑疹，好发于颊黏膜和唇黏膜，偶见口角炎。斑疹也可发生于肛周和生殖器，此处皮损外观类似疣状。本病可出现全身淋巴结肿大，也可发生骨膜炎。三期可损害累及皮肤、鼻咽部、骨骼和关节，其中关节和骨骼常呈毁损性损害，也可累及心血管系统。

【组织病理】

继发性损害镜下与性病性梅毒基本相同。晚期（三期梅毒）皮损可见到真皮内肉芽肿性炎症。

【鉴别诊断】

晚期患者需与梅毒、雅司病、品他病相鉴别。与性病性梅毒不同，本病不侵犯中枢神经系统，此外鉴别点为本病无先天性梅毒。

雅司病

雅司病（Yaws disease）是一种接触性传染病，主要流行于一些热带的农村地区，多发生于儿童与青少年。我国的广东、福建、广西、台湾等地曾偶有散发病例。1941年侵华日军进入江苏后，从东南亚将此病带入，雅司在江苏北部淮阴一带流行，并波及江苏其他地区和上海、浙江等地。1949年以后被消灭。目前，中非、南美、东南亚及大洋洲赤道线上的一些农村地区仍有雅司病存在。本病不是性传播疾病，通过密切接触传染，如经昆虫叮咬或抓伤的皮肤创口接种传播。

【临床表现】

常见于儿童，皮损位于足、下肢和臀部。本病的潜伏期为3~4周。临床表现可分为3期。

一期又称母雅司期或原发损害期。感染后经过潜伏期在感染部位发生单个皮疹，为扁平或半球状隆起的丘疹，逐渐增大突起，直径可达2~5 cm，表面覆以黄褐色薄痂或污黄褐色厚痂，除掉痂皮可见皮损呈淡红色肉芽，凹凸不平似杨梅状，其中含有大量的细弱密螺旋体，此即为雅司的原发疹，称为母雅司。母雅司的脓汁附着于周围，可发生一些较小的同样子疹，围绕母雅司呈卫星状。母雅司好发于四肢及面部。患者自觉痒感，局部淋巴结肿大，无压痛。母雅司经过数月后自然消退，留有轻度萎缩和色素脱失。

二期又称雅司疹期。母雅司发生后数周至数月即进入二期。此期皮损与母雅司相似，但较小，数目较多，好发于颜面及四肢。皮疹最初表面平滑，以后分泌物增加，形成黄褐色痂皮，痂皮增厚可呈蛎壳状。二期皮疹也可群集，中央的皮疹消退后留有色素沉着，周围皮疹排列呈环形，称为钱癣样雅司。位于肘窝、肛周、腹股沟部位的皮疹痂皮脱落后露出淡红色莓状肉芽面，有大量分泌物，形似扁平湿疣样损害。在足背常见疣状损害，眼睑皮疹为结痂性。二期雅司的粟粒状皮疹好发于肩部，类似腺性苔藓，称为莓疮性苔藓。二期雅司疹内含有大量细弱密螺旋体。局部淋巴结肿大，但不化脓。二期雅司疹经数周或数月后可自然消失，不留痕迹或留有色素沉着。

三期又称溃疡结节性雅司期。多数雅司患者有的病程终止于二期，但有部分患者在感染5~10年后要进入三期。三期雅司皮疹类似梅毒的树胶样肿，发生无痛性溃疡，边缘峻削或呈缘下穿掘，向四周扩延。可融合成轮廓状或蛇行状，长期不愈。在其分泌物中查不到螺旋体。溃疡愈合后留有色素脱失的萎缩性瘢痕。此外，三期雅司可在掌跖部发生角化过度，呈弥漫性或点状，有皲裂或凹陷，形成典型的斑驳状，以跖部为多见，三期雅司常在胫骨和其他长骨的骨膜发生树胶肿样损害，骨损害不仅有骨膜炎，而且常引起骨质疏松甚至空隙形成。鼻骨破坏及上颚穿孔也可偶见。在肘、膝、髋关节附近可发生近关节结节，单个或多个。三期雅司的预后较梅毒良好，但痊愈后往往造成畸形与毁容。

【组织病理】

早期损害的特点为角化不全、棘层肥厚和乳头瘤样增生，局灶性海绵形成和表皮内中性粒细胞伴微脓肿形成。真皮内血管周围有炎细胞浸润，有大量浆细胞。血管壁改变不明显。表皮内(棘层和乳头层)、真皮乳头顶部和血管周围可见到密螺旋体。三期雅司皮疹在真皮内有上皮样细胞、单一核细胞及浆细胞浸润，树胶肿中心为干酪样坏死，边缘围绕淋巴细胞、浆细胞、组织细胞、上皮样细胞和巨细胞，并伴有纤维化。

【鉴别诊断】

本病主要应与性病性梅毒鉴别，二者虽都属螺旋体感染所致，病程也有类似之处，但梅毒主要通过性传播，初发部位常在生殖器部位，二期皮疹分布形态也不同，二期雅司无斑状皮疹，不侵犯黏膜，有痒感，无脱发及眼部损害。三期雅司无神经系统及内脏损害，全身症状也较轻，据此可以做出鉴别。此外，雅司需与孢子丝菌病、芽生菌病、麻风、皮肤利什曼病等相鉴别。

Reiter 病

Reiter 病（Reiter disease）又称尿道－眼－滑膜综合征、Reiter 综合征、黏膜－皮肤－眼综合征、Feissinger-Leroy-Reiter 综合征或感染性尿道关节炎，是一种三联综合征。1916年，本病由Reiter首先报道，其特征是尿道炎、结膜炎和非化脓性关节炎，且常伴发皮肤黏膜损害、胃肠道及心血管症状。

【临床表现】

眼结膜炎、尿道炎、关节炎及皮肤黏膜症状可同时出现，也可先后发生，通常伴有发热、困乏、体重下降等。约90%患者先后或同时有眼和关节病变，约80%患者有皮肤黏膜病变（图4-286~图4-289）。

1. 结膜炎　结膜炎发生率30%~50%，常为双侧性自限性炎症，可在短时间内消退。表现为眼睑肿胀，结合膜充血、水肿，伴有脓性分泌物，特征性表现是睑结合膜发生紫癜或呈绒毛膜样改变。

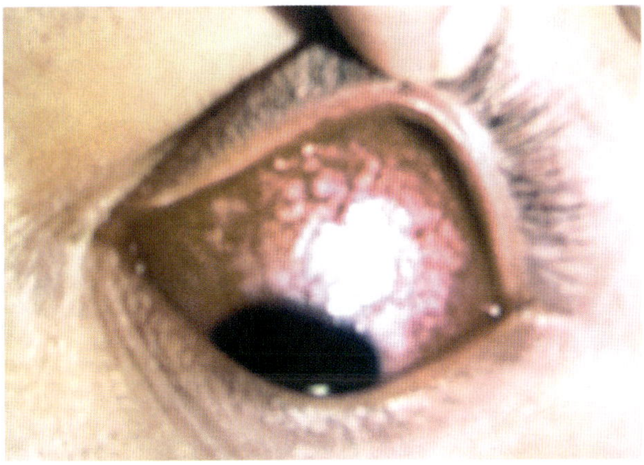

图 4-286　Reiter 病

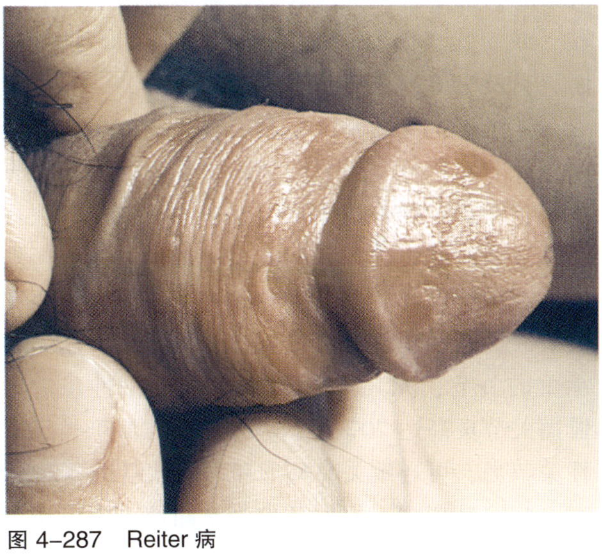

图 4-287　Reiter 病

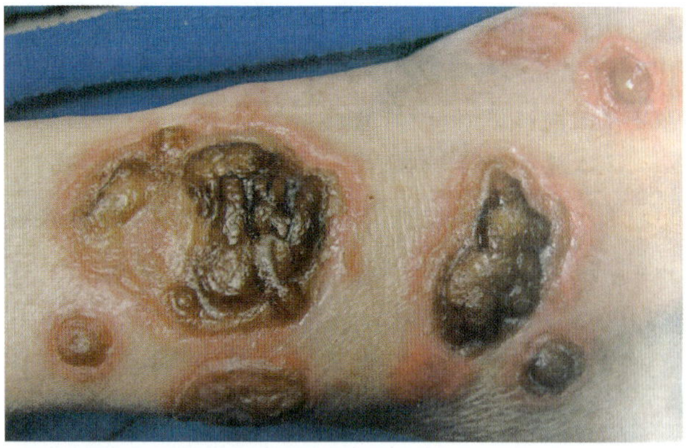
图 4-288　Reiter 病

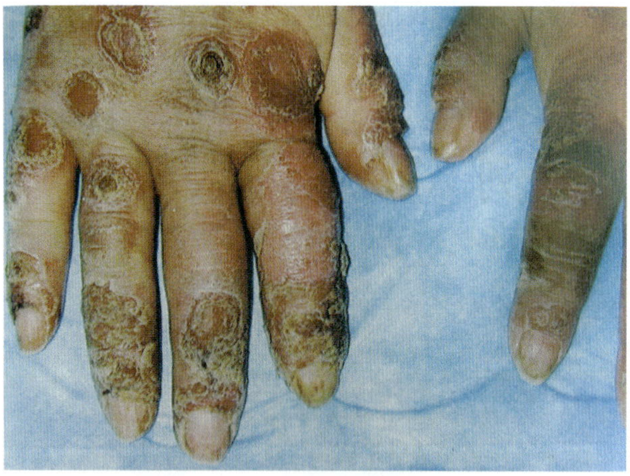
图 4-289　Reiter 病

2. 尿道炎　多为首发症状，通常表现为非特异性尿道炎，无细菌感染。在急性期表现为血尿、脓尿、尿痛，类似淋病症状，也可和淋病同时存在；亚急性期症状较轻，尿道分泌物清亮发黏，或症状轻微而被忽视。伴发病有前列腺炎、膀胱炎及生殖器疱疹。

3. 关节病变　临床上多表现为关节炎，一般呈急性非对称性。关节周围组织及皮肤红肿、有痛感，活动时因疼痛剧烈而被迫中断，症状往往持续较长时间。关节腔积液多呈黄色混浊液，发展至晚期可破坏关节腔，导致关节畸形、狭窄和关节表面皮肤萎缩。好发于膝、踝、足、骶髂等承重的关节，尤其是 HLA-B27 抗原阳性患者患骶髂关节炎高达 70%以上。慢性期类似于类风湿性关节炎，可导致关节畸形和周围软组织萎缩。

4. 皮肤损害　好发部位为掌跖部，也可发生于头部、躯干、脐部和会阴部。初期出现小水疱，继而形成脓疱，并互相融合，疱破裂后形成糜烂面或浅表性溃疡，有时疱液吸收后，在其中央形成棕黄色大块痂皮，周缘暗红色，类似蛎壳状银屑病表现。皮疹也可有多形性表现，如红斑、水疱、结痂和脱屑等。

5. 甲损害　甲皱襞红肿，但无痛感；甲下出现小脓疱，反复发作；甲板增厚变脆；甲下角化物堆积过多；甲面粗糙，失去光泽；严重者甲破坏或脱落。

6. 黏膜损害　口腔和外生殖器黏膜损害常见。口腔可见不规则红斑，也可出现阿弗他口腔炎，在舌、颊、腭、悬雍垂、咽、齿龈和唇部可出现红色小丘疹，周围绕以淡白色晕，继而形成小水疱，不透明，疱壁紧张，表面有光泽，破溃后形成糜烂面，舌面呈地图舌外观。生殖器损害多累及龟头、包皮和冠状沟，以干燥性环状龟头炎为特征性表现，开始为小水疱，继而破溃后形成无痛性浅表性糜烂面，表面结痂，相互融合成多环形。

7. 并发症　心包炎、心肌炎、胸膜炎、心脏传导阻滞、肾盂肾炎、尿道狭窄、角膜炎、视神经炎、青光眼、神经痛性肌萎缩、脑神经麻痹、脑膜炎、周围神经病变和暂时性神经障碍等。

病程较复杂，上述症状可有一组先发生，也可几组同时并发。有时，尿道炎或结膜炎症状较轻或很快自愈而易被忽视。通常尿道和关节病变发生较早，皮肤和黏膜病变发生较晚。儿童 Reiter 病与成人不同的是前者肠道症状（如痢疾）多见，而后者尿道炎多见。儿童 Reiter 病常出现下肢承重关节炎症，且是最明显的症状。

【组织病理】

早期掌跖部脓疱性损害呈表皮上部巨大海绵状脓疱，表皮突延长。陈旧性损害可见角化不全的角质层增厚，混有嗜中性粒细胞的固缩核，海绵状脓疱消失，组织相有时与银屑病相似（图 4-290~图 4-292）。

【实验室检查】

无特异性检查，在急性期白细胞常增高，可达（10~20）$\times 10^9$/L，血沉增快，血清白蛋白减少，类风湿因子阳性，关节液培养无细菌生长，X 线摄片提示早期关节软组织肿胀、骨质疏松；

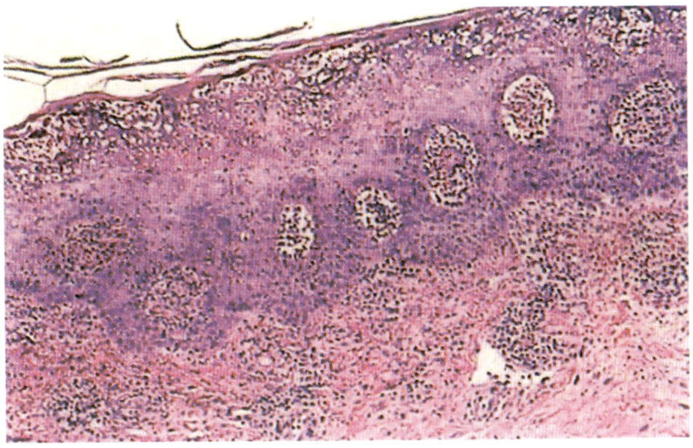

图 4-290　Reiter 病　呈表皮上部巨大海绵状脓疱

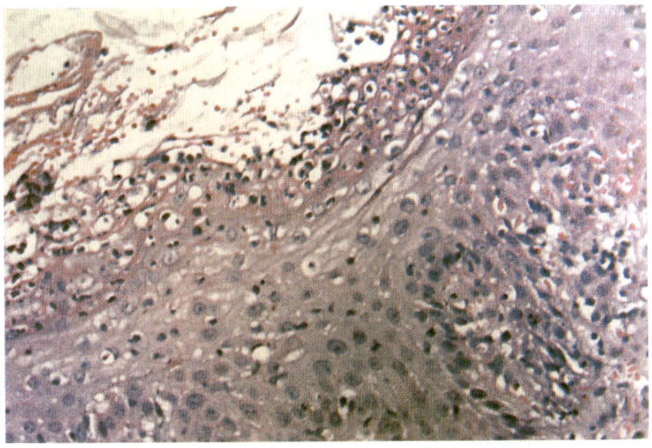

图 4-291　Retier 病　呈表皮上部巨大海绵状脓疱

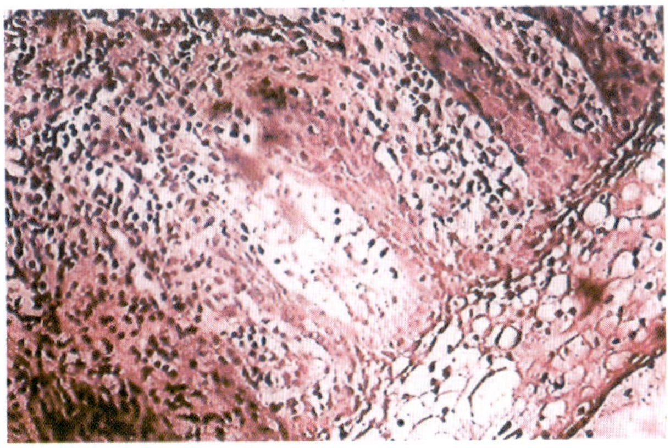

图 4-292　Reiter 病　表皮突延长

晚期有广泛的新骨形成，关节腔狭窄，边缘骨质破坏和骨质硬化等。

【诊断和鉴别诊断】

典型病例具有非特异性尿道炎、结膜炎和关节炎，尤其是下肢承重关节以及皮肤黏膜的病变；不典型病例需经过一段时间随访后才能确诊。

有口、眼、生殖器及皮肤病变者需与 Behcet 病（白塞综合征）鉴别，Behcet 病的眼部病变为虹膜睫状体炎，生殖器病变为硬而疼痛的溃疡。口腔病变为阿弗他口炎。一般不发生尿道炎。皮肤病变为毛囊炎和结节性红斑，针刺同形反应阳性，以资鉴别。出现蛎壳状皮损需与蛎壳状银屑病鉴别，蛎壳状银屑病往往在身体其他部位出现银屑病样皮损，可根据云母状鳞屑、薄膜现象、点状出血鉴别。以关节病变为主要表现的患者，需要和类风湿性关节炎、关节病型银屑病、淋菌性关节炎、急性风湿热、强直性脊椎炎、血清病等鉴别。

3~10 周后损害复发，同时伴有皮损附近淋巴结肿大，且所有患者都有淋巴结肿大，这是本病的特点。淋巴结有触痛，可化脓，排脓后自行消退，一般需 2~6 周，少数患者淋巴结肿大可以持续数月。在躯干和四肢亦可出现斑丘疹、边缘性红斑、多形性红斑、结节性红斑和血小板减少性紫癜。偶见并发脑病，出现发热、昏迷和抽搐，可导致死亡。

（袁景奕）

第五章 寄生虫性皮肤病

寄生虫病是一类严重的公共卫生问题，对社会危害极为严重，主要分布在热带及亚热带地区。引起寄生虫性皮病的寄生虫主要包括原虫、蠕虫与节肢动物3大类。原虫性皮肤病主要包括利什曼病和皮肤阿米巴病；蠕虫包括了蛔虫与扁形虫，引起的皮肤病主要包括匍行疹、丝虫病等；节肢动物包括了蜘蛛纲动物和昆虫两类，引起的皮肤病主要包括疥疮、节肢动物咬伤等。明确致病原对选择适合的治疗措施至关重要。通过观察皮损形态，组织病理检查，并进行相关特殊组织染色（PAS、Giemsa 等），可以对寄生虫性皮病进行初步诊断。本章主要讨论利什曼病、皮肤阿米巴病、疥疮、匍行疹、丝虫病、节肢动物咬伤、虱病与蜱叮咬的临床表现、组织病理及鉴别诊断。

利什曼病

【临床表现】

1. *皮肤利什曼病* 皮肤利什曼病（cutaneous leishmaniasis，CL）好发于暴露部位，常侵犯面部、前臂、小腿等处。典型表现为在叮咬部位立即出现或2~4周后出现黄红色丘疹、结节，部分结节成溃疡或结痂，结节表面光滑发亮，无鳞屑，有浸润质软，可融合成斑块伴毛细血管扩张形似瘤型麻风的狮面，但无感觉及排汗障碍。结节直径可能大于2cm。结节可能存在数月，最终消退形成瘢痕。有时皮损表现为多形性。

2. *局限性 CL* 经1~12周潜伏期后，红色丘疹增大为结节或斑块，长期孤立于局部，不向周围扩散，常在数周内发展成溃疡。溃疡边界清楚，边缘隆起，呈紫罗兰色，基底覆以灰褐色痂，周围可出现无痛性皮下结节或索带。

3. *弥漫性 CL* 本病为多发性非溃疡性丘疹和斑块，主要分布于四肢、臀部及面部。皮损开始为单一结节或斑块，逐渐发展到全身皮肤，病程进展缓慢，治疗通常无效。本病特点是皮肤试验无反应能力，对 Montenegro 反应为阴性（图 5–1~图 5–5）。

4. *黏膜 CL* 开始损害发生在白蛉叮咬部位，为一丘疹，很快发展为红色结节，1月左右破溃，形成溃疡，约半年至1年愈合。继发性黏膜损害最初出现于鼻黏膜，早期损害为鼻中隔溃疡，但不破坏鼻骨，以后波及鼻窦，后期鼻梁萎陷，呈现鹦鹉嘴、骆驼鼻等外貌。呼吸道侵犯可导致呼吸和吞咽困难。

5. *内脏利什曼病* 早期损害为叮咬部位发生丘疹或结节，潜伏期1~4个月。发病后有间歇性寒战、发热、消瘦、体重下降、乏力、鼻出血和紫癜；明显的肝、脾大和淋巴结肿大，粒细胞减少、贫血和血小板减少；肺和胃肠道易发生继发性细菌感染；可发生口腔溃疡和走马疳。晚期皮肤发生黑色斑片状色素沉着，以额、颊、口周及腹中部最明显，皮肤变黑、发热，故称黑热病。未经治疗的患者多在两年内死亡。

6. *黑热病后 CL* 本病包括3种类型：①色素减退斑常为首发病变，开始为极小的斑疹，以后变成不规则的大斑片，常为双侧对称性分布，主要累及胸、背、大腿前侧、臂及颈部，色素脱失不完全，但损害内的毛发无色素变化。②红斑在色素减退斑之后出现，常位于颊部，其他部位亦可发生。③结节常在最后取代色素减退斑及红斑，有时亦可在正常皮肤上发生，结节呈淡红黄色，质软、无触痛，不形成溃疡，主要累及面、耳垂、躯干和生殖器，手足较少见。

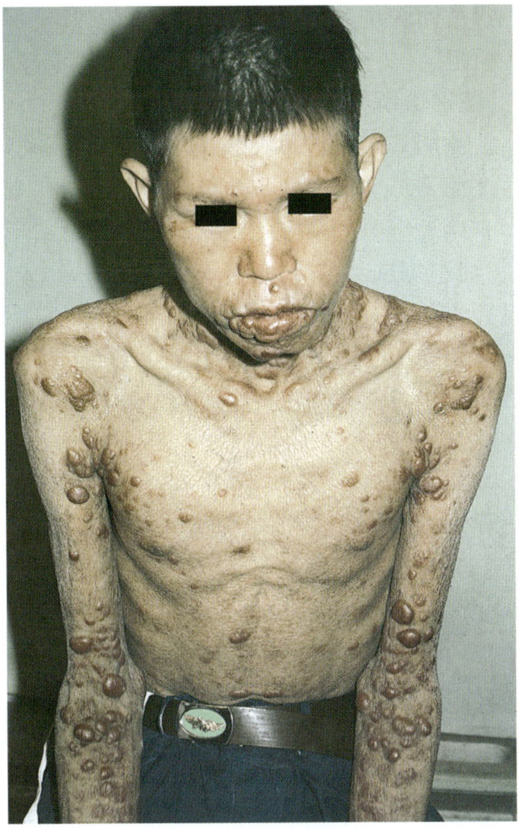

图 5–1　弥漫性皮肤利什曼病　全身弥漫性结节，结节表面光滑发亮，无鳞屑，有浸润质软，可融合形似瘤型麻风的狮面，但无感觉及排汗障碍。结节直径可能大于 2cm

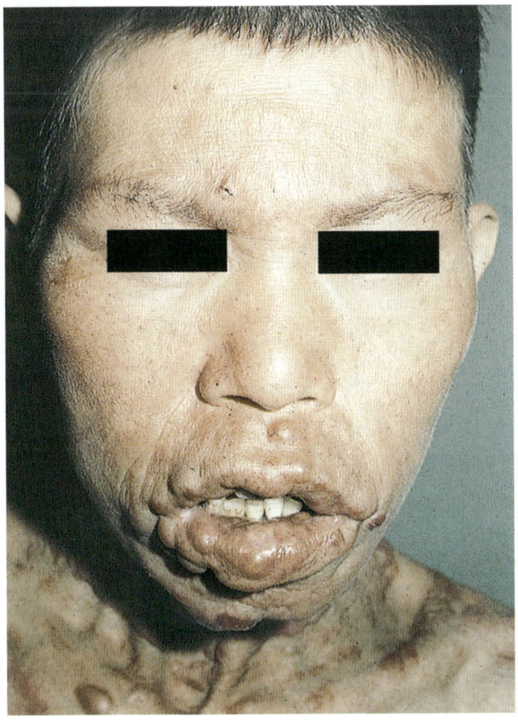

图 5–2　弥漫性皮肤利什曼病

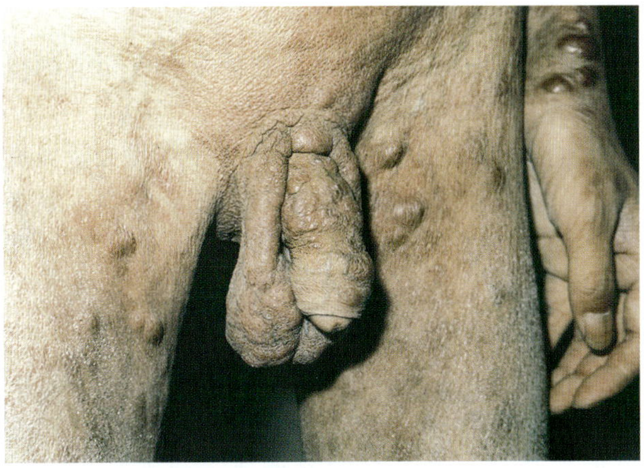

图 5–3　弥漫性皮肤利什曼病

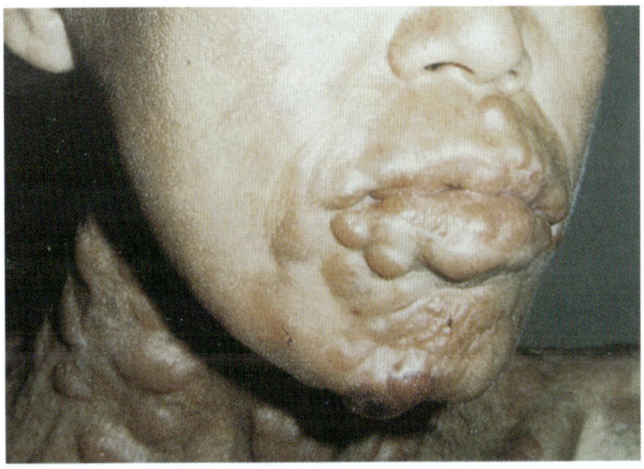

图 5–4　弥漫性皮肤利什曼病

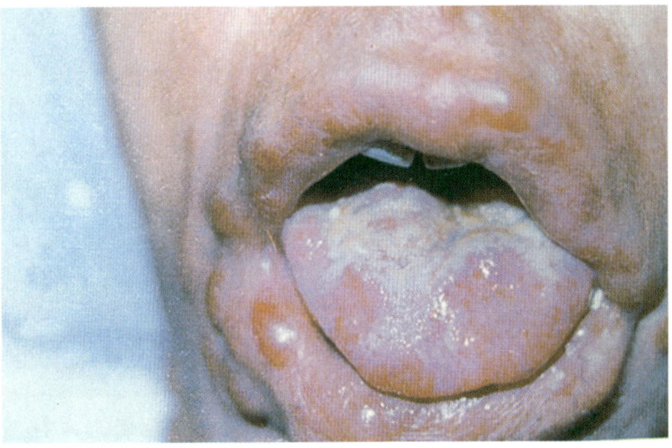

图 5–5　弥漫性皮肤利什曼病　口唇及舌黏膜结节性皮损

【组织病理】

临床上各种类型的皮肤利什曼病有相同的组织病理学改变。

1. 急性期　整个真皮层弥漫性浸润大量炎症细胞，主要由大量组织细胞和多核巨细胞、浆细胞、淋巴细胞构成。有时可见 Russell 小体（胞浆内嗜伊红免疫球蛋白物质）。真皮乳头散在分布嗜酸细胞和中性粒细胞，围管状浸润较少见。特征是巨噬细胞包含大量利杜小体（LD 小体），无被膜，直径 2~4μm。Giemsa 染色可见圆形或椭圆形的紫红色核和偏在性逗点状副核（动基体）（图 5-6，图 5-7）。

2. 慢性期　LD 小体数目减少或消失，取而代之的是巨噬细胞和上皮样细胞肉芽肿，可见多核巨细胞。

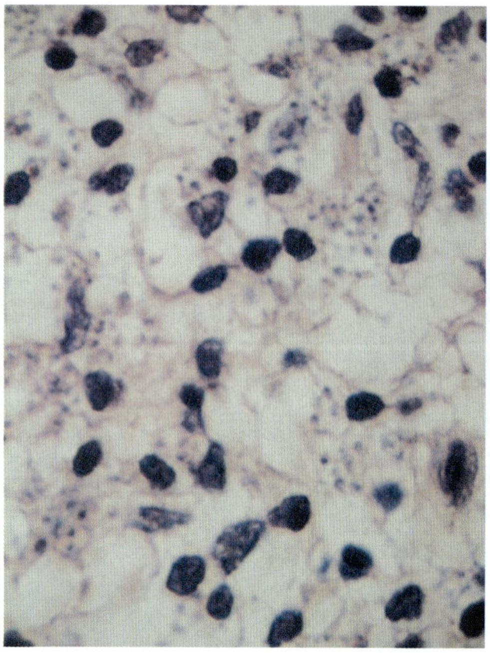

图 5-6　皮肤利什曼病　组织细胞内外大量利杜小体

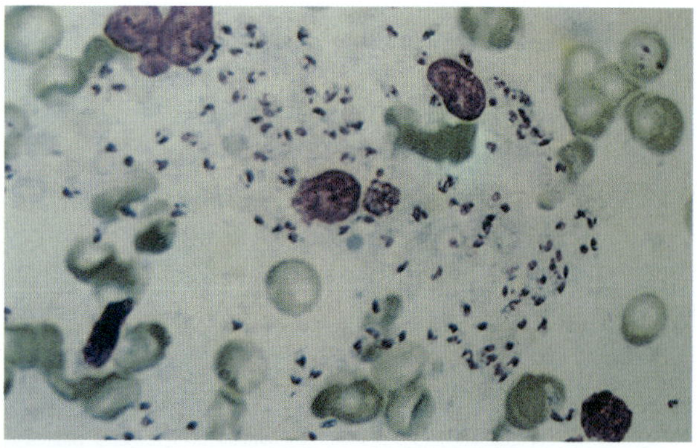

图 5-7　皮肤利什曼病涂片　Gimsa 染色可见圆形或椭圆形的紫红色核和偏在性逗点状副核（动基体）

【鉴别诊断】

急性期 CL 与下列疾病鉴别：①节肢动物咬伤；②感染（脓皮病、皮肤癣菌肉芽肿、肺结核、非典型分枝杆菌感染和深部真菌病）；③癌（基底细胞癌或鳞癌、角化棘皮瘤）；④淋巴瘤或假性淋巴瘤；⑤异物肉芽肿。

慢性期 CL 与下列疾病鉴别：①寻常狼疮；②结节病；③盘状狼疮；④淋巴瘤/假性淋巴瘤；⑤麻风。

播散 CL 与下列疾病鉴别：①瘤型麻风；②结节性黄瘤；③深部真菌感染；④淋巴瘤。

组织病理鉴别要点：

（1）早期大量浆细胞应与早期梅毒鉴别，后者无 LD 小体。

（2）晚期有上皮样肉芽肿应与寻常狼疮、结核样型麻风、雅司、化脓性肉芽肿、孢子丝菌性肉芽肿鉴别，皮损处刮取组织涂片，以 Giemsa 染色后查到 LD 小体可确诊。

（3）根据细胞质内涵物、寄生虫大小形态应与以下疾病鉴别：

组织胞浆菌病病原体直径为 3~5μm，周围有透明晕，缺乏动基体。

鼻硬结病的米库利奇细胞是含透明细胞质的大巨噬细胞，内含 2~3μm 的鼻硬结克雷伯杆菌，Giemsa 染色或银染色较 HE 染色更易见。

腹股沟肉芽肿用 Giemsa 染色或 Wright 染色可见大单核细胞内包含红染的有荚膜的卵圆形结构（杜氏体），直径 1~2μm。

软化斑的组织细胞胞浆内可见嗜伊红颗粒（von Hansemann 细胞）及嗜碱性包涵体（michaelis-gutmann 体，5~15μm）。HE 染色可见 michaelis-gutmann 体，PAS 阳性，钙和铁可被 von Kossa 染料和 Perl 染色显示。

颗粒细胞瘤细胞有规则的核和胞质颗粒，PAS 和 S-100 染色阳性。超微结构显示颗粒为吞噬溶酶体。

复发性婴儿指（趾）纤维瘤显示纺锤形成纤维细胞，一些细胞可见核旁的嗜伊红包涵体，直径 3~10μm。超微结构肿瘤细胞为肌成纤维细胞，包涵体为肌丝的汇集。

皮肤阿米巴病

【临床表现】

皮肤阿米巴病（cutaneous amebiasis）由溶组织阿米巴原虫侵入皮肤引起发病。临床主要表现阿米巴溃疡。本病多继发于肠阿米巴或肝阿米巴病。皮损好发于肛门、会阴和胸腹壁穿通部位。主要皮损为溃疡，深部脓肿，增殖性肉芽肿等。自觉疼痛，分泌物有恶臭。典型损害为疼痛性鸟眼状溃疡，基底牛肉红色，边缘呈条索状隆起，周围绕红晕，黏液脓血性，伴恶臭。损害可达到20cm，不经治疗常有破坏性。常发生局部淋巴结肿大。

【组织病理】

表皮为继发性改变，呈坏死性溃疡，溃疡边缘表皮坏死。棘层肥厚，真皮水肿，可见坏死组织，有淋巴细胞、浆细胞、中性粒细胞和嗜酸细胞浸润，在坏死组织中常可见聚集成群的溶组织阿米巴。虫体呈圆形或椭圆形，直径20~40μm，胞浆嗜碱性，内含红细胞及空泡，原虫外围有空白晕。滋养体PAS染色强阳性。

【鉴别诊断】

本病应与疣状皮肤结核鉴别，后者组织切片常见结核样结节，见不到阿米巴。

疥　疮

【临床表现】

疥疮（scabies）好发于手指缝、腕屈面、躯干、阴部等部位，基本损害为针帽头大小的丘疹及丘疱疹。有时在指缝可见到线形隧道。患者自觉瘙痒，晚间尤甚。男性可见阴囊上的结节性损害（疥疮结节）（图5-8~图5-11）。疥疮治愈后短时不易消退。挪威疥（Norwegian scabies）系一种特殊型疥疮，因在Norwa首先报道而命名，本病主要见于身体虚弱、营养不良，长期使用皮质激素，免疫力低下等人群。临床主要表现皮肤干燥、结痂，大量脱屑，感染化脓者指趾端可见大量银屑病样鳞屑，指甲厚而弯曲变形，手掌角化过度，毛发干燥脱落，头面部有较厚鳞屑及化脓结痂，伴特殊臭味。

【组织病理】

与虫咬皮炎类似，找到疥虫或其卵则可确

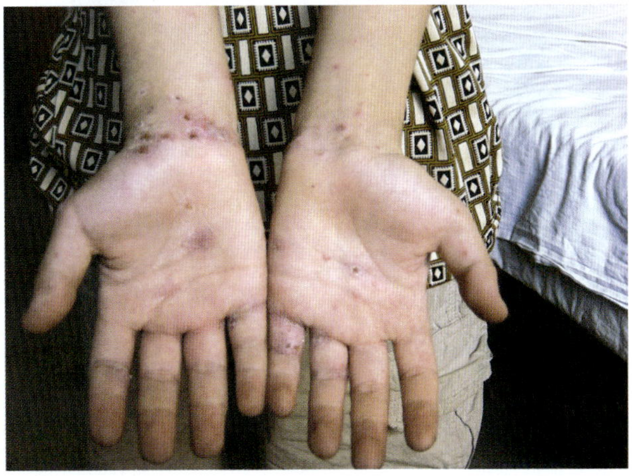

图5-8　疥疮　指缝、腕屈面，手掌部皮损等，基本损害为针帽头大小的丘疹及丘疱疹

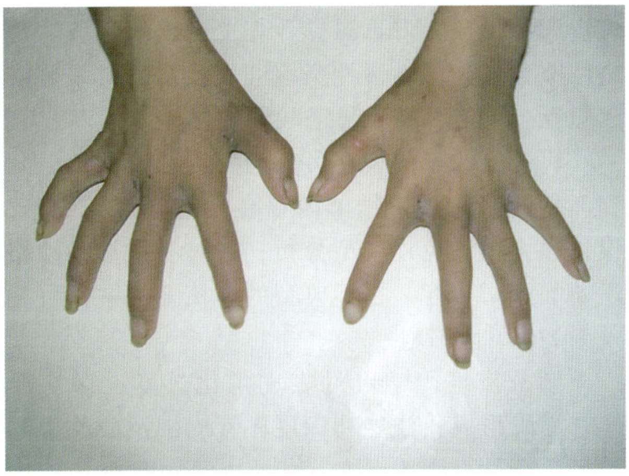

图5-9　疥疮　指缝皮损

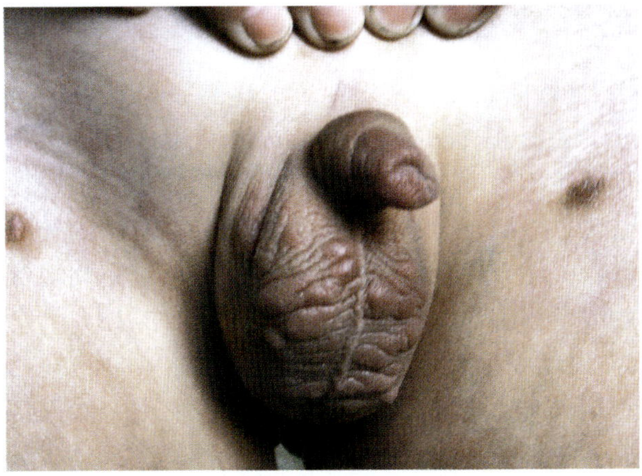

图5-10　阴囊疥疮结节

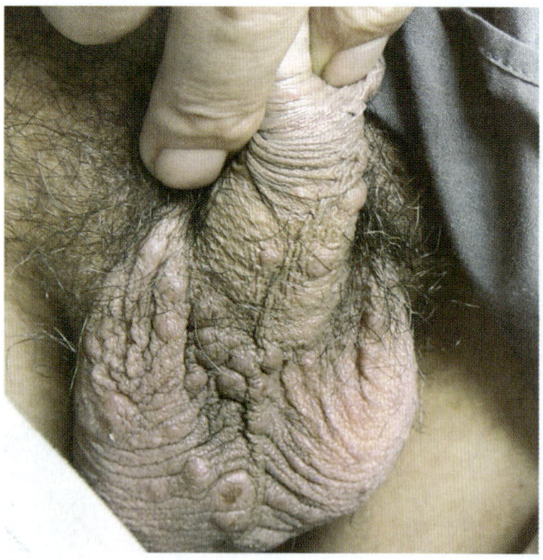

图 5–11　阴囊疥疮结节

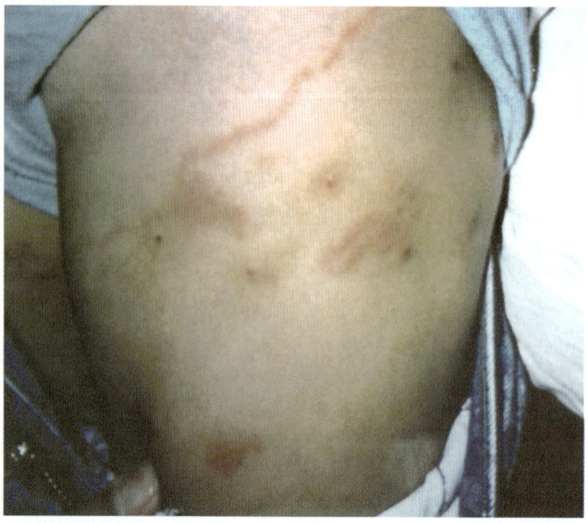

图 5–12　匍行疹　胸腹部皮肤上形成淡红色略隆起的线状损害

诊。在取材的皮肤角质层可见到雌性疥虫或其卵，真皮可见包括嗜酸性粒细胞在内的混合型炎症细胞浸润。丘疹水疱型疥疮，可见疥螨附近的表皮海绵形成，严重时导致表皮内水疱形成。疥疮结节可见弥漫性慢性炎症细胞浸润，常呈假淋巴瘤性，可能存在大量嗜酸细胞。

病理上的不同表现可能与疥疮结节持续时间和活检时间有关。结节内存在大量未定类细胞，仅依靠光镜和免疫表型分析，有时易误诊为朗格汉斯细胞增生症。在不典型的单核细胞中，可发现 CD30 阳性细胞。

挪威疥组织学可见表皮角化过度，棘层肥厚，海绵形成，浅层和深层血管周围及胶原束间致密混合性炎细胞浸润，棘层上部可见隧道内大量疥螨及其卵。

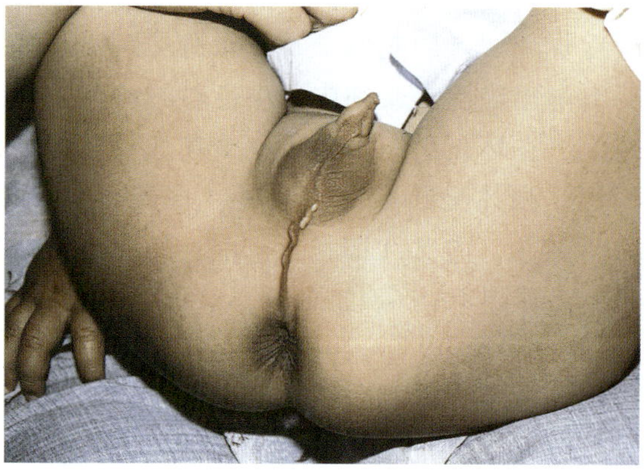

图 5–13　匍行疹　会阴部皮肤上形成暗红色略隆起的线状损害

匍形疹

【临床表现】

匍形疹（creeping eruption）好发于面部、手部及足部等处。初起在幼虫侵入部位出现瘙痒性红斑、丘疹或水疱，2~3 d 后幼虫在皮肤内蜿蜒移行，结果在皮肤上形成淡红色或暗红色略隆起的线状损害，自觉瘙痒（图 5–12~图 5–15）。

【组织病理】

表皮及真皮上部可见到淋巴细胞混合嗜酸细胞为主的炎症浸润，真皮浅层很难取到虫体。表皮可见海绵形成、表皮内水疱及坏死的角质形成细胞。

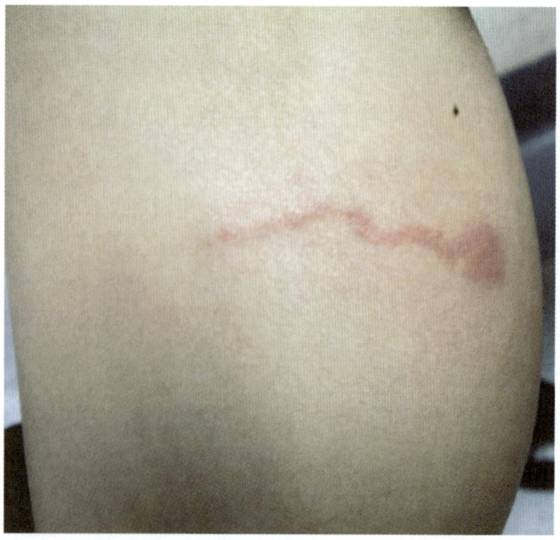

图 5–14　匍行疹　皮肤上形成淡红色略隆起的线状损害

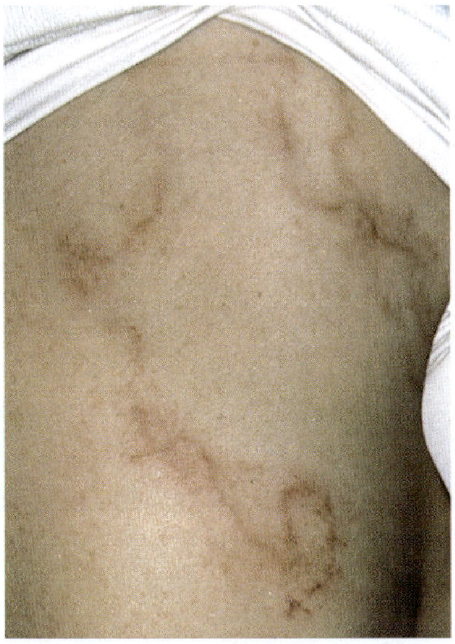

图 5-15 匐行疹 胸腹部皮损

皮下丝虫病

【临床表现】

皮下丝虫病（subcutaneous filariasis）由钩虫、丝虫、蝇蛆及颌口虫在人体皮肤内移行所致。

临床多为一个或偶发多个境界清楚的坚实的微红的痛性结节，1~2cm 大小，临床上常被误诊为脂肪瘤。常发生于暴露部位，尤其是头部。多发性损害常由单个幼虫移行形成。

【组织病理】

连续切片中可见到皮下结节中央有紧密卷曲的幼虫。幼虫包埋在嗜酸物质中，周围有炎症反应，包括大量嗜酸细胞、单核细胞和异物巨细胞。和真菌感染不同的是，未见脂肪坏死。外围组织的纤维化程度和幼虫变性的程度相关。

【鉴别诊断】

皮下结节须与皮下裂头蚴病鉴别。后者受侵部位形成嗜酸性肉芽肿性包裹，多在皮下、黏膜下或浅表肌肉内。囊壁为纤维结缔组织，周围有淋巴细胞和嗜酸细胞浸润。

盘尾丝虫病

【临床表现】

盘尾丝虫病（onchocerciasis）主要见于皮肤和眼。大多数患者可见皮下结节性损害，大小不一，质地坚实，无痛。可出现非特异性皮炎、水肿性红斑或风团，病久者可发生苔藓样改变，伴色素沉着，最后导致皮肤萎缩，并出现色素减退斑。腹股沟淋巴结常肿大。大量微丝蚴可堵塞淋巴管，导致象皮肿。眼部受累时可出现结膜炎、畏光、流泪，进而引起角膜炎、虹膜炎、视神经炎，甚至失明。

【组织病理】

组织病理表现为结节性损害，显示慢性炎症浸润和周围组织纤维化。中心包括包含成虫横切面、纵切面的致密纤维组织，成虫横径为 125~450μm，雌虫长度可达 500mm，雄虫长度约 42mm。活检有时可见活虫。死虫周围可见包含异物巨细胞的炎症反应。盘尾丝虫病结节的淋巴管中偶尔可见雌虫孵化的微丝蚴。早期未经治疗的盘尾丝虫病中，大量微丝蚴聚集在真皮上部，随时间推移，数量大量减少，在陈旧皮损中常很难发现。早期感染中，真皮的炎症反应轻微，数年后，慢性炎症细胞包括嗜酸细胞集聚在血管周围，最终导致真皮纤维化，尤其是管周纤维化。长期的盘尾丝虫病的其他组织学表现还包括：角化过度、角化不全、棘层肥厚、真皮血管迂曲和色素失禁。

皮肤猪囊虫病

【临床表现】

皮肤猪囊虫病（cysticercosis cutis），临床表现为直径为 0.5~2cm 的结节，圆形或椭圆形，质地坚韧而具弹性，与皮肤不连，可推动，无自觉症状，也无炎症反应及色素改变。病程慢性，好发于躯干四肢，常成批出现，有时可自行消失。

脑囊虫病症状复杂，最常见症状是癫痫，可有头痛、视物模糊、颅内压升高等，可诱发脑炎，严重时引起死亡。

眼囊虫病，囊尾蚴大多数寄生在眼球深部、玻璃体、视网膜，症状轻者表现视力模糊，重者失明。

【组织病理】

皮下组织内可见纤维包裹的囊肿，囊内可见猪囊尾蚴（图 5-16）。已经死亡的幼虫可见钙化。

【鉴别诊断】

皮下猪囊虫病应与脂肪瘤或血管脂肪瘤鉴别。

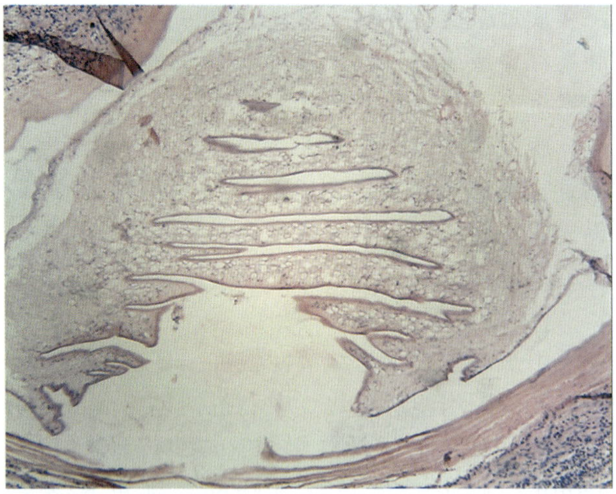

图 5-16 猪尾蚴囊虫病 皮下组织内可见纤维包裹的囊肿，囊内可见猪囊尾蚴

节肢动物咬伤

【临床表现】

节肢动物叮咬引起皮肤过敏反应主要由叮咬或虫体刺入皮肤释放内毒素引起。临床表现及轻重程度因节肢动物侵犯人体的方式及人体反应能力不同而不同（图 5-17~图 5-22）。

【组织病理】

许多节肢动物咬伤（arthropod bites and stings）有相似的组织病理模式。急性期可见真皮全层围管状炎症细胞浸润，呈特征性楔形。浸润呈混合细胞模式，以淋巴细胞、嗜酸细胞为主，可见中性粒细胞和组织细胞。由蚤、蚊、火蚁和棕色隐士蛛叮咬引起的皮疹组织相以中性粒细胞为主。表皮内可见海绵形成和细胞内水肿，严重时可见水疱形成或表皮坏死。进展期表皮脱落区域通常可见表皮抓破的组织学表现，角化不全，血浆渗出和真皮中性粒细胞及大量淋巴细胞浸润。陈旧期因节肢动物口器残留在皮肤中，可见假淋巴瘤性表现。

虱 病

虱病（pediculosis）是寄生在人体的虱叮咬皮肤后所引起的瘙痒性皮肤病。虱吸吮人血维持生活，并可传播回归热、流行性斑疹伤寒等传染病。

【临床表现】

头虱寄生于头发部位，尤其是耳后发际及枕

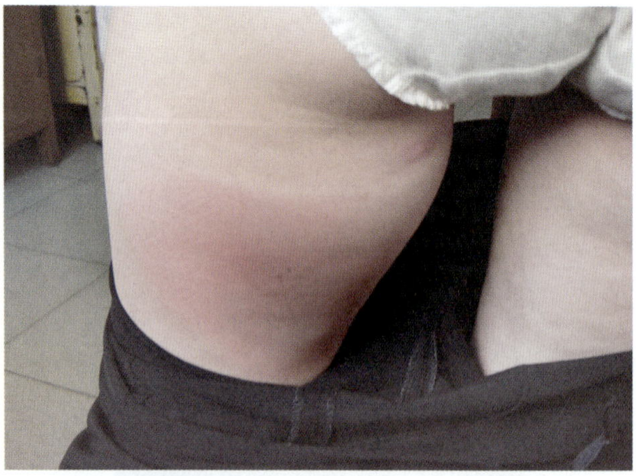

图 5-17 节肢动物咬伤（虫咬皮炎）

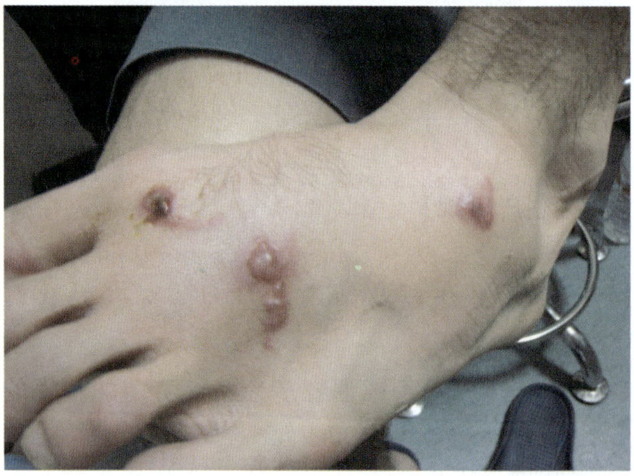

图 5-18 节肢动物咬伤（虫咬皮炎）

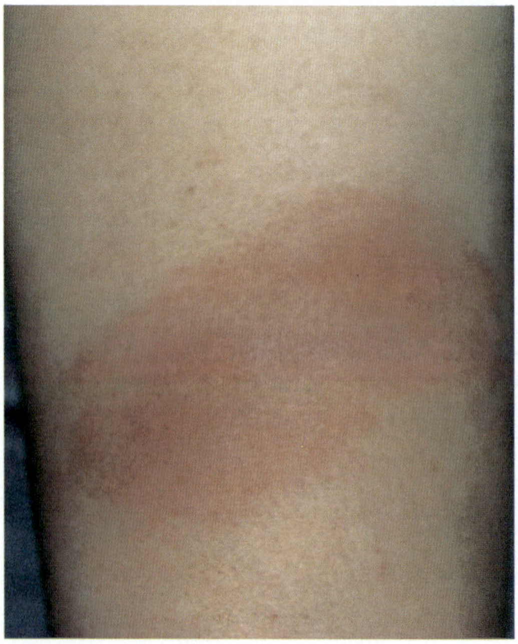

图 5-19 节肢动物咬伤（虫咬皮炎）

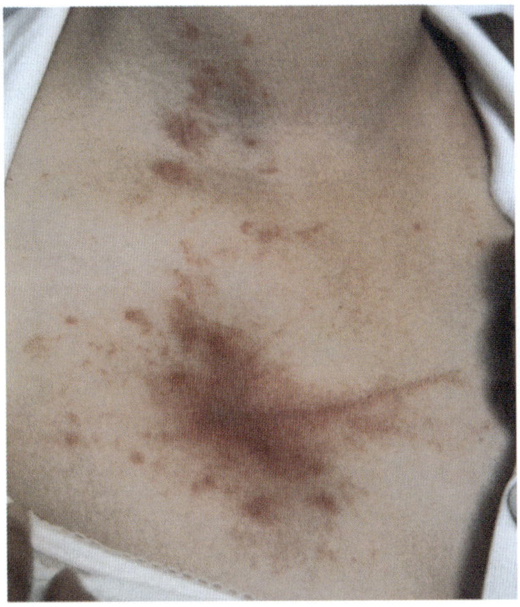

图 5-20　节肢动物咬伤（甲虫皮炎）

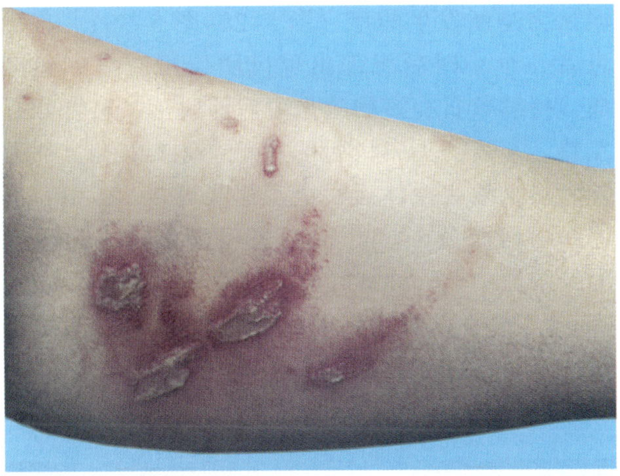

图 5-21　节肢动物咬伤（甲虫皮炎）

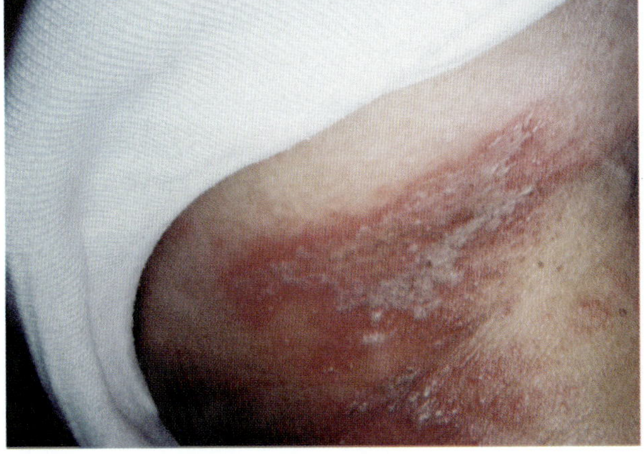

图 5-22　节肢动物咬伤（甲虫皮炎）

部，少数可寄生于胡须、睫毛处。多见于卫生条件较差的妇女及儿童。被咬部位出现红斑、丘疹、皮下出血等损害，引起头皮瘙痒，常因搔抓引起头皮剥蚀或继发化脓菌感染，久之可湿疹化。严重者头屑、血痂、脓液及尘埃与头发粘连在一起，日久毛发失去光泽，并可见到卵圆形、针头大小灰白色的卵附于发干。少数患者可引起全身性瘙痒及结膜炎。

衣虱寄居于内衣裤、被褥皱褶处。常在肩胛、腰部、臀部、肩部或颈部等处有衣虱叮咬引起的红斑、丘疹或风团，中央有一出血点，在皮肤上可见到线状抓痕、血痂，可继发感染而发生脓疱疮或疖病。久之可发生苔藓样变及色素沉着。

阴虱主要寄生在阴部及肛门周围体毛根部吮血（图 5-23~图 5-27），偶可侵犯腋毛、眉毛和睫毛。多因性传播，夫妻常同患此病。阴虱活动范围较小，常贴伏于发干基部或皮肤表面静止不动，如叮咬皮肤出现丘疹、血痂，引起轻重不同的瘙痒，有时可见青斑，搔抓后引起表皮剥蚀，继发湿疹或毛囊炎。

【诊断和鉴别诊断】

凡患有局限性瘙痒，皮肤上有丘疹、血痂、抓痕，要考虑虱病的可能。在内衣和毛发上若发现虱或虱卵即可确诊。本病要和疥疮相鉴别，疥疮多发生在指缝、股内侧、腕屈侧、腹部、外生殖器等部位，夜间剧痒，具有传染接触史，在集体单位或家庭中常有相同的患者。此外要和皮肤瘙痒症、痒疹、湿疹、荨麻疹、风疹、头皮糠疹等病鉴别。

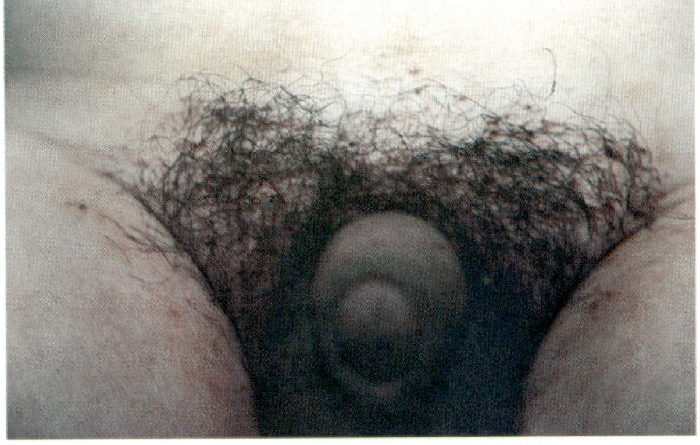

图 5-23　阴虱

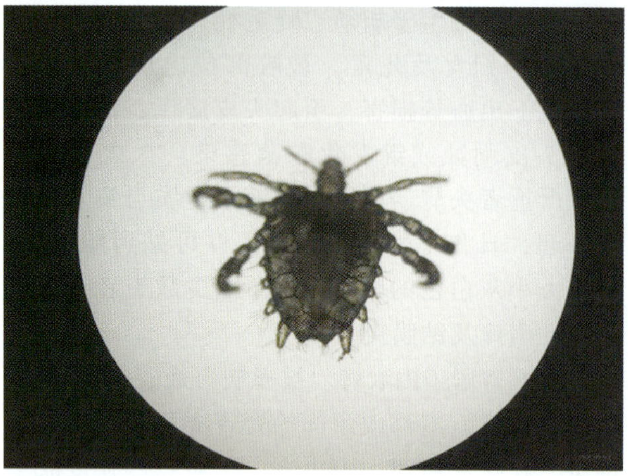

图 5-24　阴虱

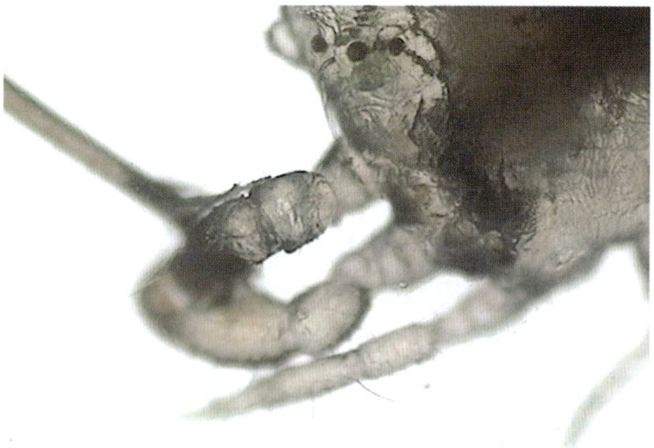

图 5-25　阴虱

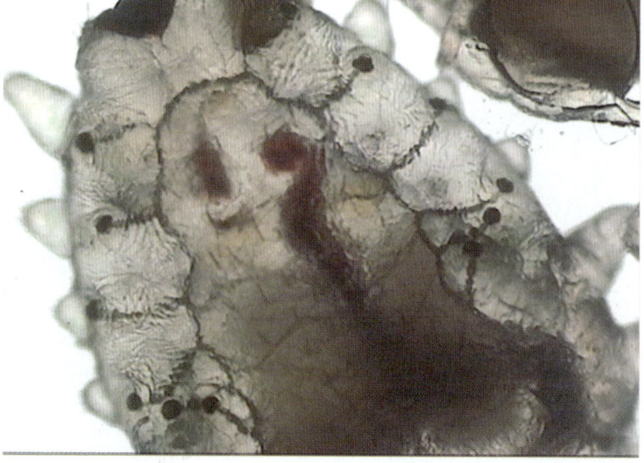

图 5-26　阴虱

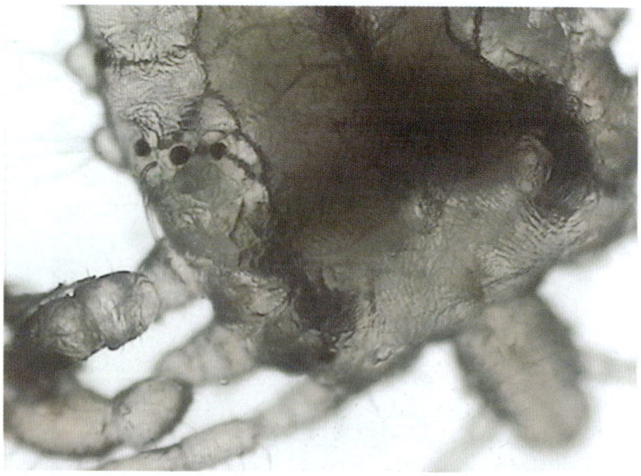

图 5-27　阴虱

蜱叮咬

雌蜱附着人体皮肤后将其喙器刺入肉内，从表浅血管中吸吮血液，此时患者通常无感觉甚至误认为是新发生的痣（图 5-28~图 5-30）。有些患者几个小时后患部出现风团，可有瘙痒和疼痛，持续数日，该蜱吸饱血后即脱落。患者可有发热、寒战、头痛和呕吐，可持续 7~12 d，称为蜱咬热。除去虫体后，全身症状可在 12~36 h 消退。蜱叮咬（tick bite）后还可能出现小而剧痛的纤维性结节，称蜱叮咬肉芽肿（tick bite granuloma）。偶在儿童中引起蜱瘫痪（tick paralysis），预后差。

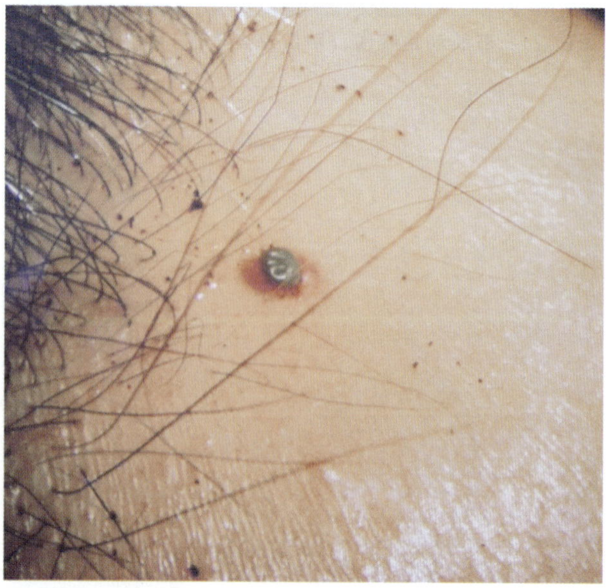

图 5-28　蜱叮咬

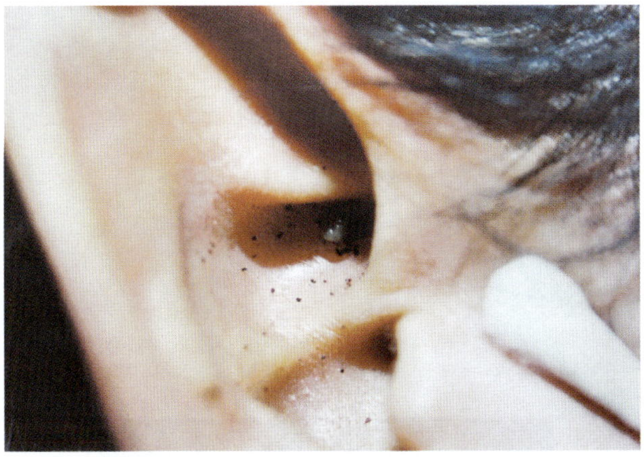

图 5-29　蜱叮咬

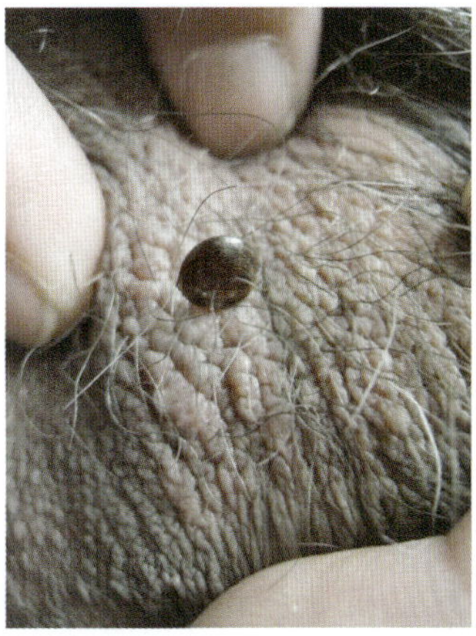

图 5-30　蜱叮咬

（李政霄）

第六章 物理性皮肤病

物理性皮肤病是指由各种物理因素如光线、温度、放射线或机械性刺激等引起的皮肤疾患。

多形性日光疹

【临床表现】

多形性日光疹（polymorphous light eruption）为反复发作的慢性多形性光感性皮肤疾患。发病原因尚不十分清楚，大多数认为是由日光致敏引起的迟发性变态反应。致病光谱主要是中波紫外线，有时长波紫外线也可为致病主要光谱。本病好发于中青年女性，多在春末夏初季节发病，秋冬自然痊愈。皮损好发于日光暴露部位，以面及颈部多见。皮疹多形，根据皮疹形态分为4型：①斑块型皮疹为红色或暗红色片状或稍隆起的浸润性斑块，皮疹消退后留有色素沉着。此型多见。②红斑型皮疹为大小不等、边界清楚的红色或暗红色水肿性红斑，边缘稍隆起。③丘疱疹型皮肤潮红、肿胀，表面可见密集的针头至米粒大小丘疹、水疱、糜烂、结痂及脱屑，自觉剧痒。④丘疹型皮疹为米粒至绿豆大丘疹，结节。病程较久可呈苔藓样变（图6-1~图6-5）。

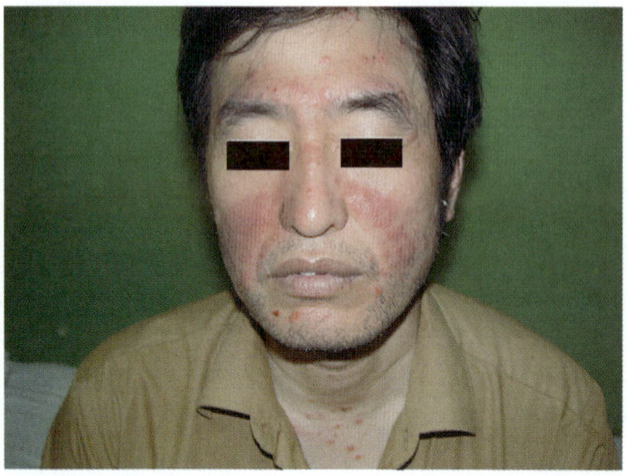

图6-1 多形性日光疹 皮肤日光暴露部位可见红斑丘疹性皮损

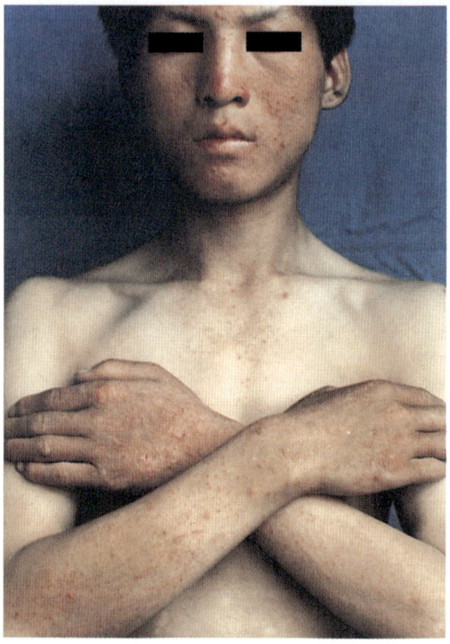

图6-2 多形性日光疹 日光暴露部位可见密集的针头至米粒大小丘疹、水疱、糜烂、结痂

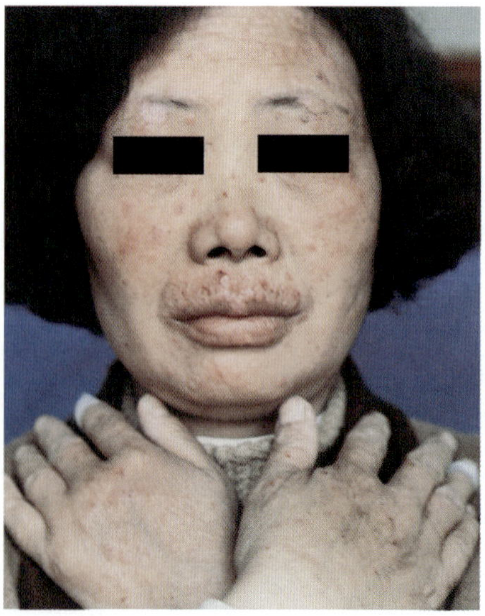

图6-3 多形性日光疹 皮肤日光暴露部位可见密集的针头至米粒大小丘疹、水疱、糜烂、结痂

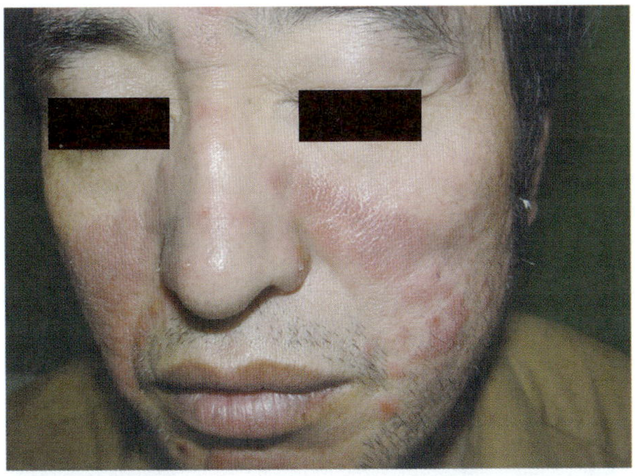

图 6-4 多形性日光疹 皮肤日光暴露部位（面部）可见红色片状稍隆起的浸润性斑块

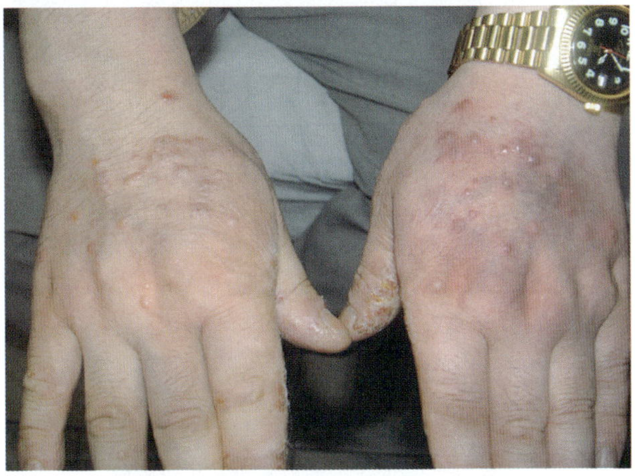

图 6-5 多形性日光疹 手部皮损

【组织病理】

真皮浅层及深层血管周围中等密度的淋巴细胞浸润，真皮乳头水肿，苍白淡染，有的可见表皮改变呈海绵形成，表皮内水疱及个别坏死的角质细胞，有的仅真皮浅层或深层血管周围炎，而无明显乳头水肿（图 6-6~图 6-8）。

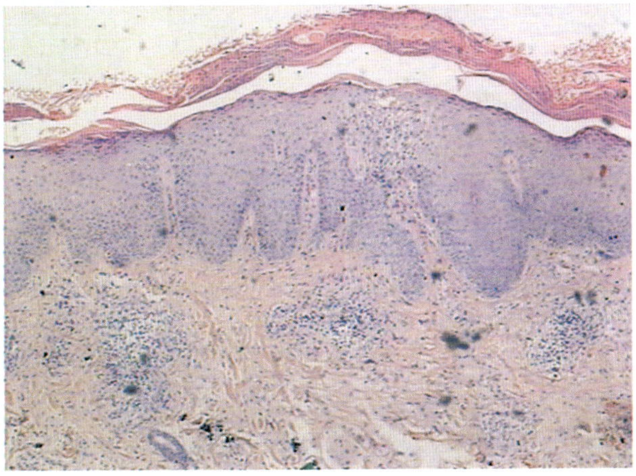

图 6-6 多形性日光疹 表皮角层角化不全，棘层肥厚，真皮浅层和深层血管周围炎

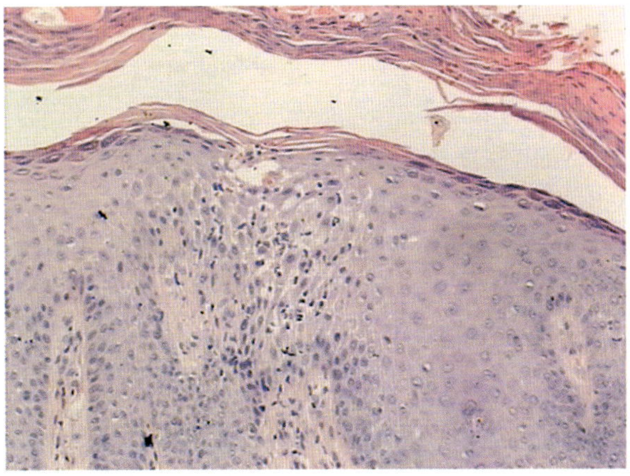

图 6-7 多形性日光疹 表皮角层角化不全，棘层肥厚，海绵形成，炎性细胞外渗，真皮浅层和深层血管周围炎

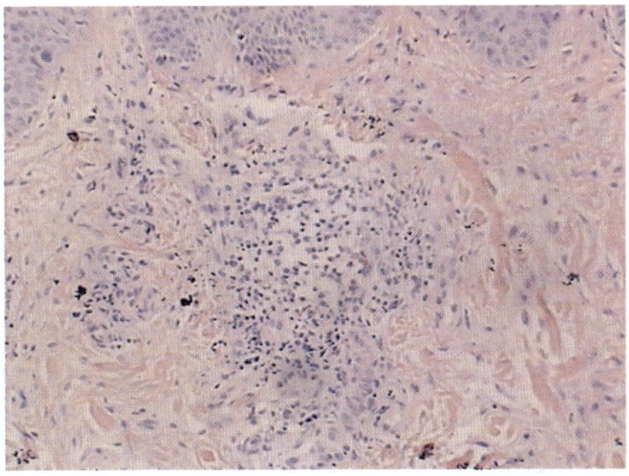

图 6-8 多形性日光疹 真皮浅层血管周围炎

【鉴别诊断】

1.盘状红斑狼疮 红斑狼疮除血管周围淋巴细胞浸润外，毛囊皮脂腺周围的细胞浸润更加明显，且伴有基底细胞液化变性。免疫荧光染色盘状红斑狼疮基底膜带可见 IgG、IgM、C3 沉积。但早期慢性盘状红斑狼疮可不发生基底细胞液化变性，无论在组织病理与临床表现上与斑块型多形性日光疹难以区别。

2.皮肤淋巴细胞浸润症 该病组织病理最突出的改变是在真皮血管及皮肤附属器周围有大量淋巴样细胞浸润，有时还可侵入皮下脂肪层。此外，浸润细胞还有少数组织细胞及浆细胞成分。多形性日光疹病理上变异较大，不像淋巴细胞浸润症那样单一。

光化性痒疹

【临床表现】

光化性痒疹（actinic prurigo）较罕见，主要发生于儿童及青少年，女多于男，高达75%，患者有家族史。儿童期皮损呈小的丘疹及丘疱疹，剧烈瘙痒，常有抓痕。常见于光照部位如颜面和远端肢体。早期可有唇炎，10%~20%的患者可有结膜炎。青少年皮损呈慢性干燥性丘疹和斑块，唇炎及结痂少见，可继发表浅或线状瘢痕，前臂和小腿可见结节痒疹样皮损。皮损在热带地区常年不消退，温带地区则春夏明显，冬季减退。轻度患者减少暴晒、外用防晒霜可减轻症状，重症患者口服反应停（thalidomide），约3/4的患者皮损可消退（图6–9~图6–12）。

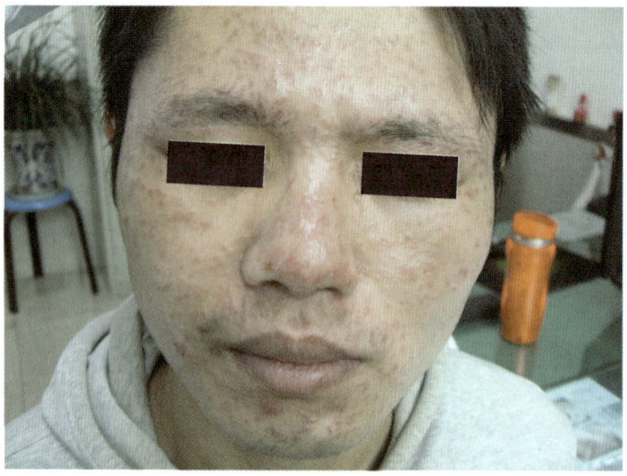

图 6–9　光化性痒疹

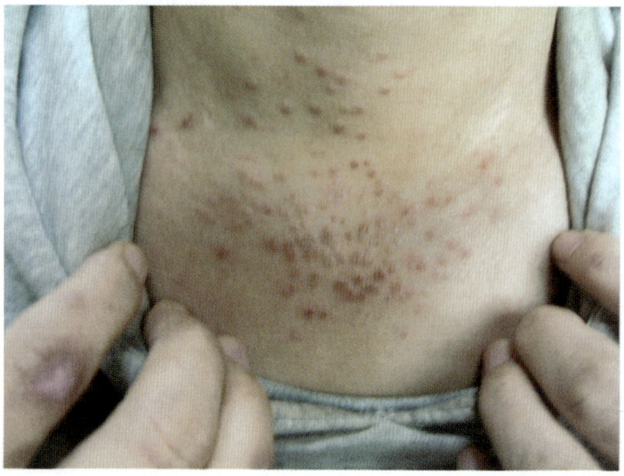

图 6–10　光化性痒疹

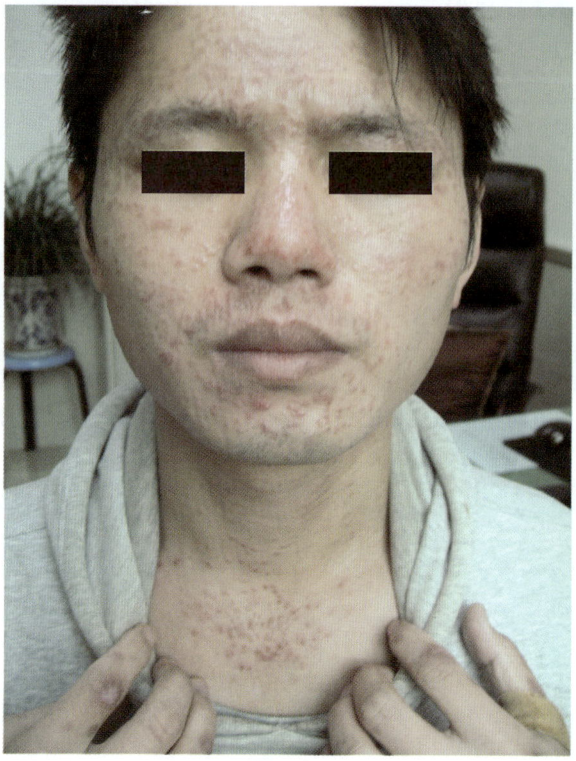

图 6–11　光化性痒疹

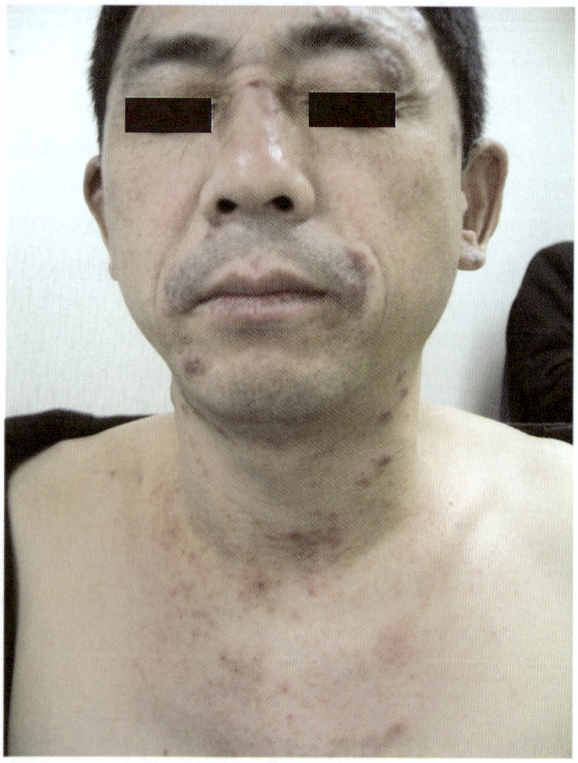

图 6–12　光化性痒疹

【组织病理】

早期皮损常见轻度表皮海绵状水肿，轻度真皮浅层和深层血管周围单核细胞浸润而类似多形日光疹，但无多形性日光疹常见的真皮乳头水肿。进展期损害亦可见局灶性界面改变和基底细胞空泡变性而需与红斑狼疮鉴别。偶见真皮浅层和深层重度单核细胞浸润，特别是有界面改变者，则需与淋巴瘤鉴别。陈旧性损害常有不同程度的苔藓化，因而真皮乳头层可见局灶性纤维化。较明显的单核细胞浸润和不规则的表皮增生则类似慢性湿疹甚至结节性痒疹。尽管光化性痒疹的组织病理呈非特异性，但其唇炎的组织病理则呈特征性的致密淋巴细胞浸润并常形成淋巴滤泡而有助于诊断（图 6–13）。

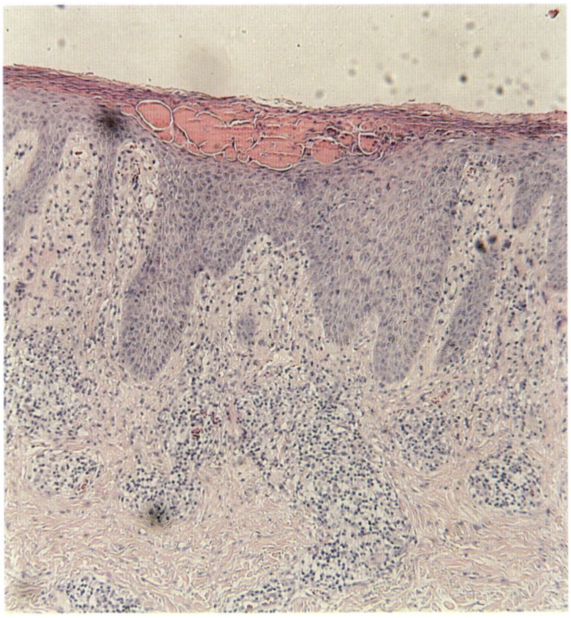

图 6–13　光化性痒疹　棘层不规则肥厚，真皮内有淋巴细胞浸润

种痘样水疱病

【临床表现】

种痘样水疱病（hydroa vacciniforme）是一种以水疱为主的反复发作的光敏性皮肤病。幼年开始发病，男孩多见。青春期后可逐渐缓解或痊愈。好发于颊、鼻背、耳翼和前臂伸侧等暴露部位，春夏季节发病，入冬减轻或完全消退。皮疹初起为红斑，丘疹，部分迅即发展成水疱，有的中心凹陷，周围有轻度炎性红晕，类似牛痘。可化脓形成溃疡，中心坏死、结痂，痂脱落后常留永久性凹陷性瘢痕及色素沉着。若累及双眼则结膜充血，角膜混浊。并可引起口唇糜烂结疤（图 6–14~图 6–18）。

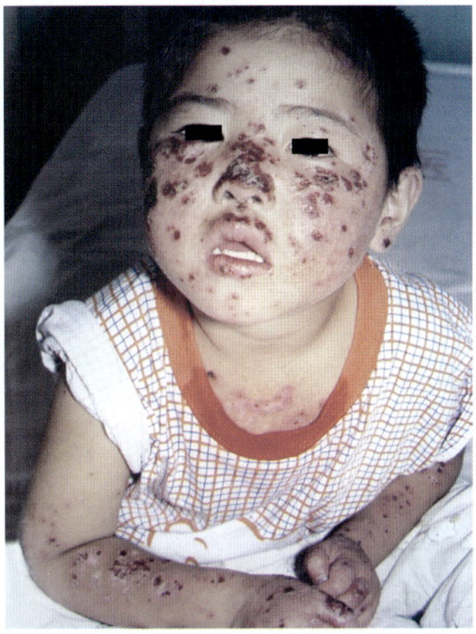

图 6–14　种痘样水疱病　水疱结痂糜烂性皮损，有的水疱中心凹陷结痂，周围有轻度炎性红晕，类似牛痘

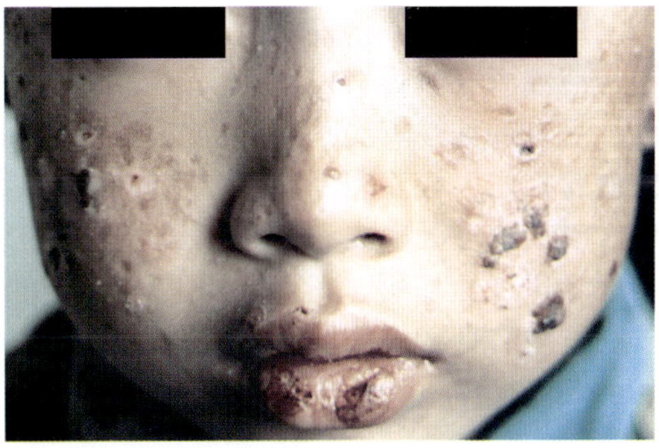

图 6–15　种痘样水疱病　结痂及痘疮样瘢痕

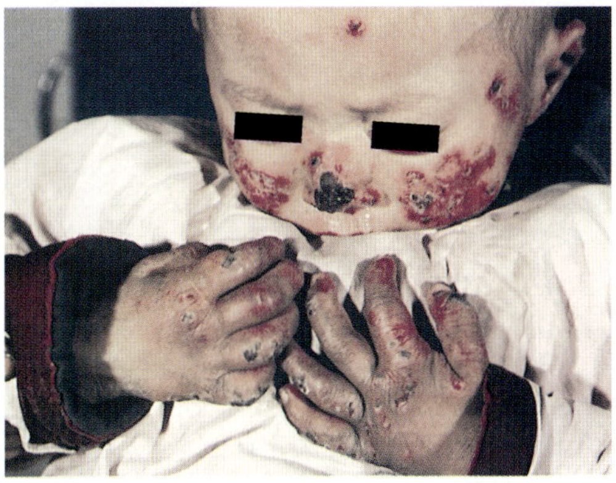

图 6–16　种痘样水疱病　曝光部位水疱结痂糜烂

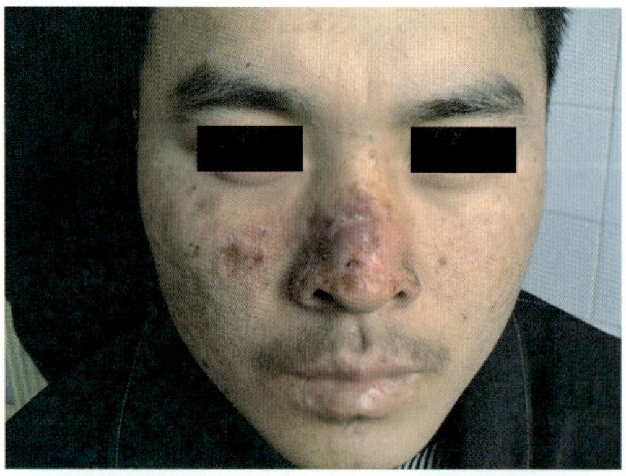

图 6-17　**种痘样水疱病**　双眼角膜混浊，口唇出现疤痕

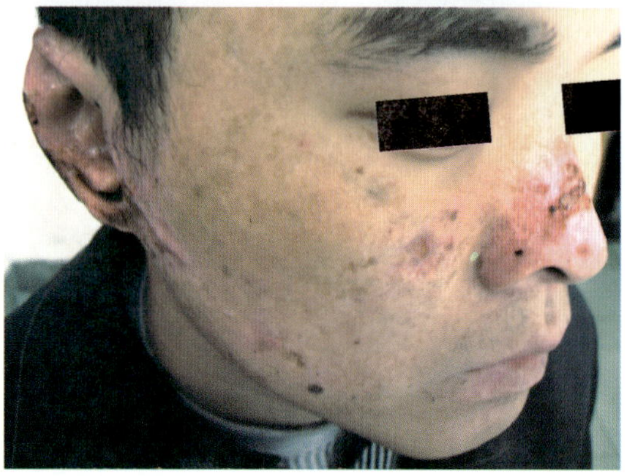

图 6-18　**种痘样水疱病**　鼻及耳部瘢痕性皮损

【组织病理】

早期表皮水肿，在表皮内出现多房或单房性水疱，疱液内含多形核白细胞、淋巴细胞和纤维蛋白。可有局灶性表皮角质形成细胞坏死，真皮毛细血管扩张，血管周围淋巴细胞和中性粒细胞浸润。晚期水疱处表皮和真皮坏死，结缔组织呈均质性嗜伊红性坏死。坏死区周围环绕有单核细胞浸润。愈合期成纤维细胞增生，形成瘢痕（图6-19~图 6-22）。

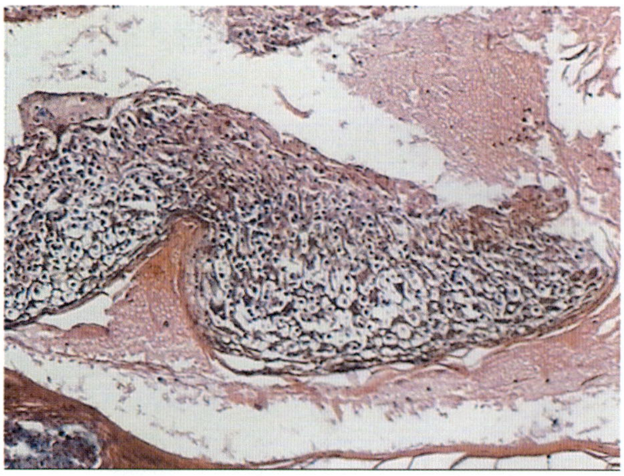

图 6-19　**种痘样水疱病**　表皮内出现单房性水疱，疱液内含多形核白细胞、淋巴细胞和纤维蛋白，可见表皮角质形成细胞坏死

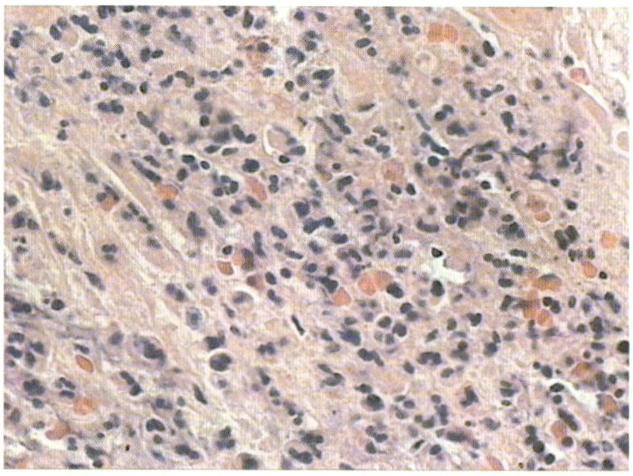

图 6-20　**种痘样水疱病**　表皮疱液内含多形核白细胞、淋巴细胞，表皮角质形成细胞坏死

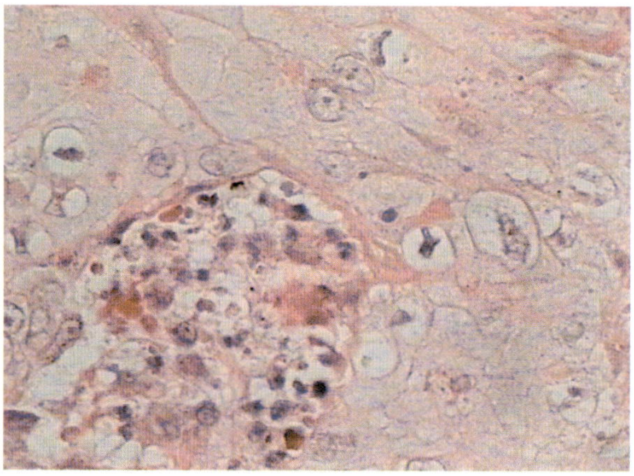

图 6-21　**种痘样水疱病**　表皮细胞内外水肿、坏死、水疱形成，疱内含炎性细胞

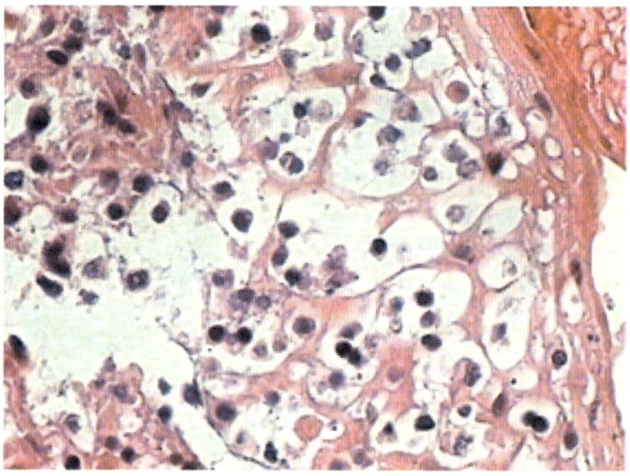

图 6-22　**种痘样水疱病**　表皮细胞内外水肿，水疱形成，炎性细胞外渗

【鉴别诊断】

本病应与卟啉病相鉴别，实验室检查可排除卟啉代谢障碍性疾病。本病组织病理改变可以辅助临床诊断。

植物日光性皮炎

【临床表现】

植物日光性皮炎（phytophotodermatitis）是因食用含有某些光敏感性物质的蔬菜（如灰菜、苋菜等）后，经过日光照射后引起光暴露部位的急性光毒性皮炎。多发生在夏季户外活动多且穿衣服较少的时间，青壮年女性易发。皮损好发于暴露部位皮肤，如面、颈、耳、手臂、肩部和上背部等处，主要表现为皮肤弥漫性红斑、水肿。面部高度水肿使患者睁眼、张口困难。水肿处可形成瘀点或瘀斑，严重时可发生水疱，甚至大疱、血疱，破溃后出现糜烂、溃疡与坏死，愈合后可遗留瘢痕。自觉患处灼热、干燥、微痒或刺痛或灼痛。个别症状严重的患者可伴有不适、发热、恶心、心动过速等全身反应（图 6–23~图 6–27）。

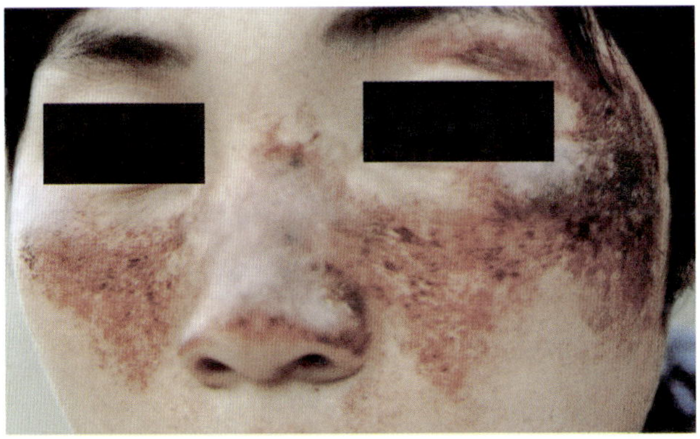

图 6–23　植物日光性皮炎　面颊光照部位皮肤弥漫性红斑、水肿，水肿处可形成瘀点或瘀斑

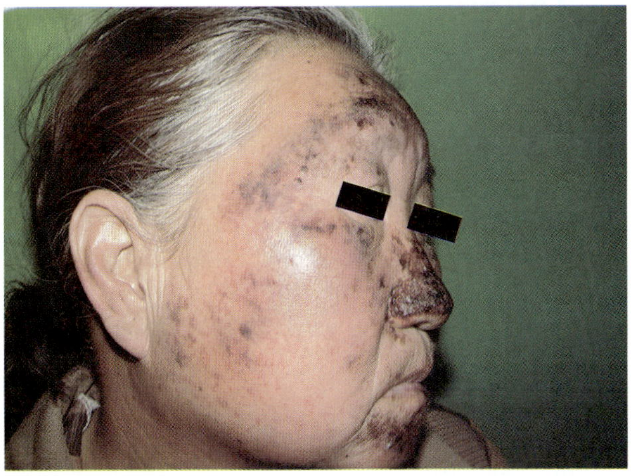

图 6–24　植物日光性皮炎

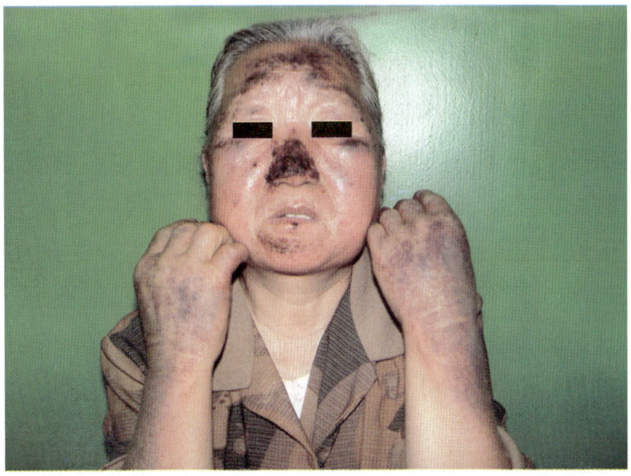

图 6–25　植物日光性皮炎　光照部位皮肤弥漫性红斑、水肿，水肿处可形成瘀点或瘀斑

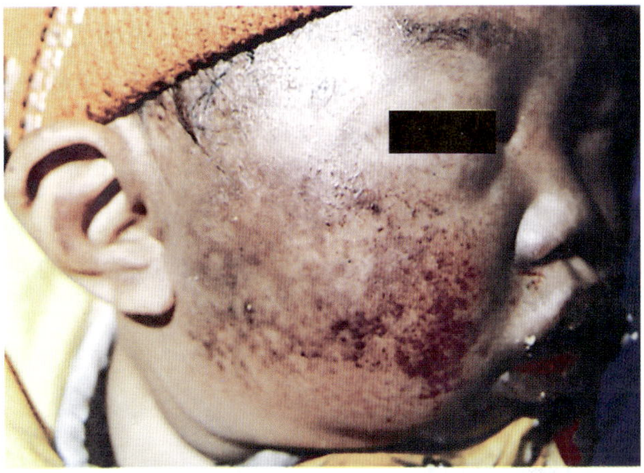

图 6–26　植物日光性皮炎　面部光照部位皮肤弥漫性红斑、水肿，水肿处可形成瘀点或瘀斑

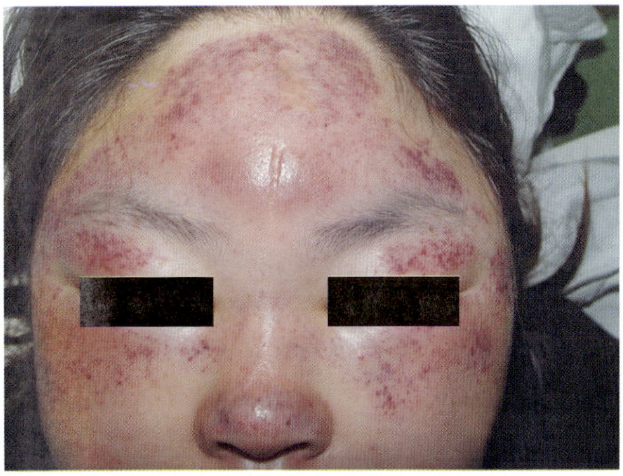

图 6–27　植物日光性皮炎　面部光照部位皮肤弥漫性水肿，水肿处形成瘀点或瘀斑

【组织病理】

主要病变为表皮角化过度，部分粒层及棘层细胞呈凝固性坏死，棘层下部细胞间水肿，基层细胞内色素增加，严重的所有表皮细胞均坏死，可见大疱。疱位于表皮和真皮之间，疱内充满大量红细胞、纤维蛋白、中性粒细胞及坏死的细胞碎屑。真皮上部血管扩张充血伴淋巴细胞浸润，胶原纤维肿胀，弹力纤维断裂或消失。

【鉴别诊断】

烟酸缺乏症：该病除皮肤表现外，常有消化系统表现（如舌炎和腹泻）及神经精神系统表现，尿中烟酸代谢产物排泄量低于正常，组织病理表现无特异性。烟酸治疗有特效。

皮肤卟啉病：可有家族史，血和尿中卟啉检查异常；组织病理表现为真皮上层日光弹力纤维变性，血管周围可见均一嗜酸性染的环。PAS 染色强阳性。

系统性红斑狼疮：有系统性受累表现，血、尿常规，抗核抗体检查异常。组织病理表现为真皮浅层和深层血管丛周围以淋巴细胞为主的浸润，可见界面空泡样变及毛囊角栓。

慢性光化性皮炎

【临床表现】

慢性光化性皮炎（chronic actinic dermatitis）又称光化性类网织细胞综合征（actinic reticuloid syndrome），是一种慢性顽固性光感性皮肤病，其致病光谱为紫外线和可见光，受季节影响不大，主要发生于中老年男性。临床表现为初起在颜面、颈部、手背、前臂等暴露部位出现红斑，其上有粟粒大至米粒大小的丘疹，逐渐融合呈斑块，表面附糠状鳞屑，皮肤逐渐肥厚，呈苔藓样外观，以面部为甚。有时皮疹可波及广大皮面，呈红皮病样表现。有认为个别患者发病多年后可转变成恶性淋巴瘤，但尚无有说服力的证据（图 6–28~图 6–31）。

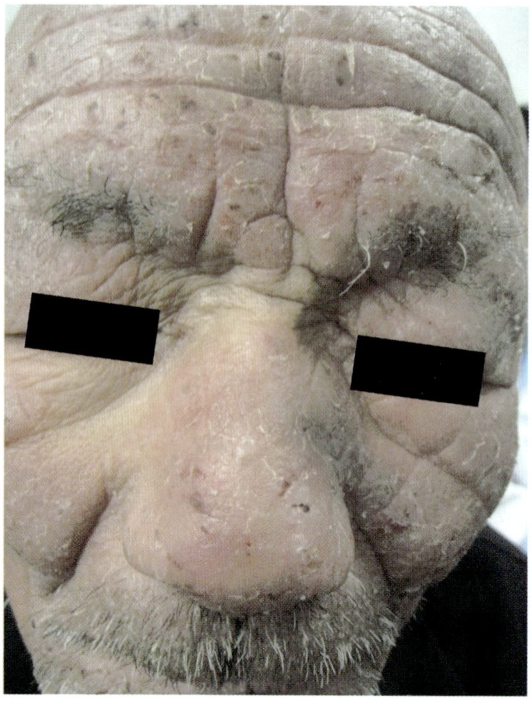

图 6–28　慢性光化性皮炎　颜面暴露部位出现浸润性红斑，表面附糠状鳞屑

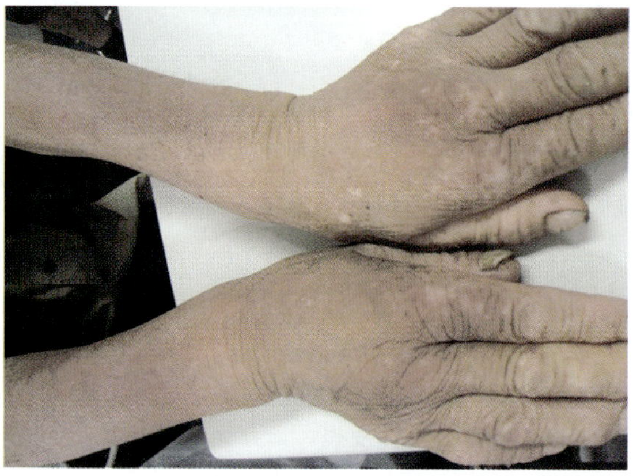

图 6–29　慢性光化性皮炎　手及前臂暴露部位出现苔藓样外观

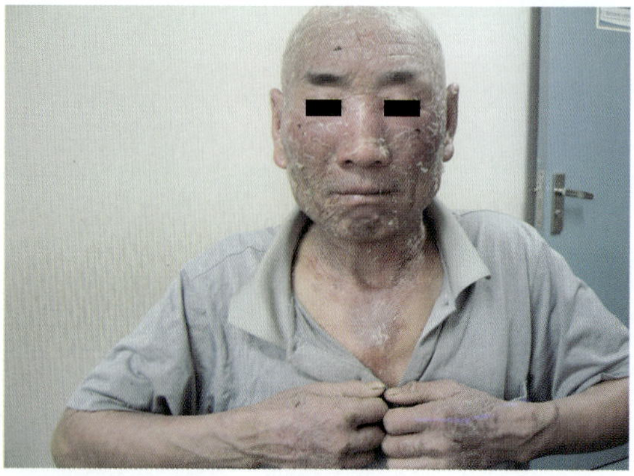

图 6–30　慢性光化性皮炎　颜面、颈部、手背、暴露部位出现浸润性红斑，表面有糠状鳞屑

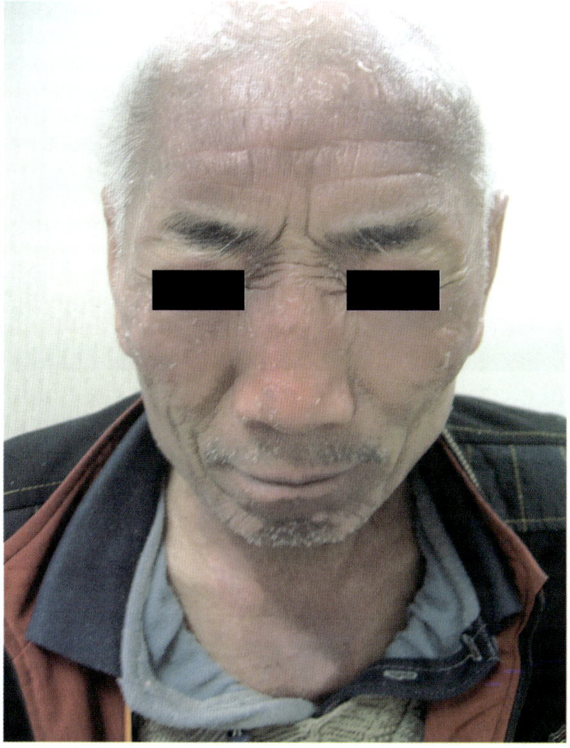

图 6–31　**慢性光化性皮炎**　颜面、暴露部位出弥漫性浸润性红斑

【组织病理】

表皮角化过度伴角化不全，棘层不规则肥厚，表皮内部分棘细胞间水肿，海绵形成，真皮血管周围有较致密的混合性细胞浸润，包括淋巴细胞、组织细胞、浆细胞及嗜酸性细胞，还可有不典型的单一核细胞，表皮可见由单核细胞聚集，类似于 Pautrier 微脓肿（图 6–32~图 6–35）。

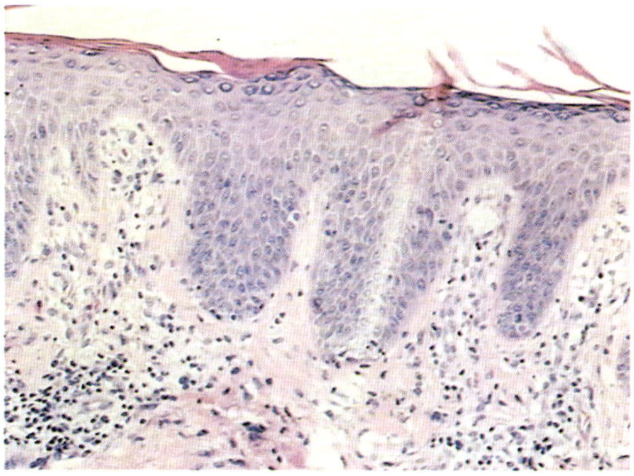

图 6–32　**慢性光化性皮炎**　棘层不规则肥厚，表皮轻度棘细胞间水肿，海绵形成。真皮乳头水肿，血管周围有混合性炎细胞浸润

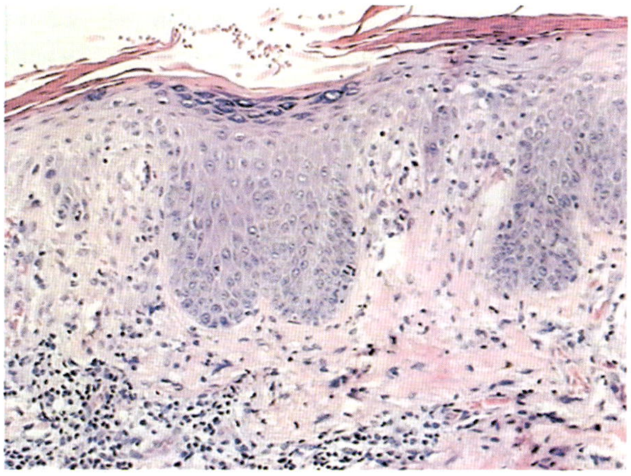

图 6–33　**慢性光化性皮炎**　棘层不规则肥厚，表皮内部分棘细胞间水肿，海绵形成。真皮血管周围有混合性炎细胞浸润

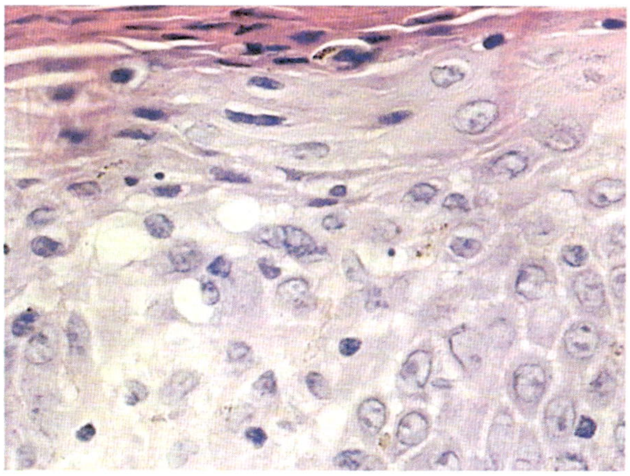

图 6–34　**慢性光化性皮炎**　表皮棘细胞内外水肿，海绵形成

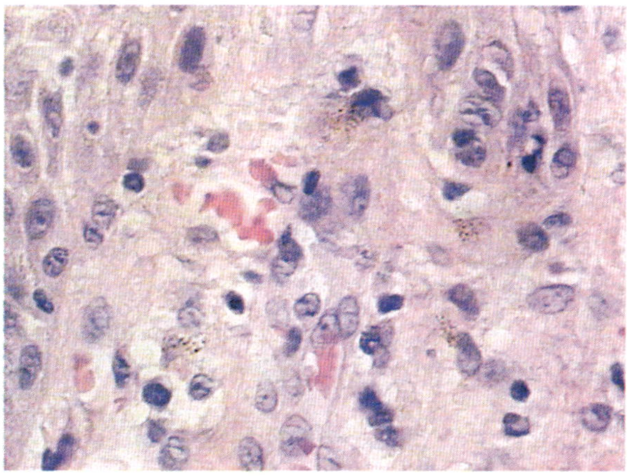

图 6–35　**慢性光化性皮炎**　表皮棘细胞内外水肿，海绵形成，红细胞及炎细胞外渗

【鉴别诊断】

1.多形性日光疹　青年女性多见，为发生在暴露部位的皮肤红斑、丘疹、丘疱疹、结节、脱

屑、苔藓化或湿疹化。有春夏皮疹加重、秋冬减轻或消退的明显季节变化。组织病理早期见表皮细胞内水肿、真皮血管周围灶状淋巴细胞浸润，晚期则表皮肥厚、黑色素细胞增加。

2.蕈样肉芽肿　由于两者均可有真皮全层浸润，有不典型单一核细胞而近似，但慢性光化性皮炎为一良性慢性过程，而蕈样肉芽肿浸润细胞中核有丝分裂及不典型细胞多，细胞异形明显。

光化性弹力纤维病

【临床表现】

光化性弹力纤维病（actinic elastosis）又称日光性弹力纤维病（solar elastosis），是一组由于长期暴晒日光而引起的皮肤退行性变。多见于长期从事户外活动的中老年人，皮损限于外露部位。包括6种主要疾病：①项部菱形皮肤，主要累及颈项部，皮肤黄褐肥厚，表面粗糙，皮纹增深成沟，使皮损区形成不规则的菱形外观。②柠檬样皮肤。曝光部位皮肤呈黄色增厚，多皱褶。③播散性弹力纤维瘤。面颈部单一或多发的边界清楚的黄色斑块。④结节性弹力纤维变性主要发生于眶周，皮损为黄色增厚有沟纹的大片弹性差的结节损害，其上伴发多数黑头粉刺及毛囊皮脂腺囊肿。⑤耳部弹力纤维性结节。耳轮部半透明小结节，白色或粉红色，表面皮肤可成橘皮样外观。⑥手足胶原斑为狭带状黄色或皮色小丘疹或疣状斑块，可伴毛细血管扩张，好发于手足部掌趾和背面结合部位，从大拇指尖内侧面绕指根到食指的桡侧面最常见（图6-36~图6-40）。

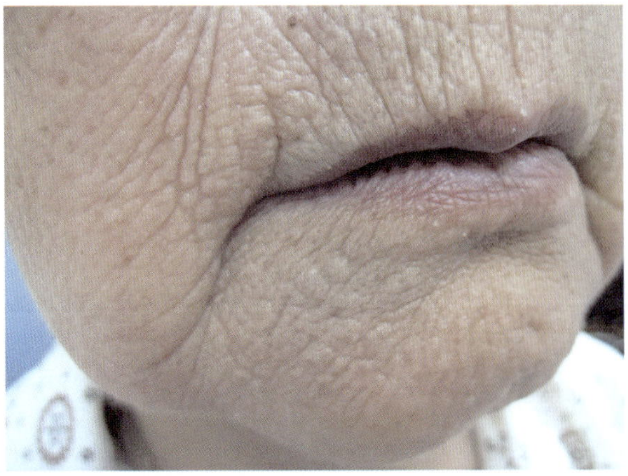

图 6-36　光化性弹力纤维病　面部皮肤成橘皮样外观

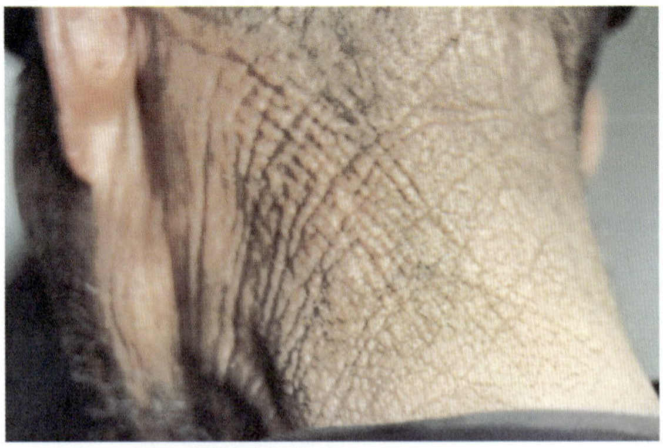

图 6-37　光化性弹力纤维病　项部菱形皮肤。颈项部皮肤黄褐肥厚，表面粗糙，皮纹增深成沟，使皮损区形成不规则的菱形外观

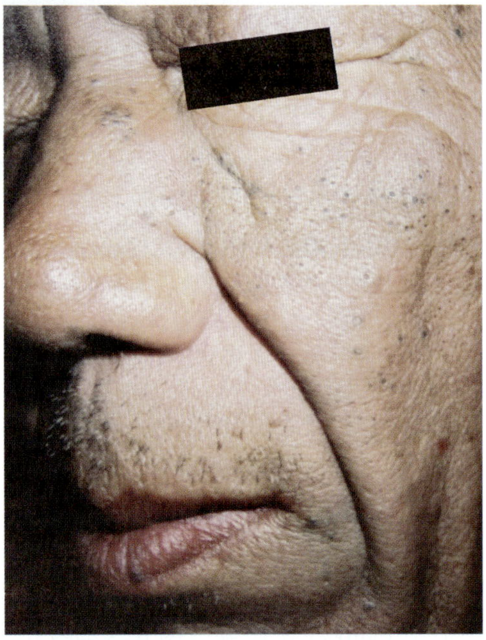

图 6-38　光化性弹力纤维病　结节性类弹力纤维病。皮损为眶周黄色增厚，有沟纹的、大片弹性差的结节损害，其上伴发多数黑头粉刺及毛囊皮脂腺囊肿

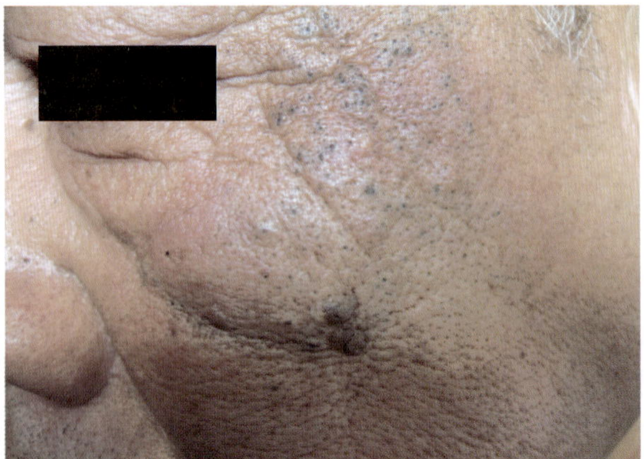

图 6-39　光化性弹力纤维病　结节性类弹力纤维病。皮损为眶周黄色增厚有沟纹的、大片弹性差的结节损害，其上伴发多数黑头粉刺及毛囊皮脂腺囊肿

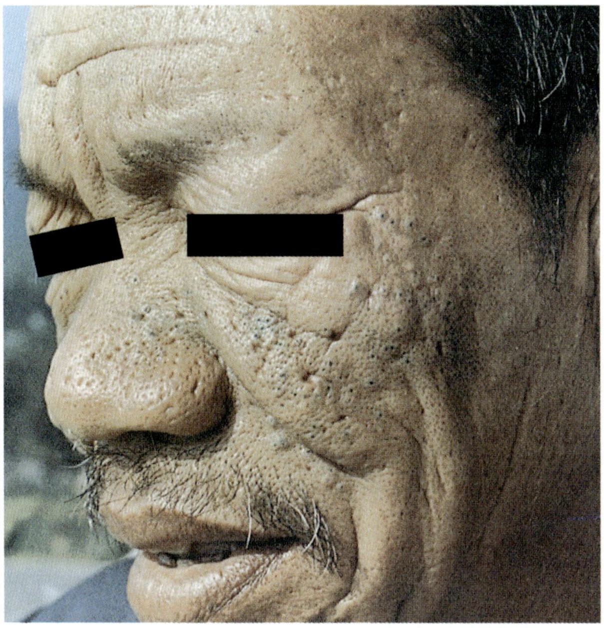

图 6-40 光化性弹力纤维病 结节性类弹力纤维病。皮损为眶周黄色增厚有沟纹的、大片弹性差的结节损害，其上伴发多数黑头粉刺及毛囊皮脂腺囊肿

【组织病理】

HE 染色见表皮下淡红染正常胶原纤维狭窄带。真皮上部及附属器周围胶原纤维呈嗜碱性变性，表现为灰蓝色、粗的、交织状束或无定形的颗粒状物，弹力纤维染色阳性，胶原纤维特殊染色可见变性的胶原纤维（图 6-41~图6-43）。

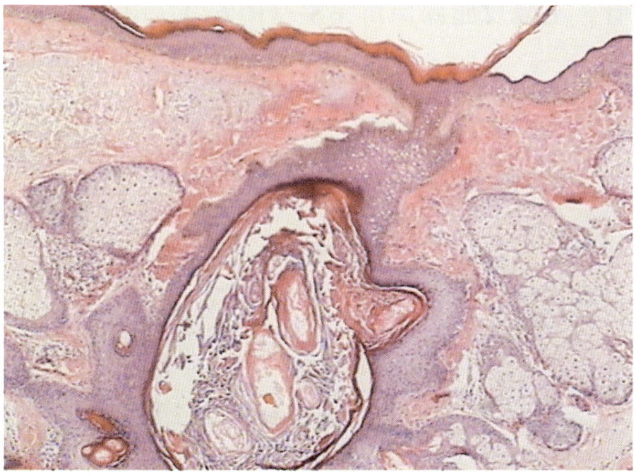

图 6-41 光化性弹力纤维病 结节性类弹力纤维病。可见表皮下淡红染正常胶原纤维狭窄带。真皮上部及附属器周围胶原纤维呈嗜碱性变性。毛囊扩张，形成脂栓

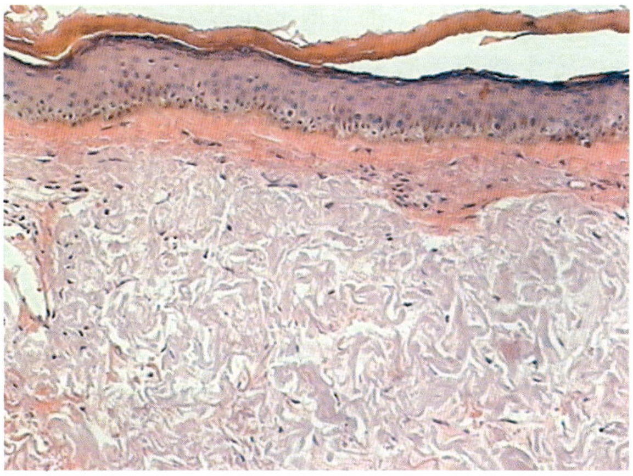

图 6-42 项部菱形皮肤 HE 染色见表皮萎缩，表皮下见淡红染正常胶原纤维狭窄带。真皮上部胶原纤维呈嗜碱性变性，表现为灰蓝色粗的交织状束

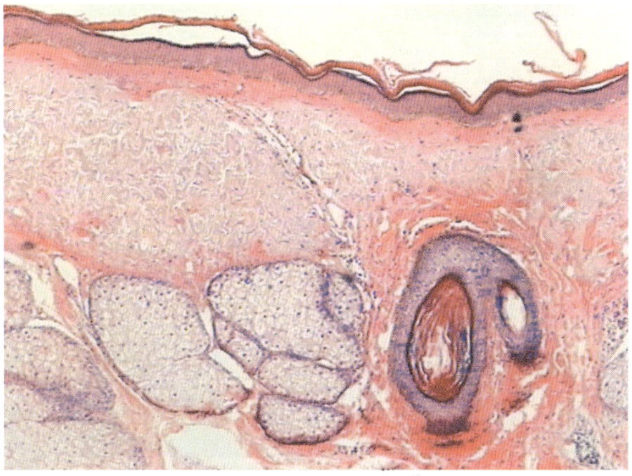

图 6-43 光化性弹力纤维病 结节性类弹力纤维病。HE 染色见表皮萎缩，表皮下见淡红染正常胶原纤维狭窄带。真皮上部胶原纤维呈嗜碱性变性

【鉴别诊断】

弹性纤维假黄瘤的真皮中下部弹性纤维明显增多而密集，发生肿胀、深染、卷曲、断裂，呈不规则碎片状和颗粒状，可见轻度嗜碱性变及部分钙盐沉着。日光性弹性纤维病病变主要在真皮上部，弹性纤维互相缠绕为致密的团块而不是单个纤维卷曲，且无钙盐沉积。

胶样粟丘疹

【临床表现】

胶样粟丘疹（colloid milium）是真皮胶原和弹力纤维变性的结果。皮损多见于暴露部位，可能与日晒有关。一般分 3 型：①儿童胶样粟丘疹；②成人胶样粟丘疹；③结节性胶样变性。儿

童及结节性罕见。儿童型者在青春期可见自发消退，近半数患者有家族史。皮损好发于面部，为针头大到黄豆大半球形或扁平轻度隆起于皮面的淡黄色半透明丘疹、密集成群，不融合。成人型者皮损与儿童型无区别，除面颈部外，尚发于手背。结节性胶样变性，呈面部大的单个结节，或面部、颈部和头部发生多发性结节，有些尚发生于躯干，与光照似无关（图6-44~图 6-46）。

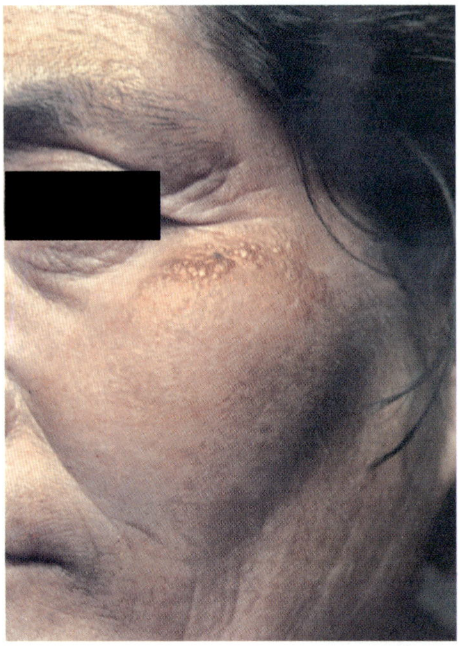

图 6-44　胶样粟丘疹　颧部淡黄色半透明丘疹、密集成群

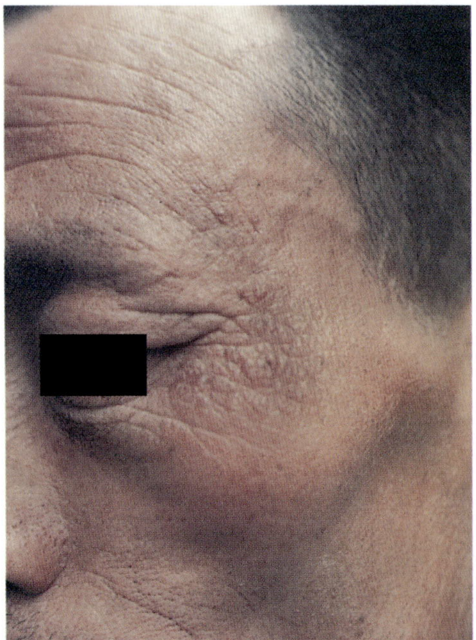

图 6-44　胶样粟丘疹　颧部淡黄色半透明丘疹、密集成群

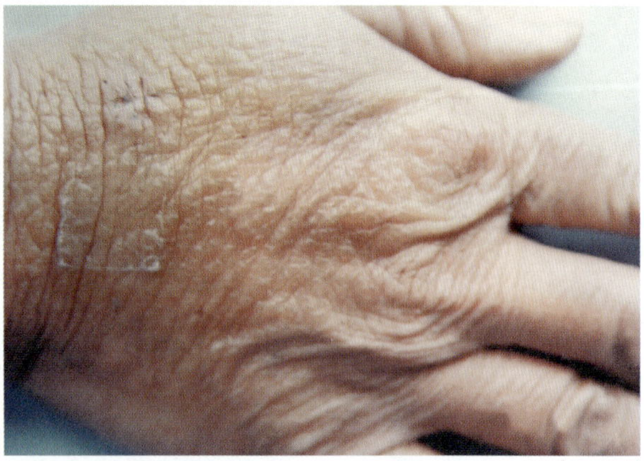

图 6-46　胶样粟丘疹　手背部淡黄色半透明丘疹、密集成群

【组织病理】

3 型的组织病理改变并不相同，儿童型胶样粟丘疹为表皮起源，其他两型为真皮起源。儿童型见真皮乳头层充以裂隙性胶样团块，其上表皮变平，基底细胞呈胶样小体样转变。成人型胶样粟丘疹通常由狭窄的结缔组织带将均质性胶样团块与表皮分开，弹力纤维染色在狭窄的结缔组织带内可见弹力纤维。此外，在胶样团块的底部可见日光性弹力纤维变性。结节性胶样变性其上表皮变平，真皮上部 3/4 处充满淡红色均质性物质，有些病例整个真皮内均充满胶样物质。胶样物质中可见裂隙、散在的成纤维细胞核和扩张的毛细血管，毛囊皮脂腺保留完整（图 6-47~图 6-51）。

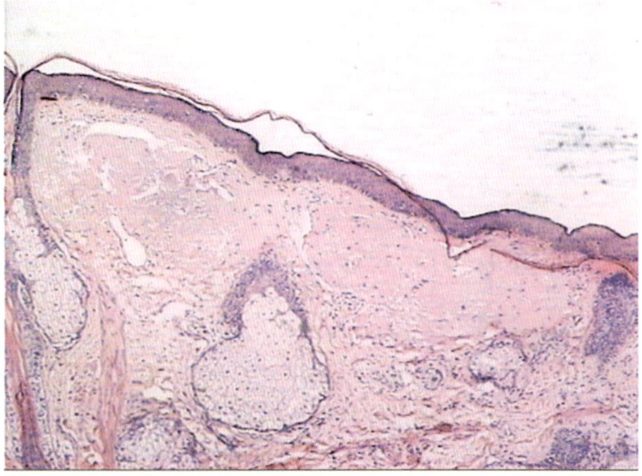

图 6-47　胶样粟丘疹　真皮上部充满淡红色、均质性裂隙性胶样团块，表皮萎缩变平

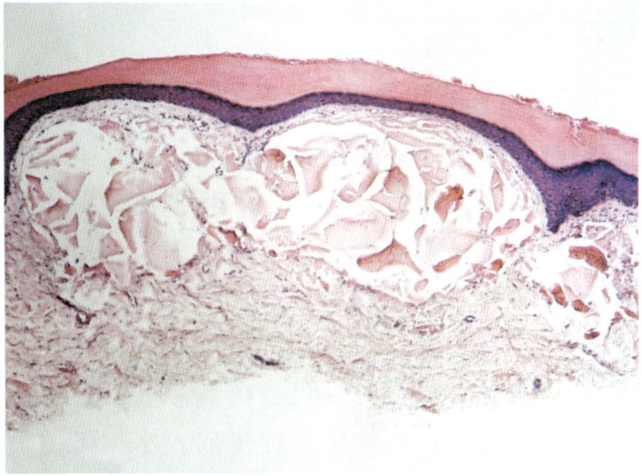

图 6–48　胶样粟丘疹　真皮上部充满淡红色均质性裂隙性胶样团块，角化亢进，表皮萎缩变平

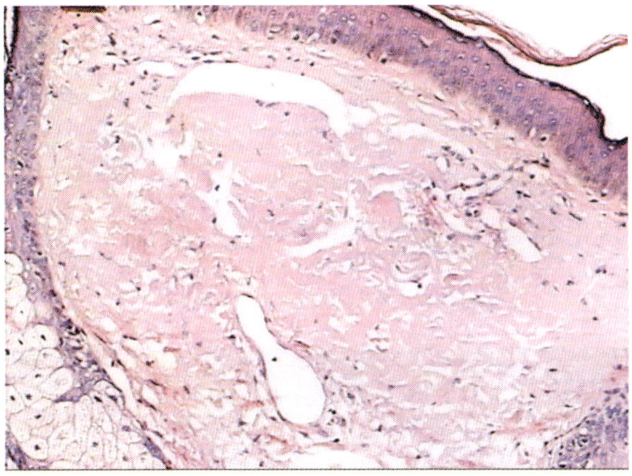

图 6–49　胶样粟丘疹　皮上部充满淡红色均质性裂隙性胶样团块

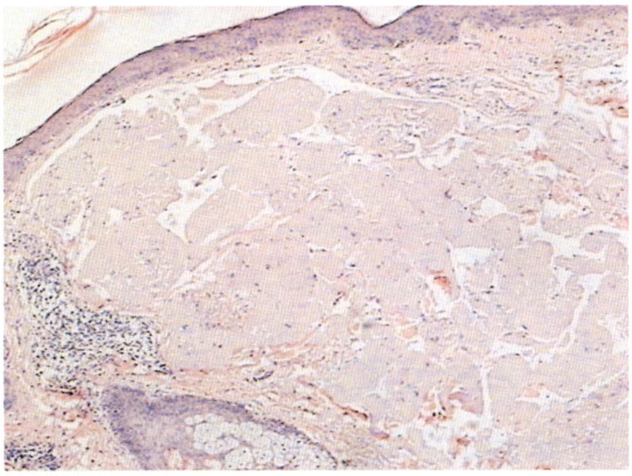

图 6–50　胶样粟丘疹　真皮上中部充满淡红色均质性裂隙性胶样团块

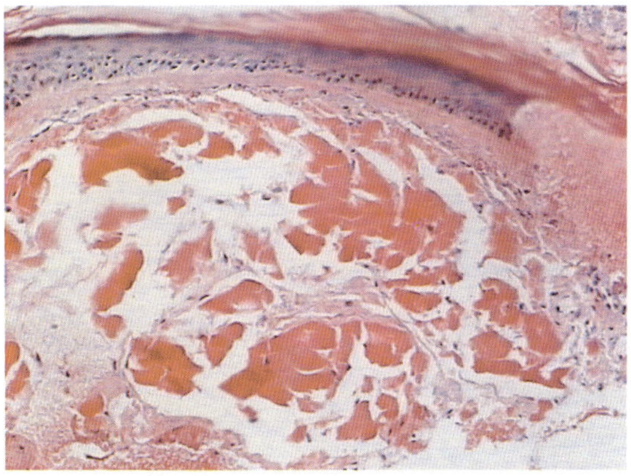

图 6–51　胶样粟丘疹　由狭窄的结缔组织带将均质性胶样团块与表皮分开

【鉴别诊断】

1.粟丘疹　粟丘疹丘疹呈白色，针尖挑破可挤出皮脂样物。真皮上层可见表皮囊肿。

2.皮肤淀粉样变　淀粉样变的皮疹淡褐色、圆形或半球形丘疹或斑块，小腿伸侧多见，剧痒。真皮沉积物为淀粉样蛋白，伴有基底细胞液化变性，刚果红、结晶紫染色呈阳性反应。

火激红斑

【临床表现】

火激红斑（erythema abigne）是局部皮肤长期受温热作用（如热水袋热敷、烤火等）引起的网状毛细血管扩张和色素沉着性改变。初起时表现为局部皮肤充血，逐渐变成网状红斑，最后色素沉着，颜色为淡红色、紫红色或褐红色。经常在同一患者同时存在这些变化。皮损的部位和形态取决于暴露热源的方式。早期红斑祛除致病因素可以消退，长期慢性皮损则持久不退，个别患者的慢性病变可能发生癌变，主要是皮肤鳞状细胞癌（图 6–52~图 6–54）。

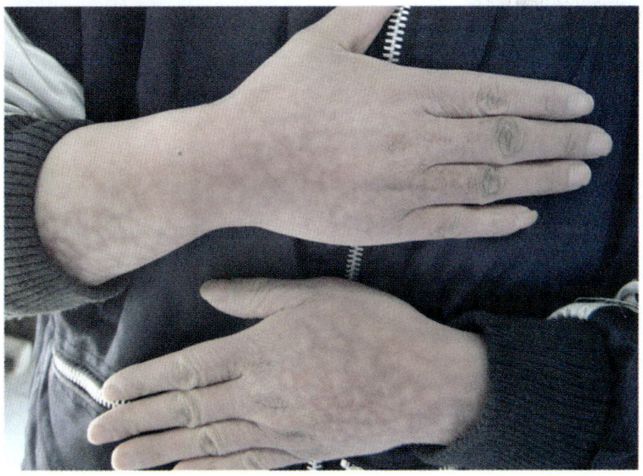

图 6–52　火激红斑　呈网状毛细血管扩张和色素沉着性改变

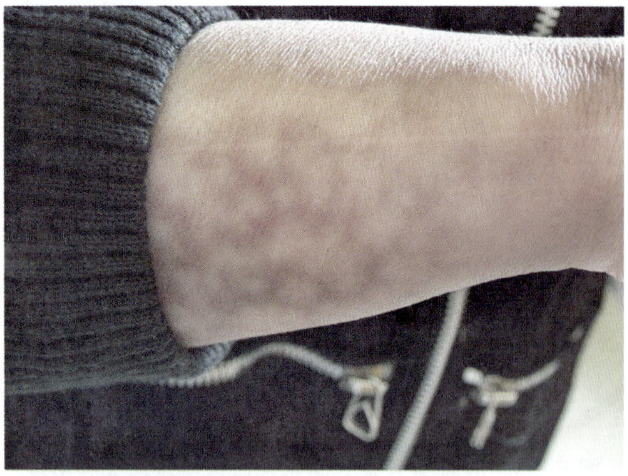

图 6-53　火激红斑　网状色素沉着性改变

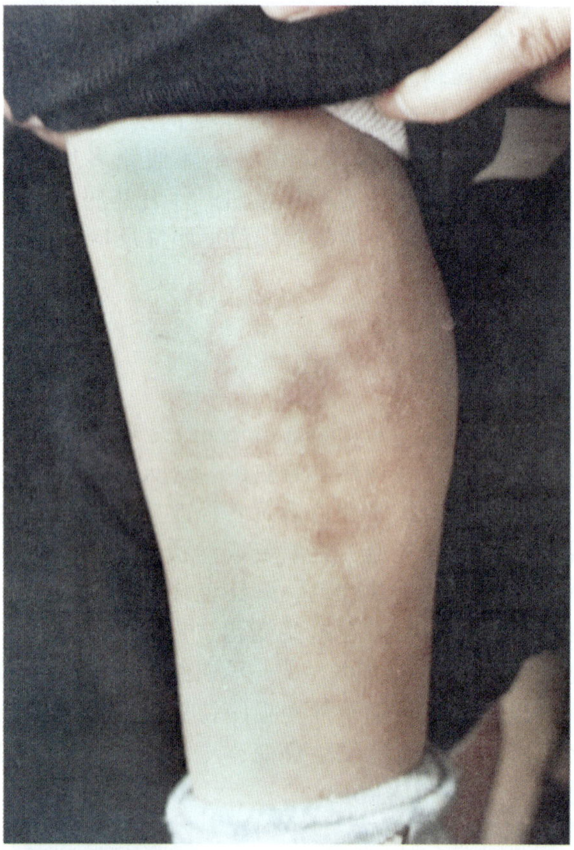

图 6-54　火激红斑　网状色素沉着性改变

【组织病理】

早期示表皮萎缩，色素失禁，真皮乳头血管扩张，血管周围有慢性炎性细胞浸润；晚期示表皮局灶性角化过度伴角化不良，棘层细胞空泡变性，基底层可见非典型性角化细胞，真皮弹性纤维增加，并可见含铁血黄素及黑色素颗粒沉积，真皮结缔组织可有嗜碱性变。

放射性皮炎

【临床表现】

放射性皮炎（radiation dermatitis）是由各种电离辐射包括X 线、β 射线、γ 射线及放射性同位素照射皮肤黏膜而引起的炎症性损害。可分急性和慢性两种。急性放射性皮炎根据皮损程度和范围，可分为 3 度。Ⅰ度：红斑反应。自觉灼热与瘙痒，消退后留暂时性色素沉着。Ⅱ度：水疱反应。皮肤奇痒，烧灼感，伴疼痛。水疱破溃后可形成糜烂面，有渗液。Ⅲ度：坏死溃疡反应。疼痛剧烈，不易愈合，溃疡和瘢痕上偶可癌变。全身症状轻重不一。可有头痛、头晕、食欲不振、恶心、呕吐、腹痛、出血等。白细胞减少，严重时可危及生命。慢性放射性皮炎多系长期反复接受小剂量放射线引起，亦可由急性放射性皮炎转变而来。潜伏期长，主要表现为局部皮肤干燥萎缩，毛细血管扩张和色素改变，日久也可发生角化过度，溃疡以致癌变（图 6-55，图 6-56）。

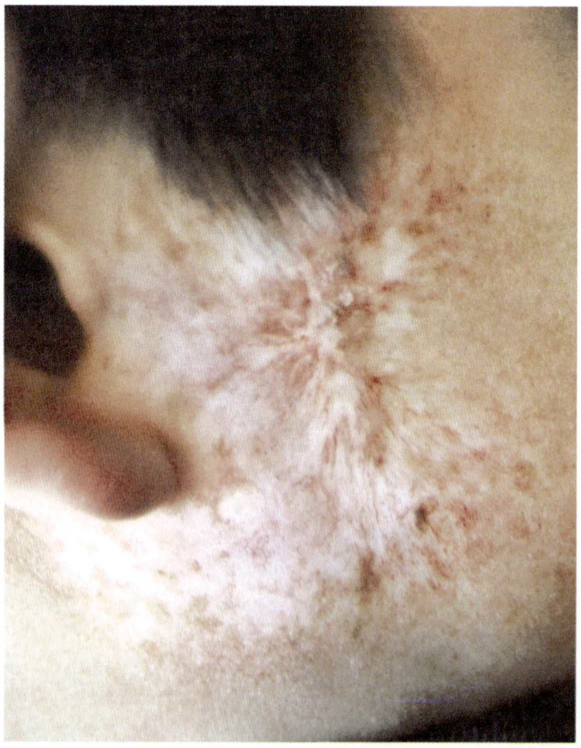

图 6-55　放射性皮炎　局部皮肤干燥萎缩，毛细血管扩张和色素沉着

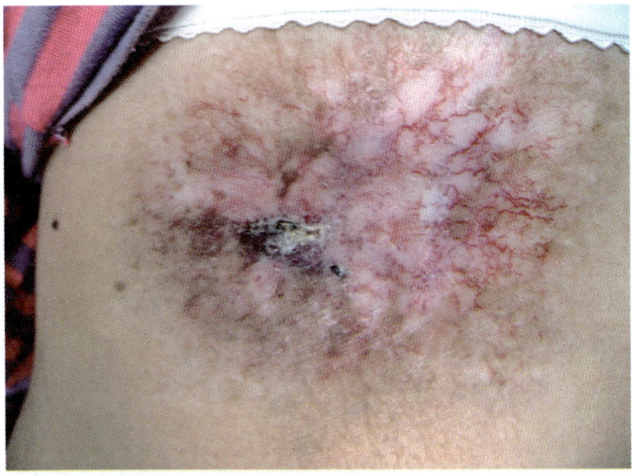

图 6–56　**放射性皮炎**　局部皮肤干燥萎缩，毛细血管扩张，色素沉着和结痂

【组织病理】

急性放射性皮炎局部组织病理可见棘细胞水肿和空泡变性，核固缩，基底细胞液化坏死。真皮上部水肿，毛细血管扩张、充血，真皮血管内膜水肿和增殖，皮脂腺变性。胶原纤维水肿或坏死。慢性放射性皮炎的局部组织病理可见表皮不规则萎缩和增生，常有角化过度，基底细胞核固缩伴黑素沉着。真皮上部硬化，有大的、形状奇特的、有时多核的成纤维细胞。真皮上部表浅血管和淋巴管扩张，淋巴细胞浸润，血管周围有纤维状嗜酸性物质沉积，真皮较深处血管壁纤维性增厚，伴不同程度的血管性阻塞，皮脂腺、毛囊消失，汗腺有不同程度的破坏（图 6–57，图 6–58）。

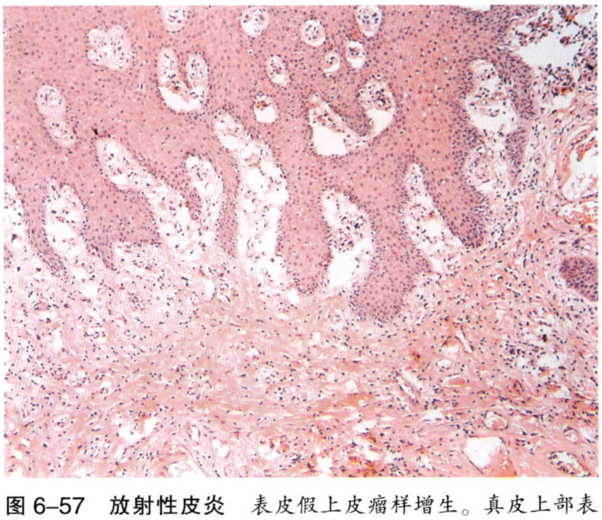

图 6–57　**放射性皮炎**　表皮假上皮瘤样增生。真皮上部表浅血管和淋巴管扩张，淋巴细胞浸润，皮脂腺、毛囊消失

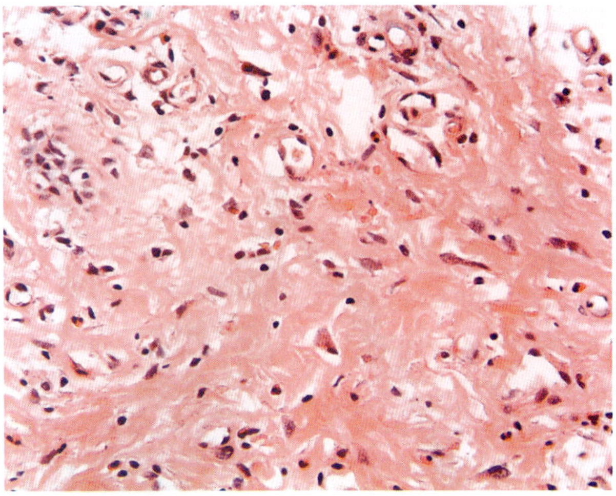

图 6–58　**放射性皮炎**　真皮上部胶原纤维硬化，有大而形状奇特的成纤维细胞。真皮上部表浅血管和淋巴管扩张

【鉴别诊断】

放射性皮炎组织学改变早期为乳头水肿，慢性期为硬化，但其特点为硬化区有形状奇特、大的成纤维细胞；表皮下常有纤维素，许多血管壁上也有纤维素，有的还在管腔内造成栓塞，可与硬化萎缩性苔藓鉴别。

摩擦性苔藓样疹

【临床表现】

摩擦性苔藓样疹（frictional lichenoid eruption）又名儿童丘疹性皮炎，可能与儿童在活动中接触粗糙物质等有关。好发于手背、前臂，亦可见于指节、肘、膝等易受刺激摩擦的暴露部位。损害为皮色或淡红色粟粒大多角形或圆形丘疹，密集成群不融合，呈轻度苔藓样变，有时丘疹表面覆有细碎糠秕状鳞屑。多见于夏季，有反复发作倾向，可有痒感（图 6–59，图 6–60）。

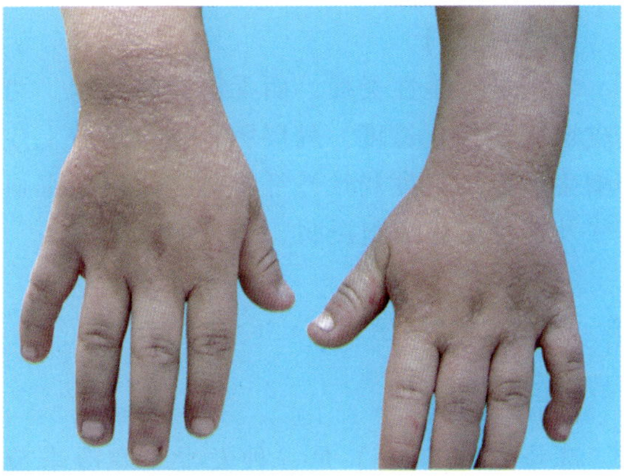

图 6–59　**摩擦性苔藓样疹**

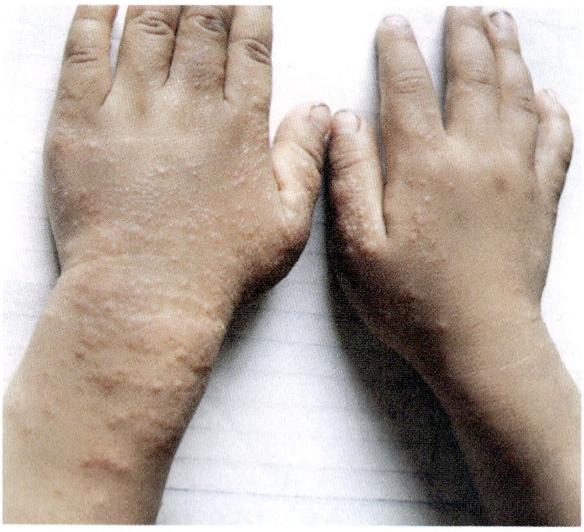

图 6–60　摩擦性苔藓样疹

【组织病理】

非特异性炎症改变，包括表皮角化过度、棘层肥厚和真皮轻度淋巴细胞浸润。

裂纹性棘皮瘤

【临床表现】

裂纹性棘皮瘤（acanthoma fissuratum）是因长期机械性或化学性刺激引起的、中央有一深陷裂缝的局限性肉芽肿，多见于因戴不合适的眼镜架。皮损多位于耳后皱襞或鼻根和眼内眦间紧密接触眼镜架的部位，其发展程度决定于局部接受刺激的强度和时期。基本损害为小结节，初呈淡红到暗红色，渐增大可发展到直径 1~2cm，淡白或肉色，质坚硬，表面光滑稍隆起，边缘清楚，中央有一深陷的裂缝。有时边缘卷起呈圆盘状，临床上颇似基底细胞癌。结节无触痛，局部因刺激可有不适和疼痛感。一般症状轻微，病程缓慢。

【组织病理】

组织学示慢性炎症，而无肉芽肿结构。可见表皮增生，角化过度，棘层肥厚，可呈假上皮瘤样增生。真皮轻度局灶性纤维化，浅层毛细血管扩张及慢性炎症细胞浸润。

冻　疮

【临床表现】

冻疮（chilblain）是一种发生于寒冷季节的末梢部位皮肤局限性淤血性红斑性疾病。本病常发生于冬季，多见于儿童、妇女或周围血液循环不良者。好发生在手足背面、足跟、手指、足趾及耳郭等处，常对称分布。常见损害为局限性淤血性暗紫红色隆起的水肿性红斑，表面紧张有光泽，质柔软。局部按压可褪色。瘙痒明显，受热后加剧。如损害严重，表面可发生水疱，疱破后形成糜烂溃疡，愈后遗留色素沉着或萎缩性瘢痕（图 6–61~图 6–63）。

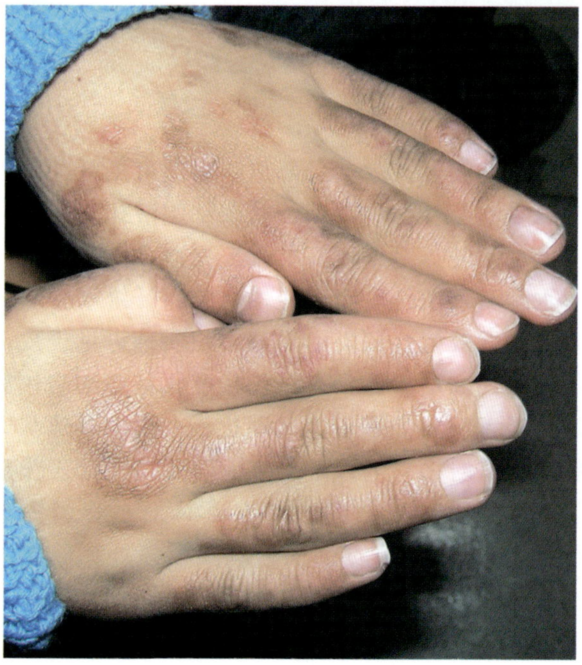

图 6–61　冻疮　呈淤血性暗红色水肿性红斑

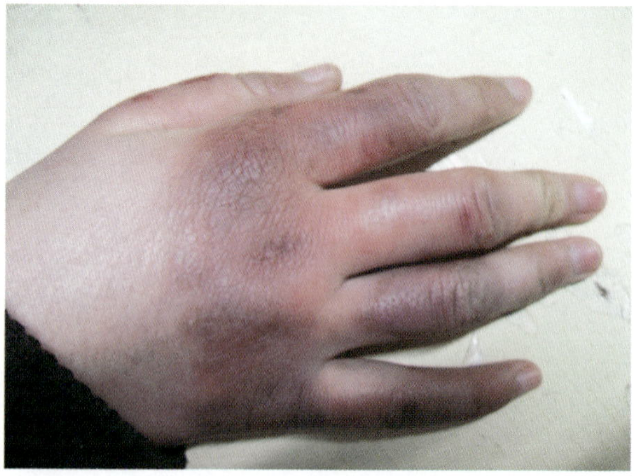

图 6–62　冻疮　呈淤血性暗紫红色的水肿性红斑

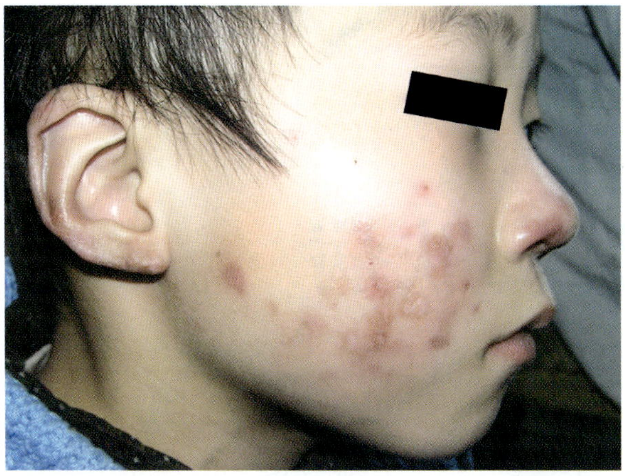

图 6–63　冻疮　鼻、耳和面颊部呈淤血性暗红色的水肿性红斑及斑丘疹

【组织病理】

真皮乳头水肿，真皮浅、深层血管周围淋巴细胞浸润。真皮小血管内皮细胞肿胀，部分淋巴细胞侵入管壁，伴红细胞外渗，小汗腺周围淋巴细胞浸润，部分脂肪小叶少量淋巴细胞浸润，未见管壁纤维蛋白变性。

【鉴别诊断】

1.寒冷性多形红斑　皮损多对称分布，扁豆大小，以四肢多见，呈多形性，可见典型靶形红斑。患者一般无周围循环不良。组织病理多形红斑常见表皮细胞坏死，浸润细胞往往在表皮真皮交界处，常致密。而冻疮真皮血管壁弥漫性水肿，血管周围有淋巴细胞浸润。

2.寒冷性脂膜炎　寒冷性脂膜炎常见于婴儿面部和四肢，表现为隆起的界限不清的紫红色斑，长时间在低气温环境下是重要的诱发因素。也见于成年人，多见于女性股部的外上方，称成人型寒冷性脂膜炎。组织病理改变为真皮深层与皮下脂肪交界处血管周围淋巴细胞和巨噬细胞浸润，特征性病理改变是小叶性脂膜炎，见脂肪细胞坏死及混合性炎性细胞浸润。

足跟压力性疼痛性丘疹

【临床表现】

足跟压力性疼痛性丘疹（painful piezogenic pedal papules）又称痛性脂肪疝，病因不明，可能是足跟的脂肪组织因压力疝出至周围的结缔组织基质中而形成丘疹。皮损表现为柔软的皮色丘疹，圆形，菜籽到黄豆大小。数目 10~40 个，使足跟呈鹅卵石路面外观。丘疹见于足跟的非负重部位，站立时明显，且有疼痛，久站、负重和行路多时疼痛剧烈，当足跟部不受压力时，丘疹消失，疼痛也缓解。

【组织病理】

表皮角质增厚，颗粒层减少，棘层肥厚，基底层正常。真皮明显增厚，结缔组织致密，丘疹突出处变薄。真皮网状层脂肪小岛缺如，皮下脂肪小叶明显扩大，可见脂肪细胞变性，纤维小梁变细、变窄或消失。脂肪小叶内脂肪细胞变性，胞体扩大，边界完整或破裂融合为网状。脂肪组织周围的胶原纤维变得较疏松，Van Gieson 染色网状真皮的弹性纤维有显著的减少。 有个案在病理切片的变化类似皮肤松弛症，而临床上则是典型的足部压力性丘疹，因此推测皮肤松弛症的弹性纤维缺失可能造成足部压力性丘疹，相关的文献提及结缔组织小梁的弹性纤维缺失与此疾有关，而个案则是网状真皮层弹性纤维明显减少，与其相比并不相同。部分汗腺萎缩，偶见血管壁变厚。

黑　踵

【临床表现】

黑踵（black heel）又称足跟部瘀斑（calcaneal petechiae）。发生原因尚不清楚，可能与剧烈活动和局部摩擦刺激损伤有关，如球类运动中。一侧或双侧足后跟部或侧面角化过度的边缘可见群集的黑色小斑点，排列成线状，压之不褪色。皮疹可相互融合。好发于青少年，女性多于男性，无明显自觉症状。可伴足部多汗。此病的重要性在于临床上类似恶性黑素瘤。

【组织病理】

真皮乳头层可见渗出的红细胞，但通常组织学表现局限于角质层内呈圆形、黄褐色物质聚集，此为溶解的红细胞，Peri 染色阴性，但对过氧化酶和联苯胺呈阳性反应，证明此种物质来源于血红蛋白。

（王　梅）

第七章 湿疹皮炎类皮肤病

湿疹皮炎类皮肤病主要是一类由于多种因素或不明病因导致的自身超敏和自身免疫反应。临床上主要以红斑、丘疹和结节为主要表现，严重时可伴有水疱、糜烂及渗出。组织学上特征性损害为表皮细胞间浆液渗出，真皮有炎性浸润。该类疾病表现多种，病情轻重不一，严重者可累及多脏器功能，危害生命。但有时在临床表现及病理变化上相似，不易区别。因此本章节主要讨论湿疹、接触性皮炎、嗜酸细胞增多性皮炎、高嗜酸细胞综合征、荨麻疹、药疹与中毒性表皮坏死松解症的临床表现、组织病理及相关疾病的鉴别诊断。

湿　疹

【临床表现】

湿疹（eczema）急性期以红斑、丘疹、水疱及渗出为主；若致病原因不消除，进入亚急性期皮疹以丘疹、鳞屑、结痂为主；慢性期糜烂结痂性皮损以皮肤肥厚、苔藓样变、色素改变为主。常剧烈瘙痒，可见抓痕、血痂、表皮剥蚀等（图 7–1~图 7–18）。

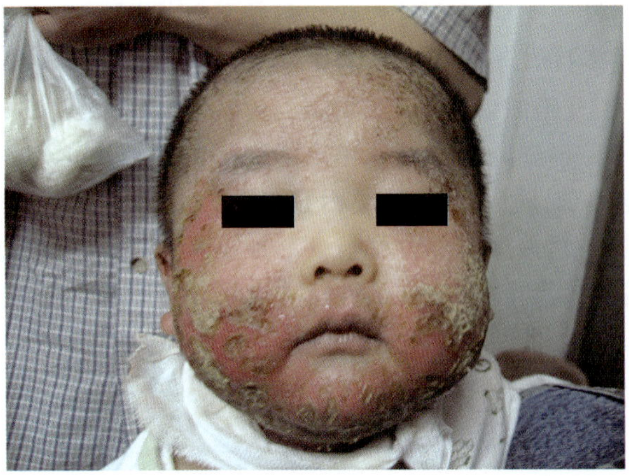

图 7–1　婴儿湿疹　面部

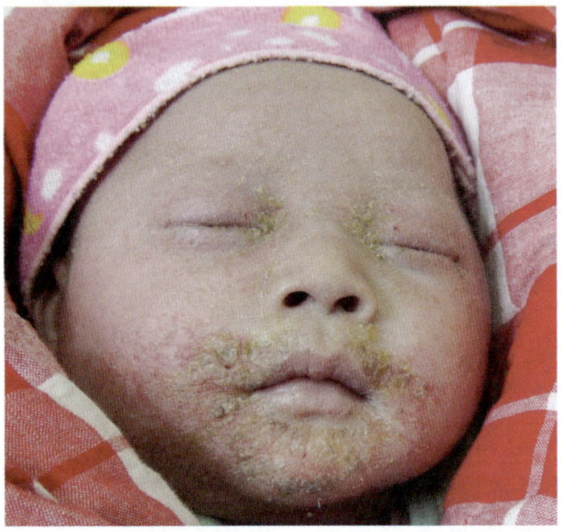

图 7–2　婴儿湿疹　眼及口围糜烂结痂性皮损

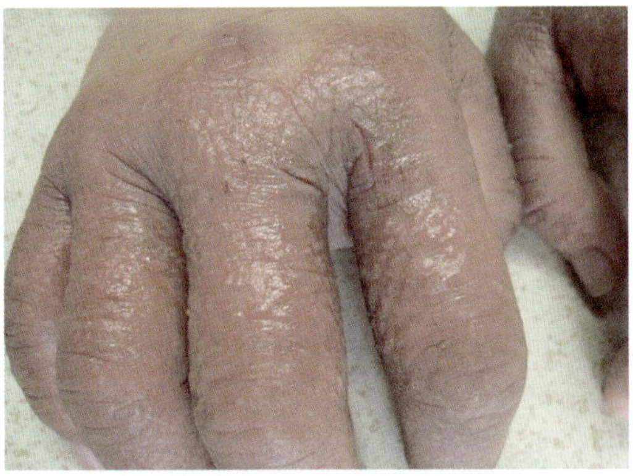

图 7–3　急性湿疹　手部丘疹、水疱及皲裂性皮损

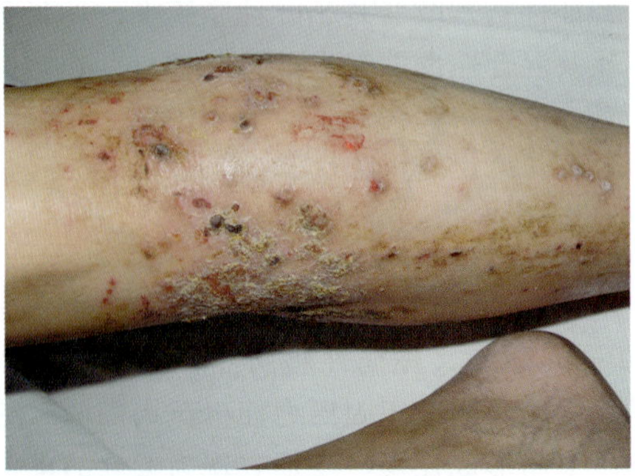

图 7–4　亚急性湿疹　下肢结痂糜烂性皮损

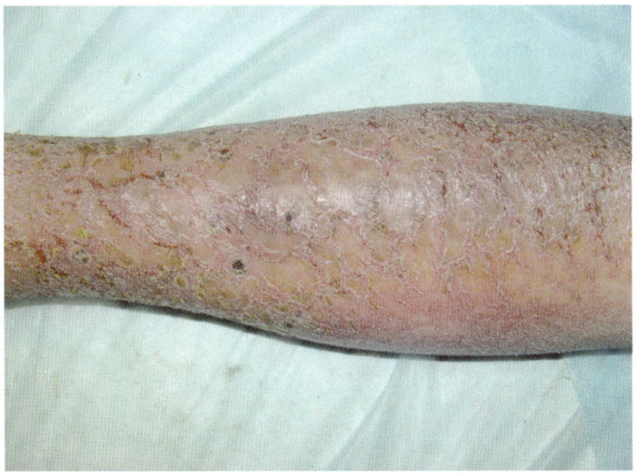

图 7–5　亚急性湿疹　下肢结痂糜烂性皮损

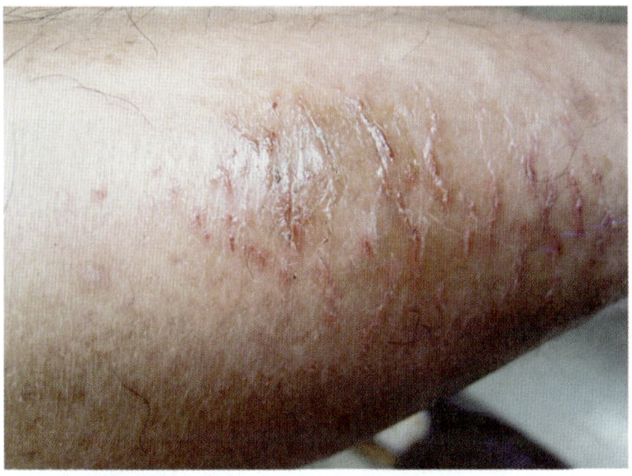

图 7–6　裂纹状湿疹

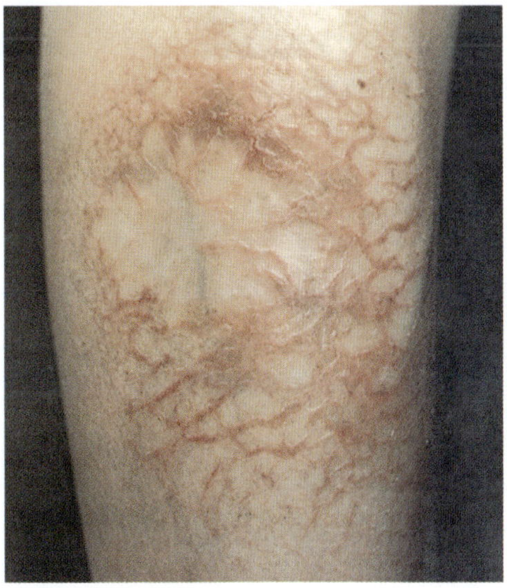

图 7–7　裂纹状湿疹

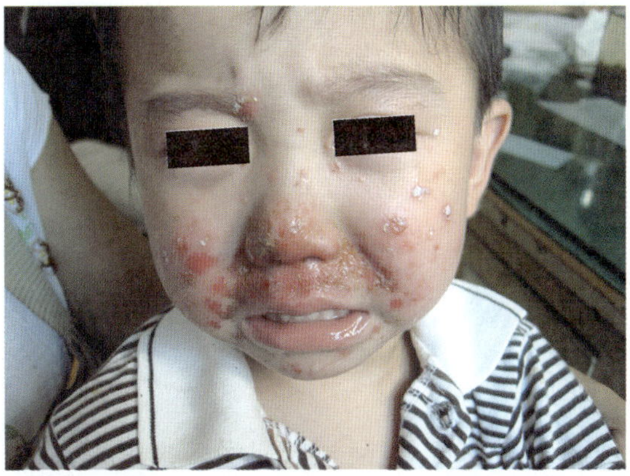

图 7–8　传染性湿疹样皮炎　面部脓疱糜烂性皮损

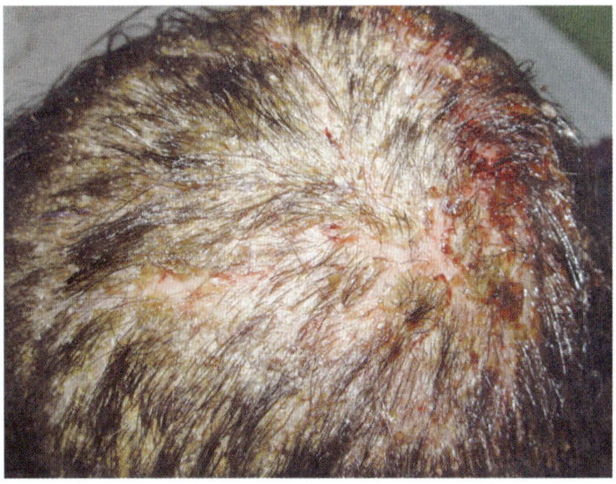

图 7–9　传染性湿疹样皮炎　头部结痂糜烂性皮损

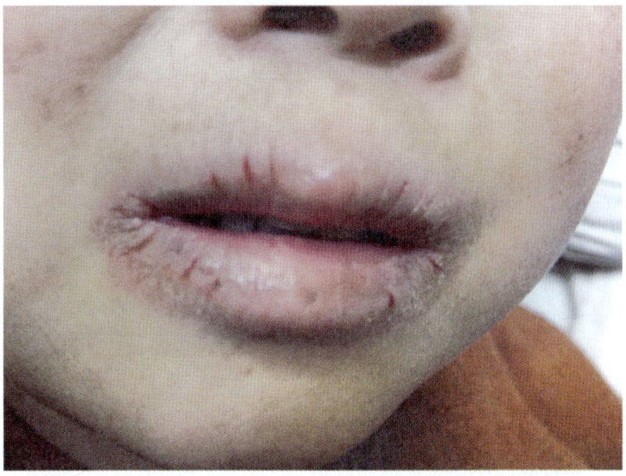

图 7–10　口唇湿疹　口唇部皲裂性皮损

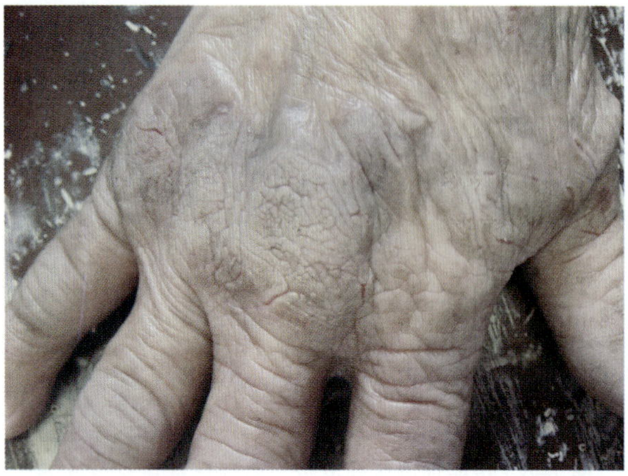

图 7-11　手部慢性湿疹　手背部皮肤肥厚、苔藓样变

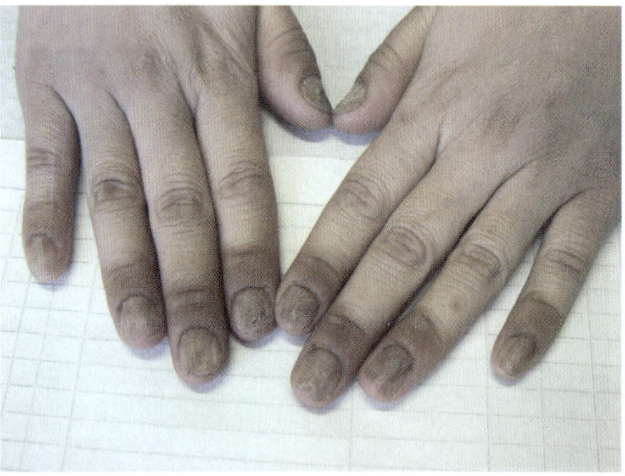

图 7-12　慢性湿疹　继发甲营养不良

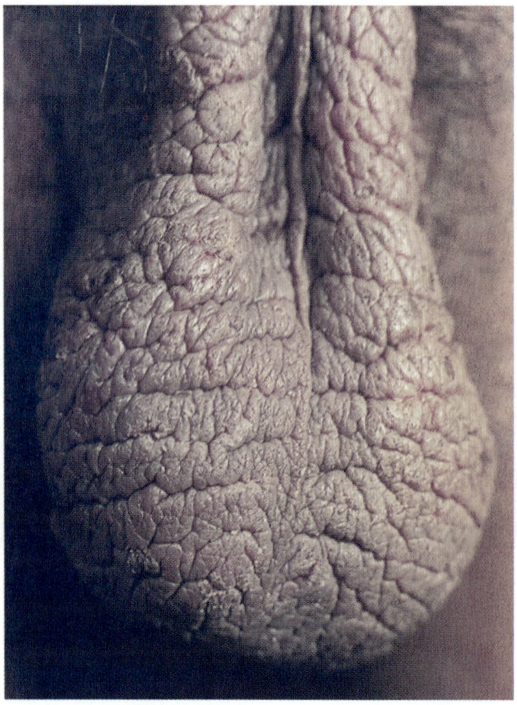

图 7-13　阴囊慢性湿疹　阴囊皮肤苔藓样变

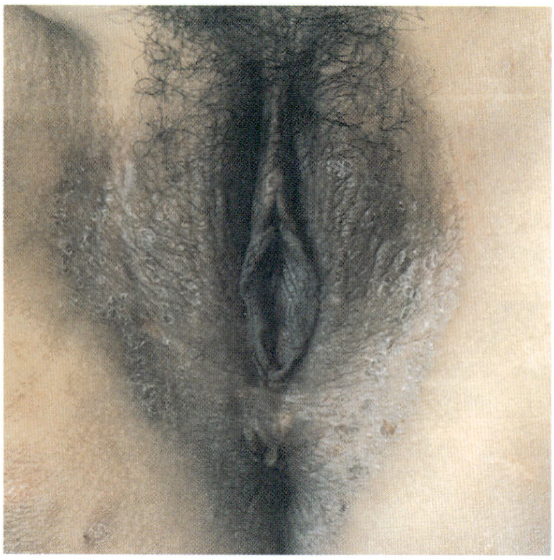

图 7-14　女阴慢性湿疹　女阴皮肤苔藓样变

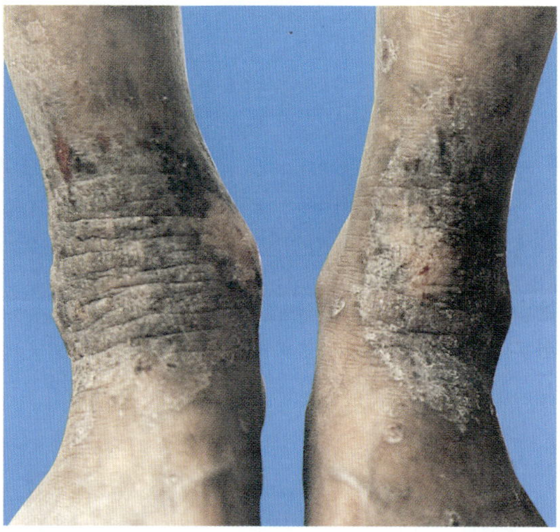

图 7-15　慢性湿疹　足部皮肤苔藓样变

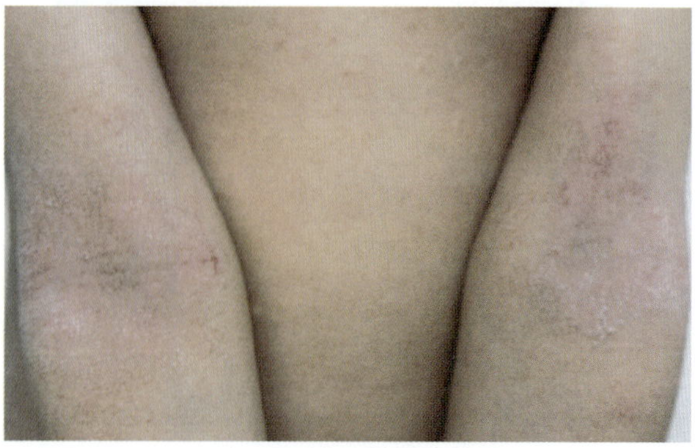

图 7-16　特应性皮炎的慢性湿疹样表现

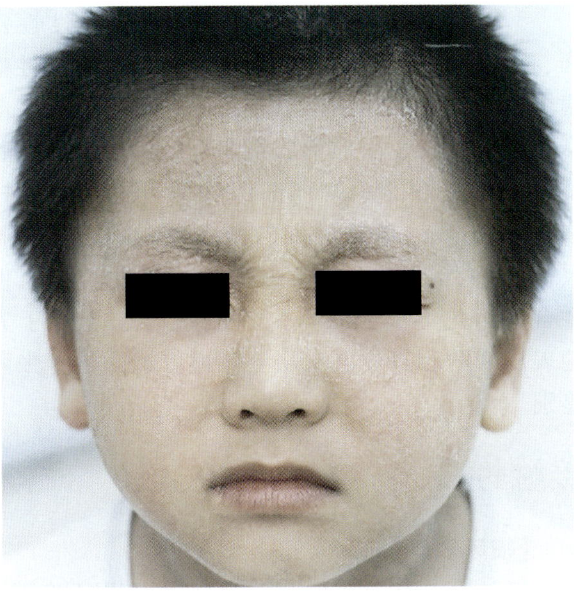

图 7-17　特应性皮炎的慢性湿疹样表现

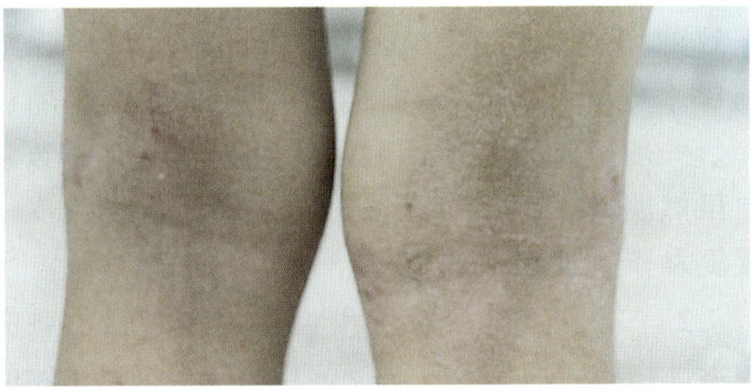

图 7-18　特应性皮炎的慢性湿疹样表现

【组织病理】

急性期表皮厚度大致正常，表皮轻至重度海绵水肿，重度海绵水肿可见表皮内水疱形成。真皮乳头水肿，浅层血管扩张充血，可见红细胞外渗。血管周围可见淋巴细胞及嗜酸细胞围管状浸润（图 7-19~图 7-23）。

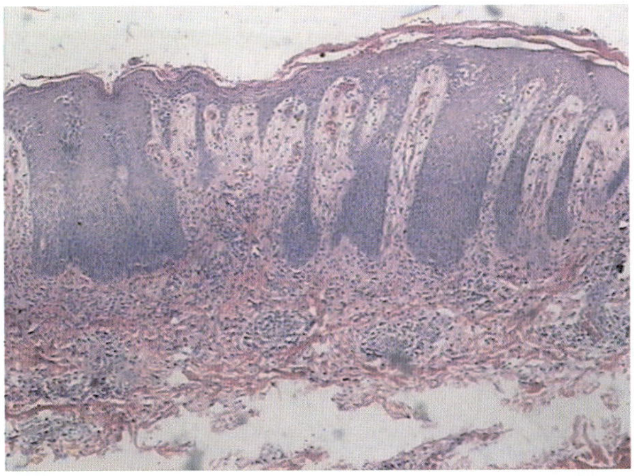

图 7-19　**慢性湿疹**　棘层增厚，表皮突延长，浅层血管扩张充血。可见灶性海绵水肿

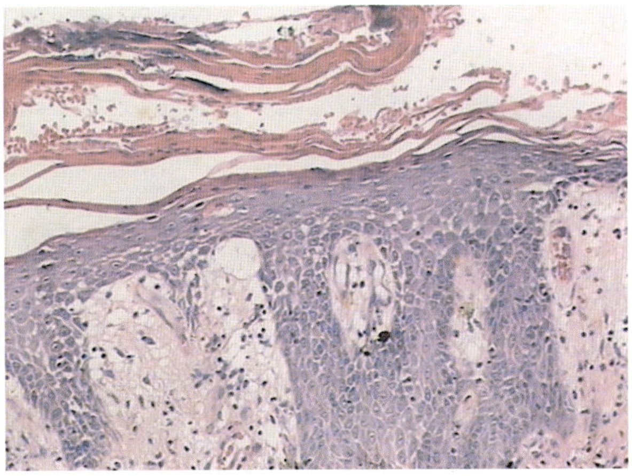

图 7-20　**慢性湿疹**　角层角化亢进，棘层增厚。可见海绵水肿，真皮乳头水肿，浅层血管扩张充血

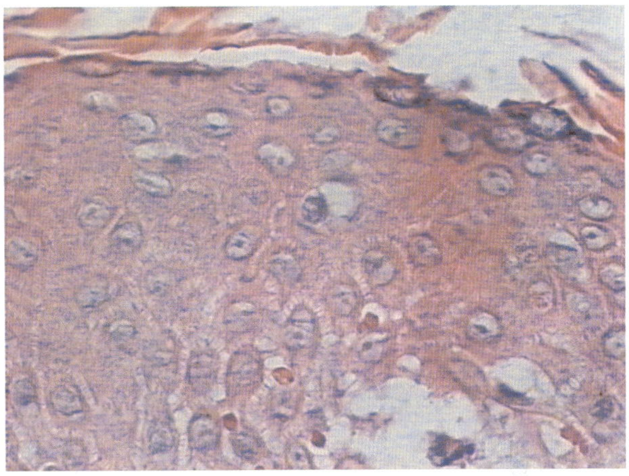

图 7-21　**亚急性湿疹**　海绵水肿，小疱形成

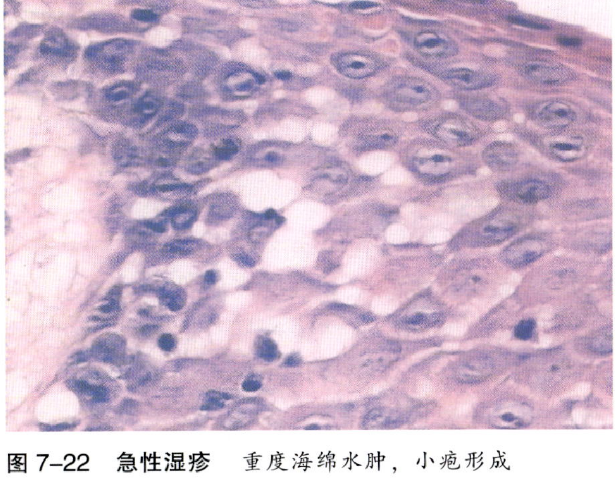

图 7-22　**急性湿疹**　重度海绵水肿，小疱形成

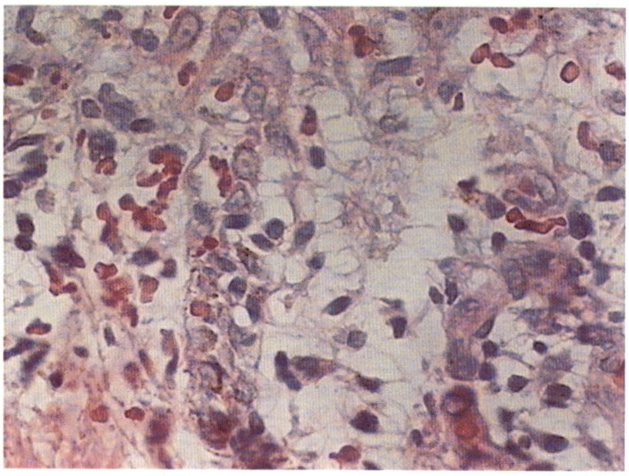

图 7-23 急性湿疹 中度海绵水肿，红细胞外渗

亚急性期表皮轻度棘层增厚，轻到中度海绵水肿，偶可见小水疱。角化不全的表皮可见由凝固血浆、散在的淋巴细胞和中性粒细胞组成的痂皮。真皮浅层血管周围可见淋巴细胞围管状浸润，程度不及急性期。

慢性期表皮角化过度伴角化不全，可见颗粒层增厚，中至重度棘层增厚。偶可见灶性海绵水肿。真皮炎症细胞浸润少见，真皮乳头纤维化明显，其他表现与慢性单纯性苔藓相似。

【鉴别诊断】

1.急性棘层水肿性皮炎组织相应与玫瑰糠疹、点滴状副银屑病、棘层水肿性药疹、节肢动物咬伤反应和皮肤癣菌感染鉴别。玫瑰糠疹为表皮灶性海绵水肿，灶性角化不全，真皮乳头水肿，可见数量不等血管外红细胞，且部分进入表皮下半部。点滴状副银屑病炎症浸润细胞更少、海绵水肿轻微、血管外红细胞很少或无。棘层水肿性药疹较急性棘层水肿性皮炎有更深的伴嗜酸细胞的炎细胞浸润。节肢动物咬伤反应是局灶性的，相对于叮咬部位，浸润呈楔形。PAS 染色常可鉴别皮肤癣菌感染。

2.亚急性棘层水肿性皮炎组织相应与苔藓样糠疹、皮肤癣菌感染、棘层水肿性药疹、节肢动物咬伤反应鉴别。急性痘疮样苔藓样糠疹可见局灶性角化不全，坏死的角质形成细胞，嗜中性粒细胞丰富的鳞屑结痂，真皮浅层苔藓样淋巴细胞浸润为主及基底细胞液化变性。皮肤癣菌感染可见角质层内伴真菌菌丝的中性粒细胞浸润，PAS 染色以资鉴别。

3.慢性期应与糙皮病和其他营养不良性疾病、蕈样肉芽肿和银屑病鉴别。在营养不良性疾病中，表皮上层角质形成细胞胞内水肿，胞浆丰富、苍白淡染，角质形成细胞坏死和中性粒细胞浸润是特征性的。蕈样肉芽肿常可见银屑病样增生，Pautrier 微脓肿和向表皮性、缺乏棘细胞层的水肿。银屑病可类似慢性单纯性苔藓，但融合的角化不全、Monro 微脓肿、真皮乳头上方的表皮变薄和真皮乳头层毛细血管迂曲、扩张可鉴别。

接触性皮炎

【临床表现】

接触性皮炎（contact dermatitis）有以下变现。

1.变态反应性接触性皮炎表现为与接触部位一致的境界清楚的红斑、丘疹，之后出现丘疱疹、水疱，可融合成大疱。自觉不同程度的瘙痒。一般解除致敏原因后可逐渐消退。有时致敏原虽然明确，但患者无法避免接触，也导致皮疹反复发作，发展成亚急性、慢性皮炎。

2.原发刺激性接触性皮炎多为接触强烈刺激或毒性物质后发生的皮肤炎症反应。根据刺激物的强度、接触时间长短等不同，表现为红斑、肿胀、大疱及坏死等，自觉灼痛（图 7-24~图 7-31）。

【组织病理】

表皮灶性海绵水肿，水疱形成及浅层血管周围以淋巴组织细胞为主的浸润。在表皮及水疱内，可见以淋巴细胞为主的浸润，间有嗜酸性粒细胞。

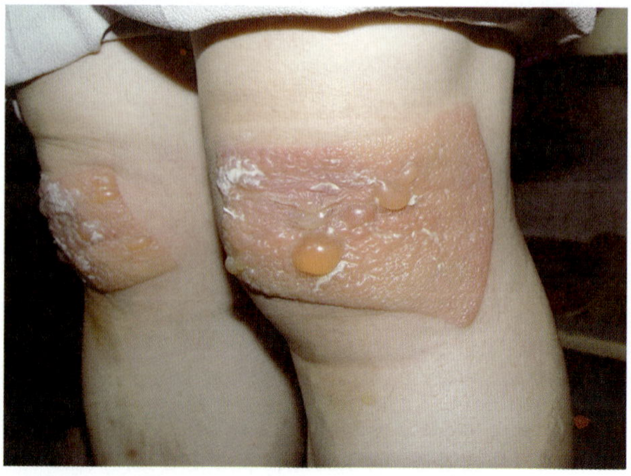

图 7-24 接触性皮炎 外用膏药所致

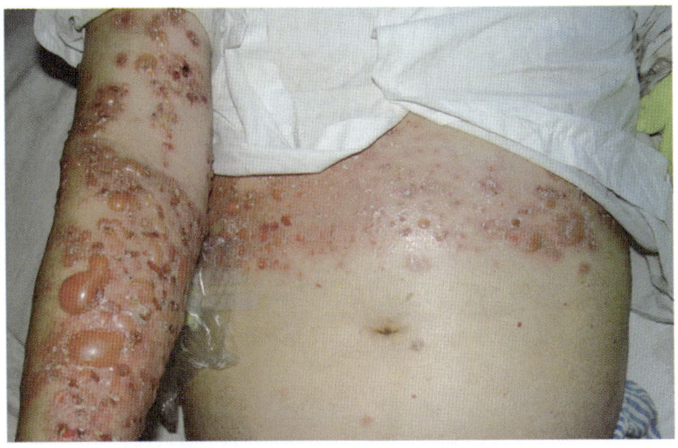
图 7-25 接触性皮炎 红斑大疱性皮损

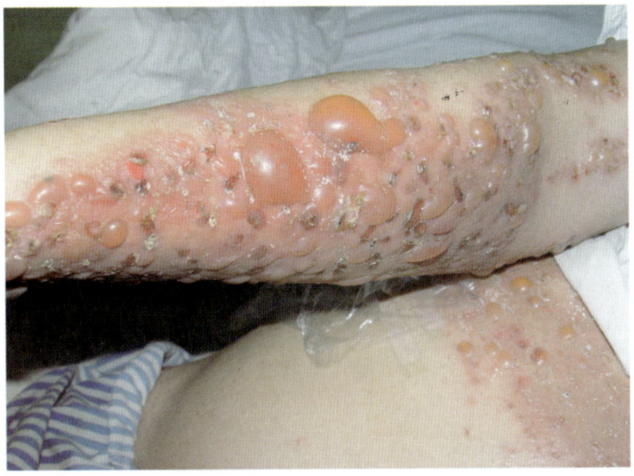
图 7-26 接触性皮炎 大疱性皮损

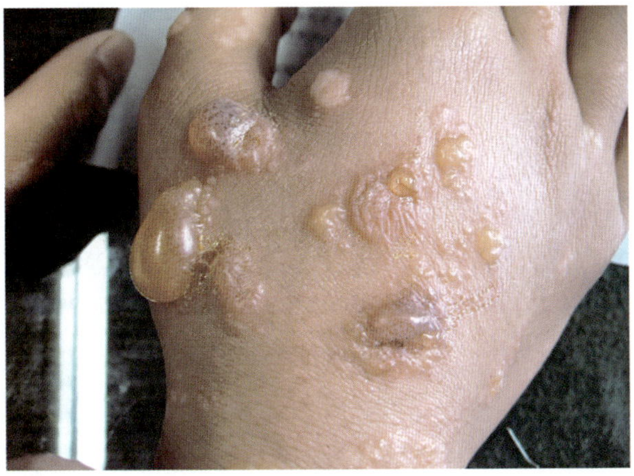
图 7-27 接触性皮炎 手部大疱性皮损

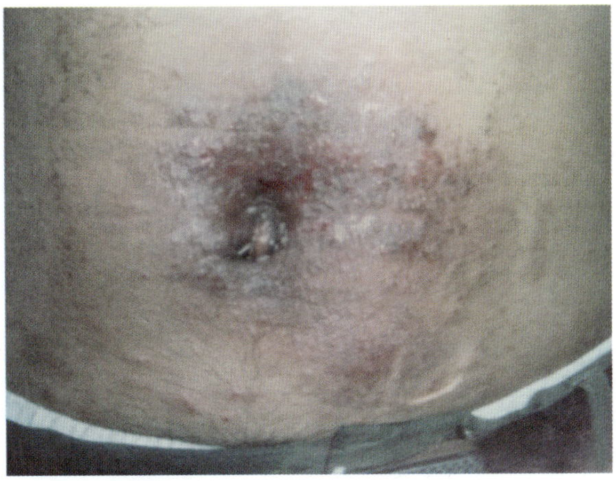
图 7-28 镍接触皮炎 接触镀镍金属裤扣所致

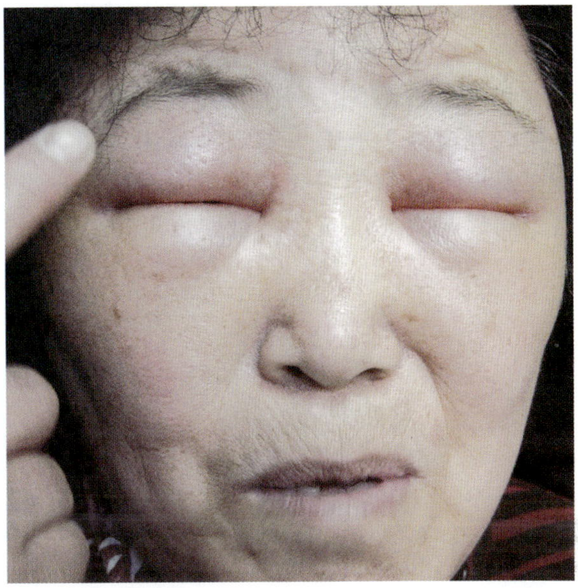
图 7-29 接触性皮炎

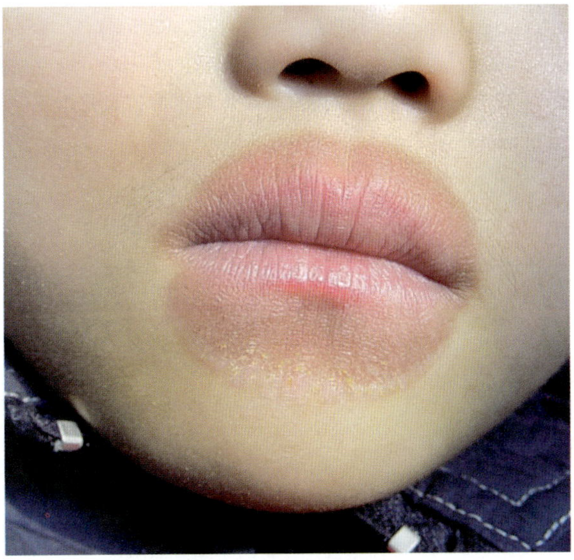
图 7-30 舌舔皮炎 经常舔舌所致

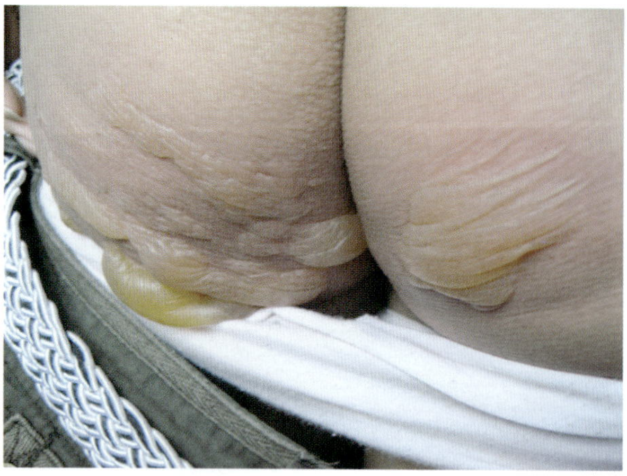

图 7-31　**接触性皮炎**　臀部大疱性皮损

程度不等的表皮坏死，棘细胞气球样变，轻度海绵水肿，浅层血管丛周围中性粒细胞、淋巴细胞和组织细胞的浸润。原发刺激性接触性皮炎在病理改变上有很大差异。强刺激物可造成表皮及皮下组织的坏死，弱刺激物所致皮炎的组织病理与变态反应性接触性皮炎相仿（图7-32~图7-36）。

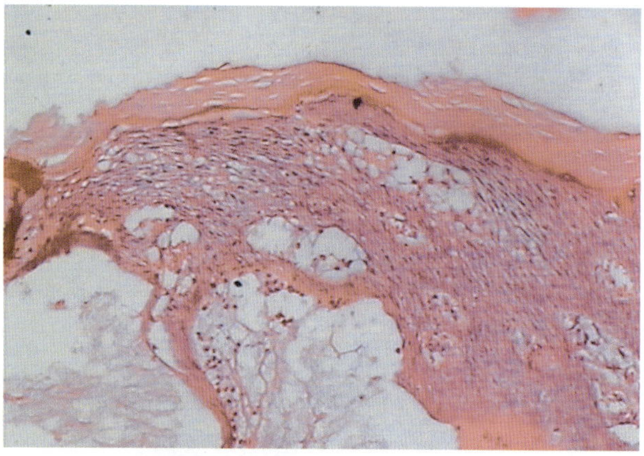

图 7-32　**急性接触性皮炎**　表皮海绵水肿，大疱形成

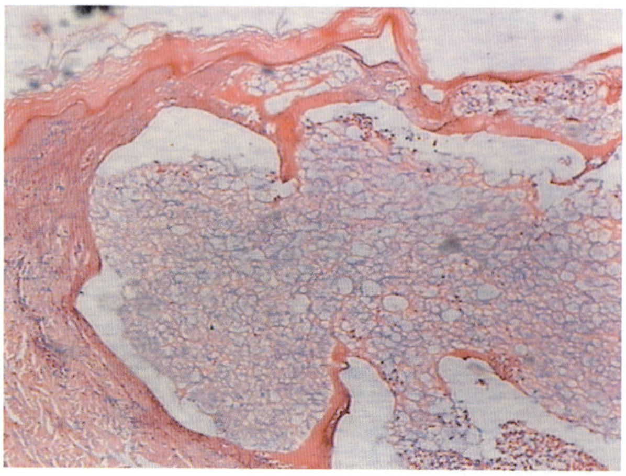

图 7-33　**急性接触性皮炎**　表皮大疱

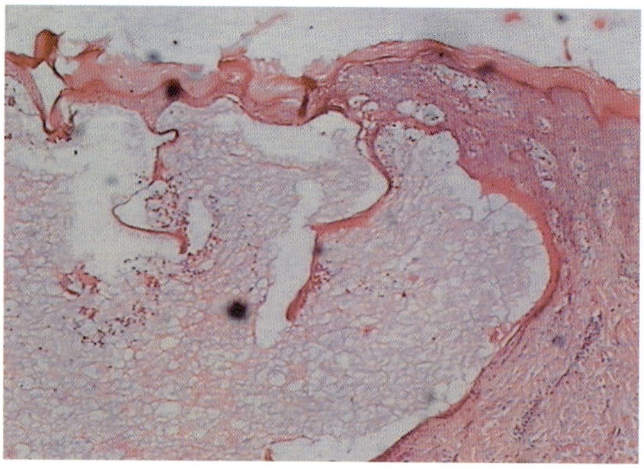

图 7-34　**急性接触性皮炎**　表皮大疱

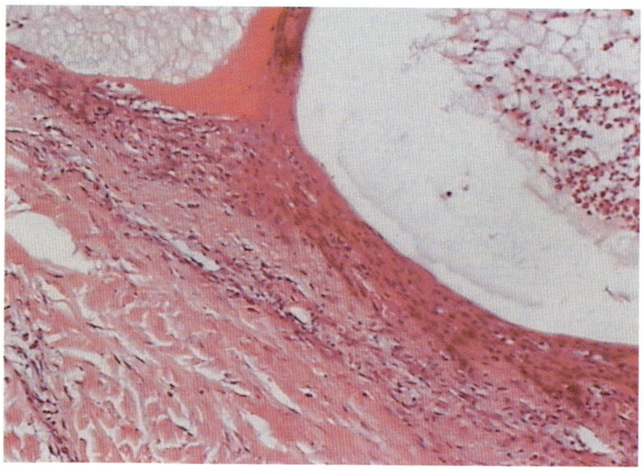

图 7-35　**急性接触性皮炎**　表皮内大疱，疱内见炎症渗出物及炎细胞

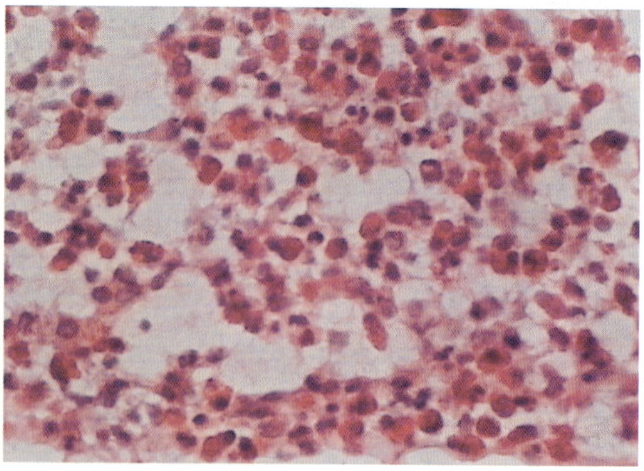

图 7-36　**急性接触性皮炎**　疱内主要为嗜酸性粒细胞

嗜酸细胞增多性皮炎

【临床表现】

嗜酸细胞增多性皮炎（hyperedsinophilic dermatitis）的皮疹泛发，呈多形性，表现为红斑、丘疹、风团、结节等。瘙痒剧烈。患者中青年居多，一般系统检查无异常。实验室检查：骨髓及周围血中嗜酸性粒细胞明显增多。排除寄生虫感染或过敏性疾病所引起的嗜酸性粒细胞增多(图 7–37)。

【组织病理】

表皮轻度棘层肥厚、海绵水肿，可有灶性角化不全。真皮中上层血管丛周围密集的嗜酸性粒细胞、淋巴细胞及组织细胞浸润(图 7–38~图 7–42)。

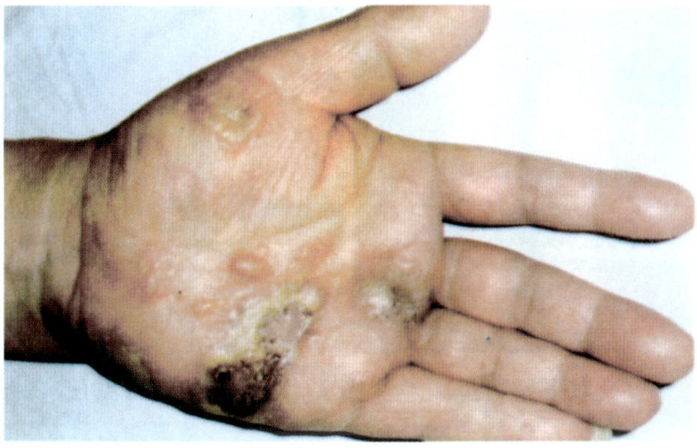

图 7–37　嗜酸细胞增多性皮炎

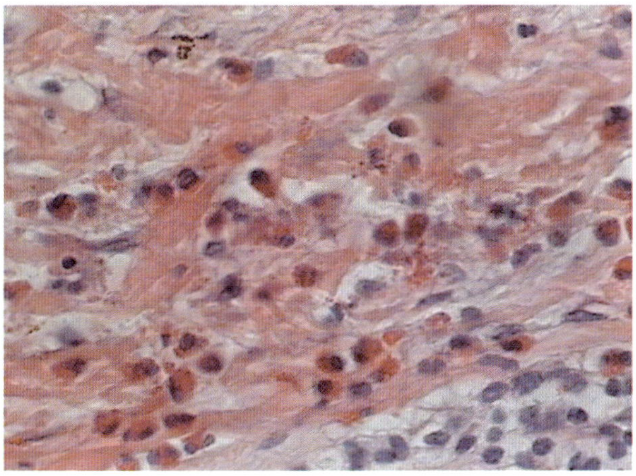

图 7–38　嗜酸细胞增多性皮炎　大量嗜酸性粒细胞

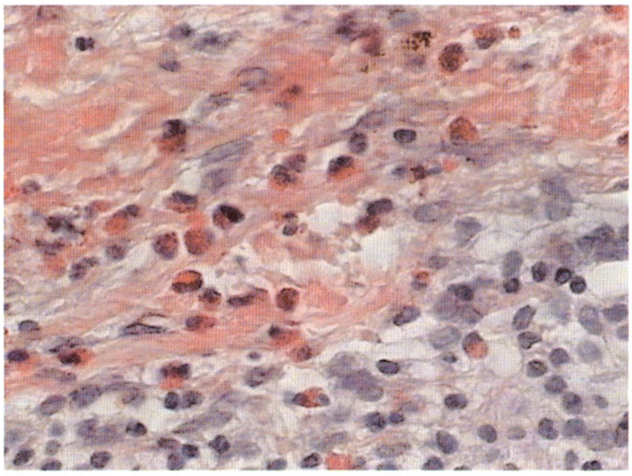

图 7–39　嗜酸细胞增多性皮炎　大量嗜酸性粒细胞

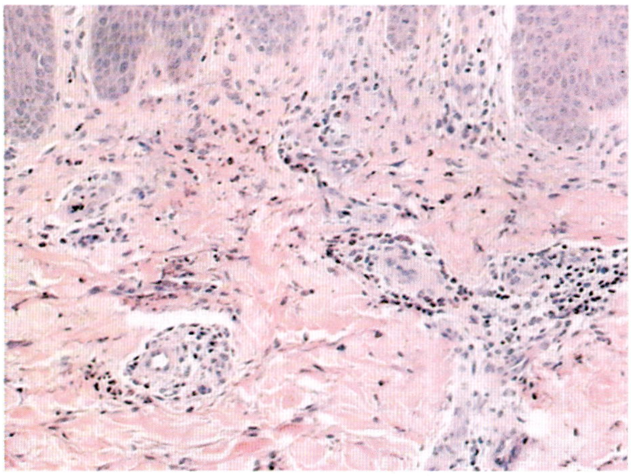

图 7–40　嗜酸细胞增多性皮炎　真皮中上层血管丛周围密集的嗜酸性粒细胞、淋巴细胞及组织细胞浸润

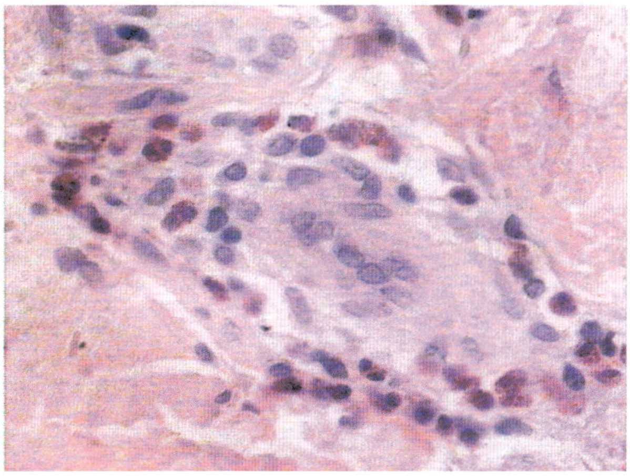

图 7–41　嗜酸细胞增多性皮炎　真皮内见大量嗜酸性粒细胞

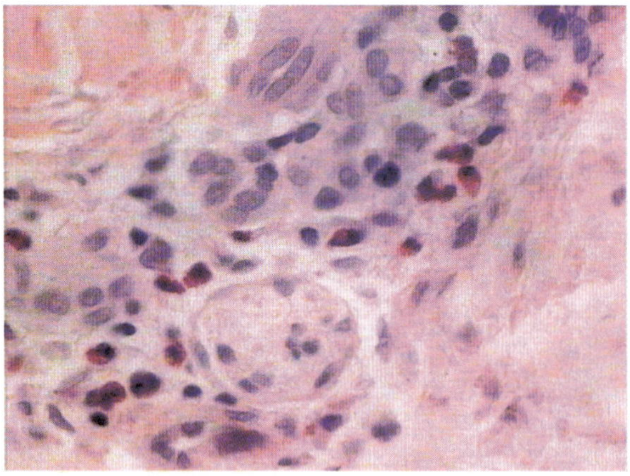

图 7–42 嗜酸细胞增多皮炎 真皮内见大量嗜酸细胞

高嗜酸细胞综合征

【临床特点】

高嗜酸细胞综合征（hypereosinophilic syndrome，HES）可见外周血中嗜酸细胞持续增高（1.5×10^9/L 以上）在 6 个月以上，具有多器官受累的症状和体征，如侵犯心、肺、中枢及周围神经系统。本病皮肤损害见于 53%患者，常见皮肤剧痒、丘疹、结节、荨麻疹、血管神经性水肿及紫斑等。无寄生虫感染或过敏性疾病或其他已知原因的外周血嗜酸细胞增多。

【组织病理】

高嗜酸细胞综合征的皮肤组织病理表现与嗜酸细胞细胞增多性皮炎类似。

【鉴别诊断】

1.寄生虫感染 疫区冶游史或食用受感染的食物提示为蠕虫病。除嗜酸细胞增多外，血浆总 IgE 水平高于 500U/mL。粪便中可查到虫卵和寄生虫。

2.荨麻疹 患者表现为孤立的荨麻疹斑块，伴或不伴血管性水肿时，应与 HES 鉴别。多器官受累的表现支持 HES 诊断。

3.遗传性血管性水肿有家族史，且嗜酸细胞计数罕见显著升高。

4.HES 的湿疹样皮损应与异位性皮炎、接触性皮炎、药疹、真菌感染和 T 细胞淋巴瘤鉴别。

5.HES 患者伴口腔–生殖器溃疡应与 Behcet syndrome，Crohn 病（克罗恩病），溃疡性结肠炎和 Reiter syndrome（莱特尔综合征）鉴别。

6.本病还应与复发性口腔炎、自身免疫性疱病、多形红斑、扁平苔藓、单纯疱疹感染和梅毒等鉴别。

荨麻疹

【临床表现】

荨麻疹（urticaria）突然发生又迅速消失的风团，易复发，自觉瘙痒。当水肿延伸到皮下或黏膜下组织时，即为血管性水肿。急性荨麻疹通常只持续数小时。当荨麻疹持续 24h，复发超过 6~8 周，即为慢性荨麻疹（图 7–43~图 7–46）。

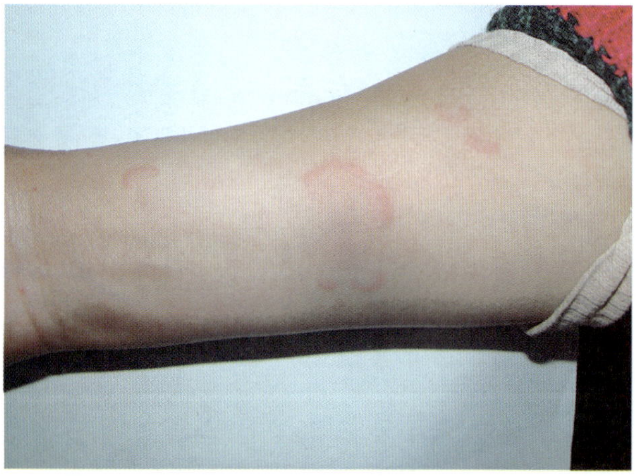

图 7–43 荨麻疹 环状皮损

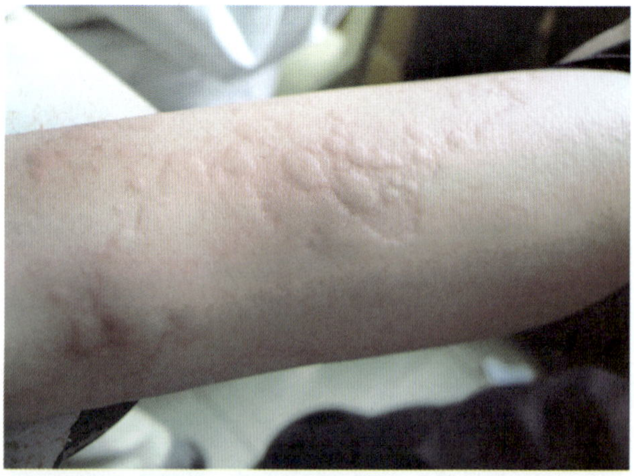

图 7–44 荨麻疹 水肿性大斑块

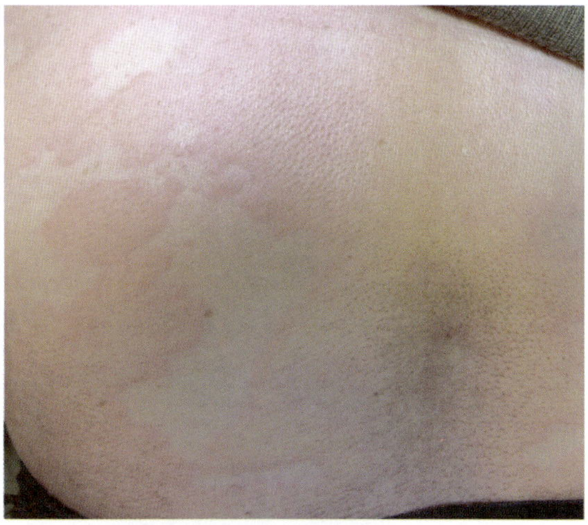

图 7–45 **荨麻疹** 水肿性大斑片

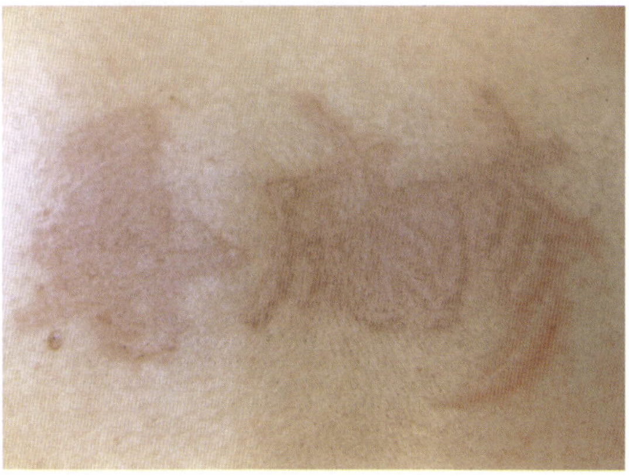

图 7–46 **荨麻疹** 皮肤绘纹症

【组织病理】

急性荨麻疹可见真皮网状层明显水肿，胶原束间距增宽，血管扩张，内皮细胞肿胀，浅层血管周围少数炎症细胞浸润。慢性荨麻疹可见真皮间质水肿，围管状混合类型炎症细胞浸润，包括数量不等的淋巴细胞、嗜酸性粒细胞和中性粒细胞。

药　疹

【临床表现】

药疹（drug eruption）的皮肤发疹类型复杂，色泽鲜艳，可呈现红斑、丘疹、结节、荨麻疹、血管神经性水肿、痤疮样、猩红热或麻疹样、紫癜、水疱、大疱等，严重者可有剥脱性皮炎、重症多形红斑、大疱性表皮坏死松解等。基本特点是发病突然，一般均对称分布（固定型药疹除外），泛发全身或偶仅限于局部，损害多形，常伴瘙痒。

固定性药物疹（fixed drug eruption）好发于皮肤黏膜交界处，典型皮损为一个或多个轻度水肿性红斑，红斑中心逐渐变成暗褐色，中央出现水疱。数日后红斑消退，遗留褐色色素沉着斑。当再次服药，常在原发皮损处出现同样皮损。引起固定性药疹的常见药物为磺胺类、阿司匹林、酚酞、四环素、巴比妥类、保泰松等（图 7–47~图 7–53）。

【组织病理】

表皮显著的细胞内外水肿，重者形成蜂窝状表皮内水疱。表皮内常见多数坏死的角质形成细胞及角化不良细胞。基底细胞液化变性，真皮浅层见多数嗜色素细胞，真皮乳头水肿，可表现为表皮下水疱，真皮浅深层血管周围有中性粒细胞、嗜酸细胞浸润。

仅依靠组织病理无法准确鉴别固定性药疹、多形红斑和中毒性表皮坏死松解症。

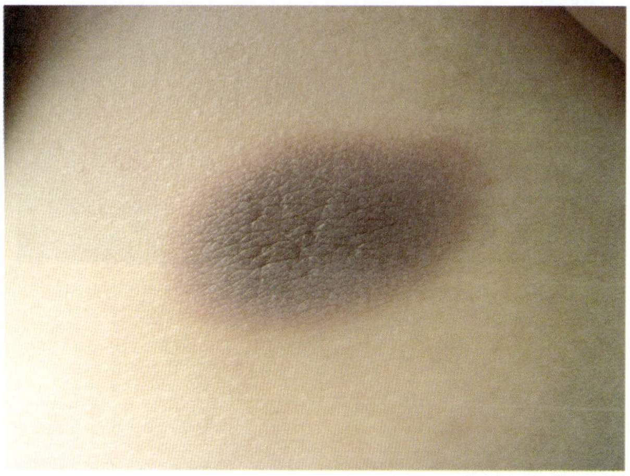

图 7–47 **固定性药疹** 椭圆形褐色色素沉着斑

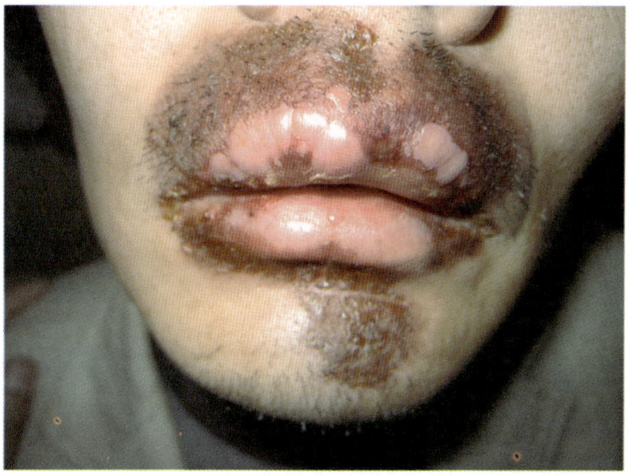

图 7–48 **固定性药疹** 口围水疱结痂及褐色色素沉着斑

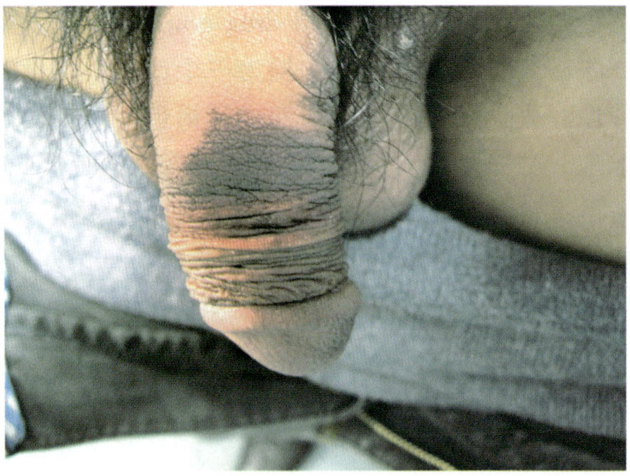
图 7-49　固定性药疹　阴茎部皮损

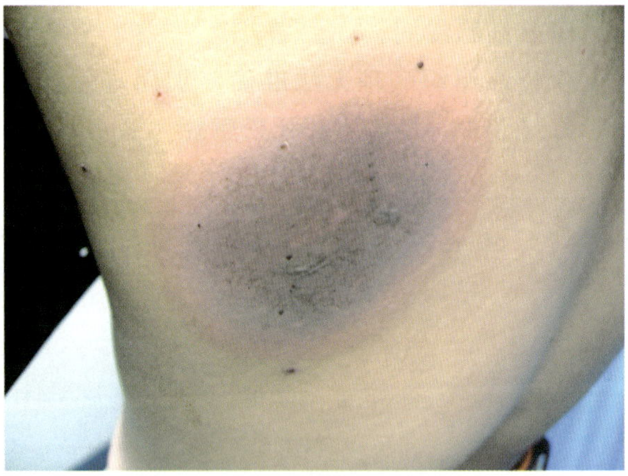
图 7-50　固定性药疹　背部椭圆形红斑

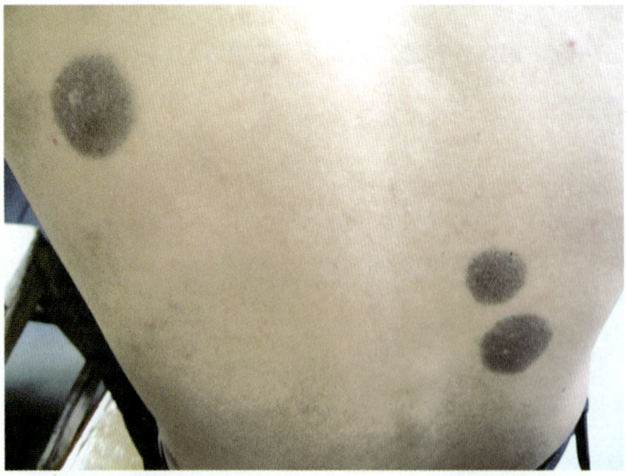
图 7-51　固定性药疹　类圆形褐色色素沉着斑

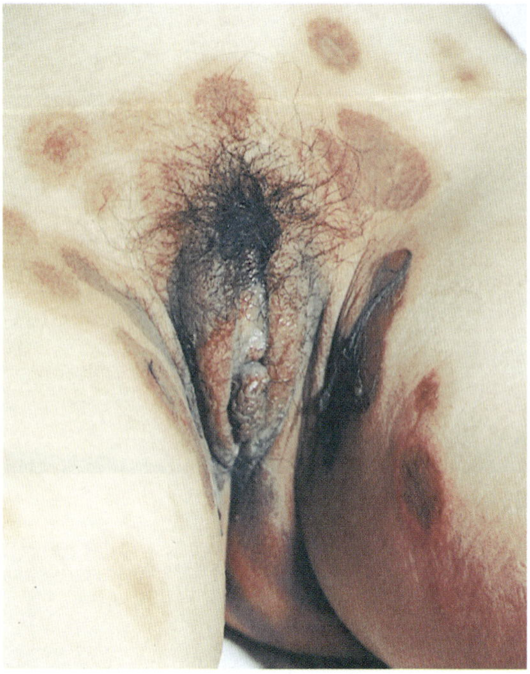
图 7-52　固定性药疹　外阴部多个皮损

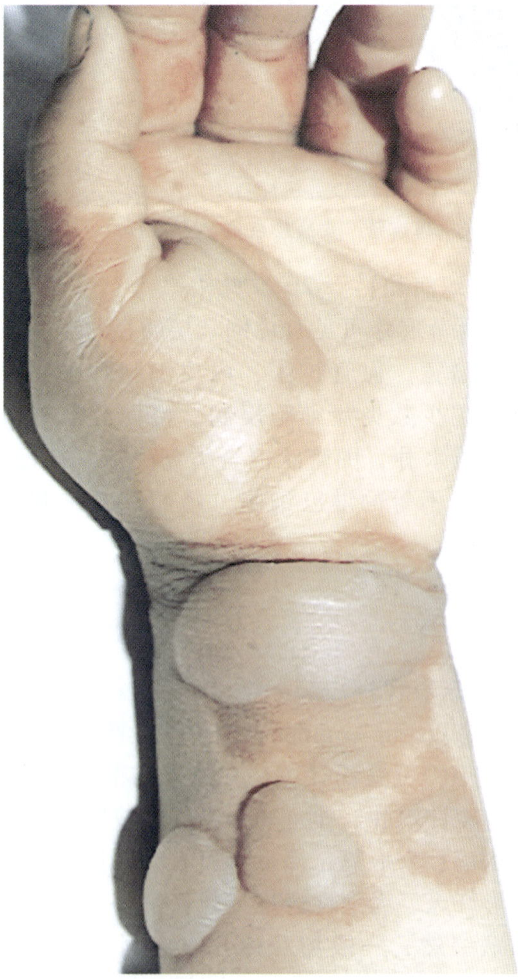
图 7-53　固定性药疹　手腕部大疱性皮损

中毒性表皮坏死松解症

【临床表现】

中毒性表皮坏死松解症（toxic epidermal necrolysis，TEN）的患者大多数是成人。发病急。典型表现为高热，皮肤潮红，触痛明显，并迅速发生水疱、大疱，可融合成大片状糜烂面，表皮松解坏死，尼氏征阳性。黏膜和腔口部位亦出现大片坏死，结黑色血痂，疼痛明显。肝肾等内脏常受累，严重时可导致死亡（图 7–54~图 7–57）。致敏药物常见的有磺胺类、苯巴比妥、卡马西平、苯妥英钠、非甾体类抗炎药、别嘌呤醇、皮质激素和环加氧酶抑制药等。

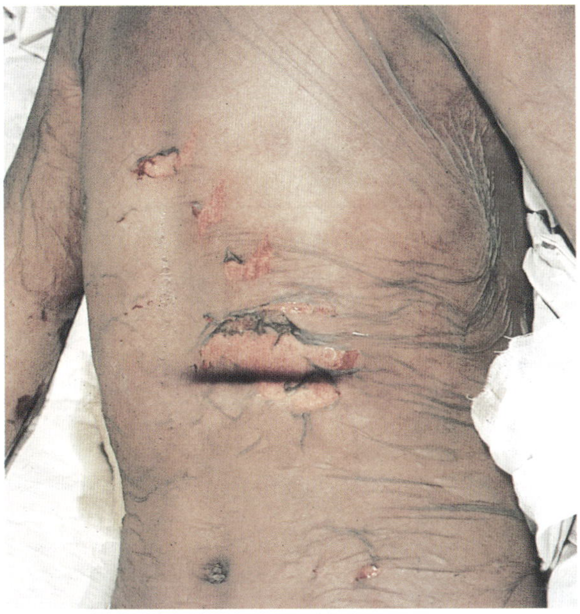

图 7–54　中毒性表皮坏死松解症　皮肤潮红，大片状糜烂面，表皮松解坏死，尼氏征阳性

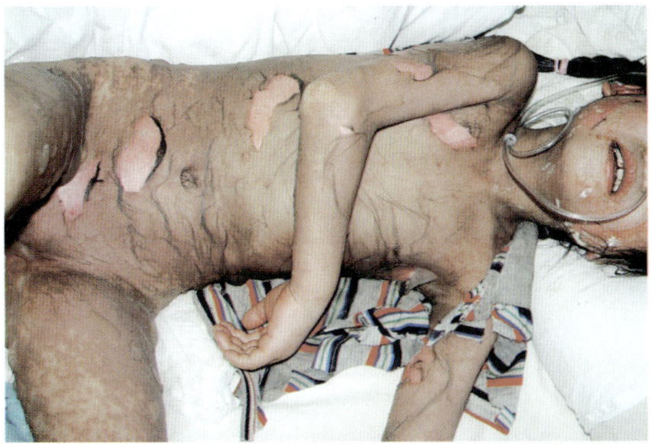

图 7–55　中毒性表皮坏死松解症　皮肤潮红，大片状糜烂面，表皮松解坏死，尼氏征阳性

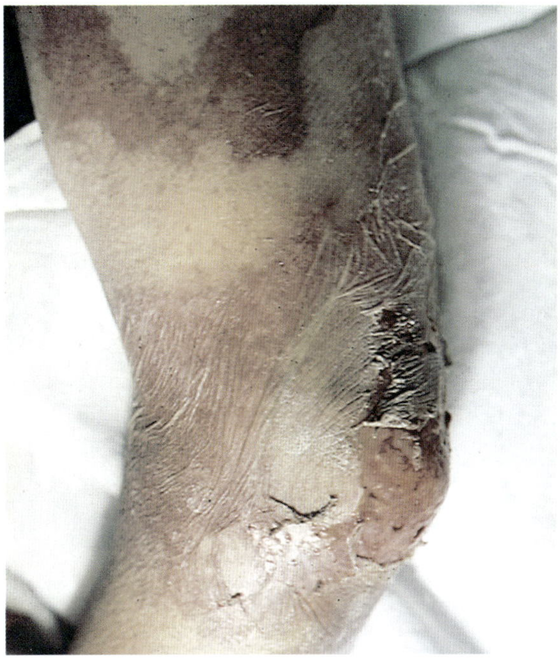

图 7–56　中毒性表皮坏死松解症　皮肤潮红，大片状糜烂面，表皮松解坏死，尼氏征阳性

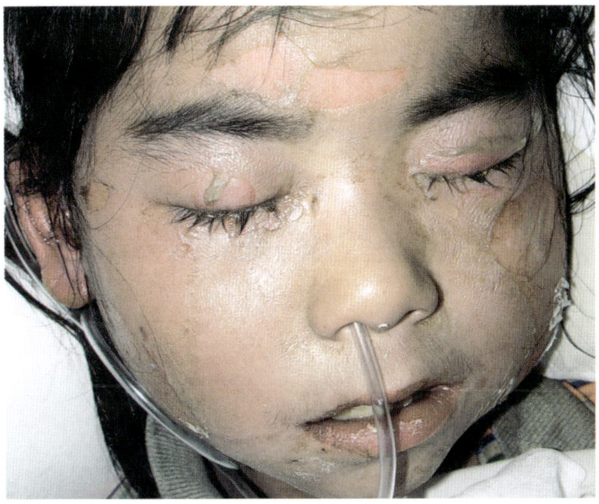

图 7–57　中毒性表皮坏死松解症

【组织病理】

角质层呈正常网篮状，表皮角质形成细胞大片坏死，表现为细胞嗜伊红浓染，核固缩，细胞界限不清，结构消失。基底细胞液化变性，形成表皮下水疱，真皮浅层少量淋巴细胞、组织细胞浸润（图 7–58）。

【鉴别诊断】

应与重症多性红斑（Steven-Johnson syndrome，SJS）、金黄色葡萄球菌性烫伤样皮肤综合征（SSSS）鉴别（表 7–1）。

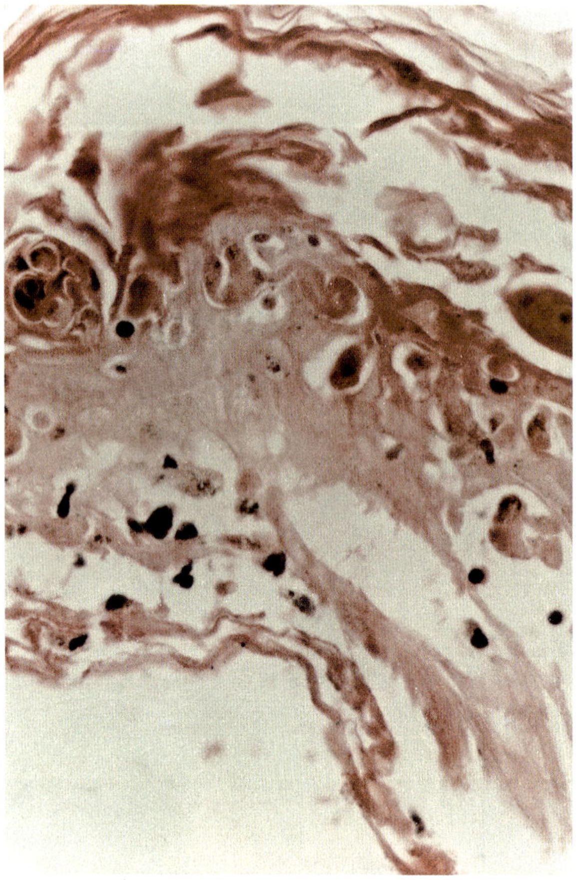

图 7-58 中毒性表皮坏死松解症 表皮角质形成细胞大片坏死

表 7-1 SJS，SSSS，TEN 的鉴别

	SJS	SSSS	TEN
病因	感染、药物、其他病因	金黄色葡萄球菌感染	药物过敏
年龄	青年居多，女性多于男性	大多数为婴幼儿	大多为成人，女性多见
临床	红斑，水疱，松弛性大疱，表皮松解呈烫伤样，黏膜受累严重	红斑，水疱，松弛性大疱，手套或袜套样剥脱，表皮松解呈烫伤样，黏膜损害较少见	红斑，松弛性大疱，表皮松解呈烫伤样，黏膜受累严重
尼氏征	阴性	阳性	阳性
病理	表皮大片坏死，基底细胞液化变性，表皮下水疱	表皮浅层坏死 表皮内水疱	表皮全层坏死，基底细胞液化变性，表皮下水疱
预后	预后差	预后好	预后差

仅从组织病理无法鉴别 SJS 与 TEN，只是程度上 TEN 发病更快，病情更重、更急，表皮坏死更突出。

（李政霄）

第八章 红斑鳞屑性皮肤病

本章所述的红斑鳞屑性皮肤病是一组病因不明，临床表现以红斑鳞屑为主的皮肤病。除红斑、鳞屑外，尚可有丘疹、水疱和脓疱等损害。这一组疾病发病原因暂不明确，暂时以形态学上的共同点归纳在一起。以后待其本质有进一步了解时，可能归属于不同类的皮肤病。

第一节 银屑病

银屑病（psoriasis）是一种常见的红斑鳞屑性皮肤病，常在青壮年时发病。临床上将银屑病分为4型：寻常型、红皮病型、关节病型和脓疱型。

寻常型银屑病

【临床表现】

寻常型银屑病（psoriasis vulgaris）好发于头皮、躯干、骶部和四肢伸侧，发生在头皮时，患处头发呈束状。皮损为大小不等的红色丘疹、斑丘疹或浸润性斑块，境界清楚，上覆多层银白色云母状鳞屑，刮除鳞屑后露出红色发亮的半透明薄膜，称为薄膜现象，刮去薄膜可见点状出血，称为 Auspitz 现象。根据形态寻常型银屑病分为点滴状、钱币状、地图状、环状、疣状和泛发性。发生于头皮、面部、掌跖、阴茎和黏膜等特殊部位的寻常型银屑病可有各自不同的临床表现。自觉症状可有瘙痒(图 8-1~图 8-17)。

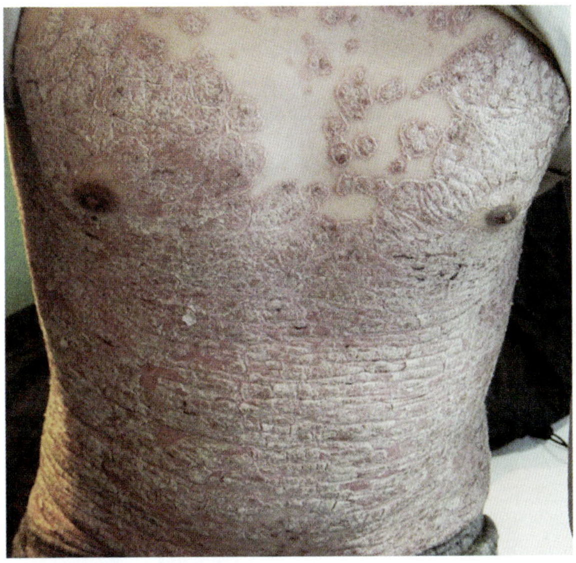

图 8-1 寻常型银屑病 胸部大片融合性浸润斑块，境界清楚，上覆多层银白色云母状鳞屑

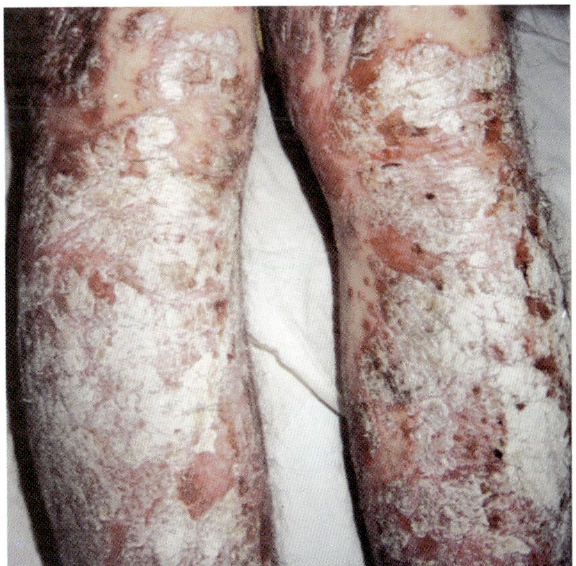

图 8-2 寻常型银屑病 小腿大片融合性浸润斑块，境界清楚，上覆多层银白色云母状鳞屑

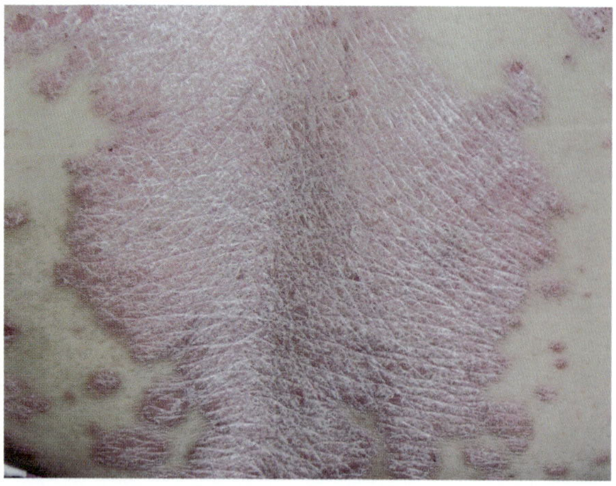

图 8-3　寻常型银屑病　背部地图状

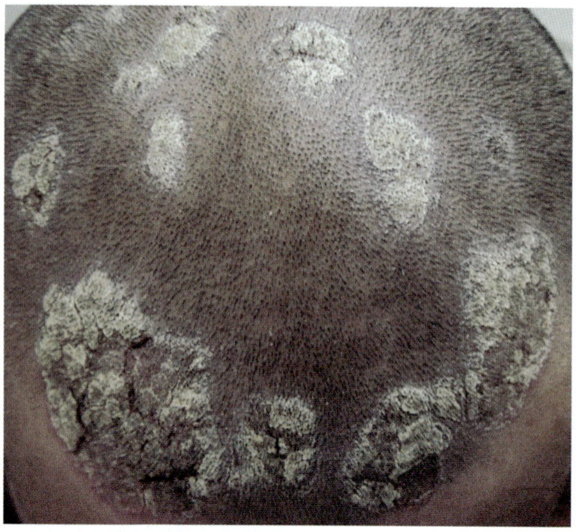

图 8-5　头部寻常型银屑病

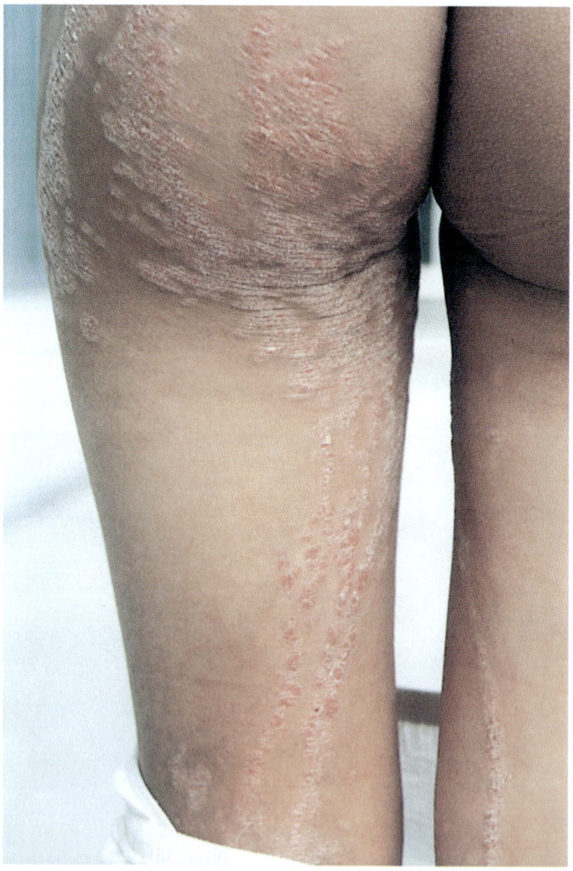

图 8-4　寻常型银屑病　线状皮损

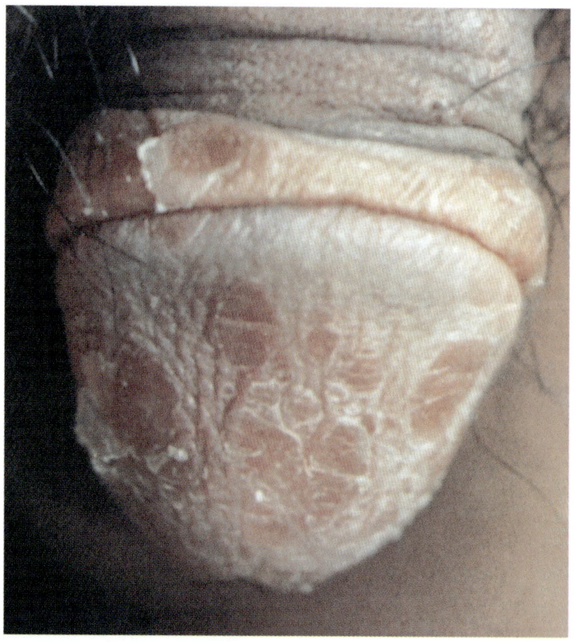

图 8-6　龟头寻常型银屑病

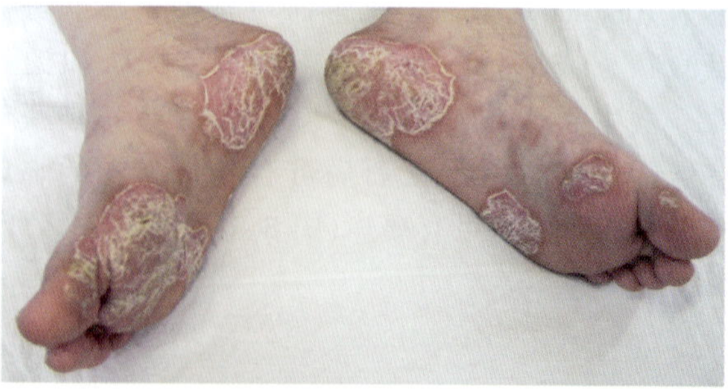

图 8-7　掌跖寻常型银屑病

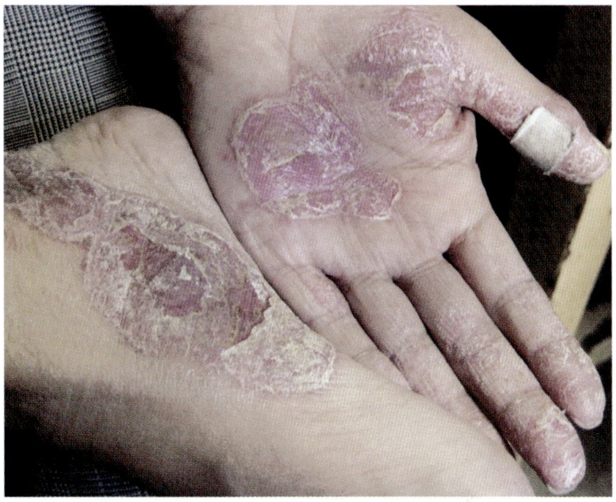

图 8-8　掌跖寻常型银屑病

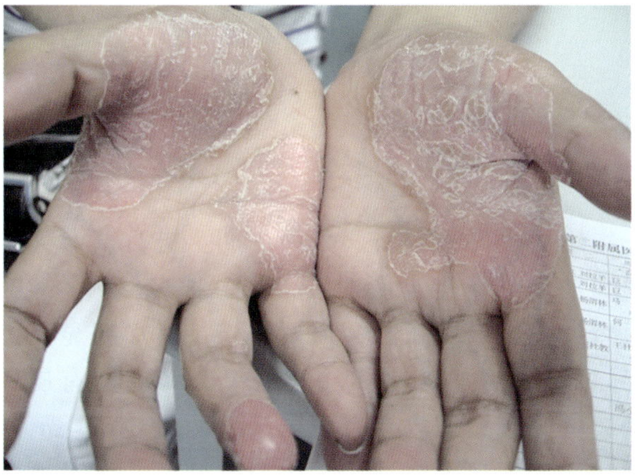

图 8-9　掌跖寻常型银屑病

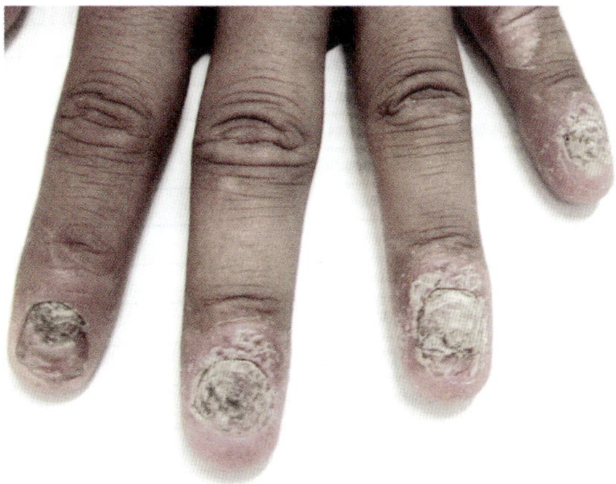

图 8-10　甲寻常型银屑病

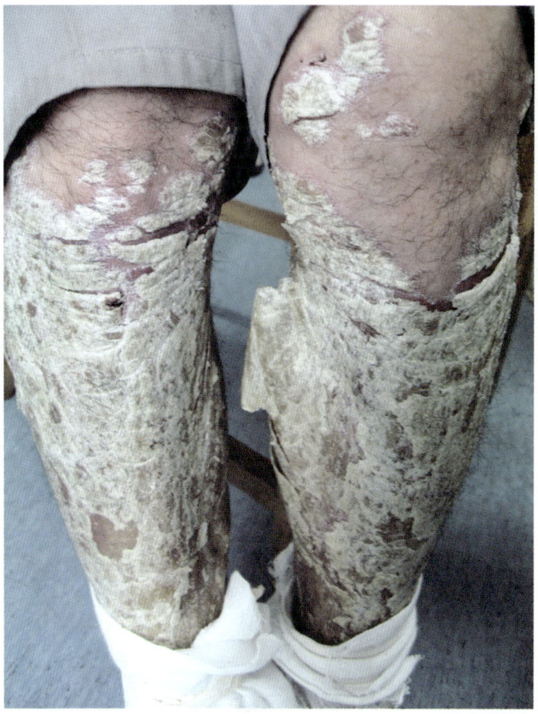

图 8-11　寻常型银屑病　小腿大片融合性浸润斑块，境界清楚，上覆肥厚银白色云母状鳞屑

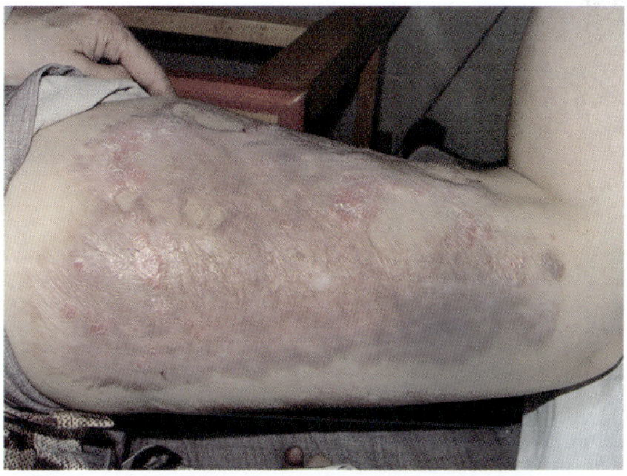

图 8-12　瘢痕基础上寻常型银屑病

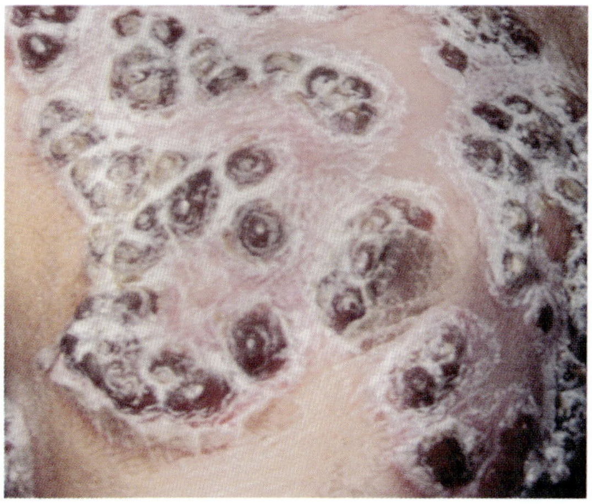

图 8-13　蛎壳状银屑病

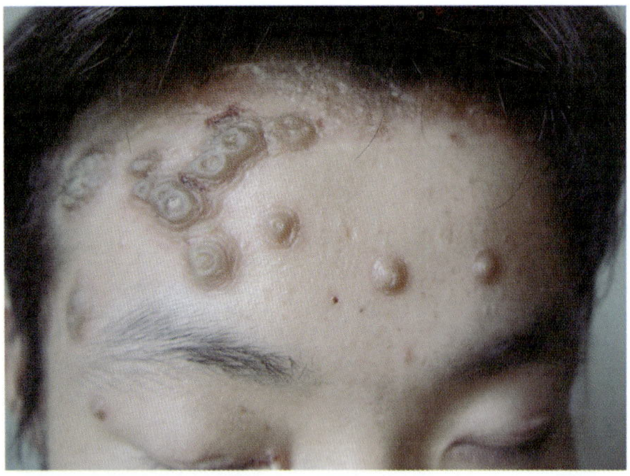
图 8–14　蛎壳状银屑病

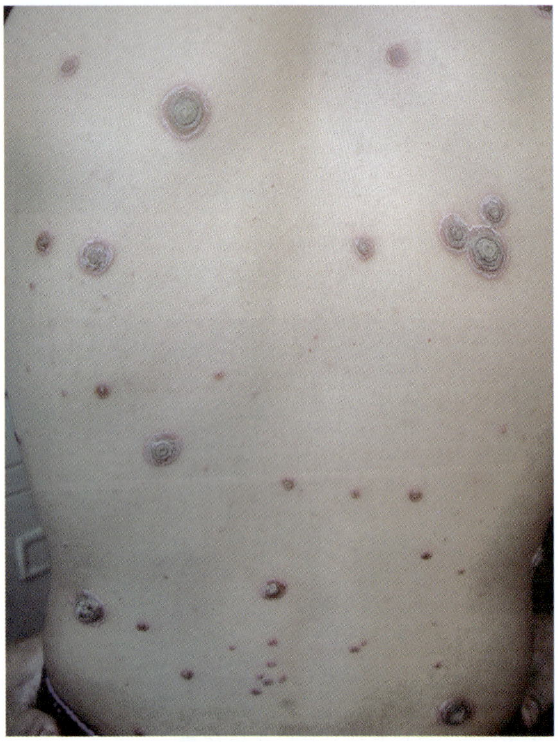
图 8–15　蛎壳状银屑病

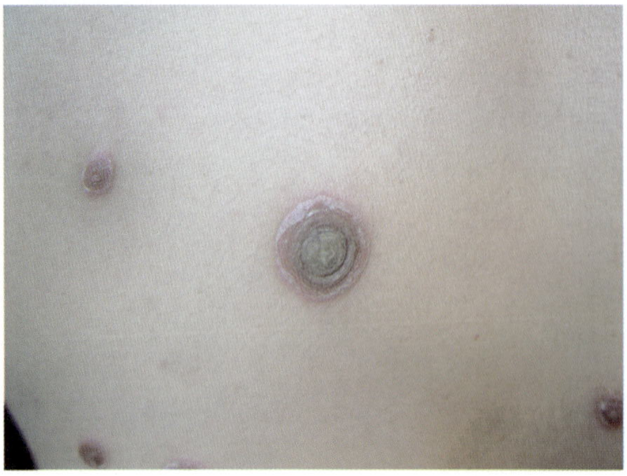
图 8–16　蛎壳状银屑病

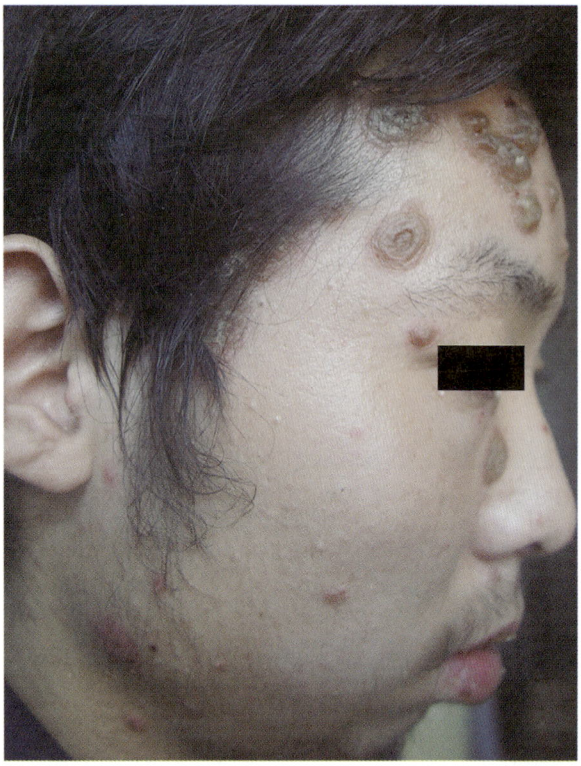
图 8–17　蛎壳状银屑病

按病程可将银屑病分为 3 期：进行期、静止期和消退期。进行期时有多数新发疹，皮疹红，为帽针头至点滴状的鳞屑性丘疹，瘙痒明显，可有同形反应；静止期时基本无新发疹，原有皮疹增大增厚，典型的为有成层鳞屑的斑丘疹；消退期时皮疹渐消，鳞屑减少，范围缩小，消退后遗留轻度色素沉着或色素减退斑。

【组织病理】

本病的组织学特点因病期不同而有变化，但基本特点相同，表现为表皮角化过度及角化不全，角化不全区域常可见中性粒细胞聚集，称 Munro 小脓疱。颗粒层变薄或消失，棘层增厚，表皮突延伸，下端增宽，基底可相互吻合，真皮乳头上延呈杵状，其上方棘层变薄。乳头内毛细血管迂曲扩张充血，周围淋巴细胞、中性粒细胞浸润，有时可见血管外红细胞。急性点滴状银屑病在棘层和颗粒层的中性粒细胞浸润造成细胞间水肿、细胞间桥拉长及细胞内水肿、淡染，形成海绵状脓疱（Kogoj 海绵状脓疱）。长期存在的斑块状银屑病和消退期皮损中常见不到 Munro 小脓疱（图 8–18~图 8–20）。

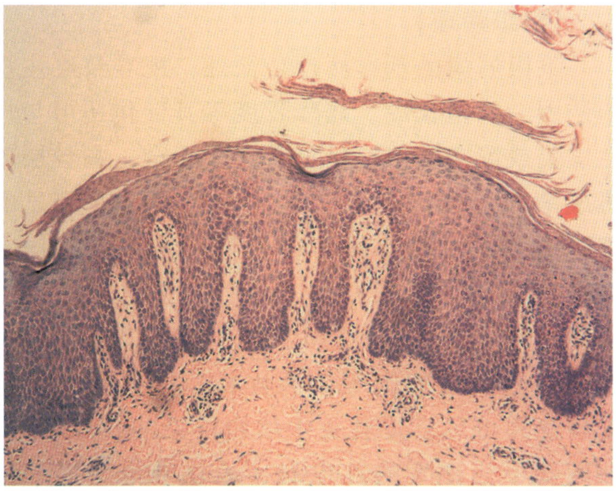

图 8-18　寻常型银屑病　棘层增厚，表皮突延伸，下端增宽

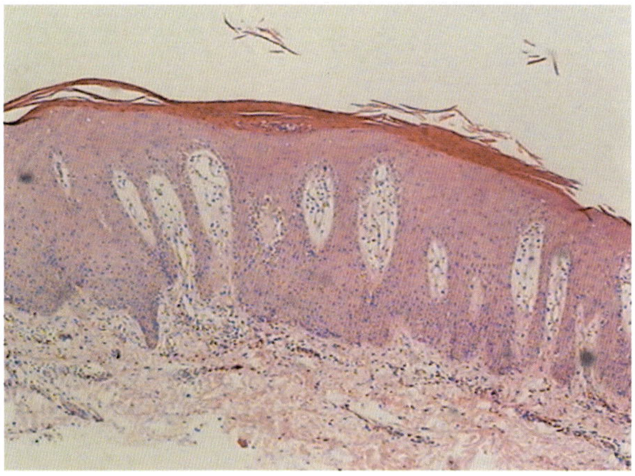

图 8-19　寻常型银屑病　棘层增厚，表皮突延伸，下端融合

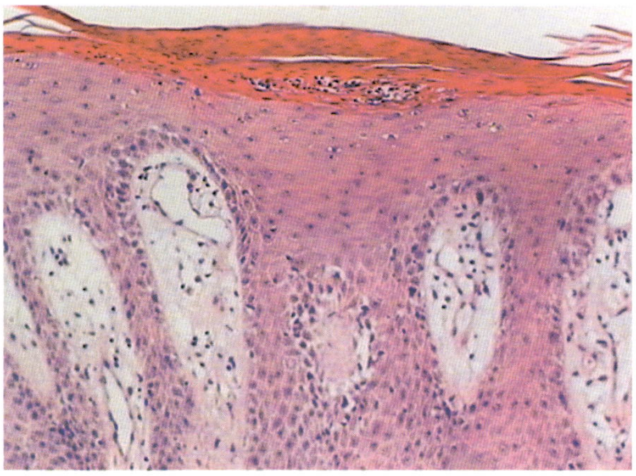

图 8-20　寻常型银屑病　角层可见 Munro's 微脓肿，乳头内毛细血管迂曲扩张充血

【鉴别诊断】

本病临床上应与脂溢性皮炎、扁平苔藓、类银屑病、毛发红糠疹、湿疹、体癣和手癣等疾病相鉴别。

本病组织学上与慢性局限性皮炎湿疹鉴别。慢性皮炎湿疹角质层可有角化不全和角化过度，棘层肥厚、表皮突下延，但不一定在同一平面上，也不像银屑病时表皮突呈棒槌状；表皮常有海绵形成；由于长期搔抓，真皮乳头常有胶原增粗红染，走行与表皮垂直，真皮浅层有时可见嗜酸性粒细胞浸润，而银屑病时无嗜酸性细胞。

红皮病型银屑病

【临床表现】

红皮病型银屑病（erythrodermic psoriasis）是较少见的一种严重的银屑病，临床表现为剥脱性皮炎。患者常伴发热、畏寒、头痛等全身症状，各处淋巴结可肿大（图 8-21~图 8-24）。本病有两种类型。

1.由慢性斑块型发展而来，几乎累及全身皮肤，皮损保持银屑病的特点，治疗后可恢复到原来银屑病状态，无明显瘙痒。

2.突然发病，常由关节病型银屑病或全身脓疱型银屑病发展而来，或由感染、低钙血症、类固醇药物减量等诱发。银屑病的特征性损害消失，全身皮肤弥漫性潮红，伴大量糠秕状脱屑。病程长，易复发，可导致死亡。

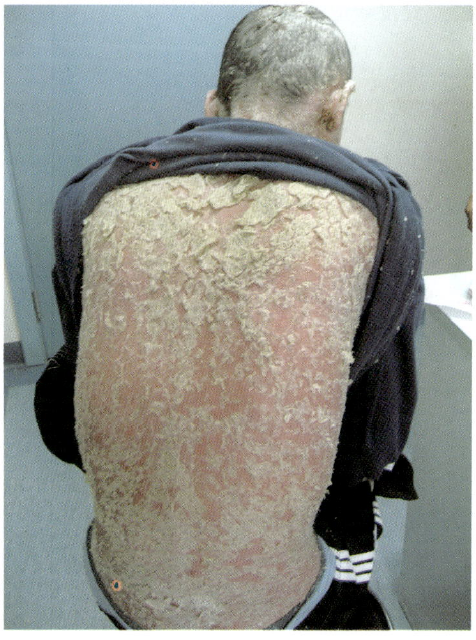

图 8-21　红皮病型银屑病

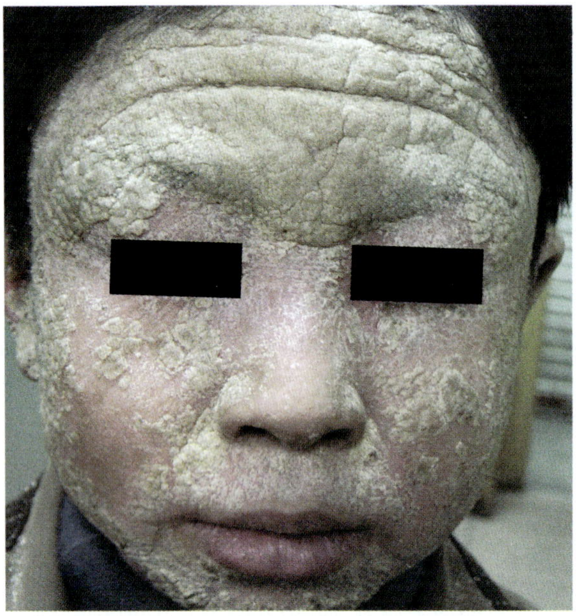

图 8-22　红皮病型银屑病

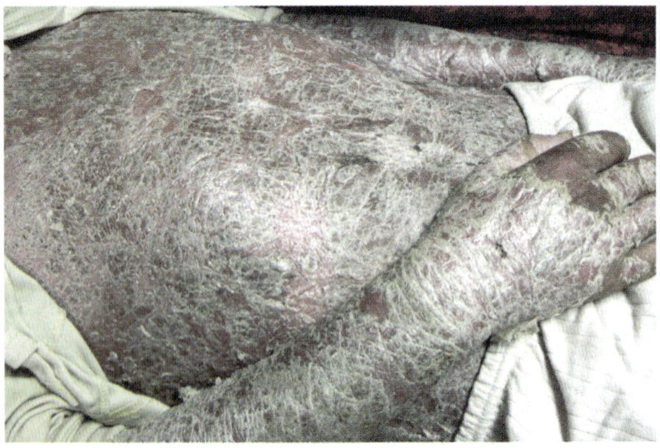

图 8-23　红皮病型银屑病

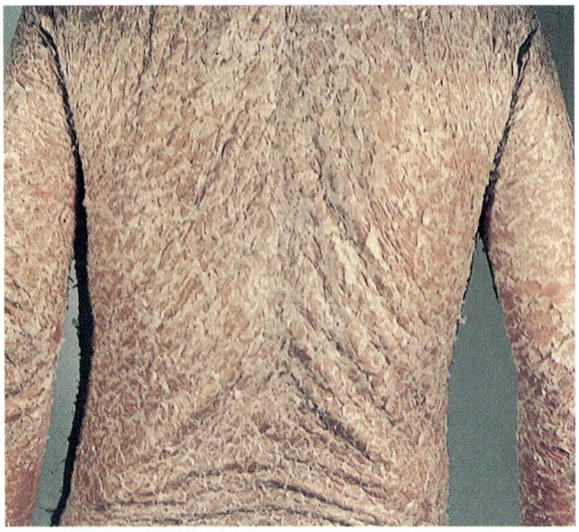

图 8-24　红皮病型银屑病

【组织病理】

除银屑病的基本病理特征外，视导致红皮病的诱因、病程长短、瘙痒程度等其变化还可与慢性皮炎或湿疹相似。呈显著角化不全，颗粒层变薄或消失，棘层肥厚，表皮突延长，有明显的细胞内和细胞间水肿，但不形成水疱。真皮上部水肿，血管扩张充血，血管周围早期有中性粒细胞和淋巴细胞浸润，晚期多为淋巴细胞、组织细胞及浆细胞等。病程长、搔抓剧烈的红皮病皮损可见真皮乳头中增粗红染的胶原纤维。外用药不当诱发的红皮病，表皮中可见海绵形成（图 8-25~图 8-26）。

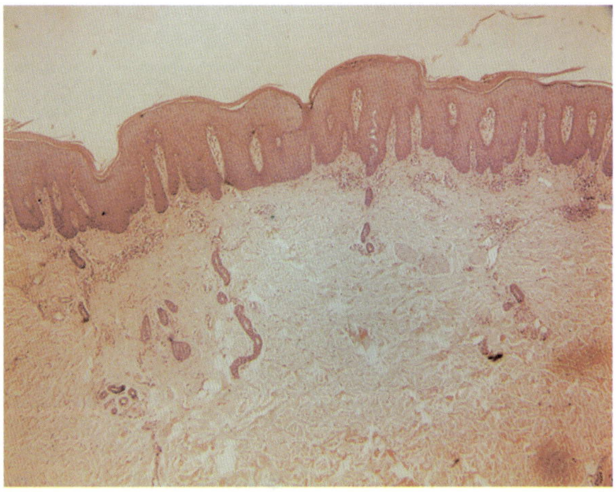

图 8-25　红皮病型银屑病

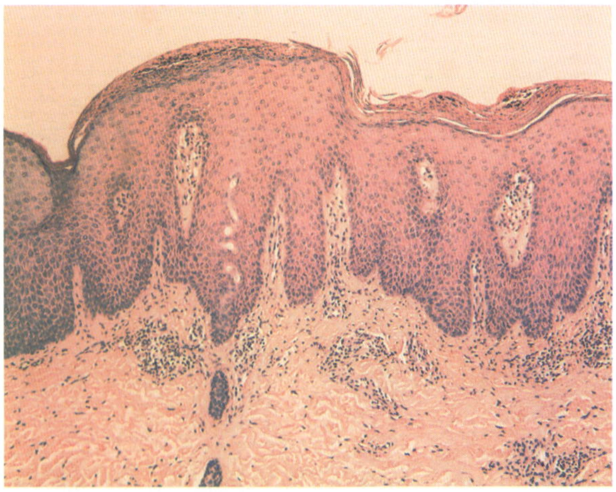

图 8-26　红皮病型银屑病　呈显著角化不全，颗粒层变薄或消失，棘层肥厚，表皮突延长融合，真皮血管扩张充血

【鉴别诊断】

临床上应与其他原因引起的红皮病如红皮病性药疹、毛发红糠疹、脱屑性红皮病、淋巴瘤等相鉴别。

组织学上与各型红皮病鉴别，组织学上较临床更易区分。

关节病型银屑病

【临床表现】

5%~7%的银屑病患者伴有关节炎。70%的患者先银屑病，后有关节炎；约10%两者同时出现；20%的病人仅有关节炎而无皮损，或皮损后发。关节病变与类风湿性关节炎的表现相似，多累及远端小关节，尤其是指(趾）末端关节，关节梭形肿胀、疼痛，大关节及脊柱亦可受累。重者大关节可以积液，附近皮肤红肿。长久以后，可致关节强直及肌肉萎缩。关节型银屑病（psoriasis arthropathica）皮疹往往为急性进行状态，多半为广泛分布的蛎壳状银屑病。病程慢性，不易治愈（图8-27~图8-29）。

【组织病理】

与寻常型银屑病类似。

【鉴别诊断】

临床上需要与类风湿性关节炎相鉴别。后者类风湿因子阳性。

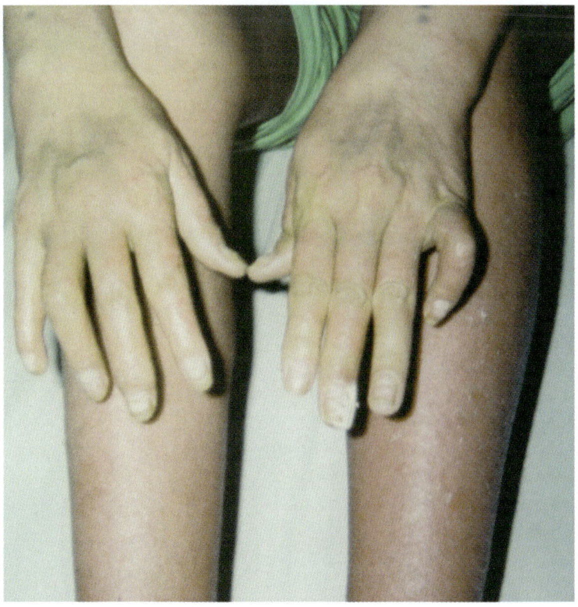

图 8-27　关节病型银屑病

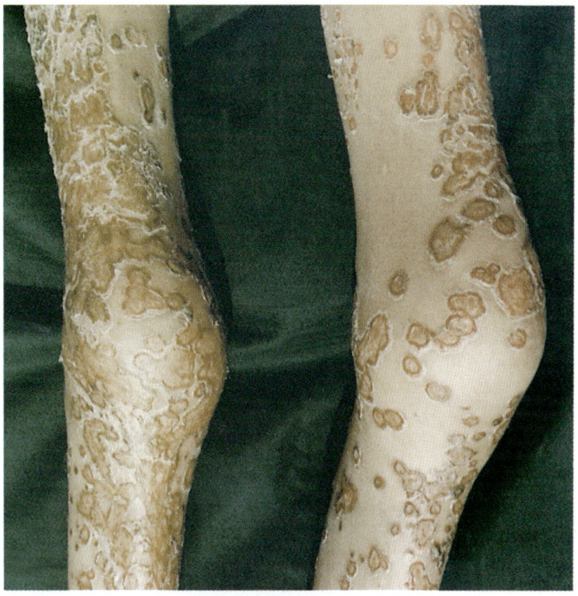

图 8-28　关节病型银屑病

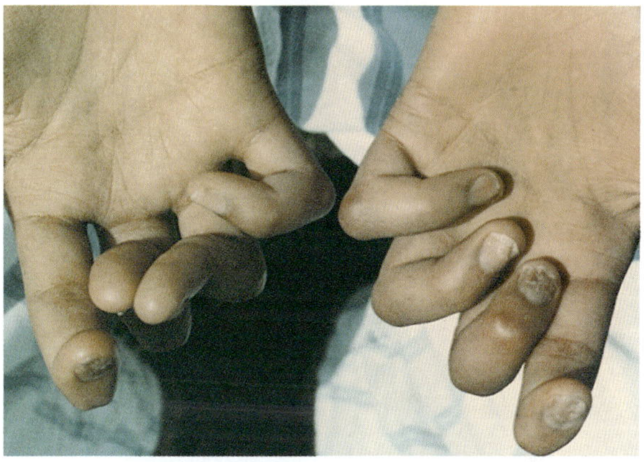

图 8-29　关节病型银屑病

脓疱型银屑病

【临床表现】

脓疱型银屑病（psoriasis pustulosa）临床上分两种类型。

1.局限型脓疱型银屑病　本病又分掌跖脓疱病和连续性肢端皮炎。

（1）掌跖脓疱病：始发于中年人，好发于手掌中心及鱼际部位，足跟及足背，典型皮损为红斑鳞屑基础上群集的小脓疱。

（2）连续性肢端皮炎：儿童期可发病，青少年及成人少见，女性较男性多见。分局限型和泛发型。局限型皮损限于指、趾远端，常有外伤史，病程长者指、趾皮肤可发生萎缩，指、趾甲可永久性脱落。泛发型除指、趾远端外皮损泛发全身，皮损与泛发型脓疱性银屑病无区别。

2.泛发型脓疱性银屑病　多见于中年人，发病前常有明显诱发因素，如全身应用皮质类固醇、青霉素，局部应用焦油、蒽林，感染、妊娠等。大多急性发病，常伴高热、关节疼痛等全身症状。典型皮损为银屑病基本损害上出现密集的针头至粟粒大小浅在性无菌性小脓疱，部分可融合成“脓湖”，以四肢屈侧及皱褶部位多见（图8-30~图8-38）。

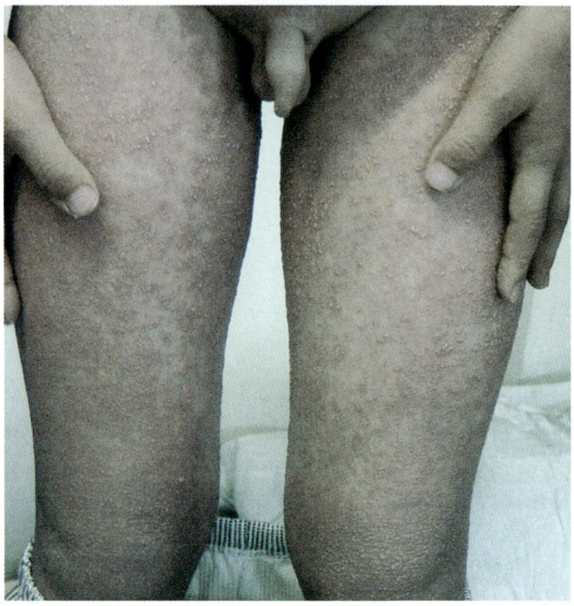

图 8-30　脓疱型银屑病

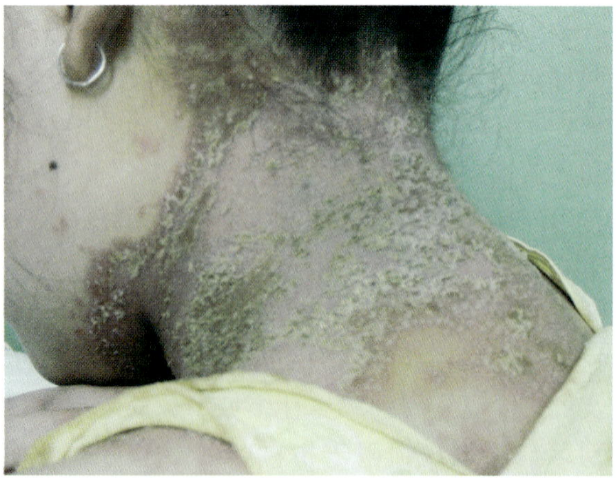

图 8-31　脓疱型银屑病

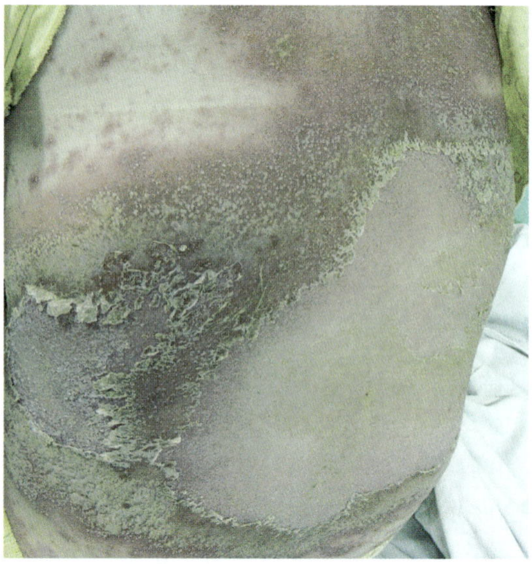

图 8-32　脓疱型银屑病

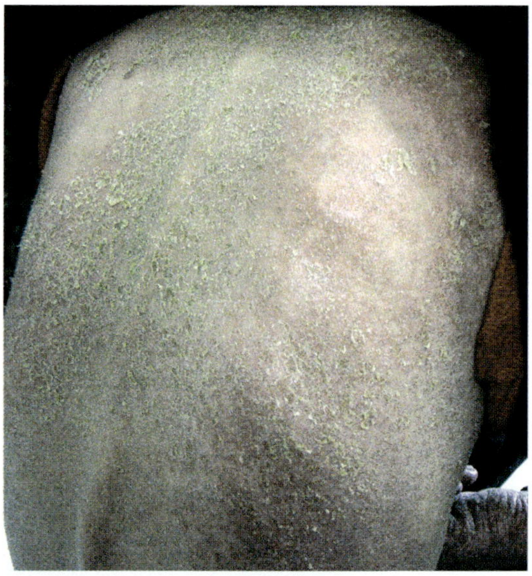

图 8-33　脓疱型银屑病

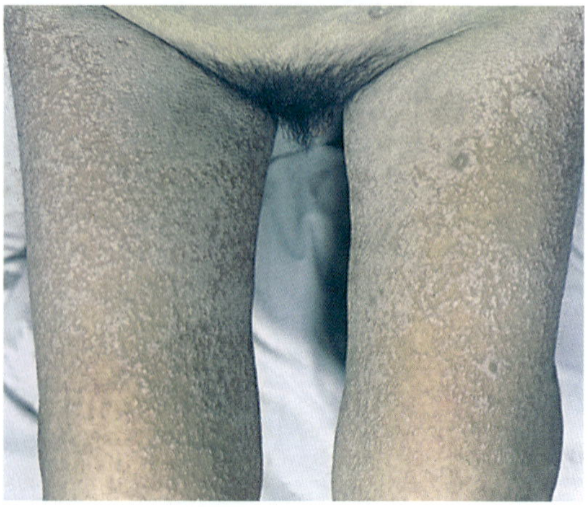

图 8-34　脓疱型银屑病

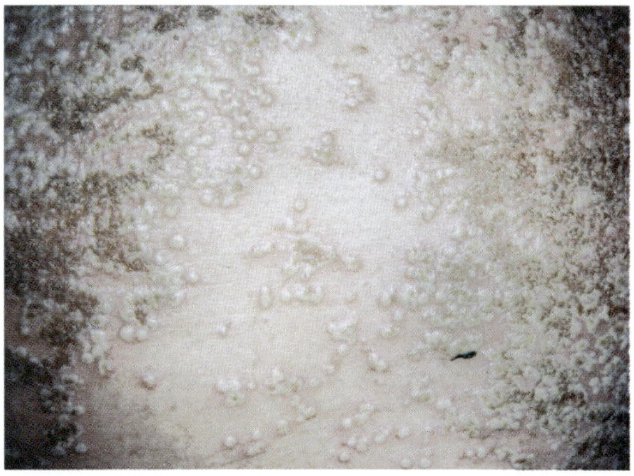

图 8-35　脓疱型银屑病

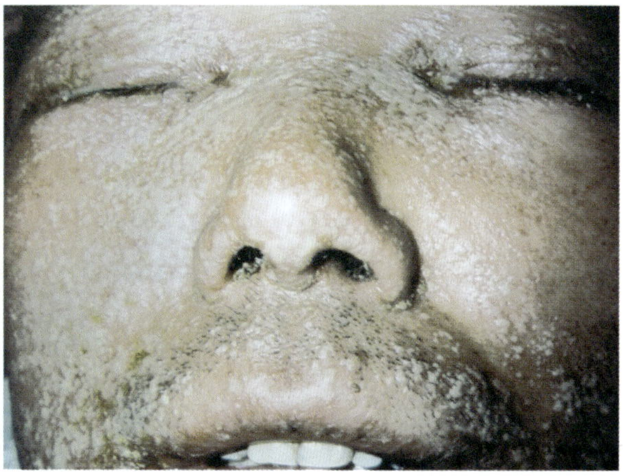

图 8-36　脓疱型银屑病

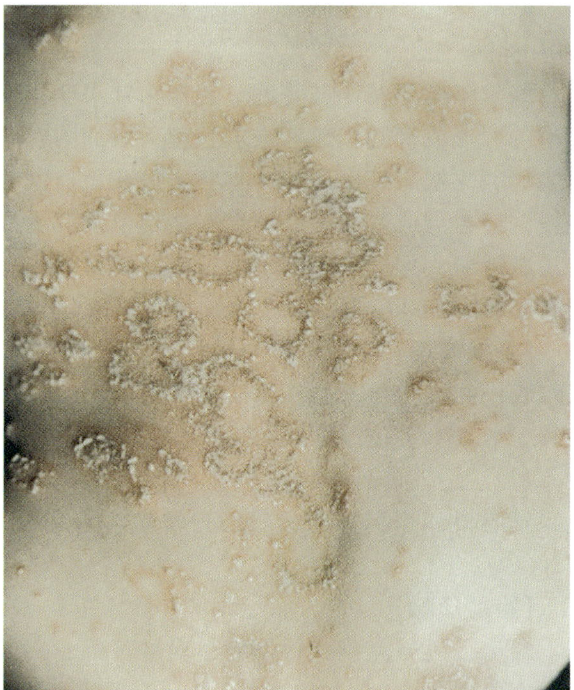

图 8-37　脓疱型银屑病　环状皮损

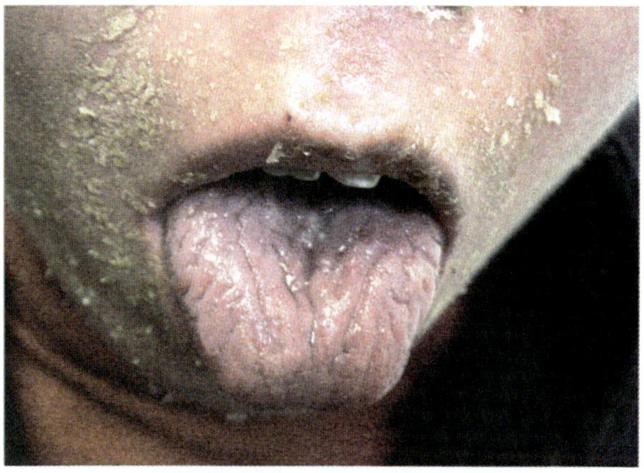

图 8-38　脓疱型银屑病伴发沟状舌

【组织病理】

连续性肢端皮炎和泛发型脓疱性银屑病除银屑病的基本病理特征外，表皮可见角化不全，表皮突延长，颗粒层和棘层上部可见 Kogoj 海绵状脓疱，内有大量中性粒细胞；真皮浅层水肿，淋巴细胞、组织细胞及中性粒细胞浸润。掌跖脓疱病可见表皮内单房性脓疱，两侧钝圆，脓腔内含大量中性粒细胞，脓疱两侧常可见小而典型的海绵状脓疱。脓疱下方真皮浅层淋巴细胞、组织细胞及中性粒细胞浸润（图 8-39~图 8-43）。

【鉴别诊断】

泛发型脓疱性银屑病临床上应与急性落叶性天疱疮鉴别，皮损的组织病理及免疫荧光检查可鉴别。

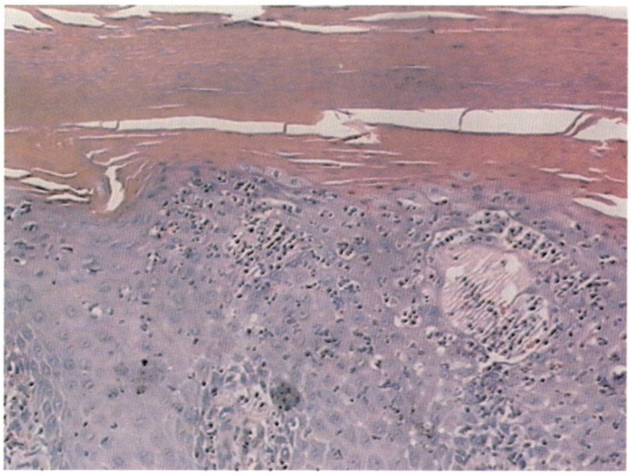

图 8-39　脓疱型银屑病　表皮内 Kogoj 海绵状脓疱

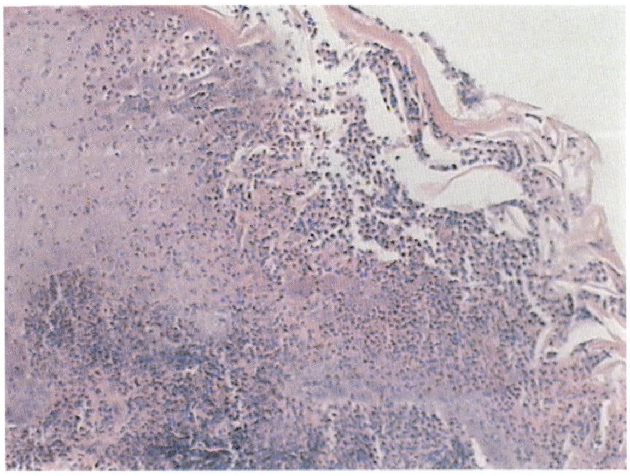

图 8-40 脓疱型银屑病 表皮内大的海绵状脓疱

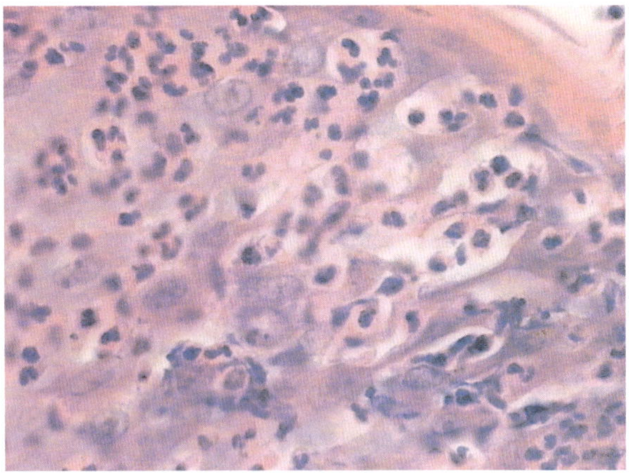

图 8-41 脓疱型银屑病 表皮内大的海绵状脓疱

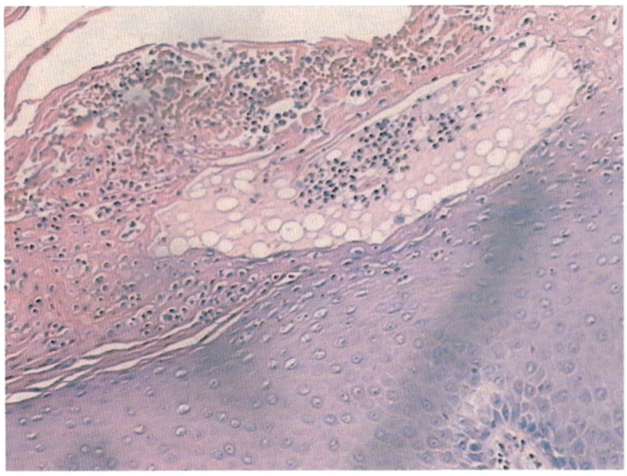

图 8-42 脓疱型银屑病 表皮内大的海绵状脓疱

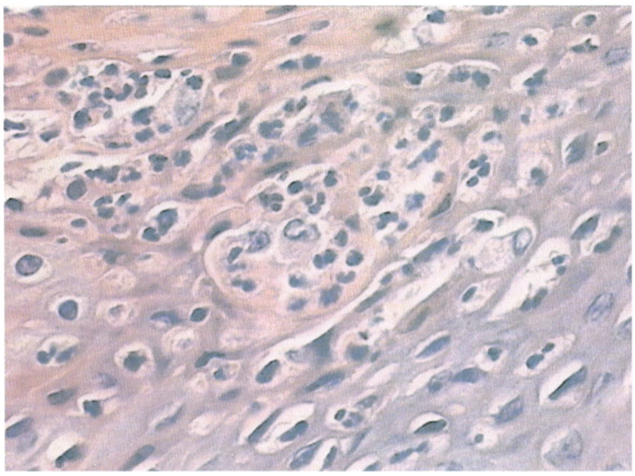

图 8-43 脓疱型银屑病 表皮内大的海绵状脓疱

第二节 类银屑病

类银屑病（parapsoriasis）是一组原因不明的红斑鳞屑性皮肤病。病情顽固，不易治疗。临床上分为 3 型：点滴型银屑病（guttata parapsoriasis）、斑块型和苔藓样型类银屑病。

点滴型类银屑病

慢性型

【临床表现】

慢性型又称慢性苔藓样糠疹（pityriasic lichenoides chronica）较常见，多见于儿童及青少年。好发于躯干及四肢等处。表现为针头至指甲大小的圆形或椭圆形斑疹或斑丘疹，表面附有细薄鳞屑，无银屑病中所见的点状出血现象。病程缓慢，经数周或数月自行消退，遗留色素沉着或色素减退斑，但新疹不断出现，故同时可见到新老皮疹（图 8-44~图 8-47）。

【组织病理】

表皮灶性角化不全，棘层轻到中度肥厚，表皮突延长，棘层细胞内或细胞间水肿。真皮乳头水肿，血管周围淋巴细胞、单核细胞和少量组织细胞浸润，可见少量红细胞外渗（图 8-48~图 8-49）。

【鉴别诊断】

临床上应与点滴状银屑病、扁平苔藓、二期梅毒疹鉴别。

组织学上与玫瑰糠疹鉴别，二者不易区别。玫瑰糠疹时真皮浅层炎症细胞浸润较为明显，真皮乳头可见血管外红细胞，且部分进入表皮下半部。

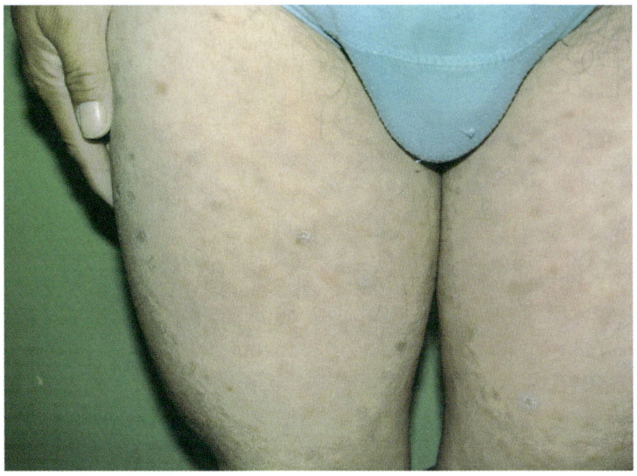

图 8–44　**慢性苔藓样糠疹**　指甲大小的圆形或椭圆形斑疹或斑丘疹，表面附有细薄鳞屑

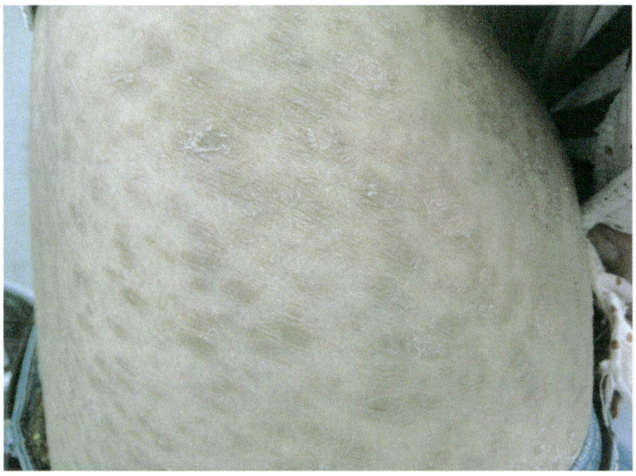

图 8–45　**慢性苔藓样糠疹**　指甲大小的圆形或椭圆形斑疹或斑丘疹，表面附有细薄鳞屑

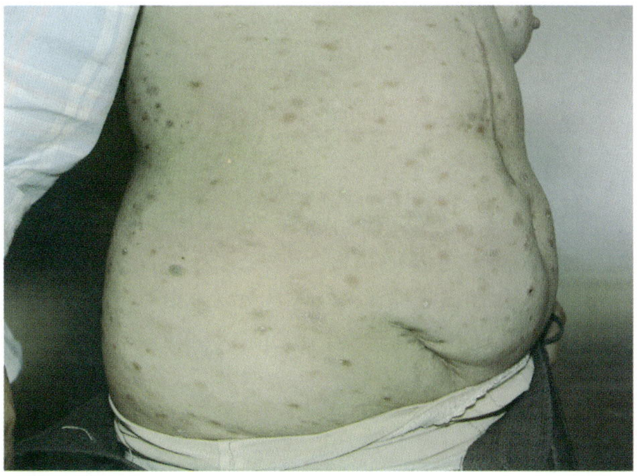

图 8–46　**慢性苔藓样糠疹**　指甲大小的圆形或椭圆形斑疹或斑丘疹，表面附有细薄鳞屑

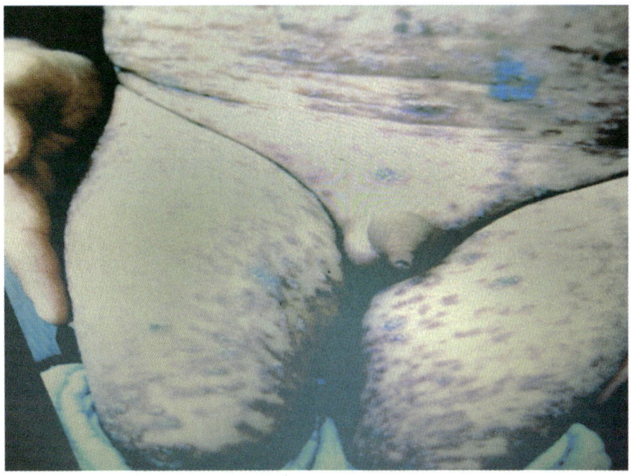

图 8–47　**慢性苔藓样糠疹**　弥漫性指甲大小的圆形或椭圆形斑疹或斑丘疹，暗红色，表面结痂

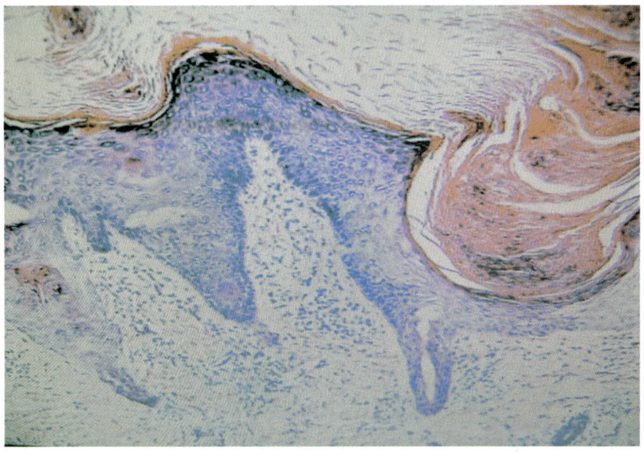

图 8–48　**慢性苔藓样糠疹**　毛囊角化，表皮突延长，血管周围淋巴细胞样浸润

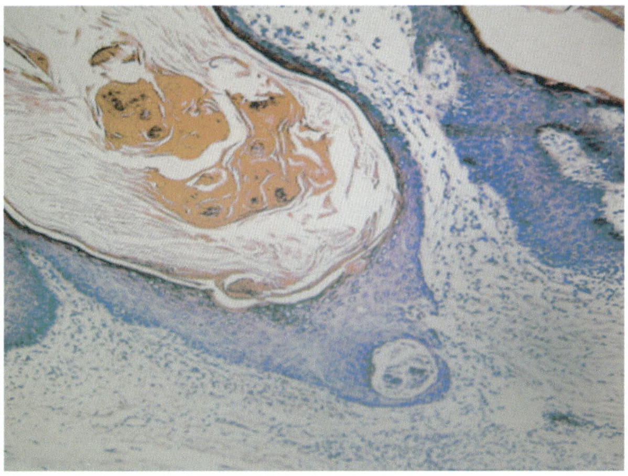

图 8–49　**慢性苔藓样糠疹**　毛囊角化，表皮突延长，血管周围淋巴细胞样浸润

急性型

【临床表现】

急性型又称痘疮样类银屑病（parapsoriasis varioliformis）或急性痘疮样苔藓样糠疹（parapsoriasis lichenoides et varioformis acute），又称 Mucha-Haberman 病。通常急性发病，皮损散在性泛发于躯干、腋窝及四肢，而不累及黏膜；表现为淡红色针头至扁豆大小的水肿性丘疹，伴有小水疱、出血性坏死、结痂等。愈合留痘疮样瘢痕。自觉症状缺乏或有微痒感，有时可伴有乏力、发热、关节痛及淋巴结肿大等症状。病程数周至数月，预后良好。有人认为此型应属血管炎，极罕见者呈急性暴发性发病，表现为无数融合性坏死溃疡，伴发高烧和全身系统性症状，称发热性溃疡坏死型 Mucha-Haberman 病。一般病程数周至数月，预后良好（图 8-50~图 8-56）。

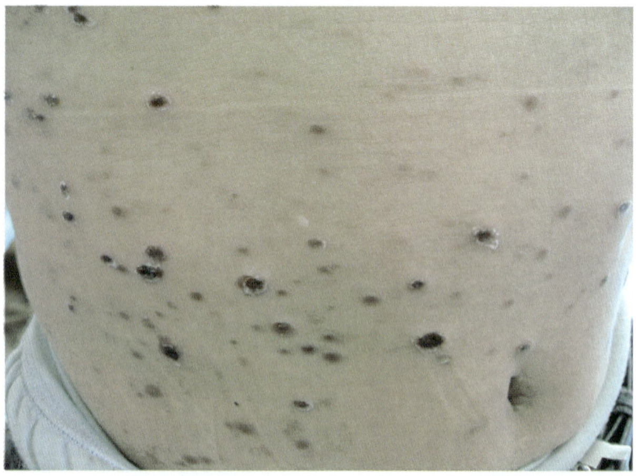

图 8-51　急性痘疮样糠疹　表现为淡红暗红色扁豆至小儿指盖大小的水肿性丘疹，伴有小水疱、出血性坏死、结痂等

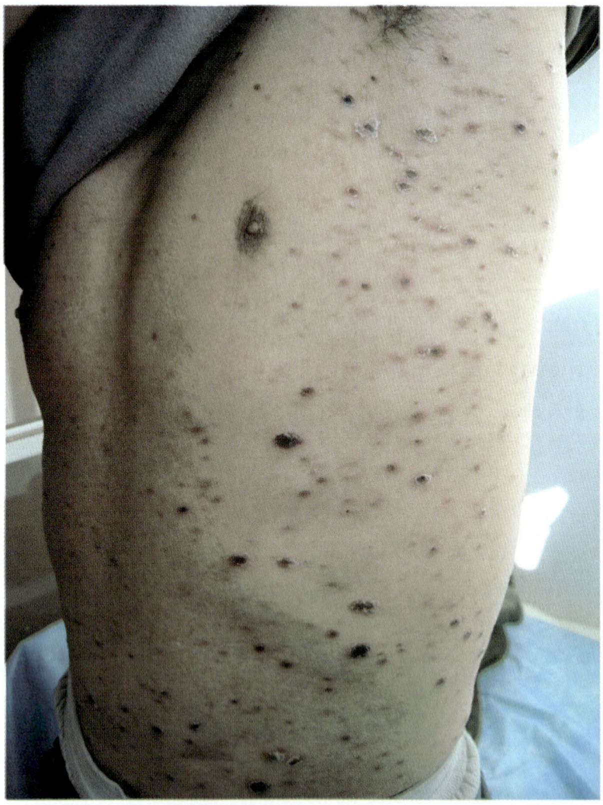

图 8-50　急性痘疮样糠疹　表现为淡红色扁豆至小儿指盖大小的水肿性丘疹，伴有小水疱、出血性坏死、结痂等

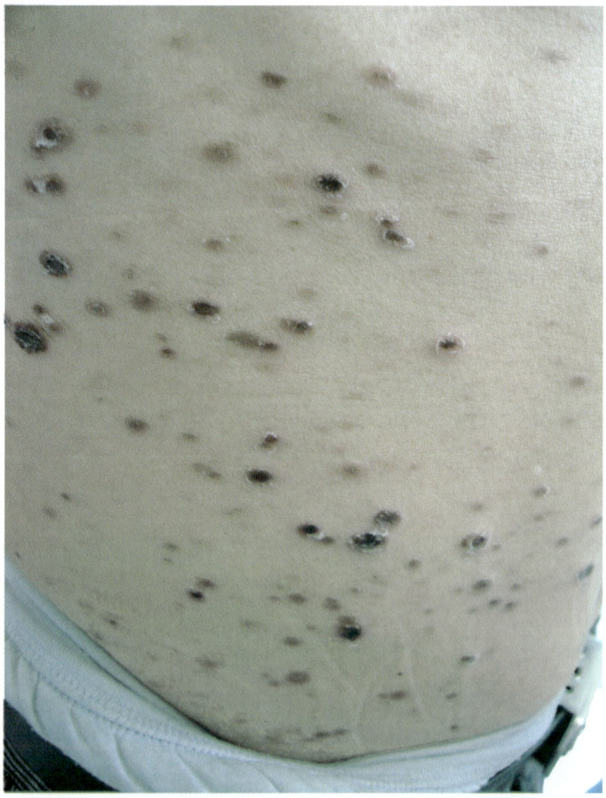

图 8-52　急性痘疮样糠疹　表现为淡红暗红色扁豆至小儿指盖大小的水肿性丘疹，伴有小水疱、出血性坏死、结痂等

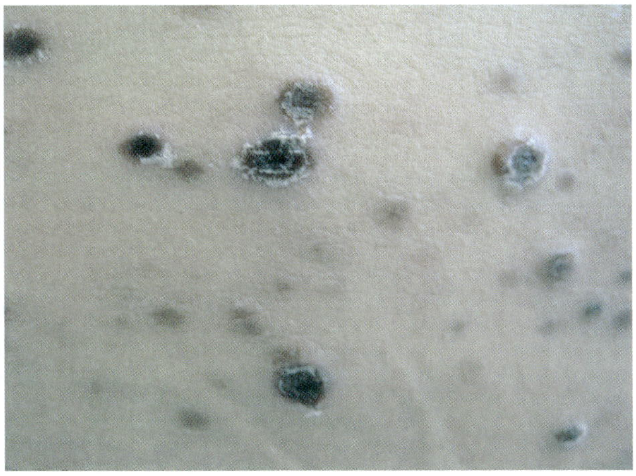

图 8–53　急性痘疮样糠疹　呈出血性，坏死结痂性皮损

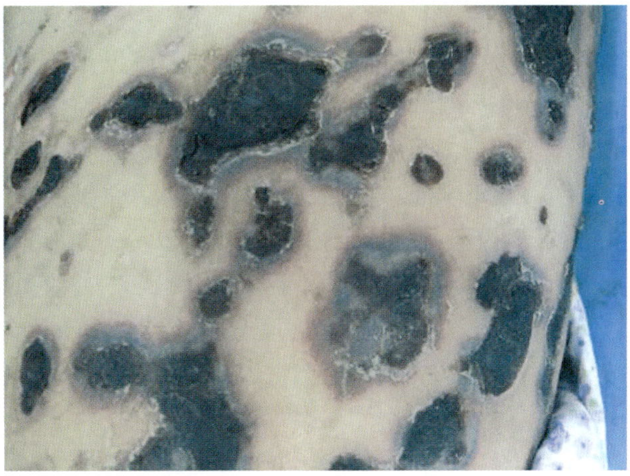

图 8–55　发热性溃疡坏死型 Mucha-Haberman 病

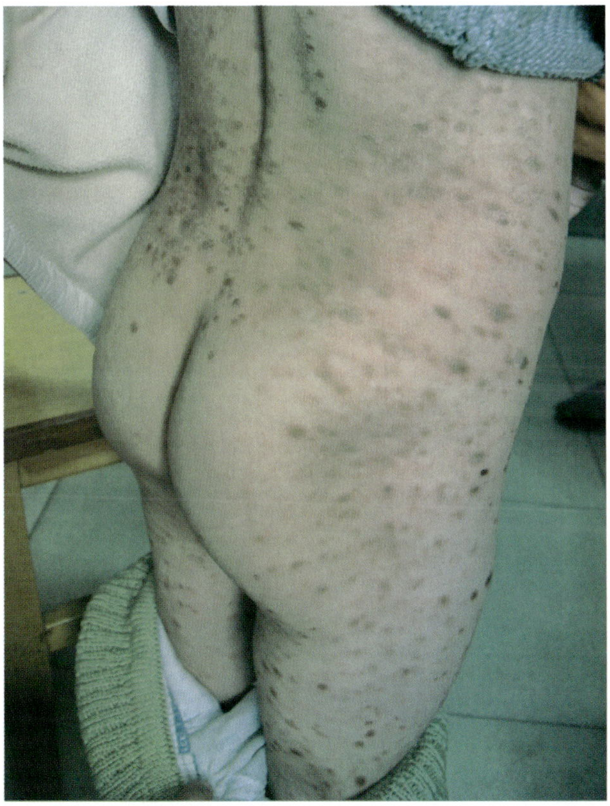

图 8–54　急性痘疮样糠疹　表现为淡红暗红色扁豆至小儿指盖大小的水肿性丘疹，伴有出血性坏死、结痂等

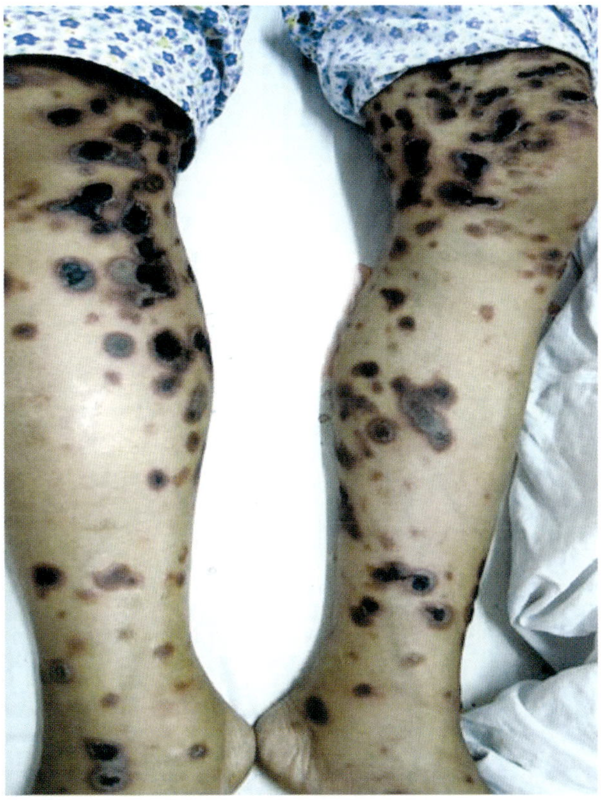

图 8–56　发热性溃疡坏死型 Mucha-Haberman 病

【组织病理】

真皮浅层及深层血管周围致密的淋巴细胞和组织细胞浸润，浸润细胞向上可进入表皮。浸润使真表皮交界模糊不清，伴底基细胞层明显空泡变性，偶可见表皮下水疱。真皮浅层血管扩张，在真皮乳头及表皮内可见数量不等的红细胞外渗。细胞内和细胞间水肿，导致不同程度的表皮变性及坏死，其上角质层呈角化不全和（或）鳞屑结痂，其中常有中性粒细胞（图 8-57~图 8-61）。

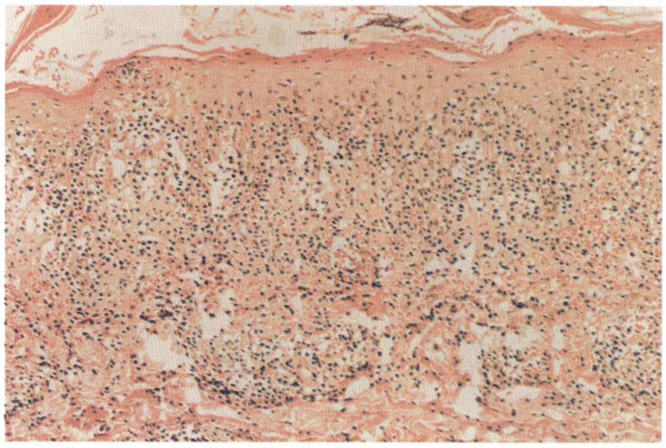

图 8-57　急性痘疮样糠疹　真皮浅层及深层血管周围致密的淋巴细胞和组织细胞浸润，浸润细胞向上可进入表皮。浸润使真表皮交界模糊不清，伴底基细胞层明显空泡变性。真皮浅层及深层血管周围致密的淋巴细胞和组织细胞浸润

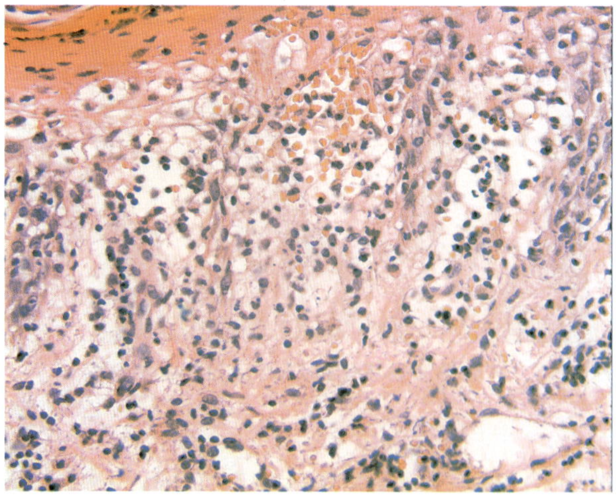

图 8-58　急性痘疮样糠疹　表皮坏死，浸润细胞使真表皮交界模糊不清，在真皮乳头及表皮内可见数量不等的红细胞

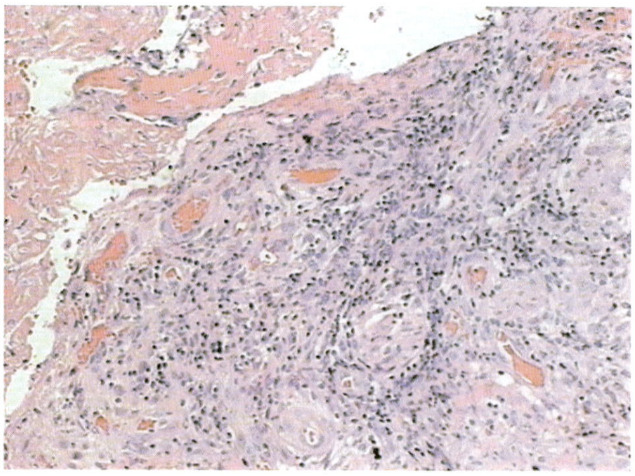

图 8-59　急性痘疮样糠疹　表皮及真皮浅层坏死，血管扩张，有致密的淋巴细胞和组织细胞浸润

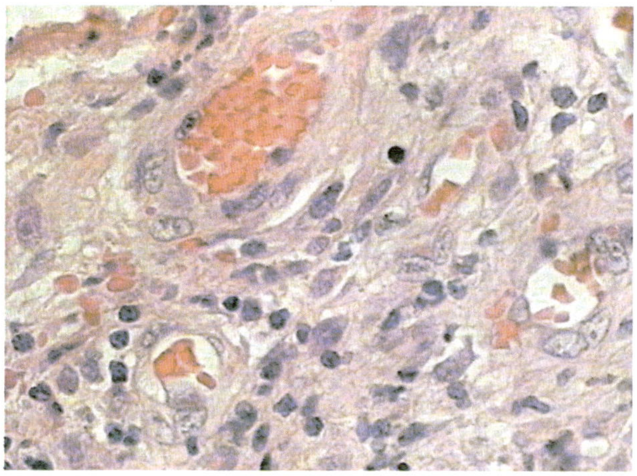

图 8-60　急性痘疮样糠疹　真皮浅层血管扩张，血管周围见淋巴细胞和组织细胞浸润

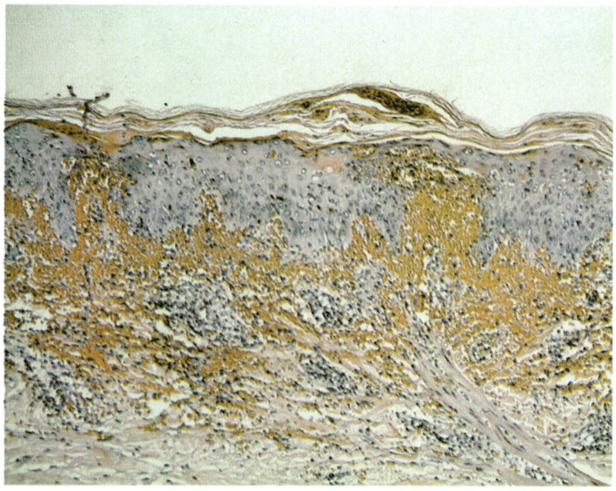

图 8-61　急性痘疮样糠疹　表皮及真皮浅层大量出血及炎症细胞浸润

【鉴别诊断】

临床上应与水痘、淋巴瘤样丘疹病、丘疹坏死性结核疹和痒疹相鉴别。组织学上与淋巴瘤样丘疹病鉴别。淋巴瘤样丘疹病可见到不典型淋巴细胞和混合类型的炎症细胞浸润，表皮有轻度增生。

斑块型类银屑病

小斑块型类银屑病

【临床表现】

小斑块型类银屑病（small-plaque parapsoriasis）多见，多发于成人，男多于女。好发于躯干及四肢，不侵犯黏膜。皮损为棕红、淡黄红色或紫色的圆形、卵圆形、长条形的斑片或斑块，上覆少许鳞屑，直径 1 ~ 5cm。一般无明显自觉症状。病程慢性，可持续不退，冬重夏轻。

【组织病理】

为非特异性改变。表皮轻度棘层肥厚，局灶性海绵形成及角化不全。长条块状角化不全伴浆液积聚在网篮状角层上方为本病的组织学特点。真皮浅层血管周围稀疏至中等密度淋巴细胞及组织细胞浸润，有些病例炎症浸润很明显而类似大斑块型，如何区分二者应根据以后的病程确定。

【鉴别诊断】

临床上应与脂溢性皮炎和玫瑰糠疹相鉴别。

大斑块型类银屑病

【临床表现】

大斑块型类银屑病（large palque parapsoriasis）多见于男性，好发于中老年人，皮损多始于躯干下部，腋窝、臀部及女性乳房下，可侵及任何体表部位。表现为界限清楚的斑片，硬币至手掌大，色淡红、黄红或紫红，上覆细薄鳞屑。斑片可相互融合，其内可有正常皮岛。少数皮损伴有萎缩和皮肤异色样改变，可演变为蕈样肉芽肿。

【组织病理】

真皮上部可见较为致密的淋巴细胞及组织细胞浸润，呈灶性或带状，还可见噬黑色素细胞。浸润使表皮真皮界面模糊不清，基底细胞液化变性，浸润细胞侵入表皮下层并可进一步形成微脓肿。如出现 Pautrier 微脓肿或脑回状淋巴细胞，则提示已转化为蕈样肉芽肿。

【鉴别诊断】

临床上需要与异色性皮肌炎、慢性萎缩性肢端皮炎和红斑狼疮相鉴别。

苔藓样型类银屑病

【临床表现】

苔藓样型类银屑病（parapsoriasis lichenoides）极少见，好发于颈部两侧、躯干上部及四肢。表现为类似扁平苔藓的扁平小丘疹，表面附有细薄鳞屑，皮疹分布广泛，丛集成网状，伴有萎缩和毛细血管扩张，异色症样改变。病程缓慢，也可演变为蕈样肉芽肿。

【组织病理】

病理表现与血管萎缩性皮肤异色病相似，即真皮浅层带状较为致密的以淋巴细胞为主的浸润，并向上侵入表皮，基底细胞液化变性，表皮明显变薄。有的病例可见浸润淋巴细胞核的非典型性。

【鉴别诊断】

临床上应与血管性萎缩性皮肤异色病和扁平苔藓鉴别。

玫瑰糠疹

【临床表现】

玫瑰糠疹（pityriasis rosea）是常见的自限性炎症性皮肤病，多见于中青年，好发于躯干和四肢近端，以春秋季多发。初起在躯干或四肢某处出现单个损害，直径 2~3cm 或更大，为圆形或椭圆形淡红色或黄褐色斑片，边界清楚，表面有细薄鳞屑，称为母斑。1~2 周后躯干与四肢近端相继出现较小皮损，形态与母斑相似，呈椭圆形，长轴与肋骨或皮纹平行，皮损为淡红或黄褐色斑，有细小皱纹，边界清楚，表面有灰白色糠秕状鳞屑。有时四肢远端也可出现皮损，有时皮损仅见于四肢，偶见黏膜受累。部分患者无母斑或未发现母斑。自觉轻度到中度瘙痒（图 8–62~图 8–66）。

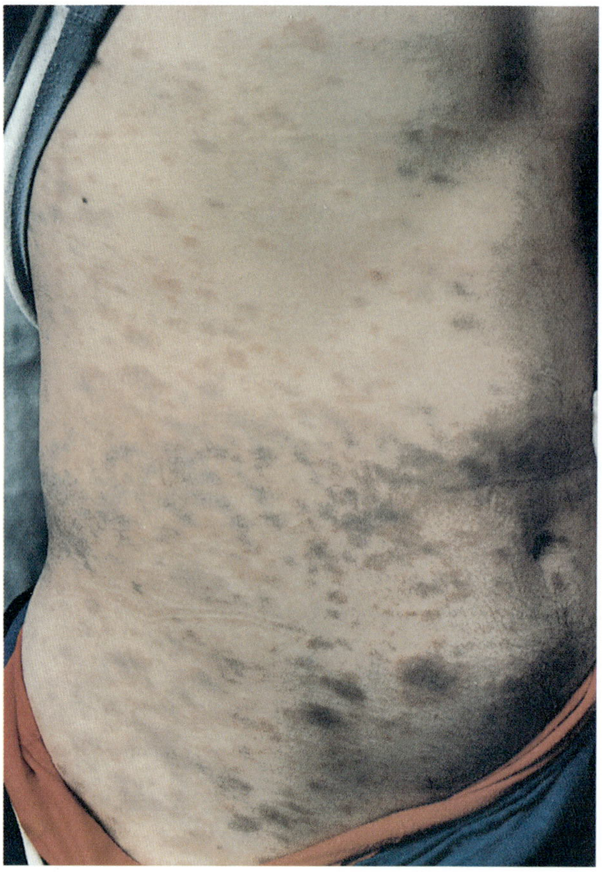

图 8-62 玫瑰糠疹

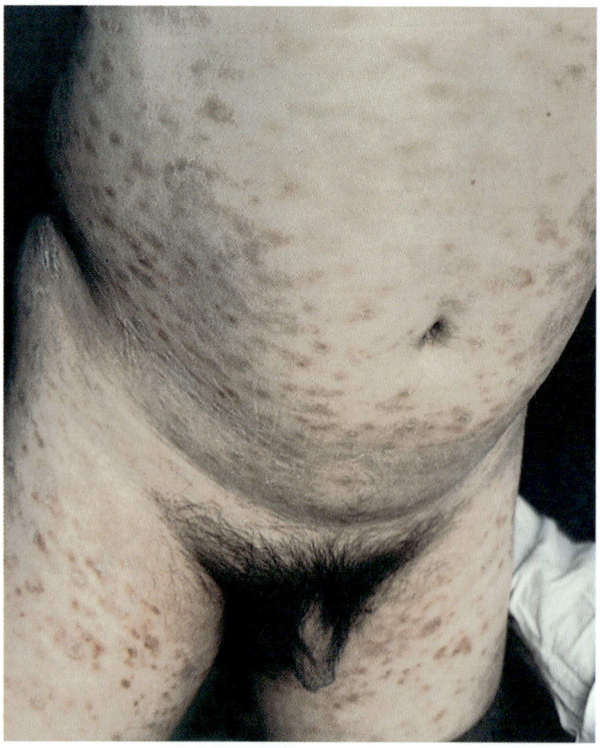

图 8-63 玫瑰糠疹

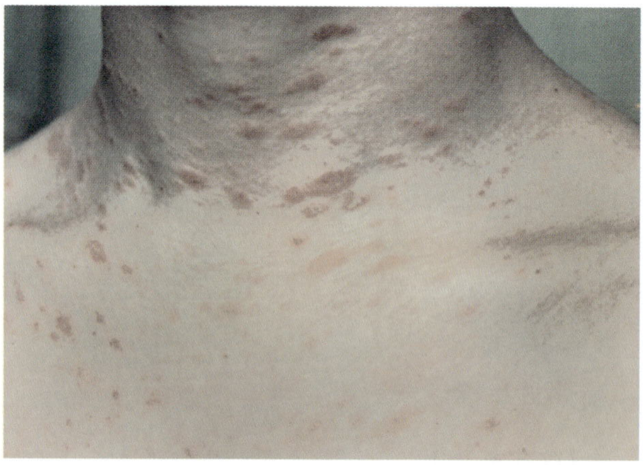

图 8-64 玫瑰糠疹

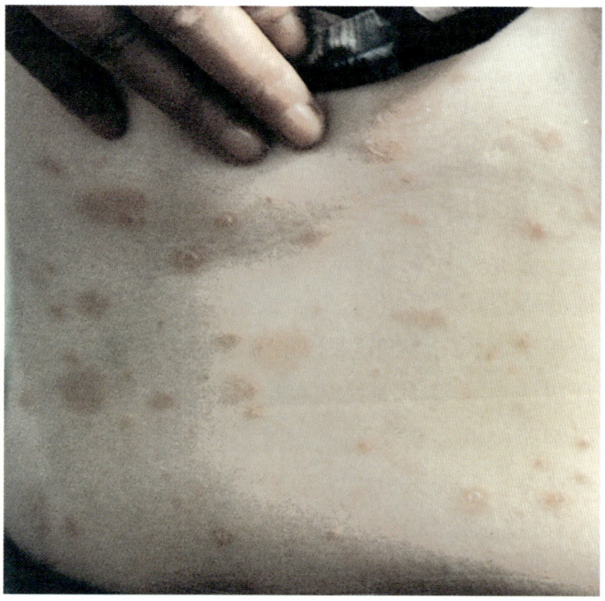

图 8-65 玫瑰糠疹

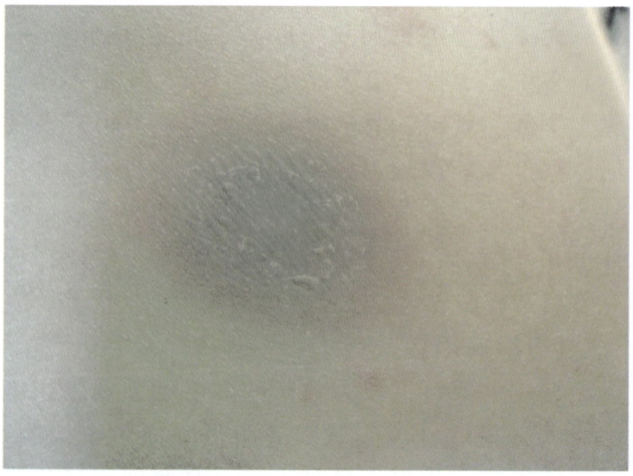

图 8-66 玫瑰糠疹 母斑

通常无全身症状，少数患者有全身不适、咽痛、低热、关节痛或淋巴结肿大等症状。病程一般4~6周或更长，不经治疗亦可自行消退，遗留色素减退或色素沉着斑。一次发病后通常不再复发。

【组织病理】

表现为非特异性炎症改变，表皮可见灶性角化不全，轻度棘层增厚，灶性海绵形成和细胞内水肿，有时海绵水肿可发展为微水疱。若为母斑，可见表皮轻度增生，真皮浅层水肿，毛细血管扩张，可见数量不等的血管外红细胞，且部分进入表皮下半部，真皮浅层血管丛周围可见淋巴及组织细胞浸润（图8–67~图8–70）。

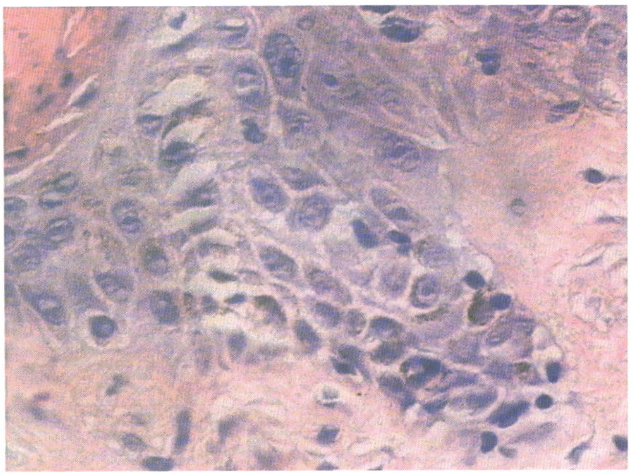

图 8–69 **玫瑰糠疹** 表皮海绵形成

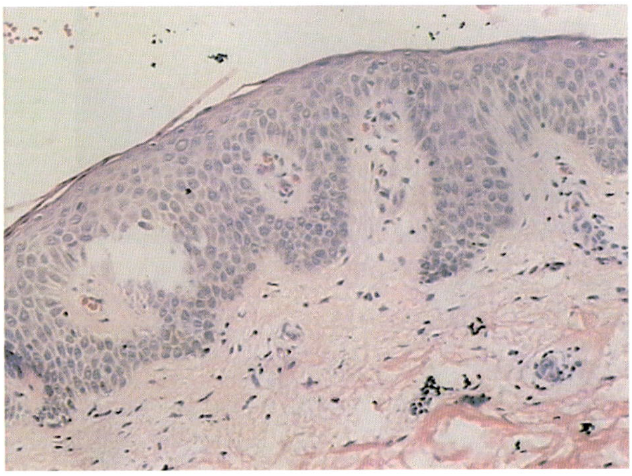

图 8–67 **玫瑰糠疹** 轻度棘层增厚，毛细血管扩张

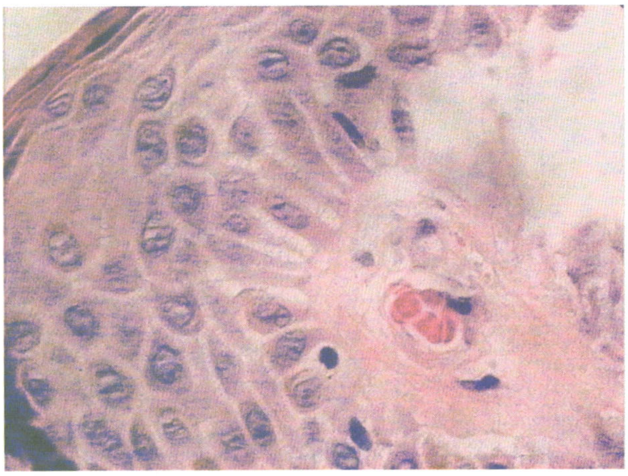

图 8–70 **玫瑰糠疹** 轻度棘层增厚，海绵形成，毛细血管扩张

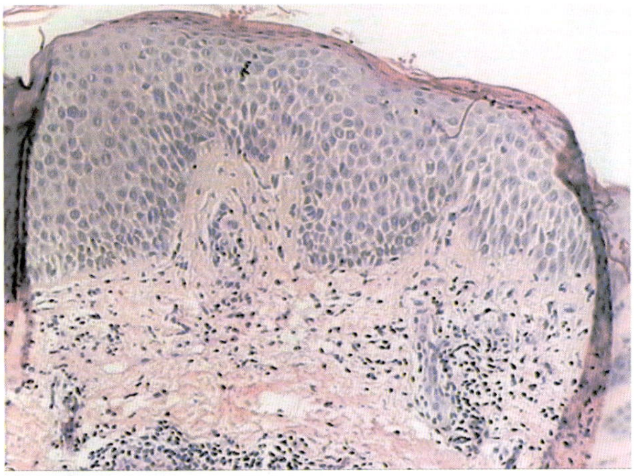

图 8–68 **玫瑰糠疹** 轻度棘层增厚，真皮浅层血管丛周围可见淋巴及组织细胞浸润

【鉴别诊断】

临床上应与体癣、花斑癣、银屑病、脂溢性皮炎等疾病相鉴别。

组织学上与离心性环状红斑、点滴状副银屑病和皮肤癣菌病鉴别。

离心性环状红斑无表皮增厚，真皮浅层血管周围的炎性细胞浸润较明显，常呈袖套样，有时在中层和深层血管周围也有浸润。一般无真皮乳头水肿及血管外红细胞。

点滴型副银屑病常有表皮轻度增生，真皮浅层血管周围炎性细胞浸润轻，血管外红细胞很少或无。

皮肤癣菌病的角质层内可见菌丝及孢子，PAS染色可清楚显示。

毛发红糠疹

【临床表现】

毛发红糠疹（pityriasis rubra pilaris）分为家族型及获得型两种，前者为常染色体显性遗传，儿童期发病，后者可见于成年人。皮损多从头面部开始，表现为头皮较厚的灰白色糠秕样鳞屑，颜面潮红，附有较多细碎鳞屑，类似干性脂溢性皮炎。继而侵犯颈、躯干、四肢伸侧，可泛发全身。特征性皮损为毛囊角化性丘疹和红斑鳞屑。毛囊性丘疹表面覆有细小鳞屑，剥除后见毛囊口有角质栓嵌入，在第一、二指节背面最为清楚，具有诊断意义。丘疹逐渐融合成淡红色斑块，边界清楚，表面覆盖有细薄鳞屑，好发于两肘膝伸侧、髋部和坐骨结节处，也可发展为红皮病。在广泛潮红的皮损中，可见散在大小不等的正常皮岛（图 8-71~图 8-83）。

本病常伴有掌跖角化过度。指趾甲可受累，表现为甲肥厚、甲纵嵴、甲横沟，失去光泽。少数患者黏膜受累，可见沟状舌，结膜炎。

自觉症状轻微，可有轻度瘙痒、干燥和灼热感。儿童患者经过治疗常在一年内治愈，成人经过缓慢，常经数年治愈。

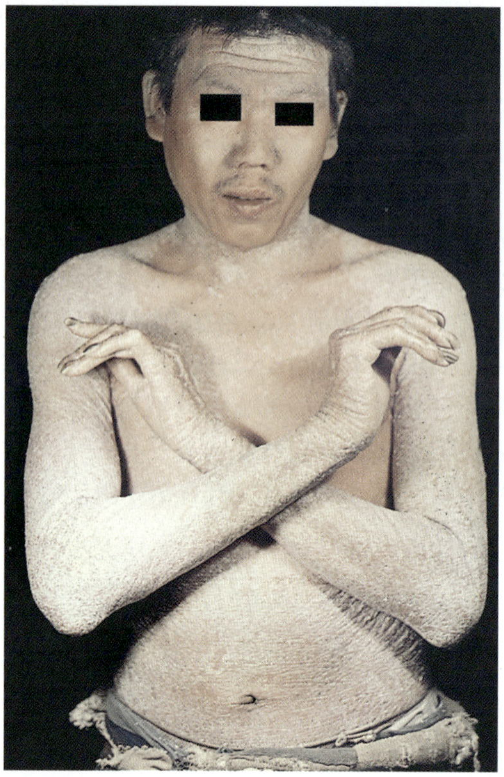

图 8-72　毛发红糠疹　皮损呈全身红斑鳞屑性（红皮病）

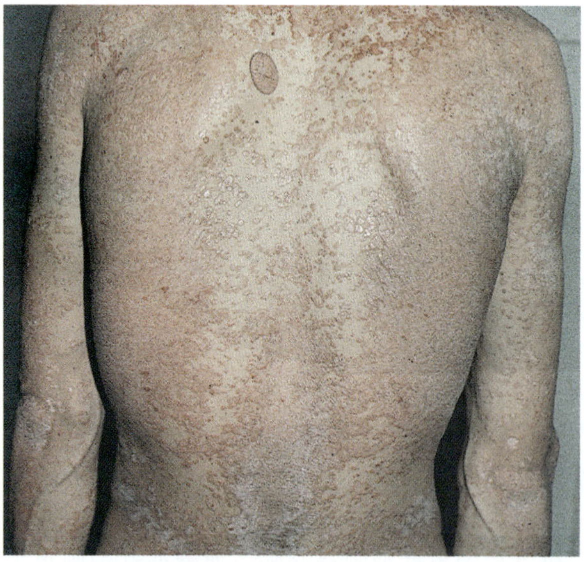

图 8-71　毛发红糠疹　特征性皮损为毛囊角化性丘疹和红斑鳞屑。毛囊性丘疹表面覆有细小鳞屑

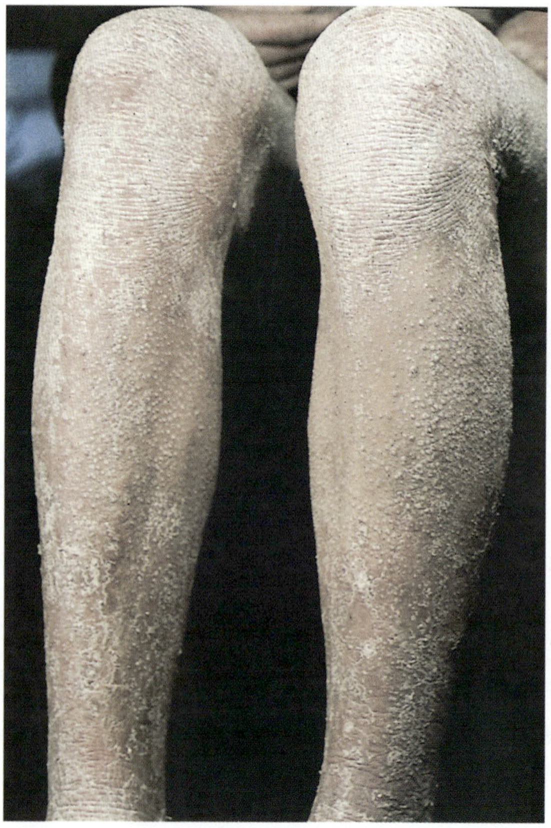

图 8-73　毛发红糠疹　特征性皮损为毛囊角化性丘疹和红斑鳞屑。毛囊性丘疹表面覆有细小鳞屑

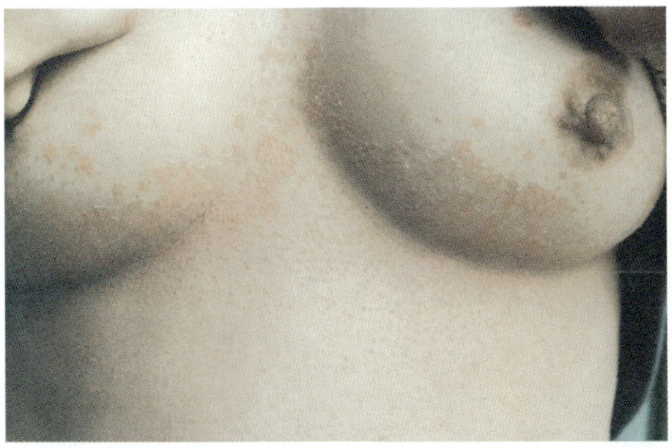

图 8-74　**毛发红糠疹**　毛囊角化性丘疹和红斑鳞屑

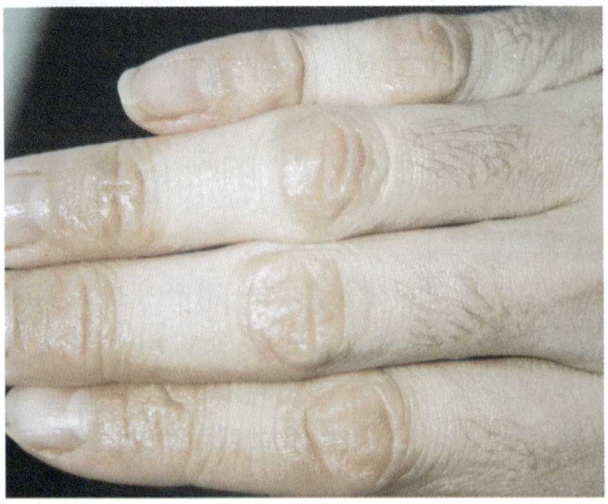

图 8-75　**毛发红糠疹**　在第一、二指节背面见毛囊性丘疹表面覆有细小鳞屑，剥除后见毛囊口有角质栓嵌入，具有诊断意义

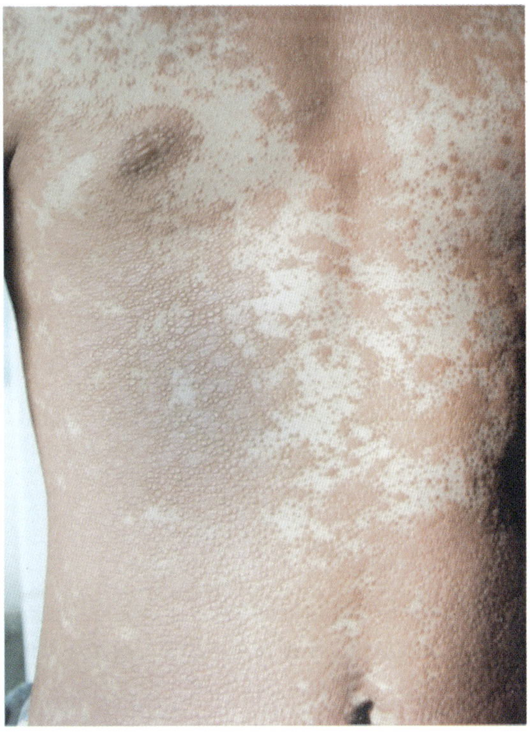

图 8-76　**毛发红糠疹**　特征性皮损为毛囊角化性丘疹和红斑鳞屑。毛囊性丘疹表面覆有细小鳞屑

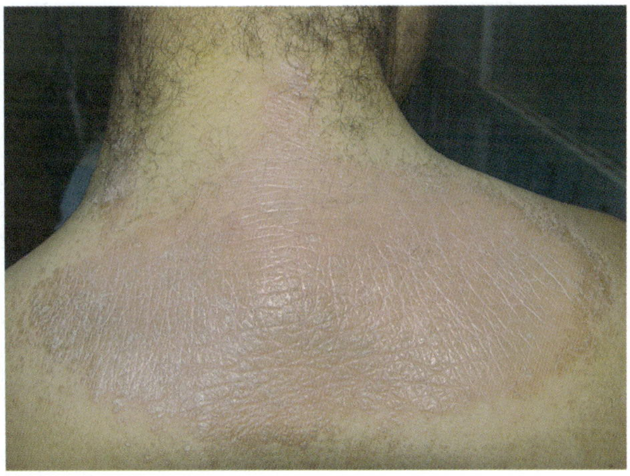

图 8-77　**毛发红糠疹**　毛囊角化性丘疹和红斑鳞屑性斑片

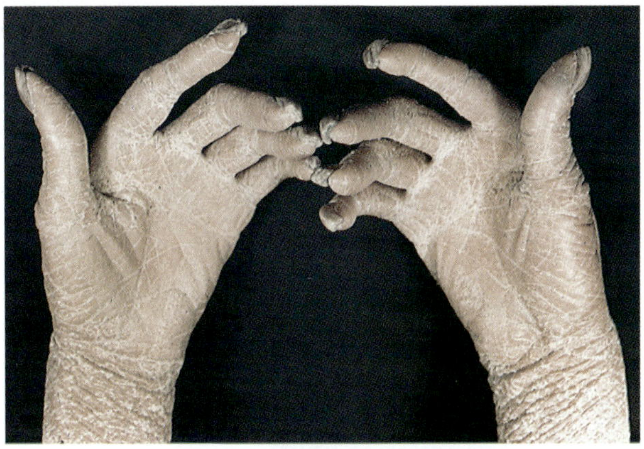

图 8-78　**毛发红糠疹**　手部皮损

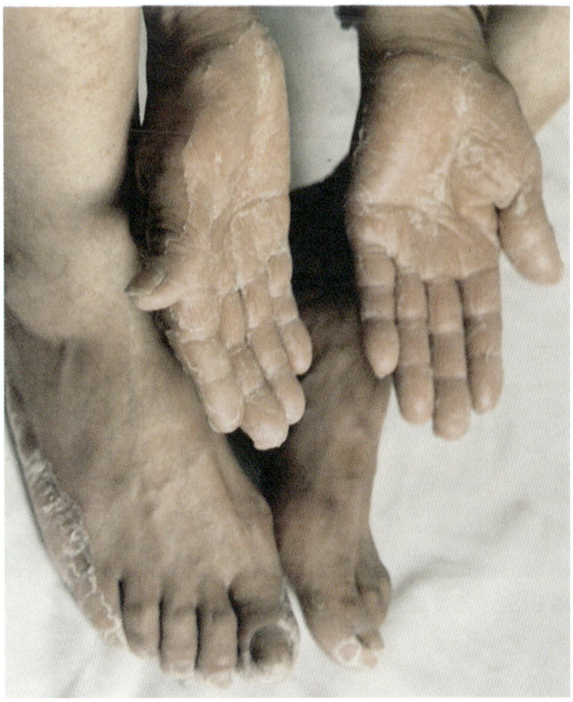

图 8-79　**毛发红糠疹**　掌跖角化过度

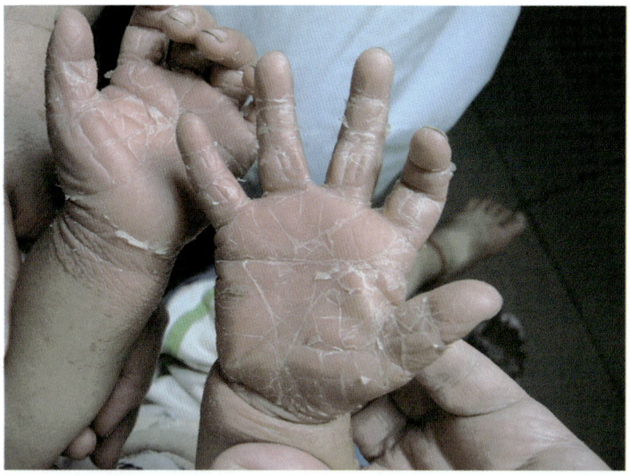

图 8–80　毛发红糠疹　掌跖角化过度

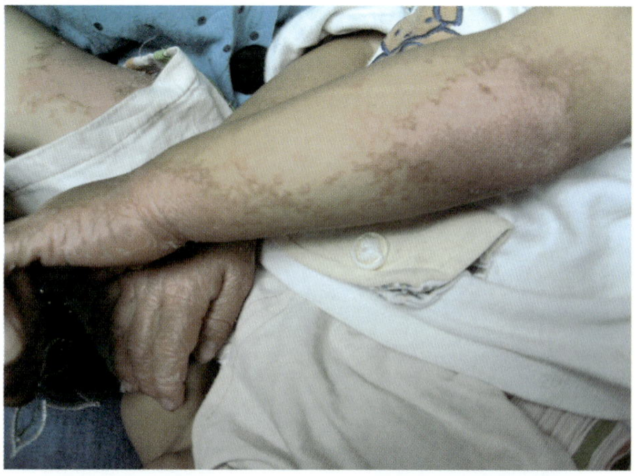

图 8–83　毛发红糠疹　小儿手臂部红斑角化性皮损

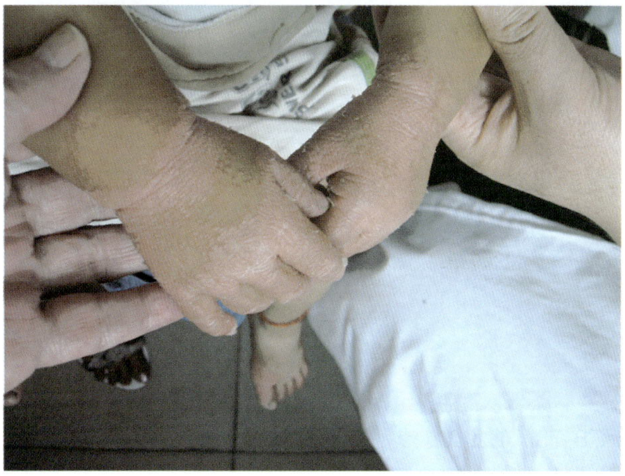

图 8–81　毛发红糠疹　小儿手部红斑角化性皮损

【组织病理】

表皮弥漫性角化过度，在水平和垂直方向上可以见到交替出现的角化不全和角化过度。毛囊漏斗部扩张，毛囊口角化过度尤为显著，形成毛囊角栓，常显示毛囊周围披肩状角化不全。颗粒层呈灶状或融合性增厚，棘层不规则轻度肥厚，表皮突的长度及宽窄不甚规则。真皮浅层血管周围轻度非特异性慢性炎症细胞浸润（图 8–84~图 8–86）。

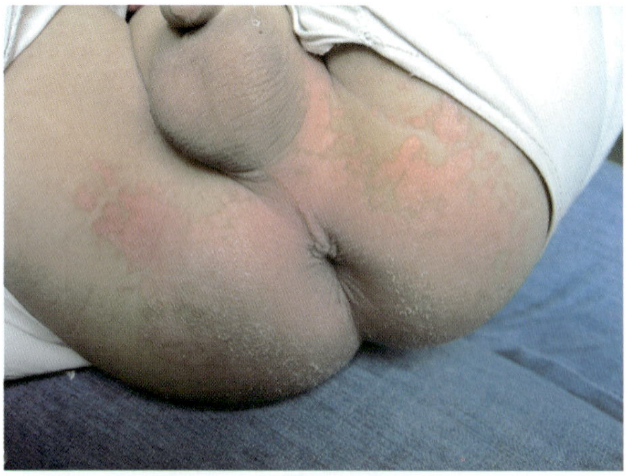

图 8–82　毛发红糠疹　小儿臀部红斑角化性皮损

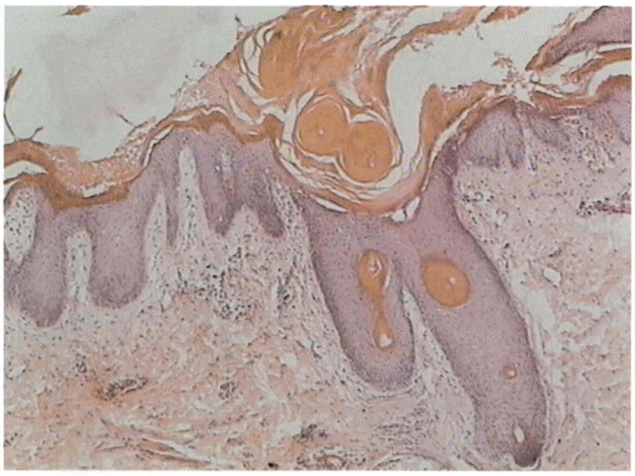

图 8–84　毛发红糠疹　毛囊漏斗部扩张，毛囊口角化过度尤为显著，形成毛囊角栓。

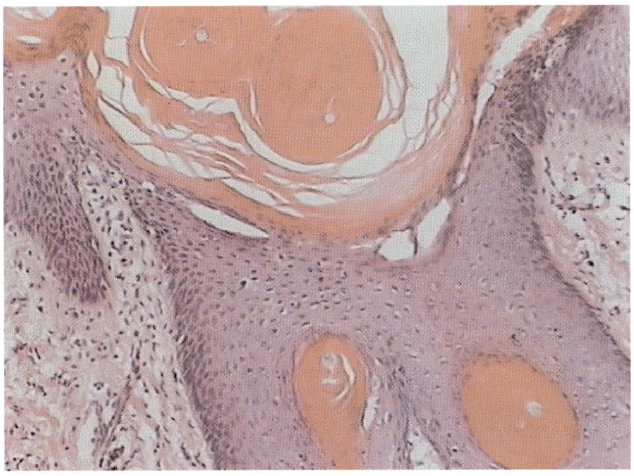

图 8-85 毛发红糠疹

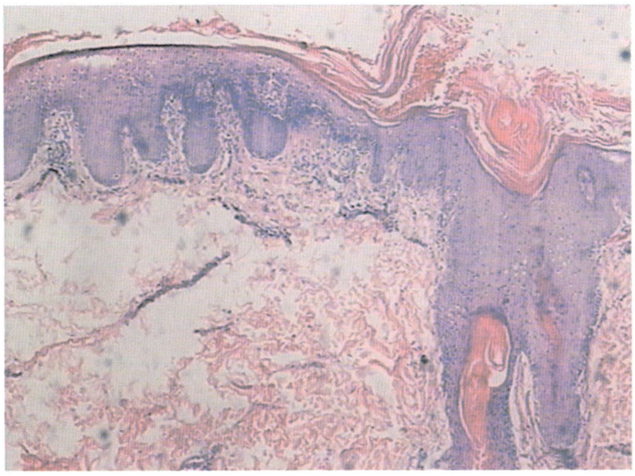

图 8-86 毛发红糠疹 表皮弥漫性角化过度，毛囊漏斗部扩张，毛囊口角化过度尤为显著，形成毛囊角栓，常显示毛囊周围披肩状角化不全。棘层不规则轻度肥厚，表皮突的长度及宽窄不甚规则。真皮浅层血管周围轻度非特异性慢性炎症细胞浸润

【鉴别诊断】

临床上应与银屑病、扁平苔藓、脂溢性皮炎、毛发苔藓、掌跖角化症和维生素 A 缺乏症等疾病相鉴别。

组织学上与银屑病鉴别。银屑病角层中无交替出现的角化不全和角化过度，而是融合性角化不全，可见中性粒细胞浸润，形成 Munro 脓肿。颗粒层减少或消失，真皮乳头部血管迂曲扩张，乳头上方表皮变薄，毛发红糠疹时仅见血管扩张。

正圆形糠疹

【临床表现】

正圆形糠疹（pityriasis rotunda）多见于青壮年，好发于腰腹部，其次为胸、背、臀、上臂及股部，四肢远端与头颈部极少受累。皮损为正圆形或椭圆形淡褐色或暗褐色斑片，甲盖至手掌大，境界清楚，表面粗糙或有细小皱纹，或被覆干燥细小鳞屑。皮损可单发或多发，相邻皮损可相互融合形成花瓣状或多环状。一般无自觉症状或轻度瘙痒。经过缓慢，数年或数十年后常自然消退，或终生不愈（图 8-87~图 8-91）。

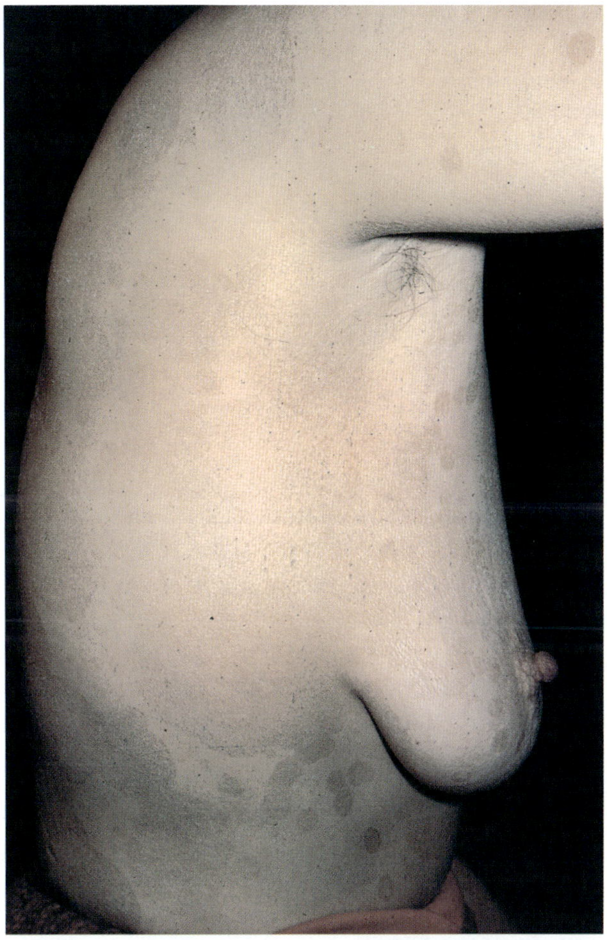

图 8-87 正圆形糠疹 皮损为正圆形或椭圆形淡褐色或暗褐色斑片，甲盖至手掌大，境界清楚，表面粗糙或有细小皱纹，或被覆干燥细小鳞屑

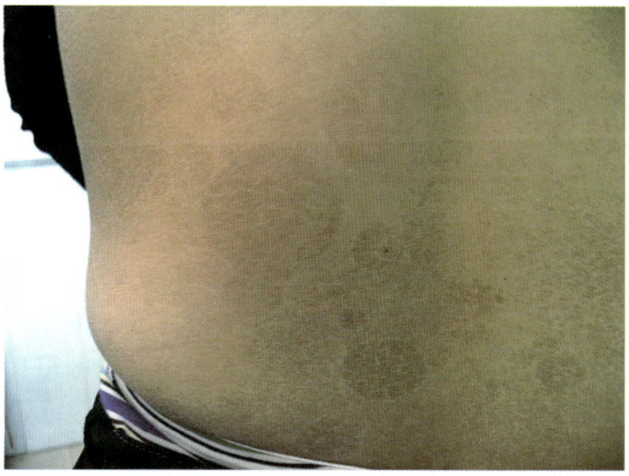

图 8–88　正圆形糠疹　皮损为正圆形或椭圆形淡褐色或暗褐色斑片，境界清楚，表面粗糙或有细小皱纹，或被覆干燥细小鳞屑

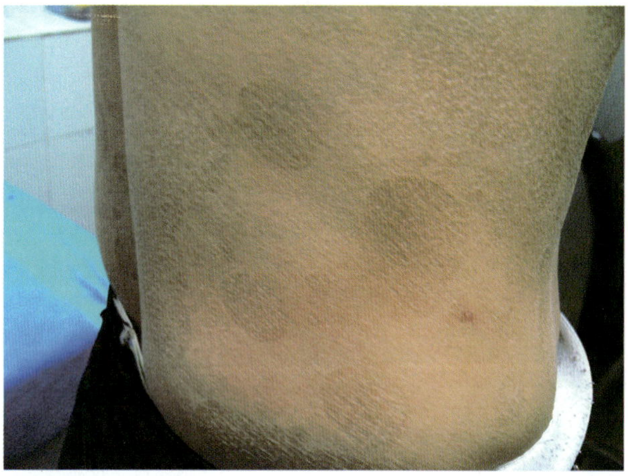

图 8–89　正圆形糠疹　皮损为正圆形或椭圆形淡褐色或暗褐色斑片，境界清楚，表面粗糙或有细小皱纹，或被覆干燥细小鳞屑

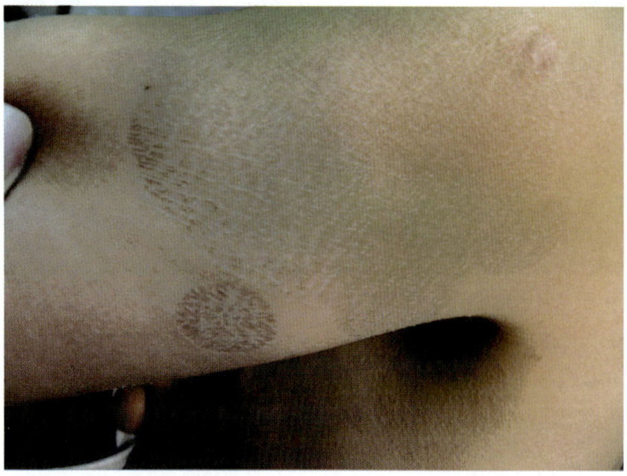

图 8–90　正圆形糠疹　皮损为正圆形或椭圆形淡褐色或暗褐色斑片，境界清楚，表面粗糙或有细小皱纹，或被覆干燥细小鳞屑

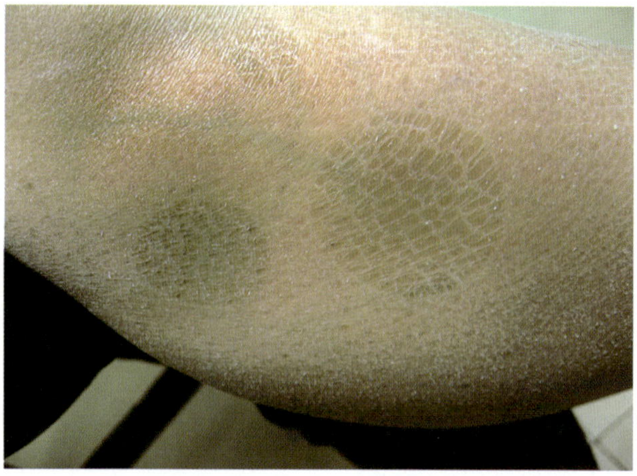

图 8–91　正圆形糠疹皮损　为正圆形或椭圆形淡褐色或暗褐色斑片，境界清楚，表面粗糙或有细小皱纹，或被覆干燥细小鳞屑

【组织病理】

表皮轻度角化过度，颗粒层减少，棘层变薄，基底层可有色素沉着。真皮正常或血管周围有少量淋巴组织细胞浸润（图 8–92）。

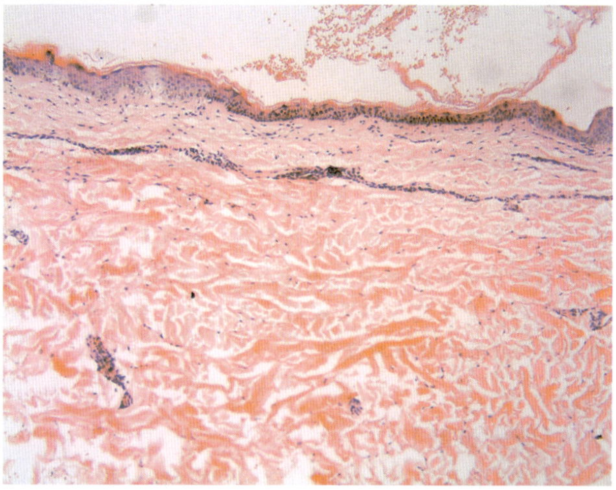

图 8–92　正圆形糠疹　表皮轻度角化过度，棘层变薄

【鉴别诊断】

临床上应与体癣、花斑癣、大斑块状类银屑病和固定型药疹等疾病相鉴别。

扁平苔藓

【临床表现】

扁平苔藓（lichen planus）多见于成年人，女性多见。典型损害为红色到紫色、有时为正常肤色的扁平多角形发亮的丘疹，自针尖大小到

1cm 直径或更大，边界清楚，表面有一层光滑发亮的蜡样薄膜，其上可见有细的白色条纹称为 Wickham 纹，若在表面搽油后更为清晰。丘疹可散在或密集分布，局限性或泛发，可融合成较大斑片，并可伴有明显鳞屑。可沿搔抓处出现条状损害（同形反应）。好发于四肢，特别是屈侧，尤以腕部屈侧、踝部周围和股内侧最易受累，躯干损害多位于腰部。常伴口腔黏膜损害，为网状乳白色细纹及小丘疹，多对称分布于颊黏膜后侧。也好发于外生殖器部位，龟头和阴茎损害多呈环形分布。发生于头皮者毛囊可被破坏，形成永久性脱发。侵及甲板时，甲板肥厚粗糙，有纵嵴或横沟，甲可萎缩、缺甲或有翼状胬肉。自觉症状有不同程度的瘙痒（图 8-93~图 8-112）。

病程慢性，可持续数月或数年。消退后遗留色素沉着、色素减退或萎缩性瘢痕。

特殊类型扁平苔藓有以下 9 种。

（1）线状扁平苔藓（linear lichen planus）：此型常见，为扁平丘疹排列成线条状，常沿神经节段或血管径路排列。损害多分布在一侧肢体上，尤以下肢后侧为多，也可见于胸部，应与线状痣、线状银屑病或线状苔藓相鉴别。

（2）环状扁平苔藓（annular lichen planus）：此型病变排列成环状，或由一个丘疹中央消退，边缘离心性扩展而成。常见于龟头，其次是阴唇、肛门、口腔等处。四肢也可发生，躯干部少见。消退后常留表浅萎缩，中央下凹并有色素沉着。

（3）肥厚性扁平苔藓（hyperprophic lichen planus）又称疣状扁平苔藓（lichen planusver rucosus），损害为紫色到红褐色疣状斑块，表面覆有灰白色黏着性鳞屑，周围散在多角形丘疹，常位于踝部，病程慢性，消退后可留有萎缩斑。

（4）萎缩性扁平苔藓（atrophic lichen planus）：肥厚性扁平苔藓消退后可发生萎缩性损害，萎缩性斑片由边缘微高起而中央凹陷的多角形小丘疹组成，丘疹中央可有毛囊性小角栓。损害多呈紫色或黄褐色，萎缩明显的丘疹常呈淡白色。需与硬化性萎缩性苔藓和点滴状硬皮病鉴别。

（5）色素性扁平苔藓（lichen planus pigmentosus）：皮损为蓝色到灰色、边界不清的斑疹，对称分布于面、胸部、背部以及四肢，也可见有毛囊性角化过渡性丘疹，黏膜和掌跖不受累。约半数病例伴有瘙痒。

（6）大疱性扁平苔藓（bullous lichen planus）：少见，为水疱或大疱，发生在扁平苔藓皮损或正常皮肤上，发生在口腔者常影响进食。极少数在足跖发生慢性大疱和溃疡，常伴指（趾）甲缺失和瘢痕性秃发。

（7）毛囊性扁平苔藓（lichen planus follicularis）又名毛发扁平苔藓（lichen planopilaris）。较少见，主要发生在头皮，也可见于四肢屈侧，颈、股内侧及骶部。典型损害为毛囊角化性丘疹，可融合成斑片。累及头皮者可形成瘢痕性脱发。

（8）光化性扁平苔藓（lichen planus actinicus）：多见于儿童及青少年，春夏季发生。好发于面颈部和手背等暴露部位。皮损为环形损害，边缘略高起，中央蓝褐色。损害可缓慢扩大或相互融合成斑块。

（9）掌跖扁平苔藓（lichen planus of the palms and soles）：多发生于掌跖边缘，皮损为黄色角质增厚的斑块或结节，少数可广泛增厚如胼胝状，无自觉症状。

其他少见类型有孤立性扁平苔藓（solitary lichen planus）、扁平苔藓-红斑狼疮重叠综合征（overlap syndrome lichen planus-lupus erythematosus）和类天疱疮样扁平苔藓（lichen planus pemphigoides）等。

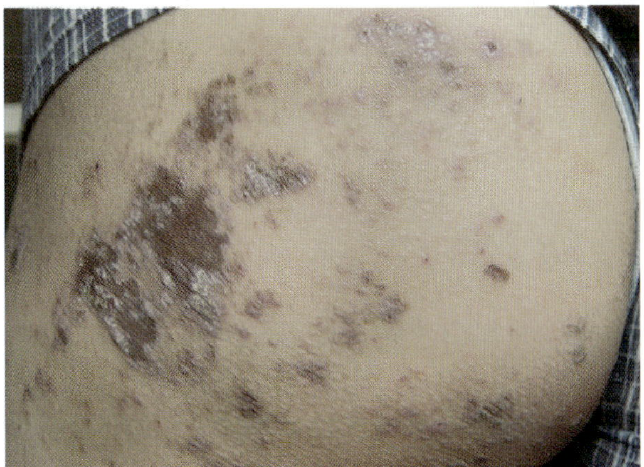

图 8-93　线状扁平苔藓

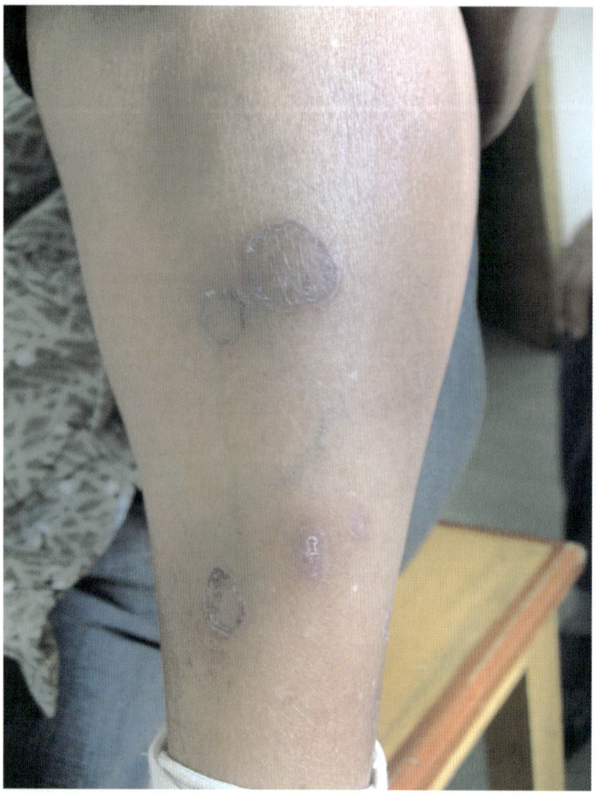

图 8-94　环状扁平苔藓

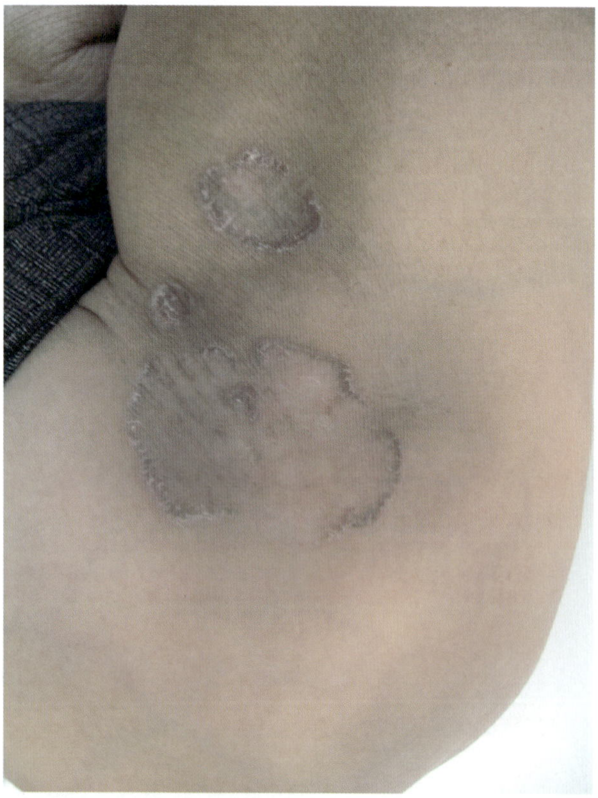

图 8-95　环状扁平苔藓

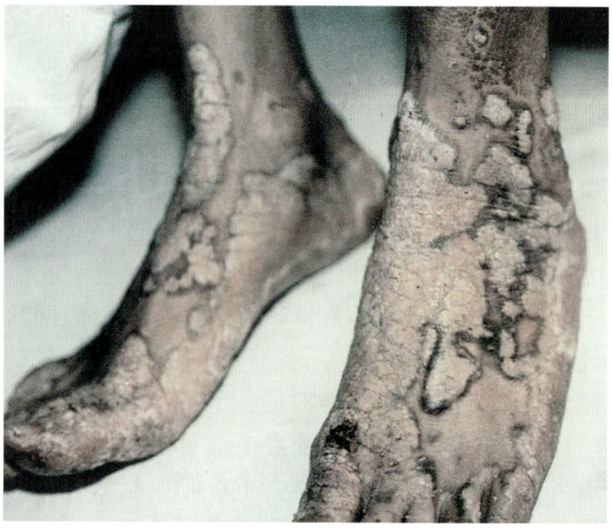

图 8-96　肥厚性扁平苔藓

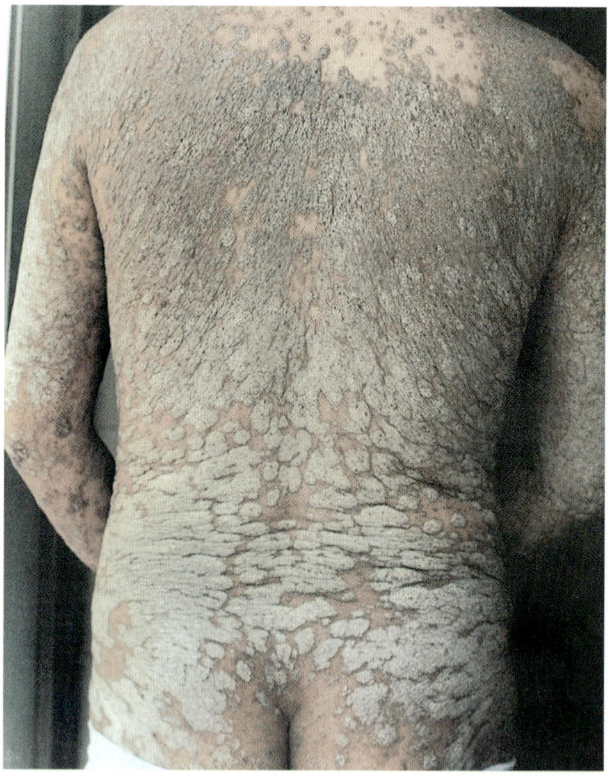

图 8-97　肥厚性扁平苔藓

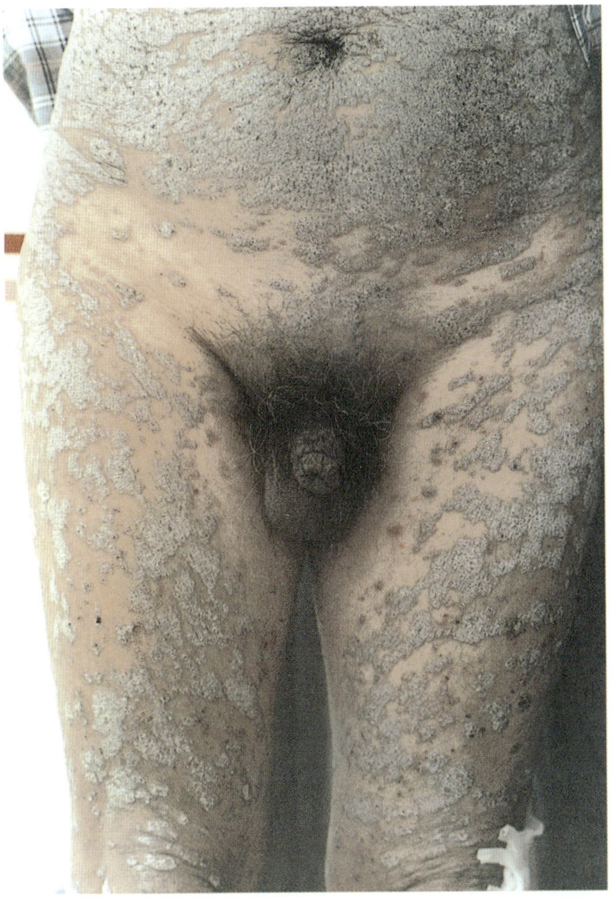

图 8-98 肥厚性扁平苔藓

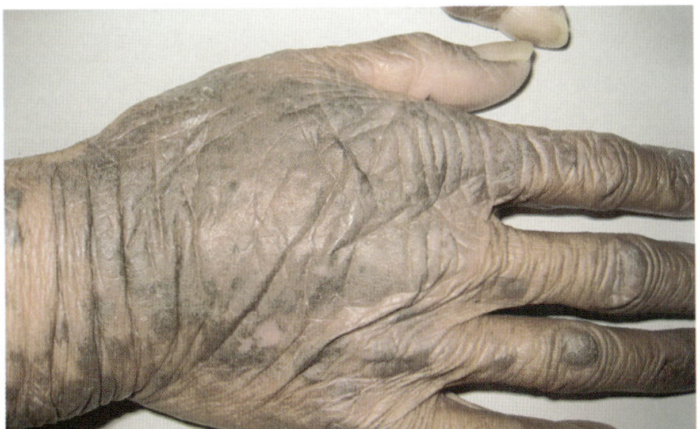

图 8-99 肥厚性扁平苔藓

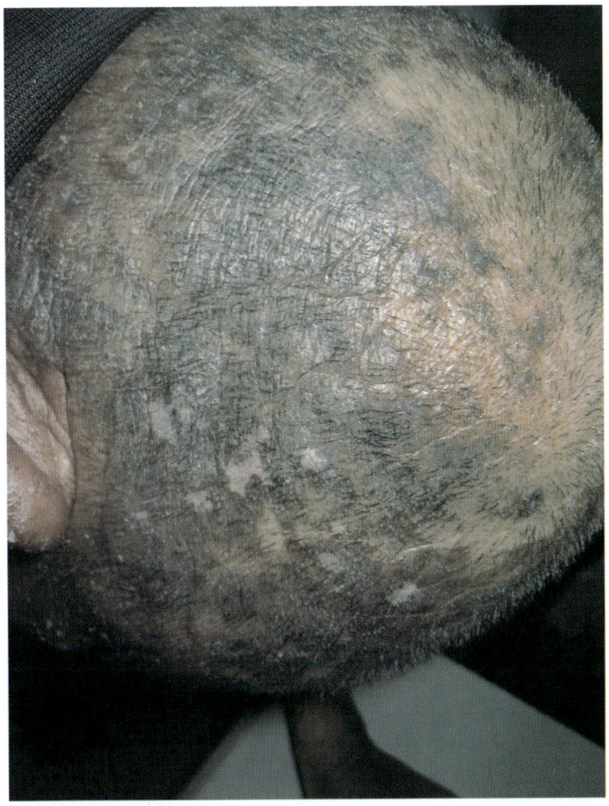

图 8-100 肥厚性扁平苔藓

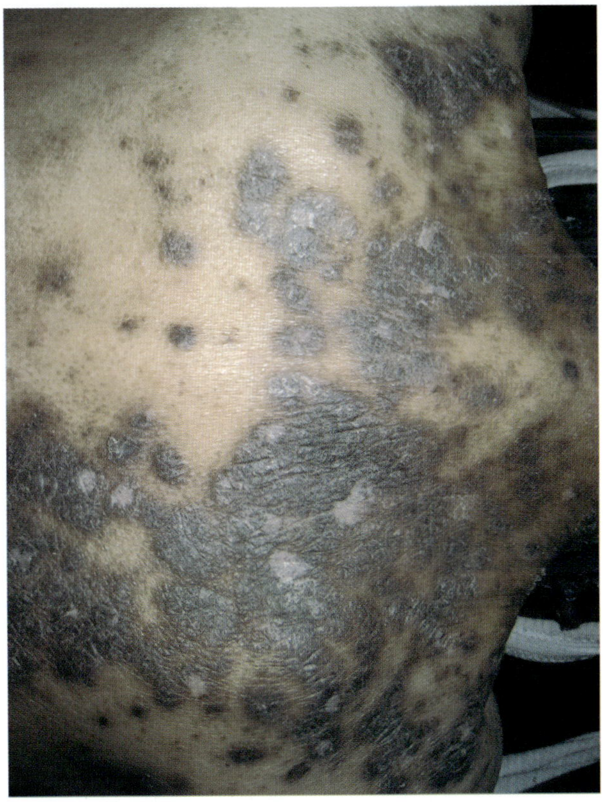

图 8-101 肥厚性扁平苔藓

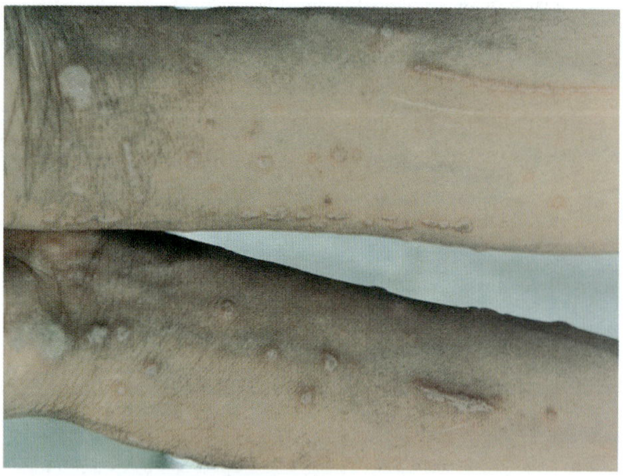

图 8-102　线状扁平苔藓

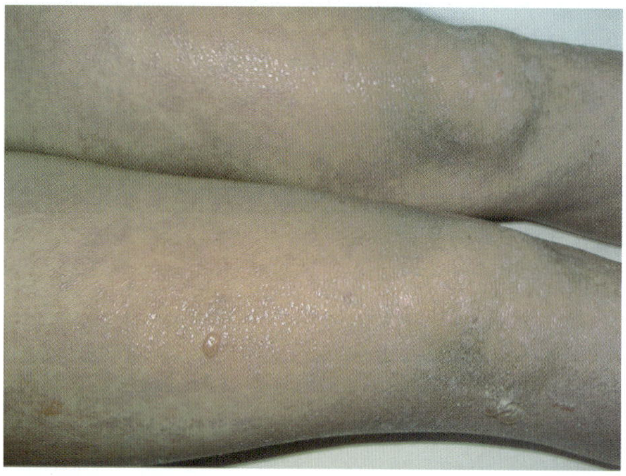

图 8-103　疱性扁平苔藓

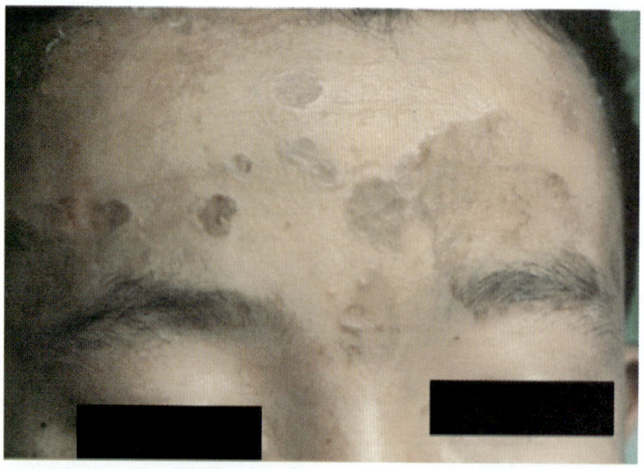

图 8-104　萎缩型扁平苔藓

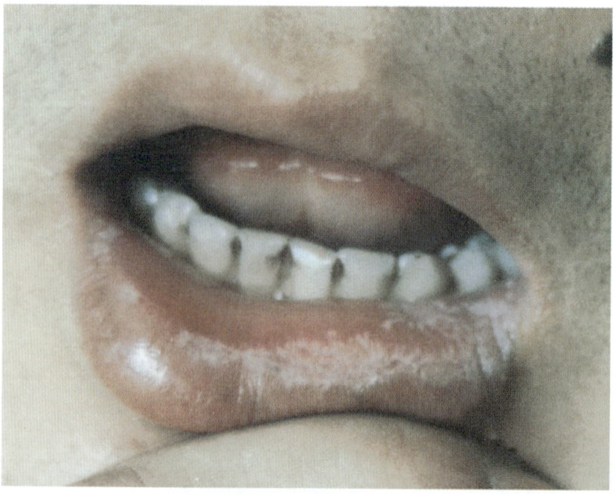

图 8-105　口唇黏膜扁平苔藓

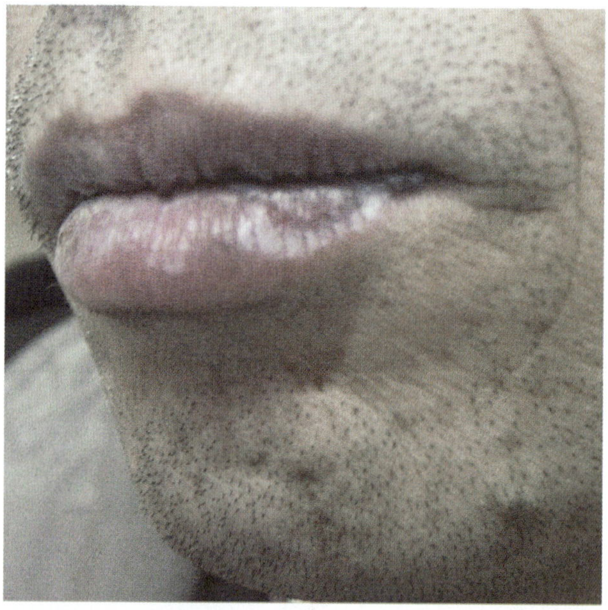

图 8-106　口唇黏膜扁平苔藓

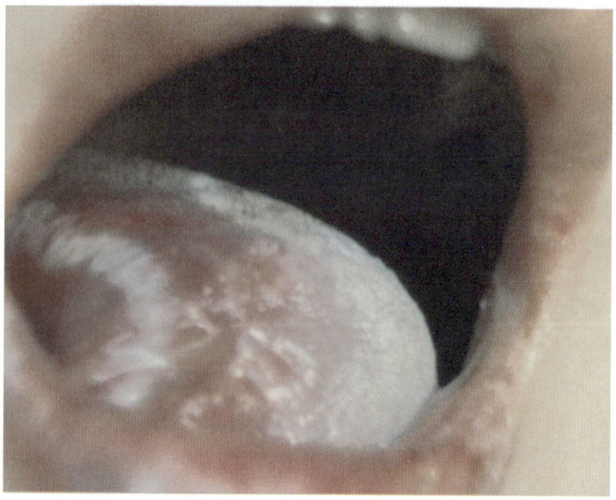

图 8-107　舌黏膜扁平苔藓

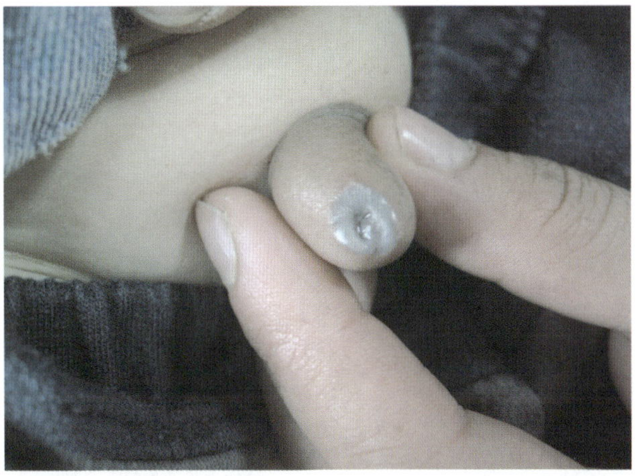

图 8-108　龟头扁平苔藓

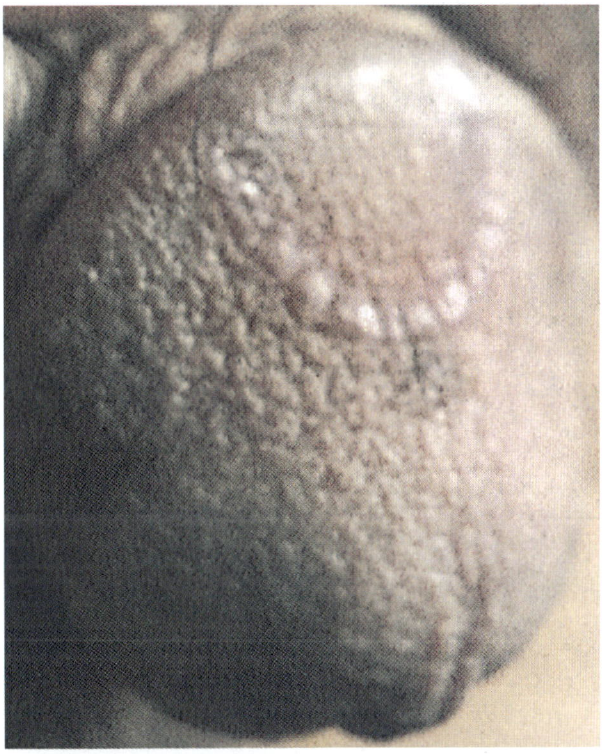

图 8-109　龟头扁平苔藓

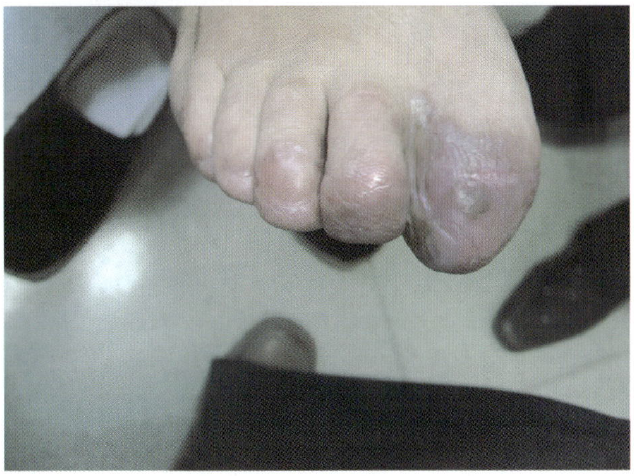

图 8-110　甲扁平苔藓

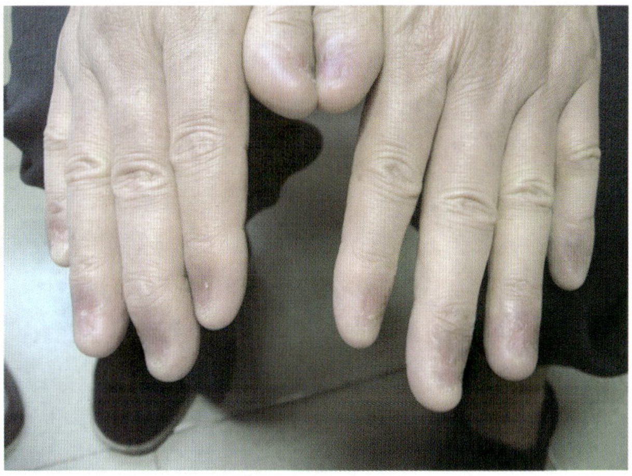

图 8-111　甲扁平苔藓

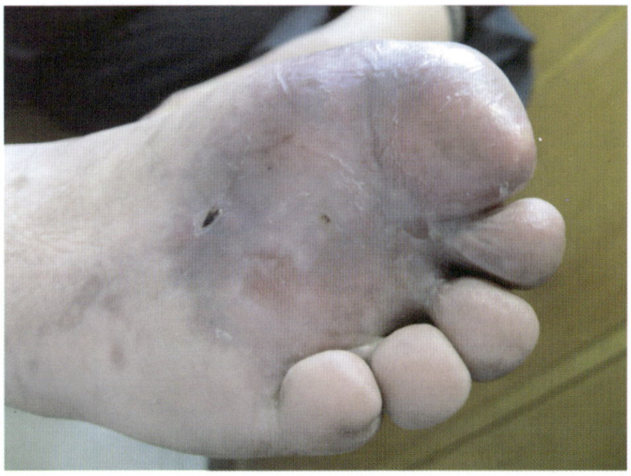

图 8-112　足扁平苔藓

【组织病理】

表皮角化过度，局灶性颗粒层楔形增厚，棘层不规则性增生，基底细胞液化变性和真皮浅层以淋巴细胞为主的带状浸润，是诊断扁平苔藓的重要依据。

此外，在表皮下部、表皮真皮交界处及真皮乳头层可见均质的嗜酸性小体（又称胶样小体，Civatte 小体），这些小体是坏死的角质形成细胞所致。由于广泛的基底细胞液化变性及真皮上部细胞浸润，表皮突常消失，真皮乳头变宽，在表皮-真皮交界处形成锯齿样外观，有时表皮与真皮分离，可形成裂隙或水疱。陈旧性损害中，浸润减轻，组织细胞与成纤维细胞增多。由于基底细胞液化变性，基底层内的黑色素颗粒脱落，黑色素便沉积在真皮上部，因此在带状浸润处见到有较多的黑色素及噬黑色素细胞。

不同类型的扁平苔藓都具有扁平苔藓组织病

理学的基本改变，同时又有其各自的特点。如肥厚性扁平苔藓的组织相为扁平苔藓加上神经性皮炎的改变。萎缩性扁平苔藓是消退阶段的扁平苔藓，表皮显著变薄，真皮带状浸润被增厚的纤维化所代替，真皮乳头层可见噬黑色素细胞。色素性扁平苔藓在真皮乳头层可见多数噬黑色素细胞。大疱性扁平苔藓可有表皮下大疱。毛囊性扁平苔藓在毛囊周围有致密的以淋巴细胞为主的带状浸润，早期病变还可见到毛囊性角质栓。黏膜扁平苔藓可见角化不全，表皮变薄、基底层空泡变性及胶样小体（图 8-113~图 8-121）。

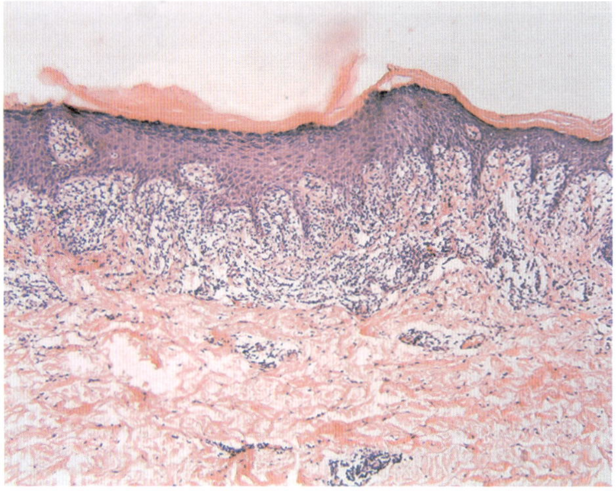

图 8-113 扁平苔藓 表皮角化过度，局灶性颗粒层楔形增厚，棘层不规则性增生，基底细胞液化变性和真皮浅层以淋巴细胞为主的带状浸润，表皮突在表皮-真皮交界处形成锯齿样外观

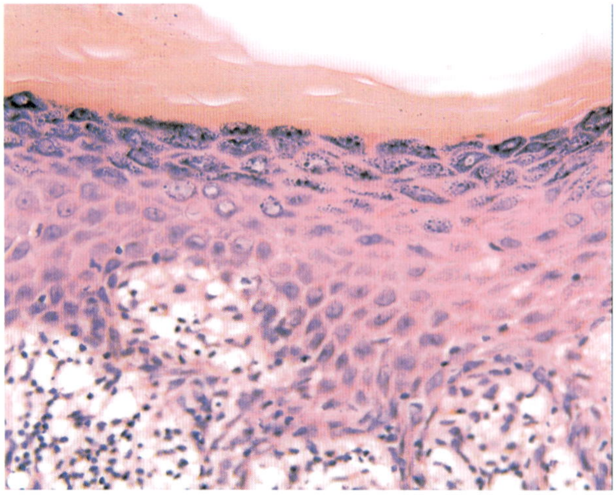

图 8-114 扁平苔藓 表皮角化过度，颗粒层增厚

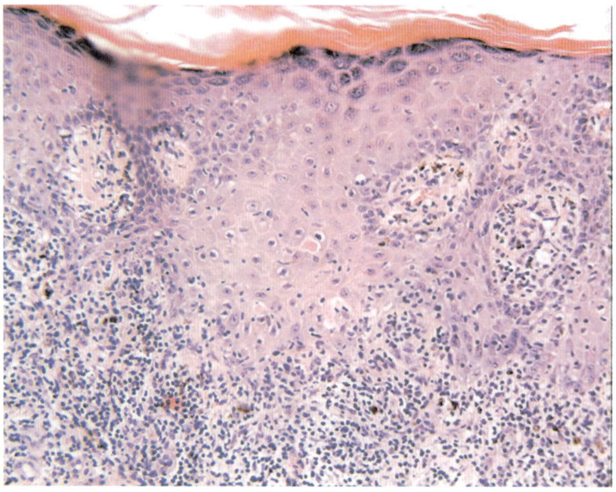

图 8-115 扁平苔藓 表皮角化过度，局灶性颗粒层楔形增厚，棘层不规则性增生，可见胶样小体

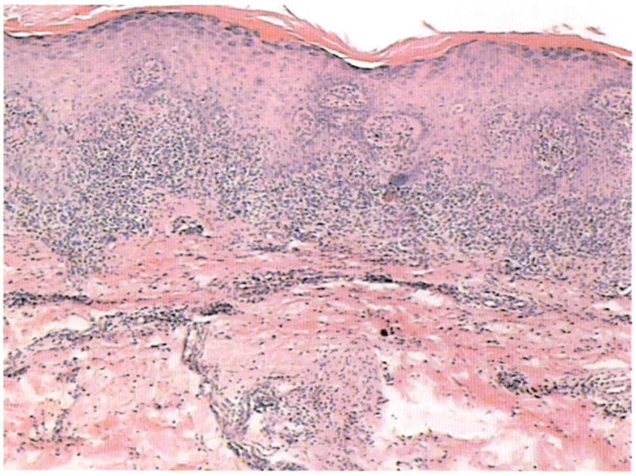

图 8-116 扁平苔藓 表皮角化过度，局灶性颗粒层楔形增厚，棘层不规则性增生，基底细胞液化变性和真皮浅层以淋巴细胞为主的带状浸润

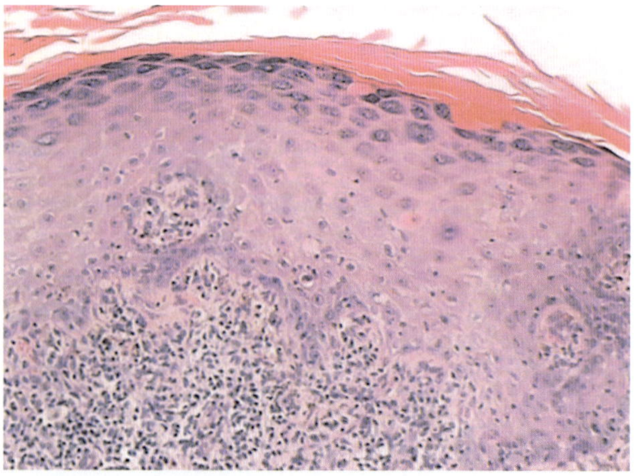

图 8-117 扁平苔藓

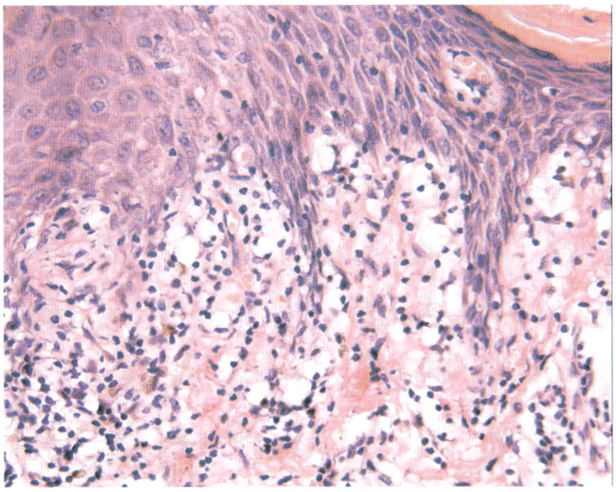

图 8-118　扁平苔藓　表皮突成锯齿样外观，基底细胞液化变性

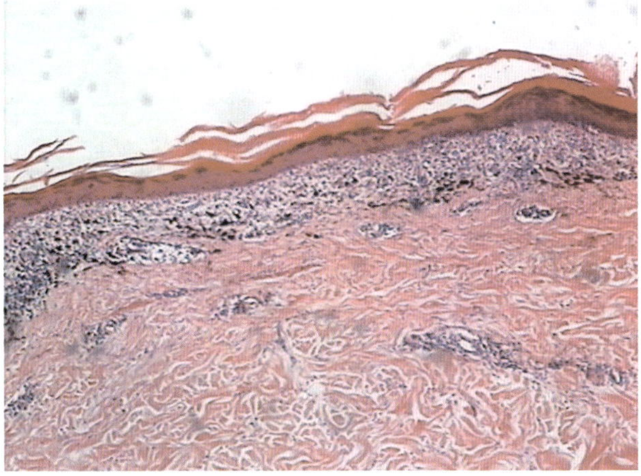

图 8-119　萎缩性扁平苔藓　表皮萎缩，真皮浅层带状浸润

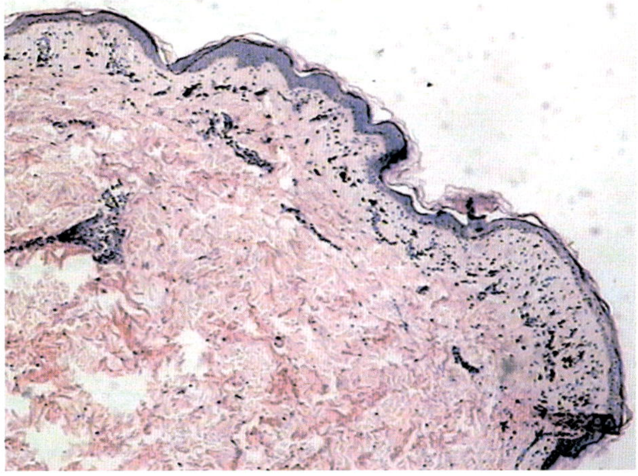

图 8-120　色素性扁平苔藓

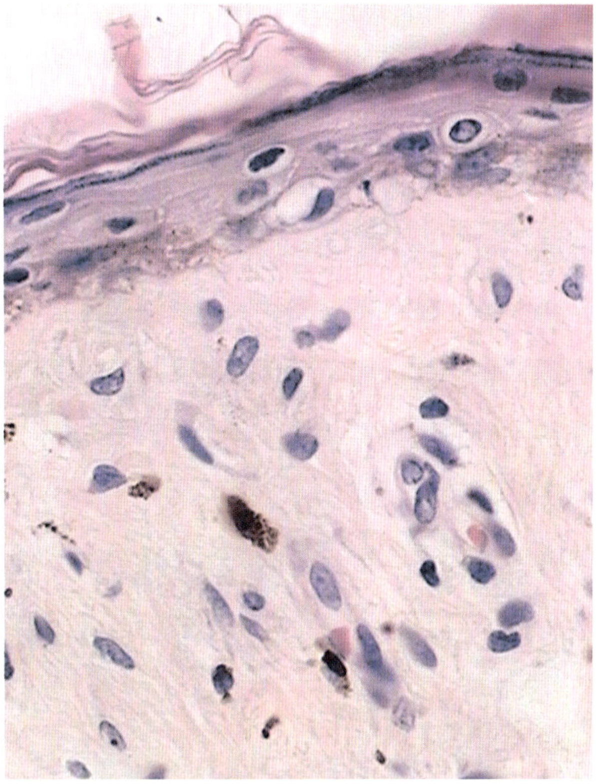

图 8-121　色素性扁平苔藓　表皮萎缩，色素增深，真皮浅层可见噬黑色素细胞

【鉴别诊断】

临床上应与银屑病、神经性皮炎、结节性痒疹、皮肤淀粉样变、药疹、线状苔藓、二期梅毒、黏膜白斑病和盘状红斑狼疮相鉴别。

组织学上与盘状红斑狼疮鉴别。盘状红斑狼疮可见角化过度，常伴有灶性角化不全；无颗粒层楔形增厚；真皮炎症细胞浸润不只在真皮浅层，还在深层，在血管周围和皮肤附属器周围常呈灶状或片状浸润；有时还可见基底膜带增厚，在真皮浅层胶原束间还可见黏蛋白沉积。皮损的直接免疫荧光检查有助于鉴别。盘状红斑狼疮在基底膜带常有免疫球蛋白IgM、IgG 和补体 C3 的沉积，而扁平苔藓时无。

线状苔藓

【临床表现】

线状苔藓（lichen striatus）多见于 5~15 岁的儿童，女多于男，婴儿及成人偶见。好发于四肢、颈侧，也见于腹部、臀部或躯干，常单侧发生。起病突然，初发皮损为针尖至粟粒大小的扁平丘疹，淡红色或皮色，发亮，上覆少量鳞屑，丘疹迅速增多，群集并互相融合，形成0.2~3cm宽的条带沿肢体长轴呈线状排列，条带可呈连续性或中途断开。少数患者可累及指甲，出现甲板变薄、甲纵嵴、分裂、甲床角化过度。无自觉症状或偶有痒感。本病有自限性，多数患者数月后皮损自行消退，但也有持续数年者（图8-122~图8-124）。

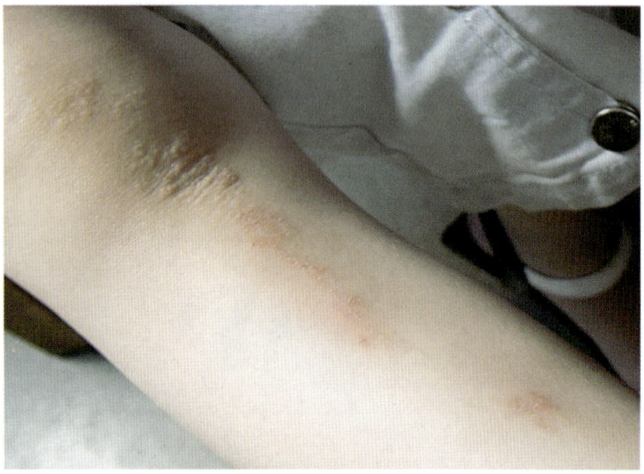

图 8-122　线状苔藓

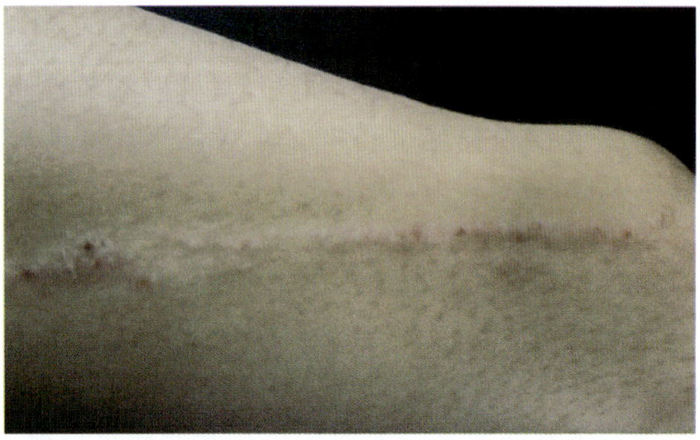

图 8-123　线状苔藓

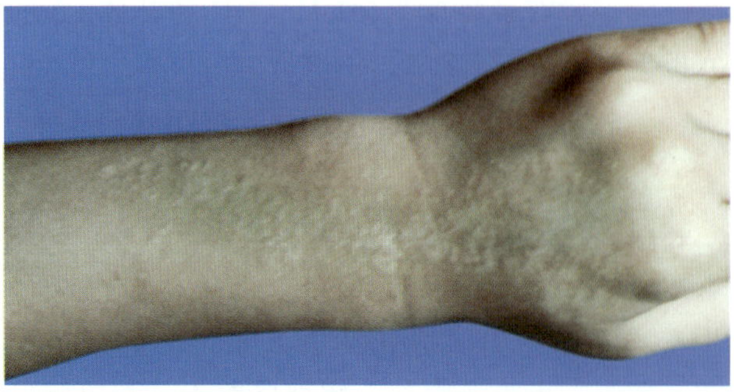

图 8-124　线状苔藓

【组织病理】

主要变化是真皮浅层血管周围有中度淋巴细胞浸润和数量不等的组织细胞浸润，真皮乳头层可有局灶性带状细胞浸润并伸至表皮下层，引起该处基底细胞空泡变性和角质细胞坏死。偶见噬黑色素细胞。其他表皮改变尚有海绵形成，细胞间水肿，灶状淋巴细胞外渗和灶状角化不全。毛囊周围和汗腺周围呈炎症细胞浸润为本病的显著特点（图8-125，图8-126）。

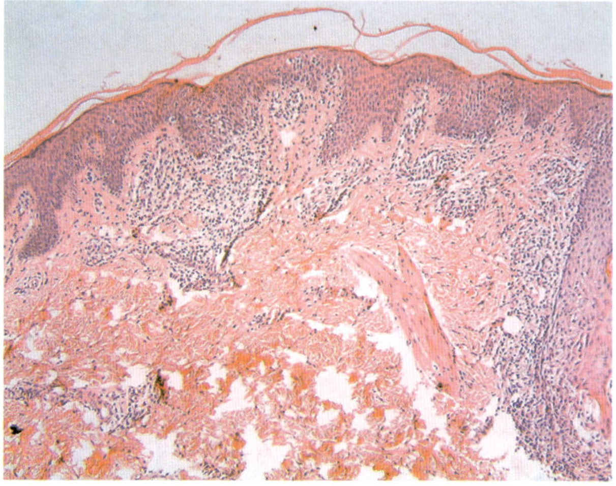

图 8-125　线状苔藓　真皮浅层血管周围有中度淋巴细胞浸润和数量不等的组织细胞浸润并伸至表皮下层，毛囊周围呈炎症细胞浸润

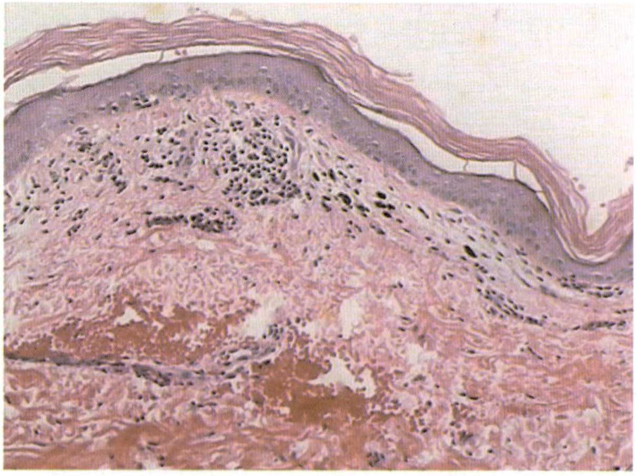

图 8-126　线状苔藓　表皮萎缩，真皮浅层带状炎症细胞浸润，见噬黑色素细胞

【鉴别诊断】

临床上应与线状扁平苔藓、带状银屑病、线状表皮痣和条状分布的神经性皮炎等疾病相鉴别。

组织学上与线状扁平苔藓鉴别。扁平苔藓罕见表皮海绵形成和真皮深部附件周围炎症浸润。

光泽苔藓

【临床表现】

光泽苔藓（lichen nitidus）多见于儿童或青年。好发于阴茎、龟头、下腹部、前臂及肩胛部等处，亦有泛发全身者。皮损为针头至粟粒大小的半球形丘疹，亦可为圆锥形或顶部扁平，正常皮色或淡红、淡白、银白色，表面有光泽，多数聚集，但不融合，周围无炎症，有时表面有细薄鳞屑。若外伤或搔抓，可出现同形反应。黏膜损害偶见，为孤立散在但密集成群的灰白色扁平丘疹或斑块，境界清楚。指趾甲亦可受累，表现为点状凹陷、甲纵嵴、增厚等。一般无自觉症状。病程慢性，可几周内消退，亦可持续数年（图 8-127~图 8-131）。

【组织病理】

病理改变具有诊断意义。每个丘疹损害处可见到真皮乳头处局灶性球形浸润，主要为组织细胞，尚可见少数成纤维细胞、噬黑色素细胞，偶见朗格汉斯巨细胞。浸润灶两侧的表皮突延伸，环抱着浸润的细胞呈抱球状。浸润灶内胶原纤维被破坏，弹力纤维消失，毛细血管扩张。浸润灶上方基底细胞液化变性，表皮变薄，角化不全（图 8-132，图 8-133）。

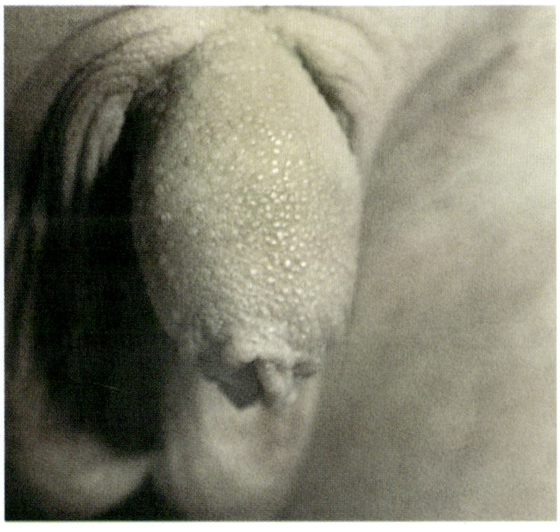

图 8-127　包皮光泽苔藓

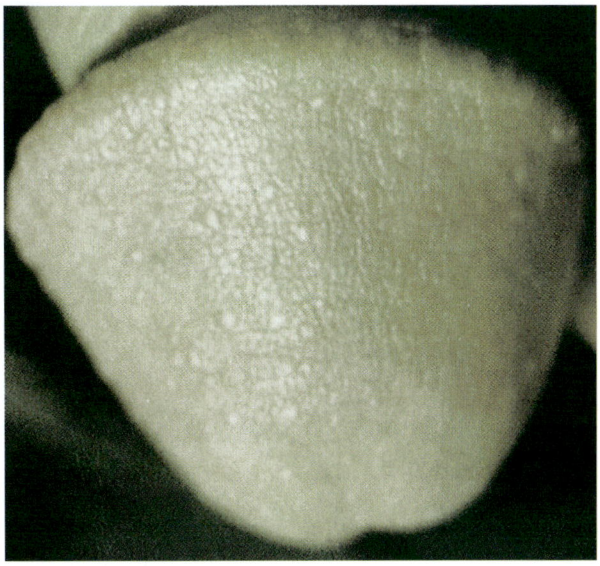

图 8-128　龟头光泽苔藓

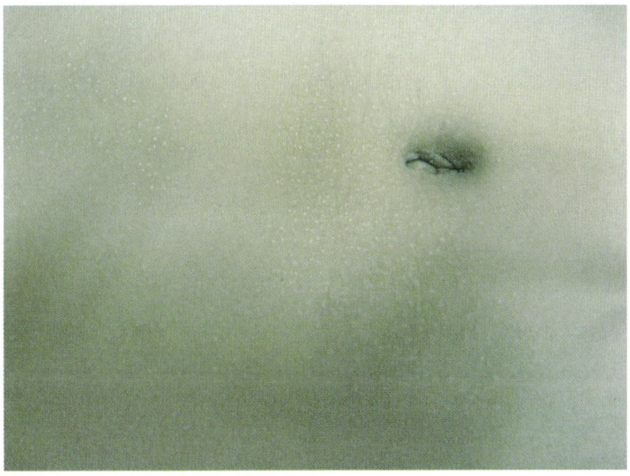

图 8-129　腹部光泽苔藓

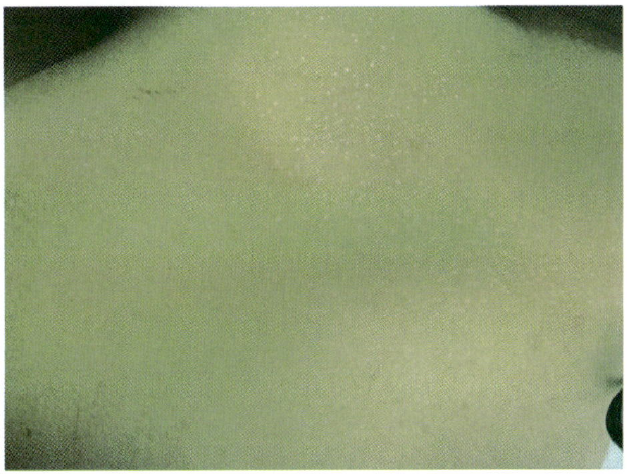

图 8-130　背部光泽苔藓

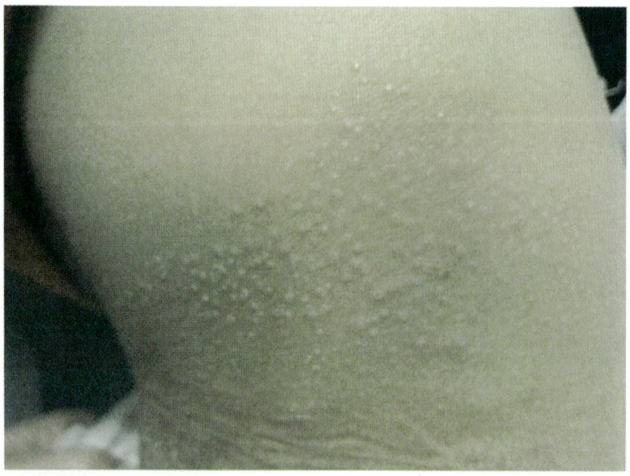

图 8-131　光泽苔藓

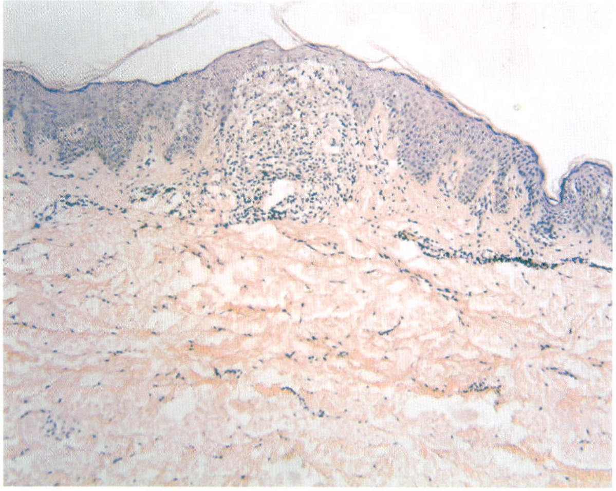

图 8-132　光泽苔藓　真皮乳头处局灶性球形浸润

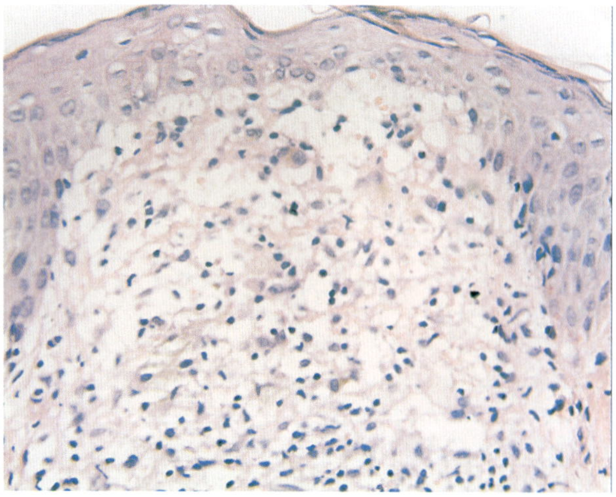

图 8-133　光泽苔藓

【鉴别诊断】

临床上应与扁平苔藓、瘰疬状苔藓和阴茎珍珠状丘疹相鉴别。

组织学上由于有多数组织细胞，并有多核巨细胞，曾认为本病与结核有关，但本病没有干酪样坏死。

毛发苔藓

【临床表现】

毛发苔藓（lichen pilaris）又称毛发角化病（keratosis pilaris），多开始于儿童期，至青春期发病率最高。好发于上臂外侧、股外侧、肩胛和臀部。皮损为针尖到小米粒大小的毛囊性丘疹，正常皮色或暗红色，顶端有一个淡褐色或灰白色角质栓，内含卷曲的毛发，剥去角栓后可见漏斗状小凹陷，但不久又在此凹陷中长出新的角栓。丘疹互相不融合，散在分布或簇集成群。本病冬重夏轻，一般无自觉症状，或有轻度痒感（图 8-134，图 8-135）。

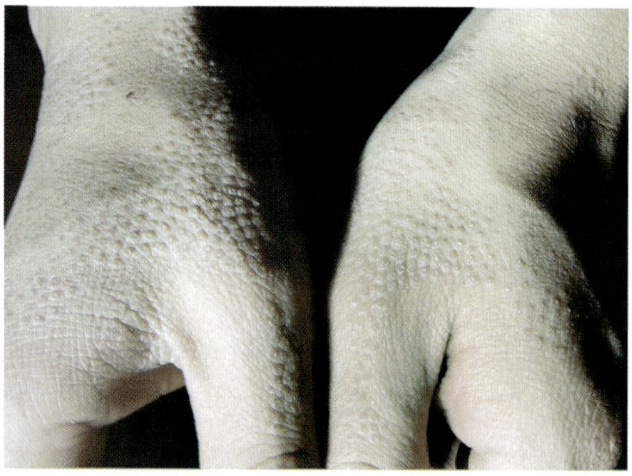

图 8-134　毛发苔藓

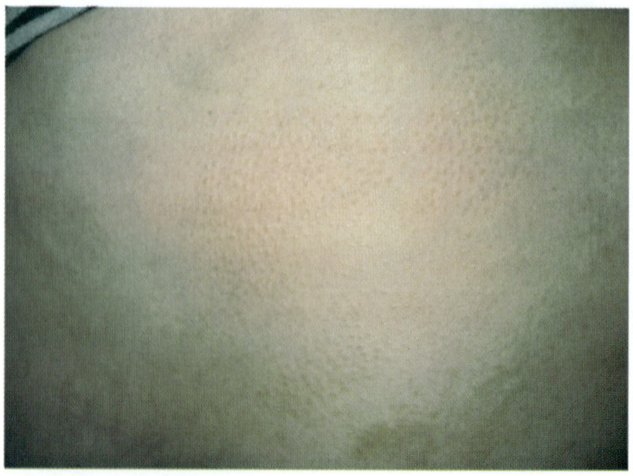

图 8-135　毛发苔藓

【组织病理】

毛囊漏斗部扩大，内有角栓，其中可含有一根或多根扭曲或螺旋状毳毛。表皮角化过度，毛囊周围及真皮浅层血管周围有稀疏的淋巴细胞浸润（图 8-136，图 8-137）。

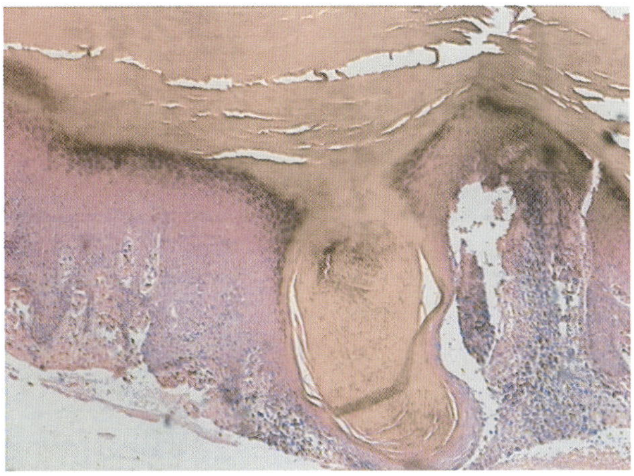

图 8-136　毛发苔藓　毛囊角栓

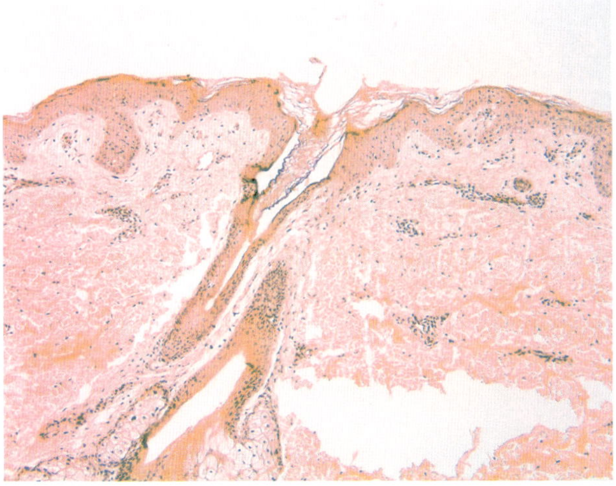

图 8-137　毛发苔藓　毛囊角栓

【鉴别诊断】

临床上应与维生素 A 缺乏症、毛发红糠疹和小棘苔藓相鉴别。

组织学上与小棘苔藓鉴别。小棘苔藓的毛囊周围炎症浸润较为致密。

小棘苔藓

【临床表现】

小棘苔藓（lichen spinulosus）多见于儿童，好发于颈、上臂伸侧、臀部、腰部及腘窝等部位，对称分布。皮损为针尖大小毛囊性丘疹，一般基底为正常皮色，每个丘疹顶端有一纤细角质丝，可长达数毫米，触之粗糙刺手。丘疹大都密集成片，但不融合，形成直径为 2~5cm 大的圆形或卵圆形斑片。无自觉症状或微痒。皮损可在短期内成批出现，常于数月后自然消退（图 8-138，图 8-139）。

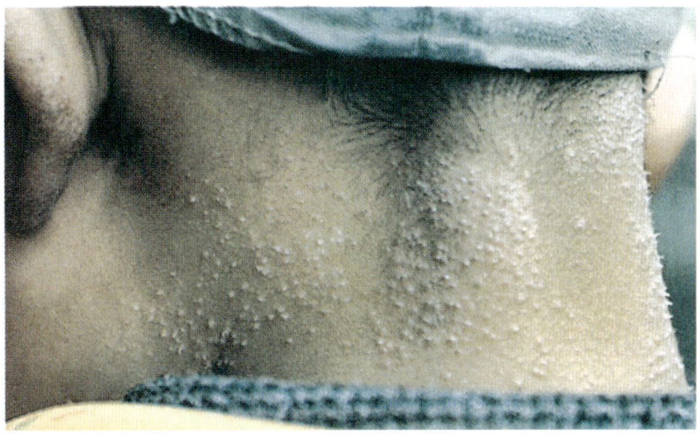

图 8-138　小棘苔藓

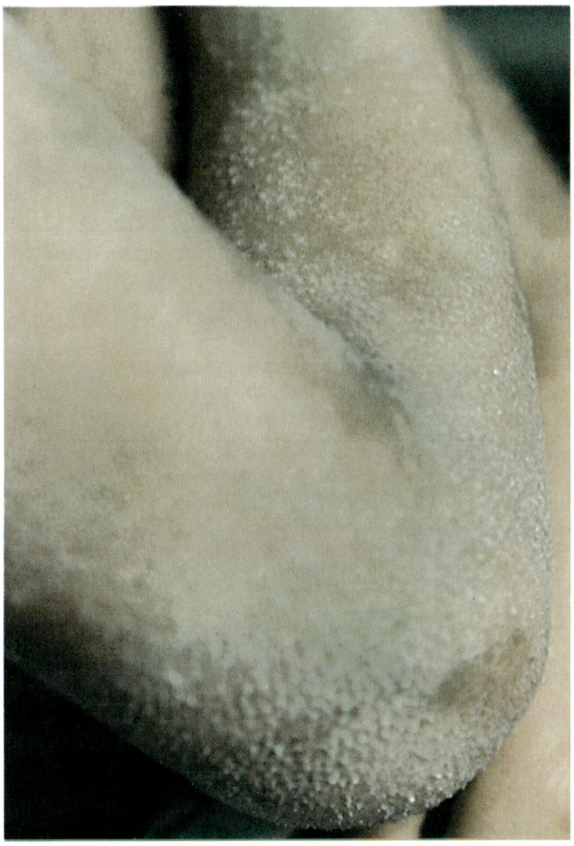

图 8-139　小棘苔藓

【组织病理】

表皮角化过度，毛囊漏斗部扩大，其中有角栓形成，呈圆锥形的毛囊角栓轻度高出皮肤表面，皮脂腺萎缩或消失，毛囊周围有较为致密的淋巴细胞浸润（图 8–140）。

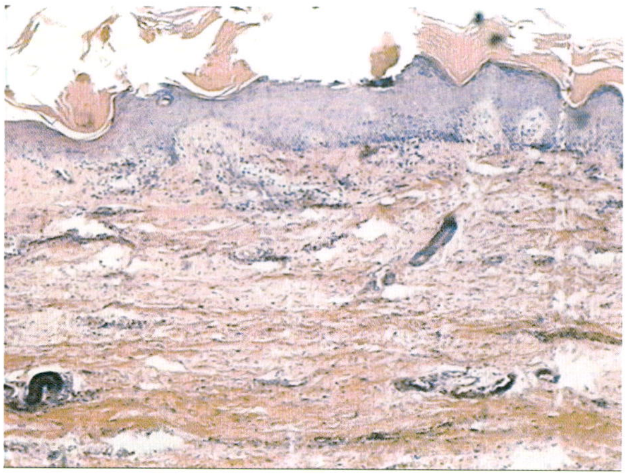

图 8–140　小棘苔藓　毛囊角栓轻度高出皮肤表面

【鉴别诊断】

临床上应与维生素 A 缺乏症、毛发角化病、毛囊性扁平苔藓和瘰疬性苔藓相鉴别。

组织学上与毛发角化病鉴别。毛发角化病的毛囊内可见盘曲的毛发，且毛囊周围炎症浸润较为稀疏。

扁平苔藓样角化病

【临床表现】

扁平苔藓样角化病（lichen planus-like keratosis，LPLK）多见于中老年人。好发于面部和四肢等暴露部位。皮损多为单个红色至紫色的角化性苔藓样丘疹，其上可覆有厚的黏着性鳞屑，丘疹开始散在分布，以后融合为斑块，呈网状或线状排列。无明显自觉症状。病程为慢性进行性，但也有自然缓解者（图 8–141）。

【组织病理】

可见基底细胞液化变性，真皮上部致密的炎症浸润，以淋巴细胞和组织细胞为主，偶见浆细胞和嗜酸性粒细胞。表皮中交替存在棘层肥厚和棘层萎缩，但一般不呈楔形，并有角化过度及灶性角化不全。真皮可见弹力纤维变性（图 8–142~图 8–144）。

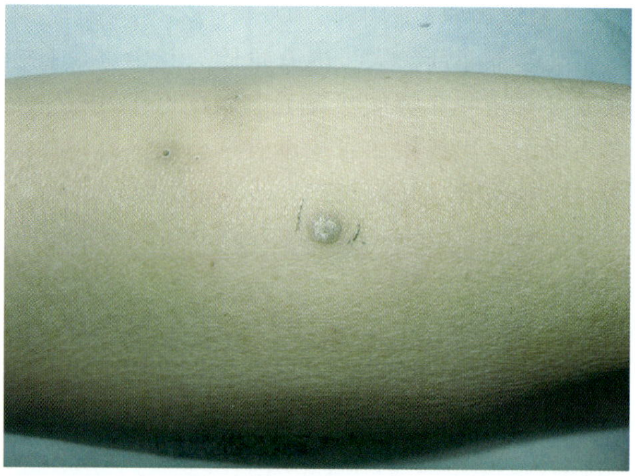

图 8–141　扁平苔藓样角化病

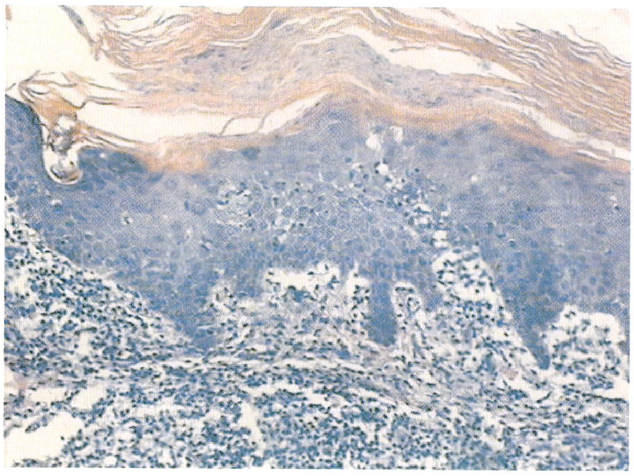

图 8–142　扁平苔藓样角化病　角化过度及灶性角化不全。真皮上部致密的炎症浸润，以淋巴细胞和组织细胞为主

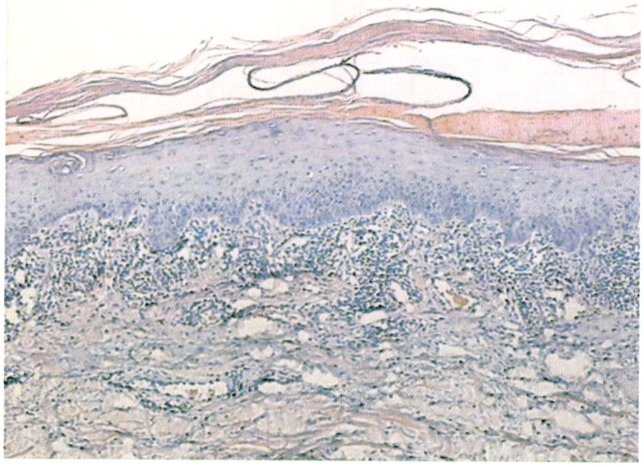

图 8–143　扁平苔藓样角化病　有角化过度及灶性角化不全。真皮上部致密的炎症浸润

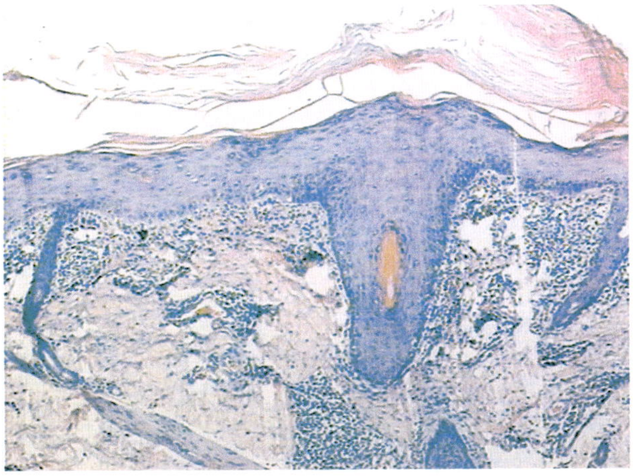
图 8-144　扁平苔藓样角化病　角化过度，毛囊角栓，真皮上部致密的炎症浸润

【鉴别诊断】

临床上应与毛囊角化病、反应性穿通性胶原病和苔藓样药疹相鉴别。

组织学上与扁平苔藓鉴别。扁平苔藓有颗粒层的楔形增厚，但无角化不全，无棘层肥厚和棘层萎缩交替存在，真皮上部的带状浸润中无浆细胞和嗜酸性粒细胞，真皮层也一般无日光弹力变性。

（周少娜）

第九章 红斑性皮肤病

红斑是最常见的皮肤病原发性皮损，是局部真皮毛细血管扩张和充血所致。红斑可分为炎症性和非炎症性两类。炎症性红斑是由于真皮炎症所造成，局部皮温可略升高，有时肿胀高起。非炎症性红斑由于血管运动神经的功能异常，引起循环障碍，使毛细血管扩张、充血；或由于先天性血管异常所致，局部皮温不高，压之褪色。红斑种类繁多，按颜色可以分为淡红色、紫红色、暗红色；按范围可呈局限性、弥漫性；形态可呈斑状、网状、、环状、地图状等。本章重点讨论某些原因不明的红斑性皮肤病，临床表现以红斑或红斑鳞屑为主。

多形红斑

【临床表现】

多形红斑（erythema multiforme）常突然起病，主要出现在四肢远端（手掌、足底）及面部，也可在唇部和口腔出现损害，皮损以红斑、丘疹、风团、水疱为主，有时为大疱。典型皮肤损害(靶形或虹膜样损害）分布对称，常为环状，同心环状靶样，其中心呈暗红色或小水疱，周围呈淡红色，境界清楚。瘙痒程度不等，有不同程度的全身症状，常见的有倦怠，关节痛，发热。发病至少2~4周，有时可在春秋季复发，连续数年。Stevens-Johnson 综合征（史–约综合征）是多形红斑的一种严重类型(重症多形红斑)，特征为口腔黏膜，咽喉，肛门生殖器区及眼结合膜大疱，靶形损害和发热，患者无法进食或紧闭嘴唇。患者因化脓性结合膜炎而不能睁眼，睑球结膜黏膜，角膜炎伴有角膜溃疡，虹膜炎和葡萄膜炎均可发生。眼部可变得非常疼痛（图 9–1~图 9–10）。

【组织病理】

随皮损性质及病期而异。角质层呈网篮状，表皮轻度细胞间水肿（海绵水肿）及细胞内水肿(气球变性)，表皮中可见坏死角朊细胞；早期界面空疱改变，沿界面有稀疏炎症细胞浸润；浅层血管丛周围稀疏淋巴细胞及组织细胞浸润；真皮乳头水肿，血管扩张充血，血管壁肿胀，可有纤维蛋白样变性，有血管外红细胞。随病情进展，炎症细胞浸润变得致密，表皮内坏死角朊细胞增多，最终大片表皮坏死；空疱融合，表皮真皮分离，表皮下疱形成（图 9–11~图 9–19）。

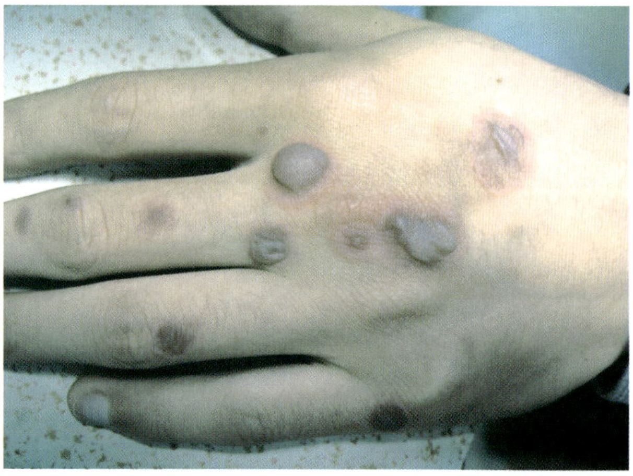

图 9–1　水疱型多形红斑　同心环状靶样，其中心呈暗红色或小水疱，周围呈淡红色，境界清楚

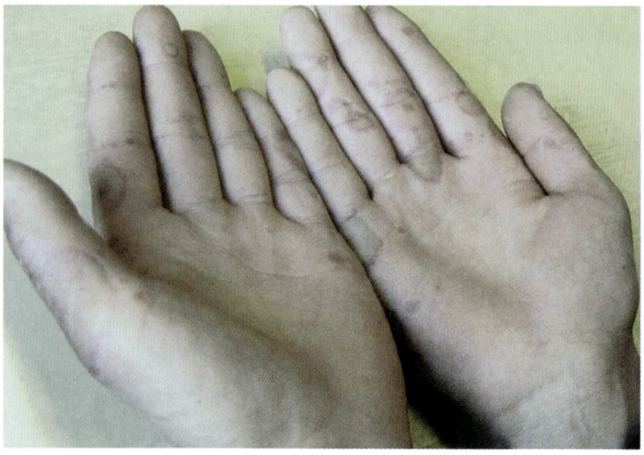

图 9–2　多形红斑

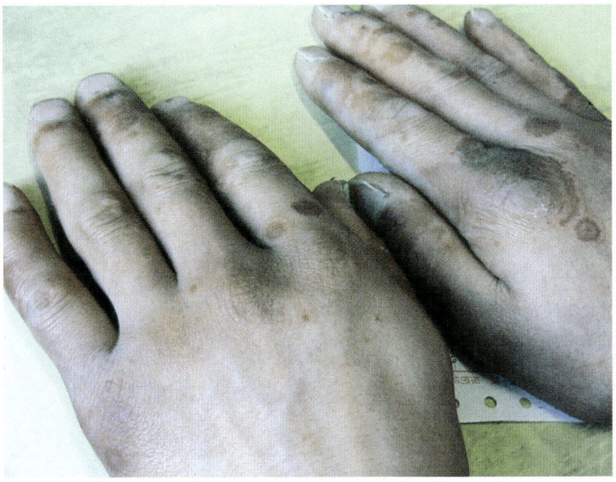

图 9-3　多形红斑

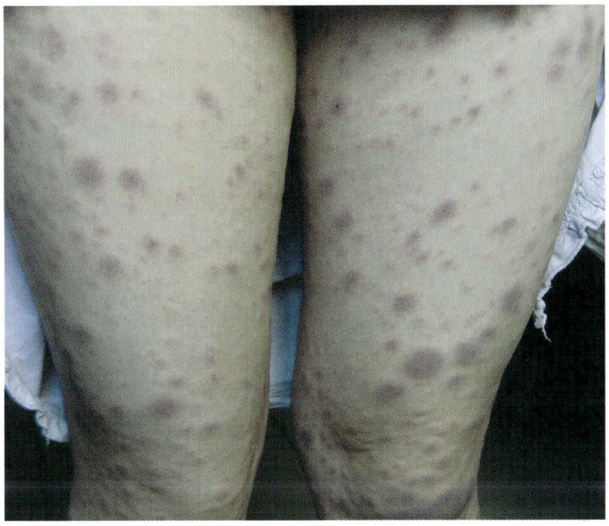

图 9-4　多形红斑　红斑、丘疹、风团性皮损

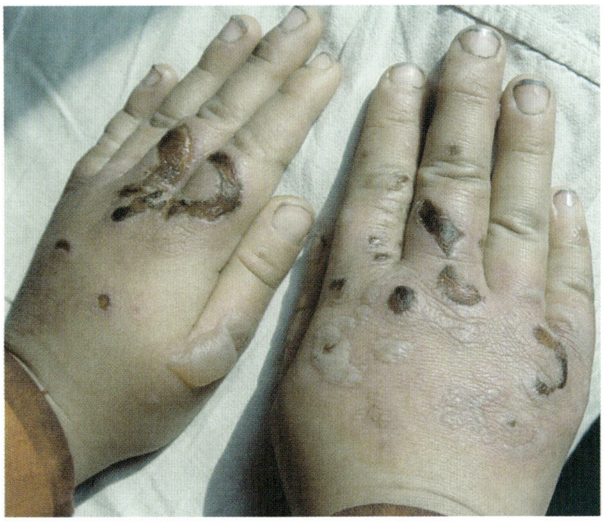

图 9-5　水疱型多形红斑

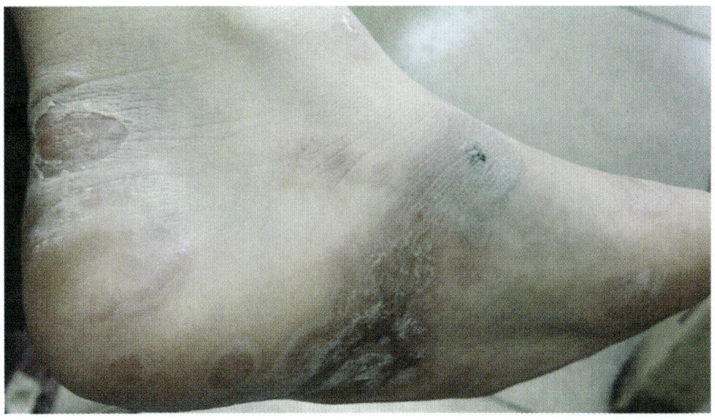

图 9-6　水疱型多形红斑

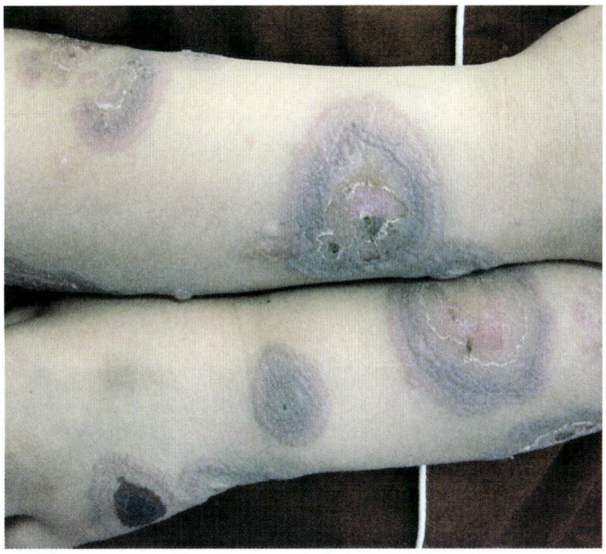

图 9-7　水疱型多形红斑　同心环状靶样，其中心呈暗红色或小水疱，周围呈淡红色，境界清楚

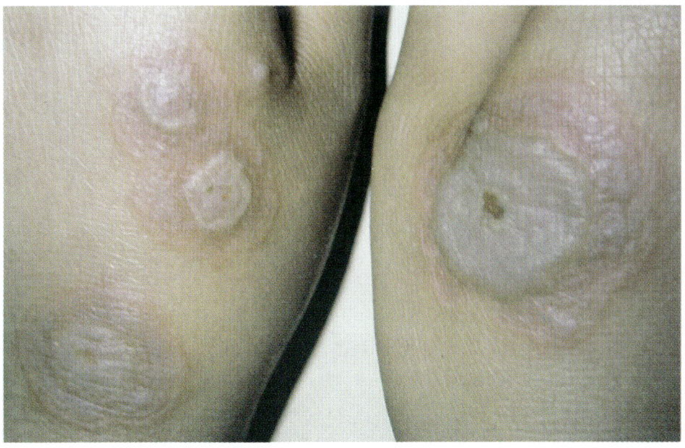

图 9-8　水疱型多形红斑

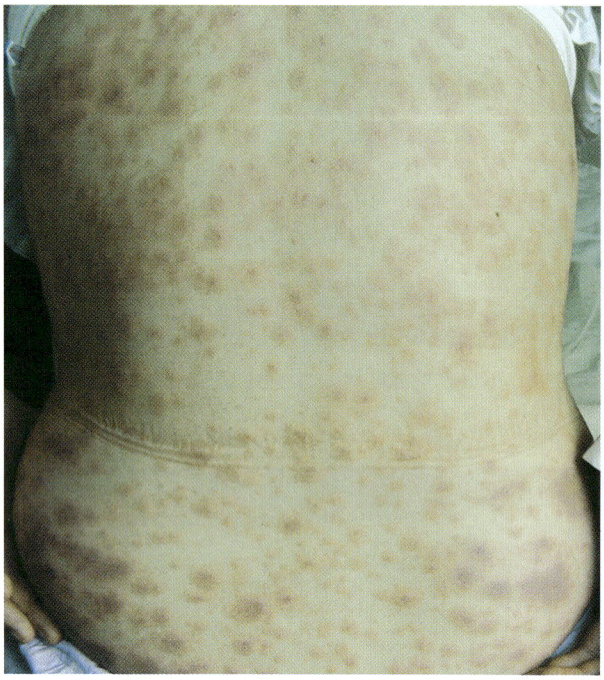

图 9-9　**多形红斑**　弥漫性红斑、丘疹、风团样皮损

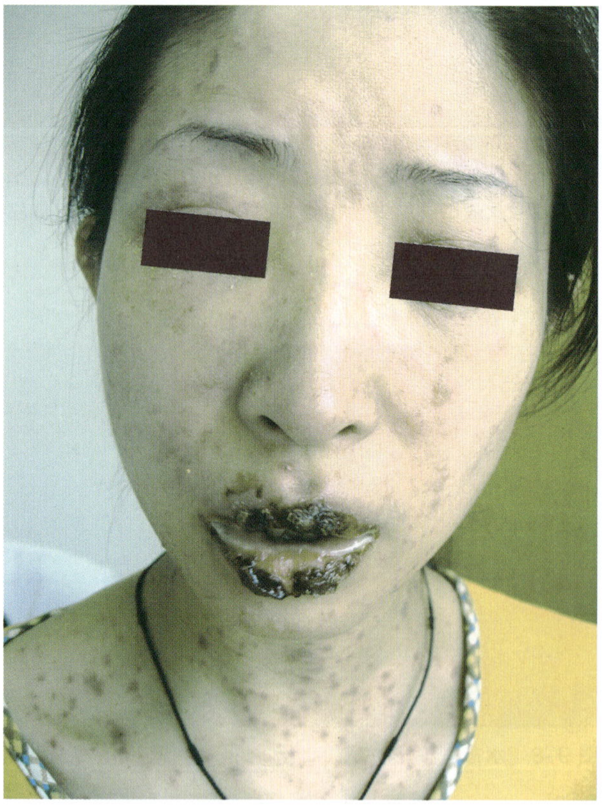

图 9-10　**重症多形红斑**　口腔、口唇黏膜糜烂结痂

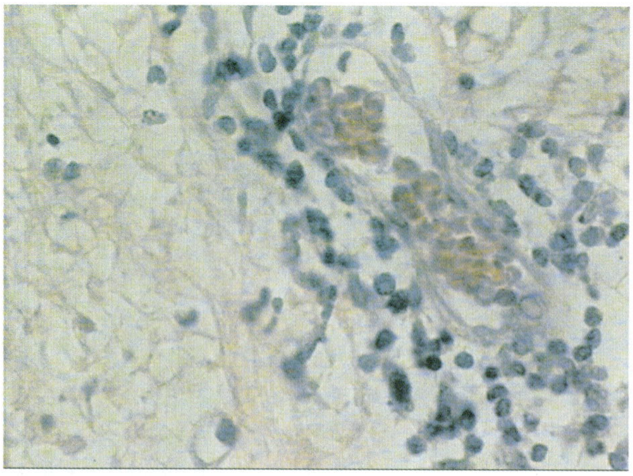

图 9-11　**多形红斑**　真皮水肿，血管扩张充血，周围淋巴细胞及组织细胞浸润

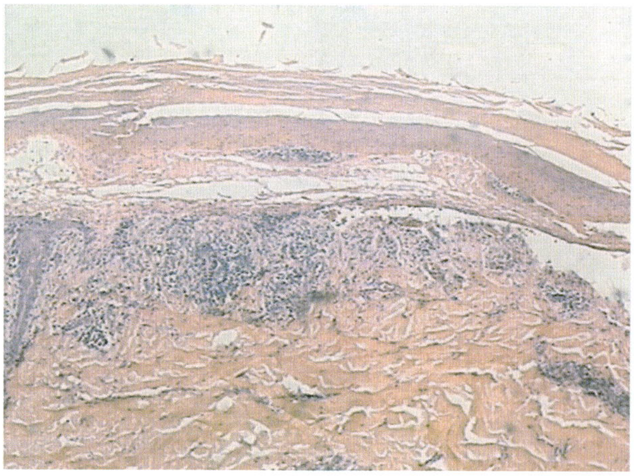

图 9-12　**多形红斑**　大片表皮坏死，表皮下大疱形成

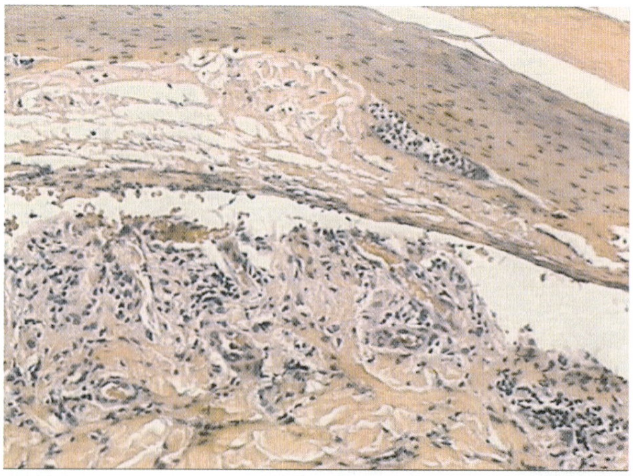

图 9-13　**多形红斑**　大片表皮坏死，表皮下大疱形成

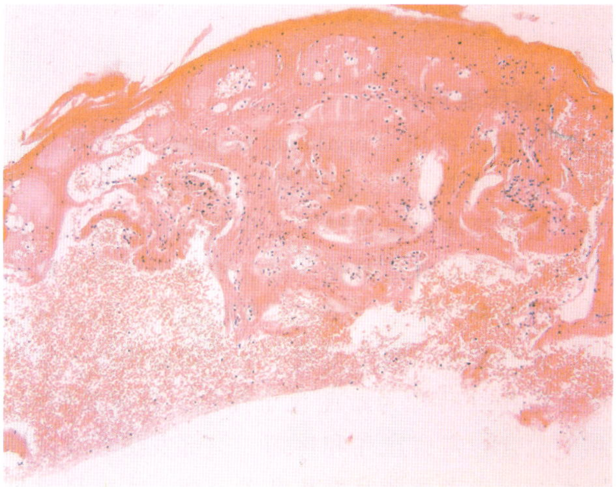

图 9-14　**多形红斑**　大片表皮坏死

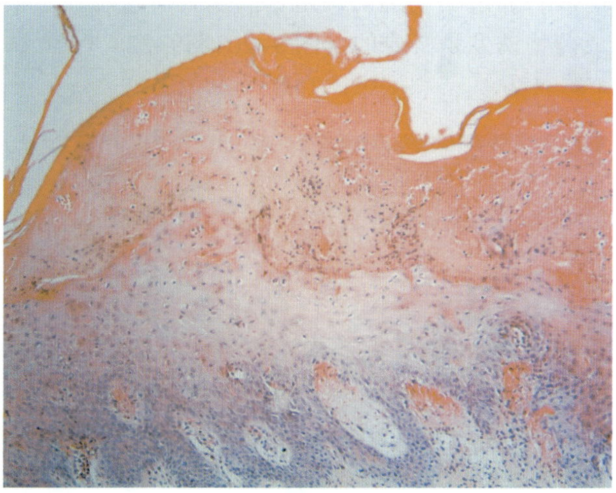

图 9-15　**多形红斑**　大片表皮坏死

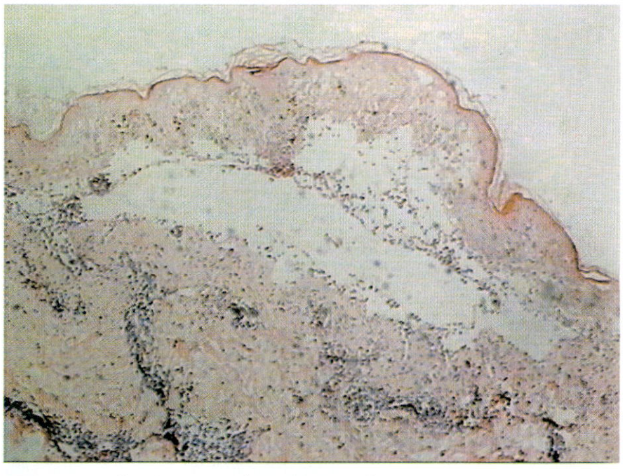

图 9-16　**多形红斑**　表皮坏死，表皮下大疱

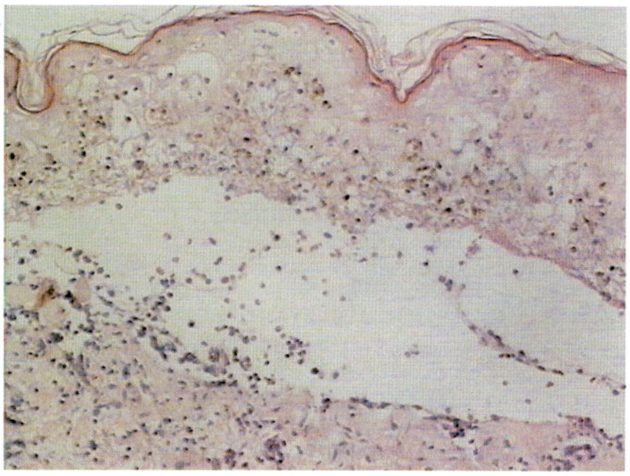

图 9-17　**多形红斑**　大片表皮坏死，表皮下大疱形成

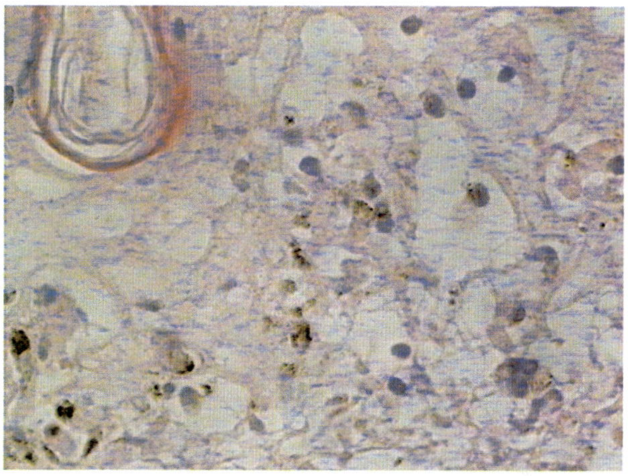

图 9-18　**多形红斑**　海绵水肿及细胞内水肿，表皮中可见坏死角朊细胞及炎症细胞

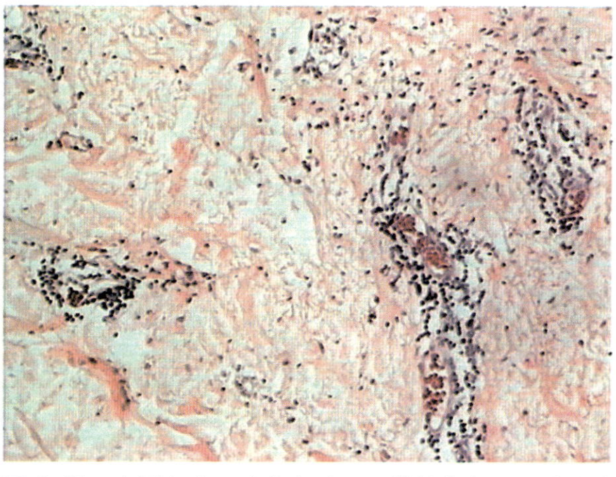

图 9-19　**多形红斑**　真皮水肿，血管扩张充血，周围淋巴细胞及组织细胞浸润

组织病理分真皮型、表皮型和表皮真皮混合型 3 型变化。

(1) 表皮型见于一些靶形损害和重症多形红斑。早期表皮内多数角质形成细胞变性、坏死，胞质呈淡伊红色，核固缩和消失，严重者基底细胞发生液化变性，引起表皮和真皮分离。上方表皮可发生大片坏死，仅角层完好。有时表皮上部损伤严重而下部较轻，形成表皮内裂隙，类似中毒性表皮坏死松解症的病理变化。

(2) 真皮型见于斑状损害和大多数丘疹性损害。真皮乳头显著水肿，可形成表皮下水疱。血管周围有淋巴样细胞浸润，混有中性和嗜酸性粒细胞，有时可见红细胞外溢。

(3) 表皮真皮混合型最常见。沿着表皮真皮连接部，毛细血管周围有淋巴样细胞浸润。基底细胞液化变性后形成表皮下水疱，同时表皮内见少数角质形成细胞变性、坏死、细胞内水肿和海绵形成，有时形成表皮内小水疱。真皮上部常有红细胞外渗，但无中性粒细胞浸润、核尘和显著的血管炎改变。

【鉴别诊断】

临床上多形红斑的皮损应当与大疱性类天疱疮、荨麻疹、疱疹样皮炎、亚急性皮肤型红斑狼疮鉴别；本病的口腔损害则应与阿弗他口腔炎，天疱疮及疱疹性口腔炎，柯萨奇病毒 A5、A10 及 A16 所引起的手足口病等相鉴别。

组织学上应与中毒性表皮松解症，固定性药疹相鉴别。

中毒性表皮松解症：多形红斑与中毒性表皮松解症之间的关系仍然有争议，一般情况下，典型的中毒性表皮松解症表现为表皮全层的坏死，缺乏炎症细胞浸润。

固定性药疹：固定性药疹皮损中央部分浅表位置的组织学与多形红斑非常相似，但是炎症细胞浸润较深，形态多样，并且真皮上层的噬黑色素细胞在某种程度上更明显。

结节性红斑

【临床表现】

结节性红斑（erythema nodosum）为真皮深部及皮下脂肪组织(脂膜炎）的炎症性疾病，其特征是有疼痛的红色结节，主要是在胫前区，但有时亦患于臂部或其他区域。皮损为成批出现的鲜红色水肿性结节，呈葡萄至杨梅大，稍高出皮面，光滑发亮，数个至数十个，像碰伤样，结节逐渐由粉红转变为紫蓝色至棕色，有成簇倾向，互不融合，常有压痛和疼痛，局部发热。在急性发作期，患者可伴有发热和关节痛。本病最常见于年轻成人，可反复发作数月至数年。可分为急性单纯型和慢性复发型。在很多情况下未能确定病因，通过长期随访确定本病是否由系统性感染或药物诱发是必要的（图 9-20~图9-22)。

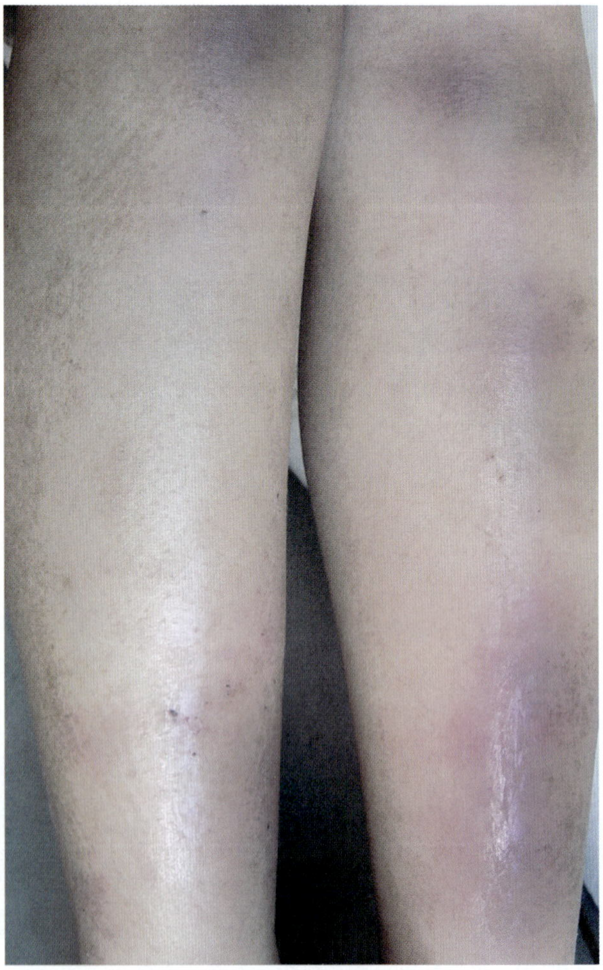

图 9-20　结节性红斑　*胫前区疼痛的红色结节*

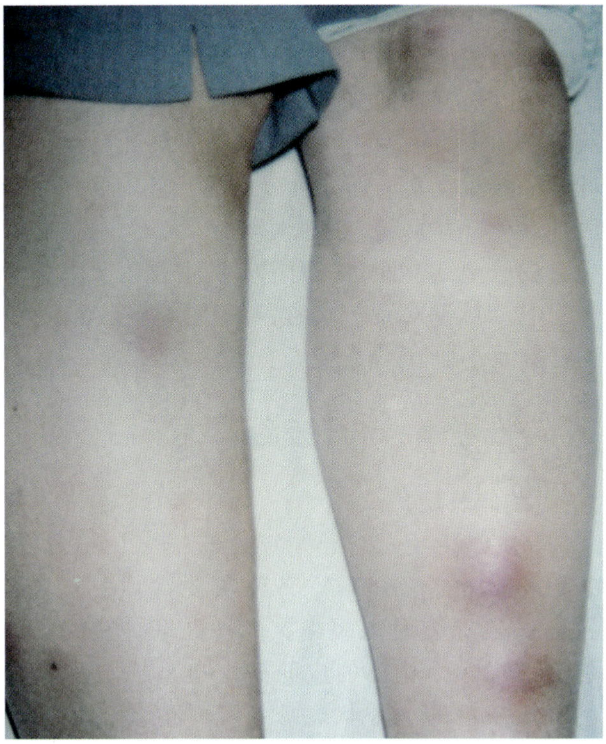

图 9-21 **结节性红斑** 胫前区疼痛的红色结节

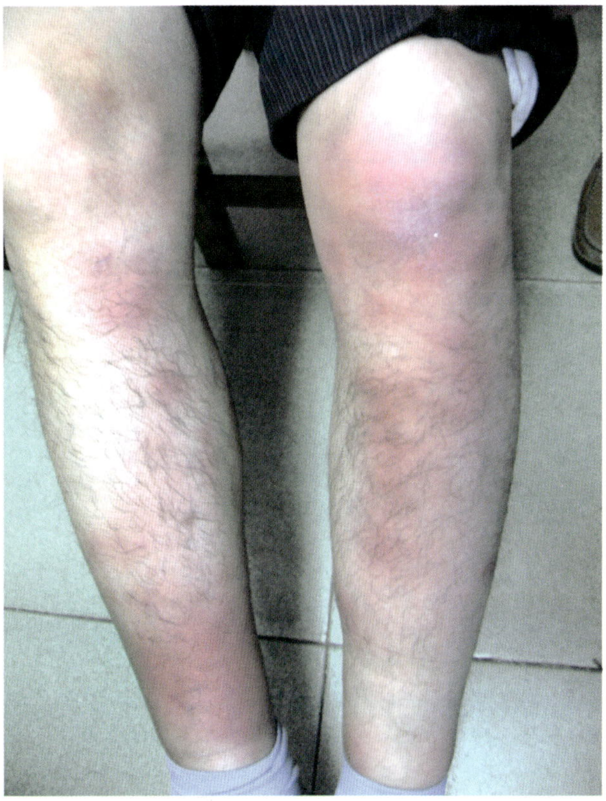

图 9-22 **结节性红斑** 胫前区疼痛的红斑结节性皮损

【组织病理】

典型表现为皮下脂肪间隔性脂膜炎。早期：脂肪间隔小血管及毛细血管扩张、增多，纤维间隔水肿、血管周围中性粒细胞浸润，可见嗜酸性细胞。晚期：脂肪间隔增宽，炎细胞以淋巴细胞、组织细胞为主，可见巨细胞，呈现肉芽肿性炎症。慢性期：间隔内成纤维细胞增生，纤维化改变（图 9-23~图 9-27）。

【鉴别诊断】

临床上本病需要与硬红斑，结节性血管炎，麻风性结节性红斑，白血病皮疹，坏疽性脓皮病等相鉴别。

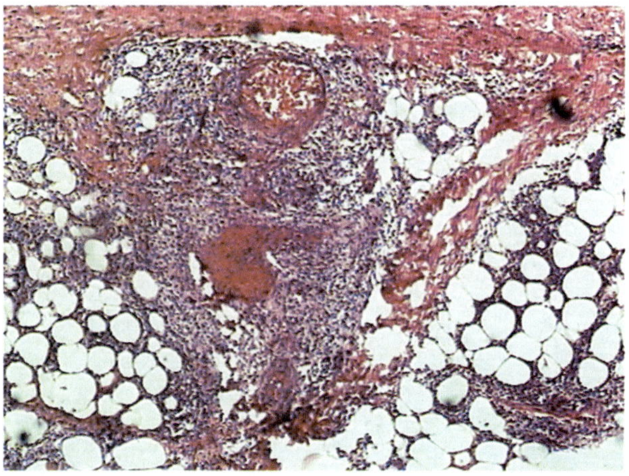

图 9-23 **结节性红斑** 间隔性脂膜炎 血管扩张，纤维蛋白样变，血栓形成

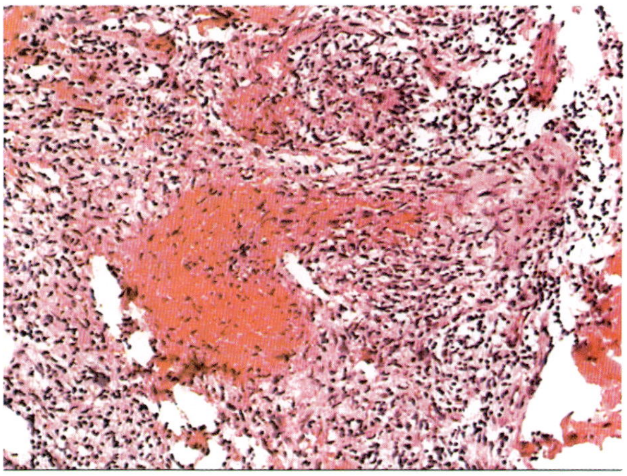

图 9-24 **结节性红斑** 大片纤维蛋白样坏死，炎症细胞浸润明显

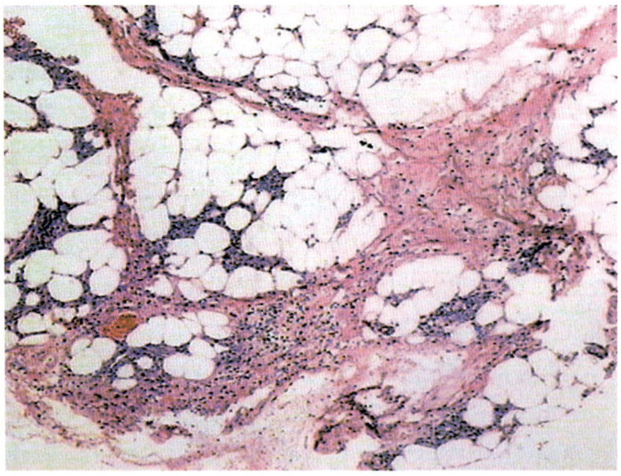

图 9-25　结节性红斑　间隔性脂膜炎

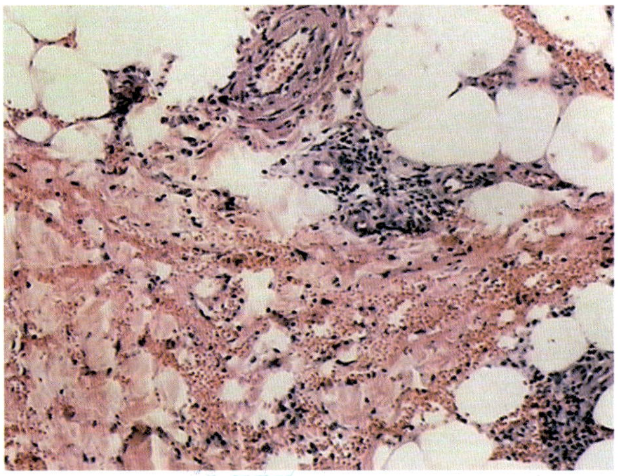

图 9-26　结节性红斑　血管壁增厚

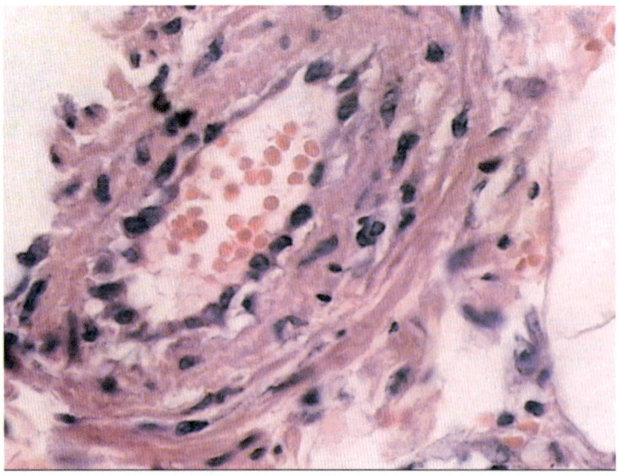

图 9-27　结节性红斑　血管壁增厚，炎细胞浸润，纤维蛋白样变

组织病理上本病需要与硬红斑，皮肤型结节性动脉周围炎鉴别。

硬红斑又称结节性血管炎，主要为小叶性脂膜炎，血管炎引发脂肪小叶缺血性坏死所致。小叶间隔较少受累。坏死可以广泛，呈干酪性或凝固性坏死，并引起肉芽肿性炎症。

皮肤型结节性动脉周围炎：主要累及中型动脉，有动脉壁坏死，炎症浸润围绕着受累动脉，而静脉及小血管不受累。

持久性色素异常性红斑

【临床表现】

持久性色素异常性红斑（erythema dyschromicum perstans）又称灰皮病（ashy dermatosis），是一种以缓慢扩大性红斑，遗留灰蓝色色素沉着为特征的皮肤病。典型损害为淡红色至淡灰色的大片状斑疹，境界清楚，其上无鳞屑，边缘活动略隆起，呈远心性向外扩大，形成环状，多环状或不规则形，数月后红色边缘消失，仍遗留灰蓝色色素沉着，亦有一开始即为蓝灰色斑者。一般无自觉不适。病程慢性，发展缓慢。好发于下肢，其他部位亦可发生。患者以中青年居多（图 9-28~图 9-32）。

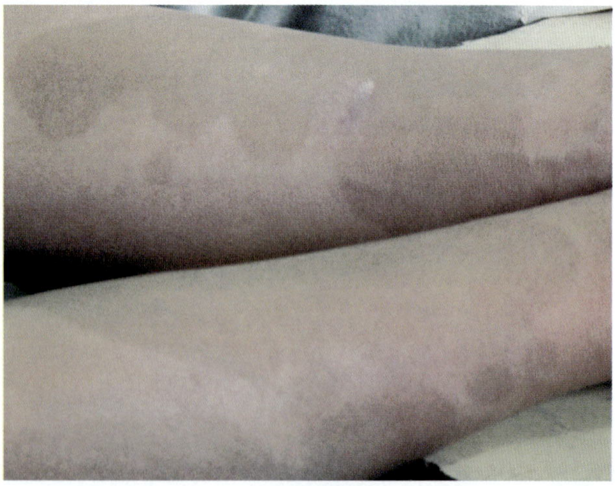

图 9-28　持久性色素异常性红斑　为淡灰色的大片状斑疹，境界清楚

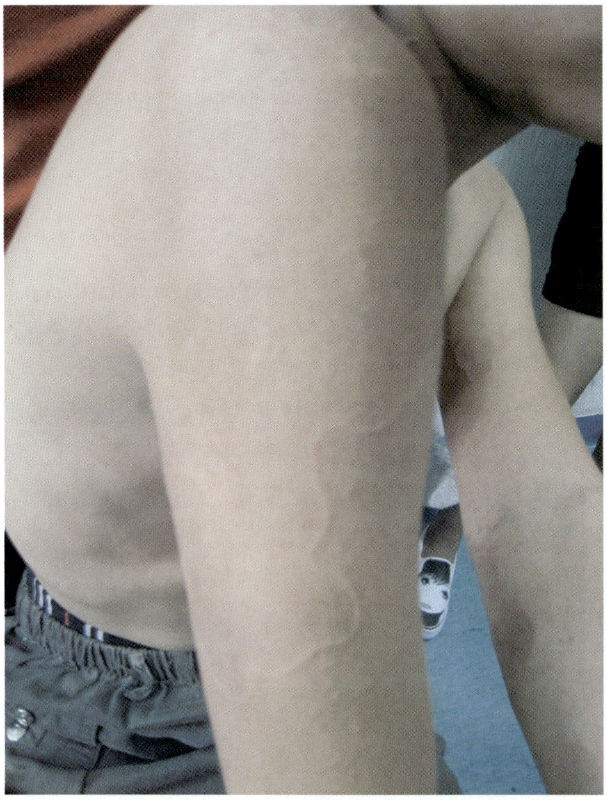

图 9-29　持久性色素异常性红斑　淡灰色的大片状斑疹，境界清楚，其上无鳞屑，边缘活动略隆起

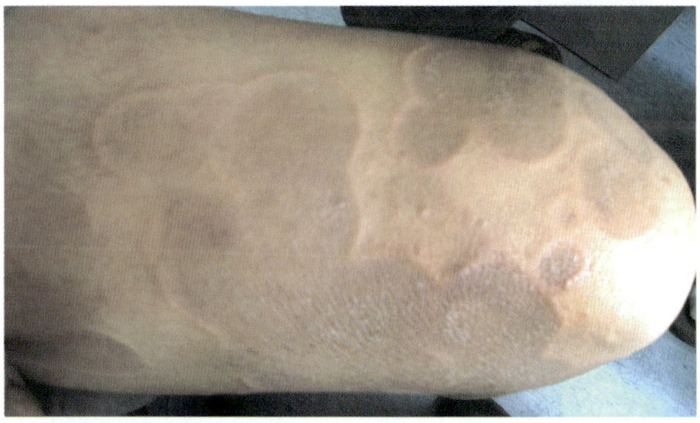

图 9-30　持久性色素异常性红斑　呈淡灰色的大片状斑疹，境界清楚，其上无鳞屑，边缘活动略隆起

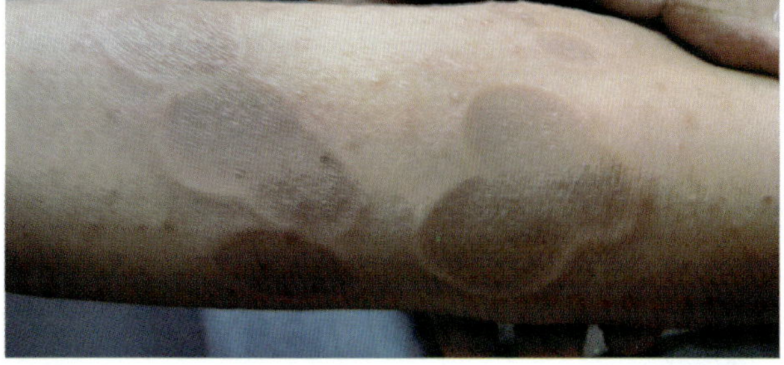

图 9-31　持久性色素异常性红斑　淡灰色的大片状斑疹，境界清楚，其上无鳞屑，边缘活动略隆起

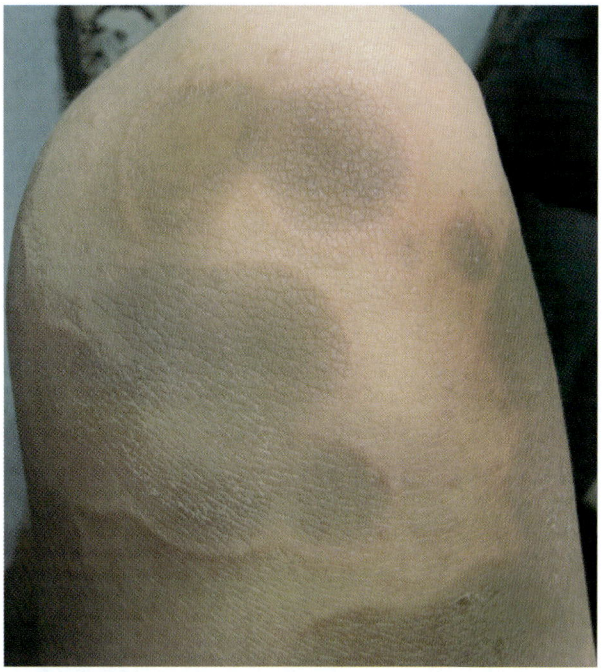

图 9-32　持久性色素异常性红斑　呈淡灰色的大片状斑疹，境界清楚，其上无鳞屑，边缘活动略隆起

【组织病理】

早期活动性损害，可见表皮基底细胞及棘细胞质内空疱形成，进而液化变性，可见表皮内细胞外渗。偶见胶样小体，在真皮乳头可见轻度苔藓样浸润，浅层血管丛周围稀疏以淋巴细胞为主的浸润，在活动性损害时浸润细胞亦见于界面；真皮乳头中噬黑色素细胞、表皮黑色素增多；表皮突与真皮乳头的连接变平。陈旧性不活动的损害，仅见界面空疱改变，而无明显炎症细胞的浸润，有时仅见色素改变（图 9-33~图 9-35）。

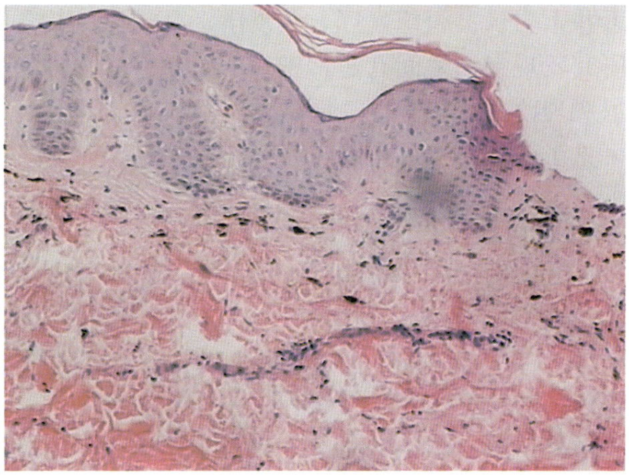

图 9-33　持久性色素异常性红斑　部分表皮基层空疱变性，表皮缺损

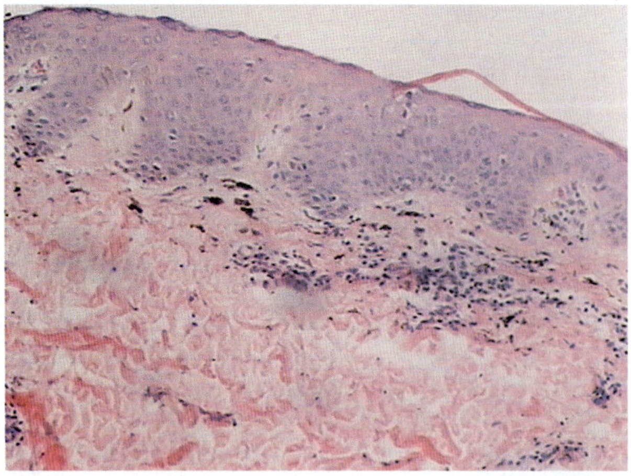

图 9-34　持久性色素异常性红斑　真皮乳头可见轻度苔藓样浸润

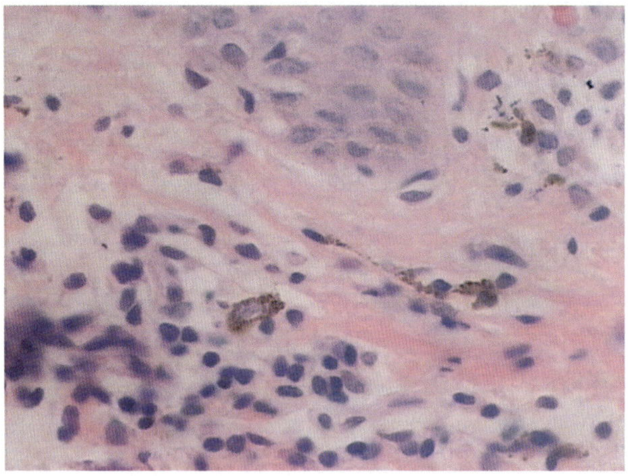

图 9-35　持久性色素异常性红斑　表皮基层液化变性，真皮乳头中见噬黑色素细胞、黑色素增多

【鉴别诊断】

临床上本病应与获得性色素过度性疾病进行鉴别，如 Riehl 黑变病等。本病与扁平苔藓的关系并不明确，组织病理、免疫学、及超微结构的研究发现它们之间有非常密切的关系。本病的组织病理改变无特异性，同样的炎症及色素失禁还可见于药疹，特别是固定性药疹。

单纯性回状红斑

【临床表现】

单纯性回状红斑（erythema gyratum simplex）典型损害初起为淡红色小丘疹，离心性扩大形成环状，环边缘狭细如线，不隆起皮面，无浸润，环中央为正常肤色。皮疹以四肢为主，可有轻痒，1~2d 皮疹消失，消退后不留痕迹。但新疹可陆续发生，迁延数月至数年。

【组织病理】

真皮乳头血管扩张，有少量淋巴细胞浸润。

离心性环状红斑

【临床表现】

离心性环状红斑（erythema annulare centrifugum）的初发皮损为单个或多个水肿性红色扁平丘疹，逐渐向周围扩大形成环状、弧状或融合成多环状，中央变平，颜色消失。扩张性边缘略隆起如堤状，色淡红或淡红黄色，消退后可有新皮疹发生。皮损内缘可有鳞屑附着，可有轻度瘙痒。皮损常见于臀部，股部和上臂。病程缓慢，可持续数周，甚至数月或数年（图 9-36~图 9-41）。

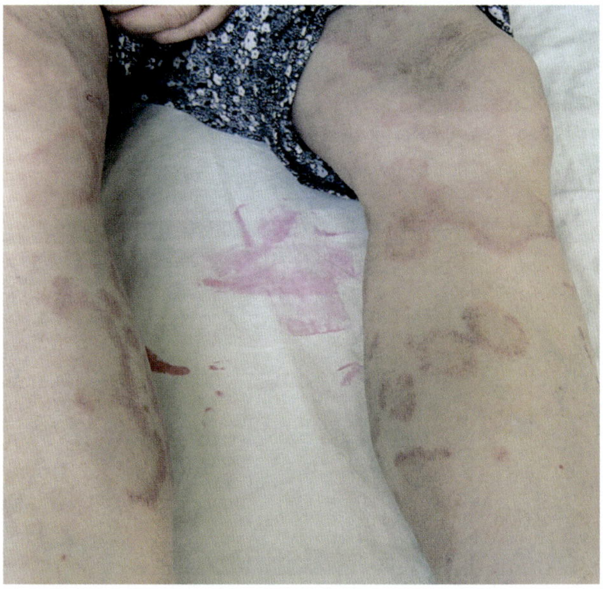

图 9-36　离心性环状红斑　多个水肿性红色扁平丘疹，逐渐向周围扩大形成环状、弧状或融合成多环状

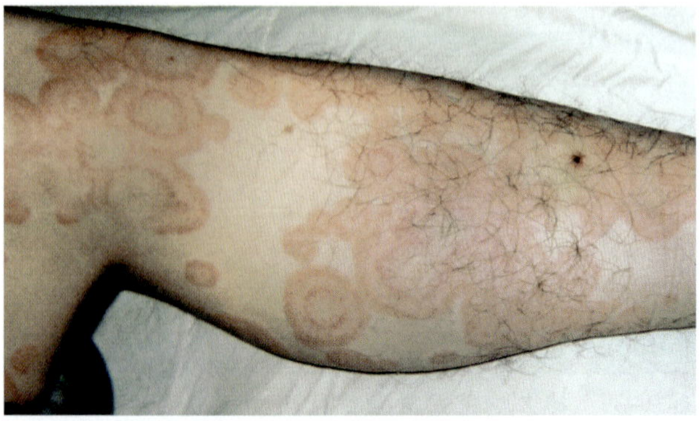

图 9-37　离心性环状红斑　融合性多环状状红斑

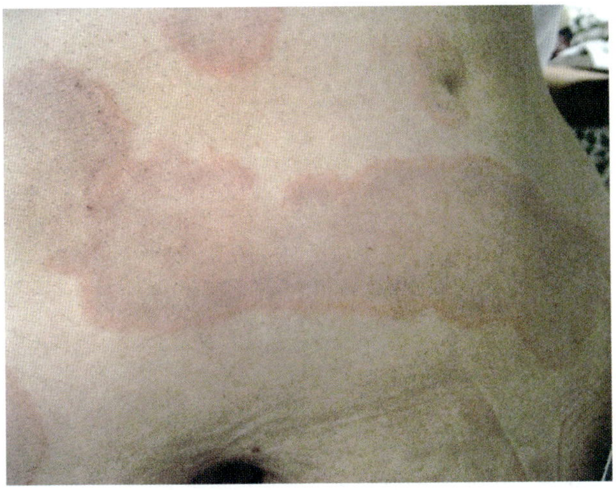

图 9-38　离心性环状红斑　环状红斑

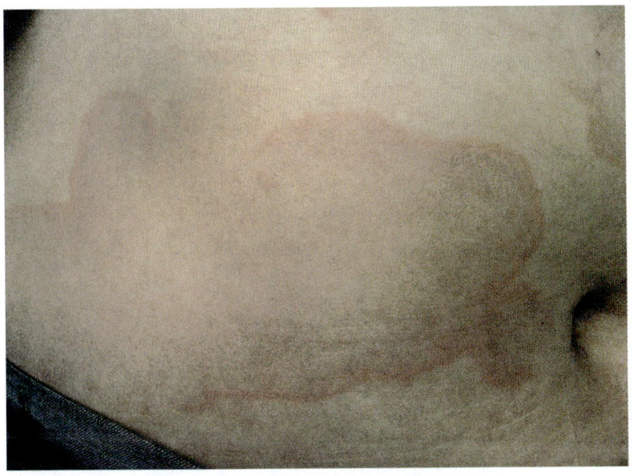

图 9-39　离心性环状红斑　环状红斑

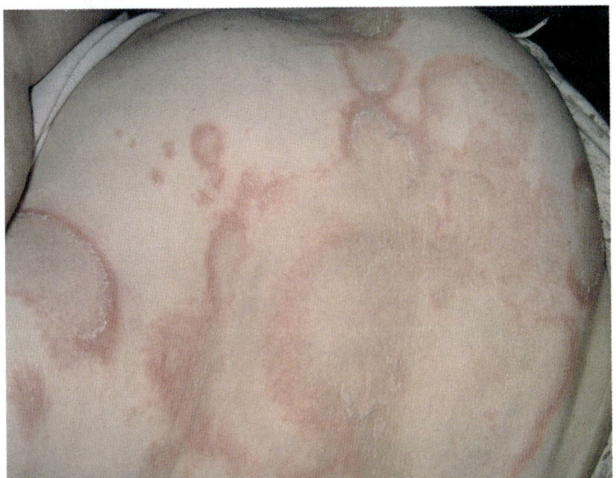

图 9-40　离心性环状红斑　融合性大片多环状红斑

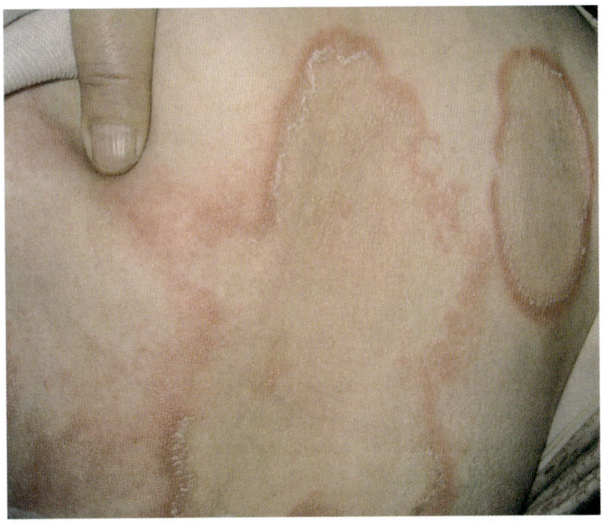

图 9-41　离心性环状红斑　融合性大片环状红斑

【组织病理】

表皮有时可见灶性角化不全，真皮浅层血管周围轻度至中等密度淋巴细胞浸润，在血管周围的浸润细胞常呈袖套样排列。真皮乳头轻度水肿。在活动边缘处取材，可见表皮内灶性轻度海绵水肿（图 9-42~图 9-50）。

【鉴别诊断】

临床上需要和脂溢性皮炎、结核样型麻风、体癣区别。组织病理需要与二期梅毒鉴别。

二期梅毒可见血管周围袖口样炎症细胞浸润，但是常见多数浆细胞，且血管内膜及内皮细胞肿胀。梅毒血清反应阳性。

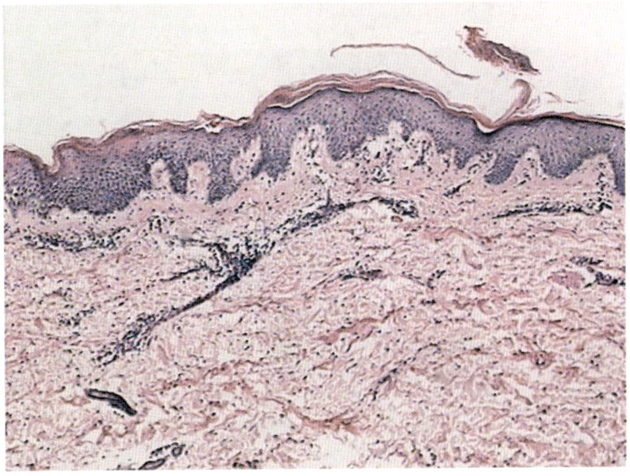

图 9-42　离心性环状红斑

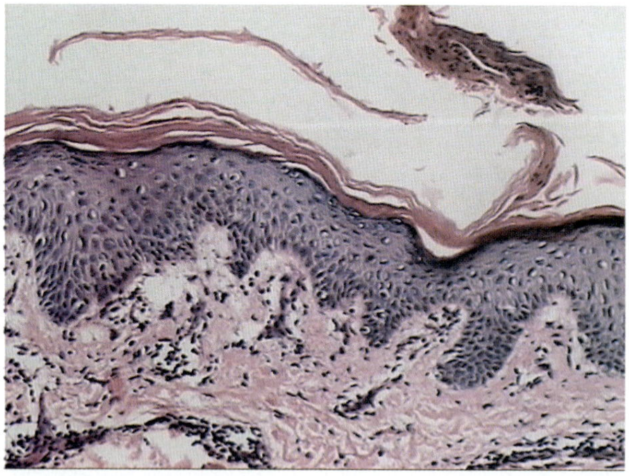

图 9-43　离心性环状红斑　表皮可见灶性角化不全，表皮内轻度海绵水肿，真皮浅层血管周围轻度至中等密度的袖套样淋巴细胞浸润

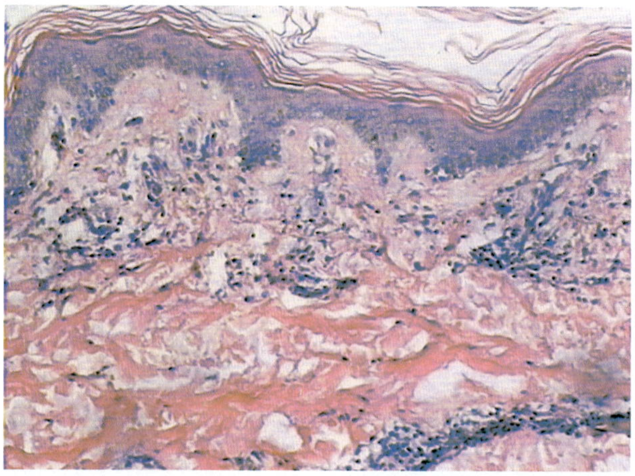

图 9-46　离心性环状红斑　真皮浅层血管周围轻度至中等密度淋巴细胞浸润

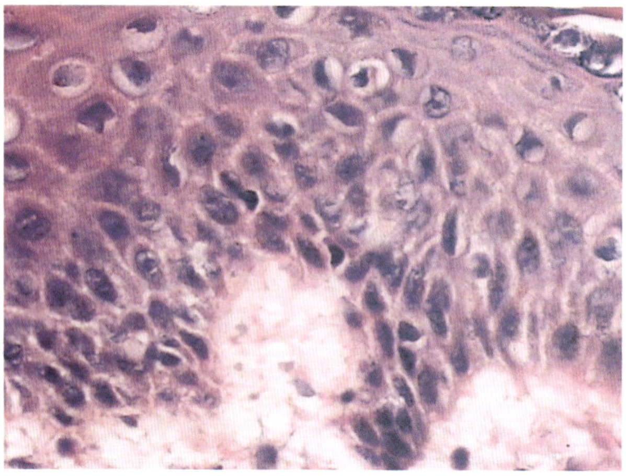

图 9-44　离心性环状红斑　可见表皮内轻度海绵水肿

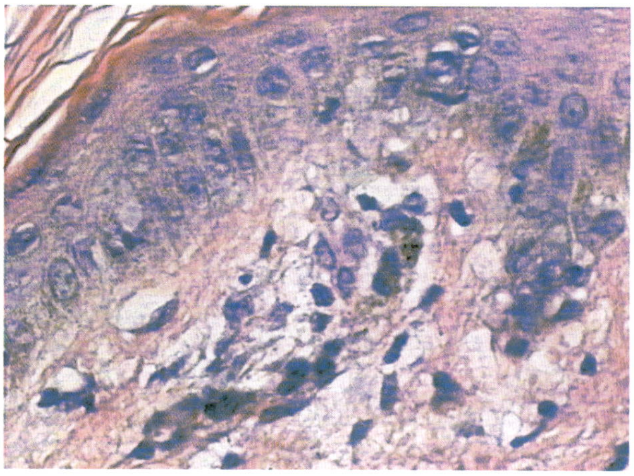

图 9-47　离心性环状红斑　真皮乳头轻度水肿

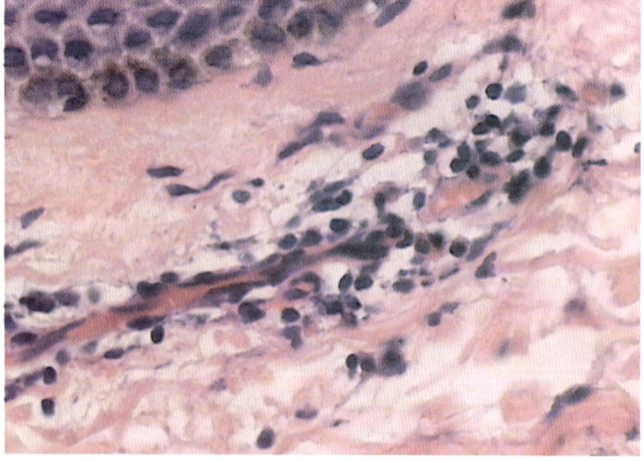

图 9-45　离心性环状红斑　血管周围炎症细胞浸润

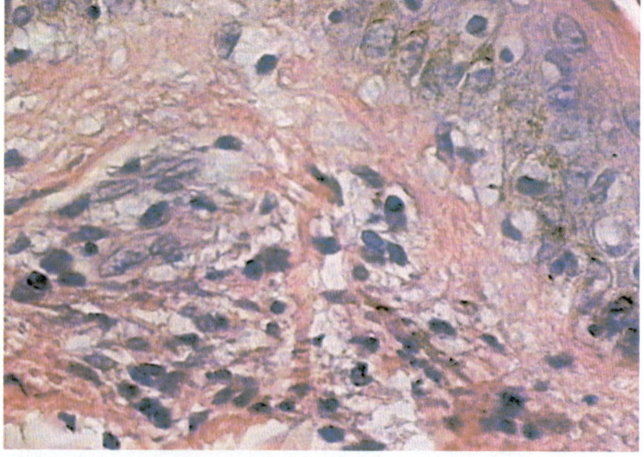

图 9-48　离心性环状红斑　可见表皮内轻度细胞内水肿，液化变性，色素增深，真皮乳头轻度水肿

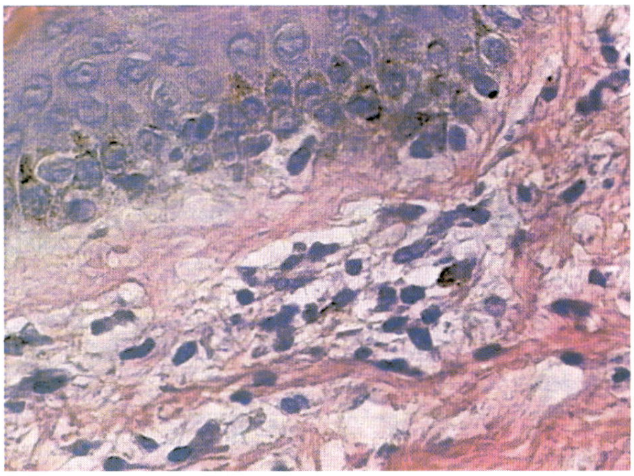

图 9-49 离心性环状红斑病 表皮色素增深，真皮乳头水肿真皮浅层轻度淋巴细胞浸润

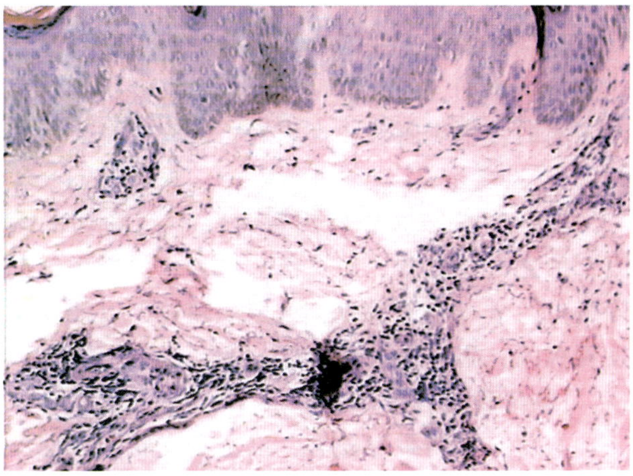

图 9-50 离心性环状红斑 真皮乳头水肿。真皮血管周围中等密度淋巴样细胞浸润

匐行性回状红斑

【临床表现】

匐行性回状红斑（erythema gyratum repens）的初期为小丘疹，离心性扩大形成环状，环中央不断发生新疹形成同心环。多数同心环皮疹相互连接构成脑回状、水纹状、图案状等奇异的形态。环的边缘稍隆起，呈鲜红色或紫红色，其内缘常附有鳞屑，环消退后遗留色素沉着。皮疹好发于躯干，最后遍及全身。自觉不同程度的瘙痒，常伴发内脏癌肿（图 9-51）。

【组织病理】

表皮轻度棘层肥厚，海绵水肿及灶性角化不全，真皮乳头轻度水肿，浅层及深层血管丛周围中等密度以淋巴细胞为主的浸润，偶见载酸性细胞及噬黑色素细胞。可见嗜中性和嗜酸性细胞外渗。

【鉴别诊断】

临床上需要和不典型的自身免疫性大疱性皮肤病，例如大疱性类天疱疮、线状 IgA 皮肤病及亚急性皮肤型红斑狼疮相鉴别。

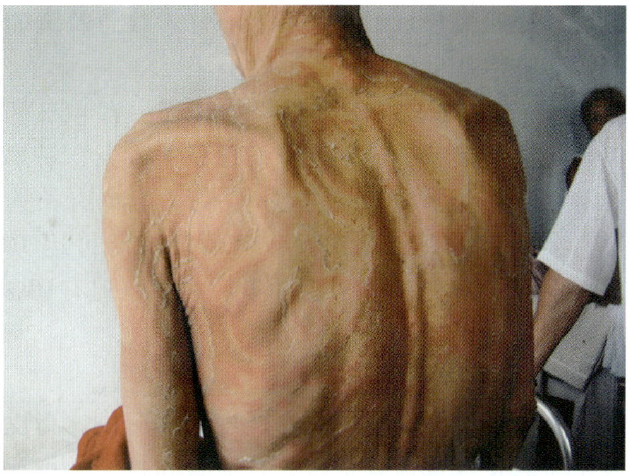

图 9-51 匐行性环状红斑

慢性游走性红斑

【临床表现】

慢性游走性红斑（erythema chronicum migrans）又称 Lyme 病。发病前 3 周内可有蜱叮咬史。发疹时伴有乏力、发热、寒战、头痛及肌痛等全身症状，有时伴咽炎、恶心呕吐。

1.皮肤 79%的病例有慢性游走性红斑，是本病的重要标志。损害通常位于小腿或暴露部位，即易被蜱叮咬处。初起时为数毫米大小的浸润性红斑或丘疹，离心性扩大，经数周或数月后，红斑直径可达 10cm 以上，皮损中央消退呈正常肤色或淡紫色，宽 1~2cm 环状皮损，不高出皮面，皮温升高，质硬、自觉有剧痒或烧灼感，疼痛。伴有局部和全身淋巴结肿大甚至肝脾肿大。皮疹好发于躯干四肢近端。尤多见于股、腹股沟、臀及胸部。通常为单个。除非多处被咬，可出现多个环损。有 30%病例可以相继成批出现一些小的、不发硬的斑疹，即继发性皮肤红斑。皮疹可分布于全身皮肤，但绝不累及黏膜。皮损平均 3 周（2 天到 3 月）消失，无瘢痕、鳞屑及色素沉着，也不复发。

2.神经系统 有 11%病例出现神经系统症

状，可与皮疹同时发生或继发于皮疹消退后数日至数周以后，男性多见。本病表现为无菌性脑膜炎、脑炎和脑神经损害，出现脑膜刺激征、嗜睡、昏迷、双侧三叉神经痛。可在2~6个月反复发作。

3.心脏　心脏受累者约占8%。一般在皮损出现3周后，出现不同程度的房室传导阻滞和心包炎、心肌炎。可出现晕厥、心悸、气急及胸痛等。心脏症状可很快自行消失。

4.关节　在皮损消失后平均4周，有46%病例出现关节症状，通常为骤发性单关节炎、易累及膝关节，发作时间短，平均8d，但也有长达数月，反复发作，两次发作间的缓解期可达10周以上。关节炎一般于2~3年后消失，但有10%患者进入慢性期。

【组织病理】

表皮无明显改变，或有轻度海绵形成。真皮乳头至真皮深部血管扩张，在血管和神经、小汗腺等附件周围有大量单核细胞浸润，常混有浆细胞和嗜酸性细胞，前者位于周边，后者常位于损害中央。一些病例可表现出血管水肿、淋巴细胞和浆细胞透壁移动，伴腔内血栓肉芽肿性血管炎、淋巴组织细胞神经炎及真皮网状层间隙硬化性反应。组织学表现因为取材的部位不同而异。如果从蜱叮咬的部位取材，可见大量的炎症细胞浸润形成肉芽肿性血管炎和神经炎；但是如果从距皮损边缘最远处1cm处取材，则炎症轻微，只有稀疏的单核细胞，没有浆细胞和嗜酸性细胞。典型的血管改变包括内皮细胞肿胀增生、血管壁黏液性水肿。取材来源于两者之间，则表现为典型的真皮浅层及深层血管周围淋巴细胞、浆细胞和嗜酸性细胞浸润，湿疹样改变。40%的患者可通过原发皮损，应用银染法检测出螺旋体。

【鉴别诊断】

慢性迁延性红斑应与离心性环状红斑、匍行性红斑、多形红斑，固定性药疹、二期梅毒疹等鉴别。

红皮病

【病因】

红皮病（erythroderma）病因较复杂，可归纳为以下几种。

1.药物　常见的致敏药物有磺胺、青霉素、抗疟药（氯喹、阿的平）、重金属（砷、金、汞等）、巴比妥类、异丙嗪、水杨酸盐等。

2.某些皮肤病　一些炎症性皮肤病如处理不得当或治疗不及时，可演变或发展成剥脱性皮炎。常见的有银屑病、湿疹、异位性皮炎、接触性皮炎、脂溢性皮炎、遗传过敏性皮炎、多形性红斑、毛发红糠疹、落叶性天疱疮、某些类型鱼鳞病、泛发性扁平苔癣等。其中以银屑病演变而来者最常见。

3.恶性肿瘤　8%~90%的剥脱性皮炎伴发有恶性肿瘤。多数伴发于淋巴网状内皮系统的恶性肿瘤，尤多见于蕈样肉芽肿、霍奇金病、Sazery综合征。也可见于白血病、前列腺癌、肺癌及甲状腺癌。从发生剥脱性皮炎到确诊有内脏恶瘤的时间可为数月至25年不等。有人认为高龄、原因不明的慢性剥脱性皮炎患者，首先应排除恶性肿瘤。

4.特发型　少数病例暂时找不到确切的病因，称之为特发型。对这部分患者，更应详细询问病史，进行全面检查，或定期随访，以便及早发现病因，施行针对性治疗。

【临床表现】

本病又称剥脱性皮炎，以全身皮肤弥漫性潮红、浸润、肿胀、脱屑为特征。皮疹发展快慢依原发病而定，由药物等引起的急性炎症发病快，急性经过，全身症状明显，弥漫性肿胀潮红、渗液，以皱褶和关节活动部位为主，可形成痂皮，黏膜症状较为明显，毛发脱落程度不等，指（趾）甲可见萎缩、浑浊、增厚、凹陷、纵嵴等改变，可出现淋巴结肿大，肝脾大，体温调节改变。由银屑病，毛发红糠疹，T细胞淋巴瘤（Sezary综合征）等所致，结合临床及组织病理查找原发病，以期做出正确诊断（图9-52~图9-56）。

【组织病理】

组织学改变一般为非特异性，往往为亚急性或慢性皮炎。表皮为角化不全，间以角化过度，角质层和基层分离，颗粒层变薄或消失，基层肥厚，细胞内或细胞间水肿和海绵状变性（图9-57）。有时可见细胞外渗和Munro小脓肿。如表皮真皮交界处的带状淋巴样细胞浸润，出现不典型的脑回状单核细胞和 Pautrier 微脓肿，则提示 Sézery 综合征。在慢性的类型中，海绵状变性不显著而棘层肥厚和表皮突延伸更为突出，真皮上中部血管扩张、水肿，血管周围炎症细胞浸润，有时血管内皮细胞增生，血管壁坏死和血栓形成。对不同原因的红皮病选择性取材，病理上可能有一些特殊改变，应随访活组织检查，结合临床其他表现进行综合判断，才能做出更加符合实际的原发病诊断鉴别。

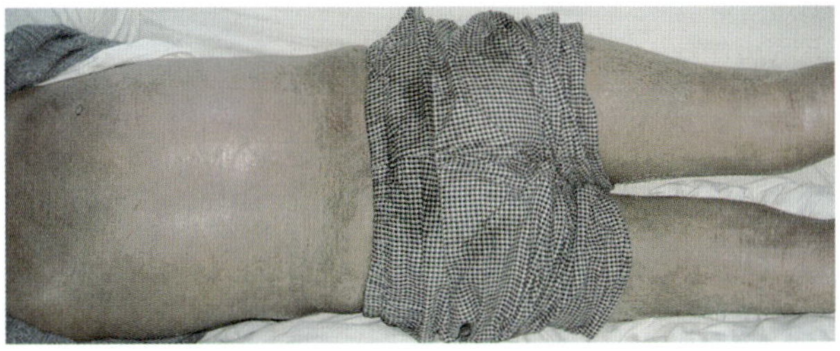

图 9-52　红皮病　全身弥漫性肿胀潮红

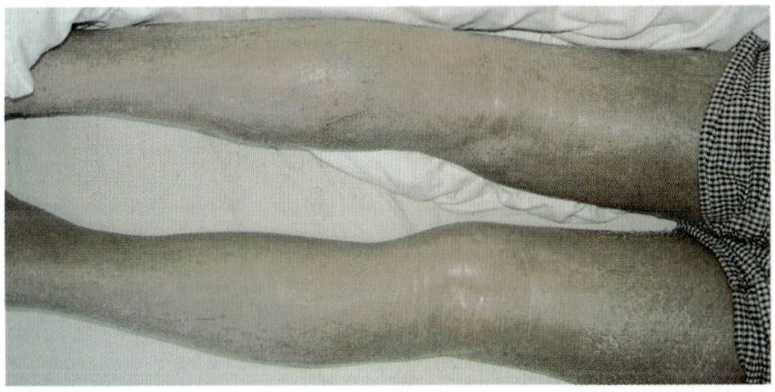

图 9-53　红皮病　弥漫性肿胀潮红

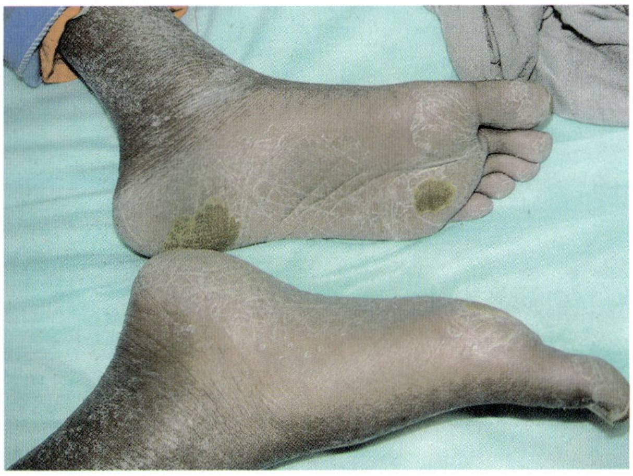

图 9-54　红皮病　掌跖角化脱屑

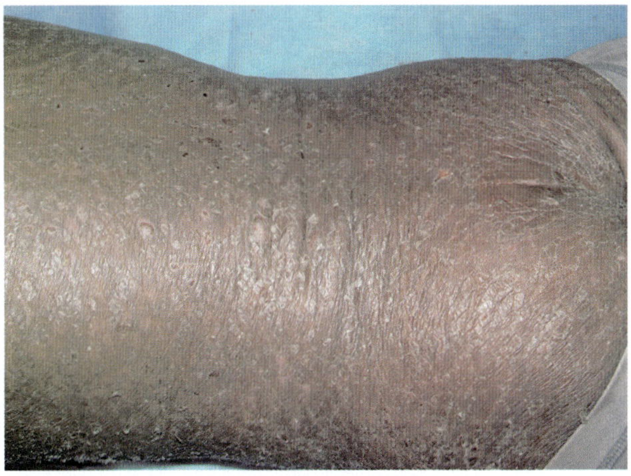

图 9-55　红皮病　全身弥漫性潮红脱屑

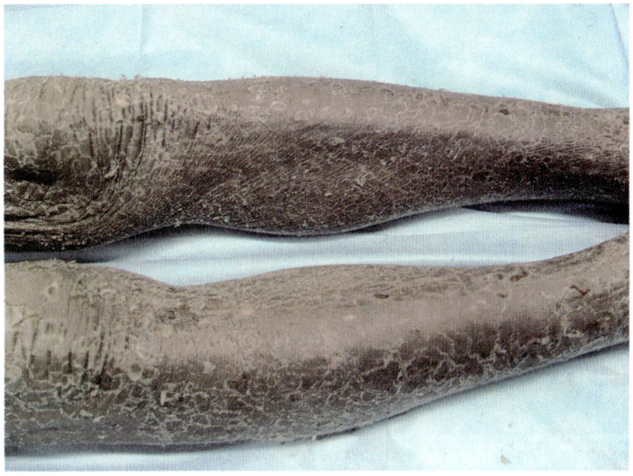

图 9-56　红皮病　下肢弥漫性潮红脱屑

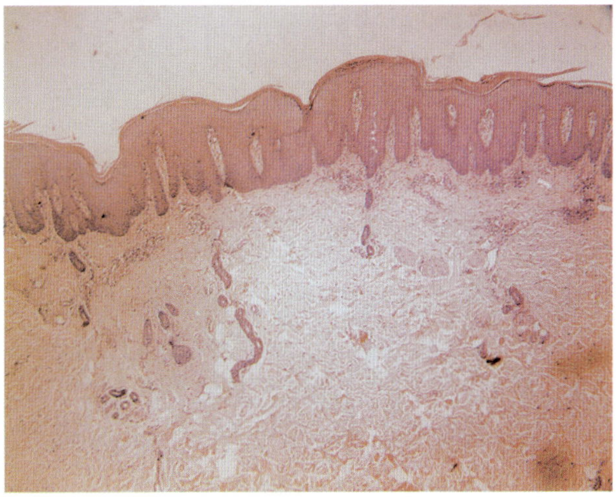

图 9-57　红皮病　银屑病性红皮病组织病理

落屑性红皮病

【临床表现】

落屑性红皮病（erythroderma desquamativum）又名 Leiner 病，见于新生儿和1~5 个月的乳儿，损害好发生于皱褶处。发病急剧，初发呈局限性红斑，位于肛门、会阴、头皮及颜面，迅速扩展于躯干四肢，呈弥漫性红斑，数日后表面出现菲薄灰白色鳞屑，缺乏自觉症状，皱褶处偶尔有湿润，头皮眉毛处可见脂溢性皮炎表现。

【组织病理】

通常表现为银屑病样，亚急性或慢性湿疹样皮炎的组织病理表现，嗜酸细胞浸润明显的提示药物反应或遗传过敏性因素。有中性粒细胞微脓肿的提示银屑病或脂溢性皮炎。

【鉴别诊断】

临床上要和新生儿剥脱性皮炎、特应性皮炎、先天性鱼鳞病样红皮病鉴别。

（刘　平）

第十章 神经精神功能障碍性病

本章叙述的疾病的发病原因大都不明确，往往与神经精神因素密切相关。

神经性皮炎

神经性皮炎（neurodermatitis）又名慢性单纯性苔藓（lichen simplex chronicus），是以阵发性瘙痒和皮肤苔藓化为特征的慢性皮肤炎症。

【临床表现】

好发于青壮年，儿童发病少见。慢性经过，时轻时重，一般夏季加重，冬季缓解。病程可分为 3 期：①静止期，表面炎症轻微或缺如，病变局限，境界清楚；②进行期，炎症显著，浸润明显，皮损扩大，边缘模糊不清；③退行期，浸润轻微，皮损变薄，倾向愈合。

依据分布情况，可将该病分为局限性和泛发性两类。好发部位主要为颈侧、项部、额部，其次为骶尾、肘窝、腘窝，有时可见于腰背、两髋、外阴、肛门、腹股沟、眼睑、头皮、四肢等处，常呈对称分布，可沿皮肤褶皱或皮神经分布呈线状排列。初时先感觉局部瘙痒，由于搔抓皮肤迅速呈苔藓化，典型损害为大量小米粒至高粱粒大小、淡红色至黄褐色或与肤色一致的圆形或多角形坚硬有光泽的扁平丘疹，密集成片，表面附少量鳞屑，伴有抓痕和血痂。皮损以中央处最为显著，愈近边缘愈轻微，境界不清，由于搔抓刺激，使皮肤浸润肥厚，嵴沟明显。发生于小腿者，表面可呈疣瘤状（图 10–1~图 10–6）。持久性搔抓摩擦胫部或上背部皮肤，可引起淀粉物质沉积于真皮，进而分别发展为斑状和苔藓性淀粉样病。长期搔抓可继发感染，如毛囊炎、疖肿等。自觉阵发性瘙痒，夜间尤甚，可影响睡眠、工作和生活。

【组织病理】

致密的角化过度，偶见灶性角化不全、棘层肥厚，表皮突均匀延长，棘层细胞及细胞间水肿，但无水疱形成，基底层色素颗粒增多。真皮乳头内胶原纤维增粗，走行与表皮垂直。真皮浅层血管周围有淋巴细胞散在浸润，可见噬色素细胞和血管壁增厚（图 10–7~图 10–14）。

【诊断和鉴别诊断】

根据阵发性瘙痒，皮肤苔藓化及本病的好发部位，可以诊断。本病需要和慢性湿疹、扁平苔藓、皮肤淀粉样变、银屑病等疾病相鉴别。

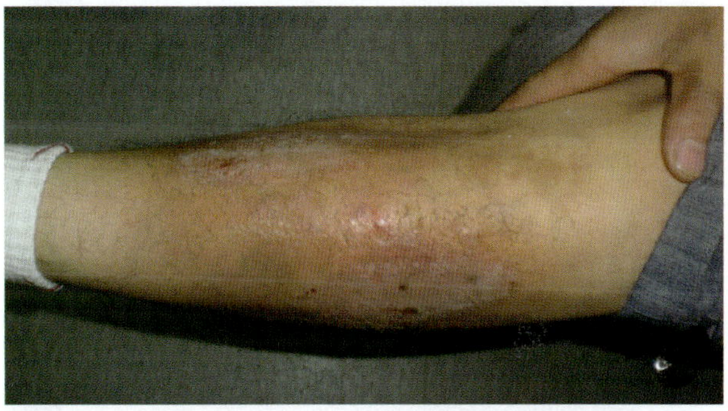

图 10–1 **神经性皮炎** 小腿局限性皮肤苔藓化斑片

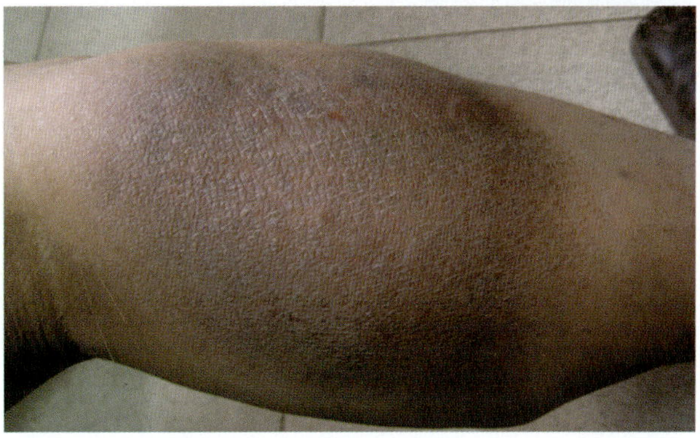

图 10–2 **神经性皮炎** 小腿局限性皮肤苔藓化斑片

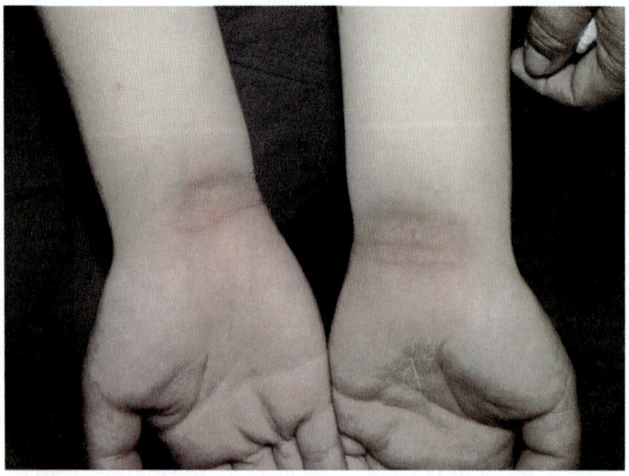

图 10-3 神经性皮炎 手腕局限性皮肤苔藓化斑片

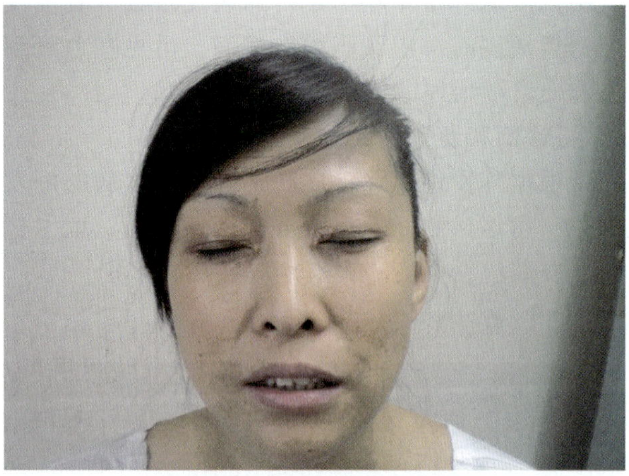

图 10-4 神经性皮炎 眼睑局限性皮肤苔藓化斑片

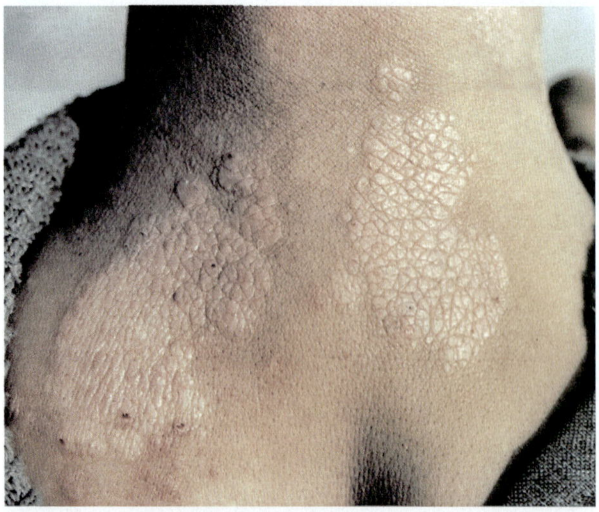

图 10-5 神经性皮炎 颈后局限性皮肤苔藓化斑片

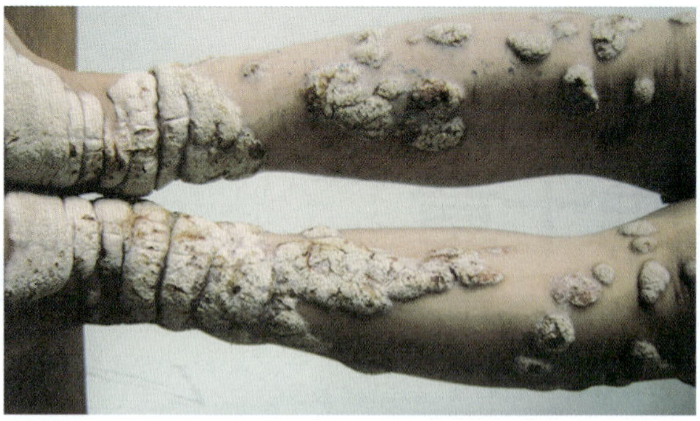

图 10-6 神经性皮炎 小腿疣状苔藓化斑片

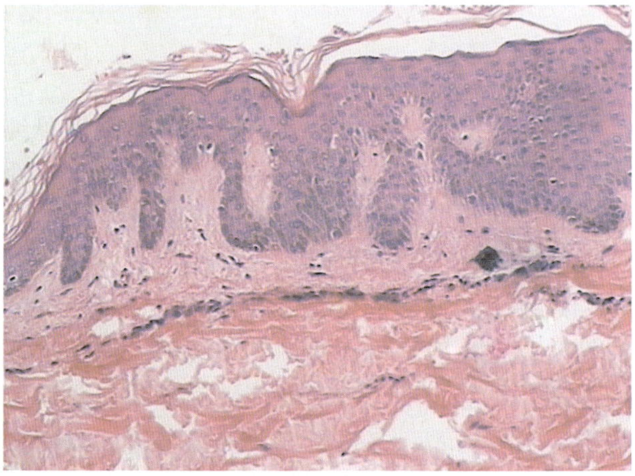

图 10-7 神经性皮炎 棘层肥厚，表皮突延长

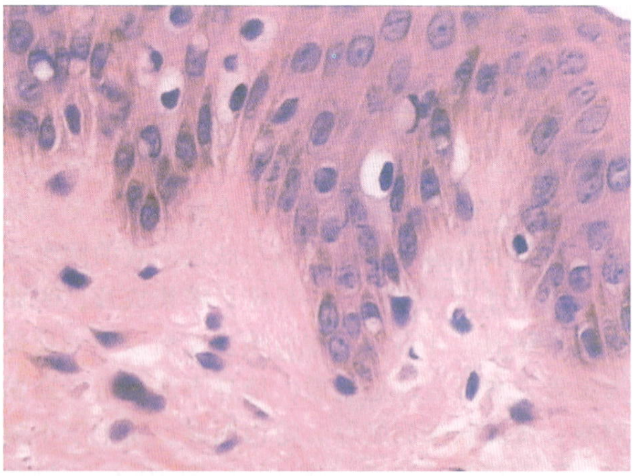

图 10-8 神经性皮炎 真皮乳头内胶原纤维增粗，走行与表皮垂直

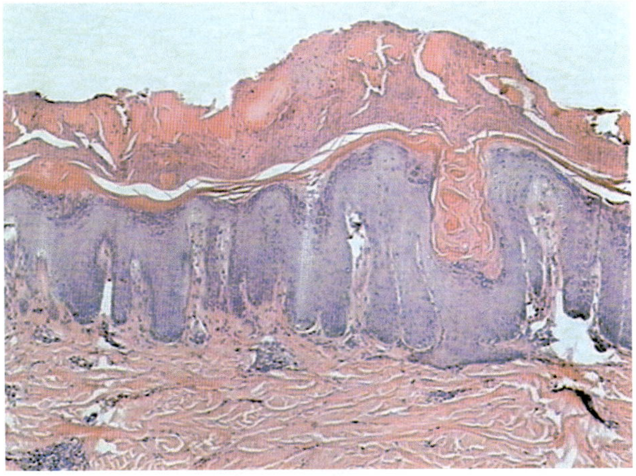

图 10-9 神经性皮炎 致密的角化过度，灶性角化不全，棘层肥厚，表皮突均匀延长

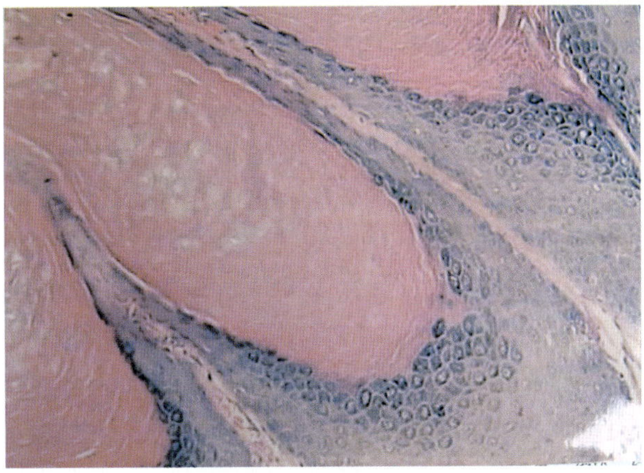

图 10-12 神经性皮炎 致密的角化过度，颗粒层及棘层肥厚

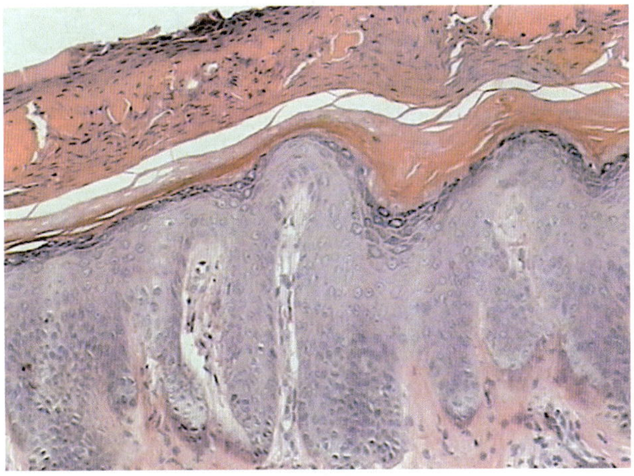

图 10-10 神经性皮炎 致密的角化过度，角化不全。棘层肥厚，表皮突均匀延长，乳头层变狭细

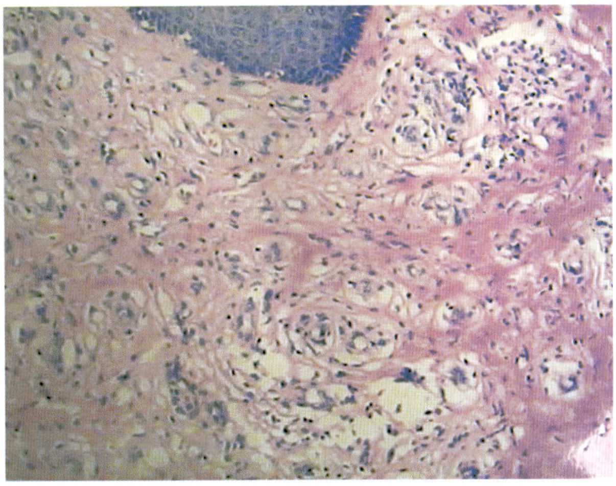

图 10-13 神经性皮炎

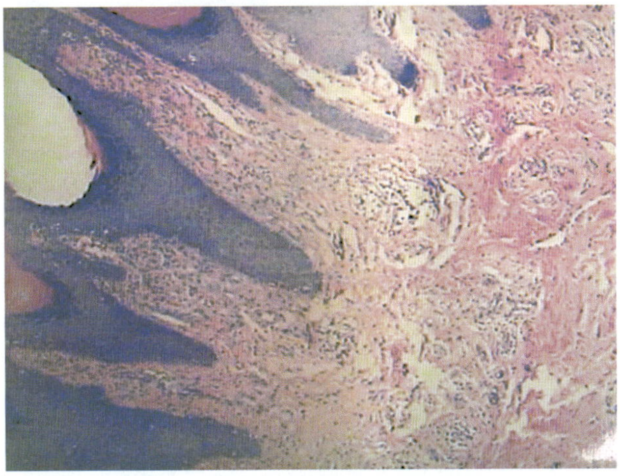

图 10-11 神经性皮炎 棘层肥厚，表皮突均匀延长，真皮乳头内胶原纤维增粗，走行与表皮垂直

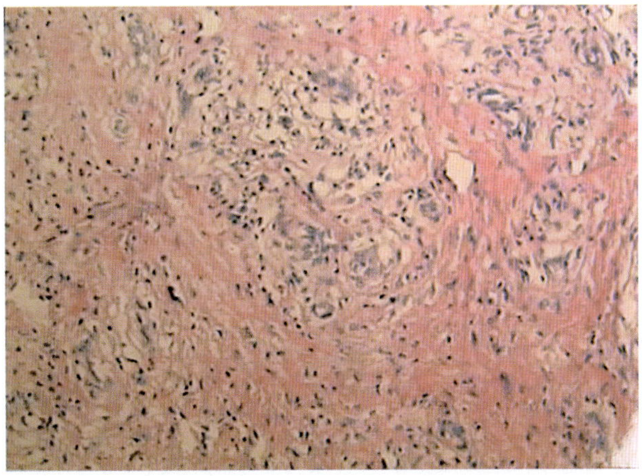

图 10-14 神经性皮炎 真皮浅层血管周围及间质淋巴样细胞浸润，胶原纤维增生

结节性痒疹

结节性痒疹（prurigo nodularis）又称结节性苔藓（lichen nodularis），是一种以剧痒结节为特征的慢性皮肤病，多见于成年女性。

【临床表现】

病程缓慢，可迁延多年，好发于四肢伸侧及手足背部，亦可见于腰围、臂部及四肢其他部位。原发皮疹为孤立、散在、不相融合的黄豆至樱桃大小，正常肤色、褐红或黑褐色坚硬干燥的半球状结节（图 10-15~图 10-20）。结节表面粗糙，被覆不易剥离的灰白色鳞屑，不形成水疱和脓疱，亦不继发湿疹变化，严重时可呈疣状，周围色素增深，可继发苔藓化改变。阵发性剧痒，以夜间或情绪紧张时为甚。

【组织病理】

角化过度，棘层肥厚，表皮突向下呈不规则增生，形成假上皮瘤状；真皮血管扩张、水肿，血管周围有淋巴细胞、组织细胞、浆细胞、肥大细胞和嗜酸细胞浸润；表皮和真皮间有粗大结缔组织形成的硬化现象；结节的边缘或中央有明显的神经组织增生（图 10-21~图 10-23）。

【诊断和鉴别诊断】

根据好发于四肢伸侧的半球形剧痒结节，可考虑该病。本病需要和疣状扁平苔藓、原发性皮肤淀粉样变、丘疹性荨麻疹等疾病相鉴别。

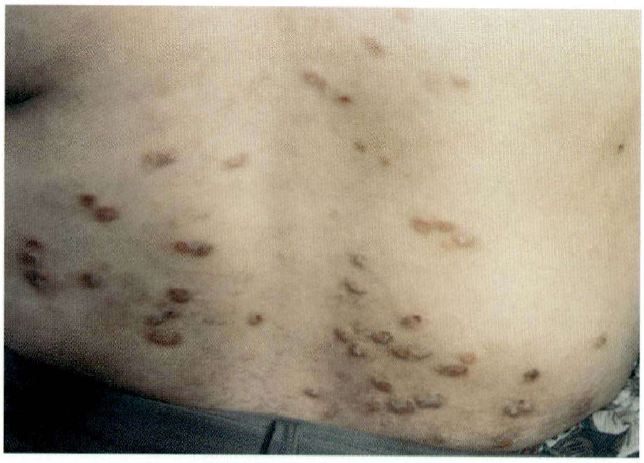

图 10-15　结节性痒疹　皮疹为孤立、散在、不相融合的黄豆至樱桃大半球状结节

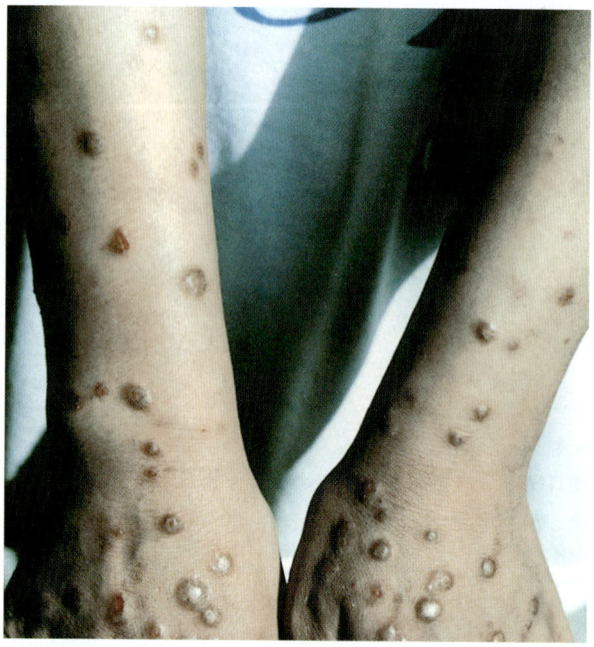

图 10-16　结节性痒疹　皮疹为孤立、散在、不相融合的黄豆至樱桃大正常肤色、褐红或黑褐色坚硬干燥的半球状结节

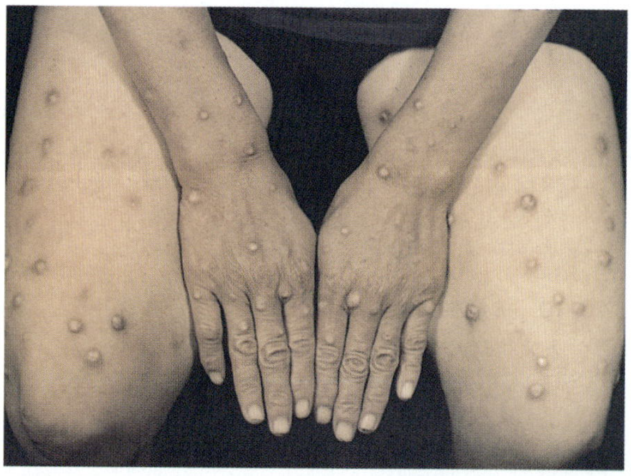

图 10-17　结节性痒疹　皮疹为孤立、散在、不相融合的黄豆至樱桃大半球状结节

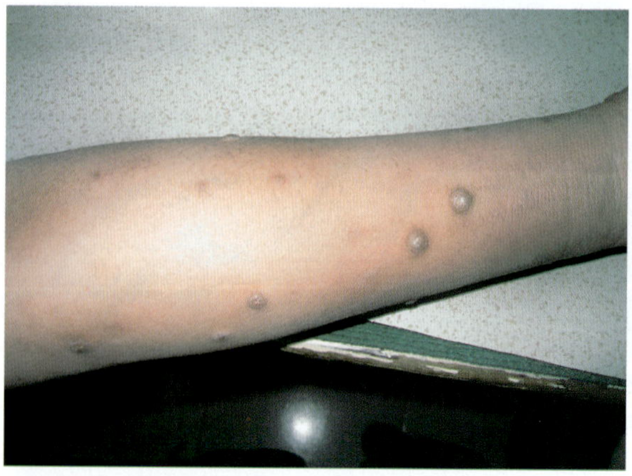

图 10-18　结节性痒疹　小腿半球状性结节

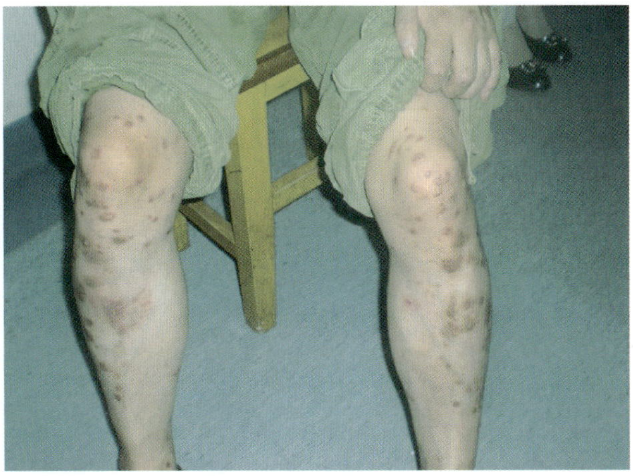

图 10-19 结节性痒疹 小腿半球状性结节

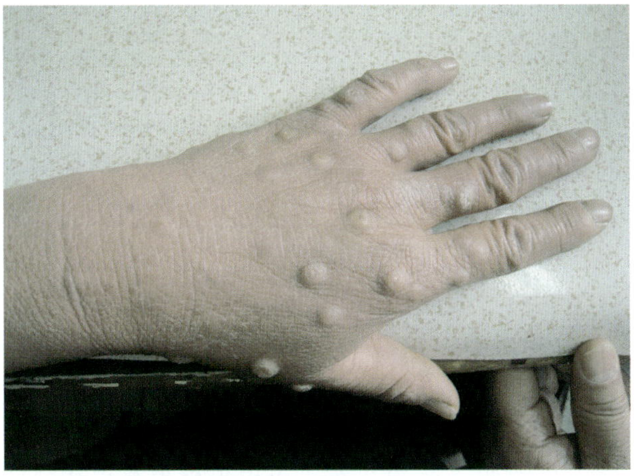

图 10-20 结节性痒疹 手部皮损

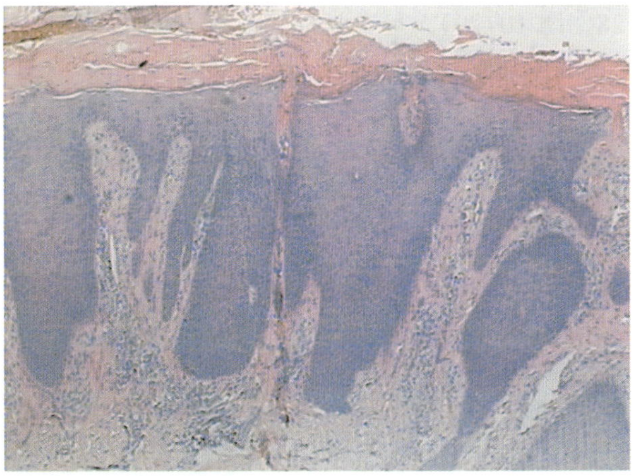

图 10-21 结节性痒疹 表皮角化过度，棘层肥厚，表皮突向下呈不规则增生。真皮血管扩张、水肿，血管周围有淋巴样细胞浸润

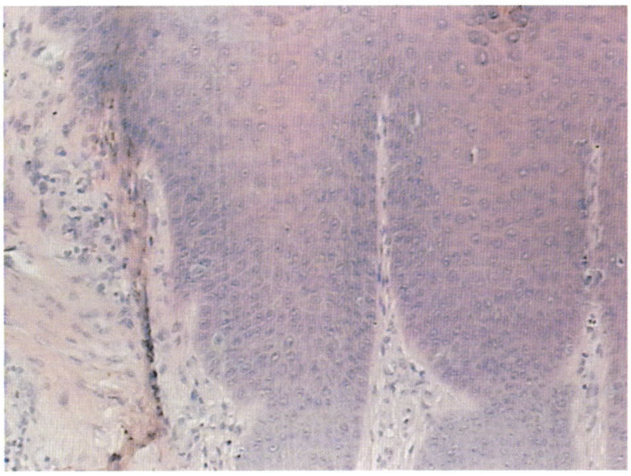

图 10-22 结节性痒疹 棘层显著肥厚，表皮突向下呈不规则增生。真皮乳头变细。血管周围有淋巴样细胞浸润

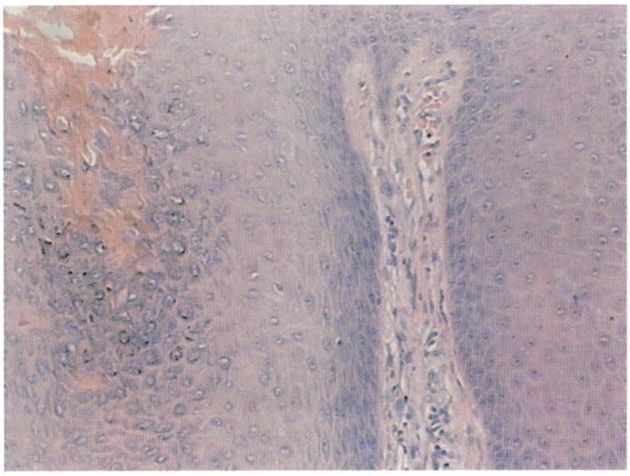

图 10-23 结节性痒疹 棘层及颗粒层显著肥厚，真皮乳头血管周围有淋巴样细胞浸润

人工皮炎

人工皮炎（facticial dermatitis）多见中青年女性。好发于患者手所能及之处。皮损形态和分布变异很大，可从红斑、浅表脱屑一直到坏死性齿缘性溃疡，形态奇异而不规则，常有尖角和直边，不同于一般天然疾患，常不对称（图 10-24~图 10-27）。

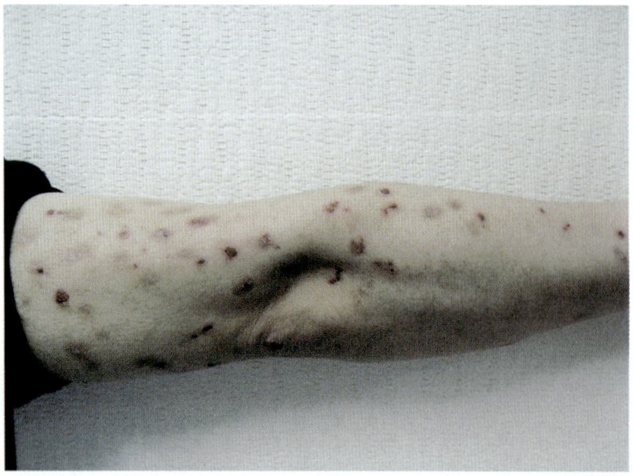

图 10-24　人工皮炎　人为性损伤

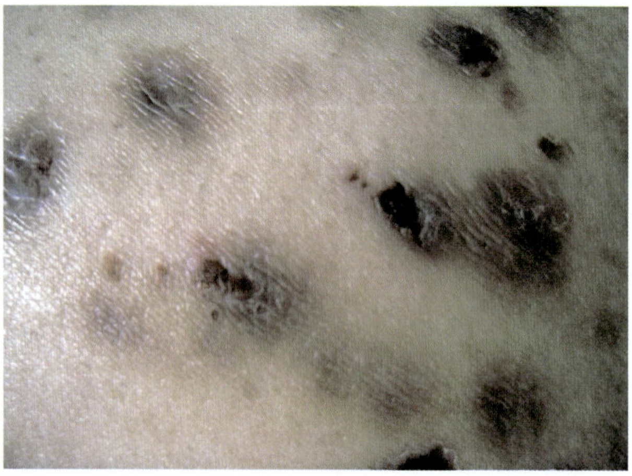

图 10-27　人工皮炎　人为性损伤

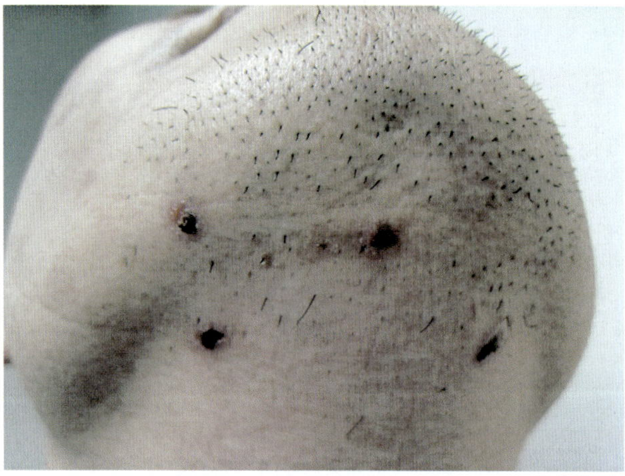

图 10-25　人工皮炎　人为性损伤

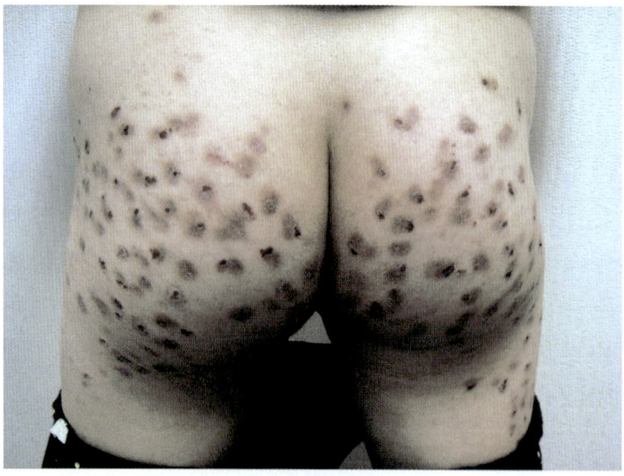

图 10-26　人工皮炎　人为性损伤

皮肤垢着病

皮肤垢着病（cutaneous dirt adherent disease）的病因尚不清楚。目前主要认为本病与精神因素有关，此外还与皮损局部长期不擦洗、头面部外伤、患者内分泌功能失调有关。近年来部分学者认为该病与糠秕孢子菌有关。

【临床表现】

好发于青少年女性，病程慢性。多见于乳头、乳晕、面颊、颧部，也可见于其他部位，多发，呈双侧或单侧分布。皮损为黑褐色丘疹，绿豆大小或更大，界限清楚，表面附着不易剥离的疣状污垢或痂皮，汽油擦洗可去除皮损（图 10-28，图 10-29）。可自觉瘙痒。

【组织病理】

表皮角化过度，角化物形成团块；真皮浅层小血管周围可有少量淋巴细胞浸润。

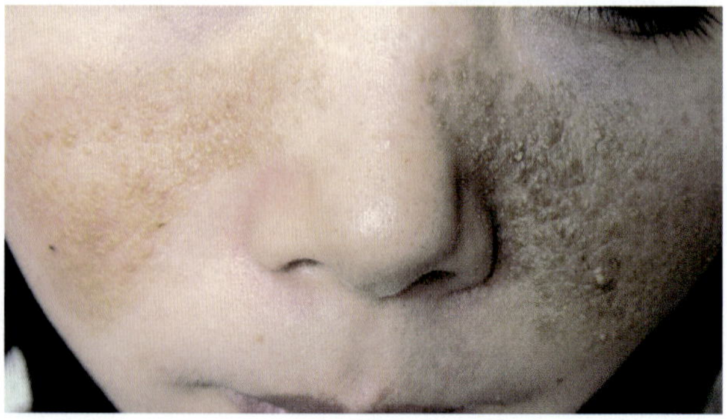

图 10-28　皮肤垢着病　皮损为不易剥离的疣状污垢或痂皮

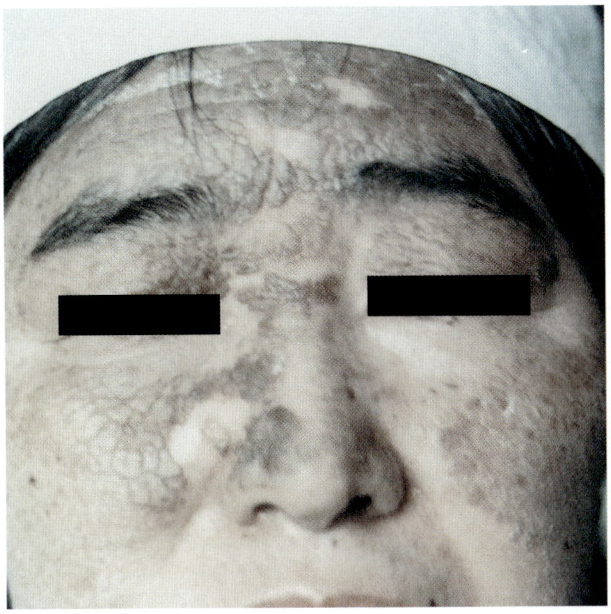

图 10-29　皮肤垢着病　*皮损为不易剥离的疣状污垢或痂皮*

【诊断和鉴别诊断】

根据好发人群及典型皮损可诊断本病。本病需与乳头、乳晕角化过度病相鉴别。

渗出性神经皮炎

【临床表现】

渗出性神经皮炎（exudative neuodermatitis）多见中老年女性。好发于面部及四肢伸侧。临床表现为急性渗出性湿疹样皮损，成片可相互融合，掌跖不受累。自觉剧烈瘙痒及灼热感。

【组织病理】

表皮角化不全，颗粒层缺乏，棘层不规则增厚，水肿明显并含海绵状小疱，常伴淋巴细胞和粒细胞浸润。真皮水肿，上部血管扩张，周围有炎性浸润。

【鉴别诊断】

临床上本病需与接触性皮炎、特应性皮炎、淤积性皮炎等鉴别。

皮肤行为症

皮肤行为症（cutaneous behavior disorders）多见少年儿童。临床表现主要有：吮吸手指，久而久之指头浸渍、肿胀，发生湿疹样改变；反复舔吮口唇及其周围皮肤，致发生边缘清楚的潮红、糜烂、脱屑、增厚、色素沉着等改变（称舌舔皮炎）；反复无意识啃咬指（趾）甲，致指（趾）甲残缺不全；叮咬或抓伤手指、手背或前臂等处皮肤，常致出血、瘢痕及色素改变；紧握手部使手指出现水肿、瘀斑或甲下出血；反复碰撞头部至头部创伤等（图 10-30）。

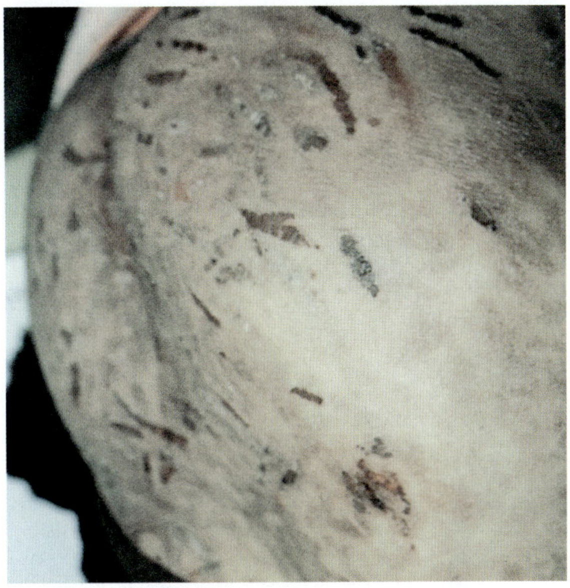

图 10-30　皮肤行为症　*自我人为性损伤*

色素性痒疹

色素性痒疹（prurigo pigmentosa）是一种原因不清楚的皮肤病变，好发于春天和夏天较温暖潮湿的季节，呈瘙痒性炎症性发疹，遗留网状及斑状色素沉着的皮肤病。Nagashima 等在 1971 年首次报道，后获公认并命名为色素性痒疹。

【临床表现】

青年女性发病较多，损害主要见于上背、颈部、锁骨部及胸部，其次上臂和躯干等部位，偶见于额、颊部。皮疹为瘙痒性淡红色丘疹，可融合或呈风团样及湿疹样改变，分布对称，皮疹消退后，遗留无瘙痒性网状或斑状色素沉着（图 10-31~图 10-33）。若皮疹反复发作时，主要限于色素沉着区域。病情可迁延数年不等。

【组织病理】

病理呈非特异性苔藓样组织反应。表皮角化不全，表皮嵴延长，细胞间水肿，基底细胞液化变性，血管周围炎细胞浸润及血管扩张，色素部位显示色素失禁。偶见外周血中嗜酸性粒细胞增加（图 10-34~图 10-36）。

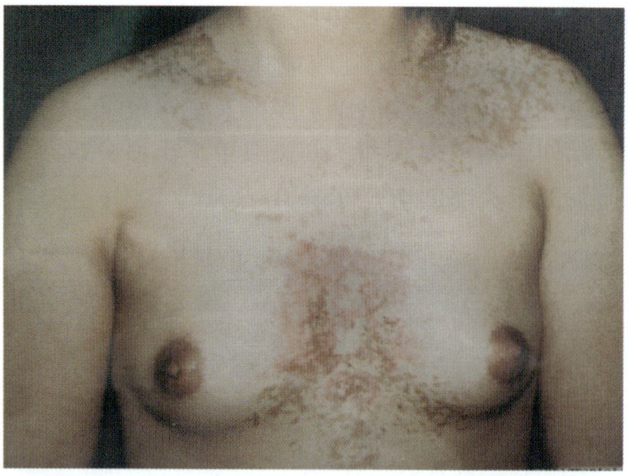
图 10-31　色素性痒疹　瘙痒性淡红色丘疹，可融合呈网状风团样

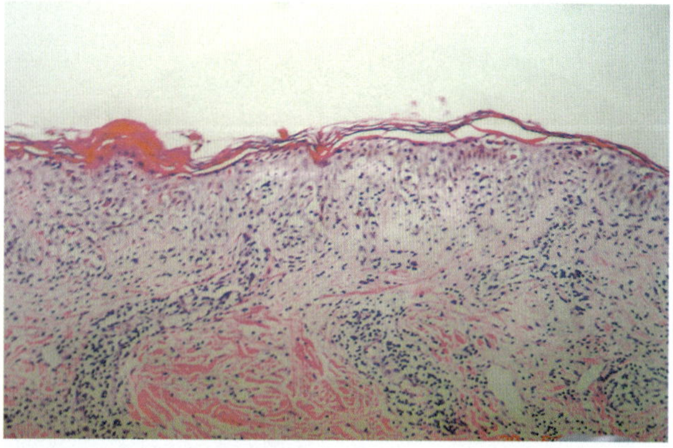
图 10-34　色素性痒疹

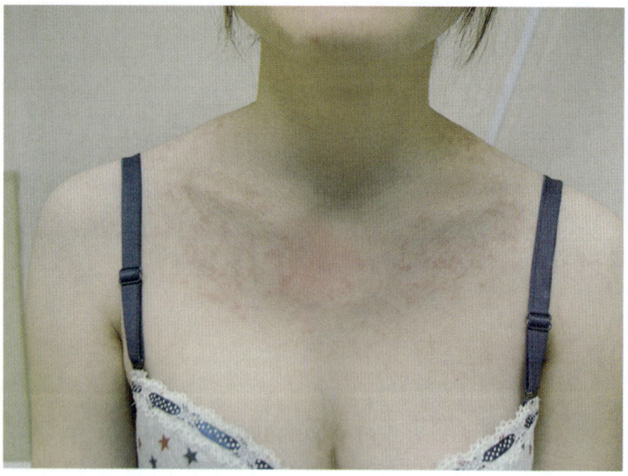
图 10-32　色素性痒疹　瘙痒性淡红色丘疹，可融合或呈风团样

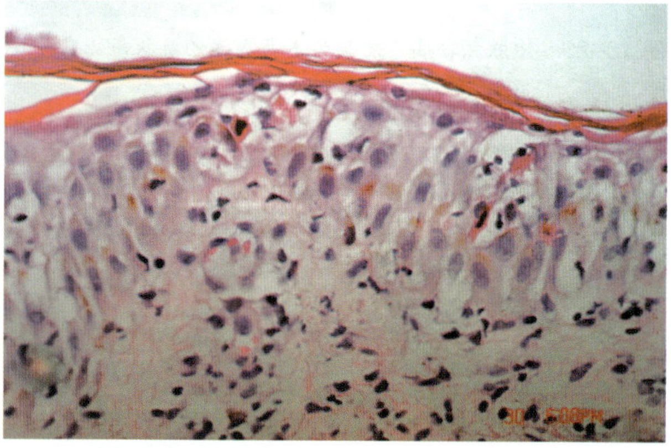
图 10-35　色素性痒疹　表皮细胞内外水肿，基底细胞液化变性，血管周围炎细胞浸润及血管扩张，色素失禁

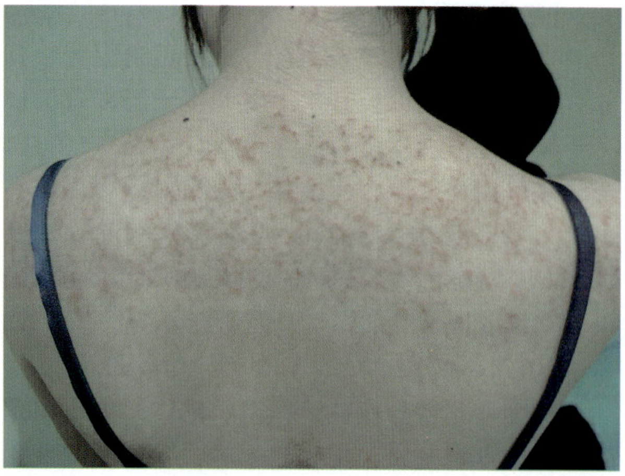
图 10-33　色素性痒疹　瘙痒性淡红色丘疹，可融合或呈风团样

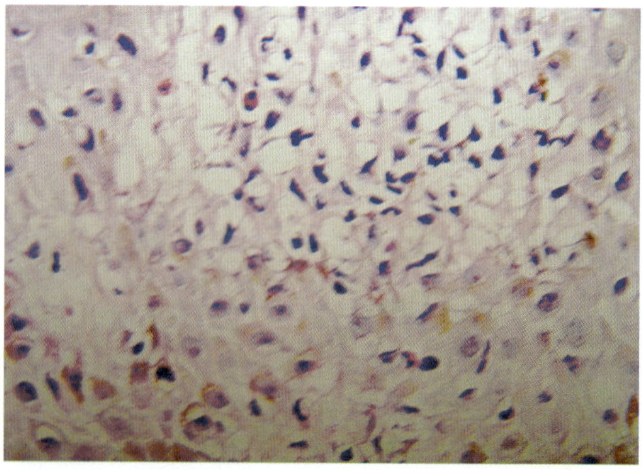
图 10-36　色素性痒疹　表皮细胞内外水肿，细胞外渗

（王琼玉）

第十一章 结缔组织病

结缔组织病是指以疏松结缔组织黏液样水肿及纤维蛋白样变性为病理基础的一大组免疫性疾病。此类疾病病因复杂，发病机制尚不完全清楚，可累及多个系统（包括皮肤）。糖皮质激素和免疫抑制剂治疗有效，但目前尚无治愈的方法。本章介绍红斑狼疮、皮肌炎、硬皮病、混合结缔组织病、嗜酸性筋膜炎和干燥综合征。

红斑狼疮

红斑狼疮（lupus erythematosus）是一种谱系疾病，除了包括常见和主要的盘状红斑狼疮、亚急性皮肤型红斑狼疮、系统性红斑狼疮外，还包括一些少见的、特殊的亚型，如疣状红斑狼疮、冻疮样红斑狼疮、红斑狼疮—多性红斑综合征、深在性红斑狼疮、药物性红斑狼疮、C2 缺乏的红斑狼疮样综合征、新生儿红斑狼疮、肿胀性红斑狼疮、伴有盘状红斑狼疮样皮肤病的慢性肉芽肿性疾病。结合本书特点，此处主要讨论盘状红斑狼疮、亚急性皮肤型红斑狼疮、系统性红斑狼疮、深在性红斑狼疮、新生儿红斑狼疮和肿胀性红斑狼疮。

盘状红斑狼疮

【临床表现】

盘状红斑狼疮（discoid lupus erythematosus, DLE）多累及 20~50 岁的女性。病程慢性，预后良好，但少数经久不愈的损害可继发鳞状细胞癌。皮疹多位于光暴露部位，如头面部，尤其是两侧面颊和鼻背，其次是耳廓、头皮等处；此外，可累及手背、前臂和上胸背，通常将超出头面部的盘状红斑狼疮称为播散型盘状红斑狼疮。典型皮疹为紫红色丘疹或斑块，境界清，表面有黏着性鳞屑，剥离鳞屑后可见紧缚其下的角栓，损害中央可萎缩，可有毛细血管扩张、色素减退或脱失。皮疹一般无自觉症状。黏膜（如口腔、肛周）也可被累及，表现为红斑、糜烂和溃疡等。盘状红斑狼疮一般无全身症状，少数可有低热、乏力、关节疼等症状。少数患者的抗核抗体（ANA）可呈阳性，但滴度较低（图 11–1~图 11–11）。

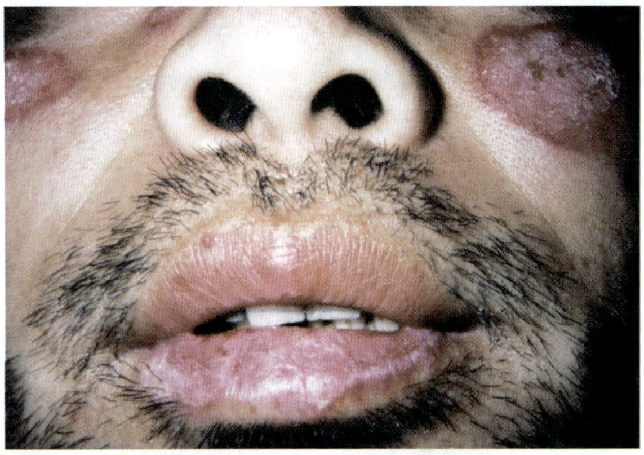

图 11–1　**盘状红斑狼疮**　面颊及口唇部紫红色斑块，境界清，表面有黏着性鳞屑

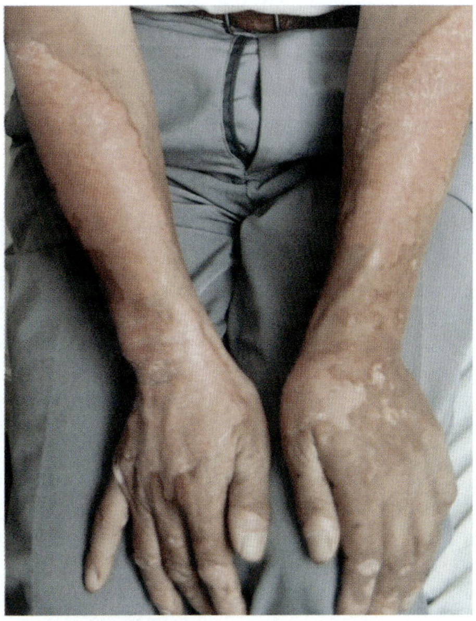

图 11–2　**盘状红斑狼疮**　前臂大片淡红色斑片，境界清，表面有黏着性鳞屑

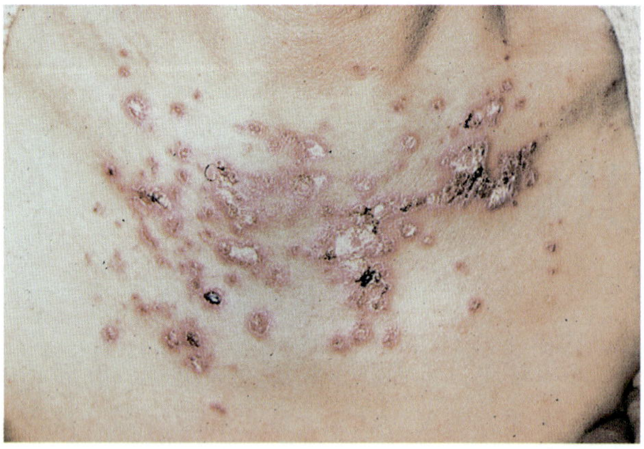

图 11–3　播散型盘状红斑狼疮　前胸播散性红色斑丘疹性皮损，表面有黏着性鳞屑

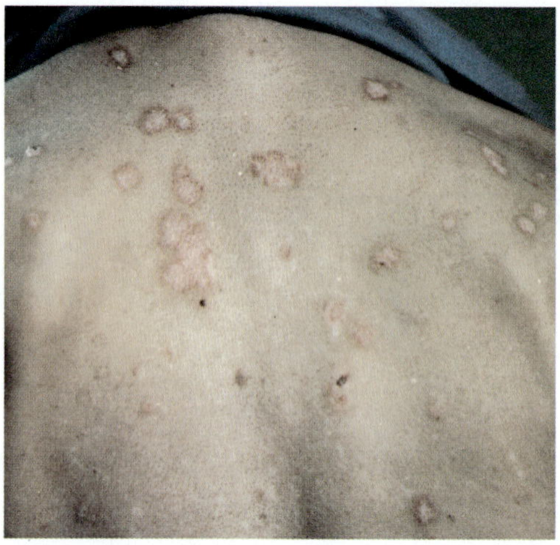

图 11–4　播散型盘状红斑狼疮　背部播散性盘状红斑性皮损，表面有黏着性鳞屑

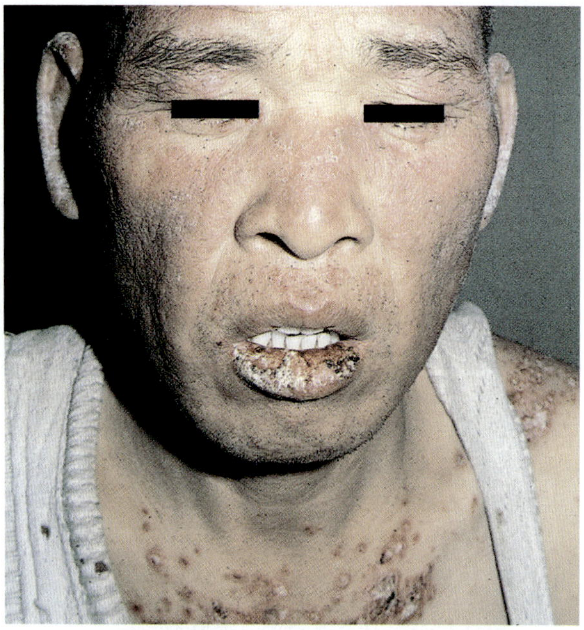

图 11–5　播散型盘状红斑狼疮　下口唇部红斑糜烂性皮损

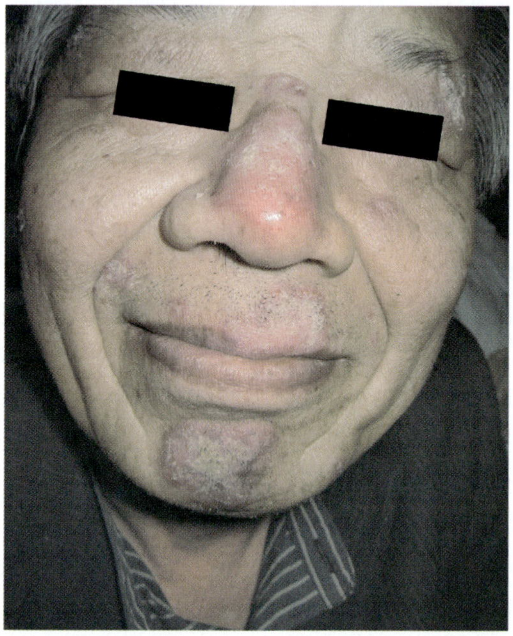

图 11–6　盘状红斑狼疮　面部多发性盘状红斑性皮损

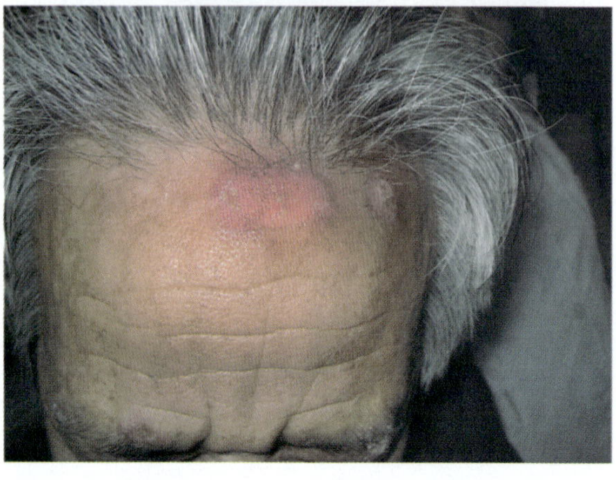

图 11–7　盘状红斑狼疮　额部盘状红斑性皮损

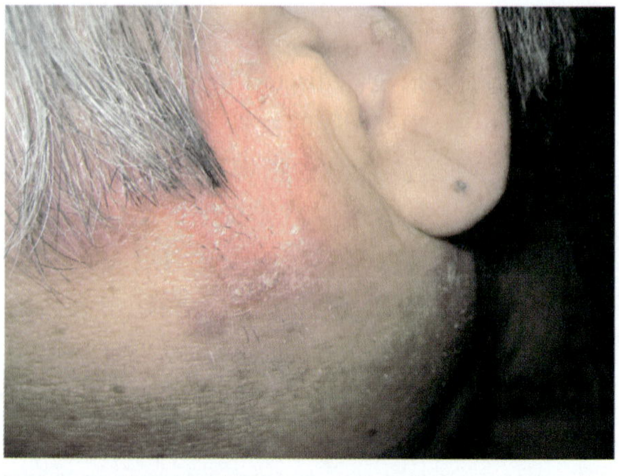

图 11–8　盘状红斑狼疮　颞部盘状红斑性皮损

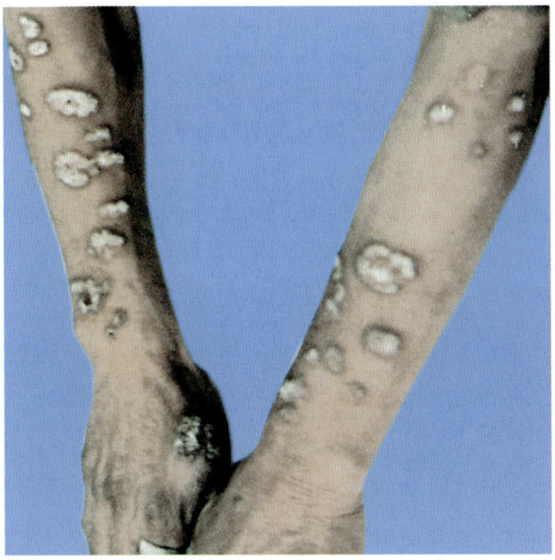

图 11-9　盘状红斑狼疮（皮损）

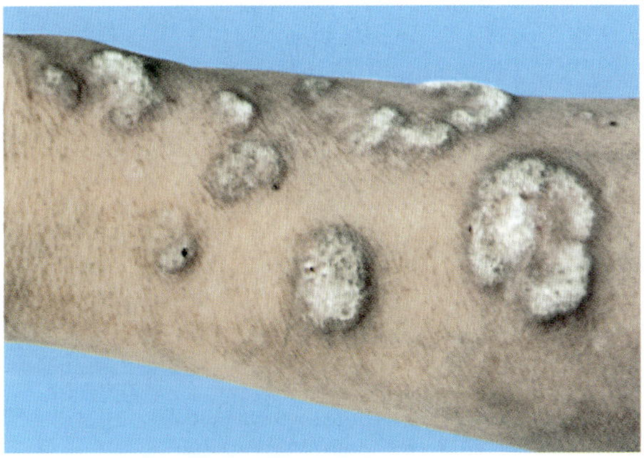

图 11-10　盘状红斑狼疮（皮损）

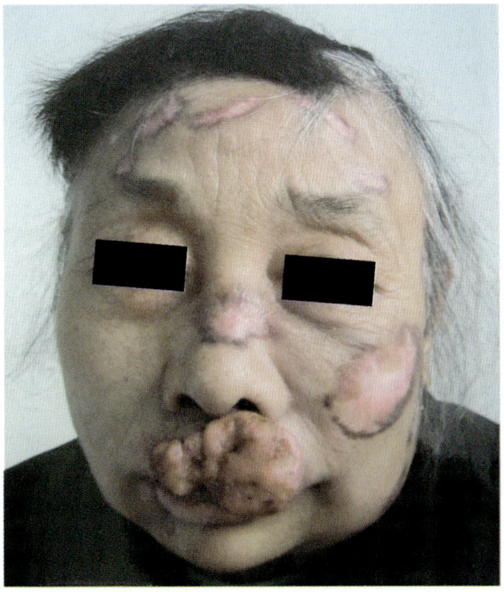

图 11-11　盘状红斑狼疮继发口唇鳞癌

【组织病理】

组织病理具有特征性。表现为表皮角化过度和毛囊角栓，角化不全不明显或缺如。表皮萎缩，表皮突变平或消失，基底层个别角质形成细胞坏死（凋亡）。基底细胞液化变性和基底膜增厚，PAS 染色阳性，耐淀粉酶。不仅真表皮交界处基底膜增厚，毛囊真皮交界处基底膜亦增厚；但基底细胞液化变性明显处，PAS 阳性的表皮下基底膜带可断裂甚至消失。真皮乳头水肿，毛细血管扩张和灶性红细胞外渗，血管和附属器周围见致密的慢性炎细胞浸润，真皮浅层可有色素失禁，胶原纤维间可有黏蛋白沉积（图 11-12~图11-25）。

皮损的狼疮带试验（即直接免疫荧光）常为阳性，表现为 IgG、IgM 和 C3 在表真皮交界处呈颗粒状沉积，但正常皮肤狼疮带试验阴性。

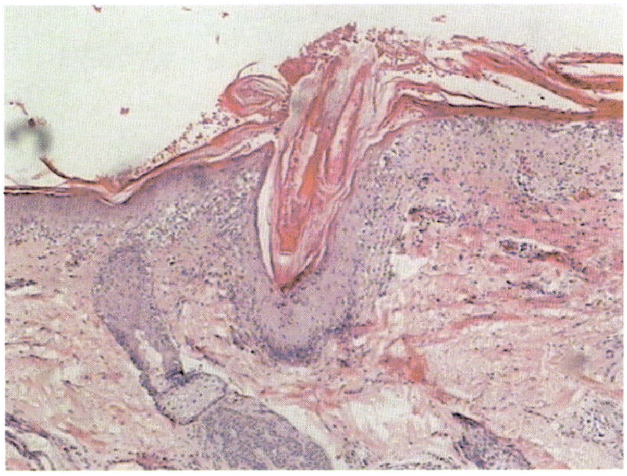

图 11-12　盘状红斑狼疮　表皮角化过度和毛囊角栓，基底细胞液化变性

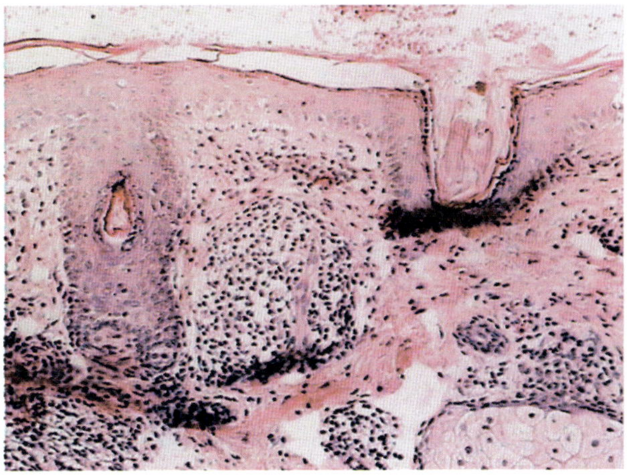

图 11-13　盘状红斑狼疮　表皮角化过度，毛囊角栓，血管和附属器周围见致密的慢性炎细胞浸润

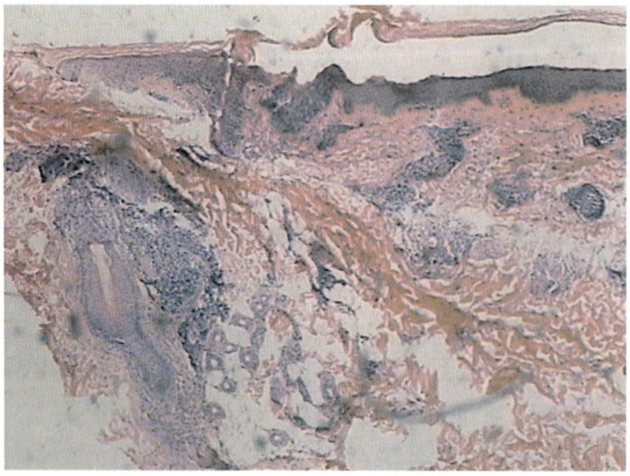

图 11-14 **盘状红斑狼疮** 血管和附属器周围见致密的慢性炎细胞浸润

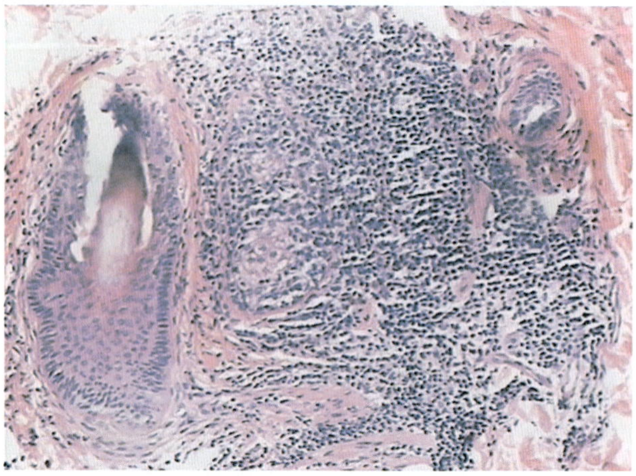

图 11-17 **盘状红斑狼疮** 毛囊周围见致密的慢性炎细胞浸润

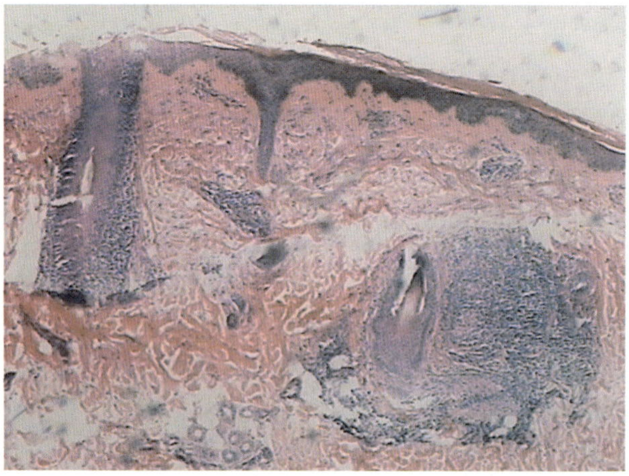

图 11-15 **盘状红斑狼疮** 毛囊周围见致密的慢性炎细胞浸润

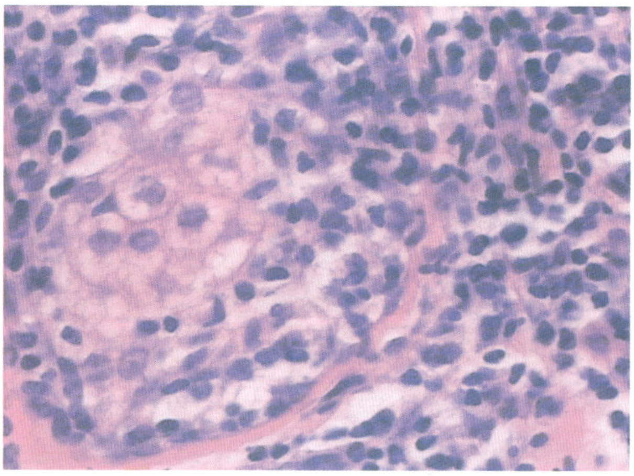

图 11-18 **盘状红斑狼疮** 附属器周围见致密的慢性炎细胞浸润

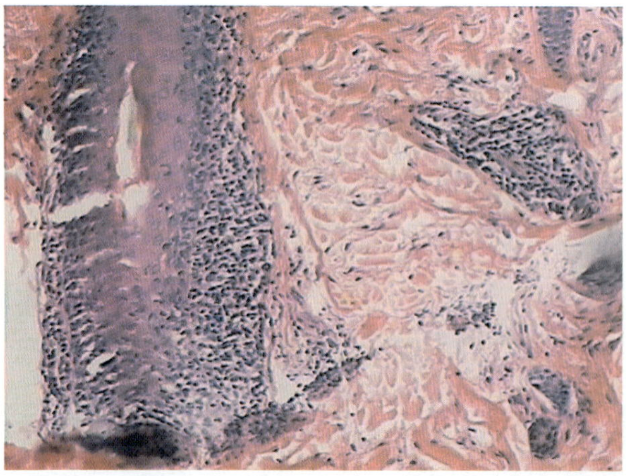

图 11-16 **盘状红斑狼疮** 血管和毛囊周围见致密的慢性炎细胞浸润

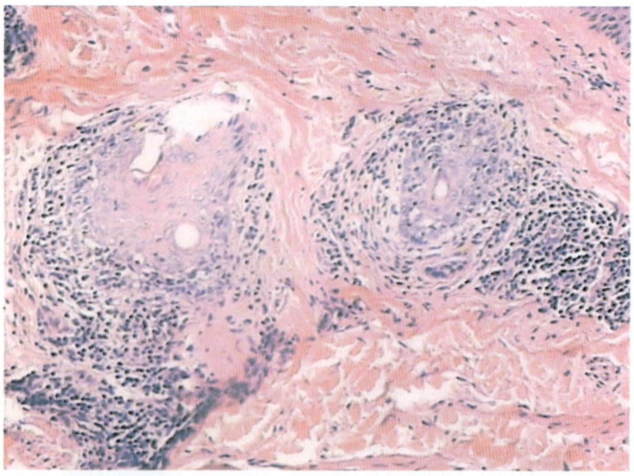

图 11-19 **盘状红斑狼疮** 毛囊周围见致密的慢性炎细胞浸润

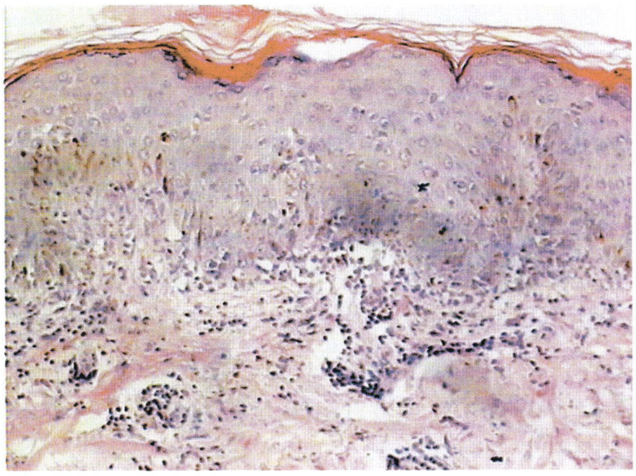

图 11-20 盘状红斑狼疮 基底细胞液化变性

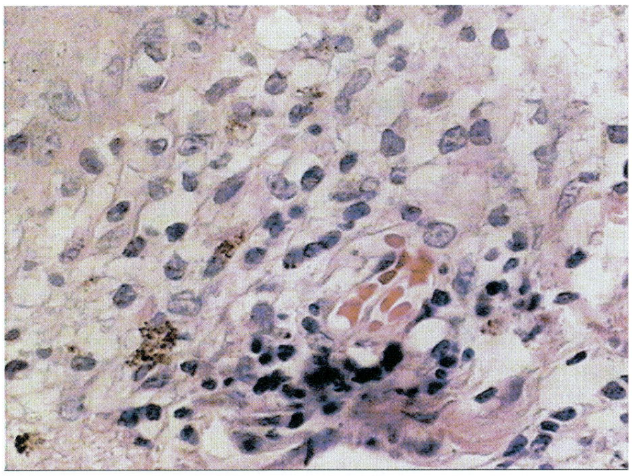

图 11-23 盘状红斑狼疮 基底细胞液化变性，色素失禁

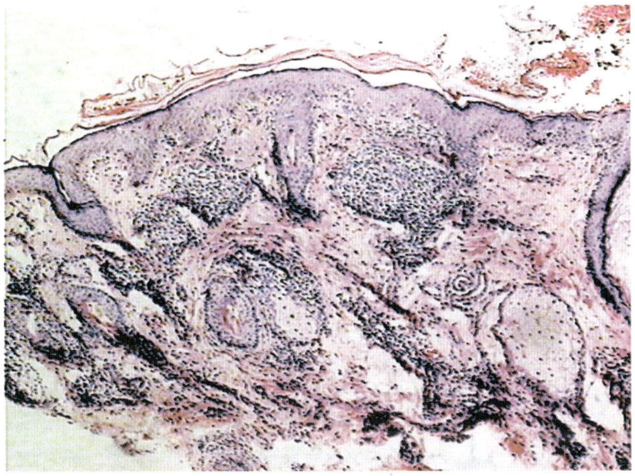

图 11-21 盘状红斑狼疮 附属器周围见致密的慢性炎细胞浸润

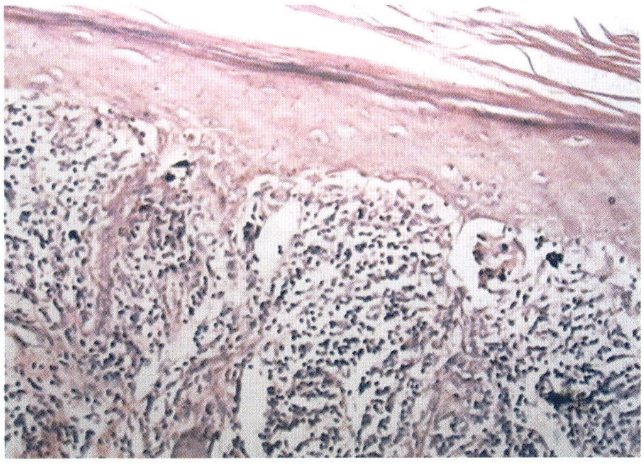

图 11-24 盘状红斑斑狼疮继发鳞癌

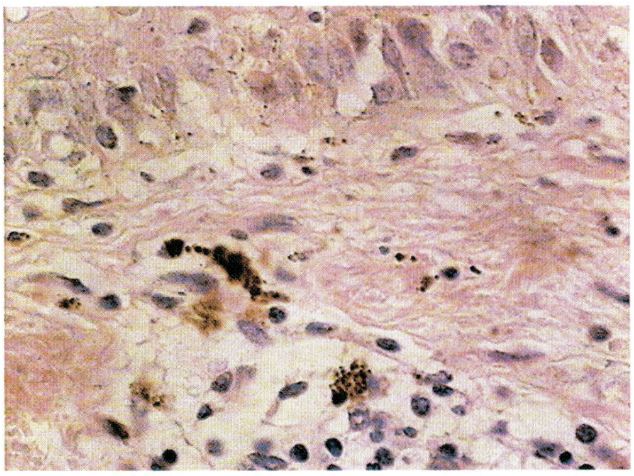

图 11-22 盘状红斑狼疮 基底细胞液化变性明显，色素失禁

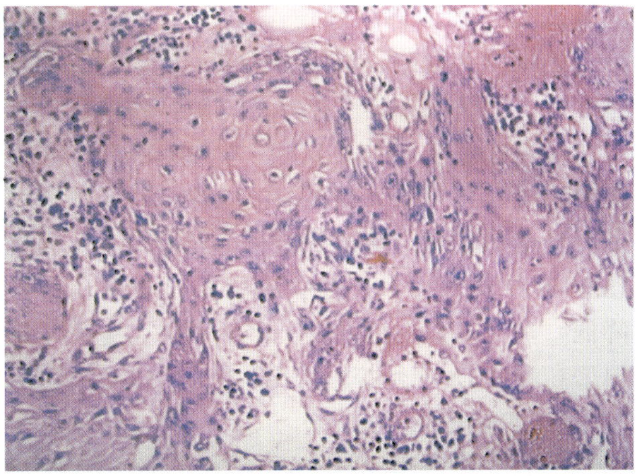

图 11-25 盘状红斑狼疮继发鳞癌

【鉴别诊断】

临床上需要与寻常狼疮、脂溢性皮炎、银屑病、结节病、酒渣鼻和基底细胞癌等鉴别。

组织学上应与扁平苔藓、硬化萎缩性苔藓、皮肤淋巴细胞浸润症、多形性日光疹等区别。

1. 扁平苔藓虽有角化过度、表皮萎缩、基底细胞液化变性，但无角化不全、毛囊角栓。颗粒层明显增厚、真皮浅层带状浸润。

2. 硬化萎缩性苔藓虽有角化过度、毛囊角栓、表皮萎缩、基底细胞液化变性，但在真皮浅层胶原纤维肿胀、增生及均质化。

3. 皮肤淋巴细胞浸润症虽有血管和附属器周围慢性炎细胞浸润，但一般无表皮的改变。

4. 多形性日光疹虽有真皮乳头水肿、真皮血管周围的慢性炎细胞浸润，但表皮的改变主要为海绵形成。

亚急性皮肤型红斑狼疮

【临床表现】

亚急性皮肤型红斑狼疮（subacute cutaneous lupus erythematosus，SCLE）的患者多为40岁左右女性。病程慢性。皮损主要分两型，分别为环状红斑型和丘疹鳞屑型。环状红斑型好发于面部，皮疹初为水肿性红斑，渐向周围扩大形成环形、多环形或弧形，中央消退后留色素沉着斑和毛细血管扩张，边缘为红色隆起，表面光滑或环的内侧缘覆少量细小鳞屑。丘疹鳞屑型好发于光暴露部位，如面部、颈前V形区、上臂伸侧等处，皮疹为上覆糠状鳞屑的丘疹，皮疹一般无自觉症状，少数可有轻度瘙痒。口腔黏膜偶可被累及。可合并关节痛或关节炎、发热、肌痛、浆膜炎等系统损害，但肾损害和中枢神经系统损害少见，且症状轻微。免疫学特征为抗Ro/SS-A和抗La/SS-B抗体阳性。此外，实验室检查有白细胞降低、贫血、血小板减少、血沉增快、免疫球蛋白增高和ANA阳性等（图11–26~图11–30）。

【组织病理】

本病与盘状红斑狼疮相比，二者有共同之处，如角化过度、角化不全、表皮萎缩、基底细胞液化变性、真皮血管和附属器周围慢性炎细胞浸润。但亚急性皮肤型红斑狼疮的特点为角化过度较轻，角化不全可很明显，一般无毛囊角栓，表皮萎缩，基底层液化变性较明显，有时可形成裂隙和表皮下水疱。真皮乳头常消失，水肿明显。一般无基底膜增厚，真皮血管和附属器周围慢性炎细胞浸润少（图11–31~图11–32）。

【鉴别诊断】

临床上需要与离心性环状红斑、匐行性回状红斑、多形红斑、环状肉芽肿、银屑病等鉴别。组织学上应与盘状红斑狼疮、扁平苔藓、硬化萎缩性苔藓、皮肤淋巴细胞浸润症、多形性日光疹区别。鉴别要点见盘状红斑狼疮部分。

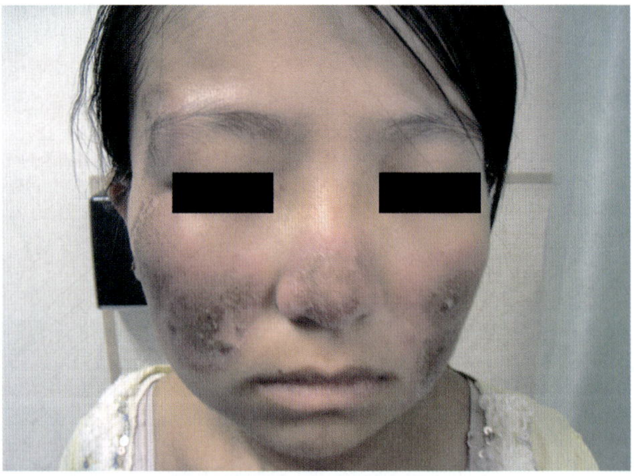

图11–26　亚急性皮肤型红斑狼疮

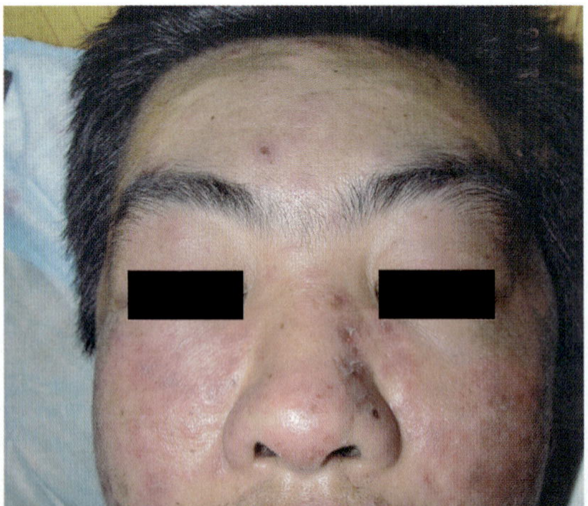

图11–27　亚急性皮肤型红斑狼疮

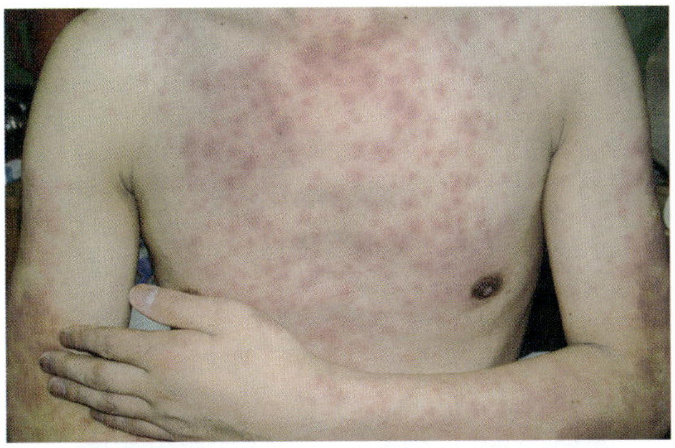

图 11-28　亚急性皮肤型红斑狼疮

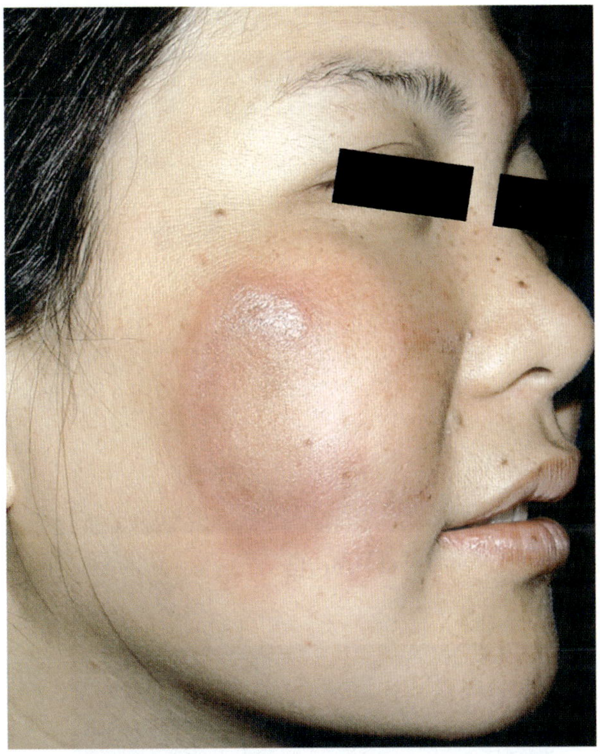

图 11-29　亚急性皮肤型红斑狼疮

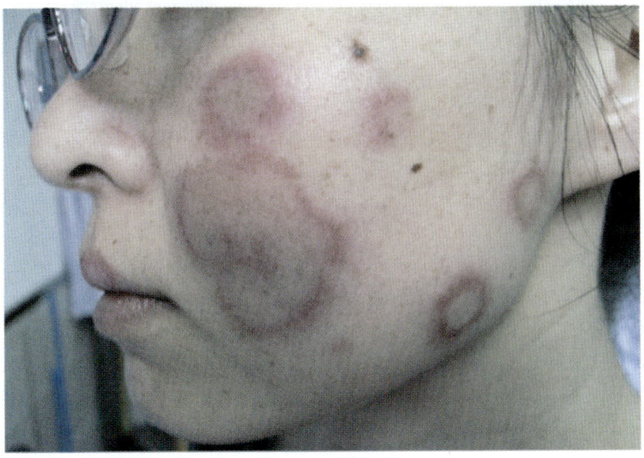

图 11-30　亚急性皮肤型红斑狼疮

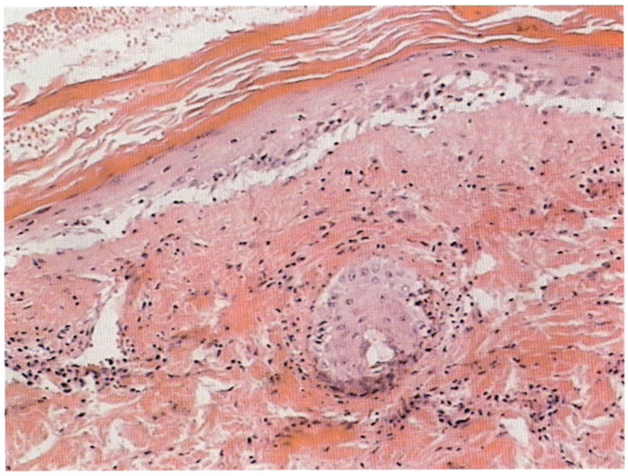

图 11-31　亚急性皮肤型红斑狼疮　表皮角化过度，表皮萎缩，表皮突变平或消失，基底细胞液化变性明显，胶原纤维间可有黏蛋白沉积

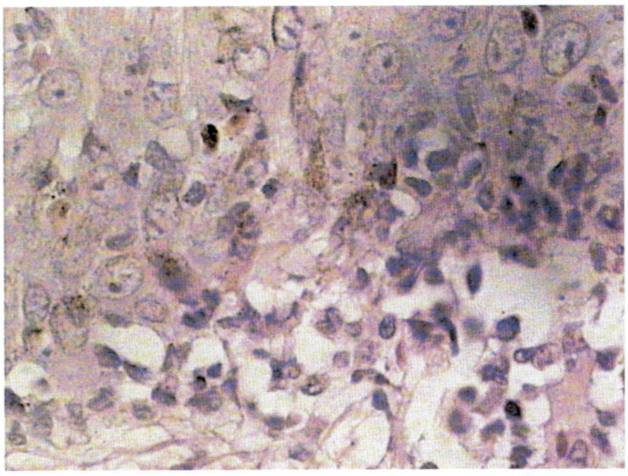

图 11-32　亚急性皮肤型红斑狼疮　基底细胞液化变性明显，色素失禁

系统性红斑狼疮

【临床表现】

系统性红斑狼疮（system lupus erythematosus，SLE）患者多为育龄期女性。病程慢性、迁延。超过 70%的患者出现皮肤损害。皮肤损害可表现为多种类型（图 11-33~图 11-44）。蝶形红斑属系统性红斑狼疮的特征性皮疹。典型皮疹表现为呈蝶形分布于两侧面颊和鼻背的水肿性红斑，无明显鳞屑和萎缩，日晒后加重，广泛者可波及前额、耳部、下颌和颈前三角区，严重者红斑上可出现水疱、结痂，皮疹自觉痒或烧灼感。消退期皮疹为棕黑色色素沉着斑。约15%的患者发生盘状红斑：同盘状红斑狼疮，可先于其他临床表现出现，为相对良性的 SLE。其他表现有炎

症性眶周水肿、皮肤血管炎（如紫癜、小腿溃疡、网状青斑等）、雷诺现象、大疱性损害、扁平苔藓样损害、皮肤钙质沉积等。黏膜损害常为口腔或鼻咽部无痛的溃疡。毛发改变可为休止期脱发（疾病活动时的弥漫性脱发）或狼疮发（前额部毛发自距离头皮 2~3cm 处折断，长短不齐，且毛发变细、干燥、失去光泽，易拔脱）。此外，本病还出现全身症状（如发热、乏力和消瘦等）、关节肌肉损害（关节炎）、肾脏损害（常见，呈肾炎或肾病综合征）、心血管系统损害(可为心包炎、心肌炎、心内膜炎、动脉炎、静脉炎等)、呼吸系统损害（如胸膜炎、间质性肺炎等）、神经系统损害（如脑炎、脑膜炎、精神异常等）、消化系统损害（如恶心、呕吐、腹痛、腹泻、肝大等）、血液系统损害(如白细胞减少、淋巴细胞减少、贫血、血小板减少等)等。异常实验室检查结果可有：①白细胞减少、淋巴细胞减少、贫血、血小板减少；②血沉加快；③蛋白尿、血尿、管型尿；④免疫球蛋白升高，补体水平下降；⑤ANA、dsDNA、ENA（如 Sm、RNP、Ro/SS-A、 La/SS-B 等）和抗磷脂抗体阳性。

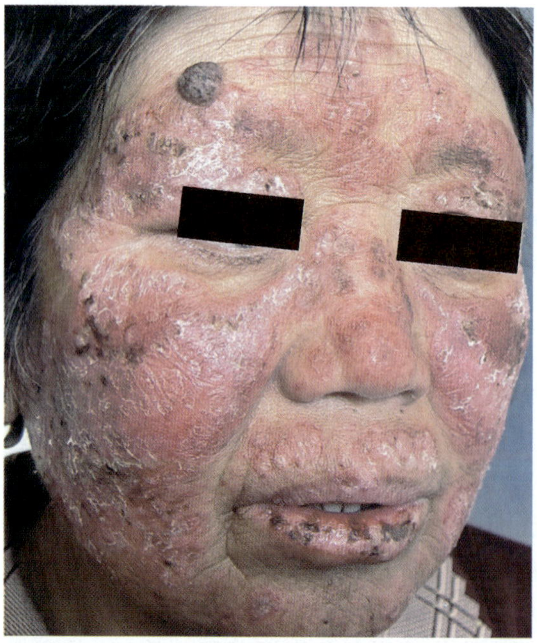

图 11-33　系统性红斑狼疮　呈蝶形分布于两侧面颊和鼻背的水肿性红斑，可见明显鳞屑，前额、口唇也见类似皮损

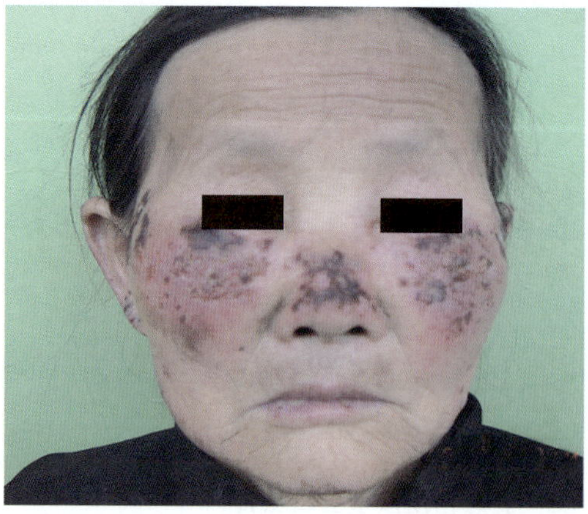

图 11-34　系统性红斑狼疮　面部蝶形结痂性皮损

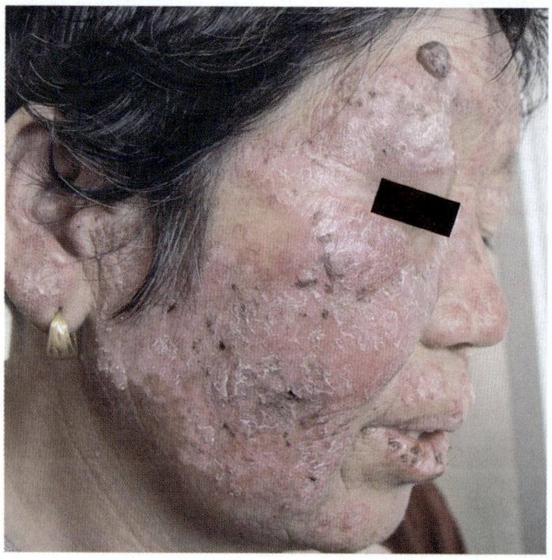

图 11-35　系统性红斑狼疮　面、鼻、耳、唇部红斑鳞屑性皮损

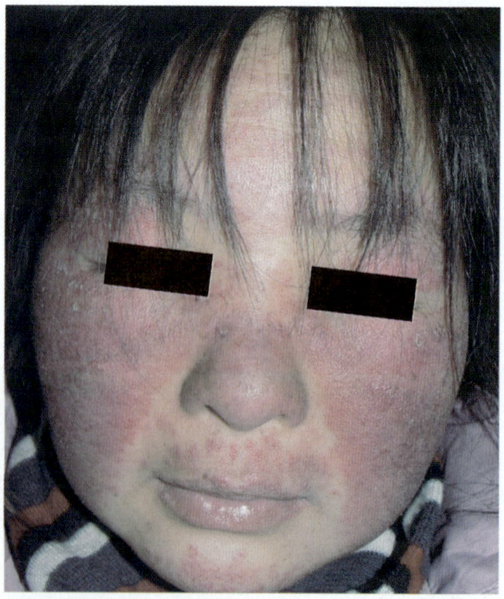

图 11-36　系统性红斑狼疮　呈蝶形分布于两侧面颊和鼻背的水肿性红斑鳞屑皮损

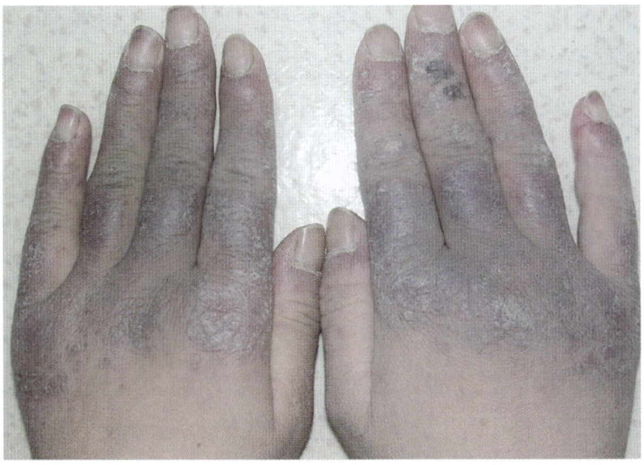

图 11-37 系统性红斑狼疮 手部红斑鳞屑皮损

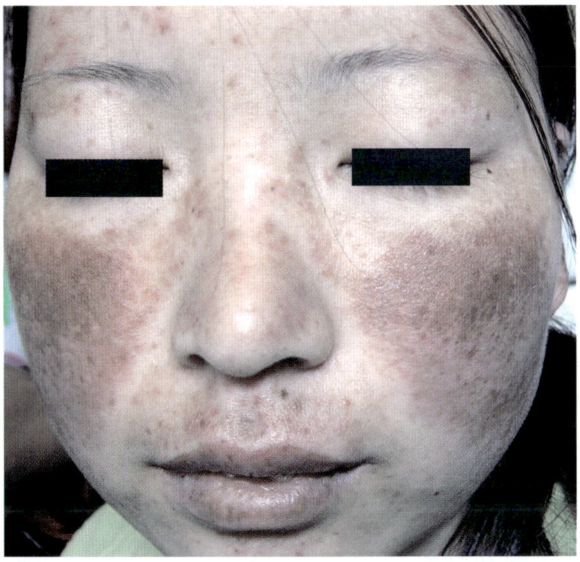

图 11-38 系统性红斑狼疮 分布于两侧面颊和鼻背的水肿性蝶形红斑鳞屑皮损

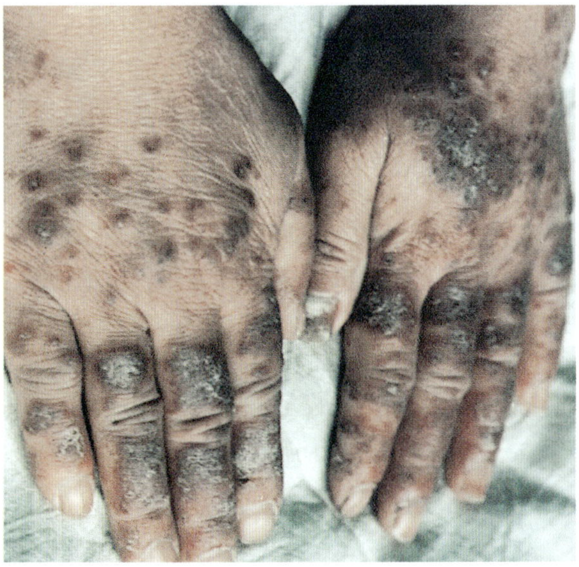

图 11-39 系统性红斑狼疮 手部红斑鳞屑皮损

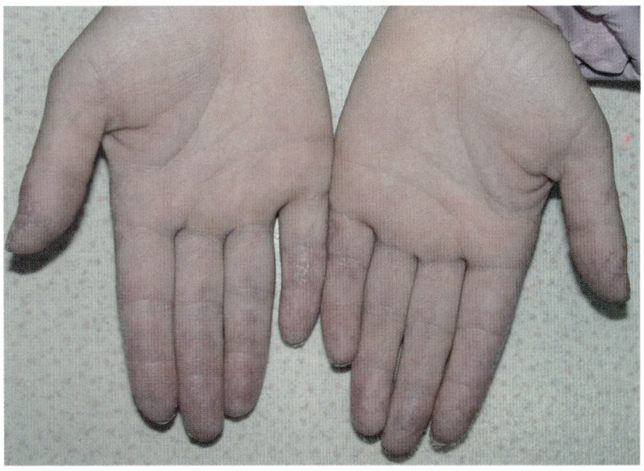

图 11-40 系统性红斑狼疮 手部红斑紫癜性皮损

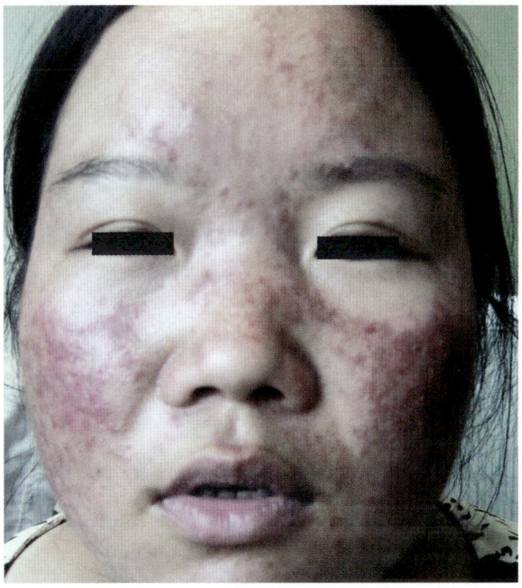

图 11-41 系统性红斑狼疮 分布于两侧面颊和鼻背的水肿性蝶形红斑性皮损

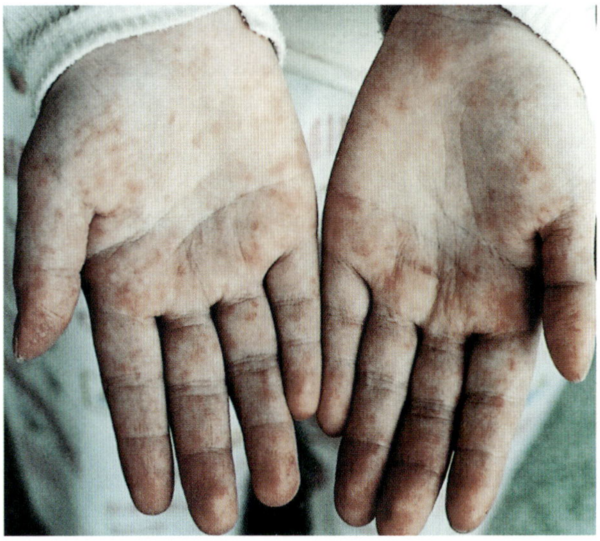

图 11-42 系统性红斑狼疮 手部红斑紫癜性皮损

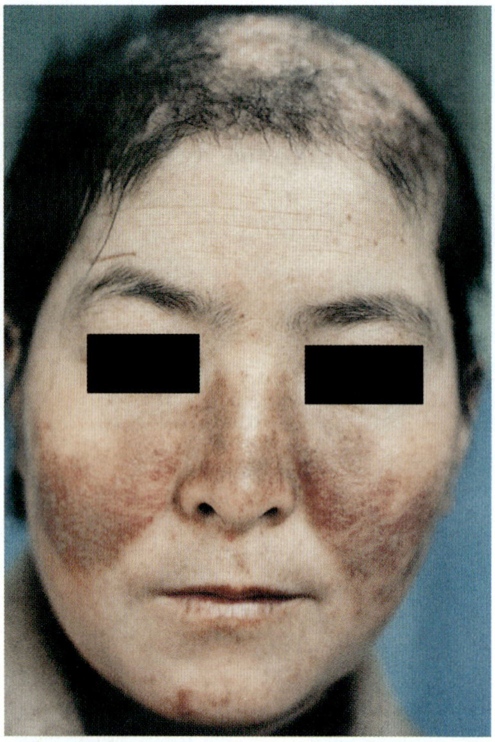

图 11-43　系统性红斑狼疮　水肿性蝶形红斑及秃发

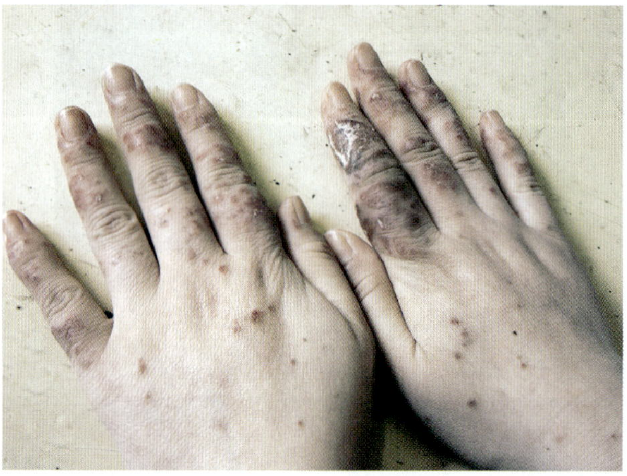

图 11-44　系统性红斑狼疮　手部红斑紫癜性皮损

【组织病理】

本病皮疹的组织病理对于其诊断的确立不重要，因为本病的诊断主要依靠临床的症状、体征和实验室检查为依据。本病皮疹的组织病理与亚急性皮肤型红斑狼疮相似：可见基底细胞液化变性，真皮上层水肿，红细胞外溢。常见结缔组织内有纤维蛋白样物质沉积，呈颗粒状（强嗜伊红性，PAS 阳性，耐淀粉酶）沉积于胶原束内、真皮血管壁以及真皮乳头或表皮下。与盘状红斑狼疮相比，本病的基底细胞液化变性、真皮浅层水肿、红细胞外渗和胶原纤维间黏蛋白沉积较为显著，而血管和附属器周围的炎细胞浸润较轻。本病内脏器官的组织病理改变主要为纤维蛋白样变性。

【鉴别诊断】

临床上和组织学上均需要与盘状红斑狼疮、亚急性皮肤型红斑狼疮、皮肌炎、硬皮病、类风湿关节炎及其他各系统相应症状、体征的疾病鉴别，而系统性红斑狼疮诊断的确立主要参照 1997 年修订的美国风湿学会的诊断标准，即：①蝶形红斑；②盘状红斑；③光敏感；④口腔溃疡；⑤关节炎；⑥浆膜炎（胸膜炎或心包炎）；⑦肾病表现：尿蛋白>0.5g/d（或尿蛋白>+++）或有细胞管型；⑧神经病变：癫痫发作或精神症状（除外由药物、代谢病引起）；⑨血液病变：溶血性贫血、白细胞<4 000/μL、淋巴细胞<1 500/μL 或血小板<100 000/μL；⑩免疫学异常：抗 ds DNA 抗体或抗 Sm 抗体或抗心磷脂抗体阳性（包括抗心磷脂抗体、或狼疮抗凝物、或持续至少 6 个月的梅毒血清假阳性反应，3 者中具备 1 项）；⑪ANA 阳性。其中上述 11 项中具备 4 项即可诊断 SLE。

深在红斑狼疮

【临床表现】

深在性红斑狼疮（lupus erythematosus profundus）又称狼疮性脂膜炎，属慢性皮肤狼疮的、介于 DLE 和 SLE 中间的一个少见亚型。多见于中年女性。病程慢性，可同时伴 DLE（约占 2/3）或 SLE，也可在其之前或之后发生。本亚型不稳定，可向 DLE 或 SLE 转变。皮疹可见于任何部位，好发于颊、臀、臂，其次为股、胸部等处。典型皮疹为皮下结节或斑块，一个或多个，皮色或淡红色，质硬，触痛明显（图 11-45~图 11-48）；少数病例的结节或斑块可破溃，形成溃疡；消退后留萎缩性瘢痕。初期的皮疹可有疼痛。异常的实验室检查结果可有：贫血、白细胞减少、血小板减少和血沉增快；部分病例免疫球蛋白升高，ANA 阳性，类风湿因子阳性。

【组织病理】

表皮一般无异常，真皮中下层附属器及血管周围淋巴细胞为主的炎性细胞浸润，皮下脂肪层为淋巴样细胞、组织细胞浸润的非特异性小叶性脂膜炎改变，常伴有浆细胞浸润。血管改变，包括内皮细胞明显、血管栓塞、钙化或血管周围纤维化。脂肪坏死伴纤维蛋白沉积，最终可致脂肪小叶透明样变。基质可有明显的黏蛋白沉积。

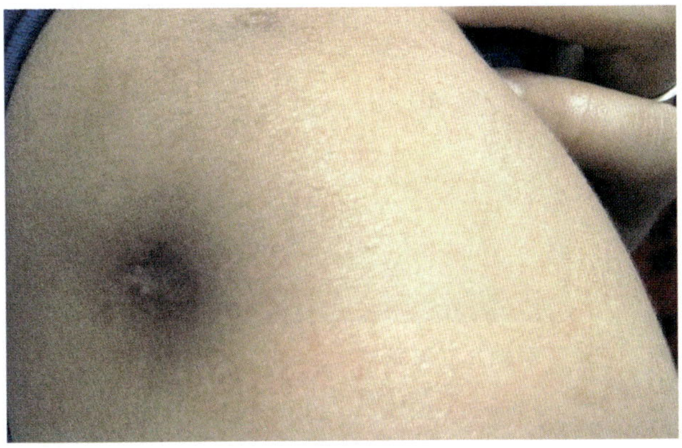

图 11–45　深在红斑狼疮（狼疮性脂肪炎）　萎缩凹陷性瘢痕

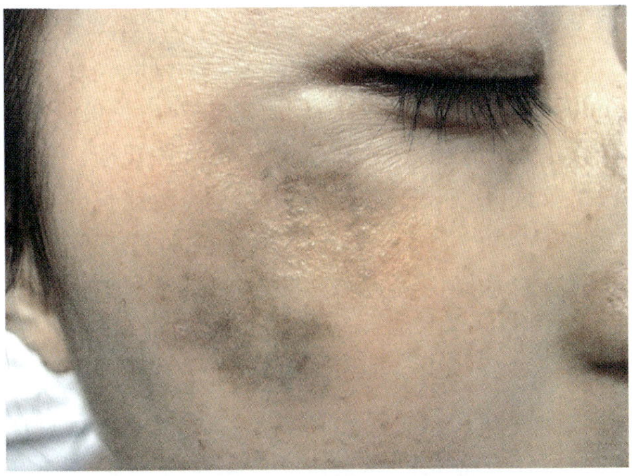

图 11–46　深在红斑狼疮（狼疮性脂肪炎）　面部萎缩凹陷性瘢痕

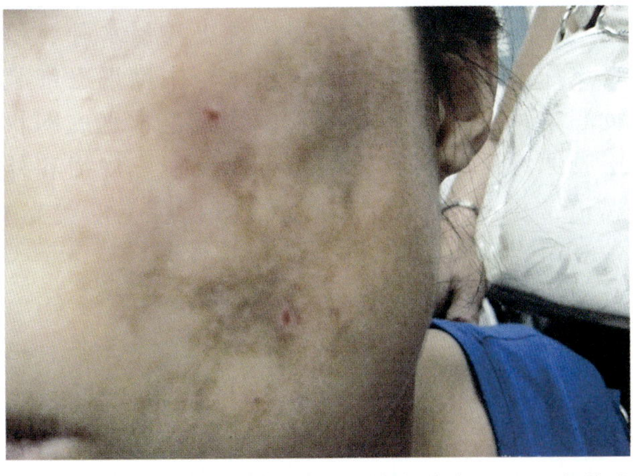

图 11–47　深在红斑狼疮（狼疮性脂肪炎）　面部萎缩性瘢痕

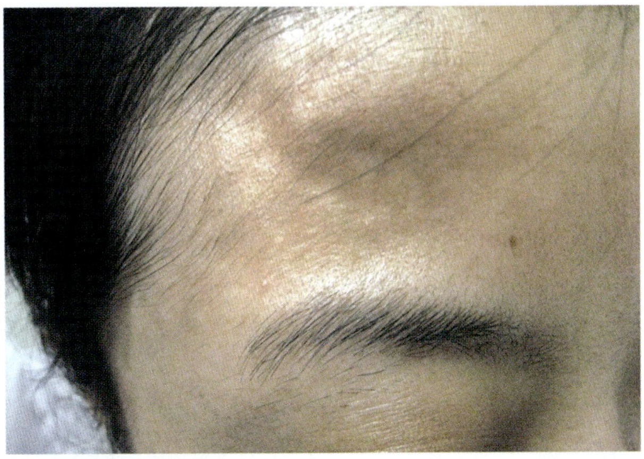

图 11–48　深在红斑狼疮（狼疮性脂肪炎）　面部萎缩凹陷性瘢痕

【鉴别诊断】

临床上典型皮疹需要与结节性红斑、结节性非化脓性脂膜炎、结节性多动脉炎、硬红斑等鉴别；消退期皮疹需要和局限性硬皮病相鉴别。组织学上应与脂膜炎区别。深在红斑狼疮的好发部位、典型皮疹和实验室检查可作为鉴别依据。

新生儿红斑狼疮

【临床表现】

新生儿红斑狼疮（neonatal lupus erythematosus）少见。临床、组织病理和血液检查均与亚急性皮肤型红斑狼疮相似。患活动性SLE 的母亲经胎盘将母体的抗核抗体（特别是抗Ro/SS-A，抗La/SS-B 或抗 U1RNP 抗体）输送给胎儿而引起。多数患儿出生时即有皮疹，部分在生后 2~5 月出现，皮疹通常在生后 6 月内自行消退。皮疹多位于头皮、眼眶周围、颜面部和颈部等曝光部位。典型皮疹类似亚急性皮肤型红斑狼疮的环状、多环状红斑，日晒后加重（图 11–49~图 11–52）；少见皮疹可为荨麻疹样或鳞屑性损害或溃疡；皮疹消退后一般不留痕迹，偶有轻度萎缩和毛细血管扩张。除皮疹外，另一特征为先天性心脏传导阻滞，其中以完全性房室传导阻滞最常见，这种异常持续终身。少见的改变还可有贫血、血小板减少、肝脏损害（如转氨酶升高）等。血清学标志为患儿及其母亲的抗 Ro/SS-A 抗体阳性（95%阳性）。

【组织病理】

因为皮损位于面部等暴露部位，组织病理也

非诊断本病的主要依据，故一般无须行组织病理检查。病理改变为基底细胞液化变性，真皮浅中层血管和附属器周围淋巴细胞浸润。

【鉴别诊断】

临床上应与鲜红斑痣、先天梅毒、Bloom 综合征（希卢姆综合征）和 Rothmoud-Thomson 综合征等鉴别。组织学上应与 SCLE 区别，结合临床特征二者很容易鉴别。

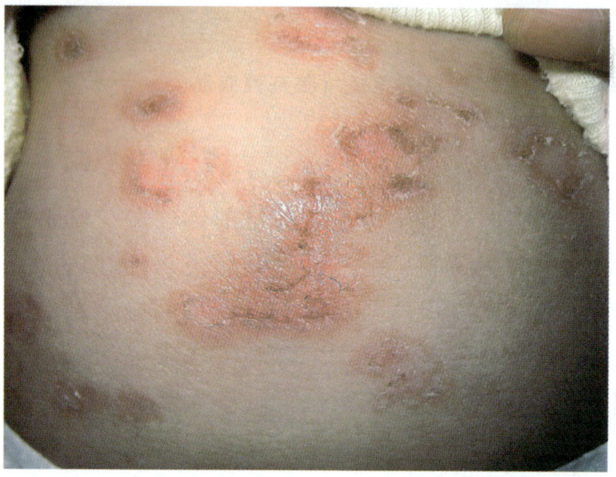

图 11-49　新生儿红斑狼疮　背部红斑鳞屑性损害

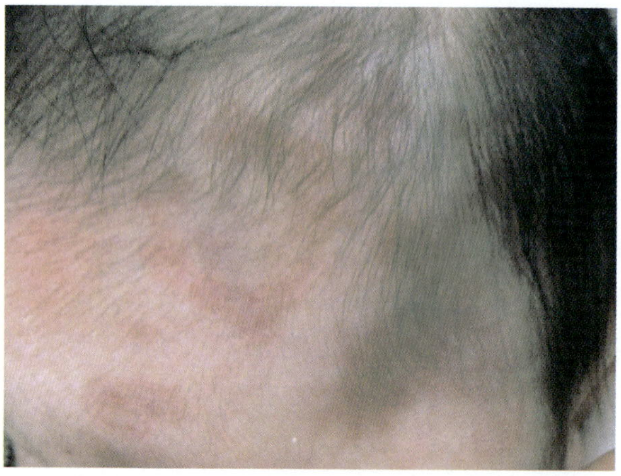

图 11-50　新生儿红斑狼疮　头面部红斑萎缩性损害

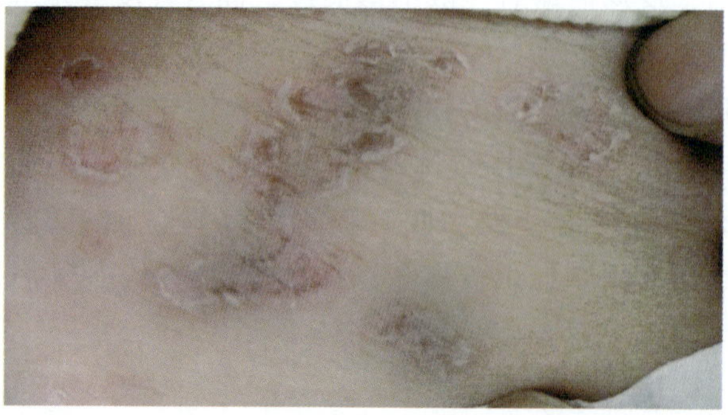

图 11-51　新生儿红斑狼疮　背部红斑鳞屑性损害

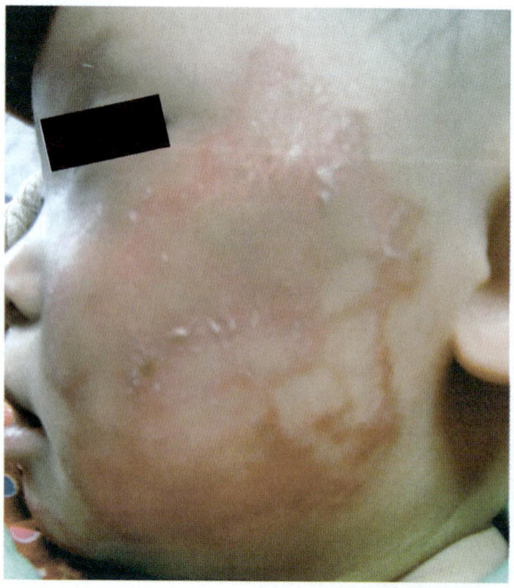

图 11-52　新生儿红斑狼疮　面部红斑鳞屑性损害

肿胀性红斑狼疮

【临床表现】

肿胀性红斑狼疮（lupus erythematosus tumidus）属慢性皮肤型红斑狼疮一种少见的亚型。属真皮型红斑狼疮，临床上呈硬结性丘疹、斑块和结节而无红斑、萎缩或溃疡等表面损害。多见于青年男性。病程慢性，夏季易加重，反复发作，有自愈倾向。皮疹好发于日光暴露部位，如面部、头皮、背部上方、颈部 V 形区、上肢伸侧等处，少数病例后期可波及非日光暴露部位。日晒后加重，光敏感试验阳性。皮疹一般无自觉症状。可伴发盘状红斑狼疮。一般无系统损害。红斑狼疮相关的实验室指标多为正常。

【组织病理】

表皮一般无明显改变，真皮浅层水肿，以真皮深浅层血管和附属器周围轻中度淋巴细胞浸润为特点；阿新蓝或胶样铁染色示真皮网状层胶原纤维束间显著的黏蛋白沉积。皮损和外观正常皮肤的狼疮带试验（即直接免疫荧光）一般均为阴性。

【鉴别诊断】

临床上和组织学上需要与 SCLE、多形性日光疹、皮肤淋巴细胞浸润症、假性淋巴瘤、结节病、网状红斑性黏蛋白沉积症等疾病鉴别。SCLE 的抗 Ro/SS-A 抗体、抗 La/SS-B 抗体阳性，病理上胶原纤维间无黏蛋白的沉积。多形性日光疹的皮疹多形，且伴明显瘙痒；真皮浅层水肿更明显，胶原纤维间无黏蛋白的沉积。皮肤淋巴细胞浸润症无光敏现象；胶原纤维间无黏蛋白的沉积，浸润细胞可有数量不等的浆细胞。假性淋巴瘤病理上可有生发中心，但无黏蛋白沉积。结节病无光敏现象，常合并肺部损害；病理上有典型的裸结节，胶原纤维间无黏蛋白的沉积。网状红斑性黏蛋白沉积症多见于中青年女性，典型皮疹为网状红斑。

皮肌炎

【临床表现】

皮肌炎（dermatomyositis）多累及 40~60 岁的女性。多为慢性起病，缓慢发展，病程迁延，心脏、呼吸系统受累及伴发恶性肿瘤者预后差。皮疹包括特征性和非特征性两类。特征性皮疹包括①双侧上睑水肿性紫红色斑：又称 Heliotrope 征，可向上波及额部、头皮，向两侧波及颞部和耳后，向下波及颈前三角区、肩背部和前臂。②Gottron 丘疹：发生于 1/3 的患者，一般在疾病后期出现，典型皮疹为指关节、掌指关节伸侧的紫红色斑或斑丘疹，其上可覆细小鳞屑，消退后可遗留萎缩、色素减退和毛细血管扩张。③皮肤异色：发生在面、颈和躯干的大片状褐色色素沉着，其间杂以点状色素减退斑、皮肤萎缩和毛细血管扩张，皮疹自觉瘙痒；④甲皱襞损害：甲皱襞发红、毛细血管襻扩张，融合时呈网状毛细血管扩张性红斑，其间有萎缩、瘀点、色素沉着和脱失，似放射性皮炎状。非特征性皮疹包括钙沉着症（多见于儿童患者，可沉积于皮肤、关节和肌肉）、多性红斑、荨麻疹、结节性红斑、雷诺现象等。黏膜损害可表现为口腔溃疡。毛发改变可为弥漫性脱发或多毛症，此外，可有多汗和甲损害等（图 11–53~图 11–68）。

肌炎的表现为四肢近端肌群、肩胛间肌群、颈和咽喉肌群的无力、疼痛和压痛，具体表现为双上肢上举困难、握力下降、站立困难、吞咽困难等。严重者可累及呼吸肌和心肌，而表现为呼吸困难、心肌炎甚至心力衰竭。

除皮疹和肌炎之外，其他表现包括发热、关节炎、间质性肺炎、肾脏损害及合并恶性肿瘤（如胃癌、肺癌、乳腺癌、卵巢癌等）。

异常的实验室检查可有：①肌酶（肌酸激酶、门冬氨酸氨基转移酶、醛缩酶、乳酸脱氢酶等）升高；②肌电图示被检肌肉呈肌源性改变；③其他，如抗 PM-1 抗体、抗 Jo-1 抗体、ANA 等阳性。

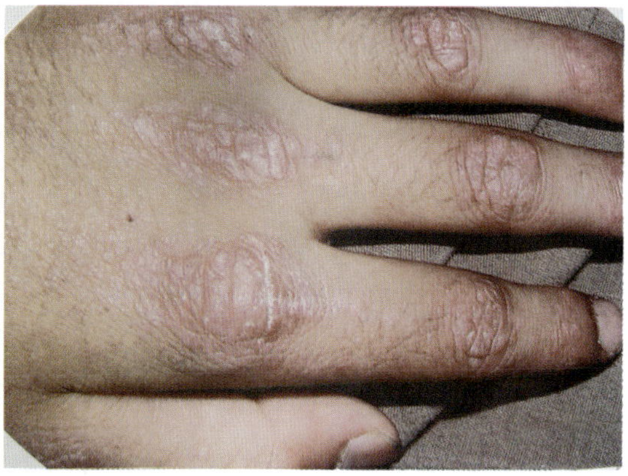

图 11–53　皮肌炎　Gottron 丘疹，指关节、掌指关节伸侧的紫红色斑或斑丘疹，其上可覆细小鳞屑

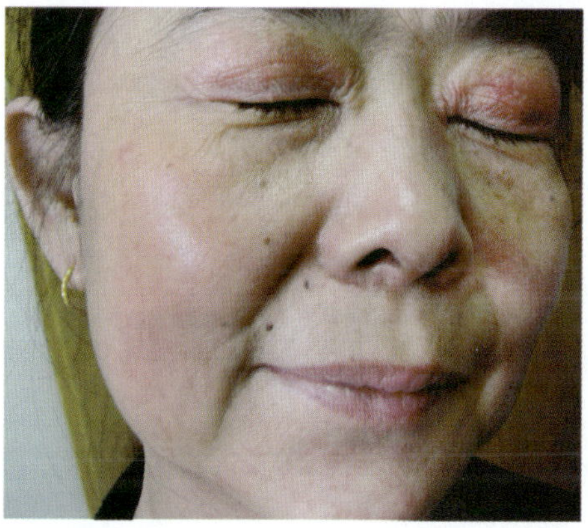

图 11–54　皮肌炎　双侧上睑水肿性红色斑：又称 Heliotrope 征，波及额部、颊部

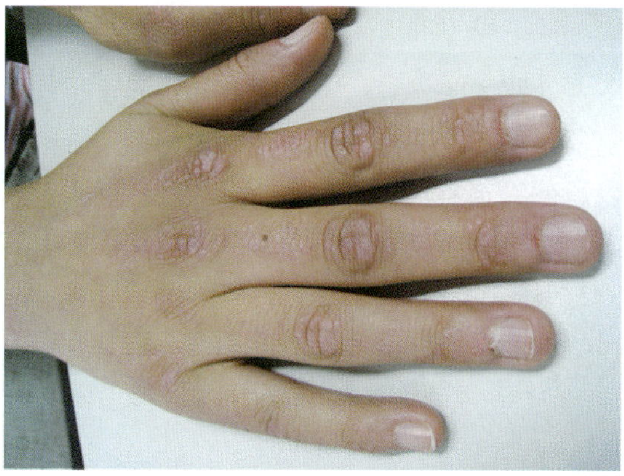

图 11–55　皮肌炎　Gottron 丘疹，甲皱襞发红、毛细血管襻扩张

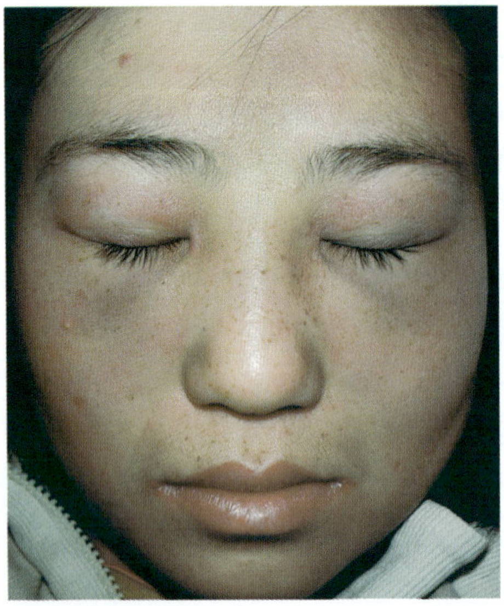

图 11-56　皮肤炎水肿性红斑　双侧上睑水肿性紫红色斑

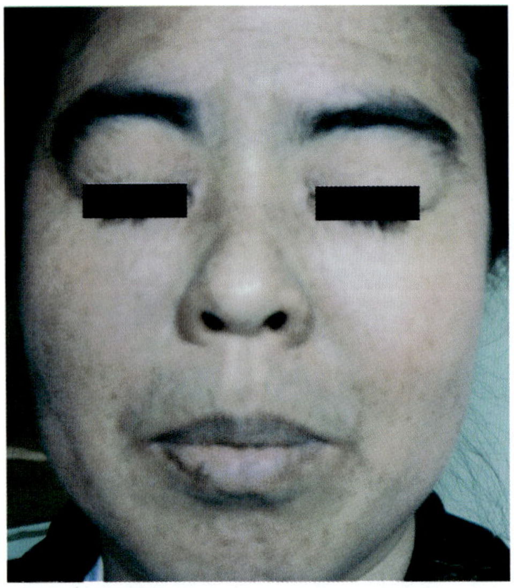

图 11-57　皮肌炎　双侧上睑水肿性紫红色斑；又称 Heliotrope 征，波及颊部颏部

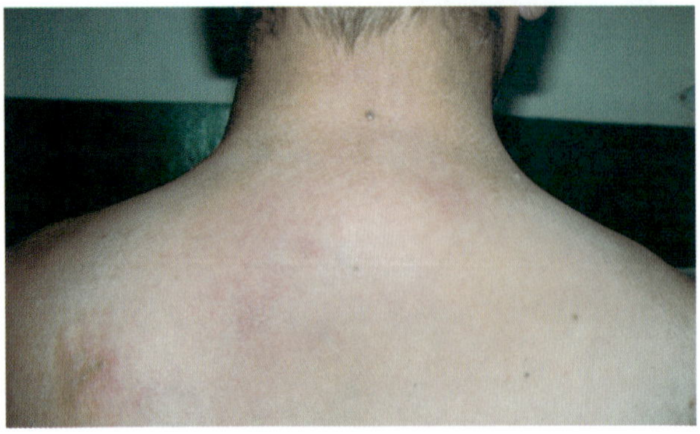

图 11-58　皮肌炎　颈和躯干的大片状紫红斑和毛细血管扩张

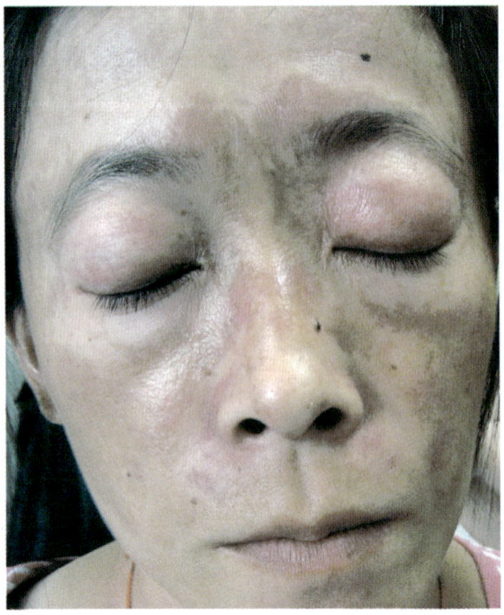

图 11-59　皮肌炎　双侧上睑 面部水肿性紫红色斑

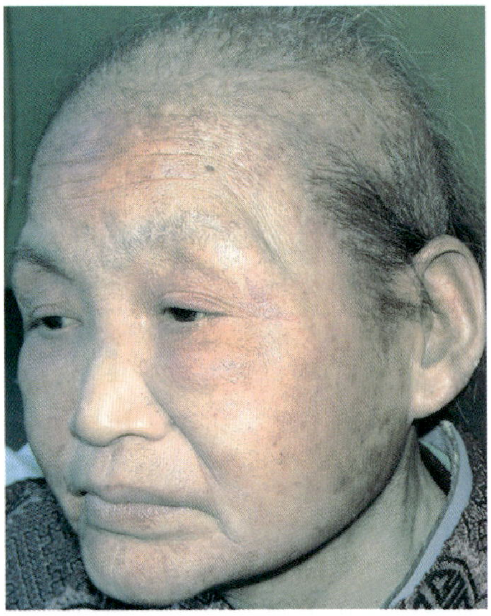

图 11-60　皮肌炎水肿性红斑　双侧上睑 面部水肿性紫红色斑

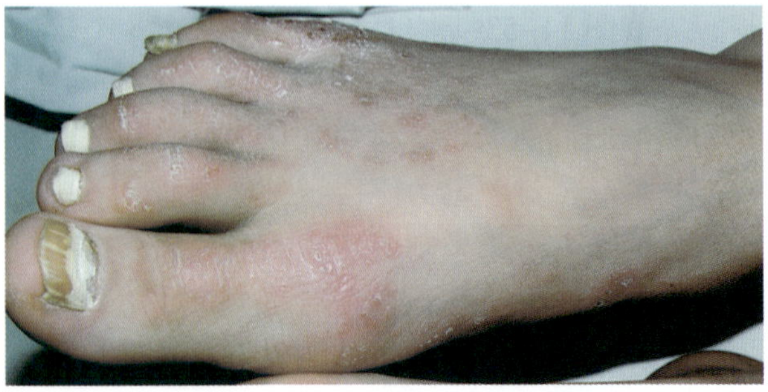

图 11-61　皮肌炎　足部 Gottron 丘疹伴甲癣

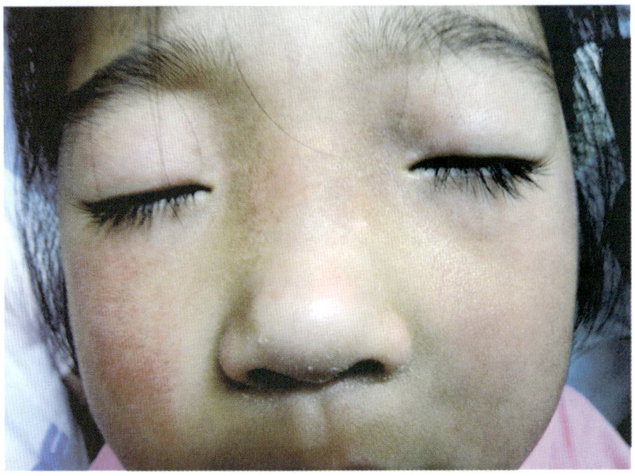

图 11-62 **皮肌炎** 双上睑、面部水肿性紫红色斑

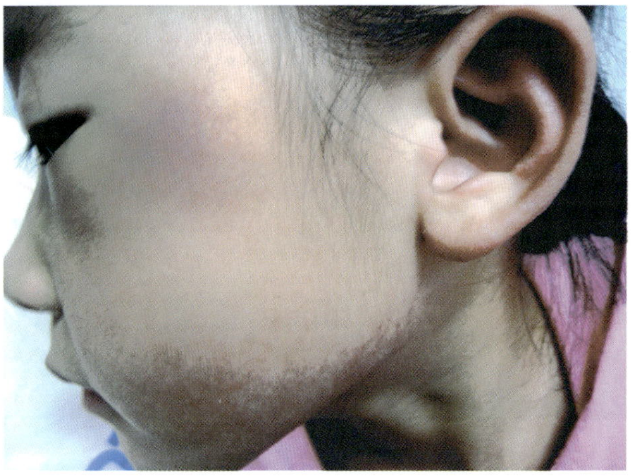

图 11-65 **皮肌炎** 面，耳部水肿性紫红色斑

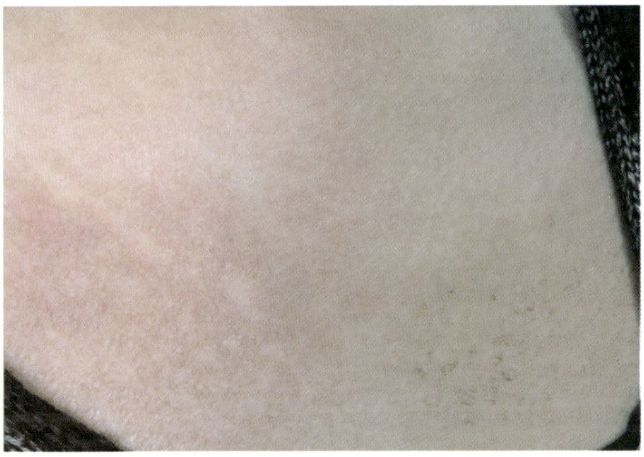

图 11-63 **皮肌炎** 皮肤异色症

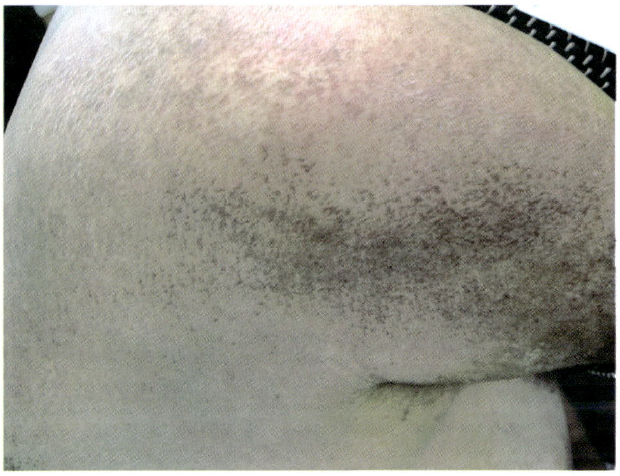

图 11-66 **皮肌炎** 皮肤异色症

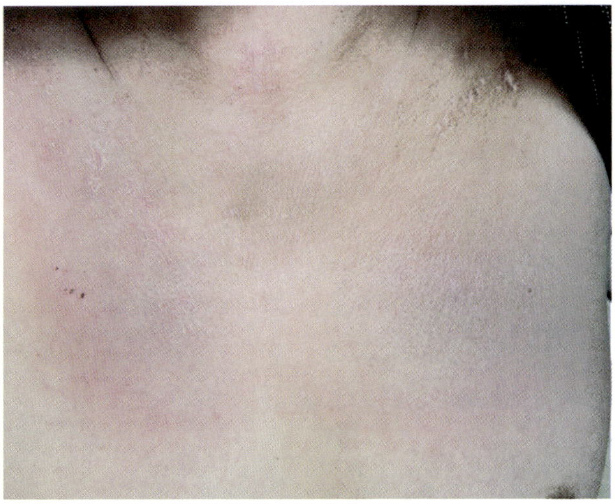

图 11-64 **皮肌炎** 颈和躯干的大片状紫红斑，其间杂以色素沉着及点状色素减退斑和毛细血管扩张

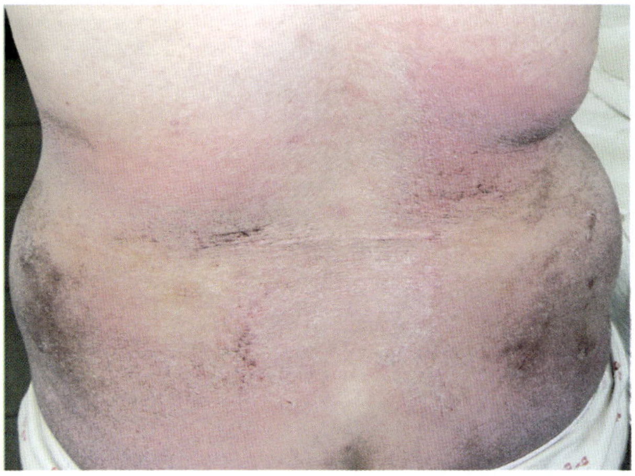

图 11-67 **皮肌炎** 大片状紫红斑，其间杂以色素沉着及点状色素减退斑和毛细血管扩张

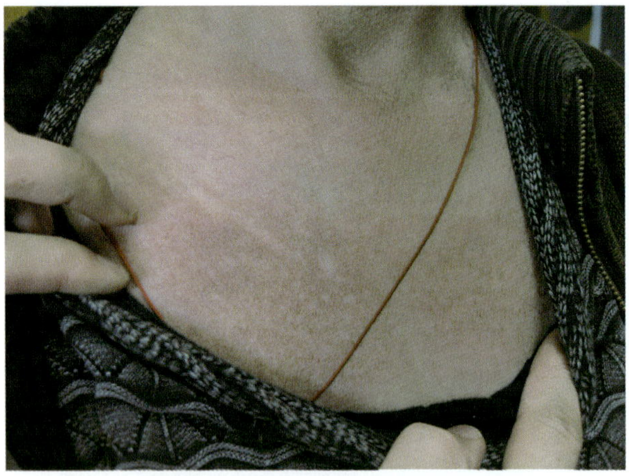

图 11-68　皮肌炎　皮肤异色症

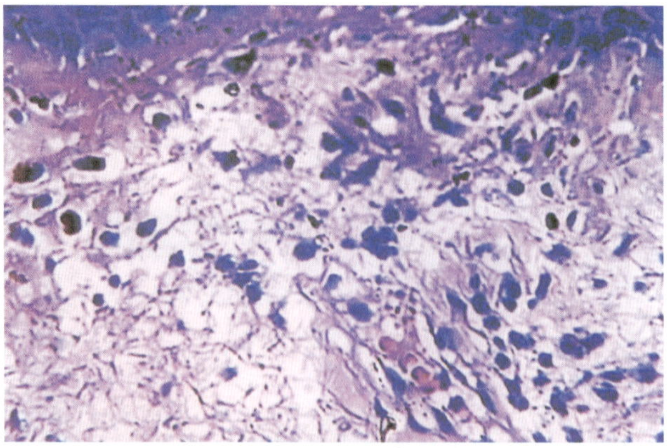

图 11-70　皮肌炎

【组织病理】

皮疹的组织病理和红斑狼疮类似，如表皮萎缩、基底细胞液化变性、血管和附属器周围炎细胞浸润等。受累肌肉的典型病理改变为肌纤维肿胀、横纹消失、嗜酸性颗粒状空泡形成和断裂，血管和肌纤维束周围可见以淋巴细胞为主的慢性炎细胞浸润；晚期改变为肌内膜的纤维化和肌纤维萎缩（图 11-69~图 11-73）

【鉴别诊断】

临床上应与多形性日光疹、颜面再发性皮炎、Civatte 皮肤异色病、血管萎缩性皮肤异色病、系统性红斑狼疮、系统性硬化症、进行性肌营养不良、重症肌无力、类风湿性多发性肌痛症等鉴别。组织学上应与红斑狼疮、进行性肌营养不良、重症肌无力等区别。

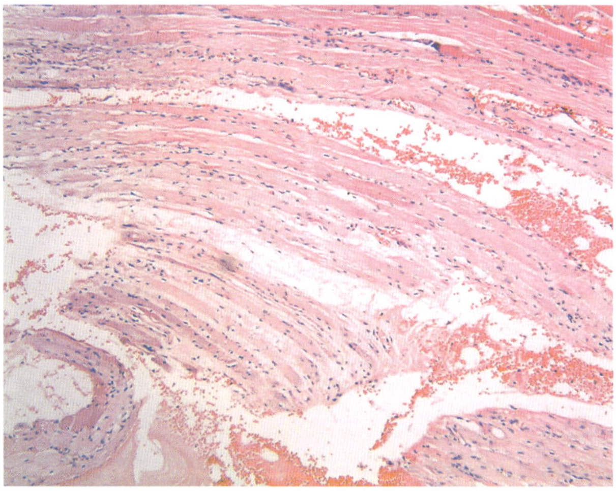

图 11-74　皮肌炎　肌纤维肿胀、横纹消失、嗜酸性颗粒状空泡形成和断裂，血管和肌纤维束周围可见以淋巴细胞为主的慢性炎细胞浸润

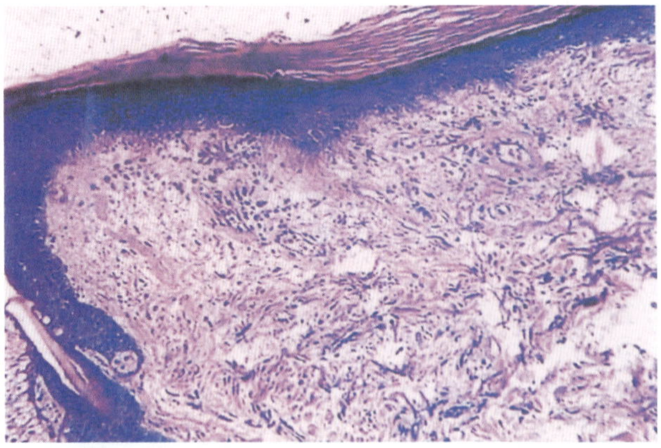

图 11-69　皮肌炎　表皮萎缩、基底细胞液化变性、血管和间质炎细胞浸润等

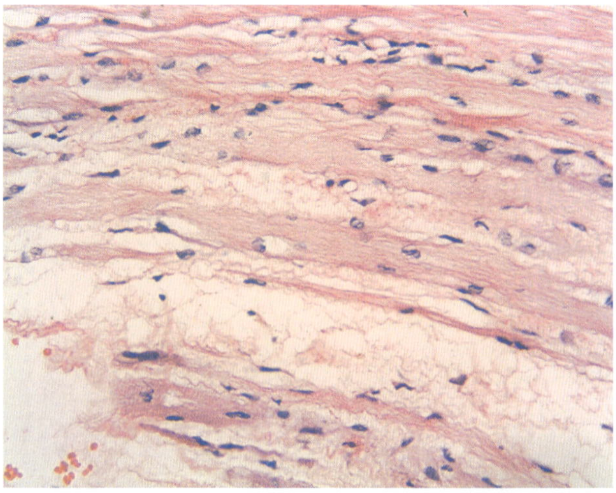

图 11-72　皮肌炎　肌纤维肿胀、横纹消失、嗜酸性颗粒状空泡形成和断裂，血管和肌纤维束周围可见以淋巴细胞为主的慢性炎细胞浸润

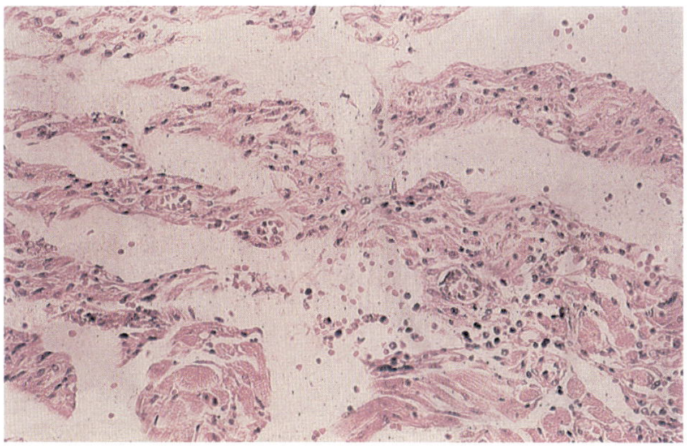

图 11-73 皮肌炎 肌纤维肿胀、横纹消失、嗜酸性颗粒状空泡形成和断裂，血管和肌纤维束周围可见以淋巴细胞为主的慢性炎细胞浸润

硬皮病

硬皮病（scleroderma）分局限性硬皮病和系统性硬化病两大类，前者又包括斑块状硬斑病、泛发性硬斑病和线状硬斑病，后者又包括肢端硬化病、弥漫性硬化病和CREST 综合征。

局限性硬皮病

【临床表现】

局限性硬皮病（circumscribed scleroderma）又称硬斑病（morphea），损害通常局限于皮肤和皮下组织，偶尔其下肌肉甚至骨骼亦有被累及。根据形态及分布可分为以下 6 型（图 11-74~图11-78）：

1.滴状硬皮病 本病常与斑块型伴发，损害小而浅，类似萎缩硬化性苔藓，但无角化过度和毛囊角栓。

2.斑块状硬皮病 该病病程慢性，发展缓慢，部分可自行消退。好发于腹部、背部、颈部等处。初发皮疹为圆形或不规则形红色水肿性斑片；典型皮疹为淡黄色或象牙色斑片，表面光滑，有蜡样光泽，其上无毛发，也无汗液排出，皮疹周围可有淡紫红色晕，皮疹触之有皮革样硬度；消退期皮疹的硬度变软，局部萎缩，中央色素脱失。一般无自觉症状，偶有轻度瘙痒、痛感或知觉减退。

3.线状硬皮病 线状硬皮病主要发生于四肢、额部及头部。一侧或双侧肢体受累时，除皮肤硬化外，常有皮下脂肪和肌肉明显萎缩，导致肌肉和肌腱挛缩和关节僵硬。儿童则可引起患侧发育受损。发生于头前部和额部的线状硬斑病常呈刀砍状。

4.节段型硬皮病 节段型硬皮病发生于面的一侧，导致偏侧萎缩。偶尔刀砍状硬斑病与偏侧萎缩同时发生。本病和 Parry-Ramberg 面部偏侧萎缩是否为一种谱系性疾病尚不能确定。

5.深在性硬皮病 受累皮肤变厚，与其下肌膜和肌肉结合在一起。受累斑块界限不清，表面平滑发亮。

6.泛发性硬皮病 皮损广泛，可为以上 5 型中的几型构成。主要见于儿童，称为病残性全硬化性硬斑病（disabling pansclerosis morphea），也可见于成人。本型也可罕见的发生水疱。值得注意的是，硬斑病与硬化萎缩性苔藓可同时发病。

实验室检查指标可有：①外周血嗜酸粒细胞增高；②类风湿因子阳性，抗单链 DNA（ssD-NA）抗体阳性。

【组织病理】

本病分早期、中期和晚期 3 期病理改变。早期病理改变为真皮中、下层的胶原纤维束嗜酸性肿胀，真皮、皮下血管周围有大量致密的淋巴细胞、嗜酸性粒细胞、组织细胞浸润。中期改变为真皮的胶原纤维束肥厚硬化，血管壁

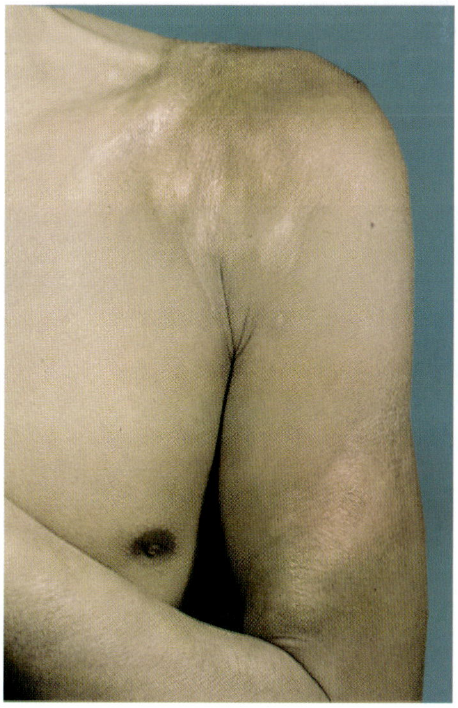

图 11-74 硬皮病 皮疹为淡黄色或象牙色斑片，表面光滑，有蜡样光泽，其上无毛发

内膜增生、管壁增厚、管腔变窄、甚至闭塞，毛囊、皮脂腺、汗腺附属器明显减少甚或消失。晚期改变为表皮萎缩，真皮改变同中期，胶原纤维增厚可达汗腺及真皮深层和皮下组织，可有钙质沉积。线状型、节段型、深在型和泛发型硬皮病则其下肌膜和横纹肌亦可受累。肌膜呈纤维化，类似皮下脂肪所见。肌纤维呈空泡化，由于水肿而彼此分离，并见灶状炎性细胞（图 11–79~图 11–84）。

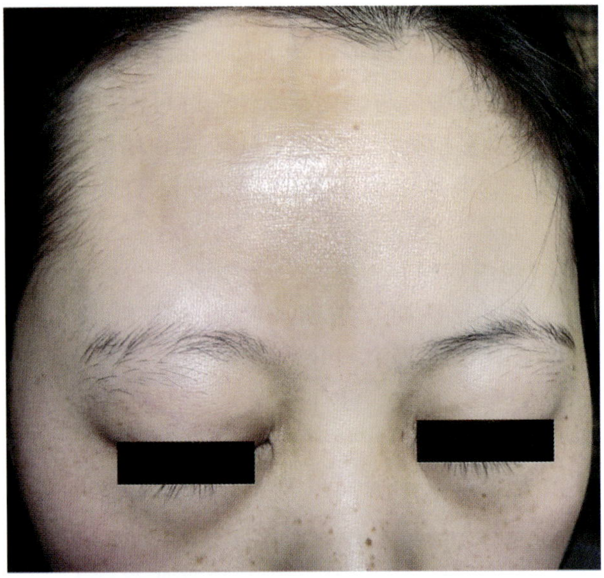

图 11–75　硬皮病　额部带状淡黄色或象牙色斑片，表面光滑，有蜡样光泽，皮肤微凹陷

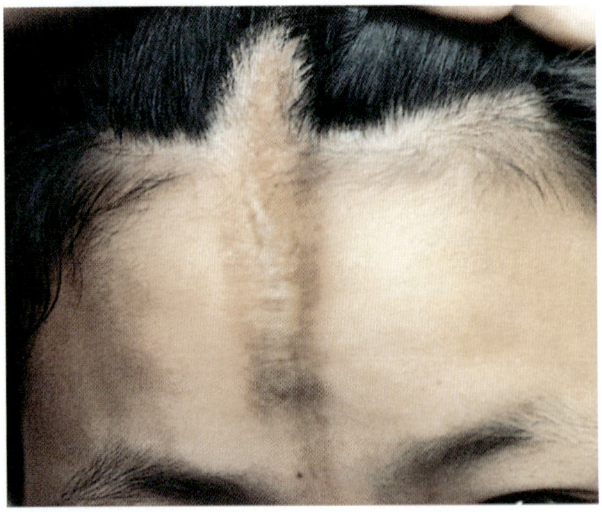

图 11–76　硬皮病　额部带状淡黄色或象牙色斑片，皮肤凹陷如刀砍状

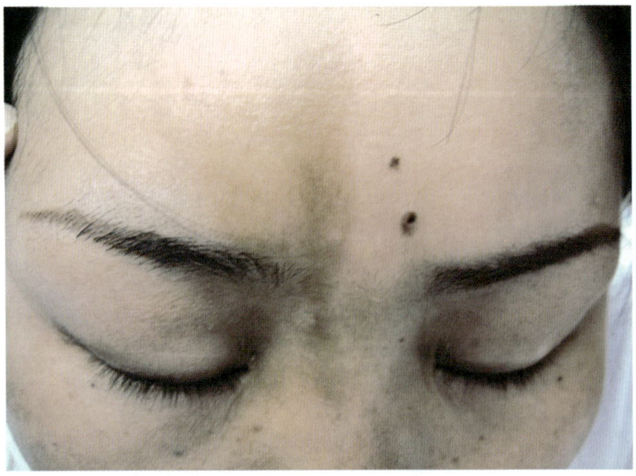

图 11–77　硬皮病　额部带状淡黄色或象牙色斑片，皮肤凹陷如刀砍状

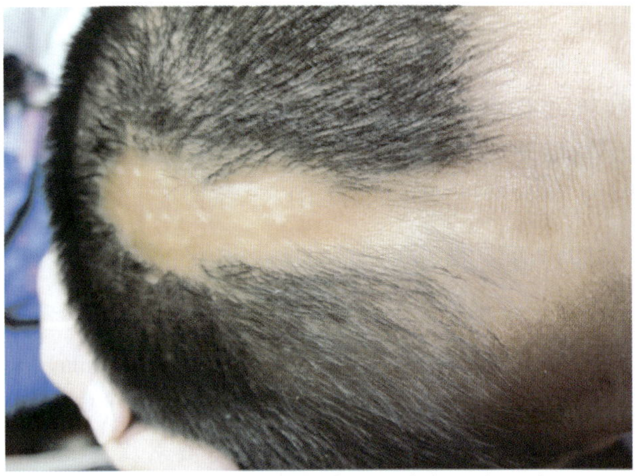

图 11–78　硬皮病　头额部带状淡黄色或象牙色刀砍状萎缩性斑片

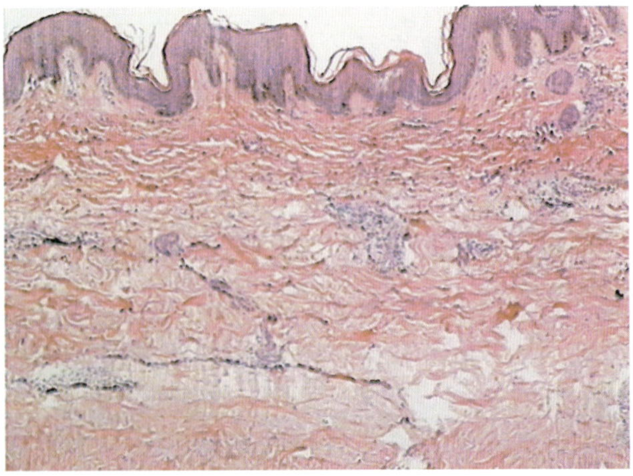

图 11–79　硬皮病　真皮中、下层的胶原纤维束嗜酸性肿胀，血管周围有轻度淋巴样细胞浸润，毛囊、皮脂腺、汗腺附属器明显减少甚或消失

【鉴别诊断】

临床上应与硬化萎缩性苔藓、面部偏侧萎缩、斑状萎缩、萎缩性慢性肢端皮炎、进行性特发性皮肤萎缩、局部全层萎缩等疾病鉴别。组织学上应与硬化萎缩性苔藓、系统性硬皮病、白色萎缩、慢性移植物抗宿主病、慢性放射性皮炎等区别。硬化萎缩性苔藓的病理特征为真皮浅层胶原的均一化变性，此外可见毛囊角栓和基底细胞液化变性。系统性硬皮病的真皮炎细胞浸润没有局限性硬皮病明显。白色萎缩有显著的血管改变，如血栓、含铁血黄色沉积等。慢性移植物抗宿主病在表真皮交界有苔藓样皮炎的特征。慢性放射性皮炎的真皮有形状奇特的成纤维细胞、弹性组织变性和闭塞性动脉内膜炎改变。

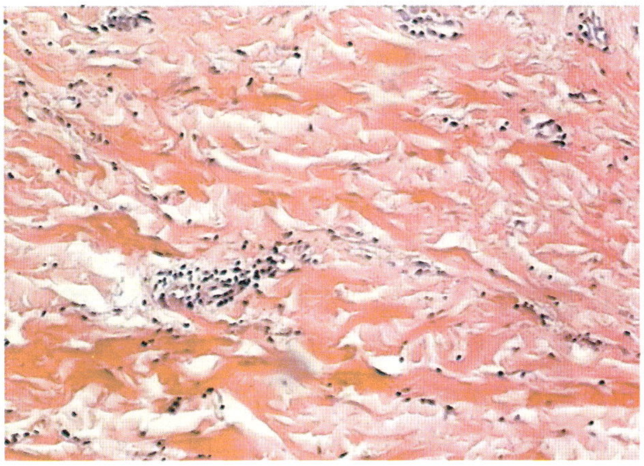

图 11-82　硬皮病　胶原纤维呈宽带状，附属器明显减少消失

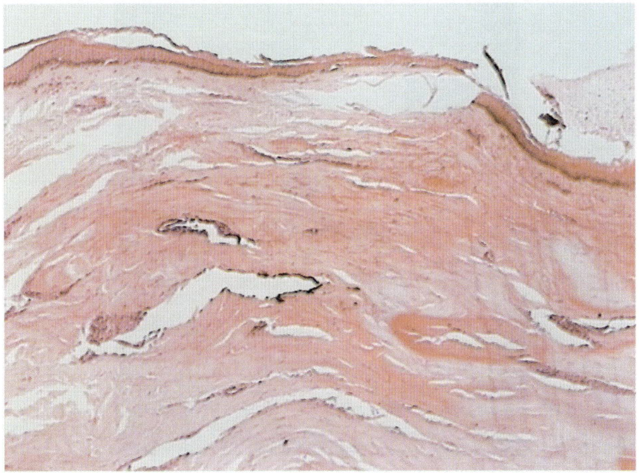

图 11-80　硬皮病　表皮萎缩，真皮中、下层的胶原纤维显著硬化，毛囊、皮脂腺、汗腺附属器消失

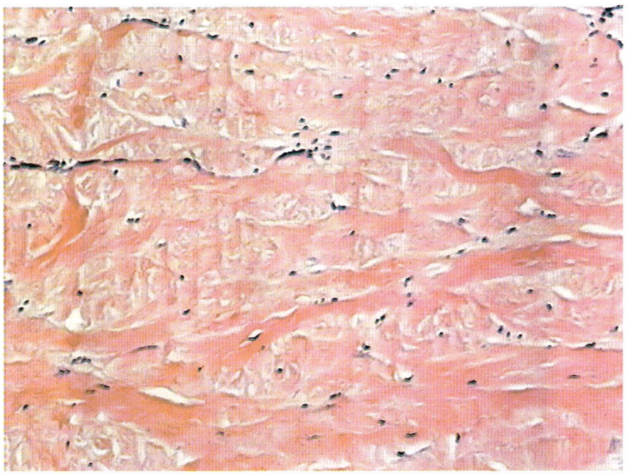

图 11-83　硬皮病　胶原纤维呈宽带状，附属器明显减少消失

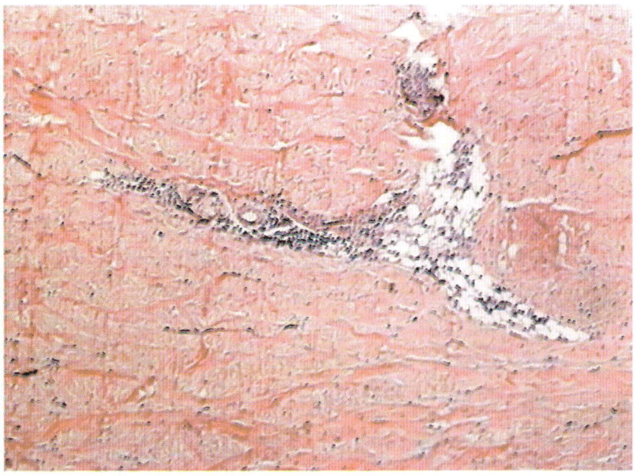

图 11-81　硬皮病　胶原纤维增厚硬化可达汗腺及真皮深层和皮下组织

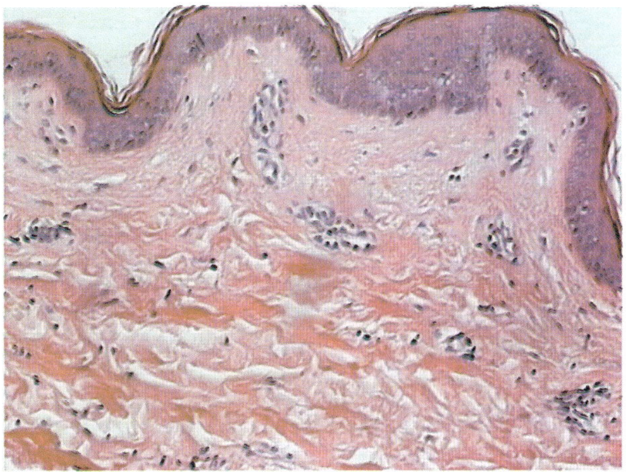

图 11-84　硬皮病　胶原纤维呈致密宽带状，血管周围有轻度淋巴样细胞浸润

系统性硬皮病

【临床表现】

系统性硬皮病（systemic sclerosis）除皮肤和皮下组织受累外，亦可累及内脏，导致一些患者死亡。皮肤损害常由颜面和手部开始，逐渐伸向前臂。面部呈面罩样表情，额部不能皱缩，鸟嘴样鼻，口周皮肤紧绷，伴发放射状沟纹。手、指背以及前臂呈非凹陷性水肿，逐渐手指变尖，皮肤变硬，呈屈曲挛缩。以上表现称肢端硬化病，并常伴发雷诺现象，后者常出现于其他临床表现出现前数月甚至数年（图 11-85~图 11-88）。

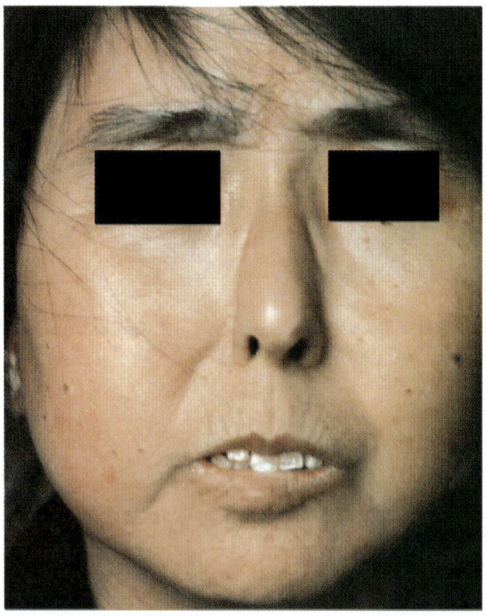

图 11-85　**系统性硬皮病**　面部呈面罩样表情，鸟嘴样鼻，口周皮肤呈放射状沟纹

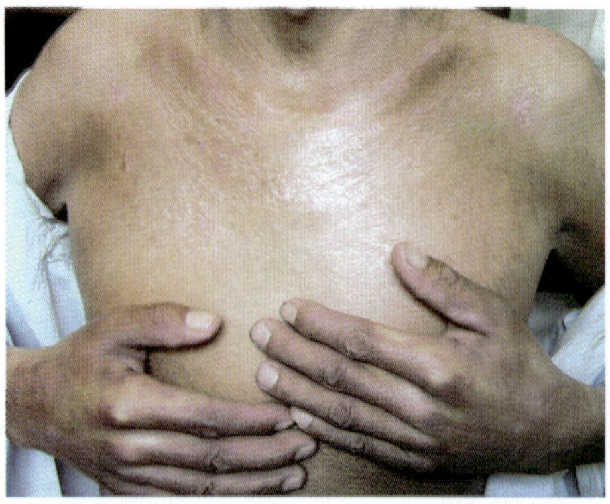

图 11-86　**系统性硬皮病**　皮肤呈弥漫性淡黄色或象牙色硬化，表面光滑，有蜡样光泽，手指变尖削，皮肤变硬，呈屈曲挛缩

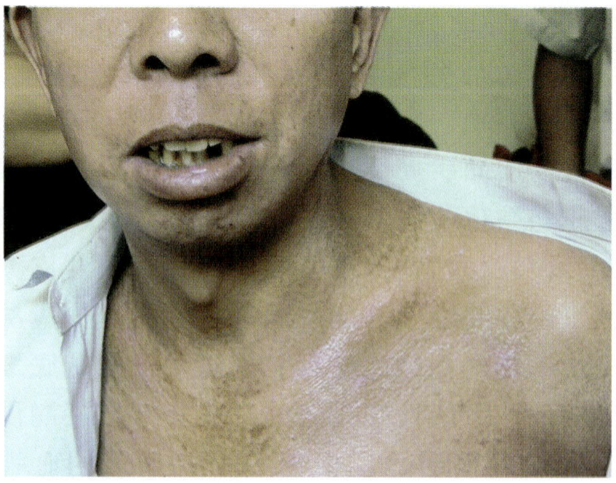

图 11-87　**系统性硬皮病**　皮肤呈弥漫性淡黄色或象牙色硬化，表面光滑，有蜡样光泽

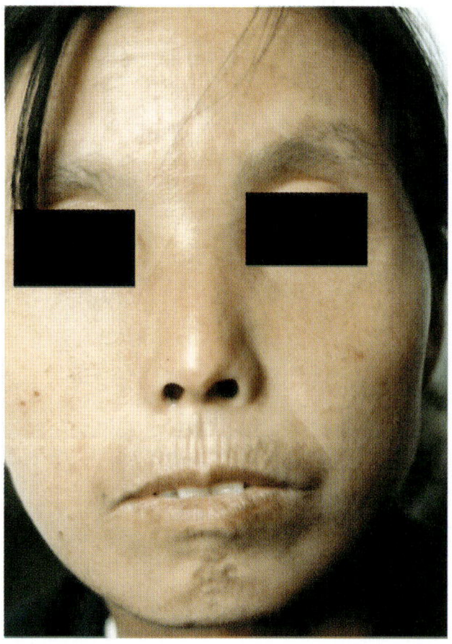

图 11-88　**系统性硬皮病**　面部呈面罩样表情，口周皮肤呈放射状沟纹

约 5%患者皮肤损害首先发生于躯干，称弥漫性系统性硬皮病，四肢远端可不受累，无雷诺现象。但也有过渡型，即开始为肢端硬化症伴雷诺现象，但以后扩展至四肢远端和躯干。以上两性系统性硬皮病受累皮肤均呈弥漫性硬化和皮下脂肪弥漫性硬化，与其下组织紧密结合在一起。骨骼肌受累引起肌无力和萎缩，并可发展为肌肉和肌腱挛缩，关节强直。

其他表现有：①关节痛或关节炎；②食管远端运动障碍，在内脏损害中最为常见，胃肠道的表现为腹痛、腹泻、便秘等；③肺间质性纤维化、支气管扩张、肺气肿、胸膜炎；④心包、心肌和心内膜均可受累；⑤硬化性肾小球炎、急性肾功能不全；⑥多发性神经炎、癫痫样发作、性格改变等。异常的实验室检查指标可有：①外周血嗜酸粒细胞增高，贫血，血沉增快；②尿中可有蛋白、红细胞、管型；③免疫球蛋白增高，CIC 增高，类风湿因子阳性；④ANA 阳性，抗 Scl-70 抗体阳性（系统性硬皮病的标志性抗体）。

系统性硬皮病伴发局限性硬皮病称为 CREST 综合征，病程慢性，预后良好。临床表现包括钙质沉着（calcinosis，C）、雷诺现象（raynaud phenomenon，R）、食管受累（esophagus，E）、指硬皮症（sclerodactylia，S）和毛细血管扩张（telangiectasis，T）。本综合征的标志性抗体为抗着丝点抗体。

【组织病理】

皮疹的组织病理同局限性硬皮病。受累的内脏损害主要为间质和血管壁的胶原纤维增生和硬化（图 11–89，图 11–90）。

【鉴别诊断】

临床上需要与局限性硬皮病、雷诺病、成人硬肿病、慢性移植物抗宿主病、类风湿关节炎、混合结缔组织病、血管萎缩性皮肤异色病、干燥综合征等鉴别。组织学上应与局限性硬皮病、硬化萎缩性苔藓、成人硬肿病等区别。与局限性硬斑病、与硬化萎缩性苔藓的鉴别见局限性硬皮病部分。成人硬肿病的特征为胶原纤维束增粗，胶原束间的间隙增宽，阿辛蓝染色阳性，皮肤附件的结构正常。

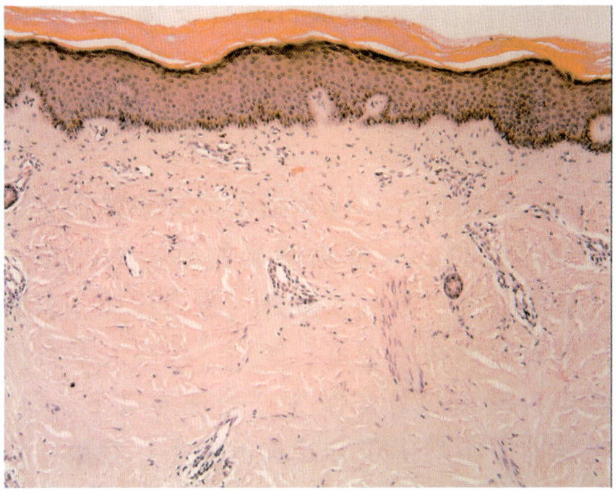

图 11–89　系统性硬皮病　胶原纤维呈致密宽带状，血管周围有轻度淋巴样细胞浸润，毛囊、皮脂腺、汗腺附属器消失

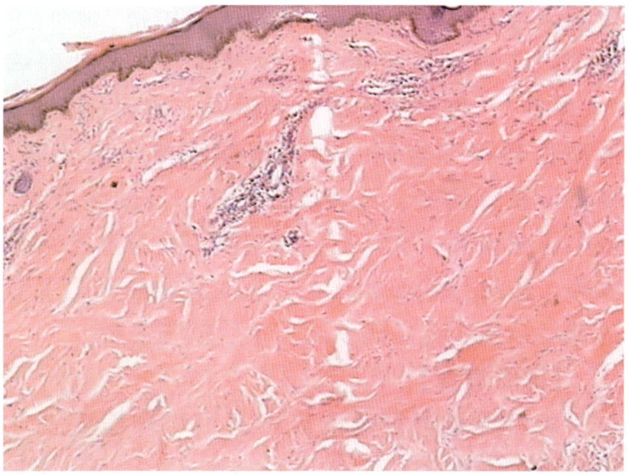

图 11–90　系统性硬皮病　真皮中、下层的胶原纤维显著致密硬化，毛囊、皮脂腺、汗腺附属器消失

混合性结缔组织病

【临床表现】

混合性结缔组织病（mixed connective tissue disease,MCTD）是一种同时或不同时具有系统性红斑狼疮、多发性肌炎、硬皮病、类风湿关节炎等疾病的表现，血中有高滴度的斑点型 ANA 和高滴度 U1RNP 抗体的疾病。

好发于女性。多在 11~30 岁发病，病程慢性。多数患者出现皮肤黏膜损害，具体可包括：①雷诺现象；②手指呈香肠状或全手肿胀，手指硬化；③约半数患者有狼疮样皮疹，最常见者为弥漫性非瘢痕性界限不清的亚急性损害。有些患者呈 SLE 中所讲的急性颊部发疹或如 DLE 中所见的持久性瘢痕性损害；④皮肌炎样皮疹，即眼睑水肿性紫红色斑；⑤其他皮疹，如色素减退、光过敏、荨麻疹、面部和甲周毛细血管扩张、脱发等；⑥黏膜损害可有颊黏膜溃疡、生殖器溃疡和鼻中隔穿孔等。

除皮肤黏膜损害外，还包括其他系统损害，这些包括：①多发性关节痛或关节炎，为本病最常见的表现；②肌肉病变，表现为肌炎的改变；③心脏病变，表现为心包炎、心肌炎、心律失常等；④肺部病变，表现为肺功能障碍（一氧化碳的弥散功能下降有诊断意义）、胸膜炎、间质性肺炎和纤维化等；⑤肾脏病变，可无症状，也可表现为膜性肾小球肾炎、肾病综合征，甚至肾功能不全等；⑥胃肠病变，表现为食管功能障碍、食管压力改变、低张力、假性囊状扩张、吸收不良等；⑦神经系统病变，常表现为三叉神经病（头痛等），也可为无菌性脑膜炎、癫痫样发作、器质性精神综合征、多发性周围神经病变等；⑧血液系统病变，可表现为贫血、白细胞减少、血小板减少等；⑨其他，如发热、全身淋巴结肿大等。本病与SLE相比，严重的肾病和威胁生命的神经系统病变发病率低，预后较SLE好。

【组织病理】

如出现红斑狼疮皮损则其组织病理表现与DLE和SLE相同。

【鉴别诊断】

诊断多采用Sharp的诊断标准，即：①雷诺现象或食管蠕动功能减低；②严重肌炎；③肺一氧化碳弥散功能<70%,或肺动脉高压，或肺活检显示增生性血管病变；④手指肿胀或手指硬化；⑤抗ENA抗体滴度≥1:10 000。上述5项中的4项加上抗U1RNP抗体滴度≥1:4 000，且抗Sm抗体阴性者可以确诊。临床上需要与系统性红斑狼疮、皮肌炎、硬皮病、类风湿关节炎等鉴别，鉴别要点主要依据各自的诊断标准。

嗜酸性筋膜炎

【临床表现】

嗜酸性筋膜炎（eosinophilic fasciitis）好发于成人，尤其是30~50岁的女性。好发于秋冬季节，部分病例起病前有肌肉负重史、过度劳累史或外伤史，多缓慢起病，病程慢性，多自行消退或治疗后消退，预后良好。皮疹好发于四肢，也可累及躯干。初发皮疹为局部水肿；典型皮疹为局部皮肤硬化，且与皮下组织紧贴，表面凸凹不平，呈橘皮样外观，可有压痛。自觉症状可有疼痛。其他少见的皮疹可有色素沉着、色素缺失、鳞屑性红斑、坏疽性脓皮病和雷诺现象等。除皮疹外，其他表现有：①关节损害，如关节痛、关节炎、关节挛缩和腕管综合征等；②内脏损害少见，受累脏器可包括食管、肺、甲状腺、肝、脾、肾、骨髓、膀胱等；③伴发恶性肿瘤，如多发性骨髓瘤等。异常的实验室指标有：①外周嗜酸粒细胞增多常见，多在疾病早期；②核磁共振示表浅筋膜增厚也是本病的特征表现。

【组织病理】

组织切片应深切达肌肉层。组织病理见筋膜明显增厚，均一化，有单一核细胞浸润，有些病例含嗜伊红细胞浸润。亦有病例其下骨骼肌变性，灶状瘢痕形成。脂肪层多不受侵，但亦见深层脂肪间隔增厚，较正常淡染，均一化者。有些则网状层深层亦淡染，均一化，脂肪层被平行增厚，均一化的胶原纤维所取代，并与肌膜融合。

【鉴别诊断】

临床上和组织学上需要与嗜酸性粒细胞增多-肌痛综合征、硬皮病、皮肌炎、多发性肌炎等鉴别。嗜酸性粒细胞增多-肌痛综合征有肌力减退，早期自觉剧痒，组织学为肌肉受累，表现为肌束膜间明显炎细胞浸润。硬皮病的组织学特征为表皮萎缩和真皮胶原纤维增生和玻璃样变。治疗上对糖皮质激素不敏感，而嗜酸性筋膜炎则较为敏感。皮肌炎和多发性肌炎有明显的肌无力，肌酶显著增高，肌电图示肌源性改变，组织学主要为肌肉改变为主。

干燥综合征

【临床表现】

干燥综合征（Sjogren syndrome）多累及30~50岁的女性。分原发性和继发性两类，后者伴发的疾病可有红斑狼疮、皮肌炎或多发性肌炎、硬皮病、类风湿关节炎、慢性活动性肝炎、慢性淋巴细胞性甲状腺炎等。皮肤损害可有多种，有①皮肤干燥，伴或不伴鳞屑；②全身或肛门、生殖器瘙痒，久之局部苔藓样变；③下肢的紫癜或血管炎；④类似亚急性红斑狼疮的光感性红斑；⑤雷诺现象；⑥毛发改变，表现为干燥、易脆和稀疏。

除皮肤损害外，还包括①多种腺体损害，如泪腺分泌减少，表现为眼异物感、灼热感、干燥、易疲劳感、眼红、眼痒、视力模糊、角膜损害（如角膜散在的小点、糜烂、溃疡）及虹膜脉络膜炎；唾液腺分泌减少，表现为口干、口渴、味觉异常、咀嚼困难和龋齿的发生；腮腺、颌下腺和舌下腺肿大；阴道分泌物减少；累及鼻腔、咽喉、气管、支气管及胃等部位的腺体分泌减少而出现的声嘶、支气管炎、肺炎等症状。②关节损害，表现为关节痛或关节炎。③其他系统损害，如呼吸系统的慢性支气管炎、胸膜炎、间质性肺炎和肺纤维化；泌尿系统的间质性肾炎、肾小管酸中毒等；循环系统的心包炎、心肌炎等，肝脾肿大及淋巴结肿大。④伴发肿瘤，如假性淋巴瘤、淋巴瘤等。

异常的实验室检查可有①白细胞减少、贫血、嗜酸粒细胞增多、血沉增快；②免疫球蛋白增高、CIC增高、血清或唾液的β2-微球蛋白增高、补体升高或降低、类风湿因子阳性、Coombs试验阳性；③抗Ro/SS-A抗体阳性、抗La/SS-B抗体阳性、抗SS-C抗体阳性。

【鉴别诊断】

临床上需要与类风湿关节炎、系统性红斑狼疮、亚急性皮肤性红斑狼疮、结膜炎等鉴别。

（张江安　于建斌）

第十二章 性传播疾病

梅　毒

【临床表现】

梅毒（syphilis）是由苍白螺旋体引起的一种慢性系统性传染病，分为先天梅毒（胎传梅毒）与后天梅毒（获得性梅毒）。后天梅毒最常见，分为3期：

一期梅毒：主要症状为硬下疳，主要为外生殖器处单发偶或多发的糜烂性丘疹或溃疡，肉红色，圆形或卵圆形，直径1~2cm，境界清楚，软骨样硬度，溃疡周边稍隆起，基地平坦，表面清洁，局部淋巴结可肿大，无自觉症状(图12–1~图12–4)。

二期梅毒：皮疹变化多样，无自觉症状，表现为斑疹、丘疹或脓疱，皮疹多呈古铜色，形态一致，分布广泛，其中掌跖梅毒疹具有特征性。黏膜损害可发生咽炎、喉炎、及黏膜斑。肛周可出现灰白色扁平斑块，即扁平湿疣。如病变累及头皮，可使头发呈点状脱落。二期梅毒还可发生骨关节、眼、内脏等病变(图12–5~图12–31)。

三期梅毒：皮肤黏膜损害有浅表的结节性梅毒疹、深在的树胶肿及近关节处的梅毒结节。结节性梅毒疹：结节成簇排列，分布局限，暗红色，呈环形、弧形或匐行形，触之坚硬，有时破溃，愈后遗留萎缩性瘢痕。树胶肿：初起为暗红色小硬结，中心逐渐软化破溃，呈穿凿性，溃疡边缘整齐，基底有黏稠树胶状脓汁流出。近关节结节：少见，呈无痛性皮下纤维结节，对称发生于大关节附近。三期梅毒常伴有骨、心血管及神经损害。

先天梅毒的皮肤黏膜损害与后天梅毒二、三期损害相似(图12–32~图12–34)。

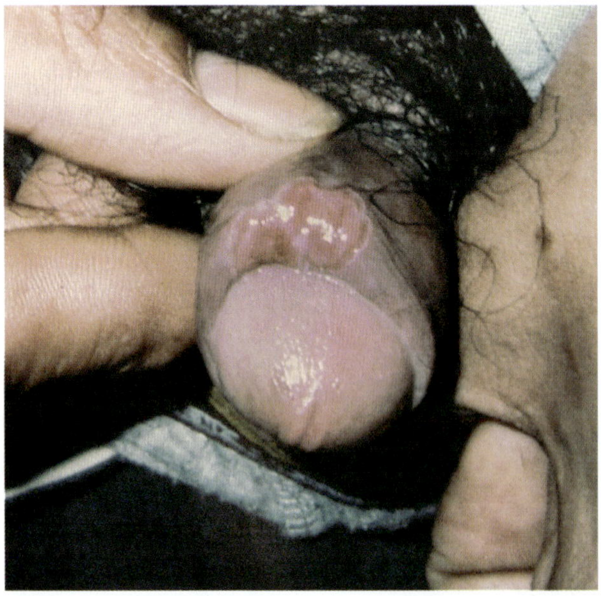

图12–1　一期梅毒硬下疳　包皮部境界清楚，软骨样硬度的溃疡，周边稍隆起，基地平坦，表面清洁

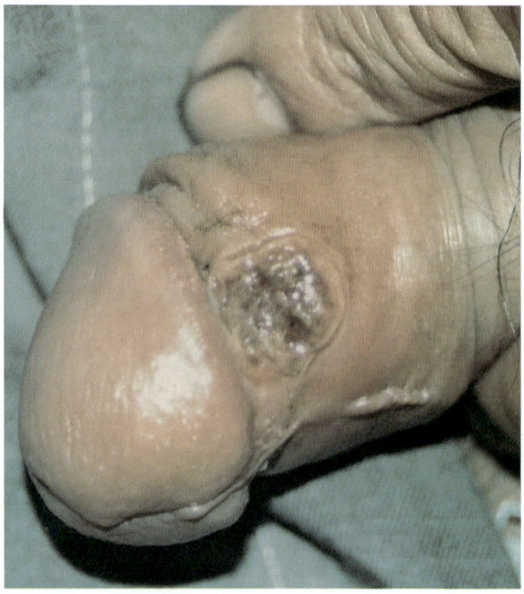

图12–2　一期梅毒硬下疳　包皮硬下疳溃疡

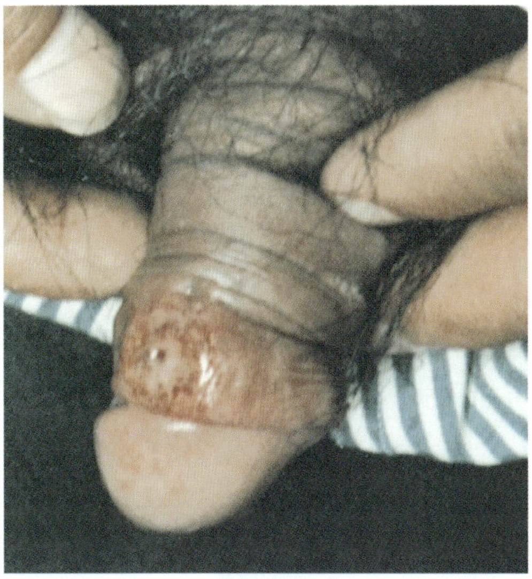

图 12-3　一期梅毒硬下疳　包皮硬下疳溃疡

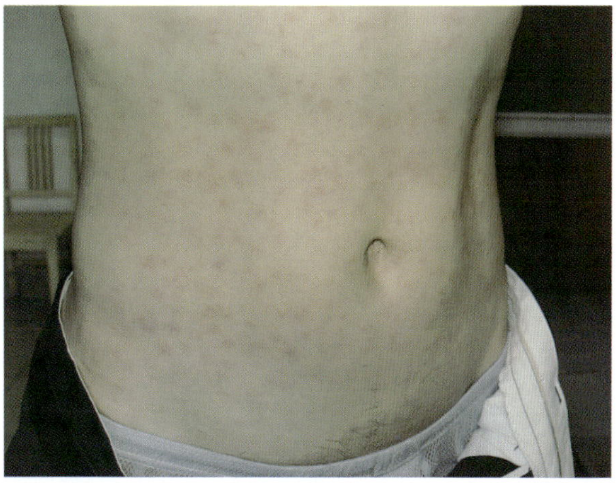

图 12-6　二期梅毒斑疹　玫瑰疹

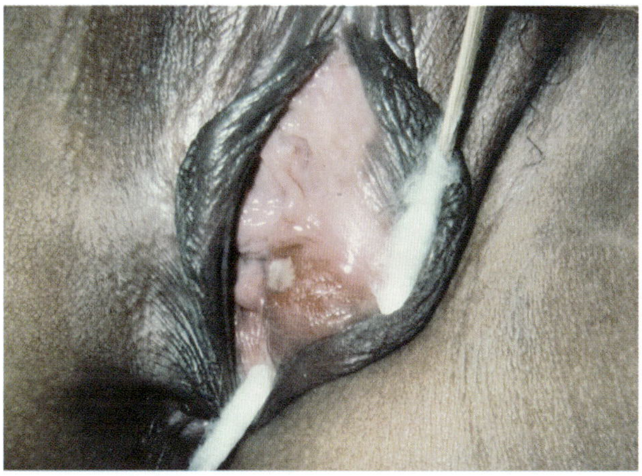

图 12-4　一期梅毒硬下疳　女阴硬下疳溃疡

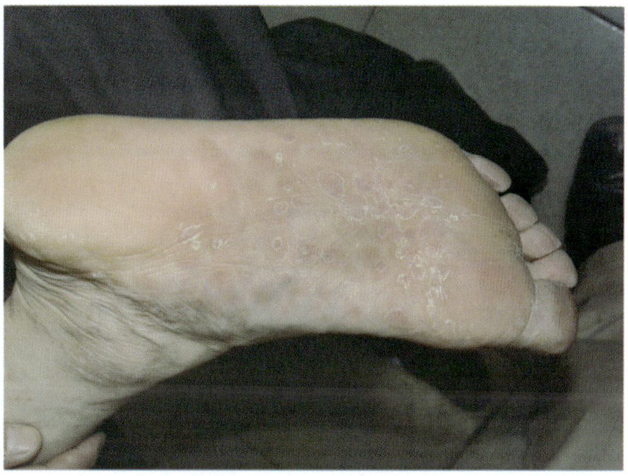

图 12-7　二期梅毒斑疹　足跖梅毒疹

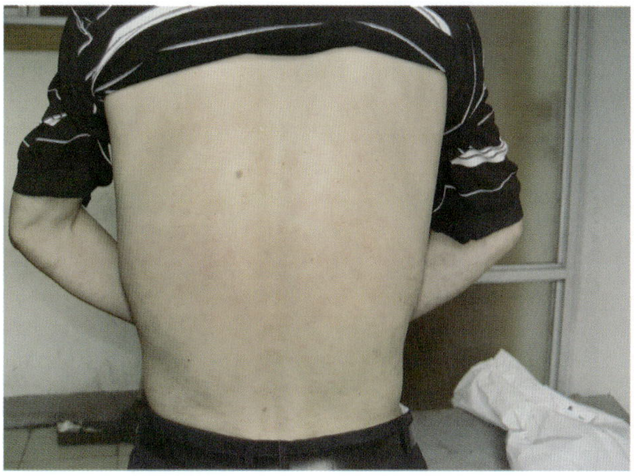

图 12-5　二期梅毒斑疹　玫瑰疹

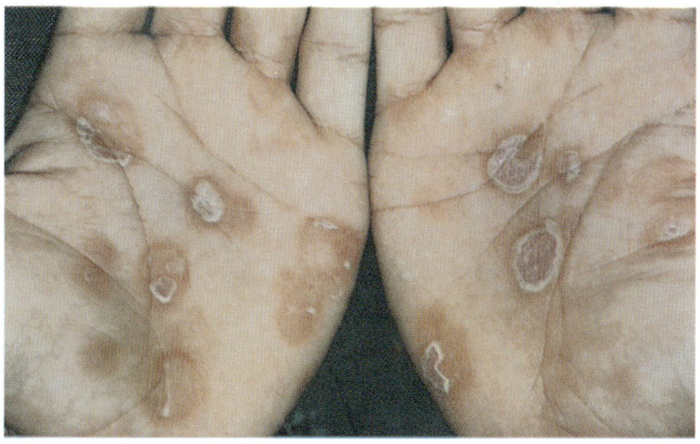

图 12-8　二期梅毒斑疹　手掌红斑鳞屑性丘疹

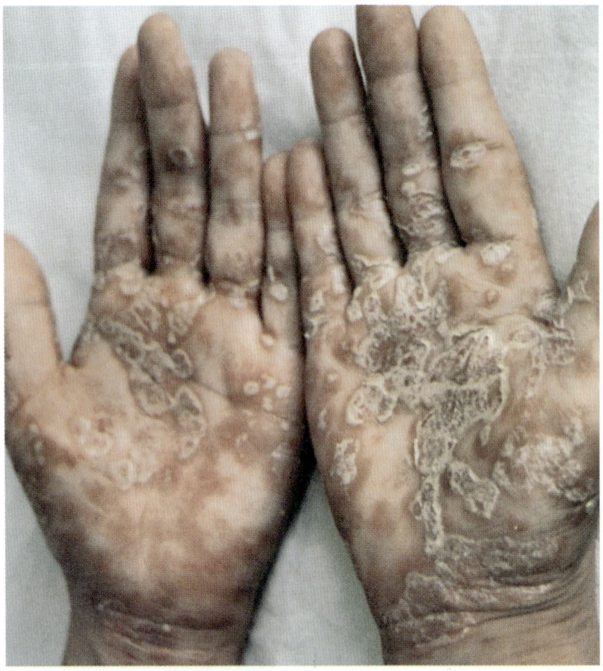

图 12-9　二期梅毒斑疹　手掌红斑鳞屑性丘疹

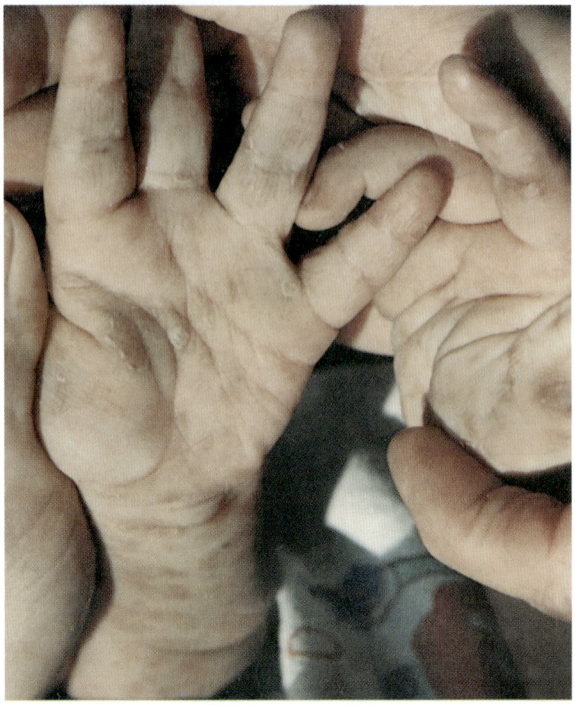

图 12-11　婴儿二期梅毒丘疹　手部

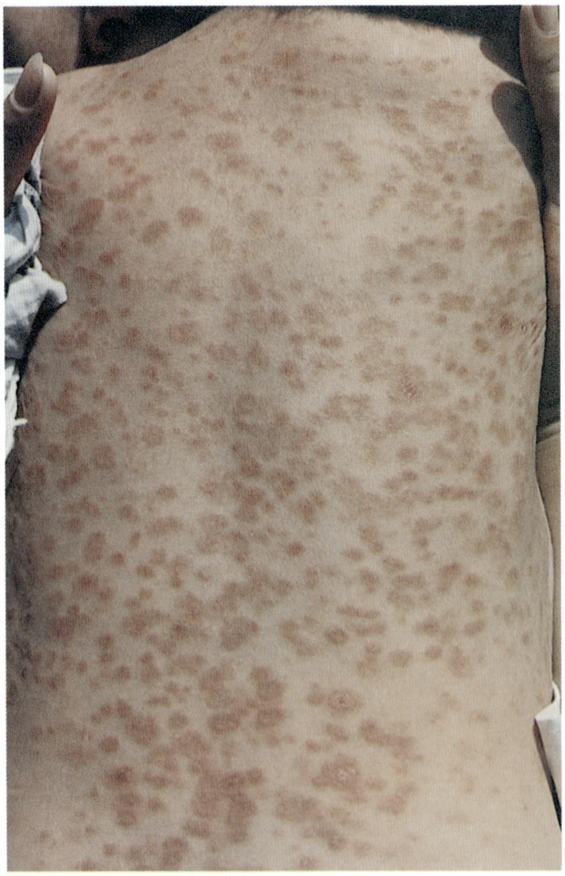

图 12-10　婴儿二期梅毒丘疹　背部

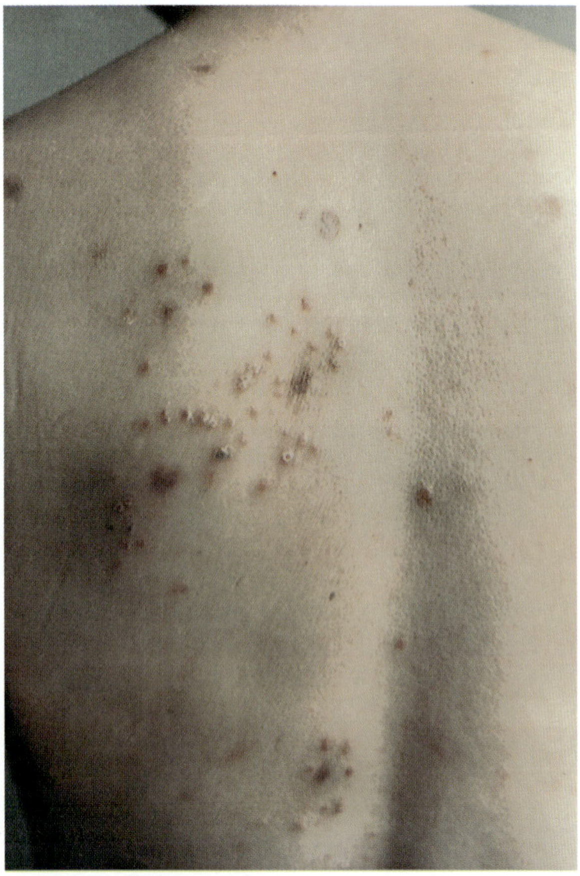

图 12-12　二期梅毒丘疹　背部

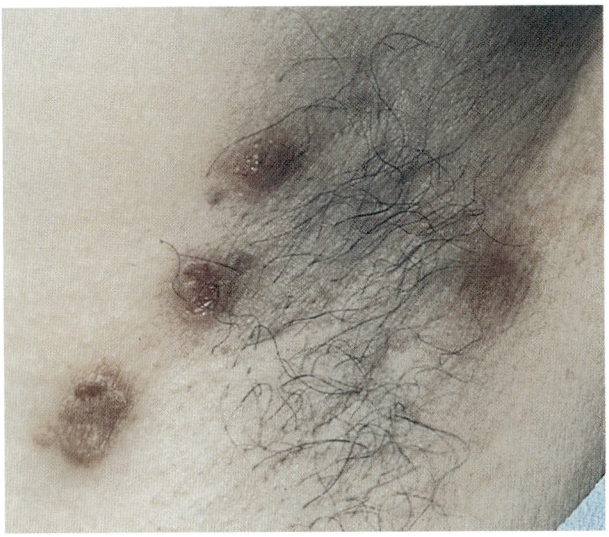

图 12-13　二期梅毒丘疹　腋部

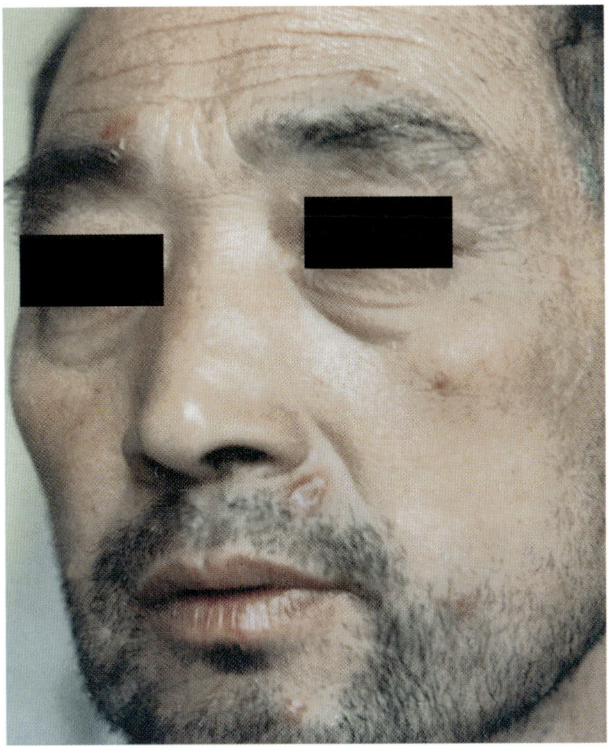

图 12-14　二期梅毒丘疹　颜面

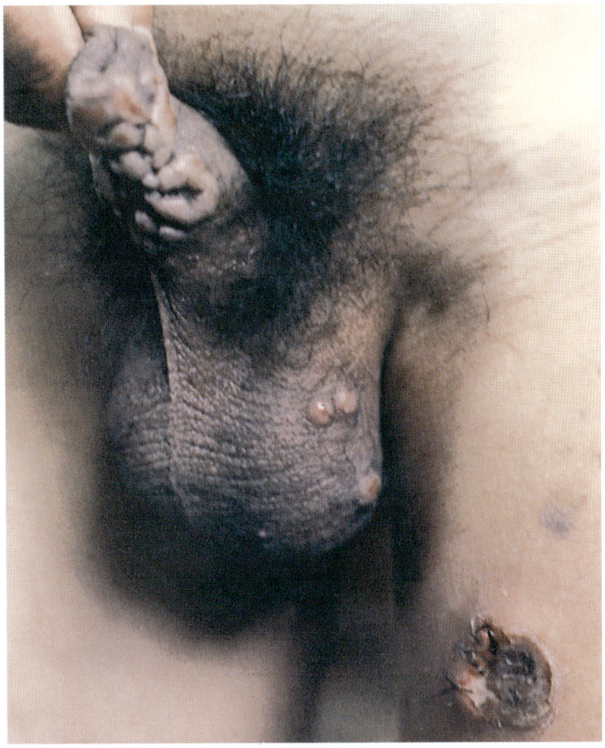

图 12-15　二期梅毒环状丘疹　呈环状及溃疡

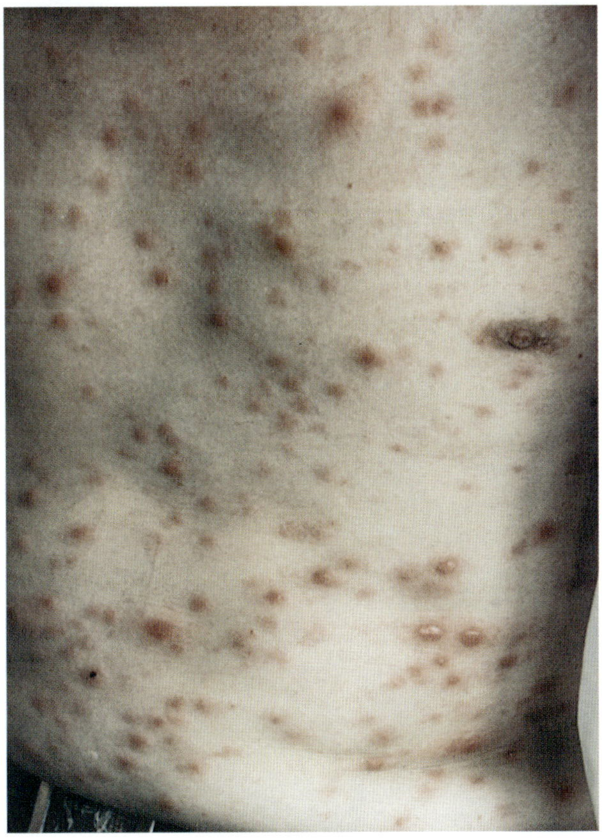

图 12-16　二期梅毒丘疹　胸腹部

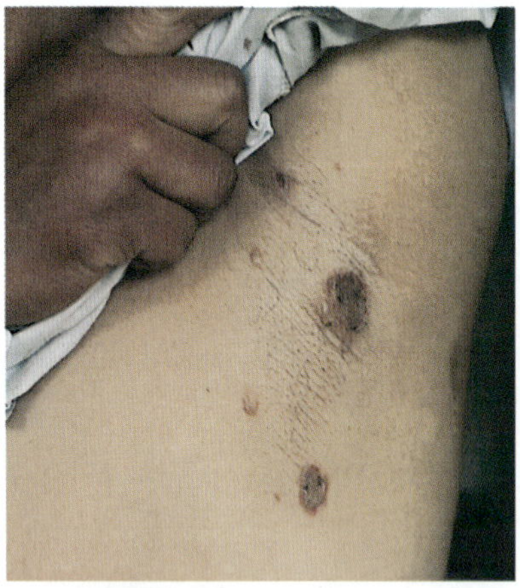

图 12–17　二期梅毒环状丘疹　呈环状

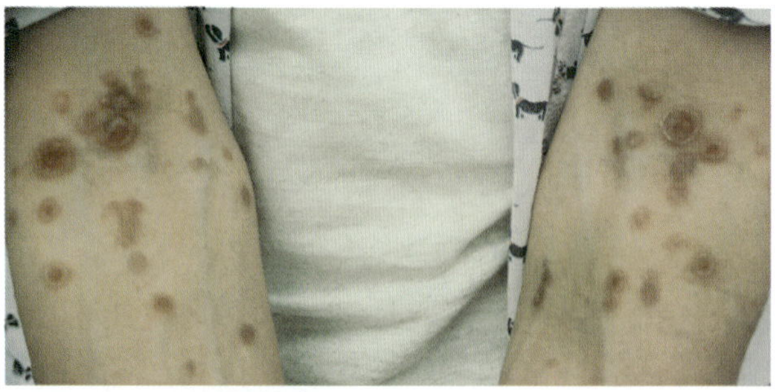

图 12–20　二期梅毒丘疹　环状

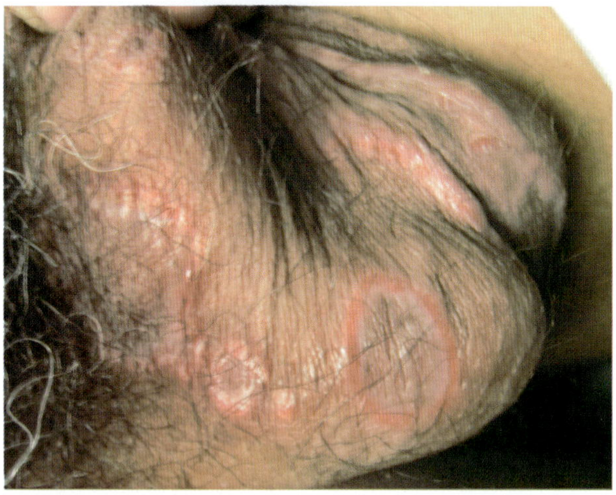

图 12–18　二期梅毒丘疹　环状

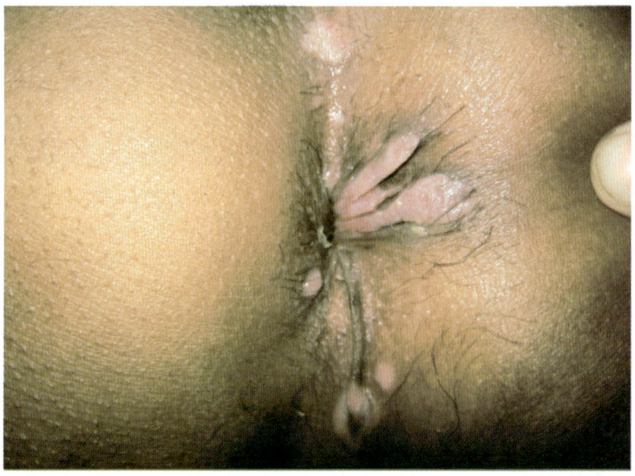

图 12–21　二期梅毒疹　扁平湿疣

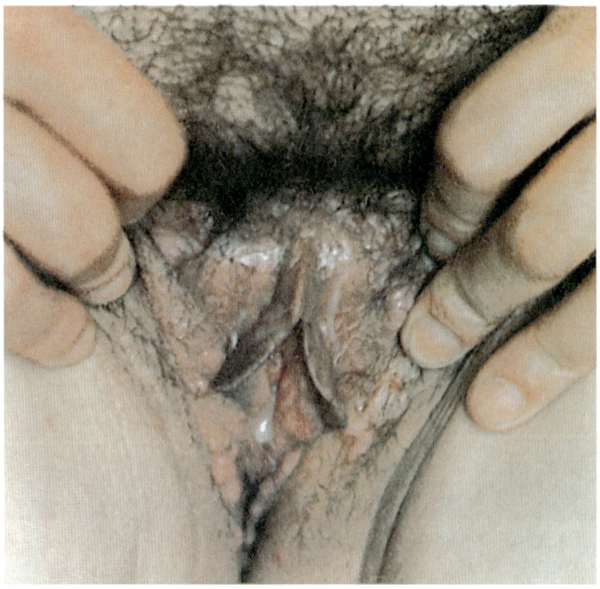

图 12–19　二期梅毒疹　扁平湿疣

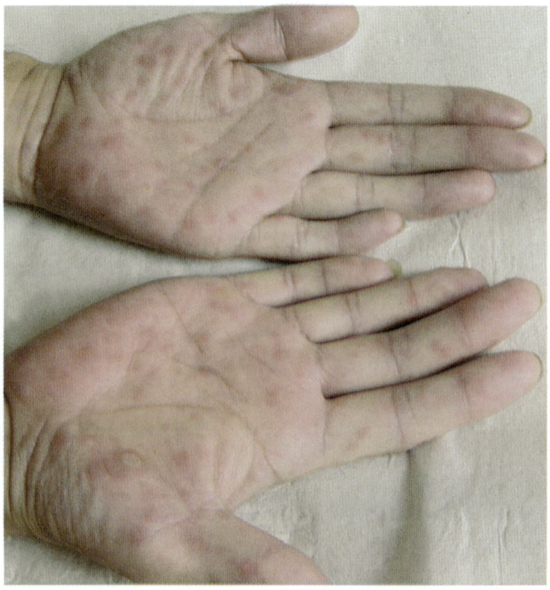

图 12–22　二期梅毒疹　手掌红斑鳞屑性丘疹

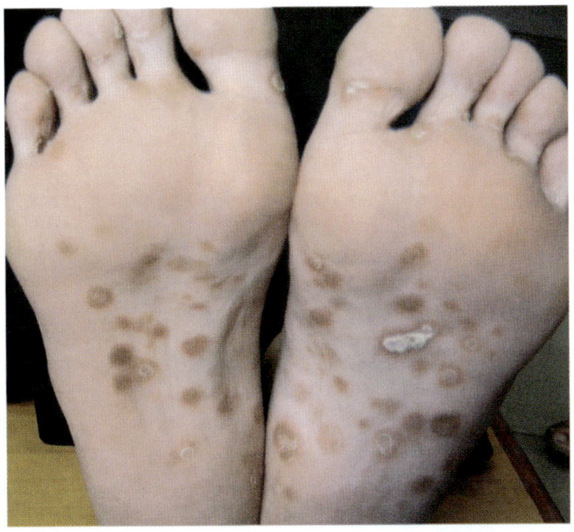

图 12-23　二期梅毒疹　跖部

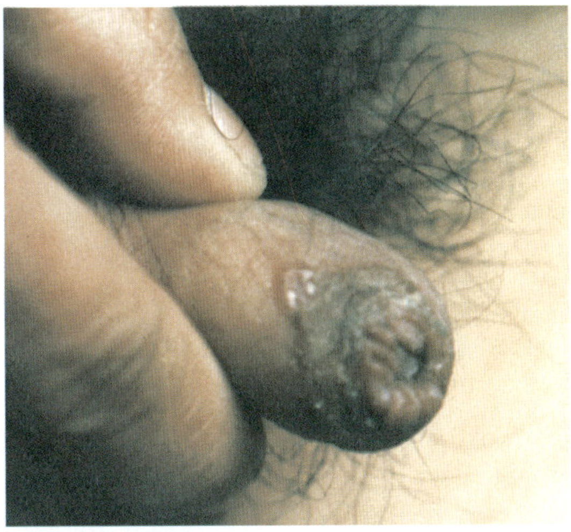

图 12-26　二期梅毒丘疹　环状

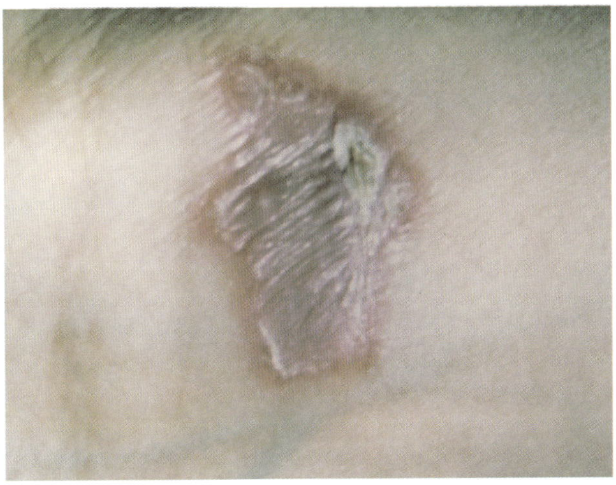

图 12-24　二期梅毒丘疹　环状

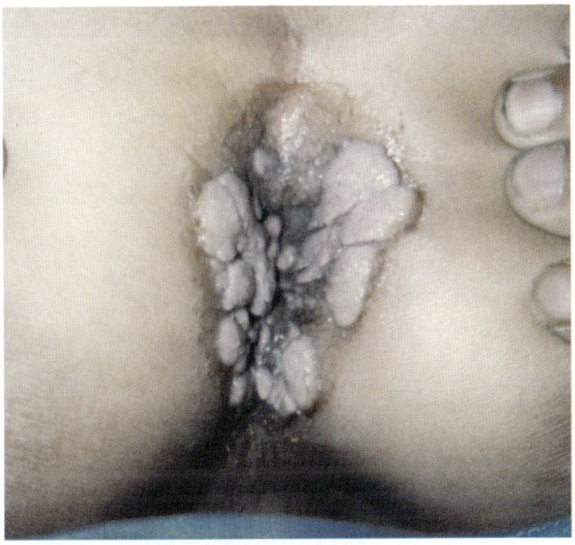

图 12-27　二期梅毒丘疹　扁平湿疣

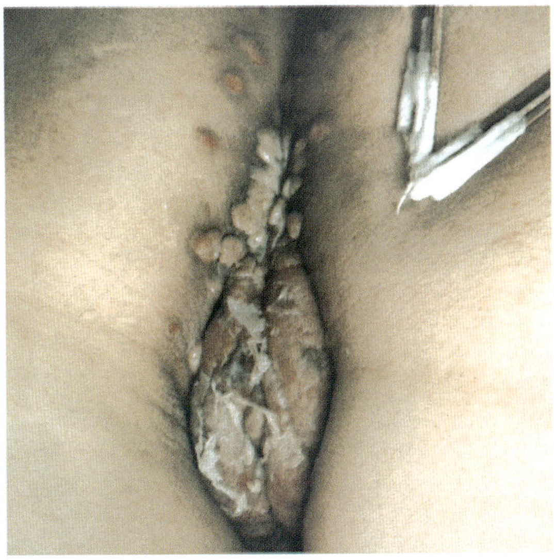

图 12-25　二期梅毒丘疹　扁平湿疣

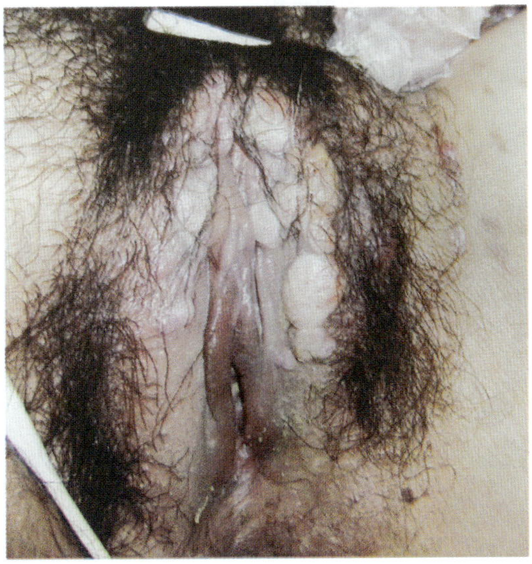

图 12-28　二期梅毒丘疹　扁平湿疣

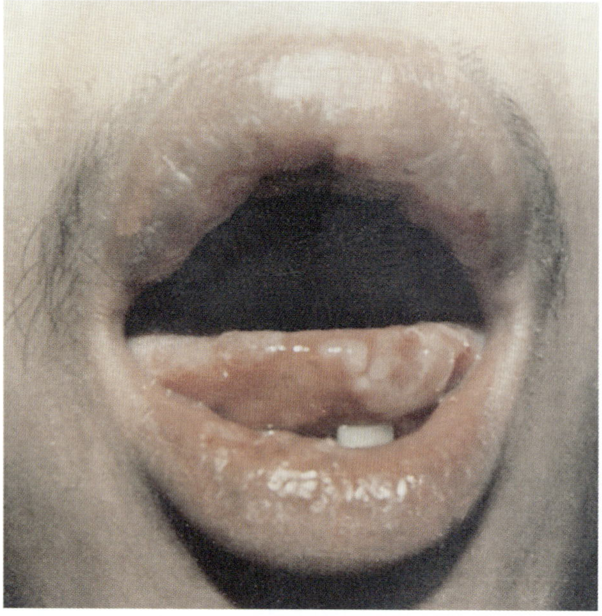

图 12-29　二期梅毒疹（黏膜斑）

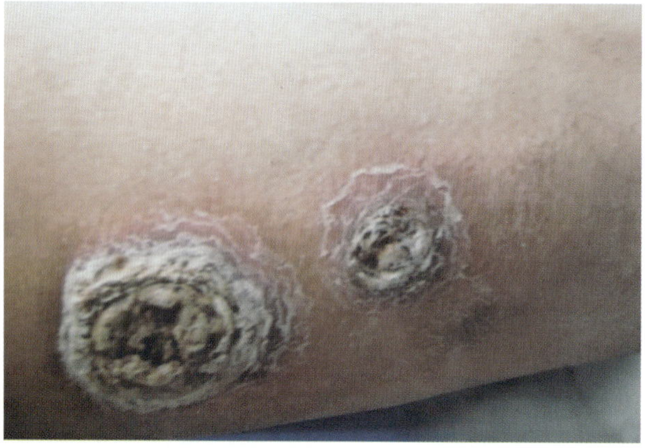

图 12-30　蛎壳样二期梅毒疹

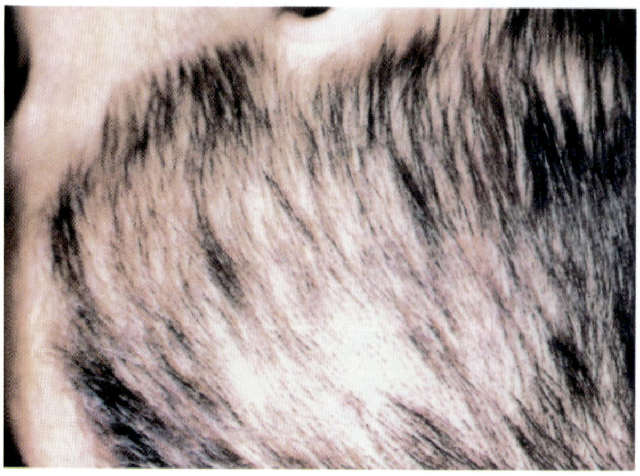

图 12-31 梅毒性脱发

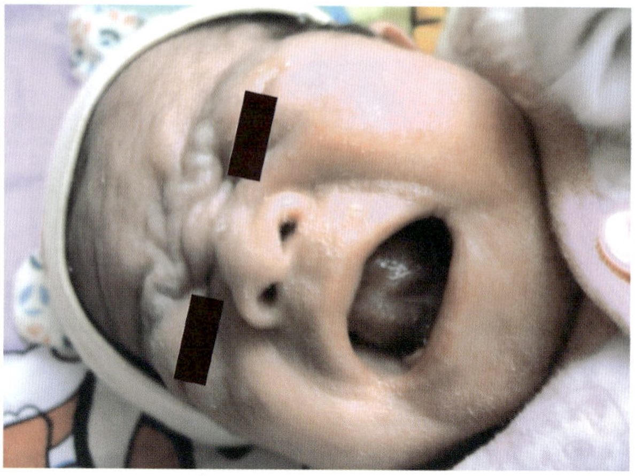

图 12-32　先天早期梅毒疹

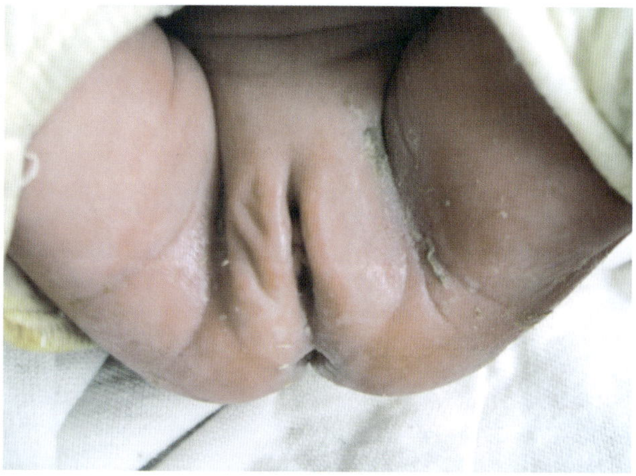

图 12-33　先天早期梅毒疹

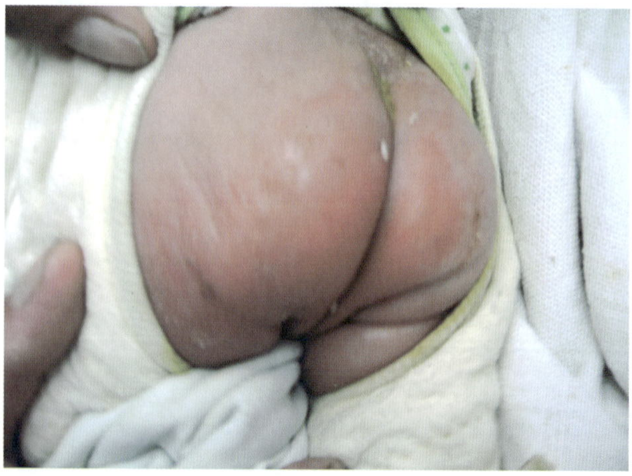

图 12-34　先天早期梅毒疹

【组织病理】

除非查到梅毒螺旋体，否则组织病理表现对梅毒诊断只有参考及提示价值。

梅毒的基本病理变化为①血管内膜炎：内皮细胞肿胀、增生；②血管周围炎：血管周围大量淋巴细胞、浆细胞呈袖口状浸润；③晚期梅毒除上述表现外，还有上皮样细胞和巨噬细胞肉芽肿性浸润，有时可见干酪样坏死(图 12–35，图 12–36)。

一期梅毒：硬下疳表现为损害边缘部表皮棘层肥厚，渐进中心部则表皮变薄，以至完全消失，均可见水肿和炎细胞浸润。真皮内毛细血管和淋巴管增生，内皮细胞增生，较大血管管壁增厚，管腔闭塞和血栓形成，引起小灶性坏死。血管壁及周围淋巴细胞、浆细胞浸润，以病损中央浸润较致密，边缘部呈岛屿状。

银染色法（Levadity 法或 Warthin-Starry 法）或荧光抗体染色在血管壁及周围可见大量梅毒螺旋体，每个螺旋体的长度为 1~1.2μm，有 8~12 个螺旋状弯曲。

一期梅毒的局部淋巴结镜下观察，仅为非特殊性炎症，有时可见似结节病的坏死性肉芽肿。银染色法可查见多量梅毒螺旋体。

二期梅毒：由于临床损害不同，其病理变化也有很大不同。

斑疹性梅毒疹：组织相常无诊断价值。表皮无明显变化。真皮浅层有毛细血管内皮细胞肿胀，管周有少量淋巴细胞和浆细胞浸润，但浆细胞不多。一般查不到梅毒螺旋体。

丘疹性梅毒疹：表皮棘层肥厚，表皮突延长，真皮内可见弥漫性毛细血管内皮细胞肿胀、增生，管周有大量淋巴细胞和浆细胞呈袖口状浸润。在血管壁及其周围偶可查见梅毒螺旋体。有时可见①丘疹鳞屑性损害：表皮变化颇似银屑病，可出现由中性粒细胞外渗而形成的微脓肿和海绵状脓肿。②脓疱性损害：表皮内出现由中性粒细胞浸润组成的角层下脓疱。真皮血管扩张，胶原纤维肿胀明显。③溃疡性损害：真皮浅层和皮下组织内，血管内膜炎致血管腔部分或完全阻塞，而引起真皮与表皮的梗死性坏死。

扁平湿疣：真皮内变化与丘疹性梅毒疹相似，但其表皮变化显著。有棘层肥厚，表皮突伸长变宽，晚期中央有坏死组织，细胞内、外水肿，并有中性粒细胞外渗。在表皮内以及真皮乳头可见大量梅毒螺旋体（图 12–37~图 12–41）。

二期梅毒中晚期，除可见典型二期梅毒的血管变化外，尚可见上皮样细胞与巨细胞组成的肉芽肿。而早期三期梅毒，有时出现二期梅毒的血管变化，浆细胞浸润，而不见上皮样细胞与巨细胞。单凭组织学变化有时不能确定为二期还是三期。

三期梅毒：以肉芽肿样损害为主，有轻度的血管和血管周围炎改变。肉芽肿常在真皮深部或皮下组织，由上皮样细胞和巨噬细胞组成，中间可有干酪样坏死，周围有大量的淋巴细胞与浆细胞浸润，并有少量成纤维细胞和组织细胞浸润。血管内皮细胞常有增生肿胀，甚至管腔阻塞，血管壁内可有炎性浸润。表皮一般没有变化。病变内找不到梅毒螺旋体。三期梅毒损害在愈合期出

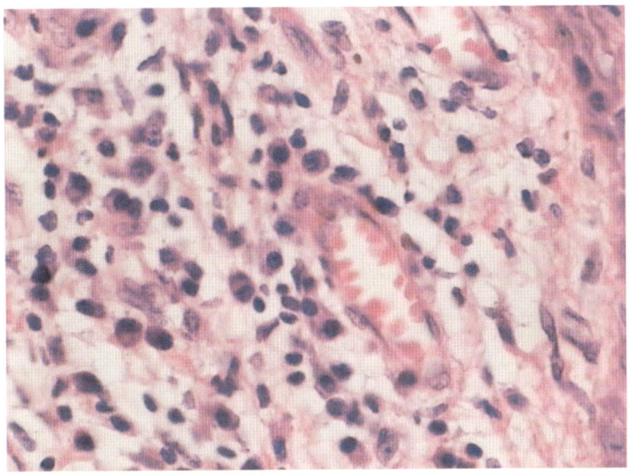

图 12–35　二期梅毒疹　血管周围大量浆细胞，淋巴细胞呈袖口状和散在浸润

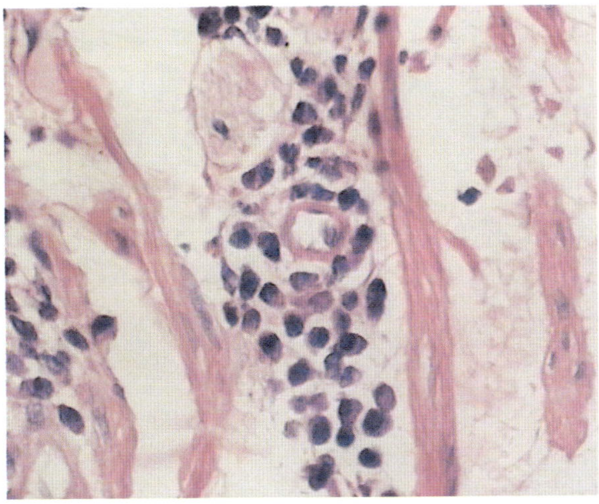

图 12–36　二期梅毒疹　血管周围大量浆细胞呈袖口状浸润

现大量成纤维细胞，结果发生纤维性变。

结节性梅毒疹：与树胶肿的区别在于病变位置浅且不如树胶肿广泛。肉芽肿局限于真皮内，上皮样细胞和巨细胞的数目一般不多，巨细胞大都为异物型，干酪样坏死轻微或缺如，大血管不受累。

树胶肿：病变广泛，可累及皮下，上皮样细胞和巨细胞的数目甚多，主要在坏死区附近，干酪样坏死明显，常累及大血管，并常有红细胞外渗。病变处弹性纤维破坏。

近关节结节：组织象随病程而不同。早期损害中细胞成分很多，在致密纤维组织中可见肉芽肿性细胞浸润，有上皮样细胞、淋巴细胞、浆细胞，偶见多核巨细胞。血管壁可增厚，周围有大量炎细胞浸润。陈旧的损害中央可见明显纤维化和透明变性，晚期结节完全为透明性变的纤维组织，很少有细胞浸润，但仍可见梅毒血管变化。

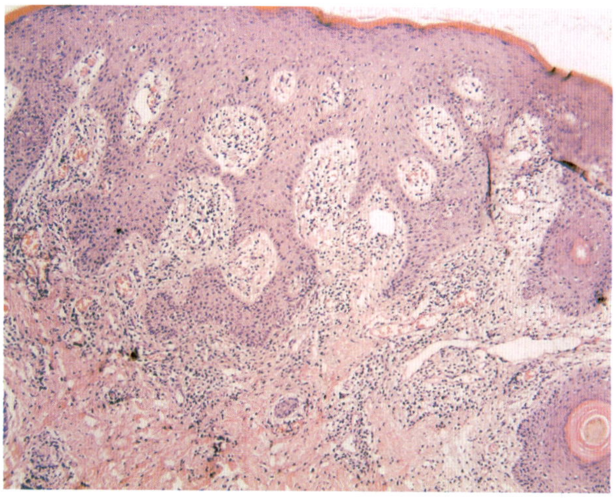

图 12-37 **扁平湿疣** 表皮棘层肥厚呈假上皮瘤样，真皮浅层有毛细血管扩张，管周有少量淋巴细胞和浆细胞浸润

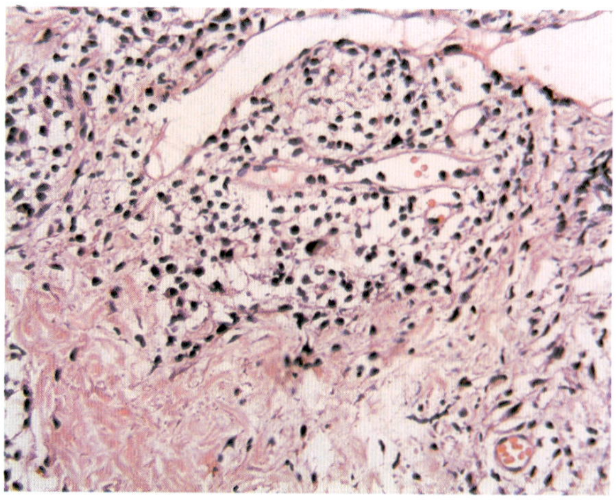

图 12-38 **扁平湿疣** 真皮浅层有毛细血管扩张，管周有大量淋巴细胞和浆细胞浸润

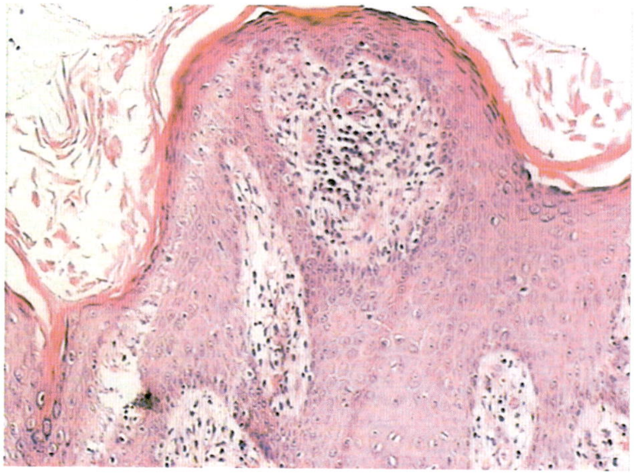

图 12-39 **扁平湿疣** 表皮棘层肥厚明显，真皮浅层有毛细血管扩张，管周有少量淋巴细胞和浆细胞浸润

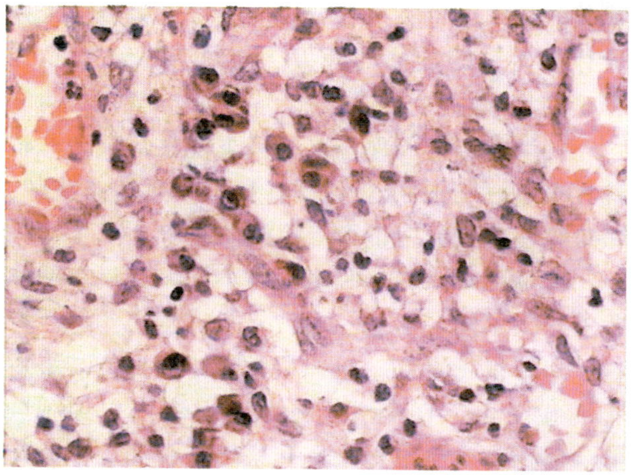

图 12-40 **扁平湿疣** 真皮浅层水肿，毛细血管扩张，管周有浆细胞及淋巴细胞浸润

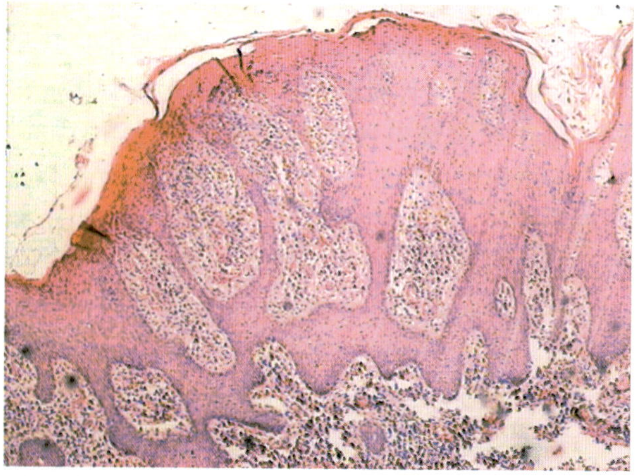

图 12-41 **扁平湿疣** 表皮棘层肥厚呈假上皮瘤样，真皮浅层有毛细血管扩张，管周有少量淋巴细胞和浆细胞浸润

晚期内脏梅毒有两种主要的病理变化，即树胶肿与弥漫性间质性炎症。树胶肿多见于睾丸、肝与心肌等组织，与皮肤树胶肿相同。弥漫性间质性炎症表现为小血管周围及管壁的淋巴细胞和浆细胞浸润，严重时可引起闭塞性动脉炎，长期持续炎症可致实质细胞逐渐变性而代之以纤维组织，梅毒性肝硬化就是这种类型反应。梅毒性主动脉炎亦是弥漫型，好发于胸主动脉，开始于主动脉外层滋养血管的周围，炎性浸润延着滋养血管侵入中层，致使动脉中广泛的弹性组织破坏，以及纤维性瘢痕组织形成。梅毒性全身瘫痪病理表现是脑膜和大脑皮质内小血管周围有淋巴细胞和浆细胞浸润，脑皮质有广泛变性。梅毒性脊髓痨表现为后柱脱髓鞘现象以及脊神经后根萎缩，软脑脊膜可有慢性炎症。

先天梅毒组织病理与早期或晚期活动性后天梅毒相似。

【鉴别诊断】

临床特点上，不同分期的梅毒有多种表现形式，需与相应疾病做鉴别。如一期梅毒硬下疳需与软下疳、腹股沟肉芽肿等鉴别；二期梅毒需与玫瑰糠疹、多形红斑等鉴别。

组织学上：二期梅毒常需与那些真皮上部有明显血管周围细胞浸润的皮肤病相鉴别，如各种血管炎、多形红斑、多形日光疹、扁平苔藓、银屑病等，二期梅毒多有明显的血管内膜炎和浆细胞浸润，但当浆细胞不够多时，单纯依靠 HE 切片很难下结论，银染色法如能查到梅毒螺旋体，将是诊断的有力依据。

结节性梅毒疹如干酪样坏死轻微或缺如，与寻常狼疮难以区别，只是后者的浆细胞数目非常之少。

树胶肿应与瘰疬性皮病及硬红斑相鉴别。瘰疬性皮病常无血管变化；但硬红斑的血管变化有时也很显著，此时则需要借助于临床资料。

【实验室检查】

1. 梅毒螺旋体检查　适用于早期梅毒皮肤黏膜损害，其中硬下疳尤为重要，因梅毒血清在硬下疳出现 2~3 周才开始呈阳性。可采用暗视野检查法、直接荧光抗体检查法、图片染色检查法。

2. 梅毒血清学试验　该方法为诊断梅毒必需的检查方法，对潜伏梅毒尤为必要。可用非螺旋体抗原血清反应（如 VDRL、USR、RPR 等）及螺旋体抗原血清反应（如 FTA-ABC、TPHA 等）检查。前者做筛选检查，如为阴性即可否定梅毒，如为阳性，但病史及检查不符合梅毒者，可做梅毒螺旋体血清检查加以证实，以排除生物学假阳性反应。螺旋体抗原血清反应为梅毒确诊检查。

尖锐湿疣

【临床表现】

尖锐湿疣（condyloma acuminatum）潜伏期平均 3 个月左右，好发于外生殖器及肛门附近的皮肤黏膜湿润区。初起为小而柔软的疣状淡红色小丘疹，逐渐增大、增多，表面凹凸不平，湿润柔软呈乳头状、菜花状、鸡冠状、蕈样，根部多有蒂，表面呈灰白色或粉红色，触之易出血。宫颈的尖锐湿疣损害一般较小，表面光滑。Buschke-Lowenstein 巨型尖锐湿疣，表现为生长迅速，形成疣状或菜花型，可发生坏死和感染，形态颇似癌，而其组织病理为良性变化，且与 HPV-6 有关(图 12-42~图 12-55)。

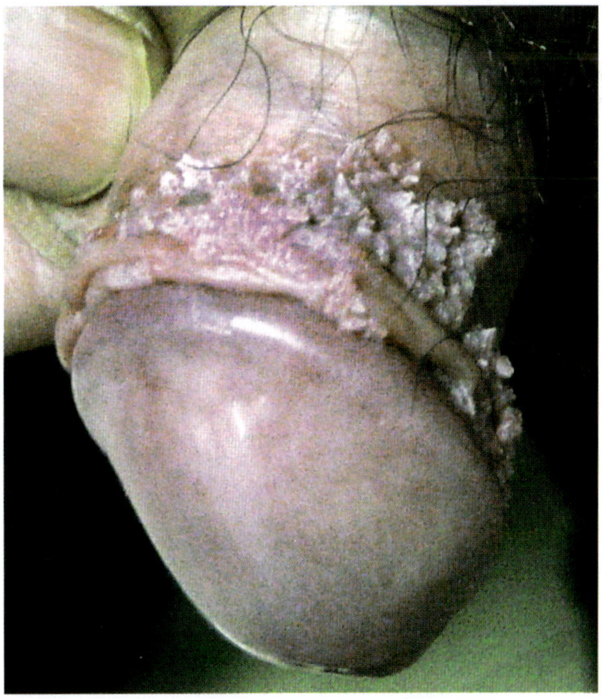

图 12-42　尖锐湿疣　呈乳头状疣状丘疹

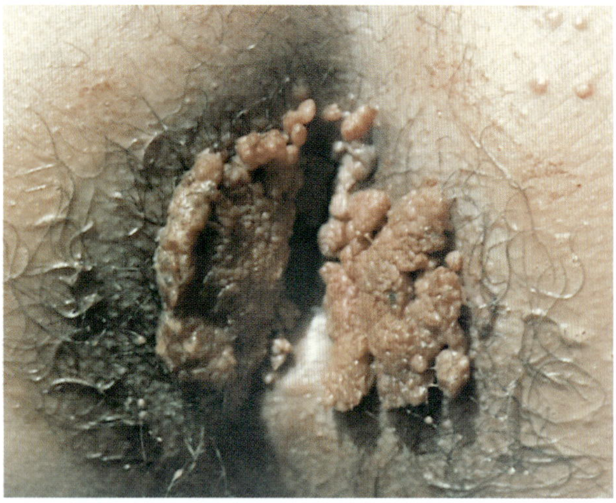

图 12-43　尖锐湿疣　肛周菜花状尖锐湿疣

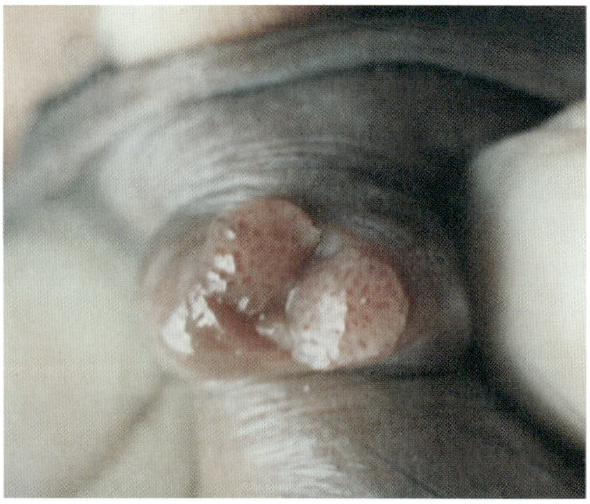

图 12-44　尿道口尖锐湿疣

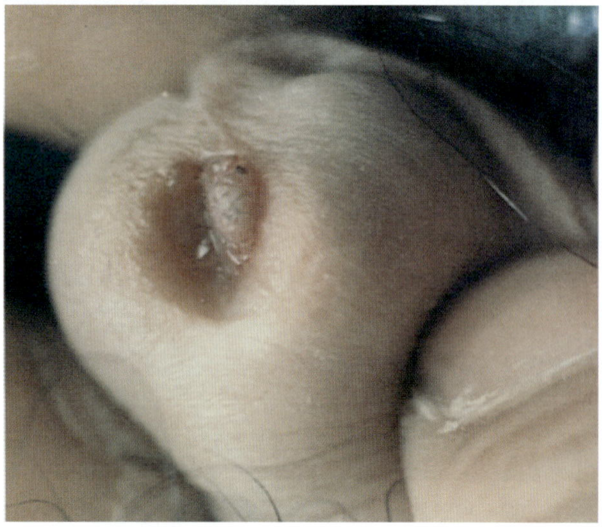

图 12-45　尿道口尖锐湿疣

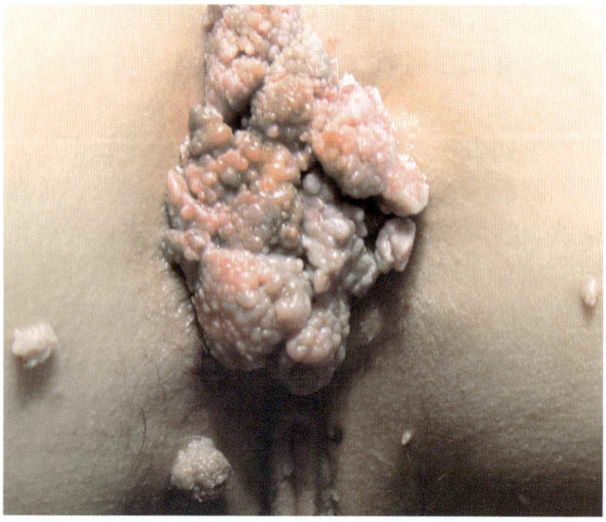

图 12-46　尖锐湿疣　肛周菜花状尖锐湿疣

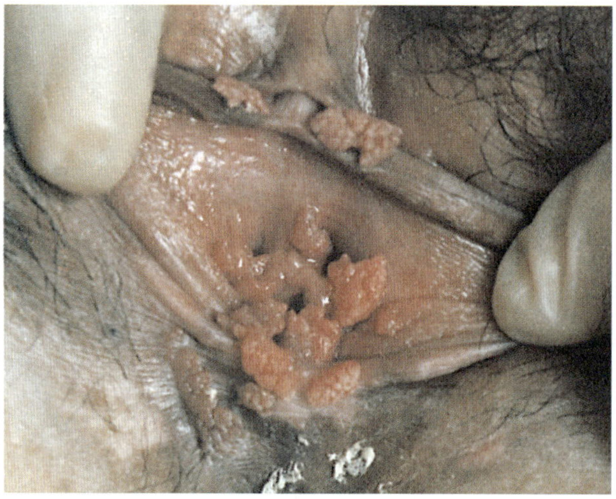

图 12-47　外阴尖锐湿疣

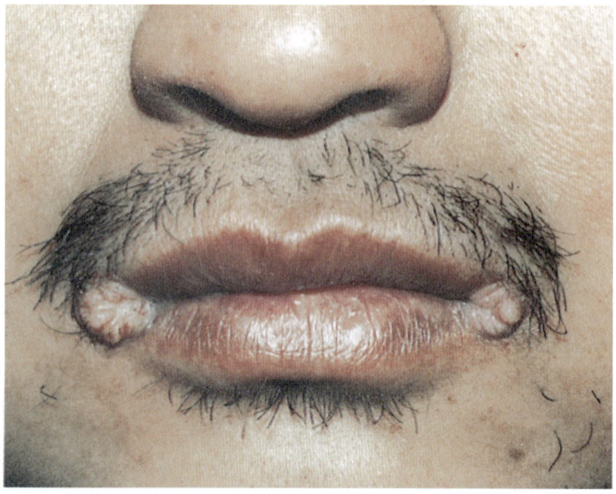

图 12-48　口角尖锐湿疣

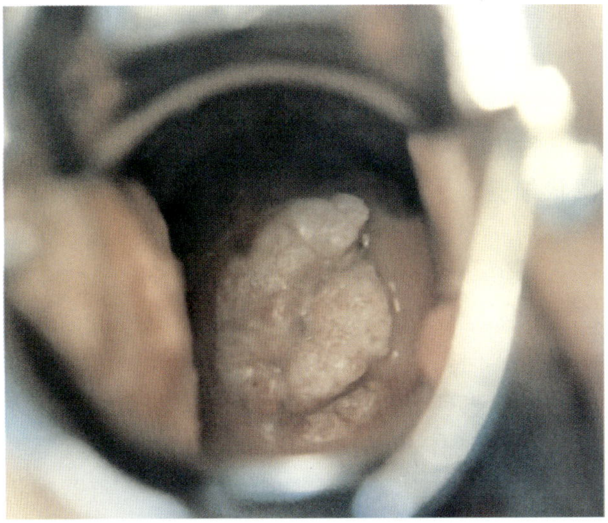
图 12-49　阴道尖锐湿疣

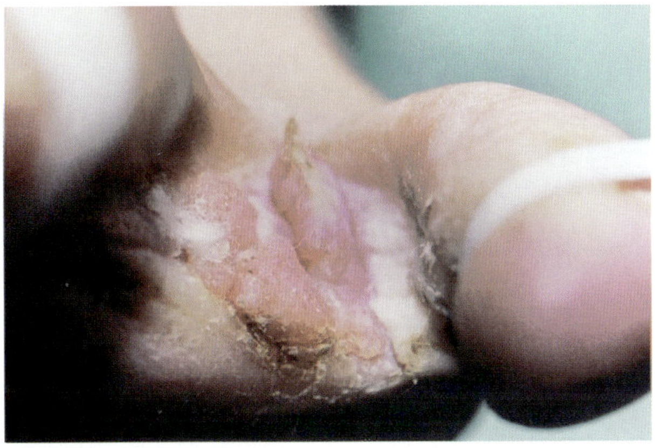
图 12-50　趾间尖锐湿疣

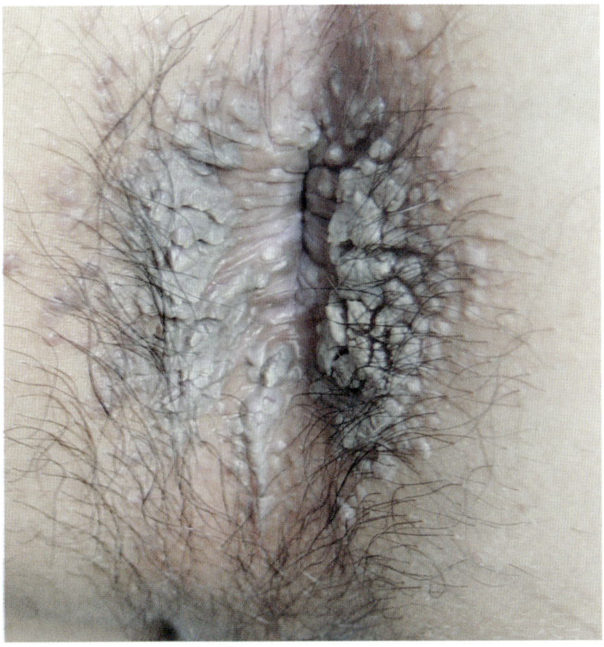
图 12-51　肛周尖锐湿疣

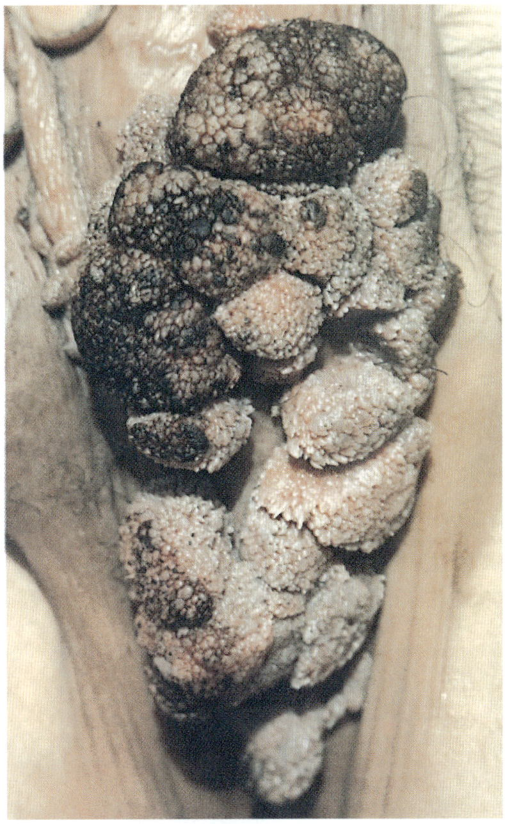
图 12-52　巨大尖锐湿疣

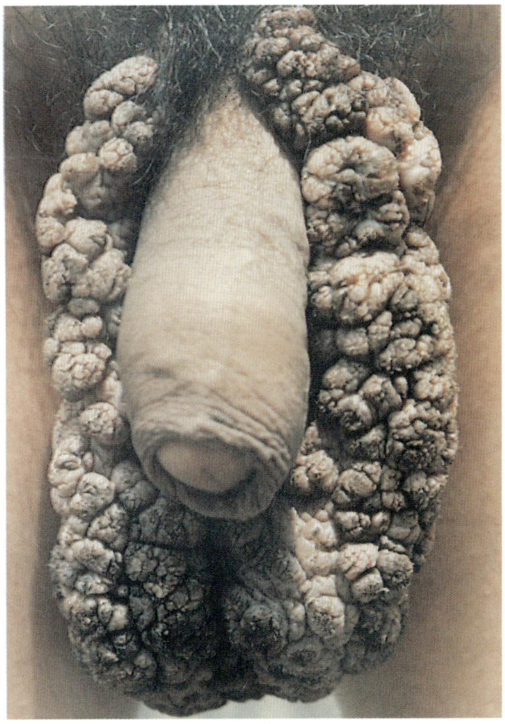
图 12-53　阴囊巨大尖锐湿疣

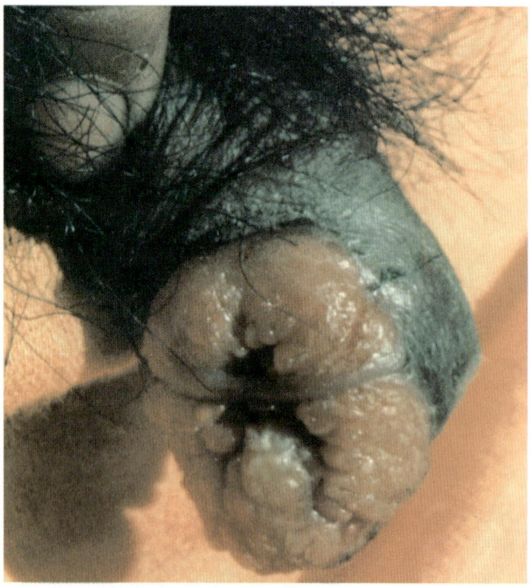

图 12-54　龟头巨大尖锐湿疣

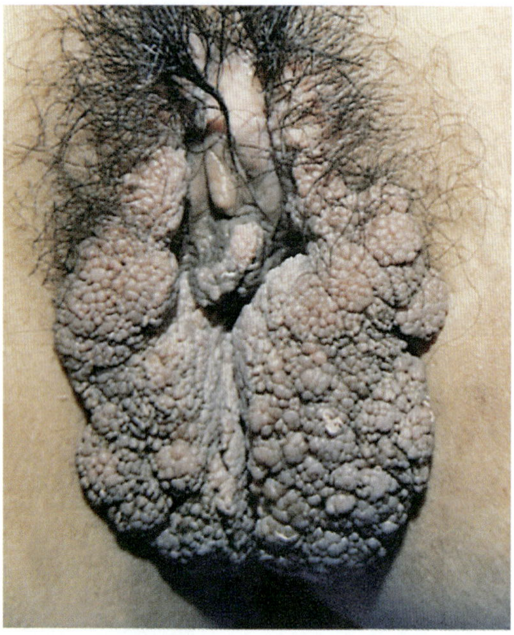

图 12-55　女阴巨大尖锐湿疣

【组织病理】

表皮轻度角化过度，弥漫性角化不全，棘层高度肥厚，表皮突增厚、延长并可有不规则分支，向真皮内延伸，呈乳头瘤样增生，有时呈假癌状增生，表皮与真皮之间界限清楚。对病理诊断有价值的组织相特征为颗粒层和棘层上部细胞有明显的空泡形成。空泡细胞大，胞浆着色淡，中央有大而圆深染的核，核周围有透亮的晕，透明角质颗粒浓集现象不显著。真皮乳头增长迂曲，间质水肿，乳头及真皮浅层中大量毛细血管及淋巴管扩张，周围有致密的慢性炎性细胞浸润（图 12-56~图 12-62）。

【鉴别诊断】

临床上应与假性湿疣、扁平湿疣、生殖器鳞状细胞癌、鲍温样丘疹病、阴茎珍珠状丘疹等鉴别。

组织学上与扁平湿疣、鲍温样丘疹病、生殖器鳞状细胞癌相鉴别。扁平湿疣组织相虽也有表皮增生，但真皮内有动脉内膜炎和大量浆细胞浸润的梅毒表现，暗视野检查及银染法还可查见大量梅毒螺旋体。鲍温样丘疹病组织相类似鲍温病，可见表皮细胞的不典型性改变。生殖器鳞状细胞癌组织相也有表皮异常增生，并可见由不同比例的正常鳞状细胞和间变鳞状细胞构成的瘤团。

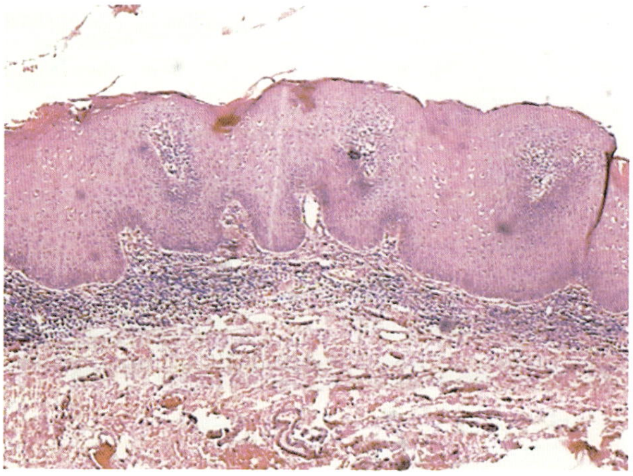

图 12-56　尖锐湿疣　棘层高度肥厚，表皮突增厚，真皮浅层中大量毛细血管及淋巴管扩张，周围有致密的慢性炎性细胞浸润

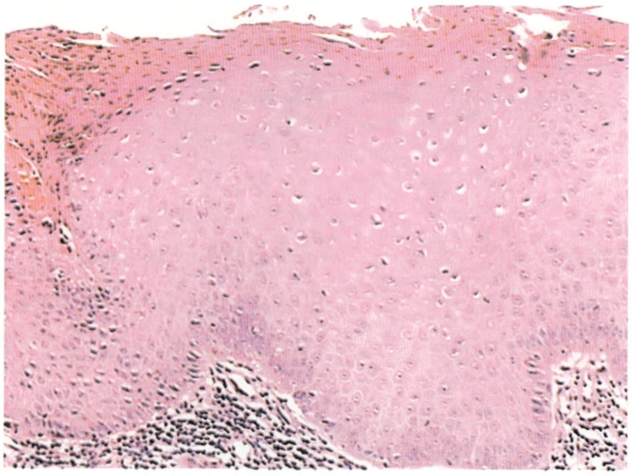

图 12-57　尖锐湿疣　颗粒层和棘层上部细胞有明显的空泡形成

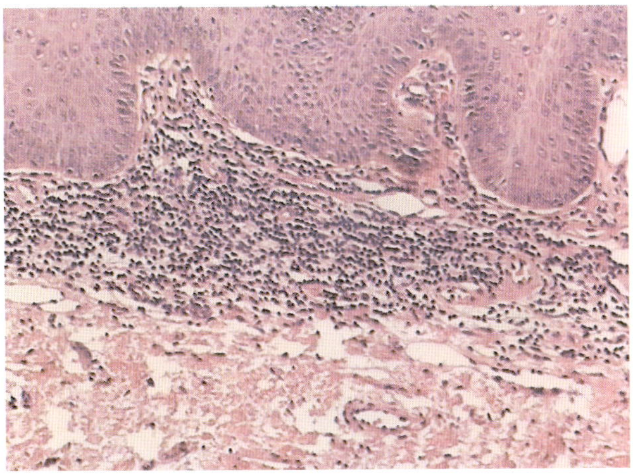

图 12-58　**尖锐湿疣**　真皮浅层中大量毛细血管及淋巴管扩张，周围有致密的慢性炎性细胞浸润。

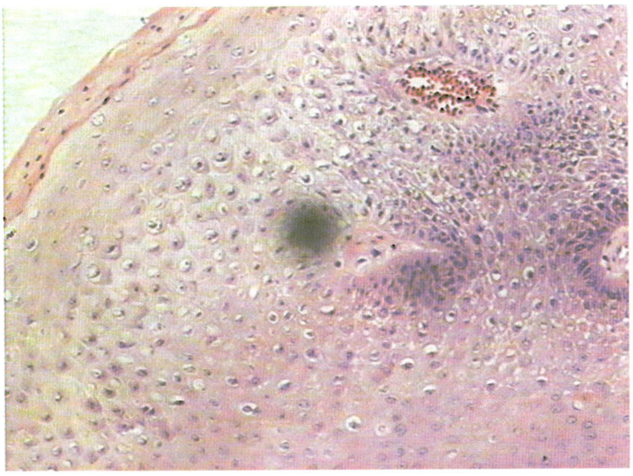

图 12-59　**尖锐湿疣**　颗粒层和棘层上部细胞有明显的空泡形成

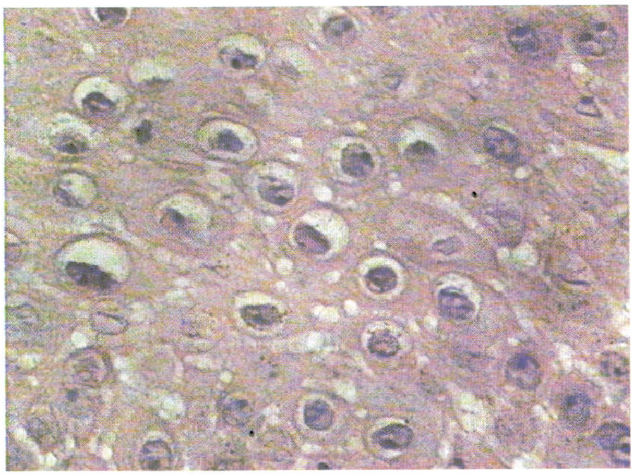

图 12-60　**尖锐湿疣**　棘层上部细胞有明显的空泡形成

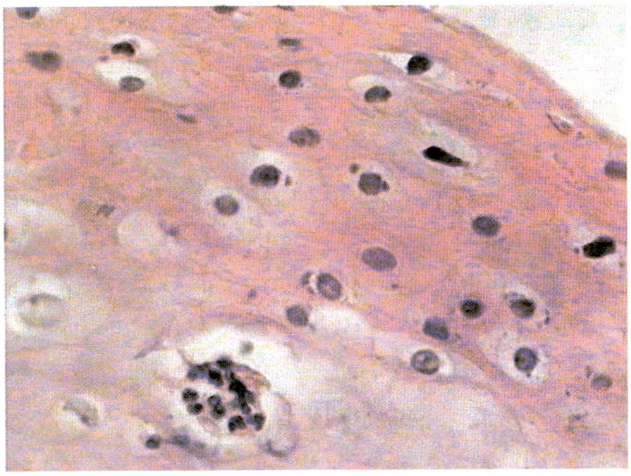

图 12-61　**尖锐湿疣**　颗粒层和棘层上部细胞有明显的空泡形成

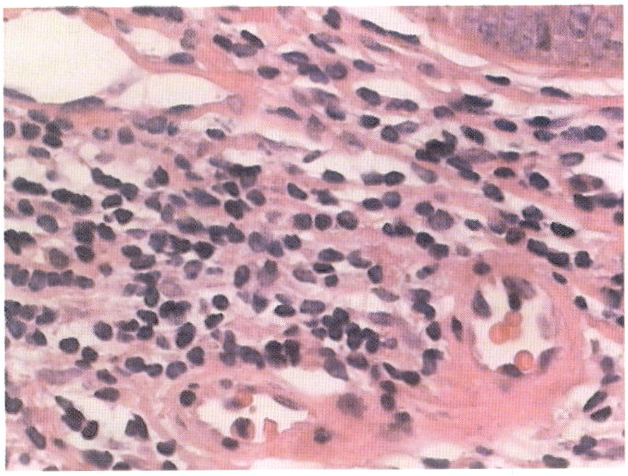

图 12-62　**尖锐湿疣**　真皮浅层中大量毛细血管及淋巴管扩张，周围有致密的慢性炎性细胞浸润

生殖器疱疹

【临床表现】

生殖器疱疹（herpes genitalis）多由 HSV-2 引起，潜伏期一般在 2~14d，皮疹出现于外阴部，为红斑基础上出现火柴头大小的水疱，单发或成簇，常伴疼痛，水疱可破溃形成糜烂、溃疡。本病常伴有全身倦怠、发热、咽痛等症状。病程 1~4 周，女性痊愈时间较长(图 12-63~图 12-67)。

【组织病理】

生殖器疱疹组织学改变与单纯疱疹相同，均为表皮内水疱形成，其原因为表皮细胞发生气球状变性和网状变性所致，呈病毒性水疱的特征变化，与其他水疱大疱性疾病不同。但在活检取材时应选择早期损害，以避免继发性炎细胞浸润等变化影响诊断。

气球状变性使表皮细胞膨大变圆，呈气球状，胞质呈嗜酸性红染，胞内无核，或有一个至数个核。由于细胞间桥消失，皮肤棘层松解，细胞彼此分离形成表皮内单房性水疱。气球状变性主要发生在水疱的底部，故易引起底部表皮的溶解。因此，原发性表皮内水疱在许多地方会转变为表皮下水疱。毛囊与皮脂腺的上皮细胞也可发生气球状变性。

网状变性是表皮细胞由于严重的细胞内水肿，使细胞膨胀而致细胞壁破裂，许多相邻的细胞发生同样变性，互相融合，残存的抵抗力较强的细胞壁相互连接成网状，形成多房性水泡。陈旧性水疱中残存的细胞壁完全消失，故多房性水疱可转变为单房性水疱，其中还可见有红细胞及中性粒细胞浸润。网状变性主要发生在水疱上部及周围。网状变性也可见于皮炎类水疱，它并不是病毒性水疱的特征性变化。

在气球状细胞的胞核中，常可见到病毒包涵体（Lipschuntz 小体），尤其在多核气球状细胞内多见。包涵体直径为 3~8μm，其周围常有一圈透

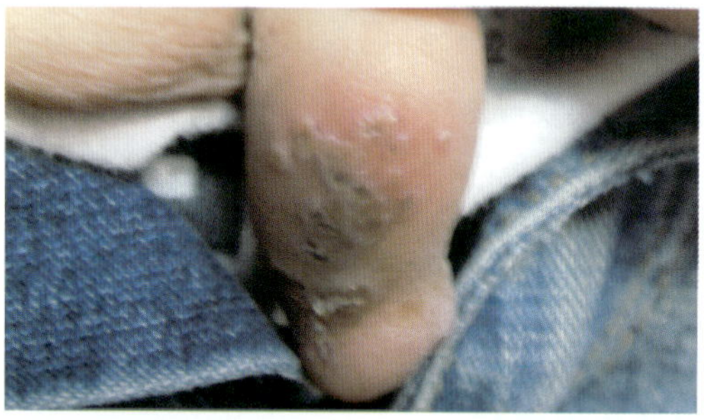

12-63 **生殖器疱疹** 阴茎成簇小水疱

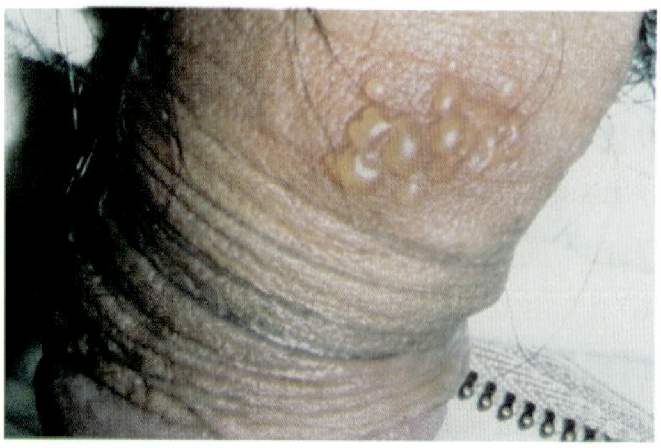

12-64 **生殖器疱疹** 阴茎成簇小水疱

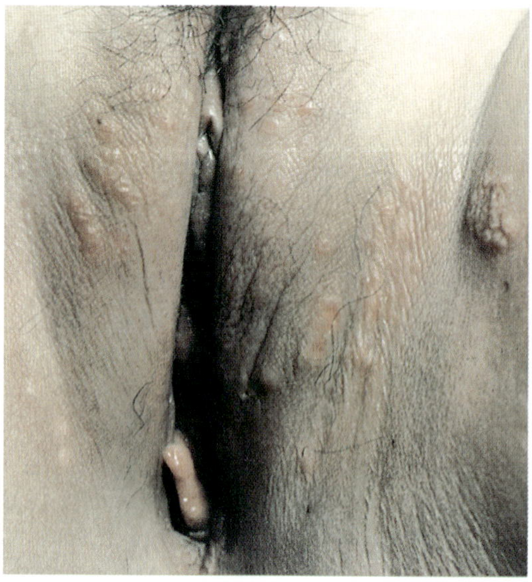

12-65 **生殖器疱疹** 女阴成簇小水疱

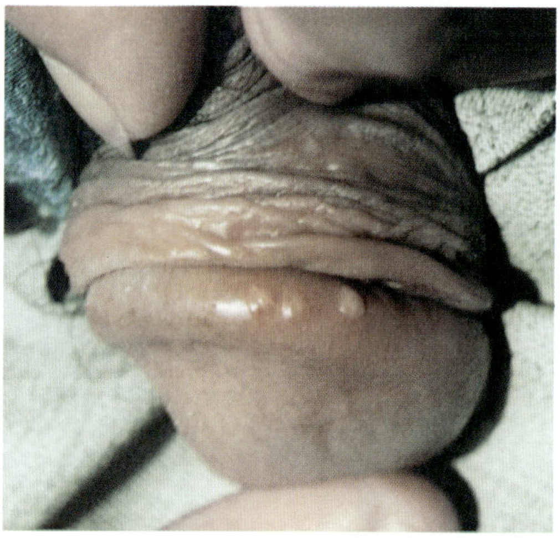

12-66 **生殖器疱疹** 阴茎头及包皮成簇小水疱

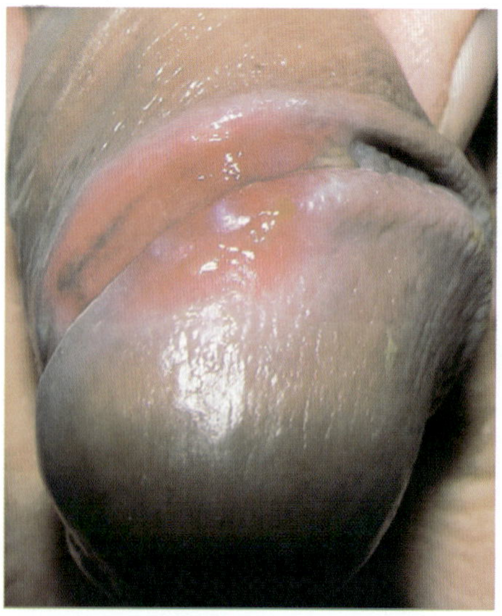

12-67 **生殖器疱疹** 冠状沟成簇小水疱

亮的晕。包涵体早期呈嗜碱性，Feulgen 反应（福尔根反应）阳性；后期则变为嗜酸性，Feulgen 反应阴性。

真皮浅层有水肿和炎性浸润，其程度与病程长短及轻重有关。在严重时，真皮内可有白细胞碎裂性血管炎，血管壁内及其周围可有纤维蛋白样物质沉淀，可有红细胞外渗，偶尔有纤维蛋白样血栓形成而致坏死。此外，有时在内皮细胞和成纤维细胞内还可查见嗜伊红性包涵体。

【鉴别诊断】

临床上需要与水痘、带状疱疹、脓疱疮等鉴别。

组织学上与水痘、带状疱疹、寻常型天疱疮相鉴别。

水痘与带状疱疹在组织学上与单纯疱疹难以区分，可根据临床表现及病毒抗原性不同及培养时的生长情况不同来加以鉴别。

寻常型天疱疮的水疱与单纯疱疹水疱可通过以下 3 方面来鉴别：①病毒性水疱伴有显著的气球状变性；②病毒性水疱不出现于基底层上部，也无绒毛形成；③病毒性水疱中可见病毒包涵体。

软下疳

【临床表现】

软下疳（chancroid）潜伏期 4~5d。好发于生殖器，也见于手指、大腿、口腔等处。典型损害初为炎性小丘疹，1~2d 后迅速变成脓疱，3~5d 破溃，基底柔软为肉芽组织，其上覆盖灰黄色脓性分泌物，恶臭，有触痛，易出血。由于自身接种，损害周围可出现卫星溃疡。约 50%病例可伴发腹股沟淋巴结炎，并化脓、破溃（图 12-68，图 12-69）。

【组织病理】

典型软下疳溃疡的组织病理特征由浅入深可见 3 层。①浅层（溃疡基底层）：此层很窄，由中性粒细胞、纤维蛋白、红细胞、坏死组织及革兰阴性球杆菌组成。②中层：此层相当宽，水肿的结缔组织中有许多新生的毛细血管，其内皮细胞增生显著，致管腔常有闭塞及血栓形成。③深层：浆细胞与淋巴细胞的致密浸润。

组织切片如用 Gram、Giemsa 或多色美蓝染色可在溃疡浅层的细胞间偶查见 Ducrey 杆菌；如自溃疡边缘取浆液性分泌物涂片做革兰染色，则易查见 Ducrey 杆菌（图 12-70），呈末端钝圆两极染色的短小杆菌，鱼群样排列，Gram 阴性。

【鉴别诊断】

临床上需要与硬下疳、性病性淋巴肉芽肿、急性女阴溃疡等鉴别。

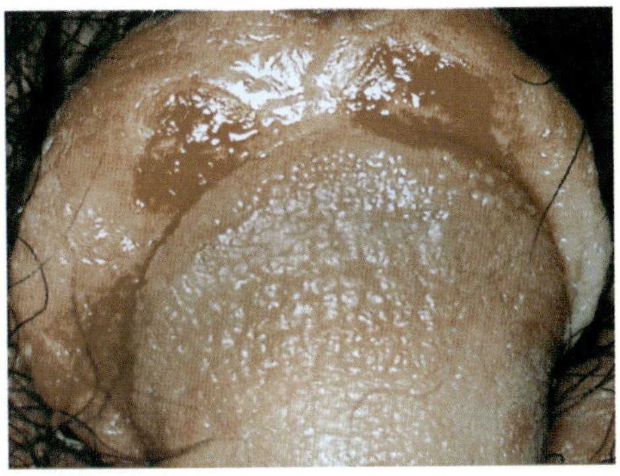

12-68 **软下疳** 冠状沟多发性圆形或卵圆形、边界清楚、边缘不整的浅溃疡

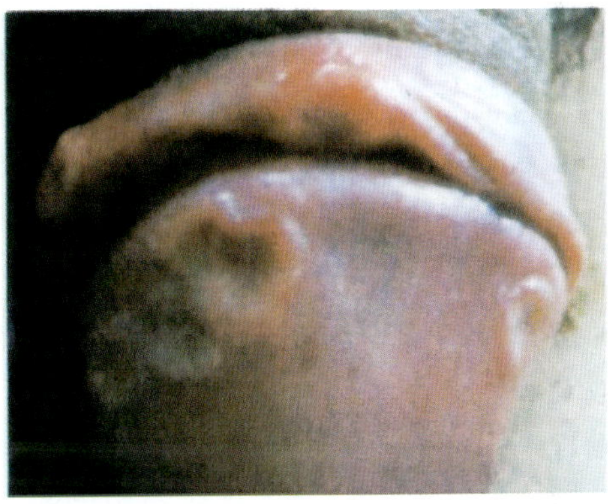

12-69 **软下疳** 龟头包皮多发性圆形或卵圆形、边界清楚、边缘不整的溃疡

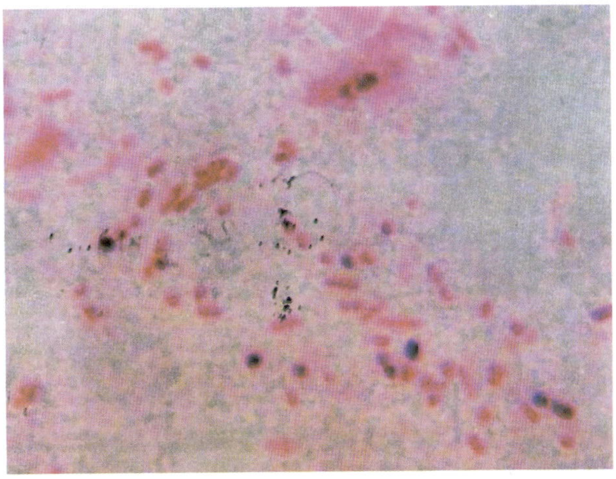

12-70 **龟头包皮软下疳** 可见 Ducrey 杆菌，呈末端钝圆两极染色的短小杆菌，鱼群样排列，Gram 阴性

腹股沟肉芽肿

【临床表现】

腹股沟肉芽肿（granuloma inguinale）潜伏期2~40d，好发于外生殖器、肛周及腹股沟处，偶可见于其他部位。皮损单发或多发，开始为坚硬的丘疹或皮下结节，很快破溃形成境界清楚的溃疡，逐渐增大为牛肉红色的肉芽组织，边缘隆起成滚卷状，表面有污秽分泌物，无痛，易出血。由于自身接种，周围皮肤有卫星状损害。皮损常数年不愈，肉芽组织可形成增生性瘢痕，可致外生殖器象皮肿，偶可继发鳞癌。

【组织病理】

损害中心没有表皮，边缘显示棘层肥厚甚至假上皮瘤样增生。真皮内有组织细胞和浆细胞为主的致密浸润，其中可见由中性粒细胞构成的小脓肿，淋巴样细胞的数目显著减少。

肉芽肿荚膜杆菌在损害中表现为胞质内包涵体，即Donovan小体，可见于组织细胞中。此种组织细胞直径约20μm，胞质丰富，呈囊肿性改变，每个空泡内有1~20个Donovan小体。小体直径12μm，HE染色不易见，Giemsa染色可见其呈卵圆形，两端染色较著，周围有一圈淡染的空泡或荚膜。

发现Donovan小体即为诊断腹股沟肉芽肿的依据。需要指出的是，刮取破碎组织做涂片，采用Giemsa或Wright染色，更容易查见Donovan小体。

【鉴别诊断】

临床上需要与硬下疳、软下疳、性病性淋巴肉芽肿、结核性溃疡等鉴别。

组织学上与鼻硬结病、组织胞浆菌病、利什曼病及鳞癌相鉴别。

鼻硬结病、组织胞浆菌病、利什曼病中的病原体与腹股沟肉芽肿的Donovan小体相似，但Donovan小体较小，且病变浸润中有小脓肿，可借此区别。

鳞状细胞癌组织相也有表皮异常增生，但其细胞有异型性。当本病表皮增生显著时，应当多做切片，仔细鉴别。

性病性淋巴肉芽肿

【临床表现】

性病性淋巴肉芽肿（lymphogranuloma venereum）潜伏期1~5周，一般3周左右。临床分为3期：

早期：初疮多为单发，表现为小丘疹、丘疱疹或脓疱，形成潜在性溃疡或糜烂，无明显自觉症状，损害数日后自愈，不留瘢痕。

中期：多发生在初疮发生1~4周后，主要表现为腹股沟淋巴结炎。肿大的淋巴结如蚕豆至鸡蛋大小，孤立、散在、质硬.初发时无炎症，不痛，逐渐与周围组织粘连，有明显的疼痛。当多个肿大淋巴结沿腹股沟排列成沟槽状时，称为槽形征。淋巴结可逐步软化、破溃、形成瘘管，流出黄绿色黏稠或血性脓液，不易愈合，以后形成硬性瘢痕。少数肿大淋巴结经8~12个月自然吸收而不破溃，形成硬性团块。部分患者可伴有发热、头痛等全身症状，有时形成化脓性关节炎、脑脊髓膜炎、荨麻疹样或结节性红斑样皮疹。

晚期：发病1~2年或若干年后出现以下晚期症状：

（1）生殖器象皮肿：淋巴管慢性炎症引起阴囊、大、小阴唇象皮肿，表面可发生疣状增殖。

（2）溃疡、瘘管、瘢痕：女性可出现尿道阴道瘘、直肠阴道瘘，男性可发生尿道瘘，还可形成膀胱瘘。

（3）肛门直肠综合征：象皮肿和肛门周围瘘愈合后形成的瘢痕，可造成肛管和直肠增厚、硬化及环状狭窄，甚至乙状结肠梗阻，继发癌变。急性期表现为腹绞痛、里急后重、大便带血等，还可引起大便变细，排便困难。

【组织病理】

初疮损害为非特异性病理改变，其坏死区绕以上皮样细胞及富有浆细胞的肉芽组织。

淋巴结的卫星状脓肿形成是本病的主要表现，早期变化为分散的上皮样细胞岛组成，混有少量多核巨细胞，周围为浆细胞和慢性肉芽组织包绕；上皮样细胞岛逐渐增大，中央坏死，形成充满多数中性粒细胞和巨噬细胞为主的，特有的星状脓肿，周围绕以上皮样细胞及浆细胞为主的慢性肉芽肿。后期脓肿渐扩大、融合，失去星状外观，中心呈无细胞的坏死区，可见血管栓塞。

【鉴别诊断】

临床上应与梅毒、软下疳、腹股沟肉芽肿、化脓性淋巴结炎等鉴别：

1. 梅毒病原学检查可发现梅毒螺旋体、血清反应呈阳性。晚期梅毒腹股沟淋巴结炎质硬、无触痛、不破溃。

2. 软下疳原发皮损中病原学检查可发现杜克雷嗜血杆菌。

3. 腹股沟肉芽肿临床表现为腹股沟皮肤慢性肉芽肿性溃疡，边缘卷曲高起，基底肉红色，腹股沟淋巴结炎少见，病原学检查可见肉芽肿荚膜杆菌，组织切片可见 Donovan 小体。

4. 组织学上应与皮肤癌鉴别，原发及继发转移癌均可通过组织病理学检查确诊。

（吴　娜　郗彦萍）

第十三章 皮肤黏膜交界处疾病

皮肤黏膜处可以发生许多病变，病变可以同时累及皮肤和邻近的黏膜。本章主要介绍发生在外生殖器黏膜皮肤交界处的疾病。

硬化性苔藓

【临床表现】

硬化性苔藓（lichen sclerosus），旧称硬化萎缩性苔藓（lichen sclerosus et atrophicus）。好发于躯干和外生殖器皮肤及肛周，发生在女阴部位的曾被称为女阴干枯病（kraurosis Vulva），发生在阴茎部位的曾称为干燥闭塞性龟头炎（balanitis xerotica obliterans）。早期表现为境界清楚、片状分布的白色多角形、扁平丘疹，逐渐融合成白色斑块，并发生萎缩，质地较硬。晚期皮损呈羊皮纸样萎缩；皮损周围可出现淡红色至淡紫红色晕，有时可见水疱或出血性水疱；或有明显瘙痒。在女性，累及阴唇和肛周的皮损外观往往呈“8”字形，可导致小阴唇、阴蒂萎缩或消失；阴道口可狭窄。在男性，皮损常发生在阴茎，尤其是龟头，由于皮损萎缩、发硬、变脆常导致包茎、出血和糜烂。与正常人群相比，硬化性苔藓显著增加了鳞状细胞癌的发生风险，患者发生鳞状细胞癌的概率接近5%（图13-1~图13-13）。

【组织病理】

组织病理的特点为①角化过度和毛囊角栓；②表皮萎缩，表皮突消失，伴发基底细胞液化变性；③真皮上部胶原纤维明显水肿和均质化；④真皮中部炎症细胞浸润（图13-14~图13-24）。

【鉴别诊断】

1. 扁平苔藓　临床上，扁平苔藓为紫色扁平丘疹，硬化性苔藓为白色；病理上，基底细胞不像扁平苔藓被扁平鳞状细胞所取代，而呈空泡变性；表皮下呈水肿性均质化。

2. 硬皮病　病理上无基底细胞空泡变性和毛囊角栓，真皮上方亦无均质化带。

3. 其他　外阴损害应与女阴白斑、女阴湿疹等鉴别。男性龟头损害应与浆细胞龟头炎，Queyrat 增殖性红斑等鉴别。

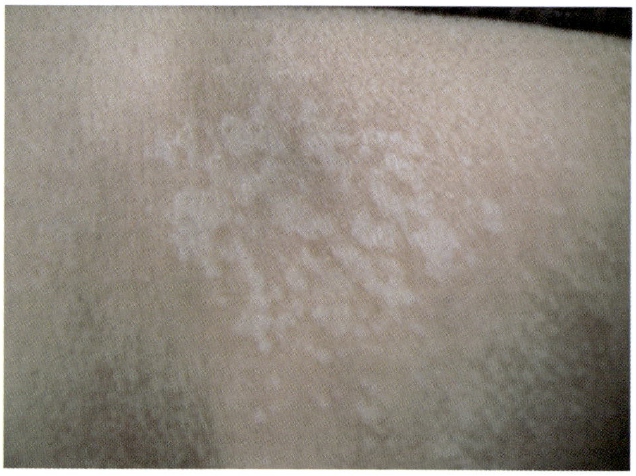

图 13-1　硬化性苔藓　为境界清楚、片状分布的白色多角形、扁平丘疹，可融合成白色小斑块，质地较硬表面发光泽

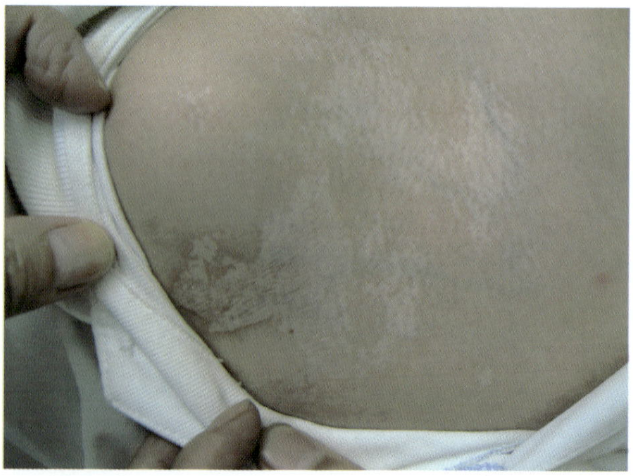

图 13-2　硬化性苔藓　为境界清楚、片状分布的白色多角形、扁平丘疹，可融合成白色斑片

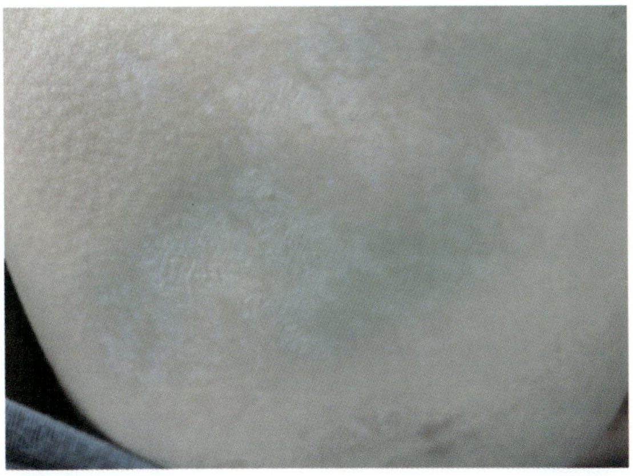

图 13-3　**硬化性苔藓**　为境界清楚、片状分布的白色多角形、扁平丘疹，可融合成白色斑片

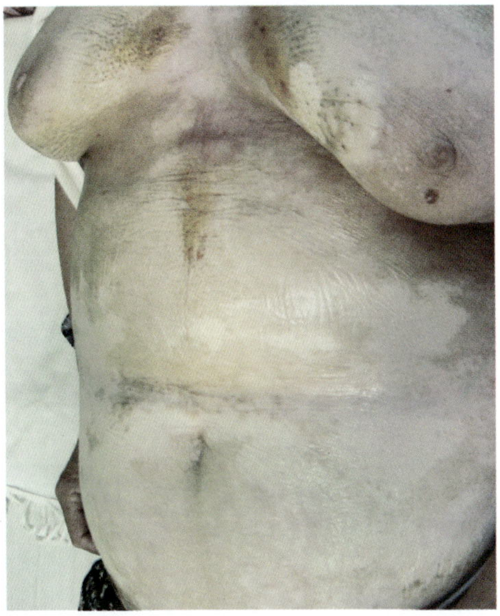

图 13-4　**硬化性苔藓**　腹部大面积融合性黄白色斑片，质地较硬，表面光泽发亮

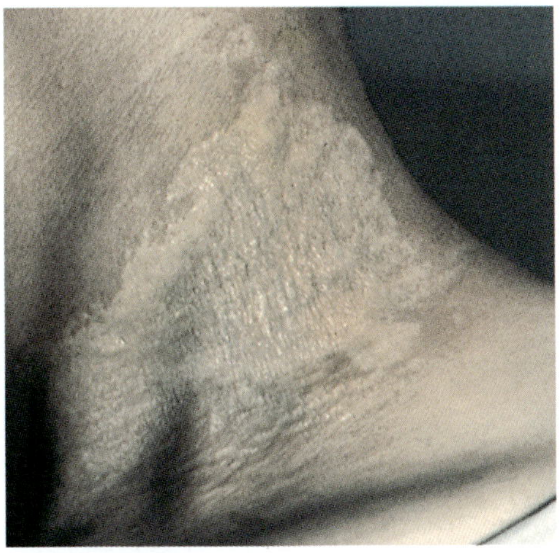

图 13-5　**硬化性苔藓**　颈部融合性黄白色斑片，质地较硬，表面光泽发亮

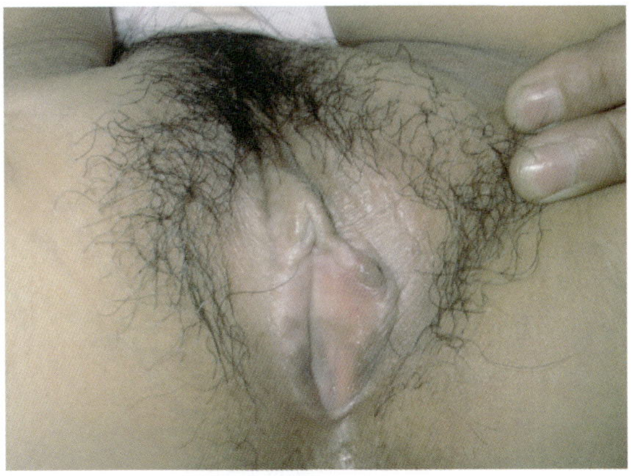

图 13-6　**女阴硬化性苔藓**

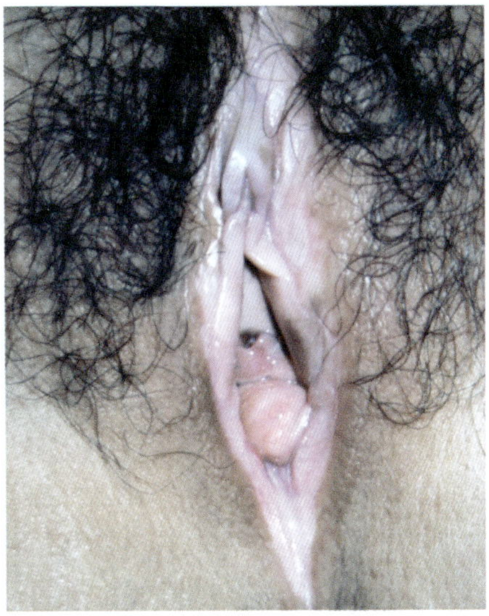

图 13-7　**女阴硬化性苔藓**　融合性白色斑片，质地较硬，表面光泽发亮，阴唇萎缩硬化

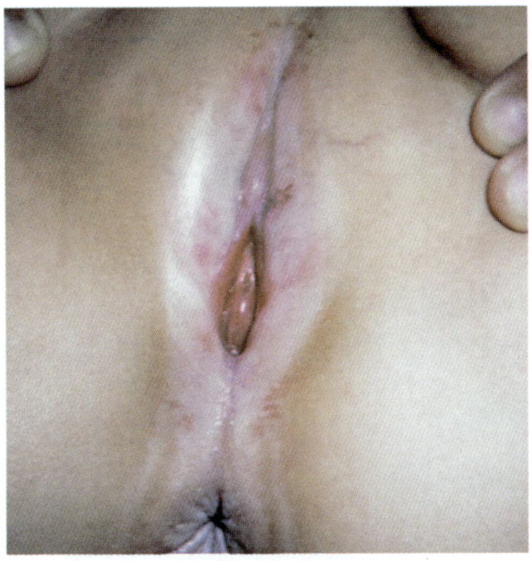

图 13-8　**女阴硬化性苔藓**　阴唇和肛周的皮损外观呈“8”字形，可导致小阴唇、阴蒂萎缩或消失；阴道口可狭窄

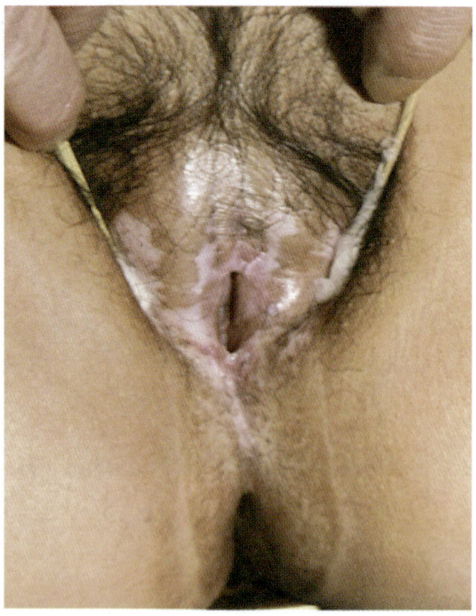

图 13-9 女阴硬化性苔藓 阴唇和肛周的皮损外观呈“8”字形，可导致小阴唇、阴蒂萎缩或消失；阴道口可狭窄

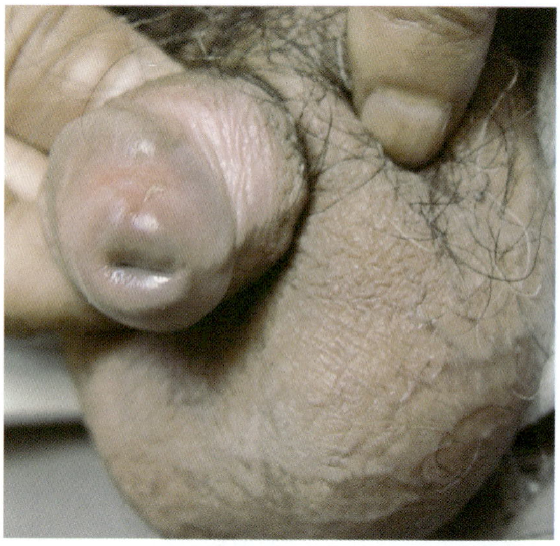

图 13-12 龟头硬化性苔藓 龟头萎缩硬化性斑片

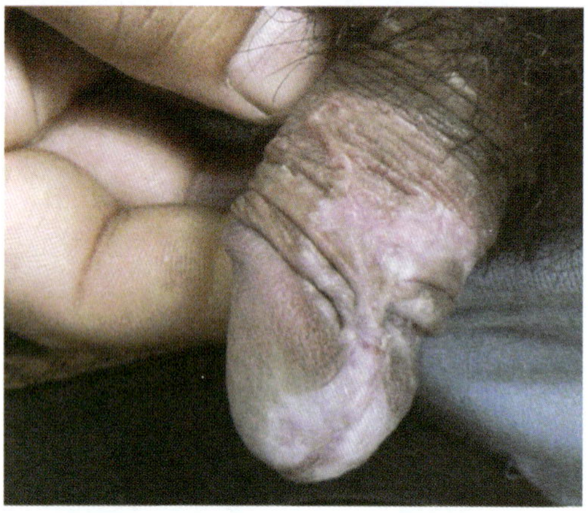

图 13-10 硬化性苔藓 龟头萎缩硬化性斑片

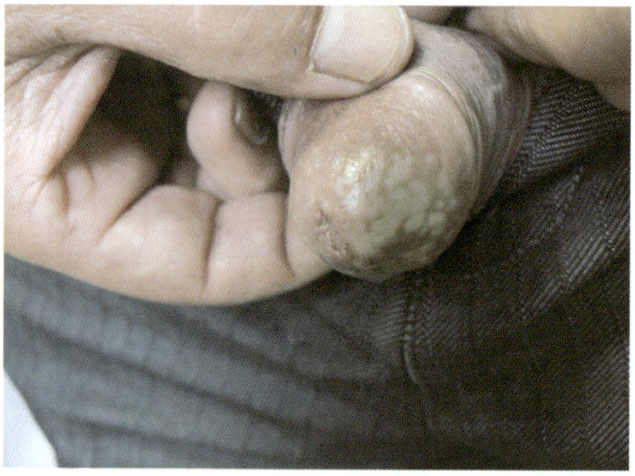

图 13-13 龟头硬化性苔藓 龟头萎缩硬化性斑片

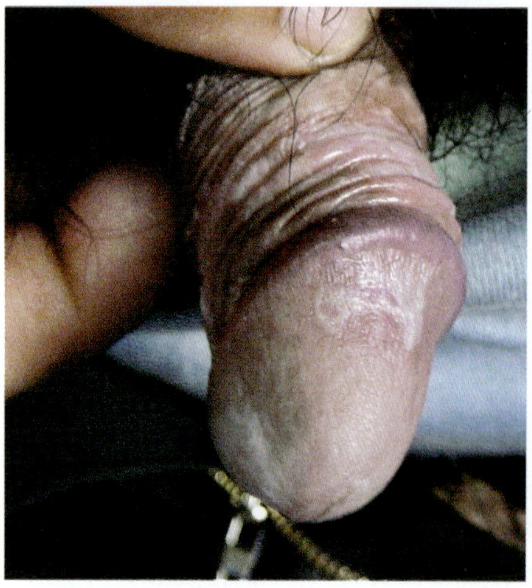

图 13-11 龟头硬化性苔藓

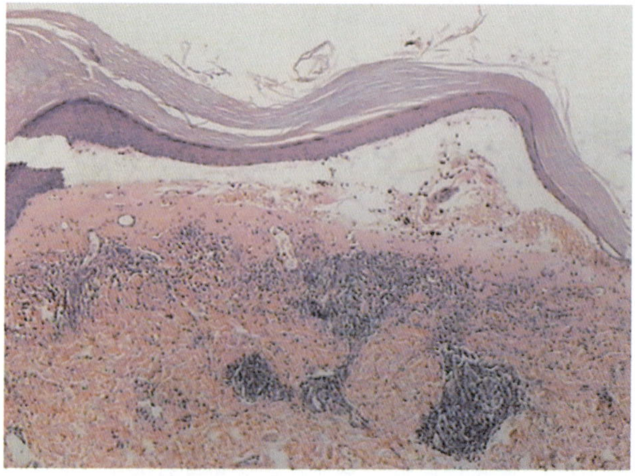

图 13-14 硬化性苔藓 表皮角化过度，表皮萎缩，表皮突消失，伴发基底细胞液化变性，形成表皮下水疱

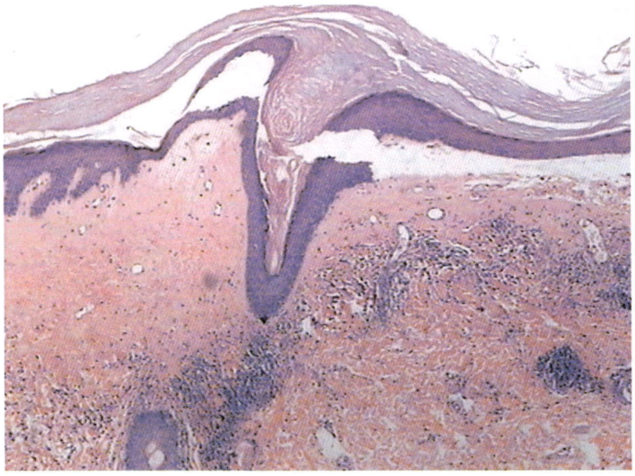

图 13-15 硬化性苔藓 角化过度和毛囊角栓，真皮上部胶原纤维明显水肿和均质化，形成表皮下水疱

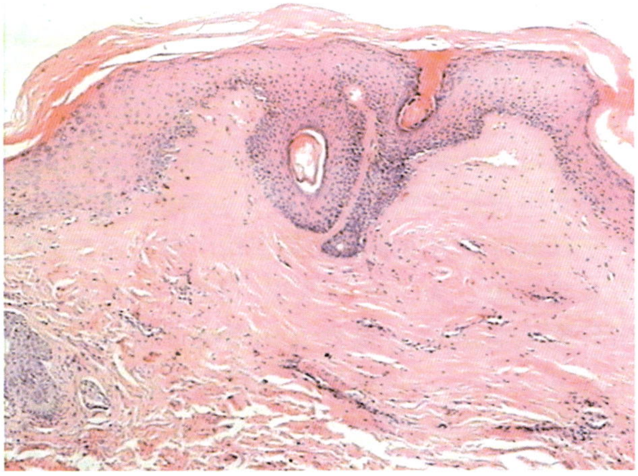

图 13-16 硬化性苔藓 毛囊角栓，真皮上部胶原纤维明显水肿和均质化

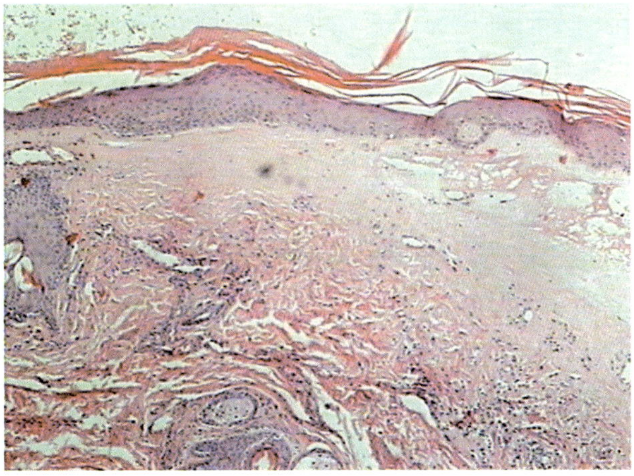

图 13-17 硬化性苔藓 真皮上部胶原纤维明显水肿和均质化

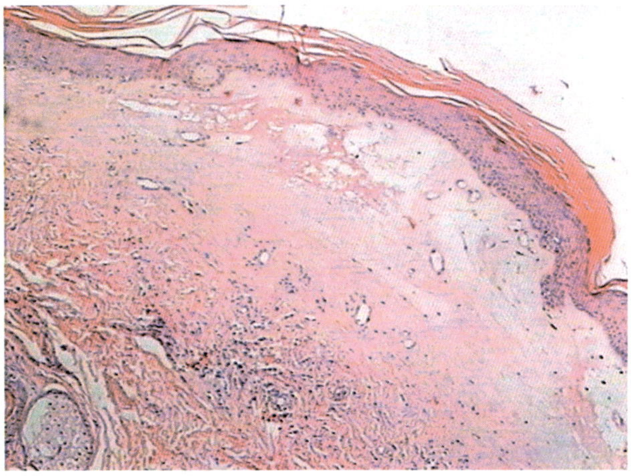

图 13-18 硬化性苔藓 表皮角化过度，表皮萎缩，表皮突消失，伴发基底细胞液化变性，真皮上部胶原纤维明显水肿和均质化

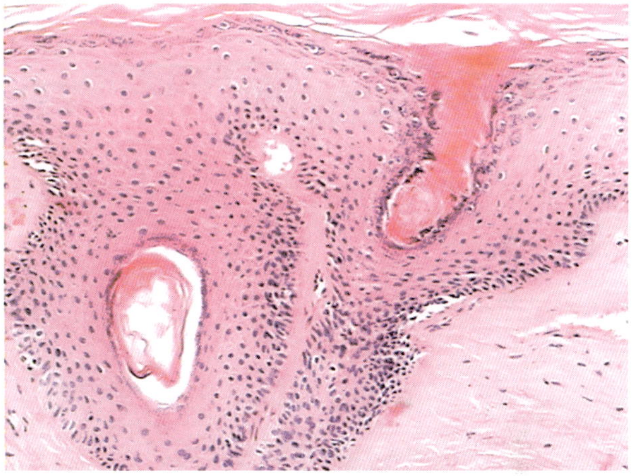

图 13-19 硬化性苔藓 毛囊角栓，棘层肥厚，真皮上部胶原纤维明显水肿和均质化

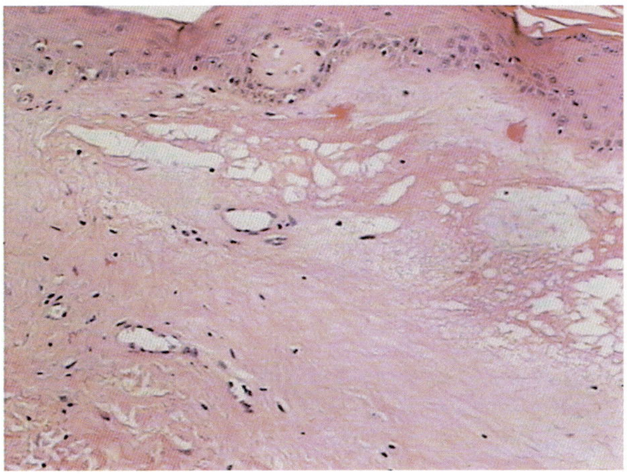

图 13-20 硬化性苔藓

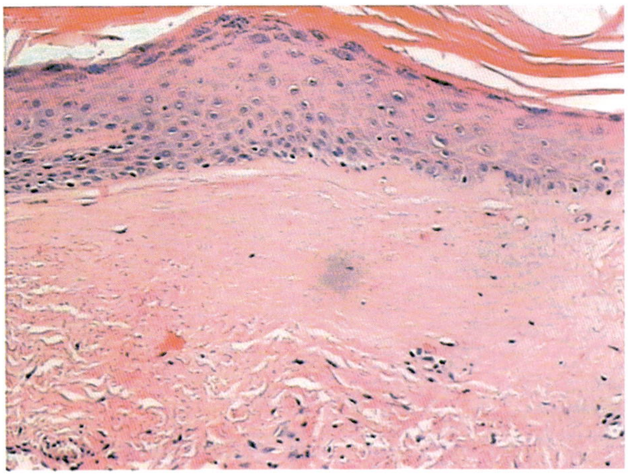

图 13–21　硬化性苔藓　真皮上部胶原纤维明显水肿和均质化

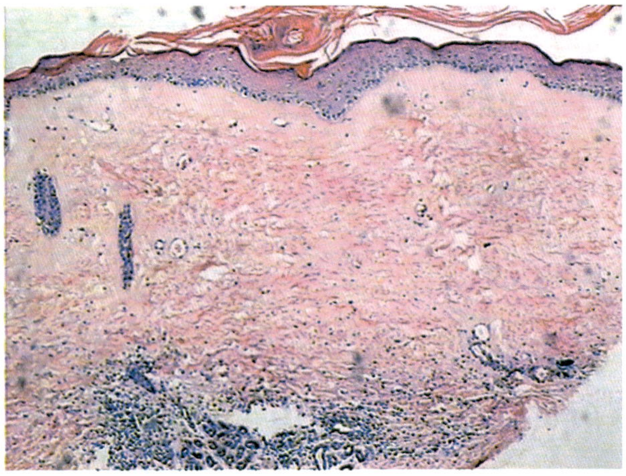

图 13–22　硬化性苔藓

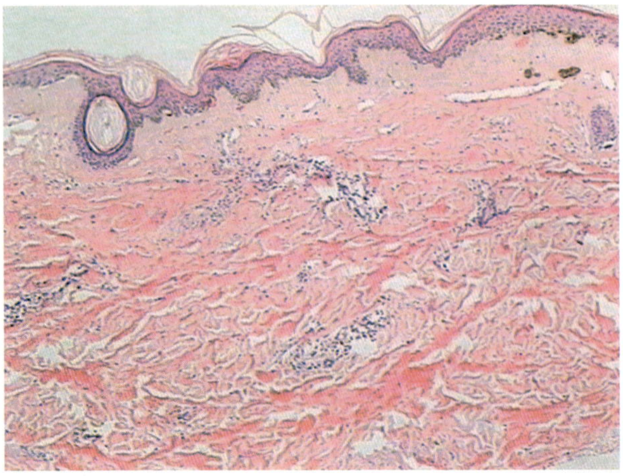

图 13–23　硬化性苔藓

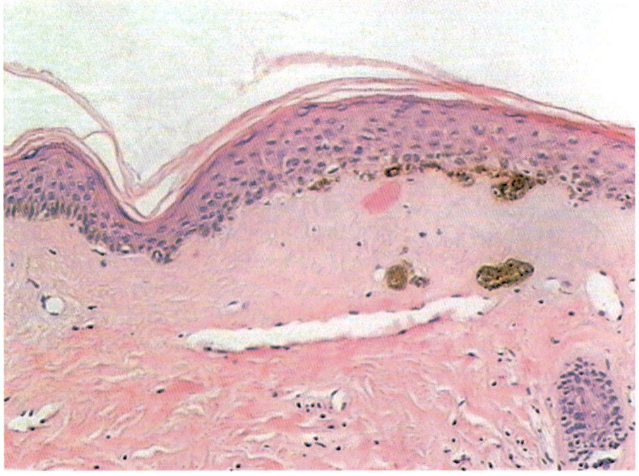

图 13–24　硬化性苔藓　真皮上部胶原纤维明显水肿和均质，基底细胞液化变性，色素失禁

女阴白色病变

女阴白色病变 (white lesions of the vulva) 是一组女阴皮肤黏膜营养不良及色素改变的疾病。长期以来将女阴皮肤和黏膜变白、粗糙或萎缩称为女阴白斑。为了统一认识，1975 年国际女阴病研究会将其称为慢性女阴营养不良 (chronic vulva dystrophy)，包括增生型营养不良、硬化苔藓型营养不良及混合型营养不良。近年研究认为本病癌变率并不高，大多为非癌前病变。

病因尚不清楚。可能与局部潮湿刺激有关。

【临床表现】

1. 增生型营养不良　患者多为 30~60 岁女性。女阴奇痒为主要症状，常常抓破以痛止痒。皮肤粗糙变硬似皮革，上有干燥鳞屑，表面暗红，可见界限清楚之白斑 (图 13–25~图 13–28)，一般无萎缩。病变主要见于大阴唇、阴唇间沟、阴蒂、包皮和后联合等处，多为对称分布。

2. 硬化苔藓型营养不良　可见于任何年龄，多见于 40 岁左右妇女。皮肤黏膜变白、变薄，干燥皲裂，失去弹性，小阴唇萎缩变平消失，阴蒂萎缩，与包皮粘连。晚期皮肤菲薄皱缩如卷烟纸样，阴道口挛缩狭窄，仅容指尖通过。早期无症状或仅有轻微瘙痒，晚期出现性交困难。幼女患此病多在小便后感到不适。损害多累及女阴皮肤黏膜和肛周皮肤。

3. 混合型营养不良　即局灶性皮肤增生或隆起与萎缩变薄同时存在。

【组织病理】

1. 增生型营养不良　表皮增生肥厚，角化过度，表皮角向下延伸，少数病例可有非典型增生(图 13-29~图 13-32)。

2. 硬化苔藓型营养不良　类似硬化萎缩性苔藓，表皮角化过度，可见毛囊角栓，表皮萎缩变薄，基底细胞液化变性，黑色素细胞减少。真皮浅层胶原纤维均质化，真皮中层有淋巴细胞浸润带。

3. 混合型营养不良　同时有上述两种改变。也可见表皮棘细胞的非典型增生。

【诊断和鉴别诊断】

发生在女阴皮肤黏膜的白色斑，皮肤粗糙增生或萎缩变薄，可以考虑本病，确诊靠组织病理检查。但需与女阴白癜风鉴别，后者无自觉症状，皮肤仅为色素脱失而无其他异常，阴部以外皮肤常可找到典型白癜风皮损。

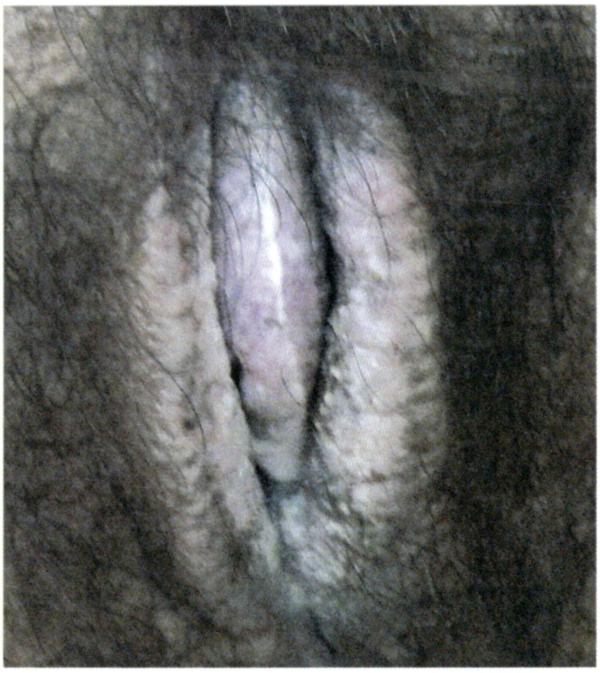

图 13-25　女阴增生型营养不良　女阴皮肤粗糙变硬似皮革，上有干燥肥厚鳞屑性白斑

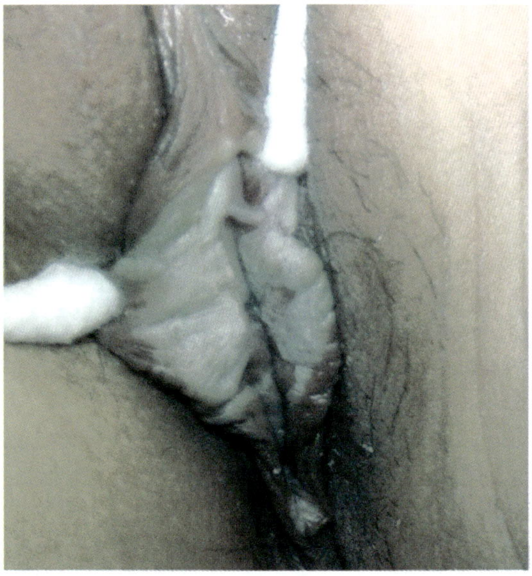

图 13-26　女阴增生型营养不良　女阴皮肤粗糙变硬，上有肥厚干燥鳞屑性白斑

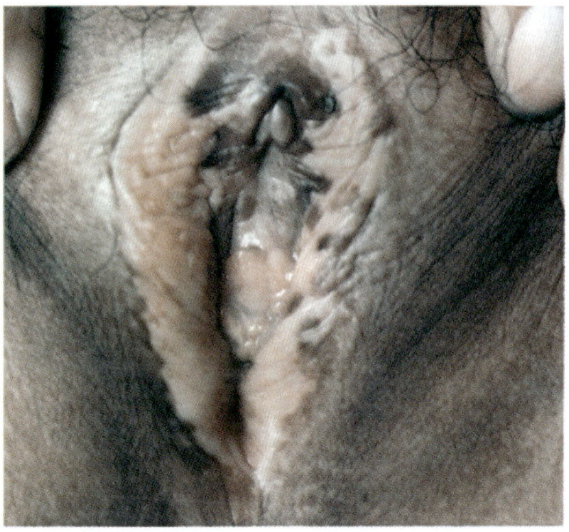

图 13-27　女阴增生型营养不良　女阴皮肤粗糙变硬，白斑

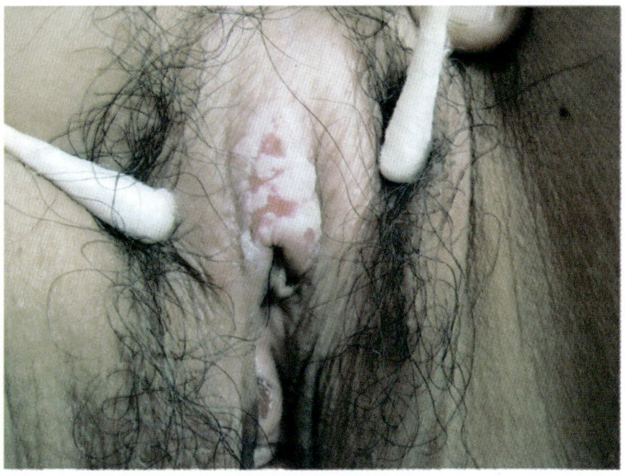

图 13-28　女阴增生型营养不良　女阴皮肤粗糙变硬似皮革，上有肥厚性白斑

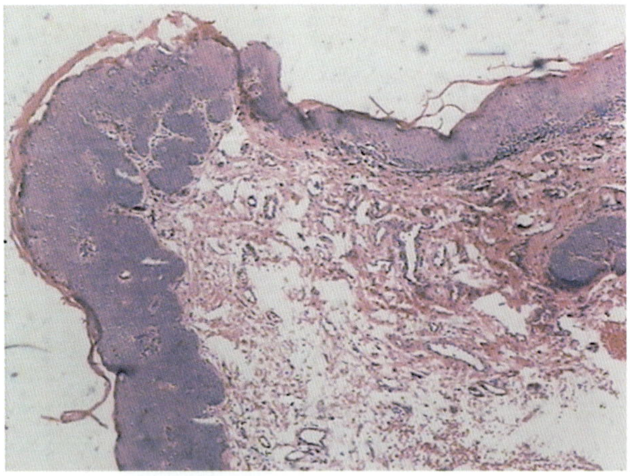

图 13-29 女阴白色病变 表皮增生肥厚，角化过度，表皮突向下延伸

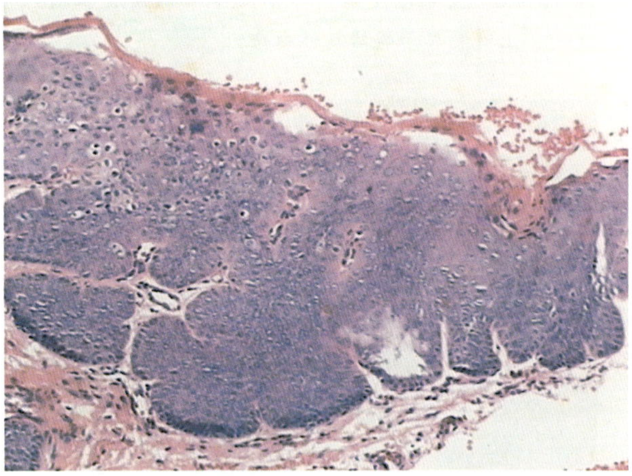

图 13-30 女阴白色病变 表皮增生肥厚

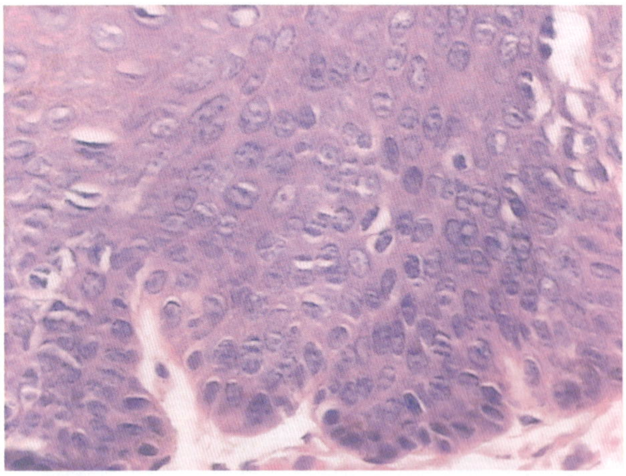

图 13-31 女阴白色病变 表皮增生肥厚，表皮细胞有非典型增生

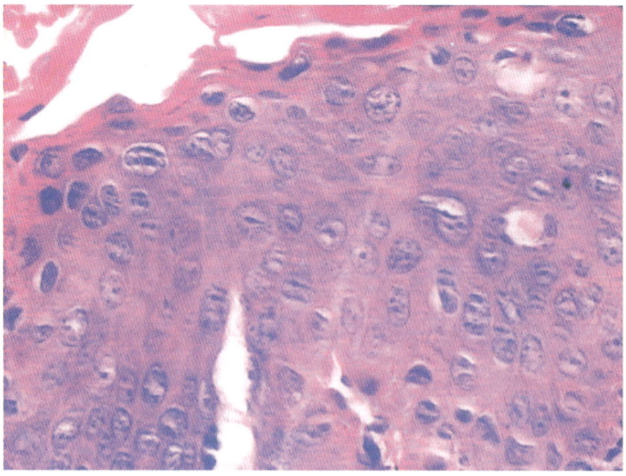

图 13-32 女阴白色病变 表皮增生肥厚，表皮细胞有非典型增生

女阴萎缩

【临床表现】

女阴萎缩（vulvovaginal atrophy）是指女阴的退行性变，与卵巢功能减退有关。多见于绝经后的妇女或者手术切除双侧卵巢者，原发性女阴萎缩罕见。临床表现为大阴唇内侧、小阴唇及阴蒂黏膜干燥、变薄、皱缩、体积缩小；原发性的最终出现小阴唇、阴蒂完全消失，大阴唇变平，组织松弛。病程慢性，一般无自觉症状，偶有瘙痒。

【组织病理】

表皮变薄，棘层减少，表皮突消失，真表皮界面平坦；真皮厚度变薄，胶原纤维和弹力纤维减少，轻度退行性变；真皮血管减少，可见轻度慢性炎症细胞灶状或带状浸润。

【鉴别诊断】

硬化性苔藓：组织病理可见真皮浅层胶原纤维均质化及噬色素细胞等。

女阴假性湿疣

【临床表现】

女阴假性湿疣（pseudocondyloma of vulvae）又称前庭乳头状瘤病或者绒毛状小阴唇，是一种发生于女阴黏膜部位的良性乳头状瘤，属于女阴黏膜异常增生，原因不明，并非由人乳头状瘤病毒感染引起。多见于青年女性，典型损害为直径1~2mm的淡红色或浅白色丘疹或丝状丘疹，表面光滑，排列密集而不融合，外观呈鱼籽状或绒毛状，有时呈息肉状；对称分布于小阴唇内侧，有时阴道前庭亦可累及，一般无自觉症状，偶有微痒（图13-33~图13-37）。

【组织病理】

表皮呈轻度乳头瘤样增生，表皮突延长增宽；真皮血管扩张，周围有时可见以淋巴细胞为主的炎症细胞浸润。

【鉴别诊断】

尖锐湿疣：多有不洁性交史，临床上损害发展较快，丘疹表面粗糙，常为菜花状；病理检查表皮可见角化不全及灶状空泡化细胞，呈猫眼状。

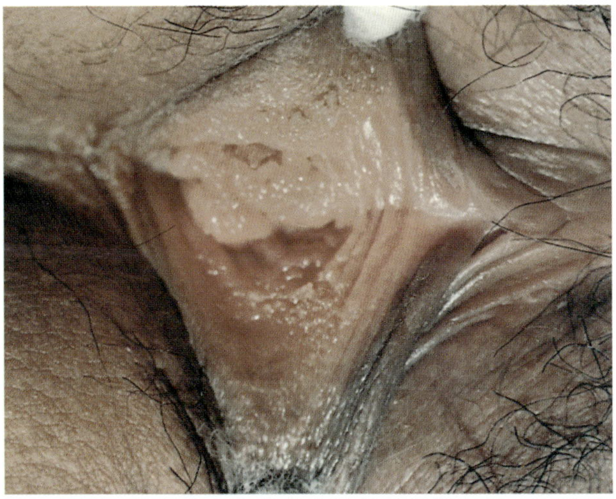

图13-33　女阴假性湿疣　损害为直径1~2mm的淡红色丘疹，表面光滑，排列密集而不融合

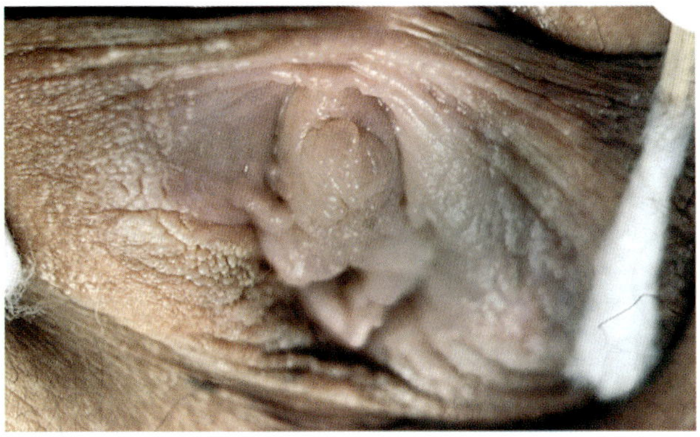

图13-34　女阴假性湿疣

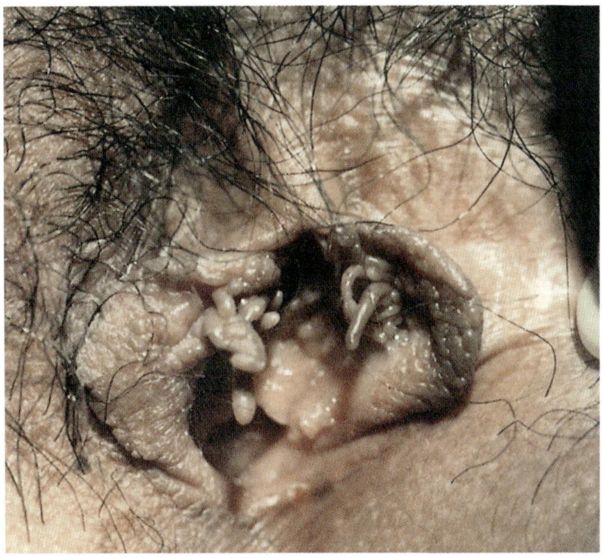

图13-35　女阴假性湿疣　呈息肉状；分布于小阴唇内侧

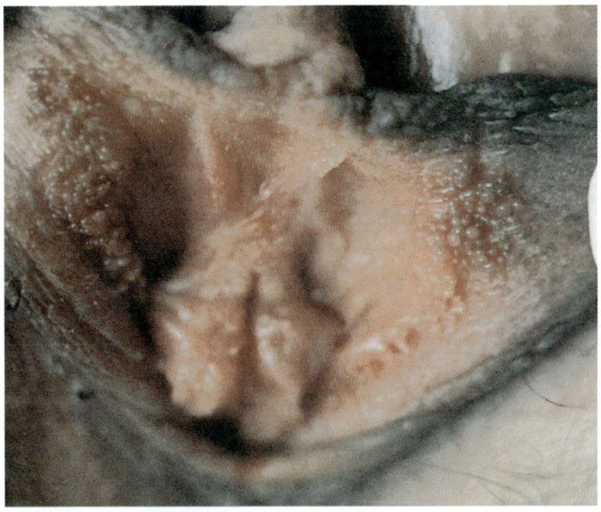

图13-36　女阴假性湿疣　损害为直径1~2mm的淡红色丘疹，表面光滑，排列密集而不融合

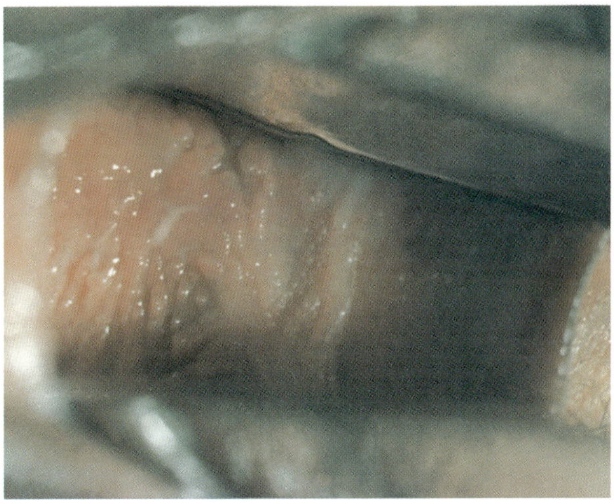

图13-37　女阴阴道壁假性湿疣

阴茎珍珠状丘疹

【临床表现】

阴茎珍珠状丘疹（pearly penile papules）病因不详，可能为生理变异，与女阴假性湿疣相似。多见于青春期后的男子，损害为浅白色、淡红色或肤色、光滑圆顶小丘疹，也可为丝状或毛状，直径 1~2mm；皮疹互不融合，规则排列，分布于冠状沟近龟头侧。无自觉症状，可持续存在十几年（图 13–38）。

【组织病理】

皮损表皮中心菲薄，边缘处棘层肥厚；中央为正常的结缔组织内含有丰富的血管，轻度淋巴细胞浸润（图 13–39~图 13–42）。

【鉴别诊断】

尖锐湿疣：皮疹生长较快，表面粗糙，常呈菜花状，多有不洁性史，组织病理见灶状空泡化细胞，呈猫眼状。皮脂腺异位：为黄色小丘疹，组织病理为成熟的皮脂腺小叶。

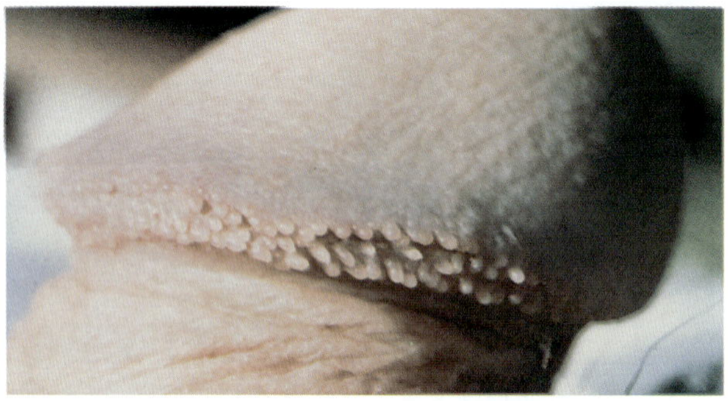

图 13–38　阴茎珍珠状丘疹　损害为肤色光滑性圆顶小丘疹；互不融合，规则排列，分布于冠状沟近龟头侧

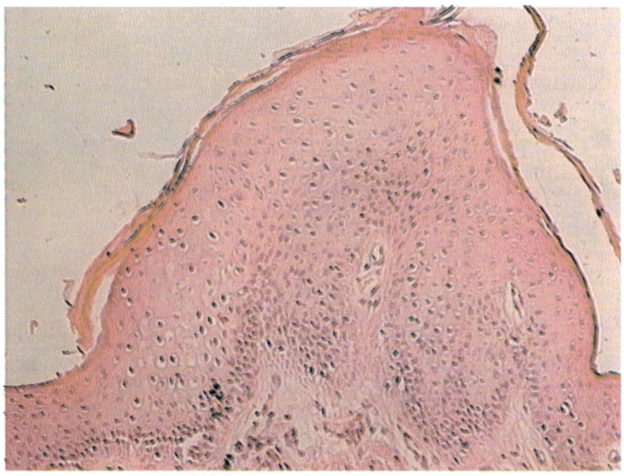

图 13–39　阴茎珍珠状丘疹　棘层肥厚

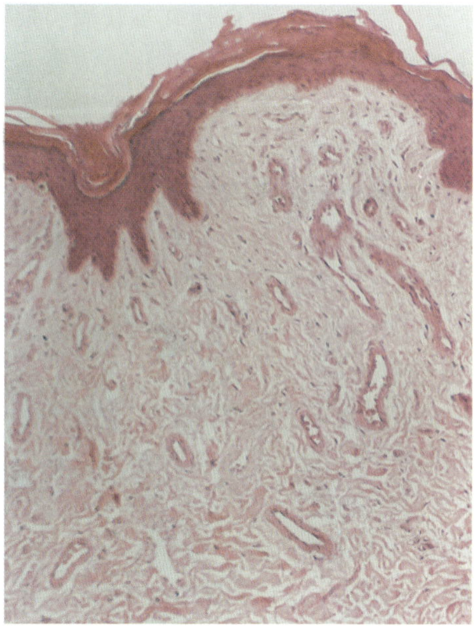

图 13–40　阴茎珍珠状丘疹　结缔组织内含有丰富的血管

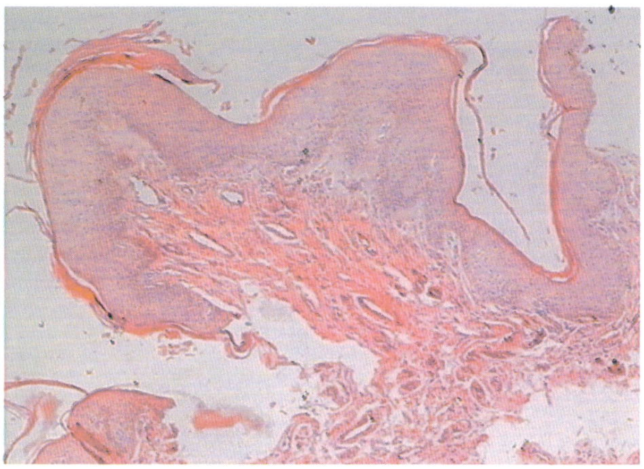

图 13–41　阴茎珍珠状丘疹　棘层肥厚，结缔组织增生，内含有丰富的血管

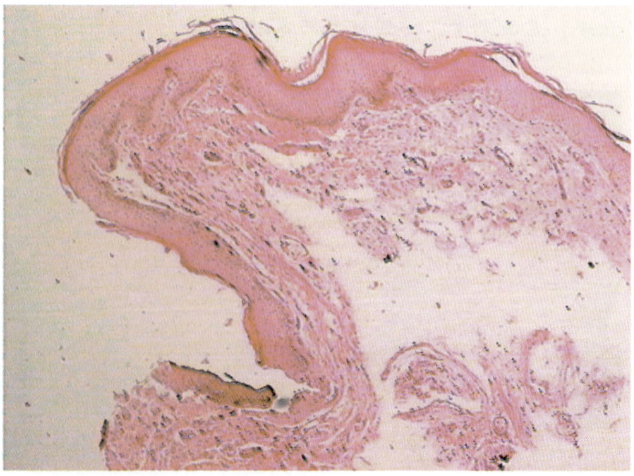

图 13–42　阴茎珍珠状丘疹　结缔组织内含有丰富的血管

坏疽性龟头炎

【临床表现】

坏疽性龟头炎（gangrenous balanitis）是指一种发生于阴茎部位的由动脉栓塞、继发感染等引起的急性或慢性破坏性溃疡性病变。基本损害为溃疡，稍硬，基底肉芽组织易出血，边缘隆起，表面覆盖较厚分泌物，可形成脓痂；周围皮肤呈暗红色，伴水肿，附近淋巴结肿大；剧痛。病变多始于龟头和包皮，可逐渐蔓延至阴茎体、阴囊和耻骨处，伴发阴茎坏死、脱落。患者可有糖尿病、免疫功能缺陷或低下（图 13–43）。

【组织病理】

组织病理无特异性，与坏疽性脓皮病相似。溃疡处表皮缺如，近溃疡处真皮弥漫性以中性粒细胞为主的浸润，溃疡深处为慢性炎症或肉芽肿；溃疡边缘表皮细胞间水肿，真皮内可见血管炎改变：血管周围淋巴细胞浸润，管壁纤维素样坏死；或者血管周围中性粒细胞浸润，管壁纤维素样物质沉积，红细胞外溢。

【鉴别诊断】

坏疽性脓皮病：临床上本病边缘潜行，分泌物恶臭。白塞病：临床上本病溃疡相对较浅，组织病理改变为细小血管炎，以淋巴细胞浸润为主。

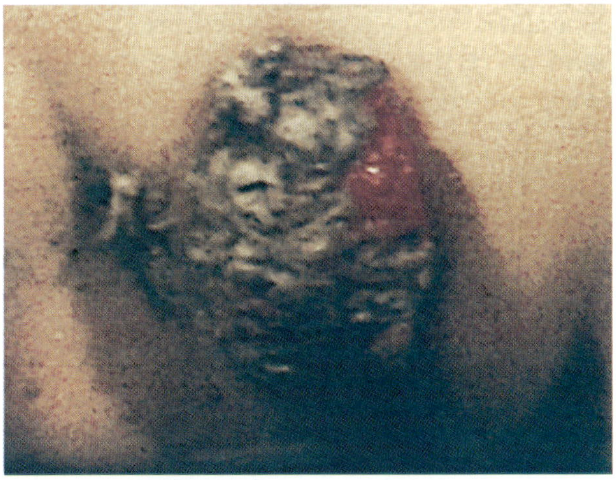

图 13–43　坏疽性龟头炎　龟头坏死结痂

阴茎海绵体硬结症

【临床表现】

阴茎海绵体硬结症又名 Peyronie 病（peyronie disease），为阴茎海绵体间隔慢性纤维性硬化疾病。多见于 40~60岁白种人群，目前认为是遗传体质基础上慢性创伤所引起。表现为阴茎勃起时弯曲，多数疼痛；体检可发现阴茎背侧或（和）腹侧有一个或多个硬块、结节，直径多小于 2cm，质地坚硬或具有弹性。病程慢性，疼痛可逐渐减轻，但硬块和弯曲畸形可逐渐加重或稳定不变。

【组织病理】

病变处成纤维细胞增生，胶原纤维致密，常可见透明性变；部分病例可见局灶性钙化，偶可见灶状慢性炎症反应，个别有骨样化生现象。

【鉴别诊断】

应与外伤性瘢痕鉴别，病理上不易区分，但后者有明确的外伤史。此外，需要与阴茎骨和硬化性淋巴管炎鉴别，后两者 X 光片和临床表现各具特点。

阴茎硬化性淋巴管炎

【临床表现】

阴茎硬化性淋巴管炎（sclerosing lymphangitis of the penis）为一少见疾病，病因不明，创伤、机械刺激是重要因素。好发于 20~40 岁男性，可突然发病。好发部位为冠状沟和阴茎背部，皮损为弯曲的、蚯蚓状的索状物，硬如软骨，多呈紫红色，不与皮肤粘连，可在皮下滑动；偶有轻度疼痛，个别可形成溃疡（图 13–44~图 13–47）。

【组织病理】

表皮大致正常，真皮内可见淋巴管管壁因纤维组织增生而呈肥厚性改变；有时伴有血栓性血管炎改变，偶伴有轻度炎症细胞（图 13–48）。

【鉴别诊断】

与阴茎海绵体硬结症鉴别：后者临床表现为硬块和结节，病理为胶原纤维增生。

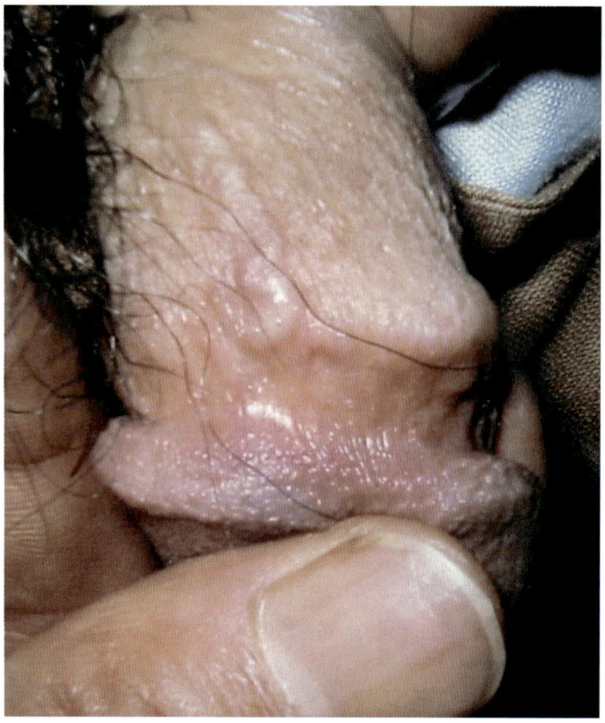

图 13-44　阴茎硬化性淋巴管炎　皮损为弯曲的、蚯蚓状的索状物，硬如软骨

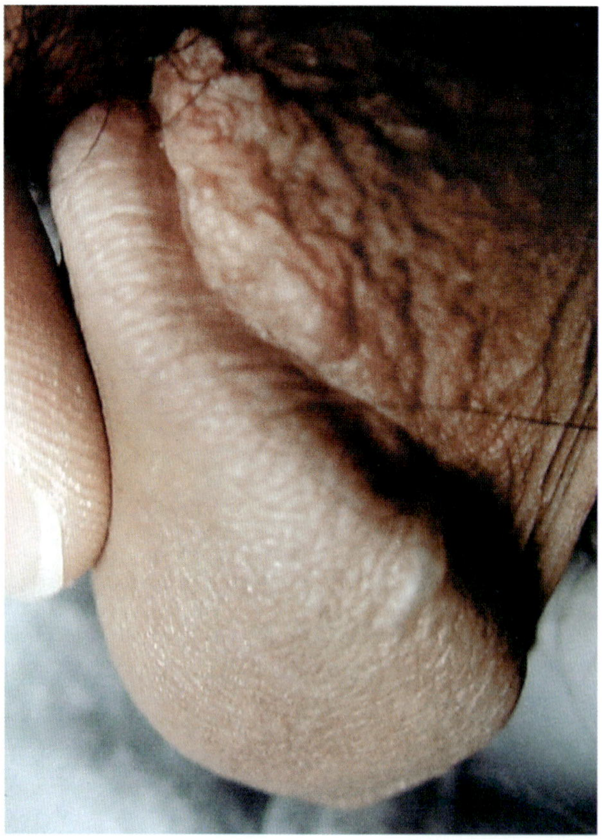

图 13-45　阴茎硬化性淋巴管炎　皮损为弯曲的、蚯蚓状的索状物，硬如软骨

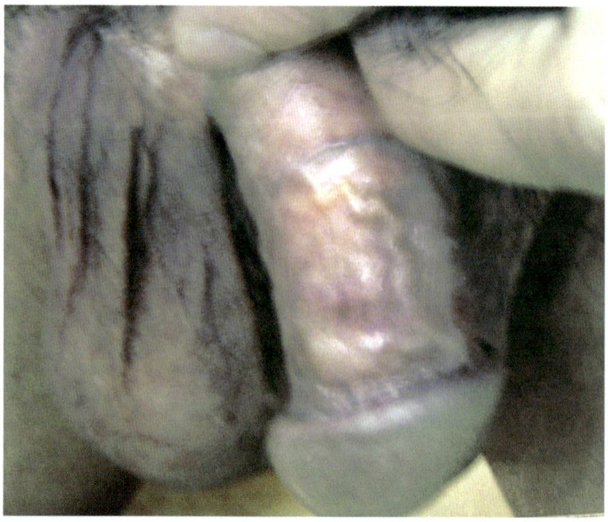

图 13-46　阴茎硬化性淋巴管炎　皮损为弯曲的、蚯蚓状的索状物，硬如软骨

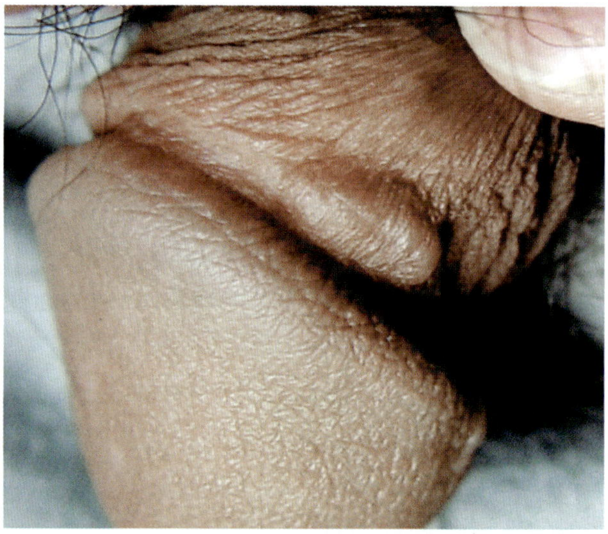

图 13-47　阴茎硬化性淋巴管炎　皮损为弯曲的、蚯蚓状的索状物，硬如软骨

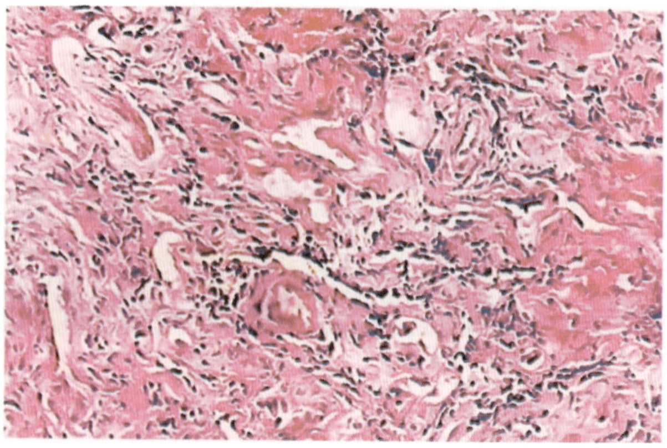

图 13-48　阴茎硬化性淋巴管炎　淋巴管扩张，纤维组织增生，伴有轻度炎症细胞

浆细胞性龟头炎

【临床表现】

浆细胞性龟头炎（plasma cell banlanitis）中年患者的多见。皮损常为单或多经久不退局限暗红斑块，经过缓慢，表面光滑、脱屑或潮湿。浸润较为明显，边缘较清楚。不形成溃疡有时外形和龟头增殖红斑很相似（图 13-49）。

【组织病理】

病理改变以表皮细胞增生，表皮突扁平，真皮内有大量浆细胞浸润为其特征。毛细血管扩张，有含铁血黄素沉着（图 13-50，图 13-51）。

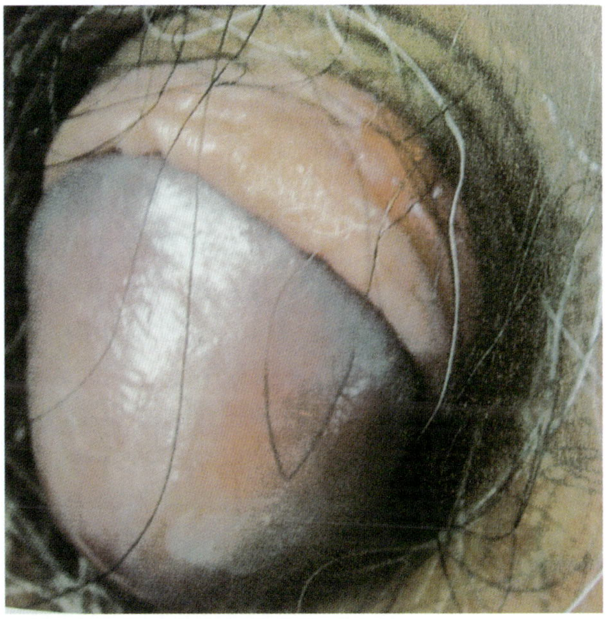

图 13-49　浆细胞性龟头炎

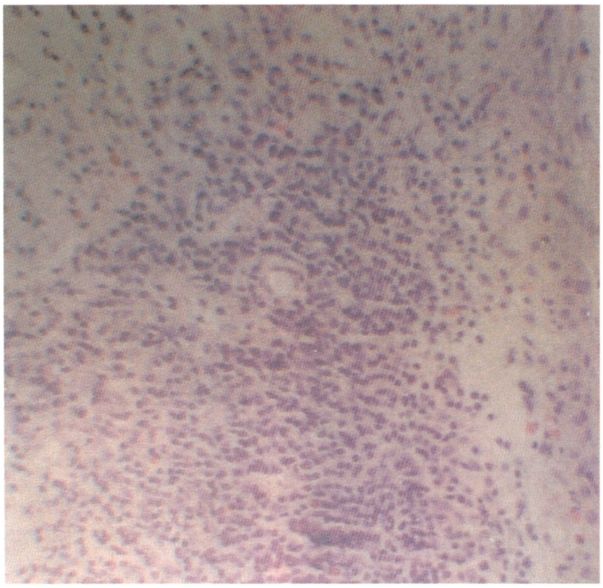

图 13-50　浆细胞性龟头炎

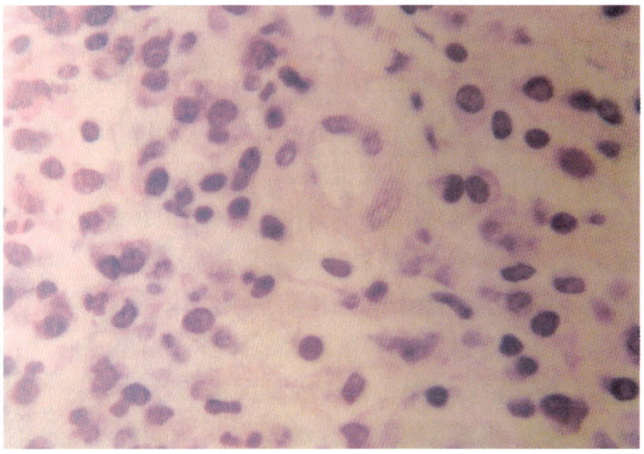

图 13-51　浆细胞性龟头炎　真皮内有大量浆细胞浸润

（李建国　张燕飞）

第十四章 穿通性与变质性疾病

穿通性疾病是指一组疾病，其特征是真皮内物质经表皮排出，包括反应性穿通性胶原病、穿通性毛囊炎、匐行性穿通性弹力纤维病、Kyrle病、穿通性钙化弹力纤维病和持久性豆状角化过度病等。变质性疾病是指一组真皮胶原纤维和或弹力纤维变性的疾病，包括膨胀纹和真皮中层弹力纤维溶解症等。

反应性穿通性胶原病

【临床表现】

反应性穿通性胶原病（reactive perforating collagenosis）罕见，分为先天性和获得性两种类型，前者于婴儿期或儿童早期发病，后者则发病于成年。起皮疹前常有轻微外伤史（如搔抓等），初发皮疹数周后可发展为典型皮疹，皮疹可自行消退，部分患者可反复发作。皮疹好发于四肢伸侧和手背，也可见于躯干和面部，皮疹常呈线状排列。初发皮疹为单个或多个、帽针头大小、肤色的丘疹；典型皮疹为直径5~10mm或更大的、中央有脐凹的丘疹，脐凹内为褐色角质栓所填充，角质栓黏附牢固，强行除去后基底也不出血，皮疹质硬如皮革；消退期皮疹为脐凹变浅，角质栓脱落，遗留浅表的瘢痕和局部的一过性色素改变。初发皮疹可无自觉症状，典型皮疹可伴瘙痒，获得性者因常伴发严重的糖尿病、慢性肾功能不全、肝病等而伴发严重瘙痒（图14~1）。

【组织病理】

组织病理具有特征性。早期的病理改变为棘层肥厚，其下方的真皮乳头变宽，变宽的真皮乳头内可见嗜碱的胶原纤维（Masson三色染色可证实嗜碱的成分为胶原纤维）。典型皮疹的特征病理改变为表皮呈杯状凹陷，凹陷内为柱状的角质栓，角质栓内可见角化不全的角质形成细胞、细胞碎片和嗜碱的胶原纤维；凹陷下方的表皮萎缩，且可见嗜碱的胶原纤维自真皮向上穿入表皮；真皮上部可见少量的淋巴细胞和组织细胞浸润。向表皮穿入的嗜碱物质不包括弹性纤维，且真皮内弹性纤维的数量也不增加。应对表皮穿入的嗜碱性物质做Masson三色染色以证实其为胶原纤维（图14–2）。

【鉴别诊断】

临床上需要与Kyrle病、穿通性毛囊炎、匐行性穿通性弹力纤维病等鉴别。组织学上应与穿通性毛囊炎、Kyrle病、穿通性环状肉芽肿及匐行性穿通性弹力纤维病区别。

穿通性毛囊炎和Kyrle病穿通排出的物质主要为毛发角质；穿通性环状肉芽肿穿通排出的为渐进性坏死组织；匐行性穿通性弹力纤维病穿通排出的为变性的弹力纤维，弹力纤维染色可以证实。

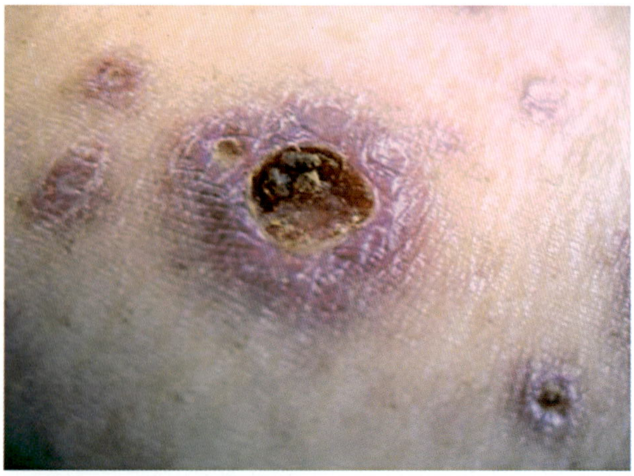

图14–1 反应性穿通性胶原病 皮损为直径5~10mm或更大的、中央有脐凹的丘疹，脐凹内为褐色角质栓所填充

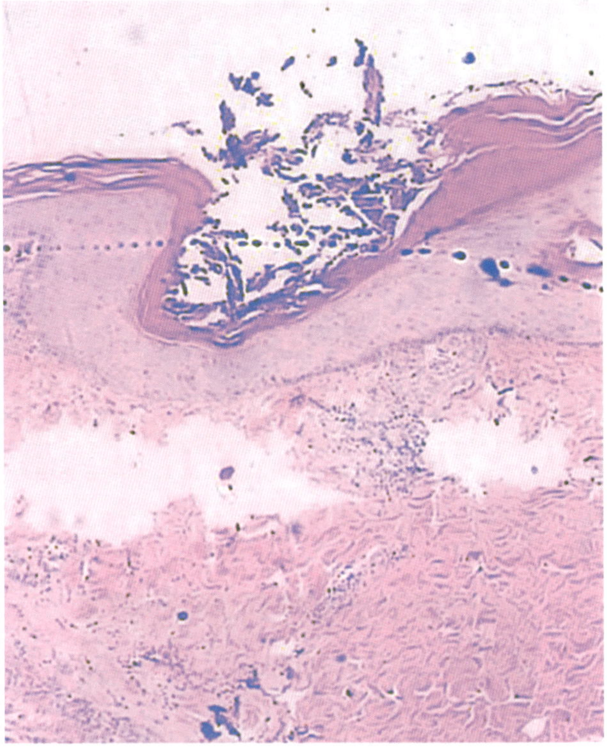

图 14-2 反应性穿通性胶原病 表皮呈杯状凹陷，凹陷内为角化不全的角质形成细胞、细胞碎片和嗜碱的胶原纤维，真皮上部可见少量的淋巴细胞和组织细胞浸润

穿通性毛囊炎

【临床表现】

穿通性毛囊炎（perforating folliculitis）不常见，与 Kyrle 病和肾病/糖尿病穿通病在许多方面有重叠。且近年来发病有降低趋势。多见于 20~40 岁者，男女发病无明显差异，可见于慢性肾功能不全者。皮疹可持续数月或数年，可自发消退，慢性肾功能不全者的皮疹在肾移植术后可消退。皮疹位于四肢伸侧和臀部。皮疹为毛囊性红色斑丘疹，中央为小的角栓，角栓内有卷曲的毛发。通常无自觉症状，但伴发慢性肾功能不全者可有显著瘙痒。本病诊断的关键是在临床及组织病理方面证实毛囊为原发性炎症部位。

【组织病理】

毛囊漏斗部扩张且破裂（穿通）。扩张的毛囊漏斗内有中性粒细胞的颗粒状核尘、其他炎性细胞以及变性的胶原纤维和变性的弹力纤维混杂的角化不全柱。穿通处或其附近可见毛干；穿通下方的真皮内有散在的炎细胞浸润和纤维化。

【鉴别诊断】

临床上应与毛发苔藓（毛周角化病）、Kyrle 病等鉴别。

匐行性穿通性弹力纤维病

【临床表现】

匐行性穿通性弹力纤维病（elatosis perforans serpiginosa）少见。本病多见于青年男性。皮疹匐行性扩展，可自行消退，但新的皮疹又同时出现，整个病程呈慢性。皮疹好发于颈部两侧，也可见于上肢、面部、下肢和躯干。皮疹为角化性丘疹，直径为 2~5mm，淡红色或肤色，排列有特征性，可呈环状、弧形、马蹄状，也可不规则分布，环状皮疹的中央有不同程度的萎缩。皮疹可无自觉症状或轻度瘙痒（图 14-3~图 14-8）。部分患者可伴发某些疾病，如 Ehlers-Danlos 综合征、Marfans 综合征、Rothmund-Thompson 综合征、伸舌性痴呆、弹性纤维假黄瘤、成骨不全、肢端早老症、先天性白内障等。

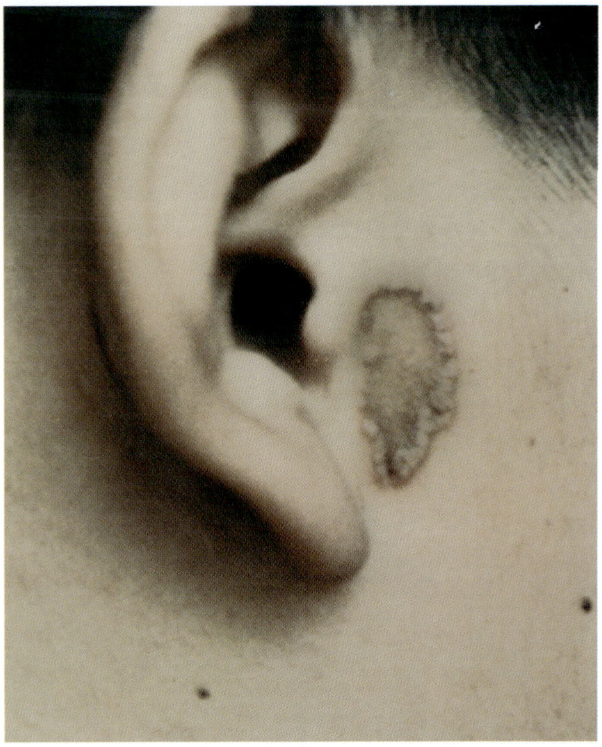

图 14-3 匐行性穿通性弹力纤维病 耳前区角化性丘疹，直径为 2~5mm，淡红色或肤色，排列呈环状、中央有轻度萎缩

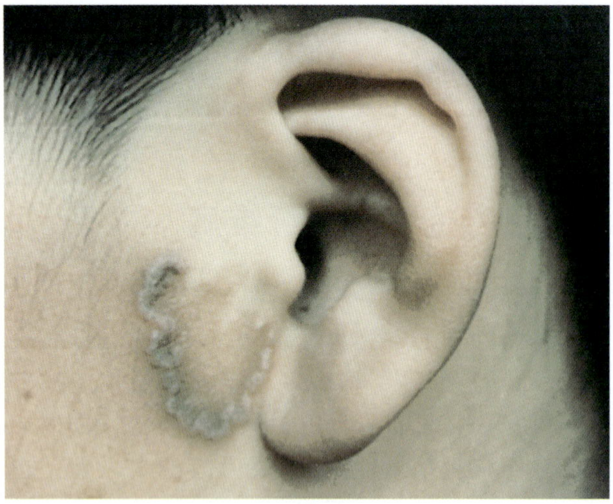

图 14-4 匐行性穿通性弹力纤维病 耳前区角化性丘疹，直径为 2~5mm，淡红色或肤色，排列呈半环状、中央有轻度萎缩。

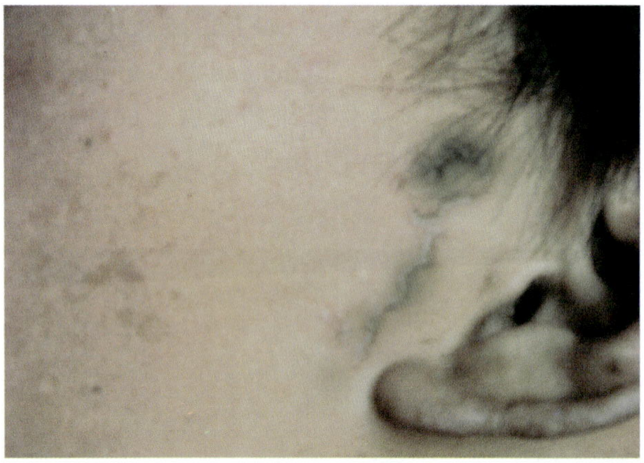

图 14-5 匐行性穿通性弹力纤维病 耳前区角化性丘疹，排列呈不规则形

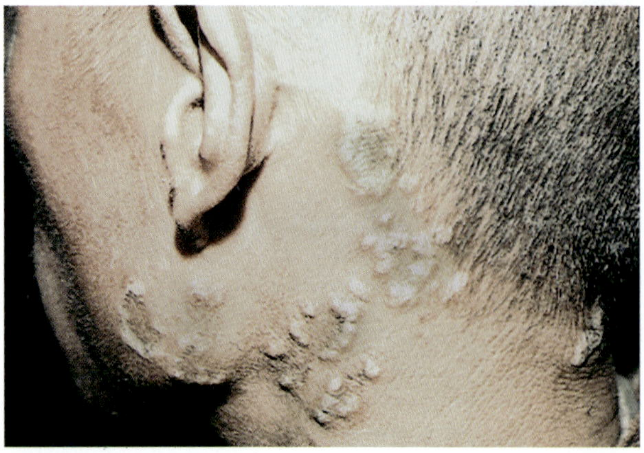

图 14-6 匐行性穿通性弹力纤维病 颈后角化性丘疹，排列呈不规则形

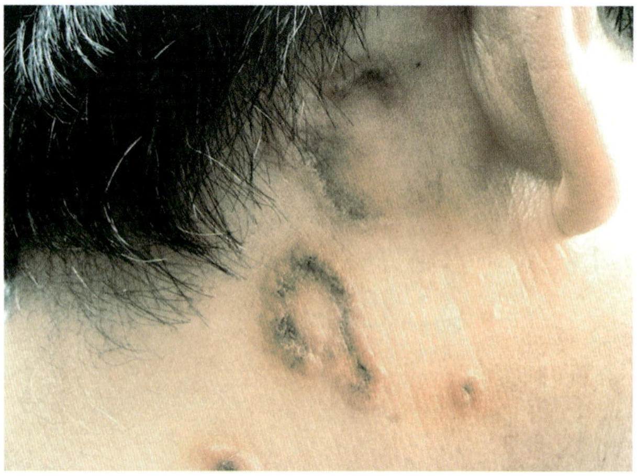

图 14-7 匐行性穿通性弹力纤维病 耳后区淡红色角化性丘疹，排列呈环状

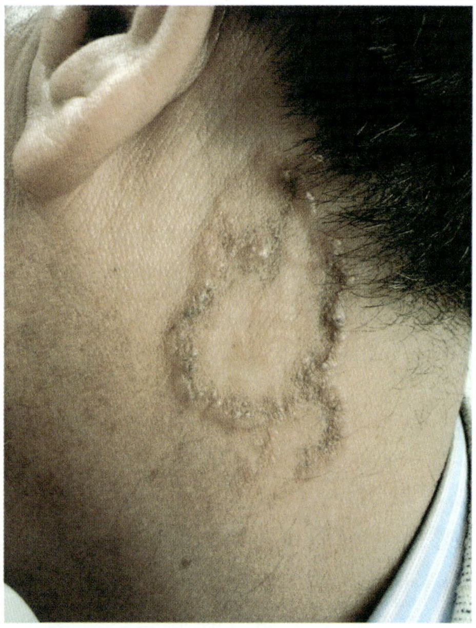

图 14-8 匐行性穿通性弹力纤维病 耳后区暗红色角化性丘疹，排列呈多环状

【组织病理】

为狭长的管道自真皮穿过表皮或毛囊，管道可为线形、波浪形或螺旋形，多为单腔，也可为多腔。管道内为角质物和嗜碱的弹性纤维碎片，弹力纤维染色可证实。真皮浅层（尤其是真皮乳头）的弹性纤维增多、增粗、变性、碎裂（图 14-9~图 14-15）。

【鉴别诊断】

临床上应和环状肉芽肿、光化性肉芽肿等鉴别。组织学上应和其他穿通性疾病相鉴别。

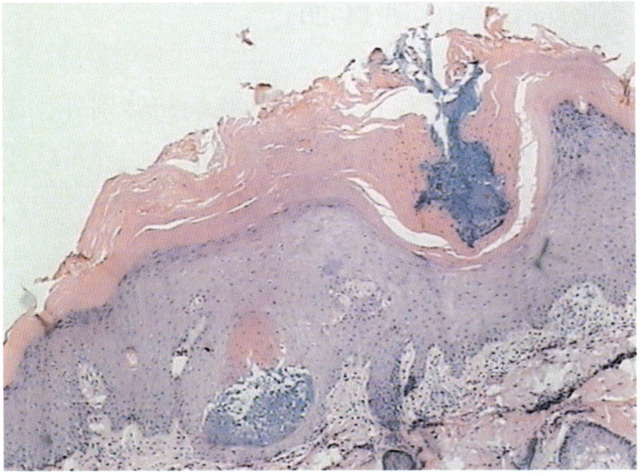

图 14-9　匐行性穿通性弹力纤维病　角质物和嗜碱的弹性纤维碎片，自真皮穿过表皮达角质层

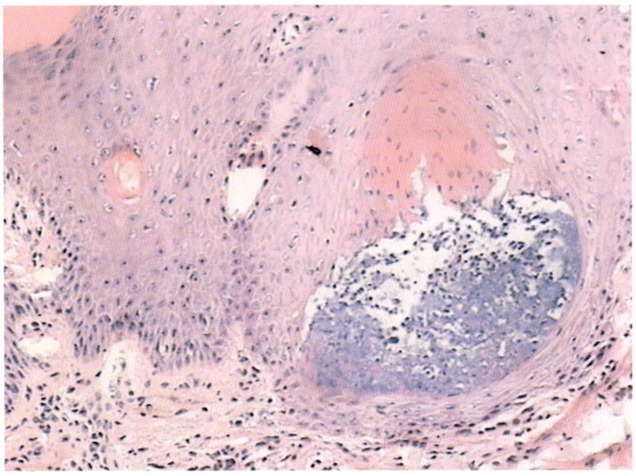

图 14-10　匐行性穿通性弹力纤维病　表皮内嗜碱的弹性纤维碎片

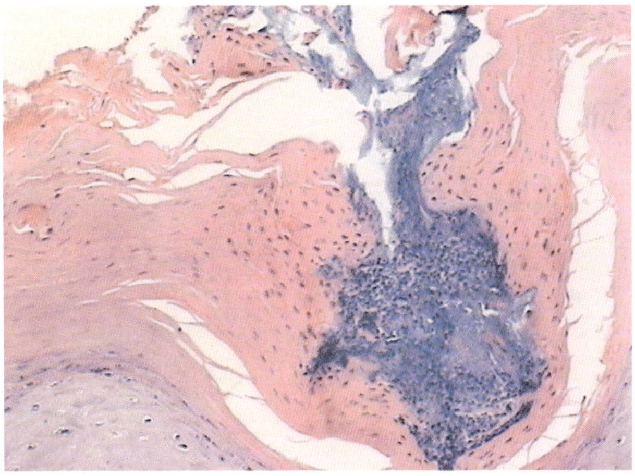

图 14-11　匐行性穿通性弹力纤维病　角质层嗜碱的弹性纤维碎片

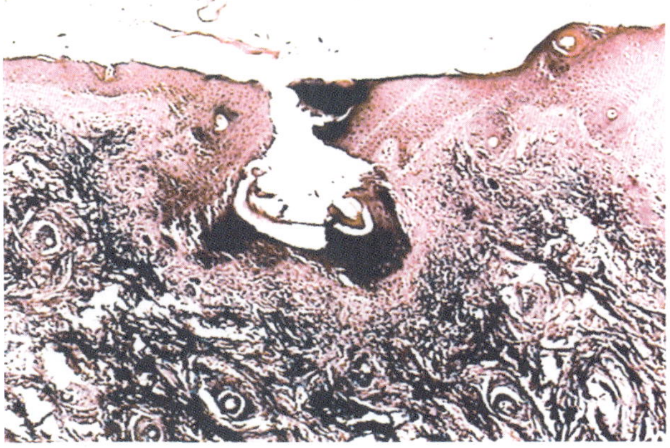

图 14-12　匐行性穿通性弹力纤维病　真皮浅层的弹性纤维增多、增粗、变性、碎裂（弹力纤维染色）

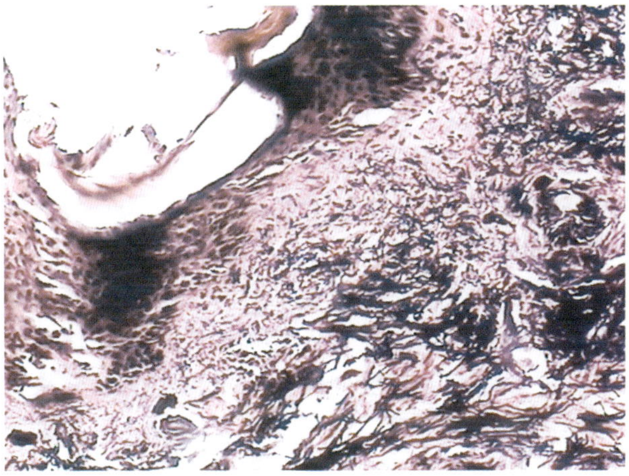

图 14-13　匐行性穿通性弹力纤维病　真皮浅层的弹性纤维增多、增粗、变性、碎裂（弹力纤维染色）

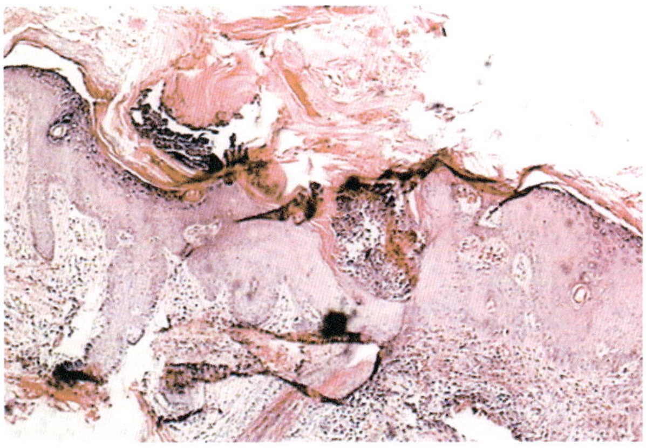

图 14-14　匐行性穿通性弹力纤维病　穿出角质层的弹性纤维（弹力纤维染色）

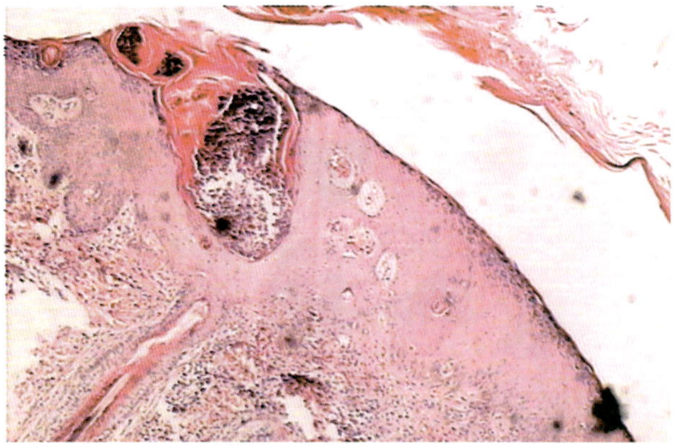

图 14-15 匐行性穿通性弹力纤维病 角质层内的弹性纤维（弹力纤维染色）

Kyrle 病

【临床表现】

Kyrle 病（Kyrle' s disease）又叫毛囊与毛囊旁角化过度症、贯穿性角化过度症、真皮穿通性毛囊与毛囊旁角化过度症。本病罕见。多见于 30~50 岁中年人，亦见于儿童和老年人。与男性相比，女性易患本病；与正常人相比，糖尿病、慢性肾衰竭或高脂蛋白血症者易患此病。部分病例有家族史；发疹缓慢，病程极长，可长达数十年。皮疹好发于四肢伸侧，也可见于上肢，头部和颈部等任何部位；也可见于眼结膜、口腔黏膜及其他与皮肤有相同胚胎起源的组织。初发皮疹为为针头大的角化性丘疹，增大后的典型皮疹为大的丘疹、结节或斑块，毛囊性或非毛囊性，直径为 2~8mm，数目较多，棕红色或棕褐色，中央有一角栓，去除后可遗留小的坑状凹陷；皮疹常散在分布，也可排列呈环状或条带状。皮疹可无自觉症状，也可伴疼痛和显著瘙痒（图 14-16~图 14-17）。

【组织病理】

表皮角化过度，局限性表皮凹陷，凹陷内由角化过度和部分角化不全细胞组成的角栓填充，角栓内有嗜碱性、细胞样物质碎片，嗜碱性物质中无特殊染色可以证明的胶原纤维和弹力纤维。角栓的角化物质至少在一个区域贯穿表皮全层而使角质细胞与真皮接触，角栓的穿通仅是一个阶段，但并非都达到这一阶段，所以即使未见穿通也不能完全排除本病。真皮内的弹性纤维无显著变化（图 14-18~图 14-20）。

【鉴别诊断】

临床上除了与其他穿通性疾病相鉴别外，还应与结节性痒疹、多发性角化棘皮瘤、寻常疣等疾病相鉴别。

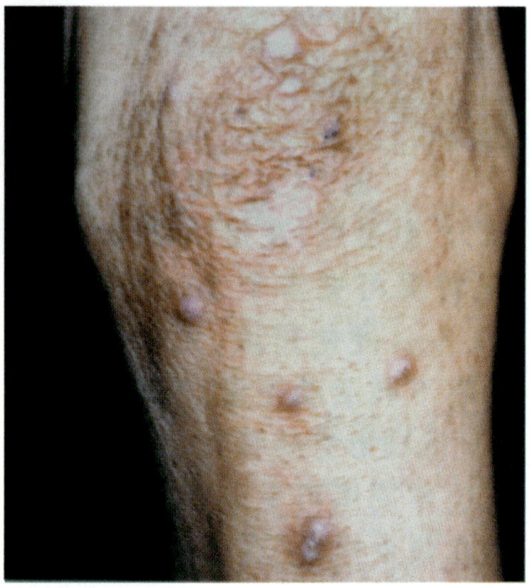

图 14-16 Kyrle 病 大的角化性丘疹、结节，中央有一角栓

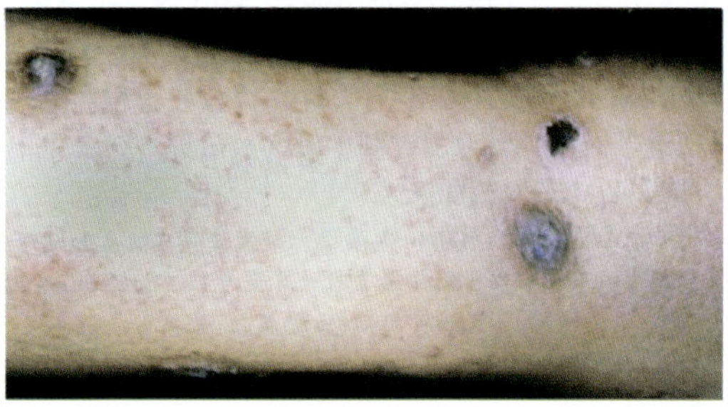

图 14-17 Kyrle 病 呈角化性结节，棕红色或棕褐色，中央有一角栓

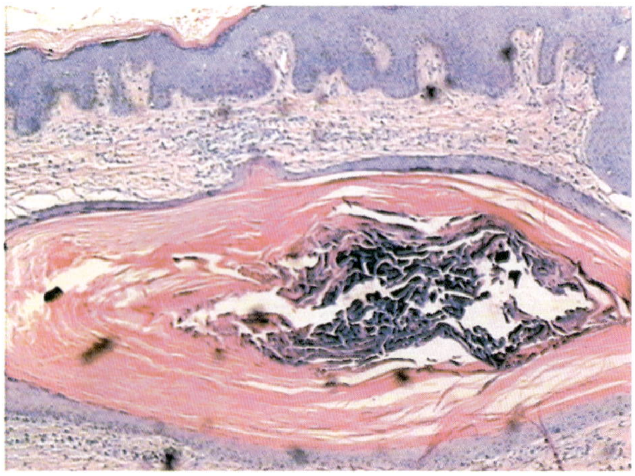

图 14-18 Kyrle 病病理 表皮囊肿内有大量嗜碱性物质碎片

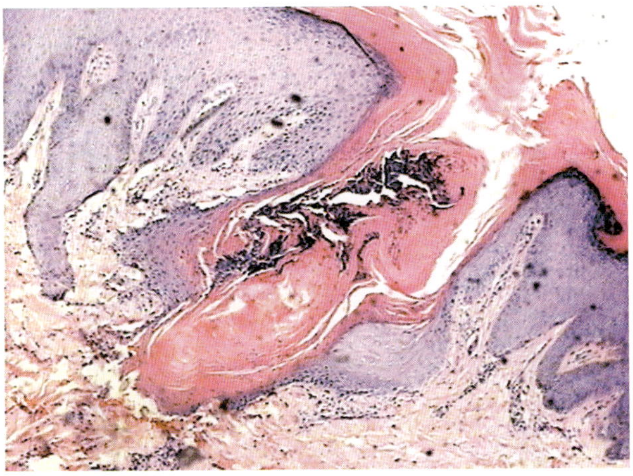

图 14-19 Kyrle 病病理 表皮角化过度，局限性表皮凹陷，凹陷内由角化过度和部分角化不全细胞组成的角栓填充，角栓内有嗜碱性、细胞样物质碎片

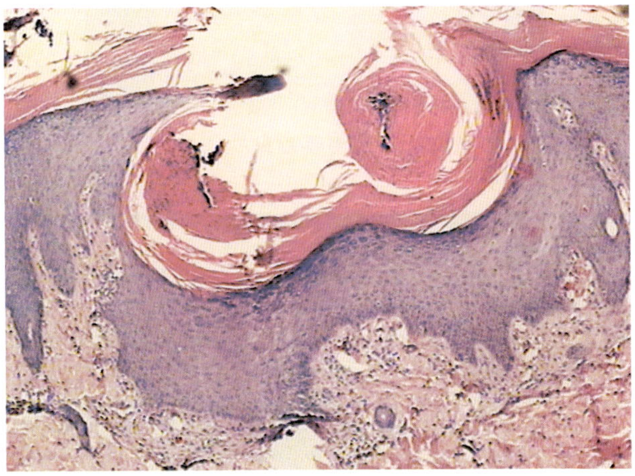

图 14-20 Kyrle 病病理 表皮角化过度，局限性表皮凹陷，凹陷内由角化过度和部分角化不全细胞组成的角栓填充，角栓内有少量嗜碱性物质碎片

穿通性钙化弹力纤维病

【临床表现】

穿通性钙化弹力纤维病（perforating calcific elastosis）又称脐周穿通性弹力纤维假黄瘤（periumbilical perforating pseudoxanthoma）。本病见于多产中年妇女的脐周区。皮损表现为逐渐增大，界限清楚，色素过度沉着的斑片或斑块。有些病例斑片或斑块萎缩并伴发疏散性角化性丘疹，而另一些病例则有疣状边缘，还有些病例损害表面普遍呈现裂隙性疣状增殖。损害大小 2~14cm。

【组织病理】

真皮网状层可见许多变性的弹力纤维。呈粗短和扭曲状，含钙盐，Von Kossa 染色阳性，与弹力纤维假黄瘤不能区分。与后者一样，在 HE 染色切片上，亦可见嗜碱性弹力纤维。两者的区别之处在于，本病弹力纤维通过宽的表皮管道或通过增生表皮的隧道，而弹力纤维假黄瘤则形成充满角蛋白的火山口而排除表面。

【鉴别诊断】

临床上应与经典的弹力纤维假黄瘤、弹性纤维假黄瘤样真皮乳头层弹性组织溶解症、皮肤松弛症、颈部假性皮萎缩等相鉴别。组织学上应与经典的弹力纤维假黄瘤相鉴别，后者无变性（嗜碱的、碎裂的）的弹性组织跨表皮排出。此外，与其他穿通性皮肤病（反应性穿通性胶原病、穿通性环状肉芽肿、穿通性毛囊炎及 Kyrle 病）相鉴别，鉴别要点见反应性穿通性胶原病部分。

持久性豆状角化过度病

【临床表现】

持久性豆状角化过度病（hyperkeratosis lenticutlaris perstans）又称 Flegel 病。多见于 30~60 岁男性。病程慢性迁延，皮损可以持续数十年。皮损好发于手、足背，此外也可见于前臂、小腿、大腿、掌跖，皮疹散在分布。典型皮疹为多个、直径 1~5 mm（或粟粒至绿豆大小）、棕红色、疣状角化性丘疹，去除表面痂皮可见红色基底，并可见小出血点。皮损一般无自觉症状，少数可有轻度瘙痒。部分病例可合并糖尿病和甲状腺功能亢进。

【组织病理】

表皮呈塔尖样角化过度，可伴有角化不全，无巨大的角栓形成，角化下方的表皮萎缩，颗粒层变薄或消失，皮损边缘可见不规则棘层肥厚，真皮乳头部毛细血管扩张，并有致密的单一核细胞浸润，有时呈带状分布。

【鉴别诊断】

临床上应与 Kyrle 病、灰泥角化病和毛囊角化病等疾病相鉴别。组织学上应与汗孔角化症、Kyrle 病、灰泥角化病等疾病相鉴别。汗孔角化症可见角化不全柱；Kyrle 病可见巨大毛囊角栓和表皮穿通现象；灰泥角化病的表皮无萎缩，而是基底样细胞增生。

膨胀纹

【临床表现】

膨胀纹（striae distensae）又称萎缩纹。多见于青春期男女（称青春期膨胀纹）、妊娠妇女（称妊娠纹）、库欣综合征患者或系统应用皮质激素患者。膨胀纹形成后一般不能消退。青春期膨胀纹好发于股内侧、肘膝上方，也可见于腰骶部、臀部、女性乳房处等部位；库欣综合征患者或系统应用皮质激素患者的膨胀纹分布与青春期膨胀纹类似；妊娠纹则好发于腹壁。典型皮疹为波浪状条纹形萎缩，呈淡红色或紫红色，可见皮内血管纹理；后期损害为苍白色，微凹，柔软而有光泽。皮疹无自觉症状（图 14–21~图 14–23）。

【组织病理】

表皮萎缩，真皮胶原纤维变薄，真皮上部胶原束变直变细，与皮面平行。网状层的弹性纤维稀少、卷曲或呈团块状。膨胀纹内细胞核稀疏，缺乏汗腺和毛囊。早期损害还可见真皮水肿和血管周围淋巴细胞浸润（图 14–24~图 14–26）。

【鉴别诊断】

临床上和组织学上应与线状局限性弹性纤维变性相鉴别。后者皮损多见于背部的中、下方，典型皮疹为水平方向排列的淡黄色条纹；组织病理特征为真皮弹性纤维增多、堆积和呈碎片状，因此，两者皮疹的好发部位、皮损颜色和组织病理均不同。

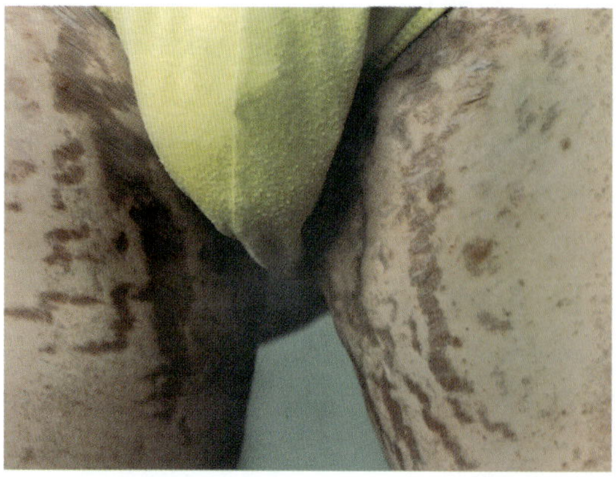

图 14–21　膨胀纹　皮疹为波浪状条纹形萎缩纹

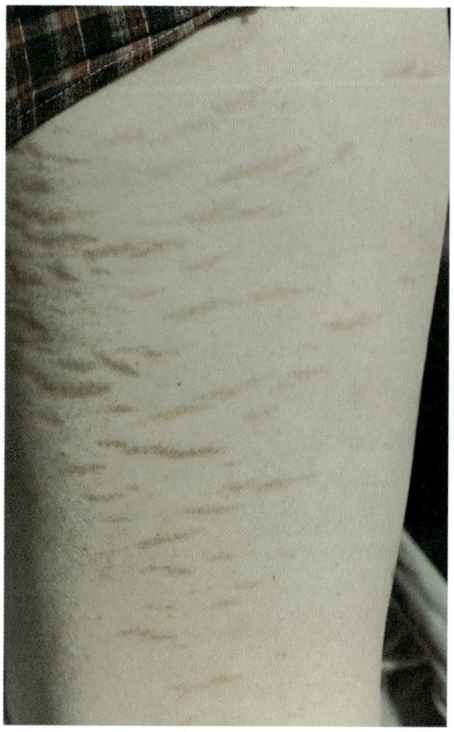

图 14–22　膨胀纹　条纹形萎缩纹

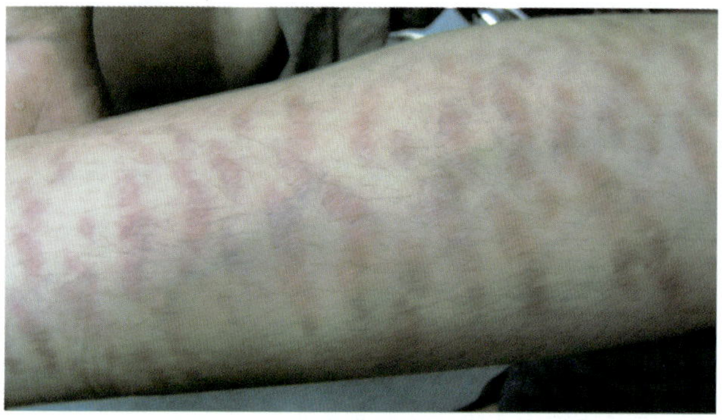

图 14–23　膨胀纹　条纹形萎缩纹

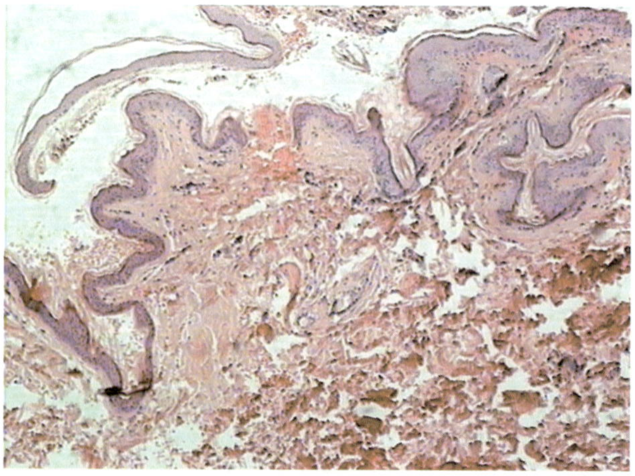

图 14–24　膨胀纹　表皮萎缩，真皮水肿和血管周围淋巴细胞浸润

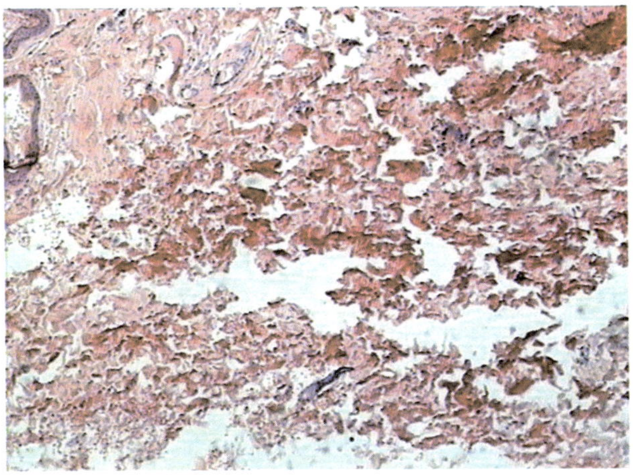

图 14-25 膨胀纹病理 表皮萎缩，真皮水肿

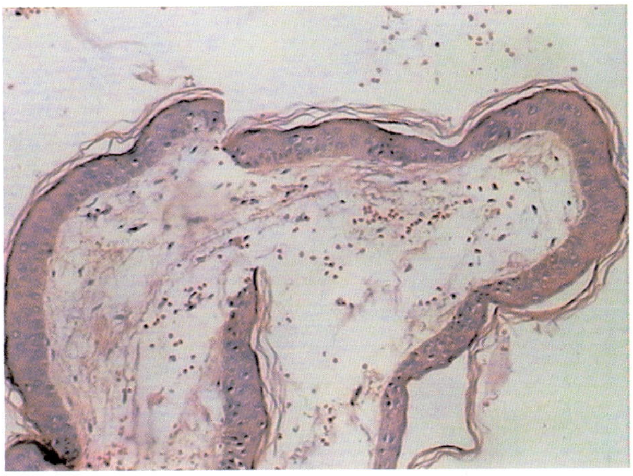

图 14-26 膨胀纹病理 表皮萎缩，真皮胶原纤维稀疏变薄，真皮上部胶原束变直变细，与皮面平行

真皮中层弹力纤维溶解症

【临床表现】

真皮中层弹力纤维溶解症（mid-dermal elastolysis）多见于中青年女性。起病缓慢，逐渐增多，发展至一定程度可停止，但不自行消退。皮疹好发于颈部、肩部、上臂、上背部、腹部，也可见于前胸、腿部、下肢，极少侵犯面部。皮疹分两类，一类为界限清楚的、表面呈细皱纹的斑片，部分与皮纹方向一致；另一类为毛囊周围的、卵圆形的、小而软的丘疹，部分有疝囊感。两类皮疹颜色多为肤色，也可为苍白色、淡黄色、浅棕色。多数患者仅有第一类皮疹，部分两者并存，少数仅有第二类皮疹。皮疹无自觉症状。

【组织病理】

第一类皮疹的病理改变为：表皮正常，真皮浅中层血管周围及胶原纤维束间有稀疏的淋巴细胞浸润；弹力纤维染色示真皮中层可见境界清楚的弹力纤维缺失。第二类皮疹的组织病理与第一类皮疹相似，特点是毛囊自弹力纤维缺失区穿过，而毛囊周围的弹力纤维仍存在。

【鉴别诊断】

临床上应与炎症后弹力纤维溶解症、毛周弹力纤维溶解症、皮肤松弛等疾病相鉴别。炎症后弹力纤维溶解症多见于儿童，急性起病，先有荨麻疹样或丘疹发疹。毛周弹力纤维溶解症皮疹和真皮中层弹力纤维溶解症的第二类皮疹类似，不同在于前者的受累毛囊处可培养出产弹性硬蛋白酶的葡萄球菌，弹力纤维缺失仅限于毛囊周围。皮肤松弛也表现皮肤皱纹，不同之处在于皮肤松弛的弹力纤维缺失可发生在真皮的上中下层。组织学上应与炎症后弹力纤维溶解症、毛周弹力纤维溶解症、皮肤松弛、光线性弹力纤维变性、弹力纤维假黄瘤等疾病相鉴别。光线性弹力纤维变性组织上为真皮弹力纤维异常增生，真皮浅层胶原纤维嗜碱性改变。弹力纤维假黄瘤的组织学改变为真皮中下 1/3 处大量变性的弹力纤维堆积。

（张江安　于建斌）

第十五章 营养代谢障碍性皮肤病

人体在某些酶发生遗传性缺陷或者内分泌出现紊乱时，蛋白质和糖类的合成、降解、排泄等某一环节即可发生障碍，因此表现出多种代谢性疾病，本章重点介绍由营养代谢障碍引起的皮肤疾病。

第一节 痛 风

痛风 (gout) 是原发性或继发性嘌呤代谢障碍性疾病。由于血清尿酸水平升高，尿酸盐以结晶形式沉积而引起组织损伤。

【临床表现】

本病经历无症状期、急性关节炎期和慢性关节炎期。早期常有不规则反复发作的急性关节炎，晚期在各关节内及其周围有尿酸盐沉积，引起慢性关节炎，常伴有关节及附近骨质破坏。约半数晚期患者尿酸盐可沉积于皮下组织内，称之为痛风石 (tophi)。常见于耳轮、指趾关节、肘部等处，直径可达数厘米，发作时具有红肿热痛等急性炎症表现，大的痛风石可以破溃排出白垩样物质。本病多见于男性，中年发病（图 15–1~图 15–6）。

【组织病理】

对痛风石进行组织学检查时，组织标本用无水乙醇固定比福尔马林固定好，因为福尔马林可破坏尿酸盐结晶的特征，结果仅留下无定形的物质（图 15–7~图 15–15）。无水乙醇固定后，可见真皮内灶性、大小不等、境界清楚的针形结晶物质紧密堆集，呈束状。聚集的尿酸盐周围常有含大量异物巨细胞的肉芽肿性浸润，本身可以继发钙化。即使是用福尔马林固定的标本，在聚集的无定形物质周围也可见异物巨细胞和巨噬细胞组成的环，具有特征性。

【鉴别诊断】

临床上应与关节病型银屑病、表皮下钙化结节、类风湿性关节炎等鉴别。

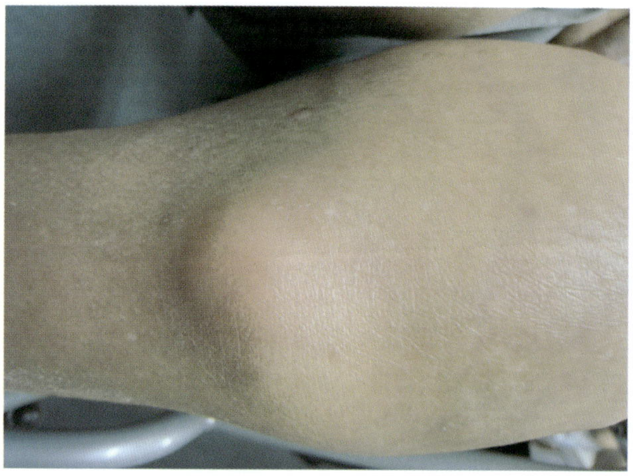

15–1 痛风 膝部痛风石，直径可达数厘米，有红肿热痛等急性炎症表现

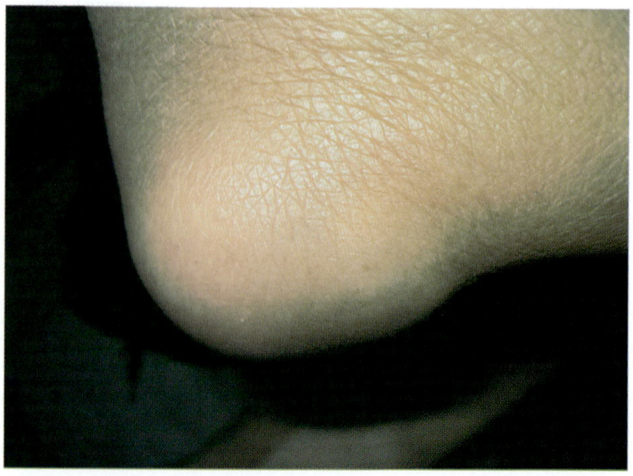

15–2 痛风 足跟部痛风石

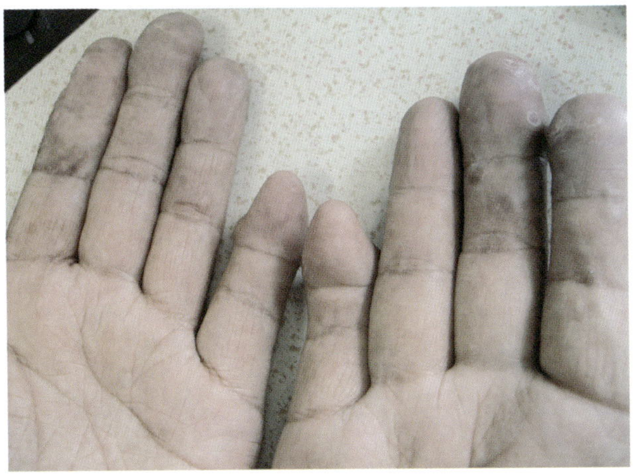

15-3 **痛风** 手部痛风石小结节

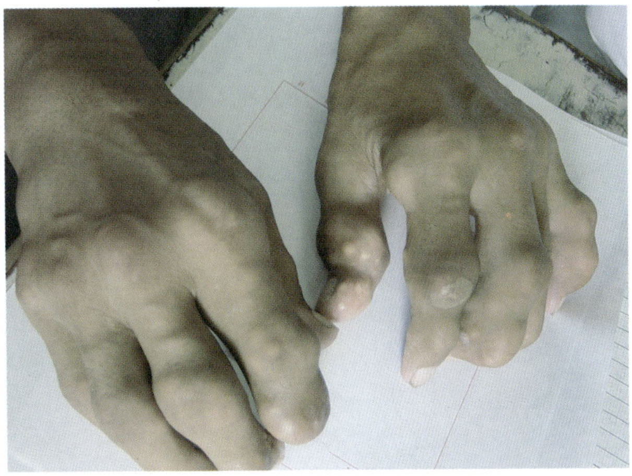

15-6 **痛风** 手部痛风石结节

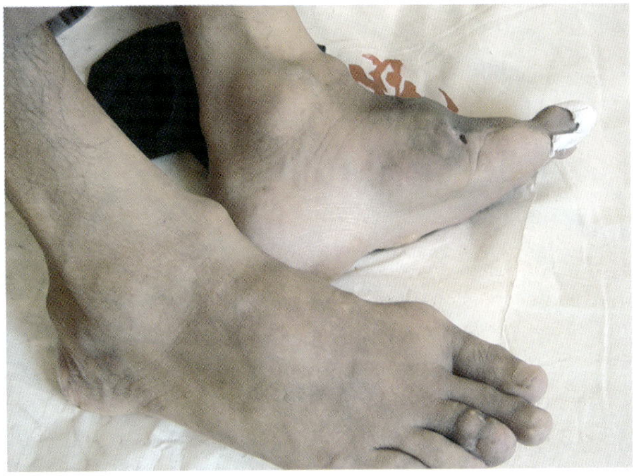

15-4 **痛风** 足部痛风石结节

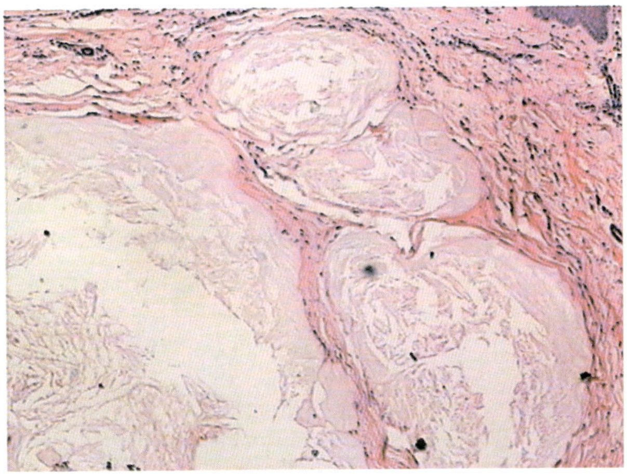

15-7 **痛风** 真皮内灶状、大小不等、境界清楚的无定形的物质

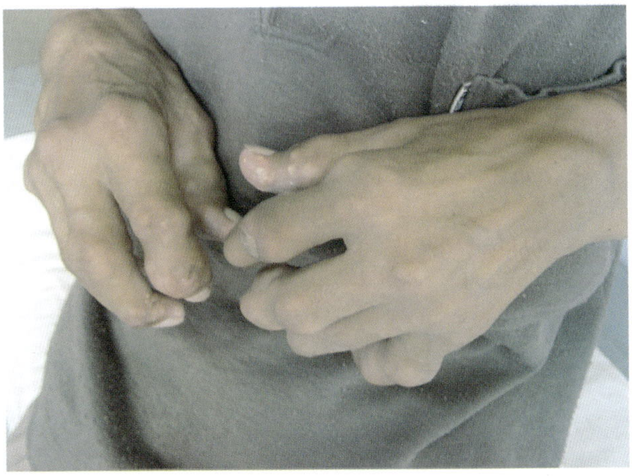

15-5 **痛风** 手部痛风石结节

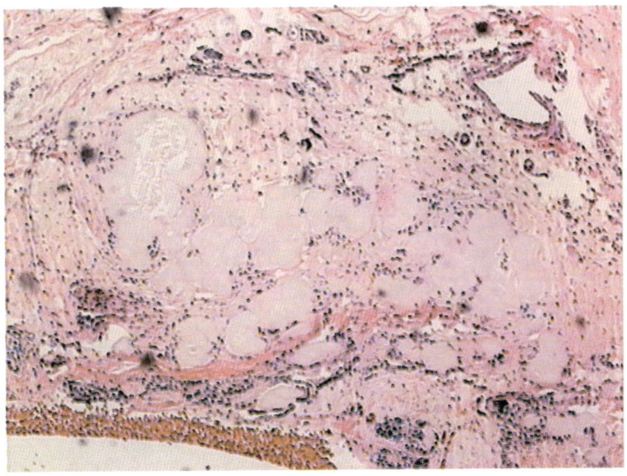

15-8 **痛风** 真皮内灶状、大小不等、境界清楚的无定形物质紧密堆集，聚集的尿酸盐周围有异物巨细胞肉芽肿性浸润

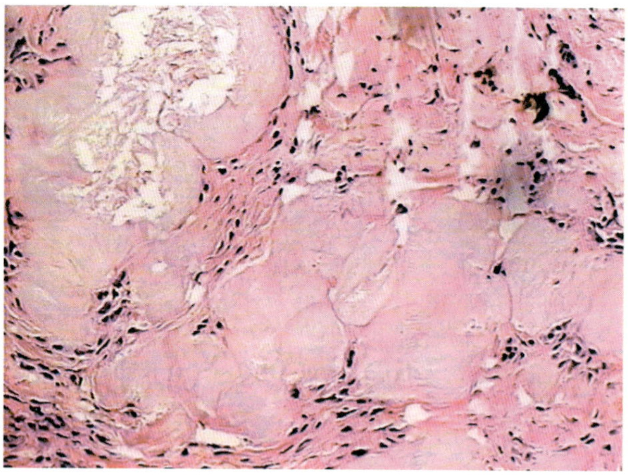

15-9　**痛风**　真皮内灶状、大小不等、境界清楚的无定形物质紧密堆集，周围有含异物巨细胞的肉芽肿性浸润

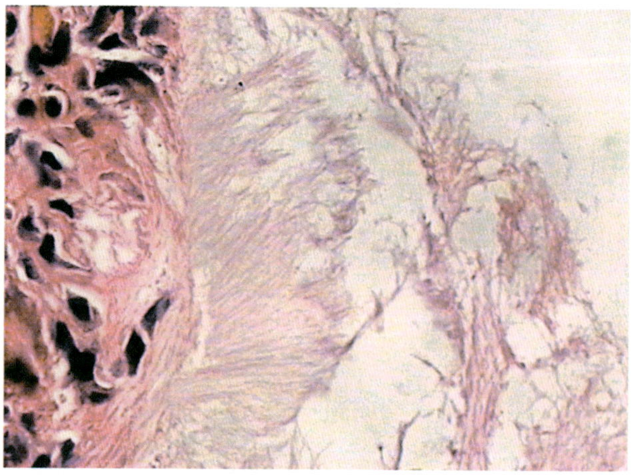

15-12　**痛风**　真皮内灶状、境界清楚的针形结晶物质紧密堆集，呈束状。聚集的尿酸盐周围见肉芽肿性浸润

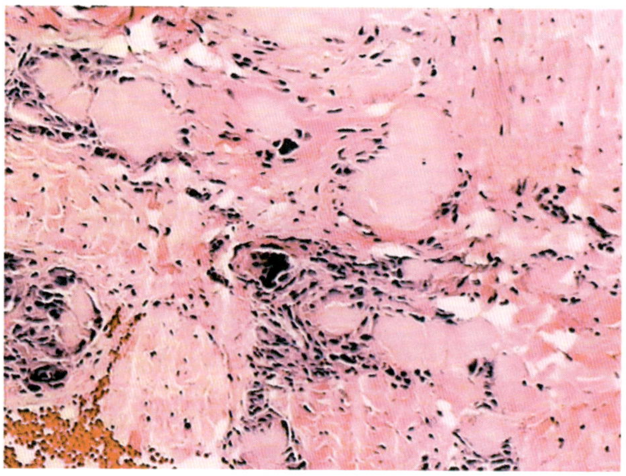

15-10　**痛风**　真皮内灶状、大小不等、境界清楚的无定形物质紧密堆集，聚集的尿酸盐周围常有含异物巨细胞的肉芽肿性浸润

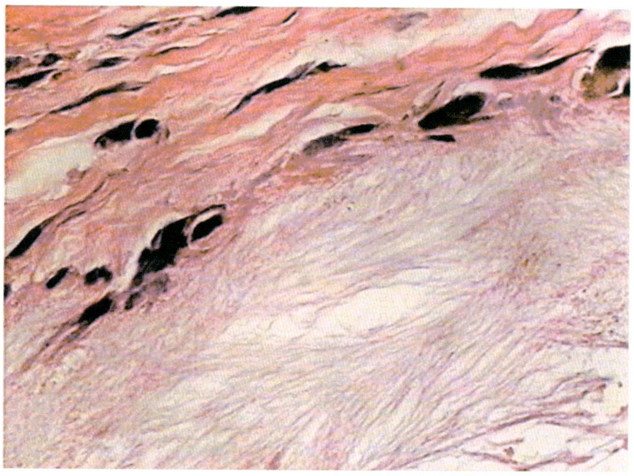

15-13　**痛风**　真皮内无定形物质紧密堆集，呈束状

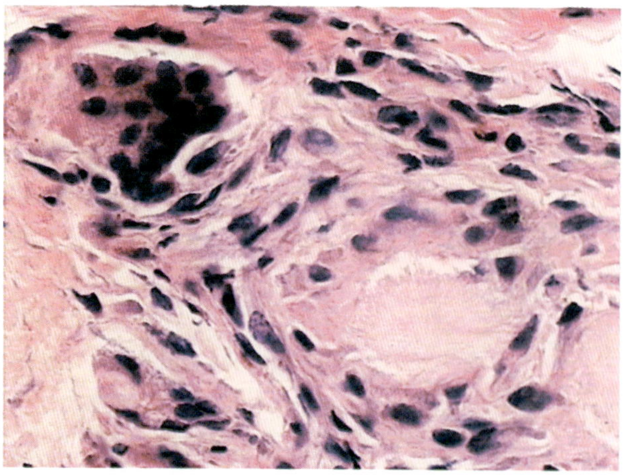

15-11　**痛风**　真皮内灶状无定形物质周围见异物巨细胞的肉芽肿性浸润

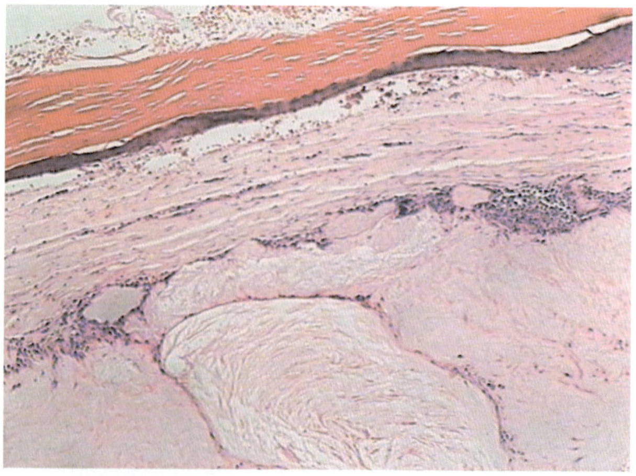

15-14　**痛风**　尿酸盐无定形物质，周围见肉芽肿性浸润

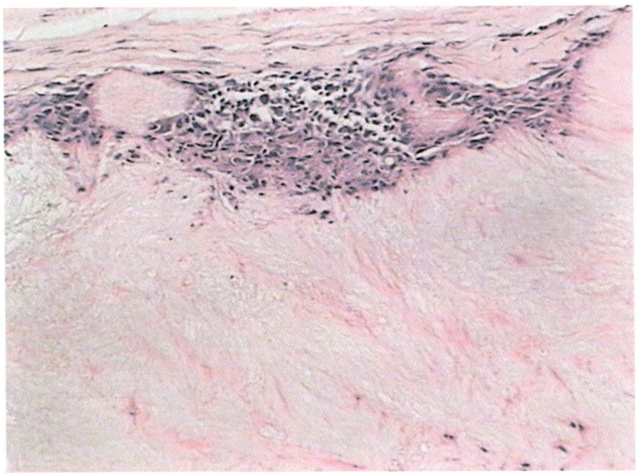

15–15 **痛风** *尿酸盐无定形物质，周围见肉芽肿性浸润*

第二节 黏蛋白病

黏蛋白沉积症 (mucinosis) 是指以真皮内黏蛋白的过多沉积为特征的一组疾病。临床上可表现为肿胀、丘疹和斑块为主的皮肤损害，组织学表现为真皮内常较多黏蛋白。在 HE 染色切片中，各型黏蛋白病中的黏蛋白均染成淡蓝色，由于数量少，一般不易分辨。使用胶体铁染色、阿新蓝染色、甲苯胺蓝染色时，可清楚显示黏蛋白。PAS 染色阴性，表明其中无中性黏多糖，而乙醛–复红染色也为阴性，表明其中缺乏硫酸盐酸性黏多糖。

泛发性黏液水肿

【临床表现】

泛发性黏液水肿 （generalized myxedema）是由于甲状腺功能减退所致甲状腺素分泌减少或缺乏而产生。全身皮肤表现为肿胀、干燥、苍白，并有蜡样光泽，触之坚硬。虽然皮肤表现有水肿，但指压时皮肤无凹陷。患者常有一种特征性面部表现：鼻宽，唇肿及眼睑隆起。

【组织病理】

表皮可见轻度角化和毛囊角栓，皮肤常规染色切片常无明显异常发现。只在严重的病例可见真皮胶原束肿胀，分裂成单个纤维，并可见散在分布的蓝色丝状和颗粒状黏蛋白。胶体铁、阿新蓝或甲苯胺蓝染色时血管及毛囊附近可以检出黏蛋白。

【鉴别诊断】

本病应与肾病综合征和恶性贫血相鉴别。

胫前黏液水肿

【临床表现】

胫前黏液水肿 （pretibial myxedema）亦称为甲状腺毒性黏蛋白沉积症，常伴有甲状腺功能亢进，偶可发生于慢性淋巴细胞性甲状腺炎和原发性甲状腺功能减退症的患者。该病多发生于双侧胫骨前，为隆起的淡褐色蜡样斑块，伴毛囊口扩大，呈橘皮状外观，压之呈非凹陷性。病情与血清甲状腺激素水平无关。胫前黏液性水肿的患者常伴有突眼，偶尔有甲状腺性杵状指。根据临床症状，胫前黏液性水肿可分为局限性、弥漫性和象皮病型（图 15–16~图 15–21）。

【组织病理】

真皮明显增厚，在真皮中部及下 1/3 处有大量黏蛋白沉积，真皮与表皮交界处有大量胶原纤维束分离，其间可见淡蓝色丝状、颗粒状或大块状黏蛋白沉积。由于黏蛋白在固定和脱水过程中收缩纤维间隙增宽，在黏蛋白沉积处可出现腔隙。成纤维细胞的数目一般不增多，但有的胞体较大呈星状又称为黏液母细胞（图 15–22~图 15–27）。

【鉴别诊断】

临床上应与丘疹黏液性水肿相鉴别。

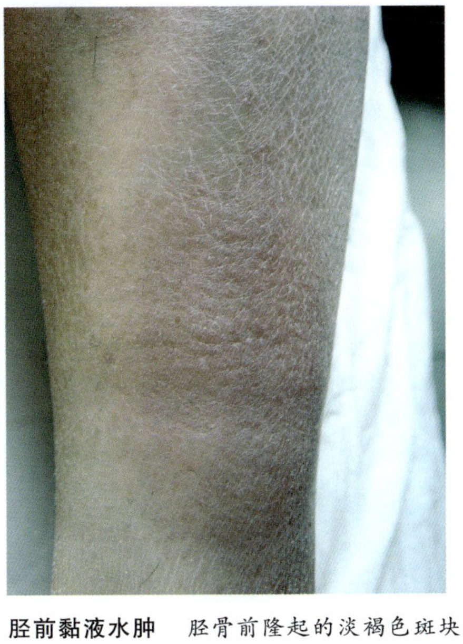

15–16 **胫前黏液水肿** *胫骨前隆起的淡褐色斑块，呈橘皮状外观，压之呈非凹陷性*

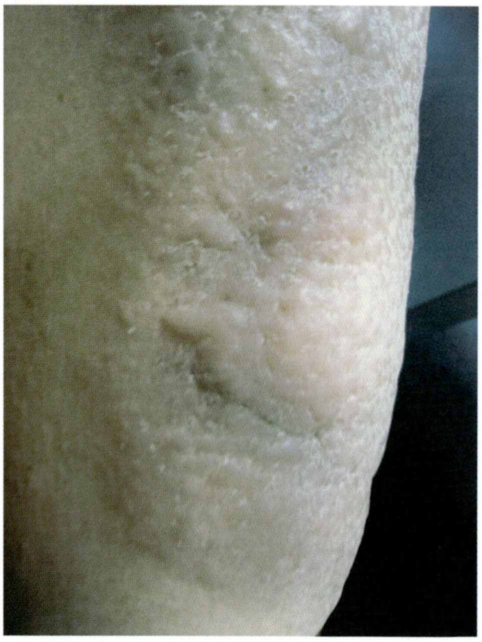

15-17　胫前黏液水肿　胫骨前隆起的淡红色蜡样斑块，呈橘皮状外观，压之呈非凹陷性

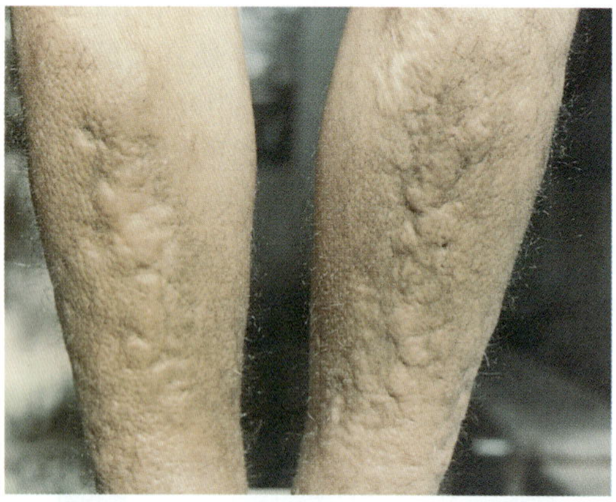

15-18　胫前黏液水肿　双侧胫骨前，为隆起的淡褐色斑块，伴毛囊口扩大，呈橘皮状外观，压之呈非凹陷性

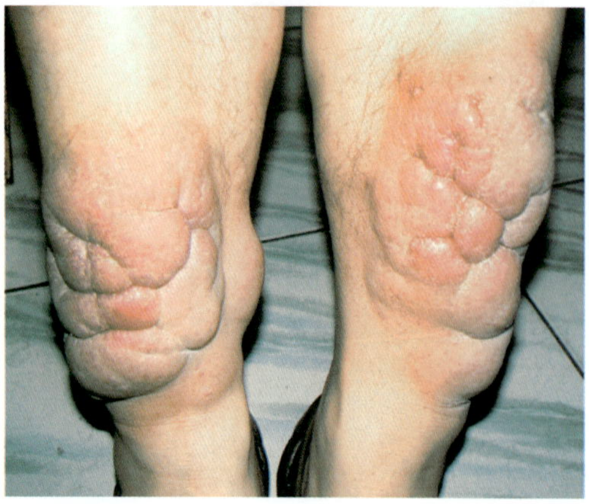

15-19　胫前黏液水肿　双侧膝前隆起性淡红色蜡样斑块，伴毛囊口扩大，呈橘皮状外观，压之呈非凹陷性

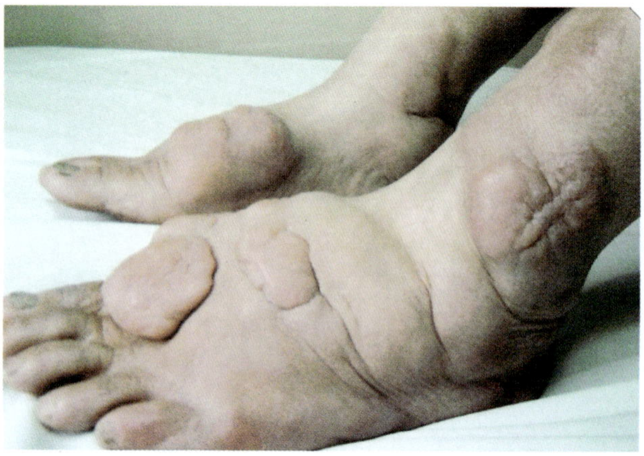

15-20　胫前黏液水肿　足背结节性斑块

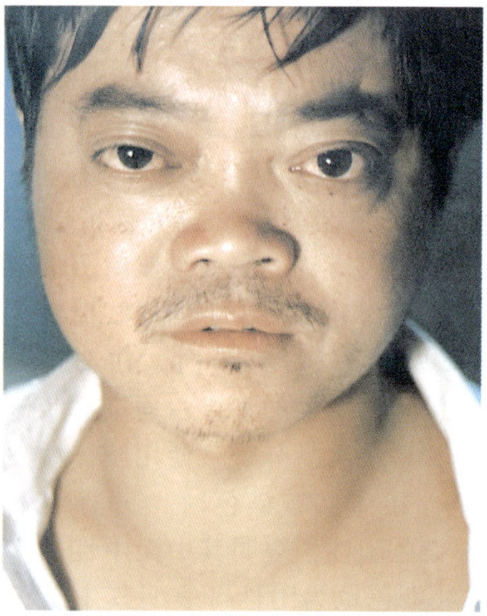

15-21　胫前黏液水肿　突眼

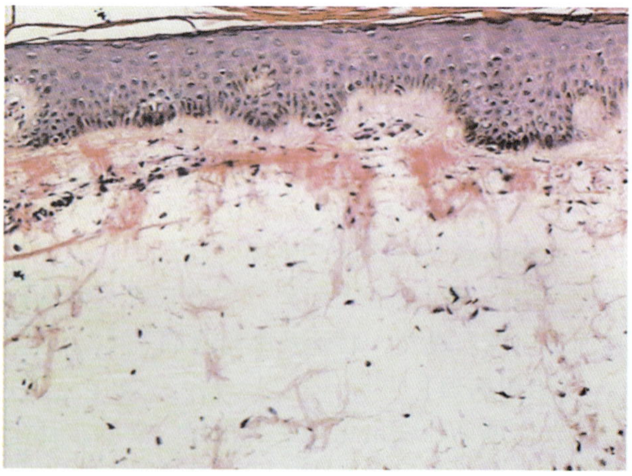

15-22　胫前黏液水肿　真皮有大量黏蛋白沉积，真皮与表皮交界处有大量胶原纤维束分离，其间可见淡蓝色丝状、颗粒状或大块状黏蛋白沉积。由于黏蛋白在固定和脱水过程中收缩使纤维间隙增宽

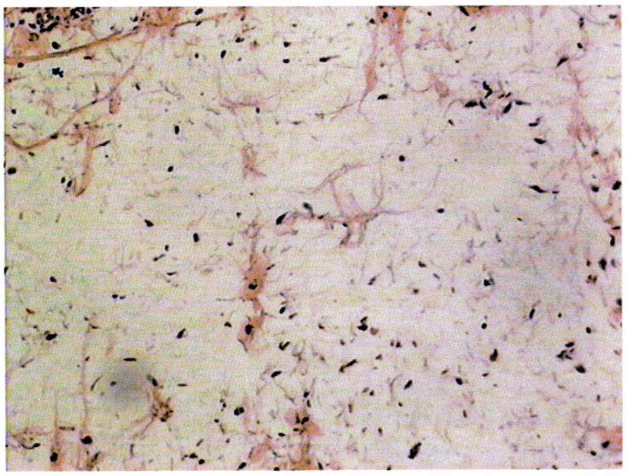

15-23 **胫前黏液水肿** 胶原纤维束分离，其间可见淡蓝色丝状、颗粒状或大块状黏蛋白沉积

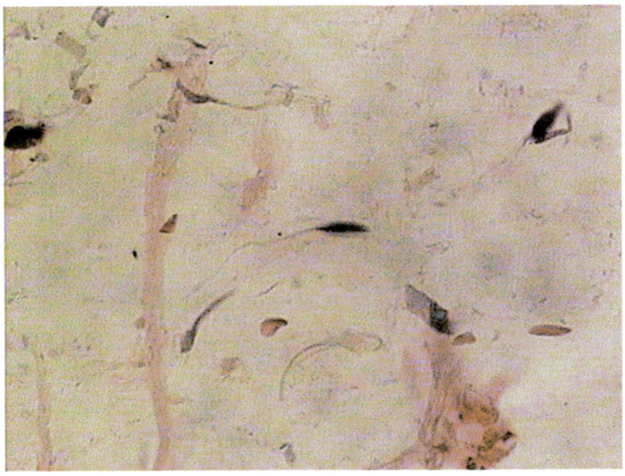

15-24 **胫前黏液水肿** 胶原纤维束分离，成纤维细胞两端成黏液丝状

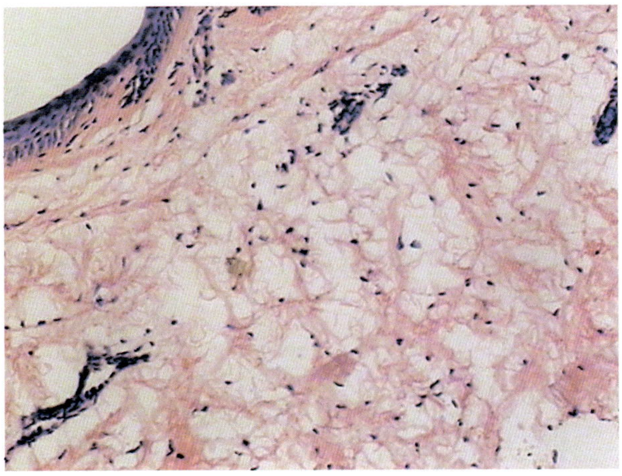

15-25 **胫前黏液水肿** 胶原纤维束分离，其间可见丝状、颗粒状或大块状黏蛋白沉积，成纤维细胞两端成黏液丝状

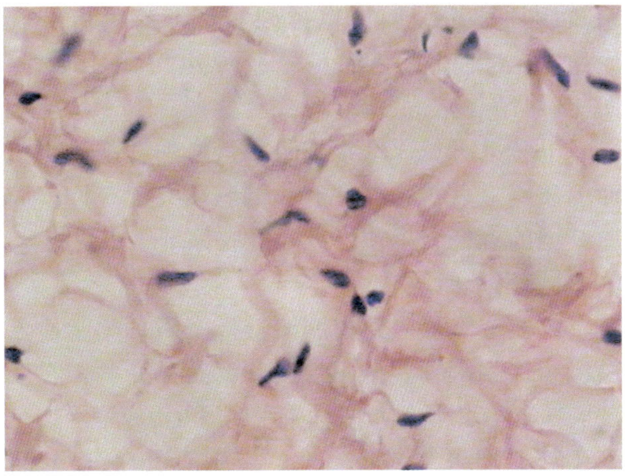

15-26 **胫前黏液水肿** 胶原纤维束分离，其间可见丝状、颗粒状或大块状黏蛋白沉积，成纤维细胞两端成黏液丝状

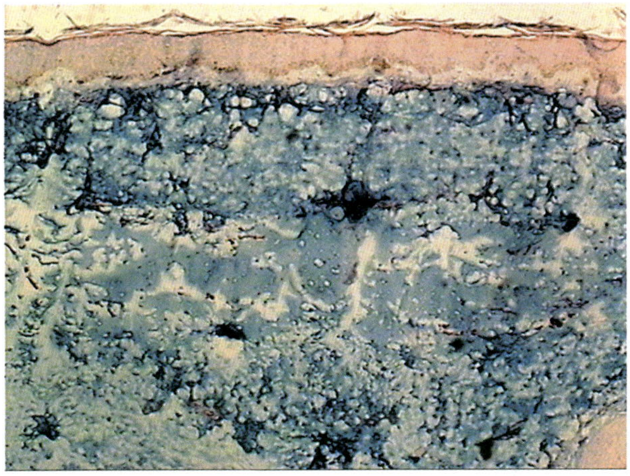

15-27 **胫前黏液水肿** 黏蛋白阿新兰染色阳性

黏液水肿性苔藓

【临床表现】

黏液水肿性苔藓（lichen myxedematosus）又称丘疹性黏蛋白病（papular mucinosis），好发于30~50岁成人的面部、手背、肘部及臂部。皮疹为范围不等的、多发的、平顶或圆顶丘疹，密集成群，常不融合，淡红色或黄色，通常无明显自觉症状，直径2~4mm。有些病例除丘疹外尚可见大的结节性损害，好发于面部。本病呈慢性经过，偶有自发消退者（图15-28~图15-36）。

【组织病理】

本病有大量黏蛋白沉积，以真皮网状层最为显著，阿新兰染色为强阳性，伴有成纤维细胞及胶原增多。胶原束排列紊乱，有的区域胶原束被黏蛋白分裂成单一胶原束（图 15-37~图 15-41）。

电镜下可见成纤维细胞数量增加，细胞内粗面内质网显著扩张，并有长的胞质突起。许多胶原纤维的直径缩小，可见幼稚胶原纤维束。

【鉴别诊断】

主要应和局限性皮肤淀粉样变病、类脂质蛋白沉积症相区别。局限性皮肤淀粉样变病：在真皮乳头层有均质性淀粉样蛋白沉积，结晶紫染色呈阳性，刚果红试验阳性。类脂质蛋白沉积症：真皮乳头层至深部均有透明蛋白样物质沉积，其中含多量类脂质，脂肪染色呈阳性。

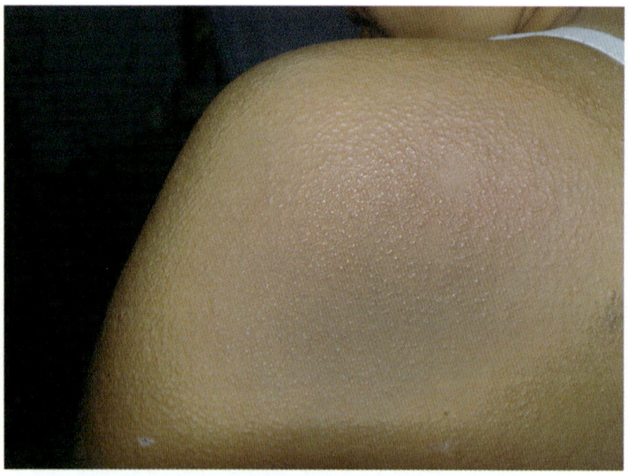

15-28　**黏液水肿性苔藓**　呈多发的平顶或圆顶肤色丘疹，密集成群，互不融合

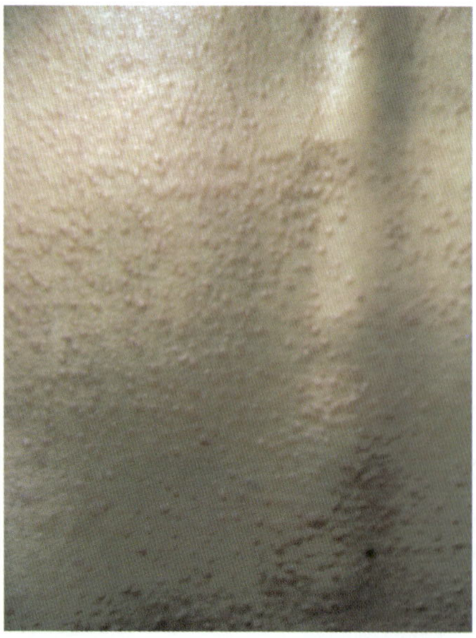

15-29　**黏液水肿性苔藓**　呈密集成群的光泽性淡红色或黄色丘疹

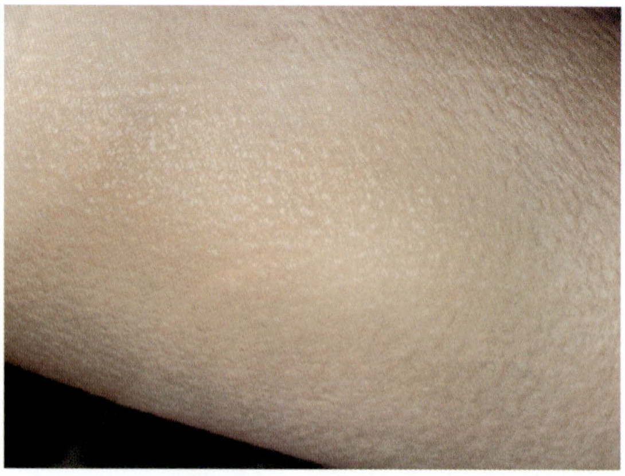

15-30　**黏液水肿性苔藓**　呈密集成群的光泽性肤色丘疹

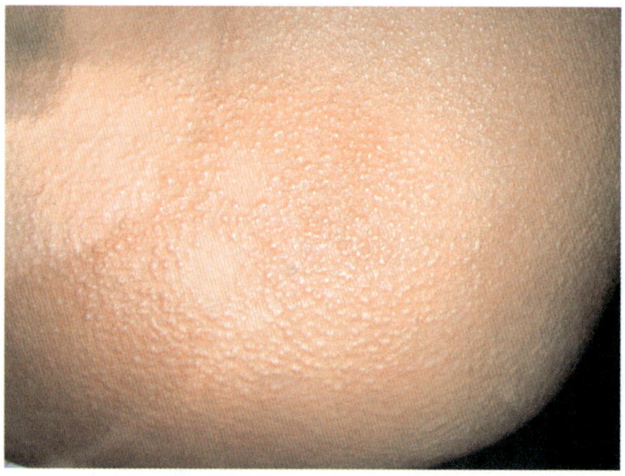

15-31　**黏液水肿性苔藓**　呈密集成群的光泽性肤色丘疹

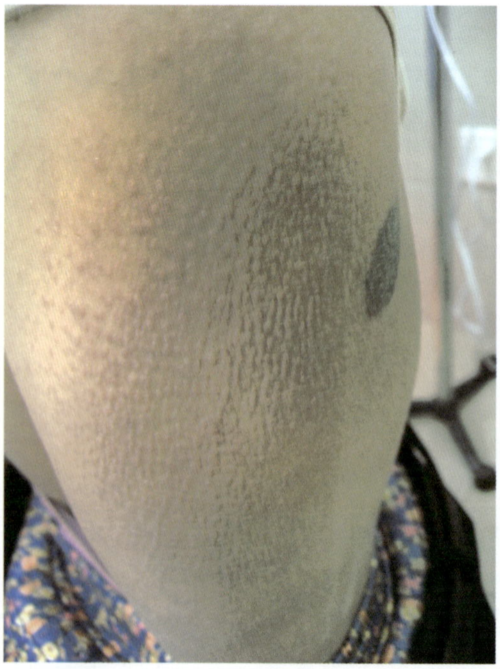

15-32　**黏液水肿性苔藓**　呈大片平顶或圆顶淡红色丘疹，密集成群，互不融合，质地坚硬

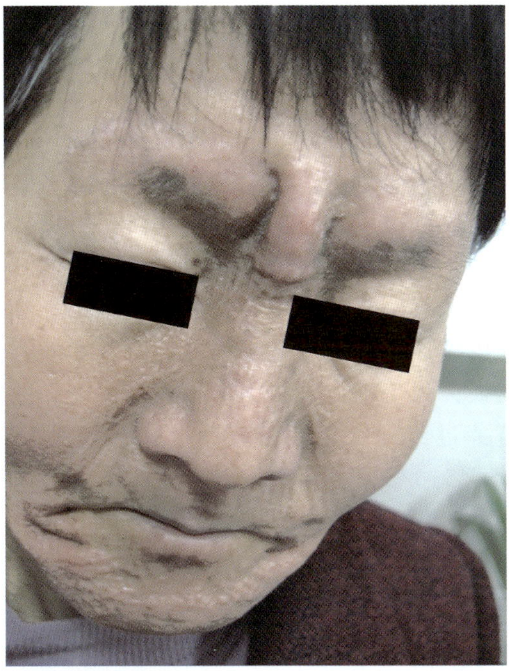

15-33 黏液水肿性苔藓 呈淡红色坚实性斑片和密集成群丘疹

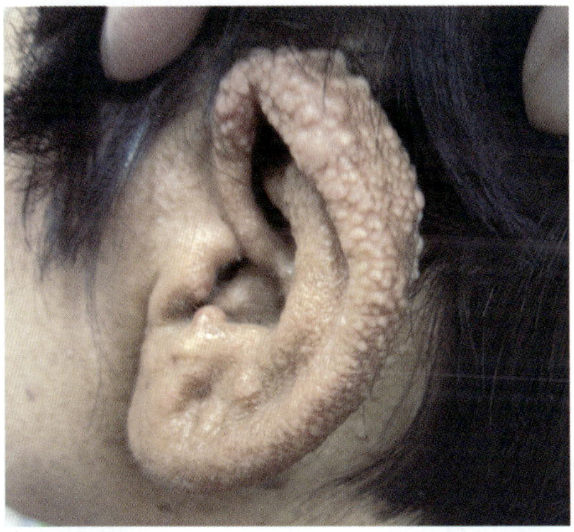

15-34 黏液水肿性苔藓 耳部淡红色坚实性，密集成群的丘疹

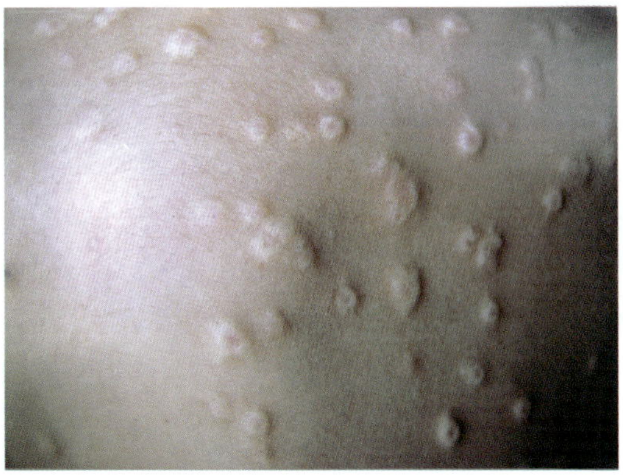

15-35 以结节为表现的黏液水肿性苔藓

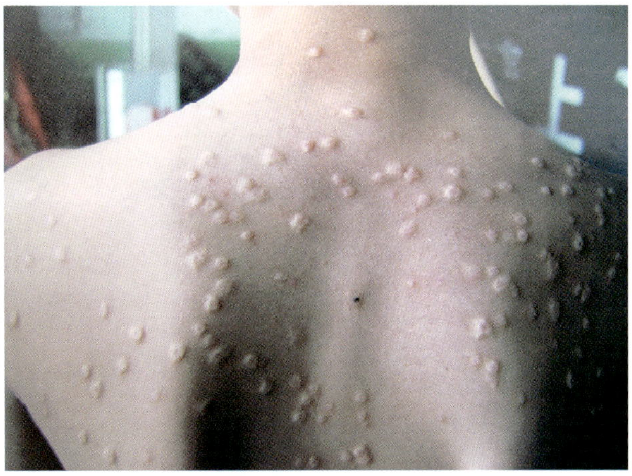

15-36 以结节为表现的黏液水肿性苔藓

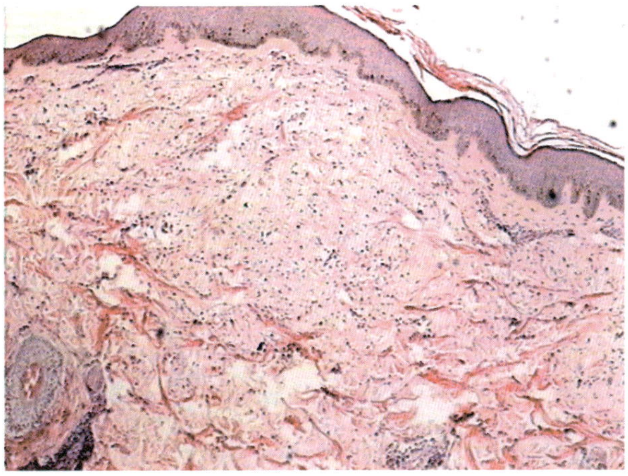

15-37 黏液水肿性苔藓 真皮层大量黏蛋白沉积，成纤维细胞及胶原增多，胶原束排列紊乱

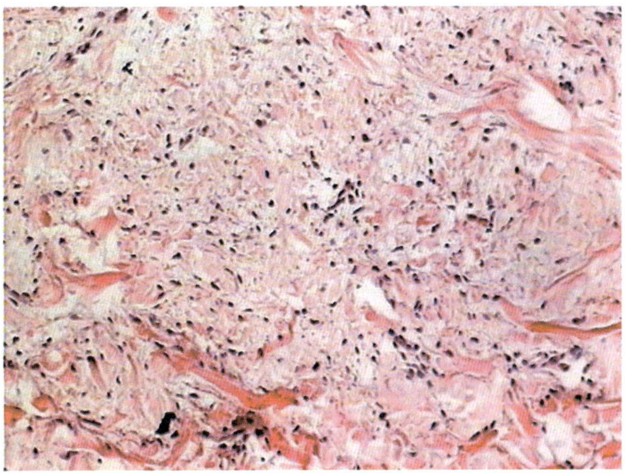

15-38 黏液水肿性苔藓 真皮层大量黏蛋白沉积，成纤维细胞及胶原增多，胶原束排列紊乱

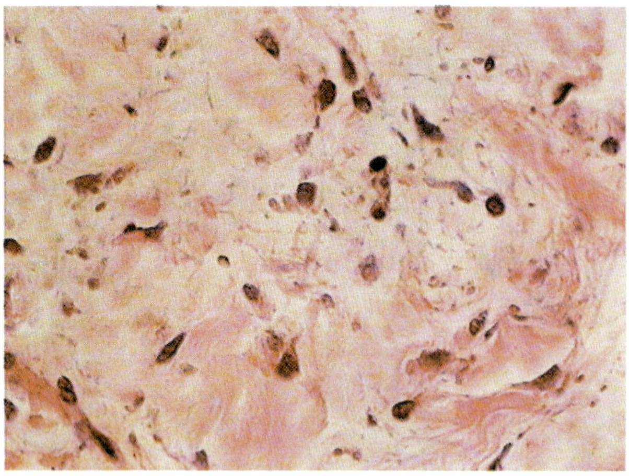

15–39　黏液水肿性苔藓　成纤维细胞增多，胶原束分离排列紊乱

硬化性黏液水肿

【临床表现】

硬化性黏液水肿（scleromyxedema）有两种原发性皮损，即泛发性丘疹性（如黏液水肿性苔藓中所见）和弥漫性皮肤增厚性损害。皮损常对称分布，好发于面、颈、躯干上部、前臂和手。患者皮肤有明显的皱褶，特别是面颈部。本病类似硬皮病，但与硬皮病不同之处是，本病有丘疹性皮损，无毛细血管扩张。本病亦可由黏液水肿性苔藓过渡到硬化性黏液性水肿者（图 15–42~图 15–45）。

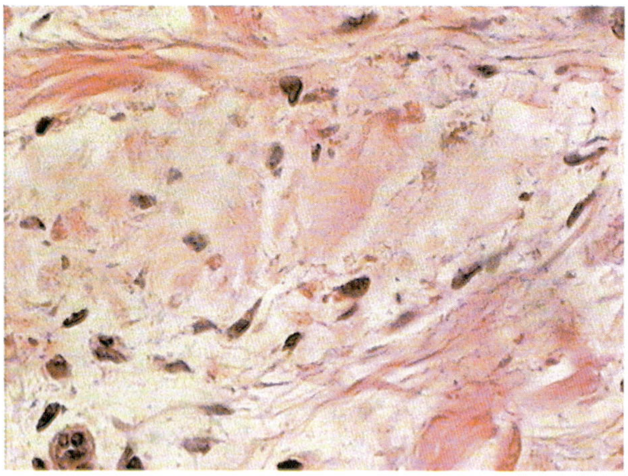

15–40　黏液水肿性苔藓　成纤维细胞增多，胶原束分离排列紊乱

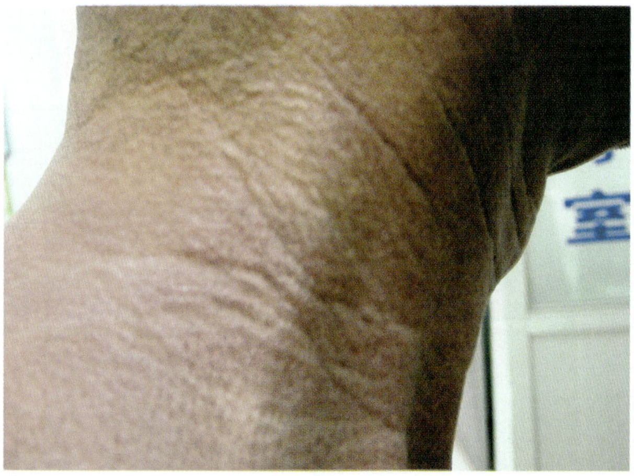

15–42　硬化性黏液水肿　颈部弥漫性皮肤增厚，类似硬皮病，皮肤有明显的皱褶

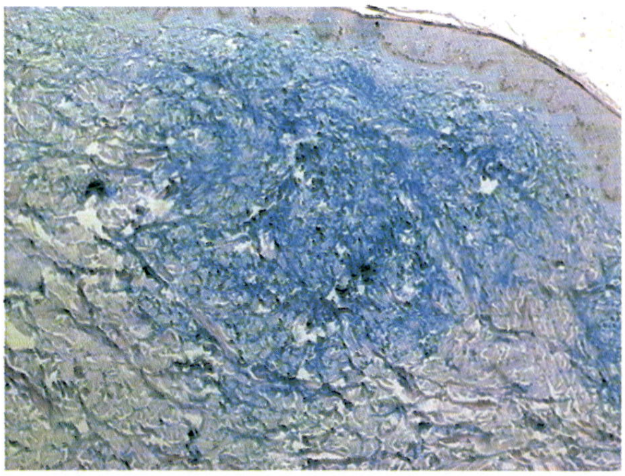

15–41　黏液水肿性苔藓　阿新兰染色阳性

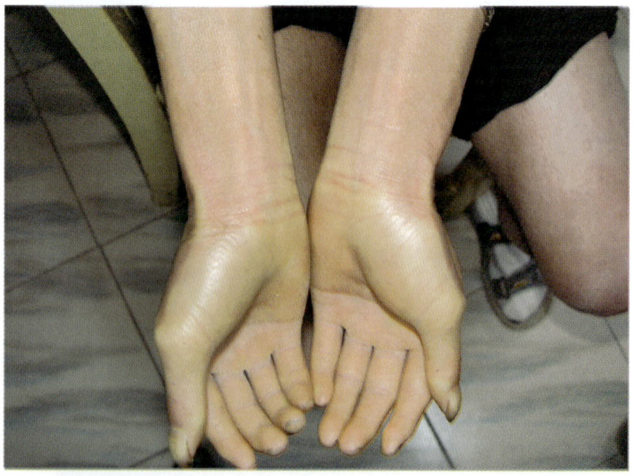

15–43　硬化性黏液水肿　弥漫性皮肤增厚，类似硬皮病

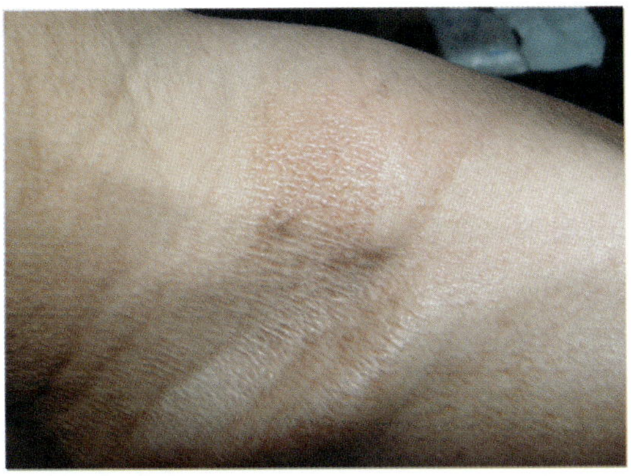

15-44　**硬化性黏液水肿**　颈部弥漫性皮肤增厚，类似硬皮病

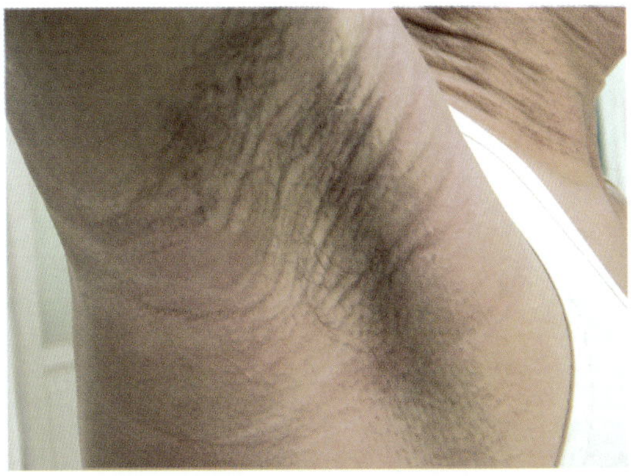

15-45　**硬化性黏液水肿**　颈部和腋部弥漫性皮肤增厚硬化，皮肤有明显的皱褶

【组织病理】

丘疹性硬化性黏液性水肿组织像类似黏液水肿性苔藓。弥漫肥厚性硬化性黏液性水肿可见整个真皮层呈纤维细胞广泛增生，胶原纤维不规则排列。很多部位胶原束由于黏蛋白沉积而分裂成单个纤维。真皮上部较真皮下部黏蛋白沉积量大。组织学改变主要在真皮网状层上部。早期损害黏蛋白周围有显著的星状或纺锤状的成纤维细胞增生，黏蛋白沉积将胶原束分裂成单一胶原纤维。血管周围有非特异性炎性浸润。陈旧性皮损有硬化特征（图 15-46~图 15-50）。

【鉴别诊断】

本病与系统性硬皮病鉴别在于硬皮病皮损为整个皮肤发硬，不能推动，并有系统损害，组织病理改变为胶原纤维肿胀或变性，且无丘疹出现。硬化性黏液水肿虽有皮肤变硬，但皮肤能推动，有皱褶，极少有系统损害，组织病理改变为真皮内黏蛋白沉积。

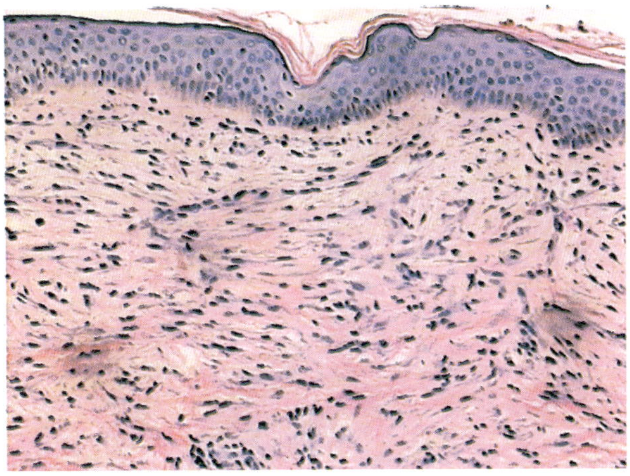

15-46　**硬化性黏液水肿**　整个真皮层呈纤维细胞广泛增生，胶原纤维不规则排列。很多部位胶原束由于黏蛋白沉积而分裂成单个纤维

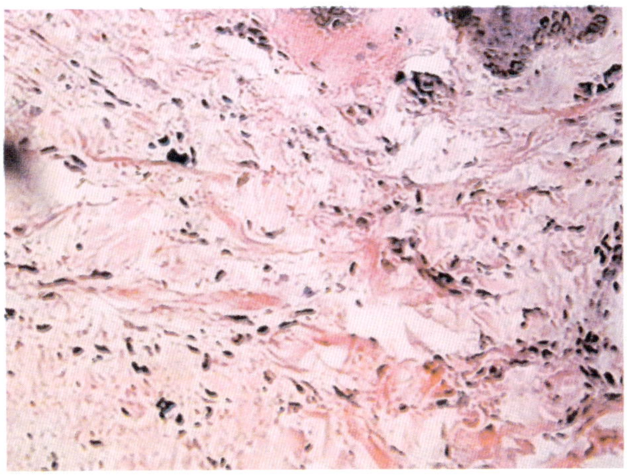

15-47　**硬化性黏液水肿**　黏蛋白沉积，胶原纤维不规则排列

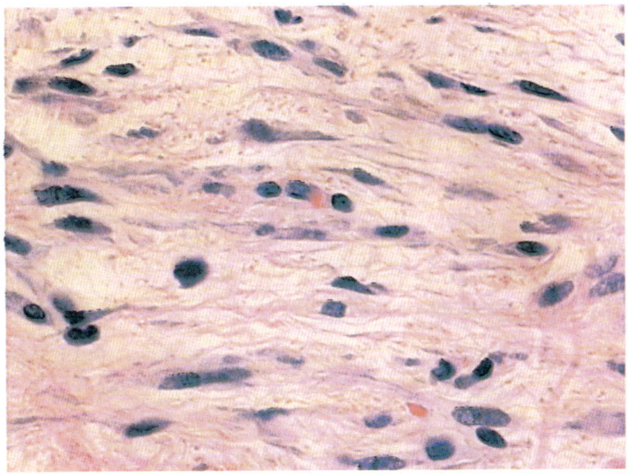

15-48　**硬化性黏液水肿**　成纤维细胞广泛增生，胶原束由于黏蛋白沉积而分裂成单个纤维

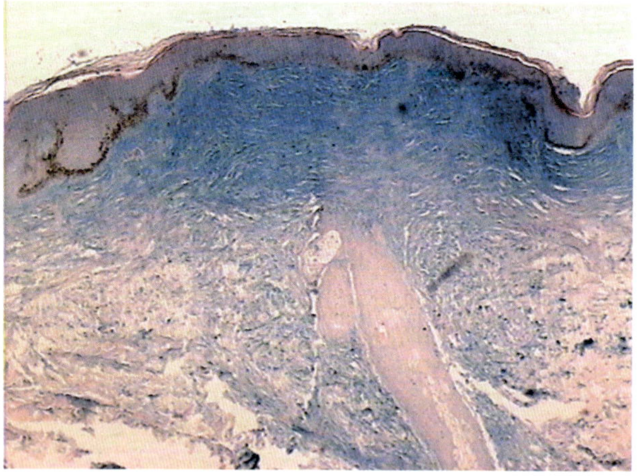

15-49 硬化性黏液水肿 阿新兰染色阳性

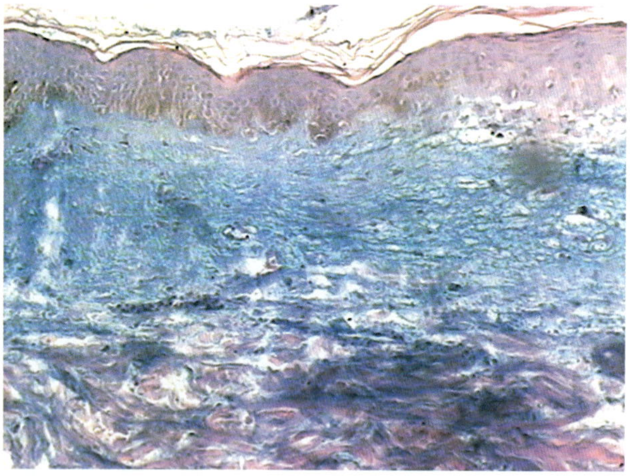

15-50 硬化性黏液水肿 阿新兰染色阳性

肢端持续性丘疹性黏蛋白病

【临床表现】

肢端持续性丘疹性黏蛋白病（acroal persistent popular mucinosis）为黏液水肿性苔藓的一个局限性亚型。多见于成人，双侧对称分布，好发于手和前臂，皮损为多发性白色或皮色小丘疹，直径 2~5 mm，散在分布，无融合倾向。丘疹表面光滑，质硬，用针刺破可见半透明黏稠液。有报道该病可伴 IgA 免疫球蛋白血症（图 15-51）。

【组织病理】

真皮浅中层见片状病灶区，胶原纤维间隙增大，胶原纤维断裂、变细，黏蛋白沉积，可见一定量的梭形或星形细胞。阿新蓝染色阳性，PAS 染色阴性，提示该处沉积物为透明质酸。直接免疫荧光可见基底膜带颗粒状 IgM 沉积（图 15-52）。

【鉴别诊断】

组织病理主要与以下疾病鉴别。皮肤黏液样囊肿：单发的无囊壁的黏蛋白局限性沉积，一般仅位于表皮下方。黏液水肿性苔藓：皮损广泛，真皮上部多见成纤维细胞，胶原增多，其中无裂隙样空隙。

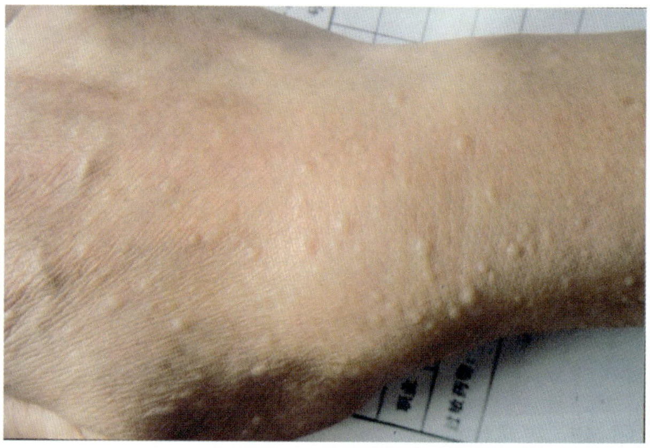

15-51 肢端持久性丘疹性黏蛋白沉积症 多发性白色或肉色小丘疹，散在分布，无融合倾向。丘疹表面光滑，质硬

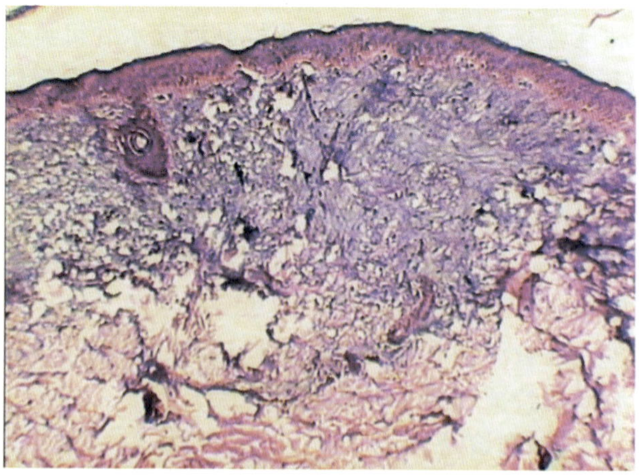

15-52 肢端持久性丘疹性黏蛋白沉积症 阿新蓝染色阳性

自愈性幼年皮肤黏蛋白病

【临床表现】

自愈性幼年皮肤黏蛋白病（self-healing juvenile cutaneous mucnosis）罕见，仅见于少年儿童。发病突然，数月内自行消退。皮损好发于躯干，为表面呈皱纹状高低不平的斑块，面部及关节周围可有结节。可有发热，关节痛，肌肉疼痛，肌力减退。

【组织病理】

真皮网状层上部有大量黏蛋白沉积。阿新蓝染色在 pH 为 2.5 时阳性。黏蛋白沉积处可见浅层血管周围淋巴细胞浸润，肥大细胞及成纤维细胞轻度增多。

【鉴别诊断】

组织病理鉴别诊断同肢端持续性丘疹性黏蛋白病。

网状红斑性黏蛋白病

【临床表现】

网状红斑性黏蛋白病（reticular erythematous mucinosis）的患者大多为青年成人或中年女性。皮疹为淡红网状或大片红斑，界限明显而不规则。好发于胸背中央部，尤其在胸骨及上背部皮肤。亦可有丘疹性损害，与斑状损害并存。通常无痒感。皮损经日光暴晒后有些瘙痒。皮损经日光照射后可形成浸润，且扩大。病程慢性，小剂量氯喹治疗有效（图 15-53~图 15-57）。

【组织病理】

可见两种组织学表现。丘疹性损害黏蛋白沉积相当明显，可在常规染色切片中见到。阿新兰染色阳性。此外，用甲苯胺蓝或 Giemsa 染色呈异染性。黏蛋白沉积处见呈双极细胞突的成纤维细胞。斑状损害常规染色切片可能看不到黏蛋白沉积，需要用阿新兰染色。有些病例即使用阿新兰染色亦看不到黏蛋白沉积，此时可依据出现单核细胞浸润、临床表现和患者对抗疟药物治疗疗效而做出诊断（图 15-58，图 15-59）。

【鉴别诊断】

Jessner 淋巴细胞浸润的淋巴细胞浸润通常较网状红斑性黏蛋白病致密。红斑狼疮的表皮和毛囊基底层空泡变性，可资鉴别。

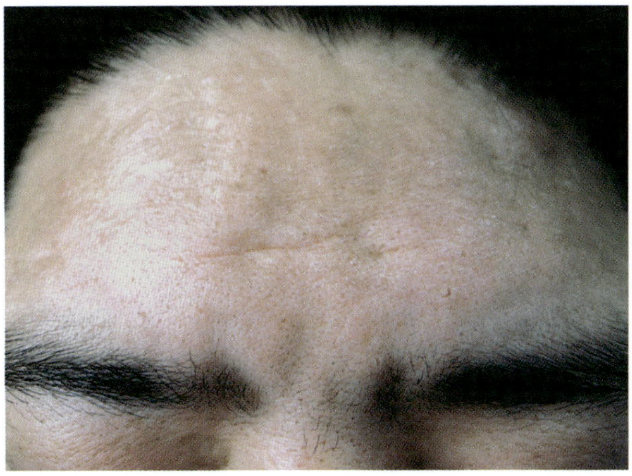

15-53 **网状红斑性黏蛋白病** 呈淡红网状或大片浸润性红斑

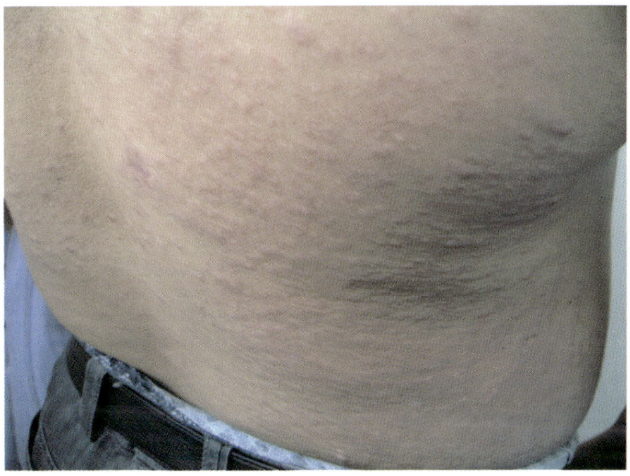

15-54 **网状红斑性黏蛋白病** 呈淡红网状浸润性红斑及丘疹性损害

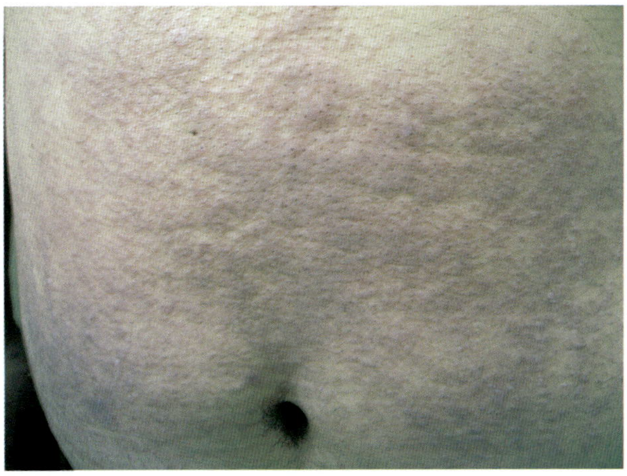

15-55 **网状红斑性黏蛋白病** 呈浸润性红斑及丘疹性损害，融合成网状

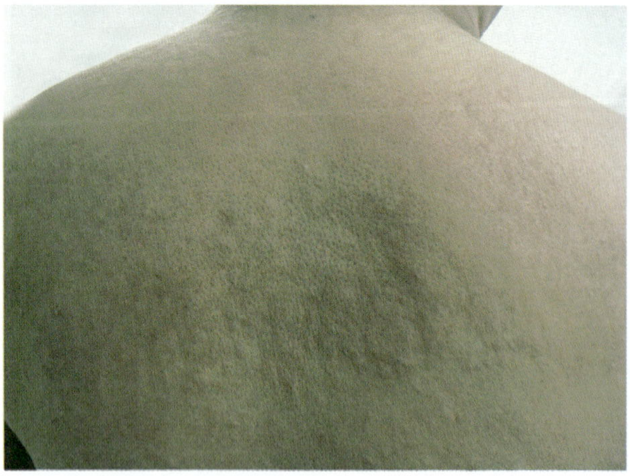

15-56 网状红斑性黏蛋白病 呈淡红网状浸润性红斑及丘疹性损害

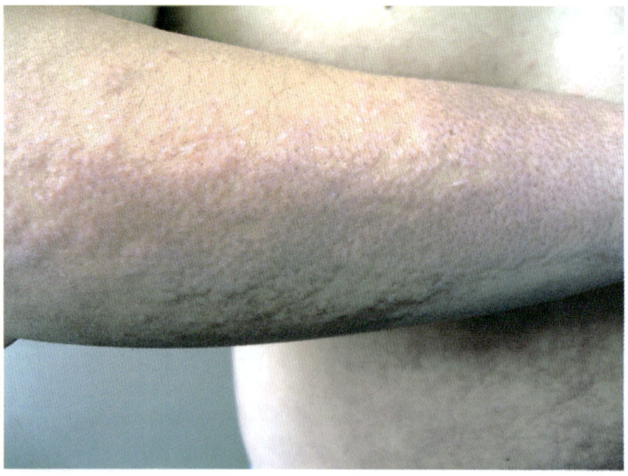

15-57 网状红斑性黏蛋白病 呈淡红色网状浸润性红斑及丘疹性损害

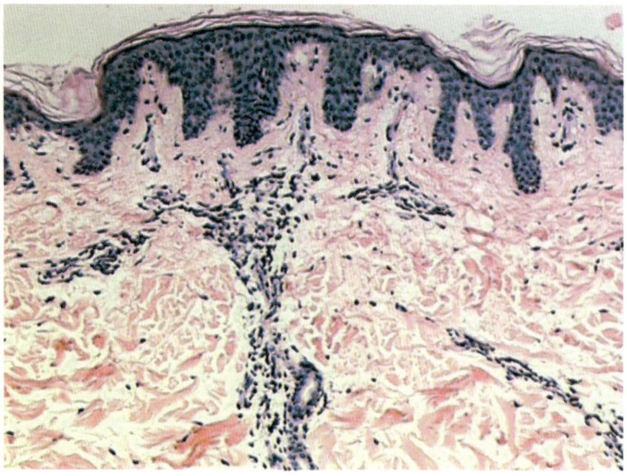

15-58 网状红斑性黏蛋白病 常规染色切片中黏蛋白沉积不明显

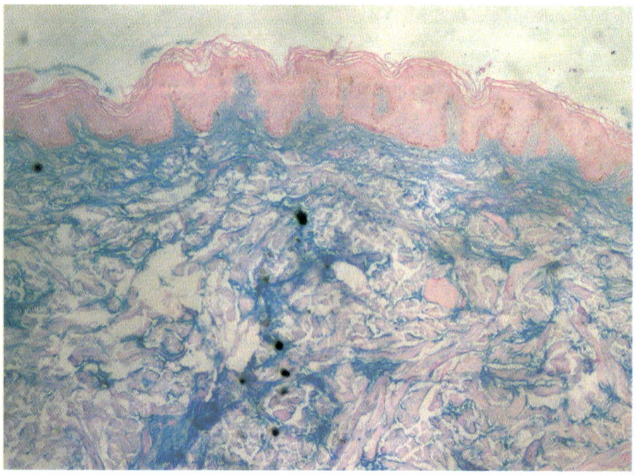

15-59 网状红斑性黏蛋白病 阿新兰染色阳性

硬肿病

硬肿病（scleredema）又名 Buschke 硬肿病或成人硬肿病。本病可以发生于成人、儿童及婴儿，因此成人硬肿病的病名不够确切。患者发病可呈急性突发、缓慢发生和患病前先患有糖尿病 3 种情况。

【临床表现】

硬肿病以弥漫性非凹陷性水肿及皮肤变硬为特点。多数病例常在急性发热性疾病后的数天发病，女性多见。患者皮肤呈实质性非凹陷性发硬，正常皮纹消失，皮肤呈棕黄色或带苍白色，或呈肤色，表面光滑或带蜡样光泽，与正常皮肤分界不清。患者局部感觉正常，无萎缩、炎症、色素改变及毛发脱落等现象（图 15-60）。本病通常由面部开始而扩展至颈及躯干上

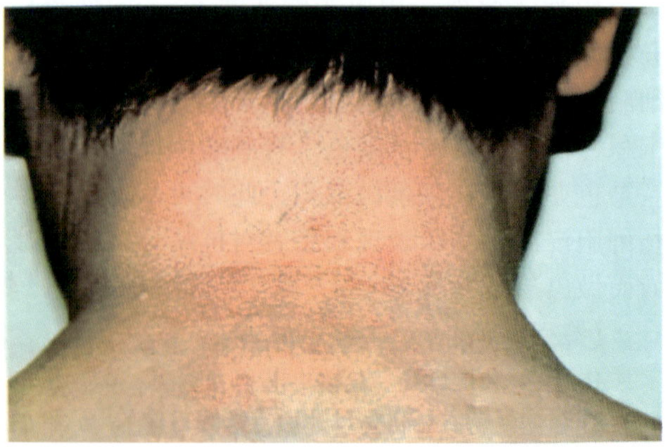

15-60 硬肿病 颈，肩背部皮肤对称性肿胀、发硬

部，与硬皮病不同之处为手足常不受累。多数患者（约 75%）数月内皮损完全消退。约 25%患者皮损亦不消退，甚至常达数十年。可发生内脏损害，但死于本病者罕见。伴发糖尿病时则病程持久，治疗困难。

【组织病理】

真皮增厚，大约为正常的 3 倍，胶原束增粗，且被透明腔隙所分隔。皮下脂肪被致密的胶原束所替代，汗腺相对上移。正常时位于真皮下部或真皮与皮下脂肪交界处的汗腺分泌蟠管此时位于真皮上部或中部，但表皮与汗腺之间的距离没有改变。成纤维细胞的数目有时并不增多，相反数目可以明显减少（图 15-61~图 15-63）。

许多早期病例用组织化学染色可发现整个真皮层在胶原束之间有透明质酸，也可仅见于真皮深部。透明质酸对甲苯胺蓝有异染性（pH 7.0 时最明显，pH 5.0 时较弱，pH 1.5 时阴性），说明

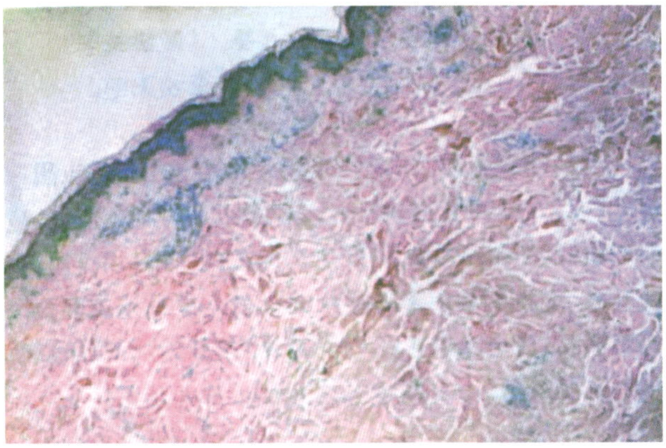

15-61 硬肿病 表皮大致正常，真皮浅层血管周围可见稀疏炎性细胞浸润，真皮明显增厚

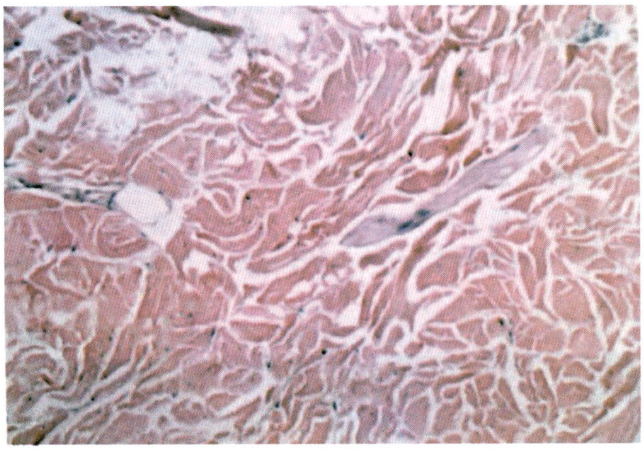

15-62 硬肿病 颈部皮损组织病理示：胶原增粗，胶原间隙明显

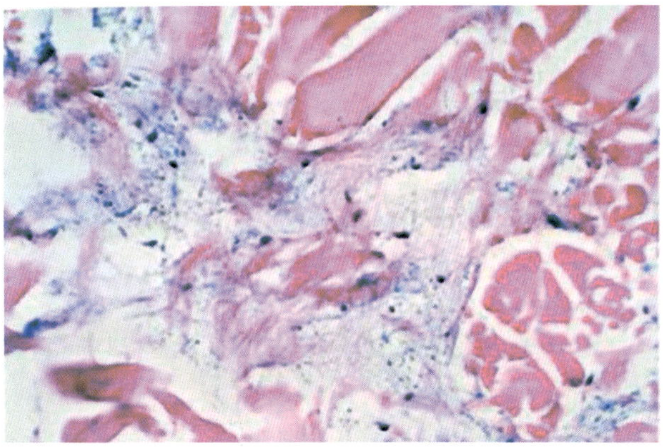

15-63 硬肿病 阿新兰染色阳性

存在非硫酸盐酸性黏多糖。在某些病例，如果用不固定的冷冻切片代替福尔马林固定的切片，再用 pH7.0 的甲苯胺蓝染色则染色更深。但是有些病例，用冷冻切片与阿新蓝及甲苯胺蓝染色也是阴性。这可能由于病程长的患者的胶原转化已达稳定阶段，故对透明质酸的染色可呈阴性。

系统性损害，有时舌及骨骼肌受累，肌束水肿及横纹消失。少数病例有胸腔及心包积液。一例尸检发现除有胸腔与心包积液外，心、肝及脾内弥漫水肿。

【鉴别诊断】

本病主要和硬皮病鉴别。硬皮病皮下组织的胶原通常呈均质性及透明变性，对伊红及 Masson 三色染色显淡染；而硬肿病的皮下组织内胶原束增粗，没有透明变性，对伊红及 Masson 三色染色结果正常。此外，硬皮病时真皮或皮下组织内可见小灶性淋巴细胞为主的浸润，且真皮内附属器数量减少，而硬肿病无这些改变。

皮肤局限性黏蛋白病

【临床表现】

皮肤局限性黏蛋白病（cutaneous focal mucinosis）系由特殊的纤维细胞（黏液细胞）使结缔组织产生过多的黏蛋白，而形成的限局性肿大。多见于成人，临床以丘疹或结节为特征。皮损为单个、直径约 2cm、皮肤色或淡红色丘疹或结节，表面光滑。无任何自觉症状。好发于头、面、颈、躯干和四肢，但不发生于手指关节。（图 15-64~图 15-65）

【组织病理】

真皮基质疏松，网状层内局灶性大量黏蛋白沉积，胶原纤维彼此分离，并为黏蛋白所代替，成为小囊腔，并见无数树枝状成纤维细胞（图15-66~图15-68）。

【鉴别诊断】

组织病理主要与以下疾病鉴别。

皮肤黏液样囊肿多为单发的无囊壁的黏蛋白局限性沉积，一般仅位于表皮下方，无定型黏液基质中的成纤维细胞呈梭形或星芒状。

黏液瘤多发生于肌肉及皮下，肿瘤周围有不完整的纤维包膜。可见胞体小、圆形、淡嗜伊红的瘤细胞疏松分布。

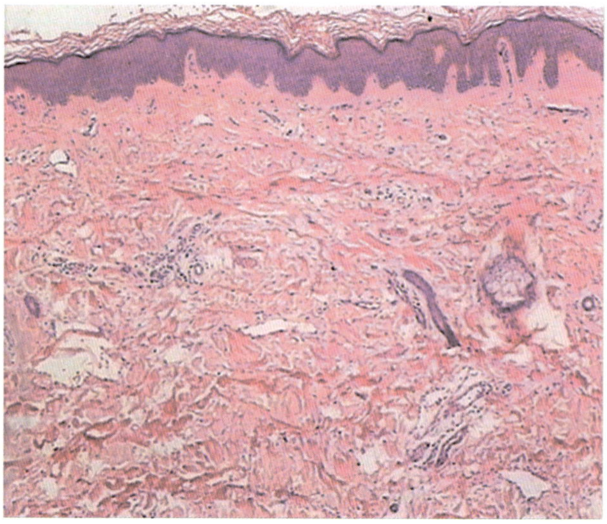

15-66 皮肤局限性黏蛋白病 网状层内大量黏蛋白沉积

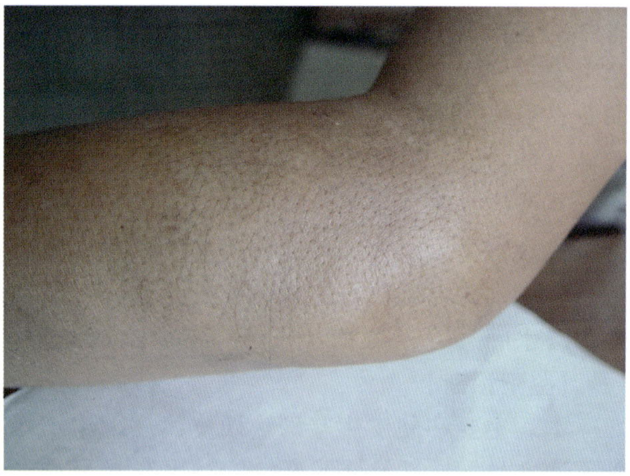

15-64 皮肤局限性黏蛋白病 皮肤色，质地坚硬的斑块，表面光滑

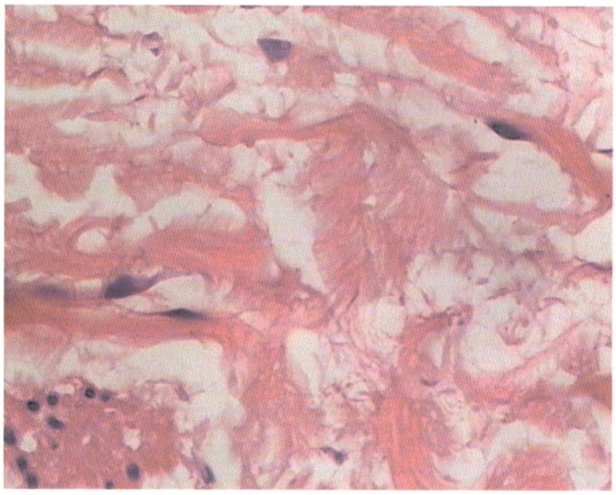

15-67 皮肤局限性黏蛋白病 网状层内大量黏蛋白沉积，胶原纤维彼此分离并被黏蛋白所代替，成为小囊腔

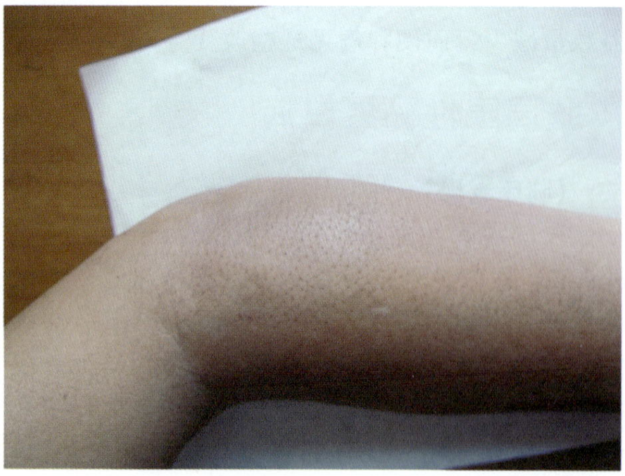

15-65 皮肤局限性黏蛋白病 皮肤色，质地坚硬的斑块，表面光滑

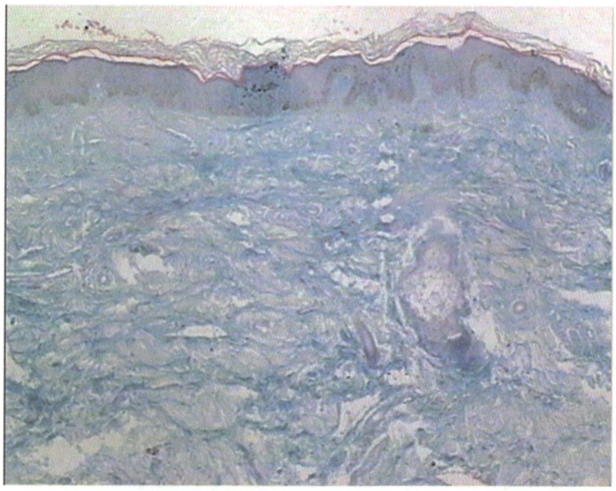

15-68 皮肤局限性黏蛋白病 阿新兰染色阳性

婴儿皮肤黏蛋白病

【临床表现】

婴儿皮肤黏蛋白病（cutaneous mucinosis of infancy）为丘疹性黏蛋白的局限性亚型。患儿于出生后4个月或先天性发病，皮疹为直径、大小不等的硬化性丘疹，呈乳白色，散在分布或局限成片状、带状。于肩胛间、指背、手背及上臂等处好发。本病慢性经过，皮疹持续而不消退。

【组织病理】

真皮乳头层水肿，血管周围单一核细胞浸润。阿新兰染色于真皮上部可见大量黏蛋白沉积。表皮正常。

【鉴别诊断】

组织病理主要与以下疾病鉴别。皮肤局限性黏蛋白病的真皮基质内含有大量黏蛋白，并见无数树枝状成纤维细胞。黏液水肿性苔藓整个真皮内成纤维细胞增多，真皮上部大量黏蛋白沉积，胶原束不规则排列。

第二节 皮肤淀粉样变

皮肤淀粉样变（amyloidosis）是由一种特殊反应、均匀无结构的淀粉样蛋白沉积于组织或器官而引起的疾病。淀粉样蛋白在HE染色组织切片上为均一红染、无结构的团块状物，之间可有裂隙；甲基紫或结晶紫染色呈鲜红、紫红色，以碱性刚果红染色呈砖红色，用偏振光检查呈浅绿的双折光。目前分类尚不统一，主要分为系统性及局限性两型。系统性少见，除皮肤外，淀粉样蛋白广泛沉积于内脏及黏膜；局限性在临床上多见，即皮肤淀粉样变病。

原发性皮肤淀粉样变

【临床表现】

原发性皮肤淀粉样变（primary cutaneous amyloidosis）原发于皮肤，不累及其他器官，临床上常见。

1. 苔藓样淀粉样变（lichenoid amyloicosis）又名淀粉样变苔藓，患者以中年人居多。多对称分布于两小腿胫前，其次为两臂外侧、腰、背和股部。典型损害为半球形或圆锥形棕褐色丘疹，质硬、密集排列但不融合。常沿皮纹呈串珠状排列。皮损常有剧痒，瘙痒可造成表皮细胞损伤，进一步导致淀粉样蛋白的形成（图15-69~图15-72）。

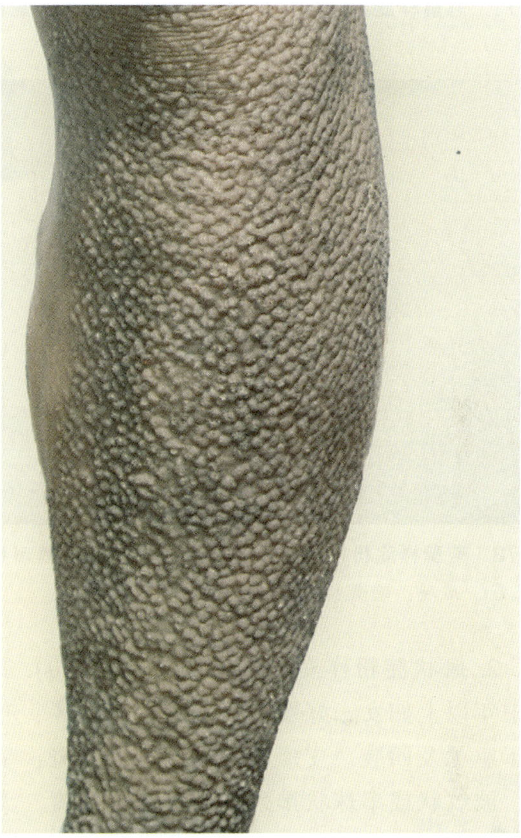

15-69 **苔藓样淀粉样变** 两小腿胫前见半球形或圆锥形棕色丘疹，质硬，密集排列，互不融合

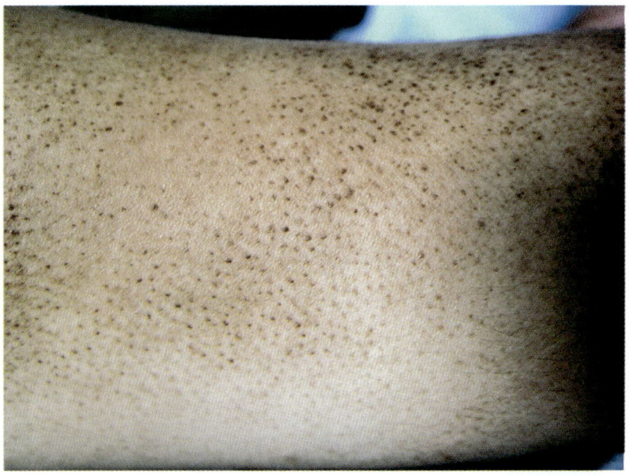

15-70 **苔藓样淀粉样变** 半球形或圆锥形棕色小丘疹，质硬，密集排列，互不融合

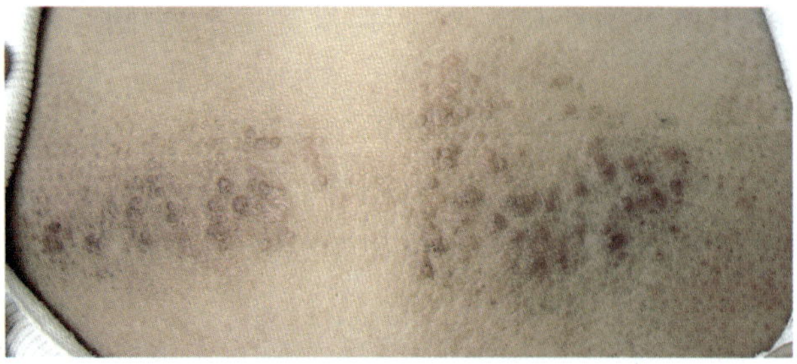

15–71 **苔藓样淀粉样变** 腹部见半球形、棕色、质硬的丘疹

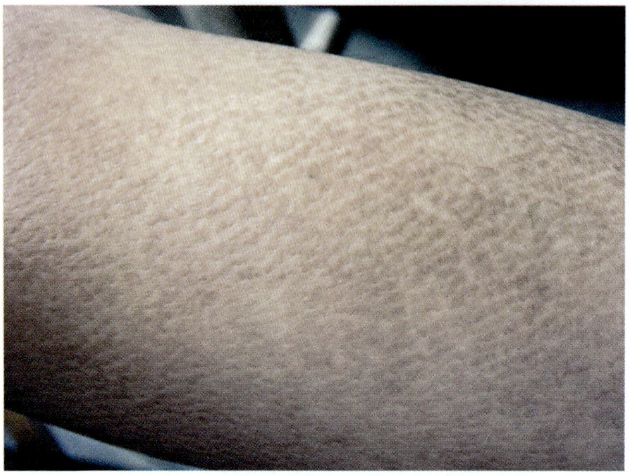

15–72 **苔藓样淀粉样变** 小腿胫前见半球状圆锥形棕色小丘疹，质硬，密集排列沿皮纹呈串珠状

2. 斑状淀粉样变 (macular amyloidosis) 多见于中年以上妇女，好发于上背部肩胛间区，亦可见于躯干及四肢。皮疹为褐色或紫褐色斑，呈网状、波纹状或串珠状排列，具有诊断价值。无自觉症状或轻度瘙痒（图 15–73~图 15–75）。

以上两型间关系密切，可以同时存在，故又称为混合型或双相型。两型淀粉样变性病也可互相转变，斑状淀粉样变性病可以因搔抓等慢性刺激而转变为苔藓样型，后者也可因在皮损局部注射皮质类固醇激素而转化为前者。两型组织发生相同，均与表皮细胞的角蛋白及张力微丝有关。

3. 结节性皮肤淀粉样变 (nodular cutaneous amyloidosis) 也称淀粉样瘤。本型罕见，好发于小腿、面部，偶见于其他部位，自觉瘙痒。皮损为黄褐色或皮色结节，单发或多发。有时由于淀粉样蛋白发生退化，结节中心皮肤可出现萎缩。约 15%病例将发展为系统性淀粉样变病（图 15–76）。

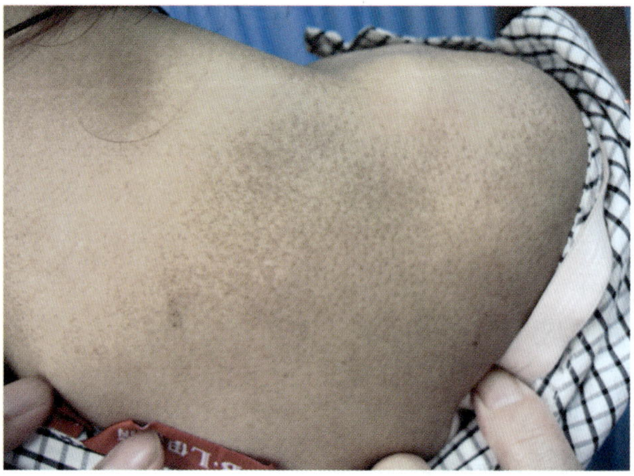

15–73 **斑状淀粉样变** 背部褐色或紫褐色斑片，呈网状、波纹状排列

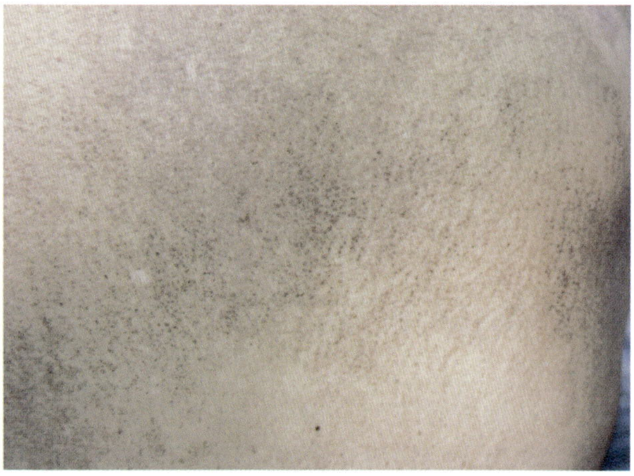

15–74 **斑状淀粉样变** 背部褐色或紫褐色斑片，呈网状、波纹状排列

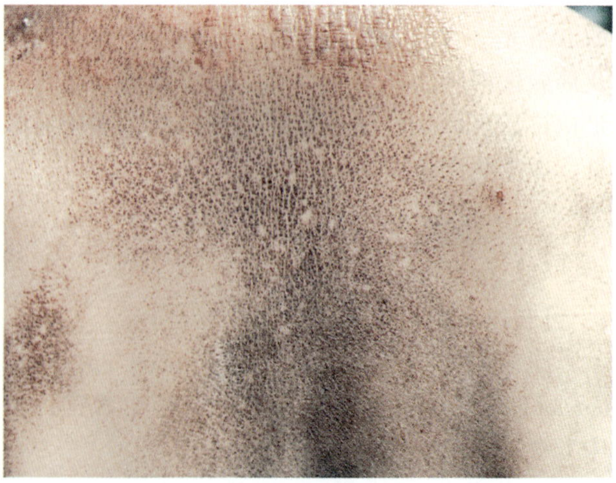

15–75 **斑状淀粉样变** 背部褐色或紫褐色斑片，呈网状、波纹状排列

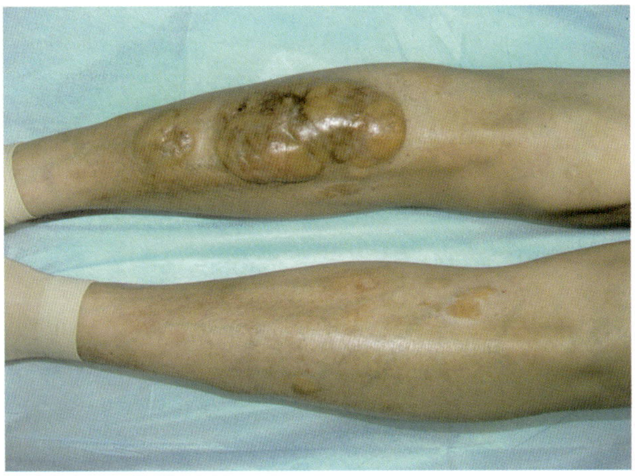

15-76 **结节性皮肤淀粉样变** 小腿黄褐色结节性斑块

4. 皮肤异色病样淀粉变（poikiloderma-like cutareous amyloidosis，PCA 综合征）属常染色体隐性遗传，有皮肤萎缩，毛细血管扩张、色素沉着和色素减退等皮肤异色病样改变，有时并有丘疹、水疱或血疱。主要分布于四肢，男性多见，发展缓慢。临床上尚可分为 2 类：一类初生后到青春期发病，除皮损外，尚有对光过敏和身体矮小；另一类为成年期发病，不伴有光敏感。

5. 肛、骶部皮肤淀粉样变（anosacral cutaneous amyloidosis）发生于老年人，可能与局部压迫、摩擦等机械性刺激有关，在肛门、骶骨部有角化过度性色素沉着斑，暗褐色，也可呈网状或线状排列的色素性条纹，有痒感。

【组织病理】

斑状与苔藓样淀粉样变中淀粉样蛋白沉积常局限于真皮乳头内，而不超过乳头下血管丛。沉积物大小不等，呈半球形、圆锥形、团块形或条带状。一般来说，斑状淀粉样变性病中淀粉样蛋白的沉积比苔藓样型者为少，但由于两型中在不同乳头内淀粉样蛋白沉积数量均多少不等，所以很难单纯根据沉积的数量来区别。二者之鉴别主要在表皮，苔藓样淀粉变性的表皮角化过度和增生（图 15-77~图 15-81）。

皮肤异色病样淀粉样变的组织病理改变比较特殊。表皮不规则萎缩变薄，伴有明显基底细胞液化变性及色素失禁。真皮乳头层及血管周围均可见多少不等的淀粉样蛋白沉积，常伴有毛细血管扩张、充血，有时尚可见红细胞溢出。

结节性皮肤淀粉样变显示表皮萎缩变薄，表皮突消失，真皮内有大片淀粉样蛋白沉积并深达皮下脂肪层。胶原纤维及弹力纤维均见破坏，并可沉积在血管壁上。深部大血管壁有沉积时，管壁增厚。汗腺周围基底膜带和脂肪细胞周围亦可累及，沉积物周围时有慢性炎症细胞浸润，其中有较多浆细胞（图 15-82~图 15-84）。

肛，骶部皮肤淀粉样变显示角化过度，表皮突不规则延长。表皮真皮交界处有淀粉样蛋白沉积，毛囊周围也有同样沉积物，呈鞘状。

如果组织切片内有大量淀粉样蛋白存在时，用 HE 染色即能确定。淀粉样蛋白表现为均质性轻度嗜伊红的团块。由于固定和脱水过程中淀粉样蛋白收缩，因此团块中可见裂隙。如 HE 染色不能确定时，可采用特殊染色加以证实。

结晶紫、刚果红及硫代黄素 T 均可以用来显示淀粉样蛋白。结晶紫染色可出现红色异染现象，对未固定的冷冻切片用结晶紫染色，其结果比石蜡包埋切片为好。石蜡切片硫代黄素 T 染色后可见到绿色荧光，但许多疾病用此法染色后偶可呈假阳性。通常认为石蜡切片用碱性刚果红染色后在偏振光镜下观察显示绿色的双折光是证明淀粉样蛋白最可靠的方法。但现在已知，在胶样粟丘疹、皮肤黏膜透明变性及卟啉症中也可见到同样的染色反应，因此诊断上应首先排除这 3 种疾病。

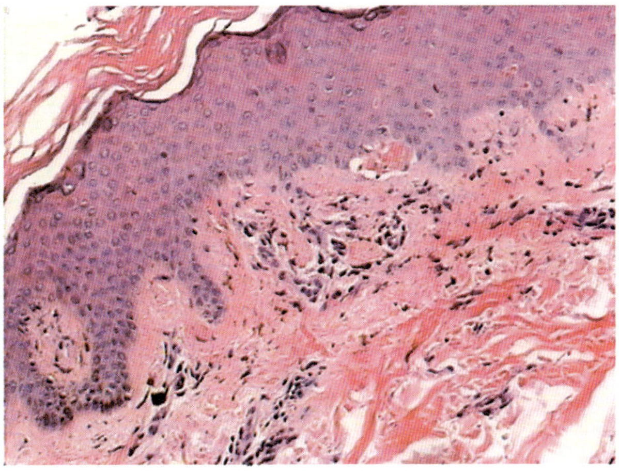

15-77 **苔藓样淀粉样变** 真皮乳头内大小不等，呈半球形、圆锥形、团块形或条带状淀粉样沉积物

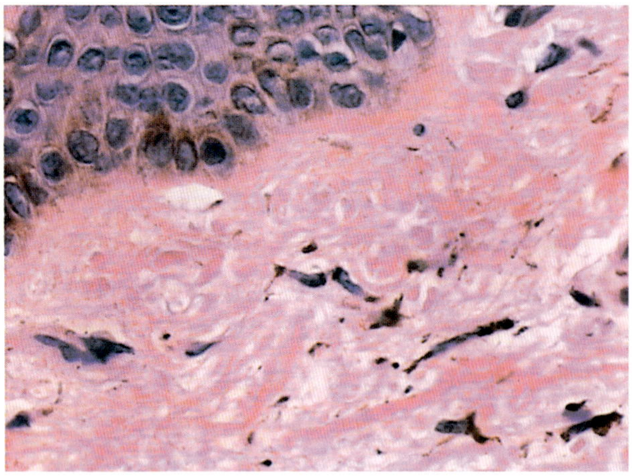

15-78 **苔藓样淀粉样变** 真皮乳头内团块形或条带状淀粉样沉积物

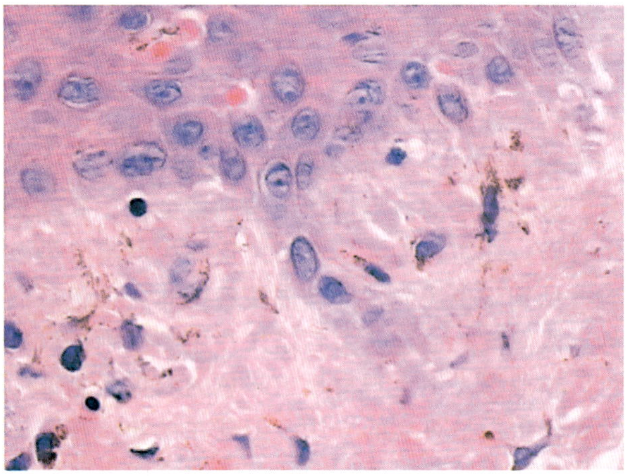

15-79 **苔藓样淀粉样变** 真皮乳头内团块形或条带状淀粉样沉积物

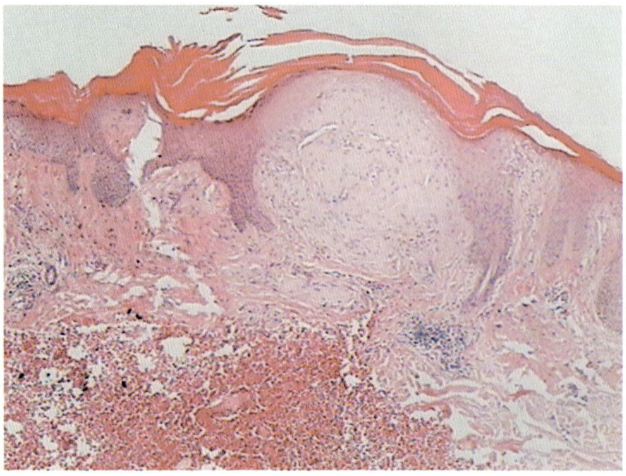

15-80 **苔藓样淀粉样变** 真皮乳头内大团块淀粉样沉积物，其上表皮变薄

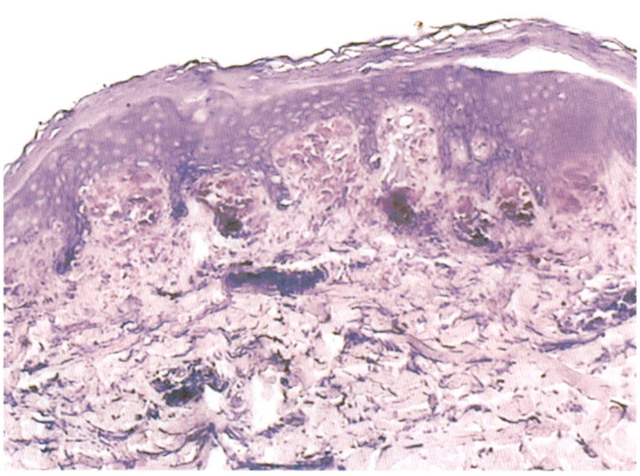

15-81 **苔藓样淀粉样变** 真皮乳头内团块淀粉样沉积物甲紫染色阳性

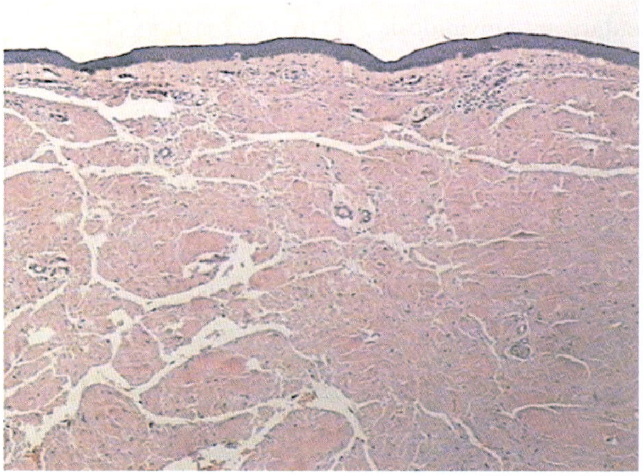

15-82 **结节性淀粉样变** 表皮萎缩变薄，表皮突消失，真皮内有大片淀粉样蛋白沉积并深达皮下脂肪层

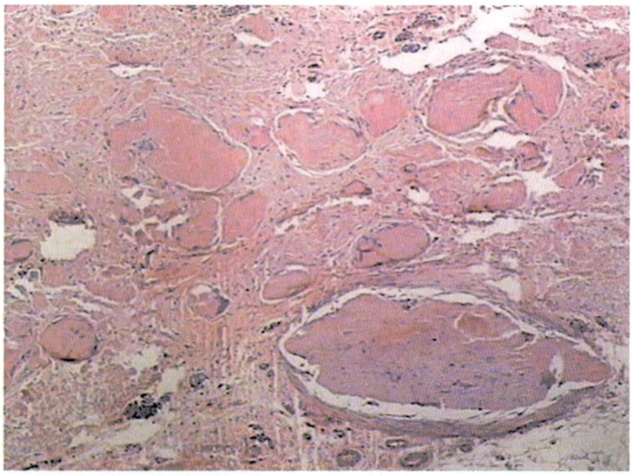

15-83 **结节性淀粉样变** 表皮萎缩变薄，表皮突消失，真皮内有大片淀粉样蛋白沉积并深达皮下脂肪层

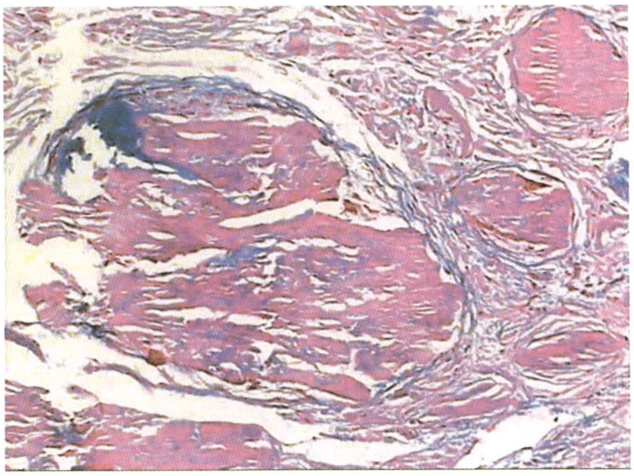

15-84　**结节性淀粉样变**　甲紫染色阳性

【鉴别诊断】

斑状与苔藓样淀粉样变相鉴别。两者主要差别在于表皮改变的不同，苔藓样型有表皮棘层肥厚和角化过度，而斑状型的表皮无这些变化，但可见基底层液化变性和色素失禁。有时在斑状型皮损中淀粉样蛋白含量很少，甚至用冷冻切片特殊染色，也不能发现，需要多次活检来确定诊断。

皮肤异色病样淀粉样变与炎症后色素沉着相鉴别。炎症后色素沉着浅层血管周围可见噬色素细胞，乳头内无均一红染的淀粉样蛋白。

苔藓样淀粉样变与肥厚性扁平苔藓相鉴别。后者颗粒层有楔形增厚，真皮浅层带状炎症浸润，虽可见嗜酸性小体，但不集合在一起成团块状，特殊染色可鉴别。

原发性系统性淀粉样变

【临床表现】

原发性系统性淀粉样变（primary systemic amyloidosis）主要侵犯间叶组织，累及心、肝、肾和胃肠道等许多脏器，25%~30%患者合并皮肤损害。淀粉样蛋白常沉积在平滑肌、横纹肌、结缔组织、血管壁和周围神经。由于皮肤血管受累，出现瘀点、瘀斑，主要分布在面部，特别是眼睑和眼眶周围。轻微的外伤可以促发，故又称挤压性紫癜 (pinch purpura)，偶可引起水疱或血疱。此外，可以有分散或融合的丘疹或斑块，常呈蜡样颜色，也可因皮损出血而带有紫红色。偶尔可见坚实的真皮或皮下结节或斑块，或类似局限性硬皮病的皮肤硬化。17%的患者可见巨舌，舌上有结节、斑块（图 15-85~图 15-88）。

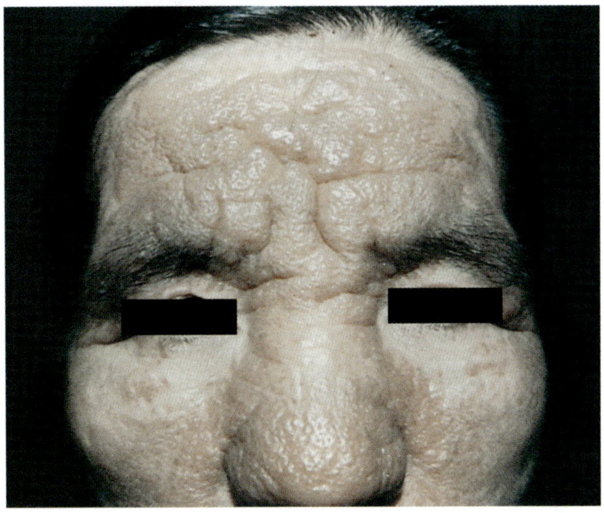

15-85　**原发系统性淀粉样变**　呈融合性坚实的真皮斑块，常呈蜡样颜色

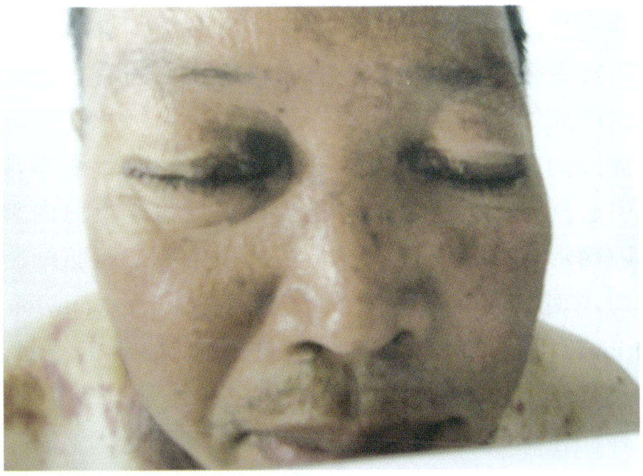

15-86　**原发系统性淀粉样变**　眼眶周围外伤性紫癜

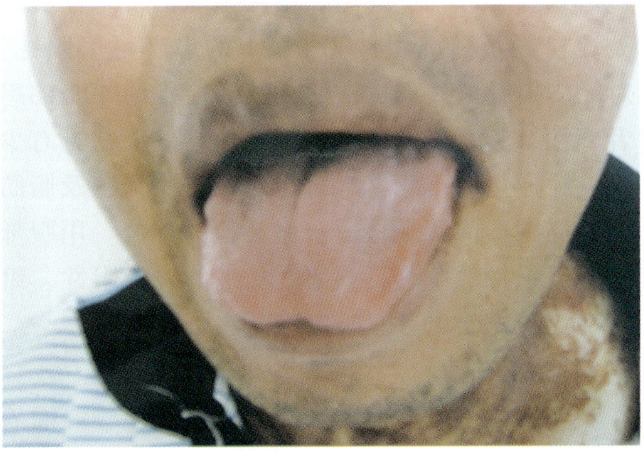

15-87　**原发系统性淀粉样变**　可见舌体增大，舌上有结节

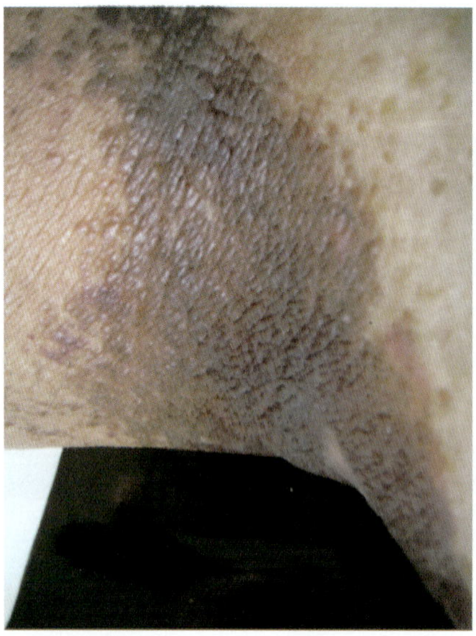

15–88 **原发系统性淀粉样变** 出血而带有紫红色的真皮斑块

【组织病理】

真皮及皮下组织内有轻度嗜伊红、无定形的淀粉样蛋白团块沉积，其中常有裂隙。聚集的淀粉样蛋白常紧贴表皮，有时与表皮之间有一条狭窄的胶原带分隔。淀粉样蛋白也可见沉积在汗腺周围的基底膜带、血管壁及其周围。血管受累常引起红细胞外溢。偶可见真皮内淀粉样蛋白内裂隙而形成水疱。淀粉样蛋白沉积于单个脂肪细胞周围时，可形成所谓的淀粉样蛋白环（amyloid ring），脂肪细胞好像被淀粉样物质黏合在一起。炎症细胞很少或无，无嗜黑色素细胞。除皮肤外，在黏膜、全身血管、心肌、胃肠道、泌尿系平滑肌和骨骼肌等也有淀粉样蛋白的沉积。

如果没有皮肤损害或巨舌，可取直肠黏膜（包括黏膜下层）、齿龈及小肠组织活检来证实有无淀粉样蛋白沉积，60%以上的患者可呈阳性。对无皮损者取外观正常的皮肤活检，约40%的患者阳性，其真皮及皮下组织小血管壁上常见有少量淀粉样蛋白沉积，有时也可见于小汗腺及脂肪细胞周围。前臂是最适合做活检的部位。用腹部脂肪组织抽吸物做活检者，95%的患者阳性。继发性淀粉样变患者有时也用此法协助诊断。

【鉴别诊断】

原发性系统性淀粉样变伴有多发性骨髓瘤者称为骨髓瘤相关性淀粉样变，需要与原发性系统性淀粉样变进行鉴别。大多数原发性淀粉样变伴单克隆浆细胞增生的患者，其浆细胞含 λ 轻链，而骨髓瘤相关性淀粉样变性病患者则以 κ 轻链为主。原发性系统性淀粉样变患者的血清及尿免疫电泳检查，多达88%患者有一种由 λ 轻链组成的单克隆类球蛋白，即Bence-Jenes蛋白，而骨髓瘤相关性淀粉样变患者则100%有Bence-Jenes蛋白。若进行细致的免疫电泳检查和足够长时间的随访，所有原发性系统性淀粉样变患者最终都将出现浆细胞恶病质的证据，即副球蛋白血症（paraproteinemia）。

继发性系统性淀粉样变

【临床表现】

继发性系统性淀粉样变（secondary systemic amyloidosis）又称血清淀粉样A淀粉样变（serum amyloid A amyloidosis），常继发于各种慢性炎症性疾病。原发疾病有类风湿性关节炎、麻风、结核、梅毒、骨髓炎、局限性肠炎、溃疡性结肠炎、结缔组织病、肿瘤、郁积性溃疡、化脓性汗腺炎、营养不良性大疱性表皮松解症、关节病型和脓疱性银屑病等。淀粉样蛋白沉积在内脏器官，临床上早期症状有肝脾大和蛋白尿，继而发生肾病和尿毒症，无皮肤损害。

【组织病理】

实质性脏器如肾、肝、脾、肾上腺常被侵犯。淀粉样物质沿网状纤维沉积，毛细血管、血管及腺体的基底膜病变最严重。淀粉样蛋白不断地聚集，从而取代了实质细胞，故有实质性淀粉样变性之称。淀粉样物质在HE切片中的形态，在特殊染色、组织化学染色、电镜下的特征与原发性皮肤淀粉样变性相同。

【鉴别诊断】

原发性与继发性系统性淀粉样变的淀粉样物质中的蛋白质化学组成不一。前者以淀粉样轻链蛋白（AL）为主，后者则以淀粉样A蛋白（AA）为主。

第四节 类脂蛋白沉积症

类脂蛋白沉积症（lipoid proteinosis）又名皮肤黏膜透明变性（hyalinosis cutiset mucosae），是一种罕见的常染色体隐性遗传病，系透明蛋白在皮肤、黏膜及内脏的沉积所致。常发生于婴儿。

【临床表现】

本病分原发型（非光感型）和继发型（光感型）两型。

1. 原发型（非光感型）　婴儿出生时或出生不久可发生声音嘶哑，轻微的皮肤炎症即可形成瘢痕。临床上面部出现丘疹及结节性损害，可引起凹陷性瘢痕，使面部皮肤外观呈橘皮样。由于弥漫性浸润，可使舌变硬。浸润扩展到舌系带，致使活动范围受限不能伸达唇缘，声带受累可引起声嘶，甚至引起呼吸困难。皮疹在上下睑缘时，表现为念珠状丘疹沿睑缘排列。膝、肘、手部等部位可发生弥漫性浸润斑块和角化过度。膝、肘部损害类似黄瘤。透明蛋白沉积还可发生在内脏，如上呼吸道和消化道黏膜下，胃、空肠、直肠、阴道黏膜下，玻璃膜与色素上皮细胞之间的视网膜，睾丸、胰腺、肾和其他脏器内部。头颅 X 线检查时常见颅内钙化灶，与患者发生癫痫有关（图 15-89~图 15-93）。

2. 继发型（光感型）　本型实质上就是红细胞生成性原卟啉病。

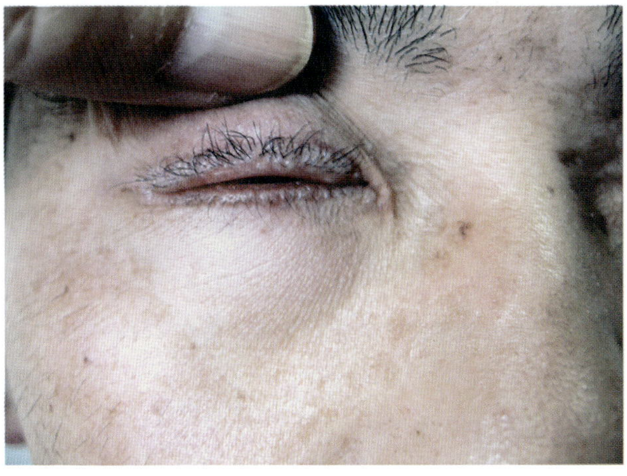

15-89　类脂质蛋白沉积症　上下、睑缘见念珠状丘疹沿睑缘排列

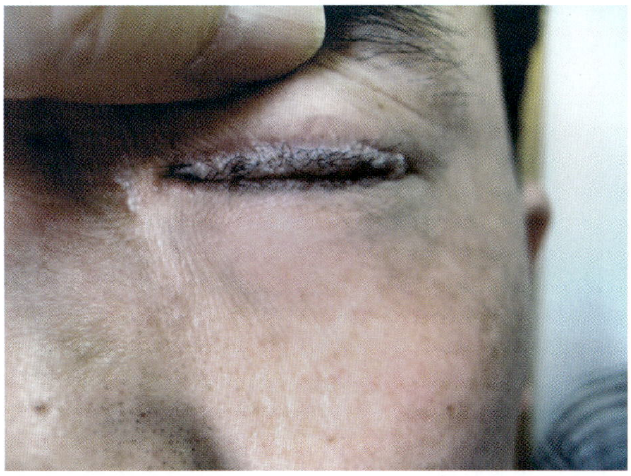

15-90　类脂质蛋白沉积症　上睑缘见念珠状丘疹沿睑缘排列

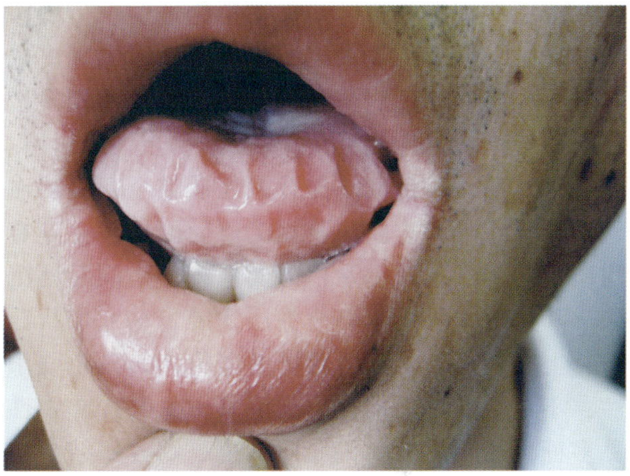

15-91　类脂质蛋白沉积症　舌弥漫性浸润变硬。浸润扩展到舌系带，致使活动范围受限不能伸达唇缘

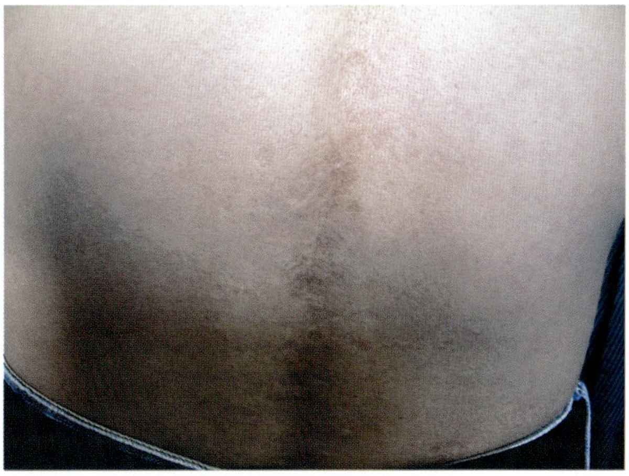

15-92　类脂质蛋白沉积症　背部凹陷性瘢痕

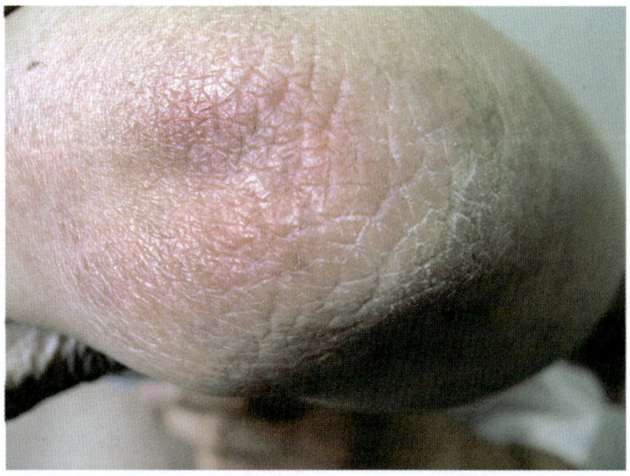

15-93 **类脂质蛋白沉积症** 肘部弥漫性浸润斑块和角化过度

【组织病理】

两型病理变化相同。表皮角化过度，呈乳头瘤样增生。本病特征表现为在显著增厚的真皮内有均一、嗜酸性透明蛋白的沉积。早期改变发生在小血管和小汗腺周围，管壁呈透明蛋白样增厚，表现为均质性嗜伊红。充分发展后整个真皮的血管、汗腺、毛囊皮脂腺及立毛肌周围均可见到有均质性嗜伊红的透明蛋白外套包绕，呈同心性沉积。随后这些物质向真皮深层发展，呈宽带状分布，上方表皮萎缩。透明蛋白物质 PAS 染色强阳性，不能被淀粉酶消化，说明其中主要含有中性黏多糖。透明蛋白如用脂质染色，则各例结果均不相同。在各种脂质中，中性脂肪最常见，对苏丹Ⅲ、苏丹Ⅳ或油红 O 染色呈阳性反应。中性脂肪呈许多小滴状分布在整个透明蛋白物质内，特别是围绕在血管周围（图 15-94~图 15-97）。

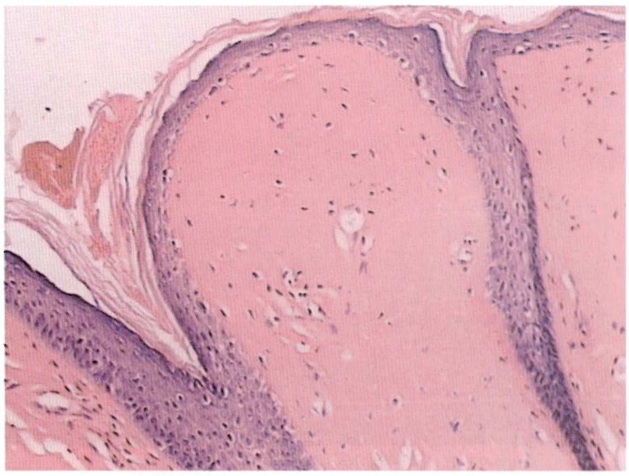

15-94 **类脂质蛋白沉积症** HE 染色，表皮角化过度萎缩，呈乳头瘤样增生。本病特征表现为在显著增厚的真皮内有均一、嗜酸性透明蛋白的沉积

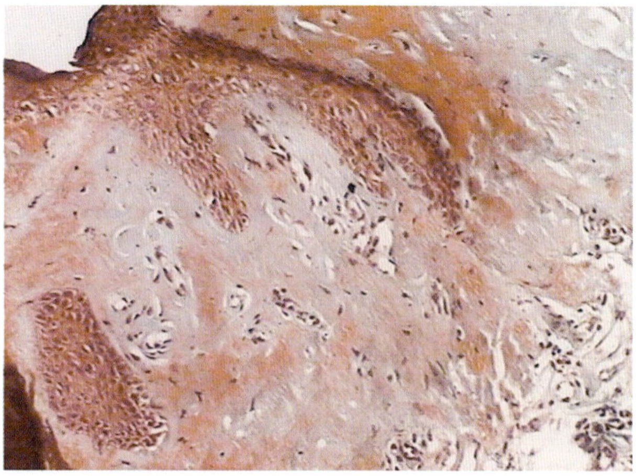

15-95 **类脂质蛋白沉积症** 刚果红染色

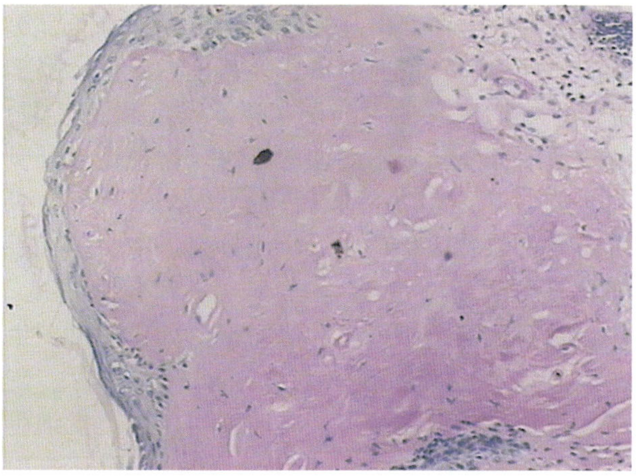

15-96 **类脂质蛋白沉积症** PAS 染色强阳性

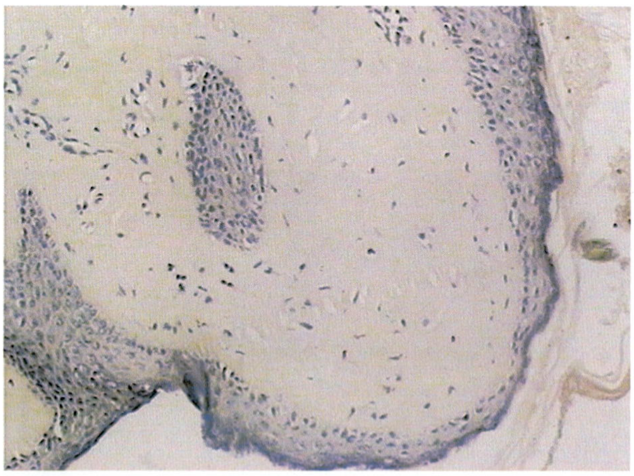

15-97 **类脂质蛋白沉积症** 萎缩真皮内有均一性嗜酸性透明蛋白的沉积

【鉴别诊断】

组织病理上本病主要与卟啉症相鉴别。

卟啉症真皮浅部毛细血管周围透明蛋白样物质沉积与本病的血管周围透明蛋白样物质沉积不能区别。然而在卟啉症，透明蛋白样物质

很少侵犯汗腺基底膜带，也不真正侵犯真皮结缔组织。此外，卟啉症皮损限于曝光部位，因此可以区别。

第五节 卟啉病

卟啉病（porphyria）又称血紫质病，是血红素在生物合成过程中因遗传缺陷或后天原因导致其中间产物——卟啉和（或）卟啉前体生成增多、排泄异常，并积聚在体内。由于卟啉是光敏性物质，因此表现为一组以光敏性皮肤损害表现为主的疾病，可分为多型。

先天性红细胞生成性卟啉病

先天性红细胞生成性卟啉病（congenital erythropoitic porphyria）是罕见的常染色体遗传病，血色素代谢缺陷是由于红细胞内尿卟啉原Ⅲ合成酶缺乏从而导致体内尿卟啉Ⅰ和粪卟啉Ⅰ合成增加。

【临床表现】

呈常染色体隐性遗传。患儿生后不久家长发现尿布被胎粪和尿液染成粉红色，以后患儿在日晒时啼哭，皮肤暴露部位出现水肿性红斑、水疱、血疱、糜烂、溃疡，可继发感染。病情夏重冬轻，反复发作，最终留有严重的瘢痕甚至毁损畸形。患儿多毛，牙齿成棕色，在Wood灯下发出粉红色荧光。患儿可有溶血性贫血和脾大。预后不良。

【组织病理】

本病组织病理与红细胞生成性原卟啉病相同，但程度较轻。

【鉴别诊断】

红细胞生成性原卟啉病的血浆和红细胞内原卟啉增加，在Wood灯下红细胞荧光呈一过性，无溶血性贫血。肝型卟啉病的红细胞内卟啉含量正常，红细胞无荧光。营养不良型大疱性表皮松解症为表皮下疱，炎细胞很少，甚至没有。

红细胞生成性原卟啉病

红细胞生成性原卟啉病（erythropoietic protoporphyria）属常染色体显性遗传。由于血红素合成酶活性降低，过量原卟啉由骨髓和肝脏产生引起。血浆中的原卟啉由肝脏清除，并被排泄到胆汁和粪便内，故尿中无原卟啉。血液涂片在荧光显微镜下检查可见大量红细胞显示红色荧光。

【临床表现】

患者大多幼年起病，也有青春期发病，男性多于女性。特征是皮肤日晒数分钟后，局部有强烈烧灼、针刺及痒感，皮肤出现水肿性红斑，继之皮肤增厚，出现表浅瘢痕。偶尔可发生水疱，类似种痘状疱疹。唇红缘、鼻、耳翼常受累。可有肝大、黄疸，预后较好。患者尿中卟啉正常（图15-98~图15-102）。

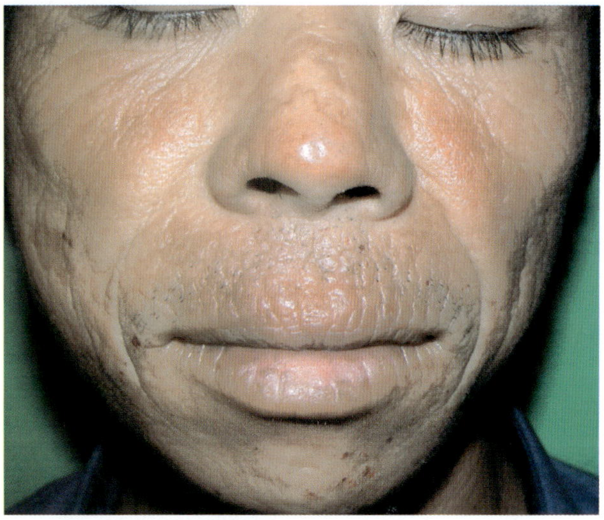

15-98 红细胞生成性原卟啉病 皮肤粗糙增厚，口唇部呈放射性沟纹

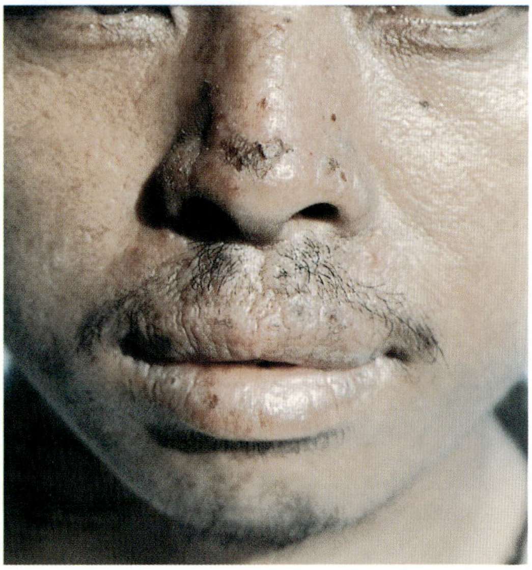

15-99 红细胞生成性原卟啉病 皮肤增厚，可发生水疱，出现表浅结痂及瘢痕

【组织病理】

各型卟啉病皮肤损害的组织病理表现均相似，区别仅在于严重程度不等。轻型病例，呈均质性、淡嗜伊红沉积物质，局限于紧靠血管的周围，PAS染色才能看得清楚。严重病例（最常见于红细胞生成性原卟啉病）真皮乳头内血管周围可见增厚的均质性物质沉积并与临近真皮内均一性物质融合。此外，深部血管周围亦可见淡嗜伊红物质，偶可见于汗腺周围，PAS染色能明显证明。水疱性损害最常见于迟发性卟啉病，最少见于红细胞生成性原卟啉病，为表皮下损害（图15-103~图15-109）。

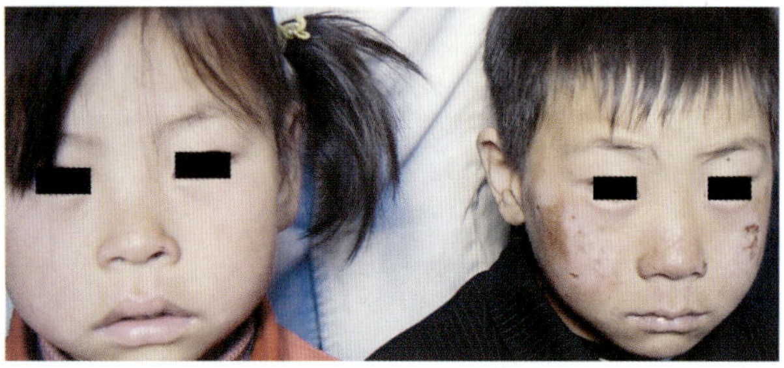

15-100 红细胞生成性原卟啉病 姊弟同患本病

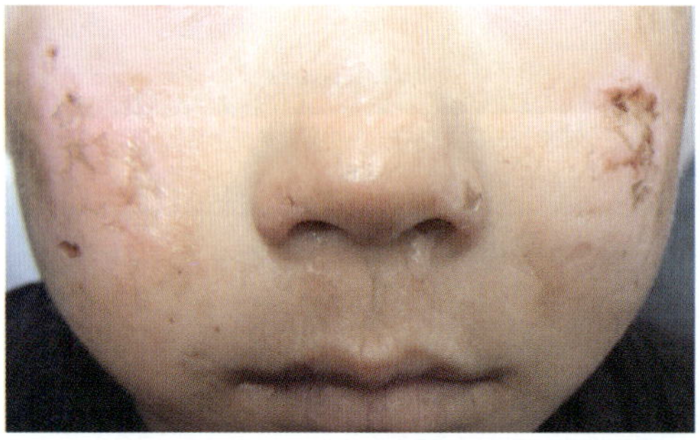

15-101 红细胞生成性原卟啉病 鼻，颊部表浅结痂及瘢痕

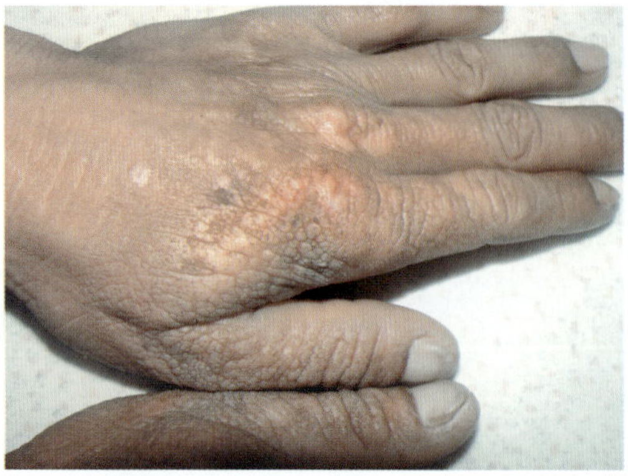

15-102 红细胞生成性原卟啉病 手背部皮肤增厚粗糙，沟纹加深

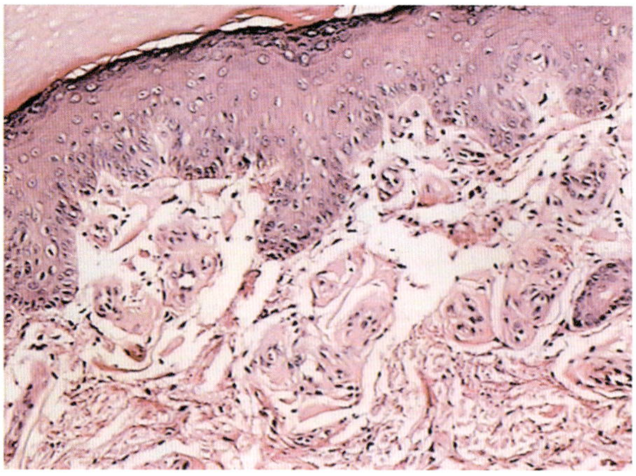

15-103 卟啉病 血管周围见均质性、淡嗜伊红沉积物质

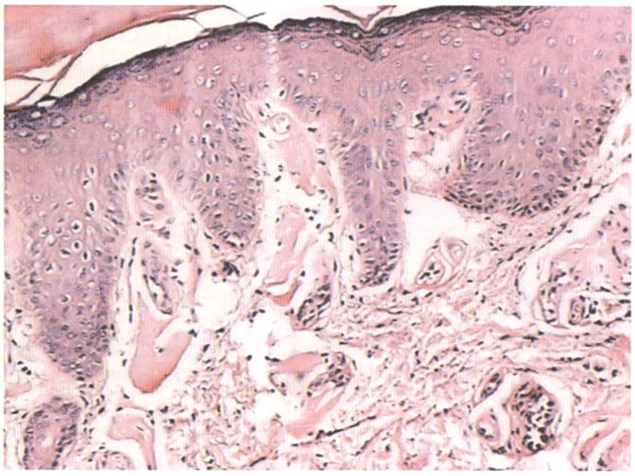

15-104 卟啉病 血管周围见均质性、淡嗜伊红沉积物质沉积

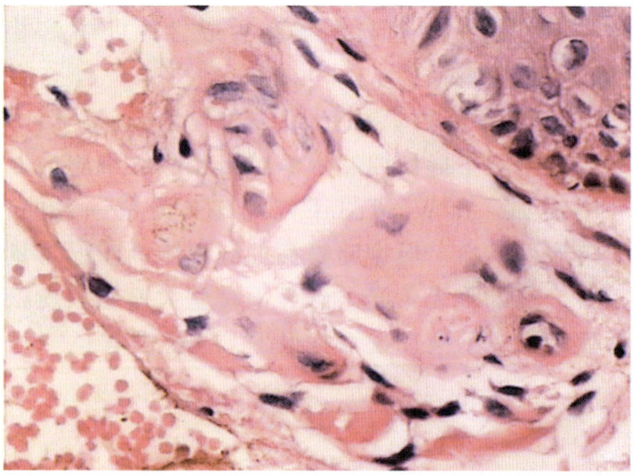

15-105 卟啉病 血管周围见均质性、淡嗜伊红沉积物质沉积

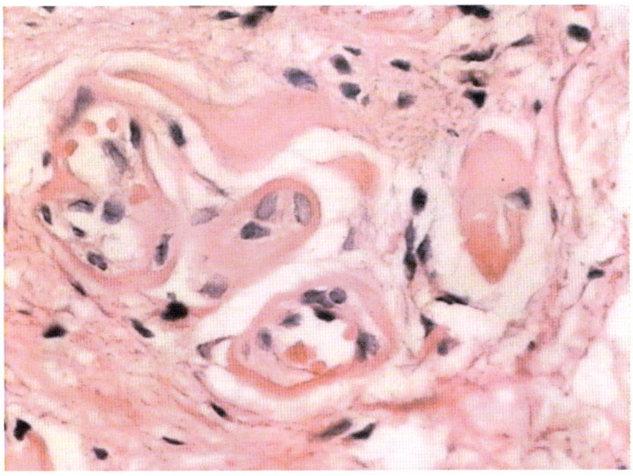

15-106 卟啉病 血管周围见均质性、淡嗜伊红沉积物质沉积

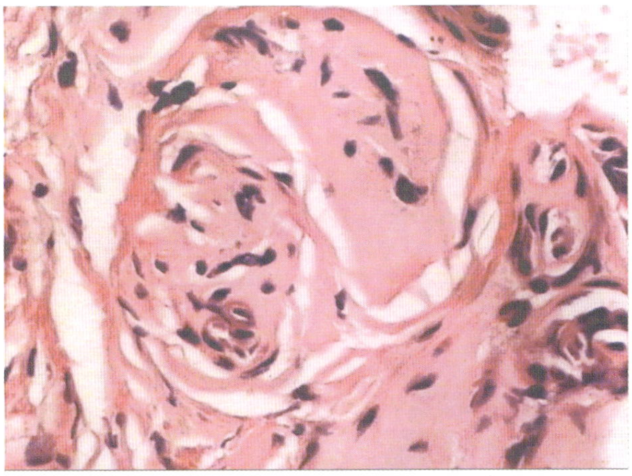

15-107 卟啉病 血管周围见大量均质性、淡嗜伊红沉积物质沉积

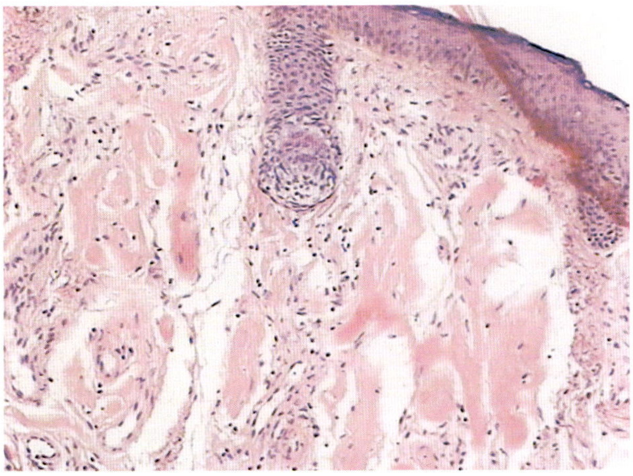

15-108 卟啉病 血管周围见淡嗜伊红沉积物质沉积

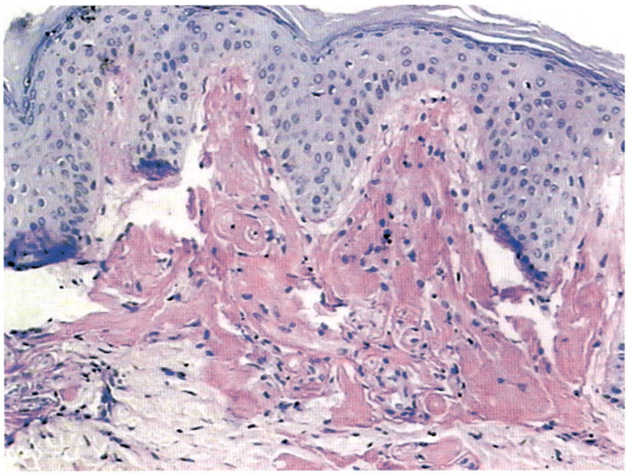

15-109 卟啉病 PAS 染色强阳性

【鉴别诊断】

组织病理与大疱性表皮松解症鉴别。后者为表皮下水疱，单纯型 EB 裂隙位于基底细胞层，偶见基底层坏死的表皮细胞，真皮浅层及疱内炎细胞很少，甚至没有。

遗传性粪卟啉病

遗传性粪卟啉病（hereditary coproporphyria）极罕见，该型为肝性卟啉病，是常染色体显性遗传病。急性发作期有腹痛、呕吐、多种神经精神障碍，类似于急性间歇性卟啉症和变异性卟啉病。有些病例也有皮肤症状，但与迟发性皮肤卟啉病及变异性卟啉症的皮肤症状不能区别。

迟发性皮肤卟啉病

【临床表现】

迟发性皮肤卟啉病（ porphyria cutanea tarda）是最常见的卟啉病，分散发性和家族性两型。

1. 散发型 几乎所有的患者均为成人，家庭中其他成员无迟发性皮肤卟啉症的临床表现，系长期酗酒、服用激素类避孕药及接触含卤族元素的农药等使肝功能受损，卟啉代谢受障碍所致。仅有肝脏尿卟啉原脱羧酶活性下降。

2. 家族型 发病可以在任何年龄，包括儿童，常有明显的迟发性皮肤卟啉症家族史。除肝脏内尿卟啉原脱羧酶活性降低外，肝脏外尿卟啉原脱羧酶活性亦下降到正常的 50%，表现为光敏感性皮炎和皮肤脆性增加。皮疹常常由于日光照射及轻微外伤而引起水疱，继而引起溃疡、瘢痕、部分脱发及硬化。皮疹主要分布于手背、颈、面部，可以引起轻度的瘢痕。面部及手背皮肤常常肥厚及硬化。患者常有面部多毛、轻度肝硬化及铁质沉积症。个别情况下，肝癌或肝转移癌也可以引起迟发性皮肤卟啉症。

【组织病理】

可见表皮下大疱，疱内常有红细胞。真皮上部胶原呈日光弹力变性改变。真皮上部毛细血管周围及真表皮交界处常见 PAS 阳性，耐淀粉酶物质。浅层血管周围有稀疏淋巴细胞组织细胞浸润。大疱发生于表皮下，特点是真皮乳头常常从大疱底部不规则凸向腔内，这种现象称之为花彩状（festooning）。肝脏见铁质沉着或肝硬化组织病理改变。

【鉴别诊断】

本病临床上与多形性日光疹、种痘样水疱病、烟酸缺乏病及各种大疱性疾病相鉴别。

第六节 皮肤钙沉着症

皮肤钙沉着症（calcinosis cutis）是指不溶性钙盐沉积于皮肤组织所引起的皮肤病，根据其病因可分为 4 型，即特发性皮肤钙沉积症（包括肿瘤样钙沉积症及特发性阴囊钙沉积症 2 个亚型）、表皮下钙化结节、营养不良性皮肤钙沉积症及转移性皮肤钙沉积症。

营养不良性皮肤钙沉积症

【临床表现】

营养不良性皮肤钙沉积症（dystrophic calcinosis cutis）的患者钙沉积常在以前受损伤的皮肤或组织内。血清钙、磷水平正常，内脏器官不受侵犯，可以有许多大的钙沉积（泛发性钙沉积症），或仅有少数钙沉积（局限性钙沉积症）（图 15-110~图 15-114）。

1. 泛发性钙沉积症　泛发性钙沉积症（calcinosis universalis）通常见于皮肌炎患者起病后 2~3 年，可累及皮肤、皮下组织、肌肉和肌腱。儿童多见。皮肌炎患者如果幸存下来，则钙沉积结节可以逐渐消退。

2. 局限性钙沉积症　局限性钙沉积症（calcinosis circumscripta）通常见于系统性硬皮病患者发病后 10~11 年。多局限于成人的指和手。一般

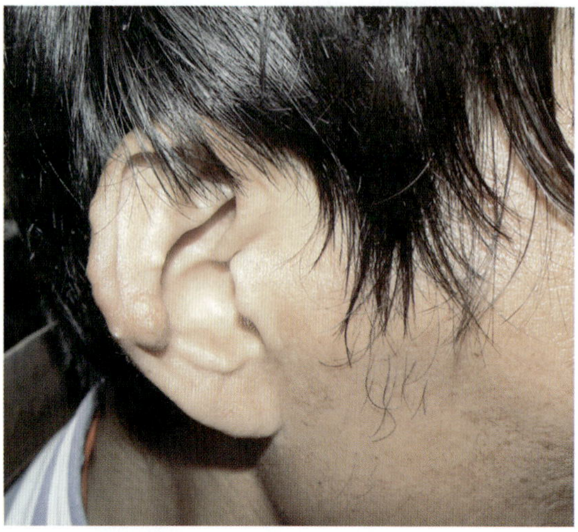

15-110　皮肤钙沉积　耳部钙化性结节

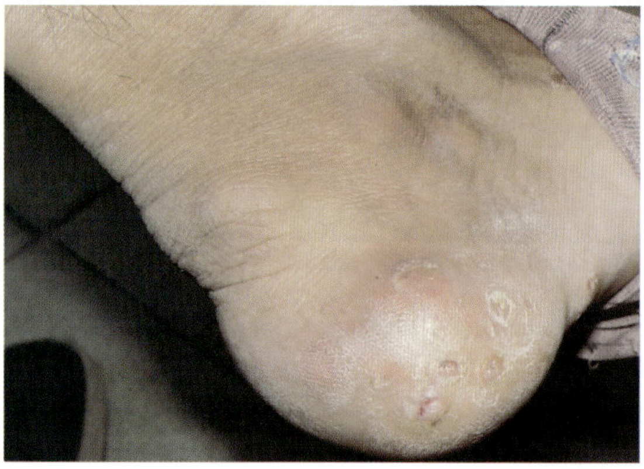

15-111　皮肤钙沉积　足跟部钙化性结节破溃

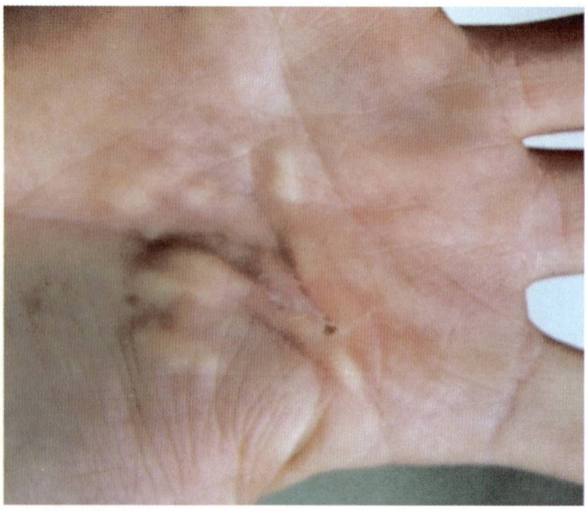

15-112　皮肤钙沉积　手掌钙化性结节

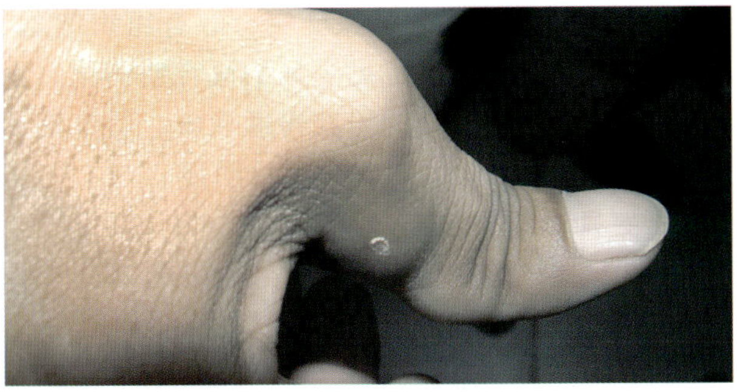

15-113 **皮肤钙沉积** 手指巨大钙化性结节

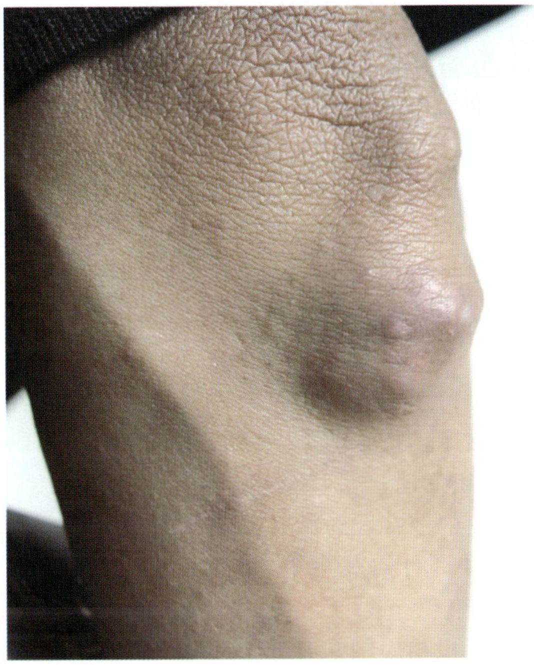

15-114 **皮肤钙沉积** 膝部巨大钙化性结节

来说，系统性硬皮病伴有钙沉积的临床表现为肢端硬化。肢端硬化和钙沉积并存时常常称之为Thibierge-Weissenbach 综合征或 CREST 综合征。该综合征患者与泛发型硬皮病或系统性硬化症患者相比，预后较好。临床上，局限性钙沉积症患者相继出现皮肤硬化区域，并常破溃，排出白垩样物质。本病也可见于系统性红斑狼疮、新生儿皮下脂肪坏死症和迟发性皮肤卟啉症等疾病。

【组织病理】

本病的钙沉积在真皮内常呈小颗粒状的沉积物，在皮下组织内则呈大块沉积，在大块沉积物周围常有异物巨细胞反应。钙沉积物常发生于原发疾病引起的胶原或脂肪组织变性处（图 15-115~图 15-118）。

【鉴别诊断】

临床上应与转移性皮肤钙沉着症及特发性皮肤钙沉着症鉴别。

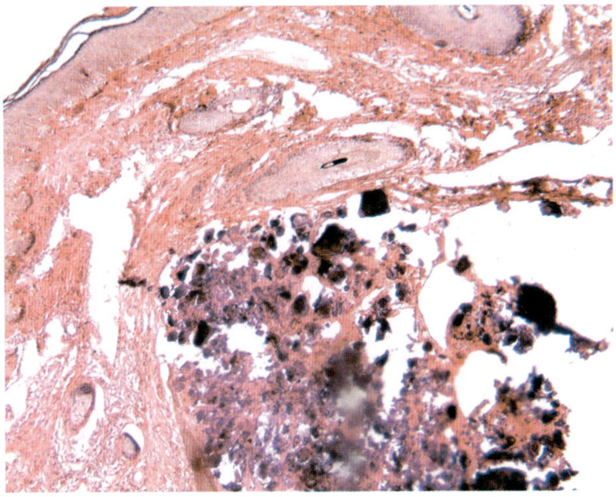

15-115 **皮肤钙沉着症** 真皮内颗粒状的钙化沉积物

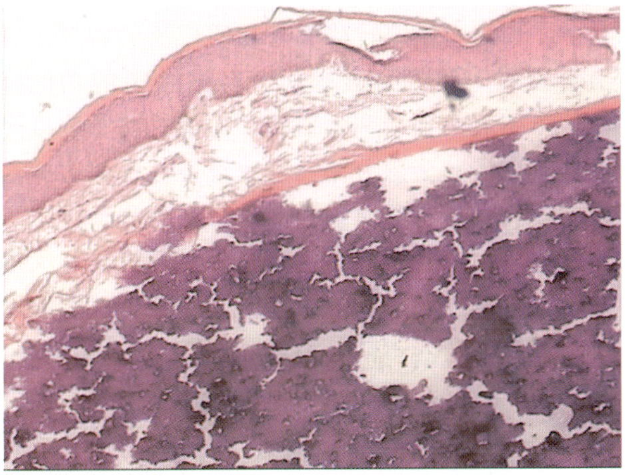

15-116 **皮肤钙沉着症** 真皮内大块钙化沉积物

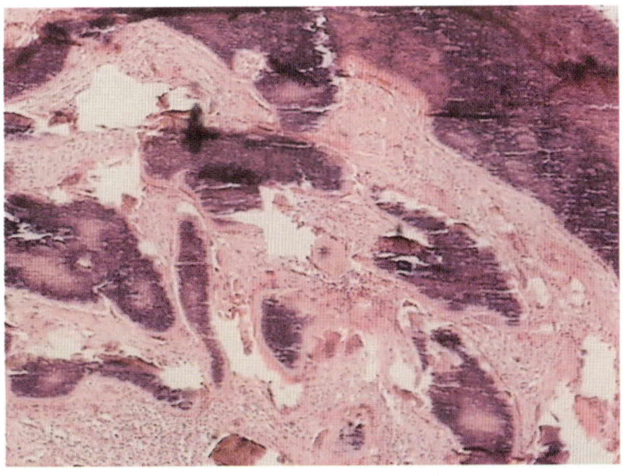

15-117 **皮肤钙沉着症** 真皮内大块钙化沉积物

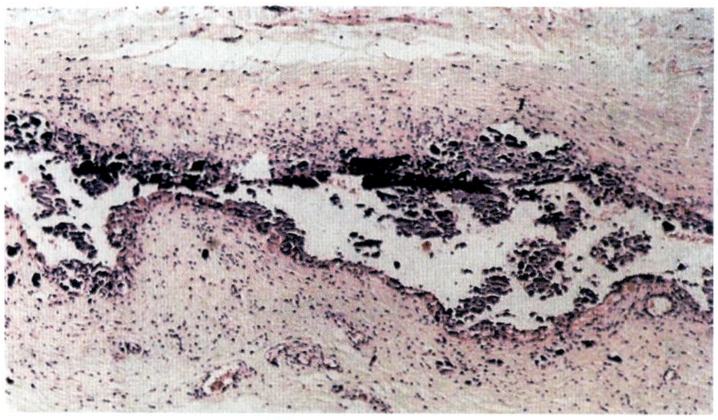

15–118 皮肤钙沉着症 真皮内颗粒状的钙化沉积物

转移性皮肤钙沉着症

【临床表现】

转移性皮肤钙沉积（metastatic calcinosis cutis）是由于全身钙、磷代谢异常，而引起钙盐沉着于皮肤、皮下组织及内脏器官。高钙血症的原因很多，如原发性甲状旁腺功能亢进、摄入过多维生素 D、骨髓炎或癌转移引起骨质广泛的破坏、慢性肾衰竭。慢性肾衰竭时肾脏消除磷的功能降低，可引起高血磷和低血钙，血清钙离子浓度降低又刺激甲状旁腺分泌，导致继发性甲状旁腺功能亢进，从骨中吸取钙和磷。骨中钙和磷排出过多又可以引起骨营养不良及转移性钙沉积。大多数转移性皮肤钙沉积症患者均与肾性甲状旁腺功能亢进及骨营养不良有关。

多数患者为肾性甲状旁腺机能亢进和骨破坏性疾病。皮疹为坚硬的白色丘疹，排列成线状，或为对称性分布的结节状斑块。从丘疹和结节内可以挤出白色颗粒状物质。皮下组织的转移性钙沉积偶尔见于肾性甲状旁腺功能亢进、尿毒症、维生素 D 过多症以及摄入过量的牛奶和碱，罕见发生于原发性甲状旁腺功能亢进者。转移性钙沉积症最常累及动脉和肾脏，此外，心肌、胃及肺也可以受累。大关节附近可触及坚硬的，有时是相当大的结节。结节增大后可有波动感。当在下肢真皮、皮下组织、肌肉和血管中层及其周围受累时，这些钙化可以导致血管闭塞以及梗死性溃疡。

【组织病理】

钙沉积物在 HE 染色时呈深蓝色，用 von Kossa 染色呈黑色。钙沉积物位于皮下脂肪时均为大块状，而在真皮内常为小的颗粒状。大的钙沉积物常引起异物肉芽肿反应，即有组织细胞、异物巨细胞浸润。还可见受累的血管壁钙化，血管内纤维化以及闭塞的管腔再通现象。管壁的钙化在动脉或细动脉的内弹力膜最明显。

【鉴别诊断】

临床上与特发性皮肤钙沉着症及营养不良性皮肤钙沉积症鉴别。

特发性皮肤钙沉着症

【临床表现】

特发性皮肤钙沉着症（idiopathic calcinosis cutis）儿童好发，女孩多见。皮损对称分布，常见于四肢，偶见于躯干和阴囊等处。皮损为直径 0.5~5cm 的丘疹、结节、肿块或斑块，数目不定，扁平或半球状隆起，表面平滑或略有凹陷，质地坚硬如骨，颜色正常，或呈乳白色、象牙色，最终可破溃排出乳酪样、白垩样或脓样物质。溃疡不易愈合。病程缓慢。本病患者既无组织损伤，也无钙、磷代谢紊乱。

阴囊特发性皮肤钙沉着症和肿瘤状钙沉着症为本病临床较特殊的类型。

【组织病理】

真皮内散在颗粒状和小块状的钙沉积。如损害较大时，可累及皮下组织，呈大团块状钙沉积。HE 染色呈深蓝色，von Kossa 染色呈黑色。较大的沉积物周围常有异物反应，可有巨细胞和炎症细胞浸润，并伴纤维化。

【鉴别诊断】

临床上应与营养不良性皮肤钙沉积症鉴别。

表皮下钙化结节

【临床表现】

表皮下钙化结节（subepidermal calcified nodule）又称为皮肤结石（cutaneous calculi)，通常是单一隆起的硬结节，偶为 2~3 个，有些病例则可有很多结节，甚至数不清。本病多见于儿童，有些患者于出生时即已有一个结节，或者成年才发病。大多结节表面呈疣状，但也可表面光滑，最常发生于面部。

【组织病理】

钙化物质主要局限于真皮最上部，大的钙化结节也可延伸到真皮深部。沉积的钙质呈紧密集聚的钙小球，也可见一个或数个大块状均质性钙质团块。在钙小球及均质性钙质团块中偶尔可见保存完好的细胞核。钙化物周围可有巨噬细胞及异物巨细胞。表皮常增厚，其内可见钙颗粒，表明钙经表皮排出。

【鉴别诊断】

本病临床上应与转移性皮肤钙沉着症及营养不良性皮肤钙沉积症鉴别。

特发性阴囊钙沉积症

【临床表现】

特发性阴囊钙沉积症（idiopathic calcinosis of the scrotum）为特发性皮肤钙沉着症的一个特殊临床类型，也可为阴囊表皮囊肿发生的营养不良性钙化。阴囊皮肤上可见多发的无症状结节，数量大小不等，破溃排出白垩样物质（图 15-119，图 15-120）。

【组织病理】

本病损害开始为阴囊囊肿，随着时间的推移囊肿内有些角质内容发生钙化，囊肿壁最后也完全被破坏仅留下真皮内的钙沉积。也有可能来源于小汗腺导管的粟丘疹（图15-121）。

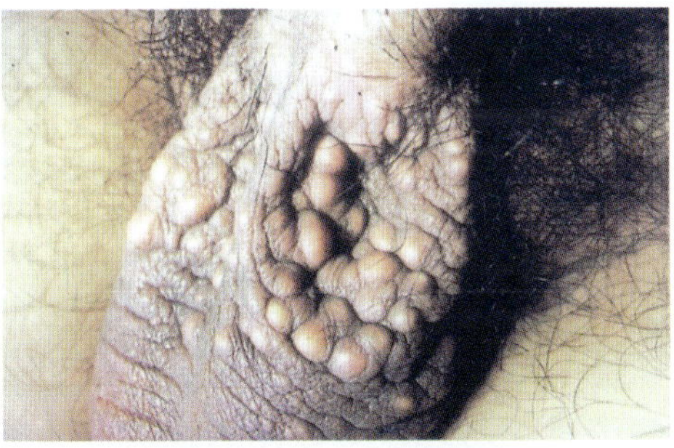

15-119　皮肤钙沉着病　阴囊皮肤上见多发的无症状钙化结节

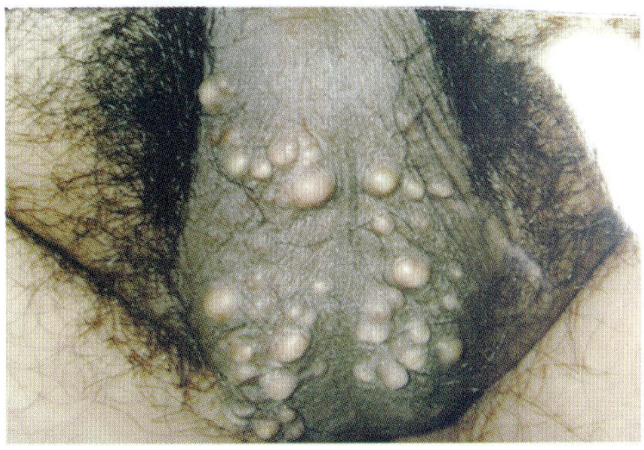

15-120　特发性阴囊钙沉着症　阴囊皮肤上见多发钙化结节

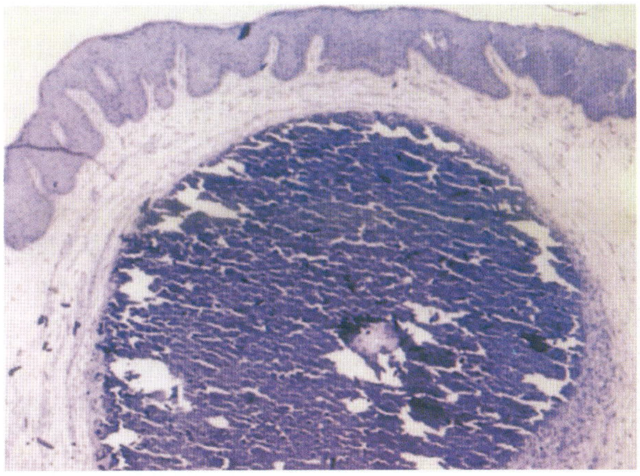

15-121　特发性阴囊钙沉积症　真皮内大块钙化沉积物

【鉴别诊断】

见特发性皮肤钙沉着症。

肿瘤性钙沉积症

【临床表现】

肿瘤性钙沉积症（tumoral carcinosis）是特发性钙沉积症的一种特殊类型。皮损为许多大的皮下肿块，亦可伴丘疹及结节，位于大关节周围。本病通常有家族史及合并高磷酸盐血症，有时与皮肌炎中所见的泛发性营养不良性钙沉积症很相似。

【组织病理】

皮下组织内可见大块钙沉积，其周围有异物反应。有些病例真皮内有钙沉积，钙化物可从溃疡处或经表皮排出。

【鉴别诊断】

临床上本病应与其他皮肤结节和肿瘤性疾病鉴别。

第七节　其他疾病

黑棘皮病

【临床表现】

黑棘皮病（acanthosis nigricans）患者的皮肤色素加深，轻度增厚，表面可有小乳头状隆起，触之如天鹅绒状，严重时皮纹加深，呈乳头瘤状增生。皮疹好发于面、颈、腋窝、外生殖器、腹股沟及其他皮肤皱褶处，例如乳房下及脐窝（图 15-122~图 15-128）。本病包括恶性、遗传性、症状性、肥胖性、药物性等多种类型。

恶性黑棘皮病见于内脏恶性肿瘤患者，最常见为胃癌，其次是胰腺癌、结肠癌等。皮损范围广，可呈全身性，可随肿瘤恶化而加重。

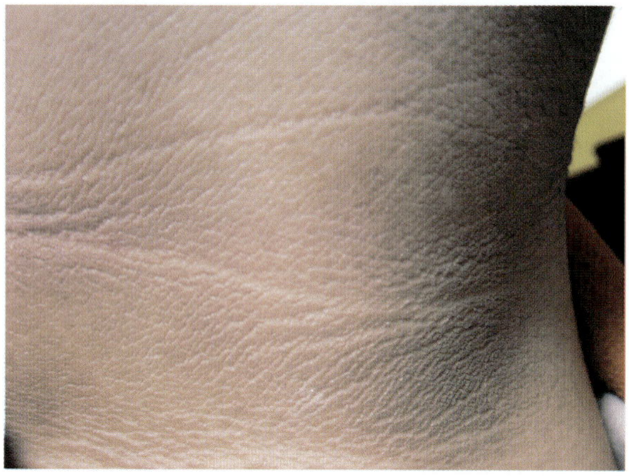

15-122 **黑棘皮病** 颈部皮肤色素加深，轻度增厚

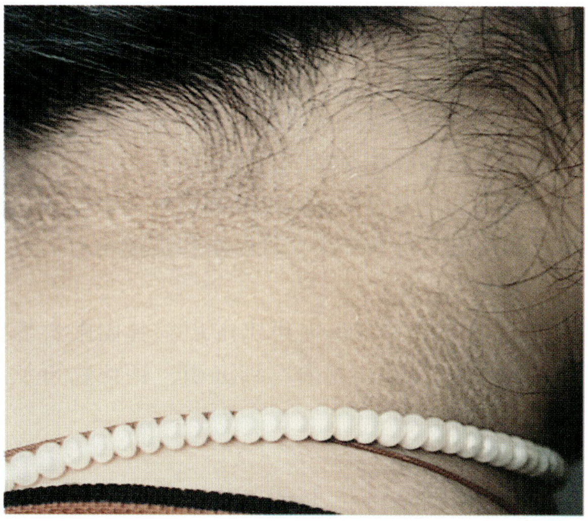

15-123 **黑棘皮病** 颈部皮肤色素加深增厚

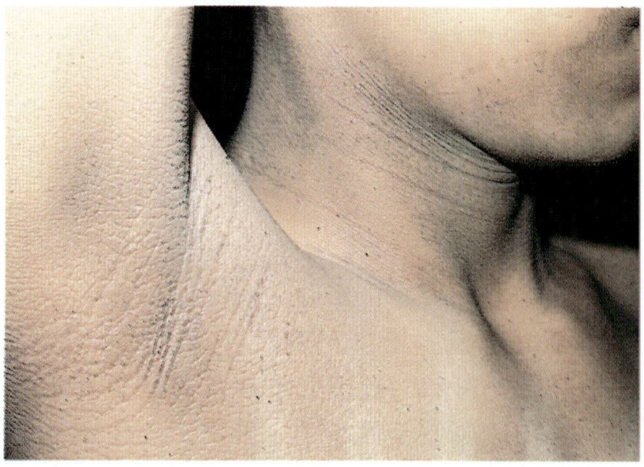

15-124 **黑棘皮病** 颈部，腋部皮肤皱褶处色素加深，轻度增厚

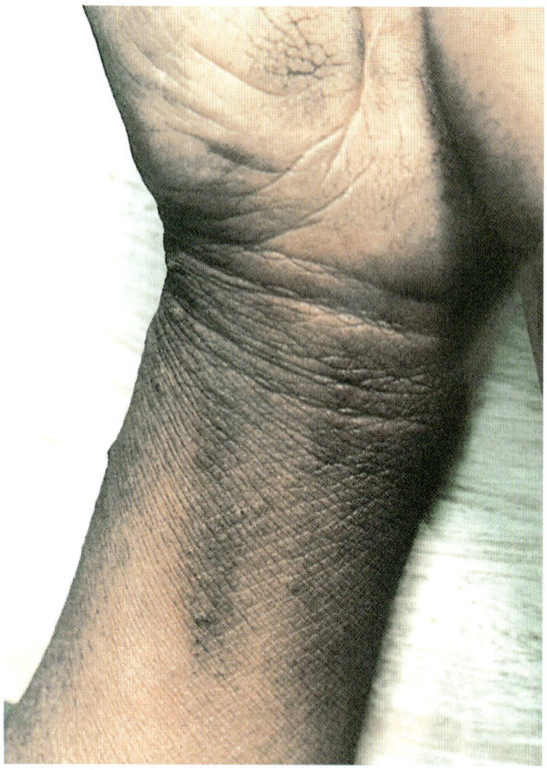

15-125 **恶性黑棘皮病** 手腕部皮肤皱褶处色素加深，皮肤显著增厚

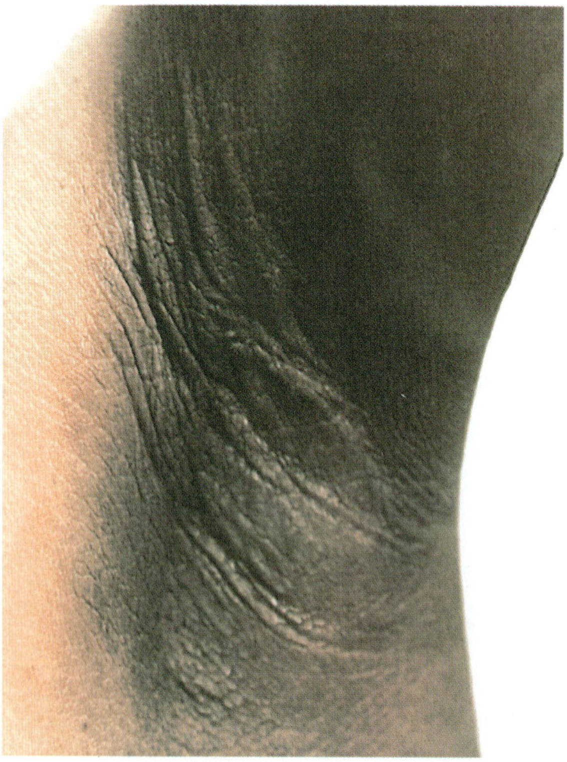

15-126 **恶性黑棘皮病** 腋部皮肤皱褶处色素显著加深和增厚

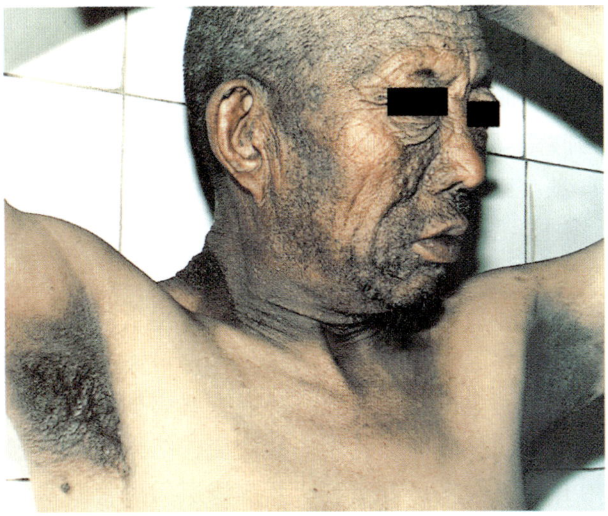

15-127 **恶性黑棘皮病** 面颈部，腋部皮肤皱褶处色素加深，皮肤显著增厚

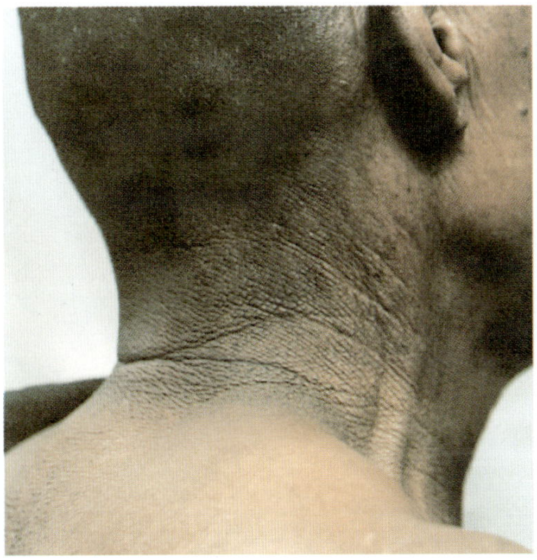

15-128 **恶性黑棘皮病** 颈部皮肤皱褶处色素加深，皮肤显著增厚

遗传性黑棘皮病可以在幼儿期、儿童期或成年发病，有家族倾向。

症状性黑棘皮病为某些综合征的一种皮肤表现。有时合并垂体肿瘤，通常表现为肢端肥大症。有些患者合并多囊性卵巢综合征，胰岛素治疗疗效不佳。肥胖可有可无。亦可见发生于患有自身免疫性疾病的中老年妇女。

肥胖性黑棘皮病又称假性黑棘皮病。本型最常见，患者多肥胖，不合并恶性肿瘤及内分泌疾病，无遗传素质。

药物性黑棘皮病在任何年龄均可发生，皮损在停药后可逐渐消退。

【组织病理】

表皮角化过度及乳头瘤样增生。典型的损害是真皮乳头向上突起呈手指状，在两个乳头间凹陷的表皮里有轻度到中度的棘层肥厚，并充满角质，而在乳头顶部及侧面的生发层常变薄。基底细胞层轻度色素增加，真皮内一般无炎症细胞浸润（图 15-129~图 15-133）。

在合并多囊性卵巢综合征的内分泌性黑棘皮病皮损内，真皮乳头有明显的葡萄糖胺聚糖沉积，主要由透明质酸组成。

【鉴别诊断】

黑棘皮病应与其他良性乳头状瘤特别是表皮痣和角化过度型脂溢性角化病鉴别。表皮痣的棘层肥厚较黑棘皮病显著，并有明显的表皮突延长，再结合临床表现与黑棘皮病不难区别。

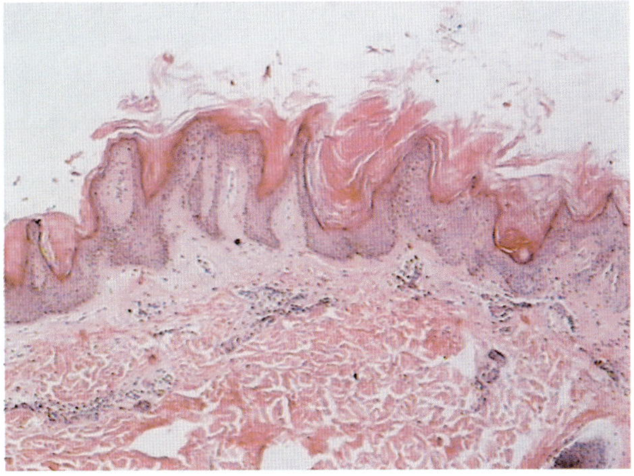

15-129 **黑棘皮病** 表皮高度角化过度及乳头瘤样增生

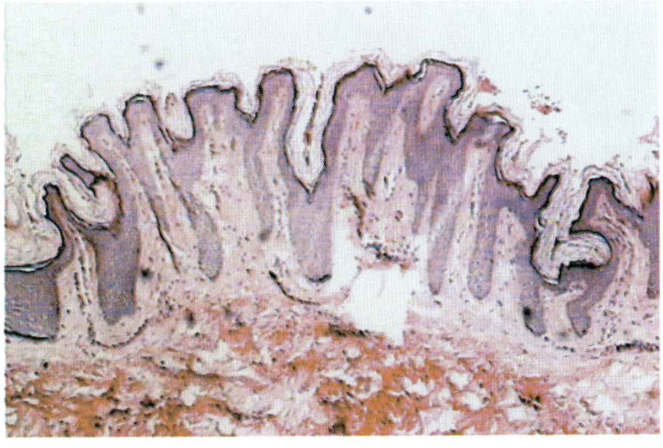

15-130 **黑棘皮病** 表皮角化过度及乳头瘤样增生

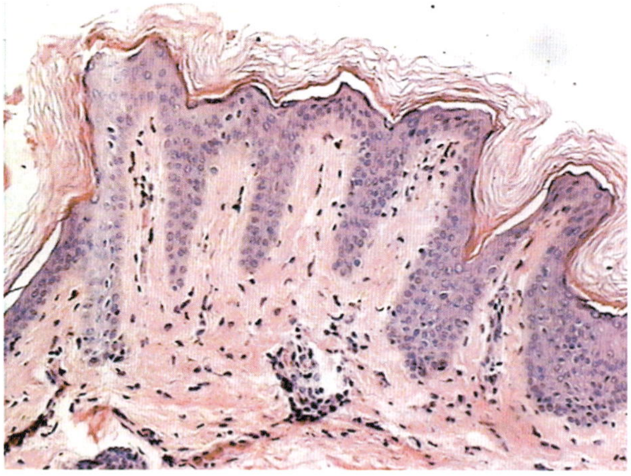

15-131　黑棘皮病　表皮角化过度及乳头瘤样增生

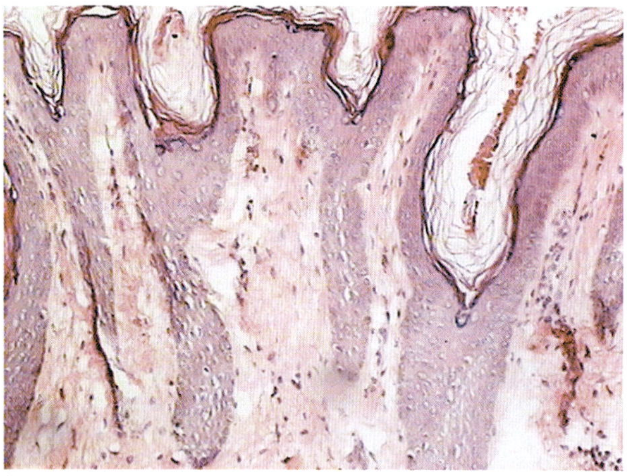

15-132　黑棘皮病　表皮高度角化过度及乳头瘤样增生

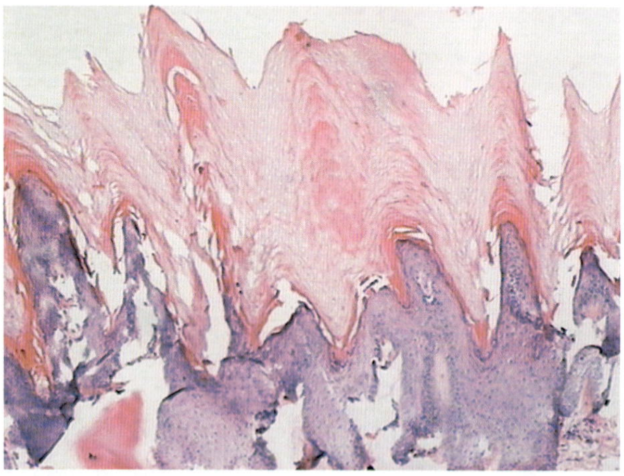

15-133　黑棘皮病　表皮高度角化过度及乳头瘤样增生呈山峰状

糖尿病性大疱病

【临床表现】

糖尿病性大疱病（bullosis diabeticorum）为糖尿病特异性皮肤并发症。该病特点为在无明显诱因下，出现类似烫伤样紧张性水疱或大疱，疱壁薄、透明、内容清澈，疱周围无炎性反应。好发四肢末端，以足部多见，偶见于臂部和小腿，无自觉症状。水疱一般在一周内自愈，不留瘢痕（图 15-134，图 115-135）。

【组织病理】

大多数早期水疱为表皮下单房性水疱，然而经常看到的水疱是位于表皮内，这可能是由于大疱底部的表皮再生所致。另有一些病例大疱的表皮内出现显著的坏死松解性病变，结果形成细胞内和细胞间多房性空泡。真皮浅层的血管壁常常增厚，并有 PAS 阳性物质的增多。

【鉴别诊断】

组织病理与获得性大疱性表皮松解症鉴别。

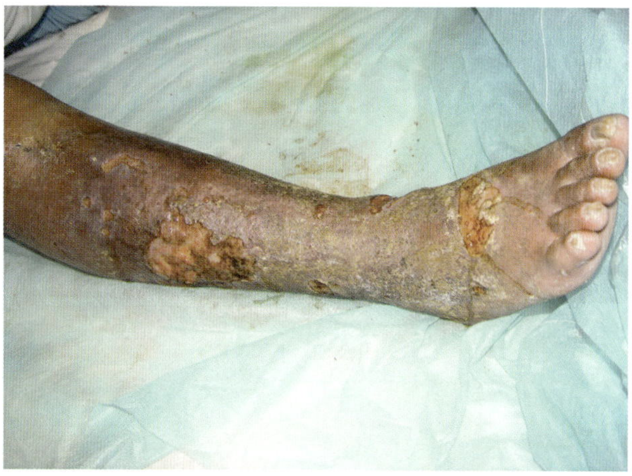

15-134　糖尿病性大疱病　呈类似烫伤样紧张性水疱及溃疡

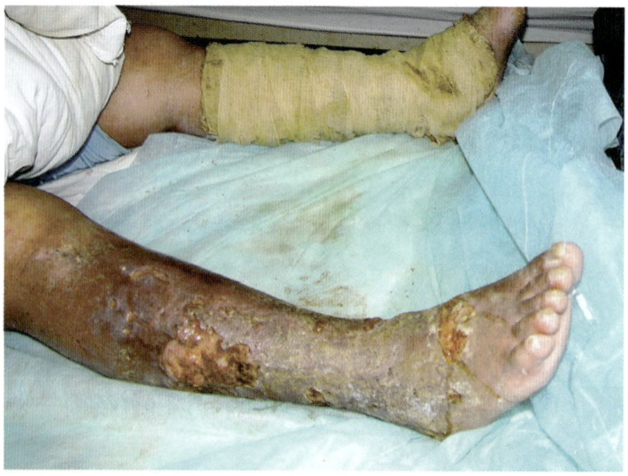

15-135　糖尿病性大疱病　呈类似烫伤样紧张性水疱及溃疡

后者为表皮下疱，疱内可见纤维素，可有真皮内瘢痕，直接免疫荧光可见基底膜 IgG，C3 线状沉积。

褐黄病

【临床表现】

褐黄病（ochronosis）有两型，分别是①内源性褐黄病，为常染色体隐性遗传病，由于先天性尿黑酸氧化酶缺乏，尿黑酸不能被氧化成延胡羧酸和乙酰醋酸而积聚在体内。②局限性外源性褐黄病，是在曝光部位深色皮肤上局部外用氢醌霜治疗而引起的病变。

内源性褐黄病（endogenous ochronosis）在儿童期仅见黑酸尿，至成年后黑尿酸可在关节、耳、鼻的软骨、韧带、肌腱和巩膜中沉积，引起骨关节炎，软骨、韧带及肌腱变黑，巩膜有斑状色素沉着。皮肤上出现褐色色素沉着斑，尤以面部、腋窝及外阴部明显。

局限性外源性褐黄病（localized exogenous ochronosis）在面部长期外用氢醌霜的部位可出现蓝黑色色素沉着。

【组织病理】

HE 染色切片中，真皮中色素呈棕黄色或褐黄色，故本病称褐黄病。皮肤褐黄病色素对硝酸银不着色，用甲苯紫及亚甲蓝染色时则呈黑色。色素颗粒可游离在组织、血管内皮细胞、汗腺分泌细胞及散在的巨噬细胞内。最突出的表现是色素沉积在胶原束间，使胶原束呈均质化而且肿胀。有些胶原束的形状奇异，外观强直，具有横向断裂趋势，末端锐利或呈锯齿状。由于变性胶原束断裂，组织内可见不规则形均质性的淡棕色色素块，游离分布，其附近有散在的异物巨细胞和组织细胞。此外，弹力纤维内也可见到褐黄病的色素。其他组织如软骨、肌腱、纤维组织内亦可有相同色素沉着。

两型褐黄病的皮肤组织学改变基本相同，但外源性褐黄病的变化更为明显些。

【鉴别诊断】

临床上与黄褐斑、皮肤卟啉病、烟酸缺乏症、阿狄森病及银沉着症等鉴别。

胡萝卜素血症

胡萝卜素血症（carotemia）是因血中胡萝卜素含量过高引起的皮肤黄染病。胡萝卜素是维生素 A 的前身，广泛存在于植物和多种动物组织中，如黄、红、绿色蔬菜及水果（胡萝卜、南瓜、柑橘、芒果、菠菜、韭菜、雪里红、空心菜、甘蓝菜、辣椒）蛋黄、奶油等。过量进食胡萝卜素含量丰富的食物和水果或用提取的胡萝卜素大量长期治疗某些疾病，或患有高脂血症、甲状腺功能减退、糖尿病、肝炎或其他胡萝卜素转化障碍的先天性代谢障碍疾病，也可出现血中胡萝卜素含量增高。

【临床表现】

肤色黄染是本病的重要的特征。胡萝卜素对脂类具有亲和力，角质内含脂高，因此以角质层厚的掌跖部位最明显，其次为鼻唇沟、额、颏、耳后、指关节。由于巩膜、黏膜不含角质层,对胡萝卜素缺乏亲和力,即使严重者累及全身皮肤，巩膜和黏膜也不黄染，此为本病特点。病程慢性经过，原因除去后数月可消失。血和尿中能证实有过量的胡萝卜素，取血清 2 mL 加入无水乙醇 8 mL、石油醚 2 mL、静置 10 min、待乙醇和石油醚分离，石油醚层呈黄色，即为可诊断胡萝卜素血症。黄疸的巩膜及全身皮肤发黄，可有肝脏功能障碍，多伴有瘙痒，可以鉴别（图 15-136，图 15-137）。

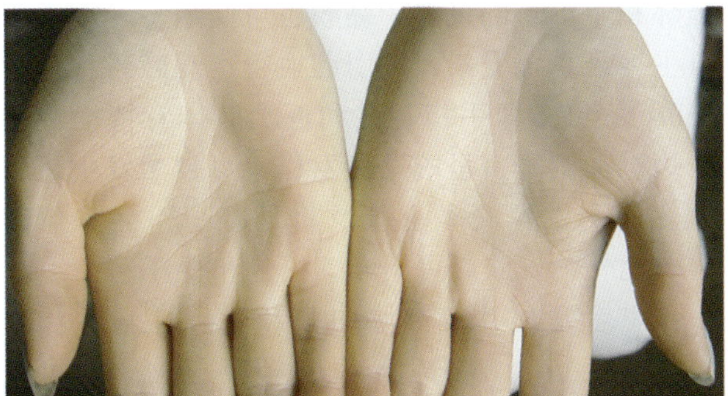

15-136　**胡萝卜素血症**　手掌皮肤发黄

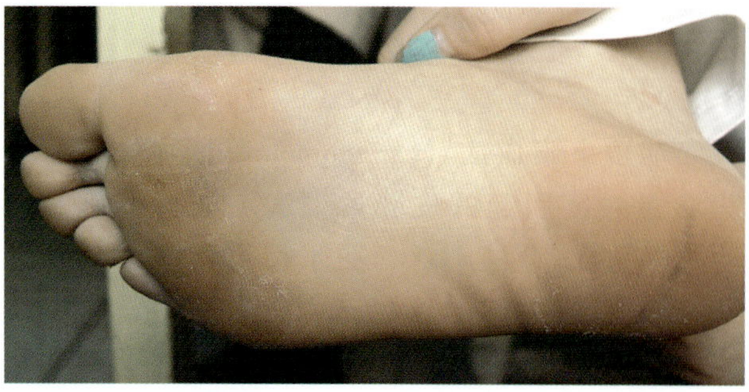

15–137 胡萝卜素血症 足部皮肤发黄

【组织病理】

无炎症性改变，在角质层有胡萝卜素沉着。

【鉴别诊断】

临床上应与肝胆系统的黄疸及服用阿的平引起的皮肤黄染鉴别。

弥漫性躯体血管角皮病

弥漫性躯体血管角皮病（angiokeratoma corporis diffusum）又称 Fabry 病，为罕见 X 连锁隐性遗传病。发病者全部为男性，女性为杂合子携带者，少数女性可有症状。本病为一种神经鞘磷脂沉积病，主要表现在皮肤和内脏小血管内有脂质沉着，具有特征性皮疹伴血管运动障碍、心血管改变和肾损害等特征。

【临床表现】

皮损常于青春期前出现，起初为直径 2~4mm 的斑点或丘疹，暗红或蓝黑色，表面角化不明显，压之不褪色。皮损的大小和数目可随年龄增大而增加（图 15–138）。轻症者皮疹仅发生于大腿、阴囊或脐周，重症可遍及全身，但以四肢、髋部和躯干下部最多，黏膜也可受累。晚期由于自主神经系统受累，可引起血管运动障碍，称为 Fabry 危象，即手指、足和近端肢体有特征性的烧灼感和刺痛，呈阵发性发作，可自然发生或因温热而诱发，高举上肢及将足冷却，症状可改善。此外，皮肤尚可干燥、松弛和少汗。

患者常易并发静脉曲张和坠积性水肿。口腔、胃肠道、泌尿生殖系及呼吸道黏膜均可发生血管扩张甚至出血倾向。肾小球血管由于脂质沉积，常产生蛋白尿、血尿，尿中可见特殊的噬脂细胞。侵及心、脑血管则可出现高血压、脑血管意外或冠心病。眼结膜及眼底血管扩张，角膜浑浊。

【组织病理】

表皮稍增厚，轻度角化过度，表皮下毛细血管扩张，可被增殖的表皮所包围。真皮深部血管也见中度扩张，有些管腔中可见纤维素性血栓。本病主要病理改变为在毛细血管、小动脉、小静脉或中等大血管的血管壁内均可见到空泡化细胞。将皮损做冰冻切片以苏丹黑 B 或猩红染色，在血管的中膜和内膜中脓肿或空泡化细胞均可证实为糖脂沉积，这种物质以耐淀粉酶 PAS 染色强阳性。1967 年 Brady 等认为这种糖脂主要为脑胺三己糖苷，偏振光镜检查为双折光性。除皮损外，外观正常的皮肤也可见相同病理改变。

系统病变在主动脉和其他大血管，中膜显著增厚，肌束明显空泡化。在心肌可见同样病变。在肾脏不仅大血管明显空泡化，而且肾小球的内皮细胞、鲍曼囊上皮、亨利襻和远小管上皮均见明显空泡化。骨髓检查也见数量不等充满脂质的巨噬细胞。

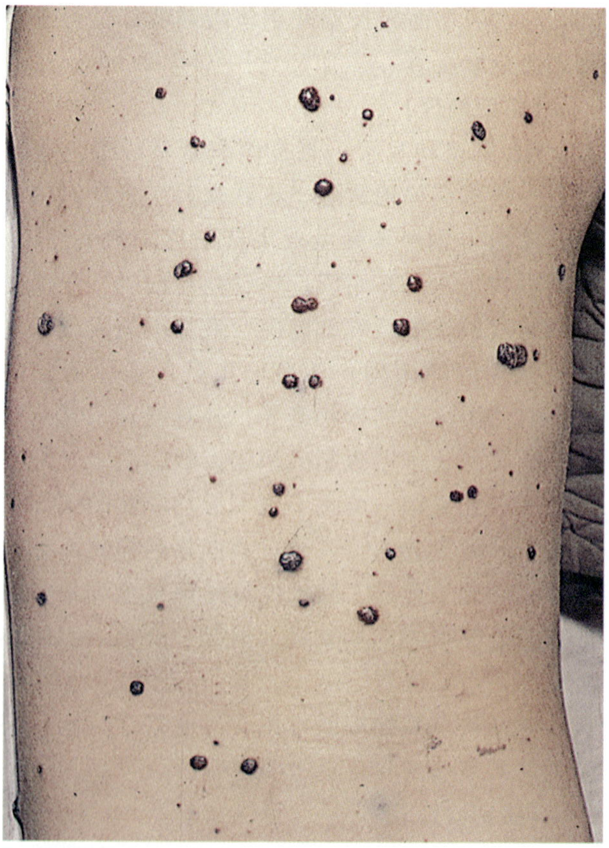

15–138 弥漫性躯体血管角皮病 呈暗红或蓝黑色丘疹及结节

【鉴别诊断】

临床上与紫癜、匍行性血管瘤、精神性神经痛和红斑肢痛症相鉴别。

烟酸缺乏病

烟酸缺乏病（pellagra）又名陪拉格、糙皮病、癞皮病、玉蜀黍疹，是一种因烟酸或其前身色氨酸缺乏引起的疾病。引起本病的原因有：食物中缺乏烟酸，吸收不良，长期嗜酒肝脏对其利用不充分，感染等疾病时需要量增加，仅吃玉米而不加辅食，神经性厌食者。此外，烟酸缺乏病还可发生于类癌综合征患者，其瘤细胞可将色氨酸转换成5-羟色胺，因而抑制了内源性烟酸的产生。结核病用异烟肼治疗时，因异烟肼的结构与烟酸类似，可以抑制内源性烟酸的产生，也可引起烟酸缺乏病。

【临床表现】

烟酸缺乏病典型的三联症是皮炎（dermatitts）、腹泻（diarrhea）和痴呆（dementia），称为“3D”征。发病前常有慢性腹泻，患者虚弱，体重减轻。皮损多对称出现于暴露部位，如手背、腕、前臂、面和项部，早期为红斑，境界通常非常清楚。严重病例可伴发水疱或大疱，以后皮肤变厚、脱屑和色素沉着。日晒可加重。（图15-139~图15-145）。神经精神症状以神经衰弱最常见，最后发展为痴呆症。有时，可发生舌炎和周围神经炎。

【组织病理】

皮肤的组织学改变没有特异性。早期损害在真皮上部有慢性炎症浸润。如果有水疱，则类似多形红斑的水疱，通常是由于真皮乳头层水肿引起的表皮下水疱，或由于表皮的变性所形成表皮内水疱。较陈旧的损害可见到角化过度伴有角化不全区域，表皮基底层黑色素数量增加。真皮内可见慢性炎症及纤维化（图15-146~图15-148）。

【鉴别诊断】

临床上可与植物日光皮炎、迟发性皮肤卟啉症、Hartnup病、晒斑及接触性皮炎相鉴别。

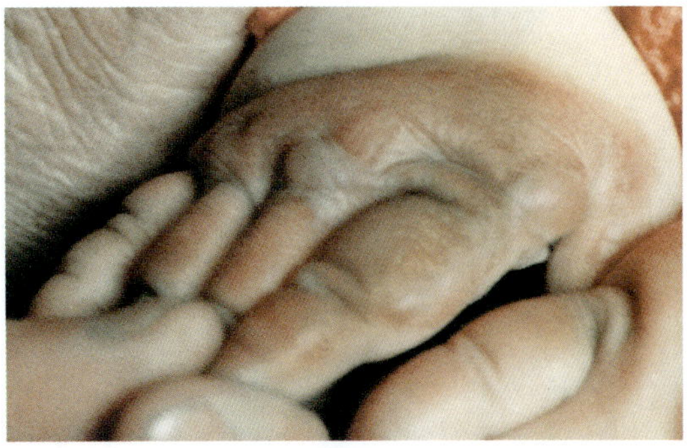

15-139 **烟酸缺乏病** 手部曝光部位，呈境界清楚的红斑，表面水疱

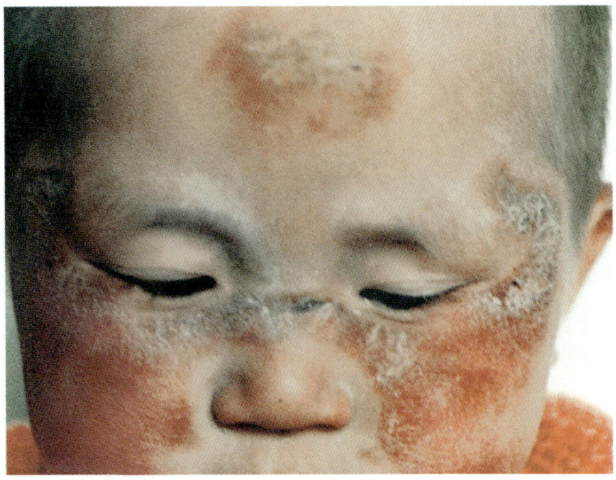

15-140 **烟酸缺乏病** 面部曝光部位，呈境界清楚的红斑表面脱屑和色素沉着

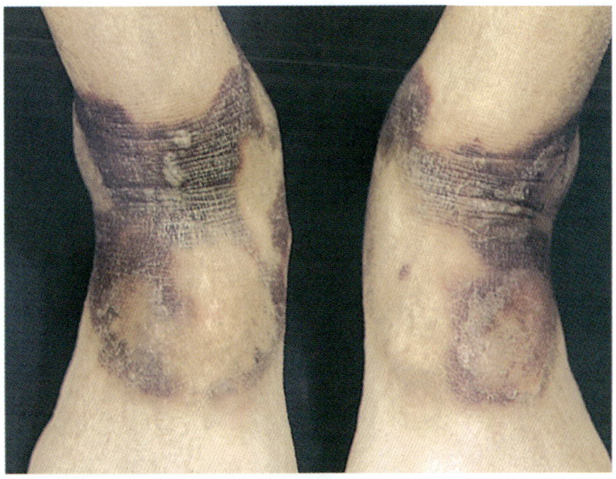

15-141 **烟酸缺乏病** 足背曝光部位，呈境界清楚的红斑，表面脱屑和色素沉着

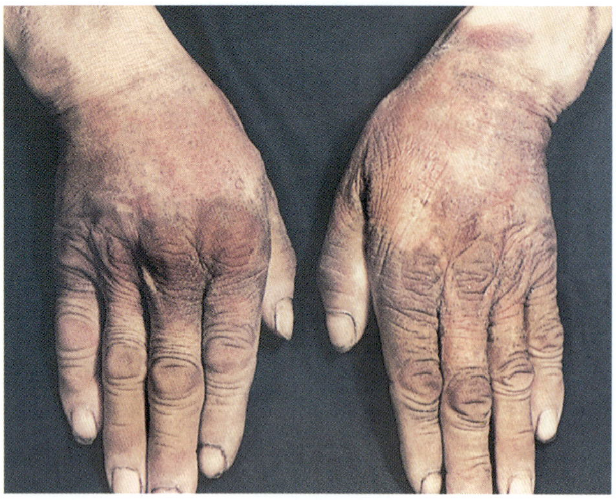

15-142　**烟酸缺乏病**　手背曝光部位，呈境界清楚的红斑，表面脱屑和色素沉着

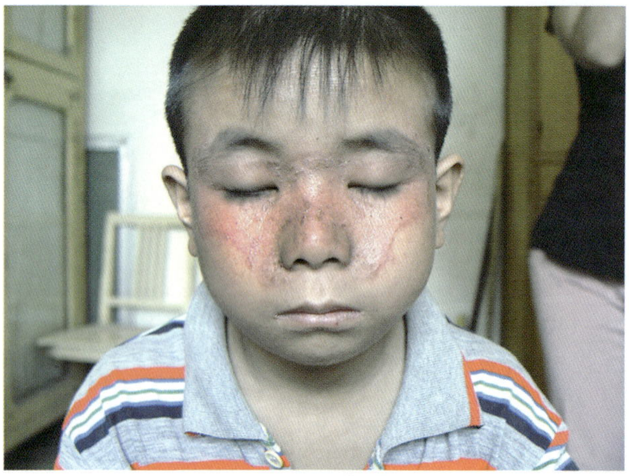

15-143　**烟酸缺乏病**　面部曝光部位，呈境界清楚的红斑

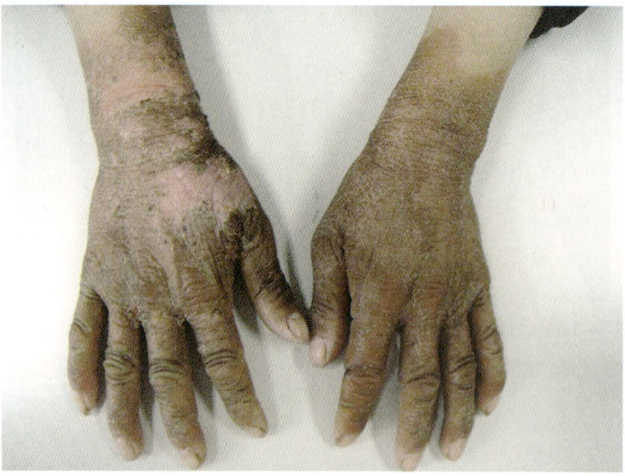

15-144　**烟酸缺乏病**　手背曝光部位，呈境界清楚的红斑表面脱屑和色素沉着

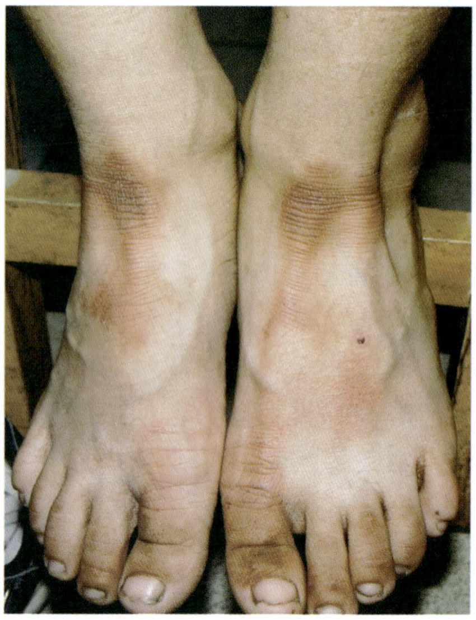

15-145　**烟酸缺乏病**　足背曝光部位，呈境界清楚的红斑，表面脱屑和色素沉着

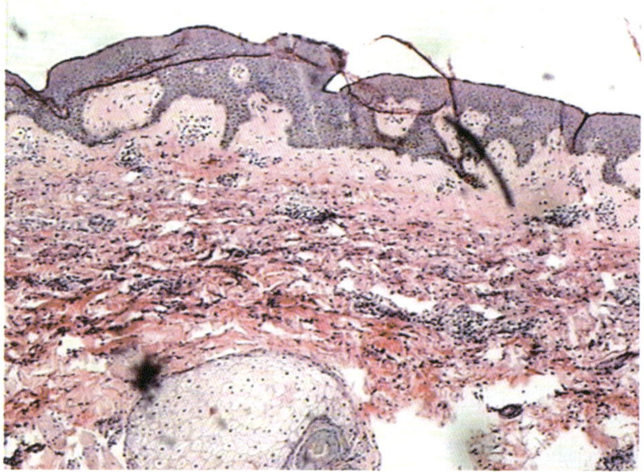

15-146　**烟酸缺乏病**　无特异性，棘层肥厚，真皮上部有慢性炎症浸润

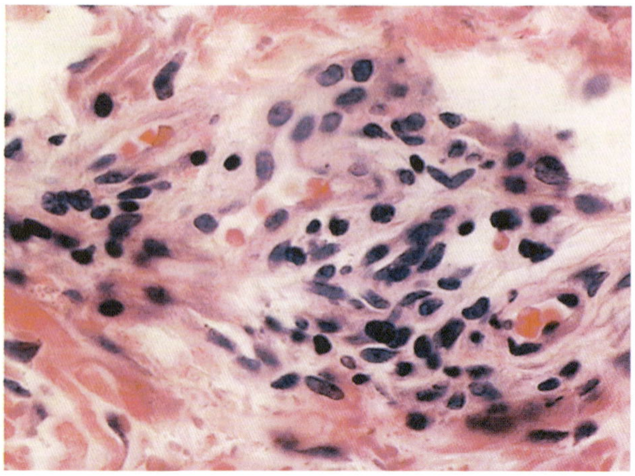

15-147　**烟酸缺乏病**　血管周围单一核细胞浸润

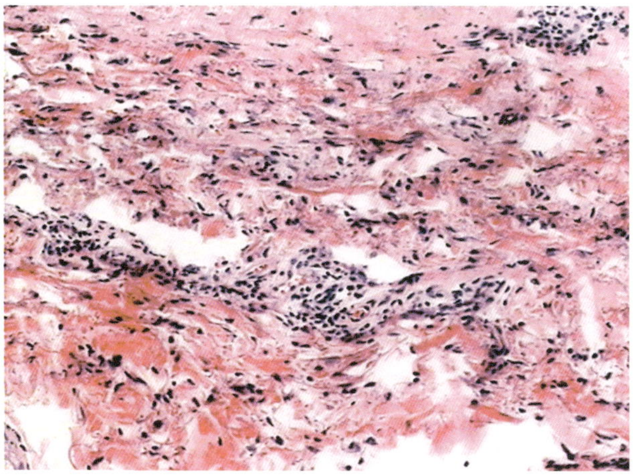

15-148 烟酸缺乏病 真皮内可见慢性炎症及纤维化

Hartnup 病

Hartnup 病 (Hartnup disease) 属于常染色体隐性遗传病，是由于肠道吸收和肾小管再吸收色氨酸有缺陷及色氨酸过氧化酶缺乏而引起的色氨酸代谢障碍。因发生于 Hartnup 家族中而命名。本病又名氨基酸尿-烟酸缺乏症-小脑性共济失调或色氨酸吡咯酶缺乏症。

【临床表现】

本病主要为烟酸缺乏症样皮损和神经精神表现。患者自幼起病，常随着年龄的增长而改善。在曝光部位出现烟酸缺乏症样皮损，日晒后出现鳞屑性红色斑片，边界清楚。可发生口炎、舌炎、腹泻。此外，神经表现是小脑性共济失调及智力迟缓。有持久性氨基酸尿。

【组织病理】

本病的皮疹通常显示与烟酸缺乏症相似的组织学改变。有皮肤异色病样改变的患者，表皮可变平，真皮上部有慢性炎症浸润及嗜黑色素细胞。

【鉴别诊断】

本病与烟酸缺乏症的区别在于后者的病因是由于烟酸摄入不足或严重感染需求增加所致，好发于成人。本病好发于 3 ~ 9 岁儿童，无营养障碍等病史，患者尿中含有大量氨基酸为特征表现。

坏死松解性游走性红斑

坏死松解性游走性红斑 (necrolitic migratory erythema) 又称为胰高血糖素瘤综合征 (c1ucagonoma syndrome)，由胰腺 α 细胞肿瘤分泌大量胰高血糖素所引起，以反复发生游走性坏死松解性红斑、口炎、体重减轻、糖尿病为特征的皮肤病。

【临床表现】

患者多为女性，发病年龄 20~73 岁，多数为中年人，绝经期妇女尤多。皮疹可泛发全身，好发于面中部、会阴部、下腹部、胫前及踝部等间擦及易受外伤的部位，初为大小不等的红色斑片，表面可有松弛的水疱、脓疱，疱壁易破。皮损逐渐向外周扩展而形成环形（图 15-149~图 15-152）。患者常伴有口炎、舌炎、体重减轻、贫血、血清中胰高血糖素增高及葡萄糖耐量降低。

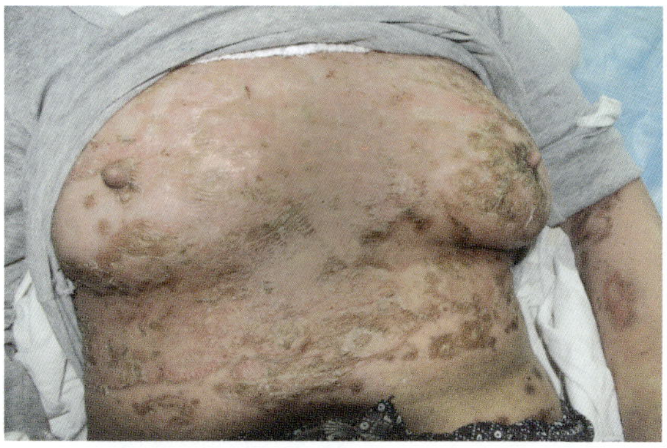

15-149 坏死松解性游走性红斑 见红色糜烂性斑片

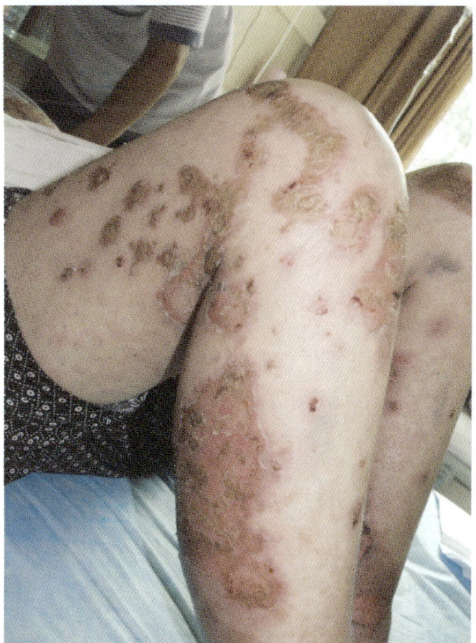

15-150 坏死松解性游走性红斑 小腿见大小不等的红色糜烂性斑片

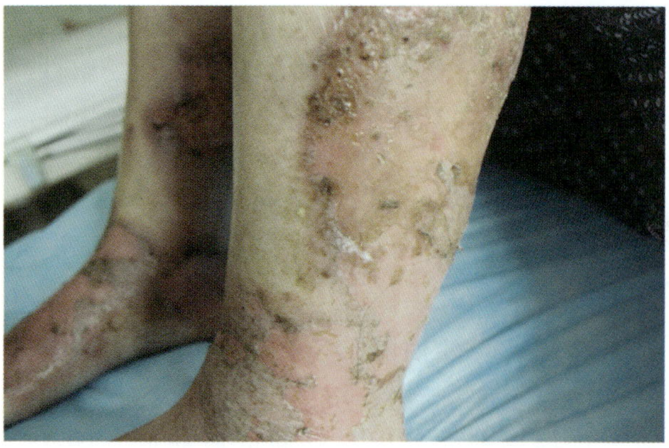

15-151 **坏死松解性游走性红斑** 小腿见大小不等的红色糜烂性斑片

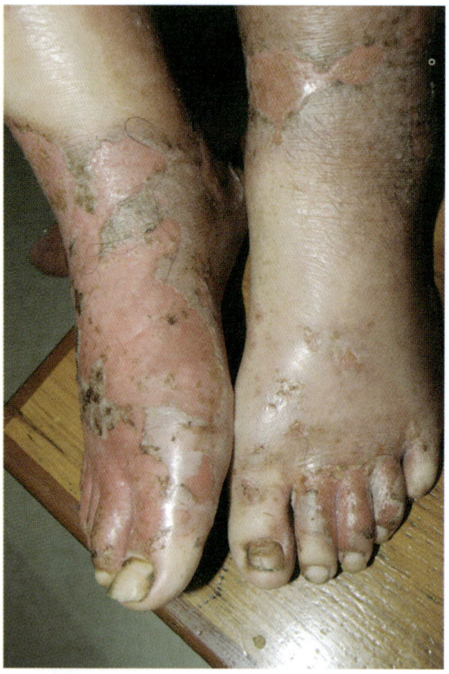

15-152 **坏死松解性游走性红斑** 红色糜烂性斑片

【组织病理】

从早期皮损的边缘部取材可见特征性改变。表皮上半部棘细胞气球变性及网状变性，胞质淡嗜伊红染，核固缩，并可有松解、坏死，甚至形成水疱；水疱上方可发生表皮坏死，坏死区可见中性粒细胞，有时可形成海绵状脓疱。无水疱形成的部位，除表皮上半部棘细胞坏死松解外，有明显细胞间水肿，颗粒层缺失，真皮浅层血管周围有淋巴细胞浸润。表皮下半部相对正常（图15-153~图15-158）。

【鉴别诊断】

临床上要与肠病性肢端皮炎、中毒性表皮松解坏死症、天疱疮、类天疱疮、离心性环状红斑等鉴别。

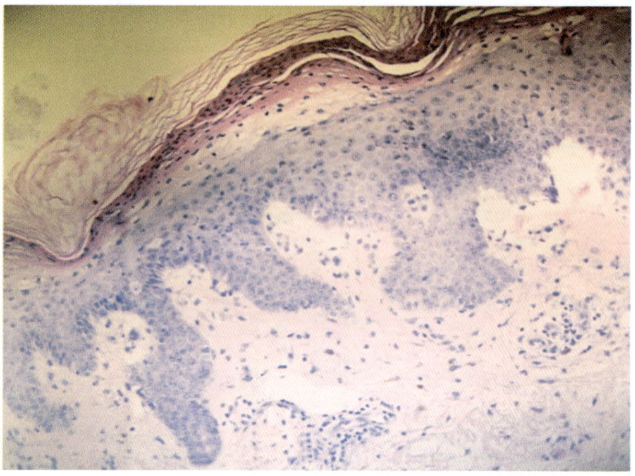

15-153 **坏死松解性游走性红斑**

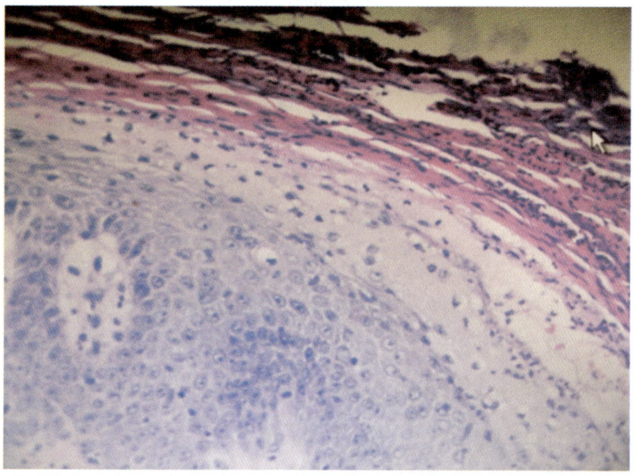

15-154 **坏死松解性游走性红斑** 表皮浅层细胞胞质淡嗜伊红染，核固缩，轻度表皮坏死

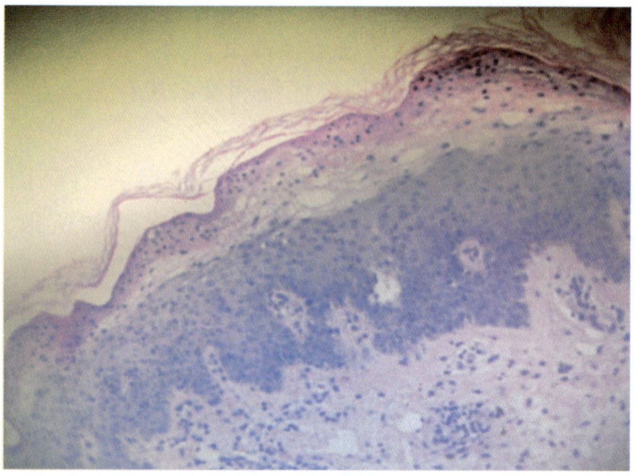

15-155 **坏死松解性游走性红斑** 表皮浅层网状变性坏死

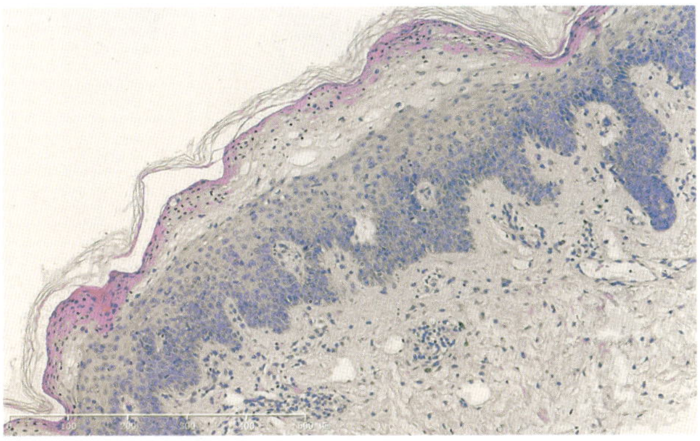

15-156　**坏死松解性游走性红斑**　表皮浅层细胞胞质淡嗜伊红染色，网状变性，表皮坏死

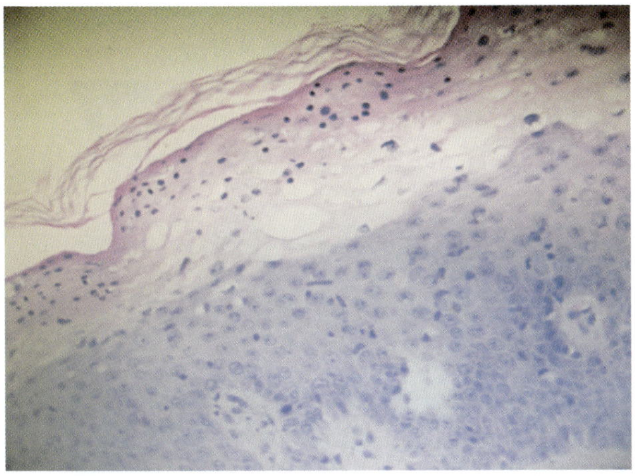

15-157　**坏死松解性游走性红斑**　表皮上部细胞发生空泡变性

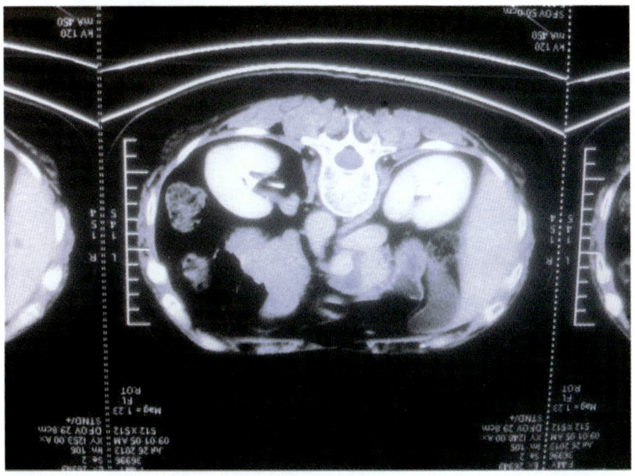

15-158　**坏死松解性游走性红斑**　胰头较大，多发低密度灶

肠病性肢端皮炎

肠病性肢端皮炎（acrodermatitis enteropathica）是常染色体隐性遗传性疾病，由肠道有缺陷吸收锌不良所致，锌治疗有效。通常婴儿期发病，也可见于长期接受静脉内输注营养者，由输液中锌含量低所致。另外，一些轻型病例也可因长期误诊至成年后发现。本病特征为肢端及腔口周围皮炎伴脱发及腹泻。

【临床表现】

皮损好发于腔口周围（口周、外生殖器、肛周）、四肢末端和骨突处（肘、膝、踝、腕），表现为湿润性红斑，表面有鳞屑，偶见小水疱。90%的患者有胃肠道障碍，伴有厌食、腹胀、呕吐、腹泻。头发、眉毛、睫毛均可脱落，与皮疹同时或稍后出现。此外，尚常有甲沟炎及口炎（图 15-159~图 15-169）。

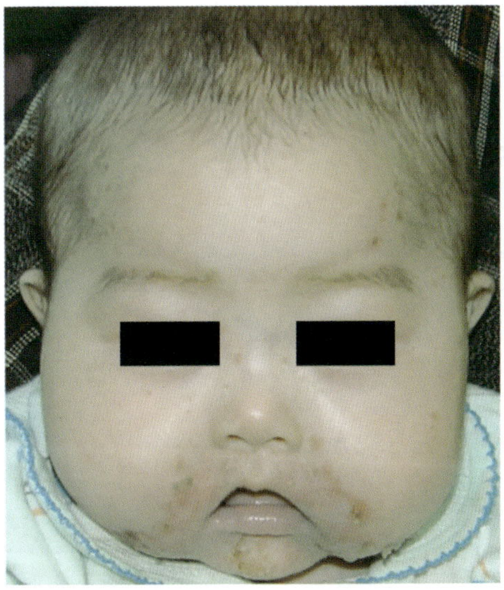

15-159　**肠病性肢端皮炎**　口周围红斑，表面有鳞屑

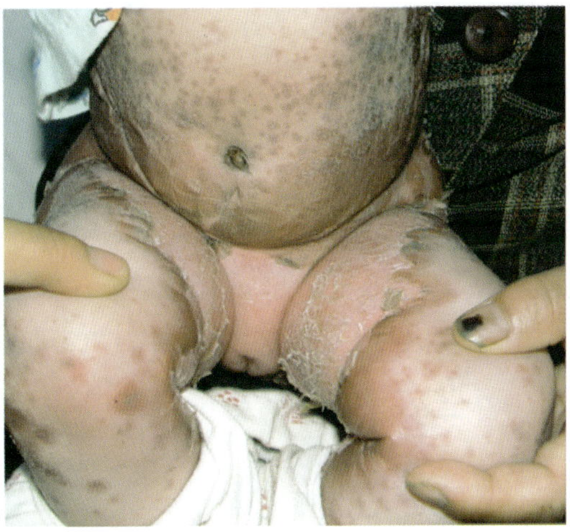

15-160　**肠病性肢端皮炎**　腹部及腿部大片红斑鳞屑性皮损，境界清楚

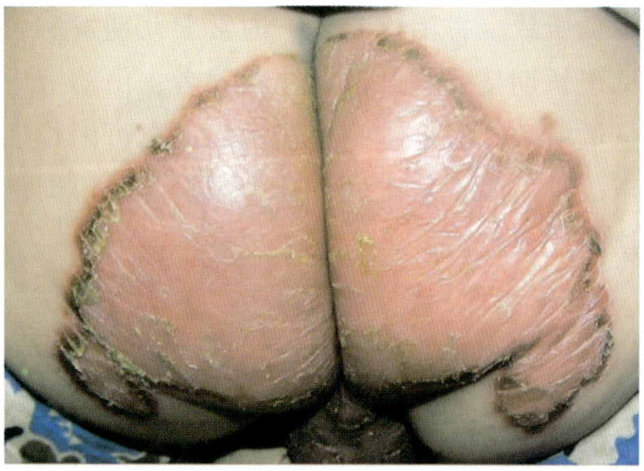

15-161 肠病性肢端皮炎　肛周大片红斑鳞屑性皮损，境界清楚

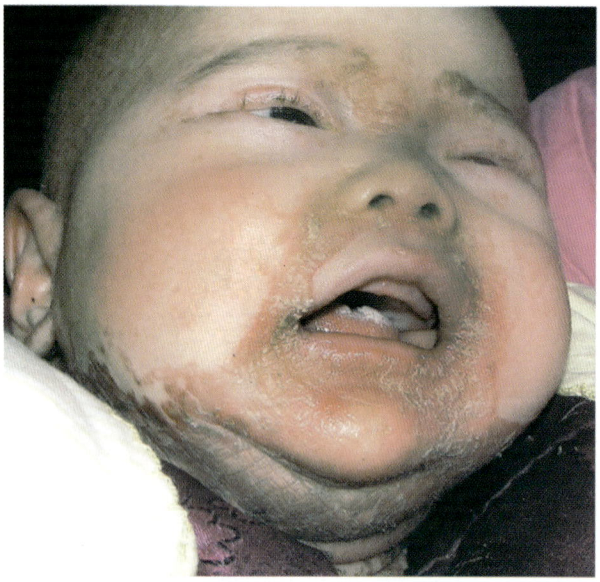

15-162 肠病性肢端皮炎　口及眼周围红斑，表面有鳞屑

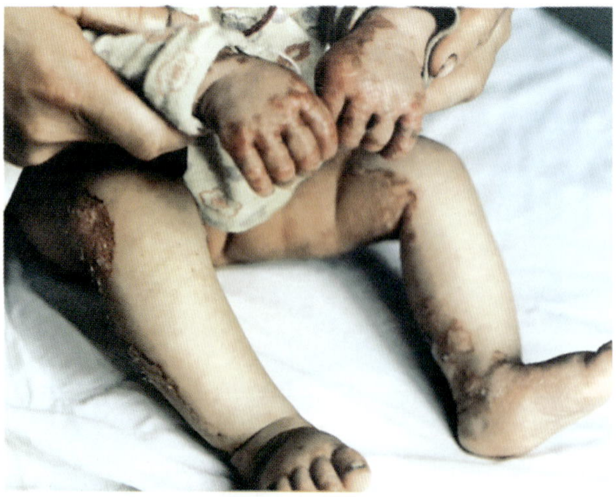

15-163 肠病性肢端皮炎　手、足等部位红斑鳞屑性皮损

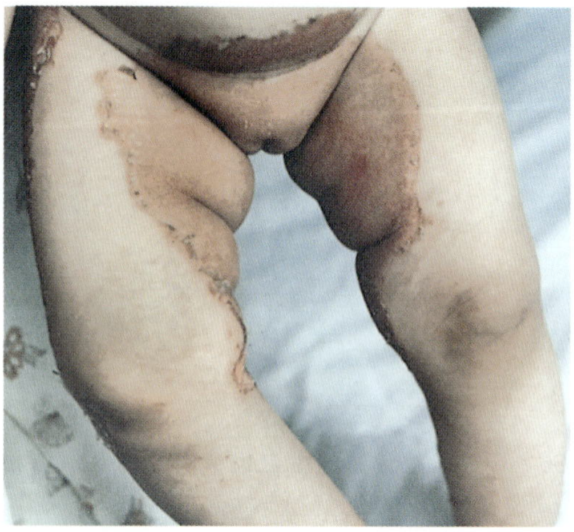

15-164 肠病性肢端皮炎　小腹及腿部大片红斑鳞屑性皮损，境界清楚

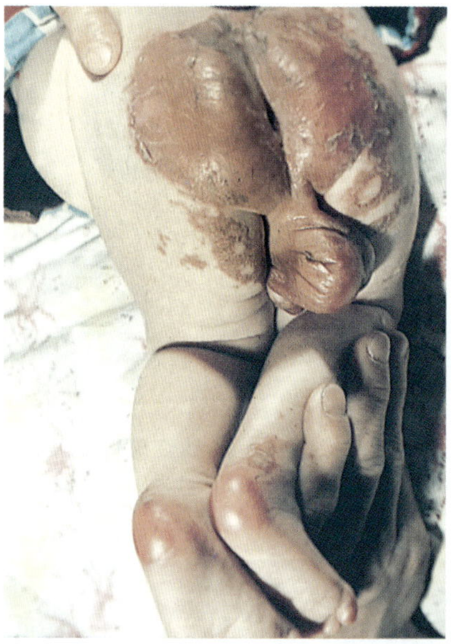

15-165 肠病性肢端皮炎　臀及足跟大片红斑鳞屑性皮损，境界清楚

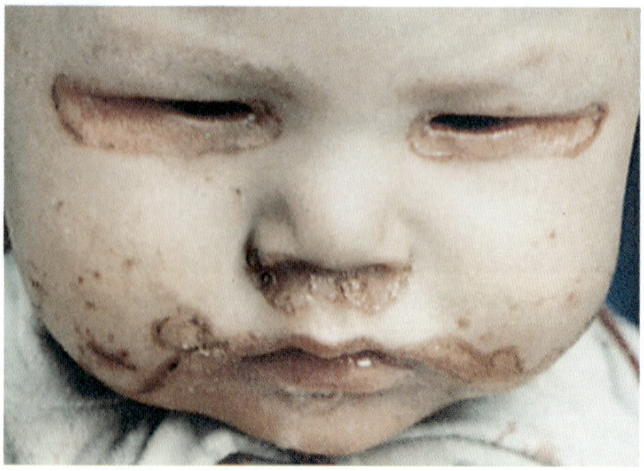

15-166 肠病性肢端皮炎　口、眼、鼻腔口周围，红斑鳞屑性皮损

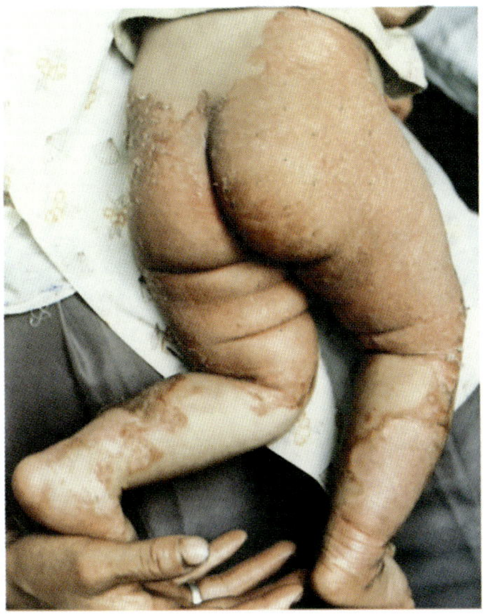

15-167 肠病性肢端皮炎　臀及腿部大片红斑鳞屑性皮损，境界清楚

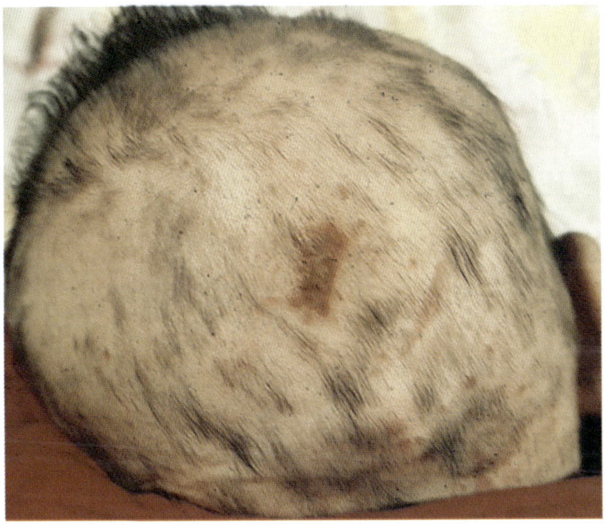

15-168 肠病性肢端皮炎　头发稀疏脱落

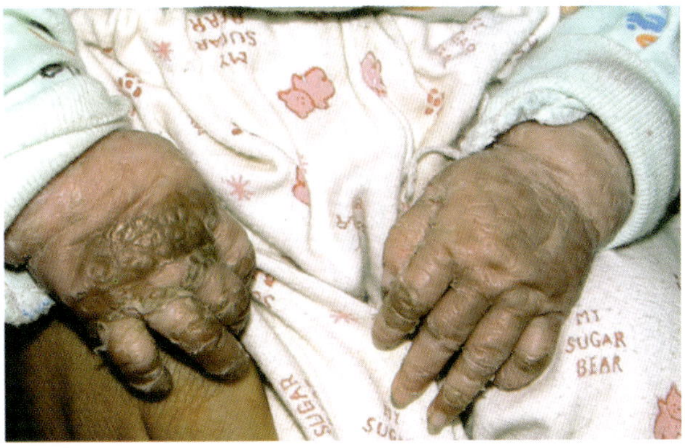

15-169　肠病性肢端皮炎　手背部红斑鳞屑性皮损

【组织病理】

特征性改变为表皮上部苍白，染色淡，部分细胞气球样变，胞质空，有些细胞胞质呈云雾状。有弥漫的角化不全，有时在表皮苍白区上方可见角层下水疱。陈旧皮损无表皮苍白区，表皮角化过度，角化不全显著，表皮呈银屑病样增生，其中散在分布少许角化不良细胞。真皮乳头水肿，毛细血管迂曲，真皮浅层血管周围有淋巴细胞浸润。

【鉴别诊断】

坏死松解性游走性红斑亦有表皮上层淡染及浅表水疱形成，但可根据发病年龄及临床特征进行鉴别。

本病的陈旧皮损应与银屑病进行鉴别。肠病性肢端皮炎多为婴儿期发病，皮损好发于口周及肢端，常伴有腹泻及脱发等。

（霍　佳　刘　艳）

第十六章 皮肤血管炎及脉管性疾病

本章节介绍常见的血管炎性皮肤病及脉管性皮肤病。依据炎症细胞浸润种类分别介绍嗜中性粒细胞性血管炎、淋巴细胞性血管炎、嗜酸粒细胞性血管炎，同时介绍以增生为主的肉芽肿性血管炎；脉管性皮肤病主要介绍血管栓塞性疾病及其他脉管性疾病。

第一节 皮肤血管炎

血管炎是一种具有血管炎症和损伤坏死的临床病理过程，需要同时具有血管炎症和血管性损伤。凡具备上述两条件的为广义的血管炎，包括原发性血管炎、继发性血管炎、原发性和继发性炎症性血管反应。狭义的血管炎即原发性血管炎，狭义血管炎具有血管炎的表现，同时排除邻近组织炎症波及和血管血栓栓塞所致血管炎。

血管炎分类比较混乱，按侵犯血管的种类可分为毛细血管炎、静脉炎、动脉炎；按部位分为浅在型和深在型；按发病机制分为免疫性和非免疫性；按临床损害分为皮肤型和系统型；按病理特点分为急性炎症期渗出变性型、坏死型和以增殖为主的肉芽肿型；按主要浸润的细胞分为嗜中性粒细胞性、淋巴细胞性和组织细胞性。

皮肤血管炎的诊断主要依据病史和检查，必要时进行组织病理学检查和临床化验。紫癜和结节是最有特征性的基本损害，一般来说，血管炎中的紫癜是一种可触及的紫癜，表示血管炎的损害限于最小的血管即毛细血管、微小静脉、微小动脉，而结节损害则表明累及较大的血管。病史询问和化验检查有助于确定血管炎的病因、发病机制和性质。病因方面首先应排除感染性因素，本病绝大多数为非感染性的。确诊血管炎以后，常应依靠各种化验找寻是否伴随系统性疾病，如血尿常规化验、冷球蛋白、抗 HBV、HCV 抗体、ANA、ENA、dsDNA、免疫复合物和补体、ANCA、肌浆酶、肝肾功能等。皮肤活检具有重要的诊断意义，尤其对结节性损害，根据血管壁呈纤维蛋白样变性和坏死，血管壁浸润的炎症细胞类型、数量和部位则可明确血管炎的诊断和大致的分类。

嗜中性粒细胞性血管炎

变应性血管炎

变应性血管炎（allergic vasculitis）又称白细胞碎裂性血管炎（leukocytoclastic vasculitis），是血管炎中最常见的类型。

【临床表现】

多发于青壮年，有反复发作倾向；多见于下肢及臀部，可见于上肢及躯干，分布对称；皮疹多形，可见红斑、丘疹、水疱、血疱、紫癜、风团、结节和溃疡，以紫癜性丘疹最具特征性。据内脏有无损害分为：皮肤型和系统型。皮肤型可有轻度发热、头痛、乏力和关节酸痛等症状；系统型常侵犯肾、关节、肺、胃肠和中枢神经系统，出现相应的症状（图 16–1~图 16–6）。

【组织病理】

主要侵犯皮肤真皮上部毛细血管后静脉。少数严重者可累及真皮深部，甚至皮下组织。典型表现为白细胞碎裂性血管炎，即可见血管内皮肿胀、管腔狭窄、闭塞，血管壁纤维蛋白样变性、坏死，中性粒细胞在血管壁及周围浸润，伴核碎裂，红细胞外渗。其上表皮可有继发性细胞内、外水肿，甚至表皮坏死（图 16–7~图 16–11）。

【鉴别诊断】

临床上与过敏性紫癜鉴别，过敏性紫癜皮损以紫癜为主，结节和溃疡少见，组织病理与变应性血管炎类似。

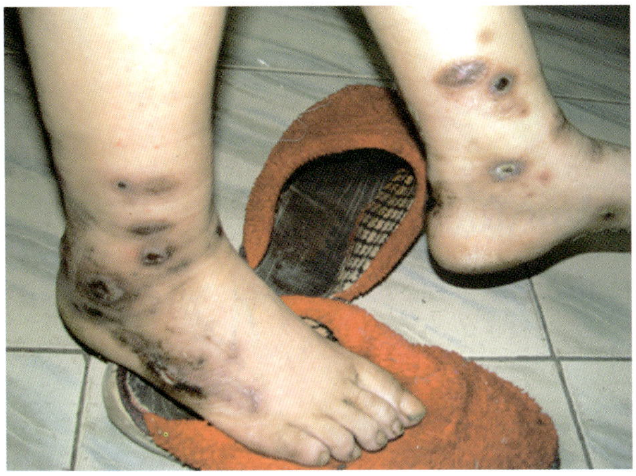

图 16-1　变应性血管炎　足踝见红斑、丘疹、紫癜、结节和溃疡结痂性损害

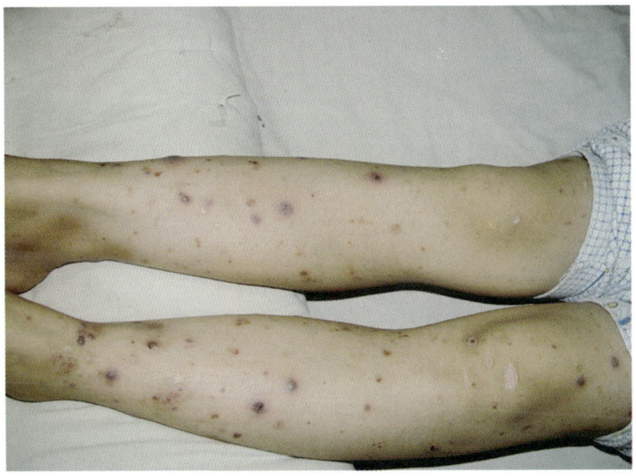

图 16-2　变应性血管炎　腿部见红斑、丘疹、紫癜性皮损

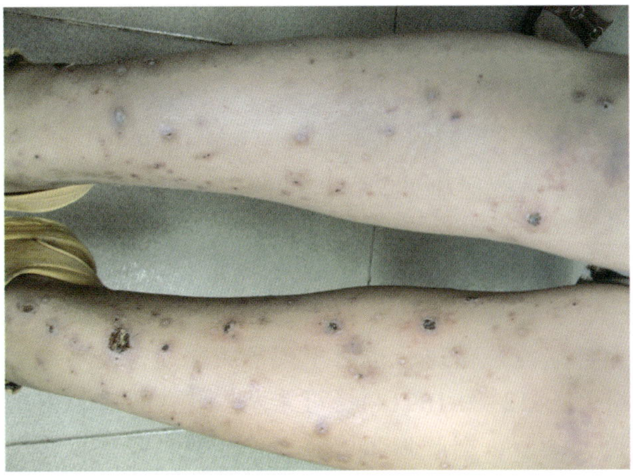

图 16-3　变应性血管炎　腿部见紫癜、结痂性损害

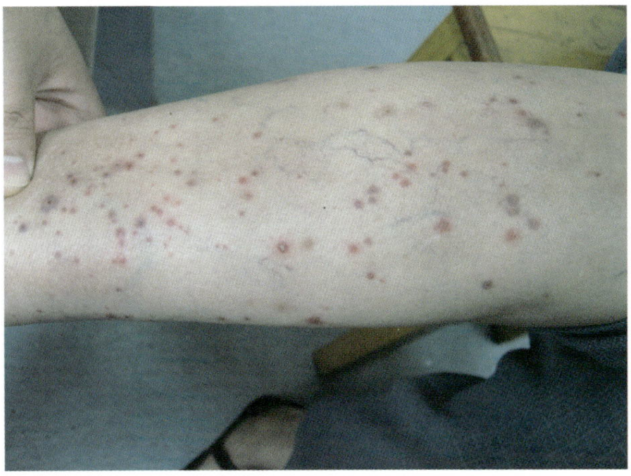

图 16-4　变应性血管炎　腿部见丘疹、紫癜性损害

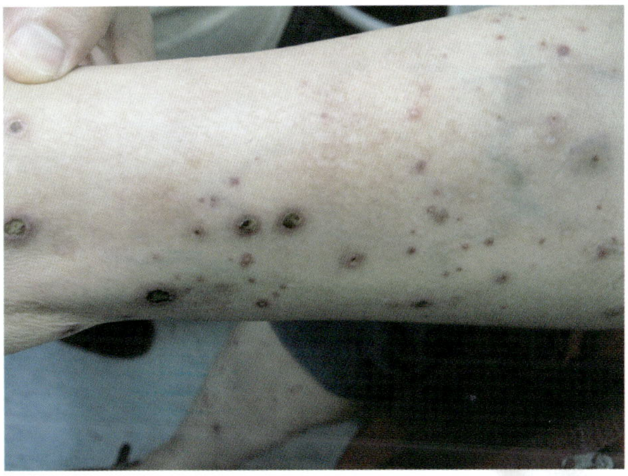

图 16-5　变应性血管炎　腿部见紫癜、结节和结痂性损害

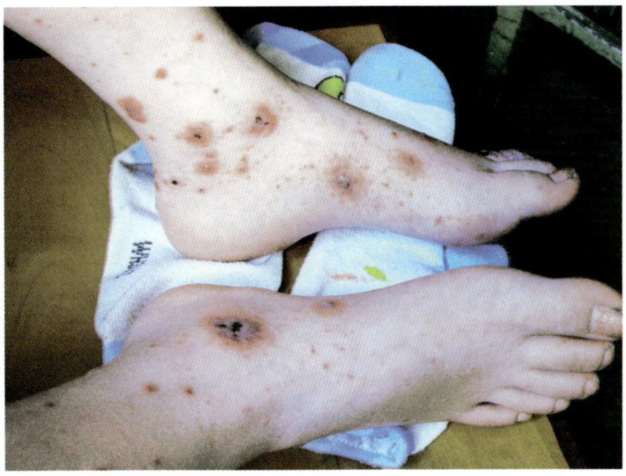

图 16-6　变应性血管炎　紫癜、溃疡结痂性损害

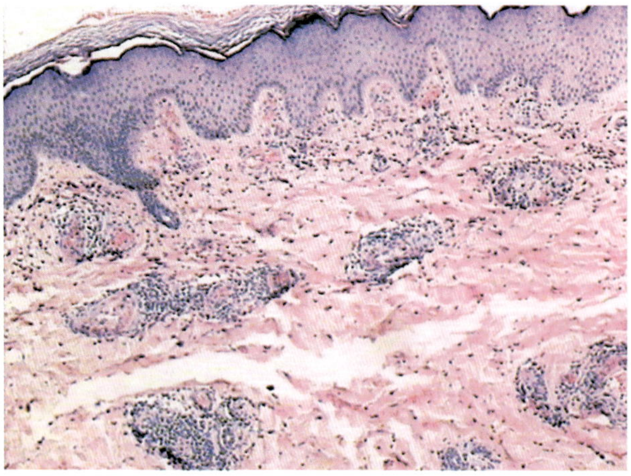

图 16-7 变应性血管炎 呈白细胞碎裂性血管炎，管壁纤维蛋血白样变性、坏死，中性粒细胞在血管壁及周围浸润

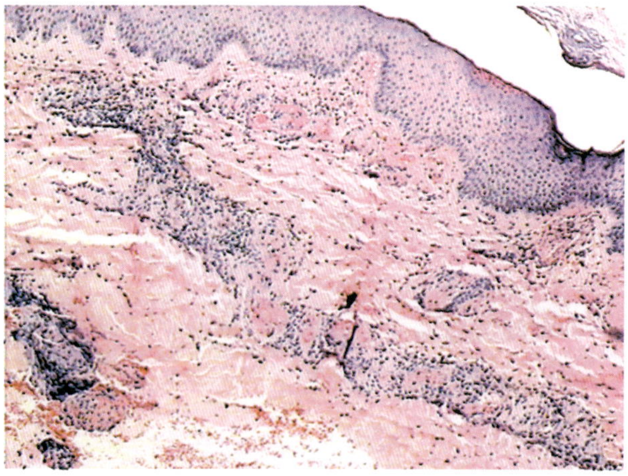

图 16-8 变应性血管炎 白细胞碎裂性血管炎

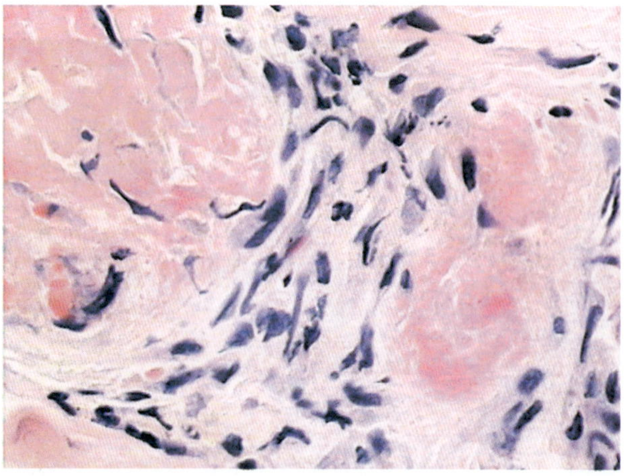

图 16-9 变应性血管炎 白细胞碎裂性血管炎，血管壁及胶原纤维，纤维蛋白样变性、坏死

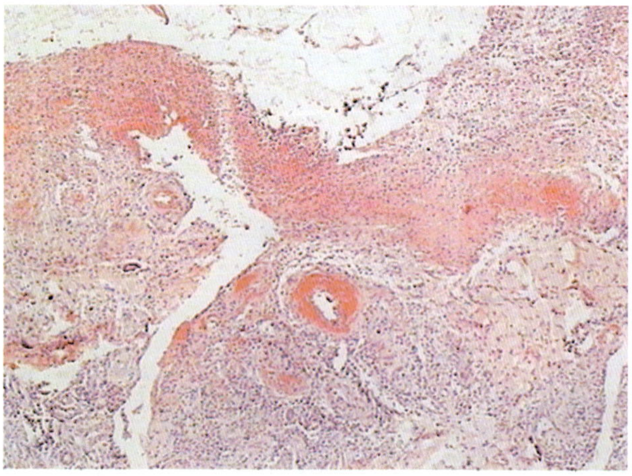

图 16-10 变应性血管炎 白细胞碎裂性血管炎，管壁纤维蛋血白样变性、坏死

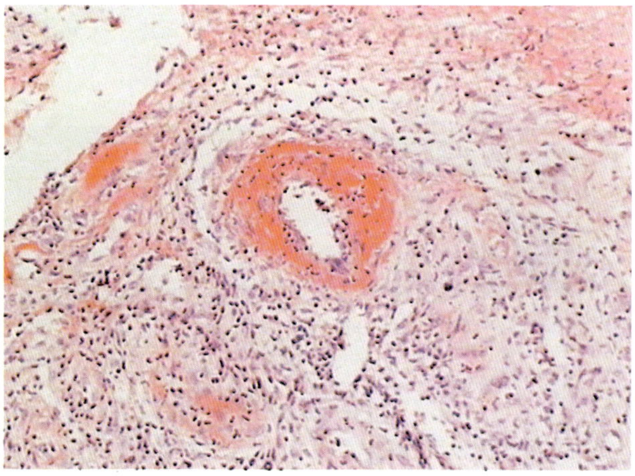

图 16-11 变应性血管炎 管壁纤维蛋血白样变性、坏死，中性粒细胞在血管壁及周围浸润，伴核碎裂

过敏性紫癜

【临床表现】

过敏性紫癜（anaphylactoid purpura）又称亨-许紫癜（henoch-schonlein purpura），多见于儿童和青少年，男性多见。病前 1~3 周常有上呼吸道感染史。多见于下肢及臀部，以小腿伸侧为主，可泛发至上肢及躯干，分布对称，皮损为出血性瘀点、瘀斑，也可出现风团样损害及水疱等（图 16-12~图 16-14）。可累及皮肤、肾脏、胃肠道、关节，据此临床可分为单纯型、肾型、胃肠型、关节型（类风湿型）、混合型。

【组织病理】

真皮浅层细小血管出现白细胞碎裂性血管炎，可见血管内皮肿胀、闭塞，血管壁纤维蛋白样变性、坏死，中性粒细胞在血管壁及周围浸润，伴核碎裂，红细胞外渗。表皮可有继发性细胞内外水肿，甚至表皮坏死（图 16–15~图 16–18）。

【鉴别诊断】

临床上需要与血小板减少性紫癜鉴别，严重胃肠型需要与急腹症鉴别。

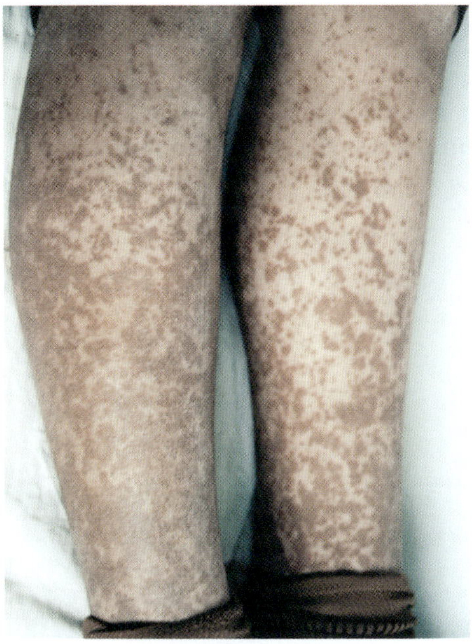

图 16–12　过敏性紫癜

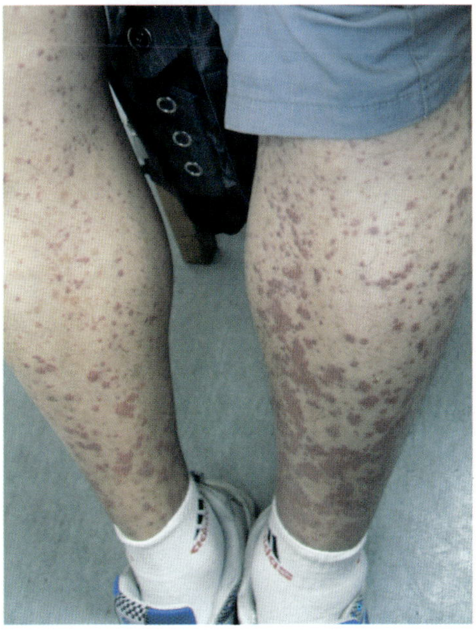

图 16–13　过敏性紫癜

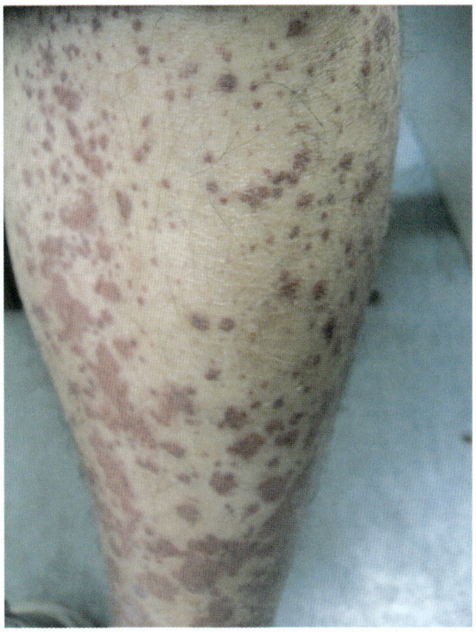

图 16–14　过敏性紫癜

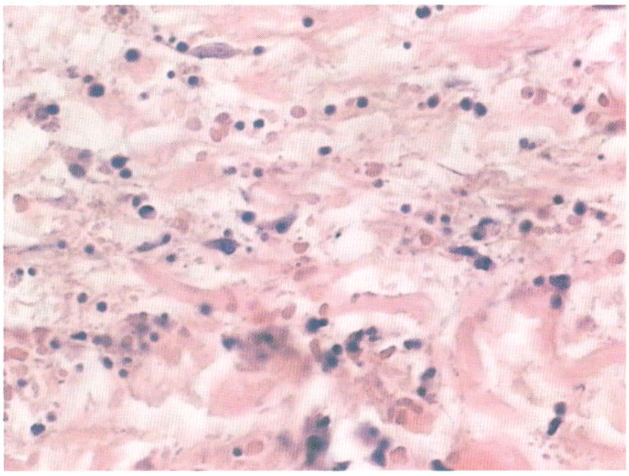

图 16–15　过敏性紫癜　中性粒细胞浸润，伴核碎裂，红细胞外渗

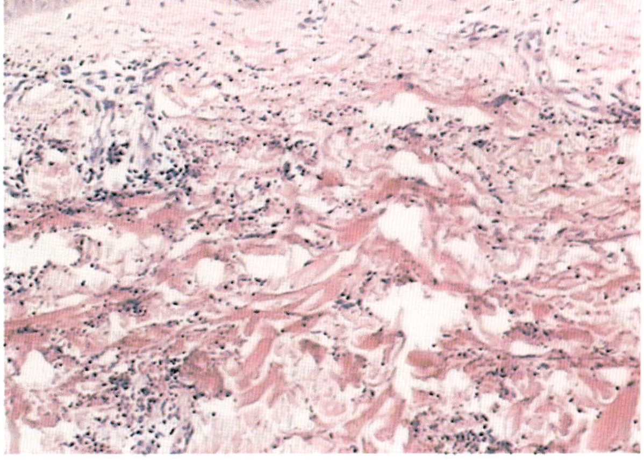

图 16–16　过敏性紫癜

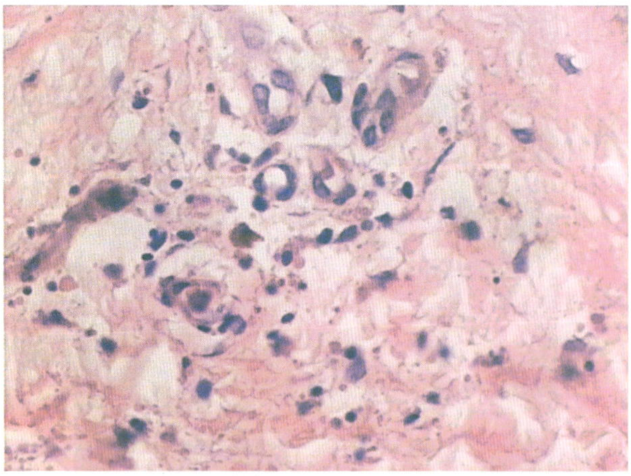

图 16-17　过敏性紫癜　血管内皮肿胀、闭塞，血管壁纤维蛋白样变性、坏死，中性粒细胞在血管壁及周围浸润，伴核碎裂

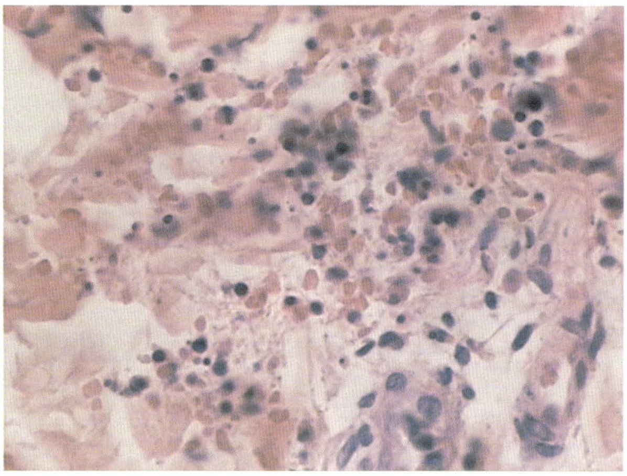

图 16-18　过敏性紫癜病理　真皮浅层细小血管的白细胞碎裂性血管炎，可见血管内皮肿胀、闭塞，血管壁纤维蛋白样变性、坏死，中性粒细胞在血管壁及周围浸润，伴核碎裂，大量红细胞外渗

荨麻疹性血管炎

【临床表现】

荨麻疹性血管炎（urticarial vasculitis）多见于中年妇女，发病时常伴不规则发热。皮损可泛发全身，基本损害为风团和红斑，风团样损害持续超过 24 h，灼热或疼痛感明显，风团中央可有瘀点、瘀斑，消退后留色素沉着（图 16-19~图 16-23）。病程反复，常伴游走性关节疼痛或关节炎，可出现肾小球肾炎。血沉快，血清低补体血症，特别是 C4 降低。

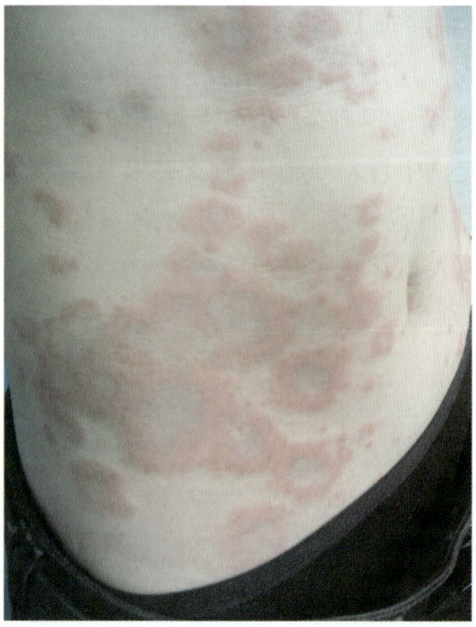

图 16-19　荨麻疹性血管炎　损害为风团和红斑，风团中央可有色素沉着

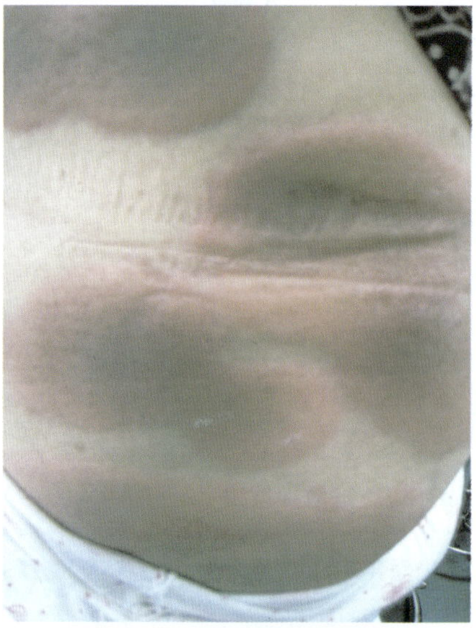

图 16-20　荨麻疹性血管炎　基本损害为风团，风团样损害持续超过 24h

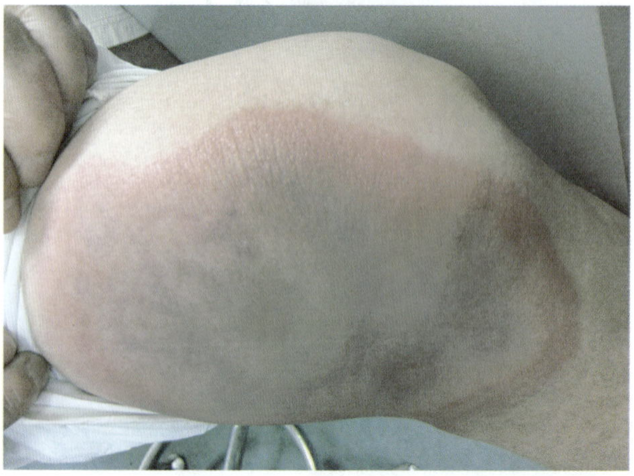

图 16-21　荨麻疹性血管炎　风团中央可有瘀点、瘀斑

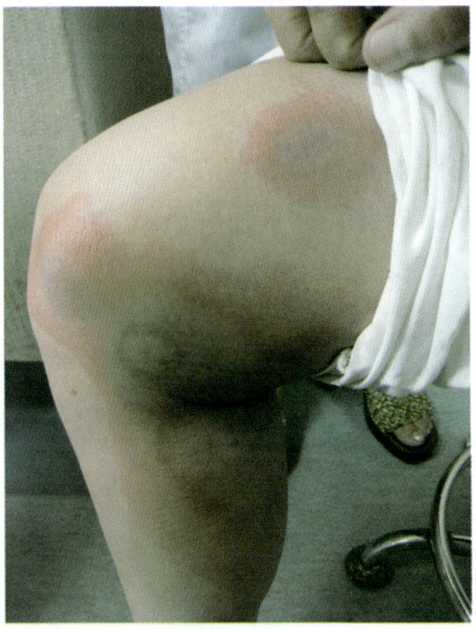

图 16-22 荨麻疹性血管炎 基本损害为风团和红斑，但风团样损害持续超过 24h，灼热或疼痛感明显，风团中央可有瘀点、瘀斑

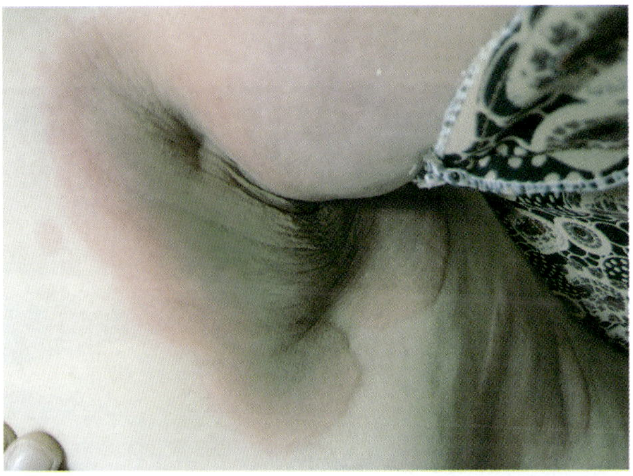

图 16-23 荨麻疹性血管炎 基本损害为风团，风团样损害持续超过 24h

【组织病理】

白细胞碎裂性血管炎，与变应性血管炎相同（图 16-24~图 16-27）。

【鉴别诊断】

临床应与慢性荨麻疹鉴别，慢性荨麻疹风团持续时间小于 24h，消退后不留痕迹，风团瘙痒，无疼痛感；组织病理仅为水肿性血管扩张，血管周围有少量慢性炎症细胞浸润，无白细胞碎裂性血管炎表现。

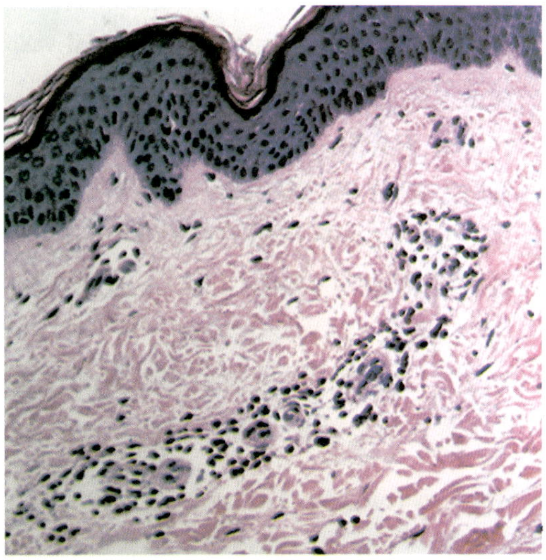

图 16-24 荨麻疹性血管炎 可见血管内皮肿胀、闭塞，炎细胞在血管壁及周围浸润

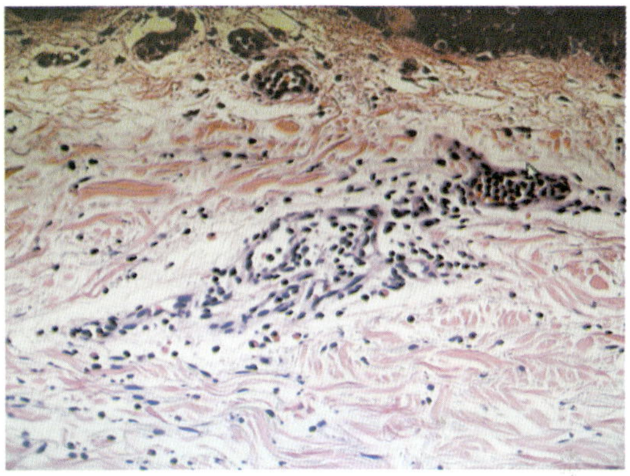

图 16-25 荨麻疹性血管炎 可见血管内皮肿胀，炎细胞在血管壁及周围浸润，红细胞外渗

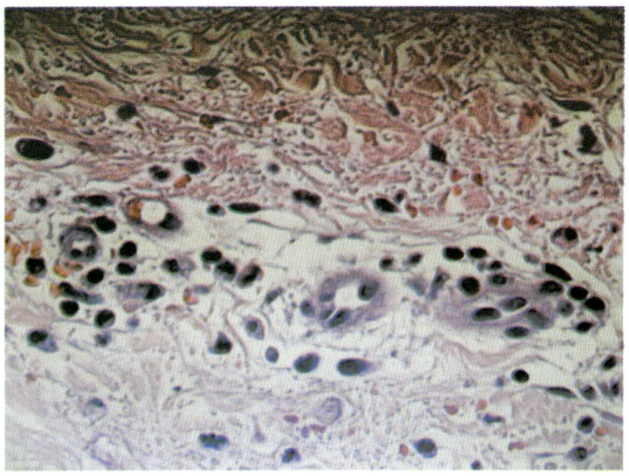

图 16-26 荨麻疹性血管炎 可见血管内皮肿胀、血管壁纤维蛋白样变性、坏死，炎细胞在血管壁及周围浸润，红细胞外渗

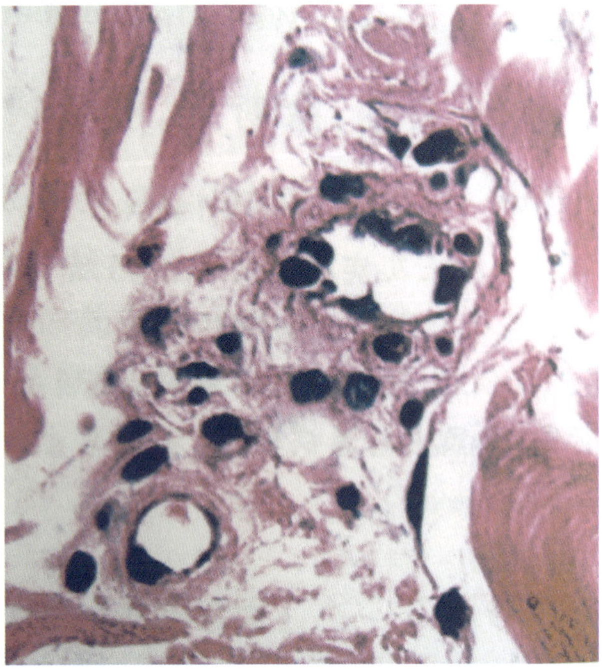

图 16-27 荨麻疹性血管炎 可见血管内皮肿胀，血管壁纤维蛋白样变性、坏死，中性粒细胞在血管壁及周围浸润，伴核碎裂

持久性隆起性红斑

【临床表现】

持久性隆起性红斑（erythema elevatum diutinum）多发生于成年人。皮损好发于四肢伸侧，特别是肘、膝、踝、腕、指、趾关节伸侧面，可见于臀部，少数见于手掌，多对称分布。皮损初起为鲜红的丘疹和结节，以后逐渐扩大融合成不规则形、回形或环状斑块，性质坚硬，颜色转为紫红色或略带黄色。自觉症状不明显，经过慢性，皮疹自然吸收后遗留皮肤萎缩和色素沉着或色素减退（图 16-28~图 16-34）。

【组织病理】

可见真皮中上部及血管周围致密的炎症细胞浸润。早期表现为典型的白细胞碎裂性血管炎，真皮中上部血管内皮细胞肿胀，血管壁纤维蛋白样变性，红细胞外溢，血管周围是以中性粒细胞为主的细胞浸润及核碎裂，混有少量淋巴细胞和嗜酸性粒细胞（图 16-35~图 16-41）；后期毛细血管增生，管壁增厚，结缔组织纤维化，并有类脂质沉积。

【鉴别诊断】

本病与急性发热性嗜中性皮肤病鉴别。急性发热性嗜中性皮肤病起病急，多伴发热，皮损好发于颜面及四肢，隆起性红斑表面可有假性水疱，中性粒细胞比例增高；而持久性隆起性红斑病程长，自觉症状轻，好发于关节伸侧。急性发热性嗜中性皮肤病的病理表现为血管壁无纤维蛋白样变性，真皮乳头水肿明显。

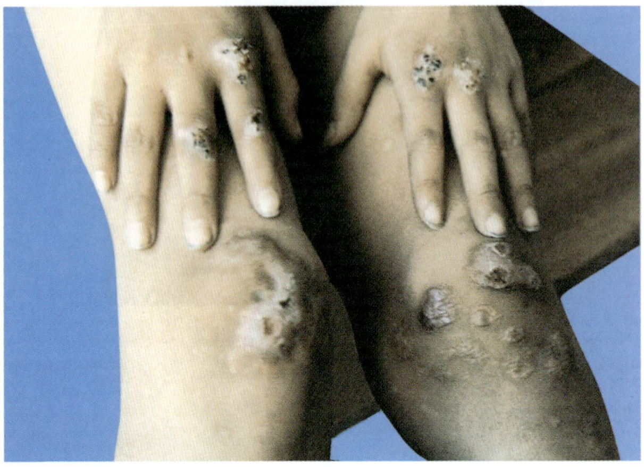

图 16-28 持久性隆起性红斑 膝、指背结痂增生性斑块，性质坚硬，

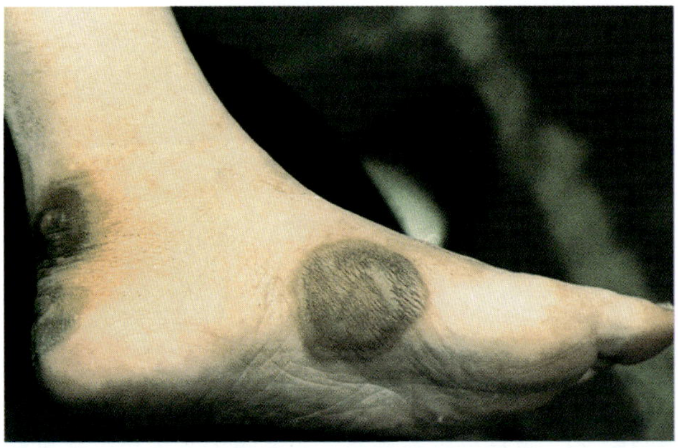

图 16-29 持久性隆起性红斑 足部环状斑块，性质坚硬

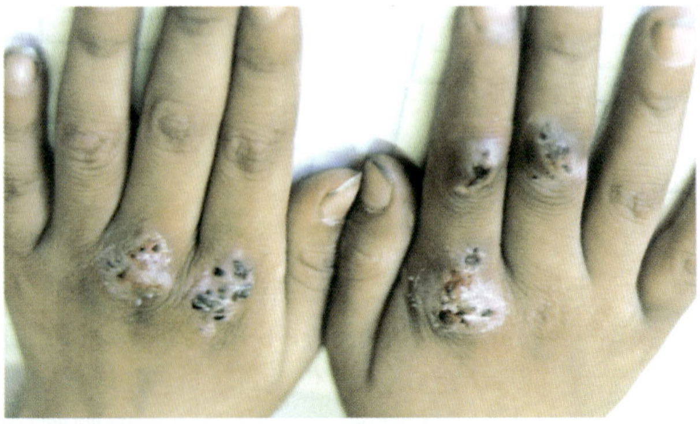

图 16-30 持久性隆起性红斑 指背结痂增生性斑块，性质坚硬

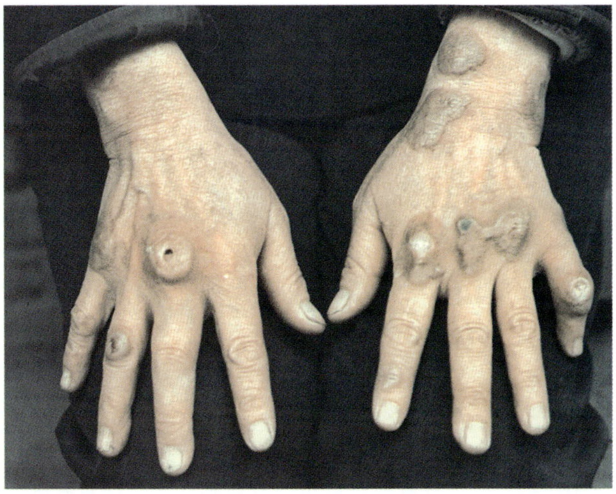

图 16–31　**持久性隆起性红斑**　指背结痂增生性斑块，性质坚硬

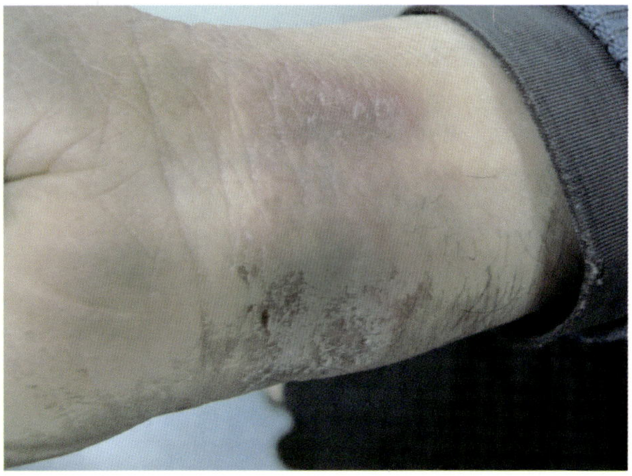

图 16–34　**持久性隆起性红斑**　手腕大片红色浸润性斑块

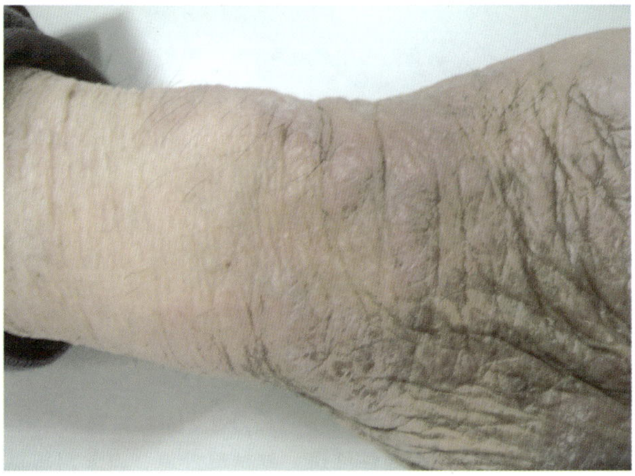

图 16–32　**持久性隆起性红斑**　手背大片红色浸润性斑块

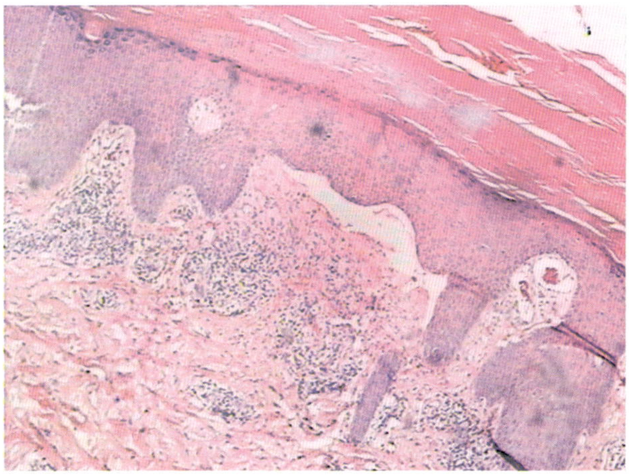

图 16–35　**持久性隆起性红斑**　表皮角化过度，表皮下水疱形成，真皮中上部白细胞碎裂性血管炎

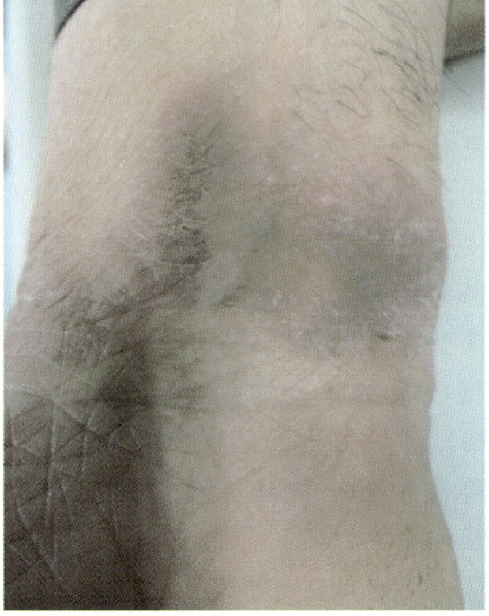

图 16–33　**持久性隆起性红斑**　足背大片红色浸润性斑块

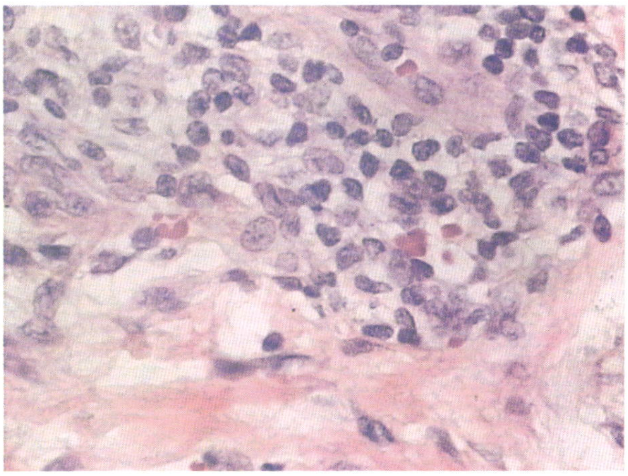

图 16–36　**持久性隆起性红斑**　白细胞碎裂性血管炎，血管内皮细胞肿胀，血管壁纤维蛋白样变性，红细胞外溢，血管周围以中性粒细胞为主的细胞浸润及核碎裂

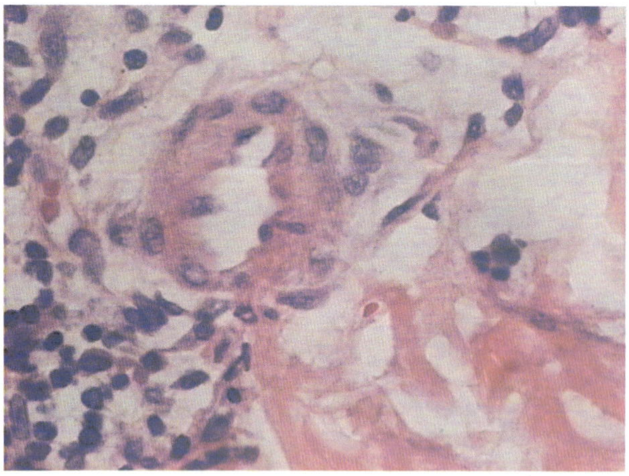

图 16-37 持久性隆起性红斑 呈白细胞碎裂性血管炎，血管内皮细胞肿胀，血管壁纤维蛋白样变性，红细胞外溢，血管周围是以中性粒细胞为主的细胞浸润及核碎裂

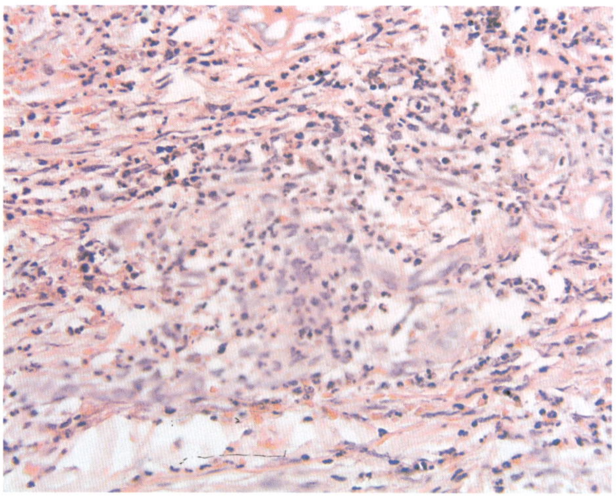

图 16-38 持久性隆起性红斑 呈白细胞碎裂性血管炎

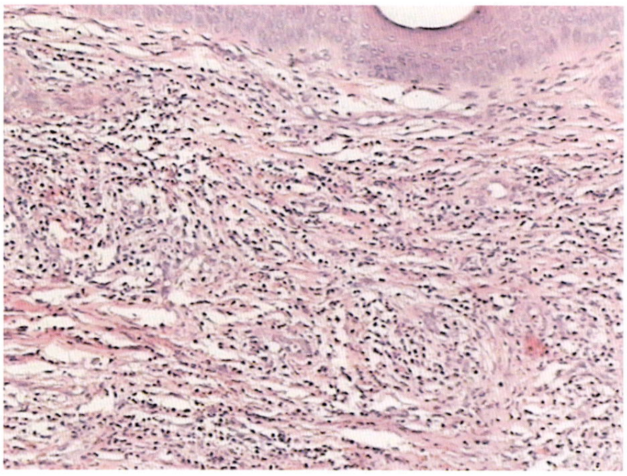

图 16-39 持久性隆起性红斑 呈白细胞碎裂性血管炎

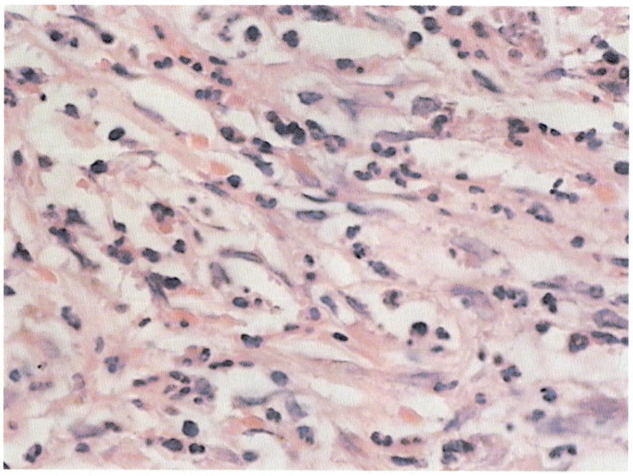

图 16-40 持久性隆起性红斑 红细胞外溢，血管周围以中性粒细胞为中主的细胞浸润及核碎裂

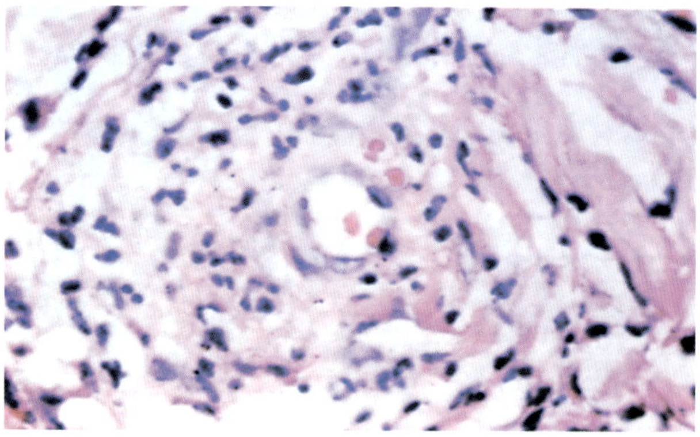

图 16-41 持久性隆起性红斑 红细胞外溢，血管周围以中性粒细胞为主的细胞浸润及核碎裂

青斑状血管炎

【临床表现】

青斑状血管炎（livedo vasculitis）多见于中青年女性，慢性反复发作，一般夏季加重，冬季减轻。皮损好发于下肢，特别是足踝部、足背。早期损害为针尖大的鲜红瘀点，呈环状分布或密集如指头大的斑片，逐渐形成瘀斑、坏死、溃疡。典型皮损为复发性疼痛性紫癜，渐变为坏死、溃疡。愈后留下凹陷性色素减退性白色萎缩斑，故称白色萎缩（atrophite blanche），周围有色素沉着和毛细血管扩张，白色萎缩实际上是青斑状血管炎终末期的皮损表现。部分患者两大腿内侧可发生网状青斑（图16-42~图 16-51）。

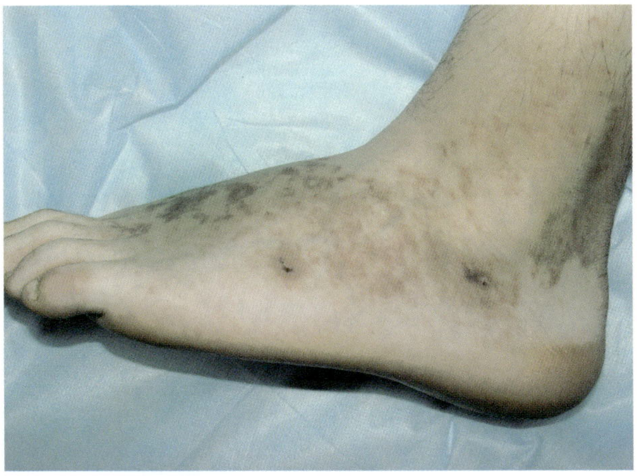

图 16-42　青斑状血管炎　足踝部、足背见鲜红瘀点、瘀斑轻度坏死

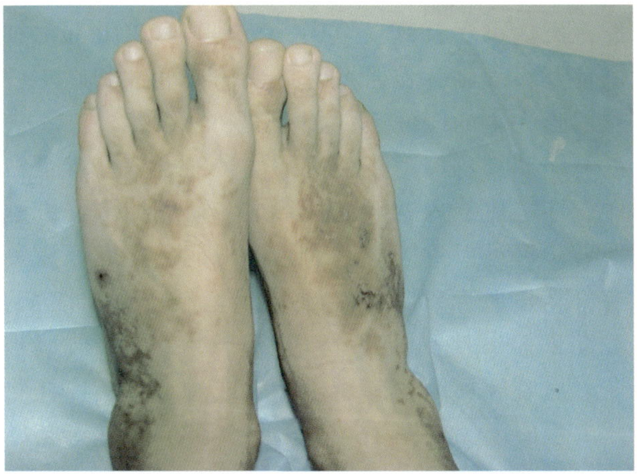

图 16-43　青斑状血管炎　双足背见鲜红瘀点、瘀斑，轻度坏死皮损

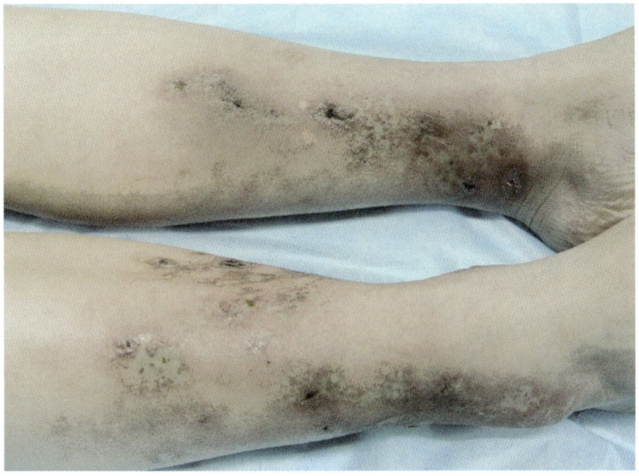

图 16-44　青斑状血管炎　小腿部瘀斑、结痂及白色萎缩

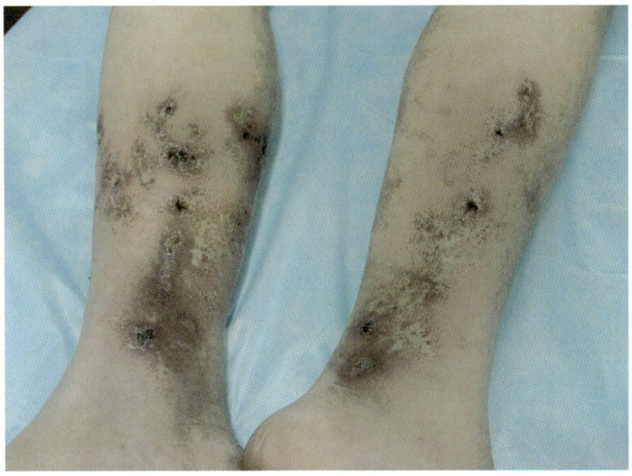

图 16-45　青斑状血管炎　小腿部瘀斑、结痂及白色萎缩

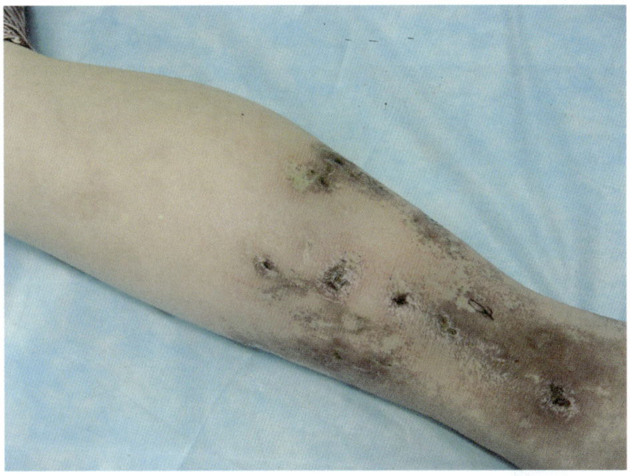

图 16-46　青斑状血管炎　小腿部瘀斑、结痂及白色萎缩

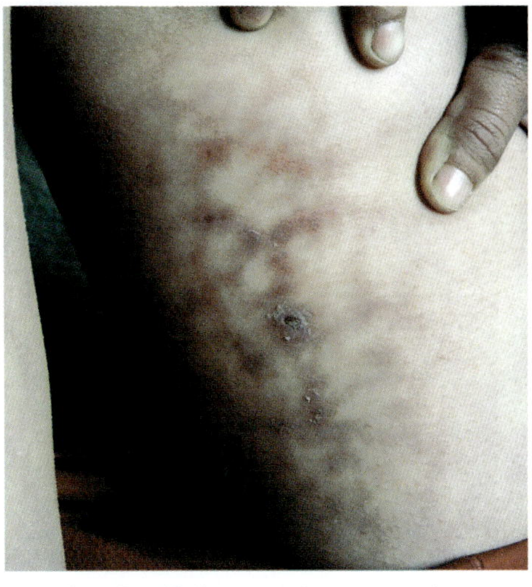

图 16-47　青斑状血管炎　大腿内侧见网状青斑

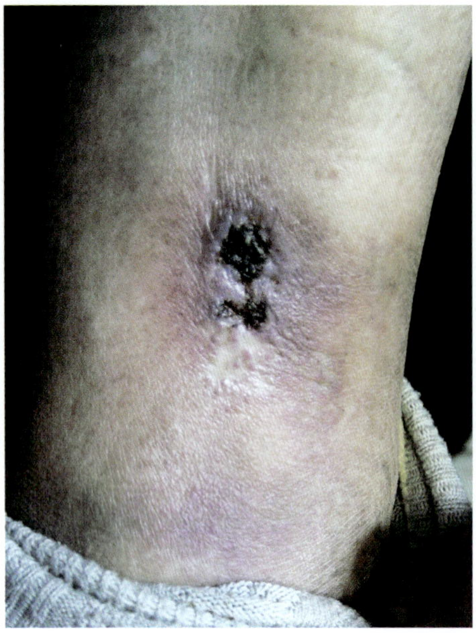

图 16-48 青斑状血管炎 结痂坏死及白色萎缩

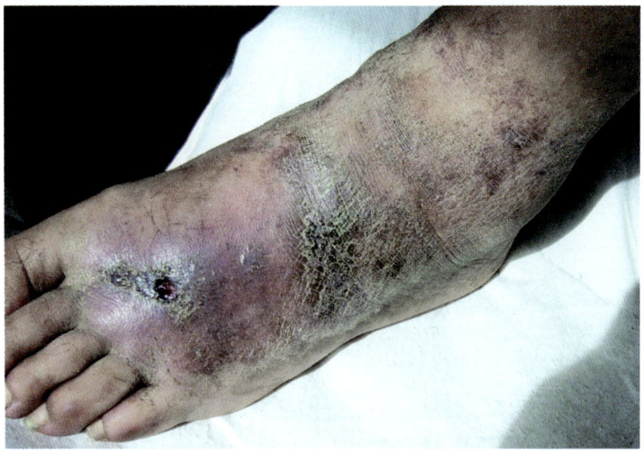

图 16-49 青斑状血管炎 足背瘀斑及结痂坏死性皮损

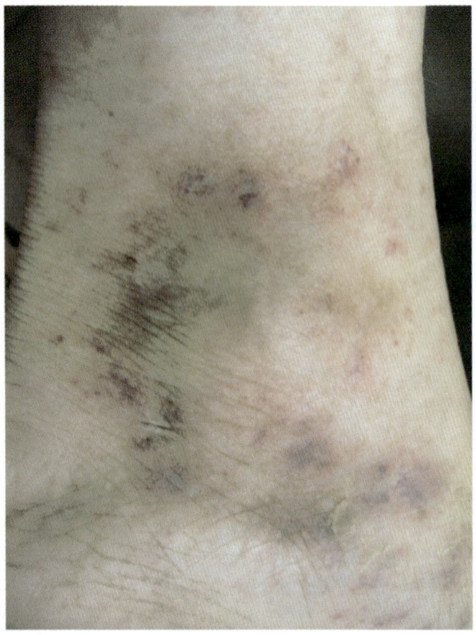

图 16-50 青斑状血管炎 足踝瘀斑及白色萎缩

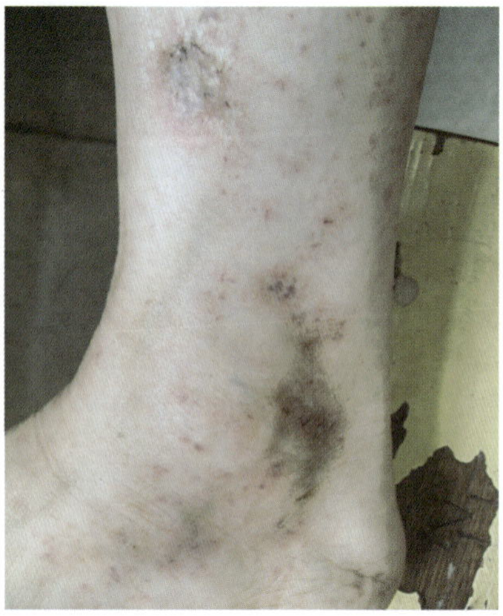

图 16-51 青斑状血管炎 足踝瘀斑及白色萎缩

【组织病理】

青斑状血管炎早期可能为白细胞碎裂性血管炎，炎症可侵及真皮全层，特别是真皮上部毛细血管及小静脉，血管壁纤维蛋白样变性和以中性粒细胞为主的浸润，伴核碎裂和红细胞外溢。白色萎缩期真皮内毛细血管增生，血管壁纤维蛋白样变性、血管内透明血栓形成，血管周围红细胞外溢，可见以淋巴细胞为主的浸润，之后表皮萎缩，真皮胶原纤维增生硬化，呈硬皮病样改变，浸润细胞减少。血管壁内膜增生变厚，玻璃样变。血管腔可因内膜增生和（或）纤维蛋白样物质沉积而闭锁（图 16-52~图 16-63）。

【鉴别诊断】

静脉曲张性溃疡愈合之后也可出现白色萎缩样表现，组织病理表现可见毛细血管管壁增厚，但无 PAS 染色阳性的物质沉积。

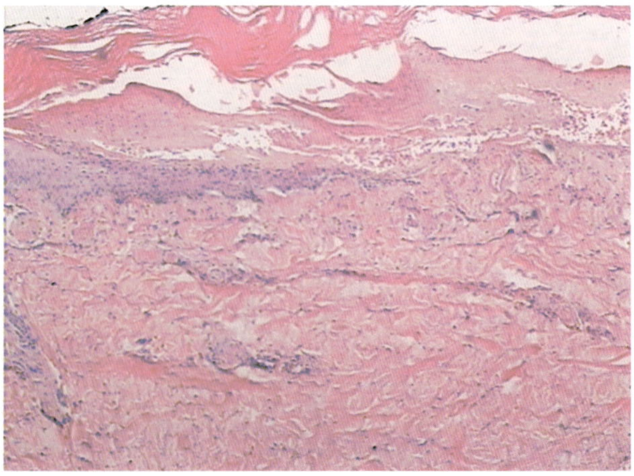

图 16-52 青斑状血管炎和白色萎缩 表皮楔形坏死，真皮炎细胞浸润

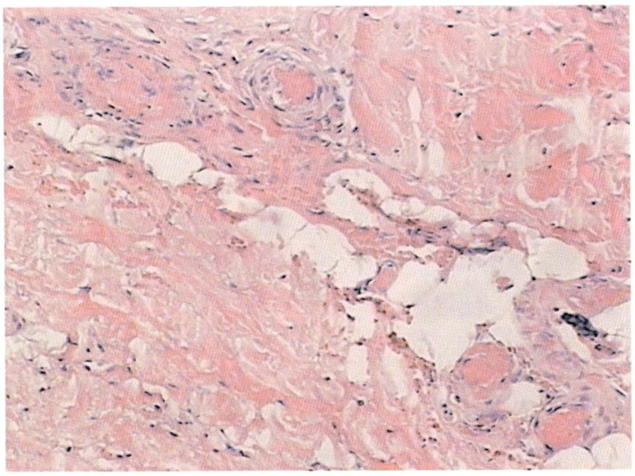

图 16-53 青斑状血管炎 血管壁纤维蛋白样变性。血管内透明血栓形成，血管周围以淋巴细胞为主的浸润

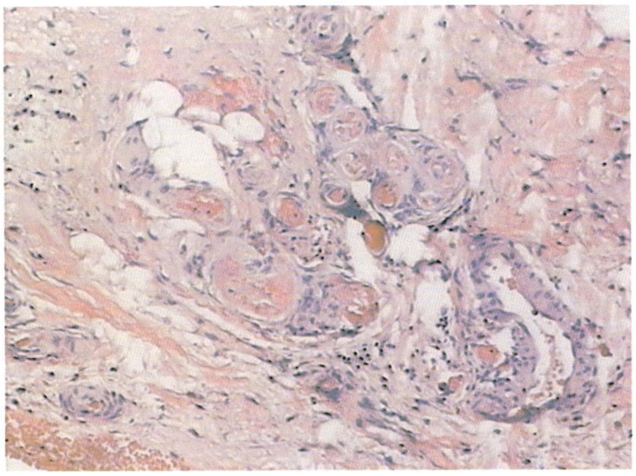

图 16-54 青斑状血管炎 血管壁内膜增生变厚，玻璃样变。管腔可因内膜增生和纤维蛋白样物质沉积而闭锁

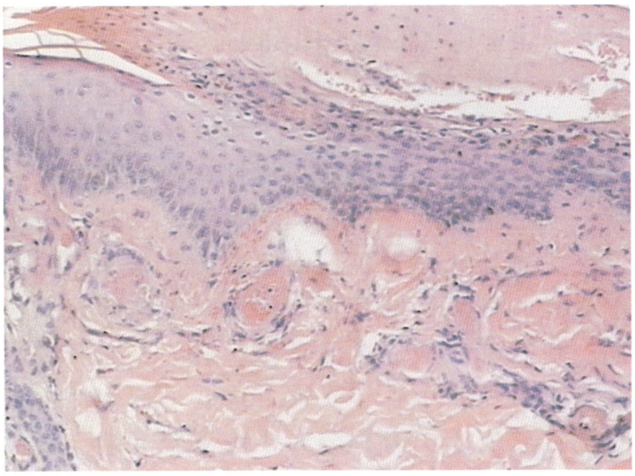

图 16-55 青斑状血管炎 表皮部分坏死，血管壁纤维蛋白样变性

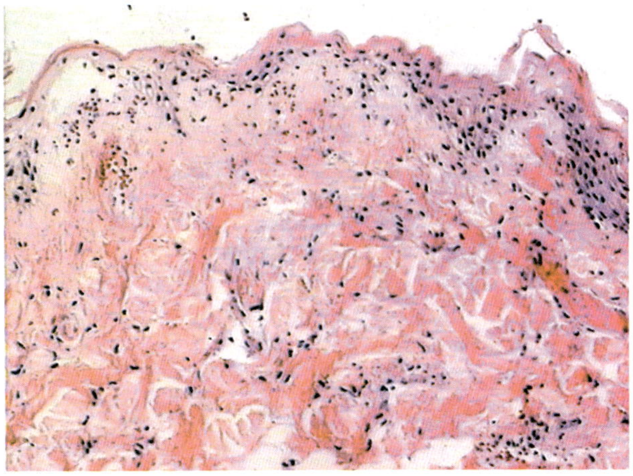

图 16-56 青斑状血管炎 表皮萎缩，真皮胶原纤维增生硬化，呈硬皮病样

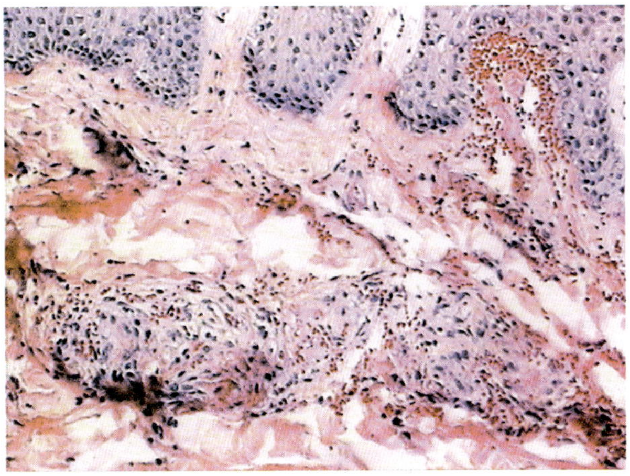

图 16-57 青斑状血管炎 白细胞碎裂，红细胞大量外渗

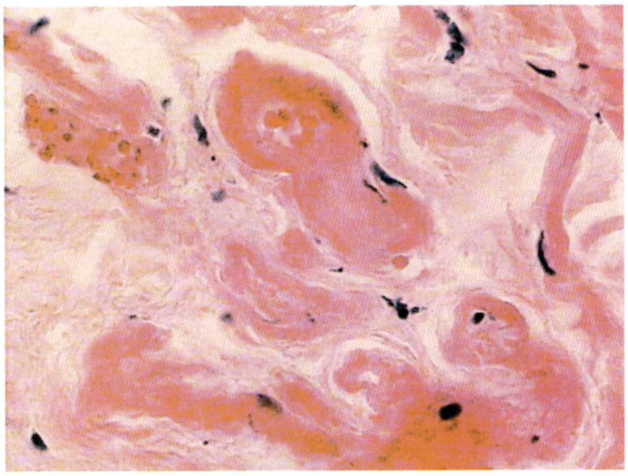

图 16-58 青斑状血管炎和白色萎缩 血管壁内膜增生变厚，玻璃样变。管腔可因内膜增生和纤维蛋白样物质沉积而闭锁

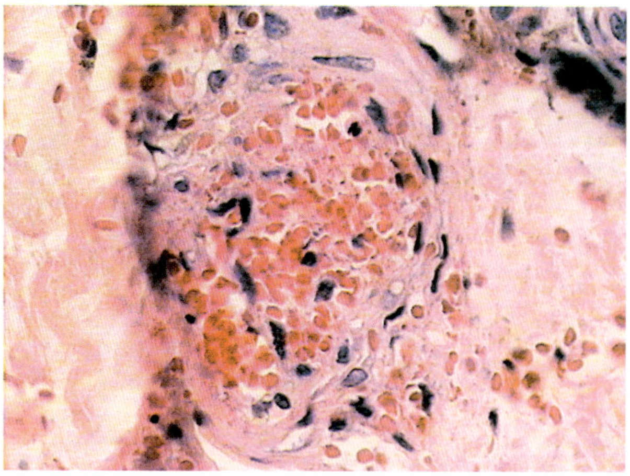

图 16-59　青斑状血管炎　血管壁纤维蛋白样变性、血管内红细胞形成血栓，血管周围红细胞外溢

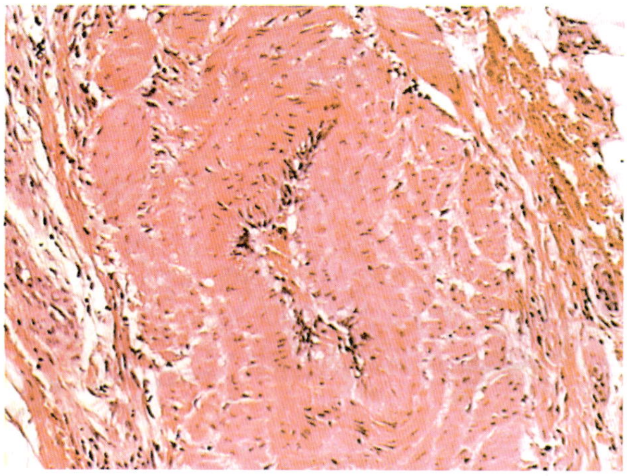

图 16-60　青斑状血管炎　血管壁内膜增生变厚，玻璃样变闭锁

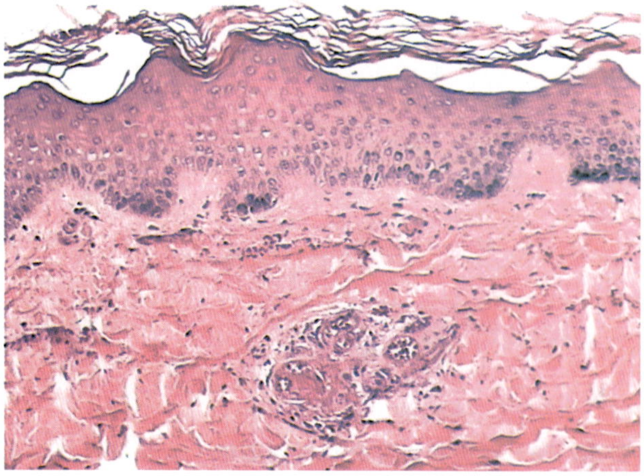

图 16-61　青斑状血管炎　血管增生，管壁变厚，纤维蛋白样变性，血管内透明血栓形成

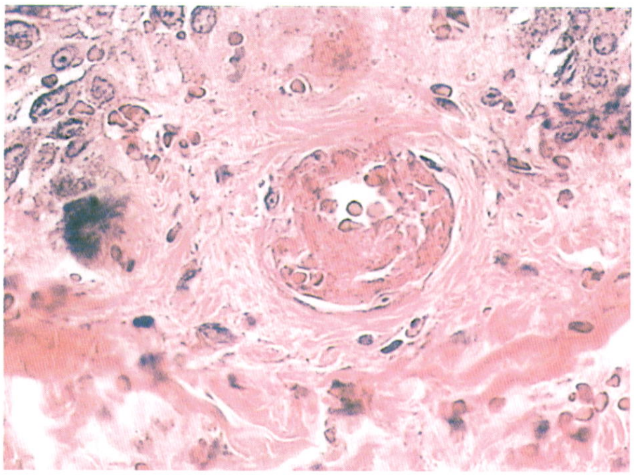

图 16-62　青斑状血管炎　血管增生，管壁变厚，纤维蛋白样变性，血管内透明血栓形成

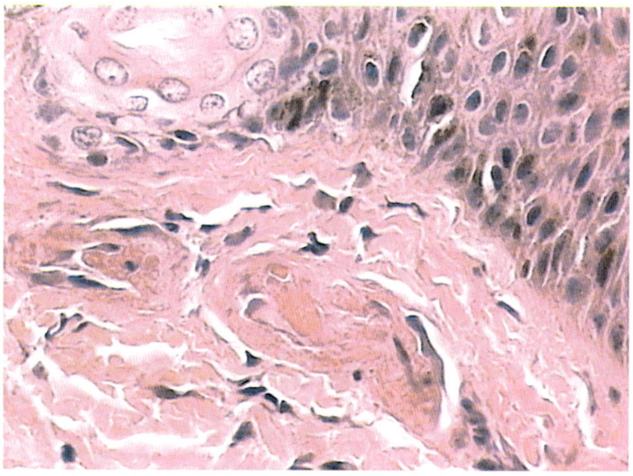

图 16-63　青斑状血管炎　血管增生，管壁变厚，纤维蛋白样变性，血管内透明血栓形成

网状青斑

【临床表现】

网状青斑（livedo reticularis）由多种因素致血流迟缓引起皮肤呈青紫色的网状变化的血管性疾病，遇冷后加重，多为血管痉挛引起的功能性血管改变，持久的功能性血管改变可发展成器质性血管病变成为网状青斑，并进一步可发展为青斑状血管炎。网状青斑分为原发性和继发性，继发性网状青斑多继发于结缔组织疾病、血管性疾病、血液系统疾病等。原发性网状青斑多见于中青年女性，皮肤呈持久性青紫色的网状变化，对称分布于两下肢近端，有时在上肢和躯干。冬天或受冷后更明显，温暖时消失，一般自觉症状不明显或受冷时刺痛、麻

木或感觉异常（图 16–64~图 16–67）。血管病变进一步发展即成为青斑状血管炎，皮损表现则出现瘀斑、出血性丘疹、血疱、皮下结节及溃疡。

【组织病理】

取自红斑区的活检标本，组织病理表现可正常；取自白色区的活检标本可见血管壁增厚，管腔因血栓闭锁。有些病例可见真皮深部小动脉呈闭塞性改变，有些病例则仅见血管内红细胞聚集，提示血流缓慢。

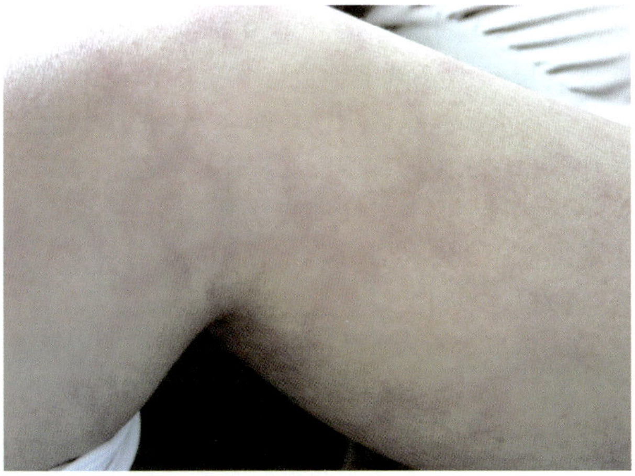

图 16–64　网状青斑　皮肤呈青紫色的网状变化

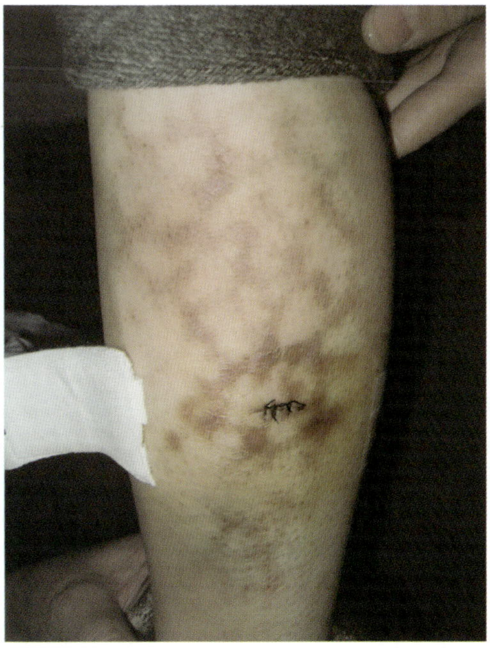

图 16–65　网状青斑　小腿皮肤呈青紫色的网状变化

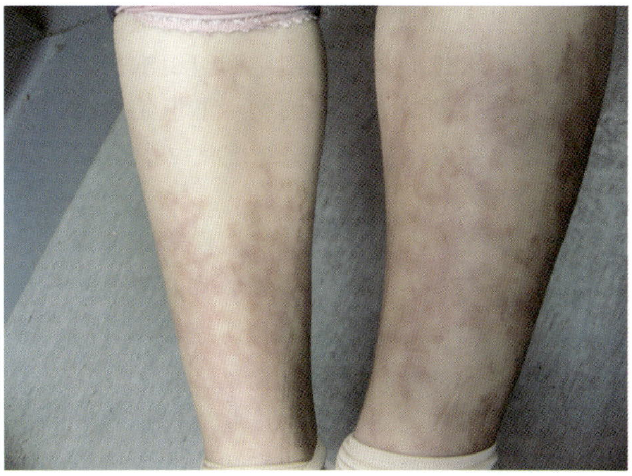

图 16–66　网状青斑　双小腿皮肤呈青紫色的网状变化

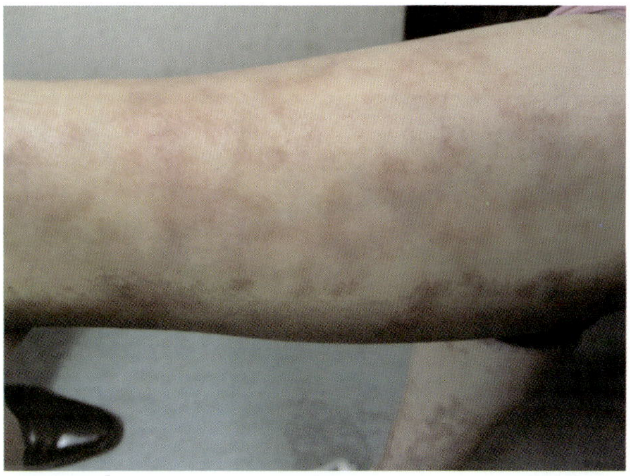

图 16–67　网状青斑　小腿皮肤呈青紫色的网状变化

面部肉芽肿

【临床表现】

面部肉芽肿（granuloma faciale）多发于中老年人，多无自觉症状。好发于颧、颊、前额、鼻、下颌及耳前部，皮损为单个或多个结节或浸润性斑块，暗红色，直径可达数厘米，初起质地柔软，后期纤维化发硬，表面毛囊口扩大，少数出现毛细血管扩张（图 16–68）。

【组织病理】

真皮内弥漫性密集的炎症细胞浸润，表皮下有明显的无浸润带，毛囊皮脂腺周围亦可见无浸润带。早期改变为白细胞碎裂性血管炎，即真皮中上部血管壁纤维蛋白样变性，红细胞外溢，血管周围以中性粒细胞和嗜酸性粒细胞为主的、密集的炎症细胞浸润，伴核碎裂；浸润中混有少量浆细胞、肥大细胞、淋巴细胞和组织细胞。后期中性粒细胞逐渐减少，浆细胞、淋巴细胞和组织细胞增多，血管增生，组织纤维化（图 16-69）。

【鉴别诊断】

1. 持久性隆起性红斑　持久性隆起性红斑多对称发生于膝、肘、踝、腕等关节伸侧面，病程更长。组织学上，持久性隆起性红斑没有明显的无浸润带表现，浸润细胞中嗜酸粒细胞很少。

2. 皮肤淋巴细胞浸润　皮肤淋巴细胞浸润也好发于面部，为境界清楚的浸润性红色斑块，但表面光滑，无毛囊口扩张和萎缩；组织表现为真皮内大片以淋巴细胞为主的炎症细胞浸润，还可见少量组织细胞和浆细胞，炎症细胞有向表皮和血管周围浸润的趋势。

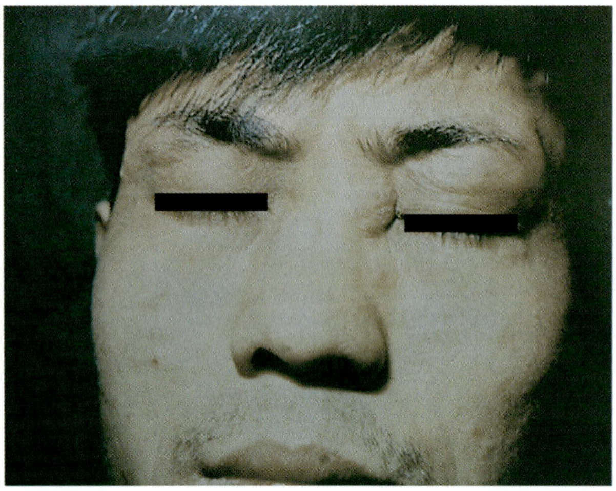

图 16-68　面部肉芽肿　面部见多个结节或浸润性斑块，暗红色

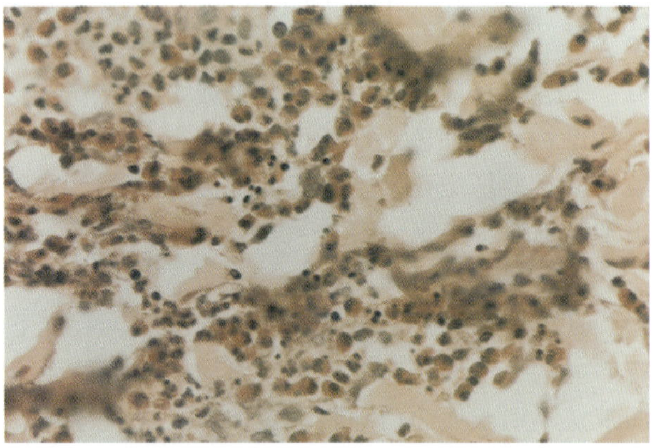

图 16-69　面部肉芽肿　真皮内弥漫性密集的以嗜酸性粒细胞为主的炎症细胞浸润

急性发热性嗜中性皮肤病

急性发热性嗜中性皮肤病（acute febrile neurophilic dermatosis）又称 Sweet 综合征。

【临床表现】

多见于中年女性，夏季多发，多数伴发热，可出现关节肿痛及肾损害。皮损好发于颜面、颈部及四肢，为散在性结节和斑块，红色或暗红色，斑块边缘隆起，可出现假性水疱，表面偶有针尖大小脓疱，有自发痛或触痛(图 16-70~图16-77)。病程反复，皮损消退后留色素沉着。血白细胞总数升高，中性粒细胞比率升高，血沉快。

【组织病理】

真皮浅层水肿明显、甚至形成表皮下水疱，真皮浅层和中层内毛细血管扩张，内皮细胞肿胀，真皮乳头层呈以中性粒细胞为主的带状血管及汗腺周围密集的细胞浸润，伴核碎裂。尚有少量嗜酸性粒细胞、淋巴细胞及组织细胞，血管壁无纤维素样变性（图 16-78~图 16-89）。

【鉴别诊断】

1. 临床应与持久性隆起性红斑鉴别　后者炎症细胞浸润致密，典型的白细胞碎裂性血管炎，血管壁纤维蛋白样变性。

2. 组织学上与多形性红斑鉴别　多形性红斑组织学上表皮变化显著，可形成表皮下水疱，浸润细胞以淋巴细胞为主。

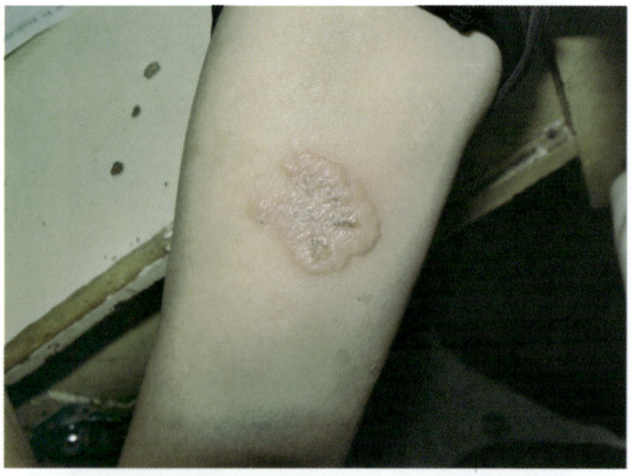

图 16-70　急性发热性嗜中性皮肤病　小腿见单个红色斑块，斑块边缘隆起，可出现假性水疱

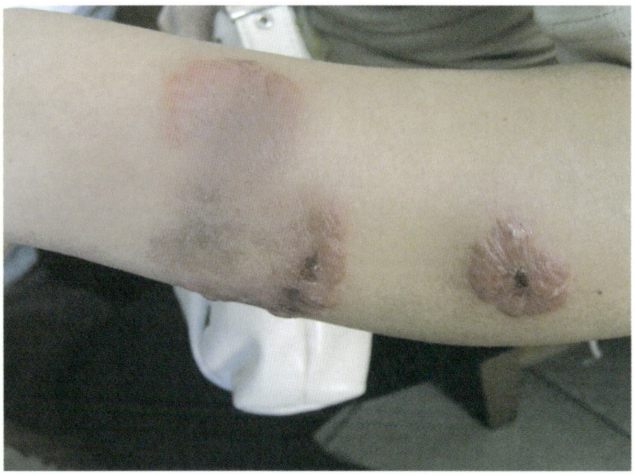

图 16-71　**急性发热性嗜中性皮肤病**　臂部见多个暗红色斑块，斑块边缘隆起，可出现假性水疱及坏死结痂

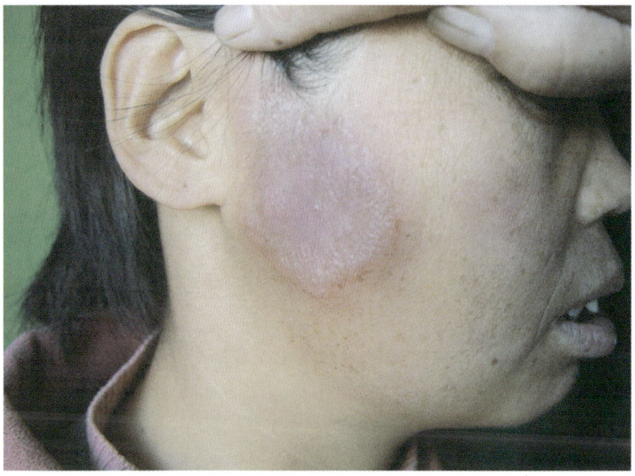

图 16-72　**急性发热性嗜中性皮肤病**　面部见单个红色斑块，斑块边缘隆起

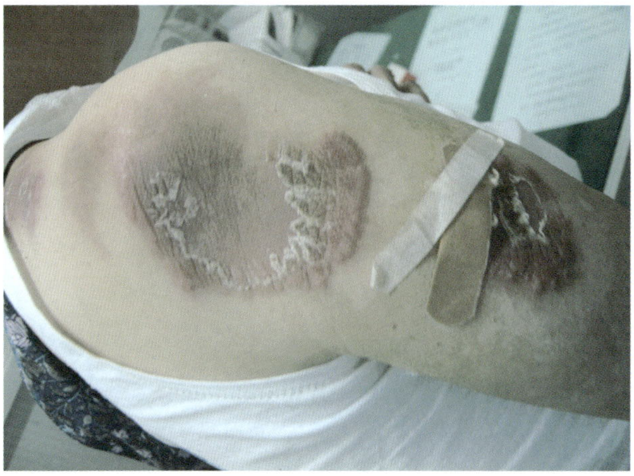

图 16-73　**急性发热性嗜中性皮肤病**　小腿见多个暗红色斑块，斑块边缘隆起，中央脱屑

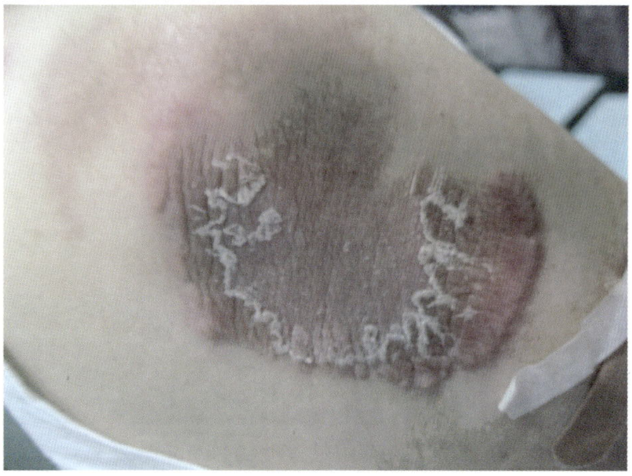

图 16-74　**急性发热性嗜中性皮肤病**　小腿见大片暗红色斑块，斑块边缘隆起，中央脱屑

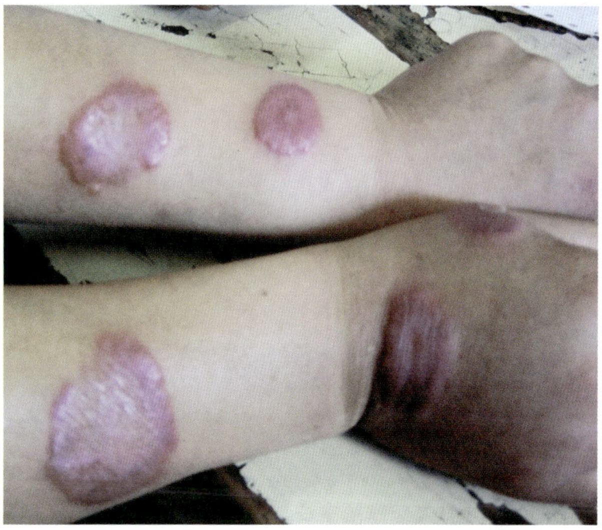

图 16-75　**急性发热性嗜中性皮肤病**　见多个暗红色斑块，斑块边缘隆起

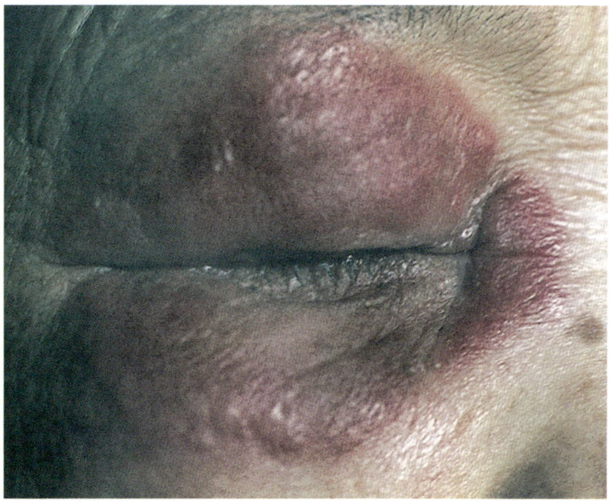

图 16-76　**急性发热性嗜中性皮肤病**　眼部见单个红色斑块，斑块边缘隆起

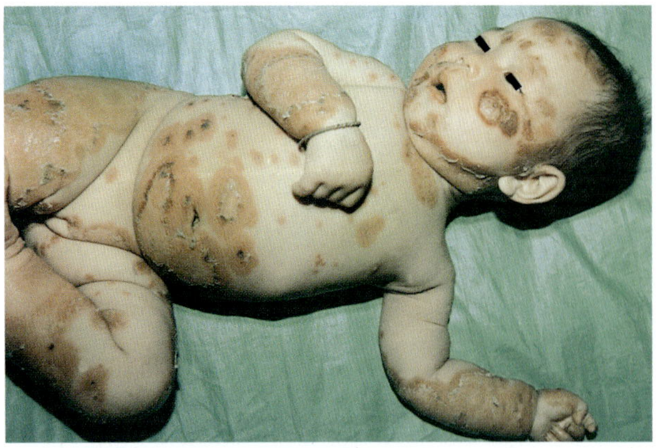

图 16-77　急性发热性嗜中性皮肤病　小儿泛发性红色斑块，并出现假性水疱及坏死结痂

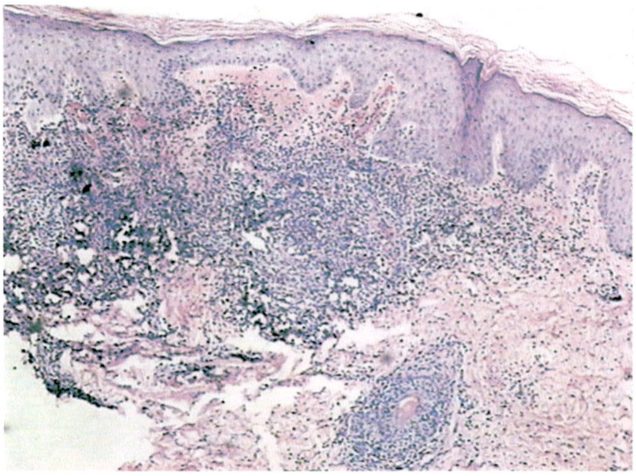

图 16-80　急性发热性嗜中性皮肤病　血管增生，真皮乳头层呈以中性粒细胞为主的浸润

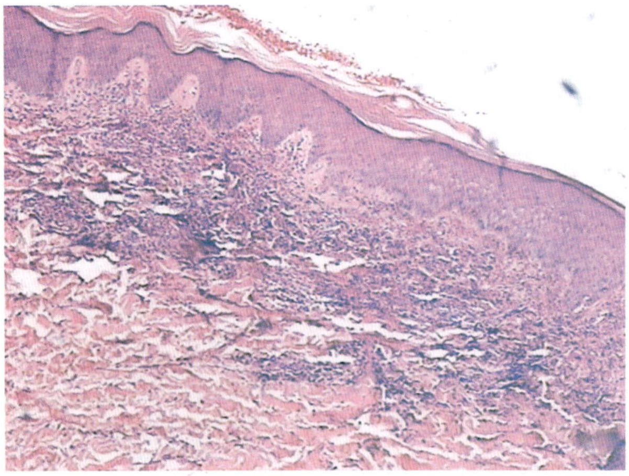

图 16-78　急性发热性嗜中性皮肤病　血管增生，真皮乳头层呈以中性粒细胞为主的浸润

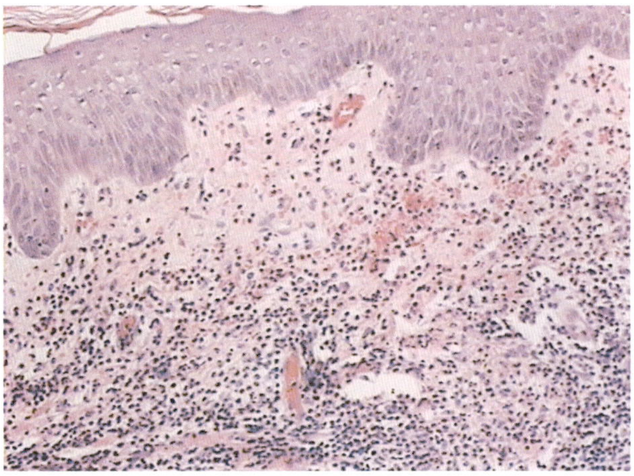

图 16-81　急性发热性嗜中性皮肤病　血管增生，纤维蛋白样变性，白细胞浸润伴核碎裂，红细胞外溢

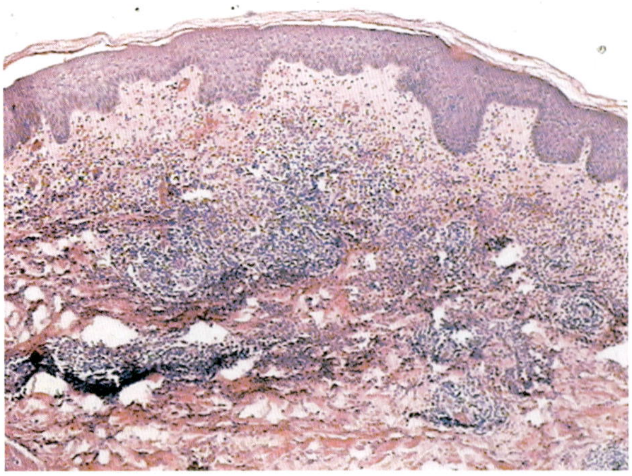

图 16-79　急性发热性嗜中性皮肤病　血管增生，真皮乳头层呈以中性粒细胞为主的浸润

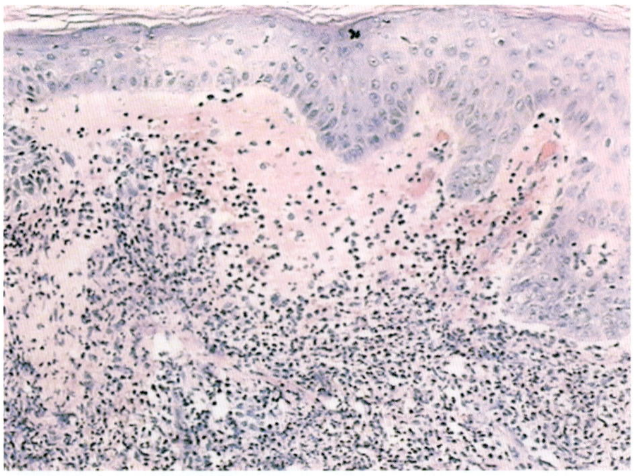

图 16-82　急性发热性嗜中性皮肤病　血管增生，纤维蛋白样变性，白细胞浸润伴核碎裂，红细胞外溢

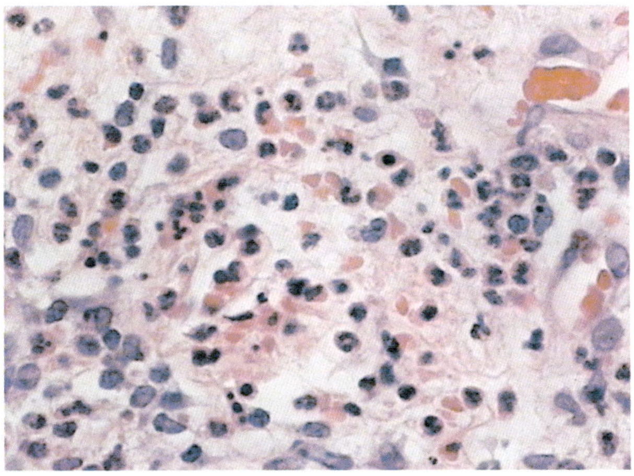

图 16-83　急性发热性嗜中性皮肤病　血管扩张及血栓形成，白细胞浸润伴核碎裂，红细胞外溢

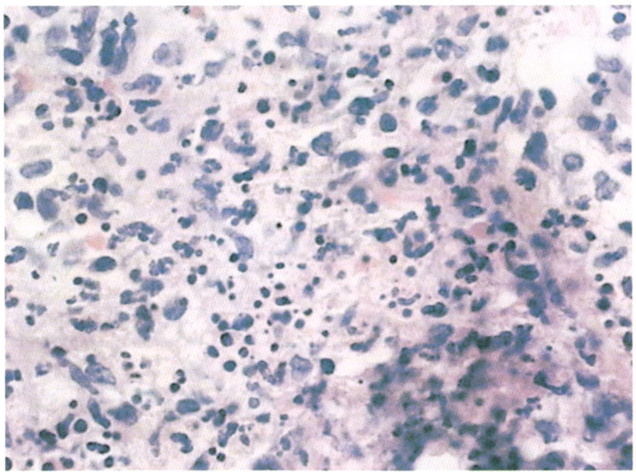

图 16-84　急性发热性嗜中性皮肤病　弥漫性白细胞浸润伴核碎裂

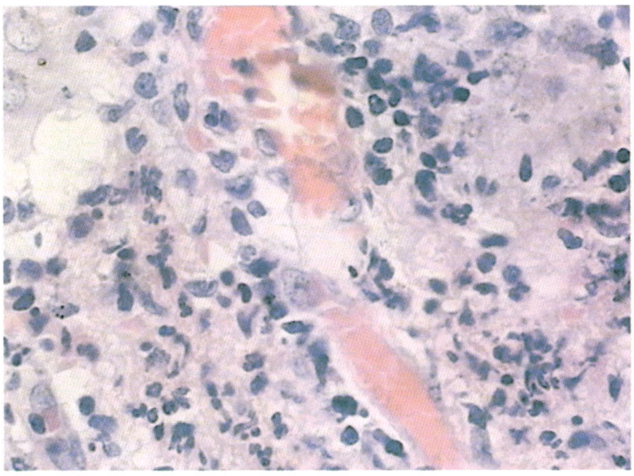

图 16-85　急性发热性嗜中性皮肤病　血管增生扩张，血栓，白细胞浸润伴核碎裂，红细胞外溢

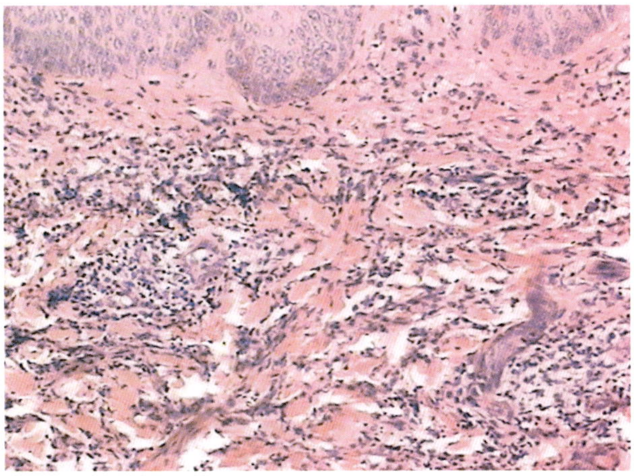

图 16-86　急性发热性嗜中性皮肤病　白细胞弥漫性浸润伴核碎裂

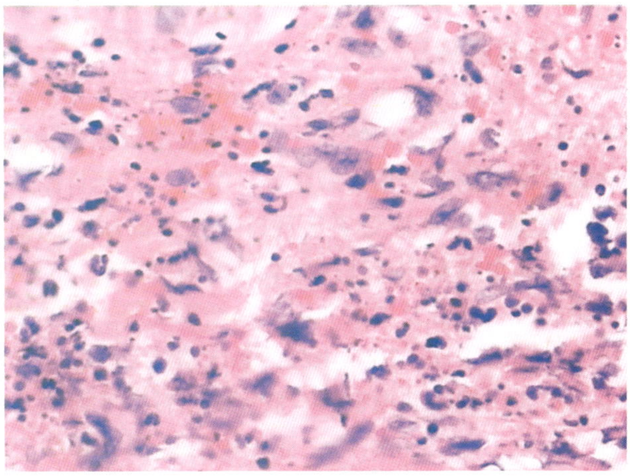

图 16-87　急性发热性嗜中性皮肤病　白细胞浸润伴核碎裂，红细胞外溢

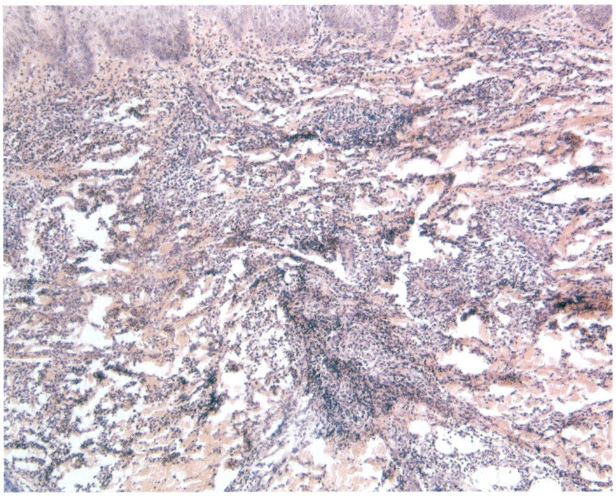

图 16-88　急性发热性嗜中性皮肤病　白细胞弥漫性浸润伴核碎裂

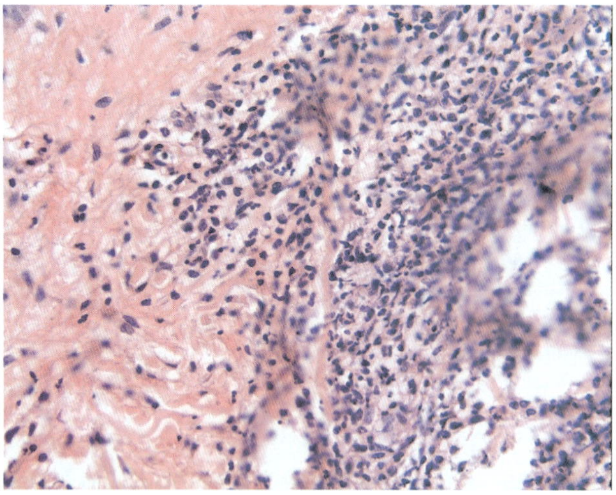

图 16-89　急性发热性嗜中性皮肤病　白细胞弥漫性浸润伴核碎裂

结节性多动脉炎

【临床表现】

结节性多动脉炎（polyarteritis nodosa）分系统型和皮肤型。系统型结节性多动脉炎常侵犯胃肠道和肾脏。胃肠道受累出现腹痛、呕吐，甚至胃肠道出血及穿孔，肾脏受累出现持续性蛋白尿、高血压。本病也可有弥漫性神经肌肉受累等表现，亦可侵犯肝脏、心脏及周围和中枢神经系统等，肺受累较少，预后不佳。20%~40%的系统型结节性多动脉炎的患者出现皮肤损害。皮肤型结节性多动脉炎常侵犯皮肤、关节和肌肉，而无内脏受累，预后良好。皮损好发于四肢，尤其是小腿、足和前臂，表现为淡红色、直径 5~20mm 的皮下结节，自发痛或压痛，严重时出现瘀斑、水疱、坏死或溃疡，周围出现网状青斑(图 16-90~图16-94)。

【组织病理】

病变主要侵犯真皮深部和皮下组织中、小动脉，邻近静脉亦可受累，表现为白细胞坏死性血管炎，按病程可分为 3 期。①变性期：内皮细胞肿胀，内膜水肿，动脉壁全层纤维蛋白样变性，管壁坏死，内弹力膜破坏，可出现小动脉瘤，破裂后出血。②炎症期：动脉管壁及其周围有以中性粒细胞为主的浸润，可见嗜酸性粒细胞，后期出现淋巴细胞、上皮样细胞和多核巨细胞，形成肉芽肿样炎症；变性坏死的血管壁由肉芽组织取代，内膜增厚，血栓形成，可致血管腔闭塞。③纤维化期：成纤维细胞和胶原增生，肉芽组织纤维化，腔内血栓机化再通（图 16-95~图 16-99）。

【鉴别诊断】

1. 结节性红斑　多对称发生于双下肢伸侧，组织病理表现为间隔性脂膜炎，病变血管多为脂肪间隔的小血管，且病变较轻，周围组织无坏死。

2. 结节性血管炎　全身症状轻，不累及内脏，无网状青斑表现，组织病理表现可见广泛的脂膜炎，脂肪坏死及肉芽肿形成，血管壁纤维蛋白样变性不明显。

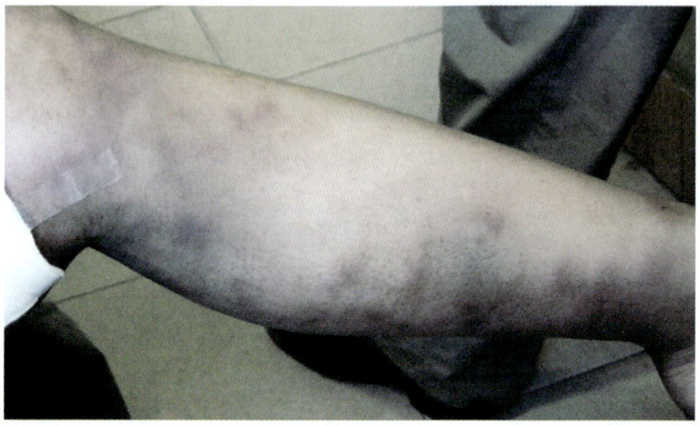

图 16-90　结节性多动脉炎　小腿多发性皮下结节，周围出现网状青斑

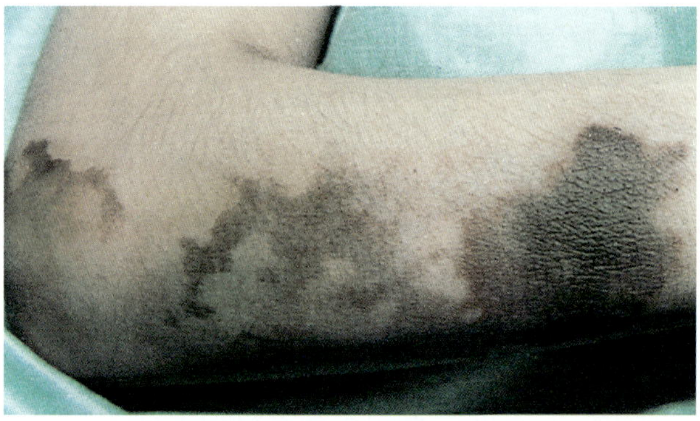

图 16-91　结节性多动脉炎　网状青斑

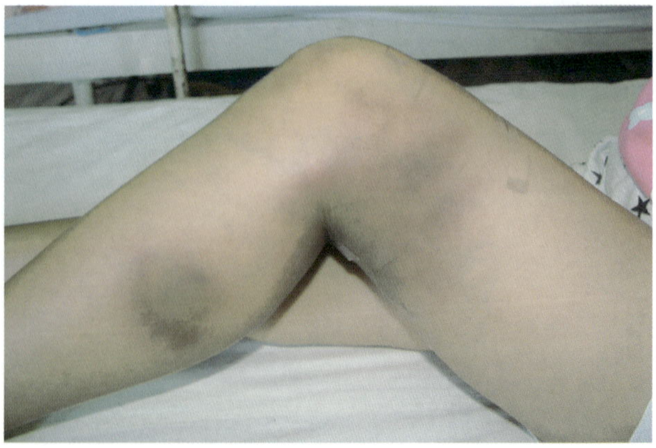

图 16-92　结节性多动脉炎　腿部多发性皮下结节，周围出现网状青斑

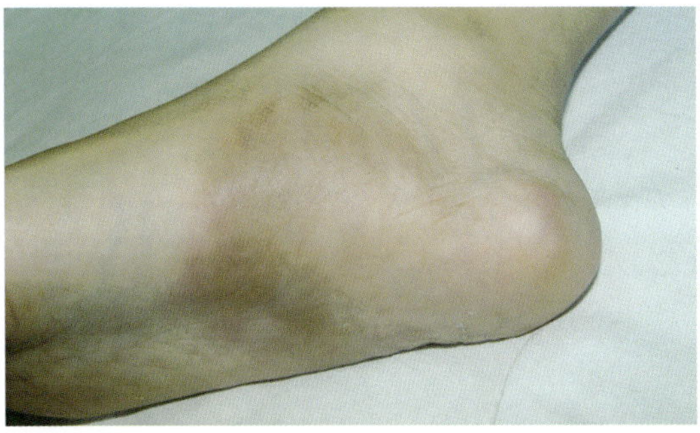

图 16–93　**结节性多动脉炎**　跖部皮下结节

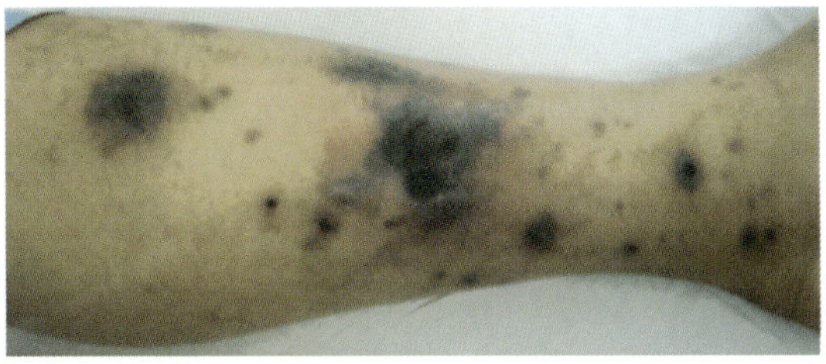

图 16–94　**结节性多动脉炎**　皮下结节，出现瘀斑、坏死

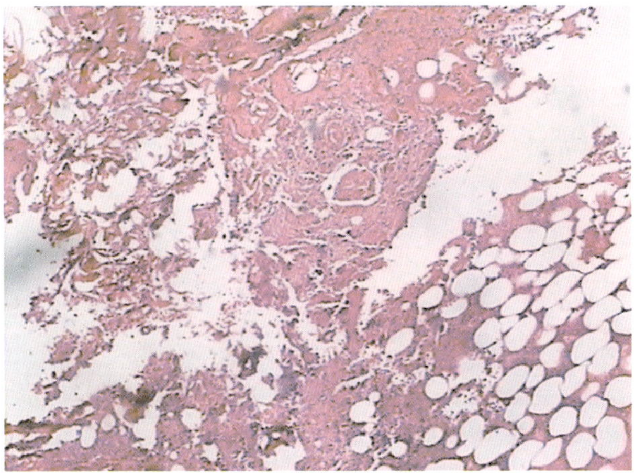

图 16–95　**结节性多动脉炎**　动脉壁纤维蛋白样变性，周围呈肉芽肿样炎症及纤维化

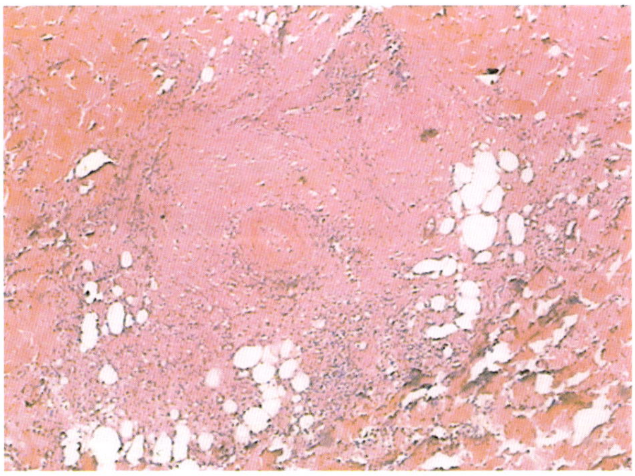

图 16–96　**结节性多动脉炎**　动脉壁全层纤维蛋白样变性，管壁坏死，周围呈肉芽肿样炎症及纤维化

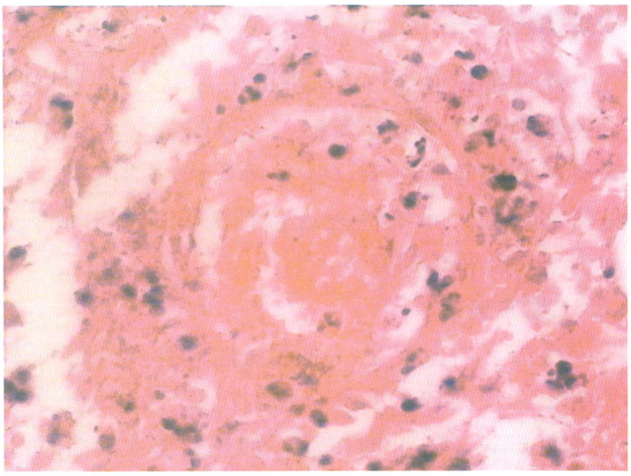

图 16–97　**结节性多动脉炎**　动脉壁全层纤维蛋白样变性，管壁坏死，变性坏死的血管壁由肉芽组织取代

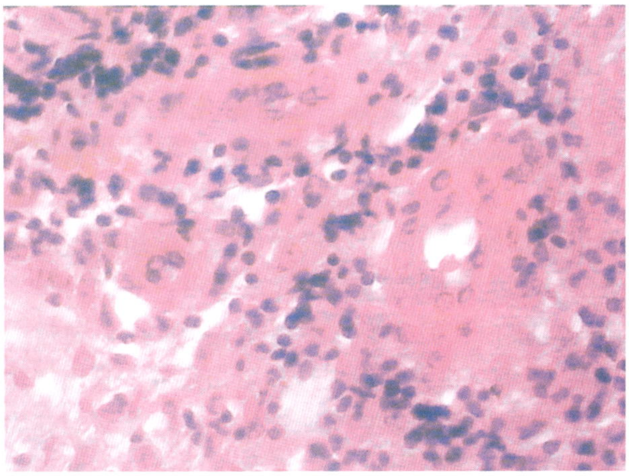

图 16–98　**结节性多动脉炎**　动脉壁全层纤维蛋白样变性，管壁坏死

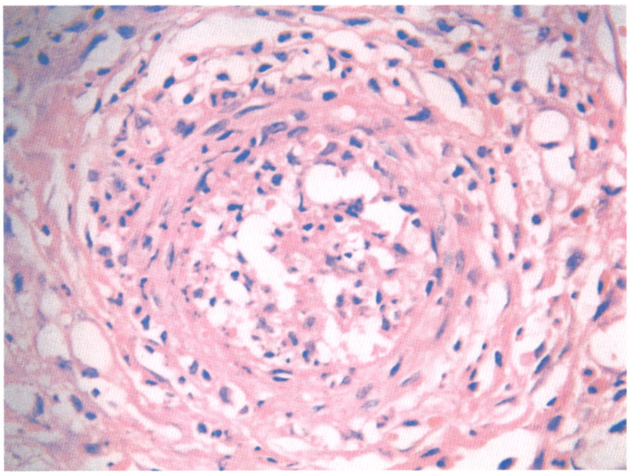

图 16–99　**结节性多动脉炎**　动脉壁全层纤维蛋白样变性，管壁坏死变性，坏死的血管壁由肉芽组织取代

冷球蛋白血症

冷球蛋白血症（cryoglobulinemias）的皮肤损害表现为慢性可触性紫癜、荨麻疹样损害、网状青斑、肢端青紫、指（趾）坏死和小腿溃疡，常见雷诺现象。系统性表现包括关节痛、肝脾大、淋巴结病和肾小球肾炎。

【临床表现】

冷球蛋白血症是一种系统性血管炎，常继发于中小血管循环免疫复合物的沉积，冷球蛋白是一类在低温（4℃）时沉淀，加热后再次溶解的免疫球蛋白。表现为典型的三联征（紫癜、无力和关节痛）和一个及以上的器官受累，如肾小球肾炎、慢性肝炎、周围神经病变等。本病分为原发性冷球蛋白血症和继发性冷球蛋白血症，以后者居多。继发性冷球蛋白血症常继发于①慢性感染性疾病：如乙型肝炎、传染性单核细胞增多症、链球菌感染后肾炎等。②自身免疫性疾病：如SLE、类风湿关节炎、干燥综合征等。③某些恶性肿瘤：如多发性骨髓瘤、淋巴肉瘤、肝癌、慢性淋巴细胞白血病等。根据免疫化学组成本病可分为 3 型：Ⅰ型为单克隆冷球蛋白；Ⅱ型为单克隆冷球蛋白，但多为抗多克隆 IgG 抗体，通常为 IgM；Ⅲ型，由两种以上冷球蛋白组成。临床将Ⅰ型称为单克隆冷球蛋白血症，将Ⅱ和Ⅲ型合称为混合性冷球蛋白血症。单克隆冷球蛋白多见于血液系统肿瘤，而混合性冷球蛋白血症多见于慢性感染性疾病和自身免疫性疾病。辅助检查可出现血沉快、γ-球蛋白升高、RF 阳性、低补体血症及合并脏器受累的指标（图 16-100~图 16-104）。

【组织病理】

Ⅰ型单克隆冷球蛋白血症由于冷球蛋白沉积于内皮细胞、血管和血管腔，从而显示真皮内血管扩张，内皮细胞肿胀，管腔内有透明血栓形成。HE 切片上沉淀物呈淡红色，PAS 染色呈鲜红色，其程度要比纤维样蛋白为强。有些血管充以红细胞，可见广泛的红细胞外渗，与混合型相比，通常缺乏炎症反应。肾脏可出现膜性增殖性肾小球肾炎。混合型冷球蛋白血症表现为白细胞碎裂性血管炎，小血管管腔内偶见透明血栓，肾脏可见膜性增殖性肾小球肾炎和肾血管炎。

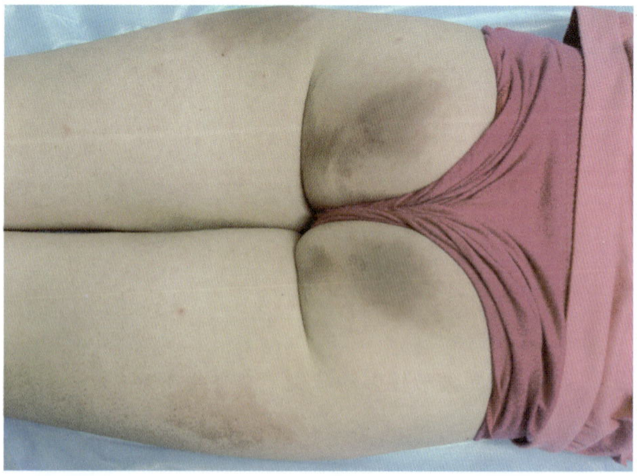

图 16-100　冷球蛋白血症

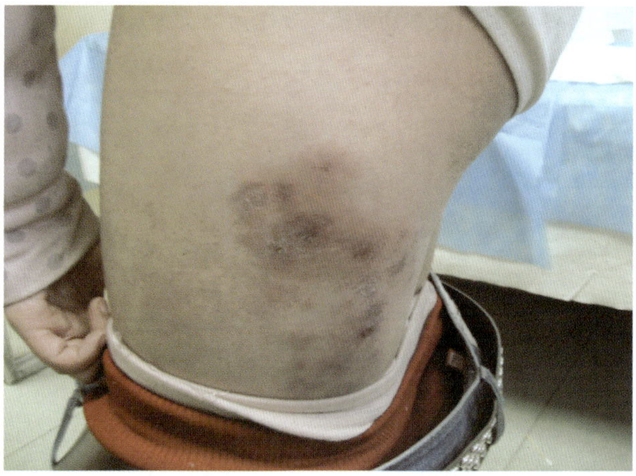

图 16-101　冷球蛋白血症　股、臀部血管炎

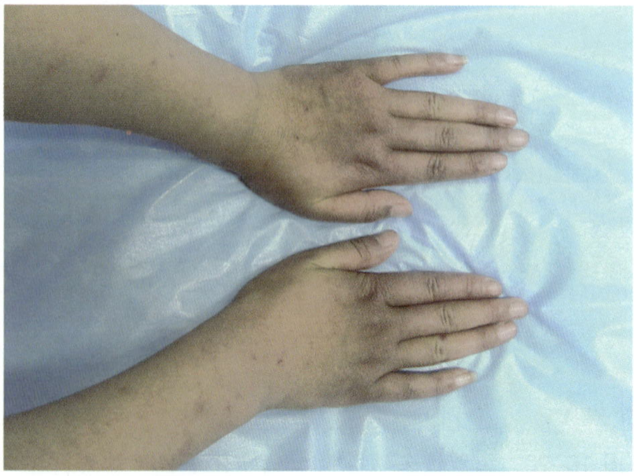

图 16-102　冷球蛋白血症

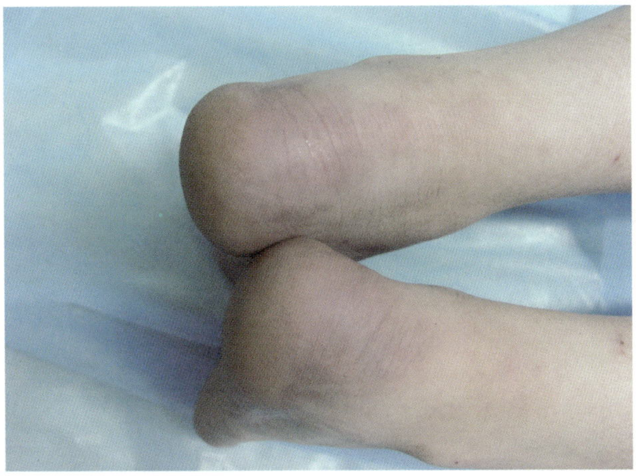

图 16–103　冷球蛋白血症

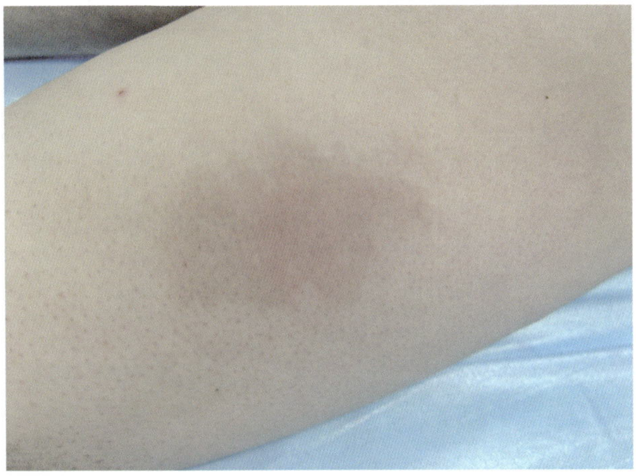

图 16–104　冷球蛋白血症

淋巴细胞性血管炎

恶性萎缩性丘疹病

【临床表现】

恶性萎缩性丘疹病（malignant atrophic papulosis）又称 Degos 病，是一种罕见的致死性皮肤–肠道闭塞性动脉炎综合征。多见于青壮年男性，主要表现为皮疹和肠穿孔。皮疹成批发生于躯干和四肢近端，初起为半球形淡红色或灰黄色丘疹，直径 3~10 mm，数天或数月后丘疹中央坏死、萎缩，呈瓷白色脐状凹陷，表面覆细小鳞屑，周围有暗红色环，有毛细血管扩张。皮疹分批出现，散在分布，不相融合。最常见的系统性症状是肠道发生多发缺血性坏疽，引起肠道多处穿孔，形成腹膜炎而死亡（图 16–105~图 16–107）。

【组织病理】

早期典型的组织病理学特征为真皮深部或受累脏器浆膜下小动脉内膜炎，内皮肿胀，内膜纤维蛋白样变性，血管周围有稀疏的淋巴细胞浸润。后期内膜纤维化，内皮增生，内膜增厚，管腔狭窄，血栓形成，管腔闭塞。血管上表皮和真皮楔形坏死。缺血坏死区胶原纤维肿胀、变性或渐进性坏死，伴黏蛋白沉积，主要为酸性黏多糖。后期胶原硬化，其上表皮萎缩，表皮突消失，轻度角化过度和角化不全（图 16–108~图16–119）。

【鉴别诊断】

1. 淋巴瘤样丘疹病　本病也可表现为丘疹性损害，中央可坏死、萎缩。皮损组织病理学改变在真皮层可见混合细胞浸润，并可见异形性淋巴细胞，少见血管炎改变。

2. 急性痘疮样苔藓样糠疹　发病急，皮损呈多形性，广泛分布，可融合、坏死、出血。皮损组织病理学检查见表皮细胞内及细胞间水肿，红细胞外溢在真皮乳头及表皮。

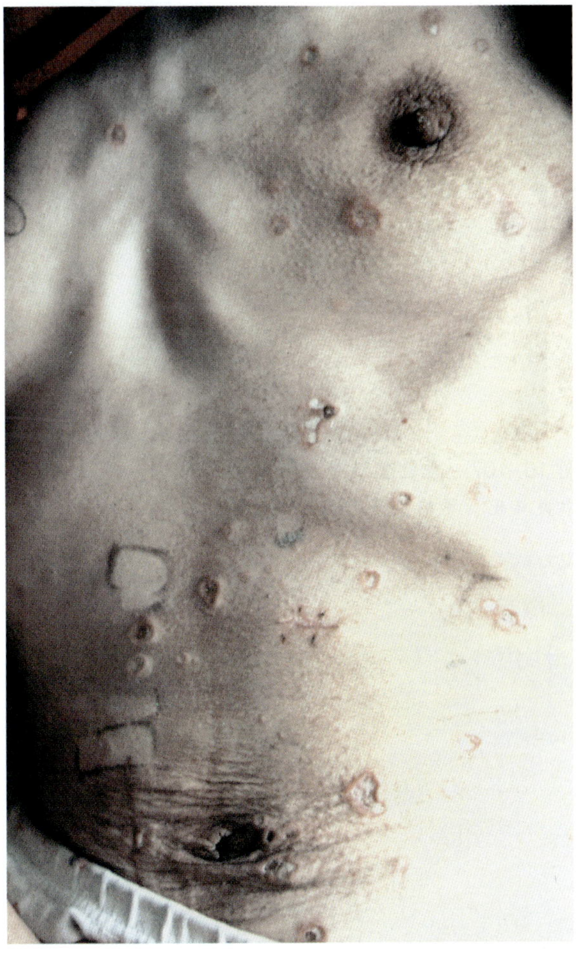

图 16–105　恶性萎缩性丘疹病　呈半球形淡红色或灰黄色丘疹，中央坏死、萎缩，呈瓷白色脐状凹陷

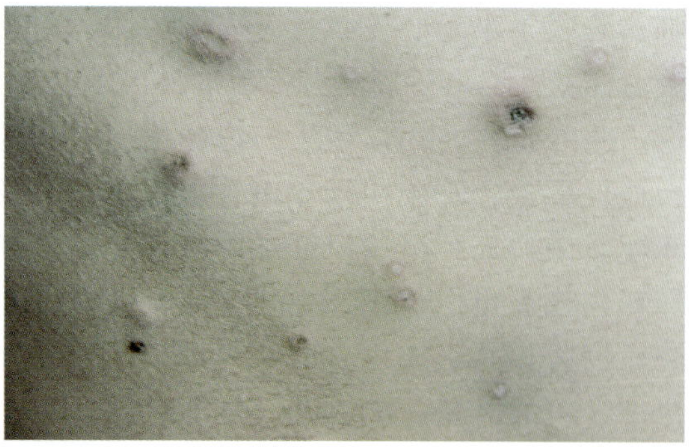

图 16-106　恶性萎缩性丘疹病　呈半球形淡红色丘疹，中央坏死、萎缩，呈瓷白色脐状凹陷

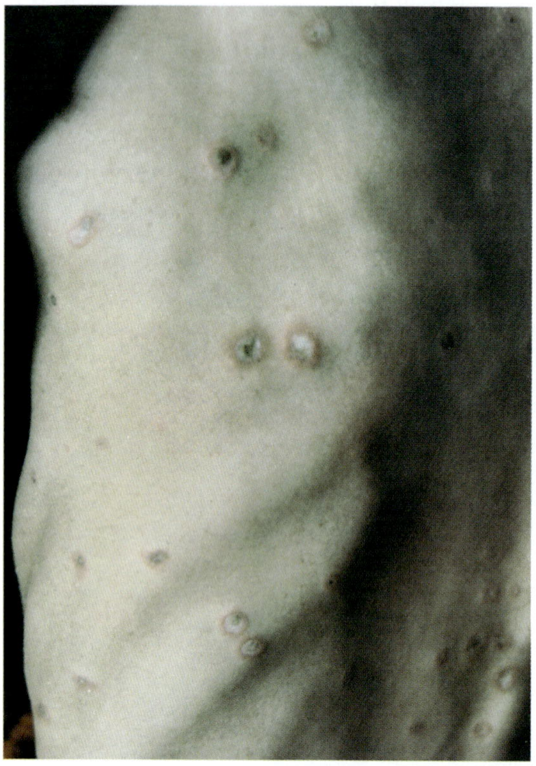

图 16-107　恶性萎缩性丘疹病　呈半球形淡红色丘疹，中央坏死、萎缩，呈瓷白色脐状凹陷

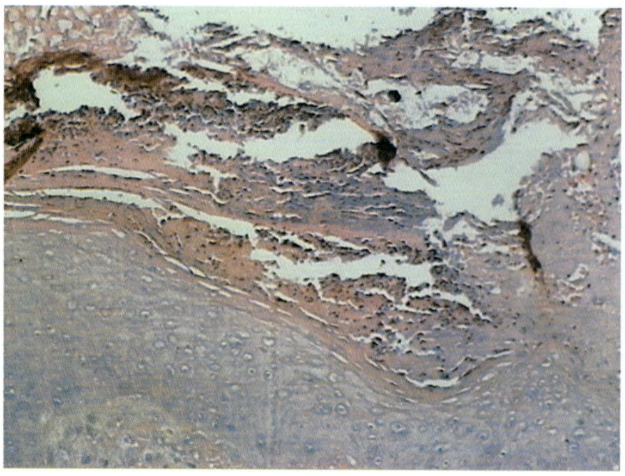

图 16-108　恶性萎缩性丘疹病　表皮变性坏死

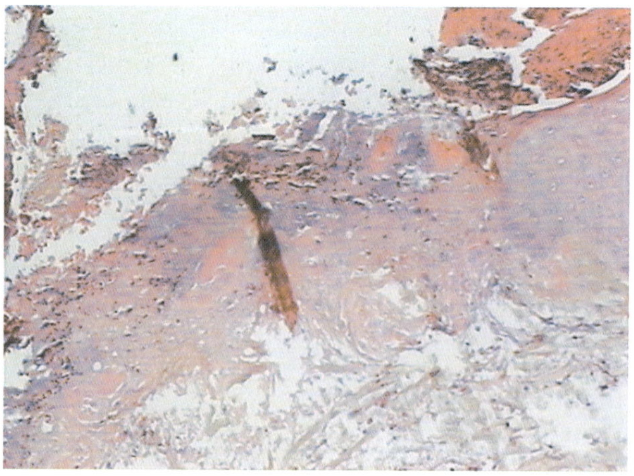

图 16-109　恶性萎缩性丘疹病　表皮变性坏死，真皮高度水肿

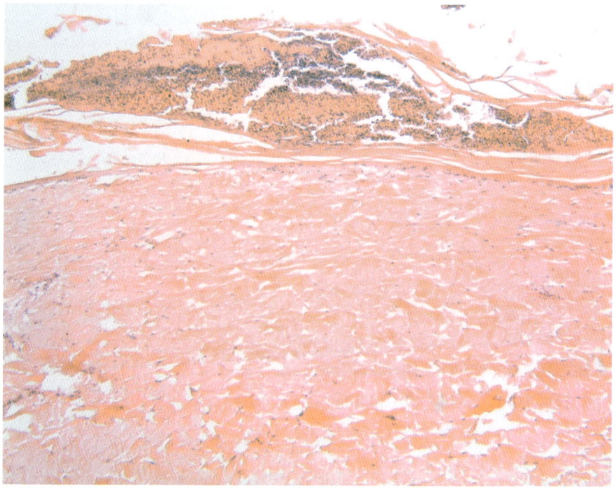

图 16-110　恶性萎缩性丘疹病　表皮变性坏死，胶原纤维肿胀、变性或渐进性坏死

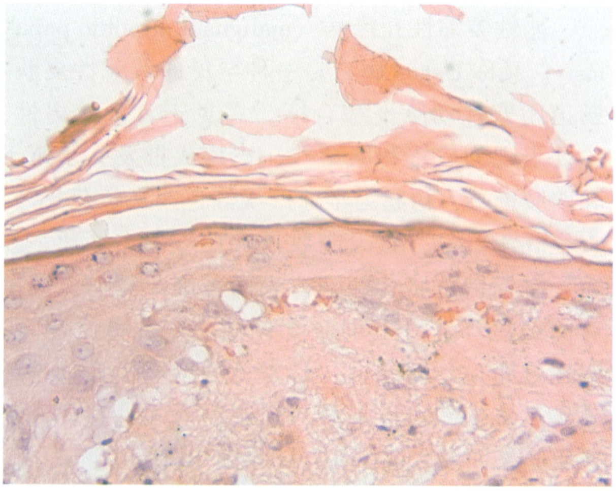

图 16-111　恶性萎缩性丘疹病　表皮破坏，真皮水肿，红细胞外渗

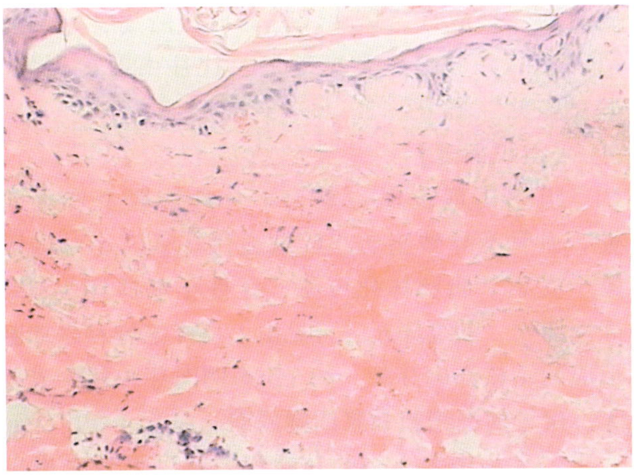

图 16-112　恶性萎缩性丘疹病　表皮萎缩，真皮胶原纤维肿胀、变性、渐进性坏死

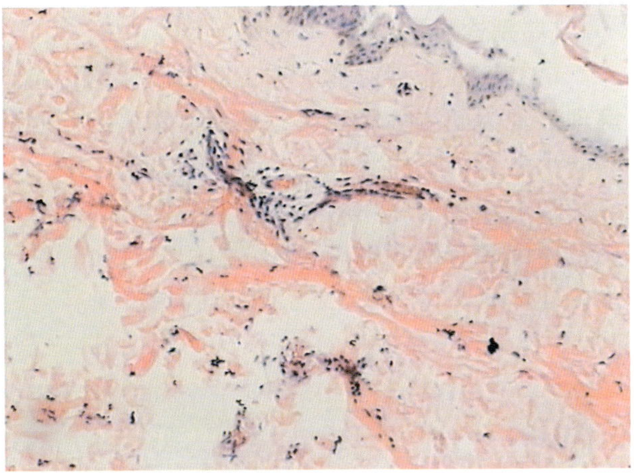

图 16-113　恶性萎缩性丘疹病　表皮萎缩，真皮水肿，胶原纤维肿胀、变性

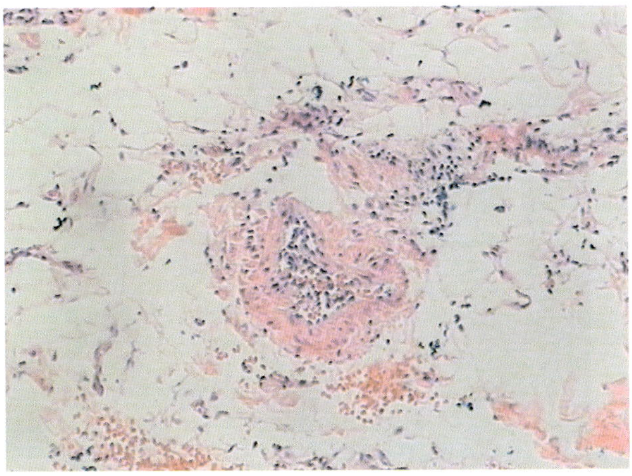

图 16-114　恶性萎缩性丘疹病　血管内皮增生，纤维蛋白样变性，管腔狭窄

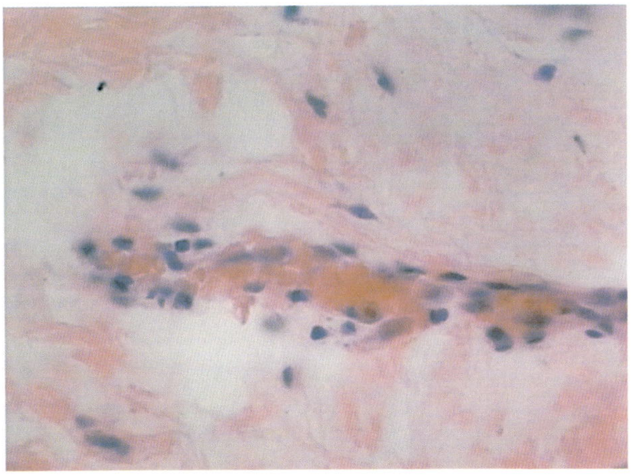

图 16-115　恶性萎缩性丘疹病　血管扩张充血，形成血栓

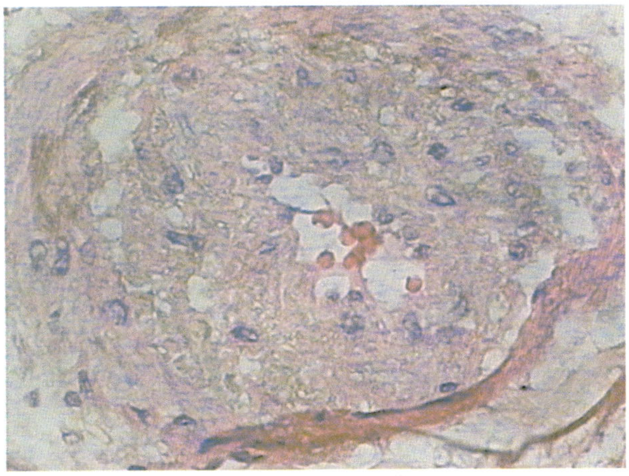

图 16-116　恶性萎缩性丘疹病　血管内皮增生，纤维蛋白样变性坏死，管腔狭窄闭塞

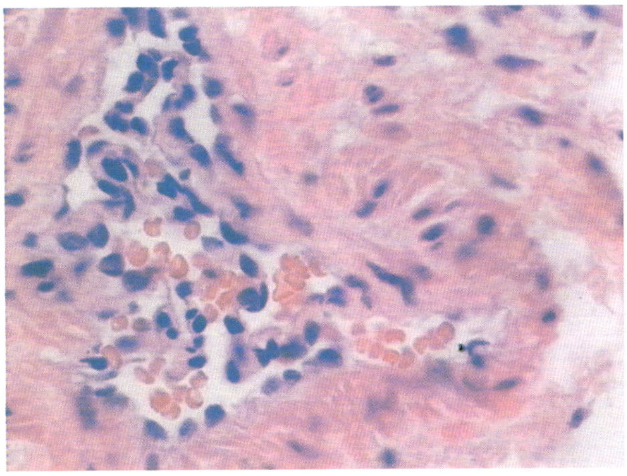

图 16-117　恶性萎缩性丘疹病　血管内膜纤维蛋白样变性，管腔狭窄闭塞

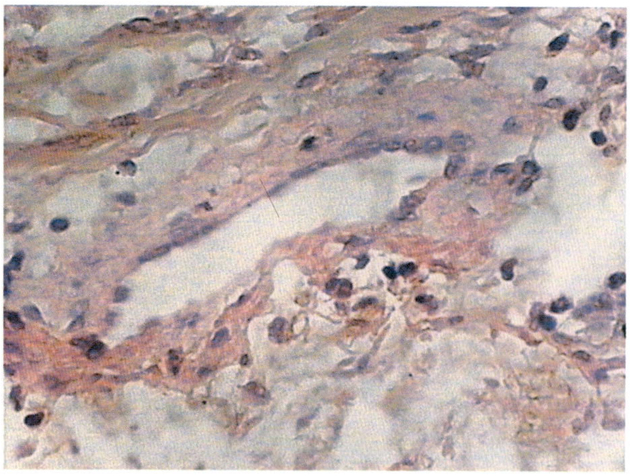

图 16-118　恶性萎缩性丘疹病　血管管壁纤维蛋白样变性

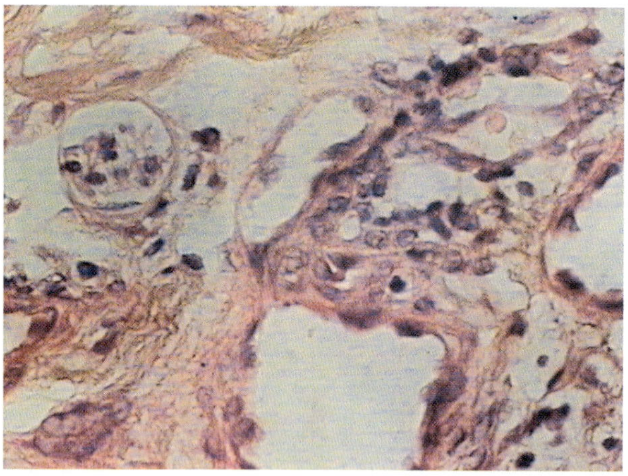

图 16-119　恶性萎缩性丘疹病　血管增生、扩张、变性坏死

结节性血管炎

结节性血管炎（nodular vasculitis）又称硬红斑（erythema induratum），有关结节性血管炎与硬红斑学术界已争论多年，硬红斑与结核感染之间的关系也一直争论不休。以往认为硬红斑是由结核病的过敏反应所致的一种结核疹，但无论豚鼠接种或培养均未分离出结核杆菌，且类固醇激素对本病治疗有效，但近来用PCR 技术检测出结核杆菌 DNA 者增多。目前倾向本病是免疫复合物型和迟发型变态反应，分枝杆菌是一个重要因素。可将与结核病有关的病例称作硬红斑，而与结核无关的病例称作结节性血管炎。

【临床表现】

皮损呈无痛性但有触痛，为深在性、局限性皮下结节性浸润，好发于小腿屈侧。浸润逐渐伸向表面，形成红色斑块，进而形成溃疡，愈合后遗留萎缩和瘢痕。常见复发，往往由寒冷促发。妇女多见（图 16-120~图 16-122）。

【组织病理】

组织病理表现主要为小叶性脂膜炎和血管炎。血管炎导致脂肪小叶缺血性坏死，小叶间隔较少受累。脂肪坏死可见广泛性干酪样坏死和凝固性坏死。围绕坏死区可见由上皮样细胞和巨细胞形成的结核样肉芽肿。约 1/3 病例肉芽肿稀少或缺无，仅见淋巴细胞和浆细胞浸润。血管改变广泛而严重。小和中等大小的动脉和静脉可见致密淋巴细胞或肉芽肿性炎症浸润，血管内皮细胞肿胀，管壁水肿，内膜纤维性增厚，形成血栓和管腔闭锁，从而形成广泛坏死。晚期围绕坏死区可见大量泡沫样组织细胞（图 16-123~图16-137）。

【鉴别诊断】

结节性红斑多对称发生于双下肢伸侧。组织病理表现为间隔性脂膜炎，病变血管多为脂肪间隔的小血管，且病变较轻，周围组织无坏死。

结节性多动脉炎的皮下结节易发生坏死、溃疡，周围多有网状青斑表现。组织病理血管纤维蛋白样坏死明显，缺乏广泛的脂膜炎表现。

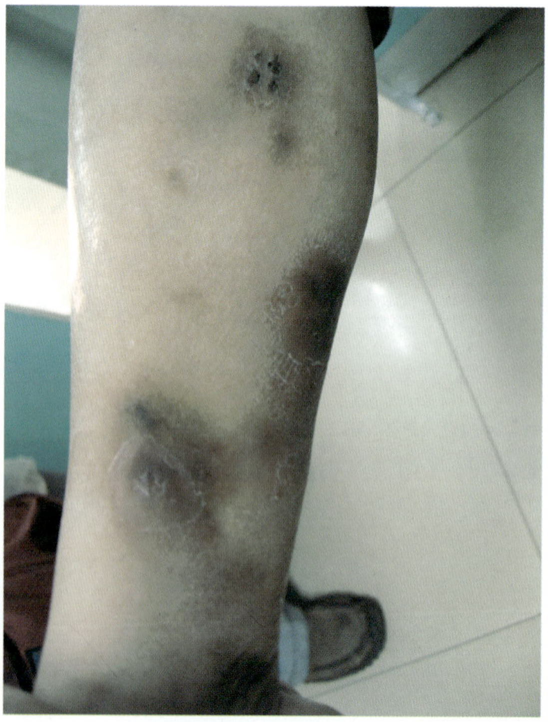

图 16-120　结节性血管炎　小腿的深在性、局限性皮下结节性浸润，表面形成红色斑块，可见萎缩和瘢痕

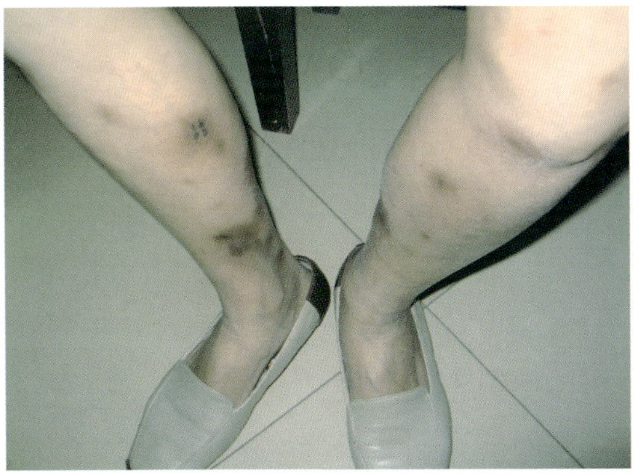

图 16-121　结节性血管炎　小腿深在性、局限性皮下结节

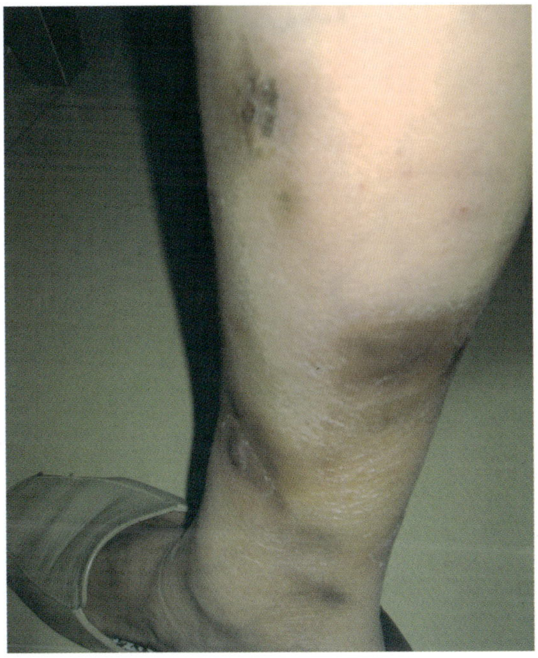

图 16-122　结节性血管炎　小腿深在性、局限性皮下结节性浸润，表面萎缩、结痂

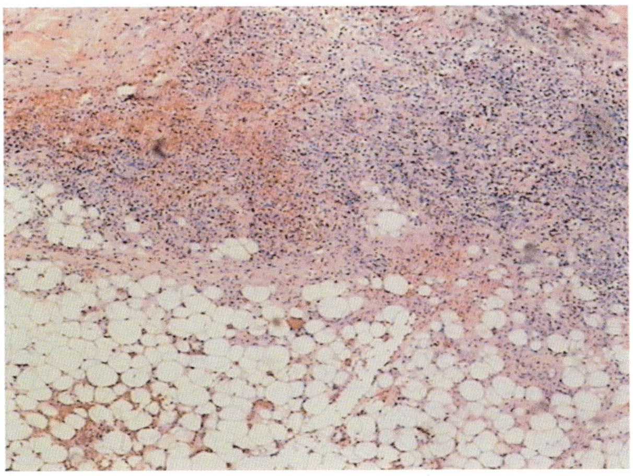

图 16-123　结节性血管炎　小叶性脂膜炎，肉芽肿性炎症浸润

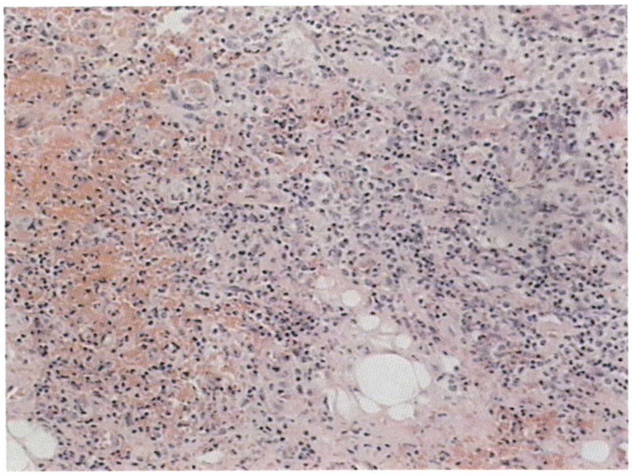

图 16-124　结节性血管炎　小叶性脂膜炎和肉芽肿性炎症浸润

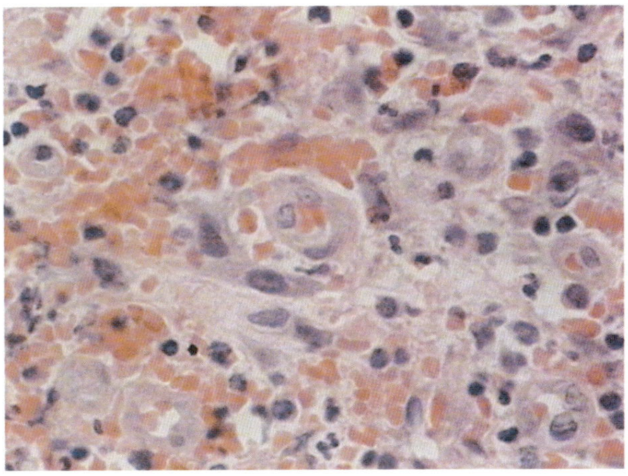

图 16-125　结节性血管炎　小叶性脂膜炎血管炎和肉芽肿性炎症浸润，红细胞外渗

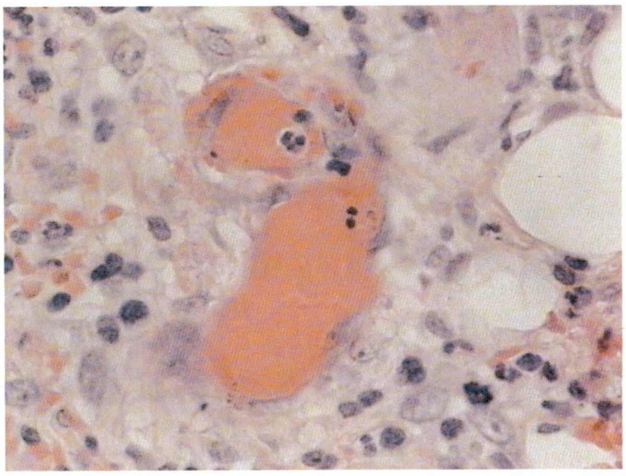

图 16-126　结节性血管炎　血栓形成

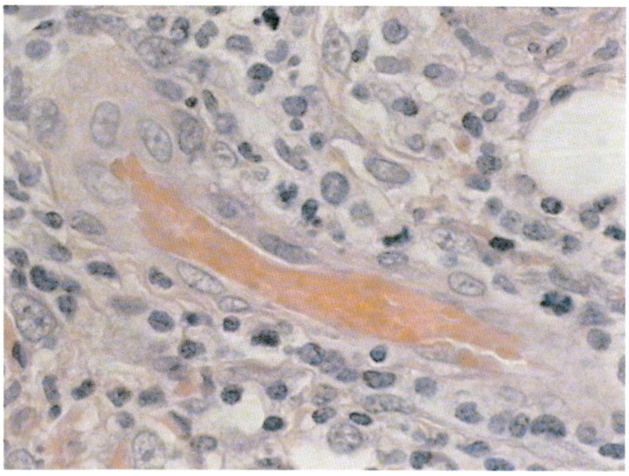

图 16-127 结节性血管炎 血栓形成

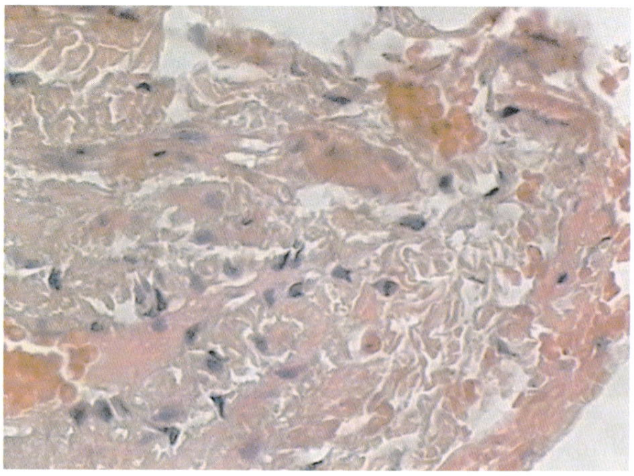

图 16-130 结节性血管炎 血管纤维蛋白样坏死

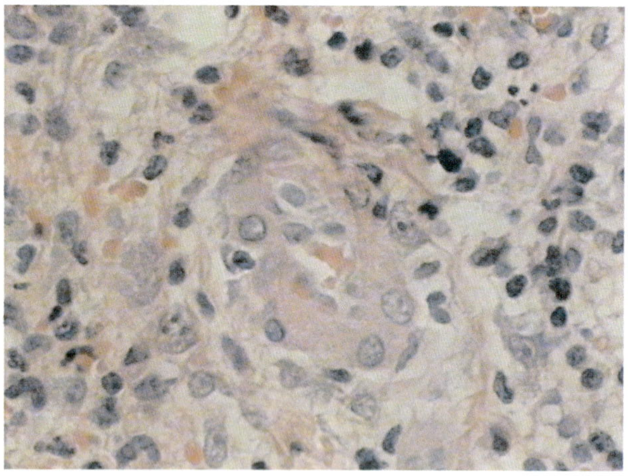

图 16-128 结节性血管炎 肉芽肿性炎症浸润，血管内皮细胞肿胀，内膜增厚和管腔闭锁

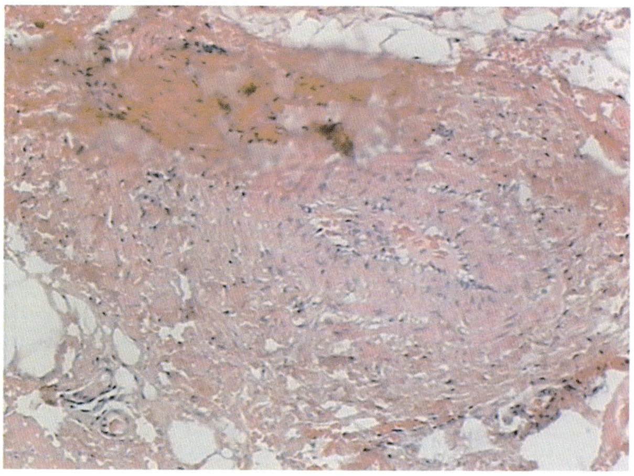

图 16-131 结节性血管炎 血管纤维蛋白样坏死，周围纤维化

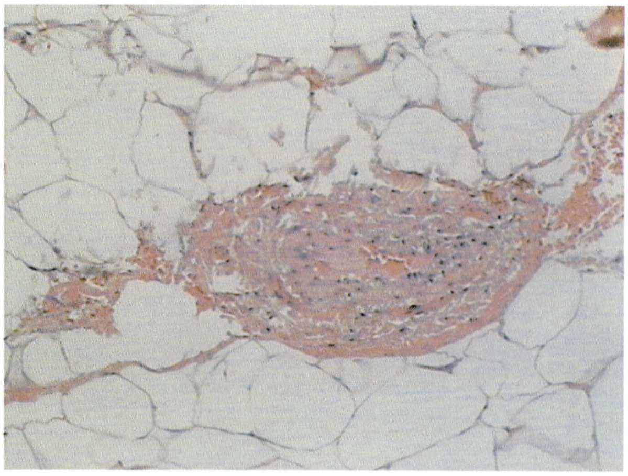

图 16-129 结节性血管炎 血管纤维蛋白样坏死，管腔闭锁

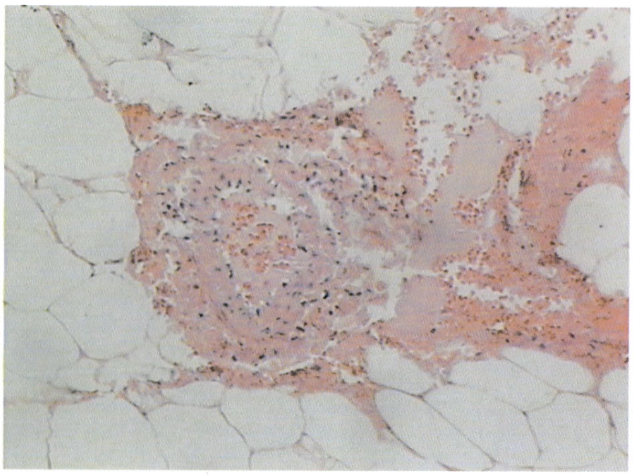

图 16-132 结节性血管炎 血管纤维蛋白样坏死，管腔闭锁

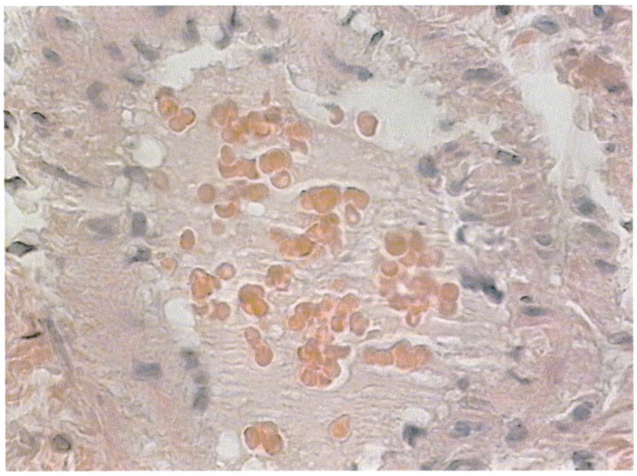

图 16–133　**结节性血管炎**　血管增厚闭塞、血栓形成，血管周围纤维化

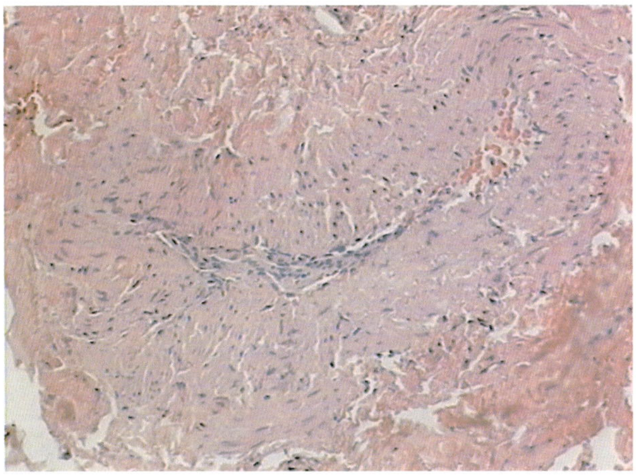

图 16–134　**结节性血管炎**　血管增厚、闭塞，血管周围纤维化

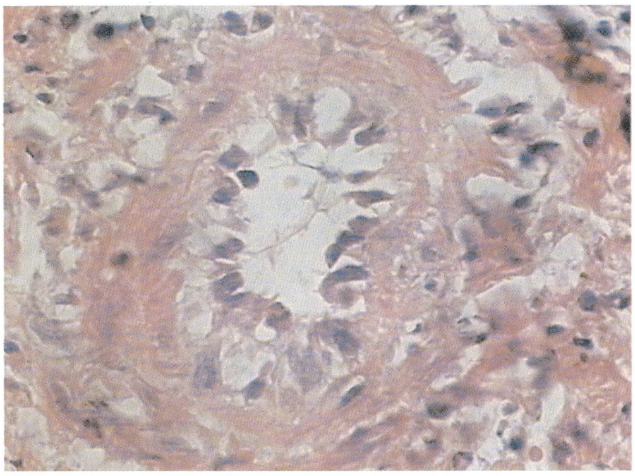

图 16–135　**结节性血管炎**　血管内皮细胞肿胀，内膜增厚和管壁坏死

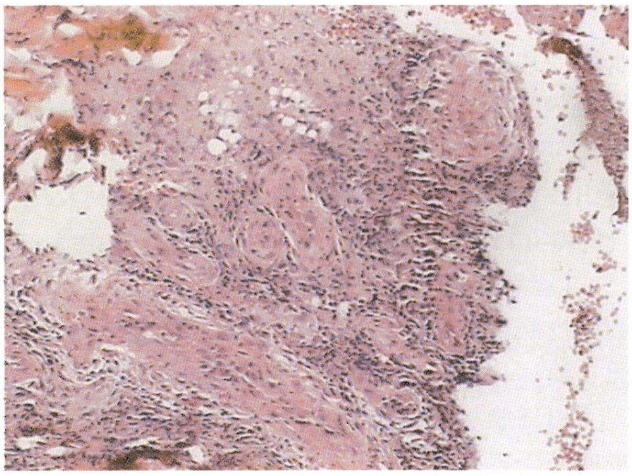

图 16–136　**结节性血管炎**　结核样肉芽肿性炎症浸润

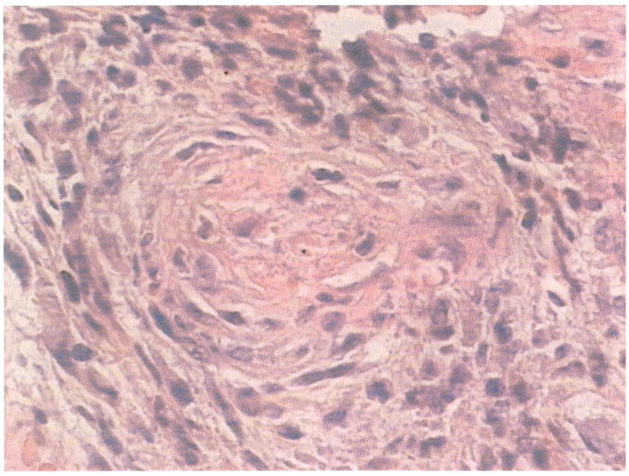

图 16–137　**结节性血管炎**　血管增厚，管壁坏死闭塞

坏疽性脓皮病

【临床表现】

坏疽性脓皮病（pyoderma gangrenosum）好发于中青年，女性略多，多发于下肢、臀部等。慢性反复发作，半数患者合并其他系统性疾病，尤其多见溃疡性结肠炎、类风湿性关节炎及髓性白血病。皮损多单发或多发，初起丘疹、脓疱或结节，迅速形成溃疡，不断向四周扩大，向深部发展，直径可达 10cm 或更大，溃疡边缘紫红色隆起，边缘下方组织潜行性破坏，自觉疼痛，病程慢性。受外伤处可发生同形反应（图 16–138~图 16–144）。

【组织病理】

组织病理无特异性。从溃疡的红色边缘取材，可见淋巴细胞性血管炎，血管壁及周围淋巴细胞浸润，通常无血管壁纤维素样变性和坏死。

活动期可见中性粒细胞脓肿。表皮可见细胞间水肿及表皮内水疱或脓疱，真皮乳头水肿，可形成表皮下水疱。从溃疡底部取材，为非特异性改变，可见坏死，脓肿形成。真皮甚至皮下组织致密中性粒细胞为主的混合性炎症细胞浸润(图 16-145~图 16-154)。

【鉴别诊断】

皮肤型结节性多动脉炎的皮下结节易发生坏死、溃疡，周围多有网状青斑表现。组织病理表现为白细胞坏死性血管炎。系统性结节性多动脉炎内脏受累表现明显。

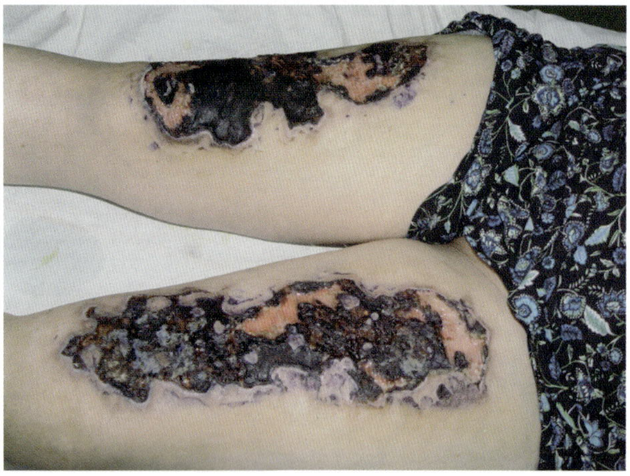

图 16-138　坏疽性脓皮病　大片坏疽溃疡性皮损

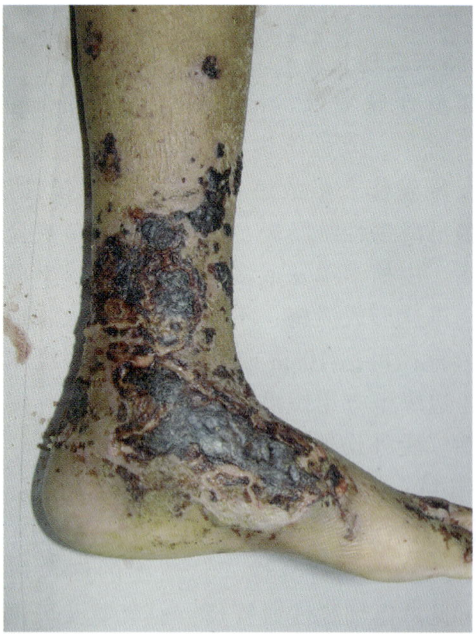

图 16-139　坏疽性脓皮病　大片坏疽溃疡性皮损

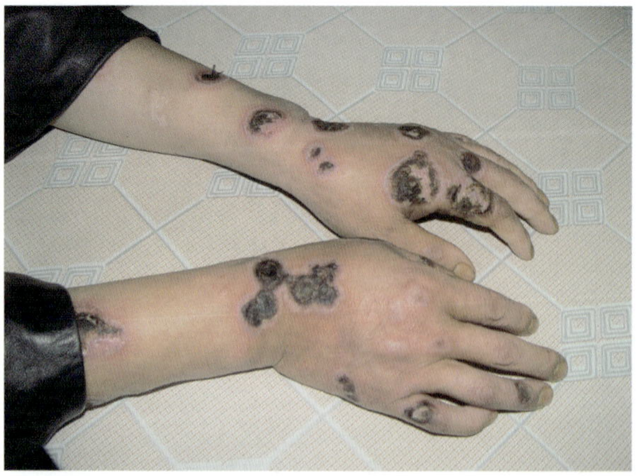

图 16-140　坏疽性脓皮病　多发性坏疽溃疡性皮损

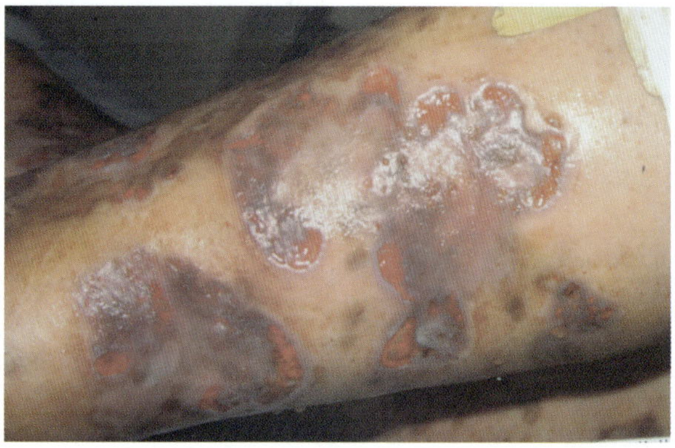

图 16-141　坏疽性脓皮病　小腿溃疡性皮损

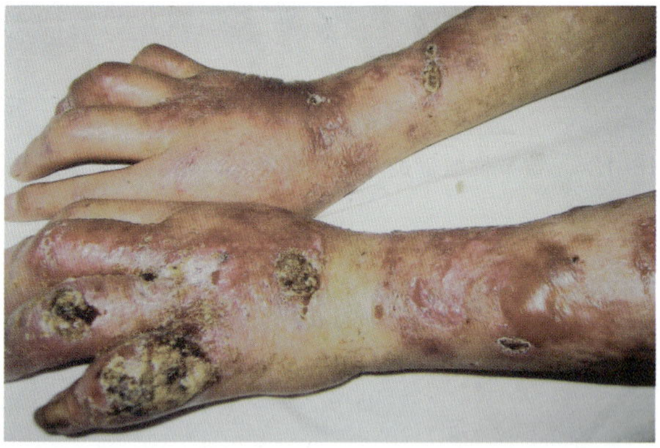

图 16-142　坏疽性脓皮病　双上肢坏疽溃疡性皮损

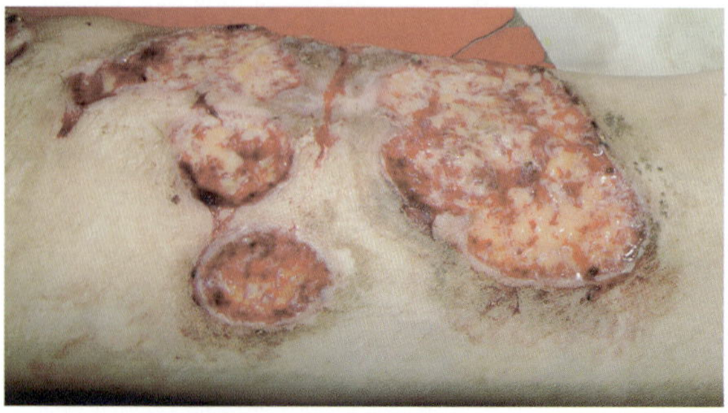

图 16-143　坏疽性脓皮病　小腿溃疡性皮损

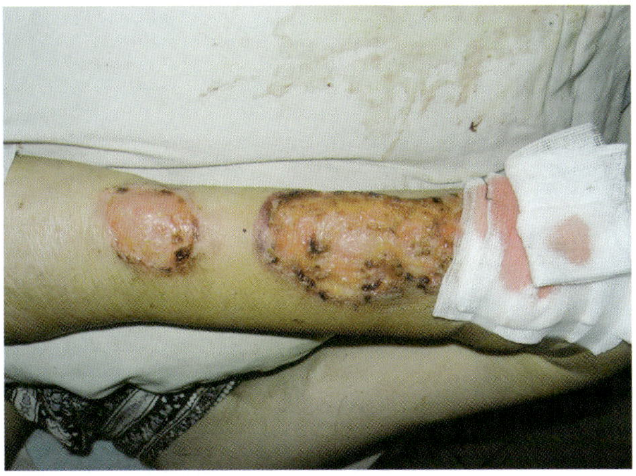

图 16-144　坏疽性脓皮病　小腿溃疡性皮损

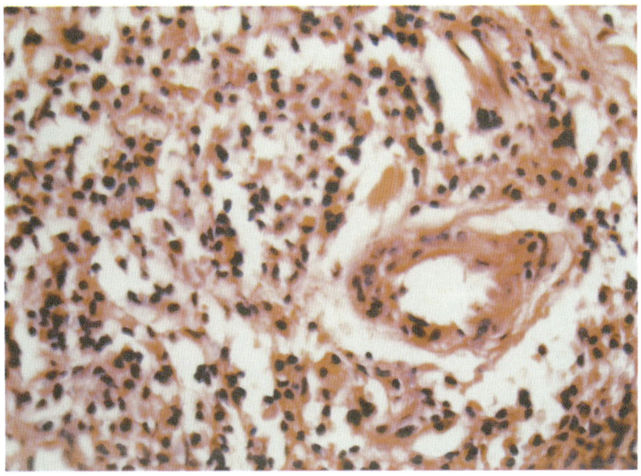

图 16-145　坏疽性脓皮病　血管壁及周围多形性炎症细胞浸润

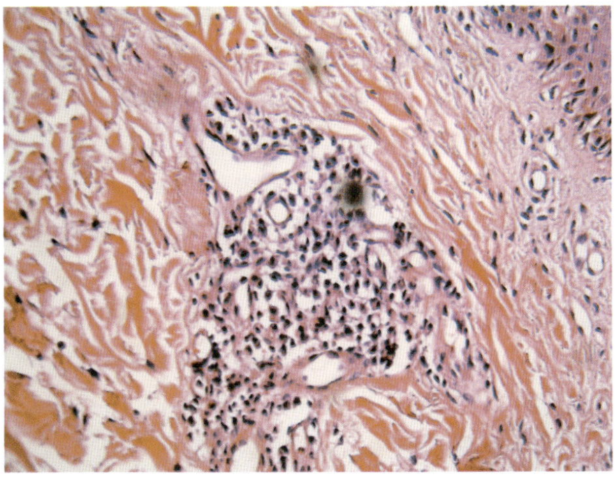

图 16-146　坏疽性脓皮病　血管周围淋巴细胞浸润

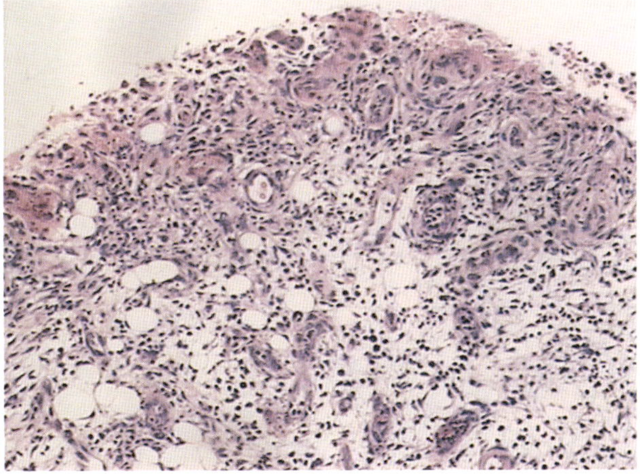

图 16-147　坏疽性脓皮病　血管增生闭塞，血管周围多形性炎症细胞浸润

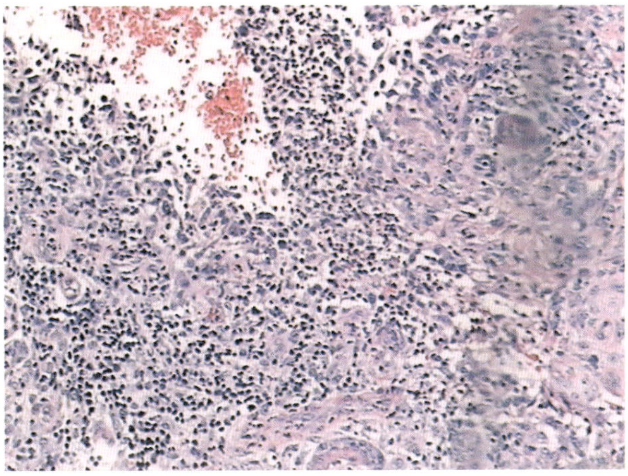

图 16-148　坏疽性脓皮病　血管增生闭塞，血管周围多形性炎症细胞浸润

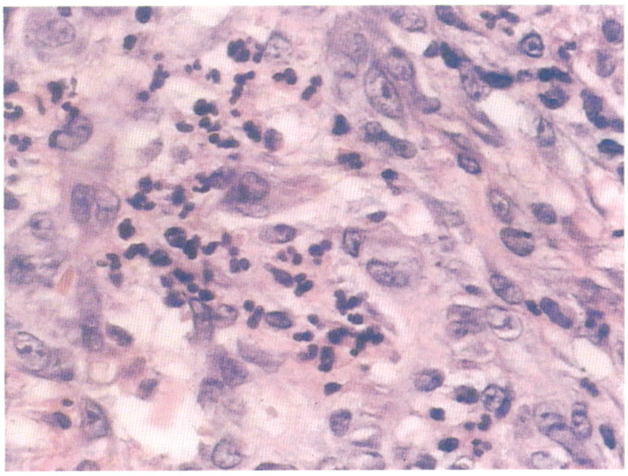

图 16-149　坏疽性脓皮病　中性粒细胞浸润

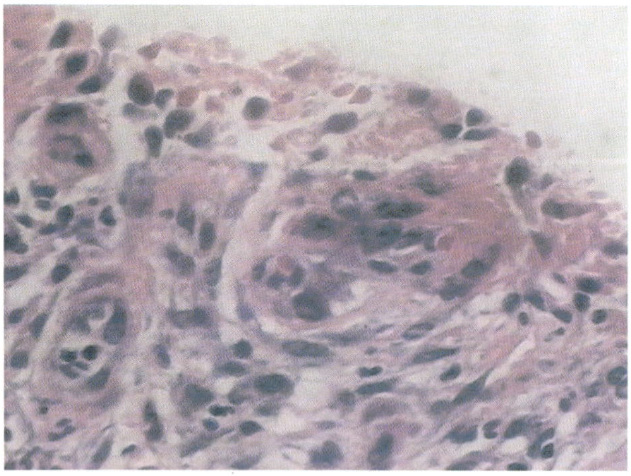

图 16-150 坏疽性脓皮病 血管增生闭塞，血管周围多形性炎症细胞浸润

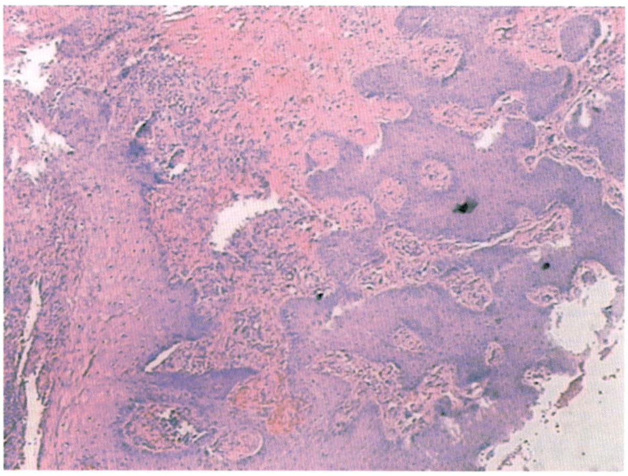

图 16-151 坏疽性脓皮病 表皮假上皮瘤样增生，真皮坏死，炎细胞浸润

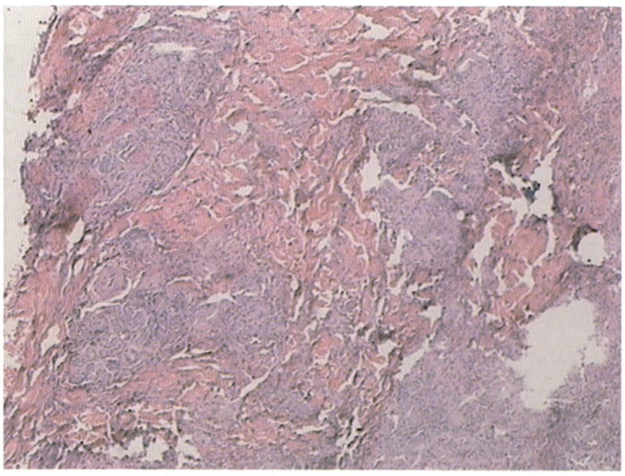

图 16-152 坏疽性脓皮病 血管增生闭塞，周围炎症细胞浸润

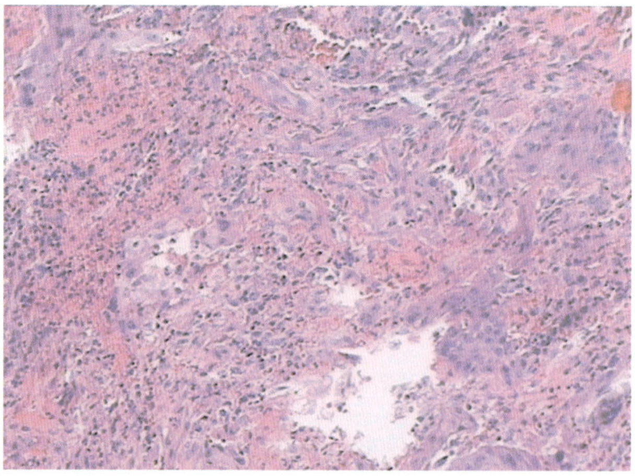

图 16-153 坏疽性脓皮病 血管增生闭塞，周围炎症细胞浸润

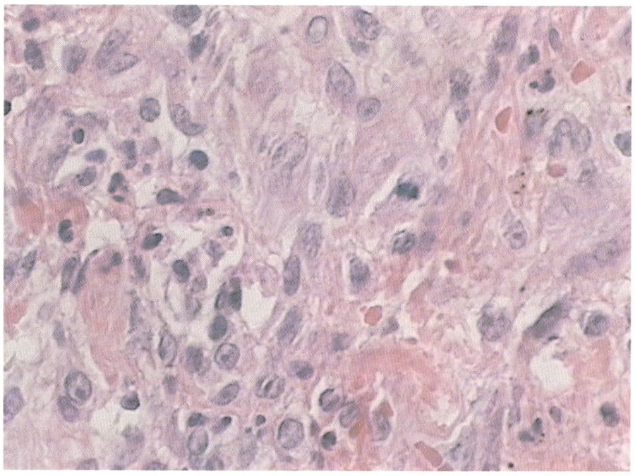

图 16-154 坏疽性脓皮病 血管增生闭塞，周围炎症细胞浸润及红细胞外渗

慢性色素性紫癜

【临床表现】

慢性色素性紫癜(purpura pigmentosa chronica）是一组慢性毛细血管炎症疾病，包括进行性色素性皮肤病，色素性紫癜性苔藓样皮炎和毛细血管扩张性环状紫癜。各病的临床形态及组织病理类似，故应统称为慢性色素性紫癜。病变好发于下肢，原发损害为针尖大小红褐色或棕褐色紫癜，群集或融合成片，皮损缓慢向周围扩大，伴毛细血管扩张和色素沉着。部分患者毛细血管扩张明显，皮损呈环状。部分患者出现铁锈色苔藓样丘疹，伴紫癜性损害(图 16-155~图 16-160)。

【组织病理】

基本病理改变为真皮乳头层淋巴细胞性血管

炎，早期真皮浅层毛细血管内皮肿胀，血管壁周围有中等量淋巴细胞和组织细胞及少数中性粒细胞浸润，真皮乳头水肿，散在红细胞外溢。炎症侵及表皮，可见轻度海绵形成和灶性角化不全。后期含铁血黄素沉积，真皮乳头纤维化，血管壁增厚（图 16-161~图 16-168）。

【鉴别诊断】

本病应与瘀积性皮炎鉴别，瘀积性皮炎可见明显的静脉曲张表现。

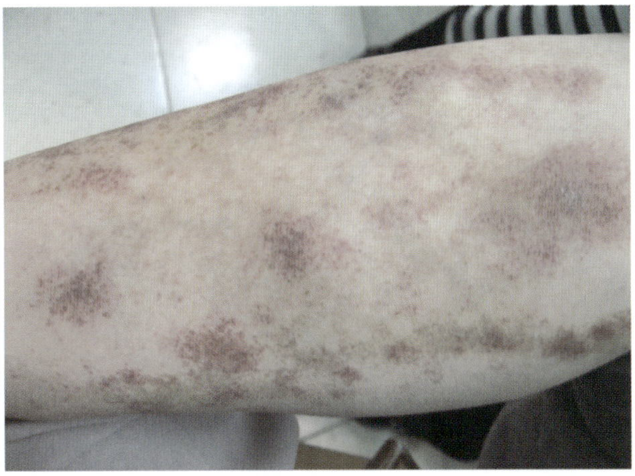

图 16-155 进行性色素性皮肤病 呈针尖大小红褐色或棕褐色紫癜，群集或融合成片

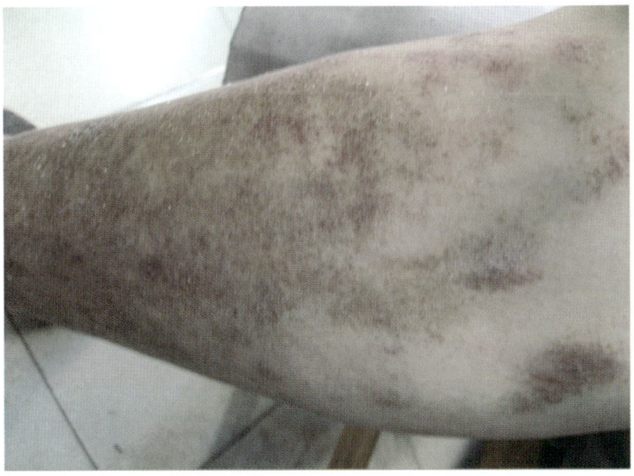

图 16-156 进行性色素性皮肤病 呈针尖大小红褐色或棕褐色紫癜，群集或融合成片

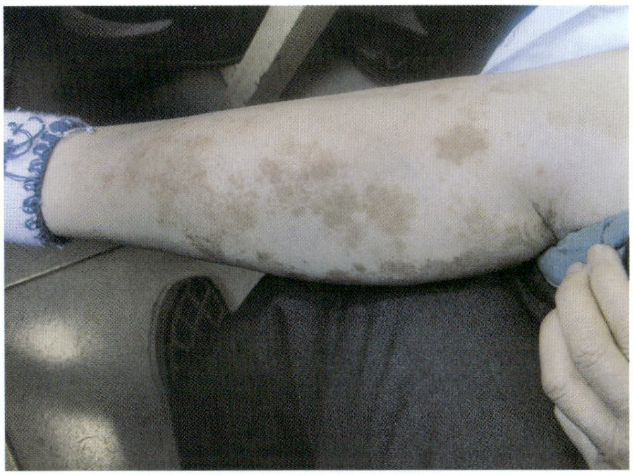

图 16-157 进行性色素性皮肤病 针尖大小红褐色或棕褐色紫癜，群集或融合成片，继发色素沉着

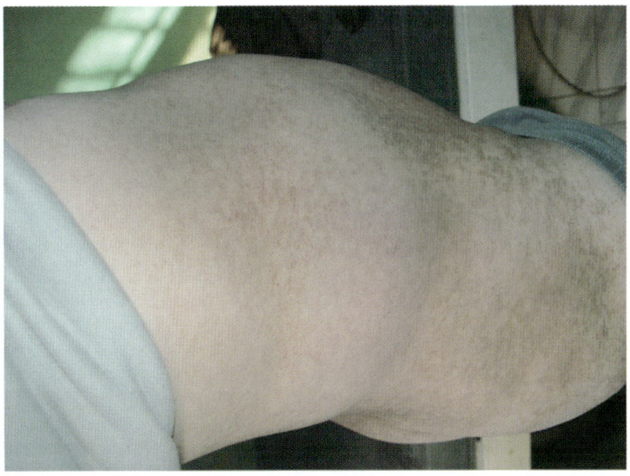

图 16-158 进行性色素性皮肤病 针尖大小红褐色或棕褐色紫癜，群集或融合成片，继发色素沉着

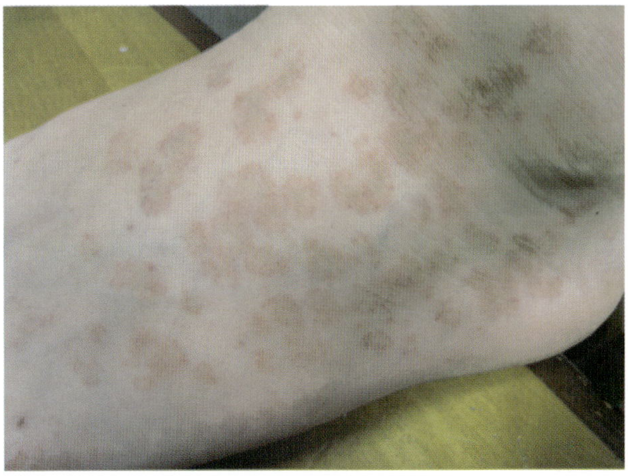

图 16-159 进行性色素性皮肤病 红褐色或棕褐色紫癜，呈环状

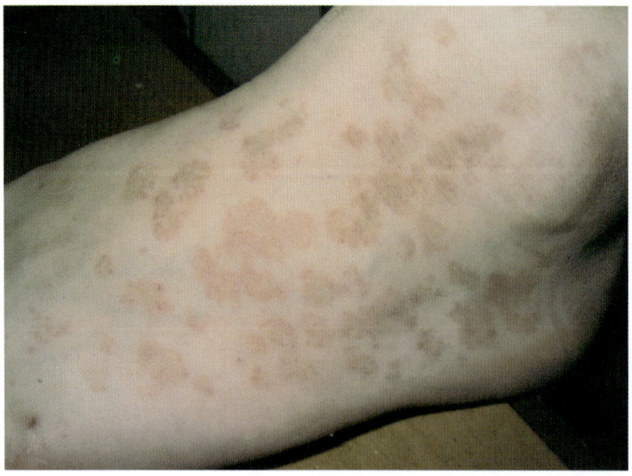

图 16-160 毛细血管扩张性环状紫癜 红褐色或棕褐色紫癜，呈环状

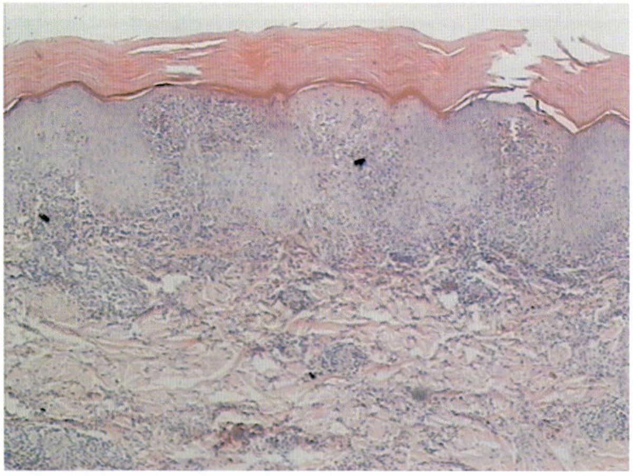

图 16-161 进行性色素性皮肤病 表皮角化过度,棘层肥厚,真皮浅层血管周围炎细胞浸润,红细胞外渗

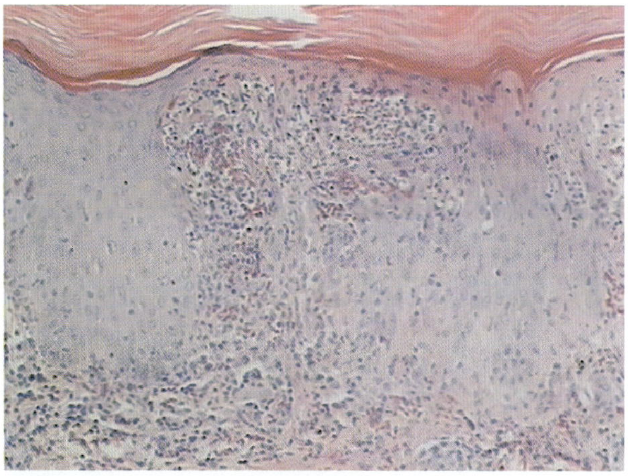

图 16-162 进行性色素性皮肤病 表皮角化过度，棘层肥厚，炎细胞侵及表皮。真皮浅层血管周围炎细胞浸润，红细胞外渗

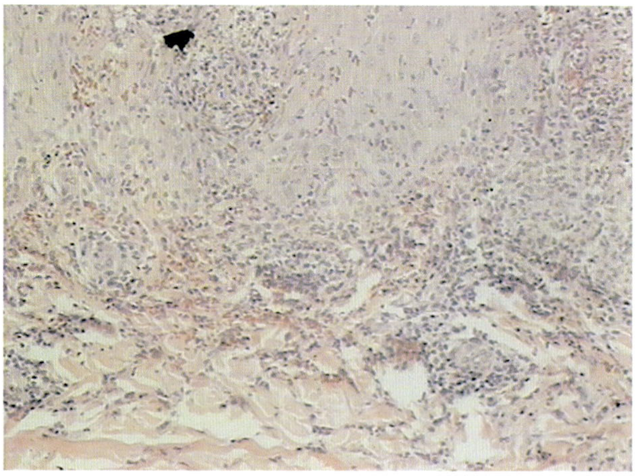

图 16-163 进行性色素性皮肤病 血管周围炎细胞浸润，红细胞外渗，侵入表皮

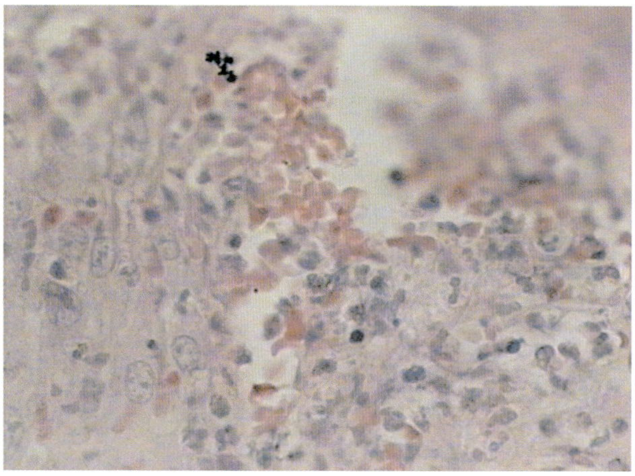

图 16-164 进行性色素性皮肤病 红细胞外渗

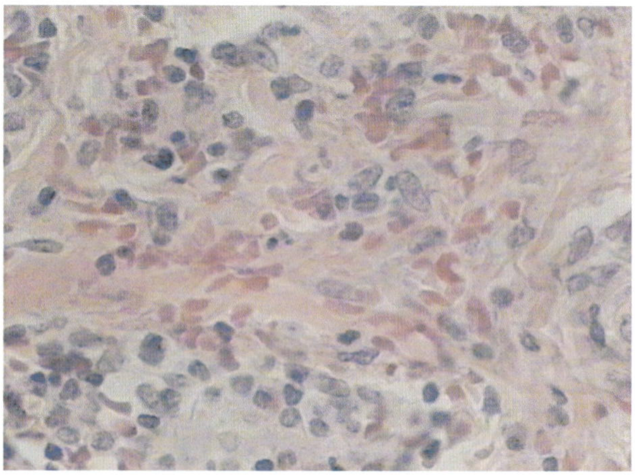

图 16-165 进行性色素性皮肤病 红细胞外渗

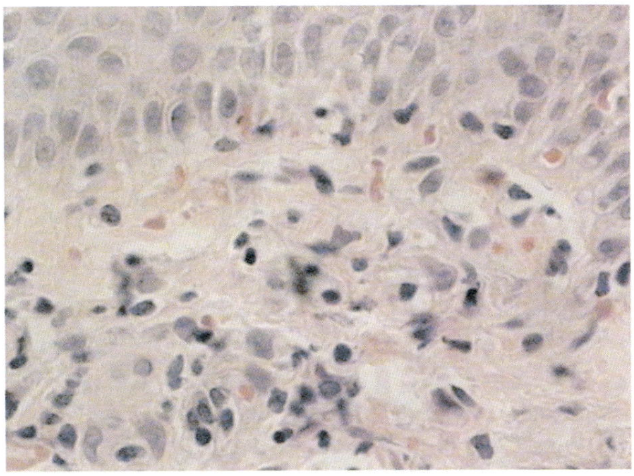

图 16–166　进行性色素性皮肤病　红细胞外渗

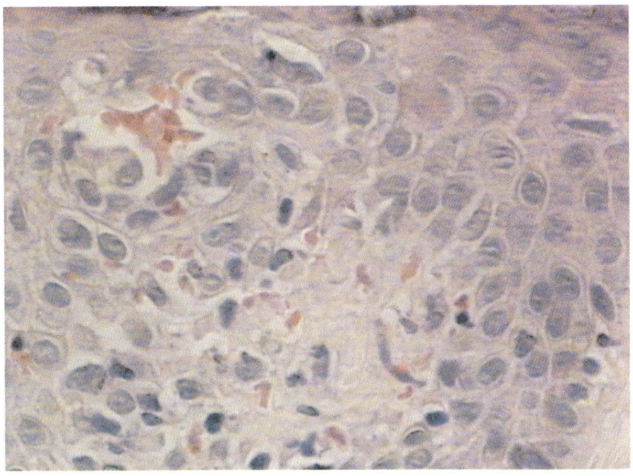

图 16–167　进行性色素性皮肤病　红细胞外渗入表皮

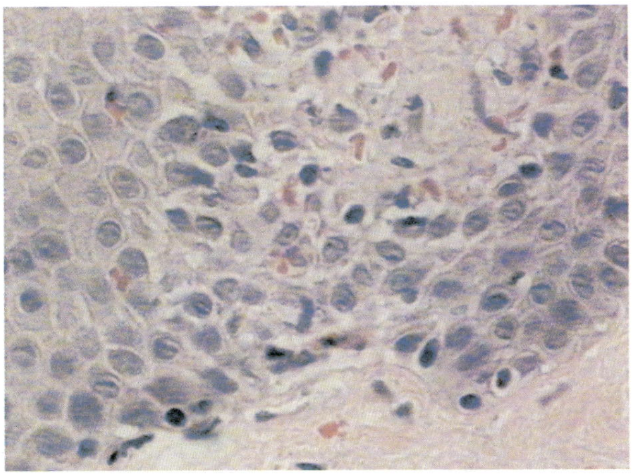

图 16–168　进行性色素性皮肤病　红细胞外渗入表皮

金黄色苔藓

【临床表现】

金黄色苔藓（lichen aureus）是一种较局限、持久的慢性色素性紫癜。本病的特点是突发金黄色苔藓样丘疹，并伴有紫癜，密集排列呈圆形斑片，边界清楚，大小不一，直径 2~30 mm，多为单发，常见于下肢，可发生在全身任何部位。一般无自觉症状，慢性病程（图 16–169）。

【组织病理】

真皮上部有带状炎性细胞浸润，以淋巴细胞为主，炎症区内血管数目增多，可见含铁血黄素沉积的巨噬细胞（图 16–170，图16–171）。

【鉴别诊断】

组织病理应与扁平苔藓鉴别，扁平苔藓也可见带状浸润，但血管数目并不增多，可见色素失禁，而含铁血黄素少见，可见Civatte（西瓦特）小体。

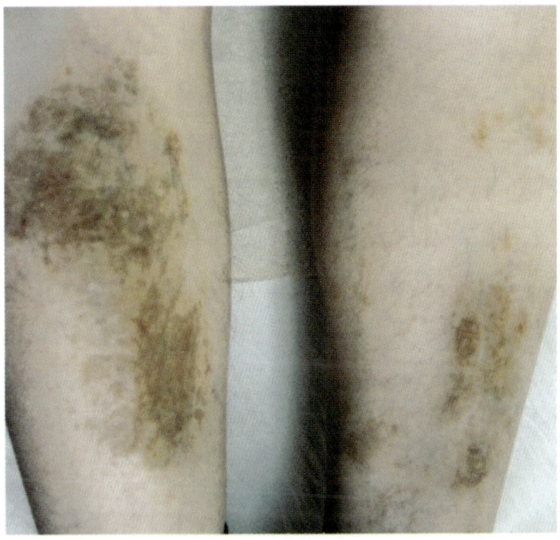

图 16–169　金黄色苔藓

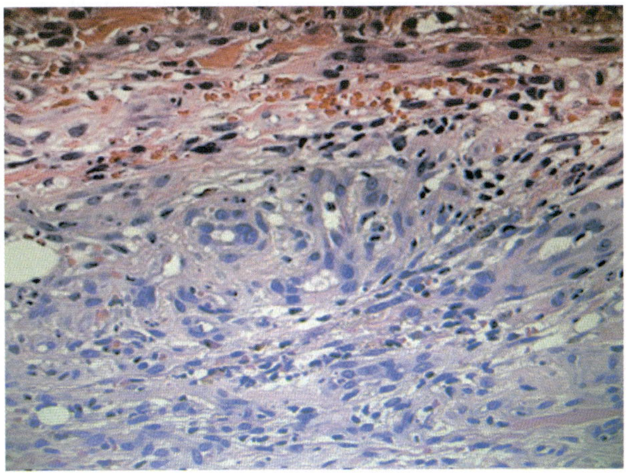

图 16–170　金黄色苔藓

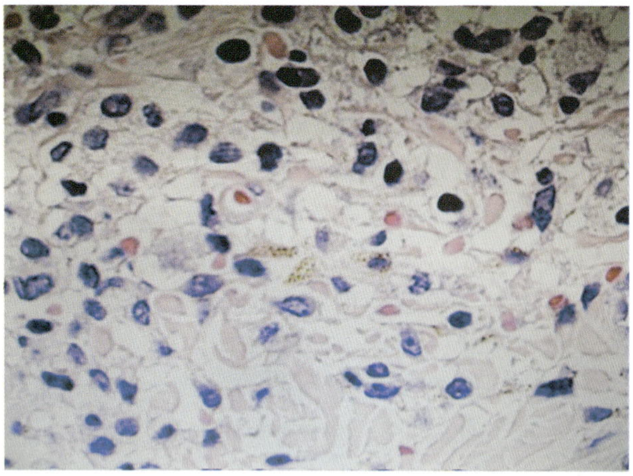

图 16-171　金黄色苔藓　可见红细胞外渗及含铁血黄素沉积

白塞综合征

白塞综合征（Behcet syndrome）又称口-眼-生殖器综合征。

【临床表现】

本病好发于青壮年，女性多见。临床上表现为口腔、外生殖器痛性溃疡，眼病变和皮肤损害三大症状。眼部病变一般出现较晚，主要表现为眼及眶周疼痛、畏光，角膜炎、结膜炎、巩膜炎等。皮损常见为结节性红斑性损害和毛囊炎样损害，结节性红斑主要发生于下肢，一般小而浅，压痛较轻，周围有红晕。毛囊炎样损害多发于头面、胸背和外阴，特点为浸润基地大，顶端脓头小和周围红晕宽，为无菌性脓疱，针刺反应阳性。约半数患者有关节疼痛，少数可有心、脑和消化道损害，急性发作时可有发热等全身不适症状。1990 年 Behcet 综合征国际研究组织制定了诊断标准：必须有复发性口腔溃疡，同时伴有复发性生殖器溃疡、眼损害、皮肤损害和针刺反应这 4 项中的 2 项及 2 项以上（图16-172~图 16-178）。

【组织病理】

基本病变为血管炎，可累及动脉、静脉和毛细血管。从皮肤结节性红斑损害部位取材：可见真皮全层、附属器和血管周围以淋巴细胞为主的炎症细胞浸润，血管壁内皮肿胀，但管壁无纤维素样变性。从溃疡周围取材：可见皮肤损害常为白细胞碎裂性血管炎。真皮内致密中性粒细胞浸润，血管壁及周围组织纤维蛋白样变性，中性粒细胞浸润和红细胞外溢（图 16-179~图 16-183）。

【鉴别诊断】

白塞综合征的口腔溃疡表现应与阿弗他溃疡鉴别。白塞综合征下肢结节性红斑样皮损应与结节性红斑鉴别，前者组织病理为白细胞碎裂性血管炎，后者组织病理表现为间隔性脂膜炎。

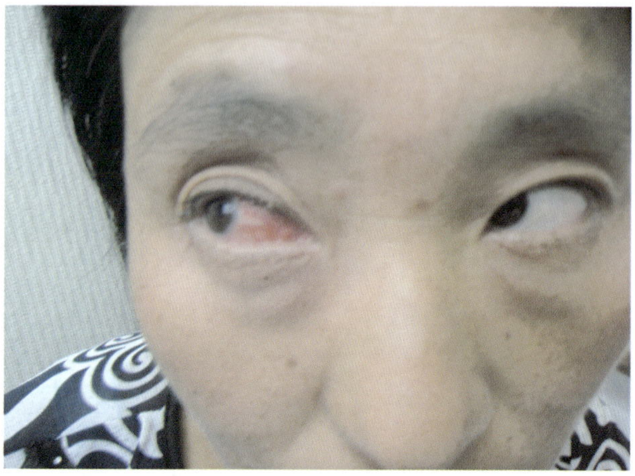

图 16-172　白塞综合征　巩膜炎

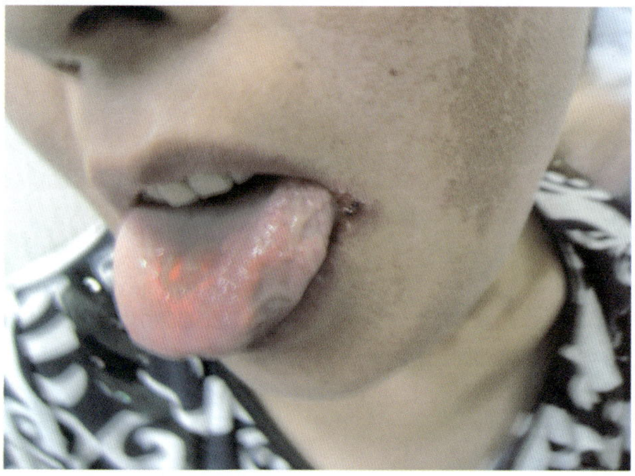

图 16-173　白塞综合征　复发性口腔溃疡

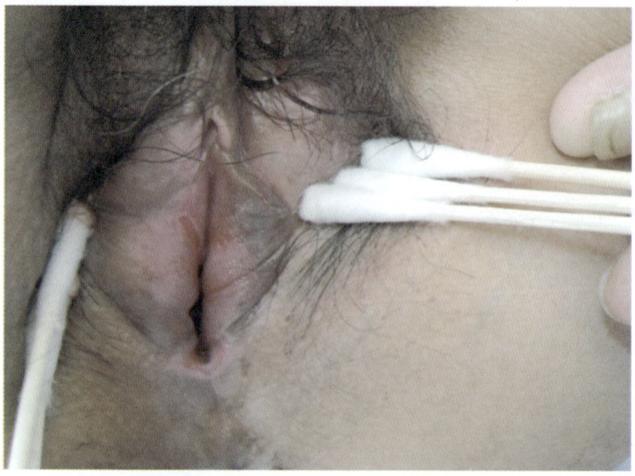

图 16-174　白塞综合征　复发性生殖器溃疡

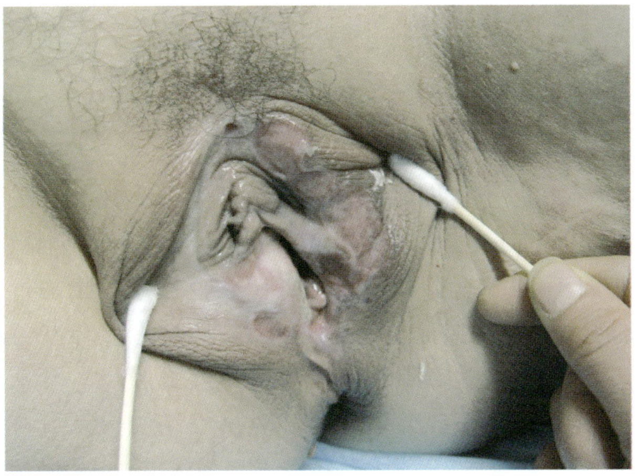

图 16-175　白塞综合征　复发性生殖器溃疡

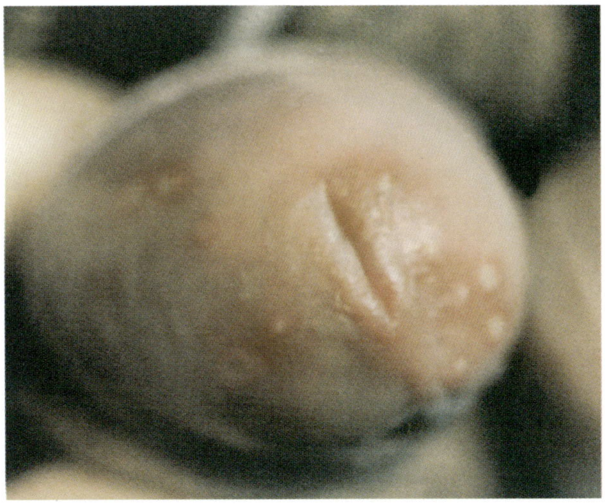

图 16-178　白塞综合征　复发性生殖器溃疡

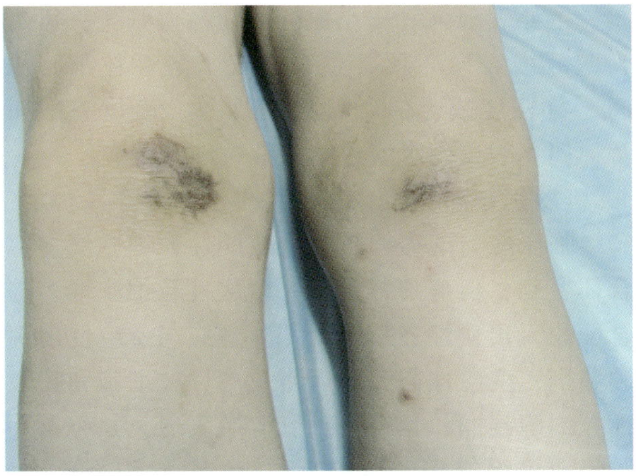

图 16-176　白塞综合征　毛囊炎样损害

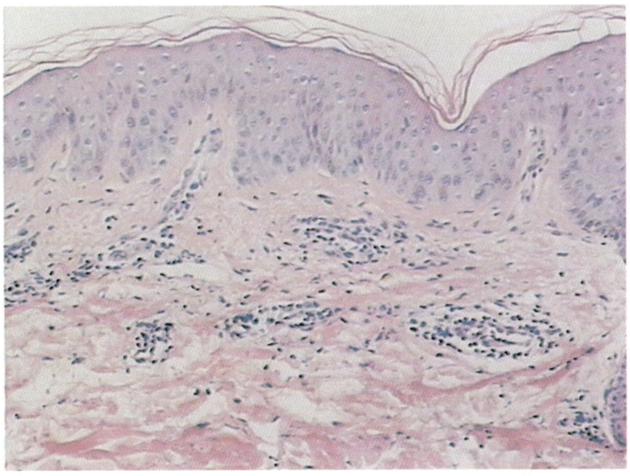

图 16-179　白塞综合征　真皮浅层血管周围炎细胞围管性浸润

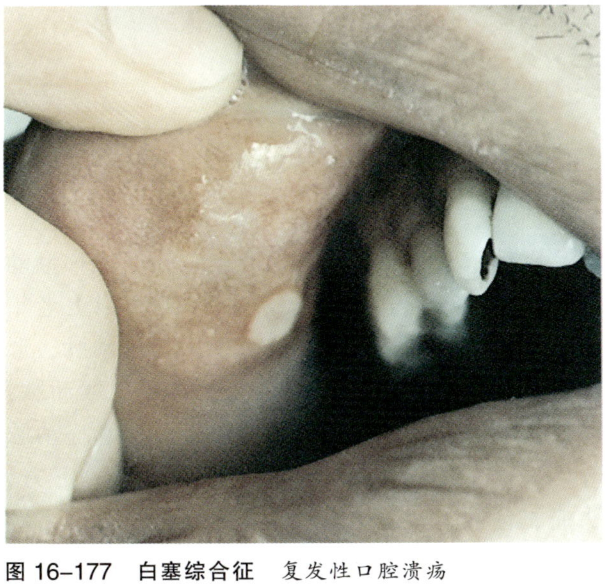

图 16-177　白塞综合征　复发性口腔溃疡

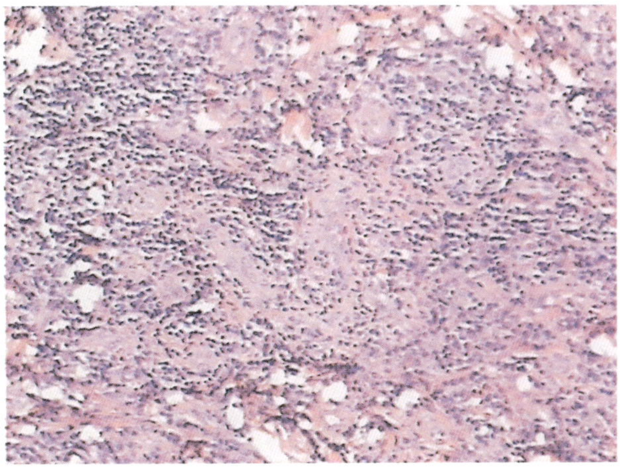

图 16-180　白塞综合征　血管壁内皮肿胀，血管增生闭塞，血管周围淋巴细胞为主的炎症细胞浸润

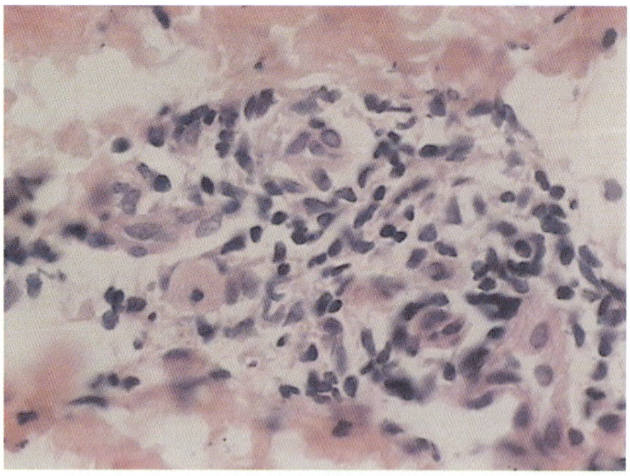

图 16-181　白塞综合征　血管壁内皮肿胀，血管增生闭塞，血管周围淋巴细胞为主的炎症细胞浸润

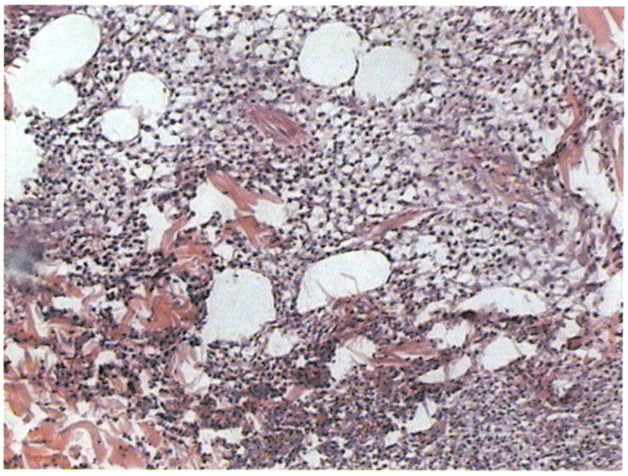

图 16-182　白塞综合征　脂肪层附属器和血管周围以中性粒细胞为主的炎症细胞浸润

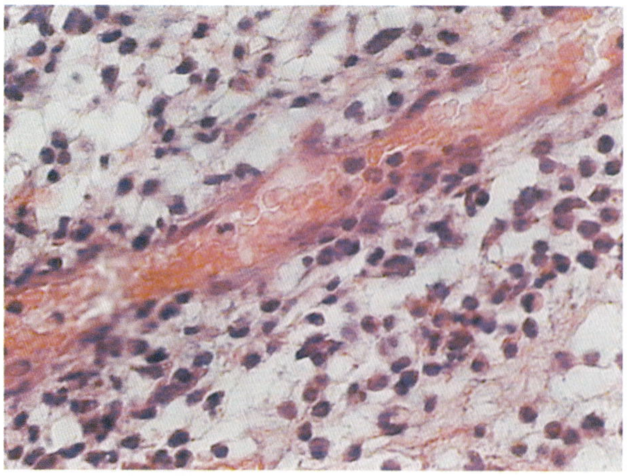

图 16-183　白塞综合征　血管周围淋巴细胞为主的炎症细胞浸润

嗜酸性粒细胞性血管炎

复发性皮肤坏死性嗜酸性血管炎

【临床表现】

复发性皮肤坏死性嗜酸性血管炎（recurrent cutaneous necrotizing eosinophilic vasuclitis）罕见，病因不明。本病表现为全身性红色丘疹或出血性丘疹、风团性斑块、血管性水肿，偶有环状红斑、水肿性损害及水疱。可伴口腔黏膜炎、牙龈炎、全秃等，自觉瘙痒。浅表淋巴结肿大及肝脾大，无全身症状，无系统受累。病程长，呈慢性反复过程。实验室检查血沉快，嗜酸粒细胞绝对计数增高，达（1.4~6.2）$\times 10^9$/L。

【组织病理】

主要表现为真皮小血管坏死性血管炎，可见管壁纤维素样坏死，整个真皮嗜酸性粒细胞浸润，有轻度或无白细胞碎裂现象。表皮一般正常，偶见表皮内水疱或嗜酸性粒细胞浸润。

【鉴别诊断】

临床应与疱疹样皮炎、嗜酸性粒细胞增多综合征鉴别，但疱疹样皮炎、嗜酸性粒细胞增多综合征均无出血性丘疹。组织病理应与变应性肉芽肿鉴别，变应性肉芽肿者常见中性粒细胞和嗜酸性粒细胞浸润，且有白细胞碎裂表现，并有肉芽肿形成。组织病理还应与嗜酸性蜂窝织炎鉴别，嗜酸性蜂窝织炎可见真皮水肿，弥漫性组织细胞和嗜酸性粒细胞浸润，部分嗜酸性粒细胞碎裂，围绕坏死的胶原纤维，多核巨细胞围绕嗜酸性不定形物质，形成特征性的“火焰像”。

肉芽肿性血管炎

巨细胞动脉炎

【临床表现】

巨细胞动脉炎（giant cell arteritis）又称颞动脉炎（temporal arteritis），常见于 60 岁以上老年人，主要侵犯弹力膜发育良好的大、中动脉，形成肉芽肿样炎症和全层动脉炎。常侵犯颞动脉，其次为枕动脉、面动脉、颈动脉及其他脑动脉等。发病早期就出现全身症状，如发热、乏力、头痛、食欲不振、体重减轻、肌痛及关节痛。颞动脉炎时患者头痛，颞部皮肤发红，可触及沿颞动脉走向的、痛性硬性条索或皮下结节，动脉搏动减弱或消失。眼动脉受累出现视力障碍、失明，耳动脉受累可致失听，舌动脉受累致舌炎及舌坏疽。1990 年美国风湿病学会制定了多核巨细胞动脉炎的诊断标准，只要满足其 5 项标准中的 3 项即可确诊为多核巨细胞动脉炎：①发病年龄大于 50 岁；②新近发生的头痛；③颞动脉搏动异常；④血沉加快；⑤颞动脉活检为闭塞性多核巨细胞性肉芽肿性全动脉炎。

【组织病理】

侵犯动脉壁一部分或全层，早期内弹力膜变性、断裂，继而组织细胞吞噬断裂的弹力纤维碎片，形成肉芽肿性炎症，炎症细胞包括淋巴细胞、多核巨细胞及浆细胞。内膜肿胀，纤维蛋白样物质沉积，后期纤维化，内膜增厚，管腔狭窄，血栓形成致管腔闭塞。

【鉴别诊断】

系统型结节性多动脉炎：受累动脉多为中小动脉，肾脏、胃肠道多受累，组织病理表现为白细胞坏死性血管炎，纤维蛋白样坏死明显；而巨细胞动脉炎多为大中动脉，尤其是颞动脉受累常见，脑、眼、心脏常受累，内弹力膜破坏严重，内膜纤维化明显，表现为肉芽肿性全动脉炎。

韦氏肉芽肿病

【临床表现】

韦氏肉芽肿病（Wegener's granulomatosis，WG）是一种少见的系统性血管疾病，特点为①上、下呼吸道坏死性肉芽肿性炎，②肾小球肾炎，③系统性血管炎。可累及全身所有器官和系统，主要累及上呼吸道，肾脏及皮肤。本病多见于成年人，男性居多，全身症状有发热、体重减轻和乏力等全身消耗性症状。呼吸道坏死性肉芽肿及坏死性血管炎表现：最初常有持久性鼻炎鼻窦炎等上呼吸道症状，逐渐引起溃疡及肉芽肿，终至破坏软骨及骨组织，最后累及下呼吸道，但也有始终未累及者。坏死性肾小球肾炎表现：肾脏表现为蛋白尿、血尿、脓尿，并可导致肾衰竭。皮损多见于四肢伸侧，为紫癜、坏死性丘疹、结节及溃疡等。1990 年美国风湿病协会制定的 WG 诊断标准，符合以下标准中的 2 项或 2 项以上即可诊断：①口腔溃疡，血样或脓样的鼻分泌物；②胸部 X 线片示结节、固定浸润灶或空洞；③显微血尿；④病理检查示，肉芽肿性血管炎改变（图 16–184，图 16–185）。

【组织病理】

基本病理改变为坏死性肉芽肿性和坏死性血管炎。紫癜、坏死性丘疹多表现为坏死性血管炎，常侵犯小动脉和小静脉，血管壁纤维蛋白样变性，血管壁肌层和内外弹力膜破坏，血管腔常有血栓形成，管壁及周围以中性粒细胞为主的浸润，伴核碎裂和红细胞外溢。结节和溃疡多表现为坏死性肉芽肿，肉芽肿病变可发生于血管壁、血管周围或与血管无关。肉芽肿中央为胶原坏死区，围绕坏死区有多形性炎症细胞浸润，浸润细胞包括组织细胞、淋巴细胞、浆细胞、中性粒细胞和多核巨细胞，嗜酸性粒细胞和上皮样细胞少或缺乏（图 16–186，图 16–187）。

【鉴别诊断】

1. 结节性多动脉炎　临床上胃肠道症状和肾损害高血压症状明显，肺部受累少，病理为坏死性血管炎，缺乏坏死性肉芽肿病变。

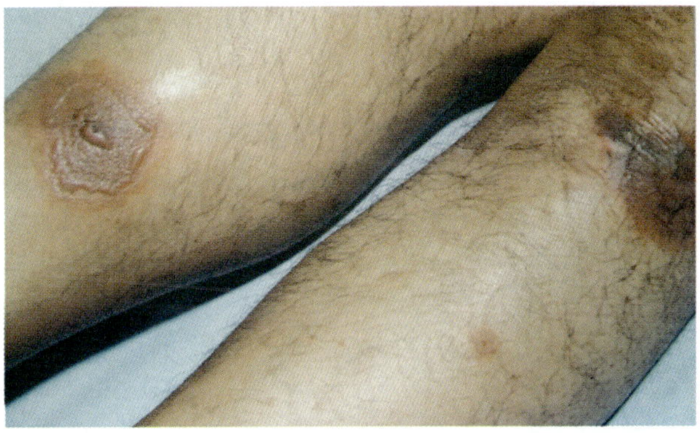

图 16–184　韦氏肉芽肿病

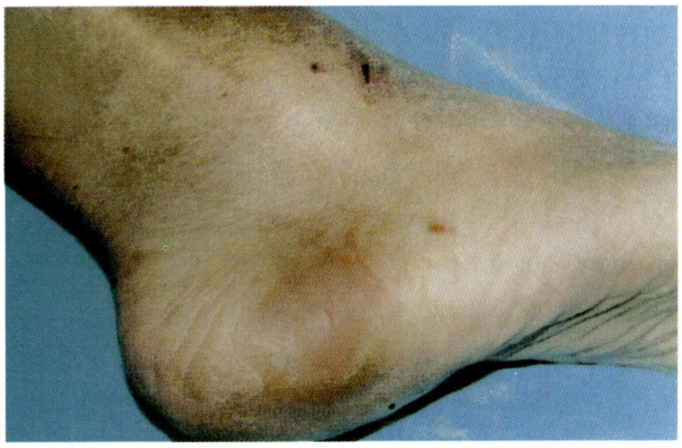

图 16–185　韦氏肉芽肿病

2. 过敏性肉芽肿　常见呼吸道坏死性肉芽肿和坏死性血管炎的临床表现，但通常先有哮喘。组织病理基本改变也为坏死性肉芽肿和坏死性血管炎，但浸润细胞中嗜酸性粒细胞明显，外周血嗜酸性粒细胞亦增多。

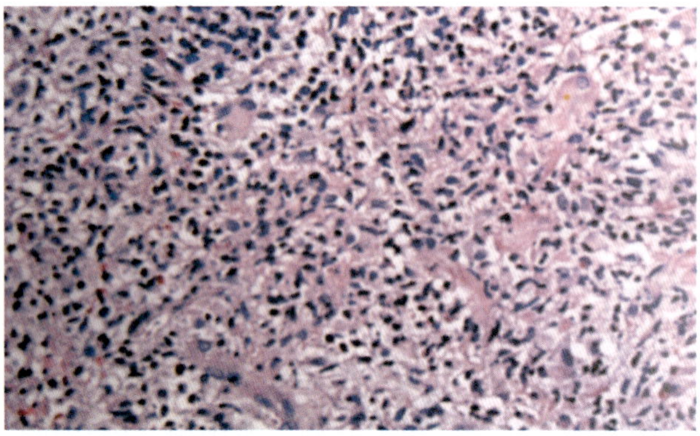

图 16–186　韦氏肉芽肿病　多形性炎症细胞浸润性肉芽肿，浸润细胞包括组织细胞、淋巴细胞、浆细胞、中性粒细胞

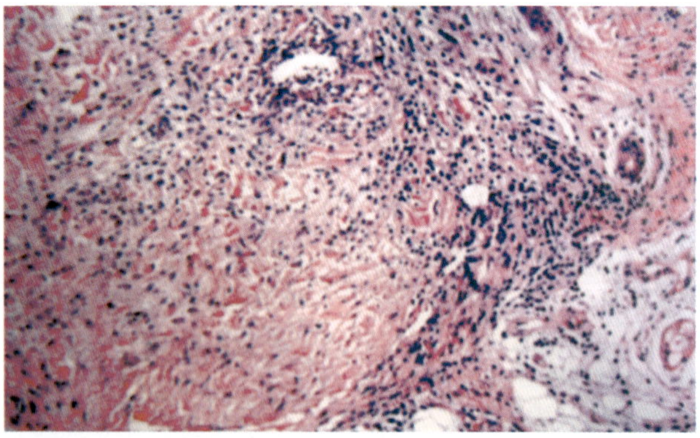

图 16–187　韦氏肉芽肿病　多形性炎症细胞浸润性肉芽肿，浸润细胞包括组织细胞、淋巴细胞、浆细胞、中性粒细胞

变应性肉芽肿

【临床表现】

变应性肉芽肿（allergic granulomatosis）又称Churg-Strauss 综合征，发病前有长期反复发作的哮喘史、发热乏力及外周血嗜酸性粒细胞增多，后逐渐出现反复发作的游走性肺炎，表现为咳嗽、血和脓痰，之后陆续出现周围神经病变，心、肾、胃肠道、关节等受累，常死于心力衰竭。60%以上的患者有皮肤损害，四肢伸侧紫癜和皮下结节较常见。结节表面可溃烂形成溃疡；手指尖常见硬丘疹，无压痛；其他皮肤表现可有斑丘疹、水疱、网状青斑、风团等。1990 年美国风湿病协会制定变应性肉芽肿病诊断标准：①支气管哮喘，②血嗜酸性粒细胞>0.1，③单发性或多发性神经病变，④游走性或一过性肺浸润，⑤鼻窦病变，⑥血管外嗜酸性粒细胞浸润。患者出现上述 4 项或 4 项以上表现即可以诊断为变应性肉芽肿病（图 16–188，图16–189）。

【组织病理】

表现为坏死性肉芽肿和坏死性血管炎，坏死性肉芽肿特点：肉芽肿中央为坏死性胶原区，周围有中性粒细胞、嗜酸性粒细胞、淋巴细胞、组织细胞、上皮样细胞及多核巨细胞浸润。组织细胞围绕坏死胶原，呈栅栏状排列，肉芽肿改变可在血管壁内及真皮内，具有特征性。坏死性血管炎常侵犯真皮浅层小血管，也可侵犯真皮深部及皮下肌性动脉，血管壁纤维蛋白样变性，血管壁及周围中性粒细胞及嗜酸性粒细胞浸润，伴核碎裂（图 16–190~图 16–192）。

【鉴别诊断】

结节性多动脉炎：临床上胃肠道症状和肾损害引起的高血压症状明显，肺部受累少。病理为坏死性血管炎，缺乏坏死性肉芽肿病变表现，组织中嗜酸性粒细胞也较变应性肉芽肿少，外周血嗜酸性粒细胞也无增多。

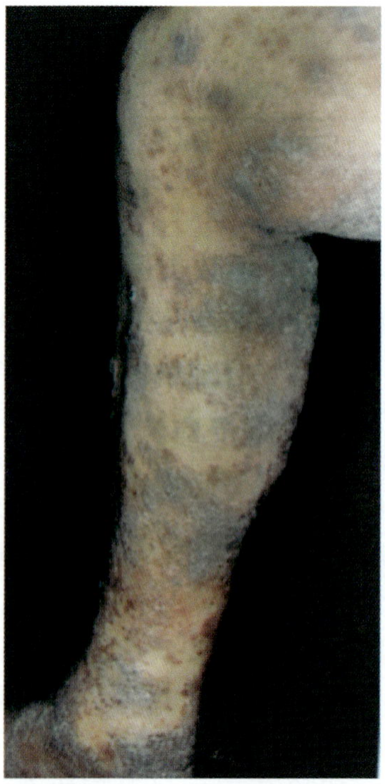

图 16–188　变应性肉芽肿　小腿紫癜和皮下结节，结节表面结痂脱屑

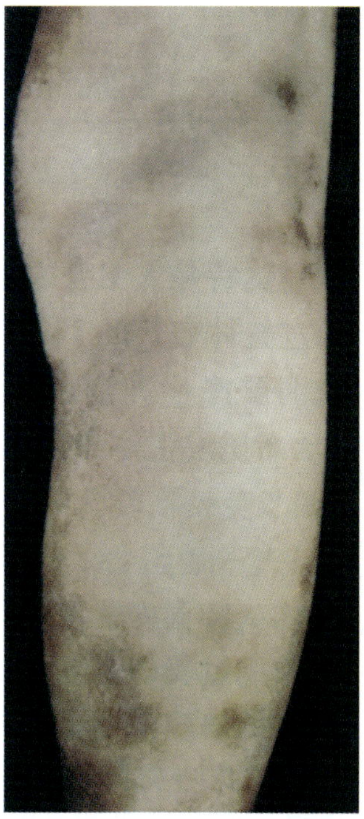

图 16-189 变应性肉芽肿 小腿紫癜和皮下结节

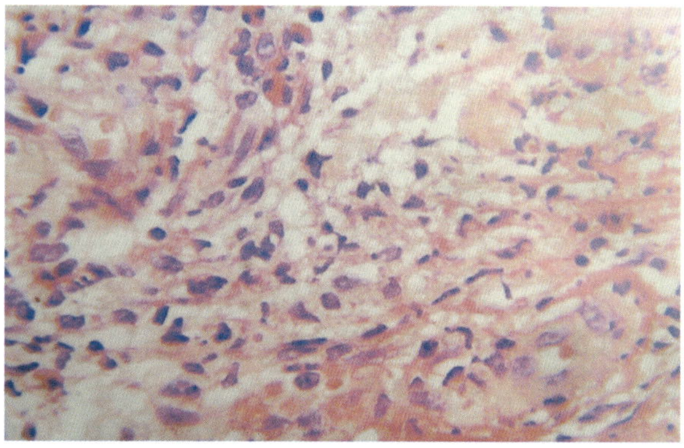

图 16-190 变应性肉芽肿 肉芽肿性炎症，中性粒细胞、嗜酸性粒细胞、淋巴细胞、组织细胞浸润

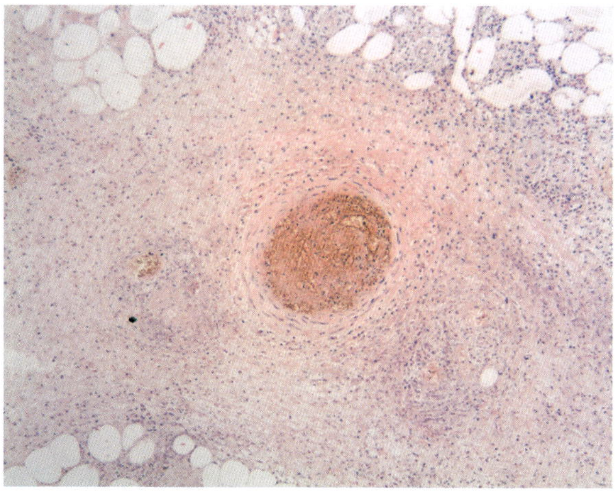

图 16-191 变应性肉芽肿 坏死性肉芽肿和坏死性血管炎

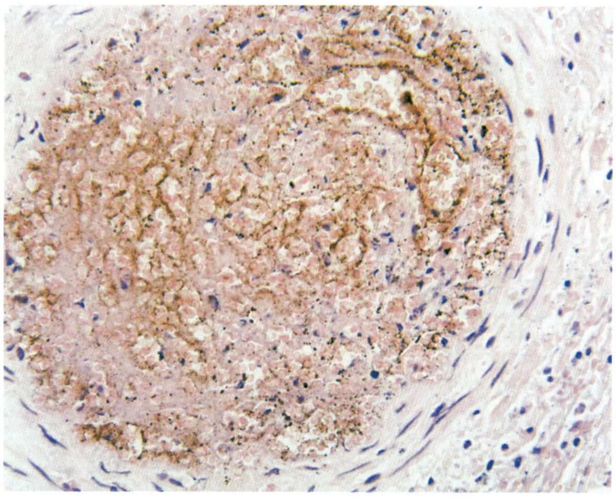

图 16-192 变应性肉芽肿 坏死性血管炎，管腔闭塞

淋巴瘤样肉芽肿病

【临床表现】

淋巴瘤样肉芽肿病（lymphomatoid granulomatosis）又称血管中心淋巴瘤（angiocentric lymphoma），主要侵犯肺部，表现为下呼吸道症状，如咳嗽、气促胸痛症状，30%出现神经系统损害，肝、脾、淋巴结、心及胃肠道也可受累，肾损害少见。全身症状有发热，体重减轻，肌痛及关节痛，12%~15%发展成恶性淋巴瘤。30%~50%有皮肤损害，多见于下肢，为浸润性红色丘疹、斑块、结节及溃疡。

【组织病理】

本病表现为坏死性肉芽肿和血管炎。真皮全层及皮下脂肪中弥漫致密的多形性炎症细胞浸润，包括淋巴细胞、组织细胞、浆细胞，偶见嗜酸性细胞。浸润细胞中可见异形性淋巴细胞，其核大，深染，形态不规则，可见不典型的丝状分裂现象。典型浸润以血管为中心，浸润破坏血管壁，可深入皮下组织，引起脂膜炎及灶性脂肪坏死，出现肉芽肿反应。血管炎易侵犯小动脉，内皮细胞肿胀，血管壁纤维蛋白样变性，血栓形成，炎症细胞浸润，可见异形淋巴细胞。

【鉴别诊断】

1. 局限型韦氏肉芽肿病 临床上多表现为上呼吸道症状，易出现坏死性肾小球肾炎；组织病理上血管炎表现为以中性粒细胞为主的白细胞碎裂性血管炎，无异形淋巴细胞。

2. 过敏性肉芽肿 临床上发病前长期反复发作的哮喘史，外周血嗜酸性粒细胞增多，逐渐出现反复发作的游走性肺炎。组织学血管炎表现为中性粒细胞和嗜酸性粒细胞浸润为主的白细胞碎裂性血管炎，无异形淋巴细胞。

3. 肺部淋巴瘤　应进行组织学和免疫组织学鉴别。

第二节 血管栓塞性疾病

浅表性血栓性静脉炎

【临床表现】

浅表性血栓性静脉炎（superficial thrombphlebitis）在临床上常分为浅表性良性血栓性静脉炎和游走性血栓性静脉炎。浅表性良性血栓性静脉炎多见于下肢的大隐静脉及其分支和上肢的静脉，常限于一条静脉。急性发作时可沿病变静脉触及痛性皮下硬索或节段性分布的卵圆形结节。累及周围组织时发生静脉周围炎，致相邻皮肤红肿和温度升高。痊愈时红肿消退，留下色素沉着斑或皮下硬索。游走性血栓性静脉炎主要累及浅静脉，一般以下肢、臀部和腹壁浅静脉常见，表现为节段性皮下硬索或硬结，疼痛或压痛，邻近皮肤红肿，2~4 周后消退，遗留色素沉着斑，而在另一条或另一段静脉发生新的损害。

【组织病理】

静脉腔内血栓可部分或完全阻塞管腔；管壁及管周程度不等的炎症细胞浸润。不同原因所致的浅表性血栓性静脉炎组织病理并不完全相同，如化脓性静脉炎的管壁炎症显著，并以中性粒细胞浸润为主；化学性静脉炎则内膜增生比较显著；肿瘤和心力衰竭所引起的静脉炎的管壁炎症反应比较轻微；游走性血栓性静脉炎管壁及周围组织内成纤维细胞反应较严重。

胸壁血栓性静脉炎

【临床表现】

胸壁血栓性静脉炎（thrombophlebitis of the chest wall）又称 Mondor 病（Mondor's disease），是发生于乳房和胸前壁皮下静脉的浅表性血栓性静脉炎。好发于青壮年女性，多见于肥胖及缺乏锻炼者，常为单侧；多见于前胸壁和上腹部浅表皮下静脉。沿受累静脉出现压痛性硬韧的条索，拉紧皮肤时，条索略高出皮面。上肢外展抬高时，条索处皮肤出现沟状凹陷，而条索状物更加明显；上肢抬举或活动时患侧胸腹壁有针刺样疼痛,皮肤有紧迫感。局部皮肤无红肿等炎症表现。

【组织病理】

本病为非特异性血栓性静脉炎，随病情可见血栓形成、机化、再通，静脉壁增厚纤维化。

皮肤胆固醇结晶栓塞症

【临床表现】

皮肤胆固醇结晶栓塞症（cutanous cholesterol crystal embolism）是由于动脉粥样斑块破裂导致胆固醇结晶剥离，结晶随血流栓塞至外周远端血管所引起的综合征。多见于老年动脉硬化的男性患者。最常受累的器官包括皮肤、肾脏、中枢神经系统以及胃肠道。皮肤受累取决于栓塞部位，表现为肢端坏疽、网状青斑和紫癜，多见于足趾、足跟等肢体末端，可伴有局部疼痛和压痛。肾脏受累多表现为用其他原因难以解释的进行性肾功能恶化，也可表现为蛋白尿甚至肾病综合征。中枢神经系统受累表现为大脑半球的多发性小灶性脑梗死。胃肠道受累表现为腹痛、血便等肠系膜动脉栓塞所导致的缺血性肠病的症状。

【组织病理】

真皮深部和皮下较大动脉内可见胆固醇结晶，呈裂隙状，周围可出现异物巨细胞反应，周围组织内可见细动脉闭塞纤维化。

闭塞性血栓性脉管炎

【临床表现】

闭塞性血栓性脉管炎（thromboangiitis obliterans）又称 Buerger 病，是一种好发于下肢的慢性复发性中、小动脉和静脉（有时无静脉）的节段性非感染性炎症和管腔内血栓形成，以致血管进行性狭窄或闭塞的疾病。好发于 20~40 岁青壮年男性。多见于下肢中小动脉，如胫前、胫后、足背和跖动脉，也可累及桡、尺和掌动脉，动脉损害血栓形成致血管狭窄闭塞时，动脉搏动减弱，局部体温低，可出现雷诺现象；下肢供血不足出现间歇性跛行；动脉血管完全闭塞时，皮肤出现坏疽和溃疡（图 16-193）。多数可见浅表性游走性静脉炎，表现为沿血管分布的索条状痛性损害。

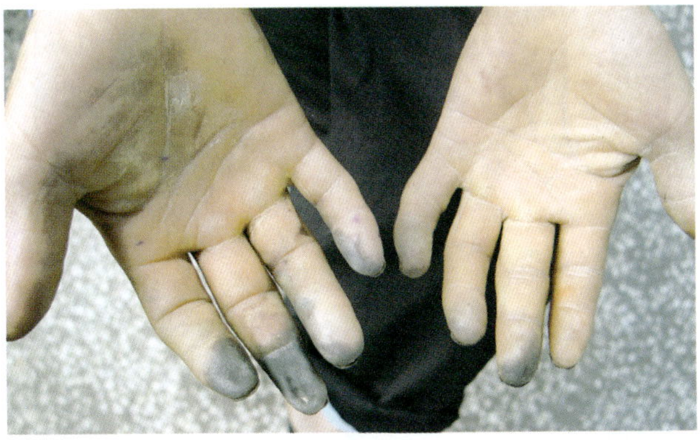

图 16-193　**闭塞性血栓性脉管炎**　肢端坏疽

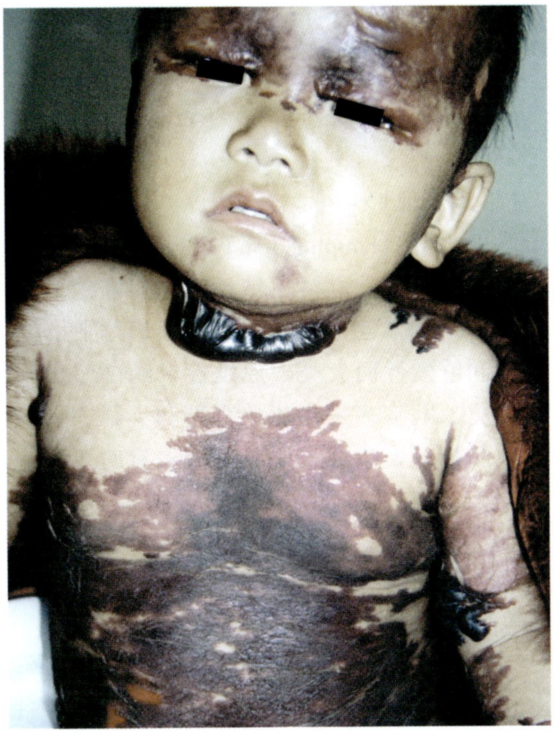

图 16-194　**爆发性紫癜**　广泛大片出血斑及大疱

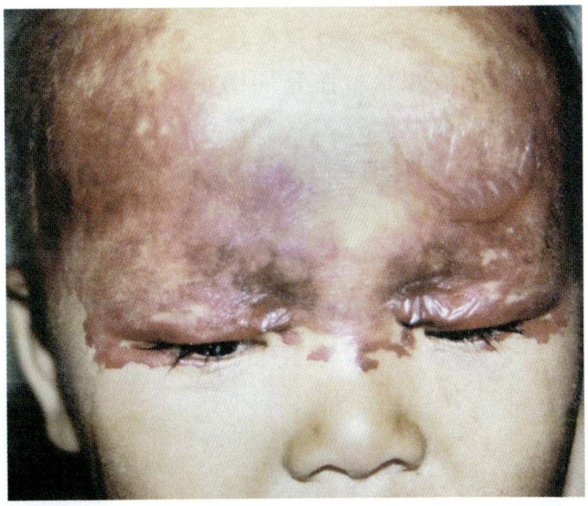

图 16-195　**爆发性紫癜**　大片出血斑

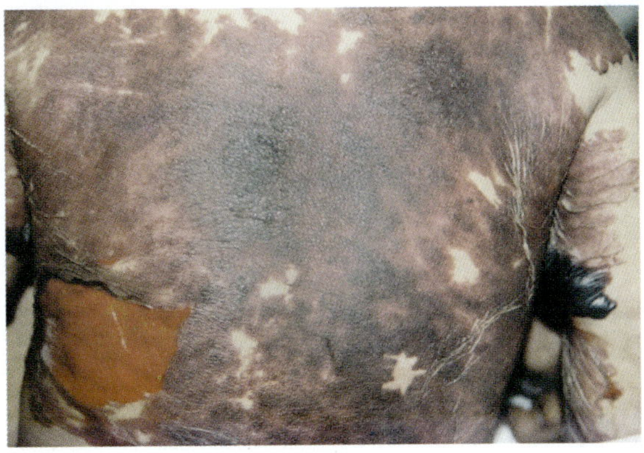

图 16-196　**爆发性紫癜**　广泛大片出血斑、大疱及糜烂

【组织病理】

病变主要侵犯中小动脉，呈节段性分布。急性期可见血管全层和腔内血栓有致密炎症细胞浸润，主要为中性粒细胞，血栓内可形成中性粒细胞微脓肿。亚急性期以单一核细胞为主，有多核巨细胞，内弹力膜完整。慢性期炎症区内成纤维细胞增生，血管纤维化，血栓亦机化或再通。

【鉴别诊断】

闭塞性动脉硬化症多发于中老年人，多发于下肢大中动脉，患者多有高血脂、高血压病史，组织病理表现为动脉壁粥样硬化、钙化，管腔闭塞。

爆发性紫癜

【临床表现】

爆发性紫癜（purpura fulminans）又称出血性紫癜，以突然发生的大面积触痛性瘀斑为特点，病情险恶，常易致死。多见于儿童，常在感染性疾病后 5~10d 突发高热，四肢皮肤广泛性紫癜，有时有出血性大疱、坏疽，触痛明显。常伴高热、寒战、虚脱等全身中毒症状，血小板及多种凝血酶消耗明显，2~3d 因休克、昏迷、脑出血死亡(图 16–194~图 16–196)。

【组织病理】

表皮和真皮广泛坏死，真皮内大量出血，真皮毛细血管和小静脉内有纤维蛋白样血栓。血栓亦见于肾、肠、膀胱及脑血管。早期血管周围无或有少量炎症细胞，后期为淋巴细胞等多形性炎症细胞浸润，但无血管变化。免疫荧光检查，血管壁无免疫球蛋白和补体沉积。

第三节 其他脉管性疾病

淋巴水肿

【临床表现】

淋巴水肿（lymphoedem）是由于先天性淋巴管发育不良或继发性淋巴液回流障碍造成的肢体浅层软组织内淋巴液积聚引起的组织水肿，分为原发性和继发性两大类。原发性者约20%的病例有家族史，病变多发生于单踝部和小腿，偶波及股部，呈持久实质性水肿，色淡，有时可伴有其他先天发育异常。继发性淋巴水肿常由丝虫病、局部感染、外伤、肿瘤、放疗等引起，占淋巴水肿90%左右。多见于下肢、臂、生殖器和面部，早期出现凹陷性水肿，随后纤维化而坚硬，高起，表面角化过度和疣状增生，呈高低不平状，局部色素沉着，反复发生形成象皮肿，造成行动不便(图16-197~图16-200)。

【组织病理】

原发性淋巴水肿真皮深层和皮下组织的组织间隙内淋巴液积聚，血管周围有不同程度淋巴细胞浸润，晚期淋巴管扩张和组织纤维化。继发性淋巴水肿的早期即有炎症细胞浸润，晚期纤维化，表皮疣状增生。

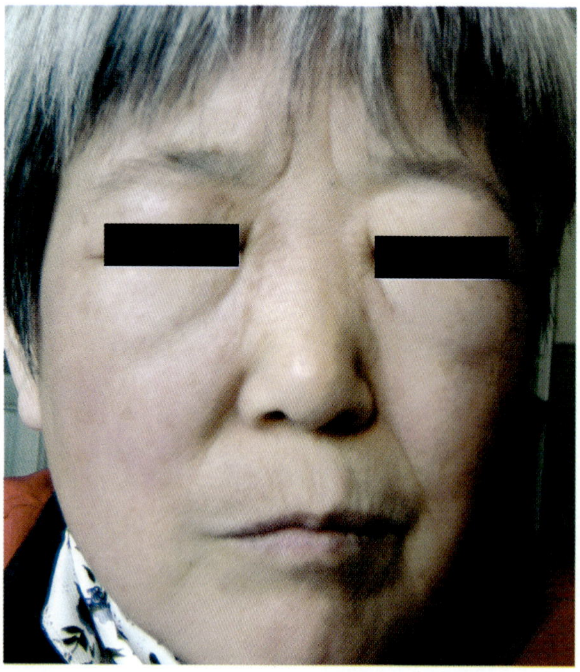

图16-197 **淋巴水肿** 继发性淋巴水肿，呈持久实质性水肿

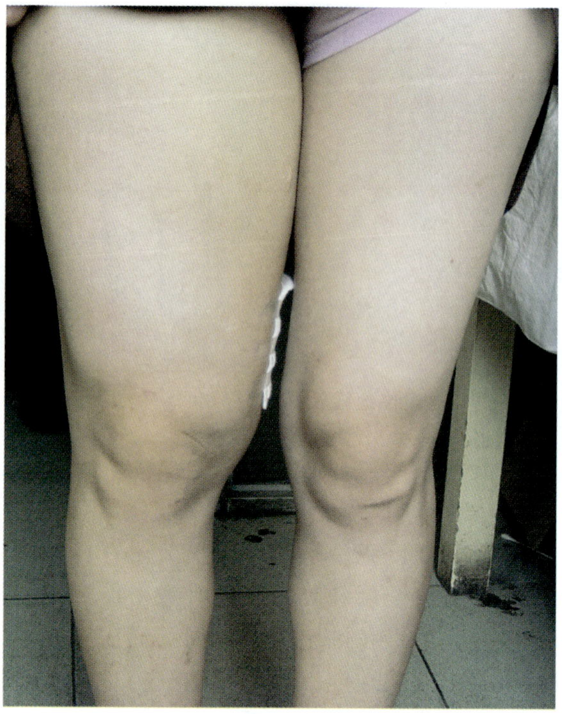

图16-198 **淋巴水肿** 继发性淋巴水肿，呈持久实质性水肿，色淡

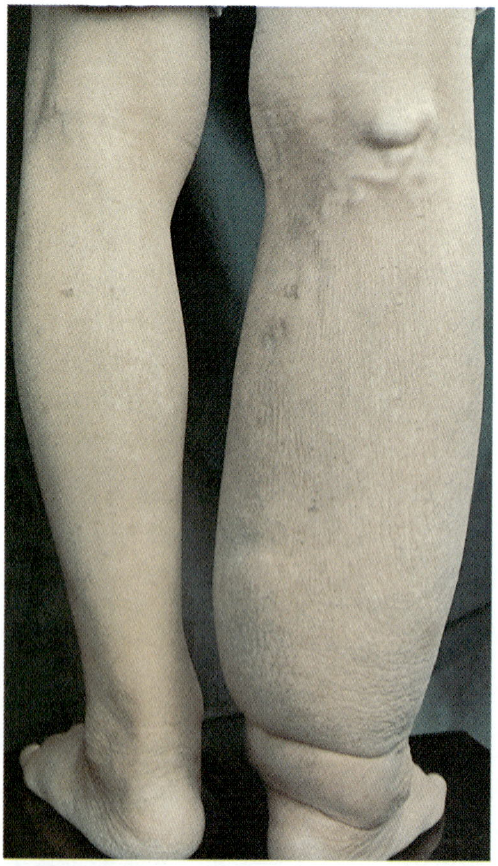

图16-199 **淋巴水肿** 继发性，呈持久实质性水肿，形成象皮肿

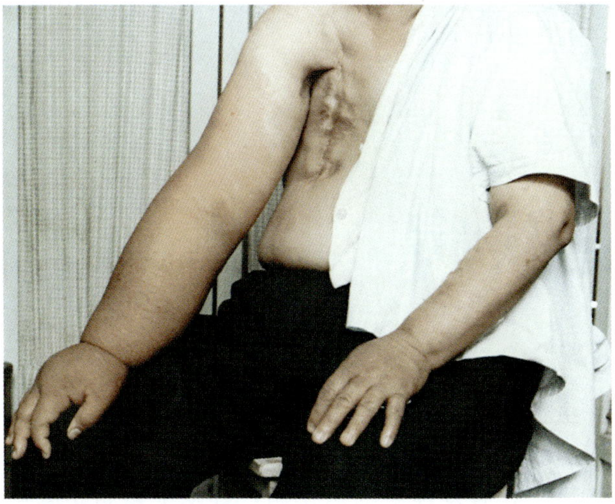

图 16-200　**淋巴水肿**　乳癌根治后继发性淋巴水肿，呈持久实质性水肿

红斑肢痛症

【临床表现】

红斑肢痛症（erythromelalgia）是一种少见的综合征，以肢端间歇性烧灼样疼痛、红斑以及温度升高为特征。中老年人多见。常对称性累及手和足，尤以双足常见，发作时患足潮红、肿胀、灼热、疼痛，触之皮温增高，动脉搏动有力，发汗。肢体下垂或受热时，疼痛会加重，抬高肢体或遇冷时会减轻。本病分为原发性或和继发性两类。原发性红斑肢痛症不伴随有其他疾病，继发性红斑肢痛症通常伴有其他疾病如骨髓增生性疾病，并且大部分在成年后出现。

【组织病理】

表现无特异性，常无明显病理解剖变化，未发现血管栓塞。

【鉴别诊断】

肢端发绀症的肢端皮肤持续呈紫红色或青紫色，局部温度低，触之有湿冷感，温暖后逐渐转为红色。组织病理表现为真皮上部毛细血管增生、组织水肿，真皮纤维化和小动脉壁增厚。

（任建文）

第十七章 角化性皮肤病

角化性皮肤病是以表皮角化过度为主要变化的一组皮肤病。表现为皮肤干燥，有鳞屑、皲裂，一般无自觉症状，偶有瘙痒或疼痛。病因不明，治疗较困难，多数只能对症治疗。

腋窝颗粒状角化不全

【临床表现】

腋窝颗粒状角化不全（axillary granular parakeratosis）多见于中老年女性，好发于腋下。皮损为色素沉着斑或暗红、鲜红色斑，直径大小为2~3cm，可伴脱屑，境界清楚，可散在，也可融合。常有瘙痒。气温高、出汗多时加重。

【组织病理】

表皮角化过度，伴角化不全。可见透明角质颗粒浓集。颗粒层正常或稍增厚。棘层肥厚，表皮突轻度延长。真皮浅层毛细血管增生，轻至中度充血。PAS染色未见真菌感染。

【鉴别诊断】

本病应与家族性慢性良性天疱疮、增殖性天疱疮、黑棘皮症、脂溢性角化病、毛囊角化病、反向银屑病、皮肤癣菌感染、接触性皮炎等疾病鉴别。上述疾病亦显示角化过度与角化不全并存，但无透明角质颗粒浓集现象。

萎缩性毛发角化病

【临床表现】

萎缩性毛发角化病（keratosis pilaris atrophicans）的表现为毛周角化继以萎缩，分为3种类型。①面部萎缩性毛周角化病又称眉部瘢痕性红斑。初发于婴幼儿，好发于眉部、耳前、下颌及双侧面颊，皮损为圆形、直径3~5 mm皮肤萎缩斑，局部呈现蜂窝状，狭嵴表面光滑。②虫蚀状皮肤萎缩：多见于5~12岁儿童，好发于两颊，皮损为点状凹陷，或呈网状萎缩，慢性病程。③脱发性毛周角化病：好发于婴幼儿鼻颊部，可延及头皮、四肢，表现为毛囊性丝状角化栓塞，伴粟丘疹，角栓脱落后遗留局部萎缩，引起瘢痕性脱发。

【组织病理】

本病的组织象无诊断意义。早期可见毛囊、皮脂腺角化过度，真皮水肿，毛细血管扩张，毛囊、皮脂腺及血管周围轻度淋巴样细胞浸润。晚期表皮萎缩，毛囊扩大，伴角栓形成，毛囊、皮脂腺萎缩，真皮纤维化。偶见表皮囊肿。部分颊部萎缩性毛发角化病尚可见表皮下方密集的弹力纤维，但无嗜碱性着色现象。

【鉴别诊断】

本病应与瘢痕性痤疮、毛周角化病、小棘苔藓、毛囊和毛囊旁角化过度病、毛发红糠疹及毛囊角化病鉴别。病理上应与硬化萎缩性苔藓及日光性弹力纤维病鉴别，前者有基底细胞液化变性，后者可见弹力纤维嗜碱性着色现象。

多发性微小指状角化过度症

【临床表现】

多发性微小指状角化过度症（multiple minute digitate hyperkeratosis）多见于青少年。好发于胸背部，面、四肢亦可累及。皮损为灰白色、质硬、直径0.5~3mm的非毛囊性角化性丘疹，呈微指状或半球状，无自觉症状。

【组织病理】

非毛囊性局灶性角化过度，常比周围正常角质层厚2~3倍。有中度棘层或颗粒层肥厚。在延长的表皮突内偶见角化不全细胞，但未发现鸡眼样板。毛囊及外分泌腺无变化。真皮无明显改变。

【鉴别诊断】

临床上应与毛发苔藓、毛囊性扁平苔藓、毛发红糠疹及 Kyrles 病鉴别。病理上应与汗孔角化病、持久性豆状角化过度症鉴别，前者有典型的角化过度嵴及角化不全柱；后者有特征性的塔尖样角化过度改变，真皮中有带状淋巴细胞浸润；可资鉴别。

乳头乳晕过度角化病

【临床表现】

乳头乳晕过度角化病（hyperkeratosis of nipple and areola）多见于青春期后女性，偶见于男性。好发于单侧乳头和（或）乳晕，典型皮损为疣状角化过度及黑褐色色素沉着（图 17-1~图 17-4）。

【组织病理】

表皮明显角化过度，角栓形成，棘细胞层规则性肥厚，轻度乳头瘤样增生，表皮细胞内水肿，基底细胞色素增加。真皮乳头水肿，浅层毛细血管扩张，充血，血管周围有以淋巴细胞为主的、灶性炎症细胞浸润（图 17-5~图 17-12）。

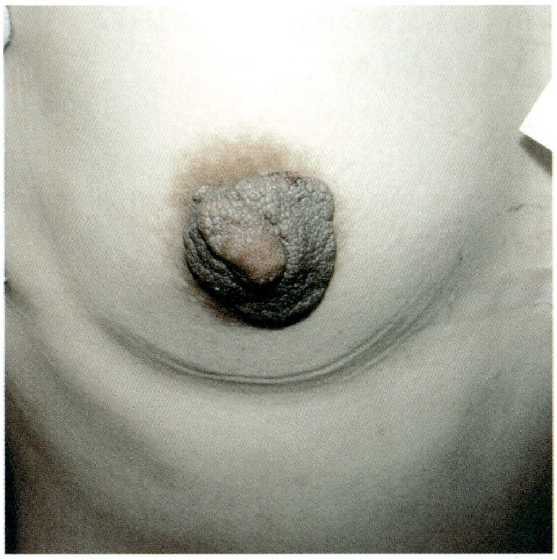

图 17-1　乳头乳晕过度角化病　疣状增生及黑褐色色素沉着

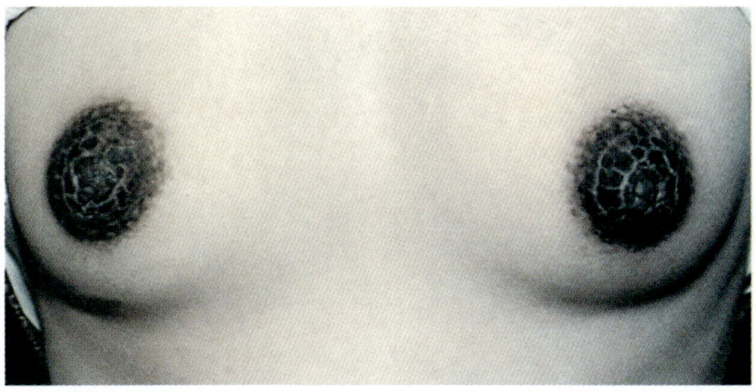

图 17-2　乳头乳晕角过度化病　疣状角化过度及黑褐色色素沉着

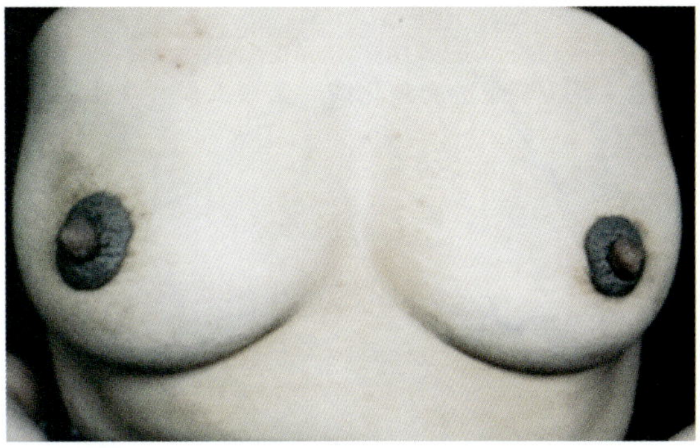

图 17-3　乳头乳晕过度角化病　疣状增生及黑褐色色素沉着

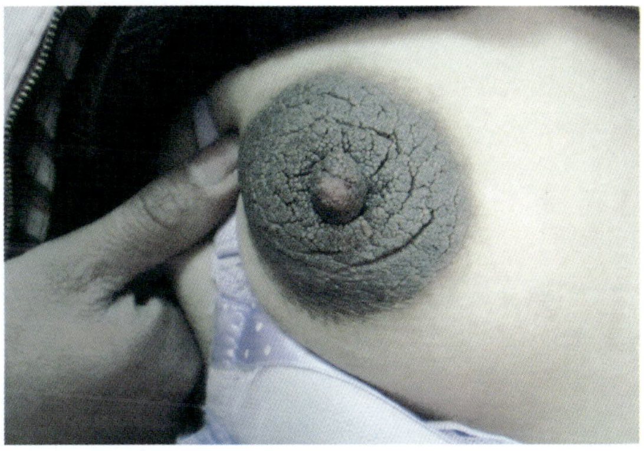

图 17-4　乳头乳晕过度角化病　疣状增生及黑褐色色素沉着

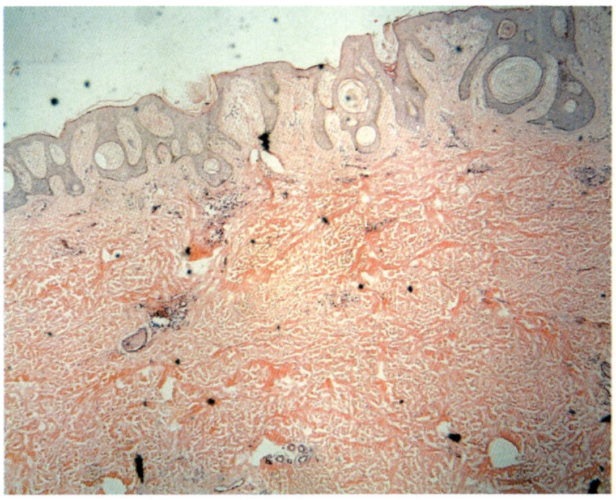

图 17-5　乳头乳晕过度角化病　角栓形成，棘细胞层规则性肥厚，轻度乳头瘤样增生

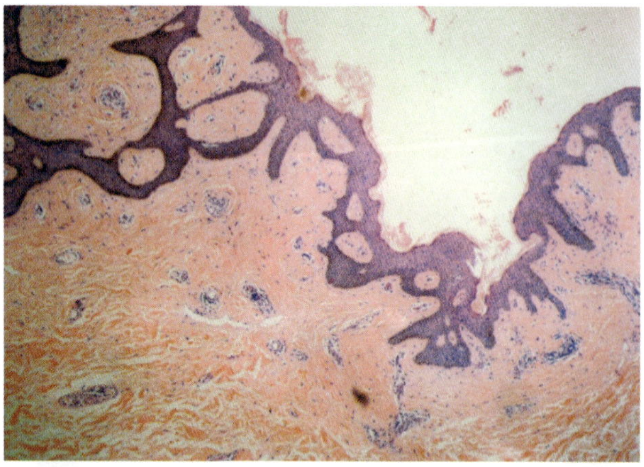

图 17-6　乳头乳晕过度角化病　呈假上皮样增生

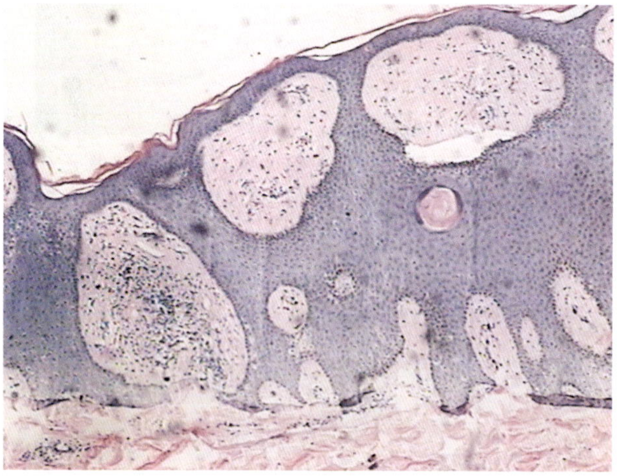

图 17-7　乳头乳晕过度角化病　角化过度，棘细胞层规则性肥厚

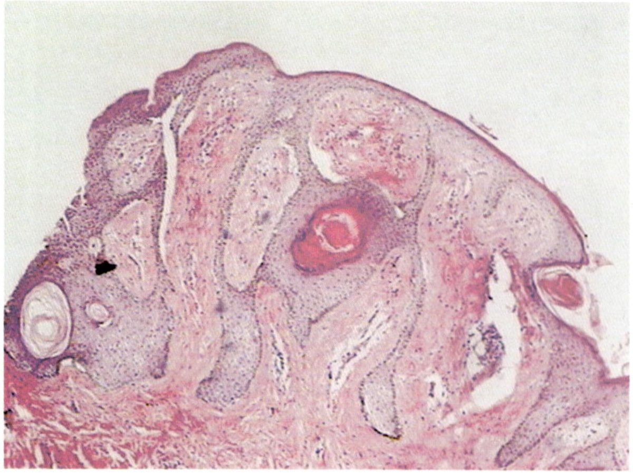

图 17-8　乳头乳晕过度角化病　角栓形成，棘细胞层规则性肥厚

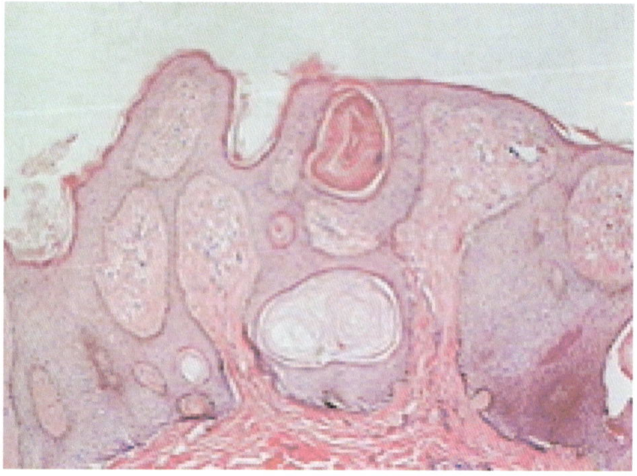

图 17-9　乳头乳晕过度角化病　角栓形成，棘细胞层规则性肥厚，轻度乳头瘤样增生

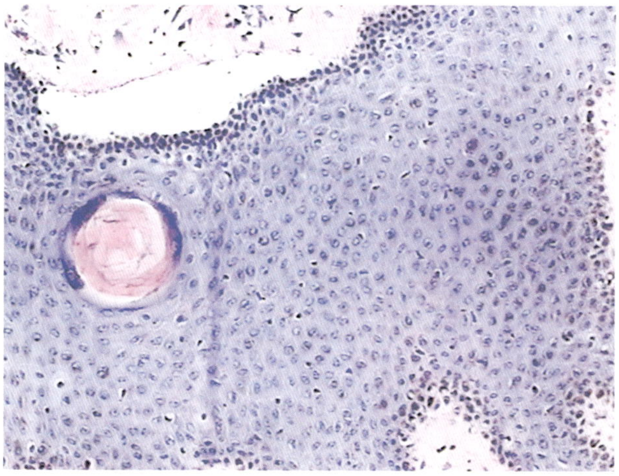

图 17-10　乳头乳晕过度角化病　角栓形成，棘细胞层肥厚，基底细胞色素增加

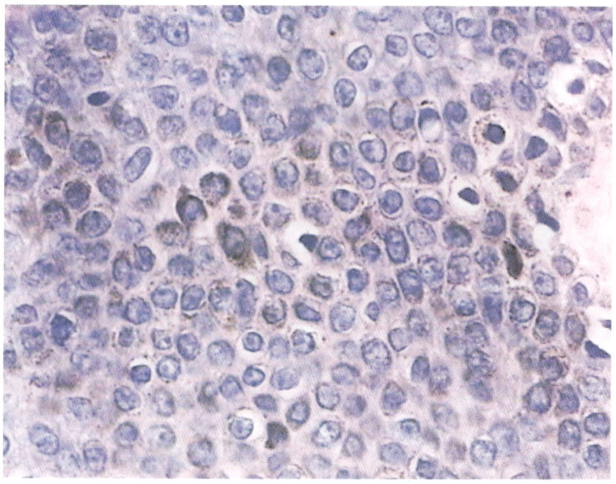

图 17-11　乳头乳晕过度角化病　表皮内色素增加

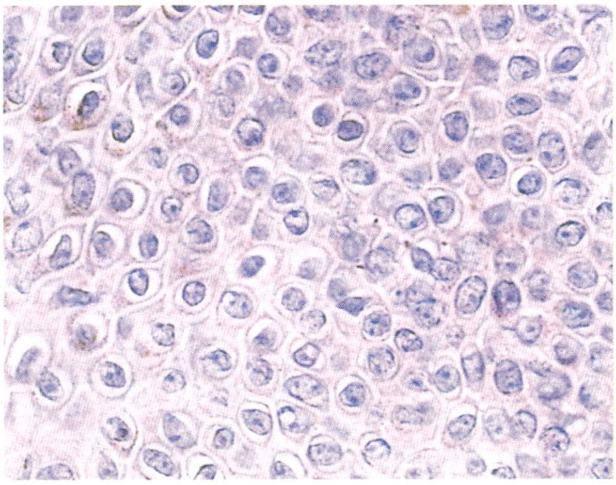

图 17-12 乳头乳晕过度角化病 *表皮细胞内水肿，表皮细胞间水肿*

【鉴别诊断】

临床主要与乳房 Paget 病、浅表型基底细胞癌、Jogger's 乳头（慢跑着乳头）、皮肤真菌病以及 Bowen 病（鲍思病）鉴别。组织学上主要与黑棘皮病、皮肤垢着病及疣状表皮痣鉴别。黑棘皮病表现为真皮乳头呈指样向上突起，乳头顶部及侧面的棘层常变薄。皮肤垢着病表现为表皮角化过度，角化物质形成团块。疣状表皮痣可有灶性角化不全，基底层色素无明显增加。

剥脱性角质松解症

【临床表现】

剥脱性角质松解症（keratolysis exfoliativa）又称复发性局灶性手掌脱皮（recurrent focal palmar peeling），多见于青壮年，春夏季多发。可能是一种轻型汗疱疹，表现为掌跖部散在针尖大小白点，逐渐扩大并破裂形成环状鳞屑，皮损融合形成大片表皮剥脱，但无水疱及炎症，亦无自觉症状。反复发生，2~3 周自然痊愈。

【鉴别诊断】

临床上应与手部湿疹、汗疱疹鉴别。手部湿疹常局部瘙痒明显，皮损伴炎性浸润，常湿润。汗疱疹发病有季节性，多见于春夏季，多汗，起水疱，脱皮显著。

淋巴水肿性角化病

【临床表现】

淋巴水肿性角化病（lymphoedematous keratoderma）多见于丝虫病患者，好发于四肢、阴囊、阴茎、阴唇及乳房等发生慢性淋巴水肿的部位。典型表现为皮肤变粗、变厚、变硬，可伴苔藓样变、棘刺及疣状突起、肿胀及皱折，呈畸形外观。常伴胀痛、沉重、麻木及行动困难等，劳累后加剧，严重者永久或长期致残。

【组织病理】

轻至中度角化过度，棘层肥厚，乳头瘤样增生，真皮改变具特征性，以深层为著。表现为淋巴管明显扩张、水肿、部分栓塞。小血管增生，不同程度淋巴细胞、中性粒细胞浸润及胶原纤维增生，且伴皮肤附属器程度不等的萎缩。皮下脂肪呈慢性炎症改变。此外，还可见到双折射颗粒，铁染色表明有铁晶体存在。真皮中下部明显水肿，黏蛋白沉积，阿新蓝染色阳性。

【鉴别诊断】

临床上应与皮肤着色芽生菌病鉴别，后者由暗色孢科真菌引起，一般为单侧发生，组织病理中以出现棕色分隔厚壁孢子为特征。

幼年跖部皮病

【临床表现】

幼年跖部皮病（juvenile plantar dermatosis）多见于儿童，好发于跖部前 1/3 及脚趾趾面。临床表现以红斑、角化过度和皲裂为特征的三联征，无水疱。病程平均持续 3 年左右，至青春期可自愈。

【组织病理】

无特异性。表皮角化过度与角化不全交替，棘层肥厚，无海绵形成，真皮轻度水肿，血管及部分汗腺周围少量单一核细胞浸润。

【鉴别诊断】

临床上应与儿童足部异位性皮炎、变应性接触性湿疹、跖部银屑病及足癣相鉴别。

鳞状毛囊角化病

【临床表现】

鳞状毛囊角化病（keratosis follicularis squamosa）多见于30~40岁成人，好发于腰臀部。典型表现为散在多发淡白色至褐色的椭圆形鳞屑斑，直径0.3~1.0 cm，边缘稍游离。鳞屑中央有一与毛囊口一致的黑色小点，去除鳞屑后黑点仍存在（图17-13~图17-15）。

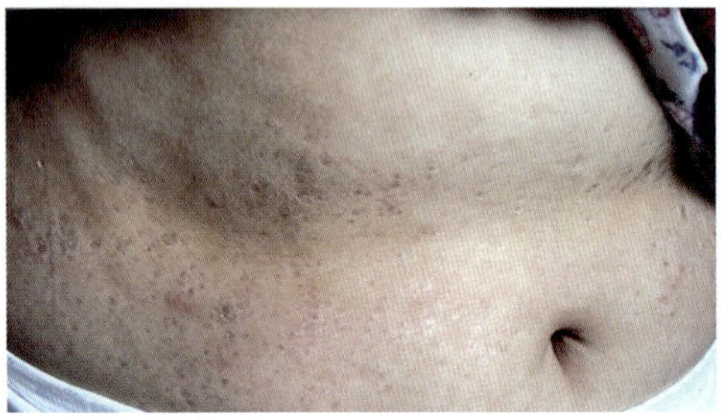

图17-13 鳞状毛囊角化病 散在多发的淡白色至褐色的椭圆形鳞屑斑

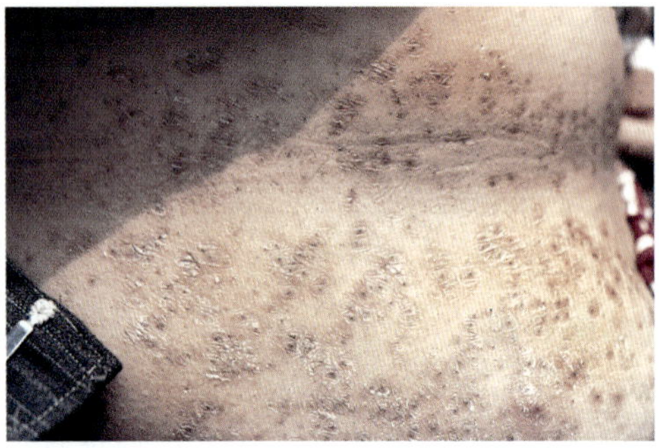

图17-14 鳞状毛囊角化病 散在多发的淡白色至褐色的椭圆形鳞屑斑，鳞屑中央有一与毛囊口一致的黑色小点

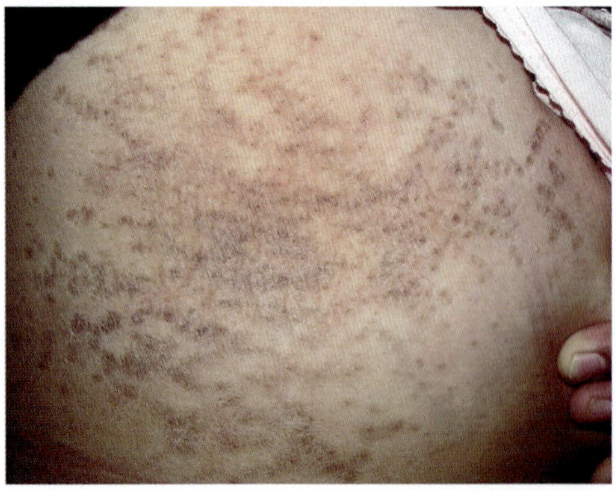

图17-15 鳞状毛囊角化病 散在多发的淡白色至褐色的椭圆形鳞屑斑，鳞屑中央有一与毛囊口一致的黑色小点

【组织病理】

表皮轻度角化过度，棘层轻度肥厚。病变毛囊口、毛囊腔扩张，内含柱状角栓，囊内可含有3~10根毳毛，毛囊上皮变薄，毛囊口壁及角栓突出表皮表面，毛囊周围纤维组织增生，少量单一核细胞浸润。偶见角化不全及噬黑色素细胞。汗腺皮脂腺正常（图17-16）。

【鉴别诊断】

临床上应与鱼鳞病、花斑癣、副银屑病、毛发红糠疹及小棘苔藓鉴别。组织学上与小棘状毛壅症及毛周角化病相类似，但皮损特点及分布各有不同，可资鉴别。

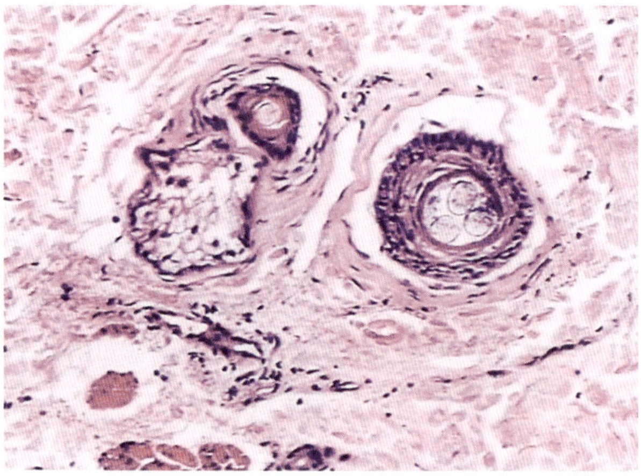

图17-16 鳞状毛囊角化病 毛囊内含有3根毳毛，毛囊周围纤维组织增生，少量单一核细胞浸润

慢性苔藓样角化病

【临床表现】

慢性苔藓样角化病（keratosis lichenoides chronica）多见于躯干、四肢。典型皮损为散在的、大小不等的紫红色角化性丘疹，上覆厚积黏着鳞屑,常对称分布,排列成网状或线状，可融合成红斑鳞屑性或角化过度性斑块。偶可有面部脂溢性皮炎样红斑及鳞屑斑、手掌点状角化、指甲营养不良。黏膜损害常见，包括口腔溃疡，会厌和喉部结节性浸润，睑缘炎以及角结膜炎（图17-17~图17-22）。

【组织病理】

角化过度伴灶性角化不全，棘层肥厚及局部

棘层萎缩并存，局部颗粒层增厚，基底细胞液化变性，常可见数量不等的胶样小体。真皮浅层带状单核细胞浸润。浸润细胞包括淋巴细胞、组织细胞、数量不等的浆细胞和嗜酸性粒细胞，并可见噬黑色素细胞。真皮血管和附属器周围也可有慢性炎性细胞浸润（图 17-23，图 17-24）。

【鉴别诊断】

病理上应与扁平苔藓及扁平苔藓样角化病鉴别：前者无角化不全，表皮棘层肥厚，胶样小体少且小，炎性浸润较轻，且浸润相对较浅，浸润细胞以淋巴样细胞为主，无或很少浆细胞以及嗜酸性粒细胞；后者损害附近常残留有日光性雀斑，真皮常见弹性纤维变性；两者临床表现差别较大，可资鉴别。

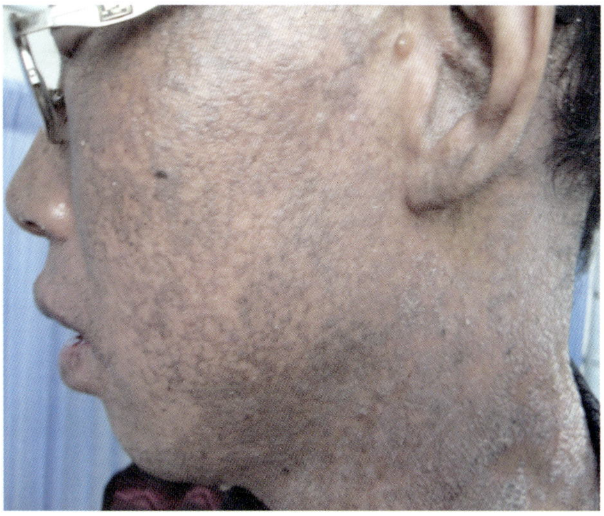

图 17-19　慢性苔藓样角化病　融合成红斑鳞屑性或角化过度性斑块，排列成网状

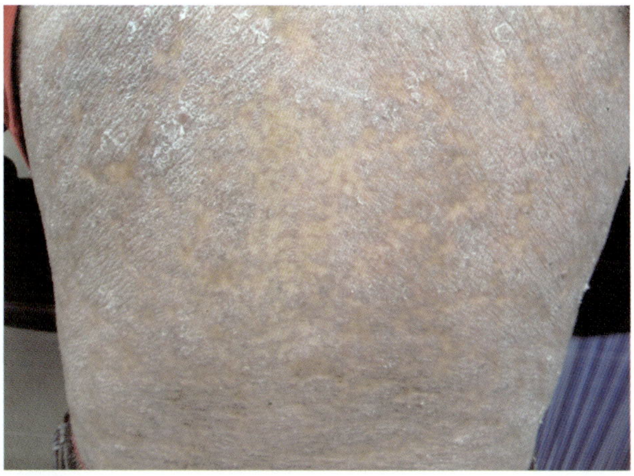

图 17-17　慢性苔藓样角化病　融合成红斑鳞屑性或角化过度性斑块，排列成网状

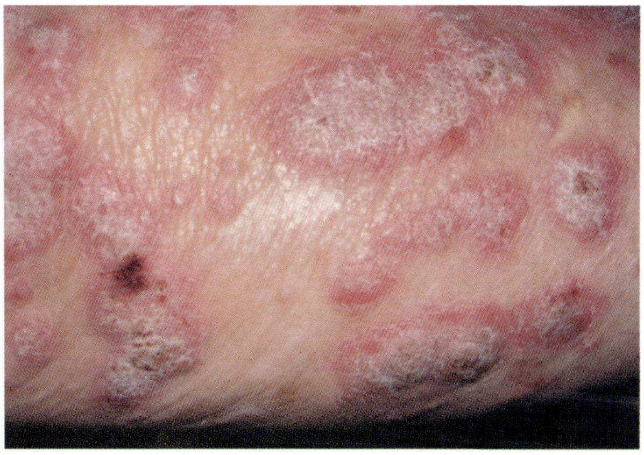

图 17-20　慢性苔藓样角化病　皮损为散在大小不等的紫红色角化性斑块，上覆厚积黏着鳞屑

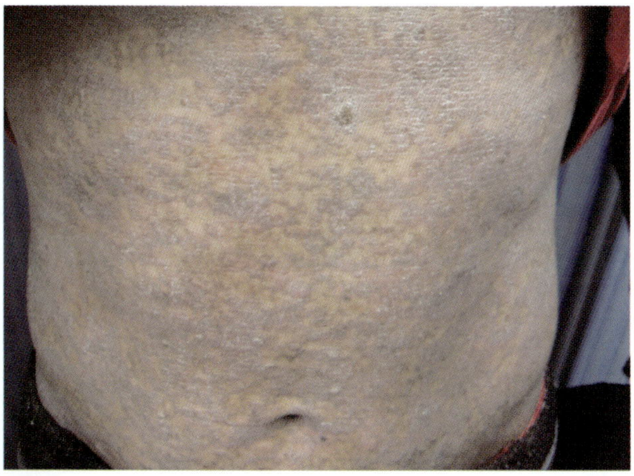

图 17-18　慢性苔藓样角化病　融合成红斑鳞屑性或角化过度性斑块，排列成网状

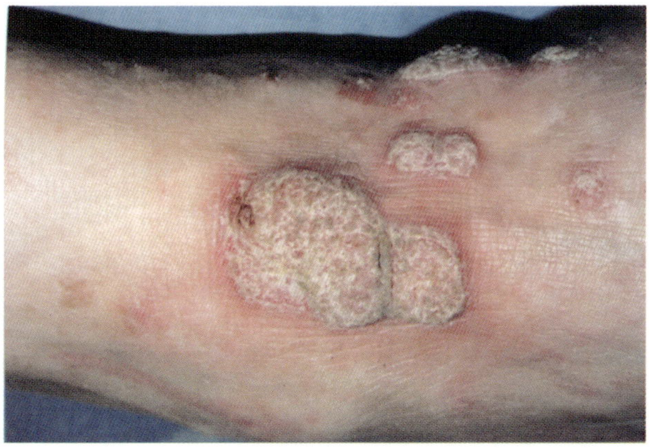

图 17-21　慢性苔藓样角化病　呈大小不等的紫红色角化性斑块，上覆厚积黏着鳞屑

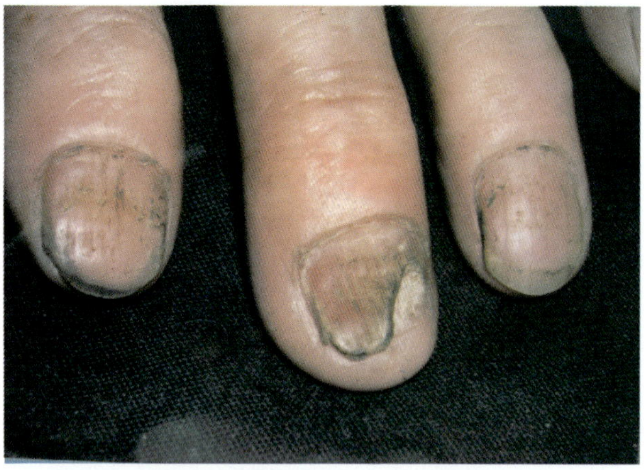
图 17-22 慢性苔藓样角化病 指甲营养不良

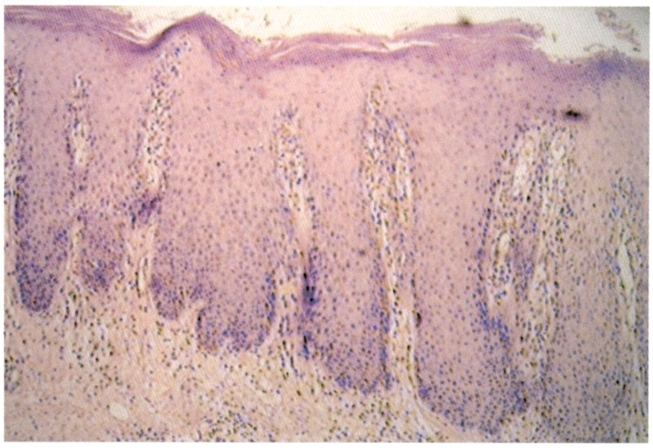
图 17-23 慢性苔藓样角化病 棘层肥厚，银屑病样增生，真皮浅层慢性炎细胞浸润

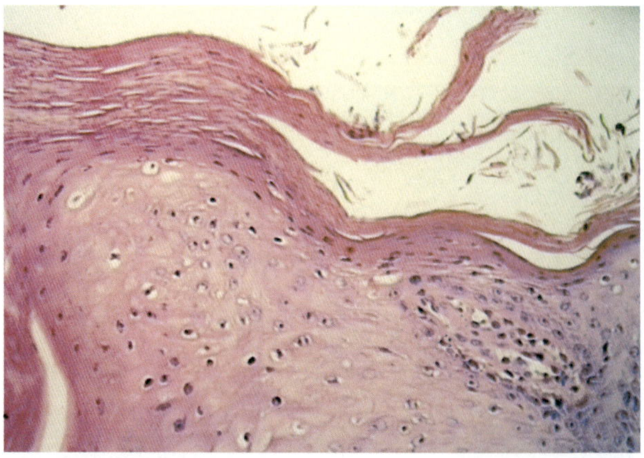
图 17-24 慢性苔藓样角化病 角化过度伴灶状角化不全，棘层肥厚，表皮细胞内水肿

融合性网状乳头瘤病

【临床表现】

融合性网状乳头瘤病（confluent and reticulated papillomatosis）女性多见，好发于两乳房间、腹部及肩胛间区。皮损为鳞屑性褐色斑疹或斑片及天鹅绒状的丘疹及斑块，可相互融合形成不规则网状（图17-25~图 17-32）。

【组织病理】

表皮轻度角化过度，可有角化不全。颗粒层变薄，轻度乳头瘤样增生。乳头间表皮轻度棘层肥厚，基底层色素增加，真皮浅层血管轻度扩张，PAS 染色未见孢子、菌丝（图 17-33~图 17-39）。

【鉴别诊断】

临床上与花斑癣鉴别。组织病理与黑棘皮病类似，鉴别主要结合临床。

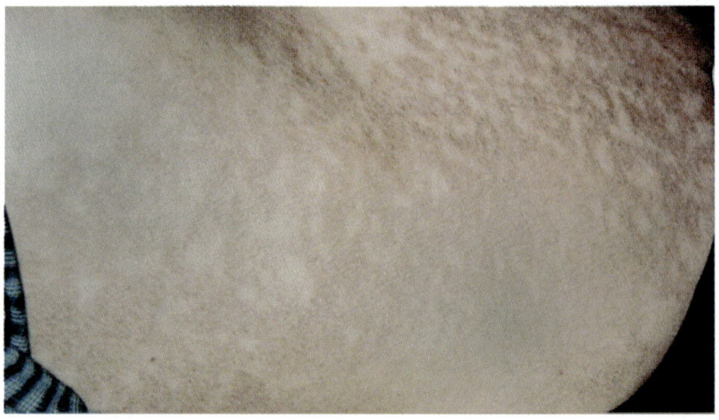
图 17-25 融合性网状乳头瘤病

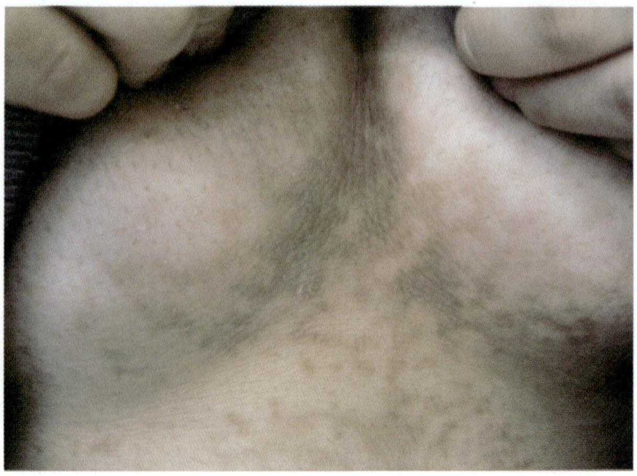
图 17-26 融合性网状乳头瘤病

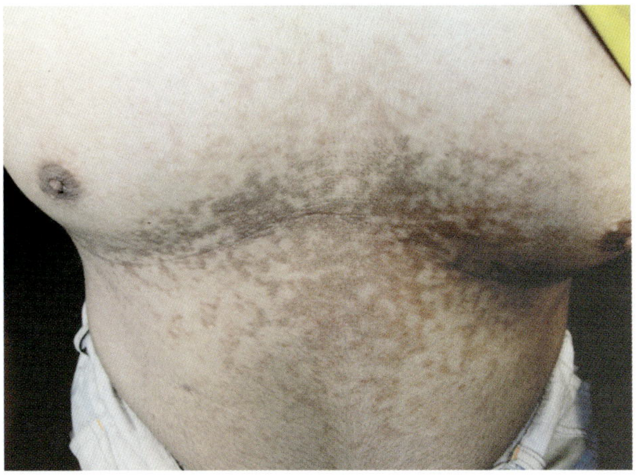

图 17-27　融合性网状乳头瘤病

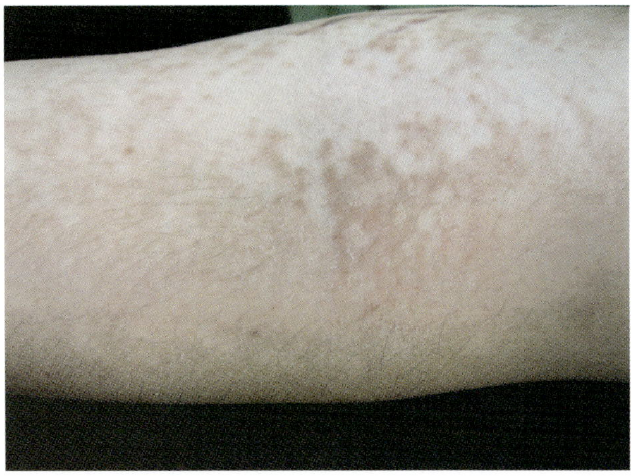

图 17-30　融合性网状乳头瘤病

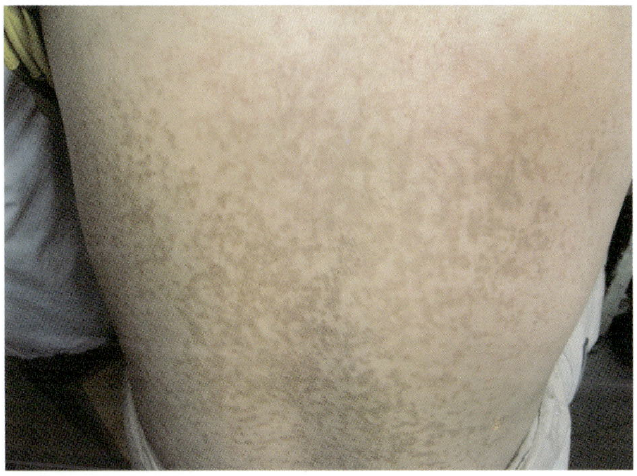

图 17-28　融合性网状乳头瘤病

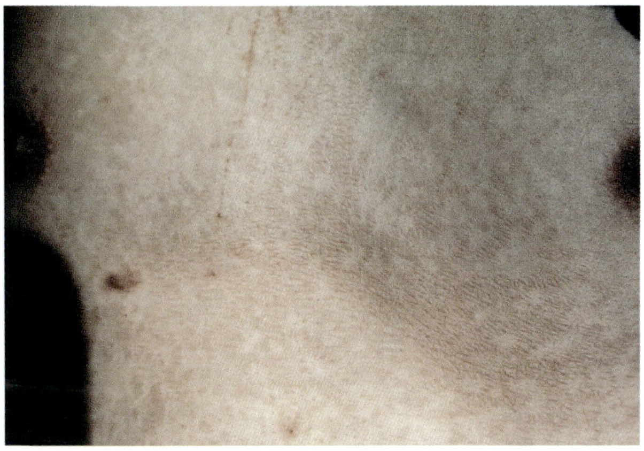

图 17-31　融合性网状乳头瘤病

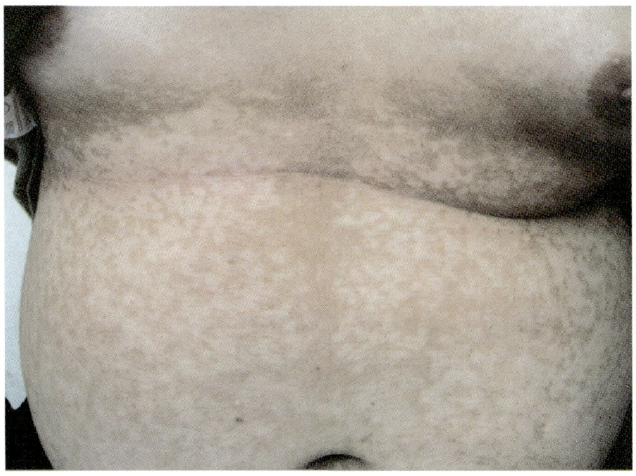

图 17-29　融合性网状乳头瘤病

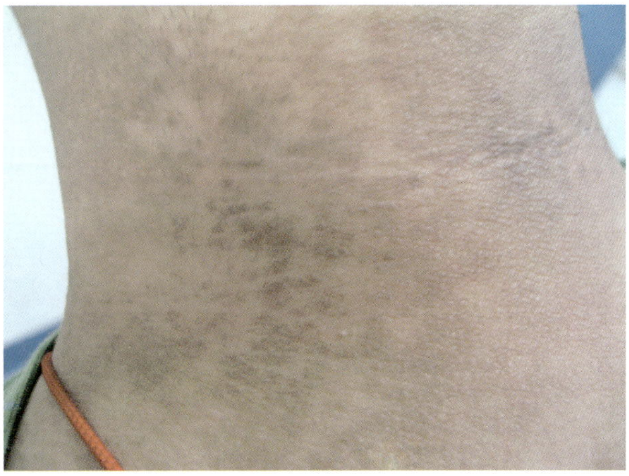

图 17-32　融合性网状乳头瘤病

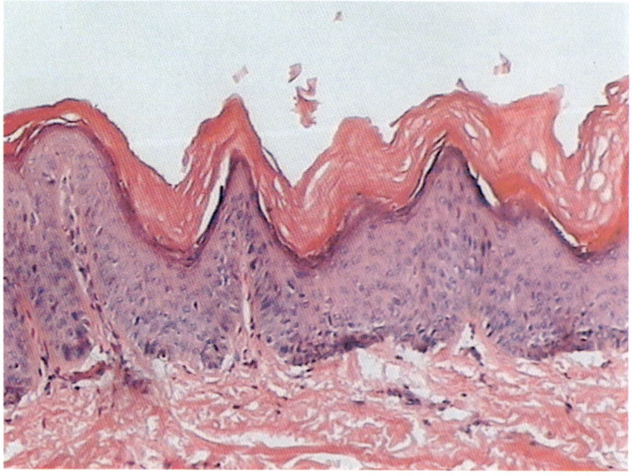
图 17-33 融合性网状乳头瘤病 表皮角化过度，可有角化不全。颗粒层变薄，轻度乳头瘤样增生

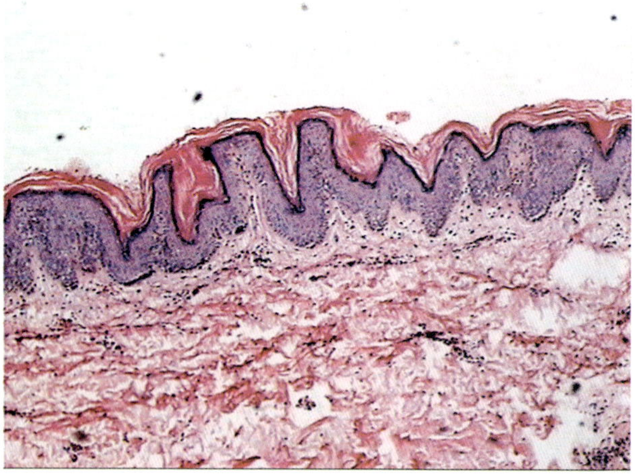
图 17-34 融合性网状乳头瘤病 表皮轻度角化过度，乳头瘤样增生

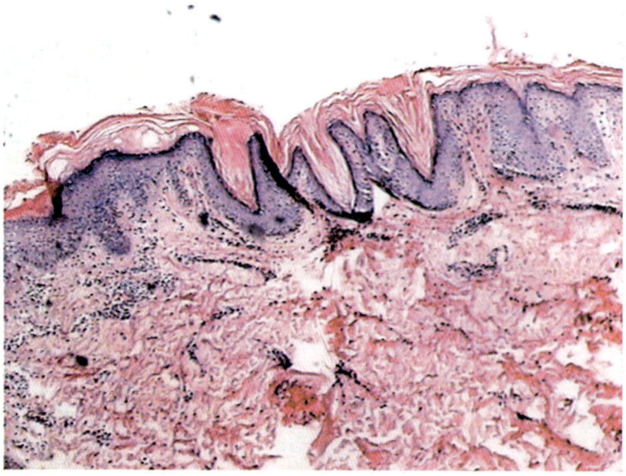
图 17-35 融合性网状乳头瘤病 表皮轻度角化过度，乳头瘤样增生

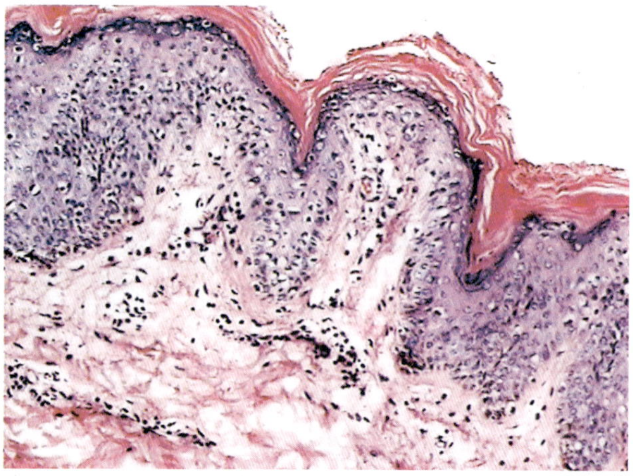
图 17-36 融合性网状乳头瘤病 表皮轻度角化过度，颗粒层变薄，轻度乳头瘤样增生，表皮棘细胞细胞内水肿

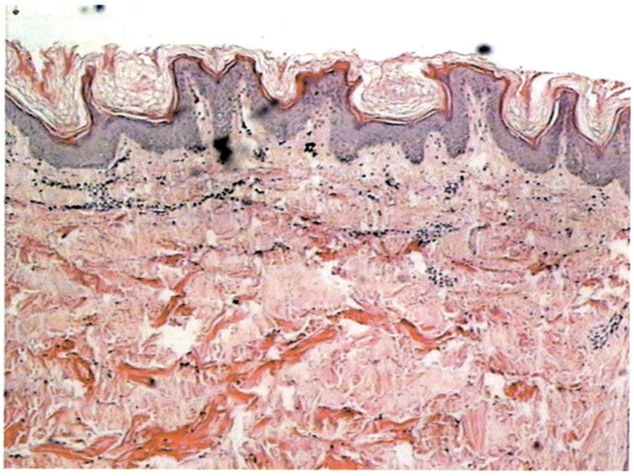
图 17-37 融合性网状乳头瘤病

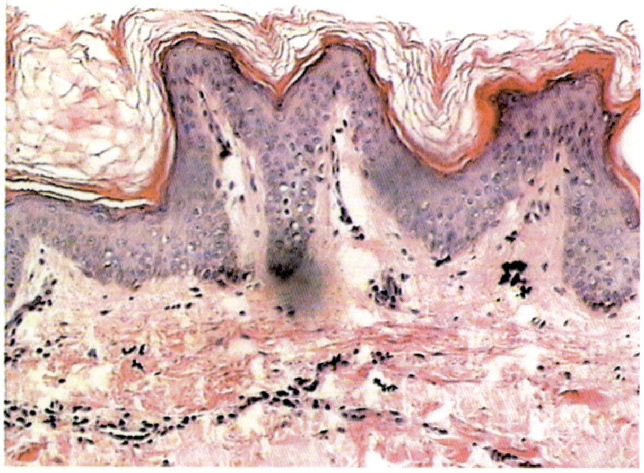
图 17-38 融合性网状乳头瘤病 表皮角化过度，颗粒层变薄，轻度乳头瘤样增生，基底层色素增加

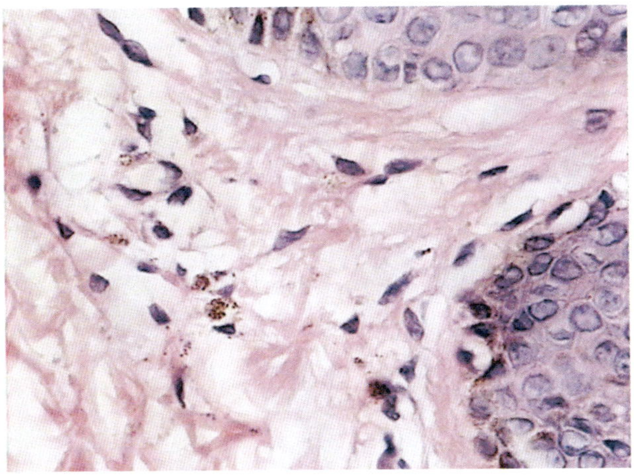

图 17-39 **融合性网状乳头瘤病** 基底层色素增加，见噬色素细胞

指节垫

【临床表现】

指节垫（knuckle pad）多见于 15~30 岁青少年。好发于双手手指近端关节伸侧。典型皮损为圆形、椭圆形浸润性肥厚斑块，呈淡红色，界限清楚，触之有坚实感，对称分布（图 17-40~图 17-42）。

【组织病理】

表皮明显角化过度，颗粒层增厚，棘层肥厚。真皮内局限性非特异性增生毛细血管及不规则的胶原束（图 17-43，图 17-44）。

【鉴别诊断】

临床上应与职业性胼胝鉴别。

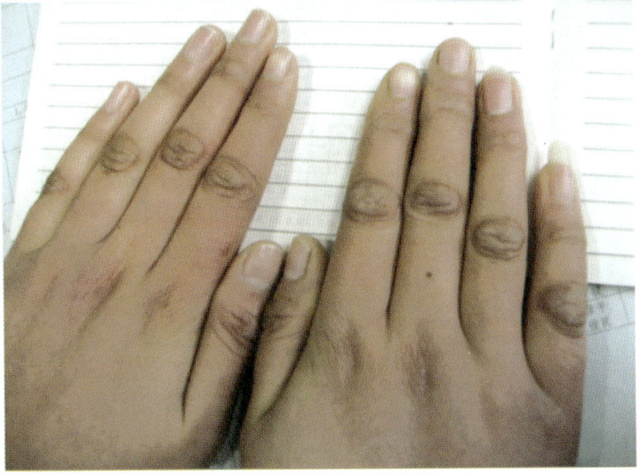

图 17-40 **指节垫** 双手手指近端关节伸侧见椭圆形浸润性肥厚斑块，界限清楚，触之有坚实感，对称分布

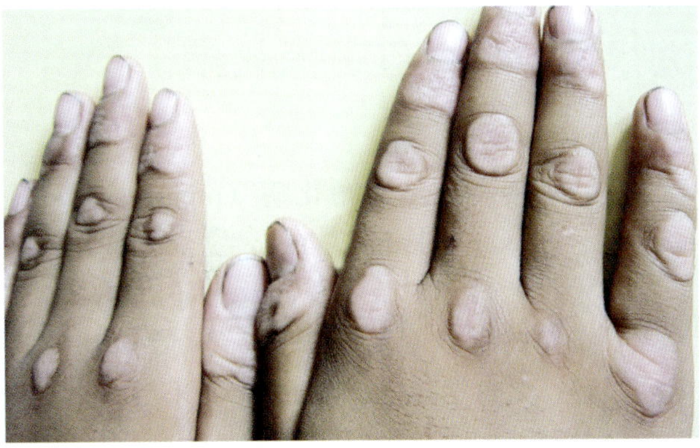

图 17-41 **指节垫** 双手手指近端关节伸侧见圆形、椭圆形浸润性肥厚斑块，呈淡红色，界限清楚，触之有坚实感，对称分布

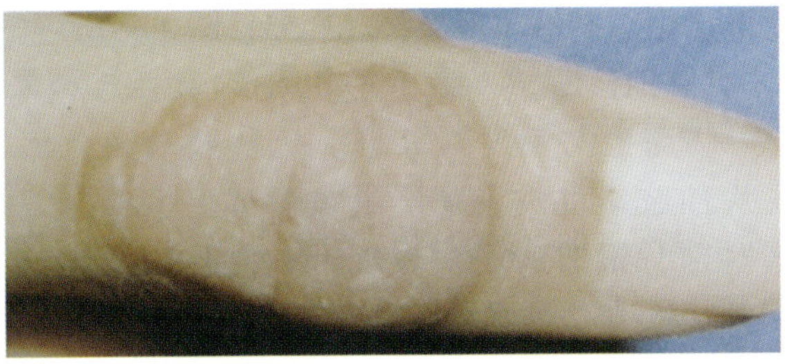

图 17-42 **指节垫** 手指关节伸侧见椭圆形浸润性肥厚斑块

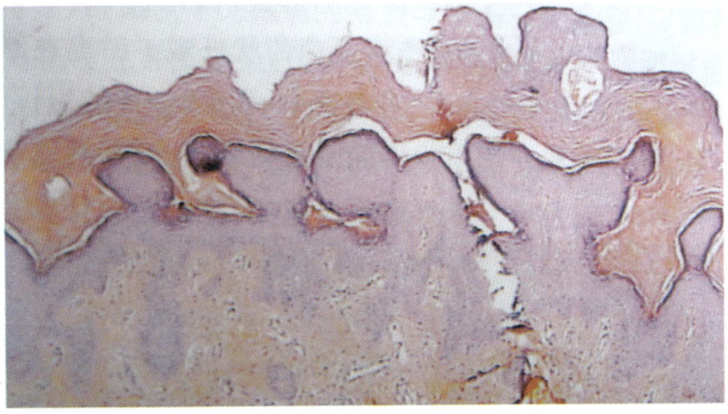

图 17-43 **指节垫** 表皮明显角化过度，棘层肥厚

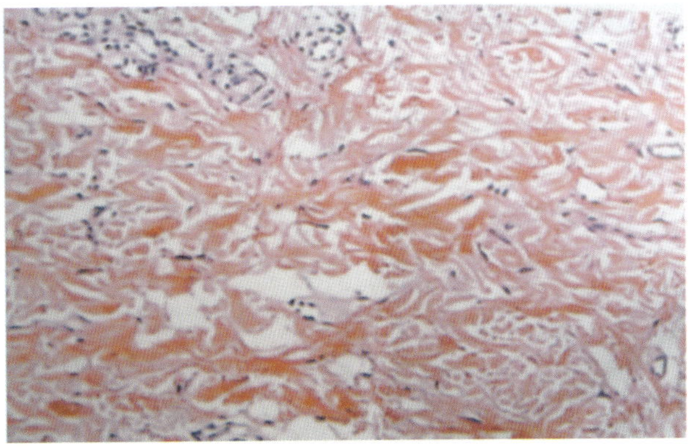

图 17-44 **指节垫** 真皮内毛细血管增生及不规则的胶原束

进行性对称性红斑角化病

【临床表现】

进行性对称性红斑角化病（progressive symmetric erythrokeratodermia）在出生后不久即发病，多见于手足背面、肘膝、臀部及头部。基本损害为境界清楚的红斑角化性皮损，对称分布，青春期后缓解，无自觉症状（图 17–45~图 17–54）。

【组织病理】

角质层呈明显编篮状，角化过度，灶状角化不全。颗粒层增厚，核周可空泡化。不规则棘层肥厚，呈银屑病样增生。浅层血管扩张，管周轻度淋巴组织细胞浸润（图 17–55，图 17–56）。

【鉴别诊断】

临床上与毛发红糠疹、疣状肢端角化病及肠病性肢端皮炎鉴别。组织病理上主要与银屑病鉴别，银屑病病理表现为真皮乳头上延，上部棘层变薄，中性粒细胞浸润及 Munro 微脓肿形成。本病常出现颗粒层肥厚，且角化不全常为局限性。

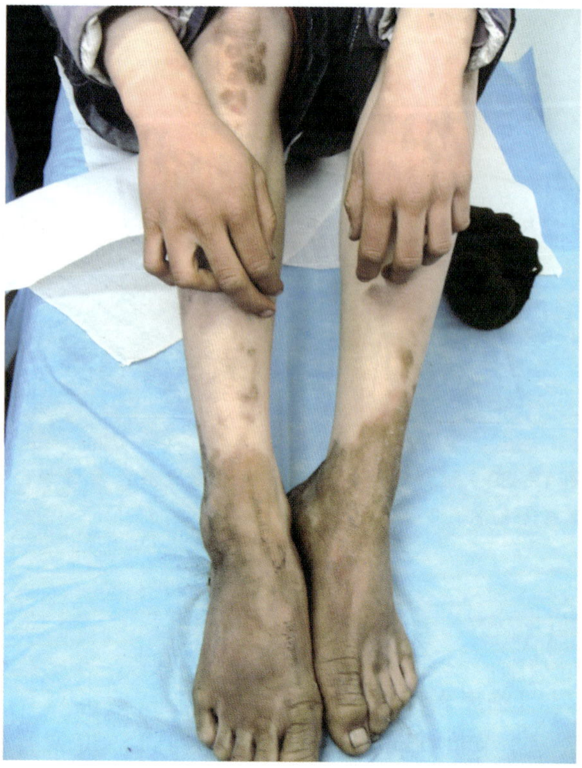

图 17–47　进行性对称性红斑角化病　手足背面、肘膝、境界清楚的红斑角化性皮损，对称分布

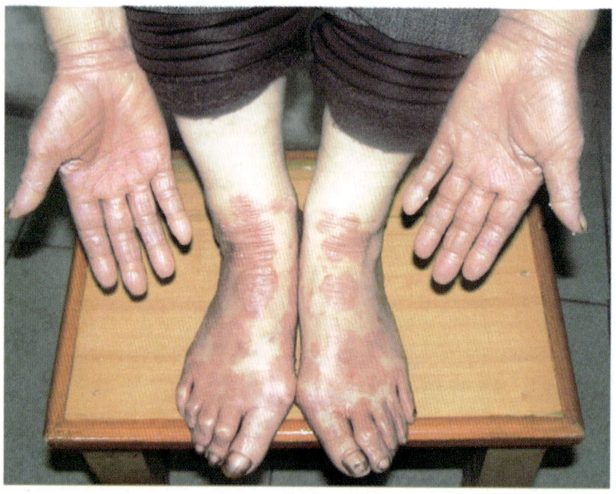

图 17–45　进行性对称性红斑角化病　手足背面、境界清楚的红斑角化性皮损，对称分布

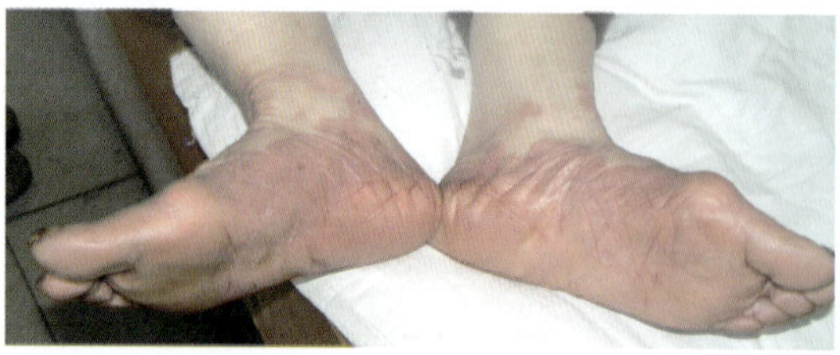

图 17–46　进行性对称性红斑角化病　足跖部，境界清楚的红斑角化性皮损，对称分布

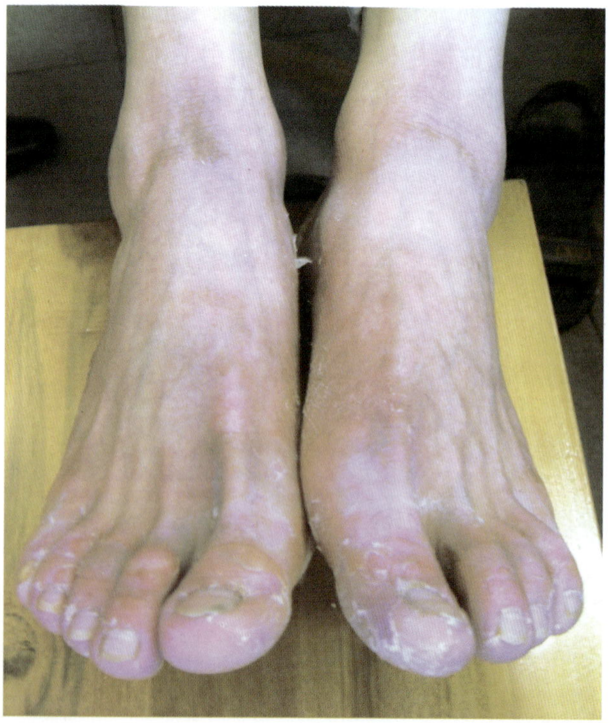

图 17–48　进行性对称性红斑角化病　足背见境界清楚的红斑角化性皮损，对称分布

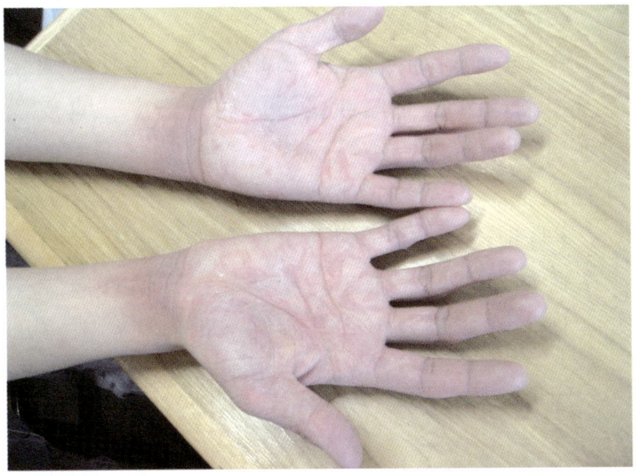

图 17-49 进行性对称性红斑角化病 手掌境界清楚的红斑角化性皮损，对称分布

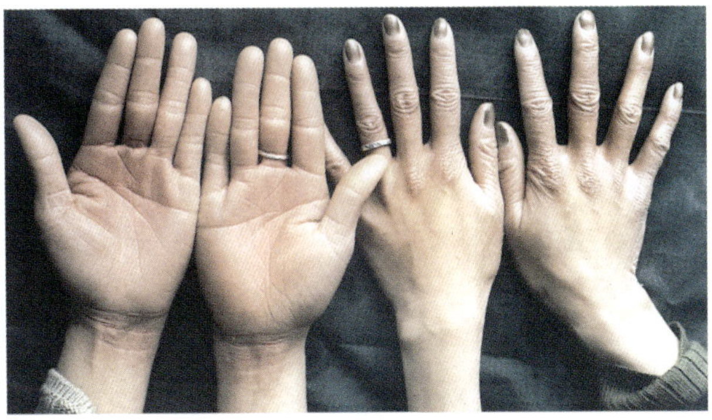

图 17-52 进行性对称性红斑角化病 姐弟同患

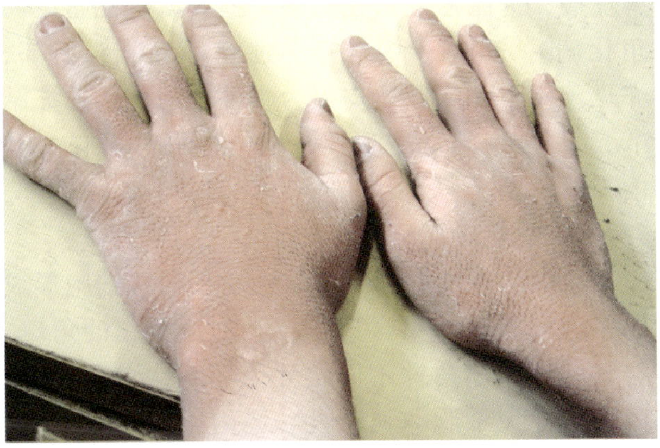

图 17-50 进行性对称性红斑角化病 手背面、境界清楚的红斑角化性皮损，对称分布

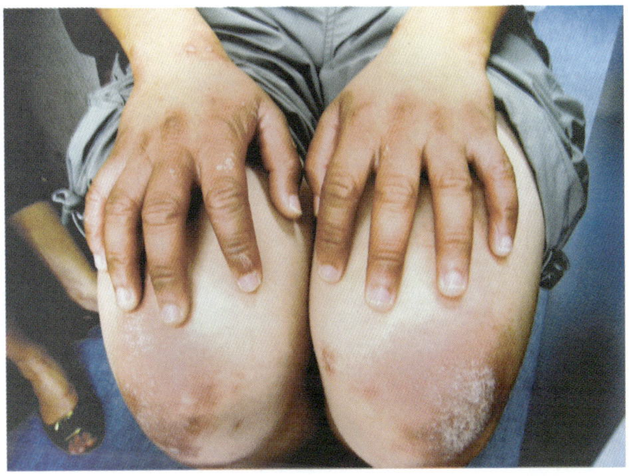

图 17-53 进行性对称性红斑角化病 手背、膝部境界清楚的红斑角化性皮损，对称分布

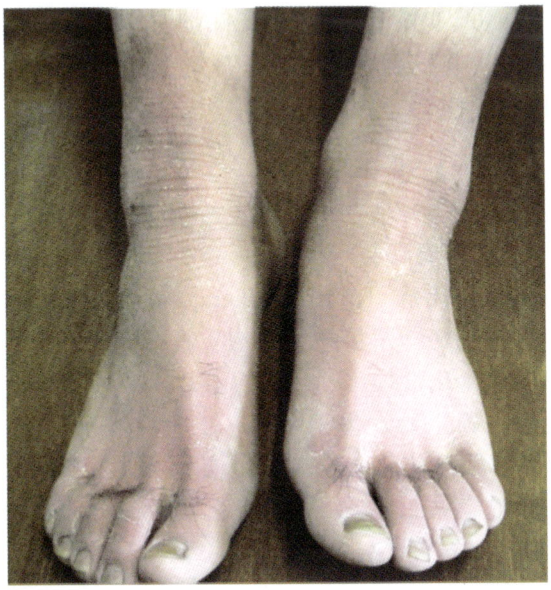

图 17-51 进行性对称性红斑角化病 足背面、境界清楚的红斑角化性皮损，对称分布

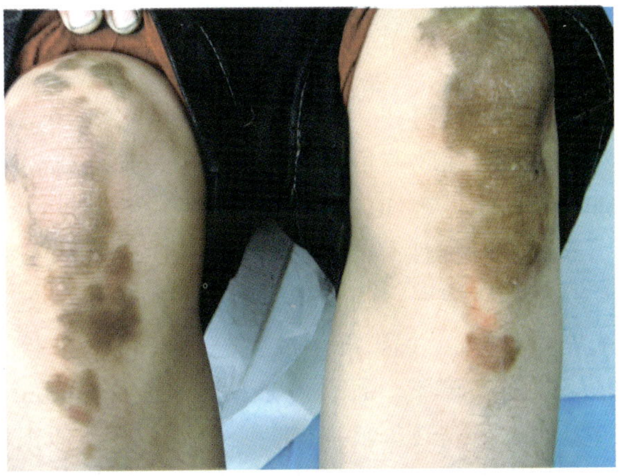

图 17-54 进行性对称性红斑角化病 膝部境界清楚的红斑角化性皮损

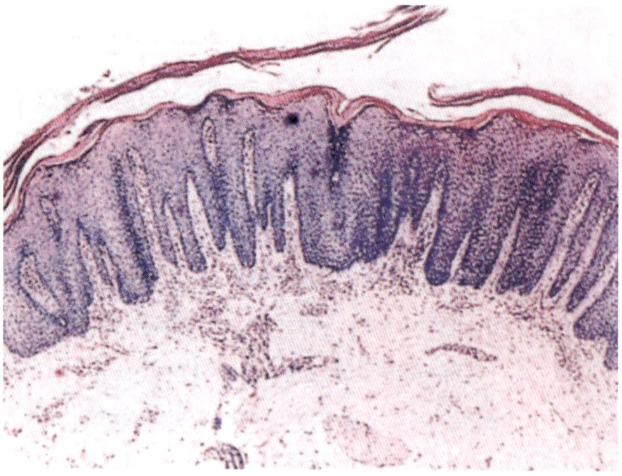

图 17-55 进行性对称性红斑角化病 不规则棘层肥厚，呈银屑病样增生。浅层血管扩张，管周轻度淋巴组织细胞浸润

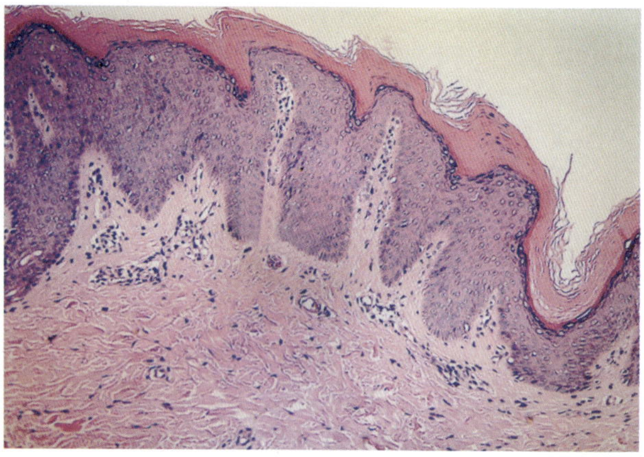

图 17-56 进行性对称性红斑角化病 角化过度，灶状角化不全。颗粒层增厚，不规则棘层肥厚，呈银屑病样增生

副肿瘤性肢端角化病

【临床表现】

副肿瘤性肢端角化病（acrokeratosis paraneoplastica）多见于 40 岁以上的男性，好发于手足、耳鼻，呈对称性分布。皮损为紫红或紫蓝色斑，覆以黏着性鳞屑，强行剥脱易致出血。关节处可见疣状指垫。手掌角化过度呈污黄色，甲板增厚、凹陷、破坏。面颈、躯干较少累及。面部呈脂溢性皮炎或红斑狼疮样，躯干损害则类似银屑病。本病常伴内脏恶性肿瘤，特别与鳞状细胞癌关系密切。

【组织病理】

本病呈非特异性，表皮角化过度伴灶性角化不全，棘层轻度肥厚或呈银屑病样增生，真皮浅层血管周围有淋巴细胞浸润，含少数核固缩的中性粒细胞。

【鉴别诊断】

临床应与红斑狼疮、银屑病、连续性肢端皮炎、脂溢性皮炎及甲真菌病等多种疾病鉴别。

倒置性毛囊角化病

【临床表现】

倒置性毛囊角化病（inverted follicular keratosis）又名末端毛囊瘤、毛孔瘤或基底-鳞状细胞棘皮瘤，为脂溢性角化病的一型（激惹性脂溢性角化病）。多见于中老年男性，好发于头面部，亦见于躯干和四肢。皮损为一种小的疣状丘疹结节，直径 2~10mm，顶部中央有一孔样开口，其内充以角质。

【组织病理】

组织病理特点为由嗜酸性扁平鳞状细胞形成的多数鳞状窝，呈洋葱样，类似低分化的角珠，与鳞状细胞癌角珠不同之处为，鳞状窝数目多，体积小，无细胞非典型性，呈内生性向下增生。常可见有些增生起源于充满角质的凹窝壁部。炎症轻微或无。

【鉴别诊断】

病理上应与鳞状细胞癌鉴别。鳞状细胞癌多见不典型细胞及核有丝分裂象，角珠大而数目少。

砷角化病

【临床表现】

砷角化病（arsenical keratosis）发生于服含砷水源、药物及接触含砷物质者。临床主要表现为皮肤角化性损害、色素沉着以及色素脱失。角化性皮损主要发生于掌跖，也可泛发全身。尿、毛发、皮肤组织中含砷量增高。常伴发皮肤及内脏肿瘤。皮肤癌最常见者为鲍温病，呈多发性（图 17-57~图 17-60）。

【组织病理】

表皮明显角化过度，可伴有角化不全，棘层

下方及基底层细胞非典型增生，真皮浅层轻至中度炎性细胞浸润，无明显弹力纤维变性。

【鉴别诊断】

临床应与皲裂性湿疹、掌跖角化病鉴别。组织学上应与日光角化病鉴别，后者真皮内常有嗜碱性变性及显著慢性炎症。

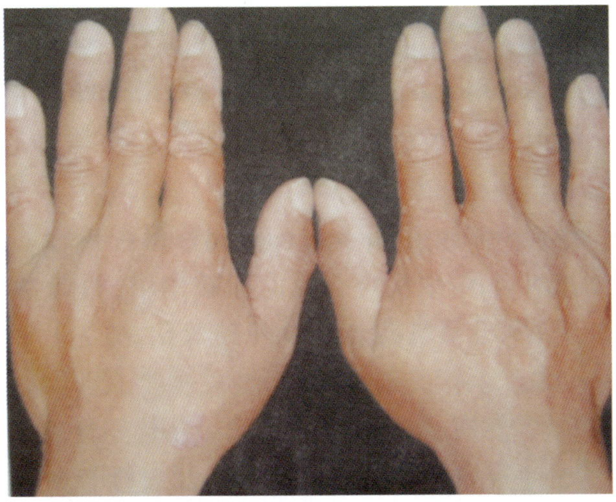

图 17-57　砷角化病　手背皮肤角化性损害

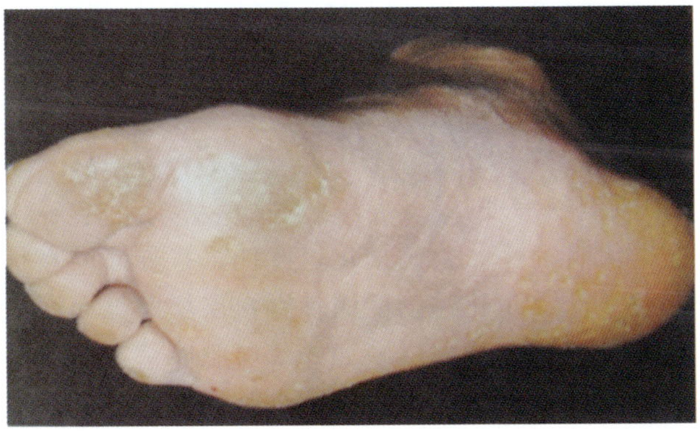

图 17-58　砷角化病　足跖皮肤角化性损害

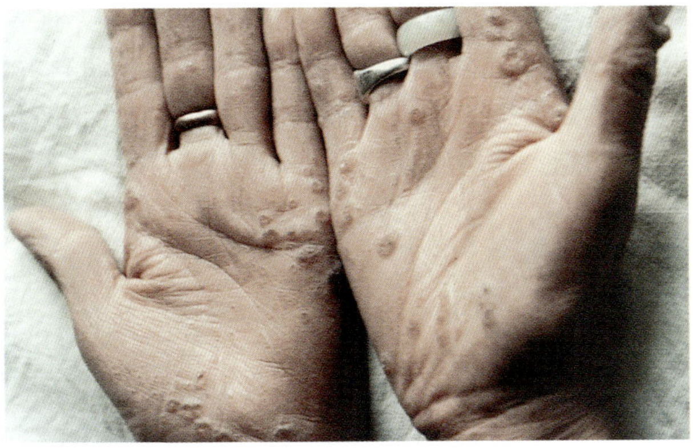

图 17-59　砷角化病　手掌皮肤角化性损害

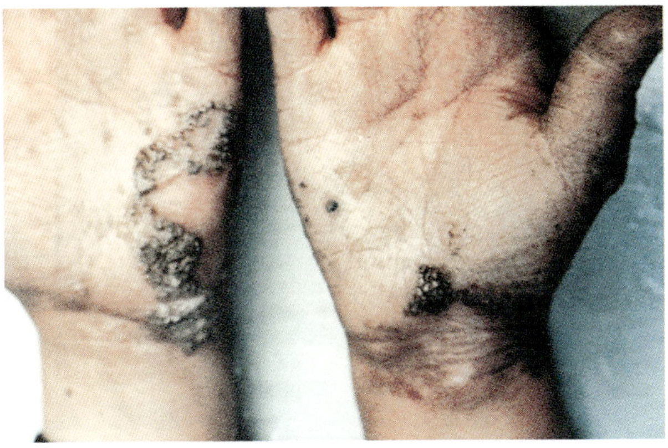

图 17-60　砷角化病　继发鲍温病

Olmsted 综合征

【临床表现】

Olmsted 综合征（Olmsted syndrome）又名残毁性皮肤角化病和口周皮肤病。男性多于女性。典型皮损为掌跖及腔口周围对称性角化斑块及丘疹，常伴有手指挛缩、畸形及指趾横断，足部深皲裂，甲营养不良，毛发稀少等（图 17-61~图 17-68）。

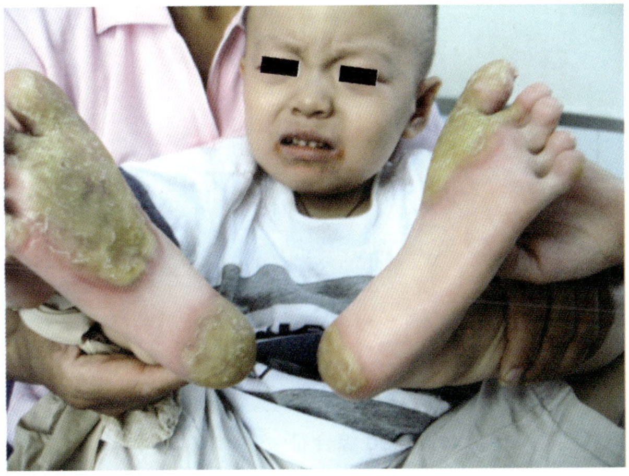

图 17-61　Olmsted 综合征　掌跖及腔口周围对称性角化斑块

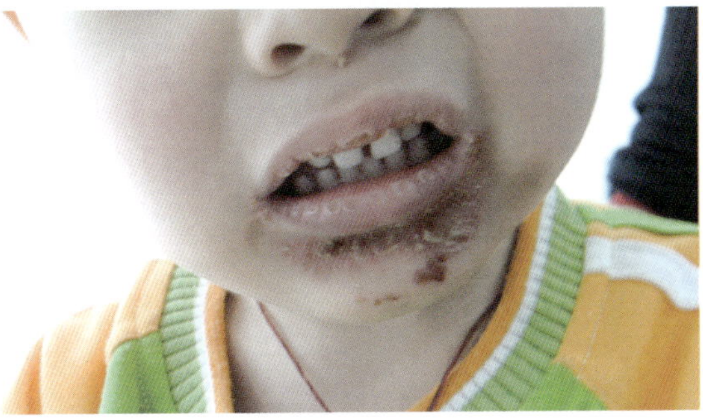

图 17-62　Olmsted 综合征　口周围角化斑块

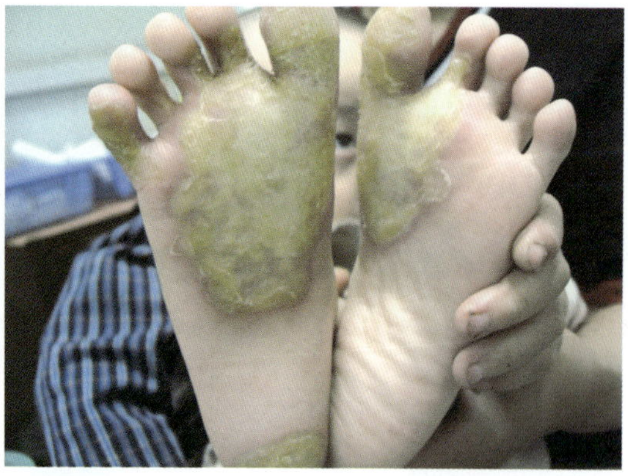
图 17-63　Olmsted 综合征　趾部对称性角化斑块

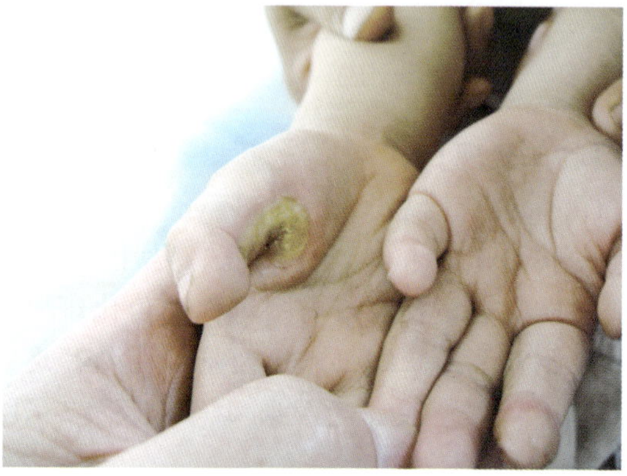
图 17-64　Olmsted 综合征　手掌角化斑块

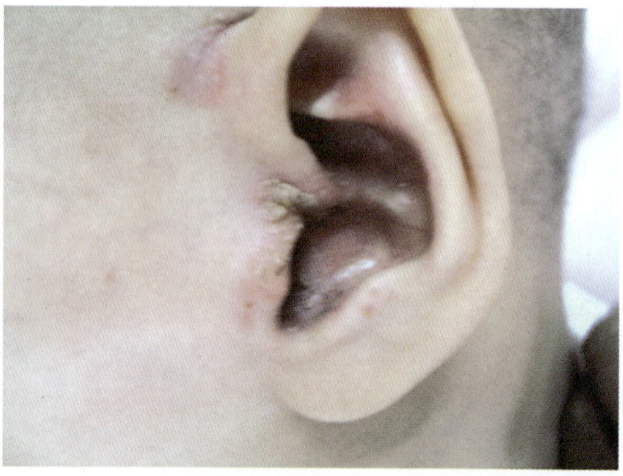
图 17-65　Olmsted 综合征　耳部皮损

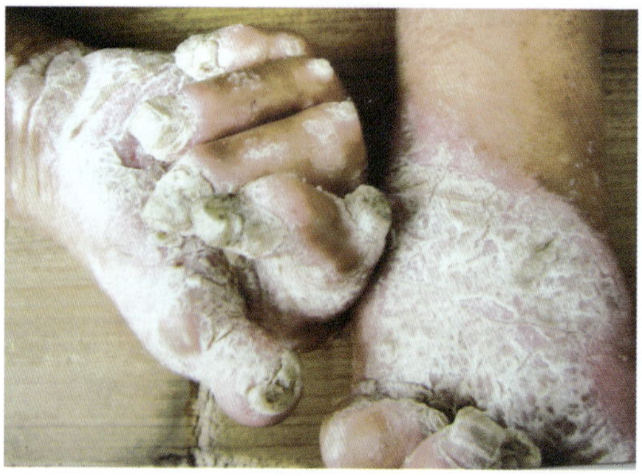
图 17-66　Olmsted 综合征　手掌对称性角化斑块

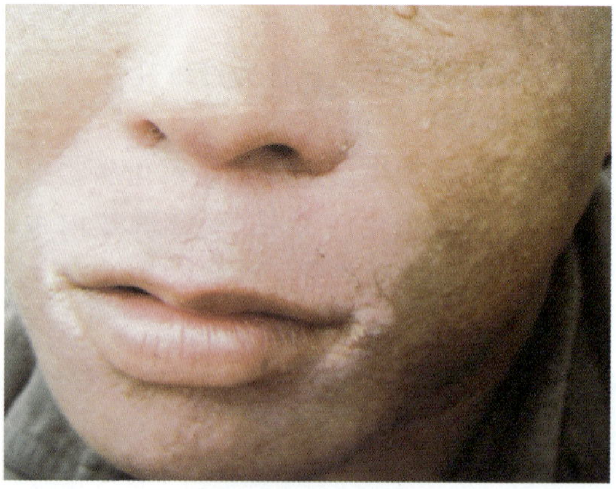
图 17-67　Olmsted 综合征　口周围角化斑块

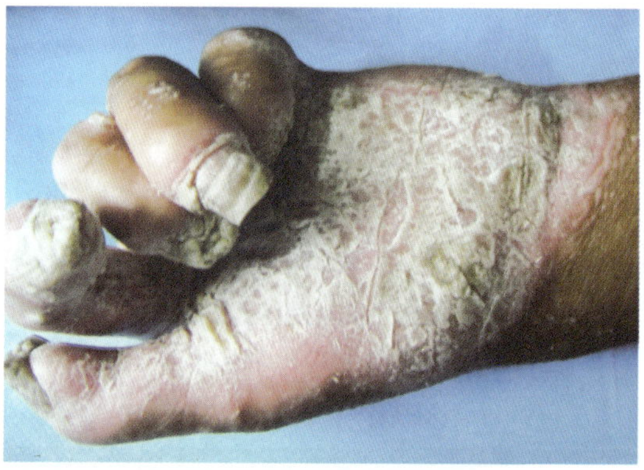
图 17-68　Olmsted 综合征　手掌角化斑块

【组织病理】

无特征性。弥漫角化过度伴垂直方向的点状角化不全。角化过度区域伴颗粒层增厚；而在角化不全区域，颗粒层缺如。棘层肥厚呈银屑病样或乳头瘤样增生，真皮浅层水肿，血管增生，也可有淋巴组织细胞浸润。

【鉴别诊断】

临床上主要与肠病性肢端皮炎、先天性厚甲、Vohwinkel 综合征（残毁性掌跖角化病）、慢性皮肤黏膜念珠菌病、Meleda 病（转移性掌跖角化过度症）等疾病鉴别。

（潘　敏）

第十八章 萎缩性皮肤病

由于皮肤营养障碍所致的全部或部分皮肤组织减少、缩小及功能障碍的一组疾病，它和先天性皮肤发育不全（缺损）不同，是皮肤发育完整后的变化。

斑状萎缩

【临床表现】

斑状萎缩（macular atrophy）分原发性、继发性两种。厚发性的原因不明，有些病例可能与感染有关，因青霉素治疗有效。多见于中年女性，好发于腰背部。继发性多继发于原有皮肤疾患，如麻风、梅毒等。典型损害为圆形或卵圆形萎缩斑，用手指按压有疝囊样感觉(图 18–1~图 18–3)。

【组织病理】

基本组织病理改变为局灶性弹性组织离解。早期红斑性损害示真皮浅层血管周围稀疏至中等淋巴组织细胞浸润，少数病例可见嗜中性粒细胞、核尘及嗜酸性粒细胞浸润，显示白细胞碎裂

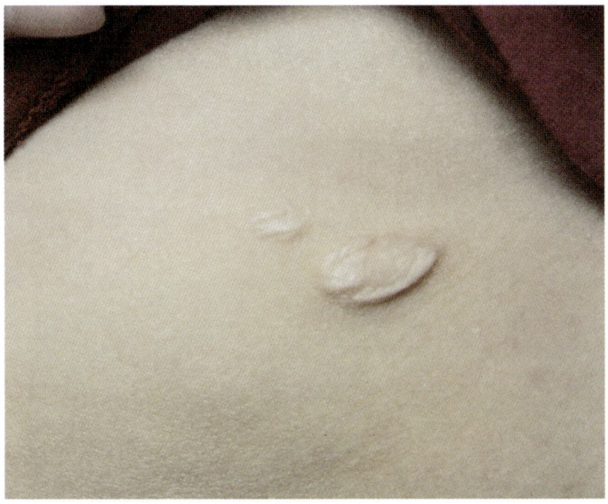

图 18–1　斑状萎缩　典型损害为圆形或卵圆形萎缩斑，用手指按压有疝囊样感觉

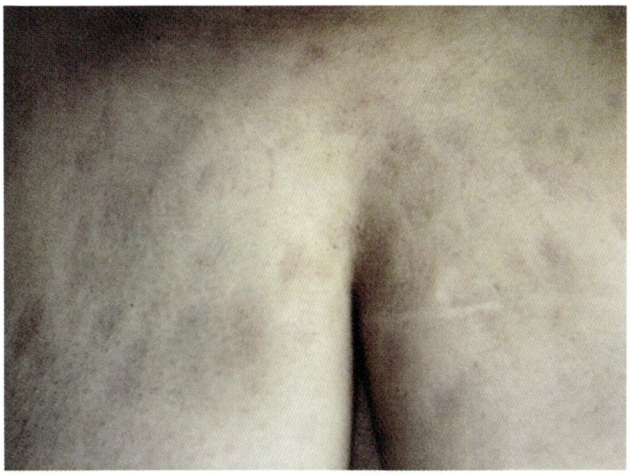

图 18–2　斑状萎缩　圆形或卵圆形萎缩斑

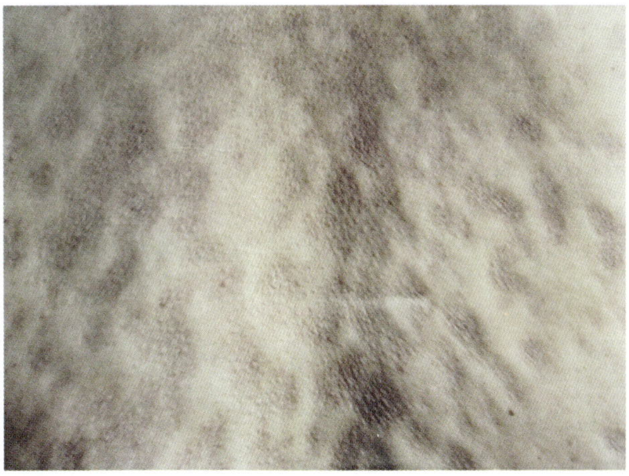

图 18–3　斑状萎缩　圆形或卵圆形萎缩斑

性血管炎的组织表现；萎缩期示表皮萎缩，表皮突消失变平，弹力纤维染色示弹力纤维明显减少甚至消失，胶原纤维变细，真皮变薄，皮肤附属器减少甚至消失（图 18–4~图 18–7）。

【鉴别诊断】

临床应与硬化萎缩性苔藓、神经纤维瘤病以及局灶性皮肤发育不全相鉴别。

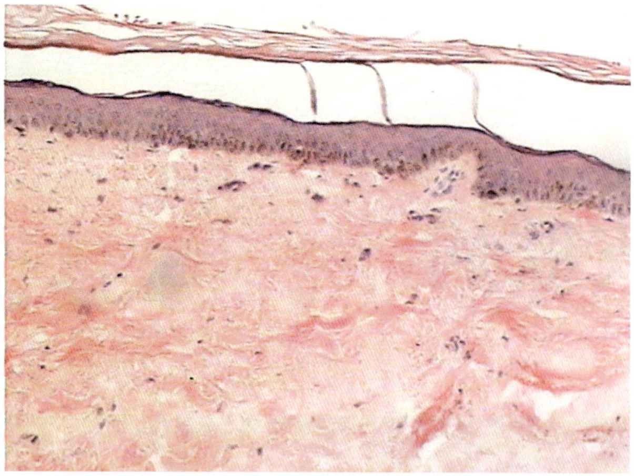

图 18-4　斑状萎缩　表皮萎缩，表皮突消失变平，胶原纤维变细，皮肤附属器减少、消失

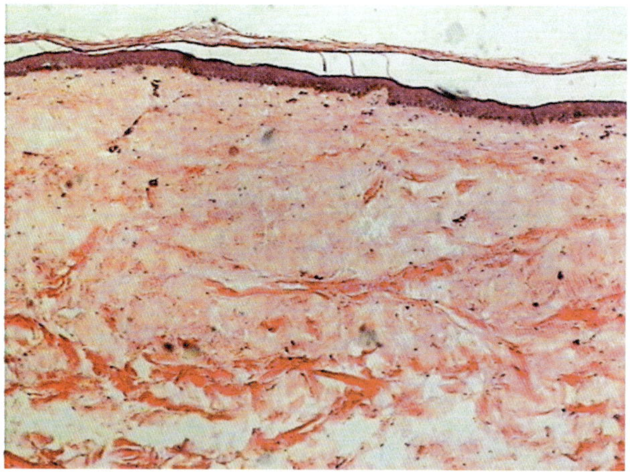

图 18-5　斑状萎缩　表皮萎缩，表皮突消失变平，皮肤附属器减少、消失

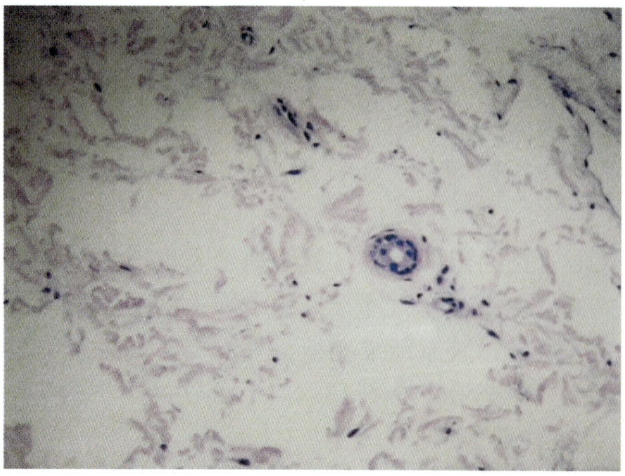

图 18-6　斑状萎缩　胶原纤维稀疏变细，皮肤附属器减少、消失

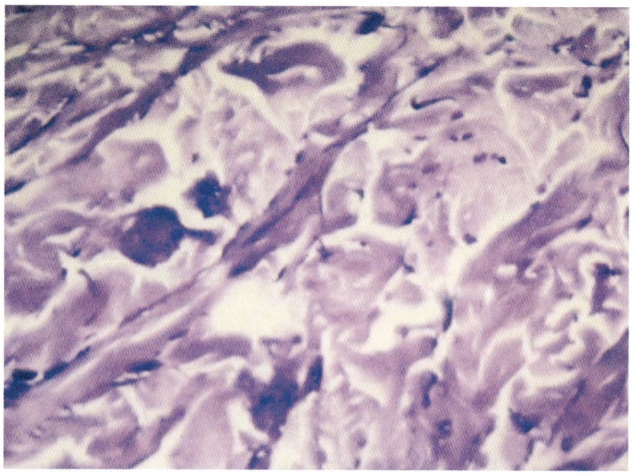

图 18-7　斑状萎缩　胶原纤维稀疏变细，皮肤附属器减少、消失

毛囊性皮肤萎缩

【临床表现】

毛囊性皮肤萎缩（follicular atrophoderma）在出生时或幼年发病，好发于手足背。典型皮损为片状密集的毛囊口性凹陷萎缩，边缘清楚。发际内可出现苍白或浅红色、大小不等的片状假斑秃损害。可能与某种遗传缺陷有关。可与钙化性软骨发育不良，Bazex 综合征、掌跖角化病或掌跖少汗症伴发（图 18-8~图 18-10）。

【组织病理】

板层状角质层肥厚，灶状表皮凹陷性萎缩区，表皮突变平，颗粒层和棘细胞层变薄，真皮有轻度围管性炎症反应。

【鉴别诊断】

临床应与虫蚀状皮肤萎缩相鉴别。

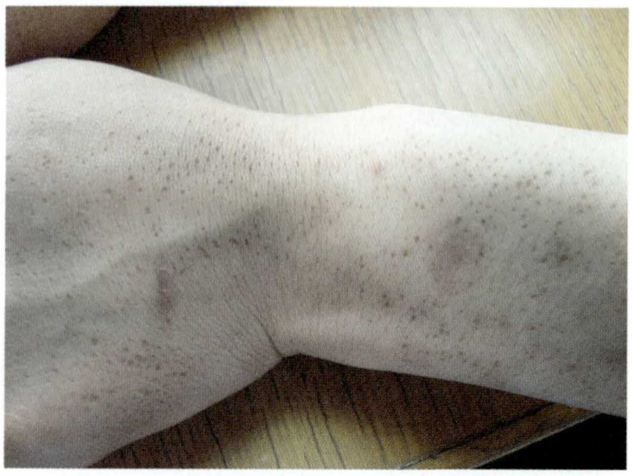

图 18-8　毛囊性皮肤萎缩　毛囊口性凹陷萎缩

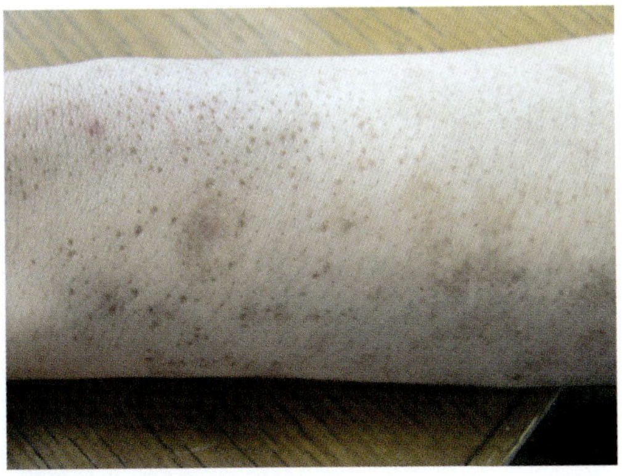
图 18-9　毛囊性皮肤萎缩　毛囊口性凹陷萎缩

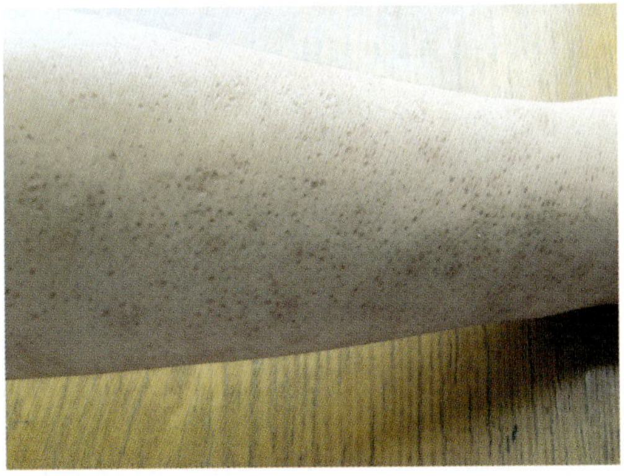
图 18-10　毛囊性皮肤萎缩　毛囊口性凹陷萎缩

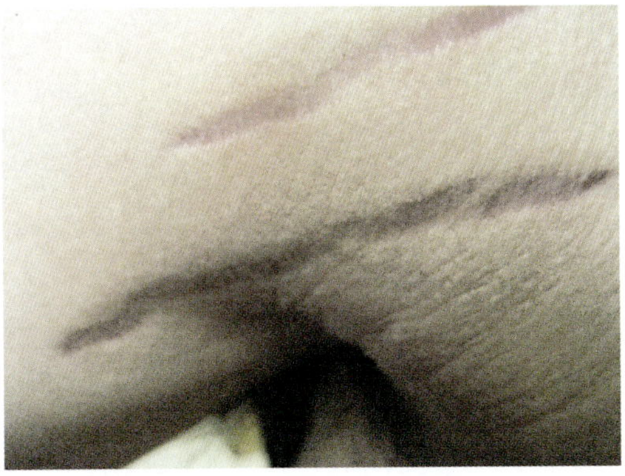
图 18-12　萎缩纹　条状萎缩凹陷

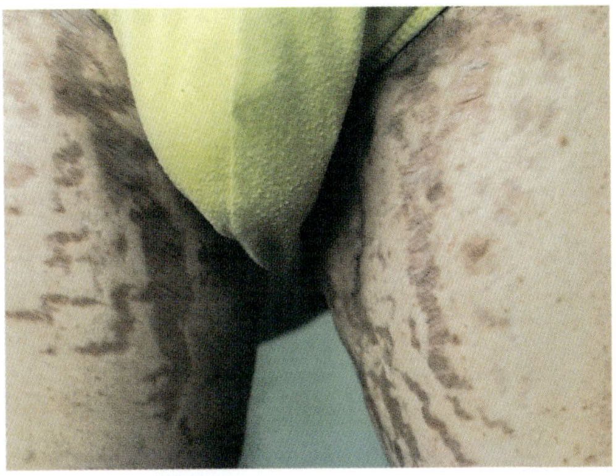
图 18-13　萎缩纹　条状萎缩凹陷

萎缩纹

【临床表现】

萎缩纹（striae atrophicae）又名膨胀纹，多见于青春期体重增长迅速者、妊娠期妇女以及长期服用皮质类固醇者。好发于腹壁、大腿内外侧、臀部、上臂内侧及乳房上半部。典型皮损为条状萎缩凹陷，初起淡红色，日久转为白色，无自觉症状(图 18-11~图 18-13)。

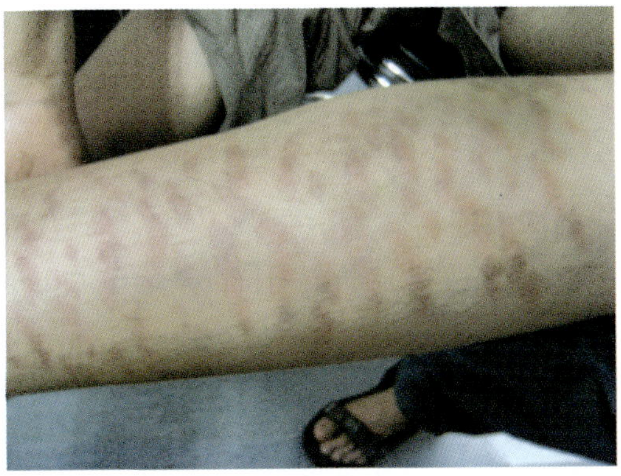
图 18-11　萎缩纹　条状萎缩凹陷

【组织病理】

早期真皮水肿，血管周围轻度淋巴细胞浸润，真皮浅层弹力纤维断裂，胶原纤维分离。晚期表皮萎缩，表皮突消失。真皮变薄，弹力纤维减少，胶原纤维均质化淡染，汗腺毛囊消失(图 18-14~图 18-16)。

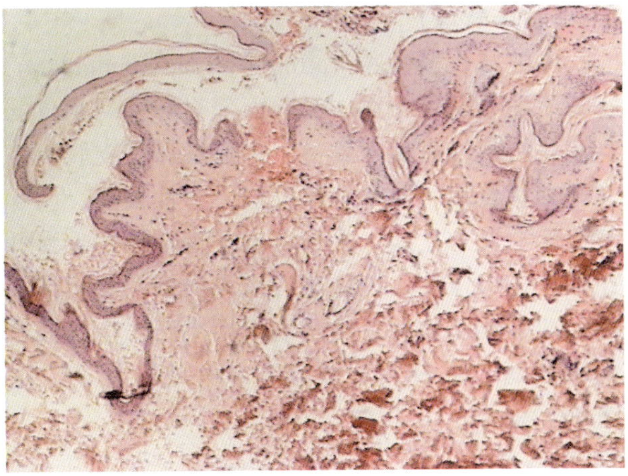
图 18-14　萎缩纹　表皮萎缩，表皮突消失，真皮水肿，血管周围轻度淋巴细胞浸润

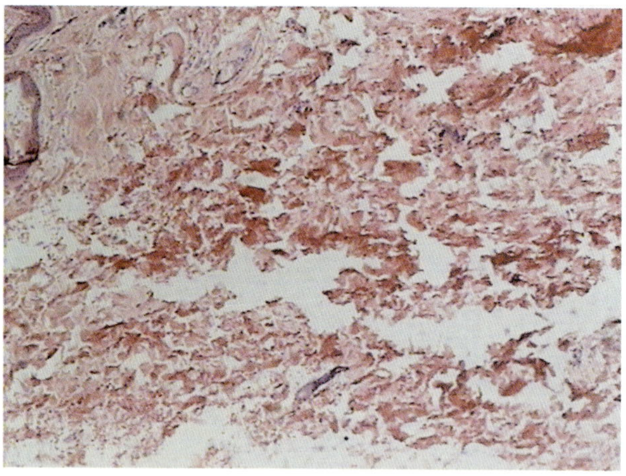

图 18–15 萎缩纹 真皮水肿，血管周围轻度淋巴细胞浸润

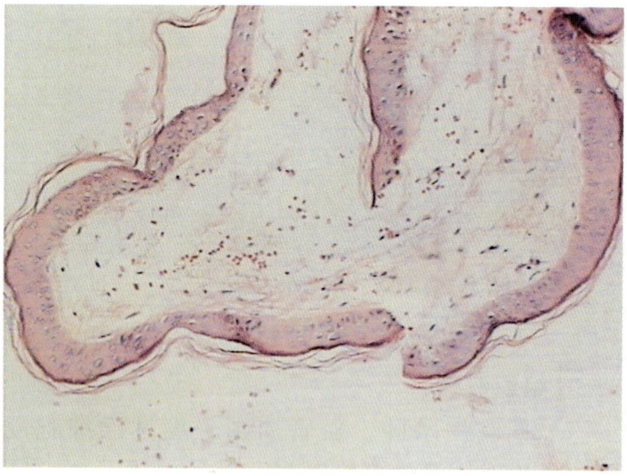

图 18–16 萎缩纹 表皮萎缩，表皮突消失。真皮变薄

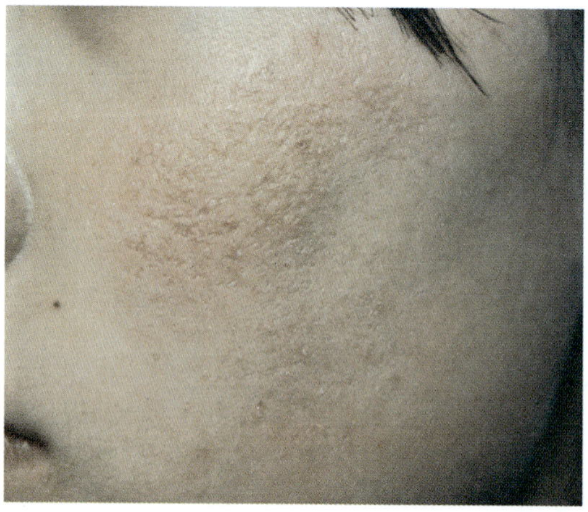

图 18–17 虫蚀状皮肤萎缩 多数密集的虫蚀状萎缩性小凹，成蜂窝状或筛孔状外观

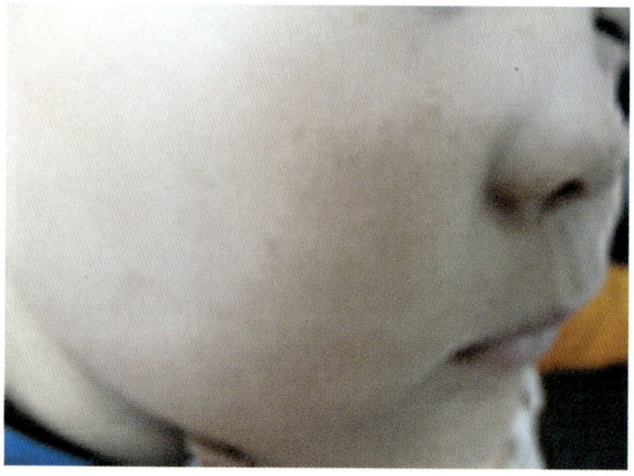

图 18–18 虫蚀状皮肤萎缩 多数密集的虫蚀状萎缩性小凹

虫蚀状皮肤萎缩

【临床表现】

虫蚀状皮肤萎缩 (atrophoderma vermiculata)，属萎缩性毛发角化病，又称面部对称性网状皮肤萎缩、网状红斑性毛囊炎、瘢痕红斑性皮肤萎缩或蜂窝状萎缩。常于幼年发病，女性稍多，属于萎缩性毛发角化病。最初可表现为红斑性毛囊性丘疹，丘疹顶端角栓脱落后成为典型的萎缩性皮损，即多数密集的虫蚀状萎缩性小凹，小凹间有狭嵴相隔，成蜂窝状或筛孔状外观（图 18–17，图 18–18)。

【组织病理】

表皮轻度萎缩，表皮突变平甚至消失，真皮内毛细血管扩张，血管壁水肿，血管和毛囊周围单一核细胞浸润，有的胶原纤维水肿，伴嗜碱性变性，毛囊扩大，伴角质栓或形成角质囊肿，皮脂腺萎缩减少。

【鉴别诊断】

临床应与瘢痕性痤疮、痤疮样痣鉴别。

进行性特发性皮肤萎缩

【临床表现】

进行性特发性皮肤萎缩（progressive idiopathic atrophoderma）又称 Pasini-Pierini 萎缩性皮病。多见于青年女性，好发于躯干尤其背部，偶见于四肢远端，通常不对称分布。典型皮损为圆形、卵圆形境界清楚的青紫色萎缩斑，轻度凹陷，可融合成，不规则斑片，直径 2cm，甚至更大。表面光滑菲薄，可见下方血管。陈旧损害中央轻度发硬，病情缓慢发展。数目在 10 年或更长时间内不断增多，以后停止，保持不变（图18-19，图18-20）。

【组织病理】

病理改变轻微而无特异性。早期真皮下方胶原纤维可水肿，弹力组织成块团稀少。真皮血管周围巨噬细胞和 T 淋巴细胞浸润。免疫组织化学染色可见真皮血管壁 IgM 和 C3 沉积。以后水肿消退，真皮变薄，表皮有些萎缩。

【鉴别诊断】

组织学上应与斑状萎缩、血管萎缩性皮肤异色症、硬斑病、皮下脂肪萎缩鉴别。血管萎缩性皮肤异色症可见基底细胞液化变性，真皮炎症细胞呈带状浸润。硬斑病胶原纤维变性明显，汗腺亦萎缩。皮下脂肪萎缩中皮下脂肪减少或缺如。此外，临床表现亦有差别，可资鉴别。

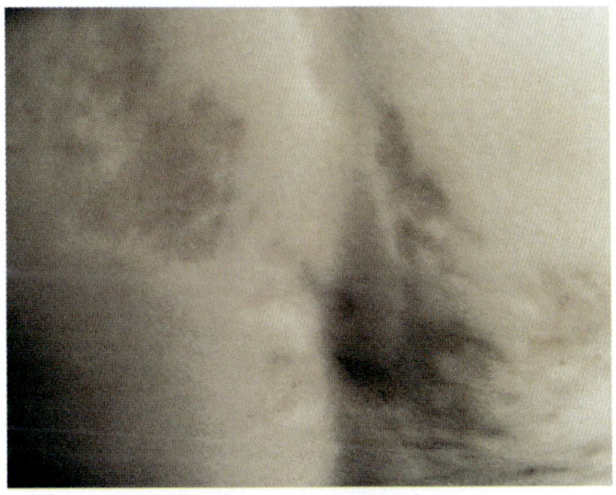

图 18-19　进行性特发性皮肤萎缩　不规则性境界清楚的萎缩斑，轻度凹陷

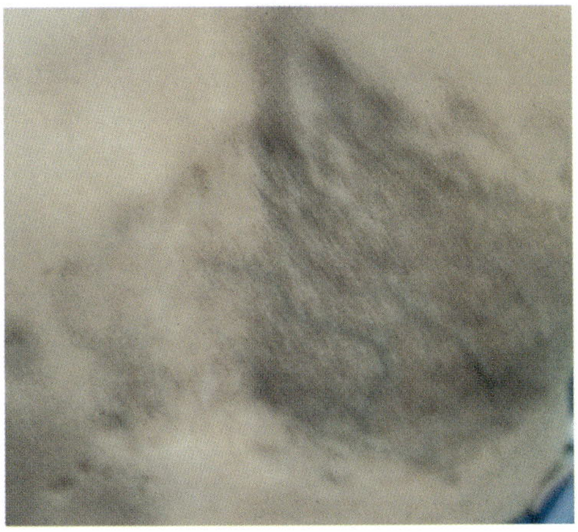

图 18-20　进行性特发性皮肤萎缩　境界清楚的融合大片萎缩斑，轻度凹陷，可见下方血管

慢性萎缩性肢端皮炎

【临床表现】

慢性萎缩性肢端皮炎（acrodermatitis chronica atrophicans）多见于中年女性，好发于下肢。病变始自肢体远端，为紫红色的浸润斑块或结节，离心性发展成片状，数月后中央萎缩，皮肤菲薄，可见下方血管，周围仍有活动损害。持续扩展数月、数年甚至数十年。萎缩处皮肤平滑、无毛、纸样，暗红色、色素性或异色症样（图18-21）。

【组织病理】

表皮萎缩变薄，表皮突变平甚至消失；真皮浅层较致密带状组织淋巴细胞浸润。表皮与真皮炎症细胞之间有一窄的无浸润带；真皮中下层及皮下脂肪血管周围有散在淋巴组织细胞浸润，可见浆细胞；弹力纤维染色示弹力纤维减少以至消失。真皮间质水肿，晚期明显变薄，皮下脂肪亦

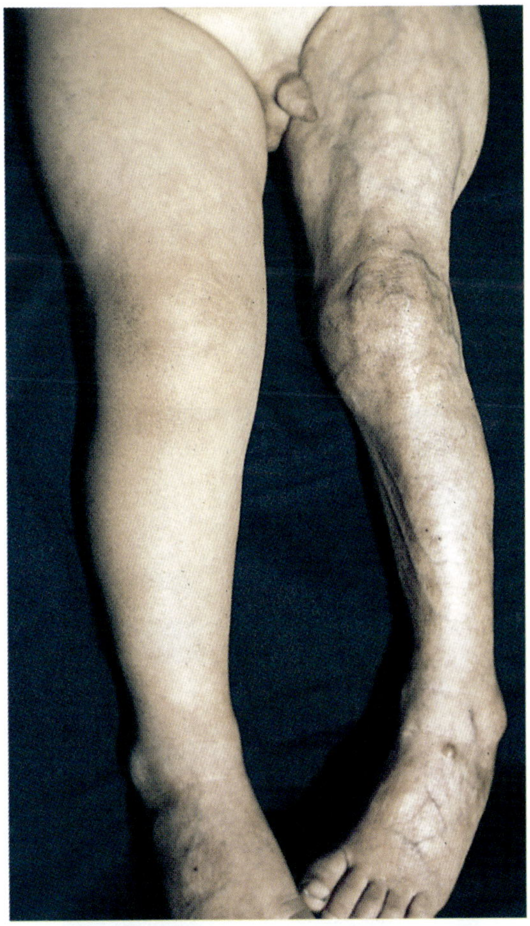

图 18-21　慢性萎缩性肢端皮炎　小腿皮肤平滑萎缩、无毛、纸样，异色症样，可见下方血管

萎缩变薄；毛囊、皮脂腺萎缩，小汗腺仍存在。银染法在病变血管周围可见疏螺旋体。

【鉴别诊断】

临床及组织病理上应与硬皮病鉴别。硬皮病萎缩的皮损坚实，组织病理显示胶原纤维变性明显，汗腺亦萎缩。

局部偏侧萎缩

【临床表现】

局部偏侧萎缩（local hemiatrophy）多见于青年女性。好发于一侧颜面或三叉神经一个分支的分布区域，偶尔同时累及一侧面颈部及同侧躯体，或一侧颜面与对侧躯体，分别称为全身偏侧萎缩或交叉偏侧萎缩。典型皮损为界线清楚的瘦削、凹陷或变形，如瘢痕样与下面组织粘连。皮肤变薄、发亮，呈象牙色或灰黑色，可致脱发。可伴凉、麻或三叉神经痛等症状（图 18–22~图 18–24）。

【组织病理】

皮肤各层组织变薄，皮下脂肪组织减少，为纤维组织替代，肌纤维萎缩，局灶性炎症细胞浸润，肌横纹消失（图 18–25）。

【鉴别诊断】

临床应与额部刀疤形硬皮病、原发性进行性脂肪萎缩症、胶原血管病鉴别。

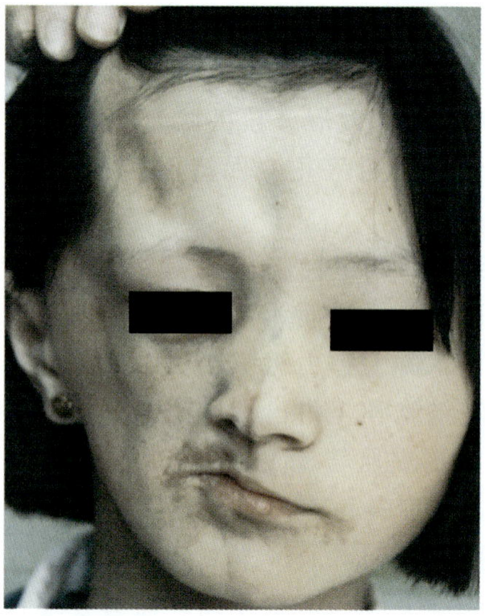

图 18–23　局部偏侧萎缩　半侧面部界线清楚的瘦削、凹陷

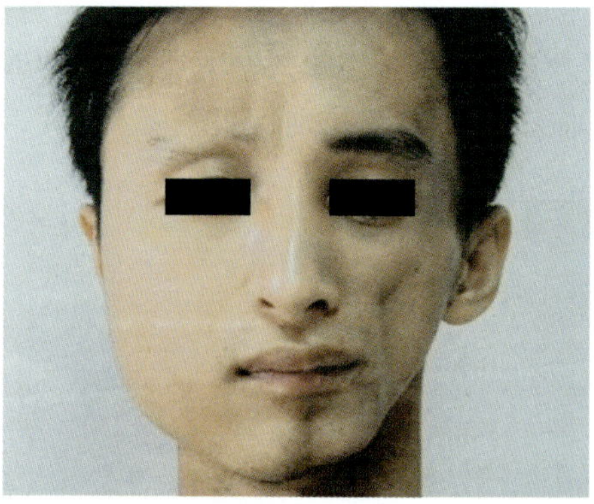

图 18–24　局部偏侧萎缩　半侧面部界线清楚的瘦削、凹陷

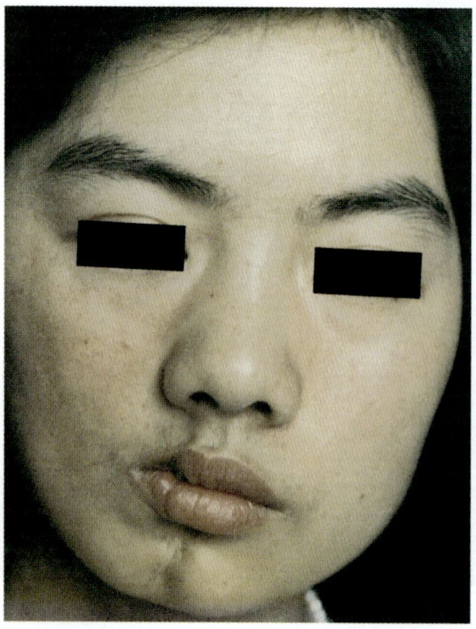

图 18–22　局部偏侧萎缩　半侧面部界线清楚的瘦削、凹陷

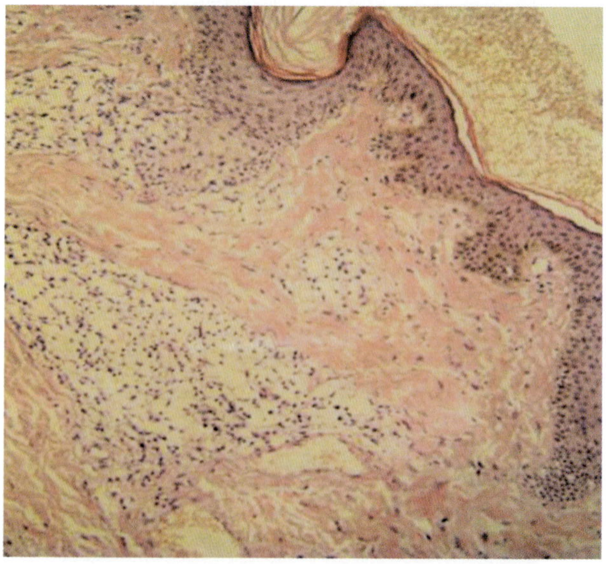

图 18–25　局部偏侧萎缩　皮肤各层组织变薄，皮下脂肪组织减少，为纤维组织替代，局灶性炎症细胞浸润

局部全层萎缩

【临床表现】

局部全层萎缩（local panatrophy）可分两型。①Gower 全层萎缩：呈界限清楚的萎缩区。大小、形状以及分布均不规则。患处皮下脂肪消失，其上皮肤萎缩，其余均正常。损害单发或多发，大小自 2 至 20cm 不等，形状不一。大多发生于背、臀、大腿以及上臂等处、数月后萎缩达到最大范围，以后保持不变。②硬化性全层萎缩：皮下脂肪萎缩，有时下方肌肉及骨骼亦发生萎缩。临床及组织病理学上均与典型的硬斑病相同。硬化性全层萎缩，硬化累及皮下组织和肌肉，沿一侧肢体、或环绕躯干、或环绕肢体分布。通常发生于儿童期。

【组织病理】

真皮、皮下组织萎缩、硬化。

【鉴别诊断】

本病应与脂膜炎、高氏脂肪萎缩、进行性脂肪营养不良、继发性局限性脂肪萎缩相鉴别。

（潘　敏）

第十九章 非感染性肉芽肿

本章包括结节病、环状肉芽肿、类脂质渐进性坏死和多形性肉芽肿等疾病，这些疾病在临床和组织病理特征上有相似之处。目前对这些疾病的病因和它们之间的关系尚不明了，有待于进一步研究。在病理上，这类疾病多数出现灶性渐进性坏死和栅栏状肉芽肿改变，故在本章进行叙述。

结节病

结节病（sarcoidosis）又称肉样瘤病，是一种病因不明、可累及皮肤及全身多个系统的上皮样细胞肉芽肿性疾病。近年来认为本病与T细胞介导的免疫反应有关，有可能是易感者对一种或多种感染性因素或其他抗原产生的系统性肉芽肿反应。病程缓慢。

【临床表现】

结节病临床表现形式多样（图19-1~图19-14）。

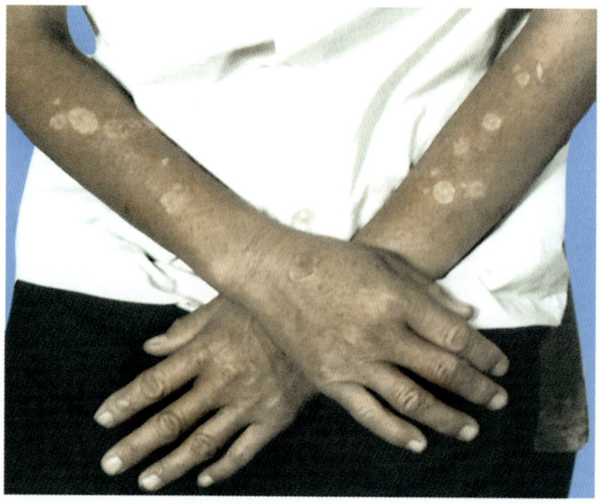

图 19-1　斑块型结节病

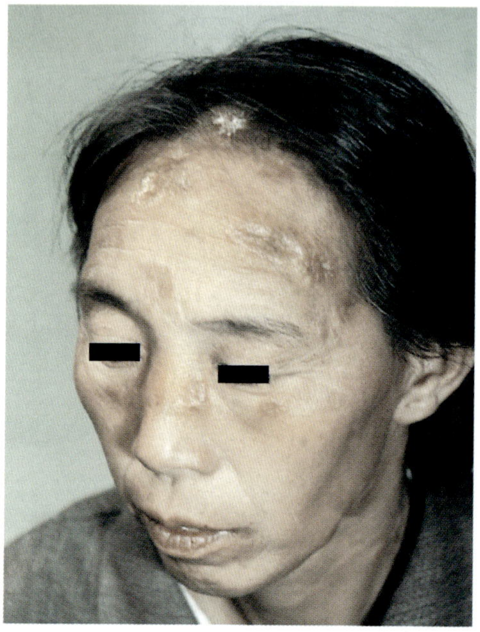

图 19-2　斑块型结节病

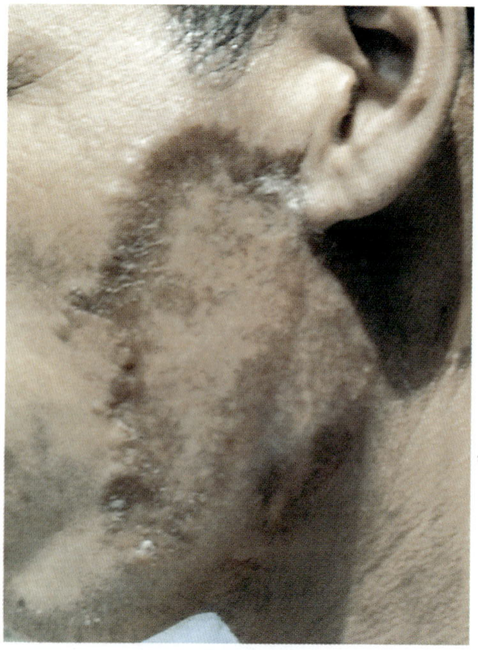

图 19-3　斑块型结节病

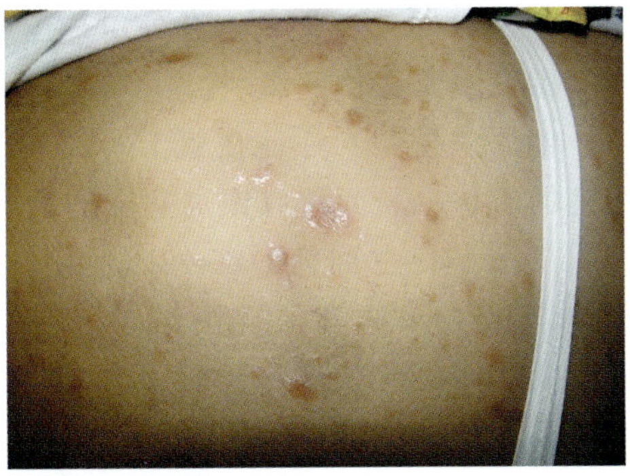

图 19-4　银屑病样型结节病

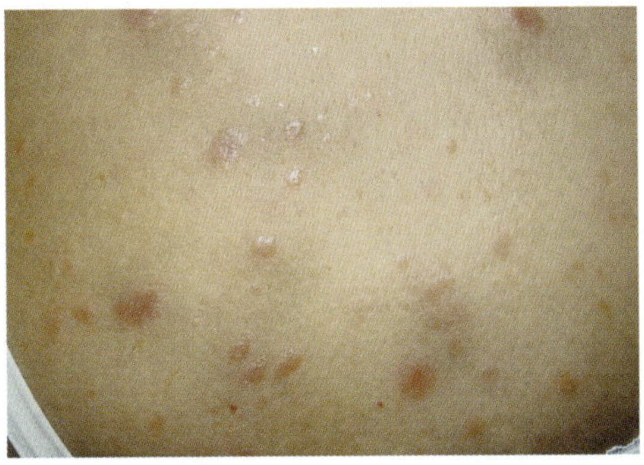

图 19-5　银屑病样型结节病

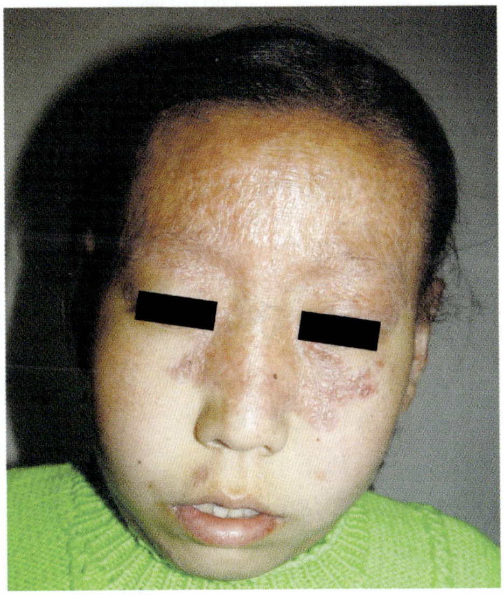

图 19-6　斑块型结节病

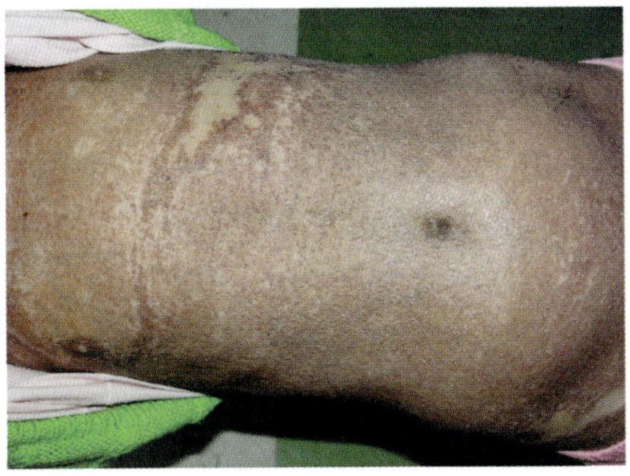

图 19-7　红皮病型结节病

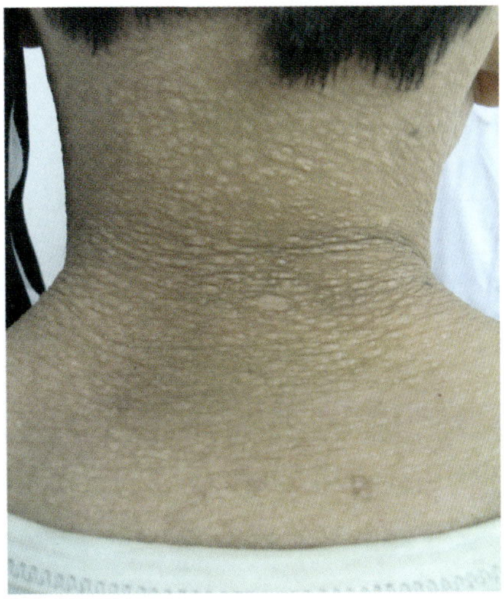

图 19-8　苔藓性结节病继发秃发

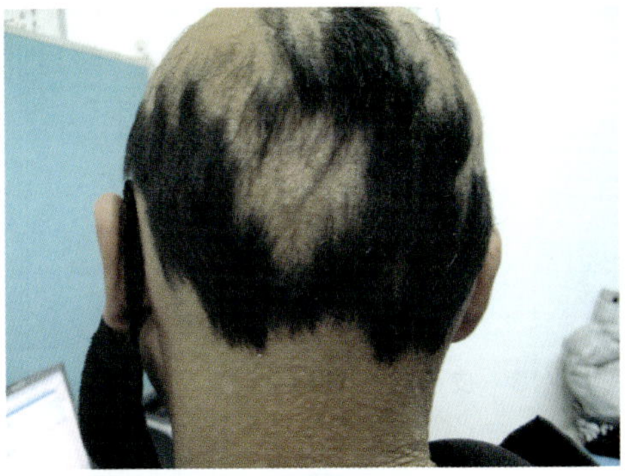

图 19-9　苔藓性结节病继发秃发

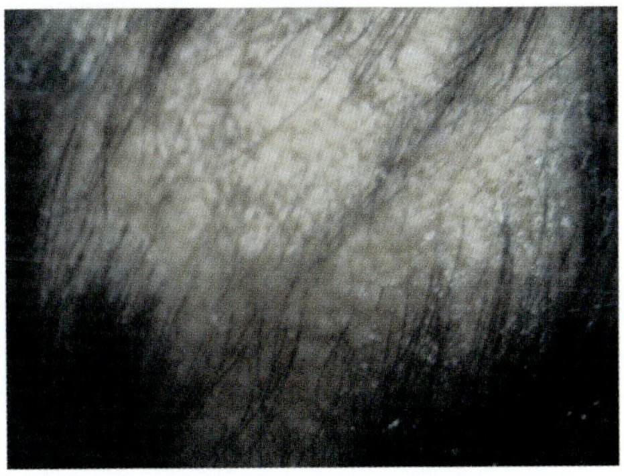

图 19-10　苔藓性结节病继发秃发

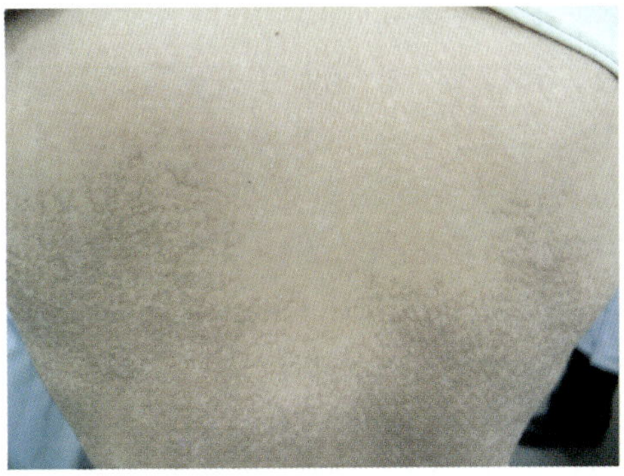

图 19-11　苔藓性结节病

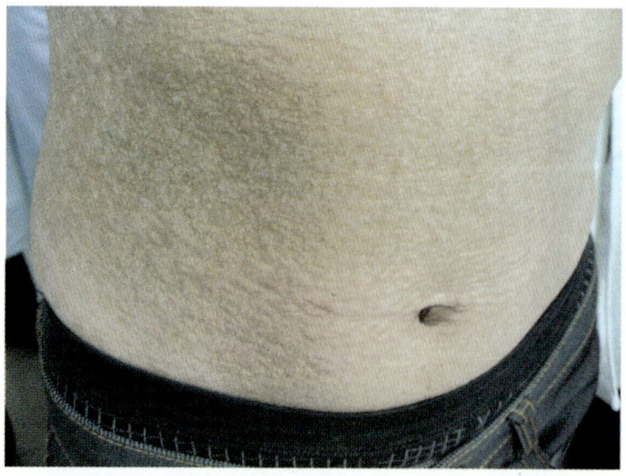

图 19-12 苔藓性结节病

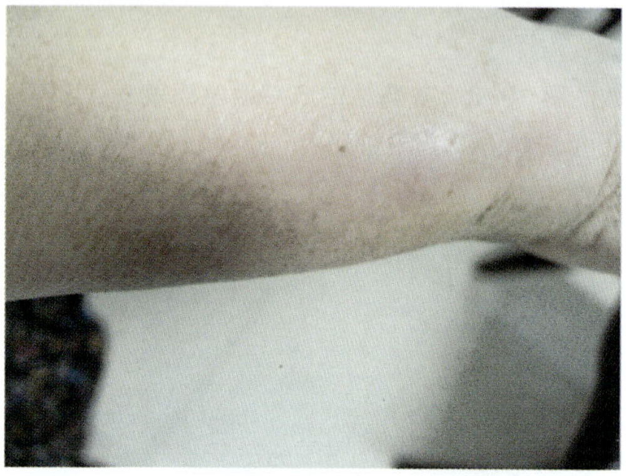

图 19-13 皮下性结节病

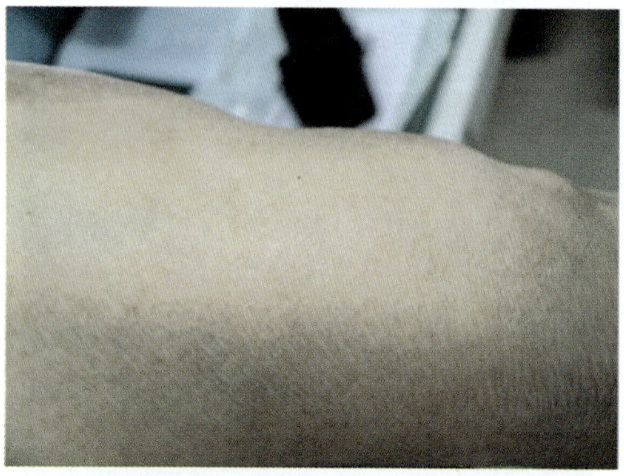

图 19-14 皮下性结节病

1.皮肤结节病

(1) 丘疹型 损害为针头至豌豆大小的小结节，主要分布于面部、颈部及肩部。玻片按压显出类似狼疮结节的淡黄色小点，消退后不留痕迹，有时遗留色素斑、萎缩及瘢痕。

(2) 斑块型 由 Hutchinson 首先报告，表现为独特的斑块状损害，斑块大而且呈分叶状，表面扁平而轻微高起，常见于颊、鼻及臂部。

(3) 冻疮样狼疮型 在容易发生冻疮的部位，如耳轮、颊部、鼻尖、指趾处对称出现的浸润较浅的青红或紫红色的斑块。

(4) 银屑病样型 往往在躯干及四肢发生的边界清楚的斑块，表面覆有银屑病样的鳞屑。

(5) 皮下型 也称为 Darier-Roussy 肉样瘤。呈樱桃到栗子大小坚实的皮下结节，与皮肤粘连，逐渐变为暗红色，病程长时中央可发生萎缩及纤维化，无自觉症状。

(6) 瘢痕型 损害发生于瘢痕部位。如烧伤、毛囊炎、带状疱疹后瘢痕上。使原有的瘢痕面积扩大，高度增加，酷似瘢痕疙瘩。

(7) 红皮病型 弥漫性分布的浸润性红斑及鳞屑性斑片，边界不清。

(8) 结节性红斑型 某些结节病患者可表现为多发性关节痛伴发热、血沉增快，X 线检查肺门淋巴结肿大。面部、背部及四肢伸侧发生散在疼痛性皮下结节。表面皮肤发红，最常见于年轻女性。

(9) 黏膜肉样瘤 口腔的硬腭、颊部、悬雍垂及扁桃体针头大小丘疹，群集融合形成扁平的斑块，睑结膜及泪腺发生小结节。

(10) 其他罕见型 包括苔藓样型、鱼鳞病样型、萎缩型、溃疡型、疣状型、色素减退型、秃发型和硬斑病型。

2.系统性结节病

(1) 肺部损害 90%患者肺脏受累。其中双侧肺门淋巴结肿大是结节病最常见的表现，X 线检查为点状、条状或片状阴影，多为双侧性，向外放射性扩张，肺下叶呈网状。早期临床症状较轻，但后期肺部纤维化明显。患者最常见的死亡原因为肺实质的广泛纤维化而引起的心力衰竭。

(2) 淋巴结病变 全身淋巴结肿大占 50%。结节病的早期往往仅限于颈部或腋部淋巴结肿大，进而全身淋巴结肿大，特别是纵隔和肺门淋巴结肿大。

(3) 眼部损害 结节病眼受累占 25%~30%，最常见的为虹膜炎、睫状体炎。也可有结膜炎、角膜炎、视网膜炎及视神经损害，引起失明。

(4) 骨关节 15%的患者可见骨病变，指趾骨关节肿胀、疼痛，X 线检查可有海绵状空洞，晚期可见囊性病变，有时可致病理性骨折。

(5) 肝脏　约20%患者肝受累。主要表现肝结节，肝大，血清碱性磷酸酶增高，胆汁性肝硬化，门静脉高压等。

(6) 心脏　常有心动过速、心律不齐、房室传导阻滞、肺动脉高压和心力衰竭。

(7) 肾脏　由于血钙、尿钙增加引起肾脏结石或肉样瘤性血管球性肾炎，导致肾衰竭。

(8) 肌肉病变　肌力低下、萎缩，肿瘤。

(9) 神经系统　中枢神经及周围神经均可受累。

【组织病理】

由于结节病可发生于人体的各个部位，各受累器官均有相应改变，但其基本病变可归纳为4个方面：①构成类上皮细胞肉芽肿的各种炎性细胞的改变；②间质水肿、纤维组织增生及纤维化；③毛细血管水肿、基底膜增厚；④巨细胞中可见星状体、Schaumann小体等结构。

组织病理特征是出现非干酪性上皮细胞肉芽肿。真皮全层、有时皮下组织内可见大的、由上皮样细胞所组成的结节，境界清楚，其分布均匀，大小和形状明显一致，直径为100~250mm。周围很少甚至无淋巴细胞浸润，故又称“裸结节”。组成肉芽肿的上皮细胞胞质丰富，嗜酸性，胞核呈椭圆形或扭曲的空泡状，内含一嗜碱性小核仁。典型的上皮样肉芽肿中央无干酪样坏死，偶可见纤维蛋白样变性和（或）嗜酸性颗粒性坏死，结节灶内有时可见薄壁小血管。肉芽肿的边缘有时见散在分布的淋巴细胞，周围结缔组织增生，形成包囊，嗜银染色则可见网状纤维围绕并穿过上皮样细胞群。在上皮细胞结节中偶见多核巨细胞，巨细胞的胞浆中可见包涵体，如星状体(asteroid body)及Schaumann小体。星状小体是一种胞质内小的嗜酸性星状结构，用磷钨酸苏木素染色，中心为褐红色，星芒为蓝色。Schaumann小体为嗜碱性、层状、圆形贝壳状结构，含有钙质，因此染色为深蓝色（图19-15~图19-40）。上述两种结构在其他肉芽肿如结核、麻风及铍中毒中也可见到，并非结节病所特有。

各型皮肤损害的差异，仅为上皮细胞肉芽肿的位置有所不同，如丘疹型的肉芽肿散布于整个真皮内，斑块型局限于真皮中上部，红皮病型局限于真皮上部，皮下结节型则主要位于皮下组织内。肉芽肿上方的表皮一般正常或有轻度萎缩，偶见棘层增厚。

当结节病肉芽肿消退时，上皮样细胞逐渐消失，而导致纤维化形成。纤维组织最早见于肉芽肿周围，以后发展成向心性以至完全取代肉芽肿结构。活动性肉芽肿通常可见两个特征性的区域，即中心区和周围区。由巨噬细胞、多核巨细胞、上皮样细胞和CD4阳性T淋巴细胞组成结构致密的中心区；而排列疏松的细胞成分（包括CD8阳性T淋巴细胞、单核细胞和巨噬细胞）构成周围区。有研究认为CD4阳性T淋巴细胞与肉芽肿形成有关，CD8阳性T淋巴细胞与肉芽肿的成熟密切相关。

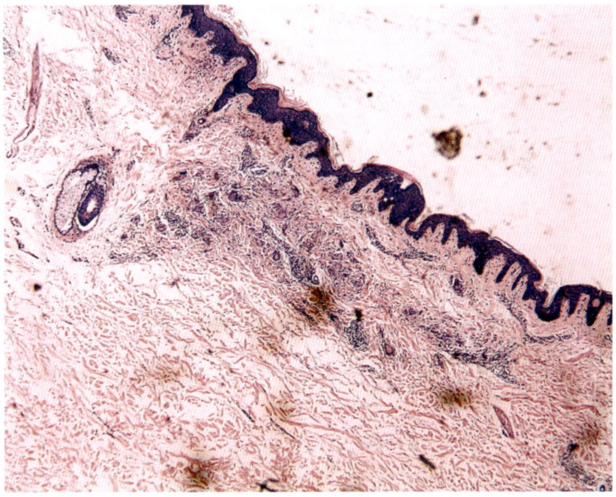

图 19-15　苔藓性结节病　真皮浅层由上皮样细胞所组成的结节

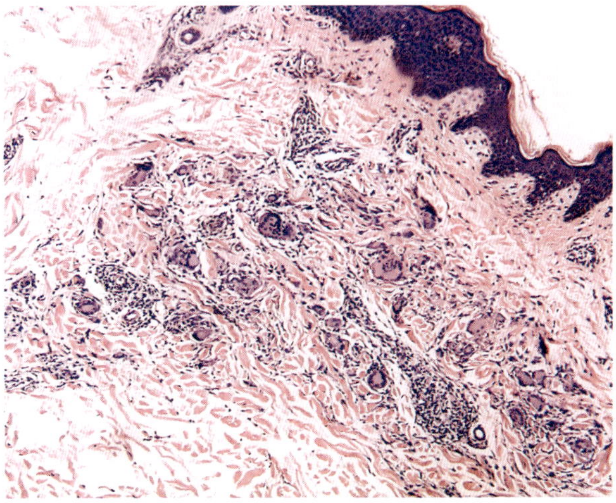

图 19-16　苔藓性结节病　上皮样细胞结节

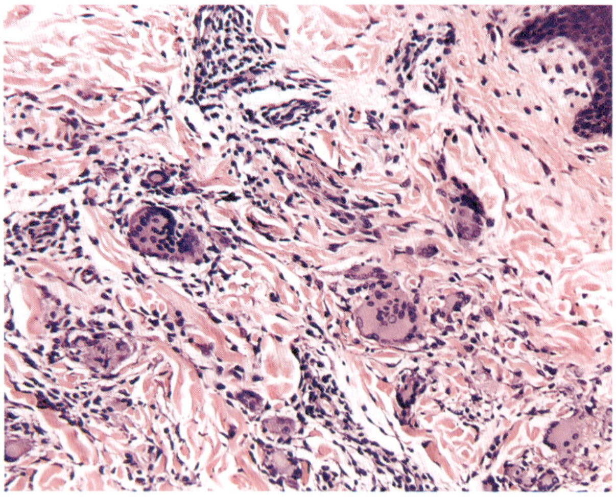

图 19-17　苔藓性结节病　上皮样细胞结节

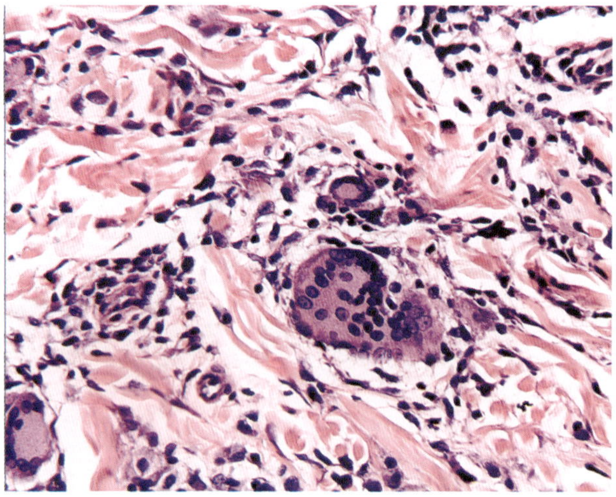

图 19-18　苔藓性结节病　在上皮样细胞结节中见多核巨细胞

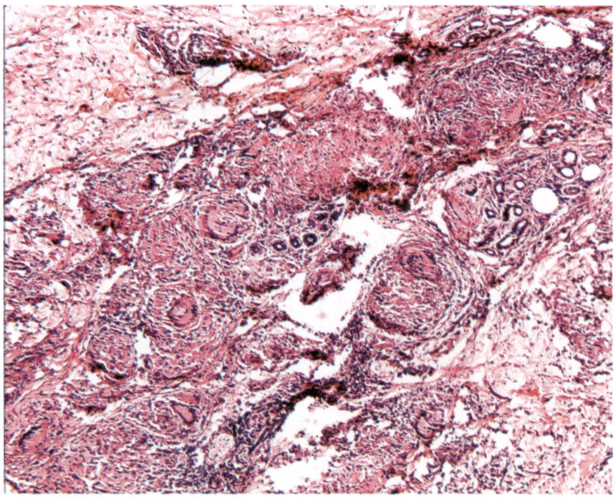

图 19-19　结节病组织病理　真皮组织内可见大小不等的、由上皮样细胞所组成的裸结节

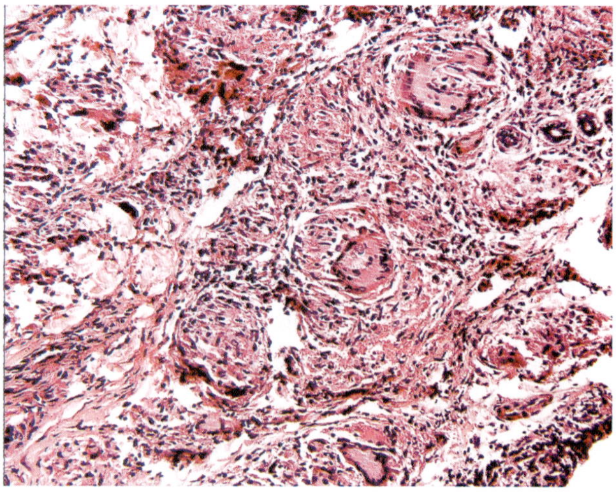

图 19-20　结节病　真皮组织内可见大小不等的、由上皮样细胞所组成的裸结节

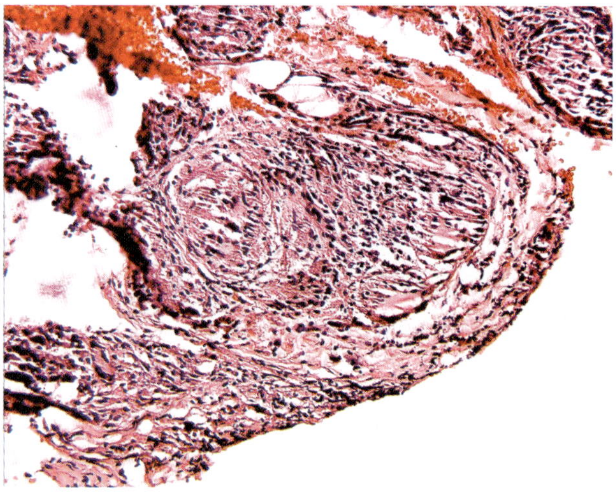

图 19-21　结节病　由上皮样细胞所组成的裸结节

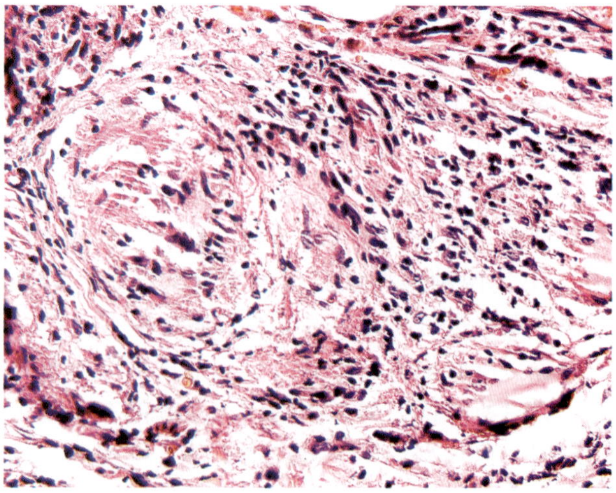

图 19-22　结节病　由上皮样细胞所组成的裸结节

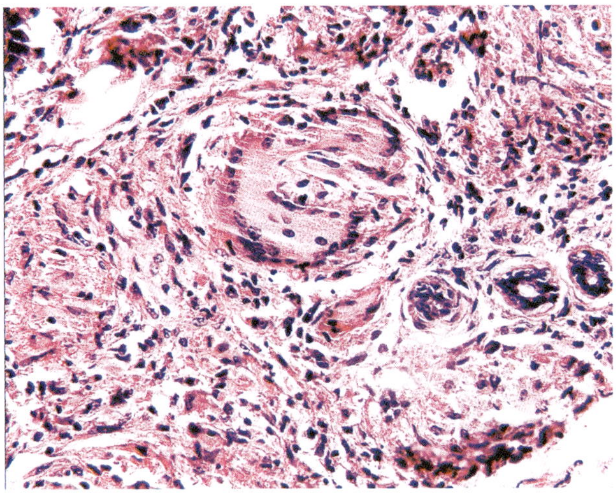

图 19-23　**结节病**　由上皮样细胞所组成的裸结节

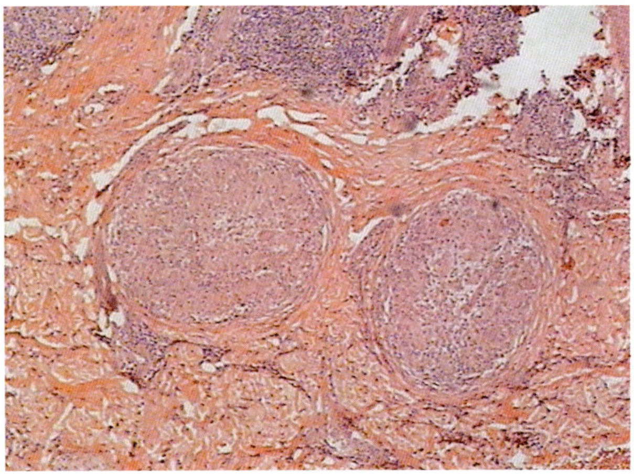

图 19-26　**结节病**　界线清楚的上皮样细胞所组成的裸结节

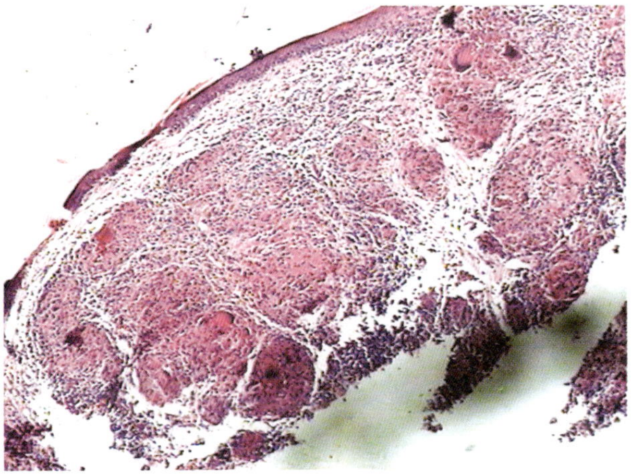

图 19-24　**结节病**　典型的上皮样肉芽肿，中央无干酪样坏死

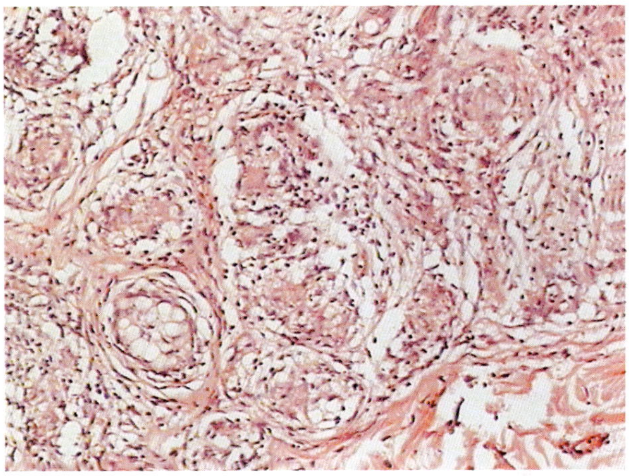

图 19-27　**结节病**　由上皮样细胞所组成的裸结节

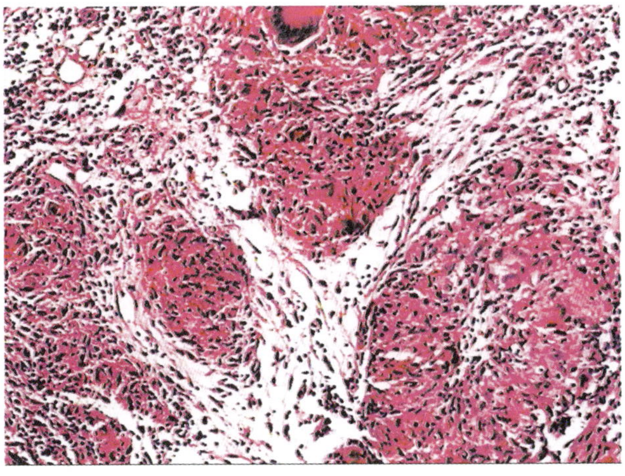

图 19-25　**结节病**　典型的上皮样肉芽肿，中央无干酪样坏死

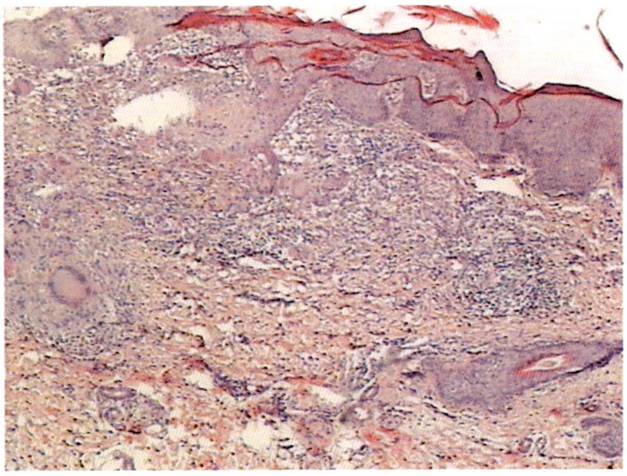

图 19-28　**结节病**　上皮样细胞所组成的裸结节

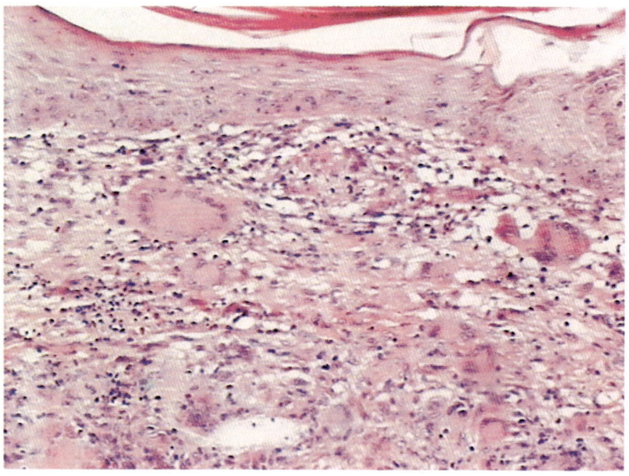

图 19-29　结节病　上皮样细胞所组成的结节及多核巨细胞

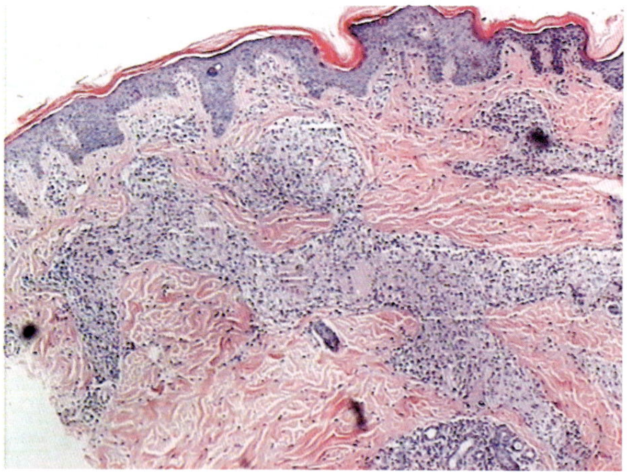

图 19-30　结节病　可见界线清楚的上皮样细胞所组成的裸结节

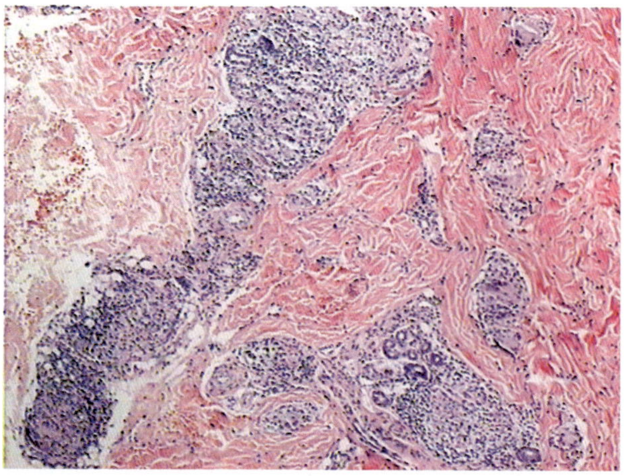

图 19-31　结节病　见界线清楚的上皮样细胞所组成的裸结节

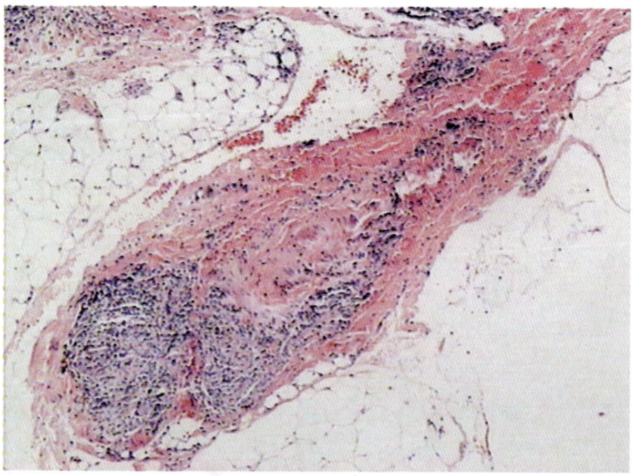

图 19-32　结节病　见界线清楚的上皮样细胞所组成的裸结节

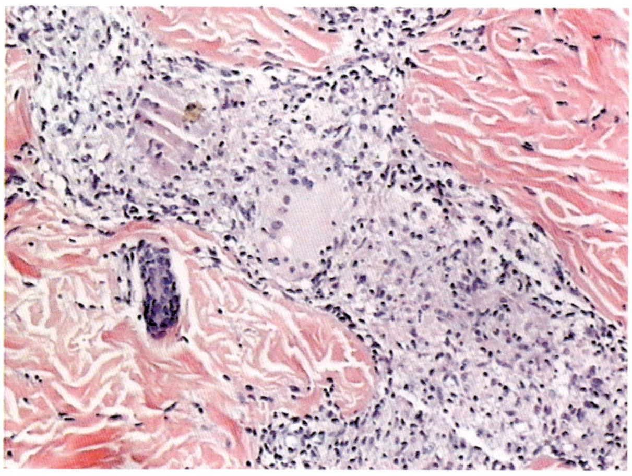

图 19-33　结节病　界线清楚的上皮样细胞所组成的裸结节

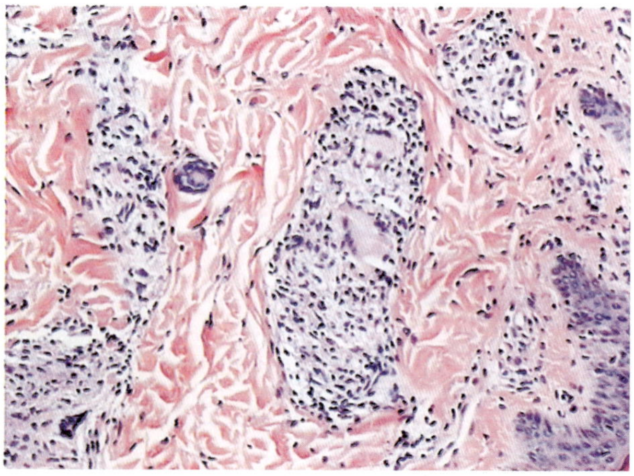

图 19-34　结节病　界线清楚的上皮样细胞所组成的裸结节

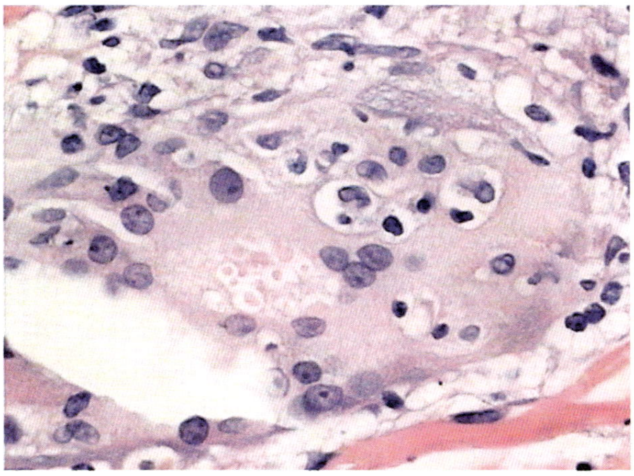

图 19-35　结节病　异物巨细胞核呈椭圆形或扭曲的空泡状，内含被吞噬的炎细胞

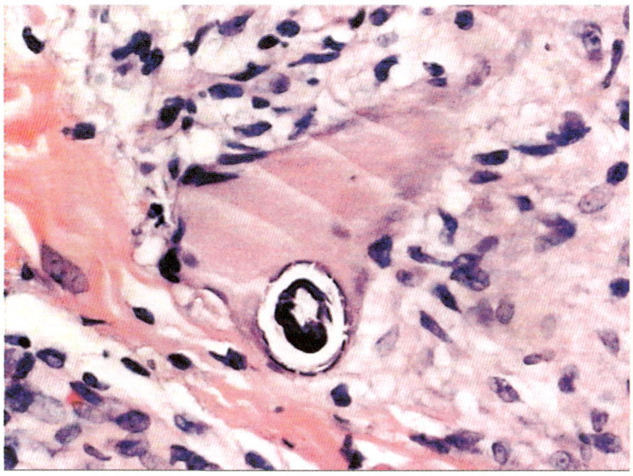

图 19-36　结节病　巨细胞内 Schaumann 小体为嗜碱性、层状、圆形贝壳状结构，含有钙质，因此染色为深蓝色

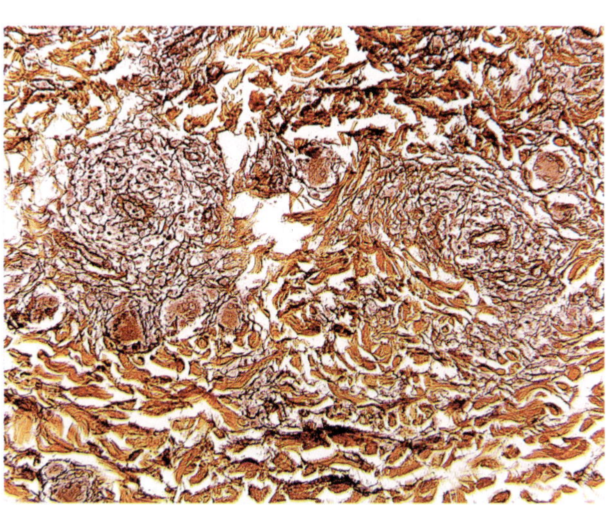

图 19-37　苔藓性结节病　网状纤维染色阳性成网状

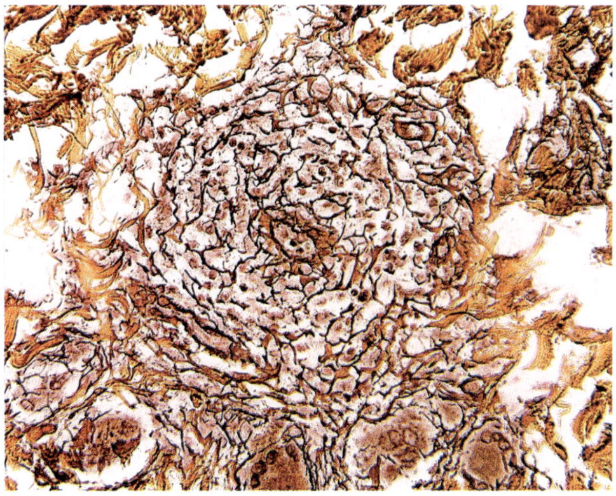

图 19-38　苔藓性结节病　网状纤维染色阳性成网状

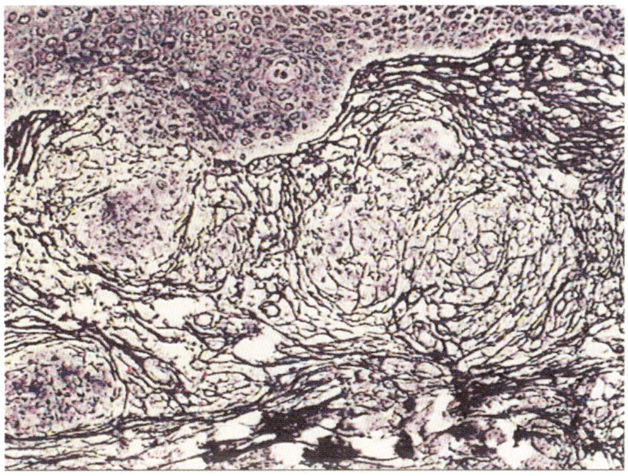

图 19-39　结节病　网状纤维染色阳性成网状

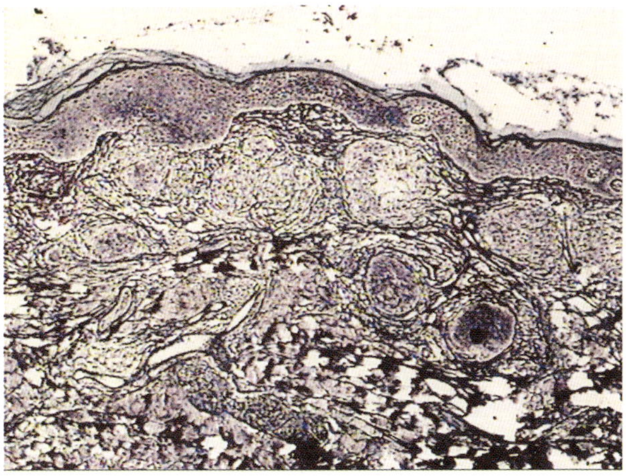

图 19-40　结节病　网状纤维染色阳性成网状

【鉴别诊断】

诊断结节病需要采取排除法，应与多种组织学表现为非干酪样肉芽肿的疾病相鉴别。结节病患者 Kveim（克维姆）试验阳性率达 90%以上。健康人及其他病患者的阳性率很低，只占 6.5%，因此本试验具有很高的鉴别诊断价值。

1. *寻常狼疮* 鉴别困难。通常结节病的浸润散布整个真皮，而寻常狼疮的浸润接近于表皮；结节病的肉芽肿边缘极少或无淋巴细胞浸润，呈“裸结节”样，而寻常狼疮各肉芽肿之间及周围有明显的炎症反应，淋巴细胞甚多；结节病肉芽肿的中央坏死比寻常狼疮轻微得多；结节病损害的表皮正常或萎缩，而寻常狼疮的表皮除萎缩外，尚可有溃疡、棘层肥厚或假上皮瘤样增生。用巢式 PCR 法检测石蜡包埋病理组织中结核菌 DNA 可作为鉴别结核病和结节病的方法之一。

2. *颜面播散性粟粒性狼疮* 颜面部对称性分布的红褐色或紫红色结节，散在孤立，表面光滑呈半透明状，用玻片压诊可呈苹果酱色，无主观症状。Kveim 试验阴性。组织病理有真皮下层结核性浸润，有明显的干酪样坏死。

3. *结核样型麻风* 结核样型麻风患处有感觉障碍，周围神经粗硬，肢体麻木，病理上可见在发生坏死的皮神经周围形成肉芽肿，浸润沿皮神经走行。

4. *异物肉芽肿* 借偏振光检查可发现双折光性异物。

5. *淋巴细胞瘤* 与斑状型、皮下结节型结节病在临床形态上很相似，但组织学上有明显的不同。前者以单一形态的淋巴细胞和组织弥漫性浸润为主，而无上皮样细胞肉芽肿。

6. 还需要与红斑狼疮、冻疮、黄色瘤、颜面肉芽肿、环状肉芽肿等区别。组织病理学有明显的区别。

环状肉芽肿

环状肉芽肿（granuloma annulare，GA）是一种以环状丘疹或结节性皮损为特征的慢性皮肤病，病因未明，任何年龄均可发病，以儿童和青年占多数，女性多见。病程慢性，目前认为迟发型变态反应可能在本病发病机制中起重要作用。

【临床表现】

环状肉芽肿的典型皮损为小的坚实性丘疹或小结节，相互融合或密集排列成环状、匐行状或弓形。环的大小不等，直径为 1~5cm，有时更大，罕有超过 10cm 者。皮损表面光滑，呈淡红色或紫色或正常肤色，其中心消退（图 19-41~图 19-49）。部分患者皮损可在 2 年内自然吸收，不留瘢痕，但易复发。皮疹常为单发，也可多发，多见于四肢远端的伸侧。据统计，手背和前臂的皮疹占 63%。多无自觉症状。

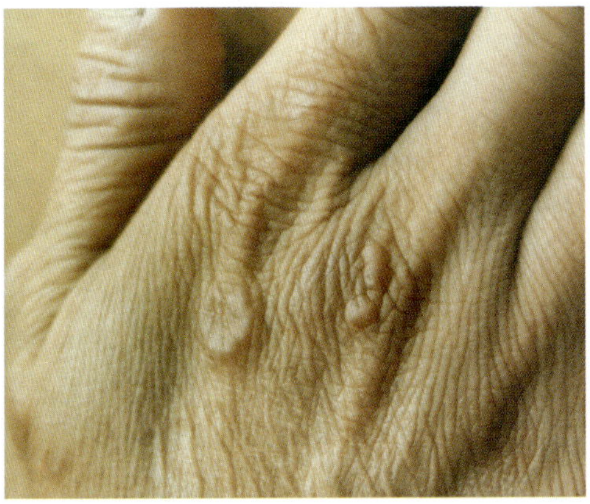

图 19-41 环状肉芽肿 手背环状皮损，其中心消退，表面光滑，呈正常肤色

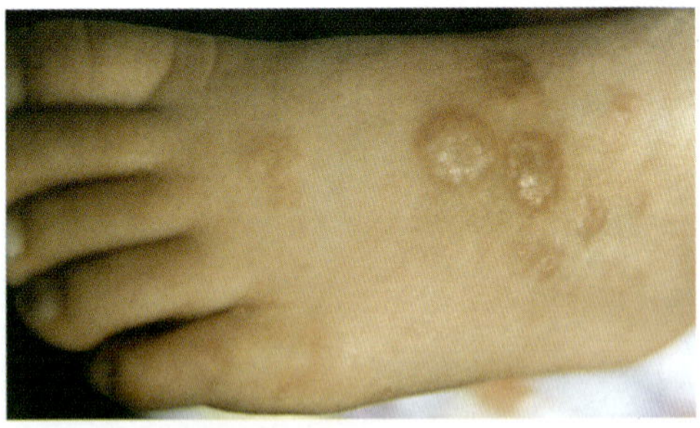

图 19-42 环状肉芽肿 足背皮损

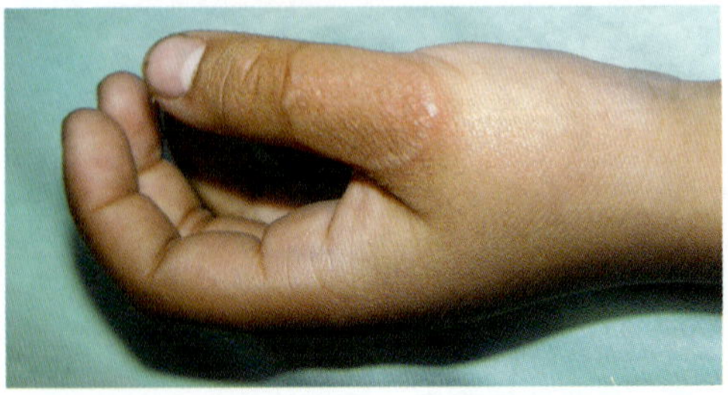

图 19-43 环状肉芽肿 手背环状斑块

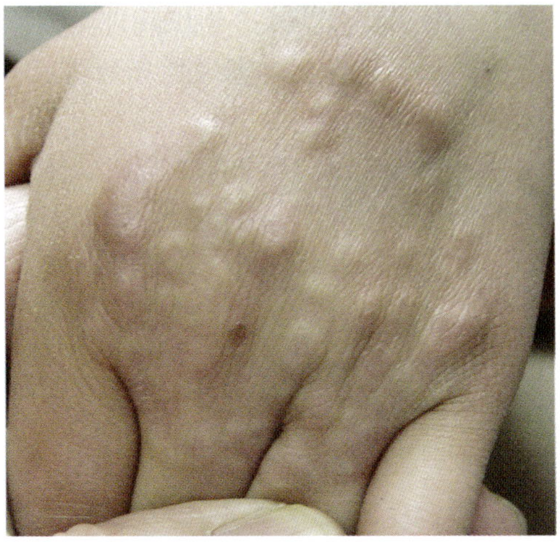

图 19-44　**环状肉芽肿**　坚实性丘疹或小结节排列成群

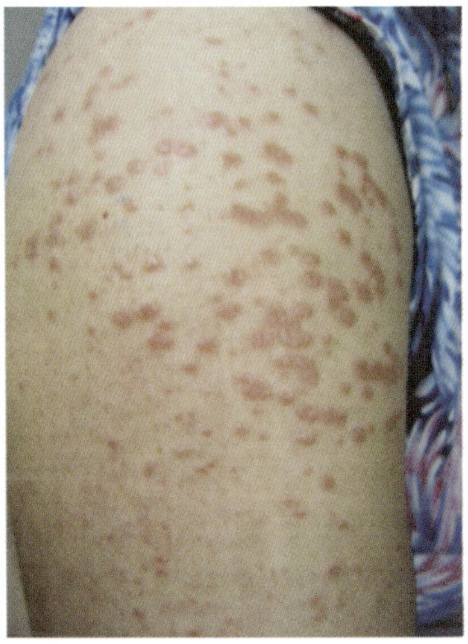

图 19-45　**环状肉芽肿**　成群丘疹、斑丘疹，淡红色

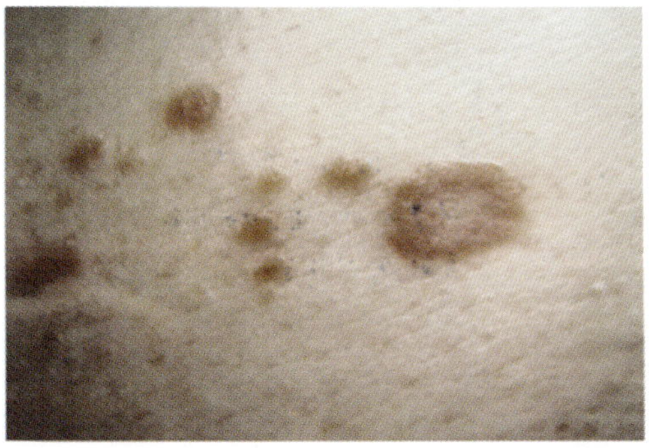

图 19-46　**环状肉芽肿**　环状皮损，其中心消退，表面光滑，呈黄红色

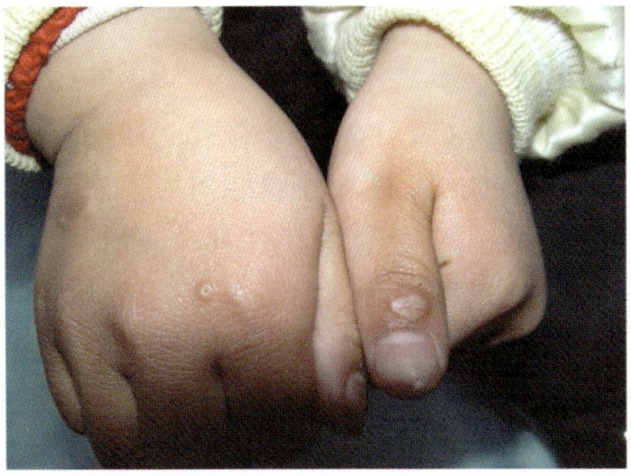

图 19-47　**环状肉芽肿**　手背环状皮损

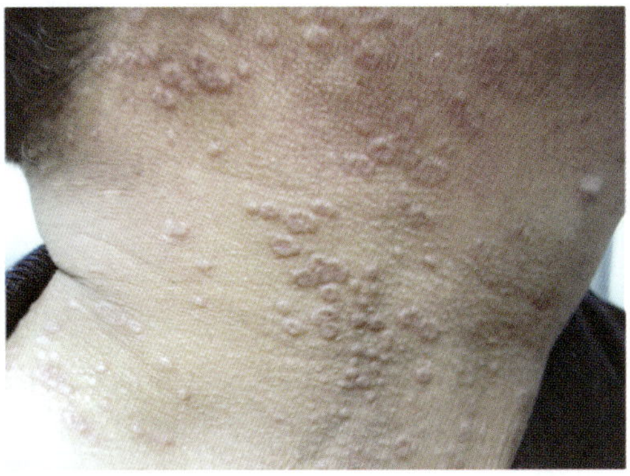

图 19-48　**环状肉芽肿**　颈部典型环状斑丘疹皮损

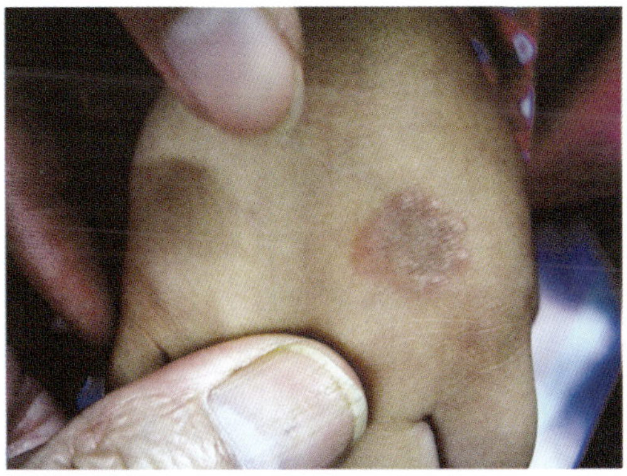

图 19-49　**环状肉芽肿**　手背小的坚实性丘疹或小结节，相互融合或密集排列成环状

【特殊类型】

1. 巨大型 GA　本型呈巨环形，浸润较深，有时像持久性环状红斑或环状扁平苔藓，常为单发性。

2. 皮下结节型 GA　本型多见于儿童，又称为儿童假类风湿样结节或深在型 GA。发生于下肢或臀部，亦可见于头皮及手背，浸润较深，为淡红色或紫红色的皮下结节，偶尔结节中央发生坏死，形成溃疡。

3. 穿通性 GA　本型较少见，其特点是皮损经表皮向外排出渐进坏死胶原物质。主要发生在手背和四肢，开始为浅表性丘疹或小结节，2~4mm 大小，以后逐渐扩大，中央呈脐凹状和小溃疡，可挤出黏液样物质，有时结痂。皮疹消退后留点状瘢痕。

4. 播散型 GA　本型约见于 15%的 GA 患者，患者中 HLA-Bw35 阳性率高。皮疹为带光泽的丘疹，环状损害或半月状结节。对称分布于腕部、前臂和大腿，可泛发全身。有人报道播散型环状肉芽肿多伴有关节炎及糖尿病，约半数有糖耐量异常。

以上特殊类型可单独发生，也可与典型的环状肉芽肿同时或先后存在。

【组织病理】

GA 的典型组织病理特征是栅栏状肉芽肿。病变主要位于真皮上、中部，也可累及真皮深部和皮下组织。浸润细胞主要是栅栏状或放射状排列的组织细胞，肉芽肿中央的胶原纤维通常变性，表现为胶原纤维淡染、均质化，可出现颗粒状碎裂。胶原纤维变性可表现为完全变性或不完全变性，以小病灶不完全变性为多见。有时在胶原纤维束之间可见淡蓝色丝状的黏蛋白。在 HE 染色时黏蛋白呈淡蓝色颗粒状或细丝状，用阿新蓝或胶性铁染可显示得更清楚。在正常或变性胶原束之间，可见淋巴样细胞、组织细胞和成纤维细胞浸润，并可见新生的胶原纤维，因而病变处胶原纤维排列紊乱、不规则（图 19-50~图 19-58）。除穿通性环状肉芽肿以外，表皮一般正常，有时可有轻度角化过度、角化不全或棘层肥厚。

有时环状肉芽肿仅见胶原纤维束之间有组织细胞及淋巴细胞散在浸润，无胶原纤维变性。偶尔可见到少数孤立的“裸露”巨细胞，内含不规则排列的核。少数患者还可见到上皮样细胞结节，类似结节病，但它们位于不完全胶原变性灶的附近。穿通性肉芽肿除上述改变外，还可见到变性的胶原物质通过表皮的穿通性隧道排出表皮，这种排出现象有时需要连续切片才能看到，也有极少数经毛囊穿通的。

Friedman-Birnbaum 等根据浸润的类型和血管改变将环状肉芽肿分为 4 个组织病理类型：

1. 栅栏状肉芽肿型　渐进性坏死明显，病灶中的胶原纤维完全变性。

2. 散在性组织细胞浸润型　病灶中散在组织细胞浸润，渐进性坏死轻微，胶原纤维不完全变性。

3. 上皮样结节型　组织细胞聚集形成上皮样结节状，混有多核巨细胞。

4. 混合型　有上述 2 型以上的改变。

上述分型提示 GA 的组织学改变是可变的，国内亦有研究支持 GA 的组织学构型可显示由浸润至渐进性坏死乃至肉样瘤样炎症的病谱样改变。

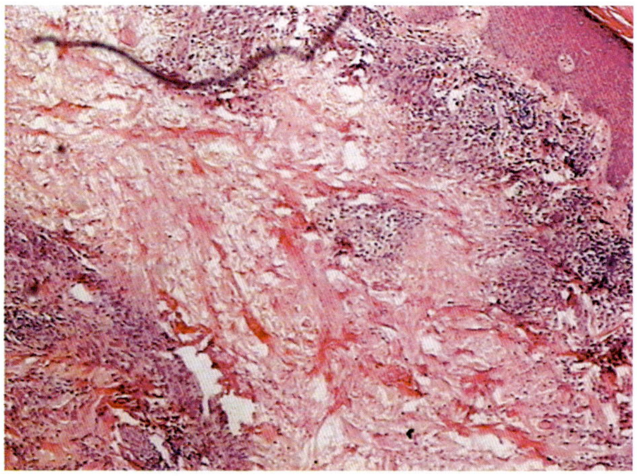

图 19-50　环状肉芽肿　栅栏状肉芽肿，肉芽肿中央的胶原纤维通常变性，表现为胶原纤维淡染、均质化，可出现颗粒状碎裂

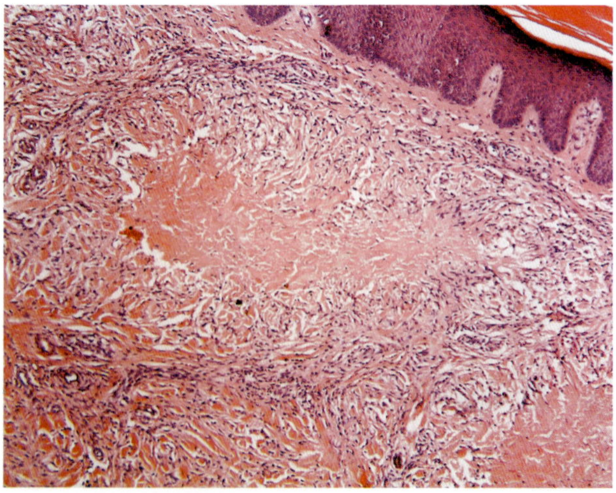

图 19-51　环状肉芽肿　栅栏状肉芽肿，浸润细胞主要是栅栏状或放射状排列的组织细胞，肉芽肿中央的胶原纤维通常变性，表现为胶原纤维淡染、均质化

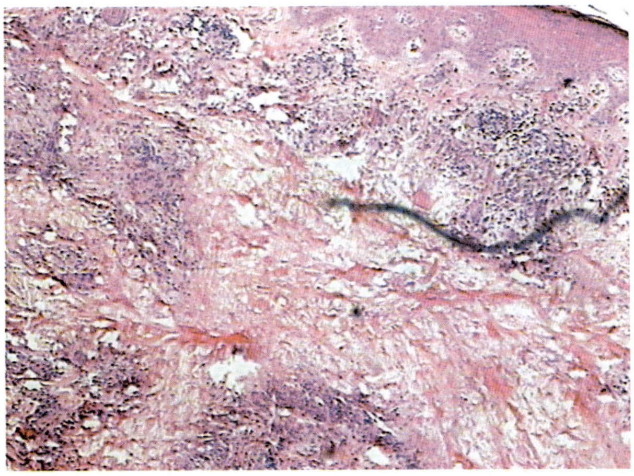

图 19-52　环状肉芽肿

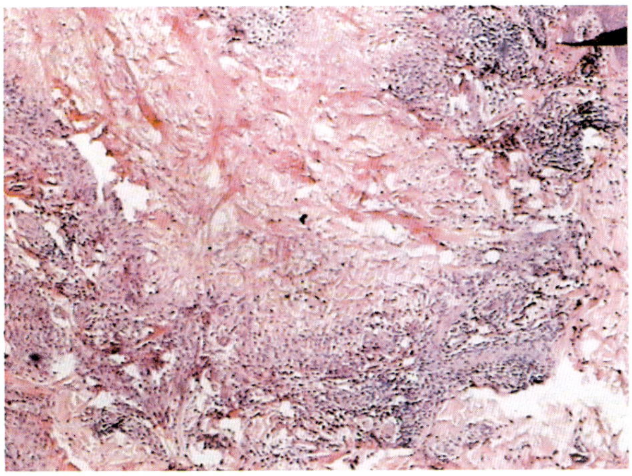

图 19-53　环状肉芽肿　栅栏状肉芽肿中央的胶原纤维变性呈渐进性坏死

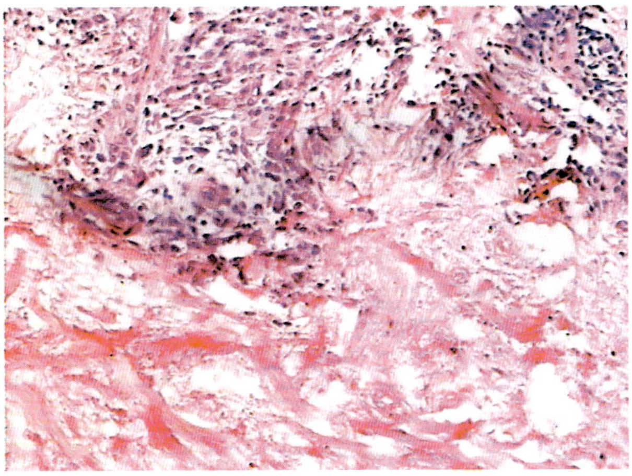

图 19-54　环状肉芽肿　胶原纤维束之间可见淡蓝色丝状的黏蛋白

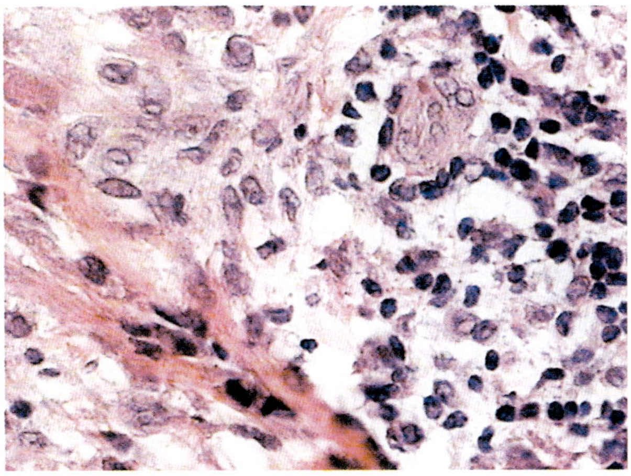

图 19-55　环状肉芽肿组织病理　浸润细胞主要是栅栏状或放射状排列的组织细胞及多核巨细胞

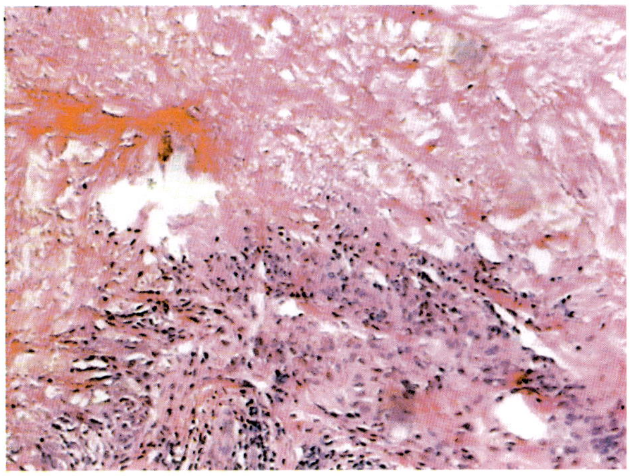

图 19-56　环状肉芽肿　胶原纤维束之间可见淡蓝色丝状的黏蛋白

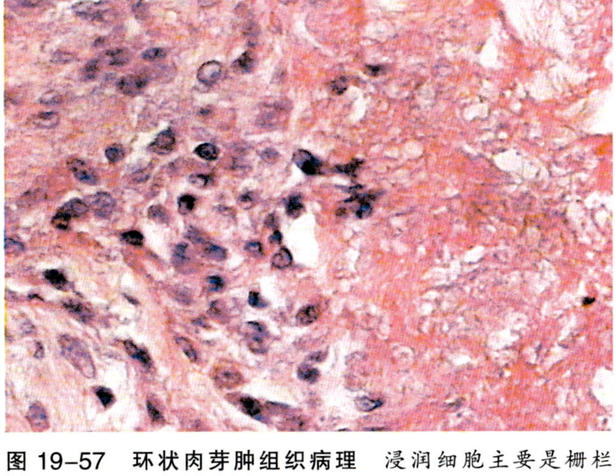

图 19-57　环状肉芽肿组织病理　浸润细胞主要是栅栏状或放射状排列的组织细胞，胶原纤维束之间可见淡蓝色丝状的黏蛋白

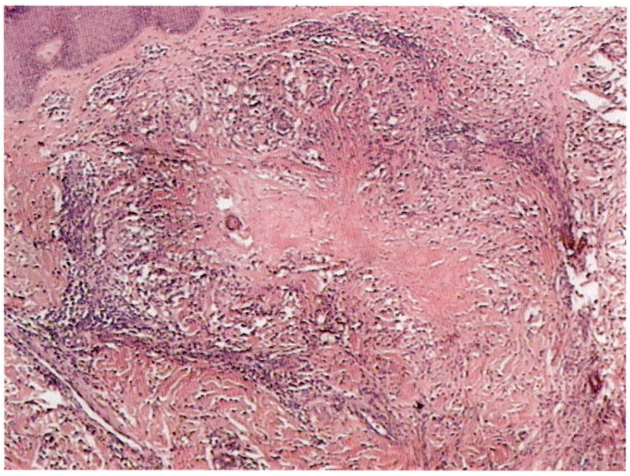

图 19-58　环状肉芽肿　呈典型的栅栏状肉芽肿

【鉴别诊断】

1. 类脂质渐进性坏死好发于胫部，皮损为橘黄色斑块，常伴萎缩和毛细血管扩张，可呈纤维化明显的硬皮病样外观。组织病理特点是类脂质渐进坏死的病变部位一般比较深在，通常在真皮的中下部，胶原纤维变性广泛，在变性的胶原纤维之间一般没有明显的黏蛋白沉积，有显著的类脂质沉积。病变的面积也较大，常伴有透明变性。变性坏死的胶原纤维边缘可见明显多核巨细胞浸润，通常还有组织细胞、淋巴细胞及浆细胞浸润；与 GA 相比，类脂质渐进坏死病变部位的血管改变通常比较显著，表现为血管壁增厚、闭塞。

2. 类风湿性结节的病变呈多结节状，渐进性坏死更加广泛，栅状肉芽肿中央为纤维蛋白样物质。皮下型 GA 多发性结节位于小腿内侧，不伴关节病变，类风湿因子阴性。

3. 上皮样结节型 GA 应与本病鉴别，结节病常伴肺及内脏器官受累，Kveim 试验大多阳性。

4. 上皮样肉瘤的表浅部分地图状坏死在低倍镜下与 GA 很相似，但通常表现出一定程度的核异型性和多形性，常有神经周围浸润。

5. 环状扁平苔藓的皮损为多角形的扁平丘疹，呈紫红色或紫罗兰色，伴有不同程度的瘙痒。病理上基底细胞液化变性，炎性细胞呈带状浸润而无胶原纤维变性。

6.本病有时亦应与匐行疹、持久性隆起性红斑、黄色瘤等鉴别。

肉芽肿性唇炎

【临床表现】

肉芽肿性唇炎（cheilitis granulomatosa）由 Volkmann 于 1870 年首次报告，多见于中青年。一般无创伤及局部感染病史，特征是常单发于上唇，早期表现为唇部突发弥漫性水肿，口唇呈红色或紫红色，触之有弹性（图 19-59）。有时口唇表面可有渗出、结痂及脱屑。患者一般无自觉症状，偶尔局部出现麻木或疼痛。开始阶段肿胀可完全消退。若肿胀慢性反复性发作，最后可形成不同程度的巨唇，如同时伴有皱襞舌及面神经麻痹，应考虑为梅-罗综合征（Melkersson-Rosenthal syndrome）。有人认为本病是梅-罗综合征的不完全型。

【组织病理】

最主要改变为慢性肉芽肿性炎症细胞浸润。早期的病变表现为真皮的淋巴水肿，并有轻度的血管周围淋巴细胞浸润。晚期出现散在性或局灶性结核样结节或淋巴细胞与浆细胞的浸润，通常浸润至肌层黏液腺、血管及淋巴管周围，可显示为结核样肉芽肿，并见上皮样细胞与多核巨细胞，外周为淋巴细胞，浆细胞和嗜酸性细胞。有时结节内有多核巨细胞，类似结节病的组织表现，在结节中心部位无干酪样坏死（图 19-60~图 19-65）。伴有血管壁增厚，管腔扩张，淋巴管扩张或部分闭塞。

【鉴别诊断】

1. 结节病的组织病理特征为真皮全层大的“裸结节”，结节中央常见纤维蛋白样变性。Kveim 试验呈阳性反应。

2. 腺性唇炎的特点为下唇持久性肥大和外翻，表面是扩大的导管和黏液性物质渗出，组织病理表现不同。

3. 唇血管神经性水肿属变态反应，发病迅速，唇红黏膜色正常或微红，有发热感，有时可追溯到过敏原。

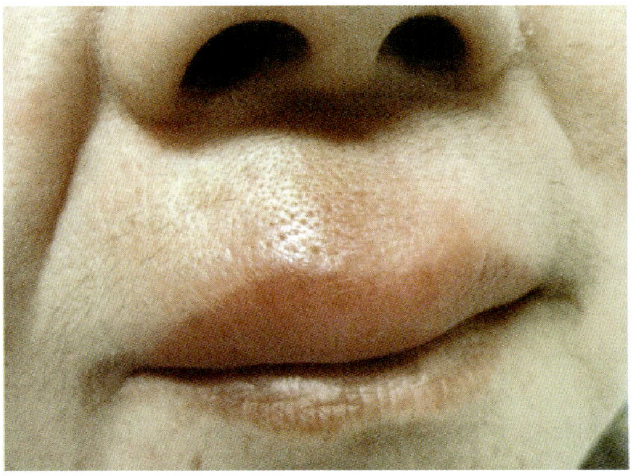

图 19-59　肉芽肿性唇炎

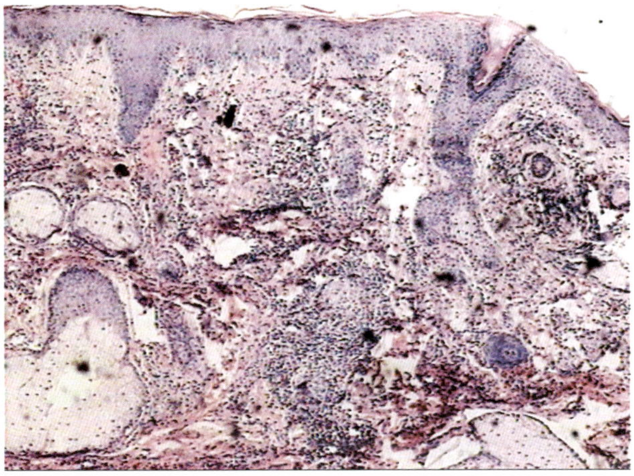

图 19-60　肉芽肿性唇炎　出现散在性或局灶性结核样结节

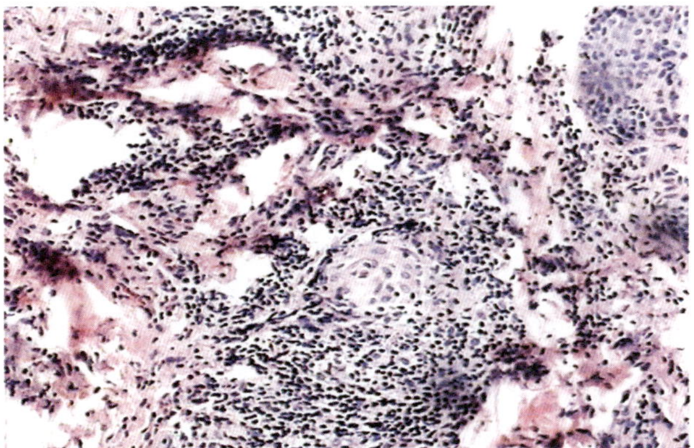

图 19-61　肉芽肿性唇炎　出现散在性或局灶性结核样结节

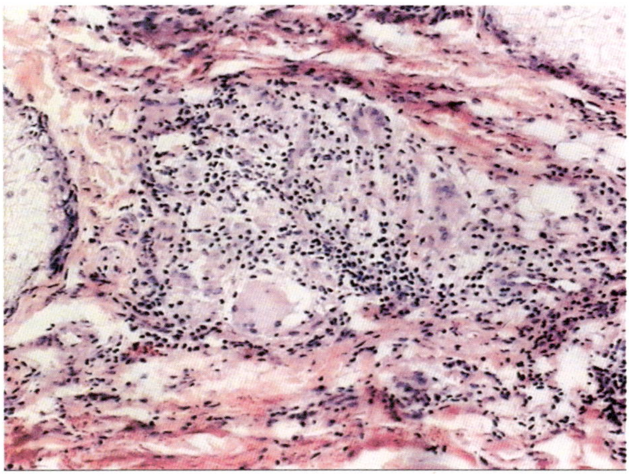

图 19-62　肉芽肿性唇炎　出现散在性或局灶性结核样肉芽肿，并见上皮样细胞与多核巨细胞，外周为淋巴细胞

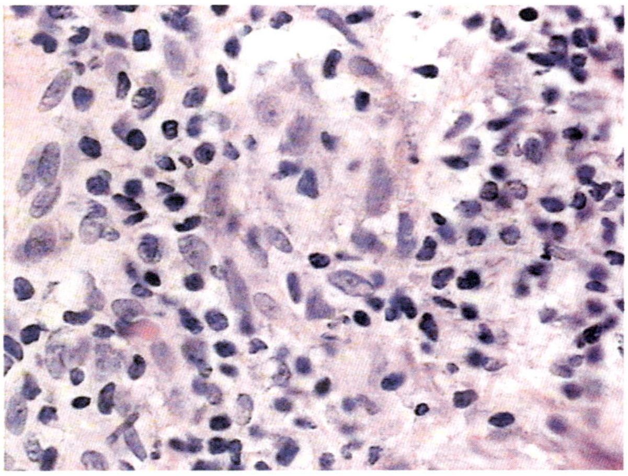

图 19-63　肉芽肿性唇炎　结核样肉芽肿

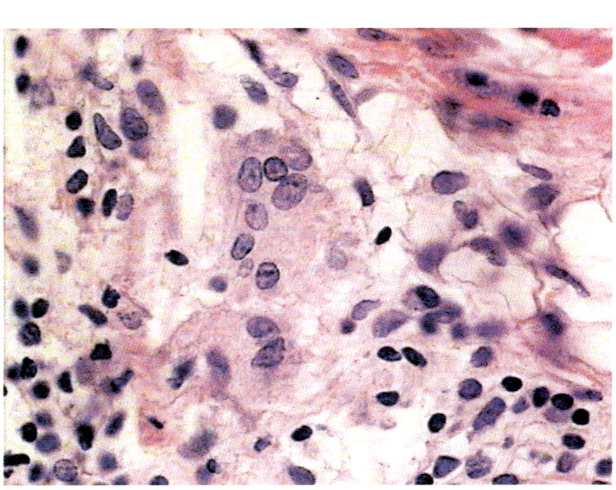

图 19-64　肉芽肿性唇炎　结节内有多核巨细胞

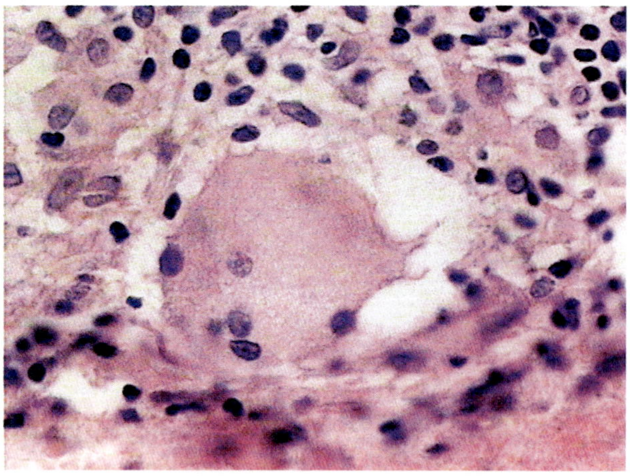

图 19-65　肉芽肿性唇炎　结节内有多核巨细胞

多形性肉芽肿

【临床表现】

Leiker 于 1964 年首先报告多形性肉芽肿(granuloma multiforme)。本病常见于非洲中部，女性患者多于男性，并且老年患者居多。病因不明，有研究认为日光所致的胶原损伤可能是多形性肉芽肿的原发改变，高龄患者多，提示慢性累积性光损伤。皮损初起为丘疹，然后形成环状损害，边缘高起，境界清楚。在向四周扩大的同时中心消退，并留有轻度的色素减退。由于原来的皮疹互相融和，新疹不断发生，导致皮疹呈地图状、多环状或其他各种不同的形态。好发部位为躯干上部和前臂，自觉瘙痒。Hanke 等将多形性肉芽肿、光化性肉芽肿和面部非典型性类脂质渐进性坏死等疾病均归类为环状弹性组织溶解性巨细胞肉芽肿。

【组织病理】

表皮正常，真皮的上部或中部可见边界模糊，形状不规则的渐进性坏死病灶。可见单个胶原纤维束局限性坏死和组织细胞浸润，常见巨细胞。偶见典型的栅栏状肉芽肿。邻近的血管结构正常，血管周围淋巴细胞，浆细胞及嗜酸粒细胞浸润。皮肤的神经组织无病变。愈合区域内弹性纤维消失，形成浅表瘢痕。

【鉴别诊断】

本病确诊之前，必须排除感染，需要做针对分枝杆菌和真菌的特殊染色检查。

1. 结核样麻风　多形性肉芽肿病变的边缘清楚，无感觉障碍，外周神经不粗大，皮肤涂片查菌阴性等可与麻风鉴别。

2. 体癣　真菌镜检及培养有助于鉴别。

3. 结节病　少见多形性或地图形皮损，结合病理改变和 Kveim 试验阳性不难鉴别。

婴儿臀部肉芽肿

【临床表现】

婴儿臀部肉芽肿（granuloma gluteale infantum）在 1971 年首先由 Tappeiner 等报道，常见于婴儿，早期报道的病例大多因尿布皮炎而长期使用含氟皮质类固醇所致，因此认为本病是一种“氟素皮疹”。局部念珠菌感染也可能是病因之一。皮疹表现为光滑隆起的淡红蓝色小结节，圆形、椭圆形或长圆形，最大直径可达数厘米，常为多发性，皮疹部位与尿布部位一致，病程经过不定，一般无自觉症状，有时伴局部瘙痒(图 19-66)。

【组织病理】

本病组织学上没有特异性，呈慢性炎症性肉芽肿改变。表皮角化过度，棘层肥厚，真皮内致密混合炎细胞浸润，见淋巴细胞、组织细胞、浆细胞、中性粒细胞及嗜酸性粒细胞等。此外，还可见中性粒细胞和嗜酸性粒细胞组成的小脓肿，毛细血管扩张，有时可见出血及含铁血黄素沉积。PAS 染色在角质层内可见孢子及假菌丝。

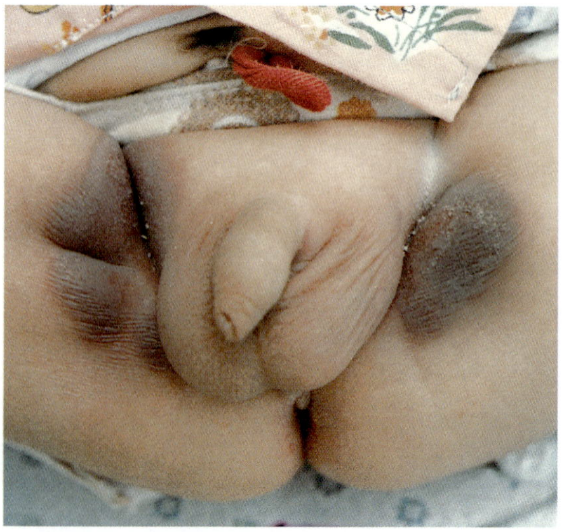

图 19-66　婴儿臀部肉芽肿

环状弹性组织溶解性巨细胞肉芽肿

O'Brien 于 1975 年报告一种新的皮肤病"光线性肉芽肿"（actinic granuloma，AG），表现为身体曝光部位的环状皮损。随后 Hanke 等于1979年也报告了类似的病例，但有一些损害的周围皮肤中仅有中等程度日光性弹力纤维病，因此命名为环状弹性组织溶解性巨细胞肉芽肿（annular elastolytic granuloma，AEGCG）。本病病因不明，有研究认为与真皮弹性纤维的抗原性发生改变，从而触发细胞介导的免疫反应有关。

【临床表现】

本病好发于头面部、颈部等曝光部位，但非曝光部位也可受累，中年女性多见。典型皮损为大小不一的环状斑块，直径 1~10cm，中央萎缩，可见不同程度的色素减退，周围有宽 2~5mm 轻度隆起的红色边缘。环形斑块可互相融合，表面光滑无鳞屑，病程缓慢，多无自觉症状，偶有瘙痒。此外，本病可以并发结节病、皮肤淀粉样变及皮肤 T 细胞淋巴瘤等。

【组织病理】

真皮内依取材部位不同可见 3 种组织学表现。①隆起皮疹边缘部位：真皮乳头层或中部呈肉芽肿性浸润，可见大的多核巨细胞、组织细胞、淋巴细胞浸润和散在上皮样细胞群。可见弹性纤维溶解和多核巨细胞吞噬弹性纤维现象。此区常见星状小体，酸性地衣红染色显示星状体的染色与弹力纤维染色相似。②皮损的中央区可见少量孤立的变性弹性纤维及轻度瘢痕形成。③周边区有大量弹力纤维变性、变粗并卷曲。病灶中无栅栏状肉芽肿形成、无典型的渐进性坏死和血管病变，也无类脂质和黏蛋白沉积。弹力纤维染色显示在肉芽肿浸润区及中心部位弹力纤维减少或缺如。

Hanke 等认为 AEGCG 包括了光化性肉芽肿、多形性肉芽肿和面部非典型性类脂质渐进性坏死等疾病。当皮损主要局限于曝光部位，组织病理上伴有日光性弹力纤维变性时，应诊断为光化性肉芽肿；当皮损形态多样（丘疹、环状、地图状、多环状或其他各种不同的形态）并伴有瘙痒时，诊断为多形性肉芽肿；当皮损局限于面部，并且组织病理上有广泛的渐进性坏死时，诊断为面部非典型性类脂质渐进性坏死。

【鉴别诊断】

1. 环状肉芽肿病理上为灶性胶原纤维变性和栅栏状肉芽肿，一般没有多核巨细胞吞噬弹性纤维现象，常有黏蛋白沉积。AEGCG 无胶原变性及黏蛋白沉积。

2. 结节病的皮损形态多样，其中环状弹性纤维溶解型结节病与 AEGCG 最相似，两者均有弹性纤维溶解现象，但结节病为"裸结节"，内脏常累及。而 AEGCG 则表现为间质肉芽肿性浸润。无干酪性坏死。

3. 类脂质渐进性坏死伴有明显的渐进性坏死，血管壁增厚，毛细血管内皮细胞增生。

4.本病还应与环状扁平苔藓、亚急性系统性红斑狼疮和炎症性真皮中部弹性纤维溶解症等病鉴别。

面部肉芽肿

面部肉芽肿（granuloma faciale）又称为面部嗜酸性肉芽肿（granuloma faciale eosinophilicum），是一种发病机制不明的局部白细胞碎裂性血管炎性疾病。最常见于面部，近来也有报告发生于其他区域，如头皮、前臂及手背者，单发或多发。

【临床表现】

本病表现为面部正常肤色至紫红色斑块（图 19-67），质地柔软或坚实，境界清楚，常伴毛囊口扩大和毛细血管扩张。多无自觉症状，或有轻微瘙痒及烧灼感。日光照射或受热后加剧，病程不定，常呈慢性经过，通常无内脏器官受累。外周血偶见轻度嗜酸性粒细胞增加。

【组织病理】

表现为肉芽肿性浸润和白细胞碎裂性血管炎。真皮上部有致密的多形性细胞浸润，特征性变化是浸润细胞与表皮和皮脂腺毛囊附属器之间有狭窄的正常胶原境界带，即"Grenz 带"。浸润细胞主要包括嗜酸性粒细胞和中性粒细胞，并混有数量不等的浆细胞、肥大细胞和淋巴细胞，常见白细胞核碎裂（图 19-68，图 19-69）。血管数量增多并扩张，真皮中上部的血管壁内及其周围有嗜酸性纤维蛋白样物质沉积，红细胞外渗常见。较晚期皮损可见纤维化和含铁血黄素沉积。

直接免疫荧光：大量 IgG、少量 IgA、IgM 和 C3 围绕真皮网状层浅部、深部血管沉积。也可见弥漫及血管周围纤维蛋白原沉积，表皮与真皮交界处未见纤维蛋白原沉积。

【鉴别诊断】

1. 持久性隆起性红斑　面部肉芽肿有特征性的表皮下无浸润带，不侵犯毛囊及皮脂腺；持久性隆起性红斑不出现无浸润带，一般无嗜酸性细胞浸润。

2. 组织细胞增生症 X 的表皮下有大量单核细胞样组织细胞浸润，嗜酸性细胞少，无中性粒细胞。

3. 梅毒树胶肿可能被误诊为面部肉芽肿。

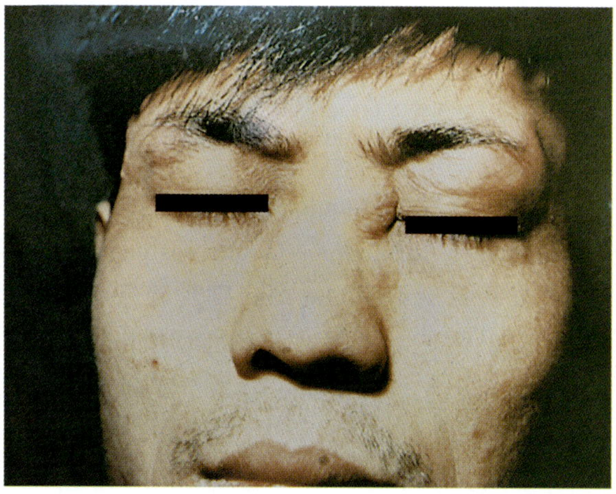

图 19-67　面部肉芽肿

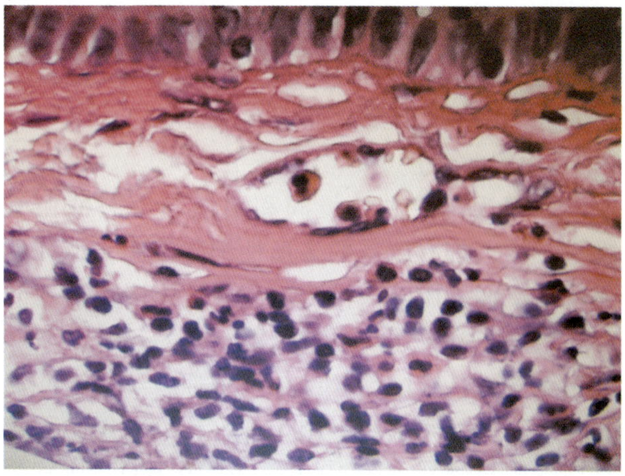

图 19-68　面部肉芽肿　浸润细胞与表皮之间有狭窄的正常胶原境界带，即“Grenz 带”

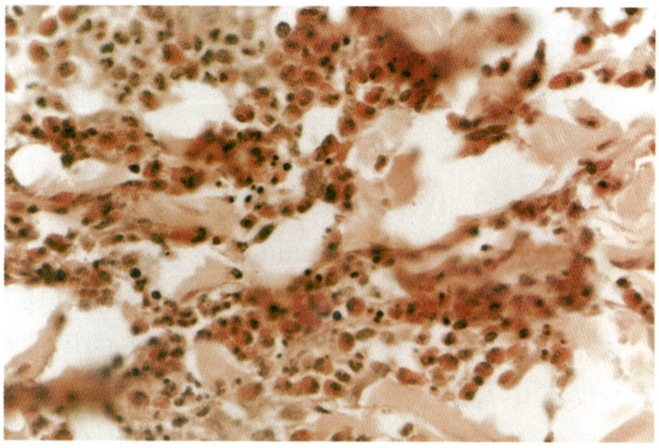

图 19-69　面部肉芽肿　浸润细胞主要包括嗜酸性粒细胞和中性粒细胞

慢性肉芽肿病

慢性肉芽肿病（chronic granulomatous disease，CGD）又称先天性吞噬障碍病（congenital cysphagocytosis）、儿童致死性肉芽肿病（fatal granulomatous disease of childhood）或吞噬细胞机能不全综合征（phagocytic dysfunction syndrome），是以皮肤、肺及淋巴结广泛肉芽肿性损害为特点的遗传性粒细胞杀菌功能缺陷病。两性均可发病，多数患者为男性，X-连锁隐性遗传，少数为常染色体隐性遗传，主要病因是宿主吞噬细胞系统产生的过氧化氢不足，不能杀灭过氧化氢酶阳性菌，导致感染广泛播散。

【临床表现】

本病初期症状为皮肤表现及化脓性淋巴结炎，常于出生 6 个月以内发病。初发皮肤表现有婴儿湿疹、皮炎、脓疱病、传染性湿疹、毛囊炎等（图 19-70~图 19-73）。好发于头皮及额部，皮疹中均可检到致病菌。指（趾）甲周暗红色肿胀，被覆有褐色污秽痂皮，下方可见深在溃疡，指（趾）甲变形或消失。无自发痛，但有深压痛。如不给予适当治疗，可发生多种严重的皮肤感染性并发症，可形成肉芽肿及溃疡，还可合并发生反复的慢性肺炎及肝大、肝脓肿。少数亦可有肛周脓肿、腹壁及胸壁肿胀、骨髓炎、化脓性关节炎、扁桃体炎、脑膜炎及中耳炎等。病儿一般发育延迟，多于幼年死亡。

【组织病理】

表皮糜烂坏死，表皮下有较多淋巴细胞及

嗜酸性粒细胞浸润，淋巴细胞有异型性，胞浆较密，血管周围炎症明显，为非特异性肉芽肿改变(图 19-74~图 19-79)。抗酸染色阴性。

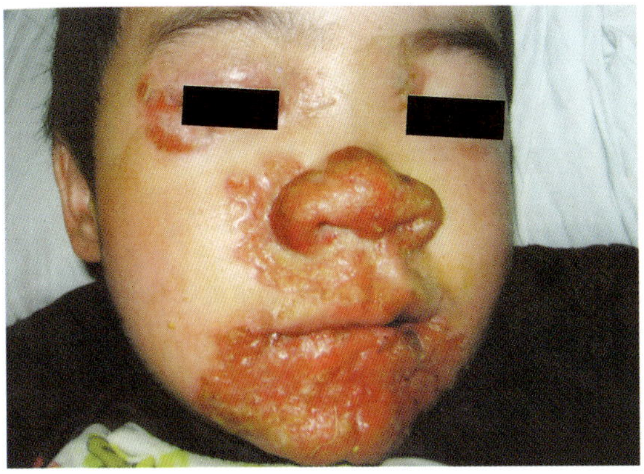

图 19-70　慢性肉芽肿病　传染性湿疹样皮损

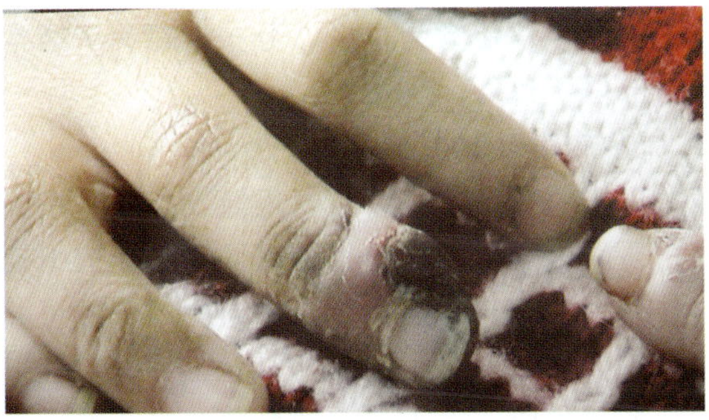

图 19-71　慢性肉芽肿病　甲周暗红色肿胀，被覆有褐色污秽痂皮

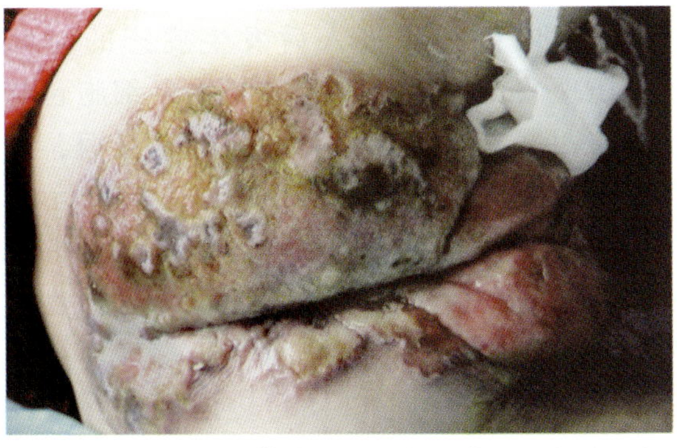

图 19-72　慢性肉芽肿病　臀部肉芽肿及溃疡性皮损

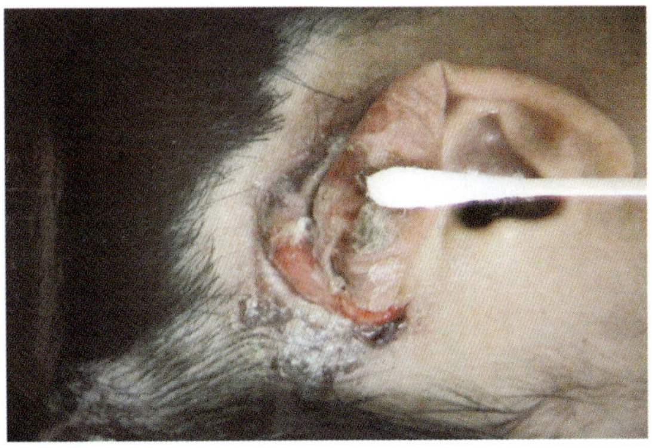

图 19-73　慢性肉芽肿病　耳后肉芽肿及溃疡性皮损

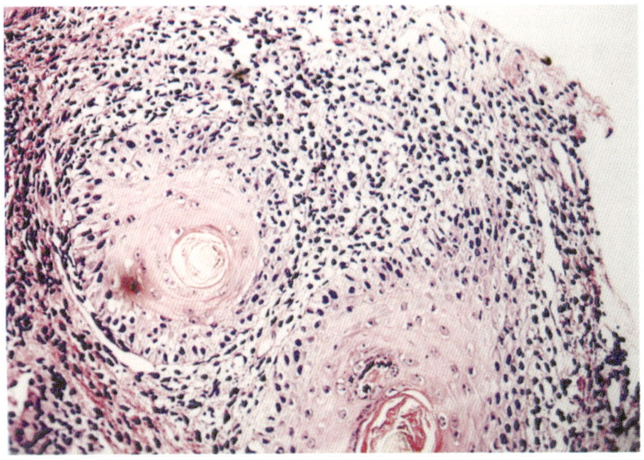

图 19-74　慢性肉芽肿病　毛囊周围非特异性肉芽肿改变

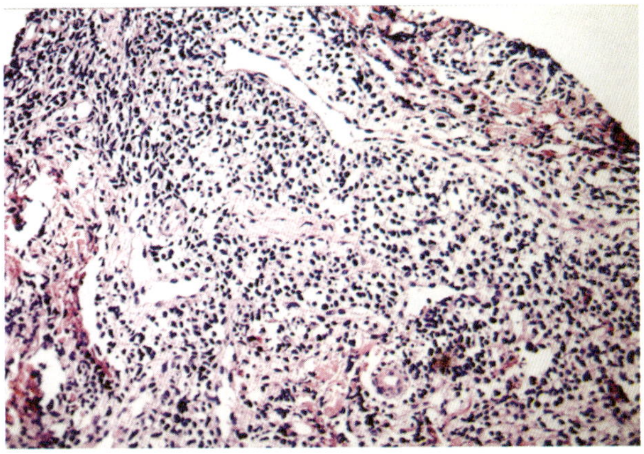

图 19-75　慢性肉芽肿病　非特异性肉芽肿改变，有较多淋巴细胞浸润

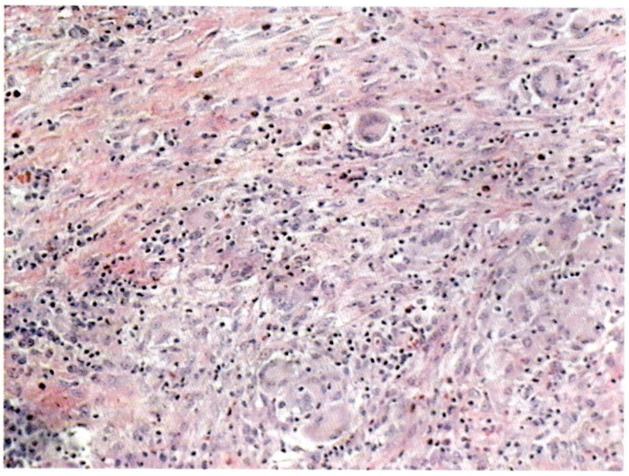

图 19-76 慢性肉芽肿病 为非特异性肉芽肿改变

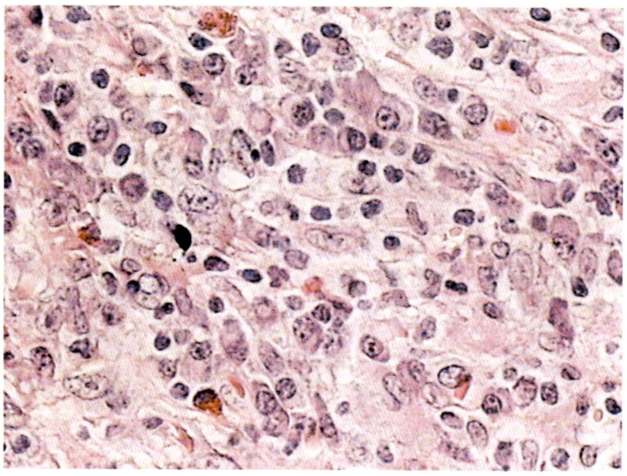

图 19-77 慢性肉芽肿病 为非特异性肉芽肿改变

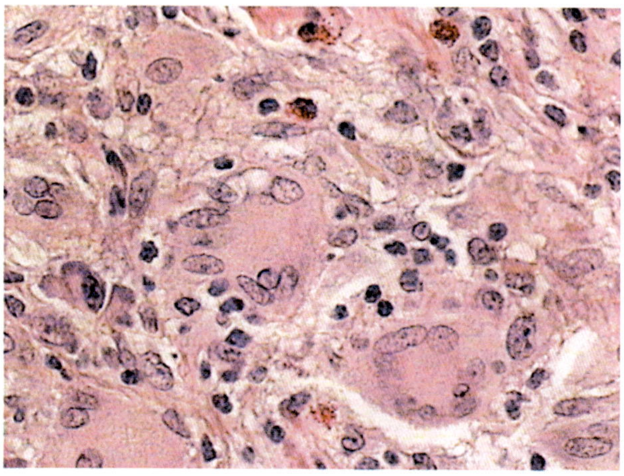

图 19-78 慢性肉芽肿病 可见多核巨细胞

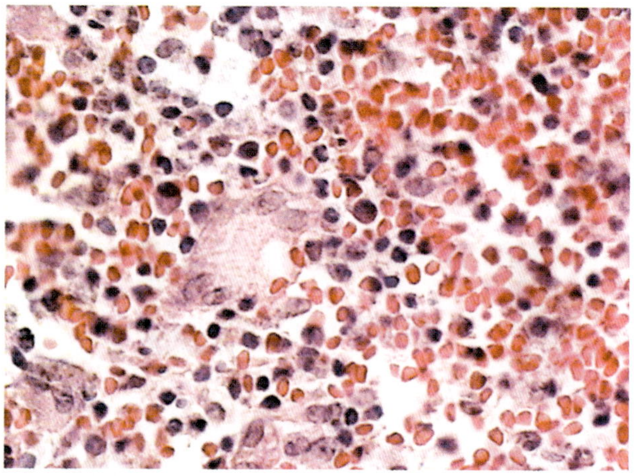

图 19-79 慢性肉芽肿病 大量嗜酸性粒细胞及红细胞渗出

异物肉芽肿

异物肉芽肿（foreign body granuloma）是指各种异物进入人体引起的肉芽肿性损害。发病前多有局部外伤、感染及接受手术史。手足及暴露部位多见。皮疹常为单发，分布不对称，通常与外伤部位一致。

【临床表现】

皮疹初为丘疹、结节，逐渐发展成深在性肿块，质硬，浸润明显。经过缓慢，除压迫引起的疼痛外一般无自觉症状。根据异物的来源可分为内源性和外源性两大类。内源性指人体内生异物，如角蛋白，毛干，破裂囊肿的内容物，释放的脂滴及尿酸盐结晶等。外源性异物有硅石、铍、锆、石蜡、硅胶、文身颜料、滑石粉、缝线、海胆刺和木屑等。外源性异物反应可分为变应性与非变应性两型。

【组织病理】

非变应性异物进入后发生皮疹的时间较短。病理改变为巨噬细胞和异物巨细胞包绕着异物，四周有淋巴样细胞和浆细胞浸润，形成肉芽肿。变应性异物反应组织学上常显示结核样结构，主要由上皮样细胞组成，常伴有淋巴细胞及浆细胞为主的炎性浸润，可见异物巨细胞及典型朗良格汉斯巨细胞。干酪样坏死可有可无（图 19-80~图 19-88）。偏振光显微镜下可见双折光异物。

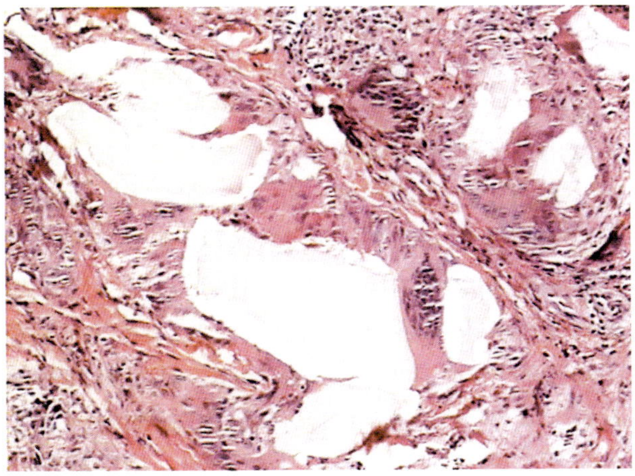

图 19-80　异物肉芽肿

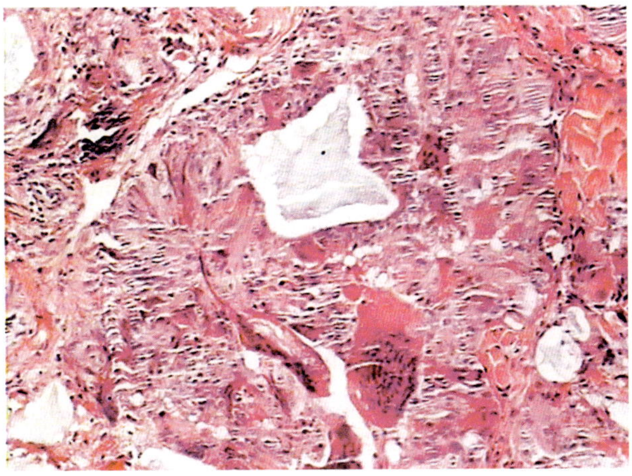

图 19-81　异物肉芽肿　病理改变为巨噬细胞和异物巨细胞包绕着异物，四周有淋巴样细胞和浆细胞浸润，形成肉芽肿

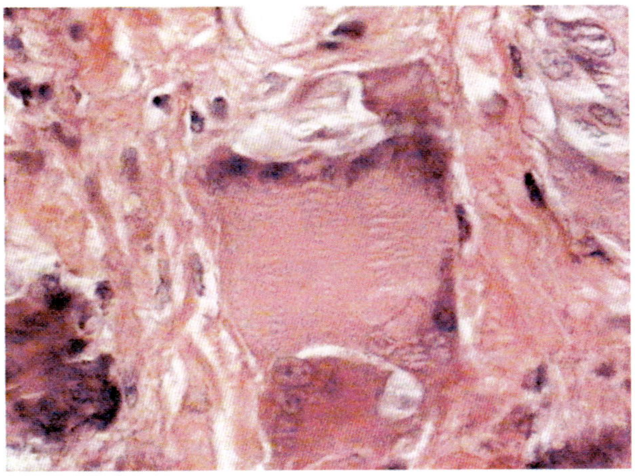

图 19-82　异物肉芽肿

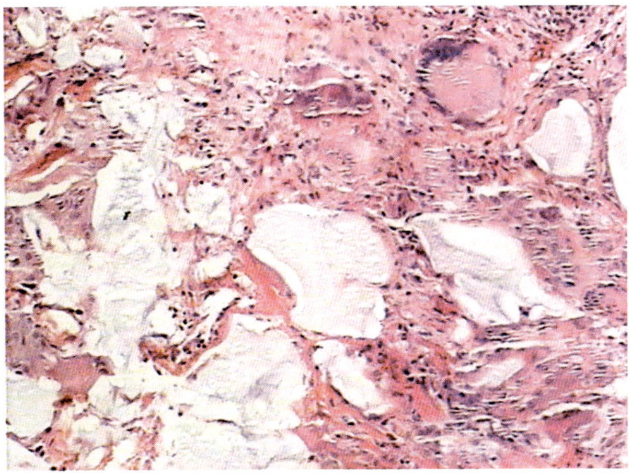

图 19-83　异物肉芽肿　病理改变为巨噬细胞和异物巨细胞包绕着异物，四周有淋巴样细胞和浆细胞浸润，形成肉芽肿

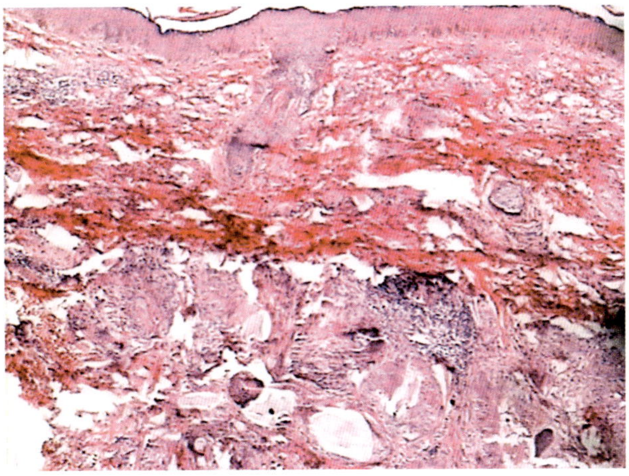

图 19-84　异物肉芽肿

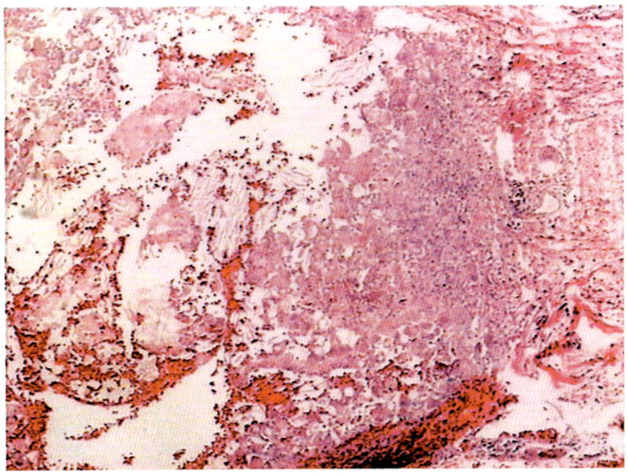

图 19-85　异物肉芽肿　病理改变为巨噬细胞和异物巨细胞包绕着异物，四周有淋巴样细胞和浆细胞浸润，形成肉芽肿

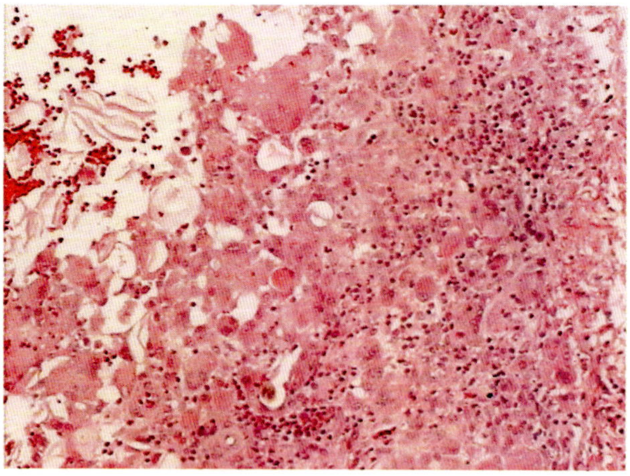

图 19-86 异物肉芽肿 巨噬细胞和异物巨细胞包绕着异物，四周有淋巴样细胞和浆细胞浸润，形成肉芽肿

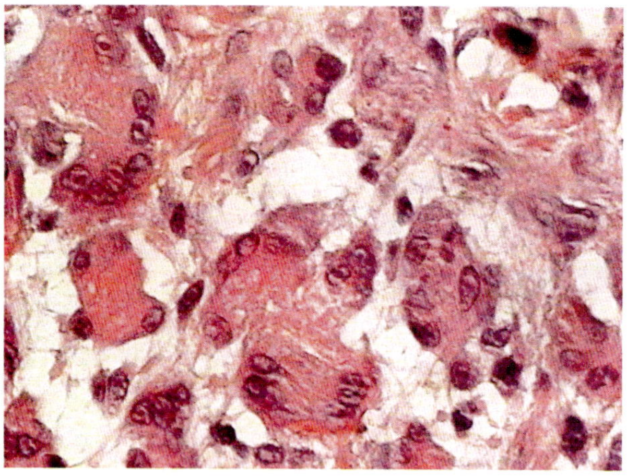

图 19-87 异物肉芽肿 巨噬细胞和异物巨细胞包绕着异物

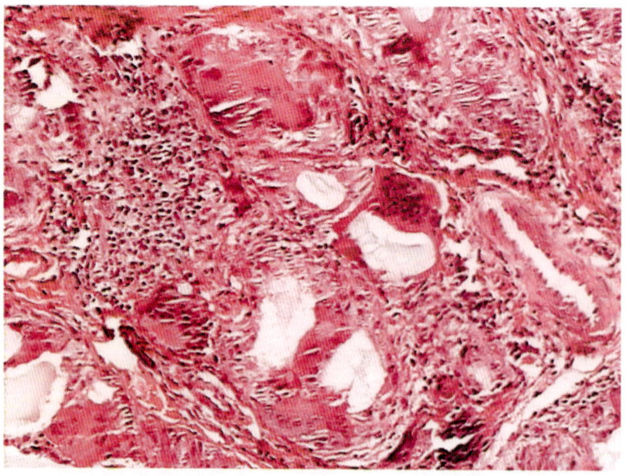

图 19-88 异物肉芽肿 巨噬细胞和异物巨细胞包绕着异物，四周有淋巴样细胞和浆细胞浸润，形成肉芽肿

几种常见的异物肉芽肿特征如下：

1\. *石蜡瘤* 石蜡瘤 (paraffinoma) 又称脂肪肉芽肿。一般于注射填充物质之后的数月在注射部位出现质硬结节或斑块，皮损持续存在，无压痛，表面皮肤外观正常。镜下见真皮内有许多大小不等的圆形或卵圆形空腔，其中充满着石蜡和油类物质，空腔的间隔和其周围可见纤维组织增生和变性，并有淋巴细胞、浆细胞、组织细胞和巨噬细胞浸润，间有成纤维细胞。还可见到数量不等、大小不定的异物巨细胞。石蜡瘤病理改变有时不易和自发性脂肪肉芽肿区别，用锇酸染法或溴银染色法时，前者染色阴性后者染色阳性。

2\. *铍肉芽肿* 铍的粉尘吸入或经伤口进入皮肤引起局限性铍肉芽肿（beryllium granuloma）。皮损为红色或紫红色高起结节，结节可破溃或不破溃，伴有软组织肿胀。表皮角化过度，棘层肥厚，溃疡病变处显示表皮缺损。真皮可见肉芽肿病变，由上皮细胞和淋巴细胞组成，有时可见朗格汉斯巨细胞和 Schaumann 小体，伴有不同程度的坏死改变。使用光谱分析仪可检出铍粒的存在。

3\. *锆肉芽肿* 锆肉芽肿（zirconium granuloma）常见于治疗腋臭刮腋毛时皮肤发生创伤，然后再撒布含乳酸锆的除臭粉；或应用含有氧化锆的软膏治疗皮炎时，这些药物中的锆微粒经皮肤吸收而发生过敏性肉芽肿。皮疹发生于用药部位，为持久性软的淡红褐色丘疹或小结节，表面光滑。有时外观很类似结节病。组织病理与结节病很相似，可见大量的上皮样细胞聚集成结节，伴中等量淋巴细胞浸润和少量多核巨细胞，无干酪样坏死。应用光谱分析法检查证明含有锆粒。

4\. *硅土肉芽肿* 硅土肉芽肿（silica granuloma）是由硅的微粒如石英、滑石、石棉或含有二氧化硅的土壤颗粒侵入皮肤的伤口而引起的肉芽肿性反应。皮疹表现为丘疹或大小不等的结节，呈蓝色或蓝黑色，线状排列或散在分布。以面部或暴露部位为多见。肉芽肿部位可见大量巨噬细胞、多核巨细胞及炎症细胞浸润，和铍肉芽肿不同的是一般不发生坏死。硅肉芽肿的组织像和结节病很相似，但在病变中可见无色结晶颗粒，旋光镜下具有双折光性，用光谱分析法可证明有硅盐存在。

5. 毛发肉芽肿　毛发及其碎屑进入皮肤可引起异物反应。主要表现为皮肤结节、压痛，有时形成脓肿、瘘管等。因毛发碎片进入皮肤的深度不同可出现不同的异物反应。组织病理上可见大量上皮细胞和炎症细胞，其中有毛发，在偏光镜下呈双折光性，如毛发肉芽肿在深部，可引起异物巨细胞和其他的炎症细胞浸润。如果损害在浅表部位，可导致皮肤增厚。

【鉴别诊断】

锆和硅引起的异物肉芽肿应与结节病鉴别，后者常伴系统损害，Kveim 试验阳性。偏振光显微镜及激光微探头质谱仪的应用有助于鉴别诊断。

类脂质渐进性坏死

类脂质渐进性坏死（necrobiosis lipoidica，NL）又称糖尿病性类脂质渐进性坏死（necrobiosis lipoidica diabetcorum，NLD）。本病发病原因有两种可能。一种认为与糖尿病有关，因糖尿病性微血管病所致。另一种可能由于免疫复合物性血管炎引起。直接免疫荧光法发现在受侵皮损的小血管壁有 IgM、IgA、C3 和纤维蛋白原沉积。Rollins 等认为糖尿病性与非糖尿病性 NL 在组织学上有所不同。在糖尿病性 NL 患者易见血管病变及渐进性坏死，皮疹多见于小腿。非糖尿病性 NL 患者常见肉芽肿型反应，皮疹多见于小腿以外部位。

【临床表现】

临床上以胫前出现大片硬皮病样斑块，常伴发糖尿病为特征。多见于妇女，初起皮疹为暗红色坚实的小丘疹，上有轻度鳞屑，压之不褪色，以后皮损发展形成不规则圆或卵圆形硬皮病样斑块，边缘清楚，中央部微凹陷，表面光滑呈釉状，棕黄色，外围紫红或淡红边缘，在棕黄色部位有大量毛细血管扩张，常有鳞屑或结痂（图 19-89~图 19-94）。约有 1/3 病例可发生溃疡，常被误认为梅毒树胶肿。深部皮损可与脂膜炎相混淆，浅表的环状损害与环状肉芽肿相类似。若皮损伴有显著的脂肪浸润易被误认为黄瘤。

本病病程缓慢，通常无自觉症状。皮损常为一个或数个，好发于两侧胫部、大腿及踝部，约 15%患者皮损可发生于手、臂、躯干和头部。

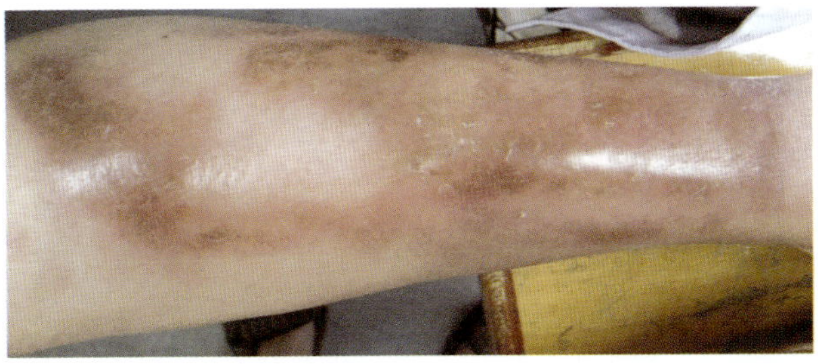

图 19-89　类脂质渐进行坏死　胫前出现大片硬皮病样斑块，表面光滑呈釉状，棕黄色

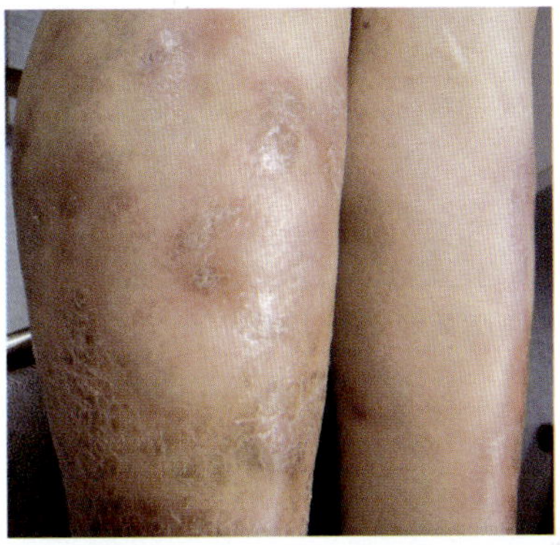

图 19-90　类脂质渐进行坏死　不规则圆或卵圆形硬皮病样斑块，边缘清楚，中央部微凹陷，表面有轻度鳞屑

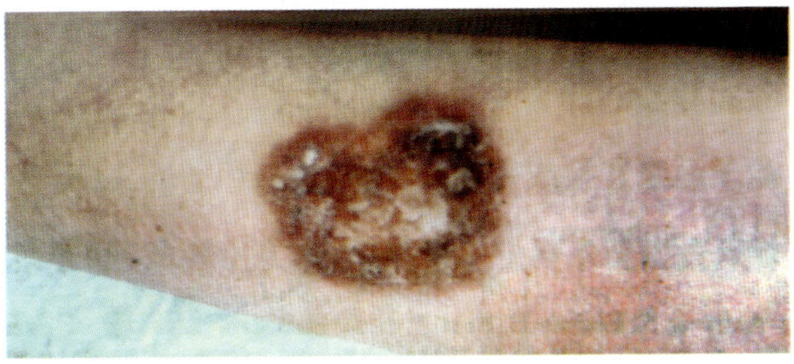

图 19-91　类脂质渐进行坏死　表面可发生溃疡

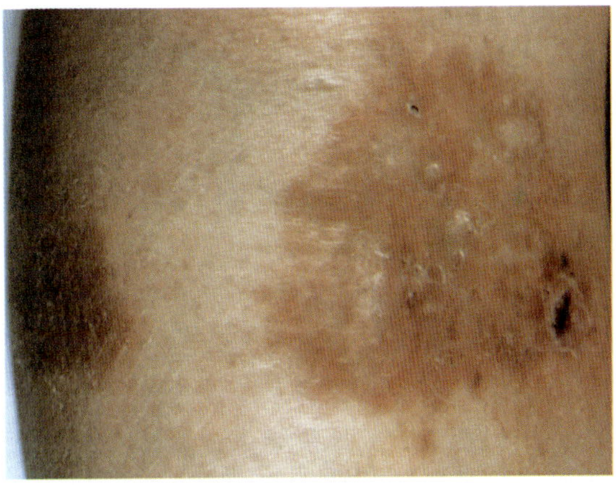

图 19-92　类脂质渐进行坏死　胫前出现大片硬皮病样斑块，表面光滑呈釉状，棕黄色，上有鳞屑或结痂

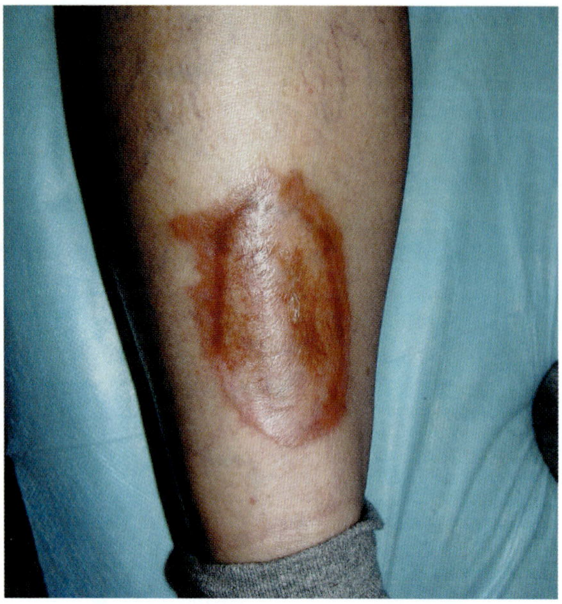

图 19-93　类脂质渐进行坏死　胫前出现大片硬皮病样紫红色斑块

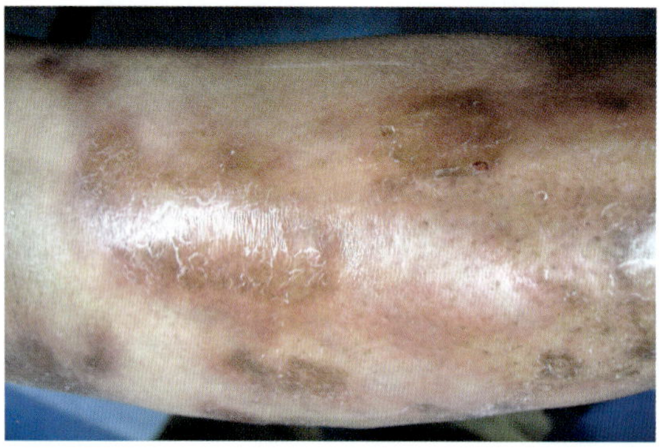

图 19-94　类脂质渐进行坏死　胫前出现大片硬皮病样斑块，表面光滑呈釉状，棕黄色

【组织病理】

表皮萎缩，但也可正常。典型病理改变是栅栏状渐进坏死性肉芽肿。真皮内可呈渐进性坏死型和肉芽肿型两种组织学反应，但经常见到两型反应同时存在，目前认为渐进性坏死型和肉芽肿型实际为疾病发展过程中的不同阶段。

渐进性坏死型的典型特征是真皮内境界不清的胶原渐进性坏死灶，常见于真皮下层，真皮浅层及皮下脂肪层也可受累。胶原纤维形态、大小不一，排列紊乱，胶原纤维束分离。在胶原变性区附近可见幼稚的胶原纤维，由于变性和再生反复发作，可见胶原束增厚或玻璃样变。渐进坏死区的细胞外脂肪沉积和黏多糖的增加为本病特征，弹力纤维染色显示变性灶内弹力纤维破坏或消失。渐进性坏死区边缘，可见栅栏状排列的淋巴样细胞、组织细胞、成纤维细胞，常有散在的巨细胞，对本病的诊断具有重要价值。这种反应介于渐进性坏死型和肉芽肿型之间。真皮层及皮下组织发病后期成纤维细胞大量增生、纤维化及硬化（图 19-95~图 19-100）。

真皮中下层血管壁增厚，血管内皮细胞增生，致使血管腔部分阻塞，偶伴血栓形成。小腿部损害的血管病变通常较为显著，可见 PAS 反应阳性物质灶性沉积于血管壁或管腔。

肉芽肿型的典型特征是真皮内散在肉芽肿病灶，由组织细胞、上皮样细胞和巨细胞所组成，有些巨细胞内可见星状体。胶原纤维有广泛的纤维化和玻璃样变性，但渐进性坏死和脂质沉积不明显或缺如，易见淋巴细胞和浆细胞浸润。血管病变一般也不明显。某些面部和头皮损害，可出现大量类似结节病的上皮样细胞和巨细胞。穿通性类脂质渐进性坏死临床上表现为皮疹周围出现粉刺样角栓，组织学的特征性表现是渐进坏死性胶原纤维和变性的弹力纤维经表皮排出。

【鉴别诊断】

1. 环状肉芽肿 NL 有显著的胶原透明变性和血管壁增厚，有较多的巨细胞和类脂质沉积，而黏蛋白较少。

2. 结节病无胶原透明变性，灶性渐进性坏死以及类脂质沉积。

3. 类风湿结节位置深，病变数目仅 1~2 个，分布局限，边界清，罕有上皮样细胞、巨细胞及浆细胞。

4. 斑块状硬斑病真皮层无肉芽肿样改变，胶原束增粗，排列紧密，呈玻璃样变。

5. 结核样型麻风伴有明显感觉障碍，病理组织检查可见真皮全层结核样肉芽肿，神经束及其周围有组织细胞浸润。

6. 三期梅毒树胶肿可累及胫前，开始为单个皮下小结节，逐渐形成浸润性斑块，斑块中央逐渐坏死，形成溃疡，梅毒血清学检查可明确诊断。

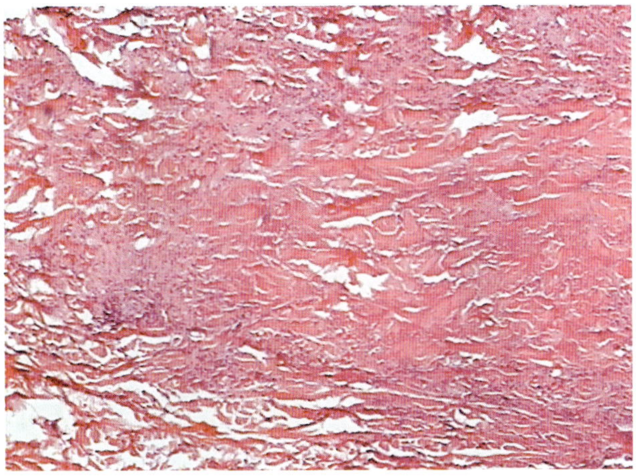

图 19-95 类脂质渐进行坏死 疾病后期成纤维细胞大量增生，真皮层纤维化及硬化

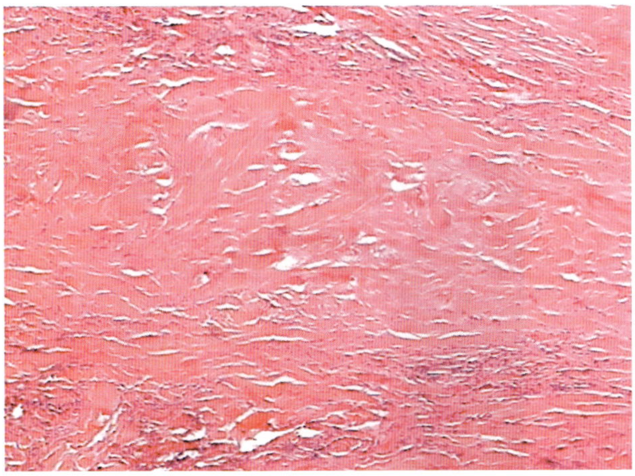

图 19-96 类脂质渐进行坏死 疾病后期成纤维细胞大量增生，真皮层纤维化及硬化

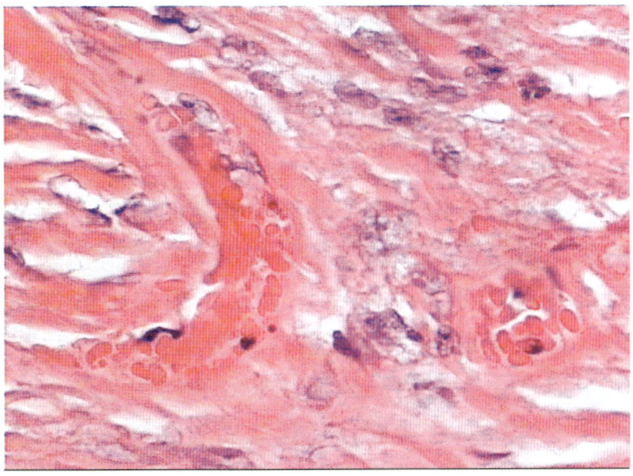

图 19-97 类脂质渐进行坏死 疾病后期成纤维细胞大量增生，真皮层纤维化及硬化

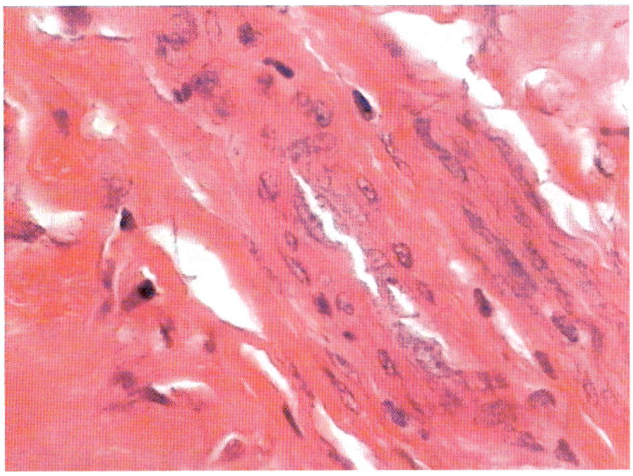

图 19-98 类脂质渐进行坏死 栅栏状排列的淋巴样细胞、组织细胞、成纤维细胞

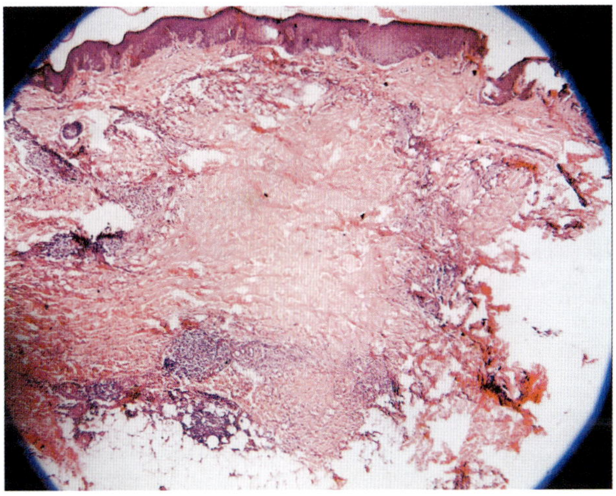

图 19-99 类脂质渐进行坏死 真皮内见境界不清的胶原渐进性坏死灶，渐进性坏死区边缘，可见栅栏状排列的淋巴样细胞、组织细胞、成纤维细胞

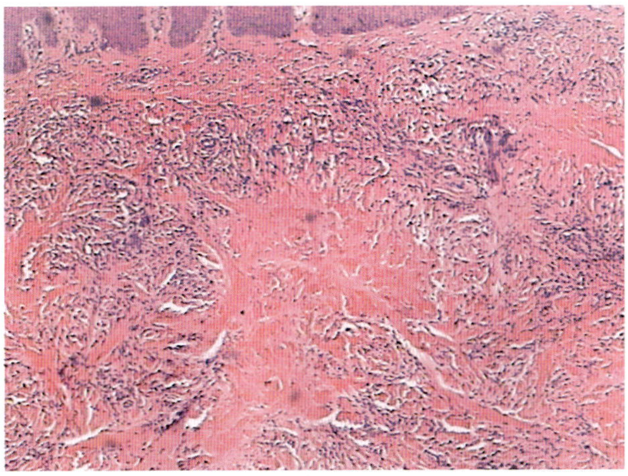

图 19-100 类脂质渐进行坏死 渐进性坏死区边缘，可见栅栏状排列的淋巴样细胞、组织细胞、成纤维细胞，常有散在的巨细胞

类风湿结节

类风湿结节（rheumatoid nodules）是类风湿性关节炎（RA）患者最常见的关节外病变，见于15%~25%的患者，与RA相关的Felty综合征患者发生率可高达75%，男性多于女性。出现类风湿结节的患者90%类风湿因子（RF）阳性。类风湿结节的发病机制尚不完全清楚，可能是外伤性小血管炎后的一种肉芽肿性反应。

【临床表现】

类风湿结节最常发生于关节隆突以及经常受压的部位，如肘部鹰嘴突附近、跟腱附着端、手掌屈肌腱鞘及膝关节周围等。表现为皮下脂肪层或深层组织内坚实的圆形或卵圆形结节，直径由数毫米到5厘米大小，数量不等，可单发或多达上百个。可与其下的骨膜、肌腱或滑囊粘连(图19-101~图19-104)。随着病情活动程度减轻，结节可以缩小或消失。大多数类风湿结节坚硬，无自觉症状，不需治疗。如果结节出现溃疡、感染、压迫神经或使关节活动受限，则可采取手术去除。

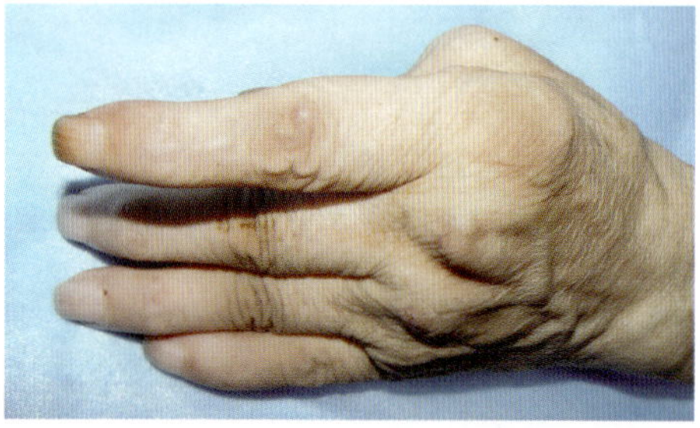

图 19-101 **类风湿性结** 手关节周坚实的圆形或卵圆形结节

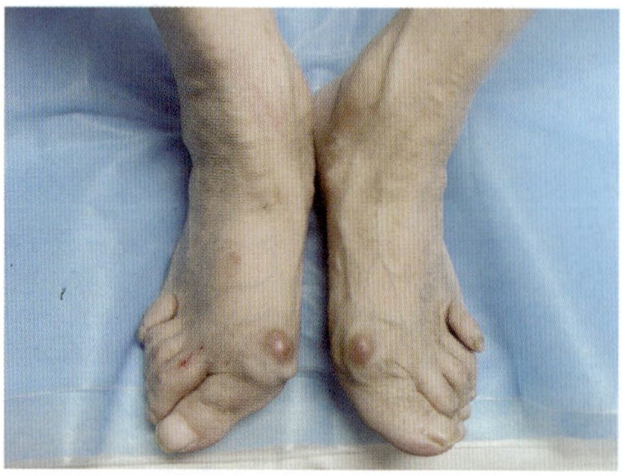

图 19-102 **类风湿性结节** 足关节部坚实的圆形淡色结节

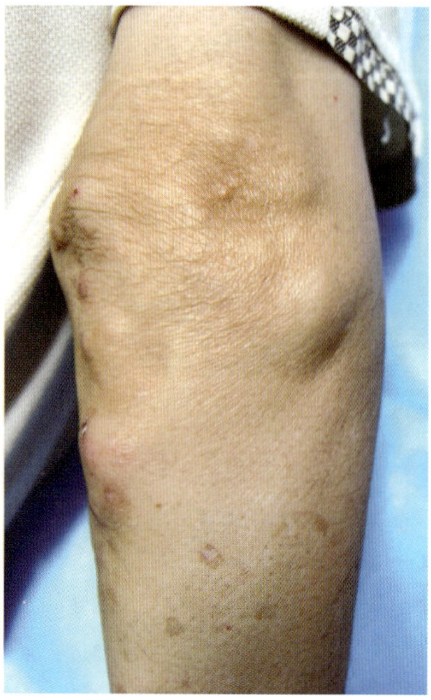

图 19-103 **类风湿性结节** 膝关节周坚实的圆形或卵圆形结节

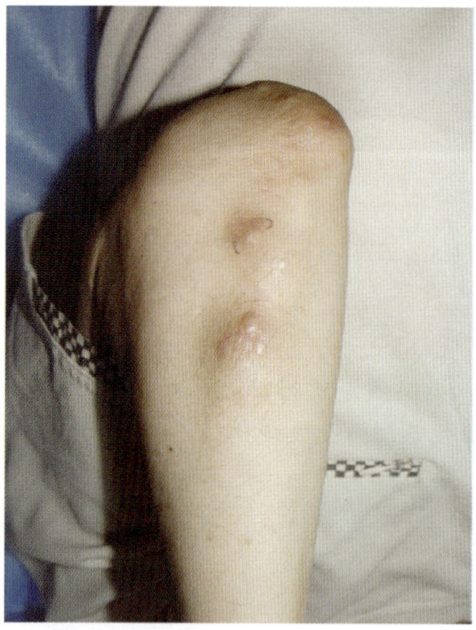

图 19-104 **类风湿性结节** 胫前坚实皮下结节

【组织病理】

典型病变位于皮下脂肪层或软组织内。成熟的类风湿结节通常由3层结构组成：结节中央部是大片纤维素样坏死灶，为无定形的嗜酸性组织，由胶原纤维、纤维蛋白及细胞核碎片组成，其中通常无黏蛋白，陈旧性病灶有时由于结节内液化变性可形成囊腔；坏死灶周边绕有呈栅栏状或放射状排列的组织细胞，偶见巨细胞；结节的外层由血管性肉芽组织组成，纤维化明显，常见有淋巴细胞、浆细胞和嗜酸性粒细胞的炎性细胞浸润。脂质染色常显示坏死中心有类脂质沉积(图 19-105~图 19-107)。

在穿通性类风湿结节，可见皮损中央的坏死物质通过上方的真皮及表皮排出。

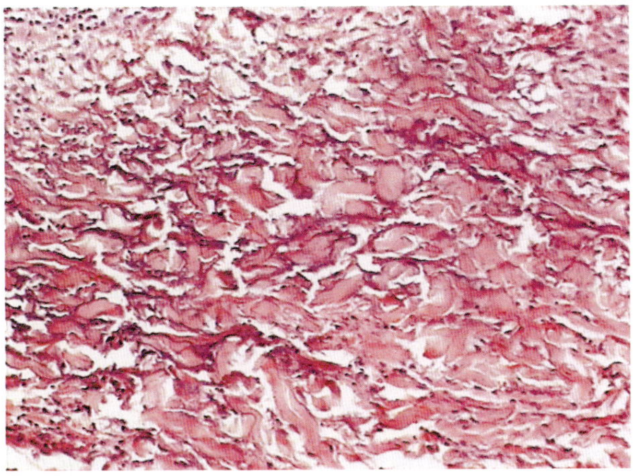

图 19-105 类风湿性结节 大片纤维素样坏死灶，为无定形的嗜酸性组织，由胶原纤维、纤维蛋白及细胞核碎片组成

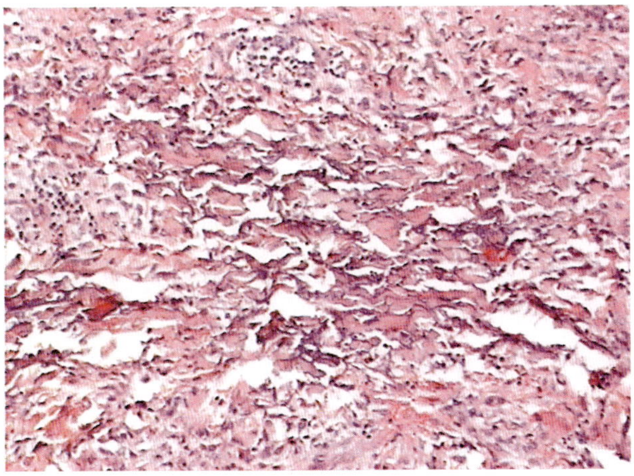

图 19-106 类风湿性结节 大片纤维素样坏死灶，为无定形的嗜酸性组织，由胶原纤维、纤维蛋白及细胞核碎片组成

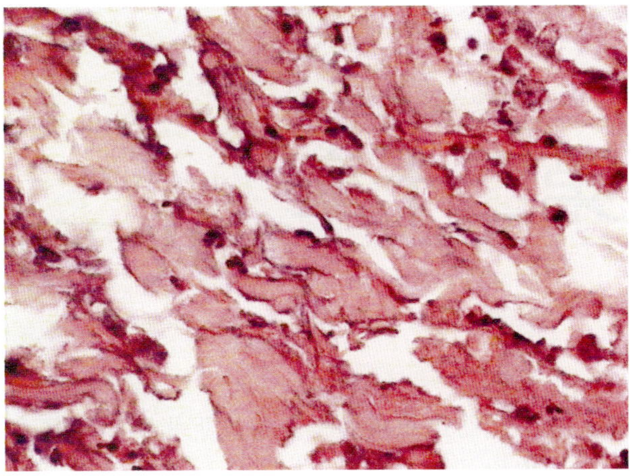

图 19-107 类风湿性结节 大片纤维素样坏死灶，为无定形的嗜酸性组织，由胶原纤维、纤维蛋白及细胞核碎片组成

【鉴别诊断】

1. 皮下型环状肉芽肿　皮下型环状肉芽肿不伴关节病变，类风湿因子阴性，类风湿性结节的栅状肉芽肿中央为纤维蛋白样物质。有时在临床和组织病理上往往很难区分。如无类风湿性关节炎的证据时，最好将此类结节诊断为皮下型环状肉芽肿。

2. 上皮样肉瘤　本病可表现为血管周围的栅栏状肉芽肿，但通常有手术或外伤史，瘤细胞异型性明显。

3. 风湿热结节　境界清楚，通常不形成栅栏状肉芽肿，少有或无纤维化。

(穆　欣)

第二十章 皮下脂肪组织疾病

皮下脂肪组织疾病是一组皮下脂肪组织病变引发的疾病。

α_1–抗胰酶缺乏相关性脂膜炎

【临床表现】

α_1–抗胰酶缺乏相关性脂膜炎（paniculitis associated with α_1-antitrysin deficiency）既往称为液化性脂膜炎，系由于α_1–抗胰蛋白酶缺陷，皮肤受损伤而引起。患者有反复发生的疼痛或触痛性结节，常发生在躯干和四肢近端，红肿不明显，可自发性流出油性黄色液体，形成皮肤溃疡，以后结疤愈合，外伤后常加重。血清α_1抗蛋白酶阴性。

【组织病理】

最早病理改变是在真皮网状层的结缔组织和皮下脂肪间隔出现坏死，伴有中性多形核白细胞炎症浸润。典型的组织学表现为急性脂膜炎。特征性改变为脂肪小叶中有灶性脂肪细胞坏死，与坏死部分相邻的脂肪细胞则完全正常。特殊染色常显示弹性纤维组织断裂和消失，可见血管栓塞引起出血灶，但没有活动性血管炎的改变。皮下脂肪小叶处可见中性粒细胞，淋巴细胞混合浸润，间有嗜脂肪巨噬细胞。晚期形成广泛性皮下脂肪坏死，最后形成瘢痕组织。

【鉴别诊断】

本病临床表现可能提示为外伤性或人工性脂膜炎。因为有大量中性粒细胞浸润，诊断上可能会与感染性疾病相混淆。必要时应做微生物特殊染色检查。

脂肪营养不良

【临床表现】

脂肪营养不良（lipodystophy）又称脂肪代谢障碍，是一组复杂的疾病，表现为皮下脂肪完全或部分丧失，发病为先天性或获得性。

【组织病理】

脂肪营养不良的病理改变是非炎症性的，脂肪细胞内脂质含量进行性减少伴细胞体积缩小，以致细胞之间相互分离。基质透明样变性或黏液样变性，中间存在成簇扭曲的毛细血管，最终与胚胎脂肪相似。这种萎缩过程有时被称为“胚胎发育逆转”。

婴儿腹部离心性脂肪营养不良

【临床表现】

婴儿腹部离心性脂肪营养不良（lipodystrophia centrifugalis abdominalis infantilis）好发于婴幼儿及学龄前儿童，女性多见。好发部位为下腹部，向下可累及腹股沟区及外阴部，向上可至胸背部。皮损特征为腹部出现凹陷的萎缩斑，边缘为带状淡红色的浸润性活动性损害。皮损不断向四周扩大，中心萎缩变薄，皮下血管清晰可见。患儿身体健康状况一般不受影响(图 20–1)。

【组织病理】

皮下脂肪细胞坏死，脂肪小叶内可见淋巴细胞，组织细胞浸润，有时真皮内也可见少许炎症细胞浸润，间隔及小叶内小血管内皮细胞增生、肿胀，后期皮下脂肪变薄或消失。

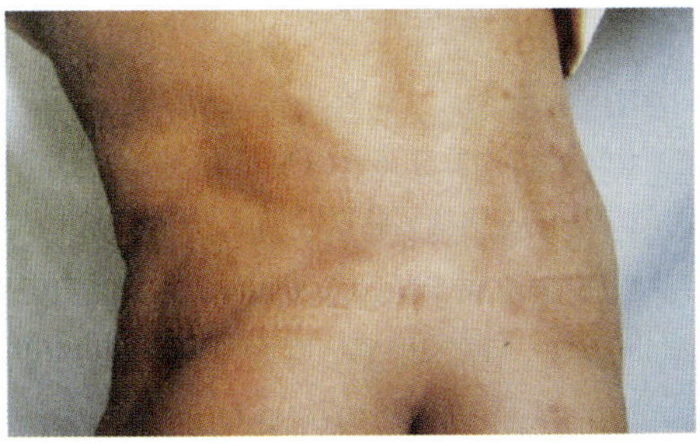

图 20-1　婴儿腹部离心性脂肪营养不良　腹部出现凹陷的萎缩斑

结节性筋膜炎

【临床表现】

结节性筋膜炎（nodular fasciitis）又称结节性假肉瘤性筋膜炎。本病好发于中年人，上臂多见。典型皮损为实性皮下结节，直径 1~5cm，发展迅速，常单发。本病为良性病变，可自然消退（图 20-2）。

【组织病理】

本病发生在筋膜上，可向上至皮下组织中，偶见其始于皮下组织的脂肪间隔；结节中可见排列不规则的多形性的成纤维细胞，有较多丝状分裂象，但无核的非典型性；瘤体内可见梭形巨细胞，其胞体中央有 2~6 个核，可见黏液样基质、胶原纤维及多数血管成分；瘤细胞可呈锯齿状侵入皮下组织的纤维间隔中（图 20-3）。

【鉴别诊断】

因本病组织病理中可见多数多形性的成纤维细胞，且有丝状分裂象，易被误诊为纤维肉瘤。但本病瘤体内有较多的血管成分及成纤维细胞；无明显的核非典型性。临床与病理相结合来诊断。

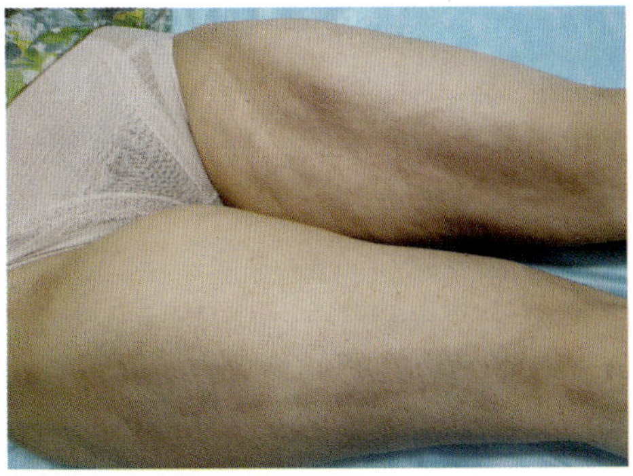

图 20-2　结节性筋膜炎　大腿部硬化萎缩性皮损

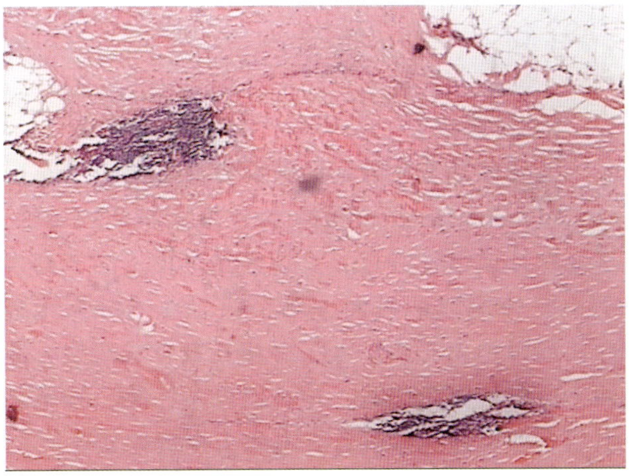

图 20-3　结节性筋膜炎　皮下组织的脂肪下方筋膜胶原纤维硬化

儿童颅部筋膜炎

儿童颅部筋膜炎（cranial fasciitis of childhood）好发于婴儿及儿童，典型皮损为一个生长迅速的皮下结节或肿块，本病是结节性筋膜炎的一个特殊类型，肿瘤很可能从头皮深筋膜上发生。组织病理表现与结节性筋膜炎酷似。

油肉芽肿

【临床表现】

油肉芽肿（oil granuloma）又称脂肪肉芽肿、石蜡瘤。在当代社会，多数油肉芽肿是由于为了美容的需求往皮下注射硅胶或油性物质所致，注入部位及其周围皮肤潮红、硬肿，触之似橡皮感，板样硬，有压痛，有时液化的异物可自体表排出，形成窦道、溃疡。

【组织病理】

皮下脂肪内可见大小不等的油性囊肿，其周围可见吞噬有脂质小滴的异物巨细胞；油性囊肿间可见红染、透明蛋白样纤维组织条索；小叶间隔内可见淋巴细胞、组织细胞及异物巨细胞的浸润；后期皮下组织内发生广泛的纤维化、硬化；皮下组织内的血管不受累。

亚急性结节性游走性脂膜炎

【临床表现】

亚急性结节性游走性脂膜炎（subacute modular migratory panniculitis）为皮下脂膜炎的一种，呈亚急性或慢性经过，女性多见。皮下结节好发于小腿伸侧或两侧面，结节直径 1~3cm，无痛性，缓慢地离心性扩大，并相互融合成斑块，质硬，边缘鲜红色隆起，中央淡红色凹陷，结节消退后有淡黄色色素沉着。本病无全身症状。

【组织病理】

皮下脂肪间隔型炎症。脂肪小叶间有组织细胞、异物巨细胞、浆细胞和淋巴细胞等炎症细胞浸润。脂肪间隔增宽，胶原纤维间有纤维素样渗出物和毛细血管增生。

结节性脂肪坏死

【临床表现】

结节性脂肪坏死（nodular fat necrosis）又称胰病性皮下结节性脂肪坏死症（subcutaneous nodular fat necrosis in pancreatic disease）。皮下脂肪坏死后出现皮下结节，结节好发于小腿伸侧，结节直径 1~3cm，质软似有波动感，轻度隆起皮面，表面皮肤潮红、水肿，无痛性或有疼痛。持续 2~3 周，逐渐消退，消退局部皮肤不发生凹陷。患者同时伴有胰腺疾病如急性、慢性或出血性胰腺炎，胰腺癌，假性胰腺囊肿和胰腺上皮瘤等。可出现严重的全身症状如发热、呕吐、腹痛、腹胀、黄疸等，有关节痛，血中嗜酸性粒细胞增加。

【组织病理】

皮下组织内可见灶性脂肪坏死和坏死脂肪细胞内有颗粒状钙盐沉积。坏死周围有炎症细胞浸润，包括中性粒细胞、淋巴细胞、组织细胞、泡沫细胞和异物巨细胞，此外可见无核的影样脂肪细胞聚集。

播散性脂肪肉芽肿病

【临床表现】

播散性脂肪肉芽肿病（disseminated liogranulomatosis）开始发生于婴儿。本病为常染色体隐性遗传病。由于喉连接部及其附近组织受累，引起发音困难、喉鸣、哭声嘶哑和粗声呼吸。皮肤、皮下组织及腕、肘、膝、指（趾）关节周围软组织可见色黄而质硬的结节，直径 1~2cm，四肢皮下组织及关节肿胀导致屈曲挛缩。可伴有精神迟钝和运动迟缓。脑神经和脊髓受侵者，可引起死亡，本病常在 1 岁内死亡，长期成活者偶见。

【组织病理】

病变局限在受侵肌腱和滑膜肿胀处，可见组织细胞和成纤维细胞浸润。泡沫细胞少见，但在内脏和神经损害中常见，皮损冰冻切片 PAS 染色，在组织细胞和成纤维细胞中可见 PAS 阳性物质沉积，证明为糖脂。网状内皮系统轻度受累。

复发性发热性结节性非化脓性脂膜炎

【临床表现】

复发性发热性结节性非化脓性脂膜炎（relapsing febrile nodular non-suppurative panniculitis）好发于女性。好发部位为两下肢、臀部，但躯干下部及上肢也可发病，面部少见。为成批出现的结节或斑块，触痛明显，有压痛。伴有不同程度的发热。结节为非化脓性，偶可发生液化。经数周后，全身症状及皮损消退，愈后遗留萎缩性瘢痕。反复发作数年后，可自然缓解，一般预后良好，但伴有广泛皮损者也可致死。一般认为本病有全身症状者称为 Weber-Christian 病（复发性结节性非化脓性脂膜炎），而仅有皮损但缺乏全身症状者应称之为 Rothman-Makai 综合征，即皮下脂肪肉芽肿病（图 20-4，图 20-5）。

【组织病理】

本病以小叶性脂膜炎为主。病变限于皮下脂肪组织，少数患者可侵及肝、脾、骨髓、肠系膜等处的脂肪组织，因而在临床上出现相应的症状，其病理变化则与皮下脂肪同。病变可以分为 3 期。

第一期为急性炎症期，脂肪组织内出现炎症浸润，浸润细胞包括中心粒细胞、淋巴细胞、浆细胞及组织细胞，而以中心粒细胞为多。脂肪细胞退行性变。

第二期为肉芽肿炎症期，浸润细胞以组织细胞为主，间有淋巴细胞核浆细胞。由于组织细胞吞噬了退行性变的脂肪细胞而形成多数泡沫细胞，其中有些泡沫细胞具有多个核。病变边缘部分可见少许异物巨细胞。

第三期为纤维化期，泡沫细胞减少，而出现多数成纤维细胞，纤维组织增生。

病变处血管可有轻度变化，表现为管壁增厚、水肿、内皮细胞增生。

在一般情况下，第一期病变很难观察到，因只持续数日时间。有诊断意义的第二期几乎也见不到。常见者为第二，三期的混合型组织改变，可见脂肪小叶内有坏死，变性，浸润细胞以组织细胞，淋巴细胞为主。

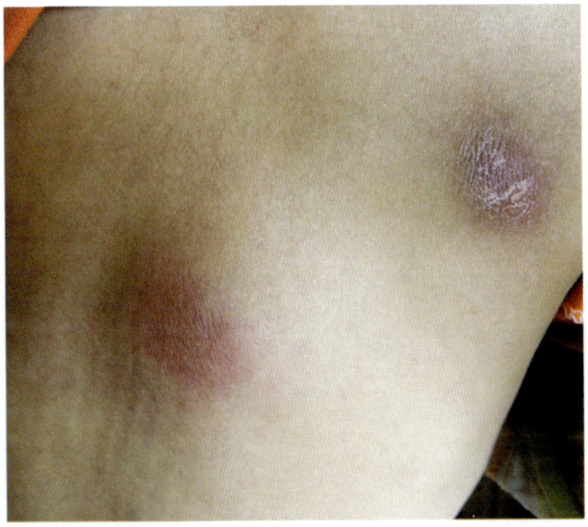

图 20-4　复发性发热性结节性非化脓性脂膜炎

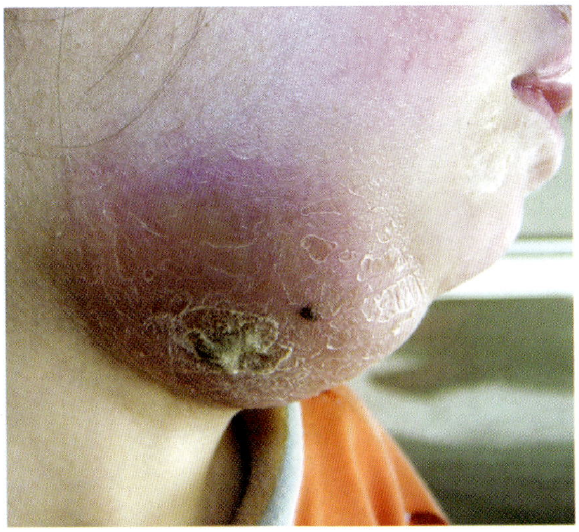

图 20-5　复发性发热性结节性非化脓性脂膜炎

【鉴别诊断】

胰腺疾病时常见皮下结节性脂肪坏死，与本病相似，但其脂肪细胞坏死显著，胞核消失，呈影子细胞样，胞质呈细颗粒状嗜碱性改变，胞壁厚而模糊。

组织细胞性细胞吞噬性脂膜炎的特点为组织细胞吞噬红细胞、白细胞及细胞颗粒，形成豆袋样细胞，而不像本病的组织细胞室吞噬脂质而形成的泡沫细胞。

结节性红斑的早期亦为以中心粒细胞为主的炎症浸润，但病变主要在脂肪间隔而非小叶。

人工性脂膜炎

【临床表现】

人工性脂膜炎（factitial panniculitis）多因注射一些物质（如油脂、酸碱、碘、吗啡、破伤风毒素等）引起，由于注射物质的性质不同，临床表现也有差异，可表现为溃疡、异物排出和瘢痕。

【组织病理】

人工性脂膜炎的组织学表现通常无特异性。在一定程度上与致病原因相关急性炎症：为异物肉芽肿改变，可见多数组织细胞，包括异物巨细胞及泡沫状组织细胞。有时可见异物，后期发生纤维化。血管一般不受累。炎症范围限于异物注射部位，故较为局限。对任何发生在皮下脂肪的异物肉芽肿，应使用偏振光或分光显微镜等做检查，可以看到双折射物质，有助于本病的诊断。石蜡瘤的组织学表现为真皮和皮下圆形或卵圆形空隙，仔细检查可见泡沫组织细胞或巨细胞排列在这些囊性腔隙边缘。常伴有致密的纤维性瘢痕形成。早期损害有时为明显的肉芽肿。镇痛药成瘾引起的脂膜炎的组织学表现为致密真皮纤维化，伴有不同程度的皮下脂肪瘢痕，小血管栓塞常见。聚维酮脂膜炎表现为灰黄色，刚果红阳性的泡沫物质蓄积在组织细胞中，伴坏死和出血。钝器伤引起的损害中可见机化血肿的特点。其他表现有肉芽肿和含铁血黄素沉着灶。缝线性囊肿性脂肪坏死的发病机制为局部缺血，组织学特点为坏死的无核脂肪细胞包绕形成的结节。从皮下脂肪取材的标本见到的组织学改变常常是脂肪坏死伴组织细胞（脂肪吞噬细胞）和巨噬细胞。含铁血黄素也很常见。并且在许多例组织中能找到缝线材料碎屑。外伤性脂肪坏死的组织学表现是非特异性的，为脂肪坏死伴各种炎症细胞浸润，早期损害主要为中性粒细胞浸润，晚期则被淋巴细胞和单核细胞浸润所取代。脂肪吞噬细胞聚集常见，且这种反应会成为肉芽肿样反应。脂肪囊肿也是本病一个常见现象，吸收后发生纤维化，外伤性病灶中局灶性含铁血黄素沉着并不少见，也是其特征，偶尔可见脂肪坏死伴钙化灶。

嗜酸性脂膜炎

【临床表现】

Burket 等于 1985 年首先报道一例嗜酸性脂膜炎（eosinophilic panniculitis）。该病组织表现很像嗜酸性粒细胞性蜂窝织炎，但病变位于皮下组织而不位于真皮。他们认为这是一种独立的疾病。Winkelmann 等于 1986 年总结了 18 例患者，认为本病是一个病理诊断而非临床诊断。在 18 例中，绝大多数都有一原发疾病如精神症状、吸毒癖、异位性皮炎、恶性肿瘤、血管炎、结节性红斑等。女性比男性多见（女男比例 3:1）。虽然可见于所有年龄组，但有两个高发年龄段：一个是 21~30 岁，另外一个是 51~60 岁。患者临床表现主要为结节和斑块，有时可有紫癜、风团样丘疹、脓疱。皮损或单发或多发，可累及四肢、躯干和面部。嗜酸性脂膜炎可见于结节性红斑、免疫复合物介导的血管炎、特应性皮炎、顽固性贫血、慢性复发性腮腺炎、人工现象、白细胞碎裂性血管炎、嗜酸性蜂窝织炎、昆虫叮咬、弓蛔虫病、颚口线虫病、血吸虫感染、注射部位局部反应和淋巴瘤患者。而在相关性肿瘤患者中嗜酸性脂膜炎似乎是自限性和良性疾病（图 20-6~图 20-8）。

【组织病理】

累及脂肪小叶和间隔并有特征性的弥漫性嗜酸性粒细胞浸润，可伴有数量不等的其他细胞浸润，包括中性粒细胞、淋巴细胞和单核细胞。脂肪坏死有时可见。可见如同嗜酸性粒细胞性蜂窝织炎所见的“火焰状现象”，即部分破碎的嗜酸性粒细胞碎屑黏附在纤维蛋白样变性或渐进性坏死的胶原纤维周围，其外，可有组织细胞与异物巨细胞环绕成栅栏状。这些病变有时可扩展至真皮网状层且偶尔累及浅筋膜（图 20-9~图 20-15）。

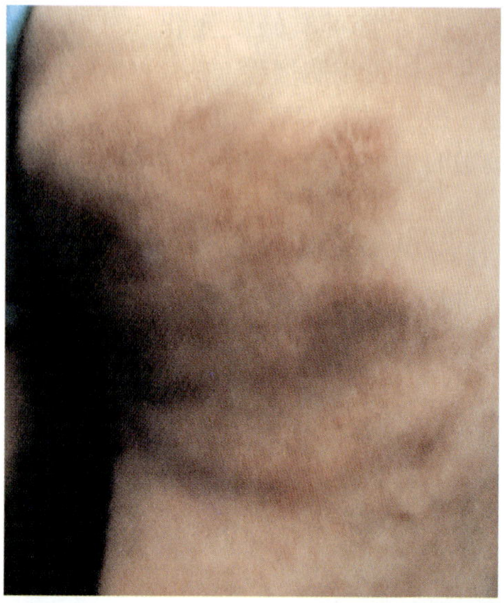

图 20-6　嗜酸性脂膜炎　皮下大片萎陷性斑块

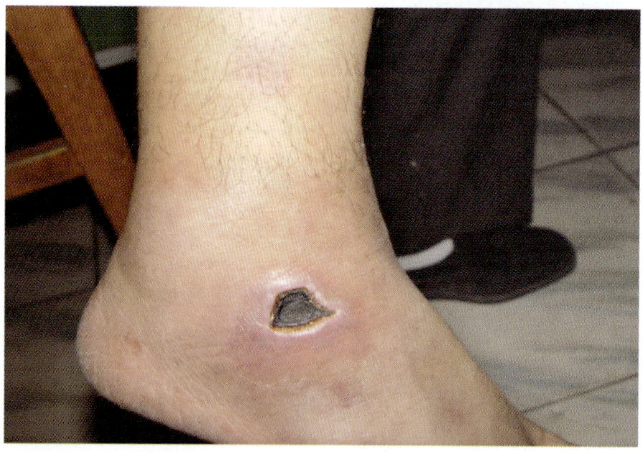

图 20-7　嗜酸性脂膜炎　足背溃疡性皮损

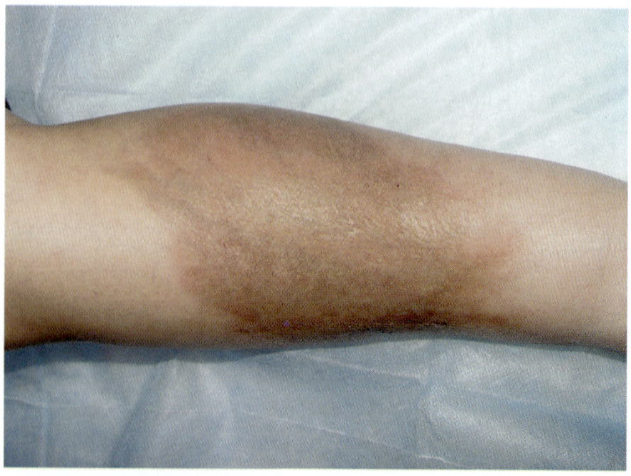

图 20-8　嗜酸性脂膜炎　小腿大片萎缩硬化性斑块

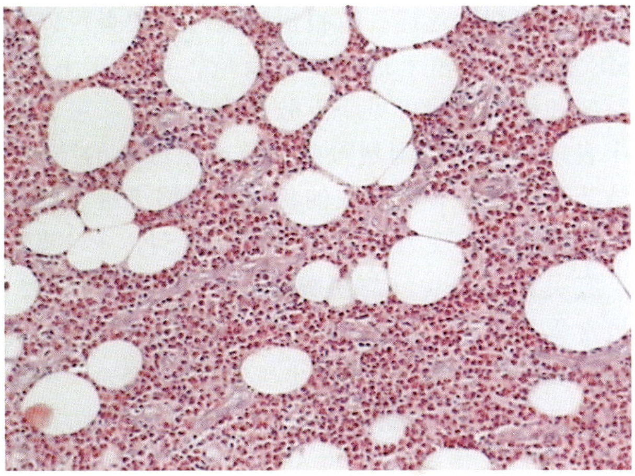

图 20-9　**嗜酸性脂膜炎**　脂肪小叶有特征性的弥漫性嗜酸性粒细胞大量浸润

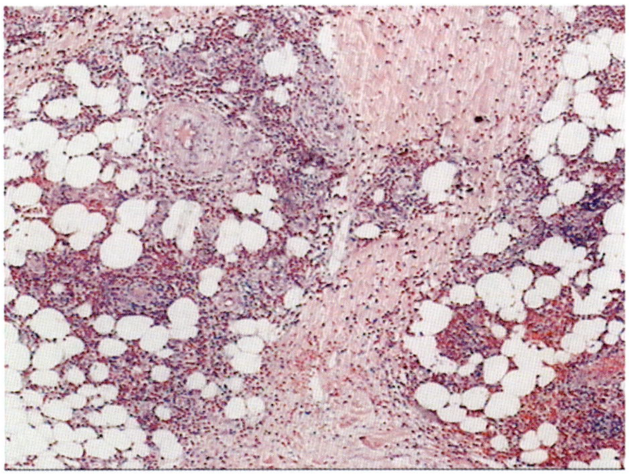

图 20-12　**嗜酸性脂膜炎**　脂肪小叶大量的嗜酸性粒细胞浸润

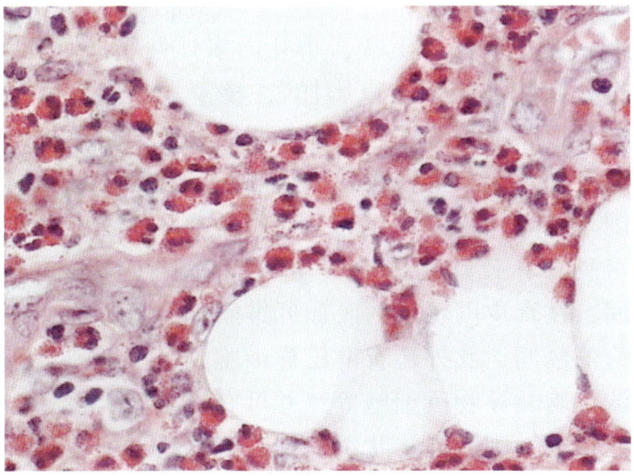

图 20-10　**嗜酸性脂膜炎**　脂肪小叶大量的嗜酸性粒细胞浸润

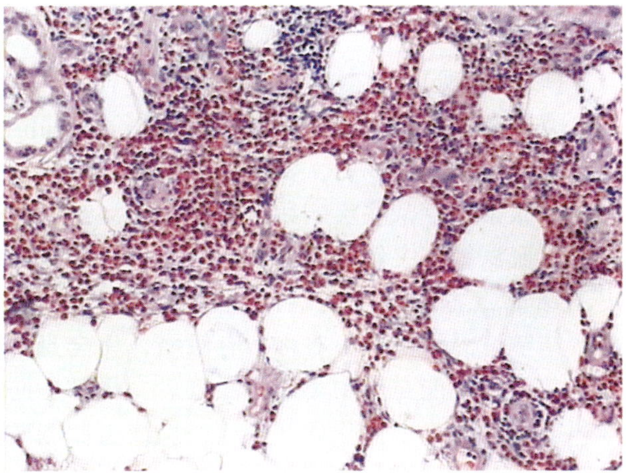

图 20-13　**嗜酸性脂膜炎**　脂肪小叶大量的嗜酸性粒细胞浸润

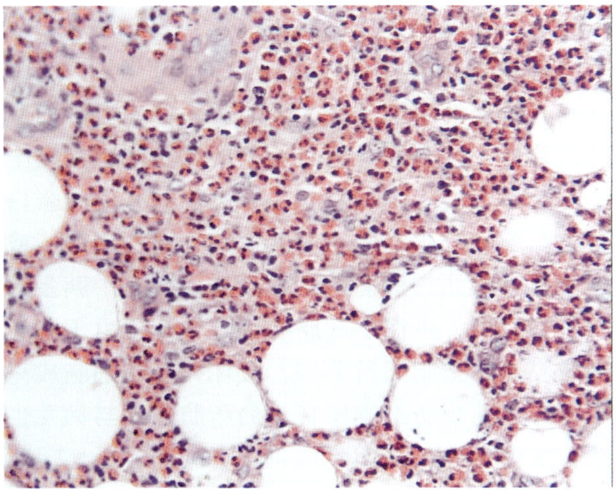

图 20-11　**嗜酸性脂膜炎**　脂肪小叶大量的嗜酸性粒细胞浸润

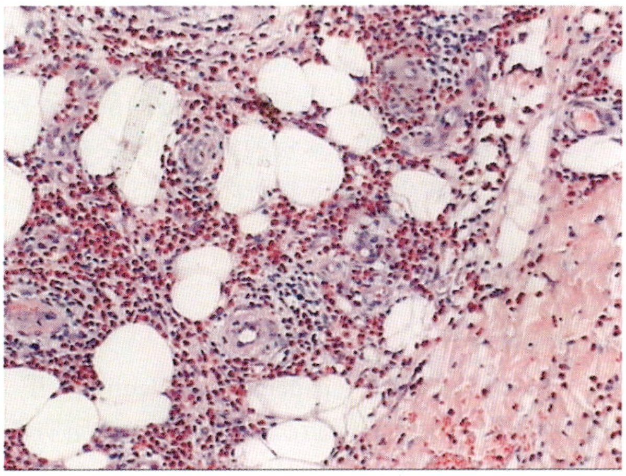

图 20-14　**嗜酸性脂膜炎**　脂肪小叶大量的嗜酸性粒细胞浸润

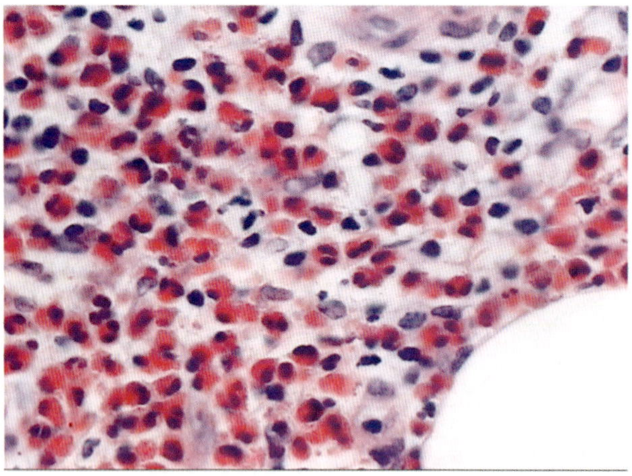

图 20–15　嗜酸性脂膜炎　脂肪小叶大量的嗜酸性粒细胞浸润

类固醇激素后脂膜炎

【临床表现】

类固醇激素后脂膜炎（poststeroid panniculitis）罕见，以儿童多见，发生在长期大剂量应用类固醇激素治疗某些疾病后，如急性风湿热，肾炎或白血病等，突然停药后 1~14d 发病。表现为皮下结节，主要位于面颊部、臀部、躯干和臂部，结节境界清楚，不对称，有触痛，无全身不适。其原因可能是应用类固醇激素后，局部脂肪堆积，停药后为了清除局部脂质，反而引起脂肪细胞受损。其他器官一般不会受累，当恢复使用皮质类固醇后，皮下结节常随之消退。结节也可在数周或数日后也可自行消退。

【组织病理】

为斑片状小叶性脂膜炎伴脂肪细胞坏死，有淋巴细胞、泡沫状细胞及多核巨细胞。在脂肪细胞及组织细胞内均有针样裂隙。小叶间隔不受侵犯，血管变化不明显。本病的组织学改变缺乏特异性，与上述新生儿皮下脂肪坏死相似。

胰腺性脂膜炎

【临床表现】

在胰腺性脂膜炎（pancretic panniculitis）中，胰腺疾病合并发生皮下脂肪坏死（转移性脂肪坏死）是非常罕见的，但有其重要性。因为有时潜在的胰腺损害并不表现出临床症状。胰腺疾病包括：急性胰腺炎、胰腺假囊肿、胰腺癌、α 胰蛋白酶阻抑剂缺乏症。有报道胰腺性脂膜炎可以是 SIE 患者肾移植术后的不良反应。好发于下肢、臀部和躯干，偶可见于上肢、胸和头皮。患者临床表现为多发性剧烈触痛红色或紫红色的结节，结节可溃破，有乳状或油状的分泌物流出。可有关节症状，表现为疼痛和肿胀，约 54%（与胰腺炎有关）和 88%（与胰腺瘤有关）的患者发生。最常累及踝部，但也可累及膝、肘、腕和掌指，跖趾关节。其他表现包括胸腔积液（25%）和腹腔积液（30%），偶尔可见心包积液。本病男性多见，尤其是老年人约 65%患者有慢性酒精中毒。本病的发生与血中脂酶及淀粉酶升高而引起的酶性脂肪坏死有密切关系，甚至无胰腺疾病，而只要有上述酶水平的升高即可引起。

【组织病理】

表皮及真皮正常，小叶内多灶性脂肪坏死。坏死脂肪细胞呈“鬼影样”，核消失，细胞膜模糊，边缘常嗜酸性。在坏死脂肪区域内可见不同程度的钙化，呈颗粒状或呈层状，或在坏死性周围呈斑点状。因钙化而呈点彩的嗜碱性细胞常常可见。坏死灶周围有数量不等嗜中性粒细胞浸润，在真皮网状层的胶原纤维间亦有嗜中性粒细胞的浸润，此外还有淋巴样细胞，组织细胞，泡沫细胞及异物巨细胞等，并可有出血区。在陈旧性损害，则为泡沫状组织细胞、异物巨细胞、噬含铁血黄素细胞及淋巴细胞的浸润，最后发生纤维化。未受累的周围脂肪中可见量密集的急性和慢性炎症细胞浸润，包括大量的吞噬细胞，其中许多因消化脂肪而有泡沫状胞质，有时可见多核巨细胞。未见血管炎。有报道肠系膜脂肪和受累关节中有双折射性晶体，但皮下脂肪中未见到。本病有特征的组织改变，即脂肪小叶中有灶性脂肪细胞坏死，与坏死部分相邻的脂肪细胞则完全正常。坏死的发生可能是由于胰腺病变使胰蛋白酶、脂酶等分泌增多，而致血管通透性增加；或因血中 α 胰蛋白酶阻抑剂水平低而使血中胰蛋白胰水平升高，进而引起脂肪细胞坏死。由于脂肪细胞膜不易被脂酶所分解，故坏死脂肪细胞成鬼影样。坏死脂肪细胞所释出的脂肪酸易与钙发生结合成为钙皂。本病除侵犯皮下脂肪外，还侵犯胰腺周围脂肪及全身各处的脂肪组织，其病变的组织学改变都是相同的。

新生儿硬化症

【临床表现】

新生儿硬化症新生儿硬化症（sclerma neonatorum）是一种非常罕见的疾病，多见于衰弱的新生儿，死亡率高（75%~90%）。患儿表现为在出生几周内，皮下脂肪出现弥漫的、快速扩展的蜡样硬结节。最初为臂部，迅速向躯干、大腿、小腿及全身扩展，对称性发生于臀、肩、颊、小腿屈侧等处。掌跖及生殖器不受累。脂肪明显凝固，患部皮肤干冷，青黑色，硬如木板，不能捏起，为非凹陷性消肿，活动受限。本病多见于衰弱的新生儿，少数患儿为早产儿。患儿的体温、脉搏及呼吸均低于正常，但也有体温正常者，极少数体温升高。多数伴有某种其他疾病。如败血症、肺炎、腹泻、脱水、肠梗阻或先天性心脏病。曾有一例新生儿硬化病伴发新生儿皮下脂肪坏死的病倒报道。

【组织病理】

脂肪细胞增大、小叶间隔水肿造成皮下脂肪增厚在皮下组织中有大量纵横交错的、宽的纤维索，因而皮下组织增厚。脂肪细胞内有呈放射排列的针形裂隙，以偏振光检查呈双折光性。病变小叶内可见细胞浸润较轻，散布有嗜中性粒细胞、嗜酸性料细胞、组织细胞，有时还有多核巨细胞的浸润，有时在多核巨细胞内也可见针形结晶。真皮硬化伴透明样变，表皮萎缩，皮突消失。陈旧损害中可见钙化及小叶间隔增宽。本病的特点为发展快而广泛，炎症反应轻而不同于新生儿脂肪坏死。

新生儿皮下脂肪坏死

【临床表现】

新生儿皮下脂肪坏死（subcufaneous fat necrosis of the newborn）见于出生几周内的健康足月新生儿。发病可能与分娩时受伤、受冷、患儿缺氧血症有关。表面皮肤外观正常或为红色或紫红色。损害对称分布于骨性隆起部位、上肢、肩部、臀部、大腿和面颊部。结节常软化，有波动感，有时液化。本病通常为自限性良性疾病，多数病例在数周致数月内自己缓解。但有时本病与高钙血症有关。本病可以无症状，也可以并发生长迟缓、发热、呕吐、烦躁和癫痫发作。个别病例可致死。皮下脂肪坏死还要伴发血小板减少。

【组织病理】

表皮、真皮正常。脂肪小叶中灶性脂肪细胞坏死，呈片状红染，有核溶、核碎及核缩。单个脂肪细胞肿胀并含有大量放射状排列的嗜酸性晶状间隙，系脂肪溶解所至。晶体主要由甘油三酯组成。有明显的炎症细胞浸润，包括多形核细胞，淋巴细胞，组织细胞和大量异物巨细胞。在泡沫细胞及多核巨细胞胞浆内可见放射状裂隙，冰冻切片下以偏振光检查此结晶呈双折光性。病期长者皮下脂肪呈纤维化，并可见散在钙质沉着。

（郑　焱）

第二十一章 遗传性皮肤病

鱼鳞病

鱼鳞病是一组表皮细胞分化异常而导致临床上鳞屑样外观的遗传性角化异常性疾病。幼年发病，持续终生。根据临床特点、遗传方式及组织病理可分为以下几种类型：寻常型鱼鳞病、X性连锁鱼鳞病、表皮松解性角化过度症（大疱性鱼鳞病样红皮病）、常染色体隐性鱼鳞病等。

寻常性鱼鳞病

【临床表现】

寻常性鱼鳞病（ichthyosis vulgaris）常染色体显性遗传，此型最为常见，冬重夏轻。婴幼儿发病，全身皮肤干燥，粗糙。典型表现为鱼鳞状淡褐色多角形鳞屑。皮损以四肢伸侧皮肤受累明显，尤以双小腿伸侧为重（图21-1~图21-3）。通常无自觉症状，成年后症状减轻。

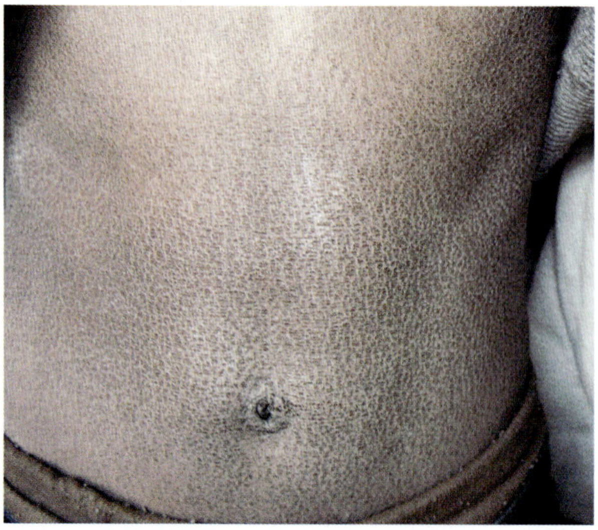

图21-1 寻常鱼鳞病 鱼鳞状褐色多角形鳞屑

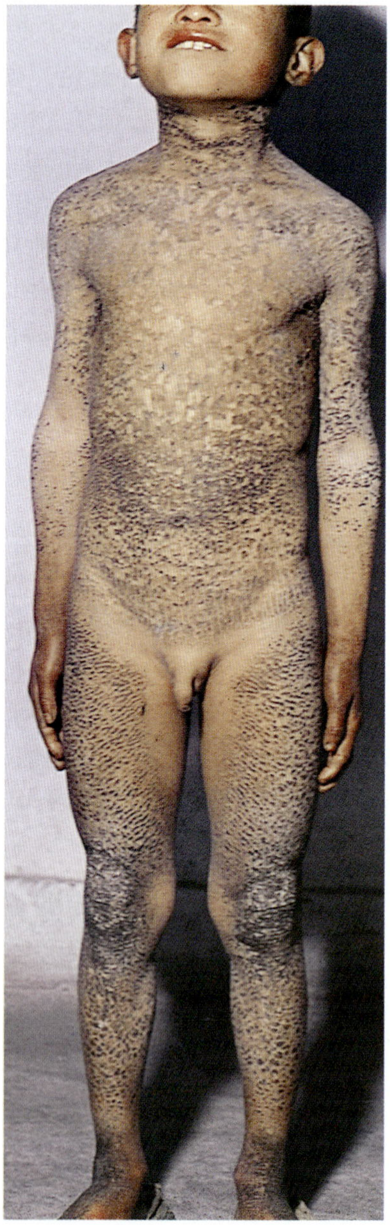

图21-2 寻常鱼鳞病 全身鱼鳞状褐色多角形鳞屑

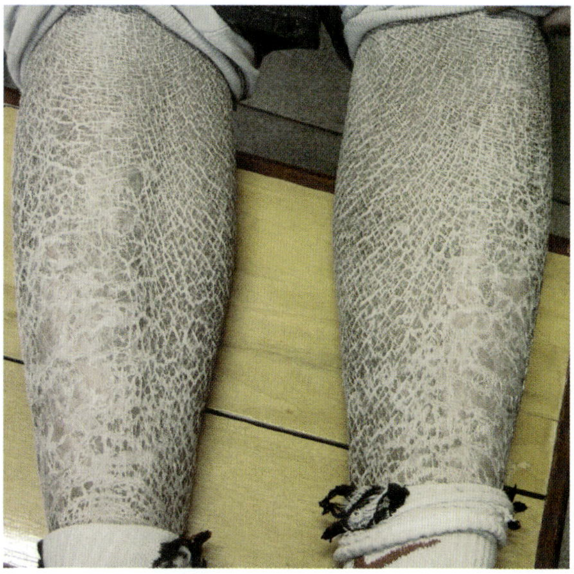

图 21-3　寻常鱼鳞病　下肢鱼鳞状黑褐色多角形鳞屑

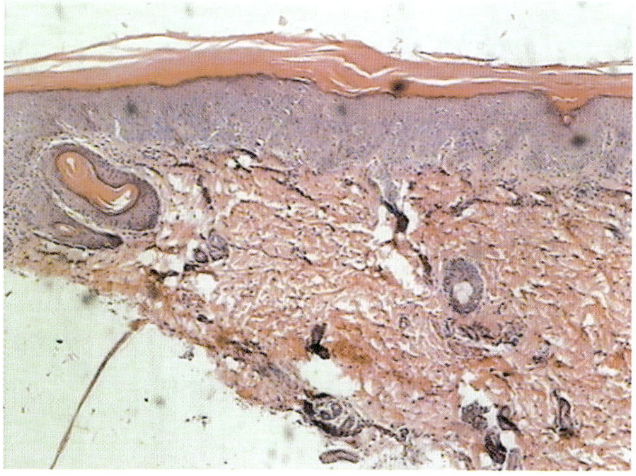

图 21-5　寻常鱼鳞病　表现为角化过度，颗粒层减少，毛囊角质栓

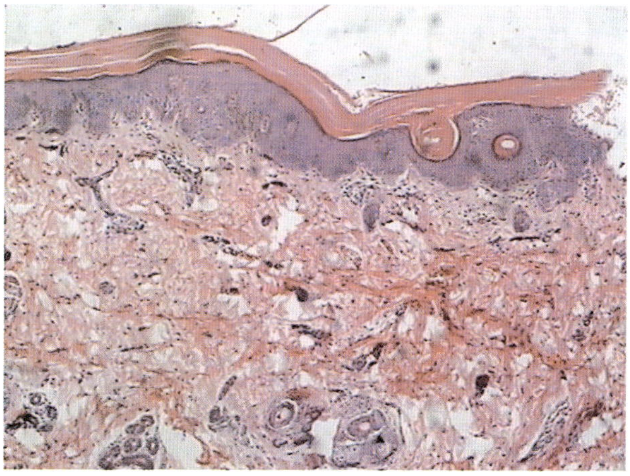

图 21-6　寻常鱼鳞病　表现为角化过度，颗粒层减少，棘层厚度正常，毛囊口见角质栓，皮脂腺数目减少

【组织病理】

表现为角化过度，颗粒层减少或消失，棘层厚度正常（图 21-4~图 21-7）。毛囊口可见角质栓，皮脂腺数目减少。

【鉴别诊断】

本病应与非炎性干燥性皮肤改变相鉴别。后者组织病理无角化过度、颗粒层消失或减少的寻常性鱼鳞病组织等病理表现。

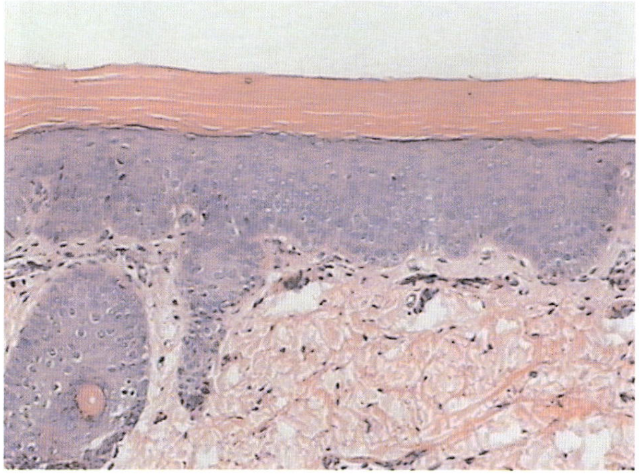

图 21-4　寻常鱼鳞病　表现为角化过度，颗粒层减少或消失，棘层厚度正常

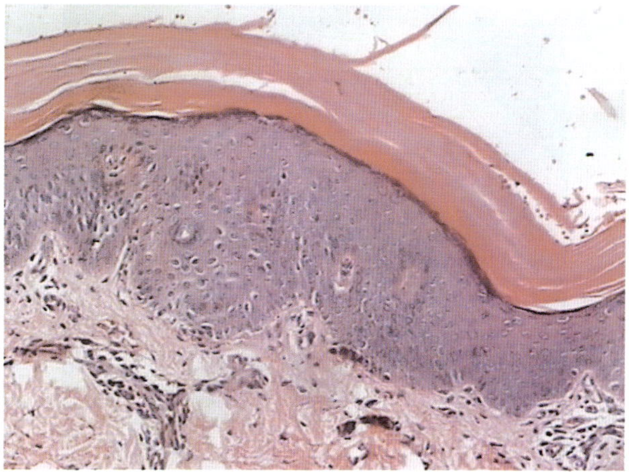

图 21-7　寻常鱼鳞病　表现为角化过度，颗粒层减少或消失，棘层增厚

X 连锁遗传鱼鳞病

【临床表现】

X 连锁遗传鱼鳞病（X-linked ichthyosis）呈隐性遗传，约 90%由于基因缺失而引起。虽然女性患常受累，但男性患病时症状更重。典型表现为皮肤弥漫性干燥粗糙，鳞屑大呈黄褐色或污黑色。与寻常性鱼鳞病不同之处是屈侧皮肤亦被累及。罕见于出生时，儿童期症状加重。

【组织病理】

表皮角化过度，与寻常性鱼鳞病不同之处是颗粒层正常或轻度增厚，棘层轻度肥厚。汗腺数目略减少。

【鉴别诊断】

本病与寻常型鱼鳞病的临床鉴别诊断可从临床特点和组织病理区分。

表皮松解角化过度症

【临床表现】

表皮松解角化过度症（epidermolysis hyperkeratosis，EHK）又称大疱性先天性鱼鳞病样红皮病，呈常染色体显性遗传。特征为出生后不久后全身皮肤出现红斑，其后有增厚的灰褐色鳞屑呈疣状遍及全身（图 21-8~图 21-13），以屈侧和皱褶部受累明显，常形成沟状角化过度，初起数年常起小疱和大疱。

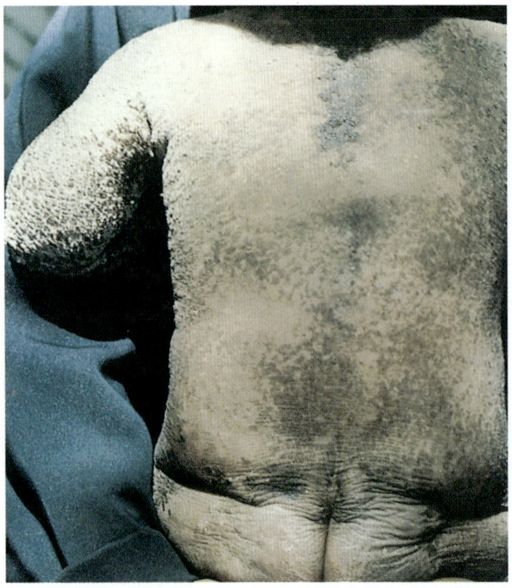

图 21-8　表皮松解性角化过度症　灰褐色鳞屑呈疣状遍及全身

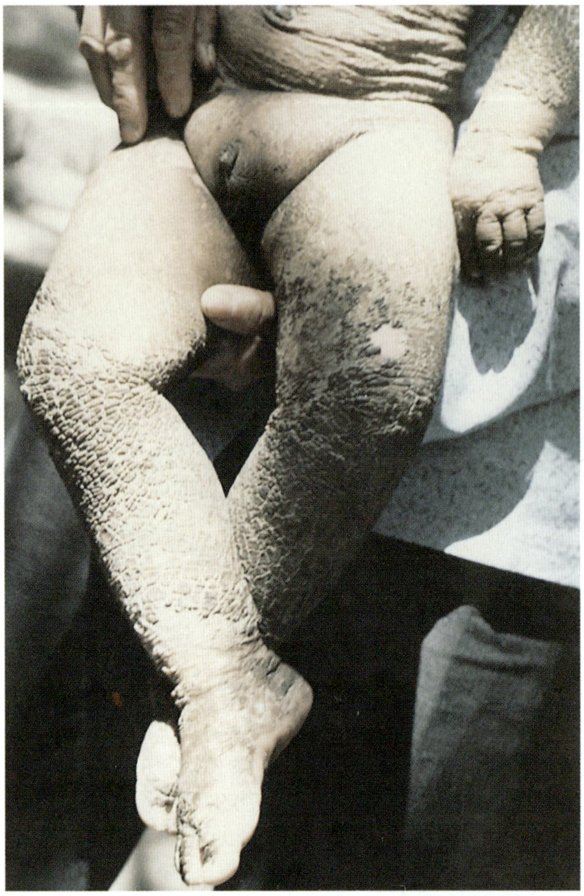

图 21-9　表皮松解角化过度症　灰褐色鳞屑呈疣状遍及全身

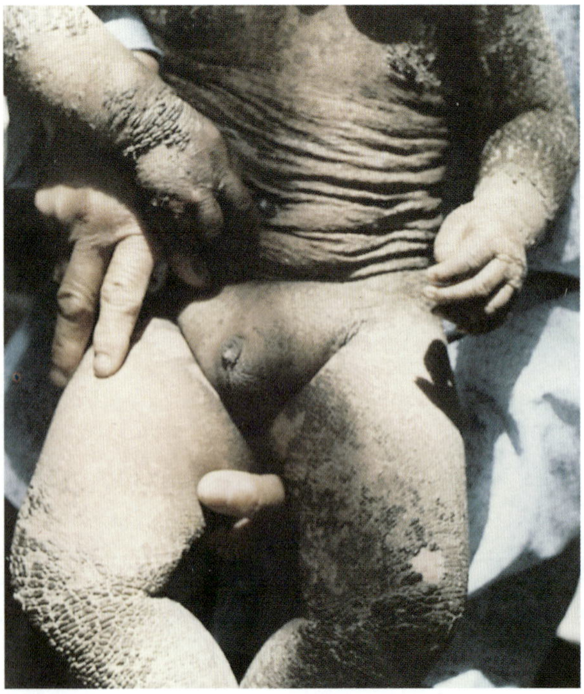

图 21-10　表皮松解角化过度症　灰褐色鳞屑呈疣状遍及全身

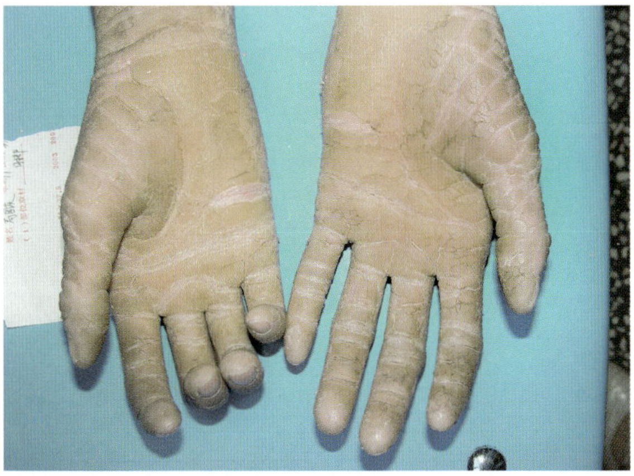

图 21-11　表皮松解角化过度症　手掌角化

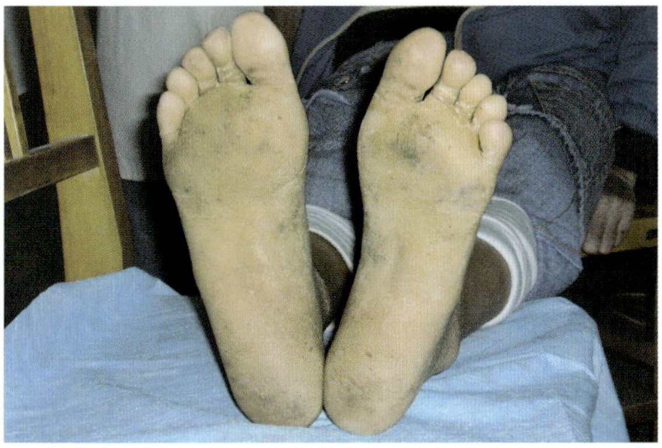

图 21-12　表皮松解角化过度症　足跖角化

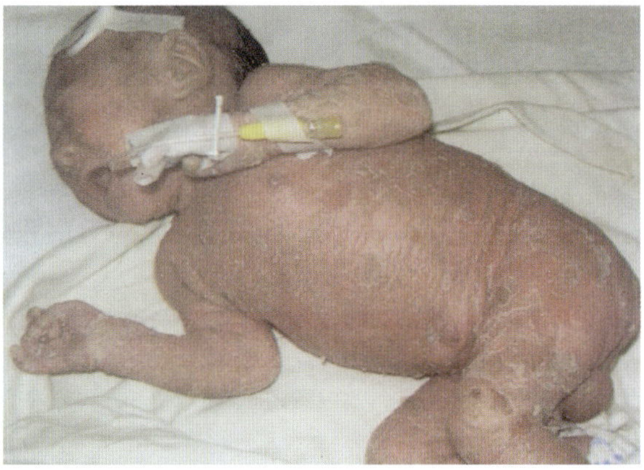

图 21-13　表皮松解角化过度症　全身皮肤出现红斑，水疱及糜烂

【组织病理】

呈典型的棘层松解角化过度或颗粒变性。其特点为：①棘细胞上层及颗粒层的细胞核周围出现大小不等的透明腔隙；②透明腔隙周围细胞界限不清，形态不规则，呈现大小不等的腔隙；③颗粒层明显增厚，出现大量不规则形态的透明角质颗粒；④角化过度（图 21-14~图21-21）。

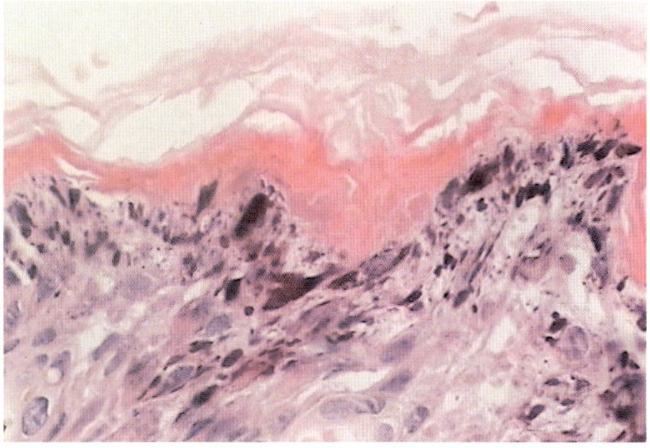

图 21-14　表皮松解角化过度症　角化过度。颗粒层明显增厚，出现大量不规则形态的透明角质颗粒

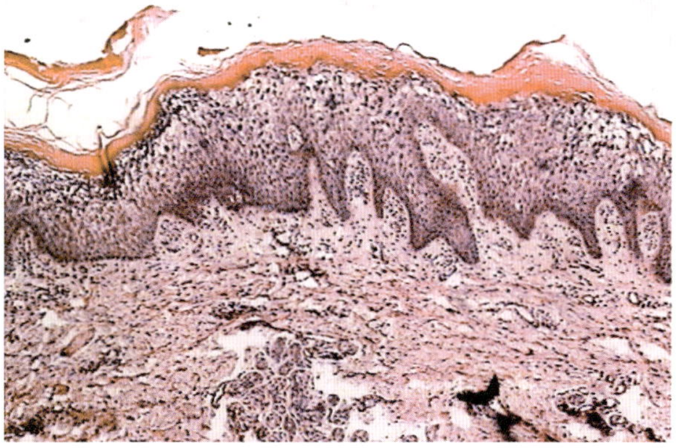

图 21-15　表皮松解角化过度症　HE 呈典型的棘层松解角化过度或颗粒变性。

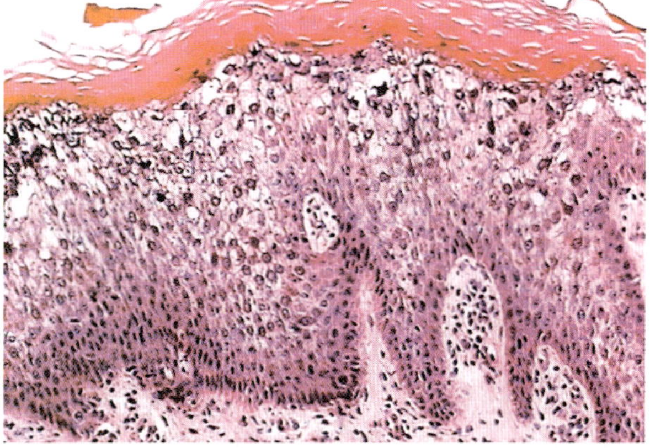

图 21-16　表皮松解角化过度症　呈典型的棘层松解角化过度或颗粒变性。棘层上部及颗粒层细胞核周围有大小不一的透明腔隙；腔隙周围有淡染物质或透明角质颗粒，故细胞界限不清；颗粒层明显增厚，可见大量不规则的透明角质颗粒；致密的角化过度现象

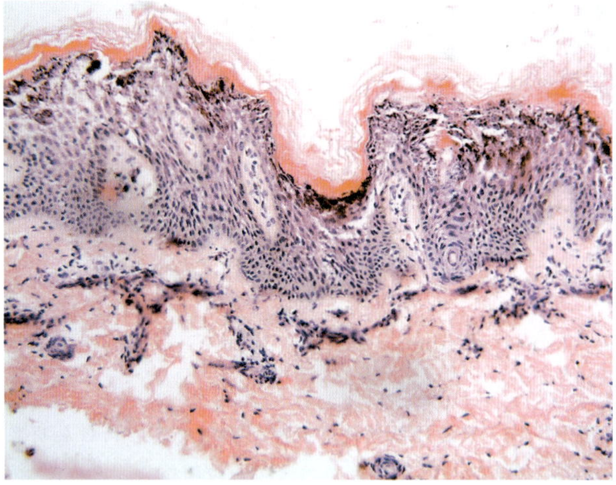

图 21-17　表皮松解角化过度症　呈典型的棘层松解角化过度或颗粒变性

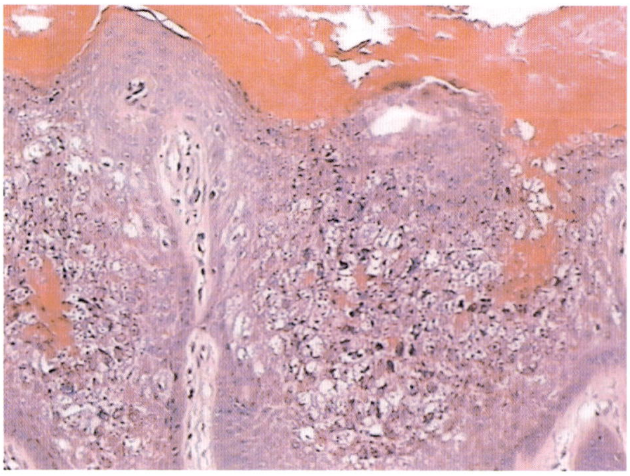

图 21-20　表皮松解角化过度症　呈典型的棘层松解角化过度或颗粒变性

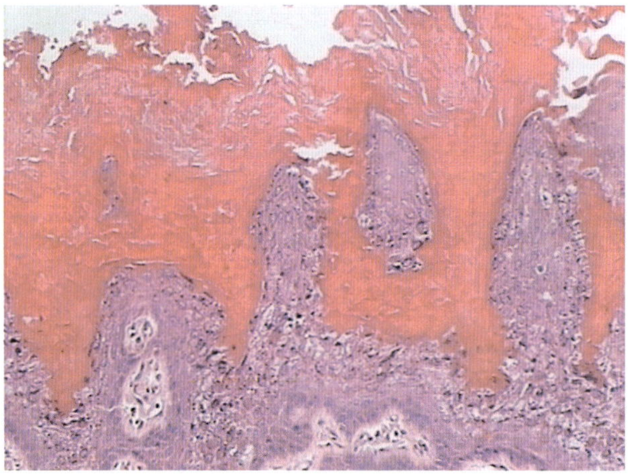

图 21-18　表皮松解角化过度症　高度致密的角化过度。乳头瘤样增生，颗粒层明显增厚，可见大量不规则的透明角质颗粒

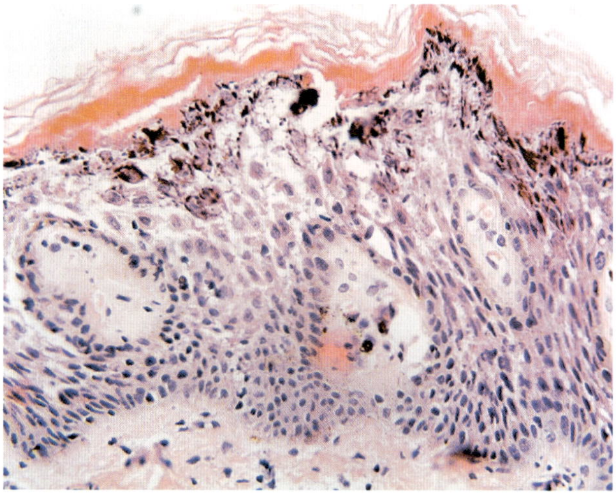

图 21-21　表皮松解角化过度症　呈典型的棘层松解角化过度或颗粒变性

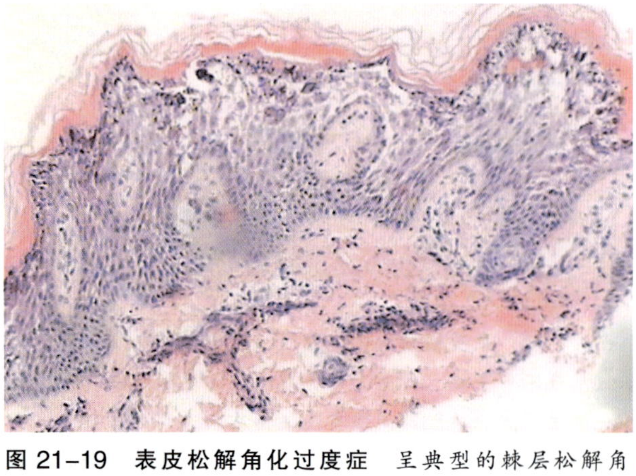

图 21-19　表皮松解角化过度症　呈典型的棘层松解角化过度或颗粒变性

常染色体隐性鱼鳞病

【临床表现】

常染色体隐性鱼鳞病（autosomal recessive ichthyosis）可分以下 2 型：

先天性鱼鳞病样红皮病（congenital ichthyosiform erthroderma）为本病的轻型。临床

表现为白色鳞屑和明显的红皮病（图 21-22~图 21-28）。青春期症状减轻。

板层状鱼鳞病（lamellar ichthyosis）为本病的重型。临床表现为大的板状鳞屑和严重睑外翻(板层状鱼鳞病)，但红皮病则较轻。

两型屈侧皮肤及掌跖均受累，本病伴发多个组织中存储有中性脂质，即所谓 Chanrin Dorfman 综合征，可在白细胞内发现脂质而识别。

【组织病理】

两种类型的组织病理表现均为非特异性。先天鱼鳞病样红皮病可见角质层轻度角化和灶状角化不全（图21-29）；板层状鱼鳞病角质层明显增厚，角化不全。Chanrin Dorfman 综合征脂质染色，某些表皮细胞内可见明显的中性脂质小滴。

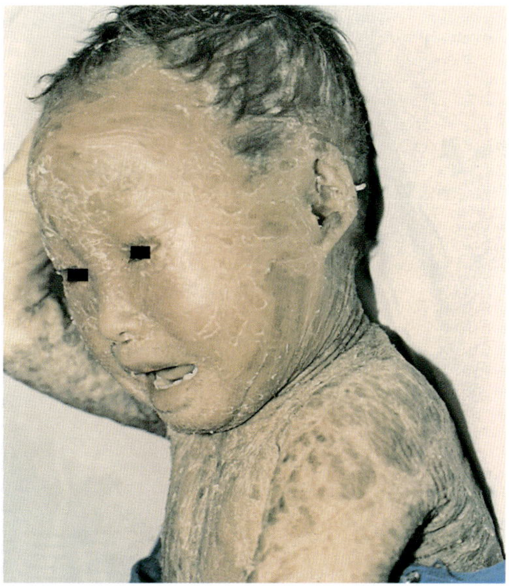

图 21-24 常染色体隐性鱼鳞病 本病的重型。临床表现为大的板层鳞屑和严重睑外翻（板层状鱼鳞病）

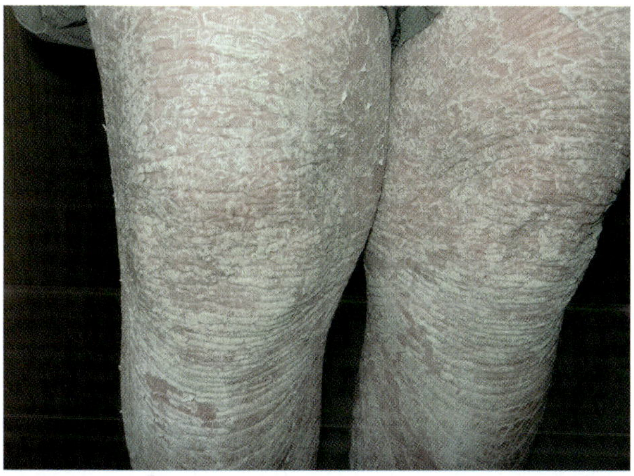

图 21-22 常染色体隐性鱼鳞病 为本病的轻型。临床表现为明显的红皮病

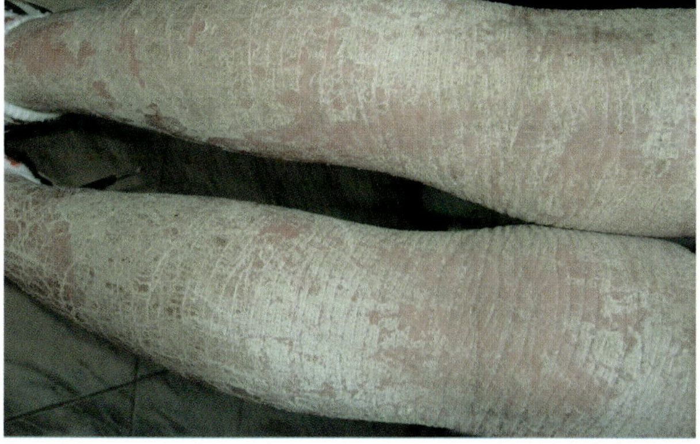

图 21-23 常染色体隐性鱼鳞病 为本病的轻型。呈明显的红皮病

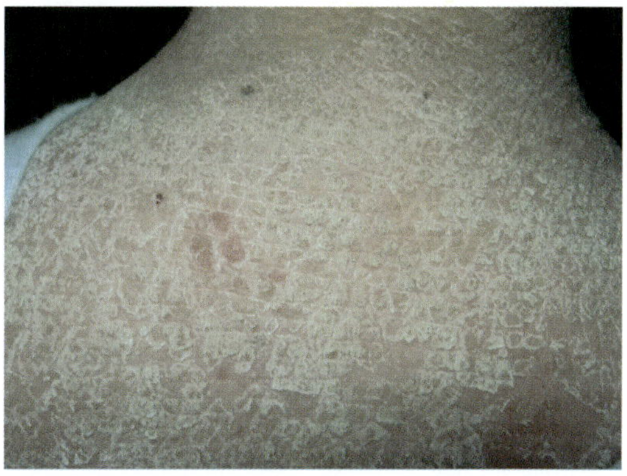

图 21-25 常染色体隐性鱼鳞病 本病的轻型。临床表现为明显的红皮病

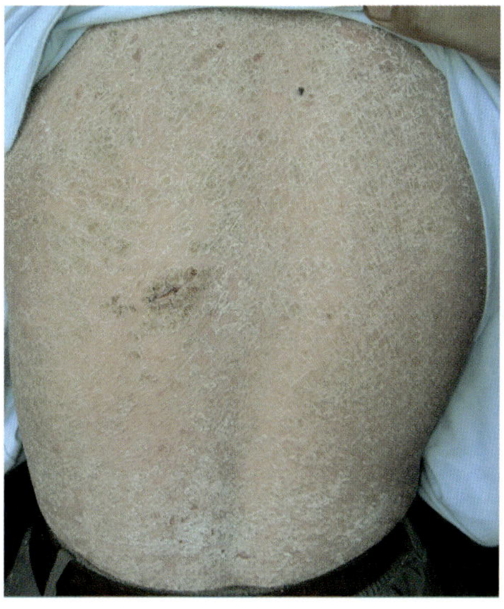

图 21-26 常染色体隐性鱼鳞病 表现为明显的红皮病

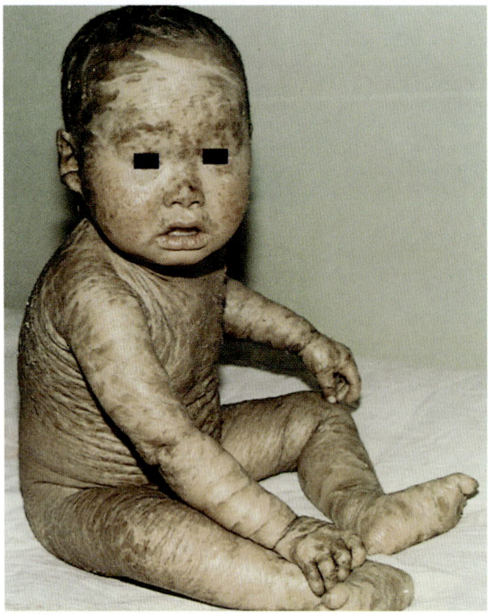

图 21-27　常染色体隐性鱼鳞病　本病的重型。临床表现为大的板层状磷屑

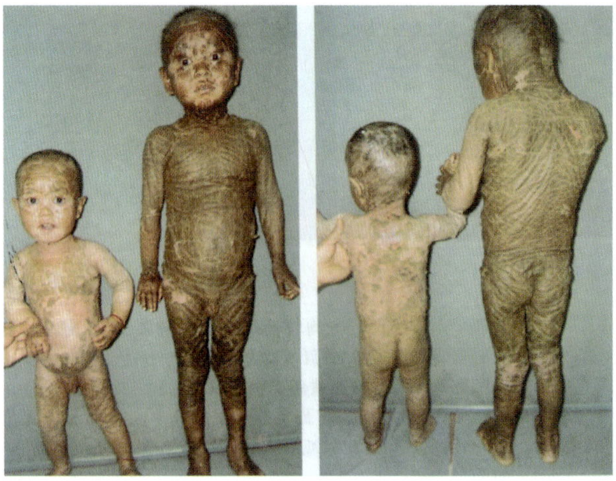

图 21-28　常染色体隐性鱼鳞病　本病的重型。临床表现为大的板层状鳞屑和严重睑外翻，兄弟同患

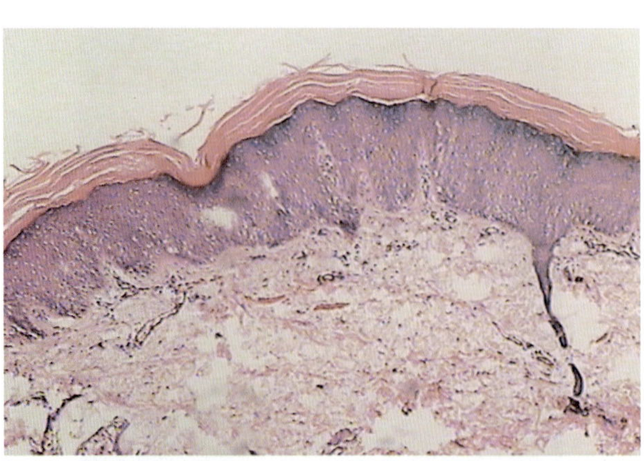

图 21-29　常染色体隐性鱼鳞病　角质层明显增厚，棘层增厚

迂回线状鱼鳞病

【临床表现】

迂回线状鱼鳞病（ichthyosis linearis circumflexa）为常染色体隐性遗传。出生或出生不久出现泛发性多环状游走性红斑（有时皮损边缘成现双边状），上覆鳞屑，此起彼伏、持续终生。多数病例还伴有头发呈竹节状（套叠性脆发病）；头皮、面部和眉毛区域呈红斑并有鳞屑的脂溢性皮炎的皮损，称之为 Netherton 综合征。

【组织病理】

组织病理呈非特异性，红斑鳞屑性损害，有些类似银屑病，表现为表皮突延长，角化过度和角化不全。双边性损害，常见棘层上方细胞内水肿和不规则海绵形成，导致角层内多房性水疱、脓疱。有些病例则在角化不全的角质层内见 PAS 阳性，耐淀粉酶均质性物质呈灶状集聚（渗出的血清蛋白）。

胶样婴儿

胶样婴儿（colloidion baby）呈常染色体显性或隐性遗传性，可演变为常染色体显性或隐性遗传性鱼鳞病样红皮症。特征为婴儿出生时全身紧覆有一层半透明的羊皮纸样薄膜伴眼睑外翻。覆盖的薄膜在生后 24h 开始出现脱落而成局限性或大片角质剥离。通常累及全身，面部、四肢屈侧尤为严重（图21-30~图 21-35）。常伴有瘢痕性脱发、甲营养不良和睑外翻。

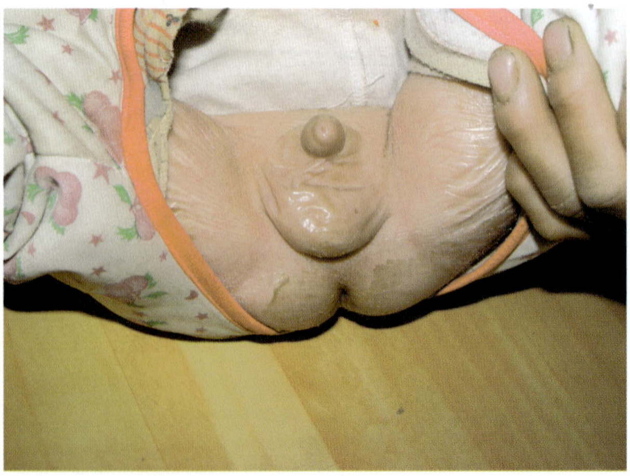

图 21-30　胶样婴儿　出生时全身紧覆有一层半透明的羊皮纸样薄膜

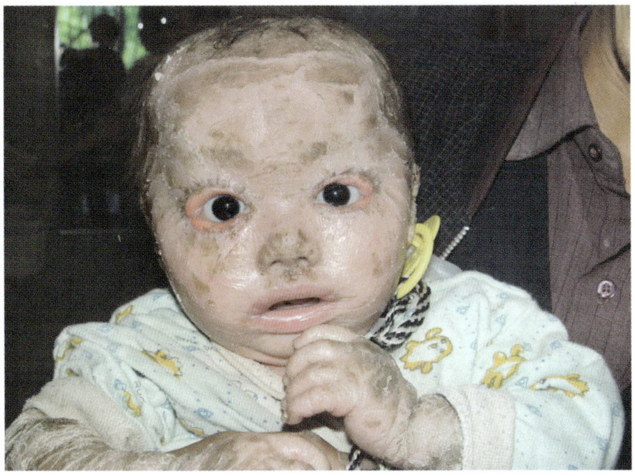

图 21-31　胶样婴儿　全身大片角质剥离，睑外翻

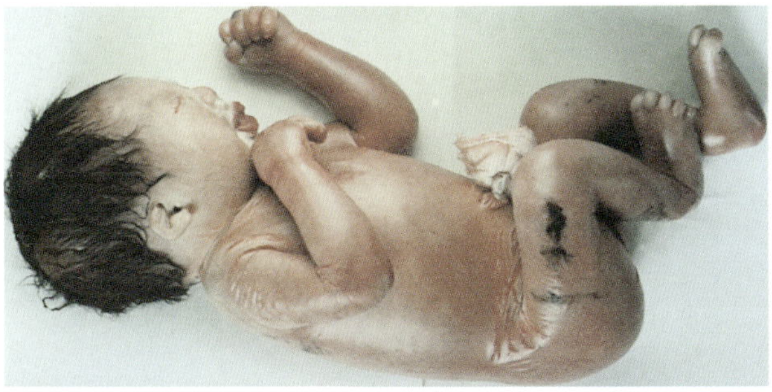

图 21-32　胶样婴儿　全身紧覆有一层半透明的羊皮纸样薄膜

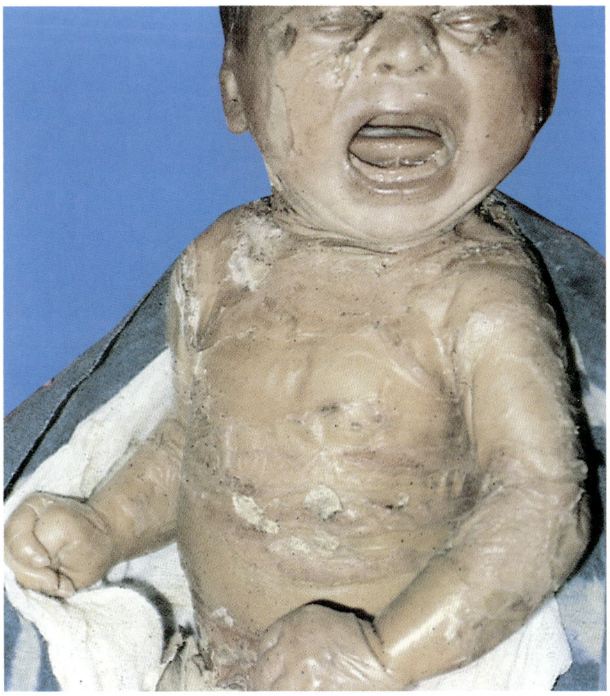

图 21-33　胶样婴儿　全身大片角质剥离

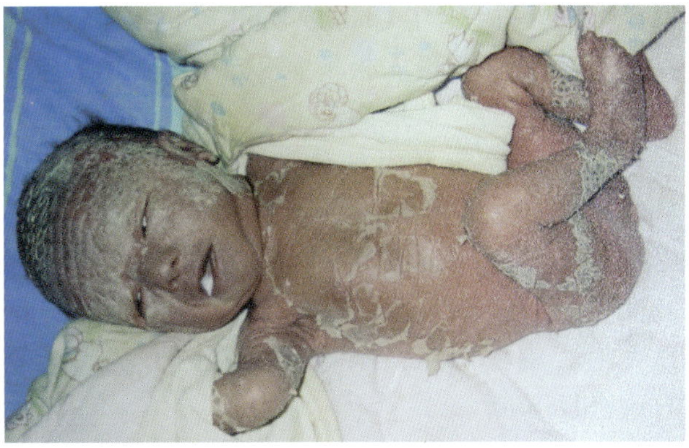

图 21-34　胶样婴儿　全身紧覆有一层半透明的羊皮纸样薄膜及大片角质剥离

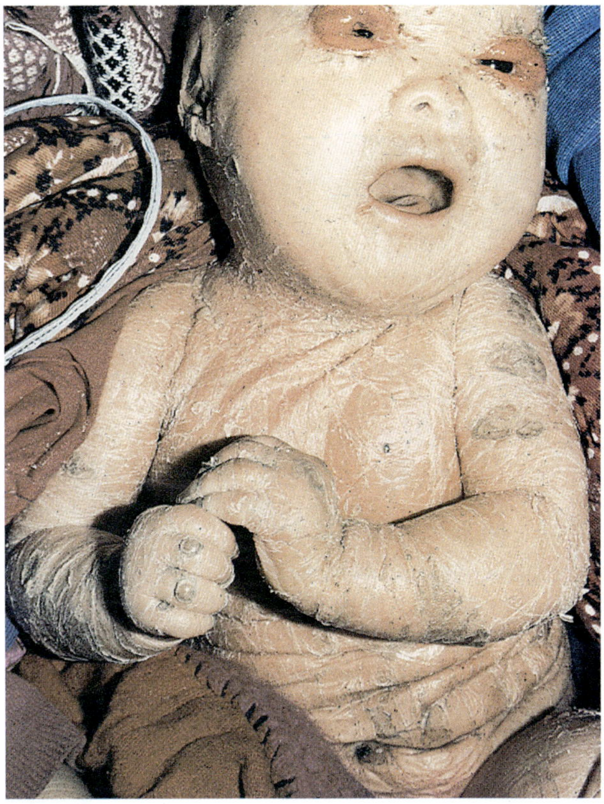

图 21-35　胶样婴儿　全身大片角质剥离，睑外翻

大疱性表皮松解症

【临床表现】

大疱性表皮松解症（epidermolysis bullosa, EB）是一组皮肤黏膜受轻微外伤或摩擦后形成水疱、大疱的遗传性皮肤病。临床上最明显的特征是皮肤黏膜脆性增加易形成疼痛性的水疱、大疱。先天性大疱性表皮松解症分类方法不一，较

为科学的是 1971 年 Geddle Dahl 分析了 46 个挪威遗传性大疱性表皮松解症家系中的 100 名患者的临床特点、家系图和超微结构，按照透射电镜下表皮松解发生的位置，将其分为 3 型：单纯性大疱表皮松解症，水疱或裂隙发生于表皮基底细胞下部；交界型大疱性表皮松解症，表皮松解位于基底膜带的透明板内；营养不良性大疱表皮松解症，水疱或裂隙位于基底膜带的致密板下带。

临床上可分为单纯性大疱表皮松解症、营养不良性表皮松解症（分显性和隐性遗传）、致死性大疱表皮松解症（交界型的 Herlitz 亚型）及白色丘疹样营养不良性大疱表皮松解症（营养不良型的亚型）（图 21-36~图 21-53）。

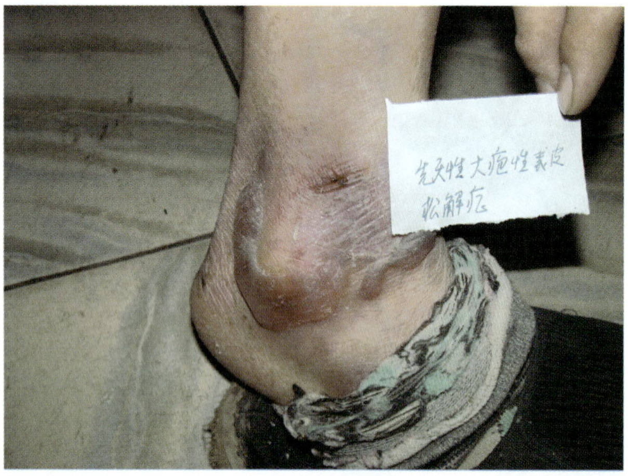

图 21-36　单纯性大疱性表皮松解症

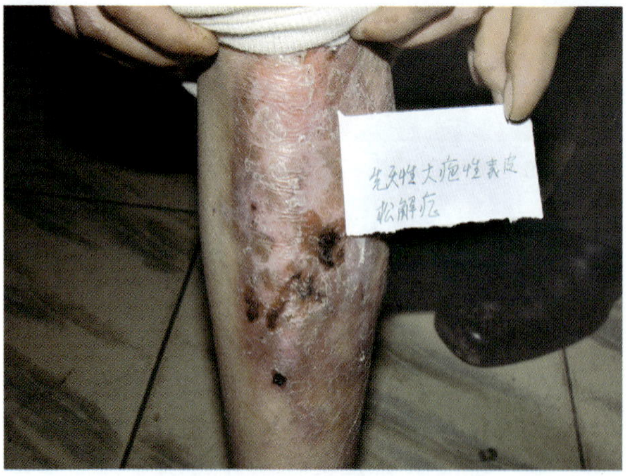

图 21-37　单纯性大疱性表皮松解症

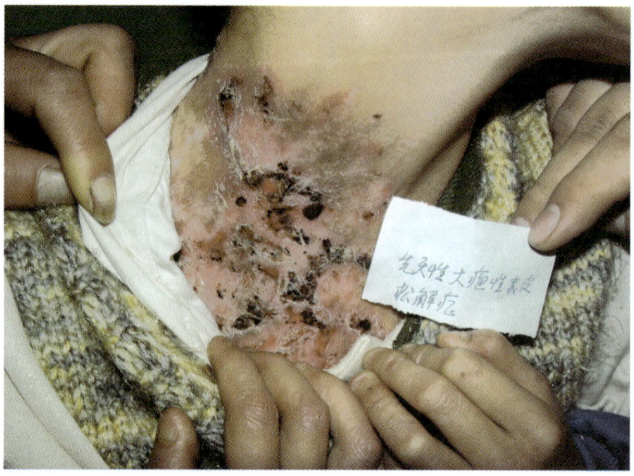

图 21-38　单纯性大疱性表皮松解症

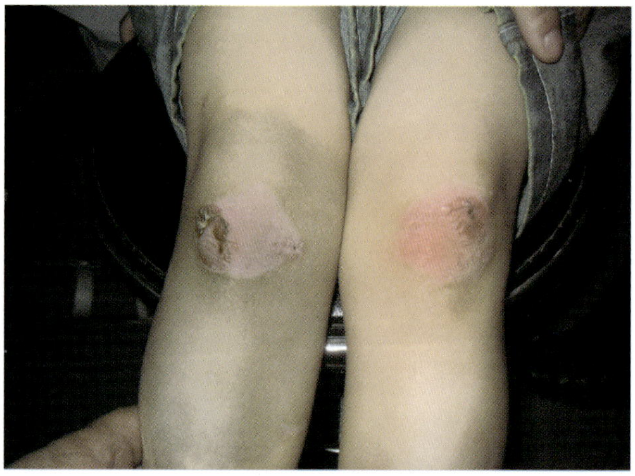

图 21-39　单纯性大疱性表皮松解症

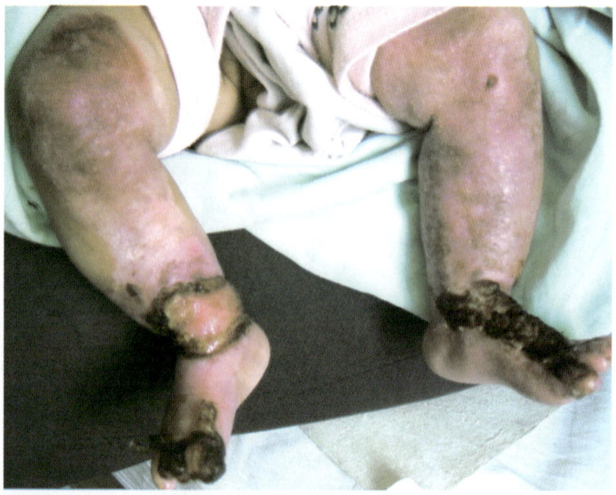

图 21-40　单纯性大疱性表皮松解症

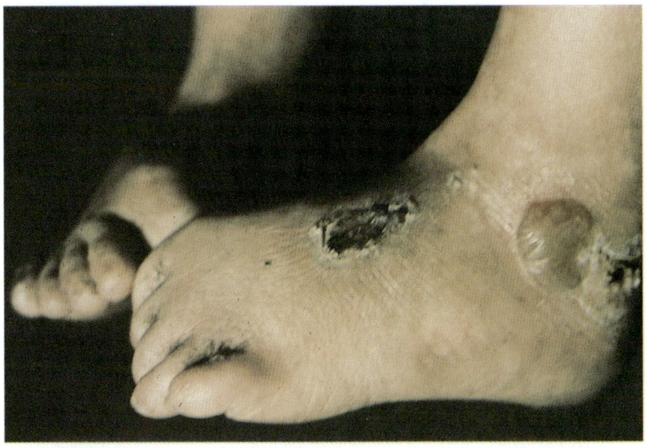

图 21-41　单纯性大疱性表皮松解症

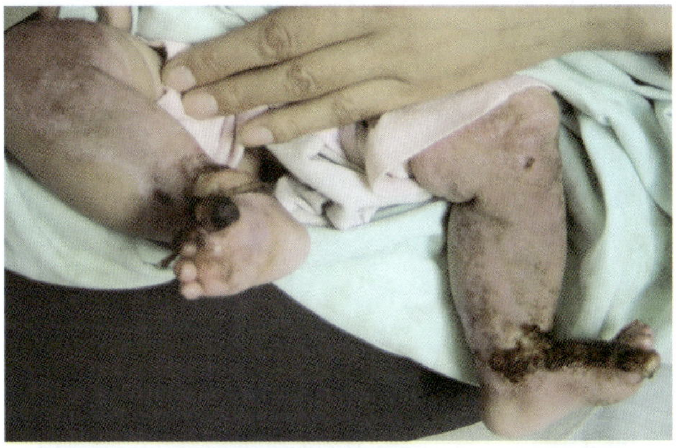

图 21-42　单纯性大疱性表皮松解症

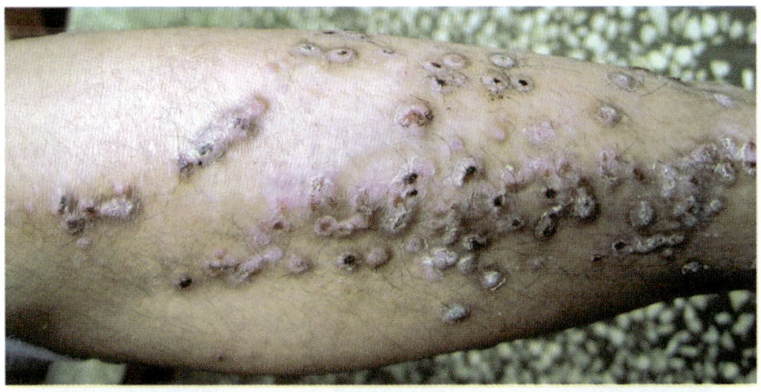

图 21-43　显性遗传白色丘疹样营养不良性大疱性表皮松解症

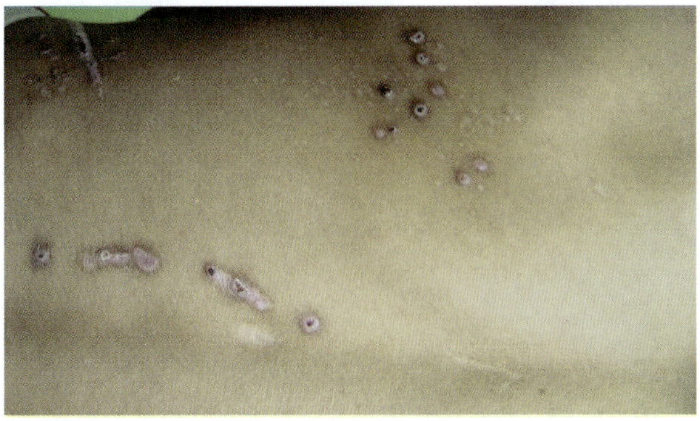

图 21-44　显性遗传白色丘疹样营养不良性大疱性表皮松解症

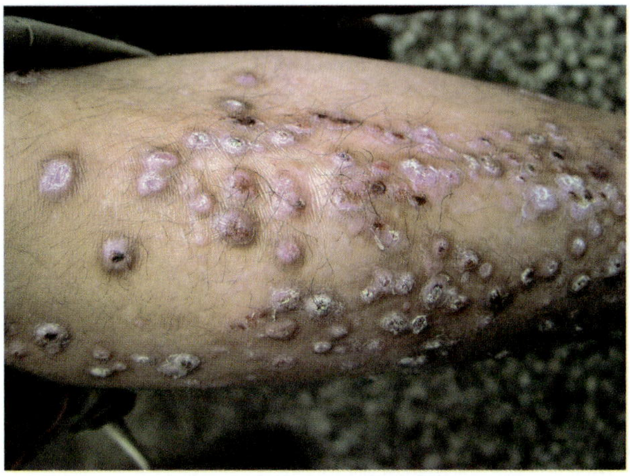

图 21-45　显性遗传白色丘疹样营养不良性大疱性表皮松解症

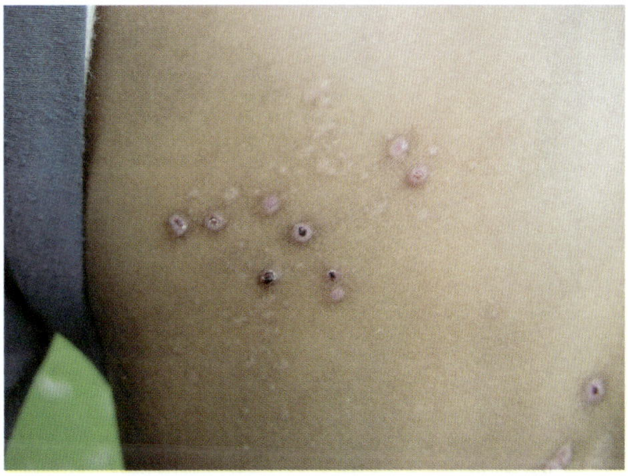

图 21-46　显性遗传白色丘疹样营养不良性大疱性表皮松解症

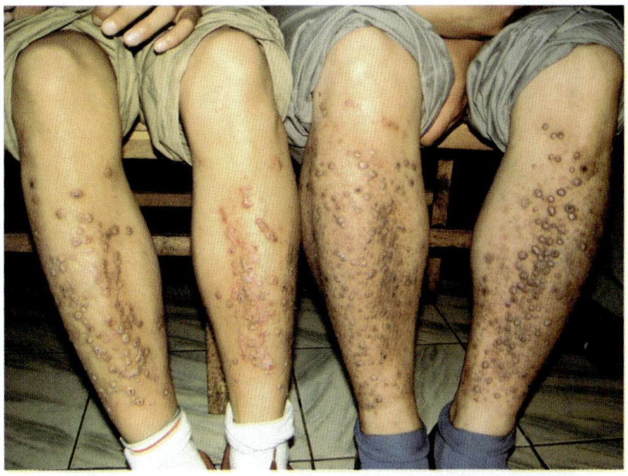

图 21-47　显性遗传白色丘疹样营养不良性大疱性表皮松解症　兄弟同患

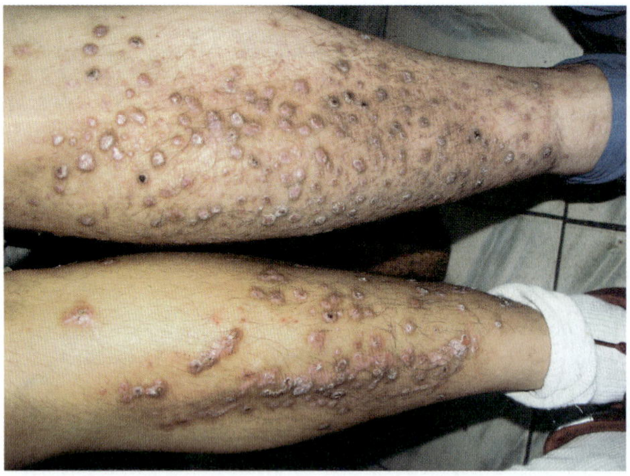

图 21-48　显性遗传白色丘疹样营养不良性大疱性表皮松解症

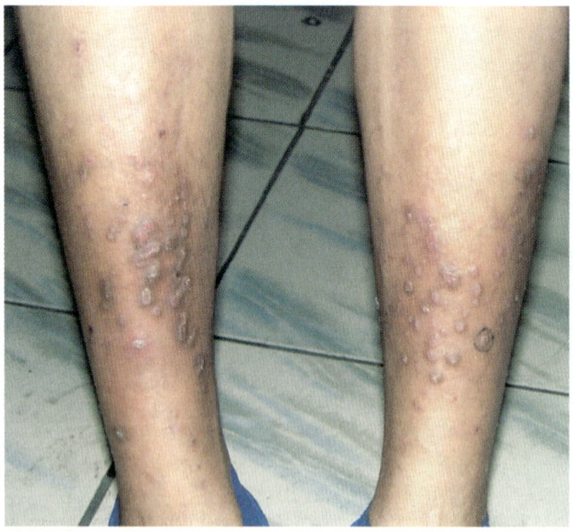

图 21-49　显性遗传白色丘疹样营养不良性大疱性表皮松解症

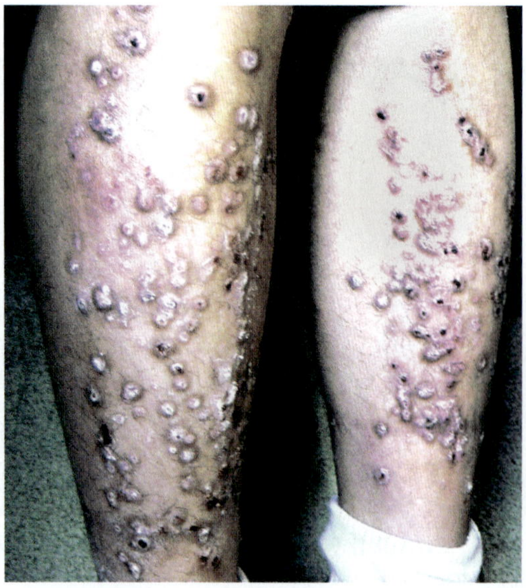

图 21-50　显性遗传白色丘疹样营养不良性大疱性表皮松解症

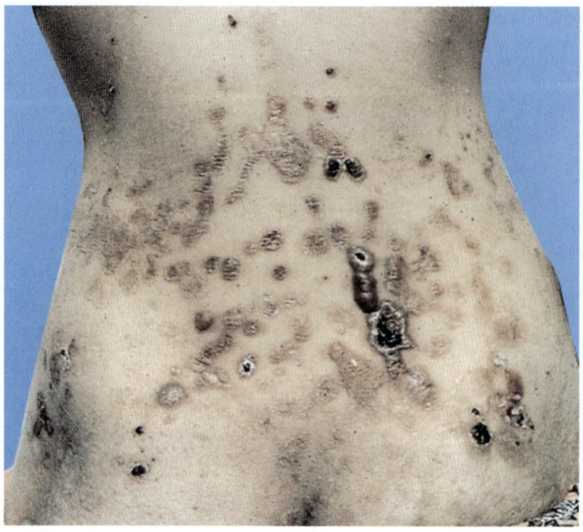

图 21-51　显性遗传白色丘疹样营养不良性大疱性表皮松解症

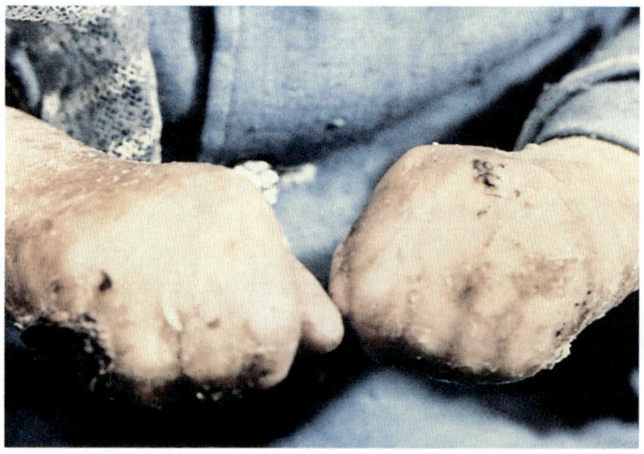

图 21-52　隐性遗传营养不良性大疱性表皮松解症

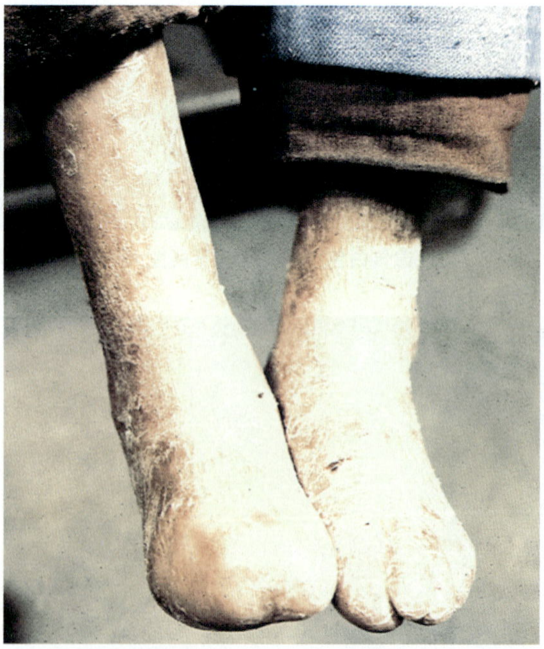

图 21-53　隐性遗传营养不良性大疱性表皮松解症

【组织病理】

大疱型表皮松解症的活检取材最好用橡皮轻轻摩擦外观正常的皮肤诱发出的水疱或者不超过1d的新鲜小水疱。透射电镜下超微结构观察是EB分类诊断的“金标准”，免疫组化可以作为EB分类诊断的辅助手段。

（1）表皮型EB 该型包括有单纯型EB、Weber-Cockayne手足EB、疱疹样EB Dowling-Meara。光镜下较难辨别水疱是位于表皮内还是表皮下，但水疱两侧的基底细胞中的空泡常常提示是表皮内水疱。在反复发生水疱的部位取材，则可见真皮浅层血管轻度增多。PAS染色可见PSA阳性的基底膜带位于水疱的真皮侧。

（2）交界型EB 包括良性EB和致死性EB。常规切片HE染色，光镜下显示表皮下水疱，无其他特殊改变。PAS染色可见PAS阳性的基底膜带保留在真皮上。

（3）营养不良型EB 包括显性营养不良性EB和隐性营养不良性EB。可见真表皮分离，水疱位于表皮下；在反复发生水疱的部位取材可显示真皮上部血管明显增多，并可见到瘢痕组织。PAS染色时阳性的基底膜带常模糊不清故很难判断裂隙的位置（图21-54~图21-72）。

【鉴别诊断】

发生在婴儿期需要与新生儿大疱性脓疱疮鉴别，后者为表皮浅层脓疱，皮损泛发全身，疱壁松弛，应用抗生素可迅速控制；还应与获得性大疱型表皮松解症区别，后者直接免疫荧光检查可见IgG和C3表皮下沉积。

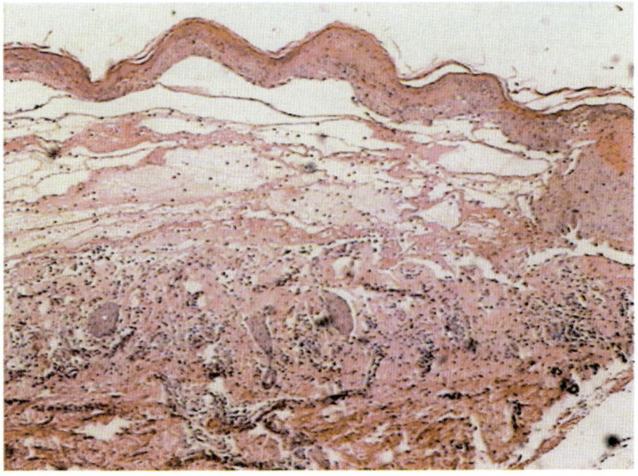

图21-54 大疱性表皮松解症 表皮下水疱。反复发生水疱的部位取材，则真皮浅层血管轻度增多

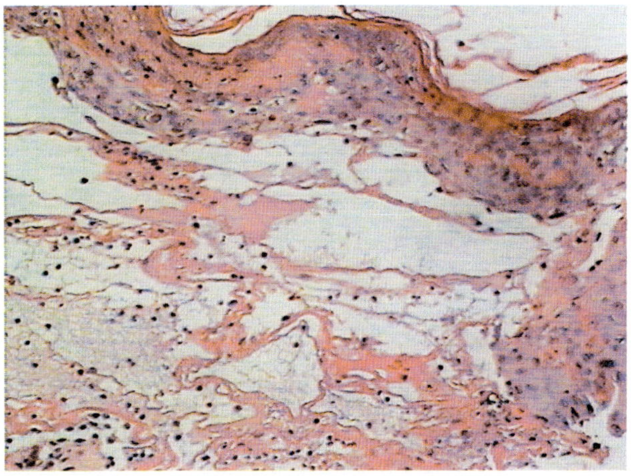

图21-55 大疱性表皮松解症 真表皮分离，水疱位于表皮下

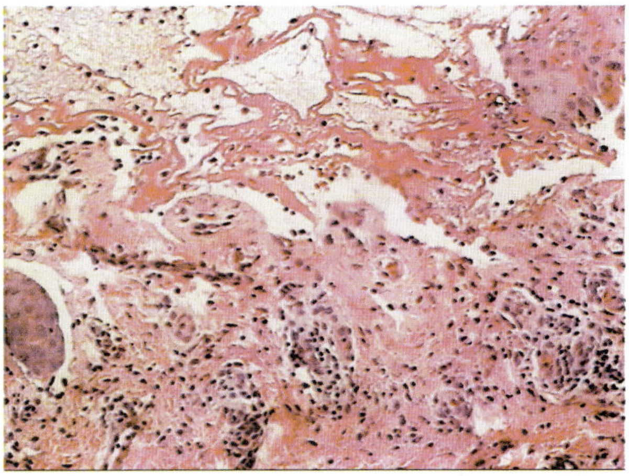

图21-56 大疱性表皮松解症 表皮下水疱。反复发生水疱的部位取材，则真皮浅层血管轻度增多

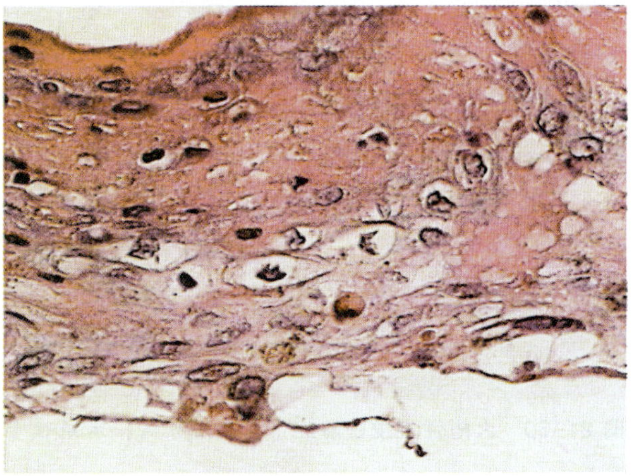

图21-57 大疱性表皮松解症 疱顶表皮坏死，细胞内水肿

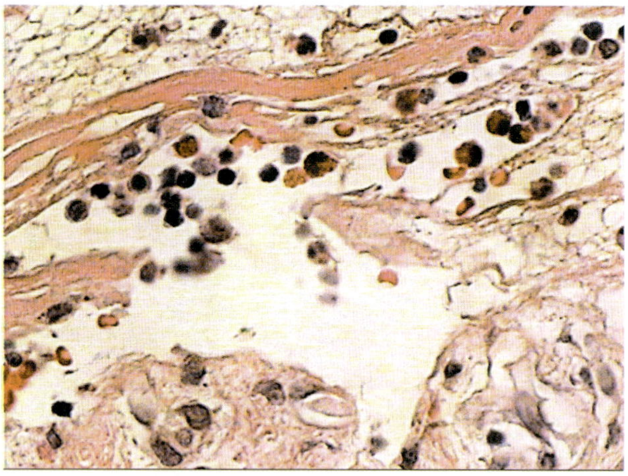

图 21-58　**大疱性表皮松解症**　疱液内可见炎细胞

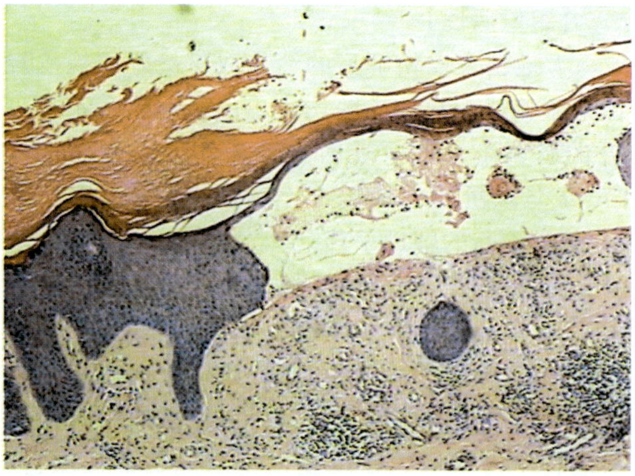

图 21-61　**大疱性表皮松解症**　表皮下水疱，表皮萎缩变薄

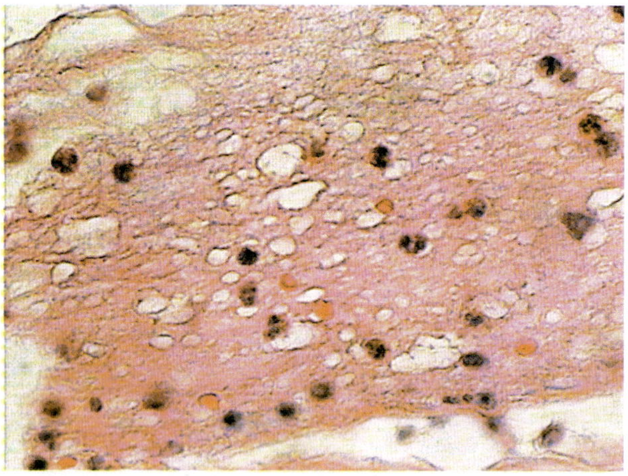

图 21-59　**大疱性表皮松解症**　表皮下水疱，疱液内可见嗜酸性白细胞

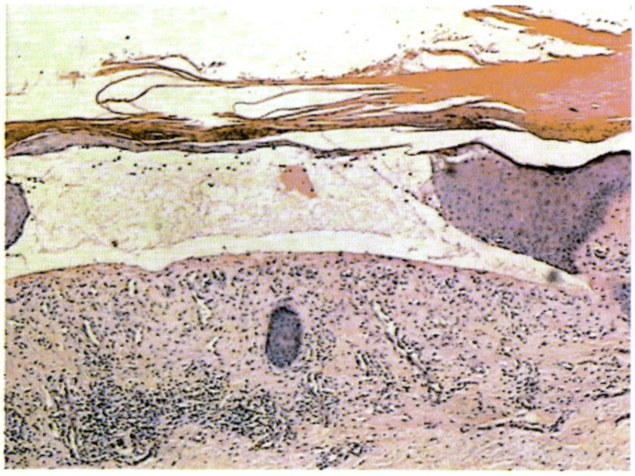

图 21-62　**大疱性表皮松解症**　表皮下水疱，真皮上部血管明显增多

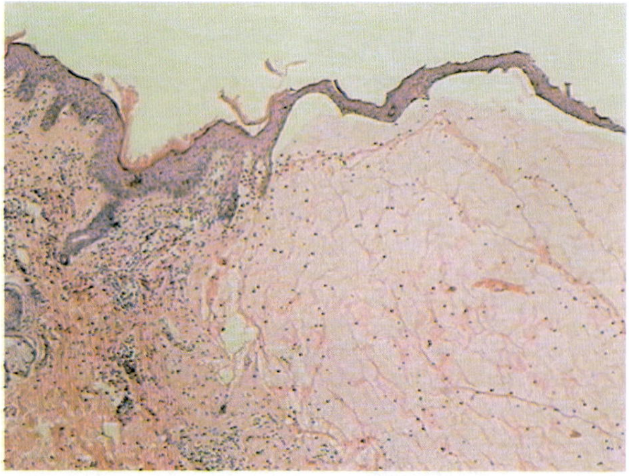

图 21-60　**大疱性表皮松解症**　真表皮分离，水疱位于表皮下

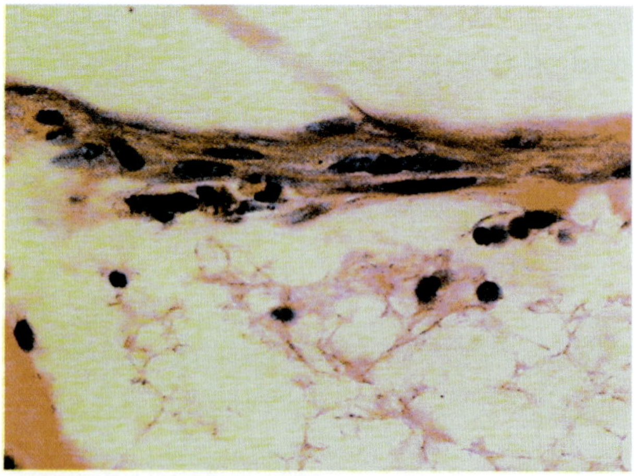

图 21-63　**大疱性表皮松解症**　表皮下水疱，表皮萎缩变薄

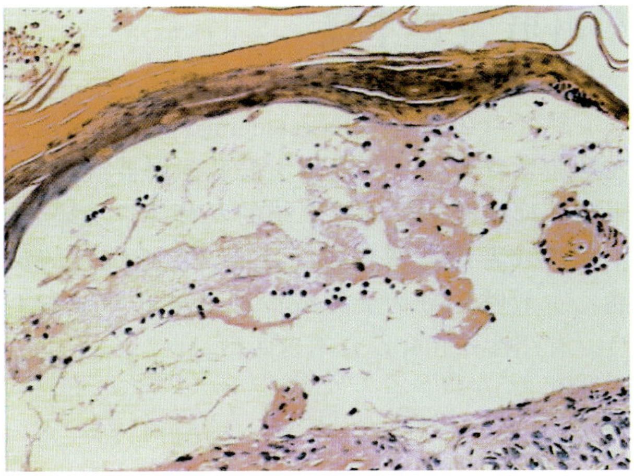

图 21-64 大疱性表皮松解症 表皮下水疱，表皮萎缩变薄

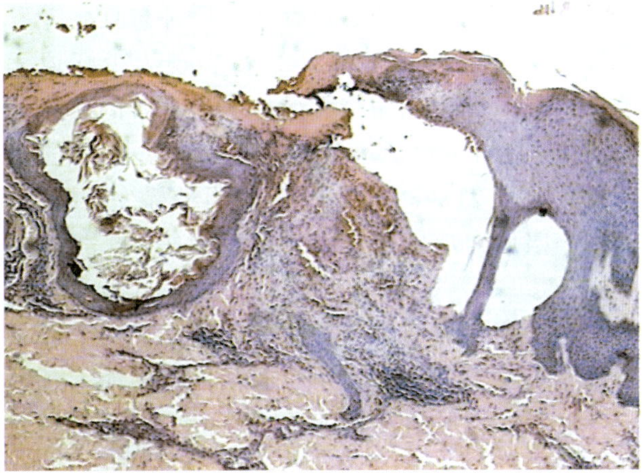

图 21-65 大疱性表皮松解症 在反复发生水疱的部位取材可显示真皮上部血管明显增多，表皮囊肿，并可见到瘢痕组织

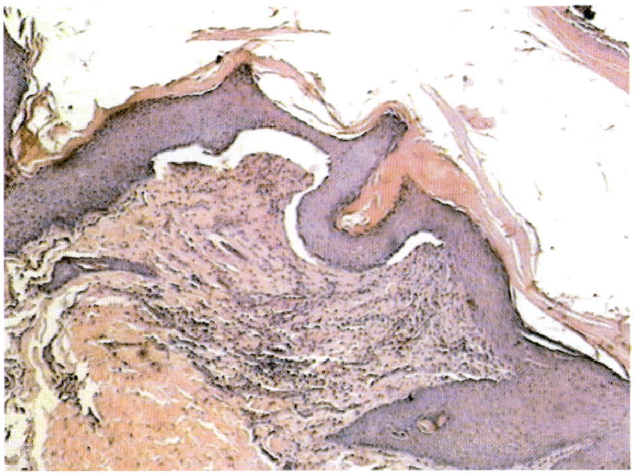

图 21-66 大疱性表皮松解症 表皮下裂隙，在反复发生水疱的部位取材可显示真皮上部瘢痕组织

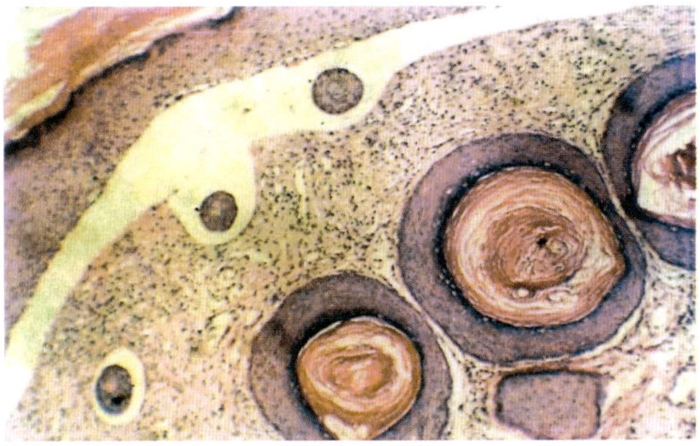

图 21-67 大疱性表皮松解症 表皮下裂隙，反复发生水疱处可见表皮囊肿

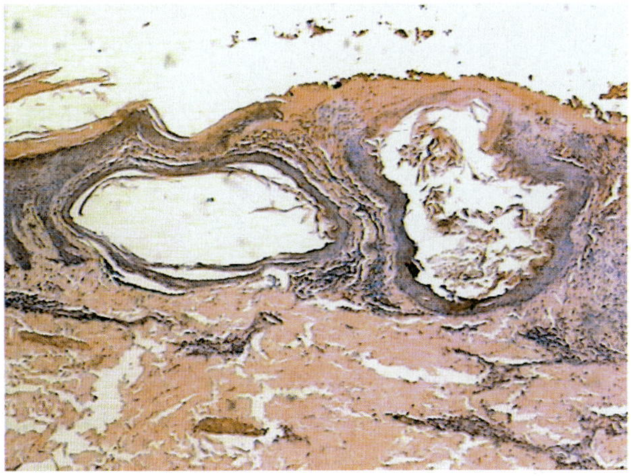

图 21-68 大疱性表皮松解症 反复发生水疱处可见表皮囊肿

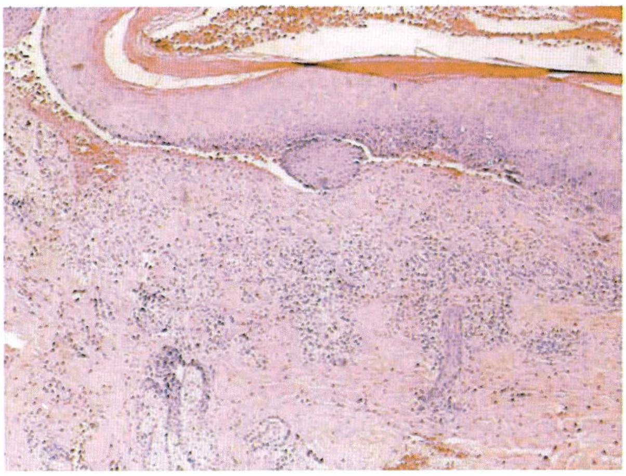

图 21-69 大疱性表皮松解症 表皮下裂隙

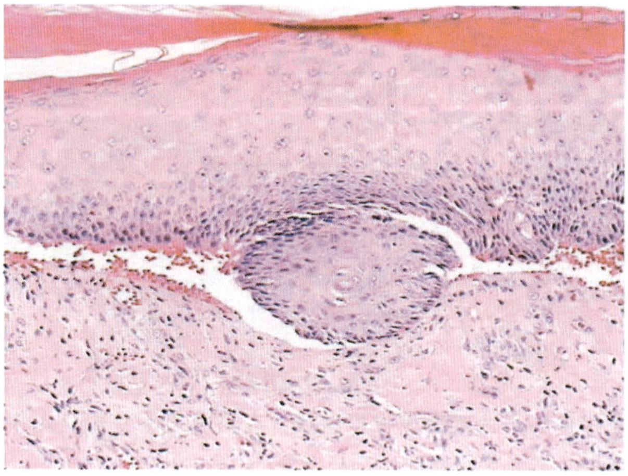

图 21-70　大疱性表皮松解症　表皮下裂隙

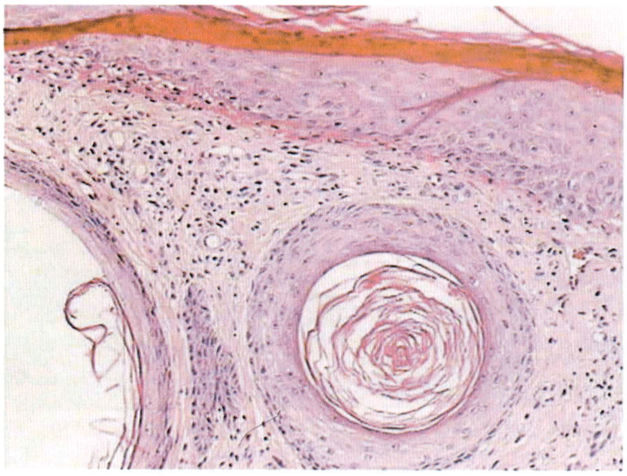

图 21-71　大疱性表皮松解症　反复发生水疱处可见表皮囊肿

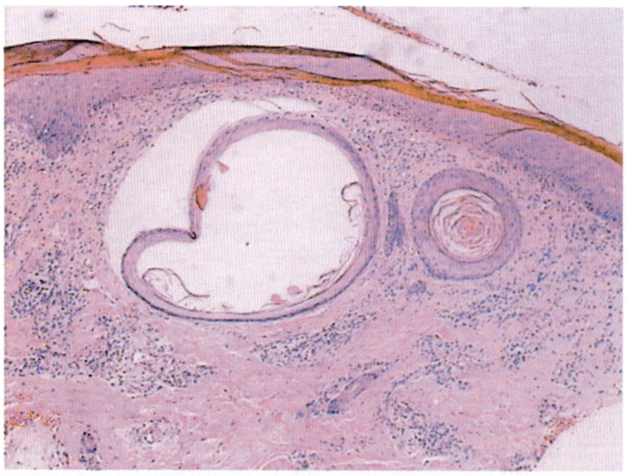

图 21-72　大疱性表皮松解症　反复发生水疱处可见表皮囊肿，真皮上部血管明显增多，并可见到瘢痕组织

外胚叶发育不良

外胚叶发育不良（ectodermal dysplasia）是在胚胎发育中有一个或多个皮肤附属器或牙齿、眼睛、抑或有中枢神经系统的发育异常、缺如、不完善或者延迟发育而导致的一组遗传性的疾病。一般临床分为无汗或少汗性外胚叶发育不良、有汗性外胚叶发育不良两型。

无汗或少汗性外胚叶发育不良

【临床表现】

无汗或少汗性外胚叶发育不良（anhidrotic/hypohidrotic ectodermal dysplasia）为连锁隐性遗传病，主要见于男性。典型的三联征包括：毛发稀少、无牙和少汗至无汗，多表现为少汗或无汗，少毛，部分或完全无牙。典型患者的面容额轮凸出，颧骨高且宽，马鞍鼻，鼻尖小且上翘，鼻孔大（图 21-73~图 21-79）。眉毛稀少或缺如，口周、眼周有放射状沟，颊部毛细血管扩张并可见小丘疹。嘴唇厚，上唇尤为突出。乳齿和恒齿可完全缺如或仅部分缺失，牙龈萎缩，由于唾液腺发育不良而有口干，角膜及晶体可浑浊。各种腺体发育不良。体格发育常矮小，20%~30%的患者智力发育差。

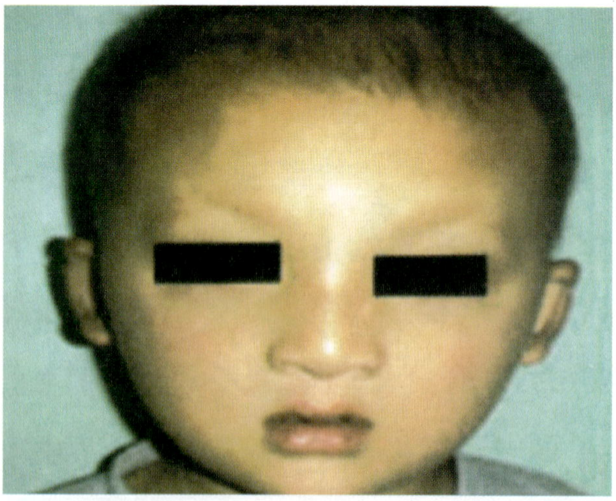

图 21-73　无汗或少汗性先天性外胚叶发育不良　眉毛稀少、缺如

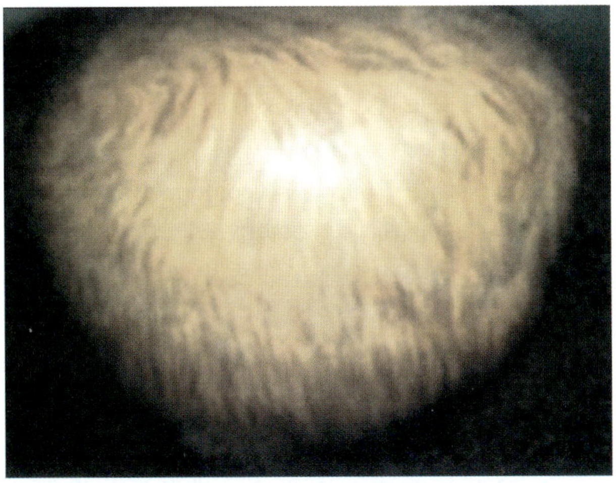

图 21-74　无汗或少汗性先天性外胚叶发育不良　毛发稀少

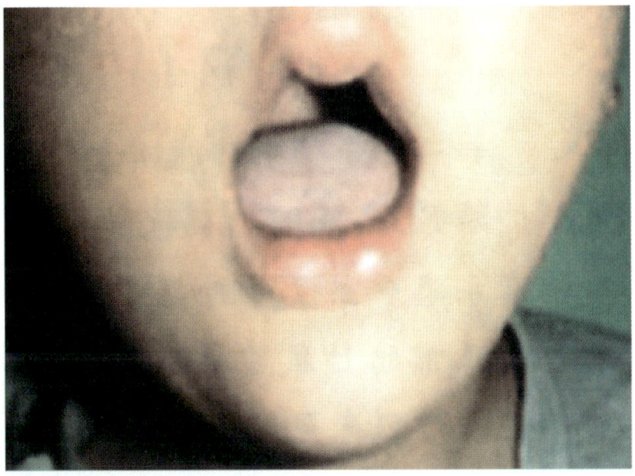

图 21-75　无汗或少汗性先天性外胚叶发育不良　完全无牙

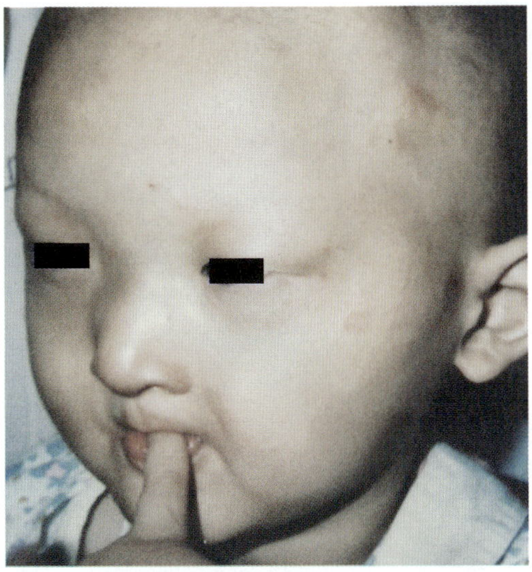

图 21-76　无汗或少汗性先天性外胚叶发育不良　毛发稀少，眉毛缺如，颧骨宽，马鞍鼻

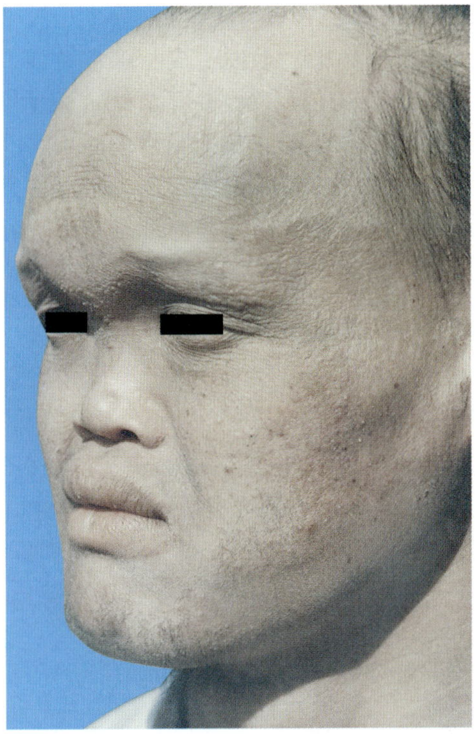

图 21-77　无汗或少汗性先天性外胚叶发育不良　毛发稀少，眉毛缺如，额轮凸出，颧骨高且宽，马鞍鼻

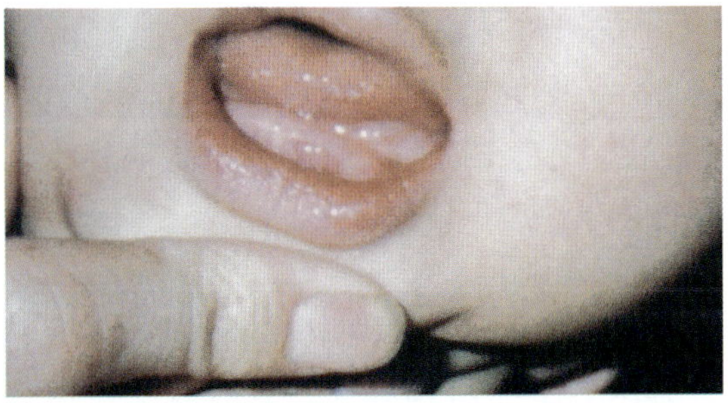

图 21-78　无汗或少汗性先天性外胚叶发育不良　完全无牙

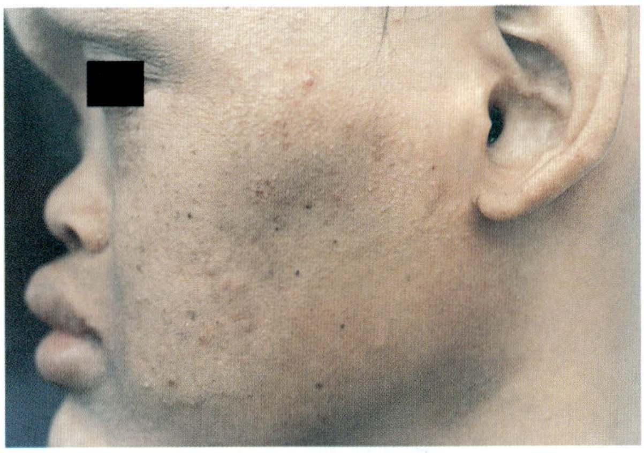

图 21-79　无汗或少汗性先天性外胚叶发育不良　额轮凸出，马鞍鼻

【组织病理】

表皮薄而扁平。毛发、皮脂腺常缺如、发育不全（图 21-80）。小汗腺可全缺或发育不全，发育不良的小汗腺的分泌细胞常小而扁平，因而像内皮细胞。分泌管不是两层而为一层。真皮结缔组织一般大体正常，但胶原纤维及弹性纤维可分散或减少，有时上呼吸道黏液腺也可缺如。

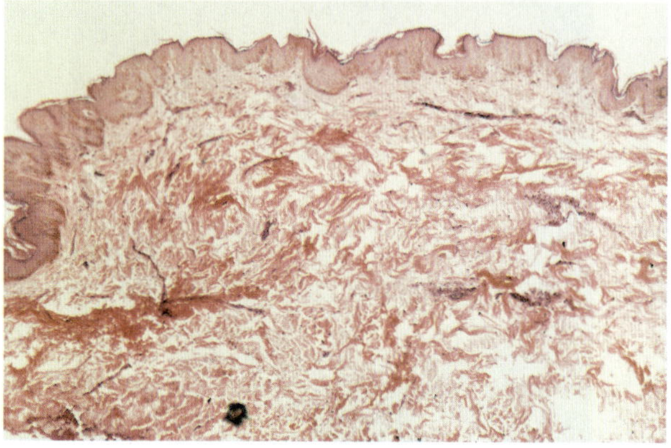

图 21-80 无汗或少汗性先天性外胚叶发育不良 真皮毛发、皮脂腺缺如

有汗性外胚叶发育不良

有汗性外胚叶发育不良（hidrotic ectodermal dysplasia）又称 Clouston 综合征，是一种少见的常染色体显性遗传性皮肤病。

【临床表现】

面部外形正常，无典型的鞍形鼻。甲营养不良、脱发、掌跖角化过度、有时有牙齿发育不良，眼部变化（如白内障和斜视）是该病的特征。小汗腺分泌正常。

【组织病理】

小汗腺正常，但是毛囊和皮脂腺的数目明显减少，顶泌汗腺完全缺失。掌跖处常呈现角化过度、颗粒层增厚和棘层肥厚。

掌跖角化病

【临床表现】

掌跖角化病（keratosis palmaris et plantaris）分 3 种常染色体显性和 2 种常染色体隐性掌跖角化病。3 种显性遗传性掌跖角化病分别是：

1. unna-Thost 掌跖角化病　本病呈弥漫性或局限性（偶亦呈线状）掌跖角化。进而再分为两型。①局限型：皮损局限在掌跖部；②扩展型：皮损逐渐向手足背、腕踝及肘膝部发展（图 25-81~图 25-86）。

2. 表皮松解性角化病（epidermolysi keratosis palmaris et plantaris）　本病临床上与 Unna-Thost 不能区别，但组织病理呈表皮松解性过度角化，此型相当多见。

3. 点状掌跖角化病（keratosis palmo-plantaris punctata）　本病表现有多发角栓。

2 种隐性遗传性角化病是：

1. Meleda 型掌跖角化病　掌跖呈弥漫性角化，亦可向手足背、腕踝及肘膝部发展。

2. Papillon-Leferre 综合征　临床上呈 Meleda 型掌跖角化。伴发牙周病。

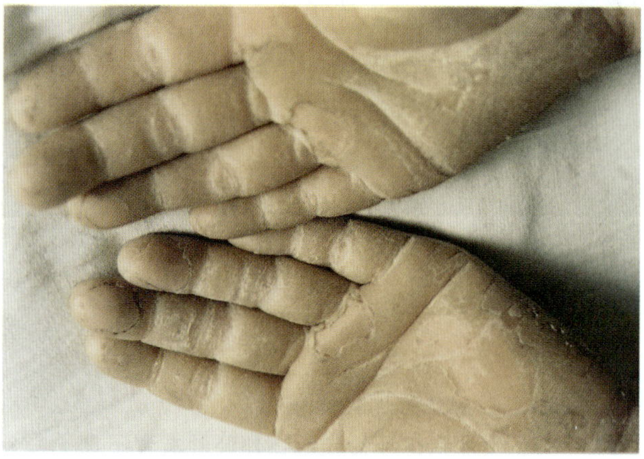

图 21-81 掌跖角化病　呈弥漫性手掌角化

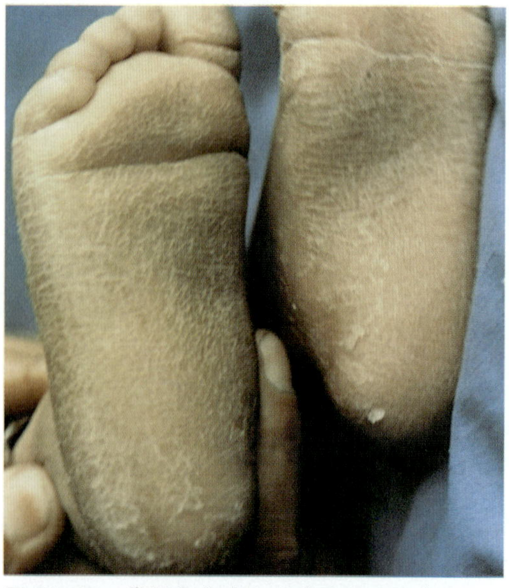

图 21-82 掌跖角化病　呈弥漫性足跖角化

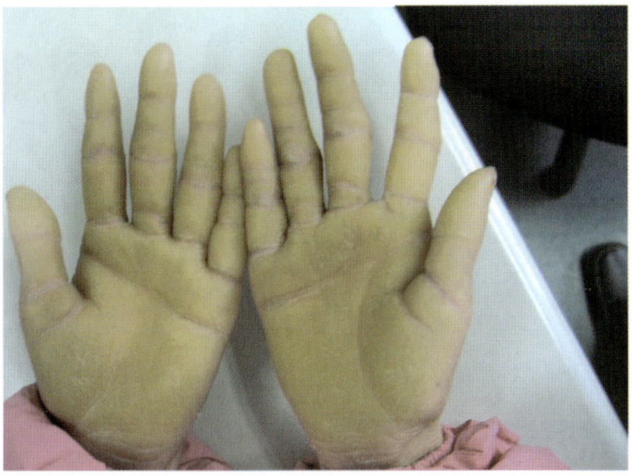

图 21-83　掌跖角化病　呈弥漫性手掌角化

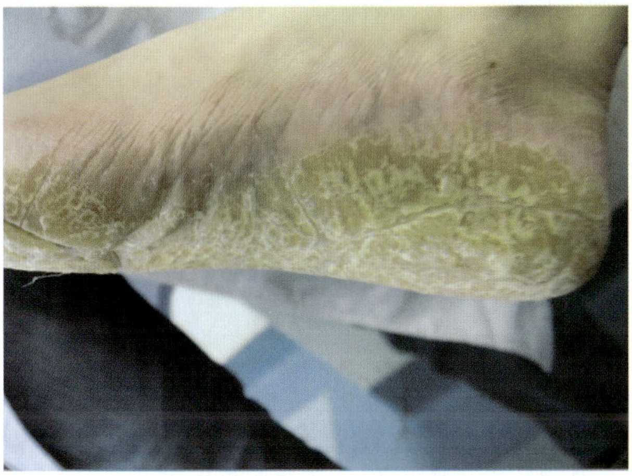

图 21-84　掌跖角化病　呈弥漫性足跖角化

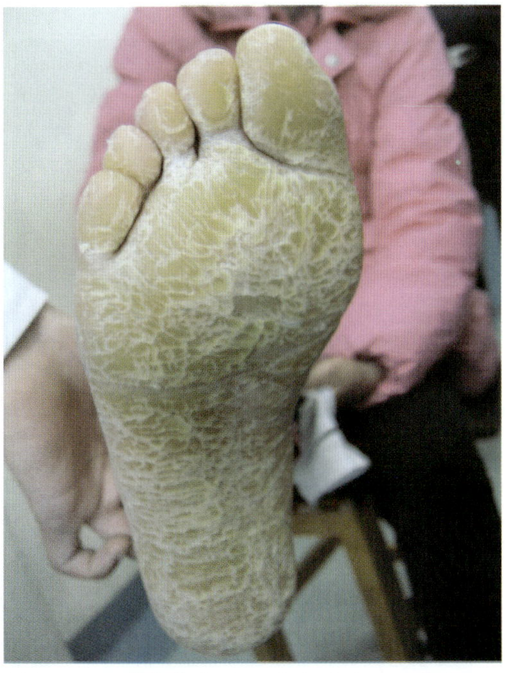

图 21-85　掌跖角化病　呈弥漫性足跖角化

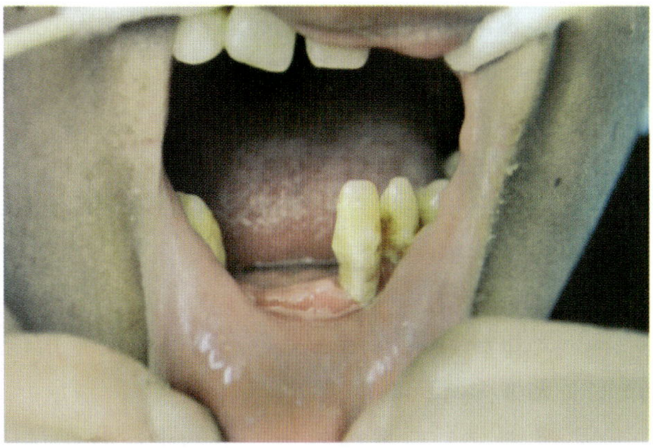

图 21-86　掌跖角化病伴牙周病

【组织病理】

Unna-Thost 型、Meleda 型及 Papillon-Leferre 综合征病理检查无特异性，呈角质过度，颗粒层增厚和棘层肥厚，真皮上层可见稀疏淋巴细胞浸润。表皮松解性掌跖角化病与表皮松解性角化过度病相同。点状掌跖角化病呈界限明显的局部区域明显角化过度，该角化处的棘细胞层明显低于表皮水平面。

【鉴别诊断】

可根据临床表现和家族史与发生在掌跖部位的呈现角化性疾病相鉴别。

更年期角皮病

【临床表现】

更年期角皮病（climacteric keratosis）又称 Haxthausen 病，为一种获得性角化病。好发于 45 岁以上妇女的跖部。足跟和跖前受压处常先受累，及手足伸侧发生红斑、过度角化和皲裂，致行走困难，无瘙痒。损害缓慢进展且融合。后期手掌亦受累。冬日加重，患者多肥胖。

【组织病理】

表皮角层呈致密性角化过度，颗粒层增厚，海绵形成伴淋巴细胞外渗，偶尔形成小水疱，真皮上层血管周围淋巴细胞浸润。

肢端角化性类弹力纤维瘤

【临床表现】

肢端角化性类弹力纤维瘤（acrokeratoelastoidosis）为常染色体显性遗传，掌跖侧缘出现的大小不一的丘疹，表面光亮，质坚硬。皮损可发展至手足的伸侧。

【组织病理】

真皮深部发生弹力纤维减少和断裂，部分断裂的弹力纤维粗大扭曲。

【鉴别诊断】

1. 局限性肢端角化过度病　病理上仅有角化过度而无弹力纤维的病变。

2. 手部退行性胶原斑块　本病不侵犯足部，无家族史，可见弹力纤维的嗜碱性变。

先天性厚甲症

【临床表现】

先天性厚甲症（pachyonychia congenital，PC）为一种常染色体显性遗传性皮肤病，表现为①指、趾甲增厚，污浊，甲下角化明显导致甲板翘起。②掌跖角化，伴发肥厚性胼胝，特别是患者跖部触痛，常有水疱形成。③口腔黏膜呈增厚的白色区，类似白色海绵痣。④可见毛囊过度角化，主要为肘膝部。目前将该病分为 4 型。PC-Ⅰ型表现为厚甲、掌跖角化、毛囊角化及口腔黏膜白色角化。PC-Ⅱ型除与Ⅰ型相同的表现外，具有多发性脂囊瘤，胎生牙等。PC-Ⅲ型与Ⅰ型相似，但有角膜的白色角化，PC-Ⅳ型为迟发型（图 21-87~图 21-95）。

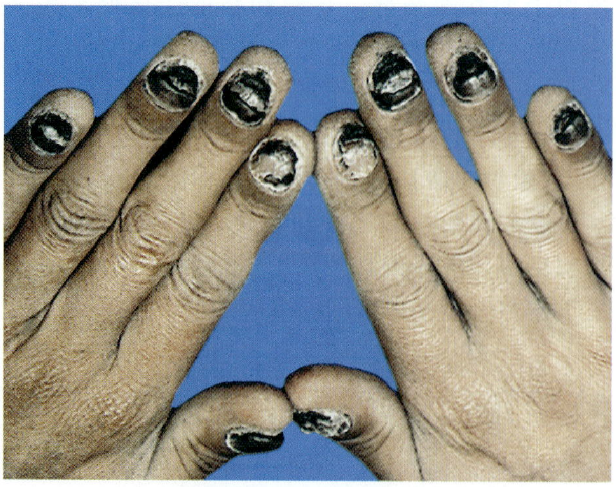

图 21-87　先天性厚甲症　指趾甲增厚

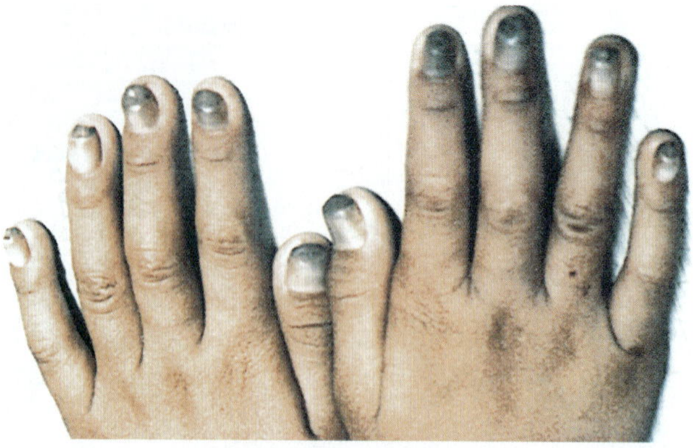

图 21-88　先天性厚甲症　指趾甲增厚

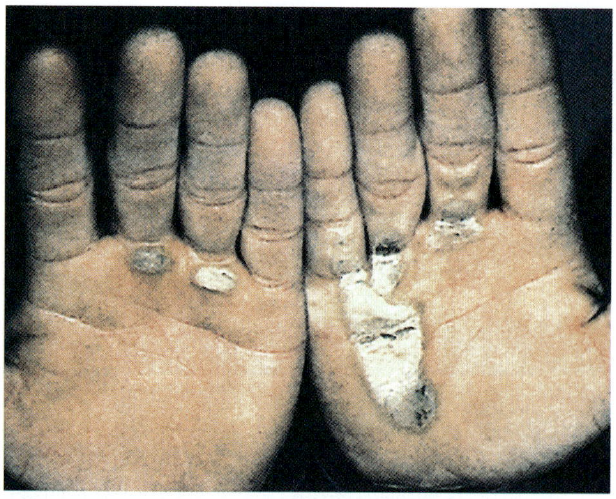

图 21-89　先天性厚甲症　掌跖角化

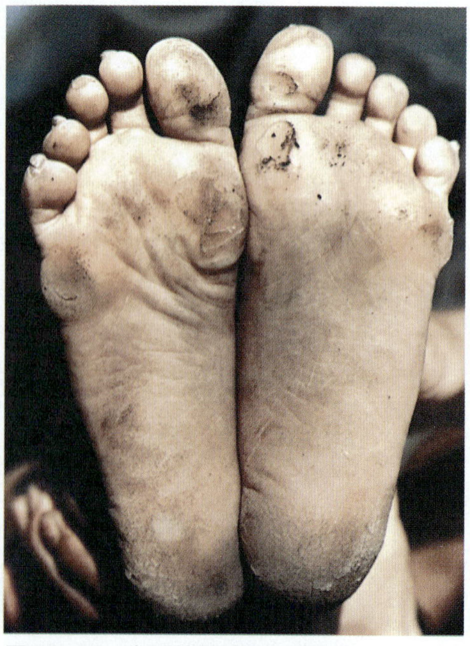

图 21-90　先天性厚甲症　掌跖角化

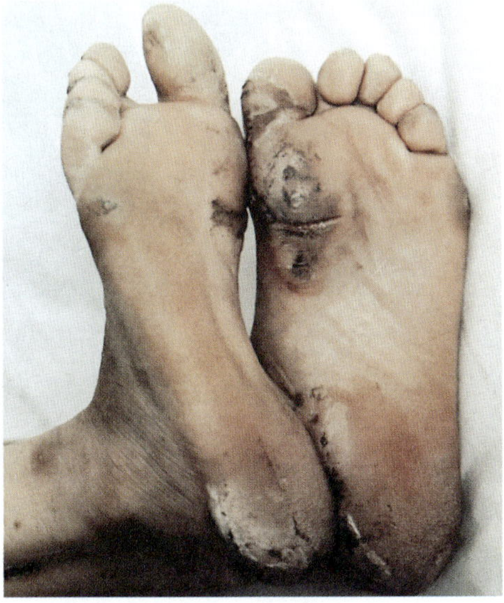

图 21-91　先天性厚甲症　掌跖角化

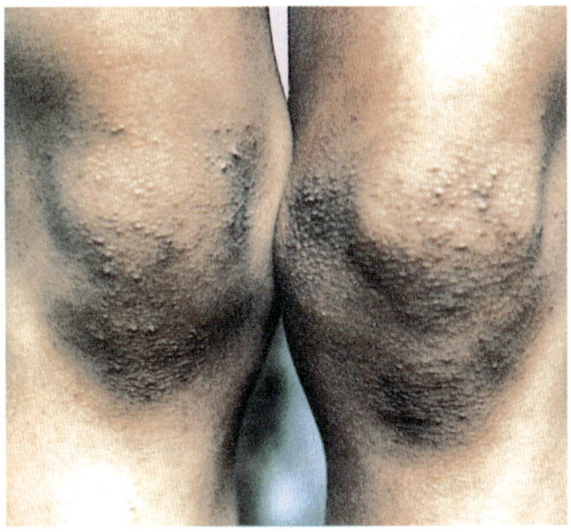

图 21-92　先天性厚甲症　肘膝部毛囊过度角化

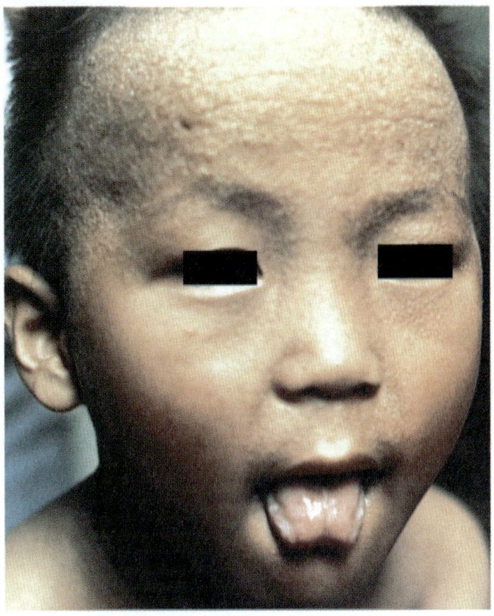

图 21-93　先天性厚甲症　口腔黏膜呈增厚的白色区

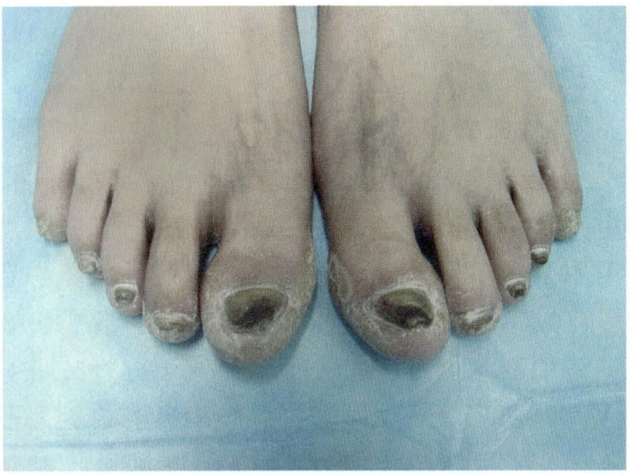

图 21-94　先天性厚甲症　指趾甲增厚

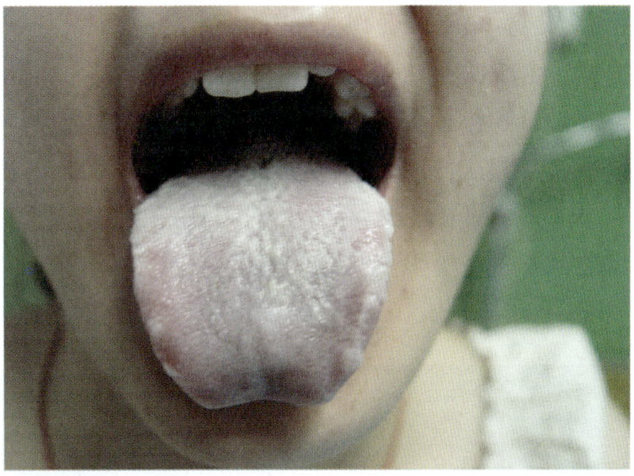

图 21-95 先天性厚甲症　口腔黏膜呈增厚的白色区

【组织病理】

甲床角化过度明显，无颗粒层。水疱位于棘层上层。掌跖角化的部位呈角质增厚，角化不良，粒层和棘层增厚（图 21-96），黏膜白色角化处显示上皮肥厚和细胞内空泡化，如白色海绵痣所见，无角化不良。

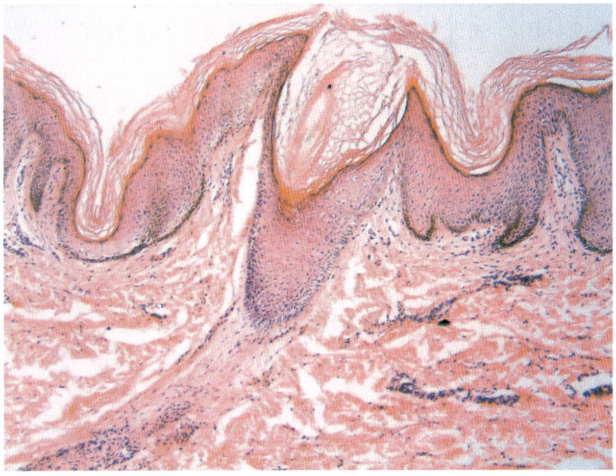

图 21-96　先天性厚甲症　可见肘膝部毛囊过度角化，粒层和棘层增厚

先天性角化不良病

【临床表现】

先天性角化不良病（dyskeratosis congenital）为罕见性连锁隐性遗传，男性发病，特点为①甲营养不良，甲板缺失。②口腔黏膜呈白色增厚（白色角化病）偶亦发生于肛门黏膜，③皮肤广泛性网状色素沉着，提示血管萎缩性皮肤异色症，但萎缩及毛细血管扩张较少见。口腔黏膜及肛门损害可继发癌变。受累部可见呈疣状增厚（图 21-97~图 21-106），还可伴其他外胚层及中胚层发育不良的表现。

【组织病理】

网状色素沉着处可见真皮上部的噬黑色素细胞，表皮萎缩、基底细胞液化变性及真皮上部炎性浸润很轻微或不出现（图 21-107），口腔黏膜如发生癌变组织检查可见原位鳞癌或鳞状细胞癌。

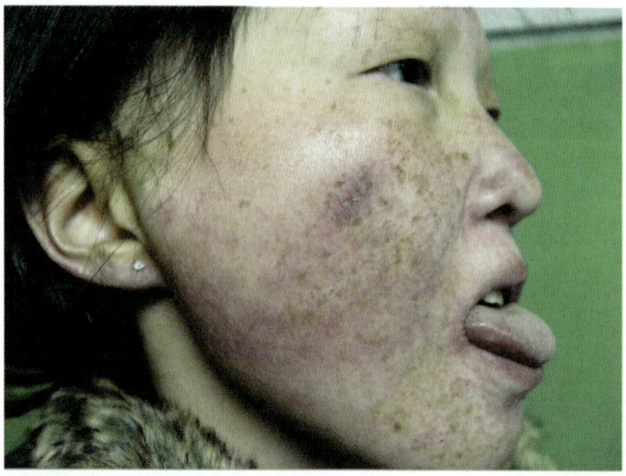
图 21-97　先天性角化不良病　血管萎缩性皮肤异色症

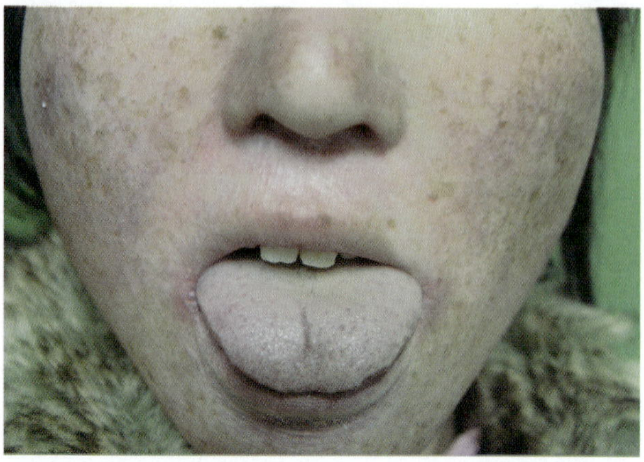
图 21-98　先天性角化不良病　口腔黏膜呈白色增厚

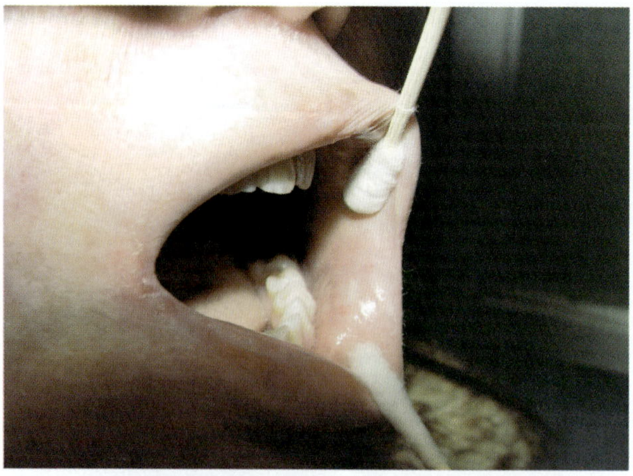
图 21-99　先天性角化不良病　口腔黏膜呈白色增厚

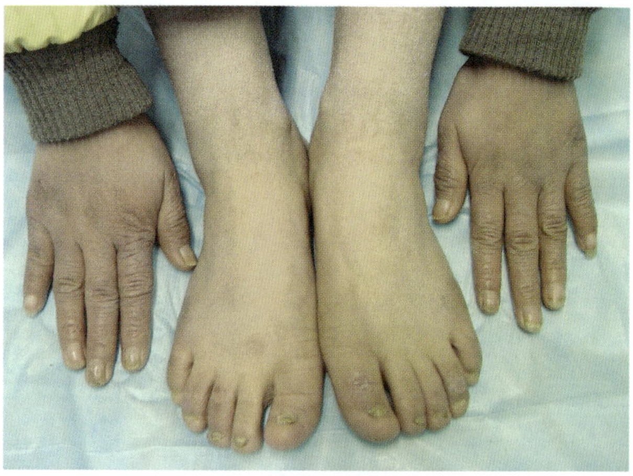
图 21-100　先天性角化不良病　甲营养不良

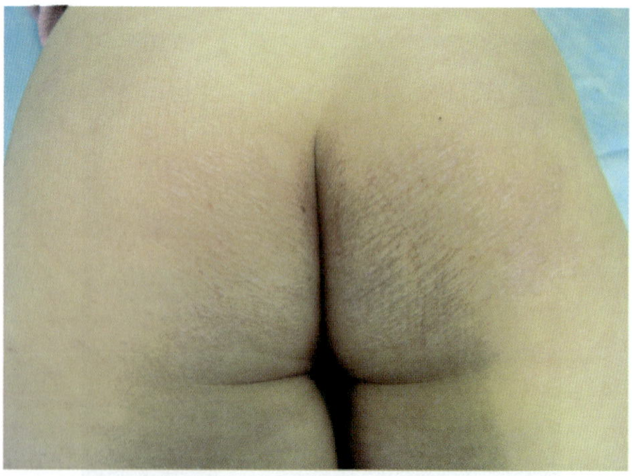
图 21-101　先天性角化不良病　血管萎缩性皮肤异色症

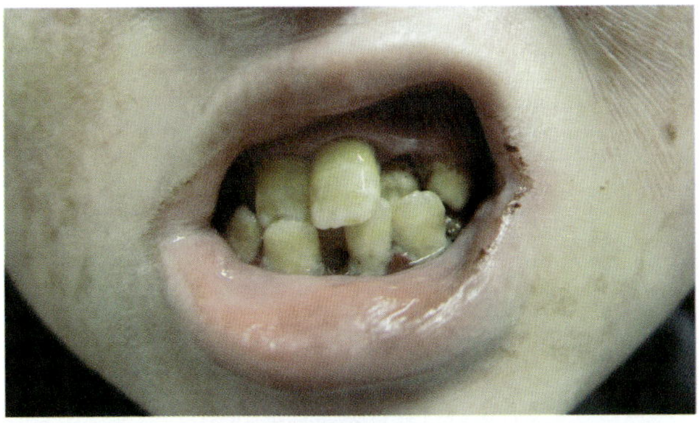
图 21-102 先天性角化不良病 口腔黏膜呈白色增厚

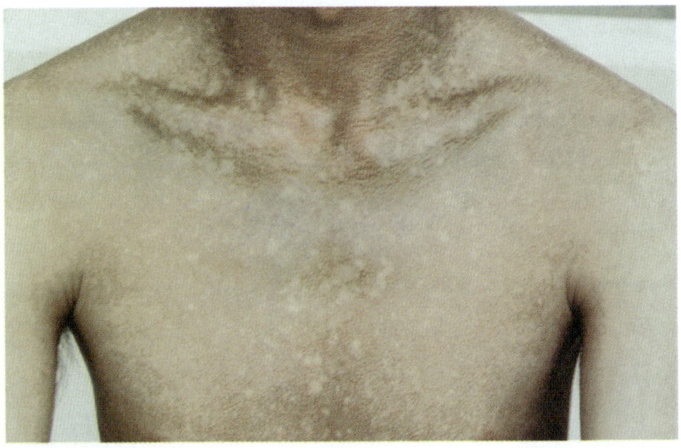
图 21-103 先天性角化不良病 皮肤广泛性网状色素沉着

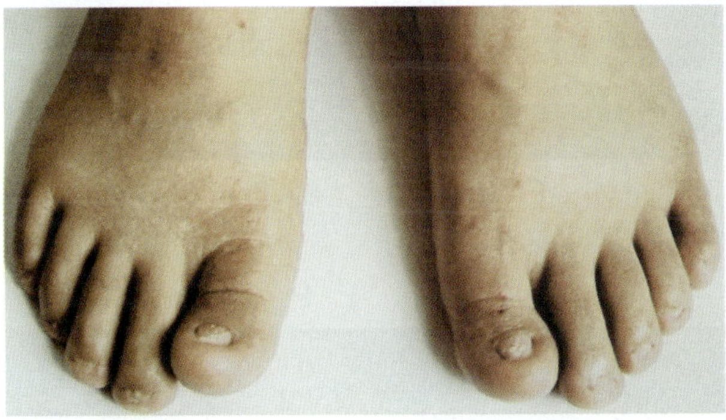
图 21-104 先天性角化不良病 甲营养不良

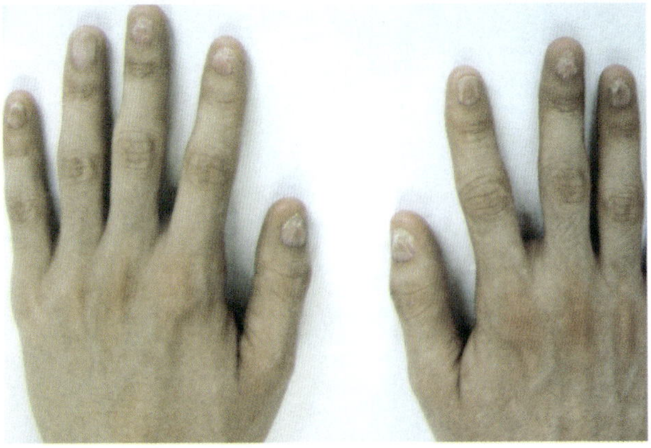
图 21-105 先天性角化不良病 甲营养不良

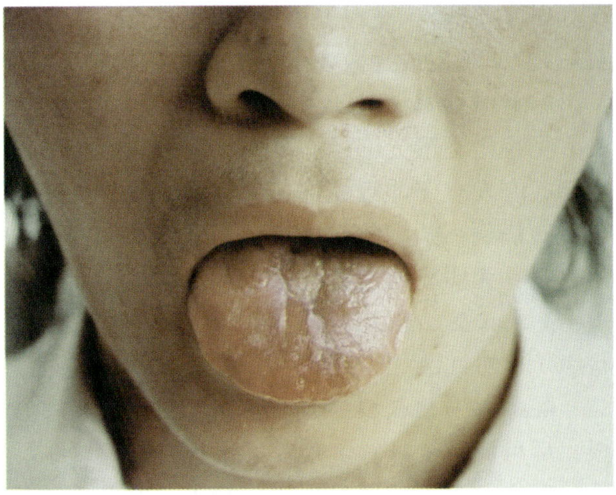
图 21-106 先天性角化不良病 口腔黏膜呈白色增厚（白色角化病）

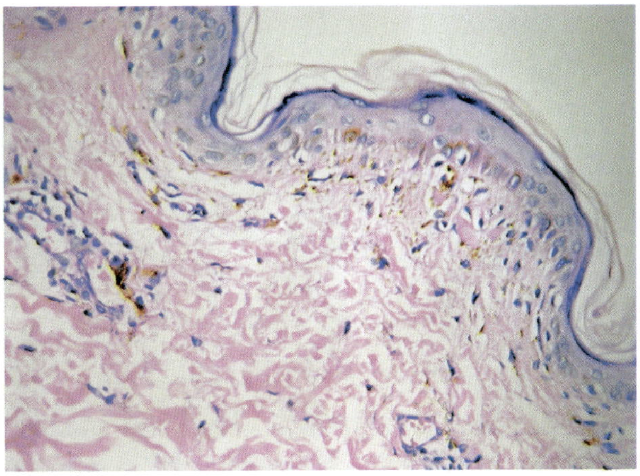
图 21-107 先天性角化不良病 真皮上部的噬黑色素细胞，表皮萎缩、基底细胞液化变性及真皮上部轻微炎性浸润

【鉴别诊断】

病理上应与血管萎缩性皮肤异色病鉴别。后者有表皮萎缩、基底细胞液化变性及真皮上部炎性浸润。

汗孔角化病

【临床表现】

汗孔角化病（porokeratosis）除点状型外其特点为皮损周缘呈角化性嵴，与组织病理上的冠状板一致。可分为以下 5 型。

1. 斑块型 常染色体显性遗传，开始为漏斗状角化丘疹后边缘向外渐扩大，直径可达数厘米或数十厘米，中心萎缩成环状，边缘嵴状隆起，其顶部有沟槽，充以角化物质（图 21-108~图 21-112）。单发或少数发生，偶亦是多数损害。

2. 播散性浅表光线型　常染色体显性遗传，最多见发生在曝光部位，夏季往往加重。但有些病例亦有发生于非曝光部位，因此光线性并不适于所有病例。损害较小，皮损为轻度高起的狭窄角化嵴，无明显的沟槽（图 21-113）。

3. 线状型　累及身体的某一侧，表现似线状疣状痣（图 21-114，图 21-115），但仍可见环状损害。

4. 掌跖与播散型　先在掌跖部位出现较多皮损，后可波及全身。多数者呈线状损害。

5. 点状型　主要发生于年轻人，掌跖部位出现粟粒状角化栓，1~2mm 大，有压痛，不向周围扩大（图 21-116）。

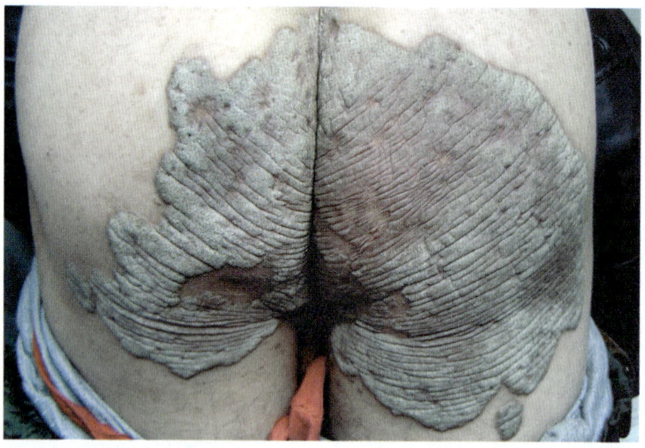

图 21-108　汗孔角化病　大片角化性斑片，边缘境界清楚，呈不规则地图状

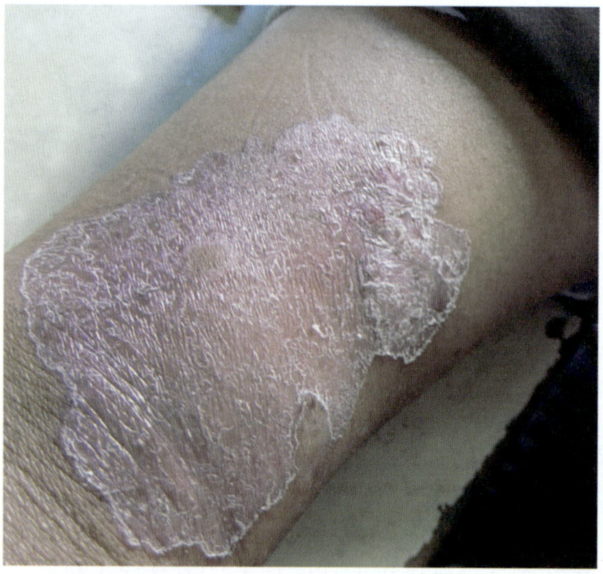

图 21-109　汗孔角化病　大片角化性斑片，边缘境界清楚，边缘嵴状隆起

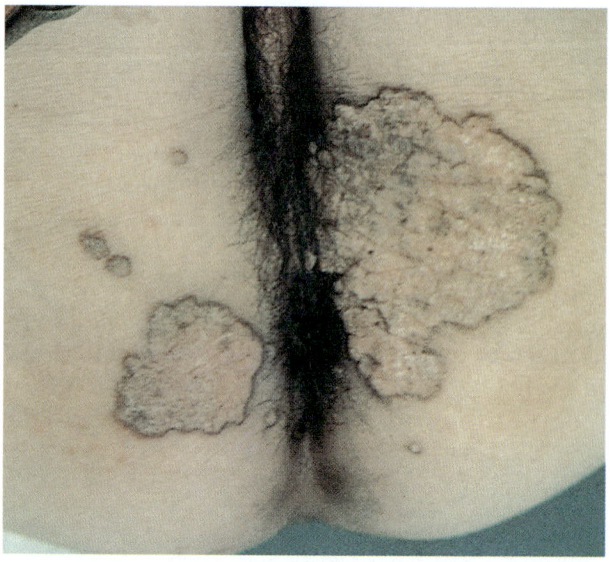

图 21-110　汗孔角化病　大片角化性斑片，边缘境界清楚，边缘嵴状隆起

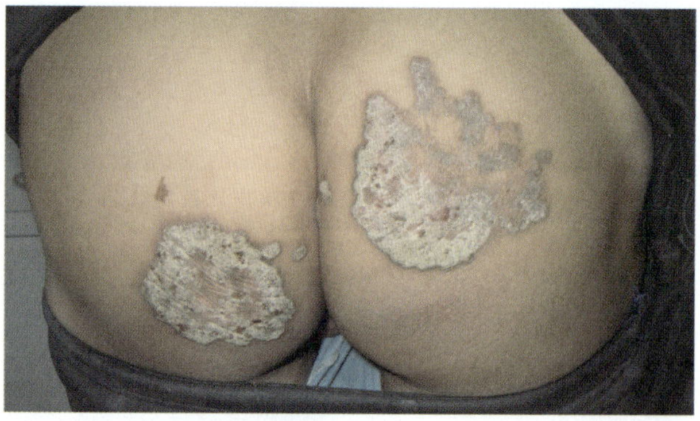

图 21-111　汗孔角化病　大片角化性斑片，边缘境界清楚，边缘嵴状隆起

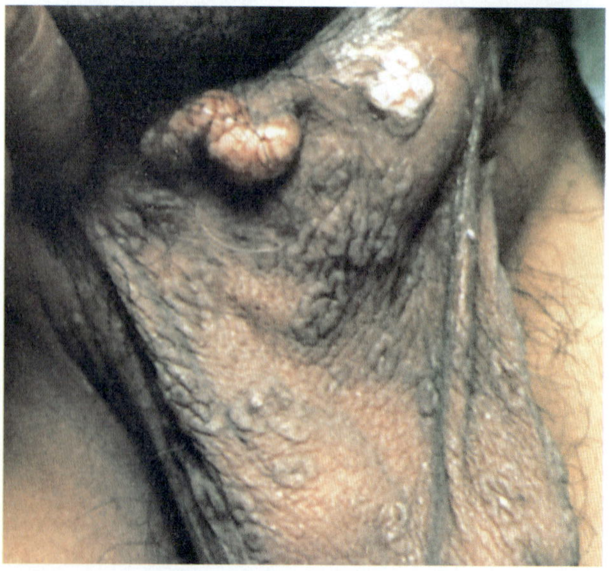

图 21-112　汗孔角化病继发鳞癌

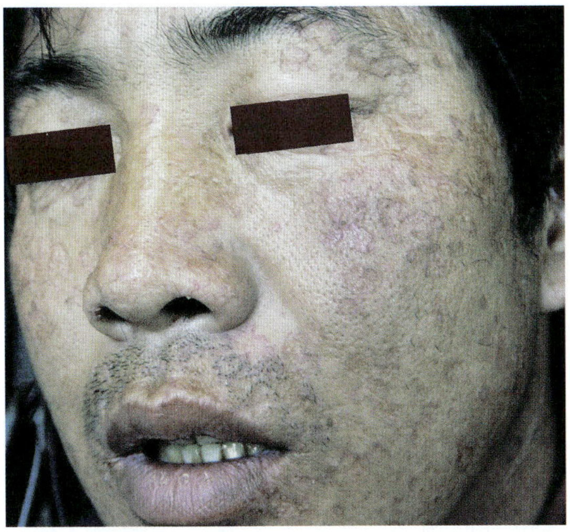

图 21-113 汗孔角化病 皮损为轻度高起的角化性扁平丘疹，周围有狭窄角化嵴

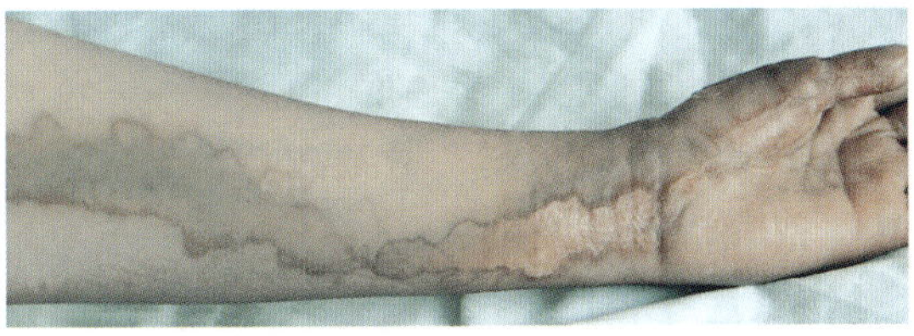

图 21-114 汗孔角化病 累及身体的一侧，表现似线状疣状痣，但仍可见环状损害

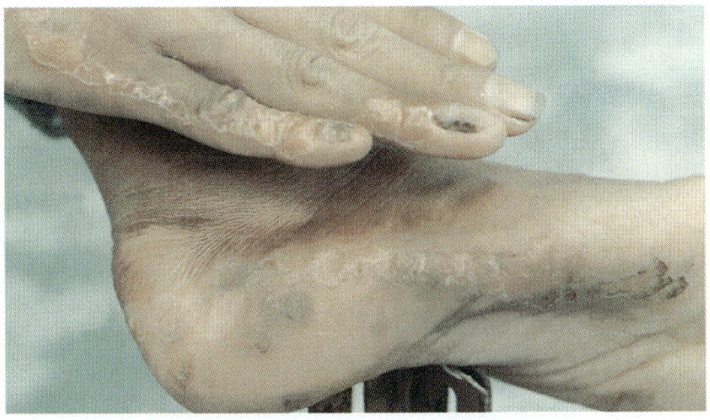

图 21-115 汗孔角化病 线状疣状皮损

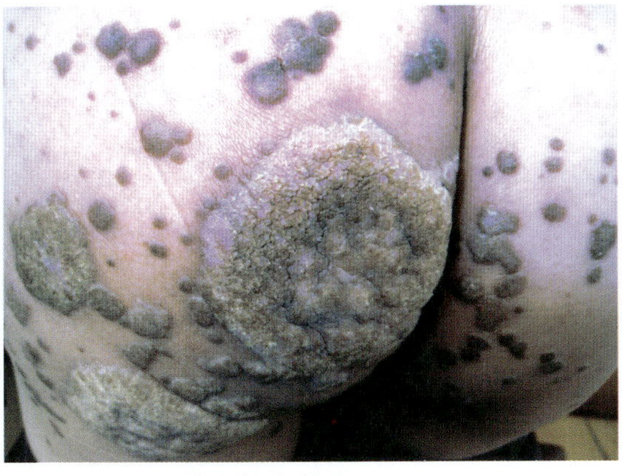

图 21-116 疣状汗孔角化症

【组织病理】

病理变化位于边缘隆起处，表现为充满角蛋白的表皮凹陷，形似一楔形槽，顶端偏离中心，在凹陷中央部位有一角化不全栓，称鸡眼样板层。在此角化不全栓基底部有排列不规则的表皮细胞，细胞核固缩，核周水肿，角化不全栓下部颗粒层消失（图 21-117~图 21-121），而表皮凹陷以外的其他部位颗粒层完好。真皮上部血管周围可有不同程度的炎性细胞浸润。其他型汗孔角化病的组织病理表现与斑块型同，但不及斑块型明显。

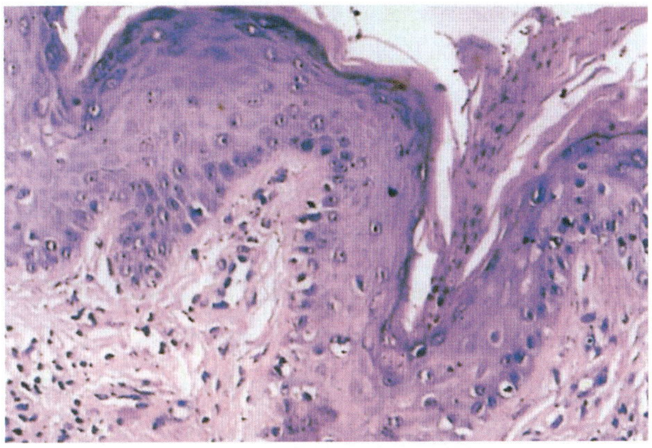

图 21-117 汗孔角化病 表现为充满角蛋白的表皮凹陷形似一楔形槽，顶端偏离中心，在凹陷中央部位有一角化不全栓，称鸡眼样板层

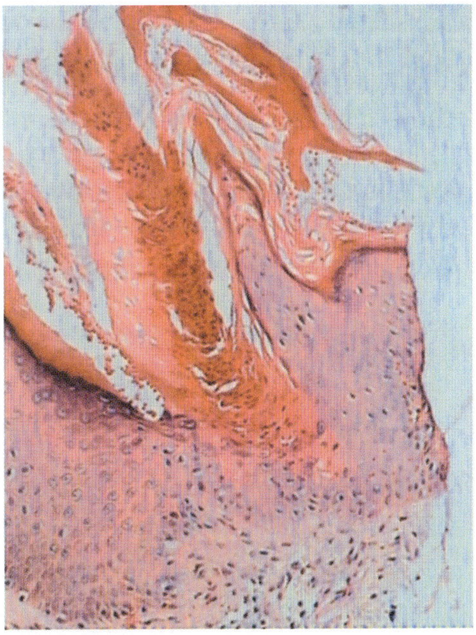

图 21-118 汗孔角化病 充满角蛋白的表皮凹陷形似一楔形槽，顶端偏离中心，在凹陷中央部位有一角化不全栓，称鸡眼样板层，在此角化不全栓基底部有排列不规则的表皮细胞，核固缩，核周水肿，角化不全栓下部颗粒层消失

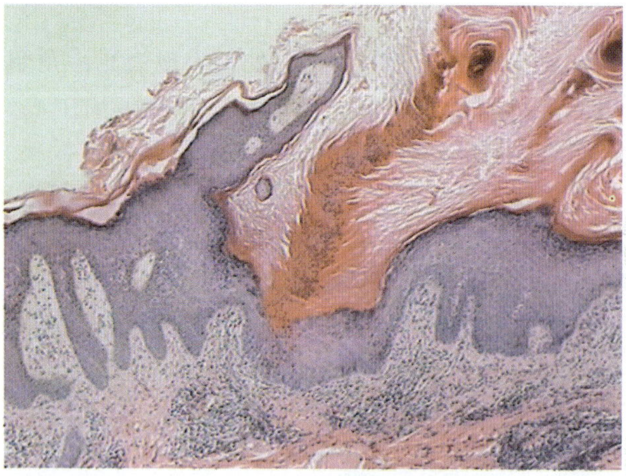

图 21-119　汗孔角化病　充满角蛋白的表皮凹陷形似一楔形槽，顶端偏离中心，在凹陷中央部位有一角化不全栓，称鸡眼样板层

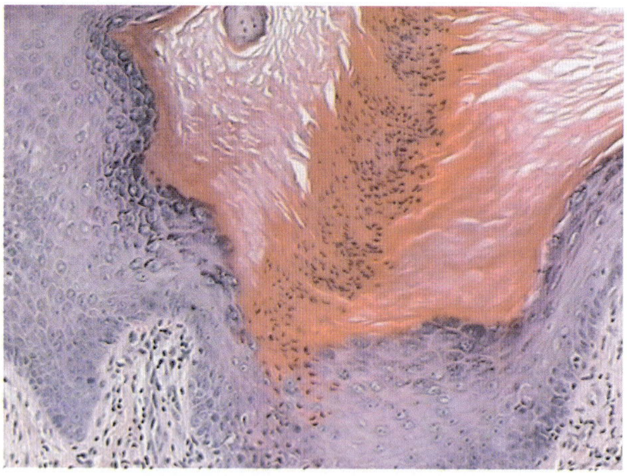

图 21-120　汗孔角化病　充满角蛋白的表皮凹陷形似一楔形槽，顶端偏离中心，在凹陷中央部位有一角化不全栓，称鸡眼样板层。在角化不全栓的基底部有排列不规则的表皮细胞，核固缩，核周水肿，角化不全栓下部颗粒层消失

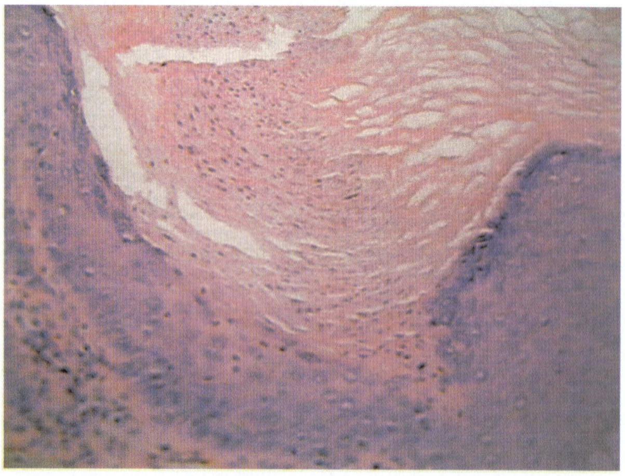

图 21-121　汗孔角化病　角化不全栓下部颗粒层消失

【鉴别诊断】

1. 光化性角化病　本病亦可有鸡眼样板层但临床上无边缘嵴突出现。

2. 表皮痣　本病与线状型皮损相似，但病理组织检查可以区别。

着色性干皮病

【临床表现】

着色性干皮病（xeroderma pigmentosum）为常染色体隐性遗传，表现为 1 岁后逐渐在经常光晒部位（面颈部、手部）发病，一般分 3 期。第 1 期：皮肤弥漫性发红脱屑，并出现雀斑样色素斑。第 2 期：皮肤萎缩，色素沉着加重，毛细血管扩张。第 3 期：青春期开始，出现各种恶性肿瘤，多为鳞状细胞癌，基底细胞癌、黑色素瘤（图 21-122~图 21-128）。常致死亡，除皮肤外还经常侵犯眼睛。

【组织病理】

第 1 期：表现有角化过度，生发层变薄，有些表皮突延长，基底细胞层黑色素不规则聚集，黑色素细胞数量增多或不增多（图 21-129~图 21-131）。真皮上部有炎性浸润。第 2 期：角化过度和色素增加更加明显，表皮部分萎缩，细胞核排列紊乱，部分表皮可呈非典型性增生。真皮上部胶原纤维嗜碱性变。真皮内可见较多黑色素颗粒及噬色素细胞。第 3 期：呈现上述各种肿瘤的病理改变。

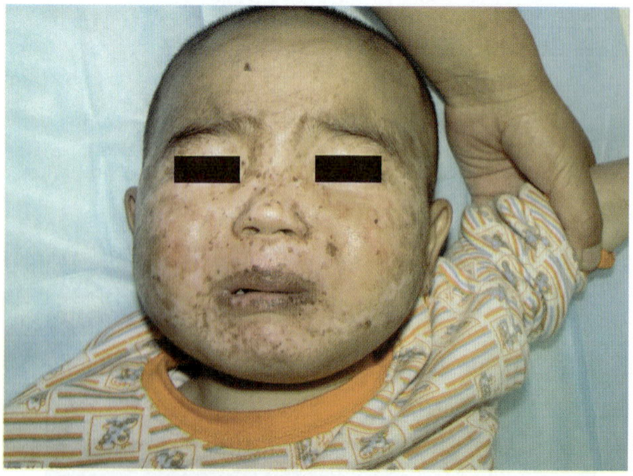

图 21-122　着色性干皮病　出现雀斑样色素斑

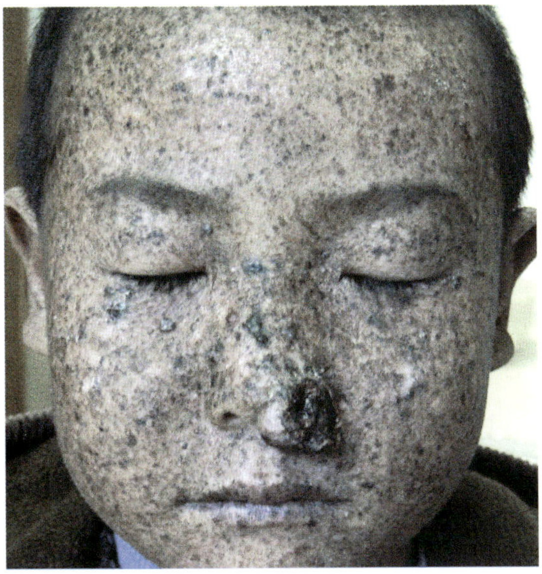

图 21-123　**着色性干皮病**　出现弥漫性雀斑样色素斑，继发黑色素瘤

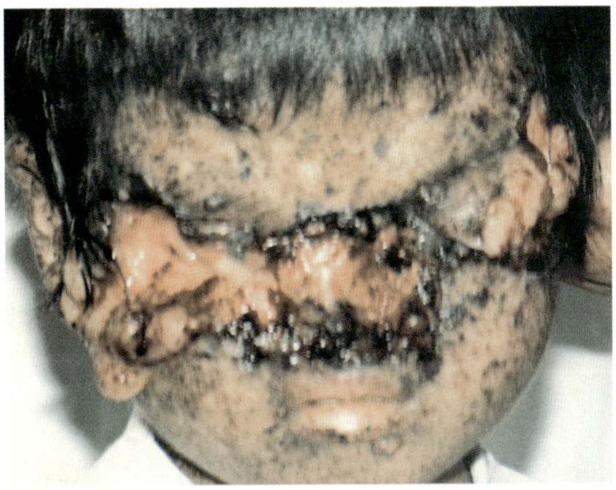

图 21-124　**着色性干皮病**　出现弥漫性雀斑样色素斑，继发恶性肿瘤而致毁容

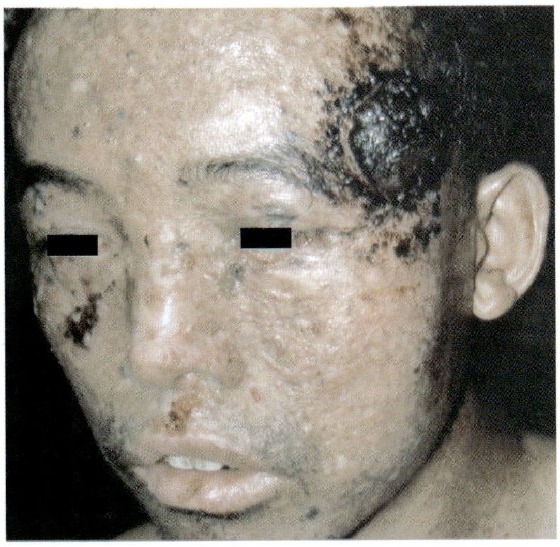

图 21-125　**着色性干皮病**　出现弥漫性雀斑样色素斑，继发鳞状细胞癌

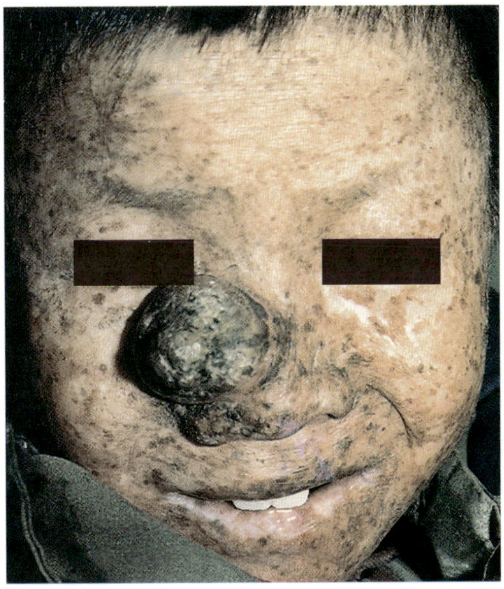

图 21-126　**着色性干皮病**　出现弥漫性雀斑样色素斑，继发鳞状细胞癌

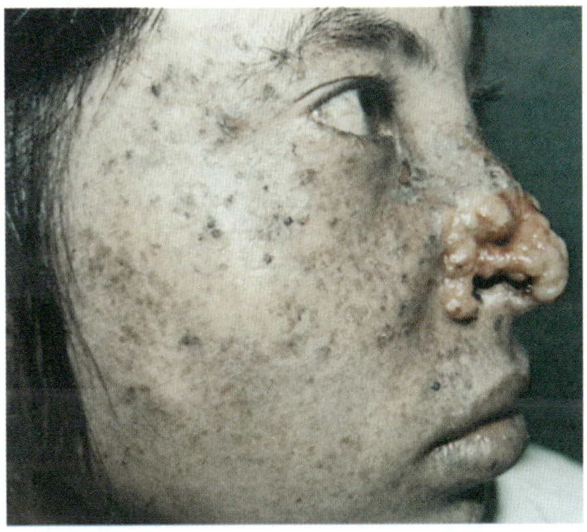

图 21-127　**着色性干皮病**　出现弥漫性雀斑样色素斑，继发基底细胞癌

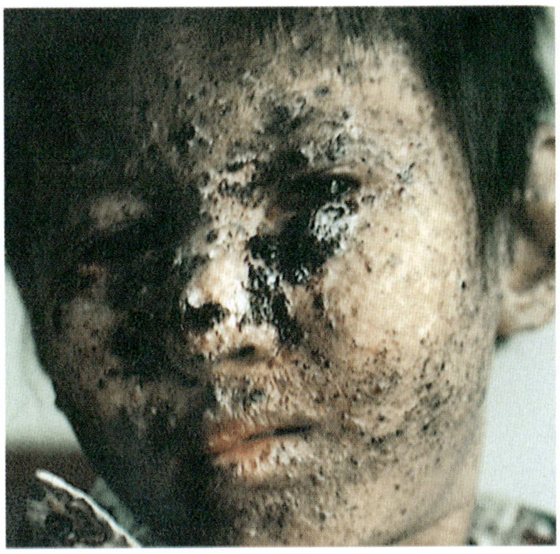

图 21-128　**着色性干皮病**　出现弥漫性雀斑样色素斑，继发黑色素瘤

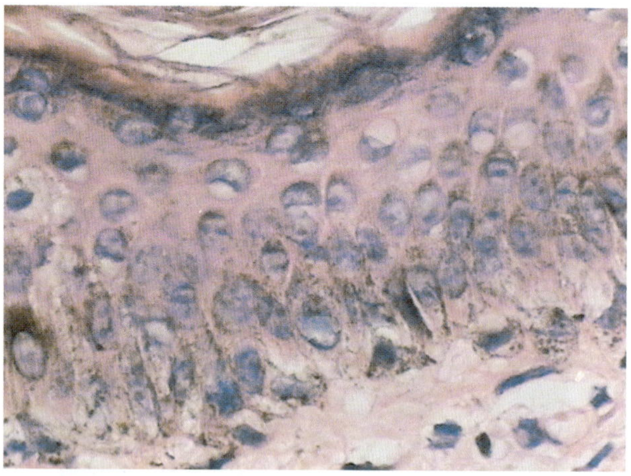

图 21-129　着色性干皮病　基底细胞层及棘细胞下层黑色素不规则聚集，表皮细胞核排列紊乱

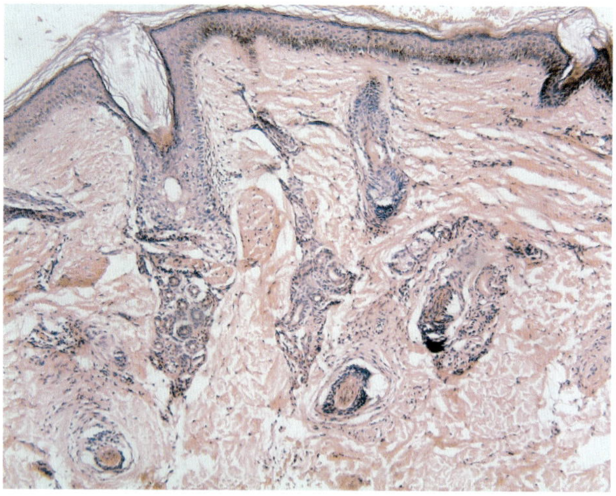

图 21-130　着色性干皮病　毛囊角化，表皮下层黑色素不规则聚集，表皮部分萎缩

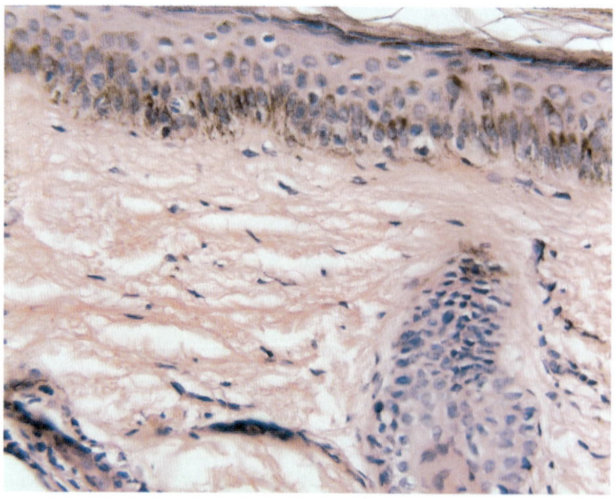

图 21-131　着色性干皮病　表皮色素增加更加明显，表皮萎缩，细胞核排列紊乱

先天性皮肤发育不全

【临床表现】

先天性皮肤发育不全（aplasia cutis congenita）表现为出生时即有表皮、真皮甚至皮下组织的先天性缺损，多为散发。60%患者发生在头皮，皮损单发或多发，大小形态不一，多为 1~3mm。损害为边界清楚的溃疡（图 21-132~图 21-136），有的损害在子宫内即已愈合，呈凹陷性红色瘢痕。偶可出现大的皮损，但一般均在数月内愈合。

【组织病理】

缺损的深浅不一，表皮、真皮及皮下组织可分别缺损或同时缺损。在头皮缺损可伸展至硬脑膜。其特征为皮肤完全缺损的部位，治愈后显示表皮变薄，真皮纤维化，皮肤附属器完全消失。

【鉴别诊断】

与先天性皮肤缺损相鉴别，后者为大疱性表皮松解症的一种亚型（Bart 综合征），患者只有表皮缺损。

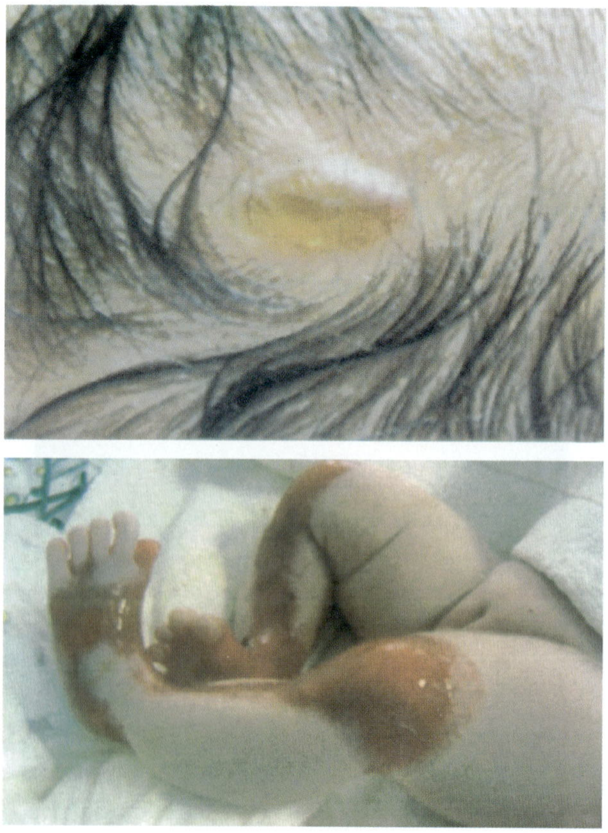

图 21-132　先天性皮肤发育不全　真皮及皮下组织的先天性缺损，呈边界清楚的溃疡

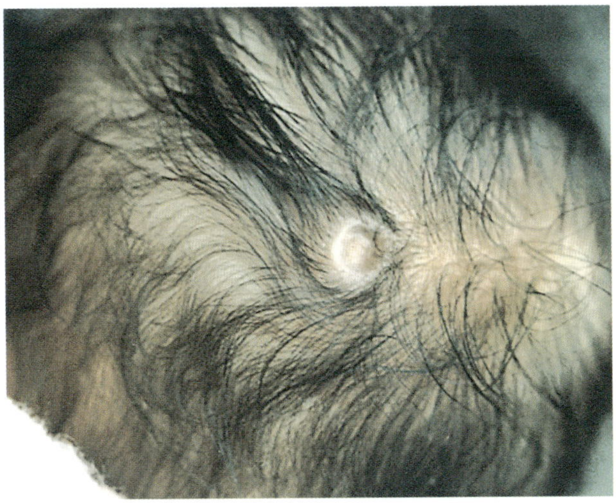

图 21-133　先天性皮肤发育不全　皮肤先天性缺损，呈边界清楚的溃疡

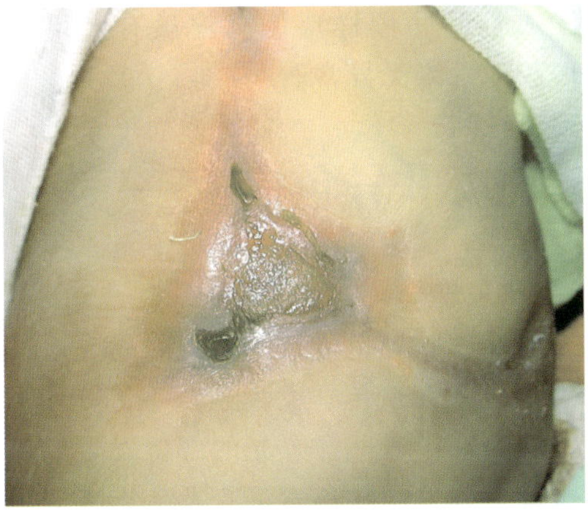

图 21-134　先天性皮肤发育不全　部分先天性皮肤缺损已愈合，呈凹陷性红色条状瘢痕

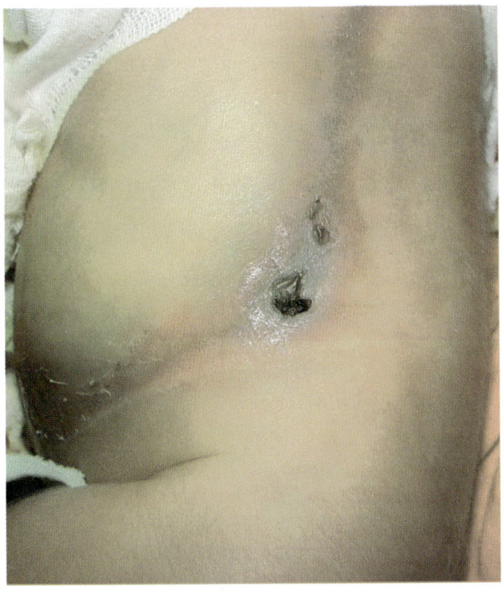

图 21-135　先天性皮肤发育不全　溃疡已愈合，呈凹陷性条状红色瘢痕条状

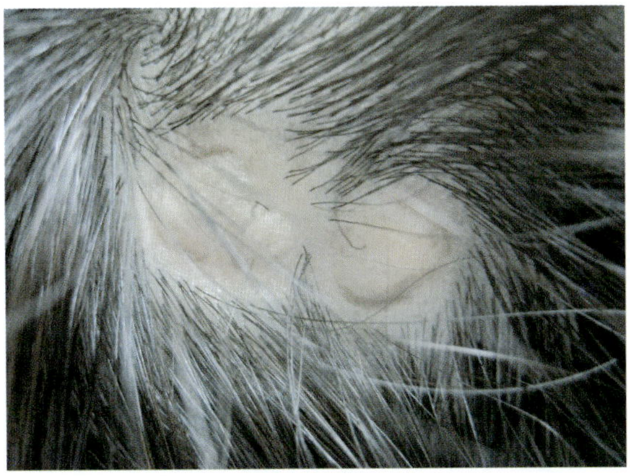

图 21-136　先天性皮肤发育不全　溃疡已愈合

局灶性真皮发育不全

【临床表现】

局灶性真皮发育不全（facal dermal hypoplasia syndrome）又称 Goltz 综合征中胚叶及外胚叶发育不良，主要见于女孩，为进行性的皮肤和骨骼发育缺陷。本病表现为线状皮肤发育不全类似膨胀纹，颜色较正常皮肤稍浅（图 21-137）；线状排列的柔软，黄色结节，和先天性表皮缺失而致的大的皮肤溃疡，并逐渐愈合，遗留萎缩。常出现指（趾）骨缺失，并指（趾）畸形和毛发、牙齿、甲发育不良。X 线检查示长骨骺有多发性平行细纹称条纹状骨病（osteopathia striata），条纹状骨病为 Goltz 综合征的可靠标志。

【组织病理】

皮肤发育不良的线状部位，见真皮明显变薄，胶原纤维呈细纤维不联合成束。柔软的黄色

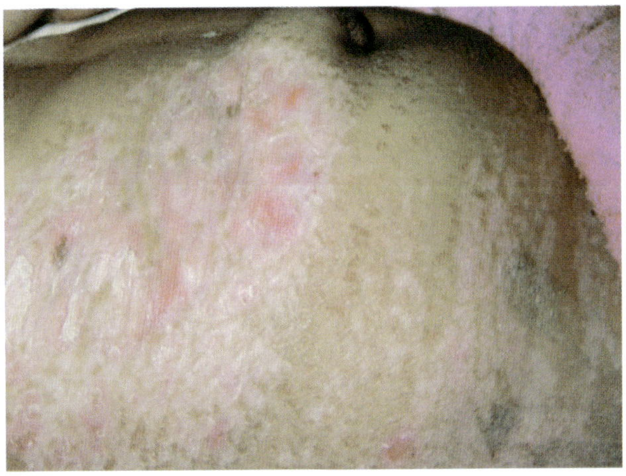

图 21-137　局灶性真皮发育不全

结节为脂肪聚集而取代真皮，以致皮下脂肪在某些部位伸向表皮（图 21-138~图 21-141）。胶原纤维的细纤维，甚至正常真皮的某些纤维束可位于表皮下脂肪组织与皮下脂肪之间。

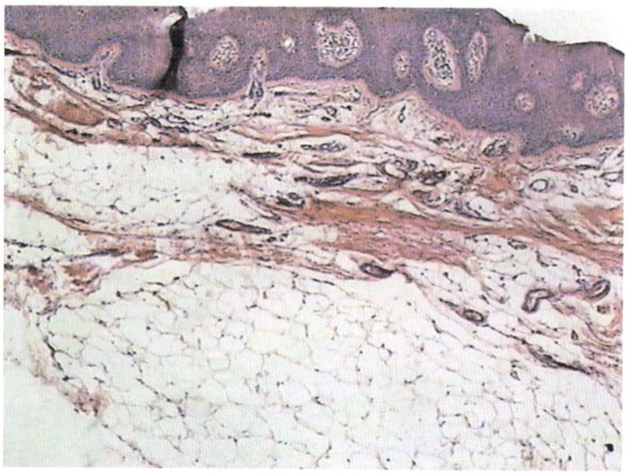

图 21-138　局灶性真皮发育不全　真皮明显变薄，胶原纤维呈细纤维不联合成束。脂肪层聚集而取代真皮，以致皮下脂肪在某些部位伸向表皮

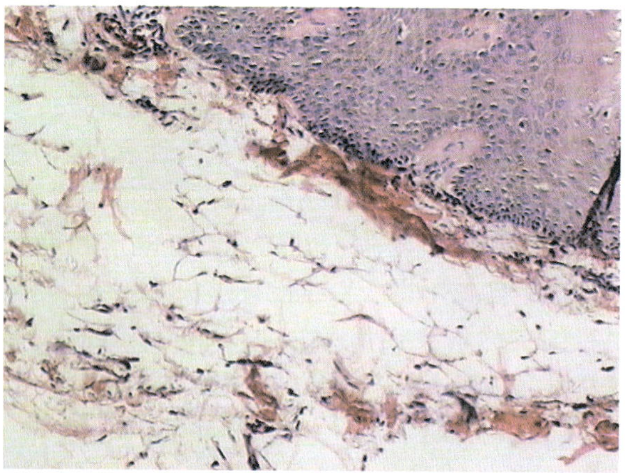

图 21-139　局灶性真皮发育不全组织病理　皮下脂肪伸向表皮

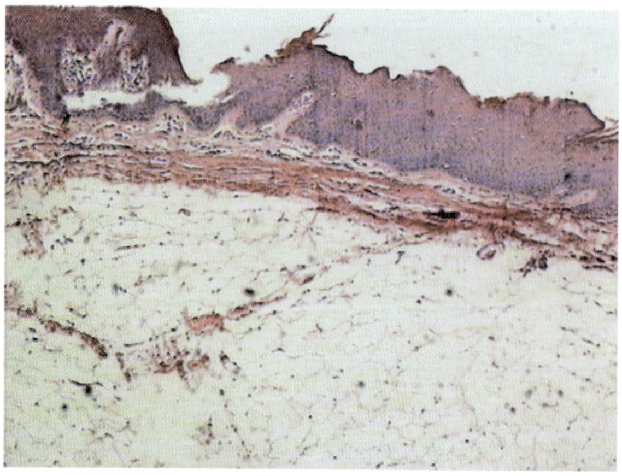

图 21-140　局灶性真皮发育不全　真皮明显变薄，胶原纤维显著变薄呈细纤维束

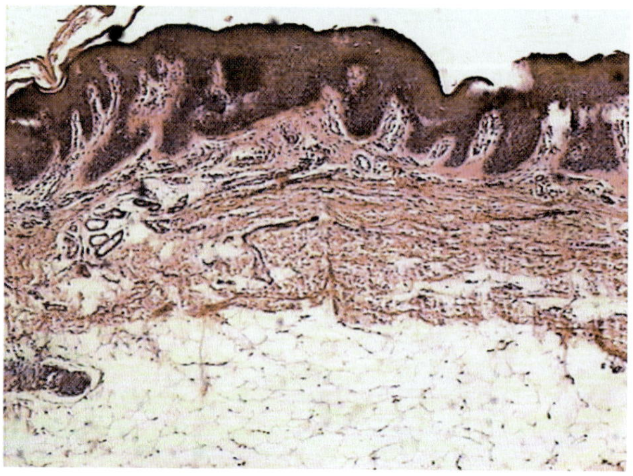

图 21-141　局灶性真皮发育不全组织病理　真皮明显变薄

【鉴别诊断】

浅表性脂肪瘤样痣的真皮虽有大量脂肪细胞，但胶原纤维无异常。

先天性皮肤异色症

【临床表现】

先天性皮肤异色症（poikiloderma congenital）为常染色体隐性遗传，女性患病率高于男性的 2 倍。表现为幼年时即在曝光的部位发生红斑、萎缩、血管扩张、网状色素沉着及色素减退，因而其表现与血管萎缩性皮肤异色症相同。日光照射后加重，约有半数患者骨骼发育不良或在幼儿期发生双侧白内障。其他伴发症状多有光敏感、性腺功能不全或甲、牙齿、毛发发育不良。

【组织病理】

幼儿期表现有基底层水肿、变性导致色素失禁，真皮上部和表皮下方可见轻度炎症细胞和噬色素细胞呈带状浸润。成人期表皮萎缩变平，真皮上部呈现血管扩张及噬色素细胞，不再是炎症细胞。

毛囊角化病

【临床表现】

毛囊角化病（keratosis follicutaris）又称 Darier 病，常染色体显性遗传，表现为皮脂腺丰富的部位出现油腻结痂的、密集的褐色粟粒大小的毛囊性角化丘疹，质地坚硬，去痂后可见顶端有漏斗状凹陷。

丘疹相互融合可形成乳头瘤样或蕈样斑块并伴恶臭（图 21-142~图 21-154）。

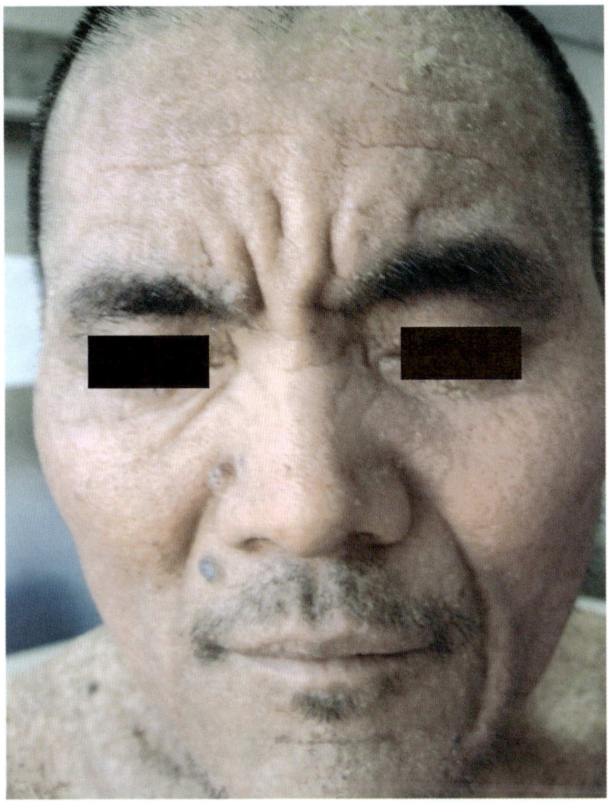

图 21-142　毛囊角化病　出现油腻结痂的密集的、褐色粟粒大小的毛囊性角化丘疹

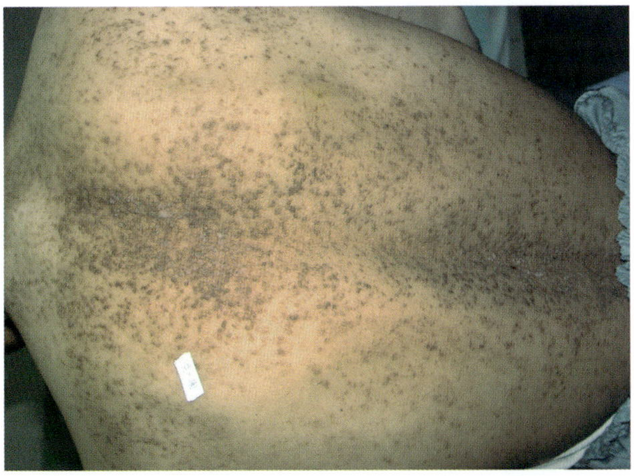

图 21-143　毛囊角化病　出现油腻结痂的、密集的、褐色粟粒大小的毛囊性角化丘疹

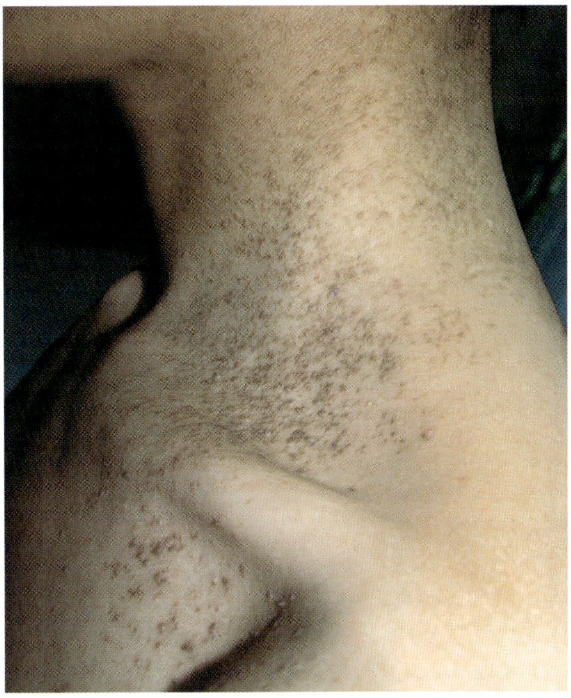

图 21-144　毛囊角化病　出现油腻结痂的、密集的、褐色粟粒大小的毛囊性角化丘疹

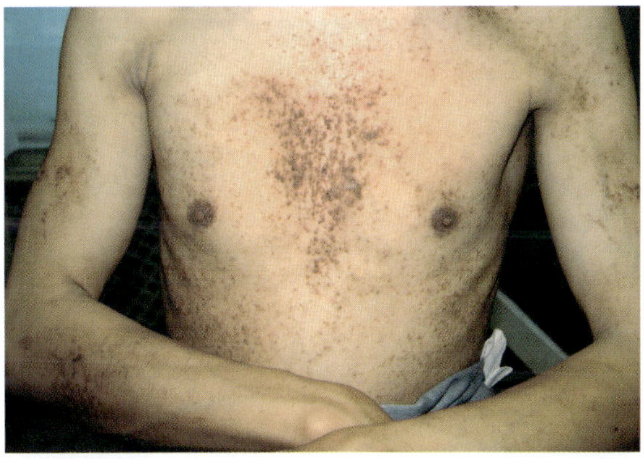

图 21-145　毛囊角化病　油腻结痂的、密集的、褐色的、粟粒大小的毛囊性角化丘疹

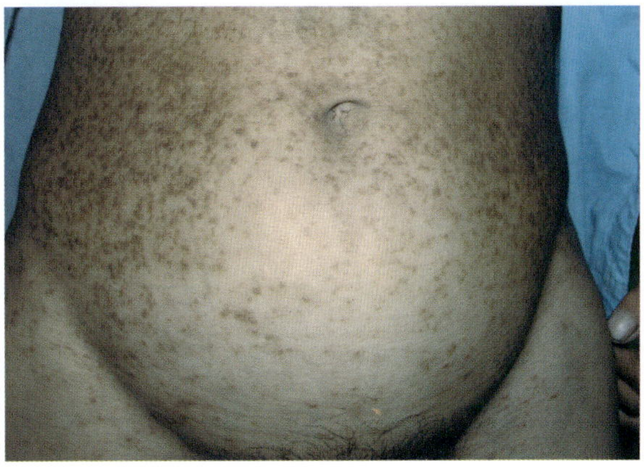

图 21-146　毛囊角化病　油腻结痂的、密集的、褐色粟粒大小的毛囊性角化丘疹

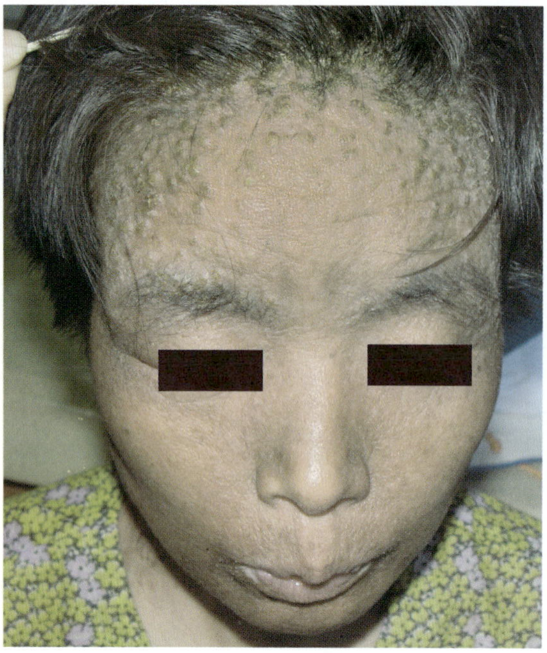

图 21-147　**毛囊角化病**　出现的油腻结痂的、密集的、褐色粟粒大小的毛囊性角化丘疹

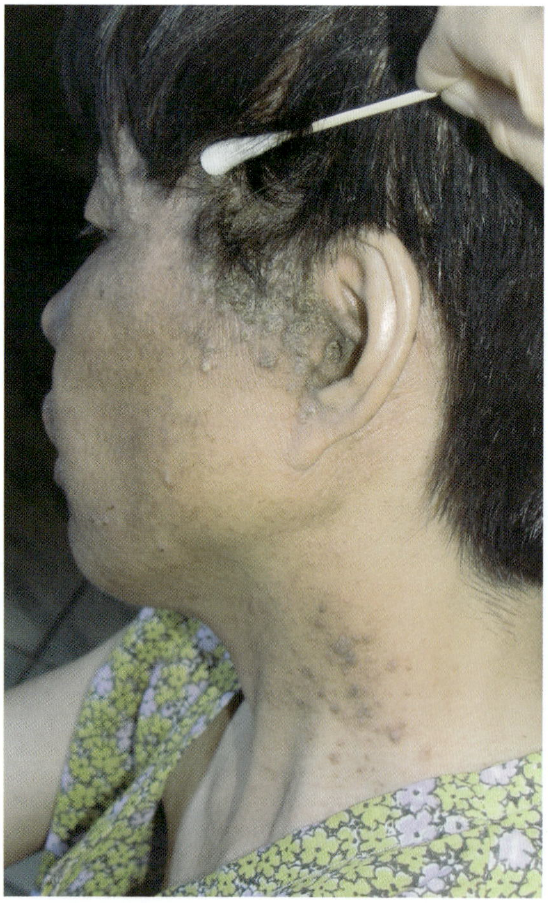

图 21-148　**毛囊角化病**　出现的油腻的、结痂的、密集的、褐色粟粒大小的毛囊性角化丘疹

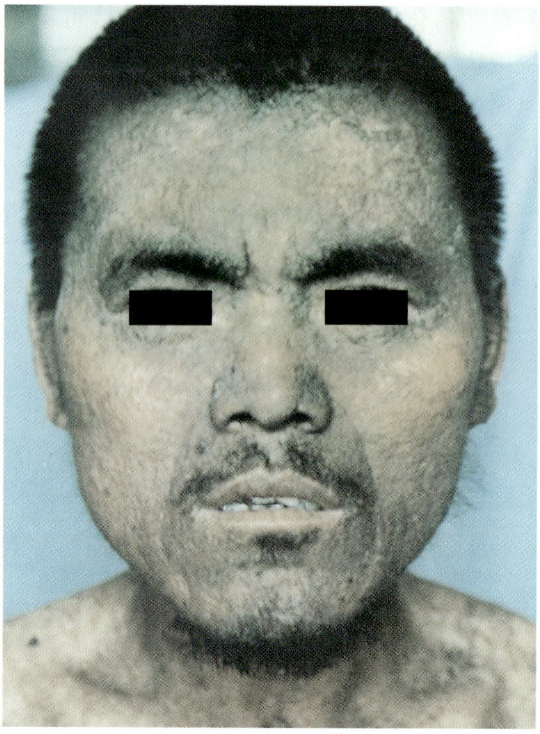

图 21-149　**毛囊角化病**　皮脂腺丰富部位出现的油腻结痂的、密集的、褐色粟粒大小的毛囊性角化丘疹，质地坚硬，丘疹相互融合可形成乳头瘤样或蕈样斑块并伴恶臭

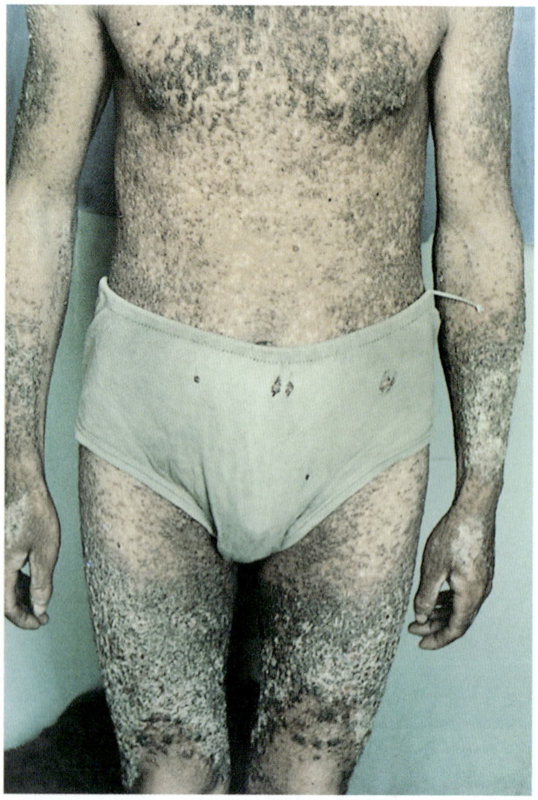

图 21-150　**毛囊角化病**　皮脂腺丰富部位出现的油腻结痂的、密集的、褐色粟粒大小的毛囊性角化丘疹，质地坚硬，丘疹相互融合可形成乳头瘤样或蕈样斑块并伴恶臭

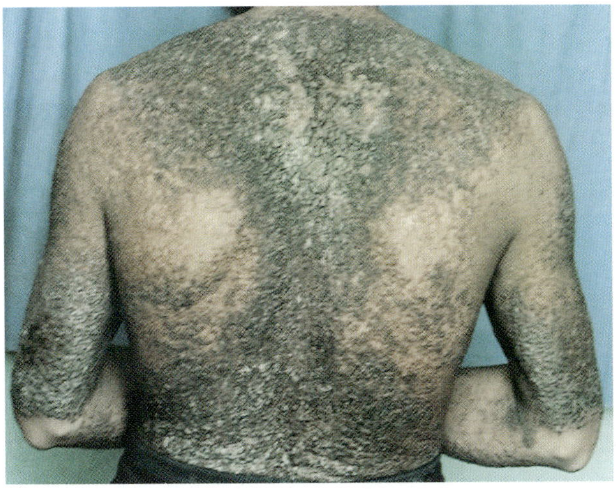

图 21-151　毛囊角化病　皮脂腺丰富部位出现的油腻结痂的、密集的、褐色粟粒大小的毛囊性角化丘疹，质地坚硬，丘疹相互融合可形成乳头瘤样或蕈样斑块并伴恶臭

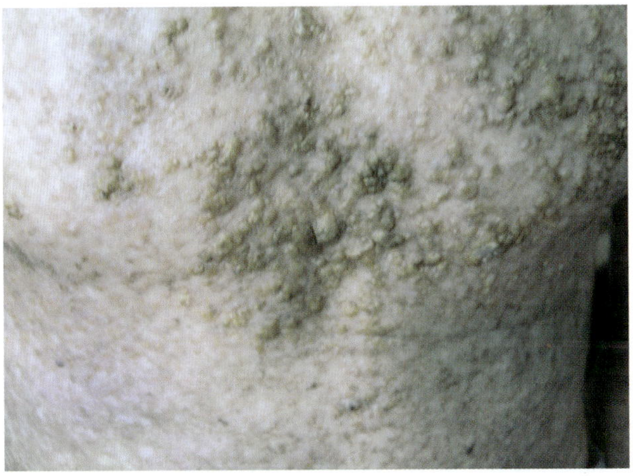

图 21-152　毛囊角化病　皮脂腺丰富部位出现的油腻结痂的、密集的、褐色粟粒大小的毛囊性角化丘疹，质地坚硬

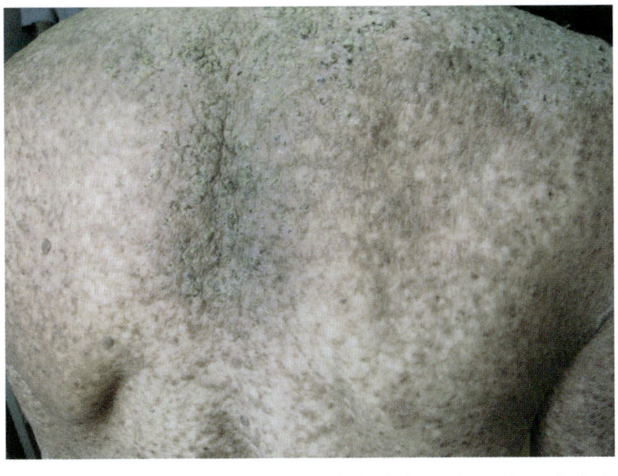

图 21-153　毛囊角化病　皮脂腺丰富部位出现的油腻结痂的、密集的、褐色粟粒大小的毛囊性角化丘疹，质地坚硬

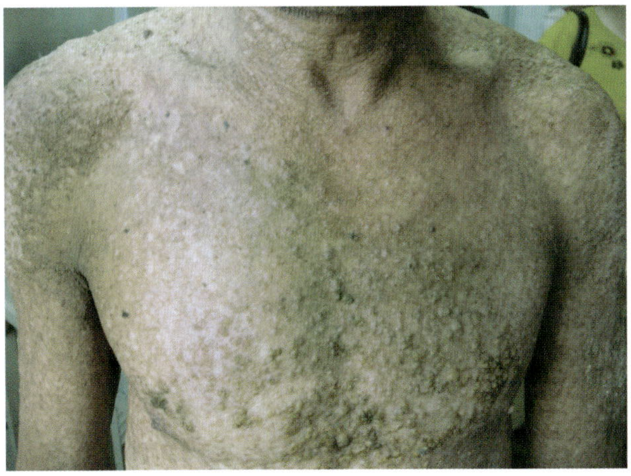

图 21-154　毛囊角化病　皮脂腺丰富部位出现的油腻结痂的密集的、褐色粟粒大小的毛囊性角化丘疹，质地坚硬

【组织病理】

（1）具有特殊角化不良细胞——圆体和谷粒。圆体大而圆，主要位于颗粒层与角质层，中央为均匀的嗜碱性固缩核，周围有透亮的晕。晕周围见像壳一样的嗜碱性角化不良物质。谷粒似变大的角化不全细胞，核浓染而长似谷粒，胞浆嗜碱性也可嗜伊红，分布在表皮浅层。

（2）在基底层和棘层之间有不规则的裂隙，称之为腔隙。内含棘突松解细胞，并呈现过早的部分角化，类似谷粒。有的腔隙较大可形成水疱，其内含有较多的颗粒状皱缩细胞。真皮乳头外围有一层基底细胞，形成绒毛状。角化过度和乳头瘤样增生可形成角质栓，充填于毛囊内或外部（图 21-155~图 21-170）。

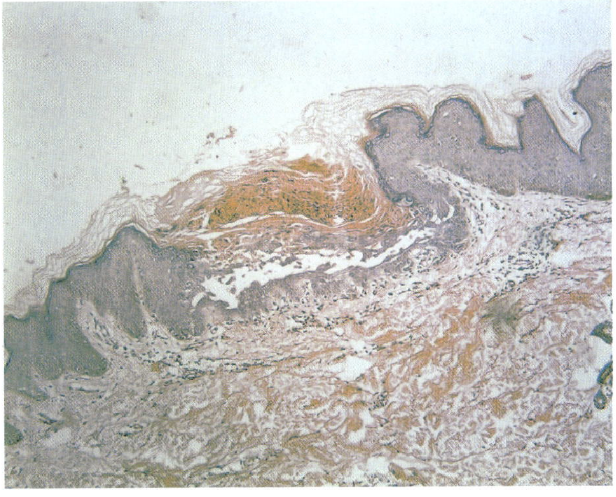

图 21-155　毛囊角化病　基底层和棘层之间有不规则的裂隙，内含棘突松解细胞，并呈现过早的部分角化，类似谷粒

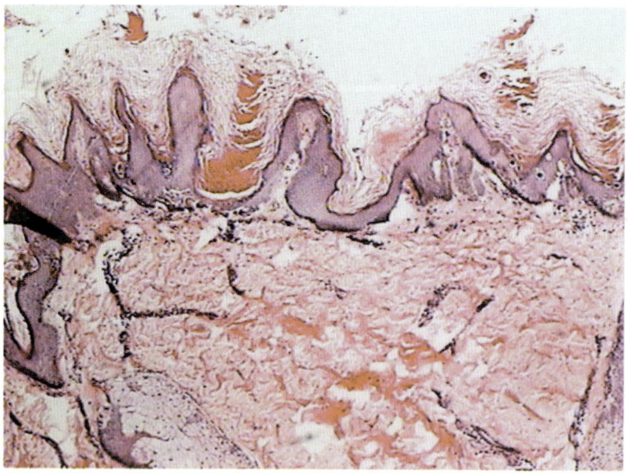

图 21-156　毛囊角化病　角化过度和乳头瘤样增生，形成角质栓

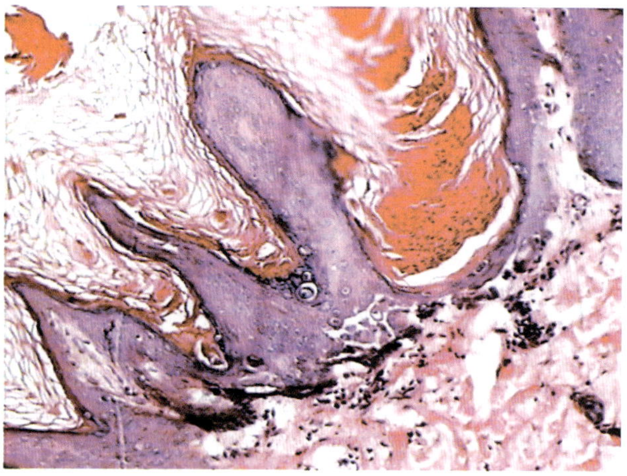

图 21-157　毛囊角化病　角化过度和乳头瘤样增生形成角质栓，充填于毛囊内，表皮内有不规则的裂隙

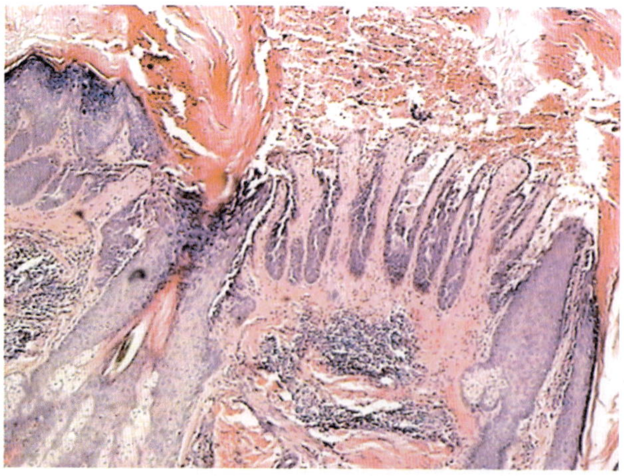

图 21-158　毛囊角化病　基底层和棘层之间有不规则的裂隙，真皮乳头被覆单层细胞形成绒毛，突入水疱腔

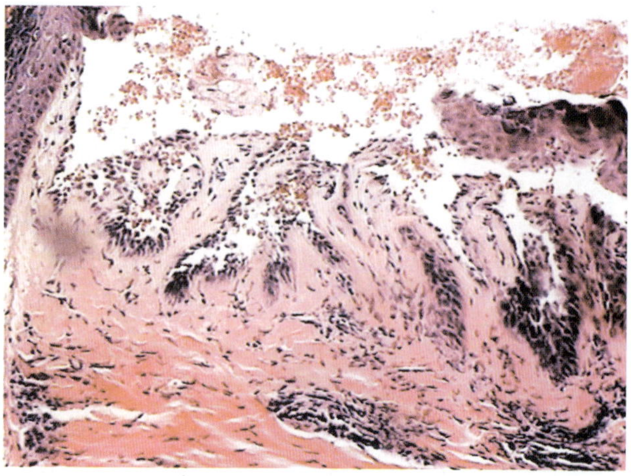

图 21-159　毛囊角化病　基底层和棘层之间有不规则的裂隙，内含棘突松解细胞

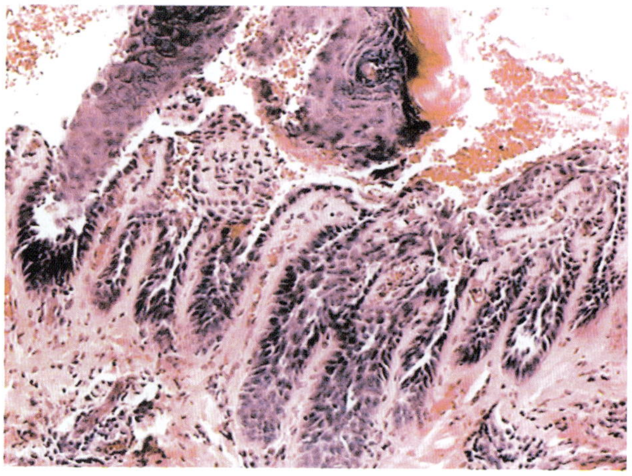

图 21-160　毛囊角化病　在基底层和棘层之间有不规则的裂隙，形成水疱类似天疱疮，内含棘突松解细胞，真皮乳头外围有一层基底细胞，形成绒毛

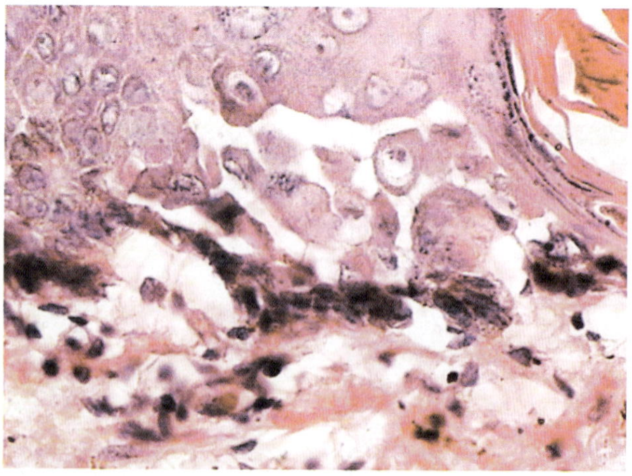

图 21-161　毛囊角化病　可见特殊角化不良细胞——圆体和谷粒。圆体大而圆，主要位于颗粒层与角质层，中央为均匀的嗜碱性固缩核，周围有透亮的晕。晕周围贝壳样的嗜碱性角化不良物质。谷粒似变大的角化不全细胞，核浓染而长似谷粒，胞浆嗜伊红

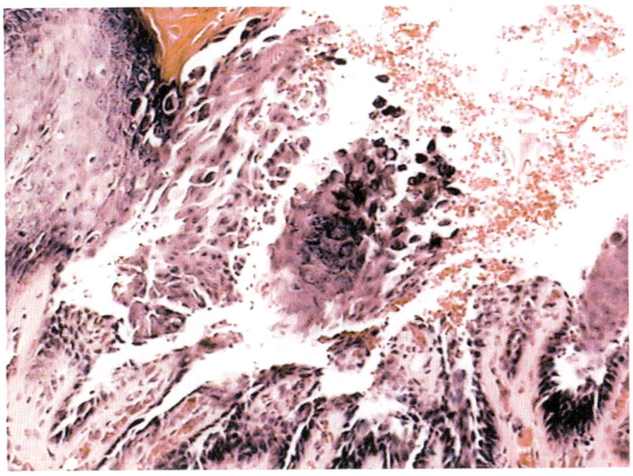

图 21-162　毛囊角化病　在基底层和棘层之间有不规则的裂隙，形成水疱，类似天疱疮，内含棘突松解细胞，并呈现过早的部分角化，类似谷粒

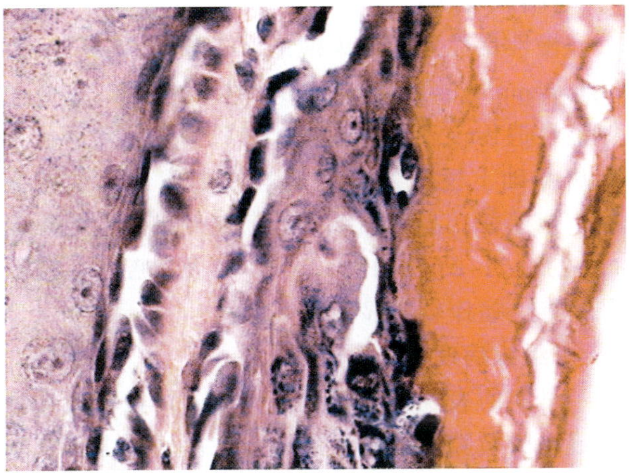

图 21-163　毛囊角化病　在基底层和棘层之间有不规则的裂隙，称之为腔隙。内含棘突松解细胞，并呈现过早的部分角化，类似谷粒

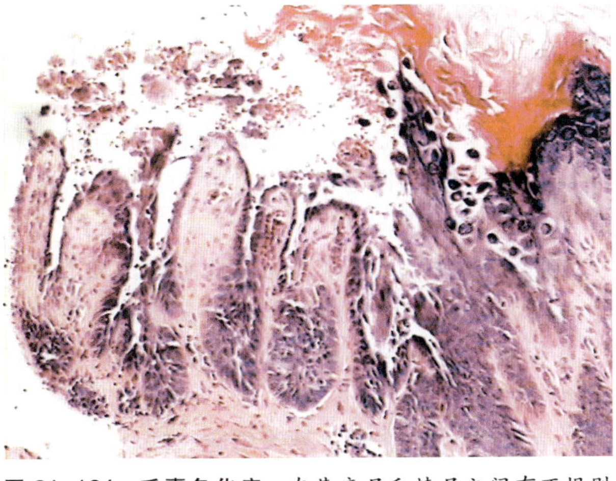

图 21-164　毛囊角化病　在基底层和棘层之间有不规则的裂隙，形成水疱类似天疱疮，内含棘突松解细胞，并呈现过早的部分角化，类似谷粒，真皮乳头外围有一层基底细胞，形成绒毛

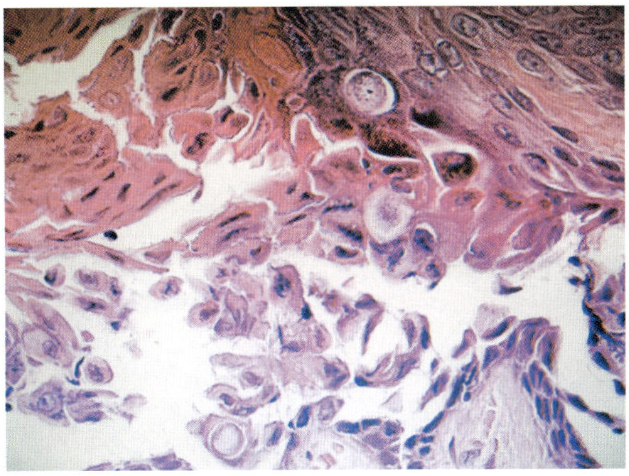

图 21-165　毛囊角化病　可见特殊角化不良细胞—圆体和谷粒

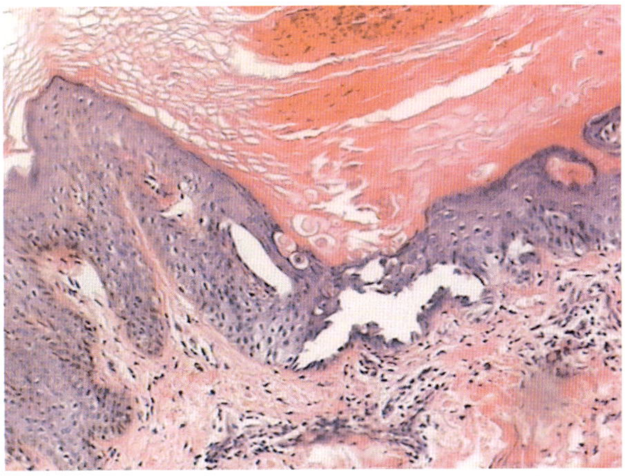

图 21-166　毛囊角化病　在基底层和棘层之间有不规则的裂隙，称之为腔隙

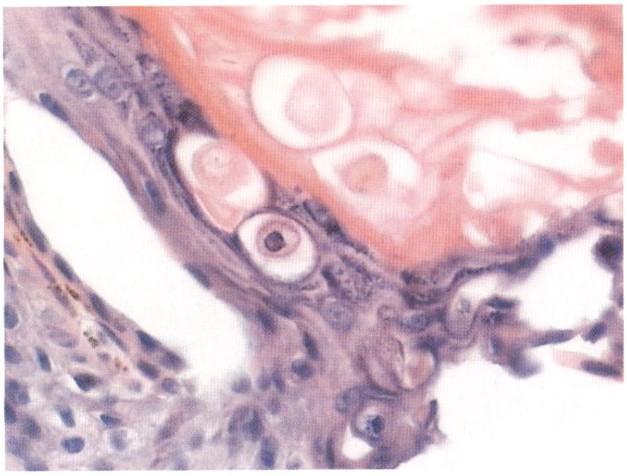

图 21-167　毛囊角化病　可见典型的特殊角化不良细胞——圆体和谷粒。圆体大而圆，主要位于颗粒层与角质层，中央为均匀的嗜碱性固缩核，周围有透亮的晕。晕周围贝壳样的嗜碱性角化不良物质，分布在表皮浅层

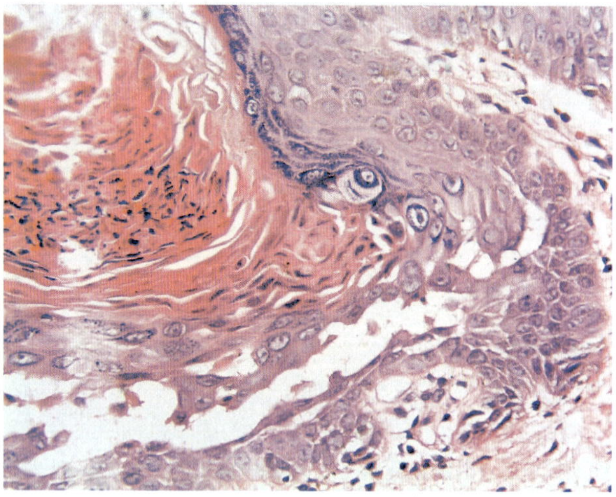

图 21-168 毛囊角化病 表皮内有不规则的裂隙，内含棘突松解细胞，并呈现过早的部分角化，类似谷粒

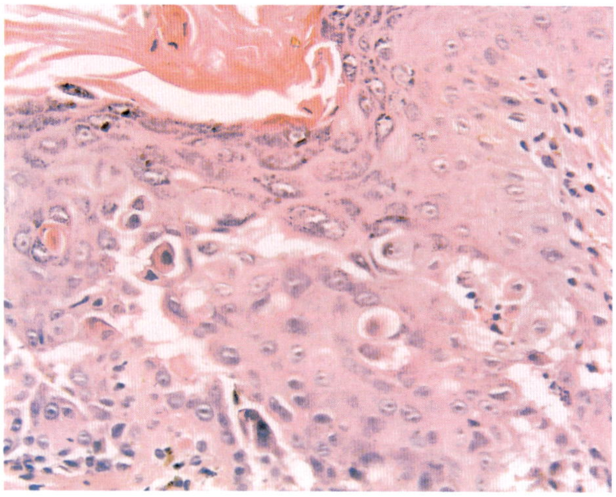

图 21-169 毛囊角化病 表皮内有不规则的裂隙，内含过早角化的圆体细胞和谷粒

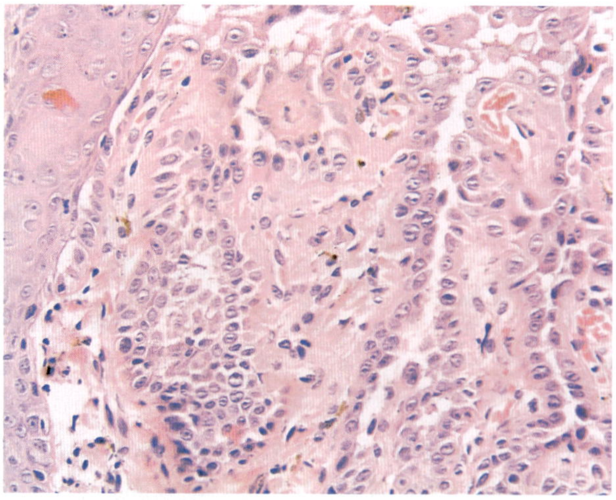

图 21-170 毛囊角化病 表皮内有不规则的裂隙，内含过早角化的谷粒

【鉴别诊断】

1. 黑棘皮瘤好发于皱褶部位的柔软乳头瘤样增生。病理表现不同。

2. 疣状角化不良瘤常为头顶和颈部的单个疣状轻度高起的丘疹或结节，中央凹陷。

3. 融合性网状乳头瘤病局限在躯干上部而非脂溢部位的融合性网状皮损，病理表现不同。

4. 慢性良性家族性天疱疮的圆体与谷粒较少见，棘层松解明显，可见基底层上方的棘层松解形成大疱而非小裂隙和隐窝。

慢性良性家族性天疱疮

【临床表现】

慢性良性家族性天疱疮（chronic familial benigh pemphigus）又称 Hailey-Hailey 病，常染色体显性遗传。表现为腋窝、腹股沟等皱褶部位在红斑基础上反复发作的局灶性群集性水疱或大疱，疱壁薄，易破损结痂，渐向外扩展形成环状（图 21-171~图 21-181）。很少累及口腔和生殖器黏膜等。瘙痒较明显。

【组织病理】

早期的表现类似毛囊角化症，可在基底层上形成小的裂隙，损害发展后则在基底层上形成水疱或大疱，水疱腔内可见表皮细胞仍保持完整的细胞间桥，因而像将松解细胞牵拉一起，好像“倒塌的砖墙”，水疱位于基底层上。可见被覆单层基底细胞的真皮乳头（绒毛）向上伸向水疱（图 21-182~图 21-194）。有些病例表皮细胞增生，可与部分棘突松解细胞的胞质呈同一性，显示早熟及部分角化，有时很像毛囊角化症的谷粒细胞。偶见少数圆体细胞位于颗粒层。

【鉴别诊断】

1. 毛囊角化症 基底层上的腔隙比较小，故表现为陷窝，棘层松解局限在表皮下部，主要为基底层上部，角化不良显著，有较多数量的圆体和谷粒细胞。

2. 寻常型天疱疮 棘突松解只限于基底层上部，无“倒塌的砖墙”样表现，棘突松解细胞变性，大疱内常可见有棘层松解细胞和嗜酸性粒细胞。

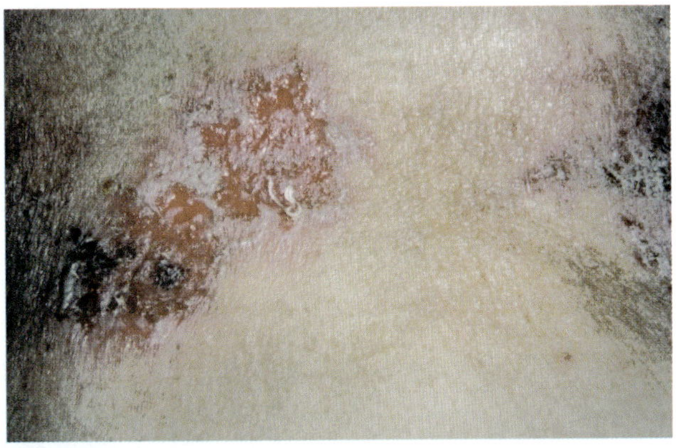

图 21-171　慢性良性家族性天疱疮　糜烂结痂性皮损

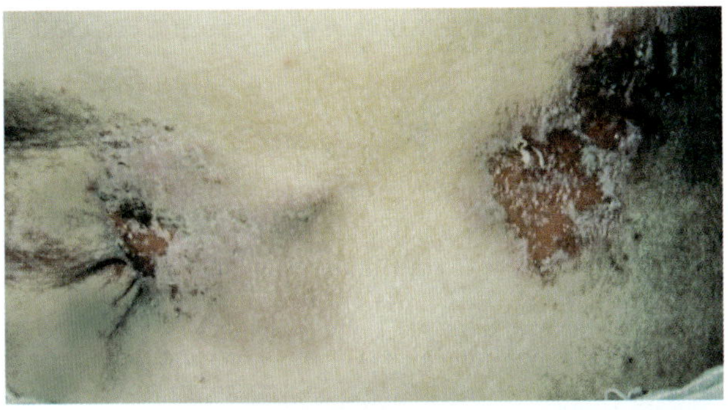

图 21-172　慢性良性家族性天疱疮　糜烂结痂性皮损

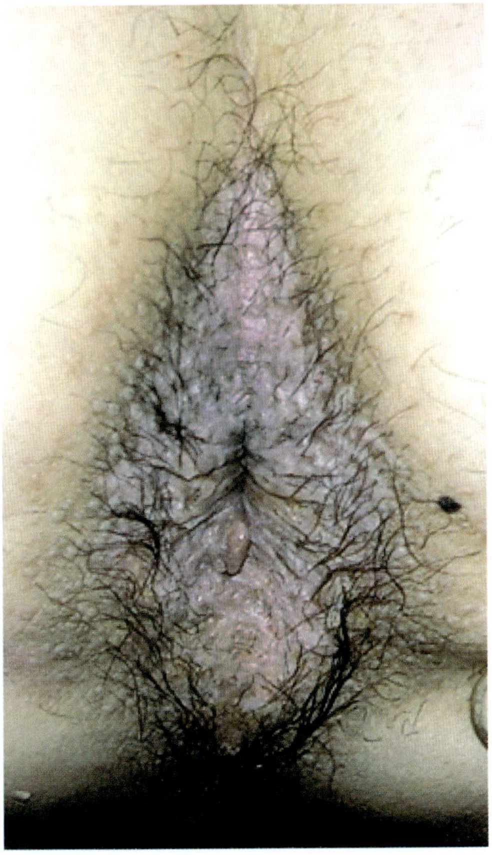

图 21-173　慢性良性家族性天疱疮　肛周增生性皮损

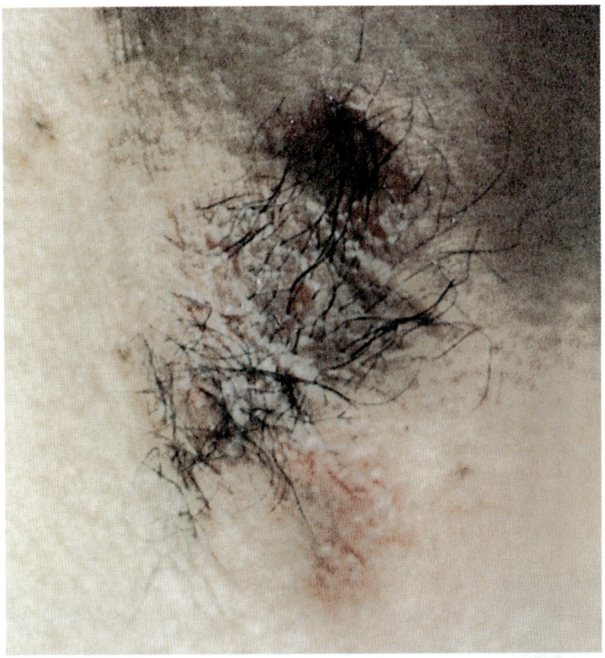

图 21-174　慢性良性家族性天疱疮　腋窝糜烂结痂性皮损

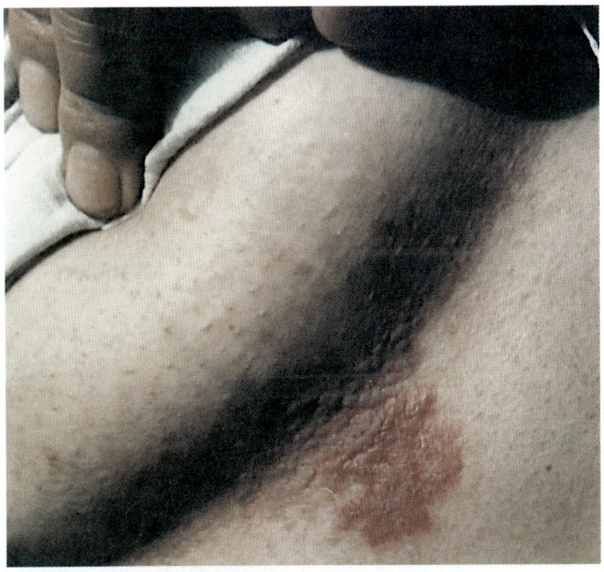

图 21-175　慢性良性家族性天疱疮　乳房下糜烂结痂性皮损

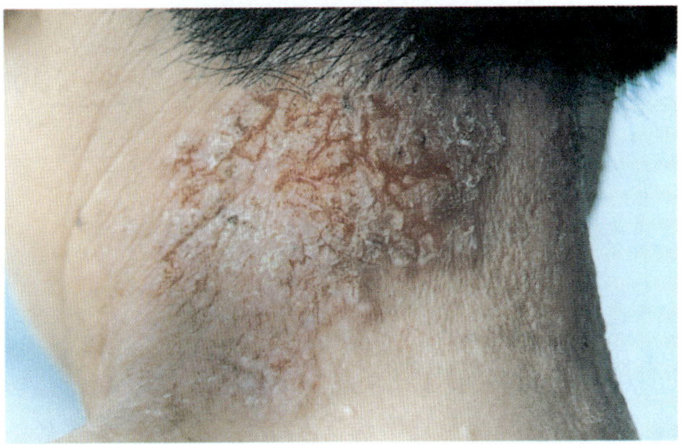

图 21-176　慢性良性家族性天疱疮　颈后糜烂结痂性皮损

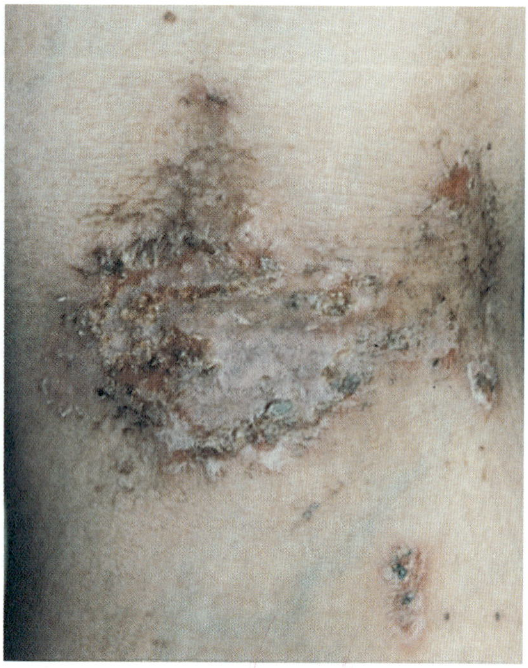

图 21-177　慢性良性家族性天疱疮　糜烂结痂性皮损

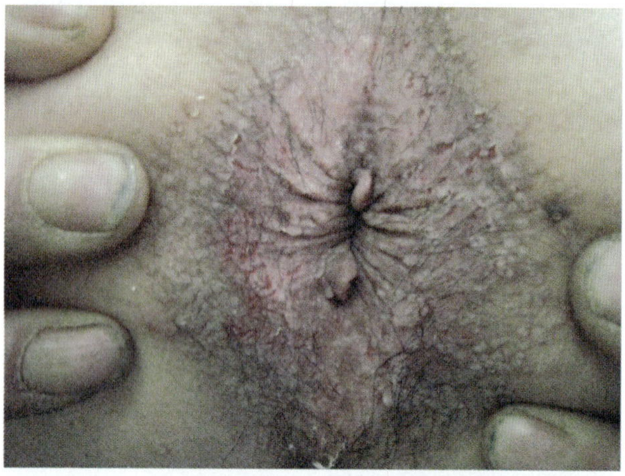

图 21-178　慢性良性家族性天疱疮　肛周糜烂增生性皮损

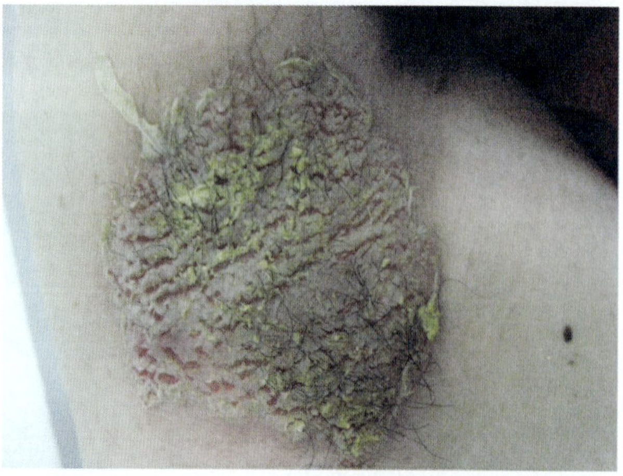

图 21-179　慢性良性家族性天疱疮　腋窝糜烂增生性皮损

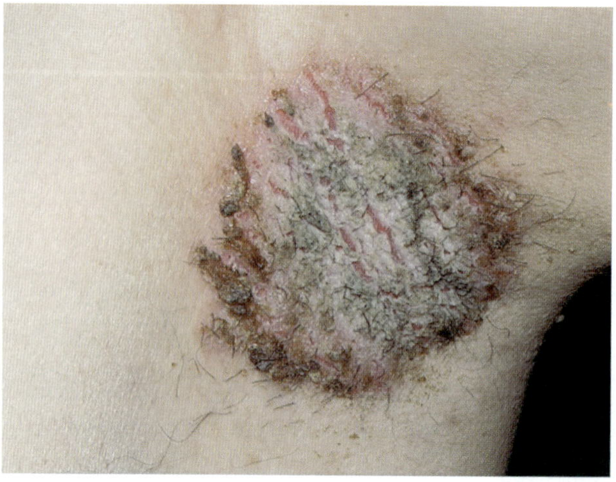

图 21-180　慢性良性家族性天疱疮　腋窝糜烂结痂增生性皮损

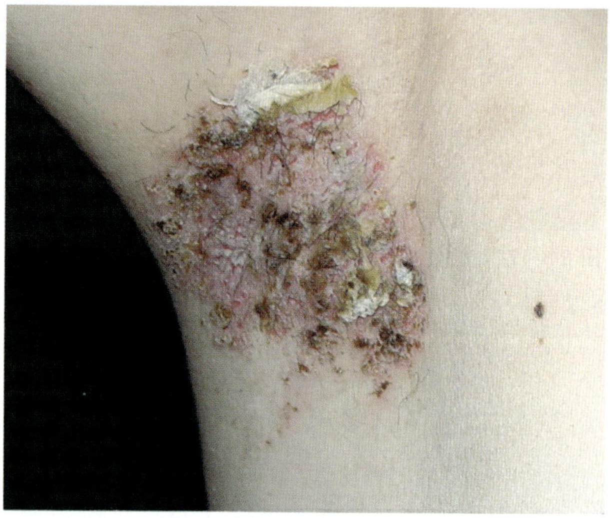

图 21-181　慢性良性家族性天疱疮　腋窝糜烂结痂增生性皮损

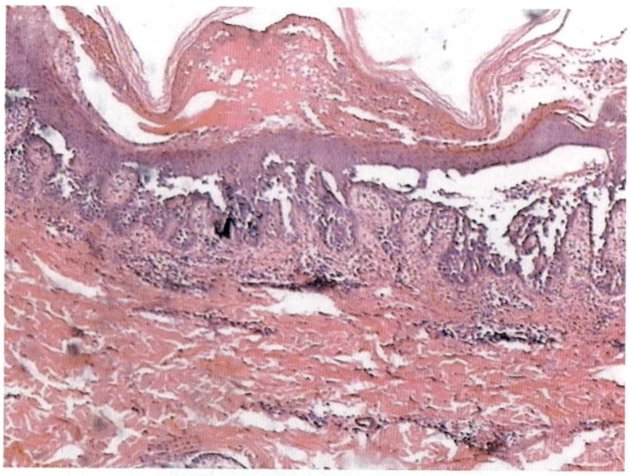

图 21-182　慢性良性家族性天疱疮　基底层上形成小的裂隙、水疱，水疱位于基底层上。可见被覆单层基底细胞的真皮乳头（绒毛）向上伸向水疱

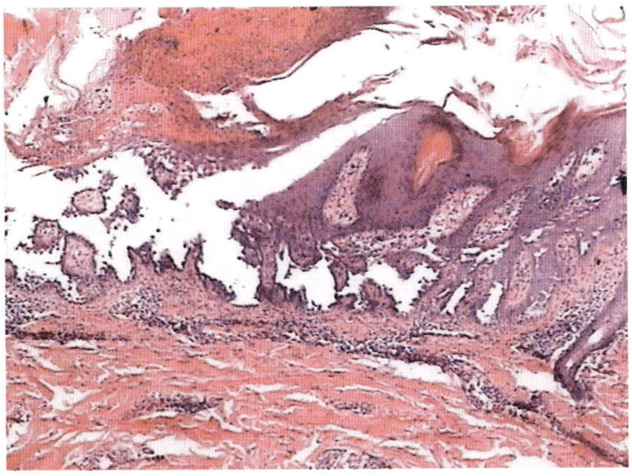

图 21-183 慢性良性家族性天疱疮 基底层上形成小的裂隙，水疱，水疱位于基底层上。可见被覆单层基底细胞的真皮乳头（绒毛）向上伸向水疱

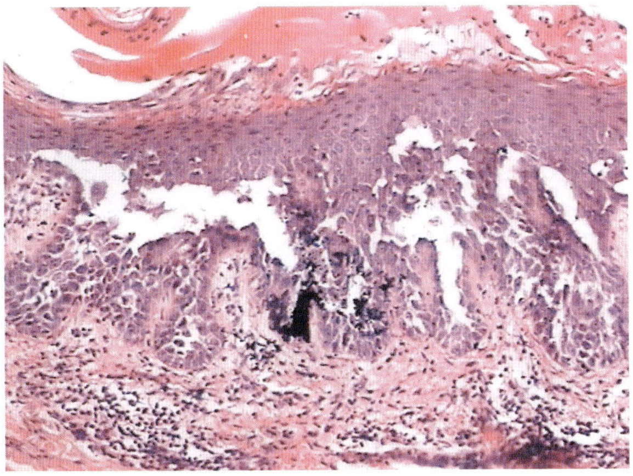

图 21-184 慢性良性家族性天疱疮 基底层上形成小的裂隙、水疱，水疱位于基底层上，水疱内见松解细胞

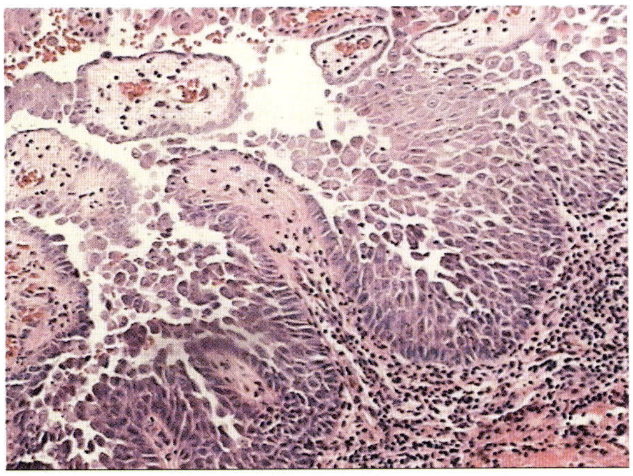

图 21-185 慢性良性家族性天疱疮 可在基底层上形成小的裂隙、水疱或大疱，水疱腔内可见表皮细胞仍保持完整的细胞间桥，因而像将松解细胞牵拉一起，好像“倒塌的砖墙”，水疱位于基底层上。可见被覆单层基底细胞的真皮乳头（绒毛）向上伸向水疱

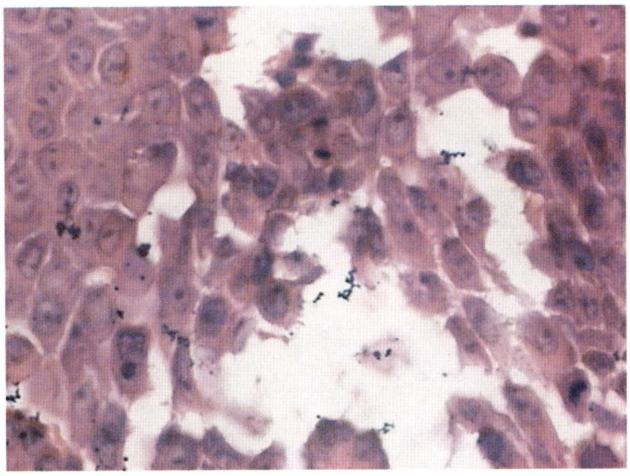

图 21-186 慢性良性家族性天疱疮 表皮细胞仍保持完整的细胞间桥，因而似将松解细胞牵拉一起，好像“倒塌的砖墙”

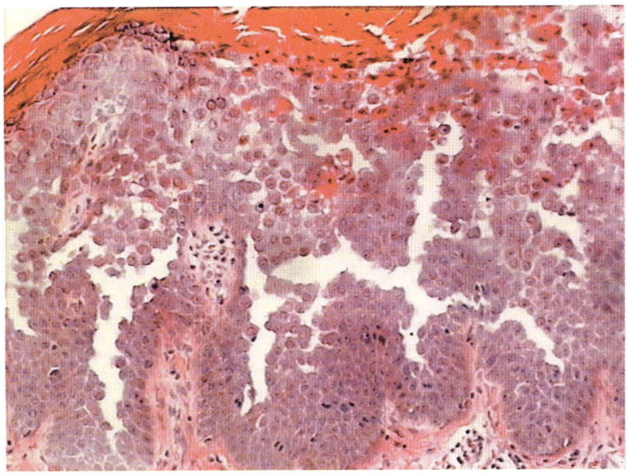

图 21-187 慢性良性家族性天疱疮 表皮细胞仍保持完整的细胞间桥，因而像将松解细胞牵拉一起，好像“倒塌的砖墙水疱”

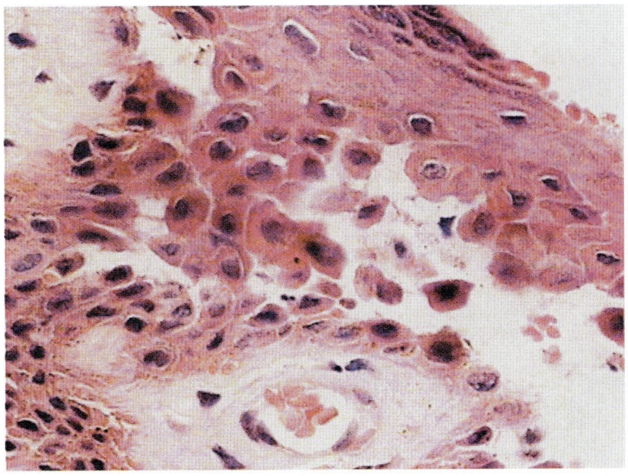

图 21-188 慢性良性家族性天疱疮 表皮松解细胞，好像倒塌的砖墙水疱

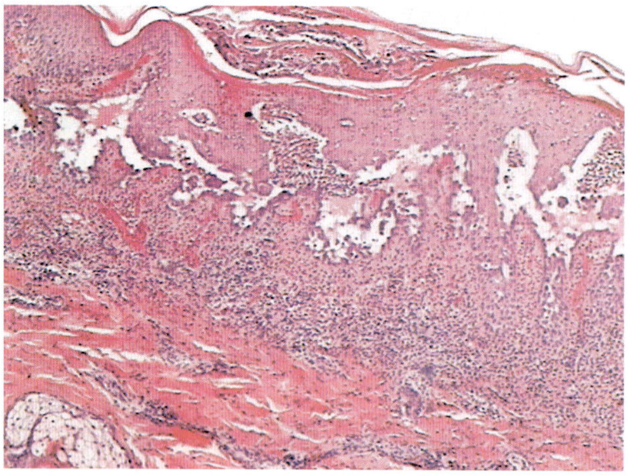

图 21-189 **慢性良性家族性天疱疮** 可在基底层上形成小的裂隙、水疱

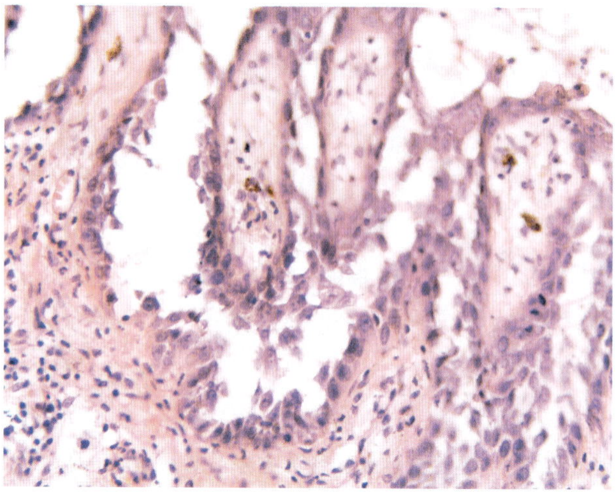

图 21-192 **慢性良性家族性天疱疮** 被覆单层基底细胞的真皮乳头（绒毛）向上伸向水疱

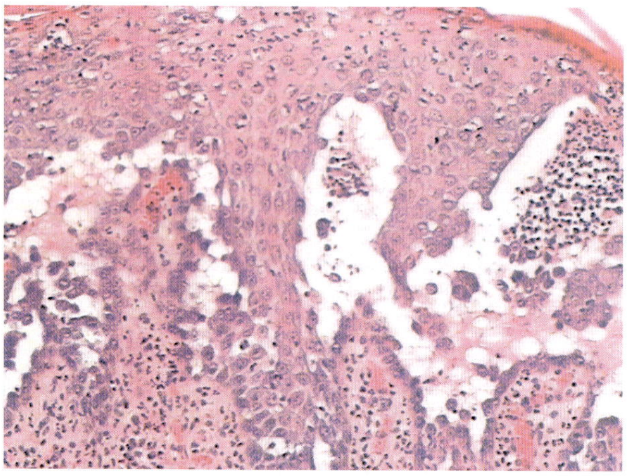

图 21-190 **慢性良性家族性天疱疮** 基底层上形成裂隙、水疱，可见表皮松解细胞

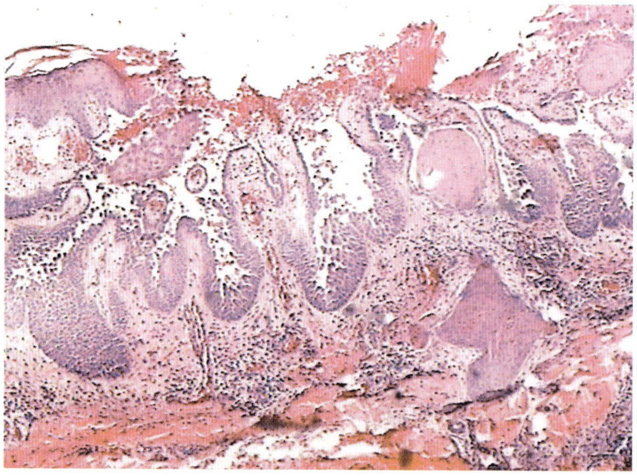

图 21-193 **慢性良性家族性天疱疮** 基底层上形成小的裂隙、水疱或大疱

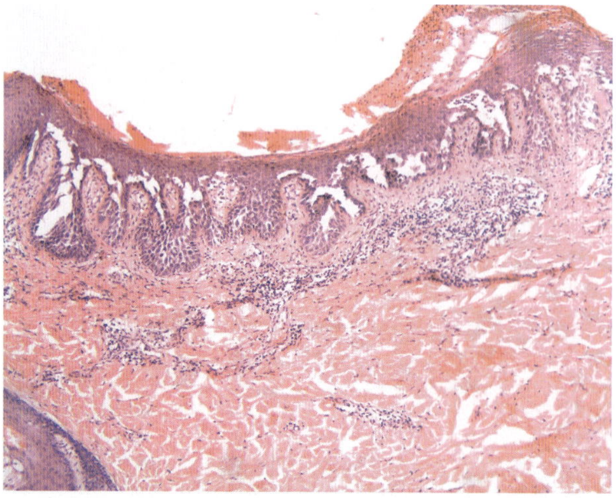

图 21-191 **慢性良性家族性天疱疮** 基底层上形成裂隙、水疱

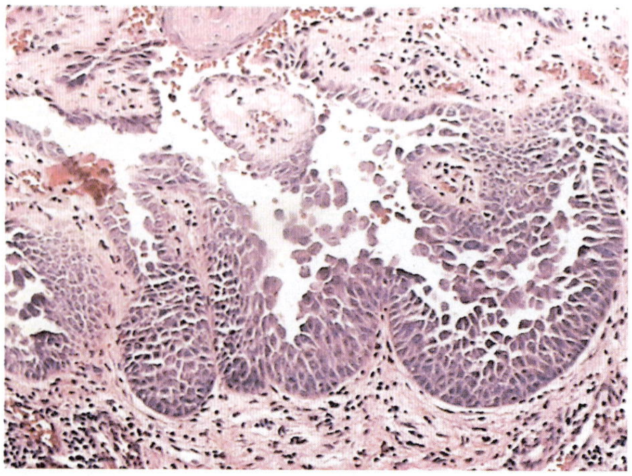

图 21-194 **慢性良性家族性天疱疮** 基底层上形成小的裂隙、水疱或大疱

疣状肢端角化病

【临床表现】

疣状肢端角化病（acrokeratosis verruciformis）为常染色体显性遗传，表现为肢体远端特别是手足伸侧出现的疣状扁平角化性丘疹（图 21-195）。患者无自觉症状。

【组织病理】

角化过度，颗粒层增厚，棘层肥厚，有轻度的乳头瘤样增生。常伴发局限性表皮高起，类似教堂尖顶，有特征性。

【鉴别诊断】

脂溢性皮炎也可出现角化过度和乳头瘤样增生，但临床表现不同，有基底细胞增生，色素增加等改变。

扁平疣可见表皮细胞明显的空泡样变。

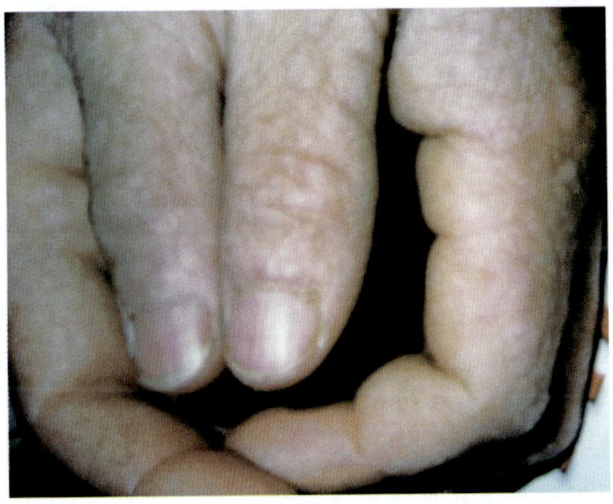

图 21-195 疣状肢端角化病 手部伸侧出现的疣状扁平角化性丘疹

弹力纤维性假黄瘤

【临床表现】

弹力纤维性假黄瘤（pseudoxanthoma elasticum）的皮损多在青年时发生，表现为针尖至粟粒大小淡黄色丘疹，皮疹散在聚集，但常排列成条状，与皮纹相平行。皮疹所在处皮肤可松弛、萎缩。皮疹好发于颈部两侧、腋窝、腹股沟等区域。视网膜和动脉血管中的弹力纤维也可受累导致并发眼部及消化、心血管等系统的疾病（图 21-196~图 21-200）。

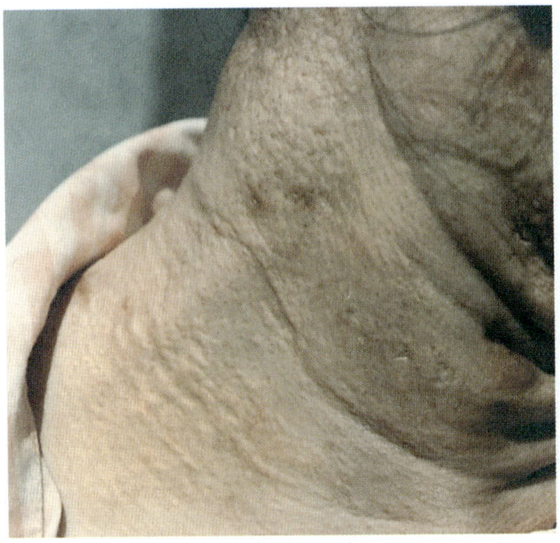

图 21-196 弹力纤维性假黄瘤 颈部皮肤松弛、其上见粟粒大小淡黄色丘疹，皮疹散在聚集，但常排列成条状，与皮纹相平行

图 21-197 弹力纤维性假黄瘤 颈部皮肤松弛、其上见淡黄色丘疹，散在或聚集

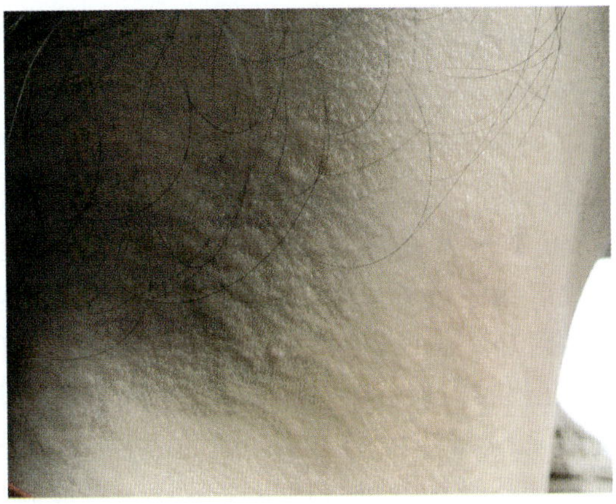

图 21-198 弹力纤维性假黄瘤 颈部皮肤松弛，其上见粟粒大小淡黄色丘疹。皮疹散在聚集，但常排列成条状，与皮纹相平行

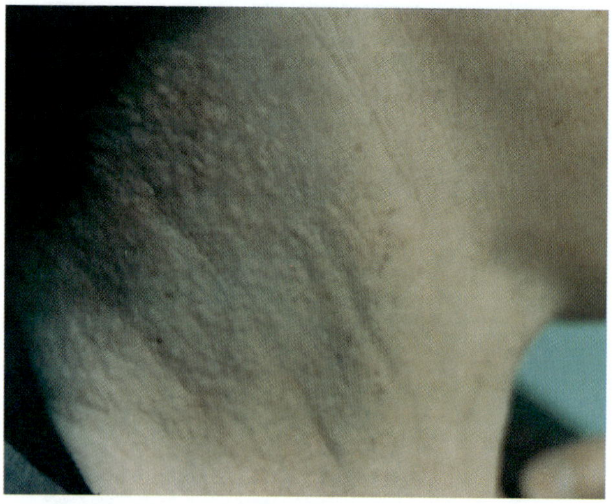

图 21-199 弹力纤维性假黄瘤 颈部皮肤松弛、其上见粟粒大小淡黄色丘疹，皮疹聚集，常排列成条状，与皮纹相平行

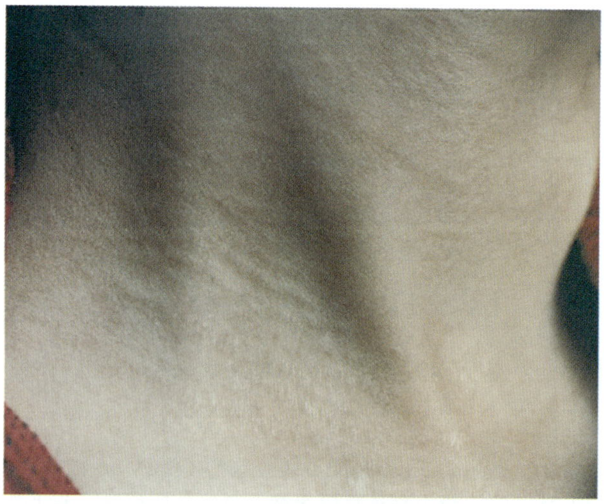

图 21-200 弹力纤维性假黄瘤 颈部皮肤松弛、其上见粟粒大小淡黄色丘疹，排列成条状，与皮纹相平行

【组织病理】

表皮基本正常，真皮中下 1/3 可见有大量肿胀而不规则的弹力纤维聚集，HE 染色病变的弹力纤维因含有钙质呈轻度嗜碱性染色，地衣红或 Verhoeff 染色为黑色，钙染色也成黑色。在变性的弹性纤维附近可见嗜碱性的黏液样物质，用胶性铁和阿新蓝染色呈强阳性。病变部位弹性纤维减少，网状纤维增多，有时可见巨噬细胞浸润。视网膜和脉络膜间的 Bruch 膜的外层可由于弹力纤维钙化导致纤维板层形成裂隙，造成眼病。血管内弹力纤维也可发生钙化导致相应病变（图 21-201，图 21-202）

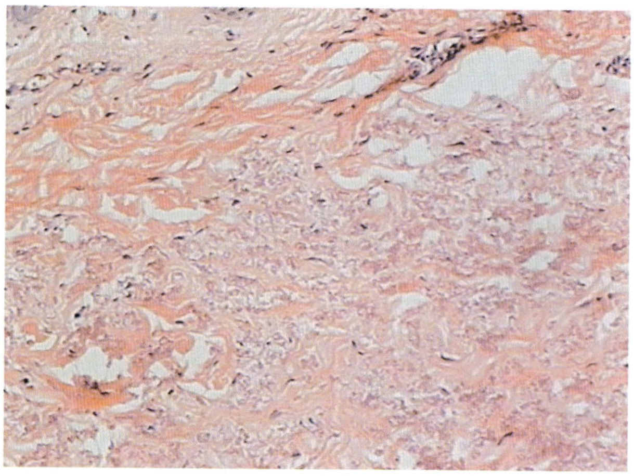

图 21-201 弹力纤维性假黄瘤 真皮中下 1/3 可见有大量肿胀而不规则的弹力纤维聚集，HE 染色病变的弹力纤维因含有钙质呈轻度嗜碱性染色

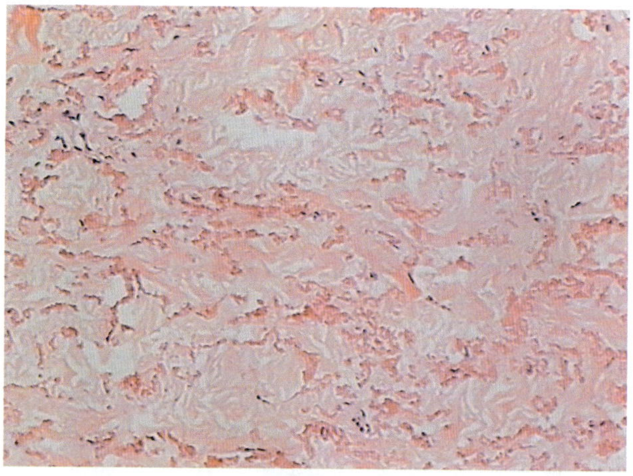

图 21-202 弹力纤维性假黄瘤 真皮中下 1/3 可见有大量肿胀而不规则的弹力纤维聚集，HE 染色病变的弹力纤维因含有钙质呈轻度嗜碱性染色

【鉴别诊断】

本病需要与日光性弹力纤维病相鉴别，后者亦有弹力纤维变性，但主要位于真皮的上部，密集成团，钙染色阴性。

结缔组织痣

【临床表现】

结缔组织痣（connective tissue nevus）多见于幼儿（图 21-203~图 21-206），可分为以下几型。

1. 丘疹型 多在出生时发生，皮损为小于 1cm 的象牙色或皮色丘疹，簇集排列成线状，一般不对称，好发于胸背部。

2. 结节型　多发生于5~10岁的儿童，表现为肤色或淡黄色结节，表面光滑，可散在或融合成斑块。好发于股部或臀部，为散在或融合的肤色或淡黄色结节。可伴有骨脆弱性硬化，多发于长骨、骨盆及手足骨。

3. 鲨鱼皮样斑块型　多发于幼儿，表现为大小约5cm×10cm的、肤色或淡黄色的斑块，表面不规则呈鲨鱼皮样。好发于躯干也可见于四肢，分布不规则。常并发结节性硬化症。

【组织病理】

真皮中、下部胶原纤维增殖、增粗，外观正常或均质化（图21-207~图21-211）。弹性纤维增加、减少或缺如，有时亦可见有平滑肌纤维的增加。

【鉴别诊断】

若本病中弹性纤维增多时应与弹力纤维假黄瘤相鉴别。本病无弹性纤维断裂及钙沉着。

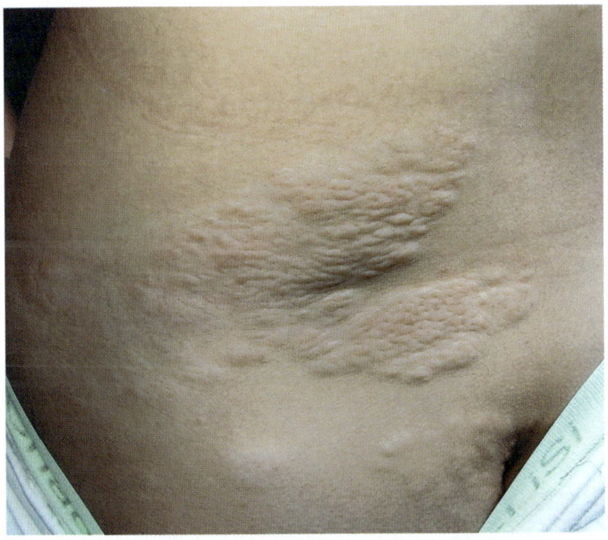

图21-203　结缔组织痣　肤色的斑块，表面不规则呈鲨鱼皮样

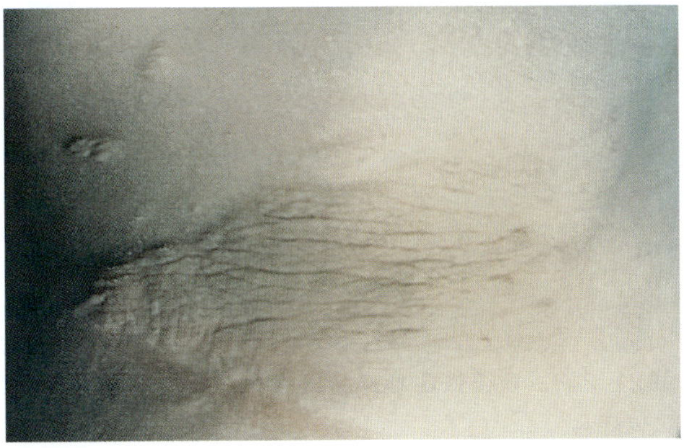

图21-204　结缔组织痣　皮肤色的斑块

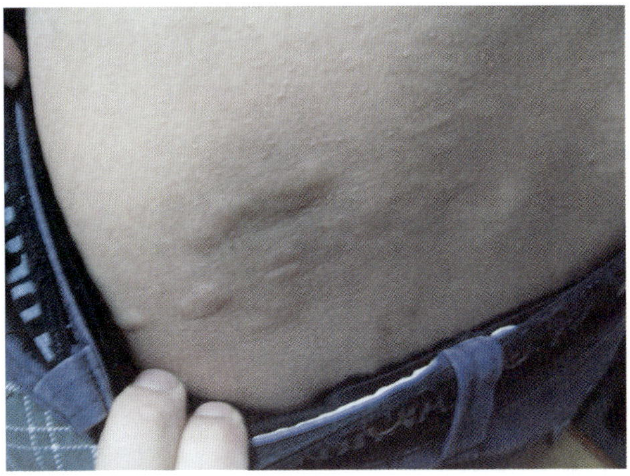

图21-205　结缔组织痣　肤色的斑块，表面不规则呈鲨鱼皮样

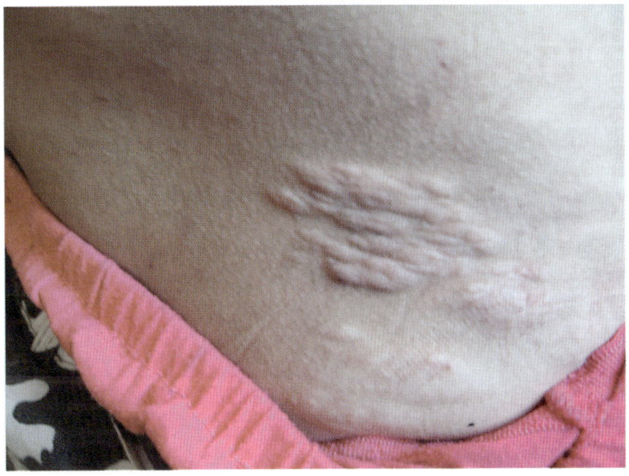

图21-206　结缔组织痣　肤色的扁平斑块，表面不规则呈鲨鱼皮样

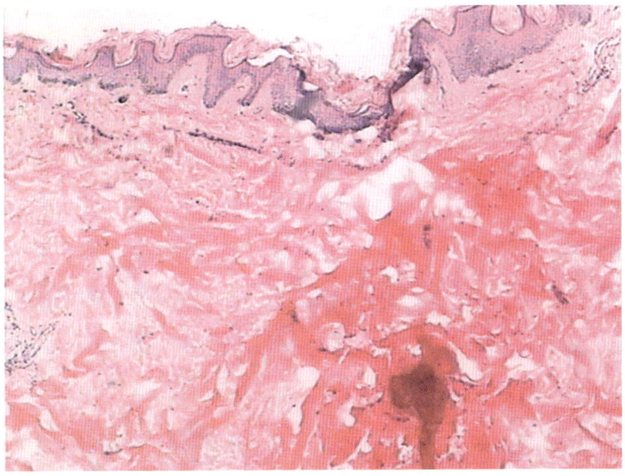

图21-207　结缔组织痣　真皮中、下部胶原纤维增殖、增粗，外观正常或均质化

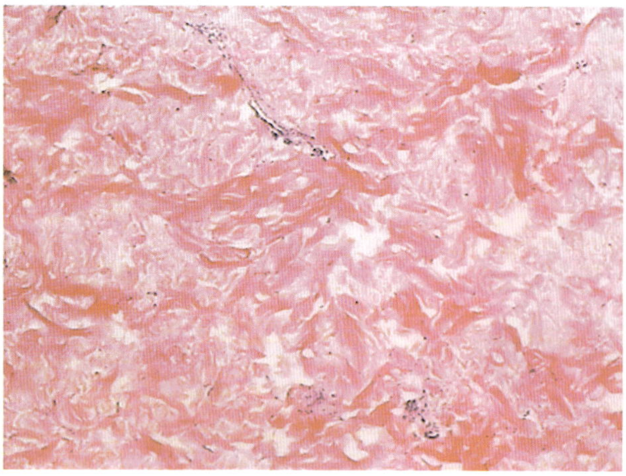

图 21-208 结缔组织痣 真皮中、下部胶原纤维增殖、增粗，外观正常或均质化

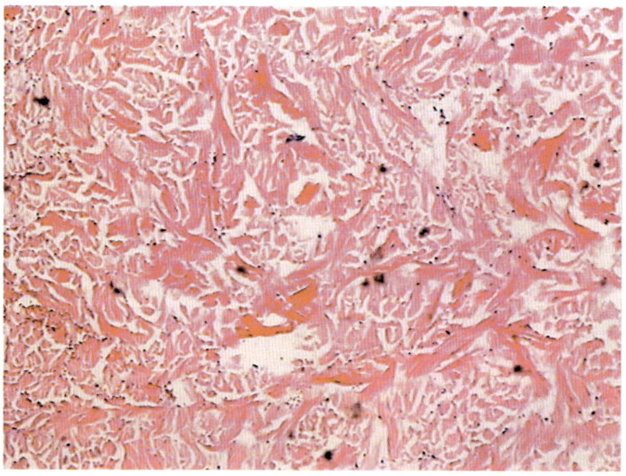

图 21-209 结缔组织痣 真皮中、下部胶原纤维增殖、增粗，不规则排列

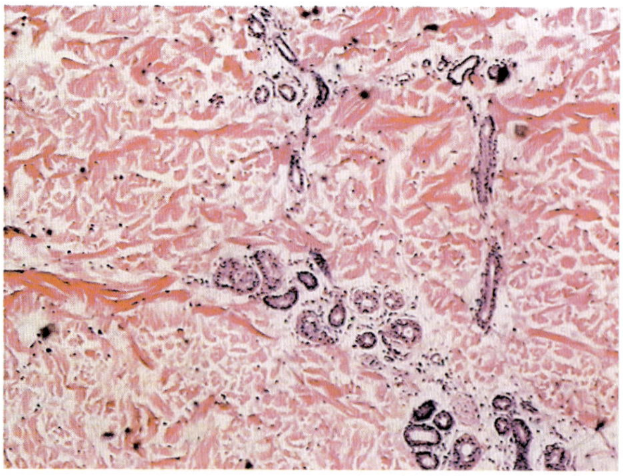

图 21-210 结缔组织痣 真皮中、下部胶原纤维增殖，汗腺及导管仍正常存在

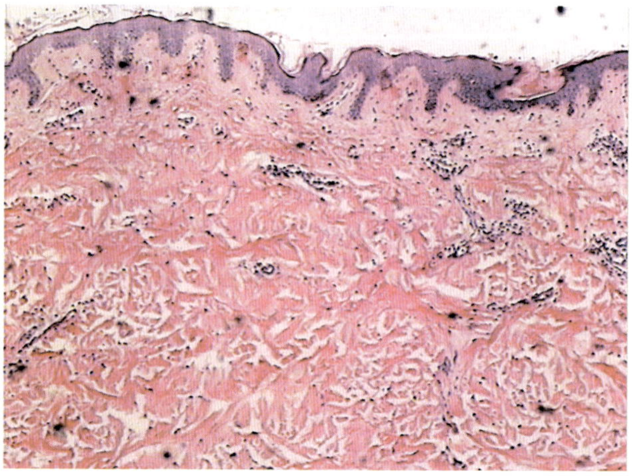

图 21-211 结缔组织痣 真皮中、下部胶原纤维增殖、增粗，外观正常或均质化

皮肤松弛症

【临床表现】

皮肤松弛症（cutis laxa）又称皮肤松垂和泛发性弹力纤维离解，其特点为皮肤松弛、悬垂，貌似老人（图 21-212~图 21-219）。可分为先天型或获得型两型。先天型多为常染色体隐性遗传，获得型无遗传背景。两型内脏均常被累及，包括肺囊肿可致死亡，其他有胃肠道和膀胱憩室，直肠脱垂和腹股沟、脐和裂孔疝。约半数获得性皮肤松弛，皮损发生前先有荨麻疹、红色斑块或水疱发生。

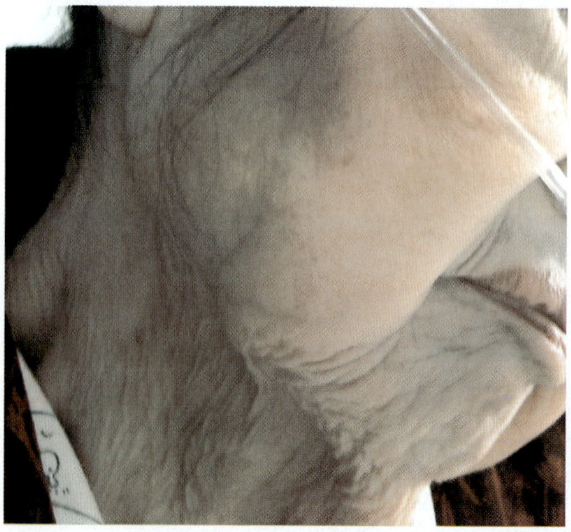

图 21-212 获得性全身皮肤松弛症 皮肤松弛、悬垂，貌似老人

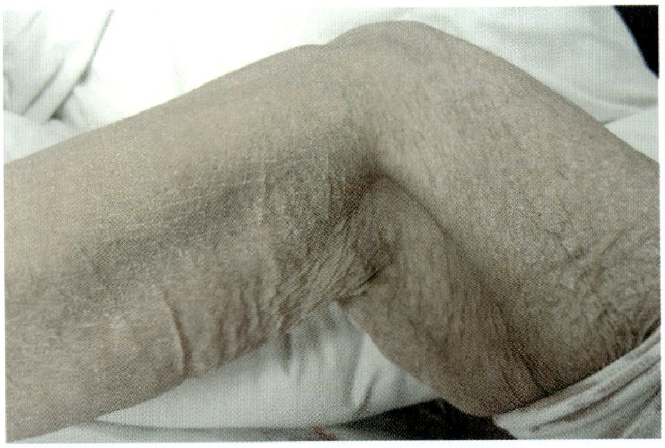

图 21-213　获得性全身皮肤松弛症　皮肤松弛、悬垂

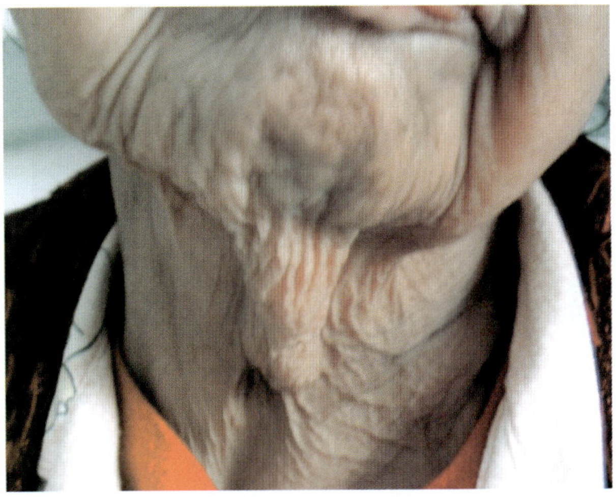

图 21-216　获得性全身皮肤松弛症　皮肤松弛、悬垂、貌似老人

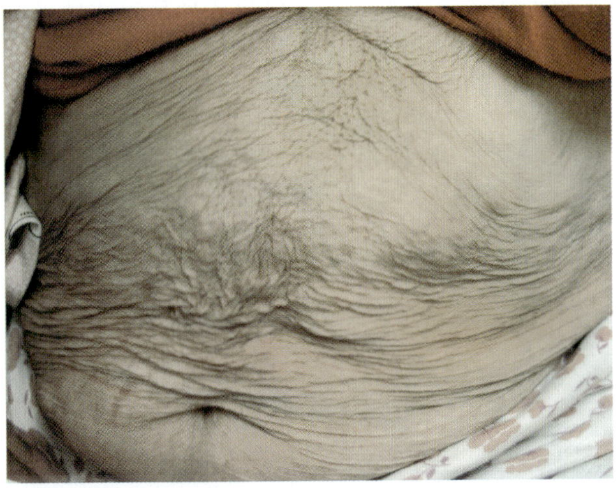

图 21-214　获得性全身皮肤松弛症　皮肤松弛

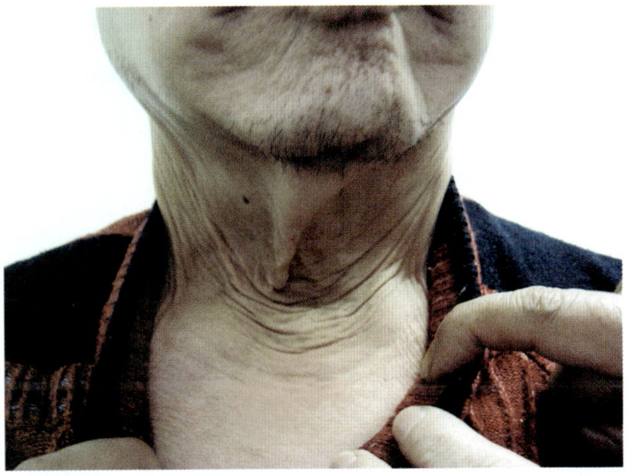

图 21-217　皮肤松弛症　皮肤松弛、悬垂、貌似老人

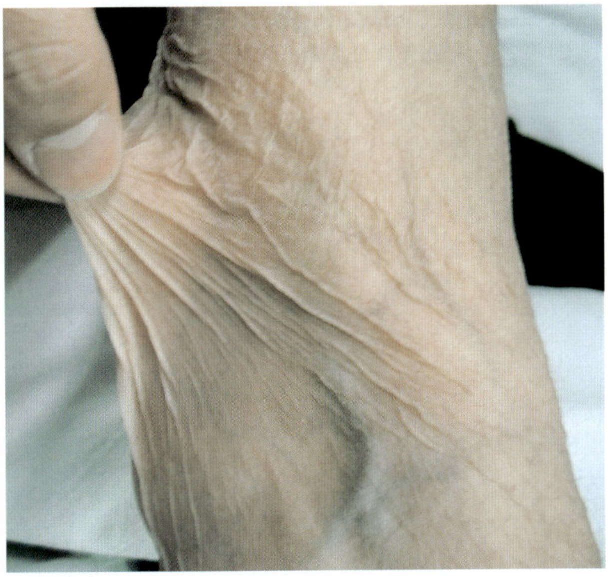

图 21-215　获得性全身皮肤松弛症　皮肤松弛、悬垂

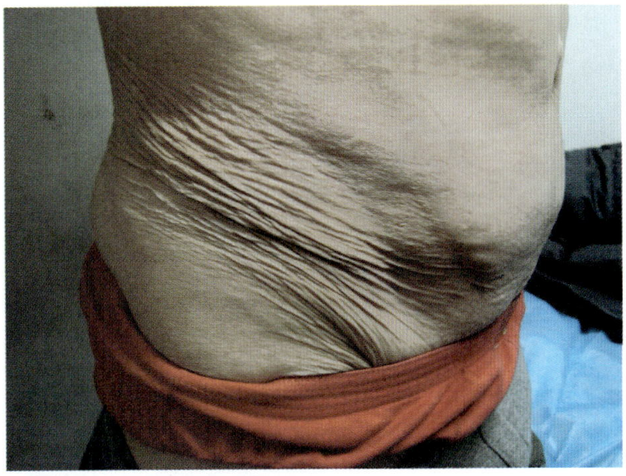

图 21-218　皮肤松弛症　皮肤松弛、悬垂

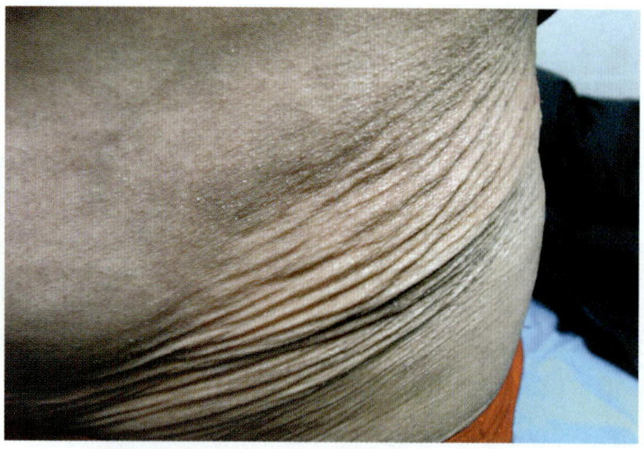

图 21-219 皮肤松弛症 皮肤松弛、悬垂

【组织病理】

病变限于真皮全层，上部、下部可见弹性纤维数量减少变短，中间变粗，两端变尖，边缘模糊不清，呈颗粒状外观（图 21-220，图 21-221），最终呈细粉尘状。嗜碱颗粒散在于真皮内。肺或胃肠道内脏受累时，组织病理表现与皮肤相同。

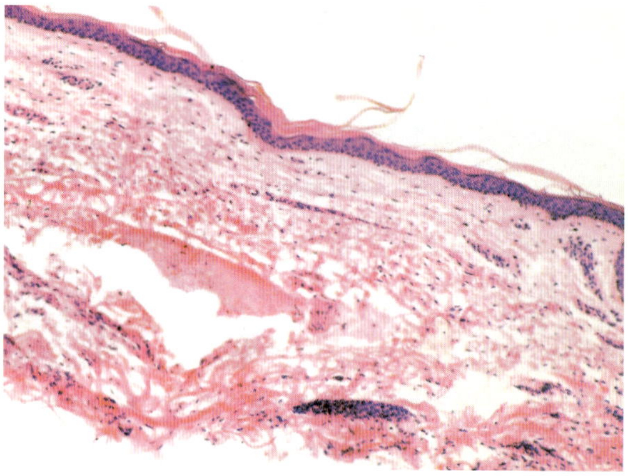

图 21-220 获得性全身皮肤松弛症 表皮萎缩

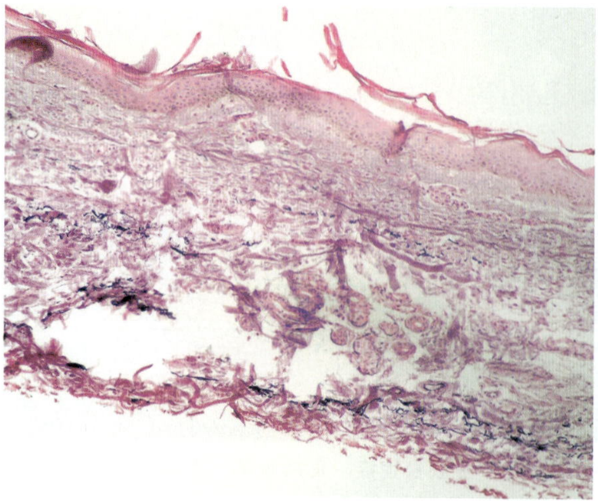

图 21-221 获得性全身皮肤松弛症 真皮全层，可见弹性纤维数量减少变短（弹力纤维染色）

皮肤弹性过度症

【临床表现】

皮肤弹性过度症（cutis hyperelastica）又称 Ehlers-Danlos 综合征，遗传方式多样，病情程度轻重不一。临床上可分为 10 型。皮肤、关节、眼部及内脏器官的结缔组织均可受累（图 21-222~图 21-226）。本病表现有皮肤弹性过度，脆性增加，轻微外伤即可致皮肤的明显血肿，愈合慢，形成萎缩性瘢痕。偶在外伤部位见葡萄干样假性肿瘤，后者高起而柔软，皮肤表面萎缩。有些病例在外伤脂肪坏死部位可见球样坚实性皮下结节；关节伸展过度，易出现自发性半脱臼；常合并其他脏器的病变。

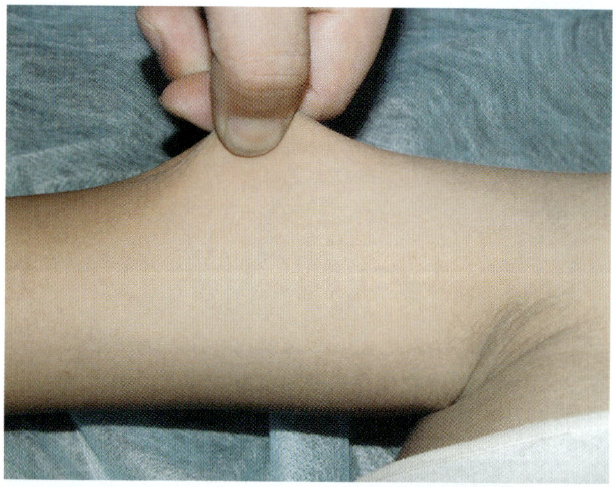

图 21-222 皮肤弹性过度症 皮肤弹性过度

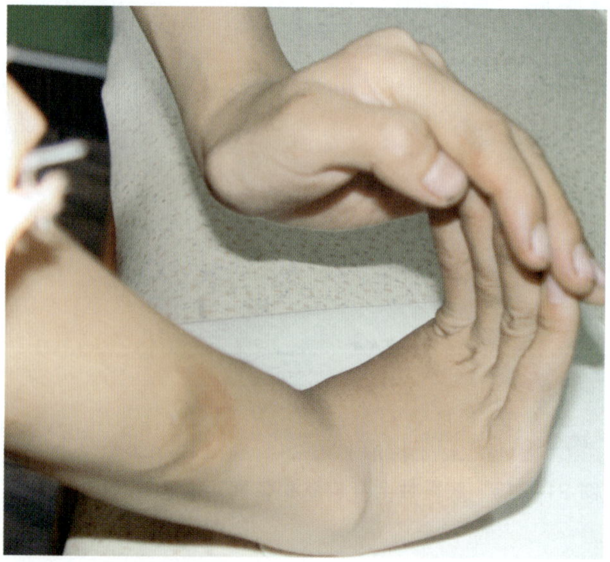

图 21-223 皮肤弹性过度症 关节伸展过度

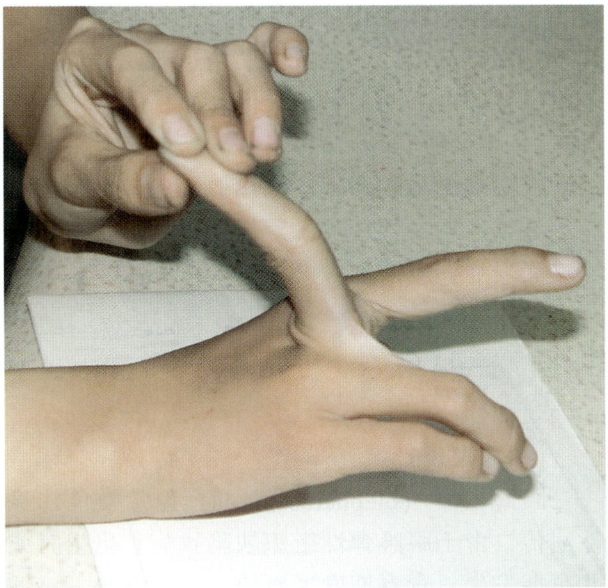

图 21-224　皮肤弹性过度症　关节伸展过度

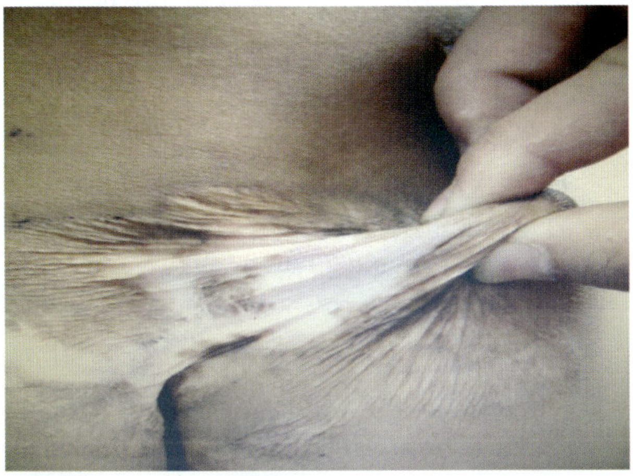

图 21-225　皮肤弹性过度症　在外伤部位见葡萄干样假性肿瘤，后者高起而柔软。表面萎缩

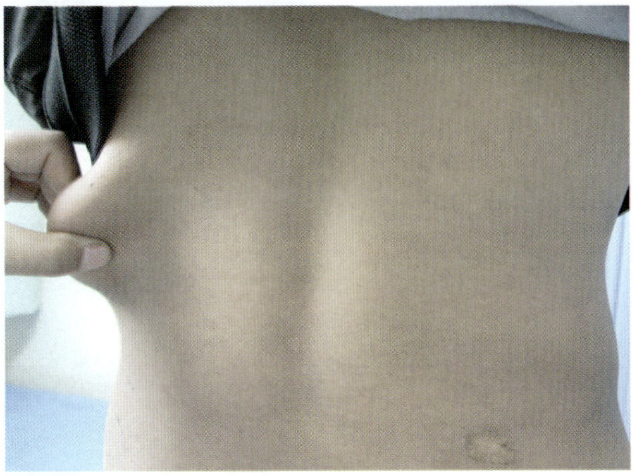

图 21-226　皮肤弹性过度症

【组织病理】

表皮角化过度，颗粒层及棘层增厚，真皮厚度可正常或变薄，胶原纤维变细。

弹性纤维相对增多（图 21-227~图 21-230）。在损伤血肿处形成的葡萄干样假性肿瘤处可见纤维化和毛细血管增多，并可见异物巨细胞形成。球形皮下结节处可见营养不良性钙化，周围包绕致密胶原纤维。

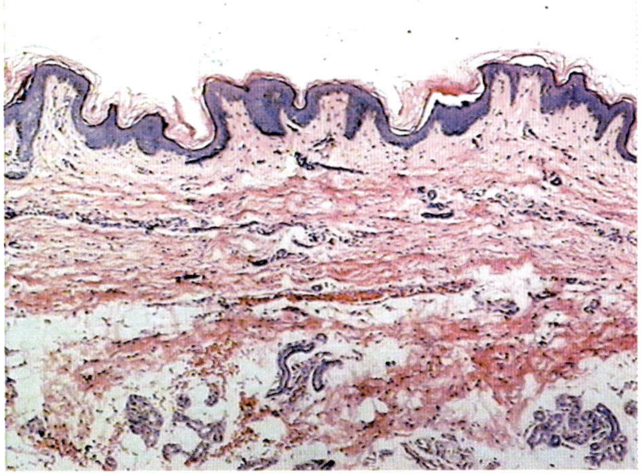

图 21-227　皮肤弹性过度症　表皮角化过度，真皮厚度变薄，胶原纤维变细

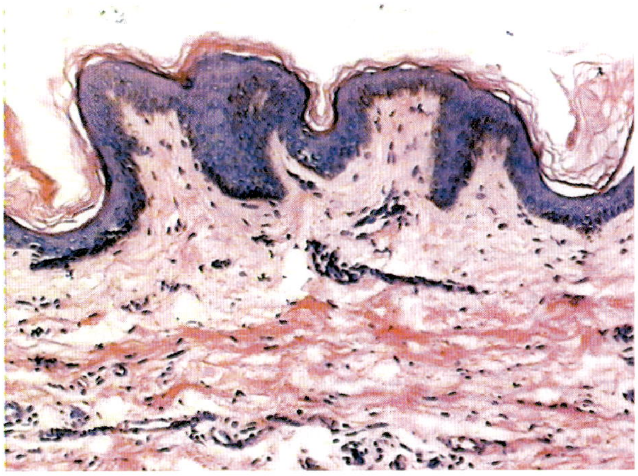

图 21-228　皮肤弹性过度症　表皮角化过度，棘层部分增厚，部分萎缩，胶原纤维变细

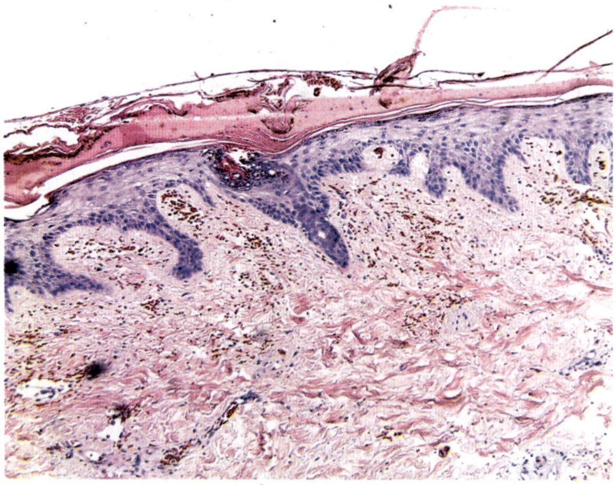
图 21-229 皮肤弹性过度症 表皮角化过度，棘层部分增厚，真皮浅层毛细血管增多，红细胞外渗

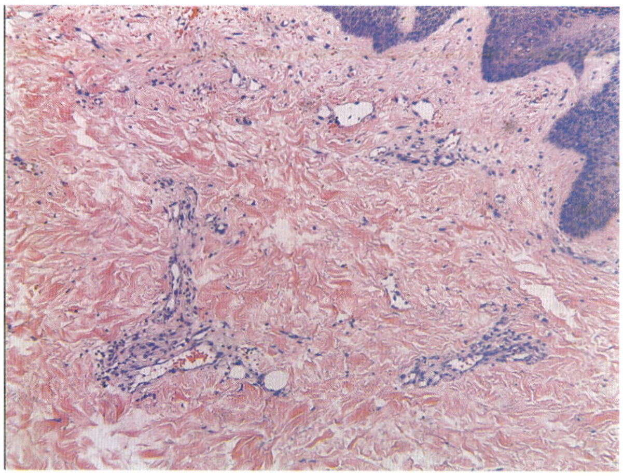
图 21-230 皮肤弹性过度症 毛细血管增多

成人早老症

【临床表现】

成人早老症（progeria of the adult）又称 Werner 综合征，常染色体隐性遗传，发生于青春期。20~40 岁即可表现出典型症状，如老年性白内障；头发早秃、早白；皮肤出现皮肤异色样改变；皮下脂肪和肌肉萎缩，四肢为著；面部皮肤紧绷鼻尖削如鹰嘴，口角及眼角有放射状皮肤皱纹。其他表现有多发性痛性胼胝，皮肤钙沉积，动脉硬化，糖尿病，性腺功能衰退等，有时伴发其他器官的肿瘤。

【组织病理】

表皮萎缩变薄，角化过度，表皮突消失，真皮程度不一的纤维化，胶原纤维透明变性，毛囊和皮脂腺结构退变，皮下脂肪由透明变性的胶原纤维代替，皮下动脉壁纤维化致管腔变小。

【鉴别诊断】

在病理上与晚期硬皮病相似，后者也可出现胶原纤维透明变性，皮肤附属器退化。晚期硬皮病亦无炎症。应结合病史及临床表现进行鉴别。

眼睑松垂

【临床表现】

眼睑松垂（blepharochalasis）为常染色体显性遗传，由于眼睑弹性组织缺陷致病。出生时或儿童期发生，青春期发展更快，持续终身。一般发生在上眼睑，初期为反复发作的眼睑水肿，可消退。久之眼睑发生进行性变性而变柔软，其上多皱并有毛细血管扩张。松弛的眼睑似门帘遮盖眼部，给人疲惫欲睡的感觉。有的患者发生上眼睑黏膜增厚（图 21-231，图 21-232）。

【组织病理】

真皮弹性组织变性、破碎减少，早期在血管周围可见淋巴细胞浸润（图 21-233）。

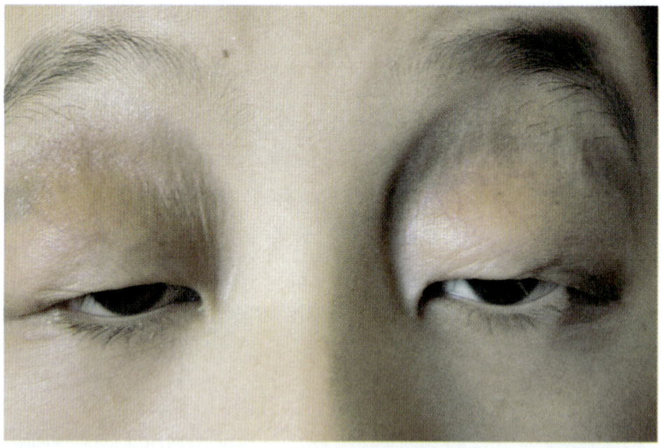
图 21-231 眼睑松垂 上眼睑松弛变薄

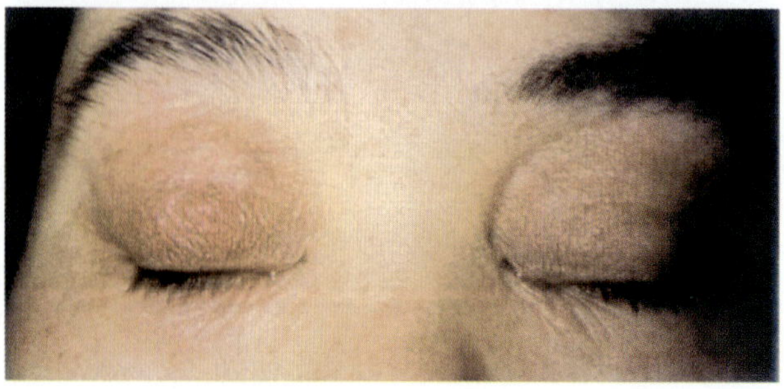
图 21-232 眼睑松垂 上眼睑多皱并有毛细血管扩张

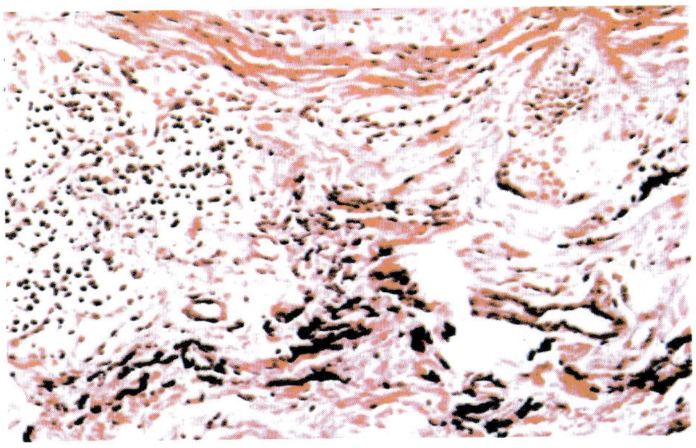

图 21-233 **眼睑松垂** 弹力纤维染色真皮弹性组织变性、破碎减少，早期在血管周围可见淋巴细胞浸润

【鉴别诊断】

本病应与先天性眼睑下垂相鉴别，后者皮肤正常，没有松弛和过多皱折。

厚皮性骨膜症

【临床表现】

厚皮性骨膜症（pachydermoperiostosis）可分为两型：特发性和获得性。特发性呈常染色体显性遗传，多见于男性（图 21-234~图 21-245）。表现为头面部皮肤渐增厚、皱折。①头部呈回状颅皮，其上毛孔增大。②前臂和小腿软组织增生，相应骨骼骨膜增生。③指(趾）呈杵状，手足骨膜增生。获得性则多继发于肺癌。

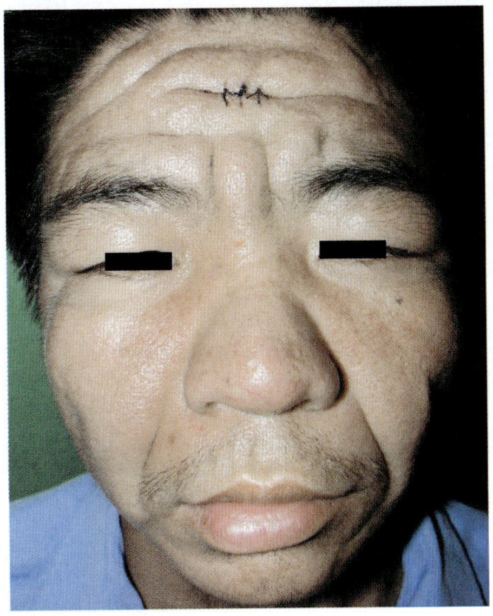

图 21-234 **厚皮性骨膜病** 额部呈回状颅皮，其上毛孔增大，皮肤增厚、皱折

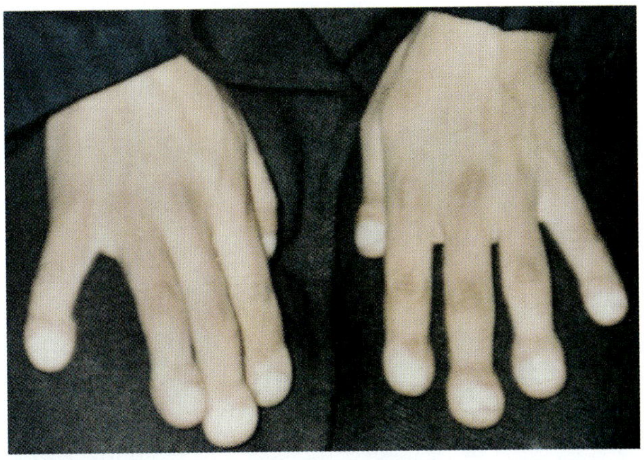

图 21-235 **厚皮性骨膜病** 手指呈杵状

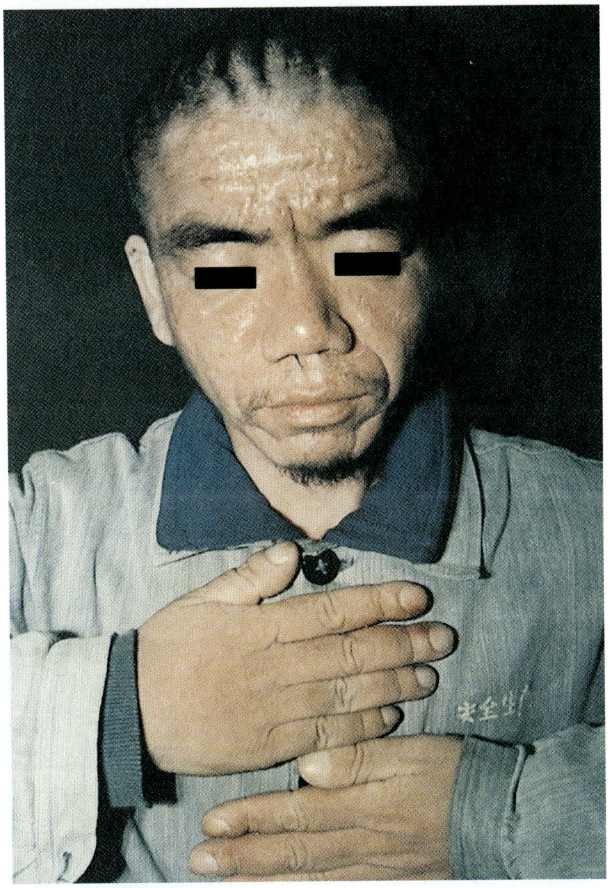

图 21-236 **厚皮性骨膜病**

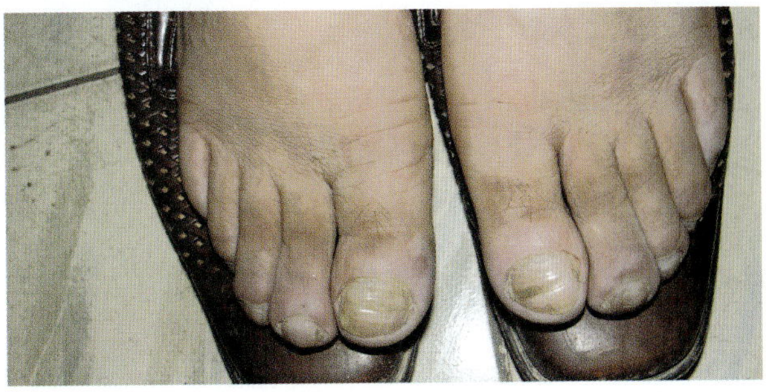

图 21-237 **厚皮性骨膜病** 足趾呈杵状

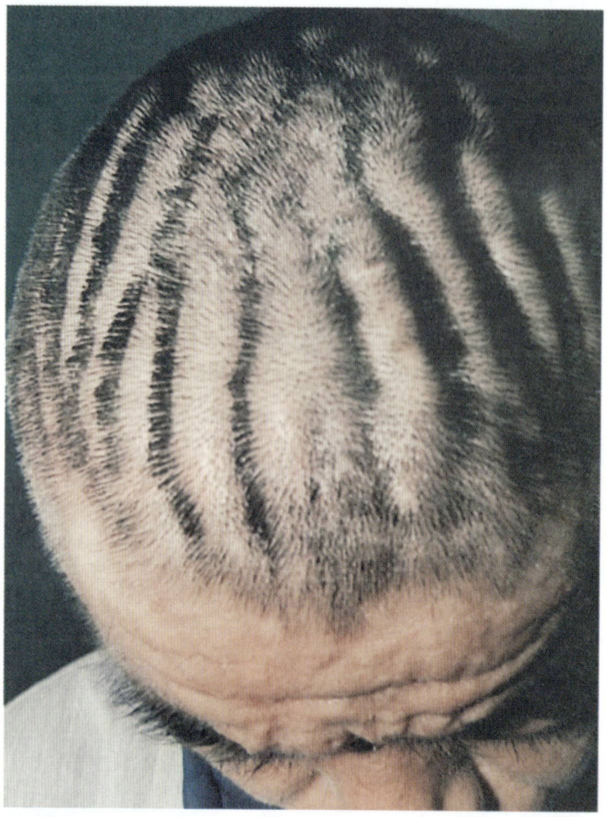

图 21-238　厚皮性骨膜病　头部呈回状颅皮

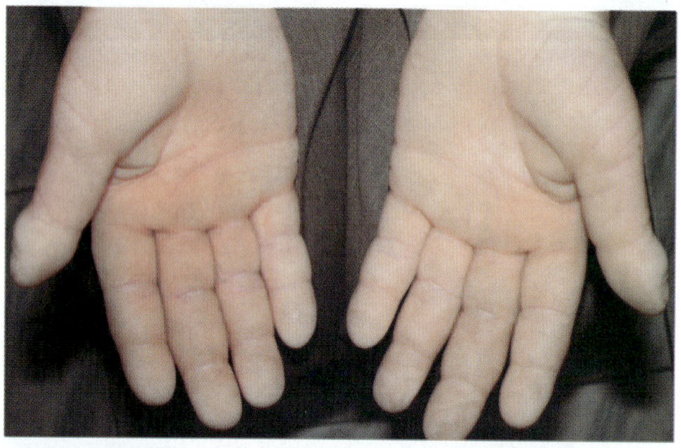

图 21-239　厚皮性骨膜病　手指呈杵状

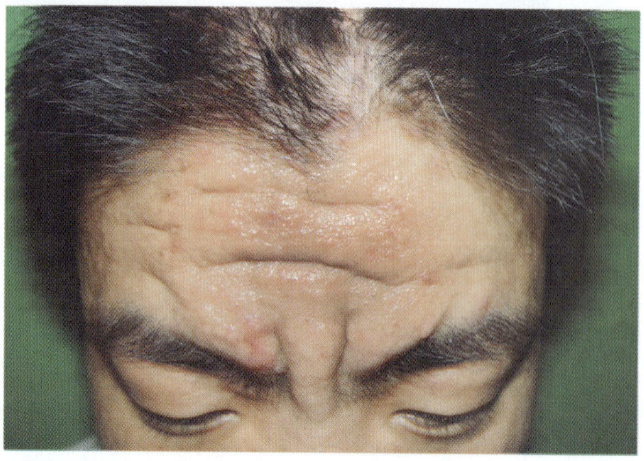

图 21-240　厚皮性骨膜病　额部皮肤增厚、皱折

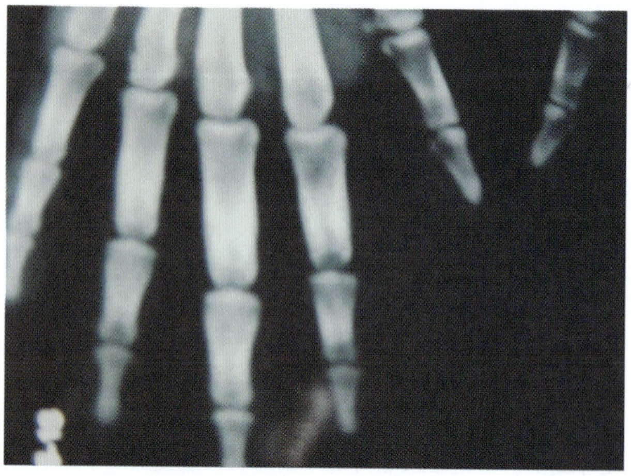

图 21-241　厚皮性骨膜病　手指骨膜增生

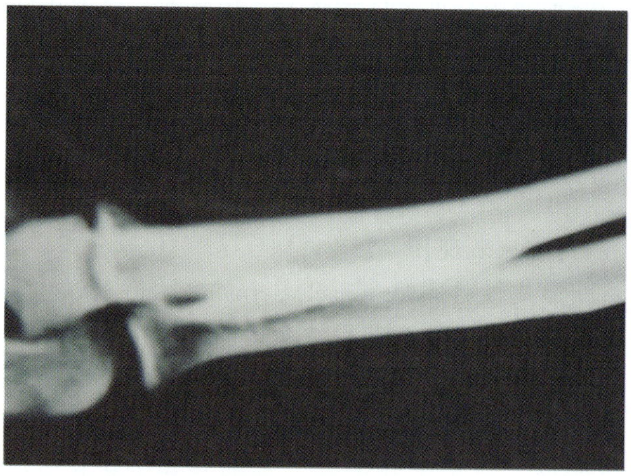

图 21-242　厚皮性骨膜病

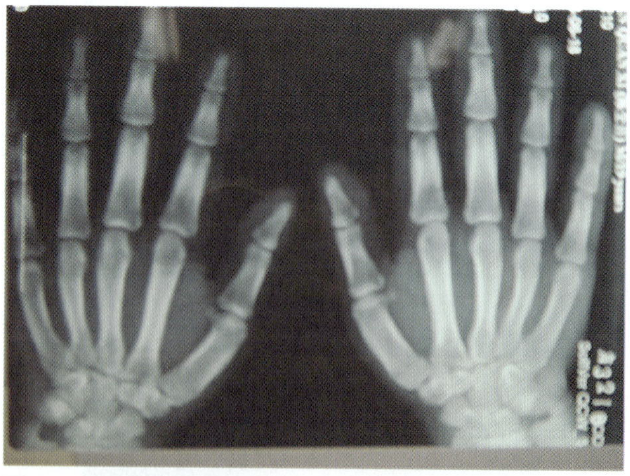

图 21-243　厚皮性骨膜病　手指骨膜增生

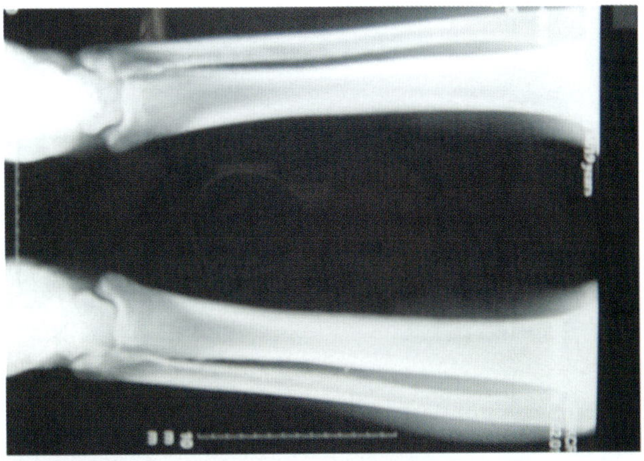

图 21-244 厚皮性骨膜病 下肢骨膜增生

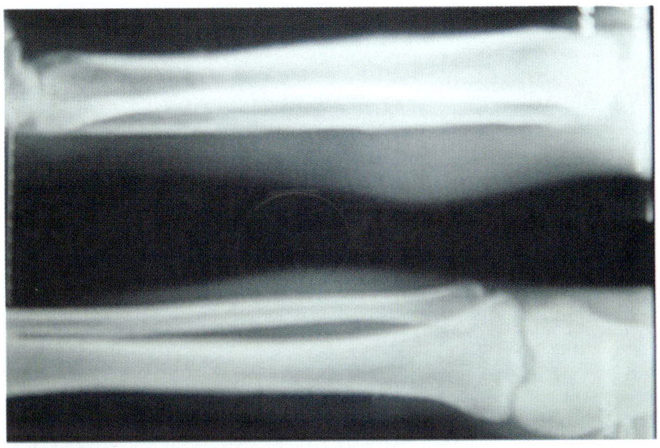

图 21-245 厚皮性骨膜病 下肢骨膜增生

【组织病理】

真皮增厚，可见有增粗的纤维带伸入皮下组织，真皮胶原束大小和数量增多，基质增多，后者胶样铁染色阳性。pH 为 2.5 时，阿新蓝染色亦阳性（图 21-246，图 21-247）。

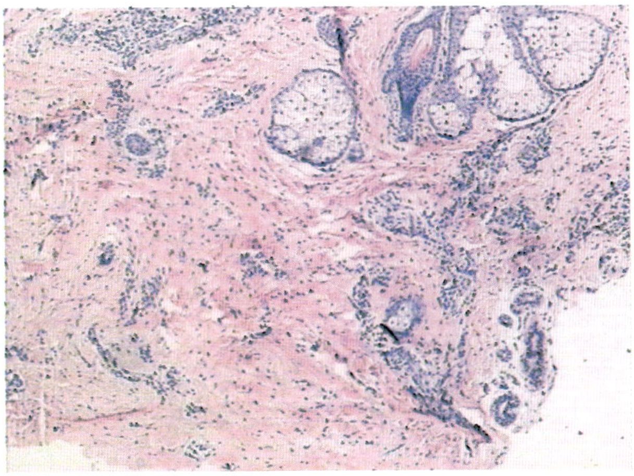

图 21-246 厚皮性骨膜病 真皮增厚，可见真皮胶原束大小和数量增多，基质增多

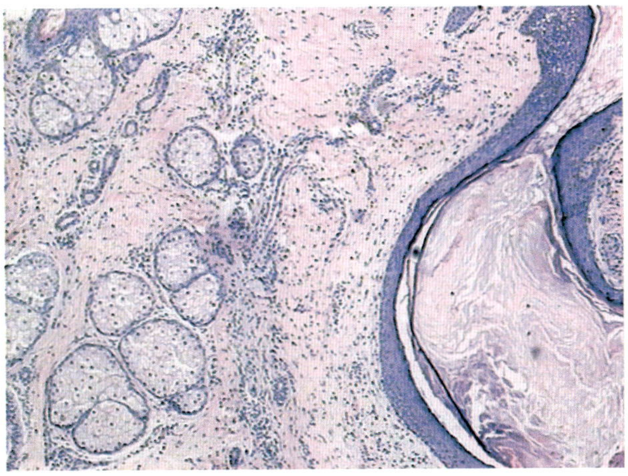

图 21-247 厚皮性骨膜病

色素性荨麻疹

【临床表现】

色素性荨麻疹（urticaria pigmentosa）除少数呈常染色体染色阳性者外，大多数无家族史。

皮肤损害分为 5 型（图 21-248~图 21-257）：

1. 斑丘疹型为最常见者，可发生于儿童和成人，皮损为数个或数百个褐色斑丘疹，皮肤划痕时出现风团。

2. 结节斑块型同样发生于儿童或成人皮肤划痕时出现风团，皮肤划痕时呈风团，偶可出现水疱。

3. 孤立型的皮肤大结节几乎只发生于婴儿，皮肤划痕时出现风团，亦可出现水疱。

4. 弥漫性红皮病型常发生于婴儿，患儿皮肤柔软，呈泛发性浸润性褐红色斑，划痕时呈风团。第 1~2 年划痕时可发生多发性水疱，亦可自发性发生水疱。内脏损害常见。但通常逐渐好转，偶有发展为致死性系统性肥大细胞瘤者。偶亦可在幼婴期发生组织胺休克而死亡者。

5. 持久性发疹性毛细血管扩张（telangiectasia macularis eruptive perstans）常发生于成人，呈广泛性淡褐红色斑，因毛细血管扩张故皮肤划痕时无风团出现。

【组织病理】

表皮基本正常，但基底层黑色素颗粒数量增多，5 型均真皮上部偶有噬色素颗粒。真皮可见不同程度的肥大细胞浸润。在斑疹、丘疹和持久发疹性毛细血管扩张型的损害中，真皮上部有稀疏的肥大细胞浸润，主要在血管周围，多数肥大细胞具有梭性核，类似成纤维细胞，少数呈立方形，胞浆嗜酸。由于数量少，易被漏诊。需做特染证实。在斑块或孤立大结节型损害中，整个真皮有大量肥大细胞浸润，细胞呈立方形，胞浆嗜酸，有明显颗粒。因而在特染前，在 HE 切片上即可做出诊断。弥漫性红皮病型损害，肥大细胞呈圆形或卵圆核。胞浆轮廓清楚。真皮浅层呈致密带状浸润。在各型损害中均可见少量嗜伊红细胞（持久性发疹性斑状毛细血管扩张症除外）。肥大细胞的胞质中含有异染色颗粒，Giemsa 或甲苯胺蓝染色时可见此颗粒（图 21-258~图 21-272）。

【鉴别诊断】

有些炎症疾病，如异位性皮炎、扁平苔藓等皮损中可能也出现较多的肥大细胞，但色素性荨麻疹浸润除有少量嗜酸性粒细胞外只含有肥大细胞。表现为结节或弥漫性皮损的色素性荨麻疹应与嗜酸性肉芽肿相鉴别。后者嗜酸性细胞异常增多明显，并可出现淋巴细胞、浆细胞、中性粒细胞、多核巨细胞等多形性浸润。

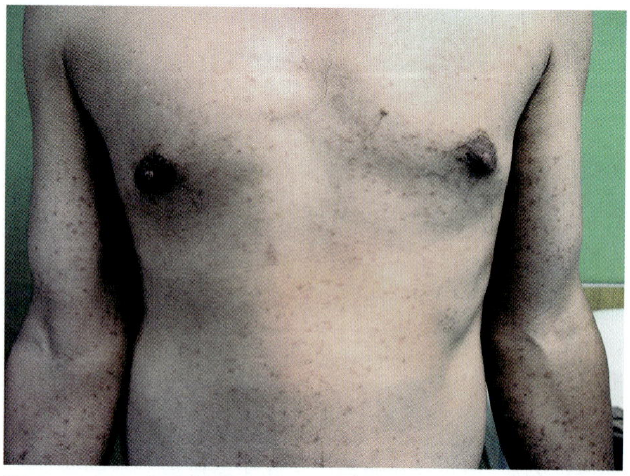

图 21-249　色素性荨麻疹　斑丘疹型

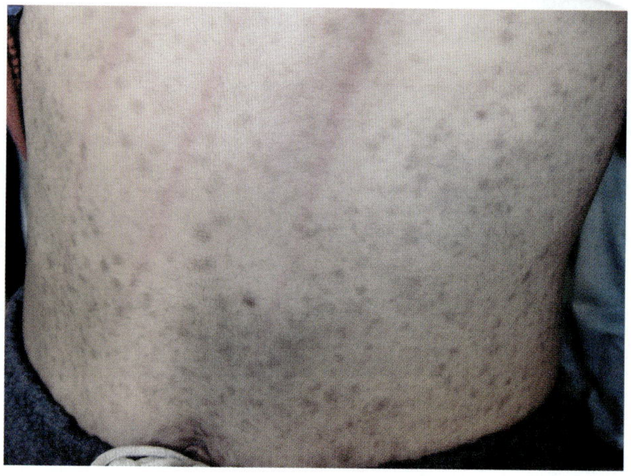

图 21-250　色素性荨麻疹　斑丘疹型

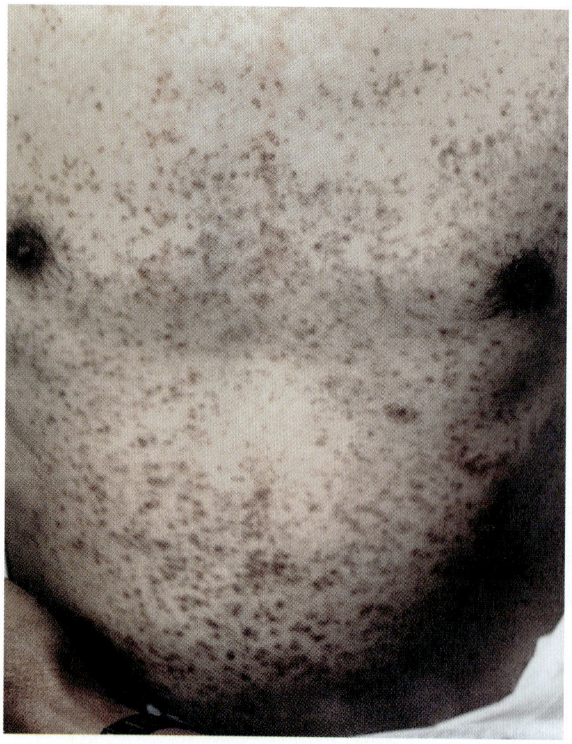

图 21-248　色素性荨麻疹　斑丘疹型

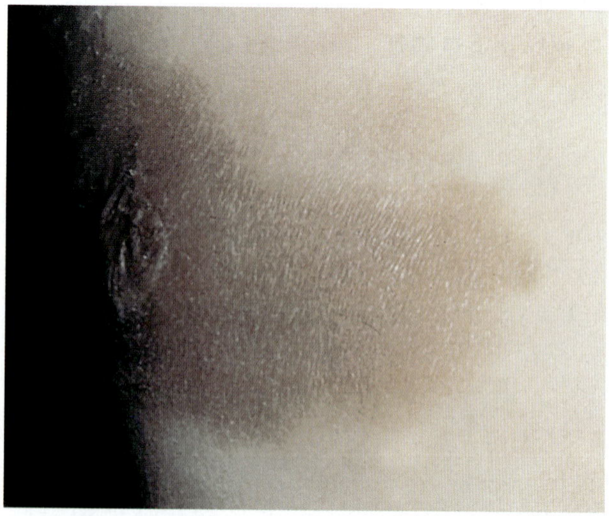

图 21-251　色素性荨麻疹　结节斑块型

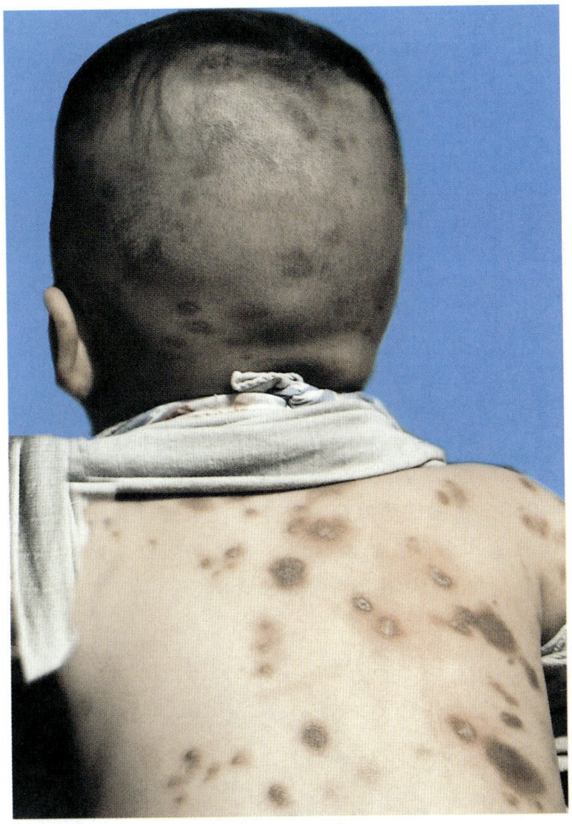

图 21-252　色素性荨麻疹　结节斑块型

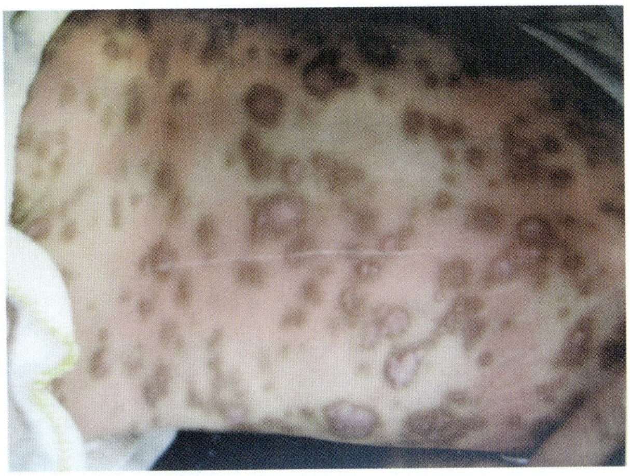

图 21-254　色素性荨麻疹　结节斑块型

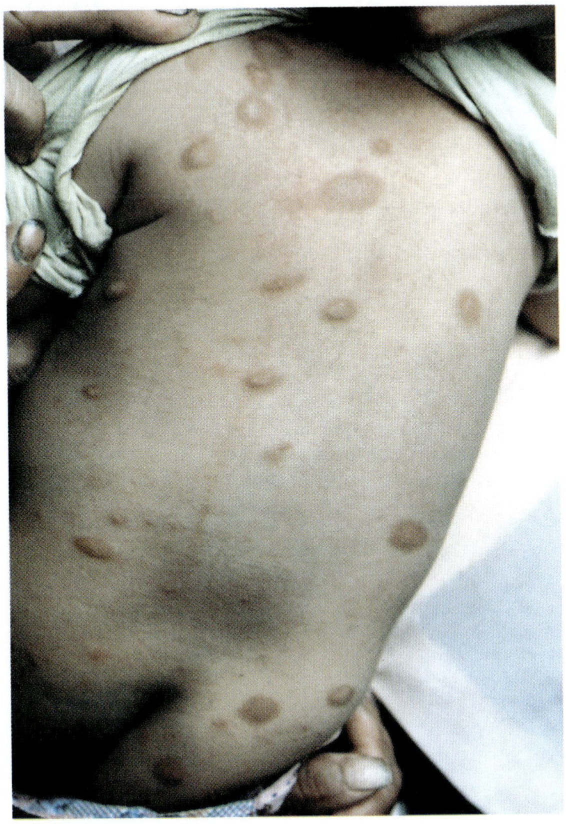

图 21-253　色素性荨麻疹　结节斑块型

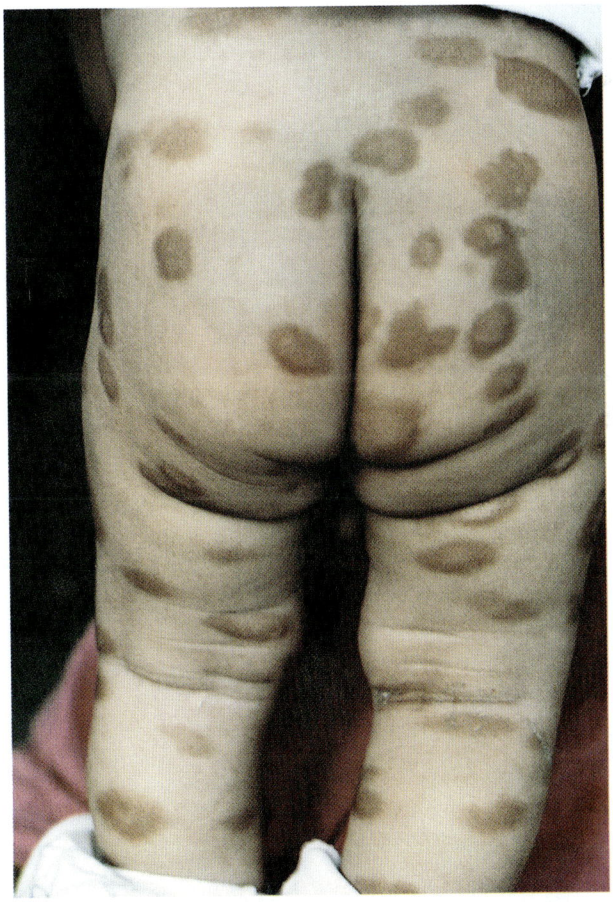

图 21-255　色素性荨麻疹　结节斑块型

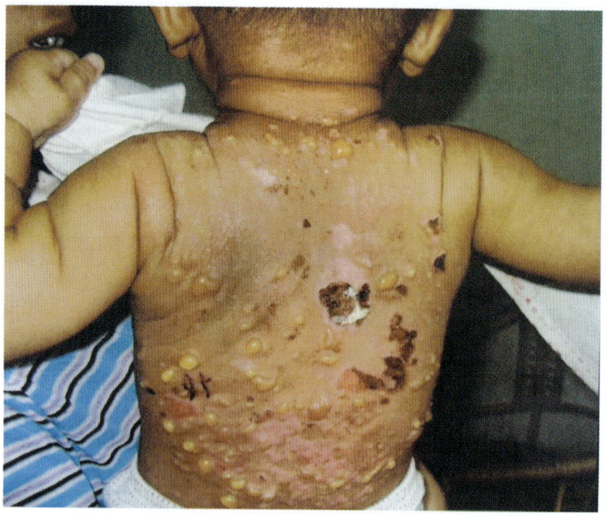

图 21-256　色素性荨麻疹　结节斑块型继发水疱

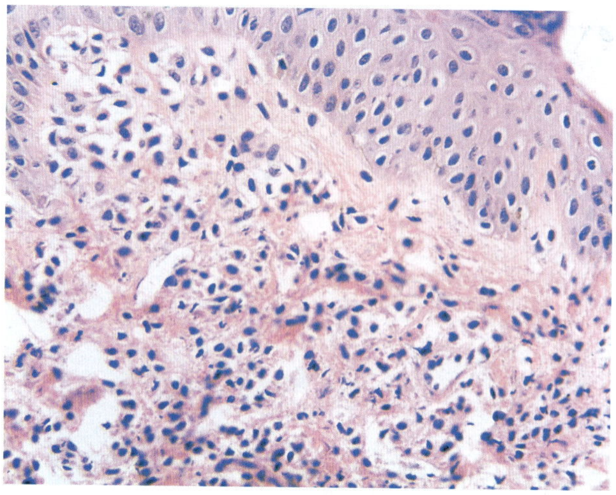

图 21-259　色素性荨麻疹　整个真皮有大量肥大细胞浸润，细胞呈立方形，胞浆嗜酸，有明显颗粒。因而在特殊染色前，在 HE 切片上即可做出诊断

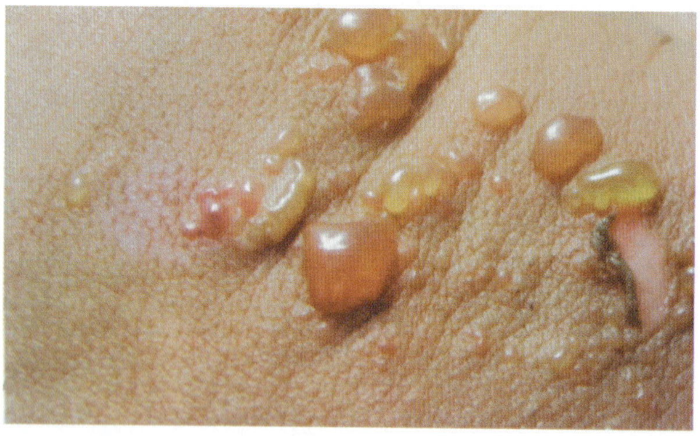

图 21-257　色素性荨麻疹　结节斑块型继发水疱

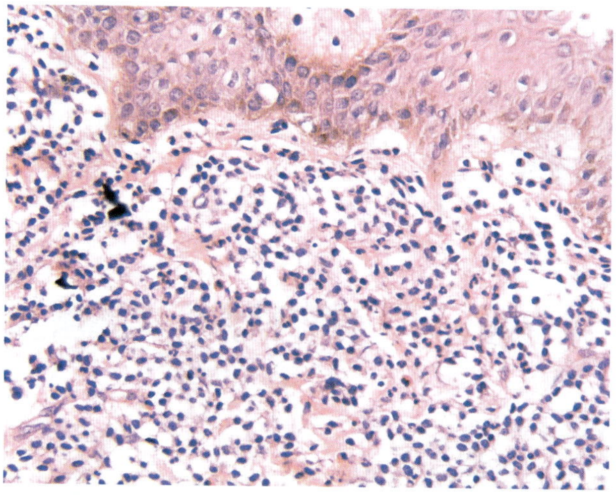

图 21-260　色素性荨麻疹　整个真皮有大量肥大细胞浸润，细胞呈立方形，胞浆嗜酸，有明显颗粒

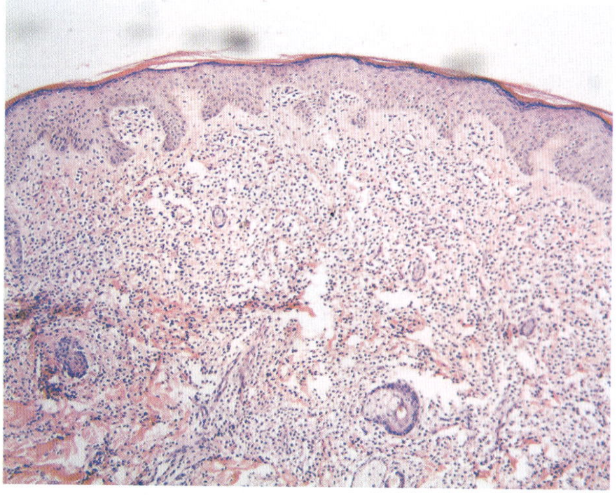

图 21-258　色素性荨麻疹　整个真皮有大量肥大细胞浸润

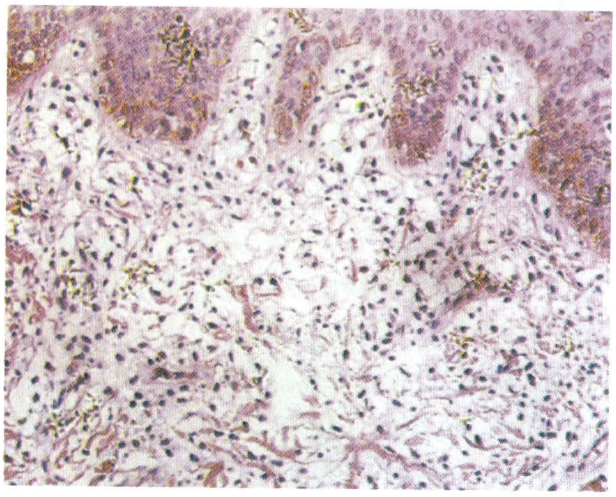

图 21-261　色素性荨麻疹　真皮水肿明显

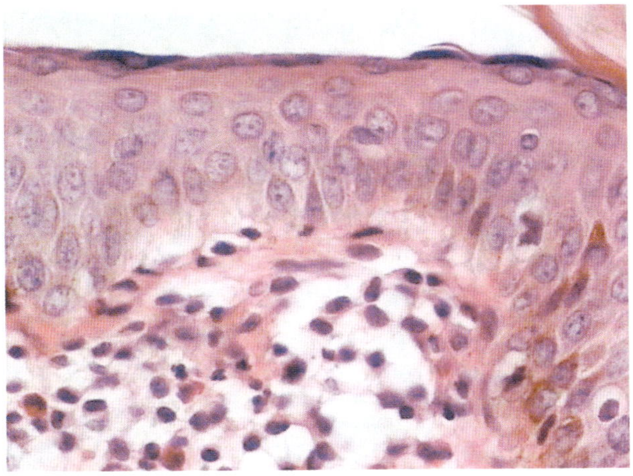

图 21-262 色素性荨麻疹 整个真皮有大量肥大细胞浸润，细胞呈立方形，胞浆嗜酸，有明显颗粒

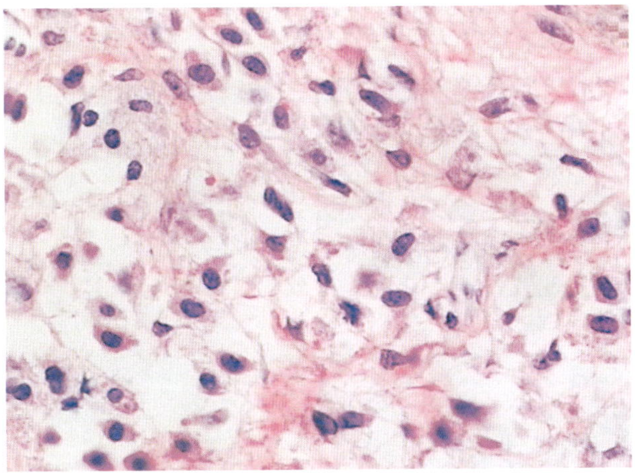

图 21-263 色素性荨麻疹 整个真皮有大量肥大细胞浸润，细胞多呈立方形，胞浆嗜酸，有明显颗粒

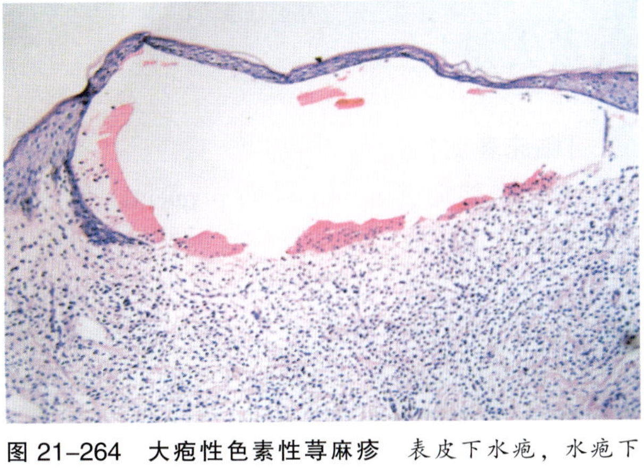

图 21-264 大疱性色素性荨麻疹 表皮下水疱，水疱下方有大量肥大细胞浸润

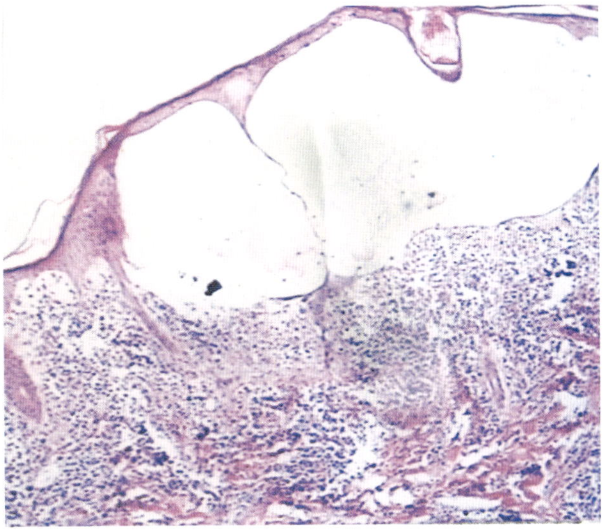

图 21-265 大疱性色素性荨麻疹 表皮下水疱，水疱下方有大量肥大细胞浸润

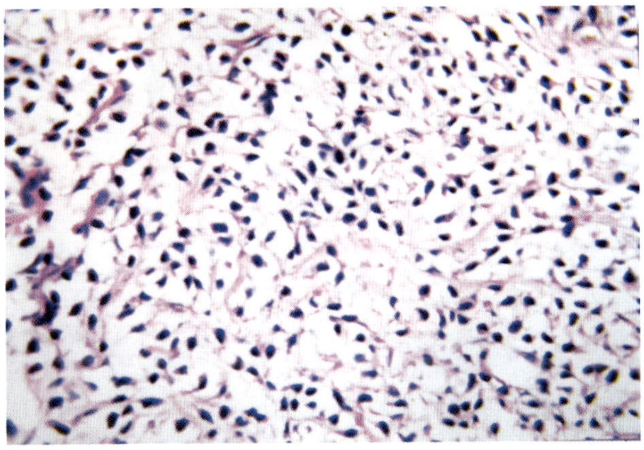

图 21-266 大疱性色素性荨麻疹

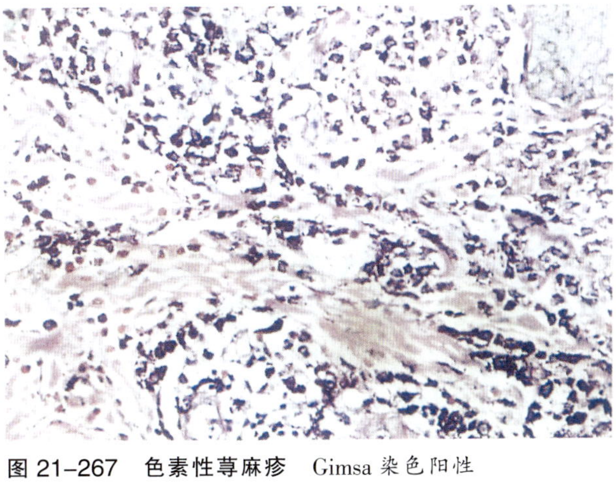

图 21-267 色素性荨麻疹 Gimsa 染色阳性

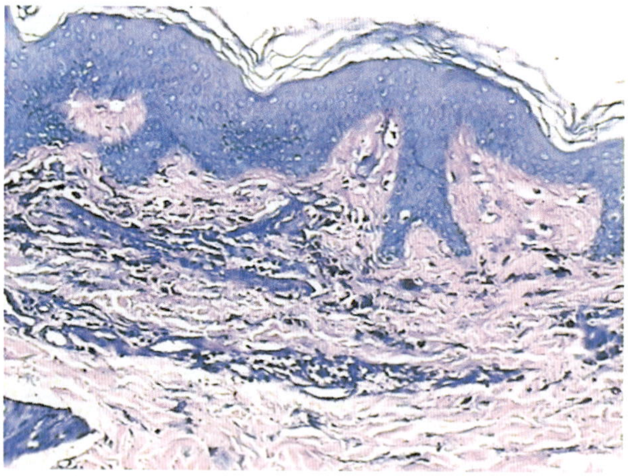
图 21-268 色素性荨麻疹 Gimsa 染色阳性

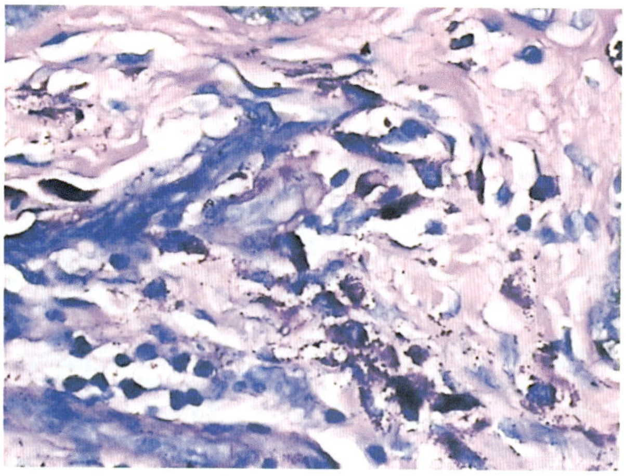
图 21-269 色素性荨麻疹 Gimsa 染色阳性，见细胞内异染性颗粒

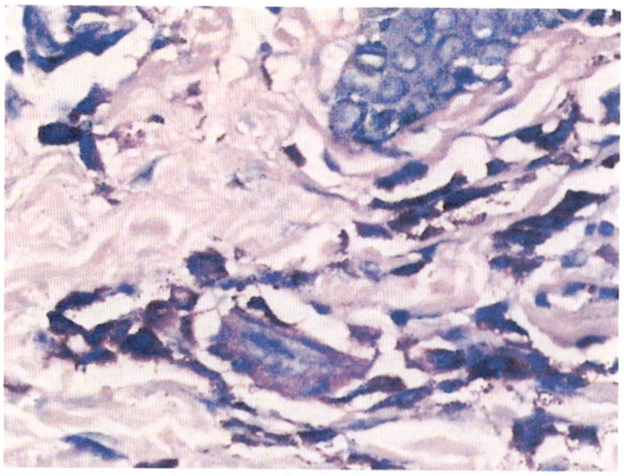
图 21-270 色素性荨麻疹 Gimsa 染色阳性，见细胞内异染性颗粒

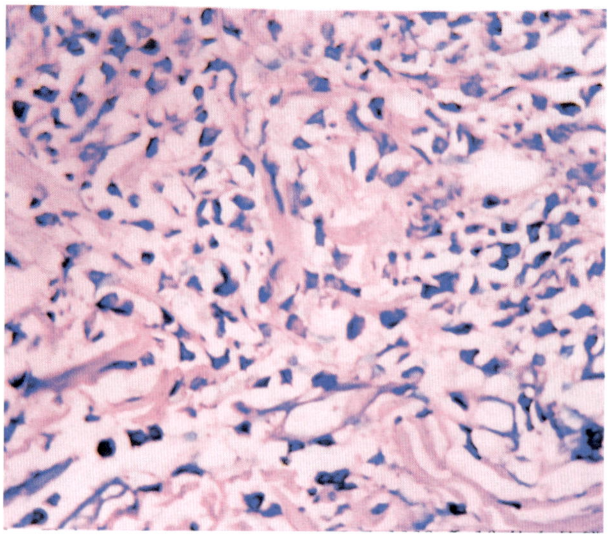
图 21-271 大疱性色素性荨麻疹 Gimsa 染色阳性

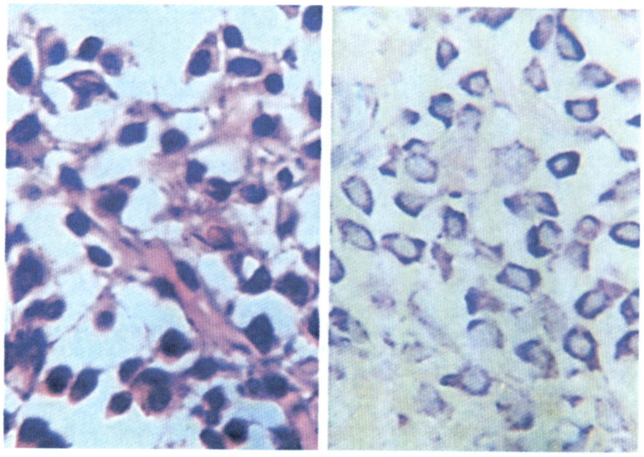
图 21-272 大疱性色素性荨麻疹 Gimsa 染色阳性

色素失禁症

【临床表现】

色素失禁症（incontinentia pigmenti）是一种X连锁显性遗传病，女性发病较男性多。一般在出生时或不久发生，病程可分为3期。第1期即初发皮损为排列成行的红斑、水疱，主要分布在四肢，时间约2月。第2期水疱渐转变为疣状皮损。第3期躯干处呈现广泛的泼墨状色素沉着斑。患者还可伴有牙齿、毛发等方面的先天性异常症状（图 21-273~图 21-287）。

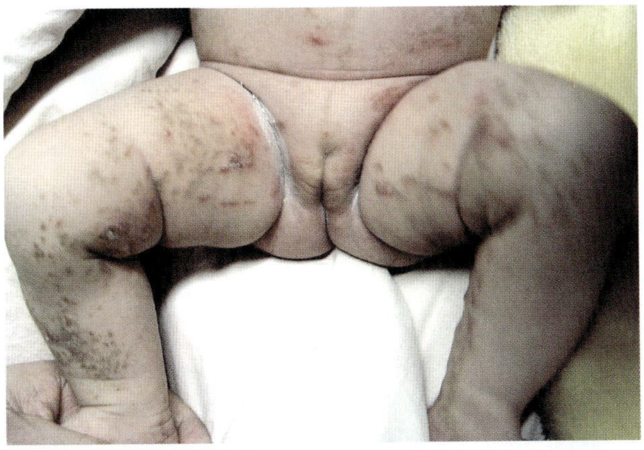

图 21-273　色素失禁症　第 1 期为排列成行的红斑、水疱性皮损，主要分布在四肢

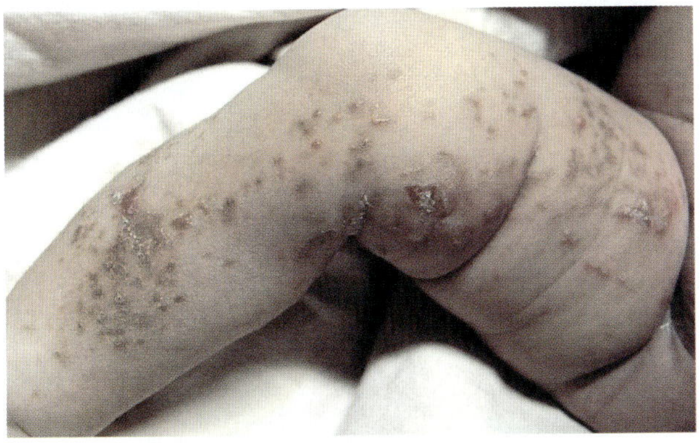

图 21-274　色素失禁症　水疱及泼墨状色素沉着斑

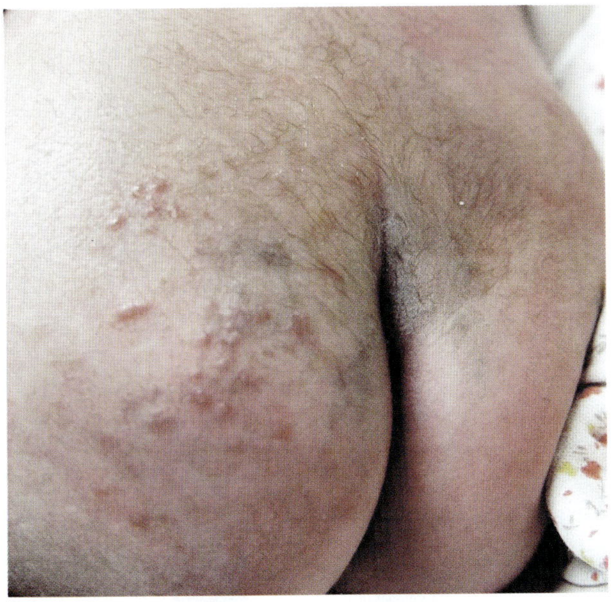

图 21-275　色素失禁症　第 1 期为红斑、水疱性皮损

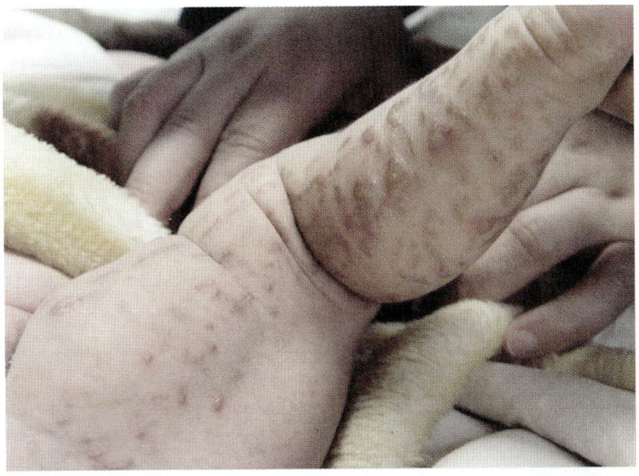

图 21-276　色素失禁症　第 2 期水疱渐转变为疣状皮损

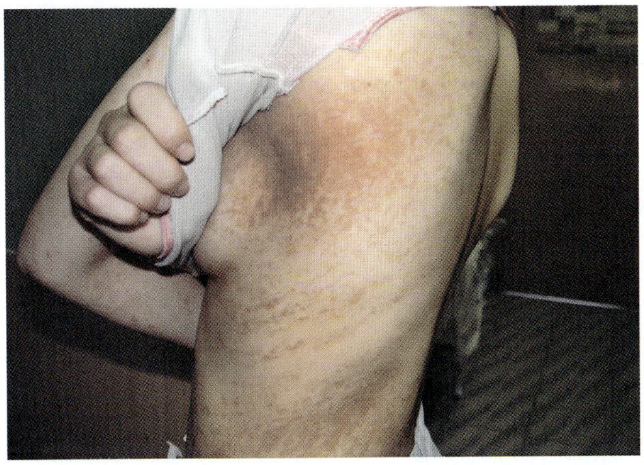

图 21-277　色素失禁症　第 3 期广泛的泼墨状色素沉着斑

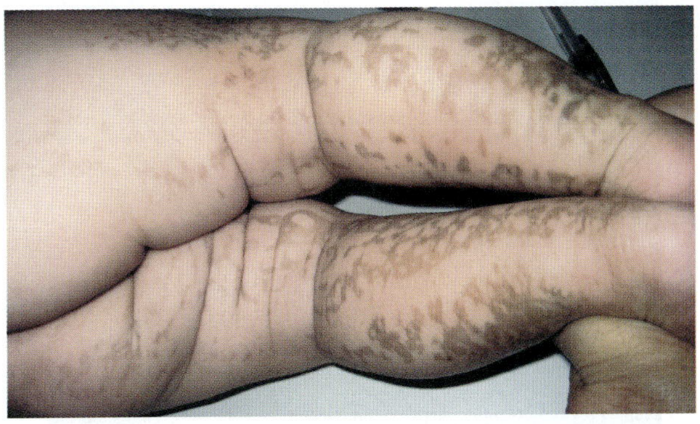

图 21-278　色素失禁症　第 3 期广泛的泼墨状色素沉着斑

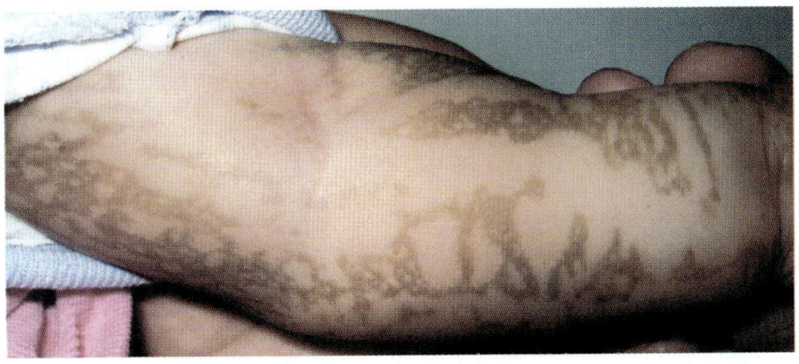

图 21-279　色素失禁症　第 3 期广泛的泼墨状色素沉着斑

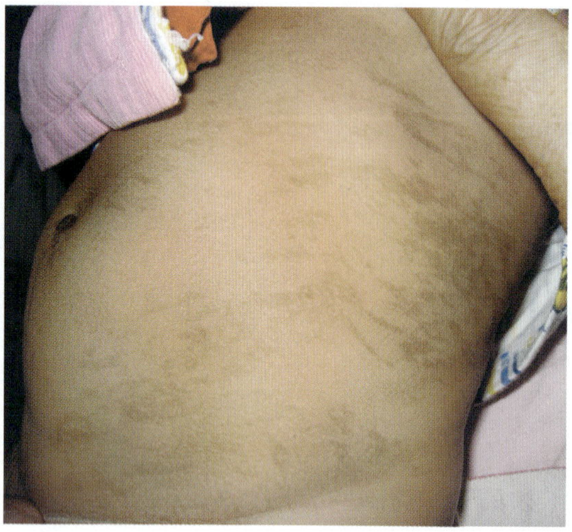

图 21-280　色素失禁症　第 3 期广泛的波墨状色素沉着斑

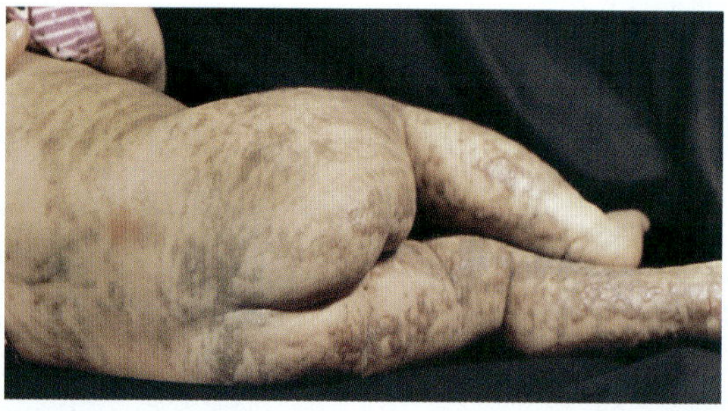

图 21-281　色素失禁症　第 2 期水疱渐转变为疣状皮损

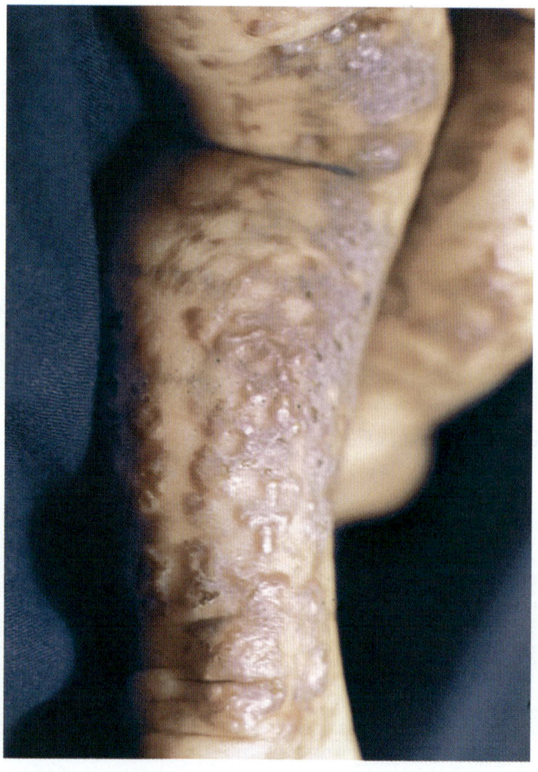

图 21-282　色素失禁症　第 2 期水疱渐转变为疣状皮损

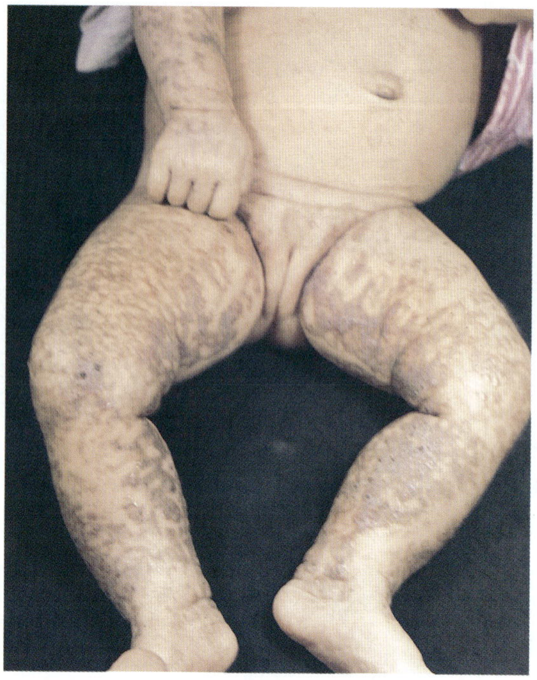

图 21-283　色素失禁症　第 2 期水疱渐转变为疣状皮损

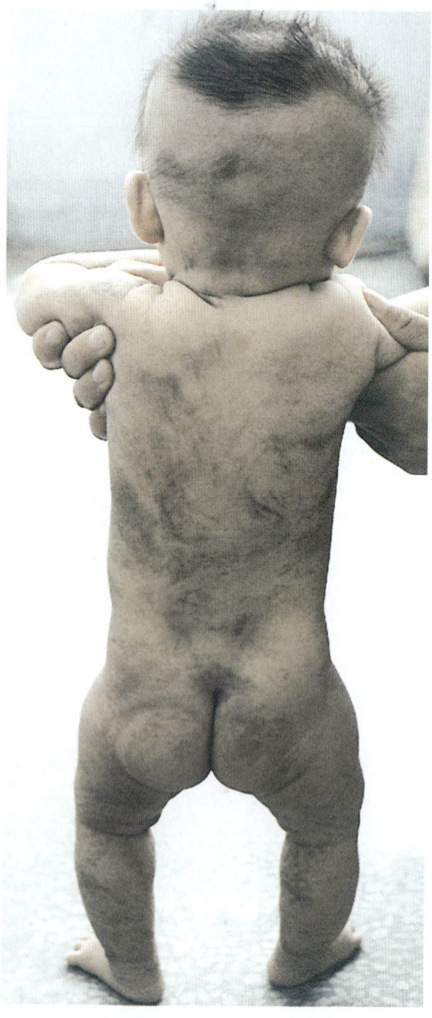

图 21-284　色素失禁症　第 3 期广泛的波墨状色素沉着斑

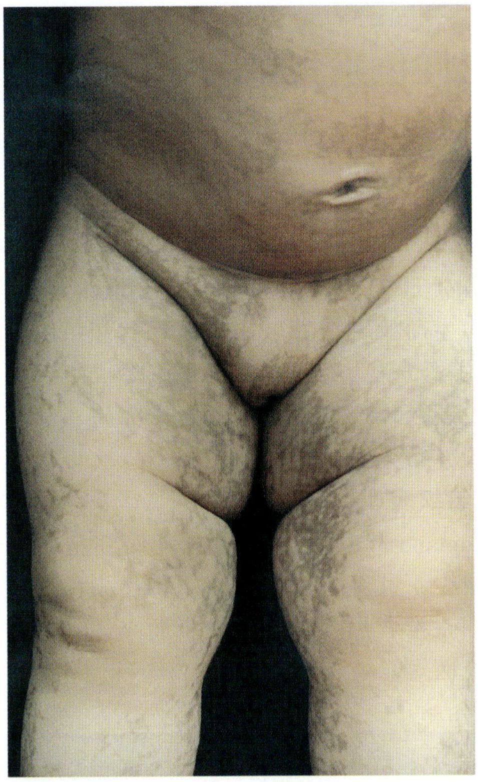

图 21-285　色素失禁症　第 3 期广泛的波墨状色素沉着斑

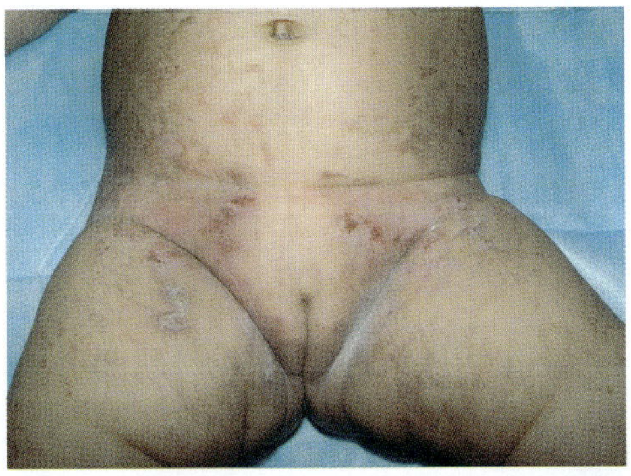

图 21-286　色素失禁症　水疱及波墨状色素沉着斑

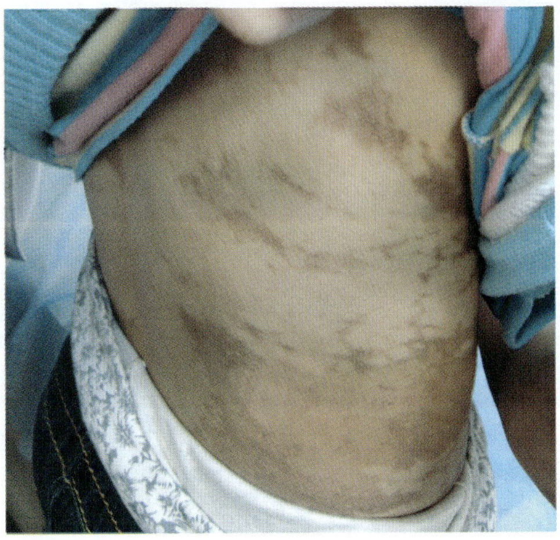

图 21-287　色素失禁症　第 3 期广泛的波墨状色素沉着斑

【组织病理】

第 1 期水疱位于表皮内，有海绵体形成，在疱内和周围表皮中有较多嗜酸性粒细胞，嗜酸性海绵形成。疱间表皮含小的鳞状涡，其中央角化，并见散在的、大的角化不良细胞，胞质嗜伊红性。真皮有嗜酸性粒细胞及单核细胞浸润。第 2 期棘层肥厚，有不规则乳头瘤样增生，角化过度，常有表皮内角化，可见鳞状涡及角化不良细胞（图 21-288~图 21-292）。真皮内轻度慢性炎症浸润，并有少量噬色素细胞。第 3 期真皮上部有广泛色素沉积，出现较多噬色素细胞。基底层细胞液化变性，基底层黑色素减少。

【鉴别诊断】

1. 大疱性表皮松解症　本病好发于摩擦部位，大疱松弛，尼氏征阳性。无色素失禁症的典型病理改变。

2. 脱色性色素失禁症　本病显性遗传，特点为躯干、四肢成线性脱色区，组织病理也无色素失禁的变化。

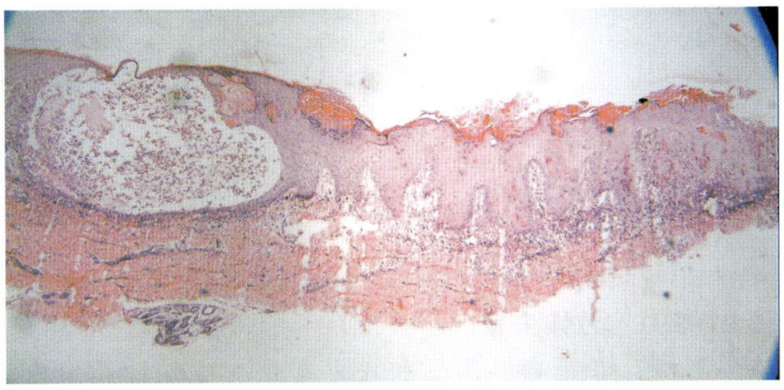

图 21-288　色素失禁症　表皮内水疱

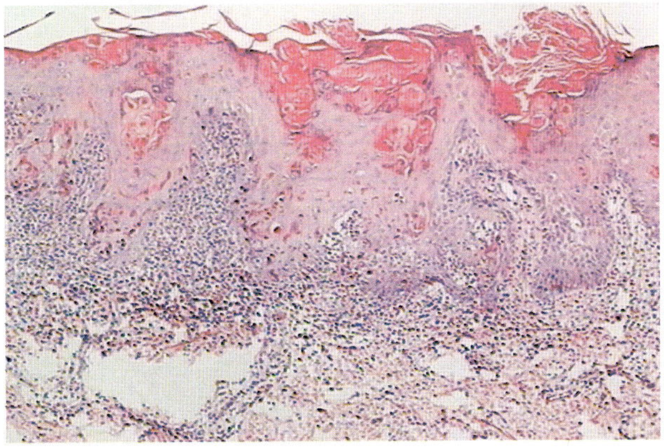

图 21-289　色素失禁症　棘层肥厚，有不规则乳头瘤样增生，角化过度，常见表皮内角化，可见鳞状涡及角化不良细胞。真皮内轻度慢性炎症浸润

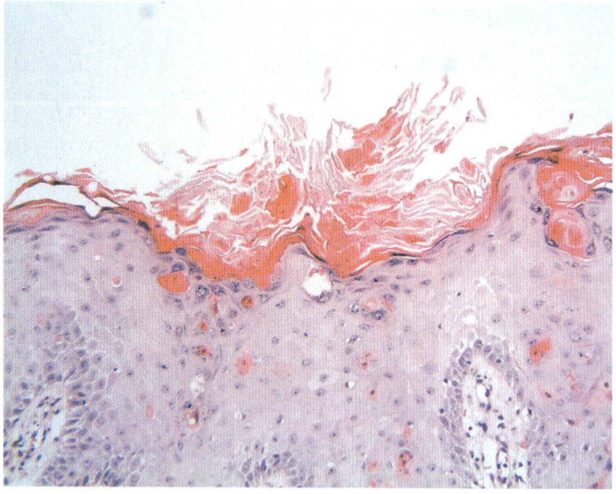

图 21-290 色素失禁症 棘层肥厚，有不规则乳头瘤样增生，角化过度，常有表皮内角化，可见角化不良细胞

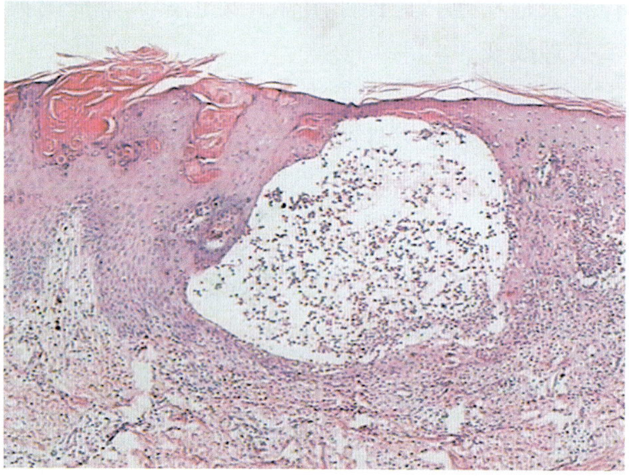

图 21-291 色素失禁症 第 1 期水疱位于表皮内，有海绵体形成，在疱内和周围表皮中有较多嗜酸性粒细胞。嗜酸性海绵形成。疱间表皮含小的鳞状涡，其中央角化，并见散在有大的角化不良细胞，真皮有嗜酸性粒细胞及单核细胞浸润

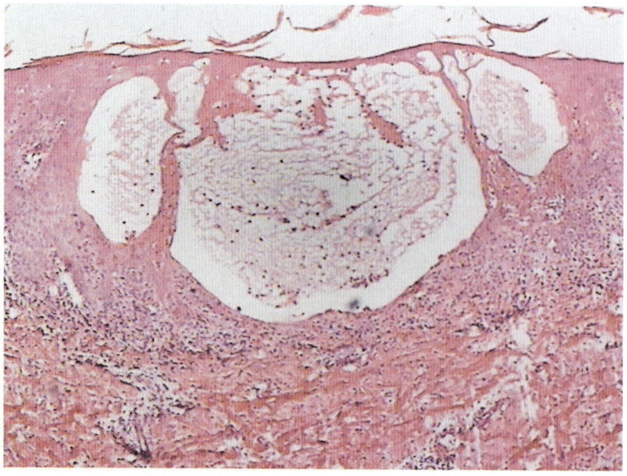

图 21-292 色素失禁症 第 1 期水疱位于表皮内

脱色性色素失禁症

【临床表现】

脱色性色素失禁症（incontinentia pigmenti achromians）又称伊藤色素减退症（Hypomelanosis of ITO），常染色体显性遗传，多见于女婴。出生时躯干或四肢出现螺环状和条纹波水样色素减退斑，多不对称（图 21-293，图 21-294）。还可伴有癫痫发作、智力障碍、斜眼、骨骼发育异常等症状。

【组织病理】

Fontana-Masson 染色可见基底细胞内黑色素颗粒减少，甚至完全缺如。用多巴染色发现患处较周围正常者黑色素细胞较少而小，其树枝状突也稀疏而短。

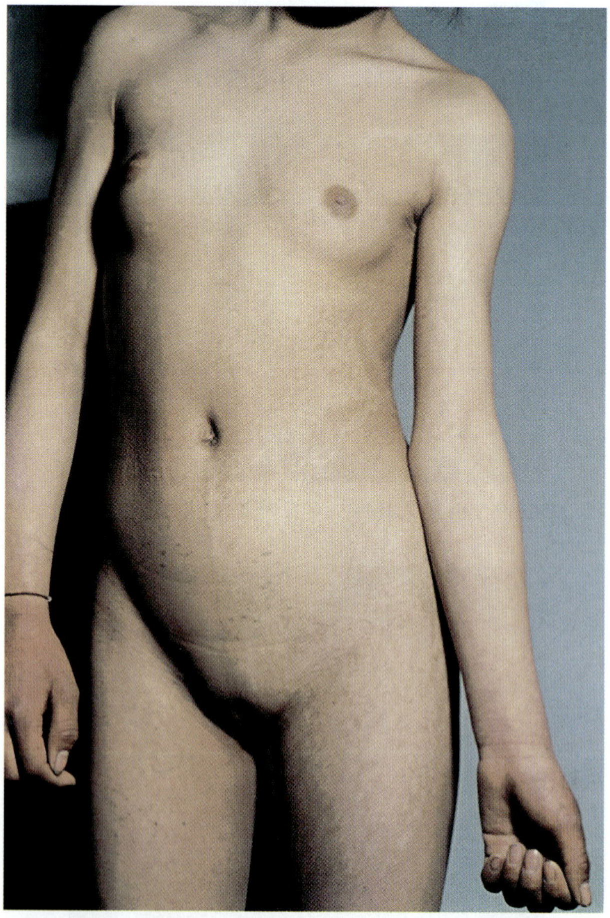

图 21-293 脱色性色素性失禁症 躯干半侧出现螺环状和条纹波水样色素减退斑

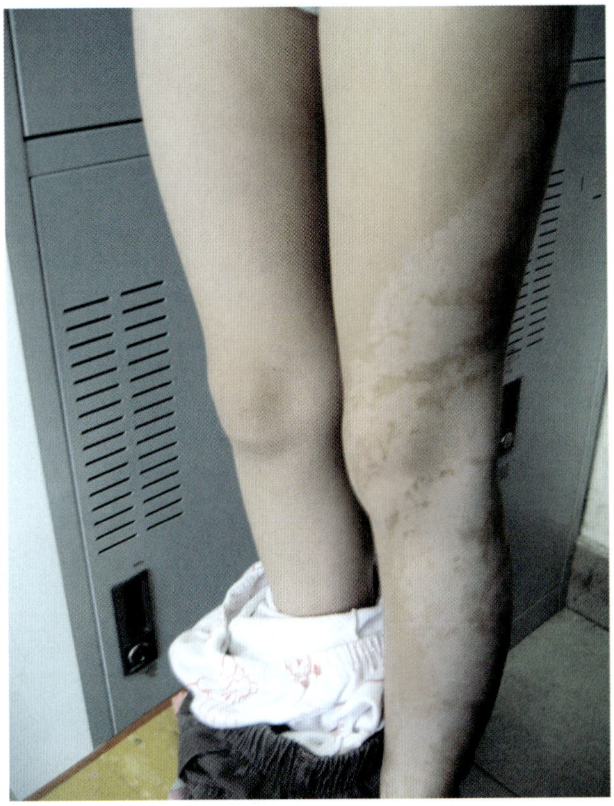

图 21-294 **脱色性色素性失禁症** 下肢出现波水样色素减退斑

可变性红斑角化症

【临床表现】

可变性红斑角化症（erythrokeratoderma variabilis）又称 Mendes da Costs 综合征，常染色体显性遗传。通常在出生后时或不久发病，损害有两种（图 21-295~图 21-300）：一为局限在四肢伸侧、面部的固定持久的深红色角化斑块，常呈图案形或多环形；另一为界限明显的红斑，分布散乱，大小和位置变化不定，有的可数小时或数天消退，有的亦可持久形成角化过度斑块。症状持续终身。

【组织病理】

无特异性组织病理变化，在角化性皮损中可见角化过度，棘层肥厚，中度乳头瘤样增生，颗粒层无异常（图 21-301）。

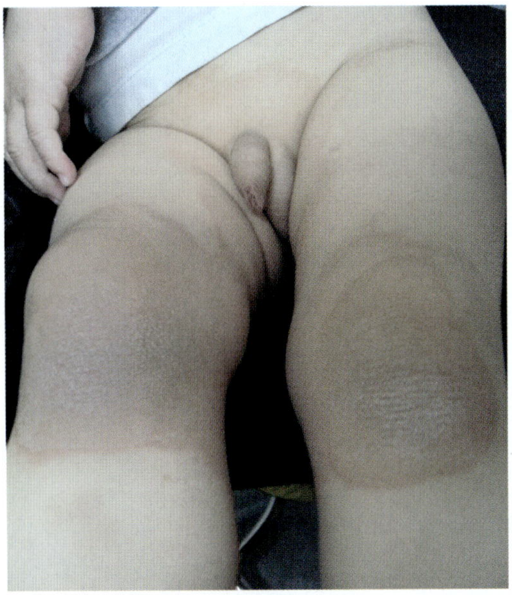

图 21-295 **可变性红斑角化病** 为界限明显的持久的红色角化斑块

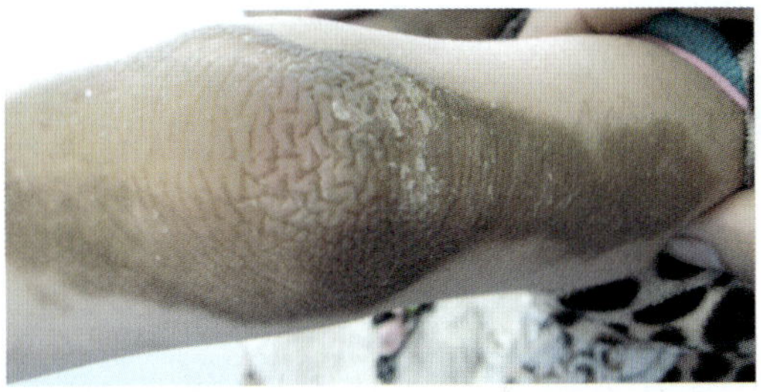

图 21-296 **可变性红斑角化病** 为界限明显的持久的深红色角化斑块

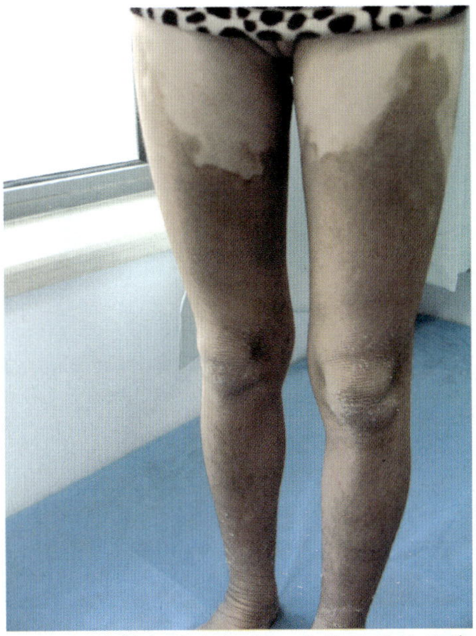

图 21-297 **可变性红斑角化病** 为界限明显的持久的深红色角化斑块

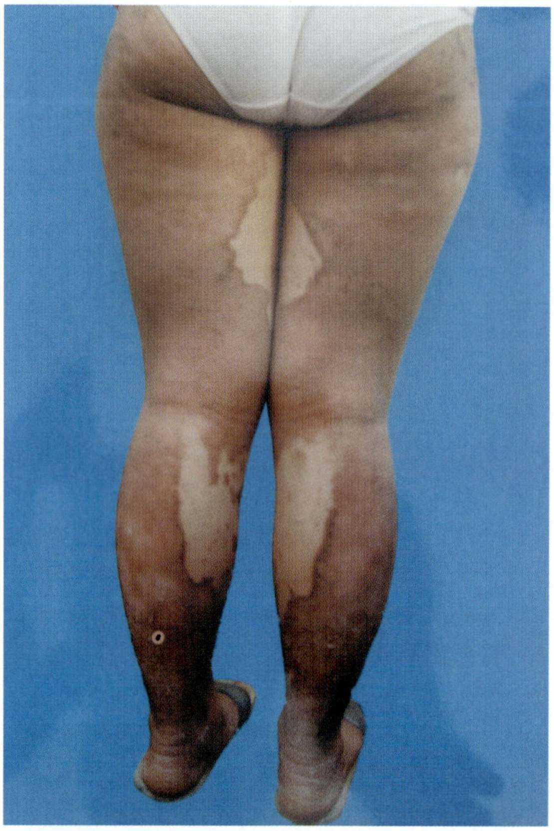

图 21-298 **可变性红斑角化病** 为界限明显的持久的深红色角化斑块

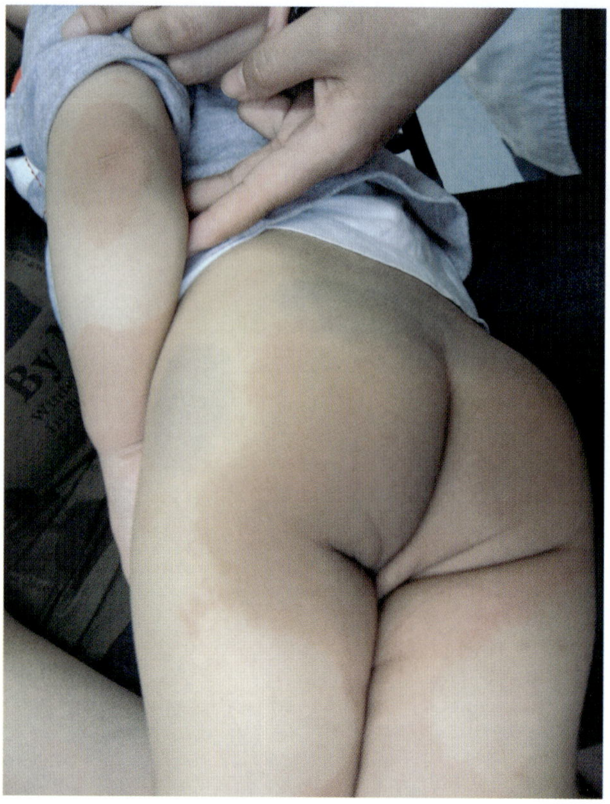

图 21-300 **可变性红斑角化病** 为界限明显的持久的红色角化斑块

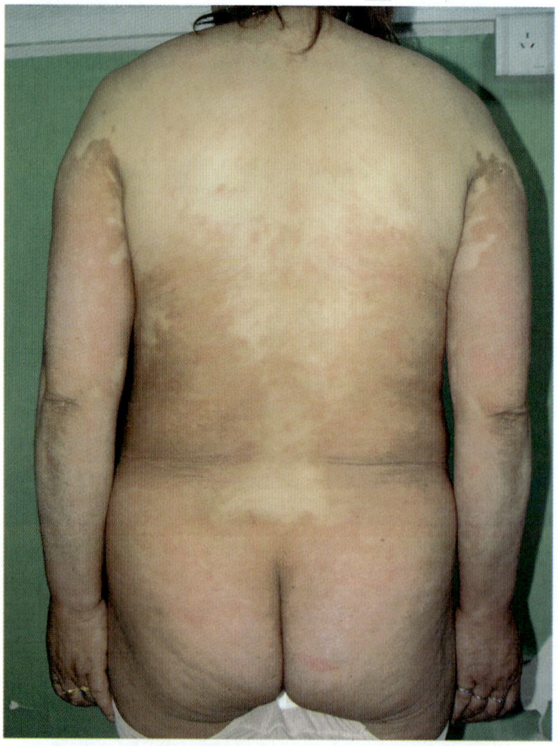

图 21-299 **可变性红斑角化病** 为界限明显的持久的深红色角化斑块，呈图案形

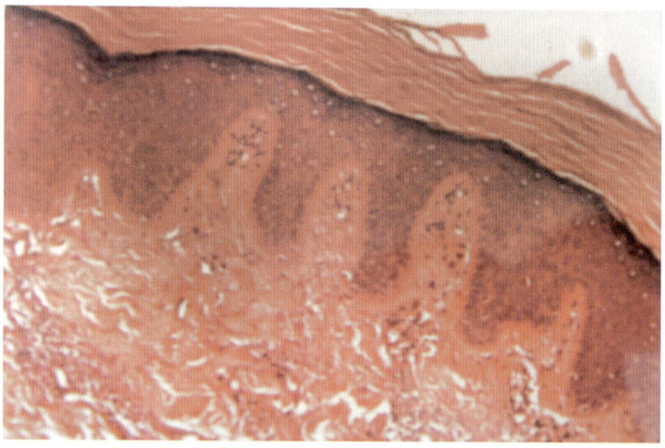

图 21-301 **可变性红斑角化病** 可见角化过度，棘层肥厚，轻度乳头瘤样增生，颗粒层无异常

掌跖纤维瘤病

【临床表现】

掌跖纤维瘤病（plantar-palmar fibromatosis）又称 Dupuytren 挛缩。指（趾）弯曲畸形。多发于 40 岁以上男性，掌部病变发在远端掌横纹与

无名指的纵横纹交界处，皮肤增厚，出现坚实结节并逐渐增大，或可融合形成索状或带状斑块，可波及其他手指。晚期引起掌指关节强直性收缩和近端指间关节屈曲性挛缩。跖部病变主要发生在足底中央，出现大小不等的结节，久立或行走常感疼痛（图 21–302，图 21–303）。

【组织病理】

掌跖腱膜纤维组织发生瘤样增生，胶原纤维丰富可形成致密束，其间可见残留腱膜组织。皮下组织萎缩，血管、淋巴管等可因纤维化而消失。

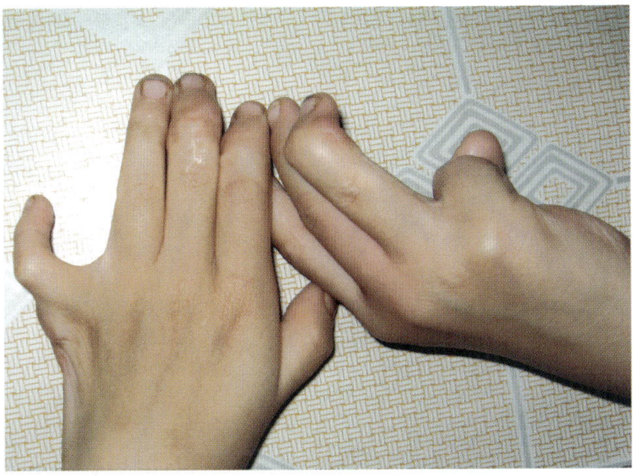

图 21–302 掌跖纤维瘤病 掌指关节强直性收缩和近端指间关节屈曲性挛缩

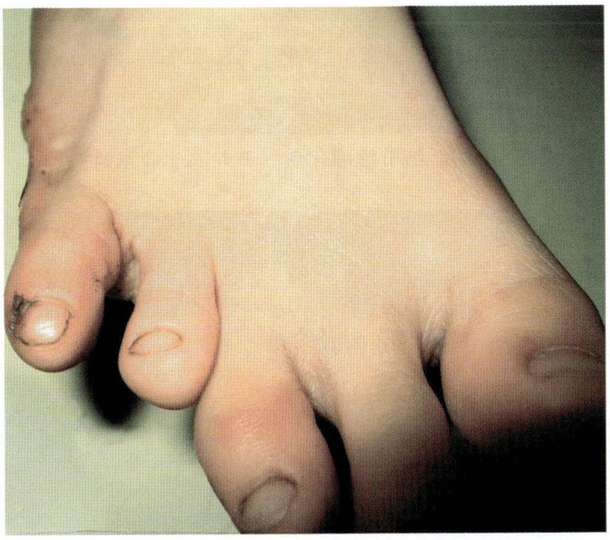

图 21–303 掌跖纤维瘤病 足部出现大小不等的结节

结节性硬化病

【临床表现】

结节性硬化病（tuberous sclerosis）为常染色体显形遗传。特征为多器官发生错构瘤和组织构成缺陷的系统性疾病。主要症状为面部血管纤维瘤、智力缺陷和癫痫三联征，但 3 种症状可不完全出现。皮损包括：①面部血管纤维瘤，表现为多发性散在的淡红色小丘疹，表面光滑，对称分布于鼻唇沟、颊和颏骨，多发生于学龄前儿童。②前额纤维斑块，表现为棕褐色大结节，质地柔软，高起皮面，排列不对称，可累及前额、眼睑、颊部和头皮。③甲周和甲下纤维瘤，为在甲旁或甲下出现的多发性红色指状新生物，质地坚韧。④鲨鱼皮样斑，常位于腰骶部，表现为形状不规则的黄色或皮肤色斑块，单个或多个，质软有弹性。⑤叶状脱色斑，出生即有，为本病最早表现的皮损，有诊断意义。皮损多位于躯干部，呈卵圆形、线条型或叶状，在滤过紫外线下易见。此外咖啡牛奶斑、痣样损害、黏膜（尤其是齿龈部）的纤维瘤样增生等也有助于诊断。系统性损害：80%~90%易发生癫痫，60%~70%患者智力低下。大脑皮质结节、室管膜下结节和巨细胞瘤是本病三种特征性肿瘤。肾囊肿和血管性肿瘤是常见的肾损害。50%的患者有视网膜错构瘤。其他尚可有心脏良性横纹肌瘤、肝脏、甲状腺、睾丸和消化道良性肿瘤等（图 21–304~图 21–313）。

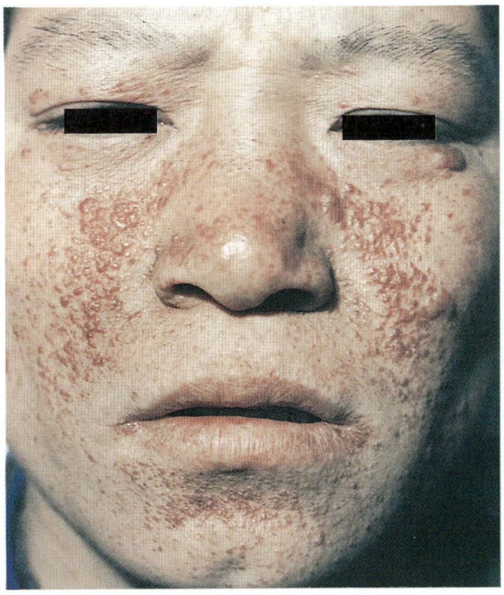

图 21–304 结节性硬化病 面部血管纤维瘤

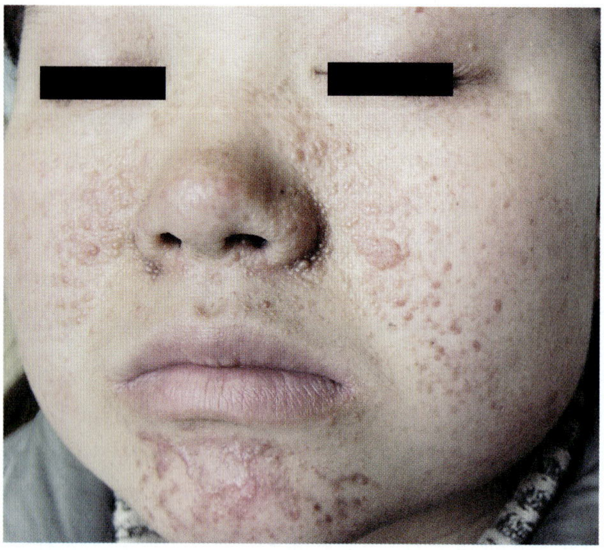

图 21-305 结节性硬化病 面部血管纤维瘤

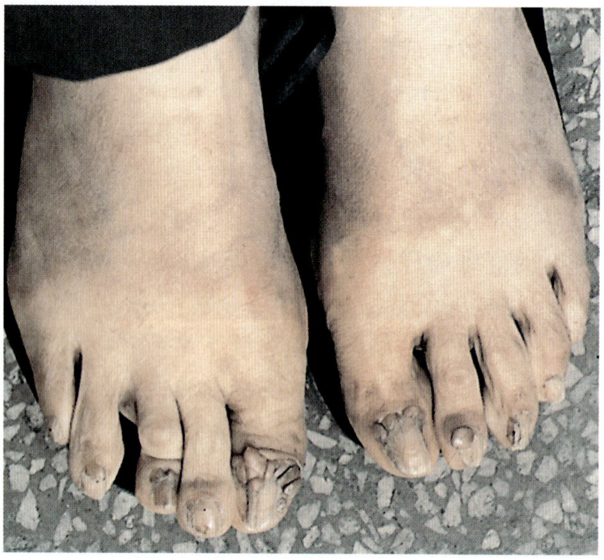

图 21-306 结节性硬化病 甲周和甲下纤维瘤

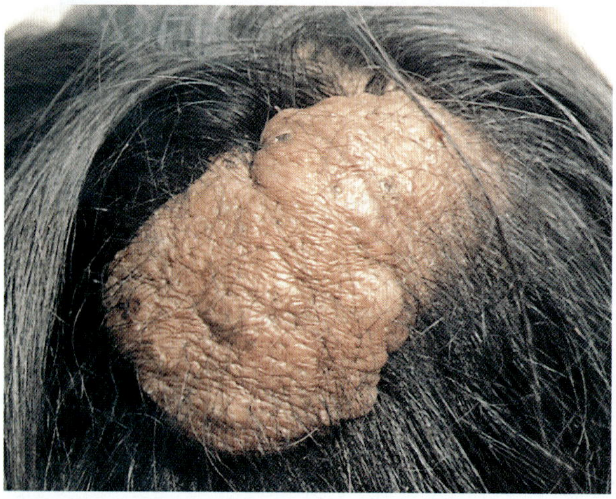

图 21-307 结节性硬化病 纤维瘤斑块

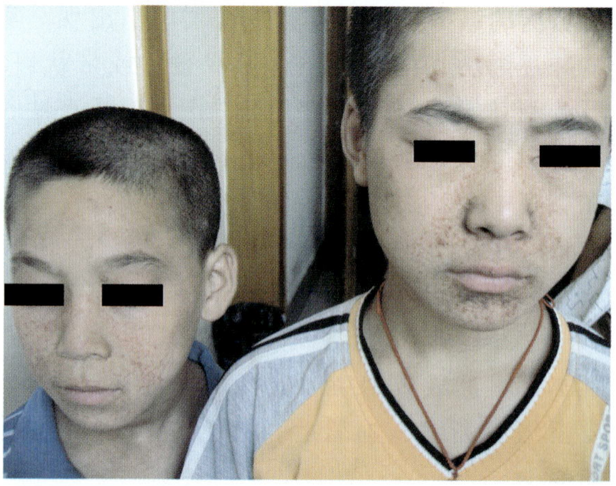

图 21-308 结节性硬化病 兄弟同患

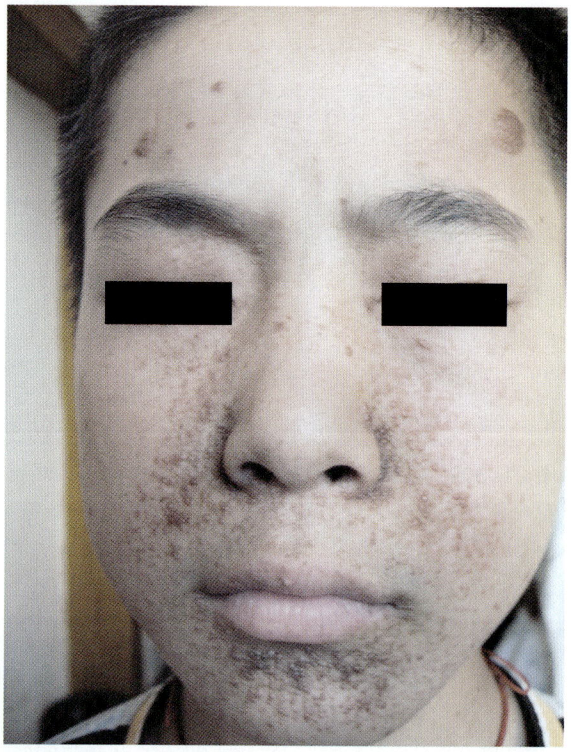

图 21-309 结节性硬化病 面部血管纤维瘤

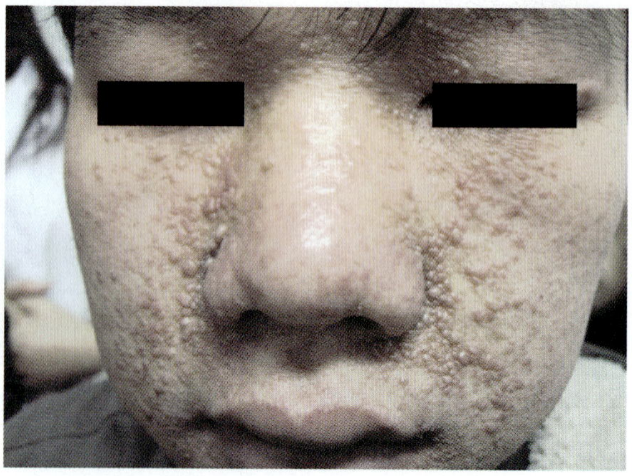

图 21-310 结节性硬化病 面部血管纤维瘤

图 21-311　结节性硬化病　鲨鱼皮样斑

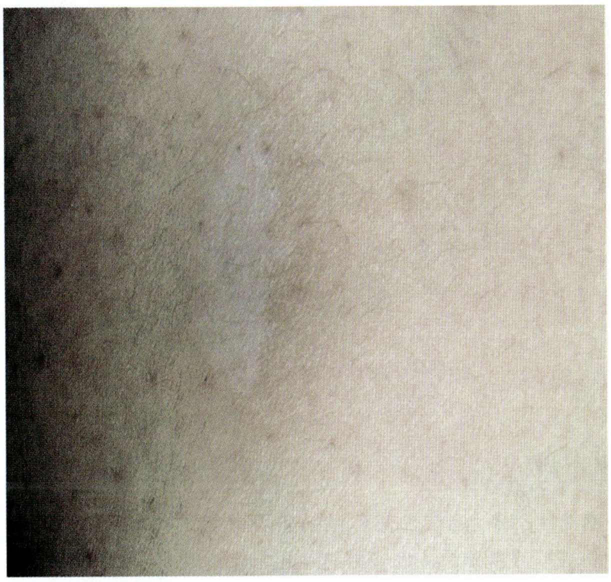

图 21-312　结节性硬化病　叶状脱色斑

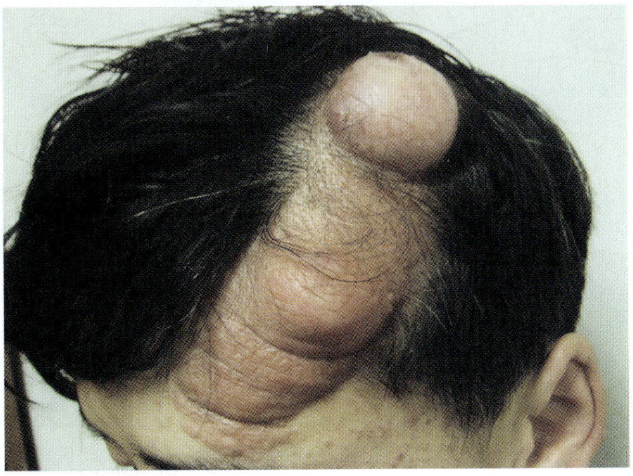

图 21-313　结节性硬化病　纤维瘤斑块

【组织病理】

面部血管纤维瘤在组织学上表现为血管扩张和真皮纤维化（图 21-314，图 21-315）。前额纤维斑块在组织学上示胶原致密，皮脂腺和毛囊萎缩，绕以同心圆形成层纤维鞘。甲周及甲下纤维瘤组织学仅可见纤维化。在纤维化处分布有星状的类似神经胶质细胞的成纤维细胞。鲨鱼皮样斑可表现为：相互交织的、走向不规则的致密胶原纤维束，弹力纤维破碎，呈块状或减少。真皮较深层可见有团状的粗胶原束。叶状脱色斑处黑色素细胞数目基本正常，但由于酪氨酸酶活性降低，Dopa 反应（多巴反应）呈弱阳性。电镜下可见黑色素化程度降低，其内的黑色素小体变小。

系统性损害时，脑部错构瘤样结节由胶质细胞和神经组织组成。视网膜晶状体瘤因位置偏

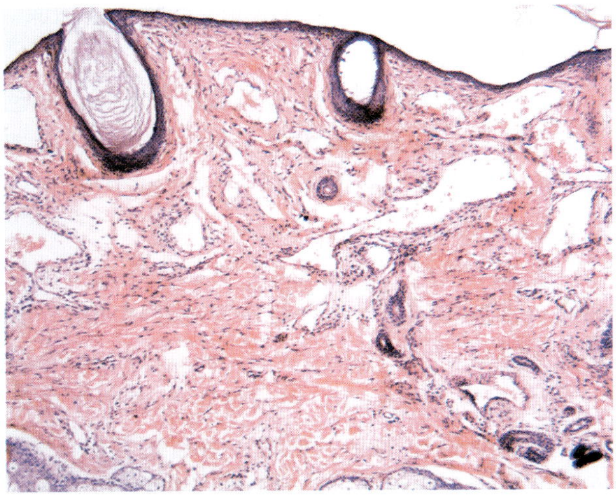

图 21-314　结节性硬化病　表皮萎缩，毛囊角化，血管扩张和真皮纤维化

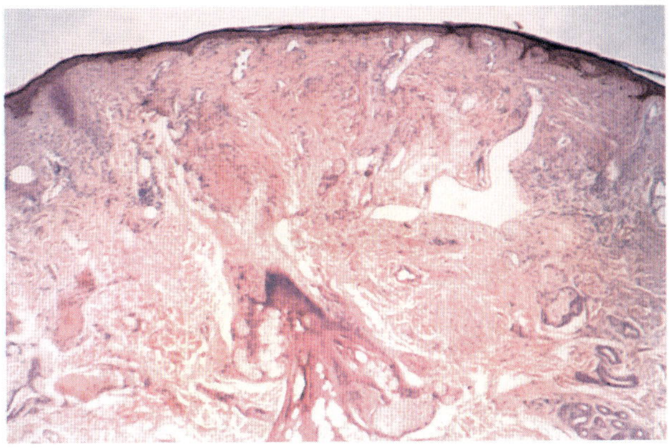

图 21-315　结节性硬化病　血管扩张和真皮纤维化

离，不影响视力，损害呈扁平或桑葚状，长入玻璃体内。肾损害出现血管肌肉脂肪瘤，由血管平滑肌与脂肪组织组成。

【鉴别诊断】

本病有鲨鱼皮样斑出现时难与结缔组织痣区别，但弹力纤维不增加，结合临床较易鉴别。

遗传性对称性色素异常病

【临床表现】

遗传性对称性色素异常病（dyschromatosis symmetica hereditaris）为常染色体显性遗传，男性较多。多在幼年发病，发展缓慢，持续终身。皮损为在四肢末端(图 21-316~图 21-319)、手足背出现的大小不等的色素沉着斑，其间可见色素减退斑，交织成网状。有时亦可累及小腿、前臂及躯干和面部。夏季受光线影响，色素沉着加深。

【组织病理】

色沉处可见棘层下和基底层色素增深，黑色素细胞数目正常或略有增多。真皮上部噬色素细胞增多。色素减退斑处看见黑色素体减少或消失。

【鉴别诊断】

1. 网状肢端色素沉着病　本病在四肢末端背侧有色素沉着斑，色斑处较正常皮肤稍凹陷，无色素减退斑。

2. 着色性干皮病　本病特点为雀斑样色素斑，皮肤干燥、潮红、萎缩，毛细血管扩张等。在萎缩处有角化过度，并可继发恶性肿瘤。

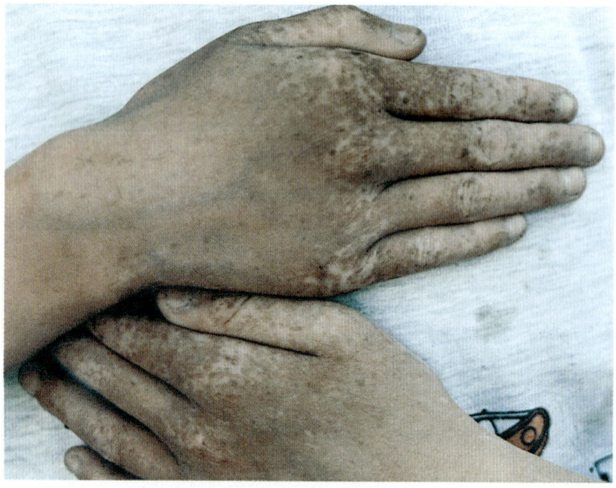

图 21-316　遗传性对称性色素异常病　手足背出现的大小不等的色素沉着斑，其间可见色素减退斑，交织成网状

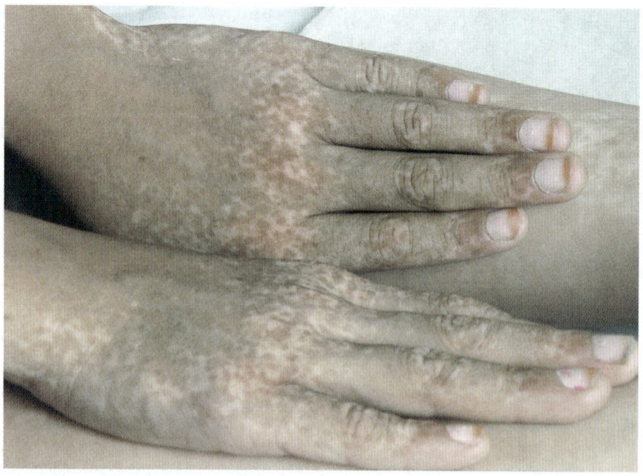

图 21-317　遗传性对称性色素异常病　手足背出现的大小不等的色素沉着斑，其间可见色素减退斑，交织成网状

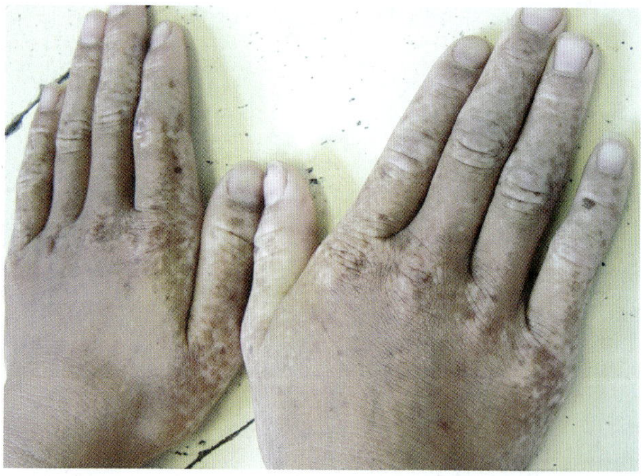

图 21-318　遗传性对称性色素异常病　手足背出现的大小不等的色素沉着斑，其间可见色素减退斑，交织成网状

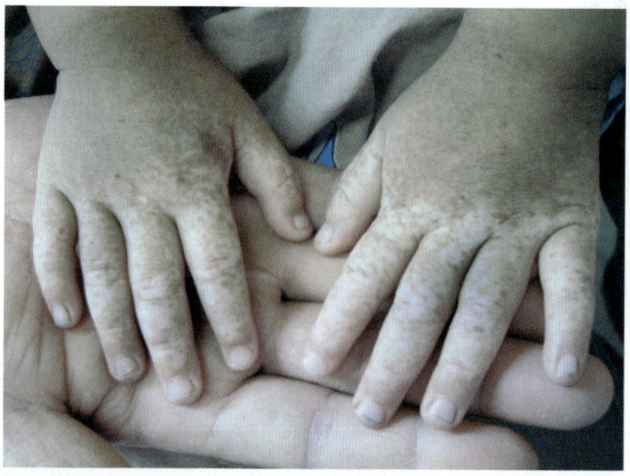

图 21-319　遗传性对称性色素异常病　手足背出现的大小不等的色素沉着斑，其间可见色素减退斑，交织成网状

遗传性良性上皮内角化不良病

【临床表现】

遗传性良性上皮内角化不良病（hereditary benign intraepithelial dyskeratosis）为常染色体显性遗传，特征为出生不久在口腔黏膜出现无症状的、柔软的白色海绵状皱褶。眼部损害为球结膜在充血基础上出现隆起的疱样，胶状斑块。

【组织病理】

表皮增生，棘层肥厚，有含空泡的棘细胞和良性角化不良细胞，表皮内可见特征性的蜡样嗜酸性细胞，称为“烟草细胞”。

婴儿指部纤维瘤病

【临床表现】

婴儿指部纤维瘤病（infanlile digital fibromatosis）在出生时或出生数月后发生，在指趾远端、伸侧或外侧出现单个或多个的小结节，大小不超过 2cm，表面肤色或粉红色、光滑、发亮、质硬，与表面皮肤粘连但可以移动。可自行消退但可复发。

【组织病理】

皮损处真皮内可见大量大小一致的梭形细胞，胶原纤维束纵横交错排列。胶原纤维可发生透明变性或黏液样变性。可由表皮下向下扩展至皮下组织。特征性表现是胞浆内出现嗜酸红性包涵体，包涵体直径 3~10um，HE 切片上类似红细胞。Masson 三色染色呈深红色，磷钨酸苏木紫染色呈紫色。

【鉴别诊断】

组织学上应与皮肤纤维瘤和瘢痕疙瘩相鉴别。皮肤纤维瘤由成纤维细胞、幼稚和成熟的胶原纤维组成，成纤维细胞内常有脂质和含铁血黄素。成纤维细胞旋涡状排列。瘢痕疙瘩成纤维细胞较少，浅层胶原纤维与皮面平行。

先天性毛细血管扩张性大理石样皮肤

【临床表现】

先天性毛细血管扩张性大理石样皮肤（cutis marmorata telangiectatica congenita）以女性多见，出生时即表现为节段性或广泛性的网状毛细血管扩张、呈现大理石样外观（图21-320~图21-323），可累及任何部位的皮肤，但特别好发于四肢。可继发溃疡、坏死、萎缩和瘢痕。患者有发育障碍，可伴发血管痣、动脉导管未闭、先天性青光眼等先天性疾病。

【组织病理】

可见皮下毛细血管及静脉扩张，但也有部分患者病理变化并不明显。

【鉴别诊断】

1. Bockenheimer 综合征　儿童期发病，发生在单侧肢体，表现为进行性大静脉扩张伴皮下组织肿胀。部分患者形成静脉石血栓，导致患肢增长或缩短等畸形。

2. 新生儿红斑狼疮　本病头面部及曝光部位易受累，皮损较对称，多伴免疫学和其他系统病变。

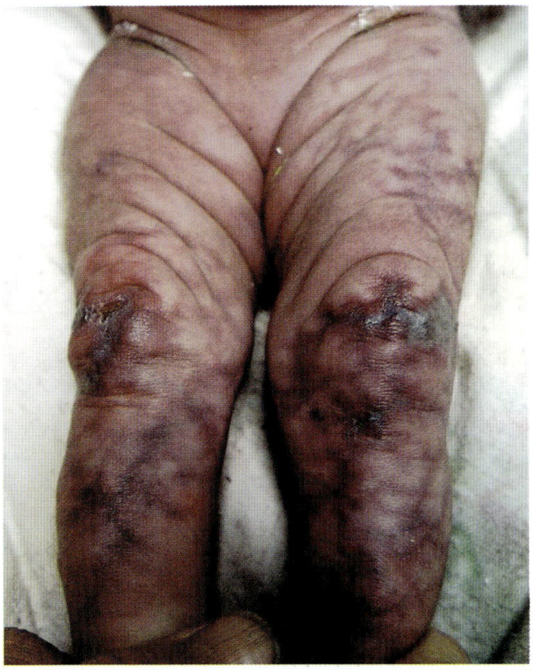

图 21-320　先天性毛细血管扩张性大理石样皮肤　广泛性的网状毛细血管扩张、呈现大理石样外观

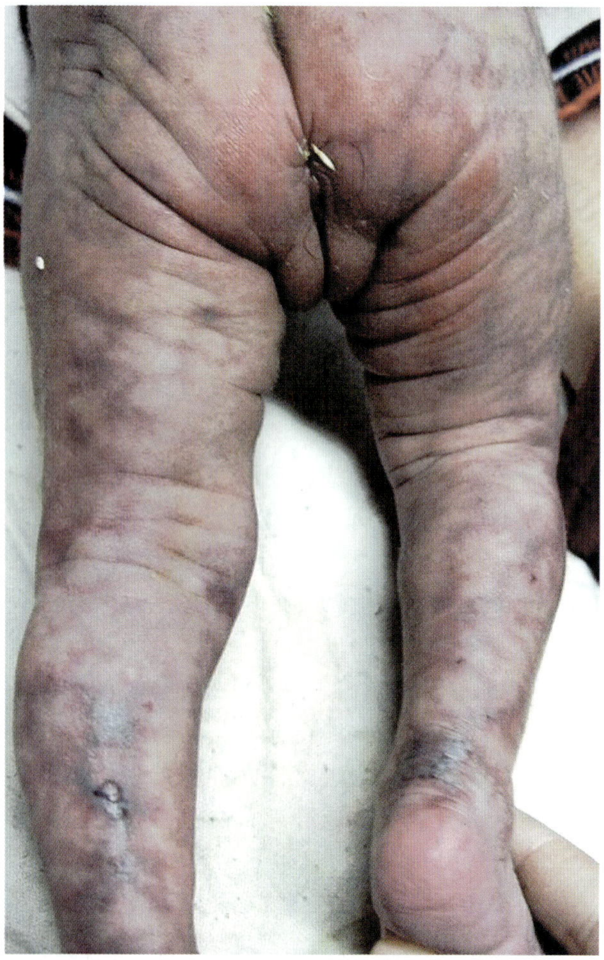

图 21-321　先天性毛细血管扩张性大理石样皮肤　广泛性的网状毛细血管扩张、呈现大理石样外观

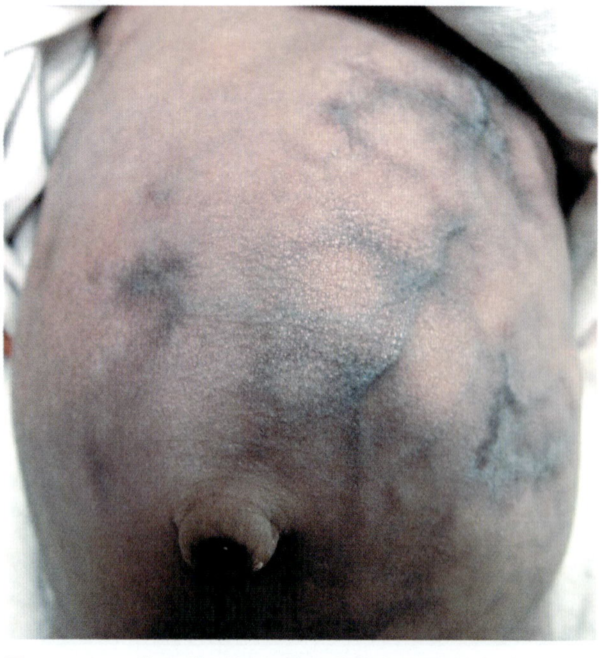

图 21-322　先天性毛细血管扩张性大理石样皮肤　广泛性的网状毛细血管扩张、呈现大理石样外观

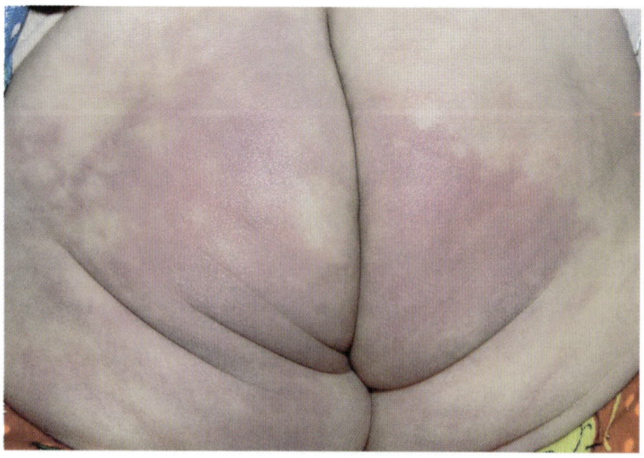

图 21-323　先天性毛细血管扩张性大理石样皮肤　广泛性的网状毛细血管扩张、呈现大理石样外观

（吴佳纹　肖生祥）

第二十二章 大疱性皮肤病及无菌性脓疱病

大疱性皮肤病及无菌性脓疱病是一组临床表现以出现水疱、大疱和无菌性脓疱为原发性损害的疾病。病变的共同特点是：皮损较广泛，慢性病程；病理表现为表皮内或表皮下水疱，多数疾病皮质类固醇治疗有效。

天疱疮

天疱疮（pemphigus）是一组以形成表皮内棘层松解性大疱为特征的、重症自身免疫性皮肤病，好发于30~50岁人群，无明显性别差异。年发病率（0.5~3.2）/10万，根据临床和组织病理学特点主要分为寻常型、增殖型、落叶型、红斑型4种类型。

【临床表现】

1. *寻常型天疱疮* 寻常型天疱疮（pemphigus vulgaris，PV）是最重及最常见的一型，约占2/3。皮损表现为在外观正常皮肤上（少数在红斑基础上），突然发生黄豆至蚕豆大的水疱，有时可达核桃大，疱壁多薄而松弛，水疱孤立散在，亦可聚集成群，或排列呈环形、蛇形。疱液开始清亮，无红晕，后变混浊，破溃后露出红色湿润糜烂面，上覆疱液结痂，常有特异的腥臭。尼氏征阳性。少有自愈倾向，病变不断向周围扩展，融合成不规则状。除水疱外，偶见血疱、溃疡、组织坏死。皮损可以发生于全身各部，好发于颈背、腋窝及腹股沟等处（图22-1~图22-10）。

约有80%患者有口腔、外阴及眼结膜受累，早期即表现为口腔黏膜极易出血，发生广泛顽固的糜烂，伴显著烧灼痛、唾液量增多，也可侵犯消化道黏膜，但较少见。大多数患者早期先有感觉过敏、灼痛、口干、吞咽不便，以后在易擦伤部位出现黄豆至核桃大的水疱，疱壁薄，极易破裂破后，遗留一层灰白色膜。糜烂面不易愈合，有时会发展成溃疡，影响饮食。

水疱常泛发全身，出现广泛的糜烂面，易并

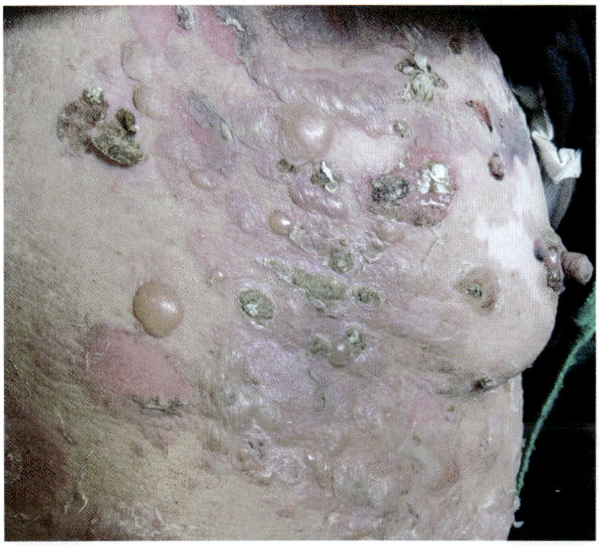

图22-1 寻常性天疱疮

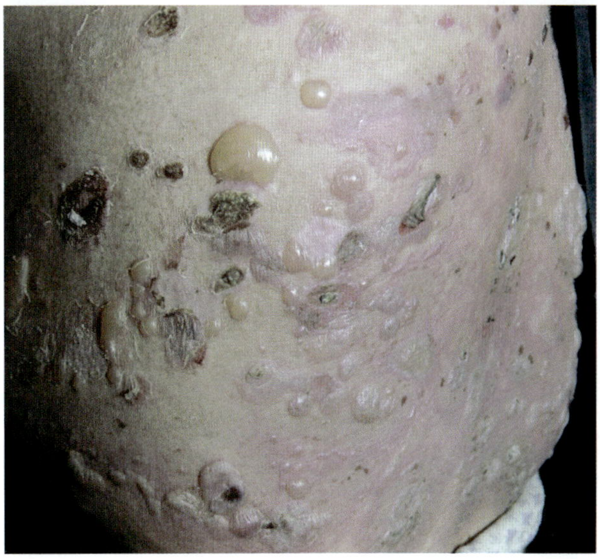

图22-2 寻常性天疱疮

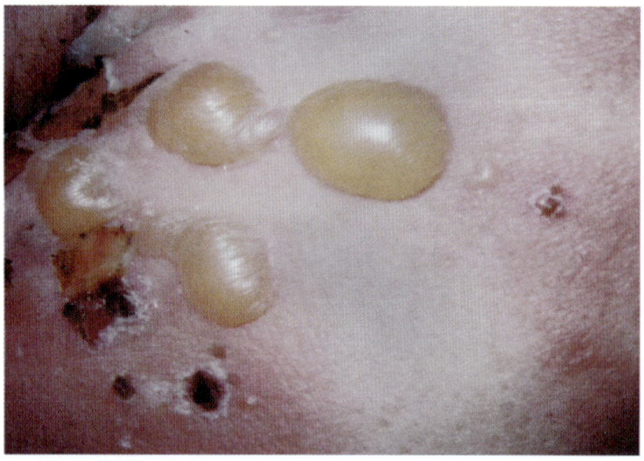
图 22-3 寻常型天疱疮

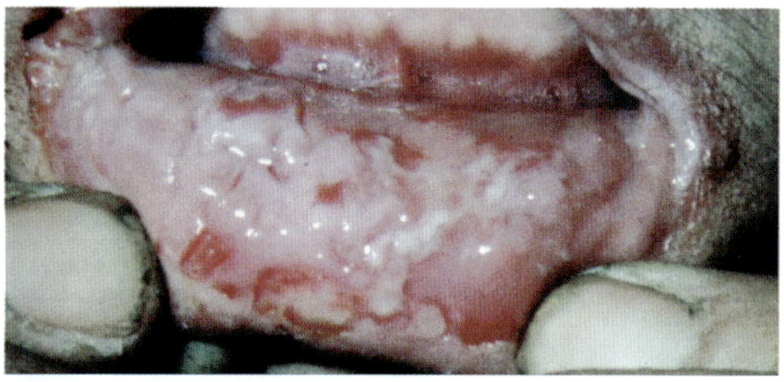
图 22-4 寻常型天疱疮

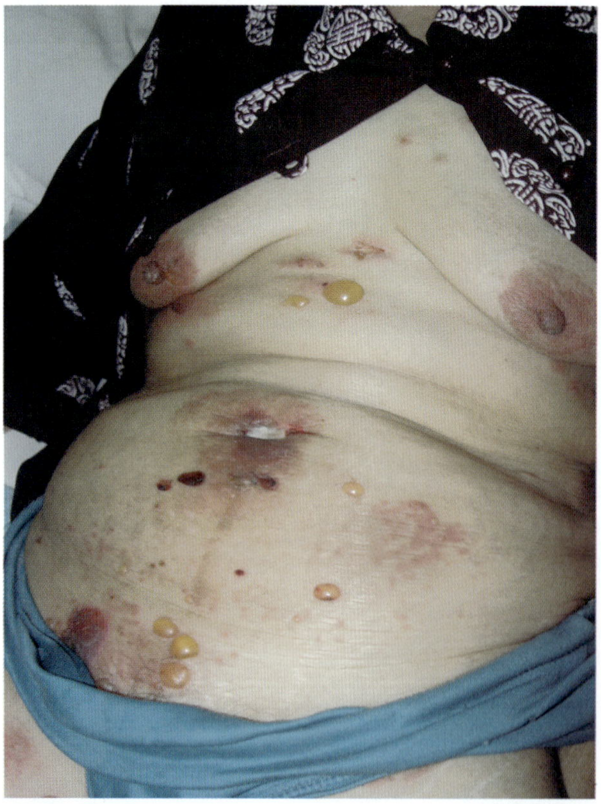
图 22-5 寻常型天疱疮

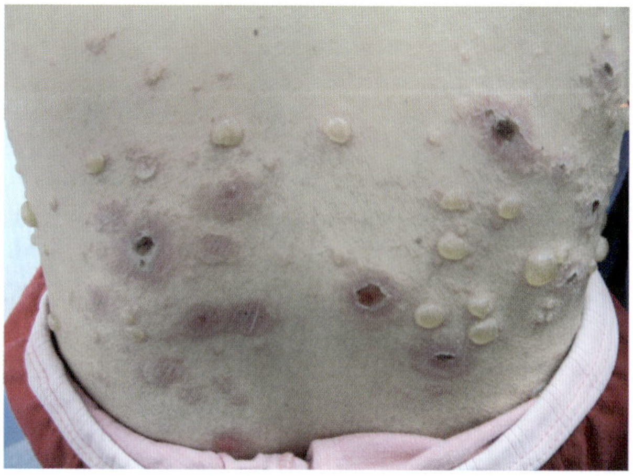
图 22-6 寻常型天疱疮

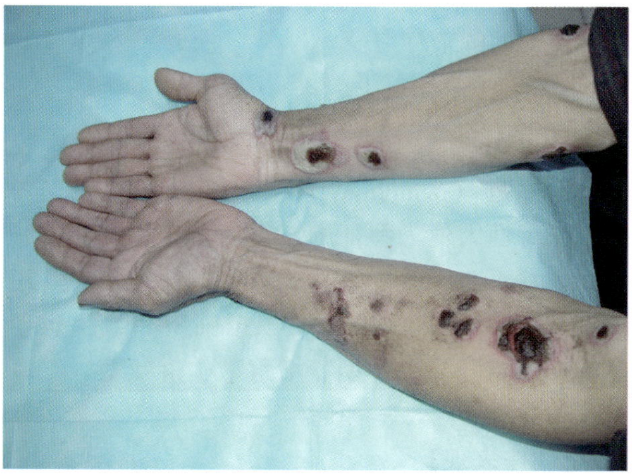
图 22-7 寻常型天疱疮

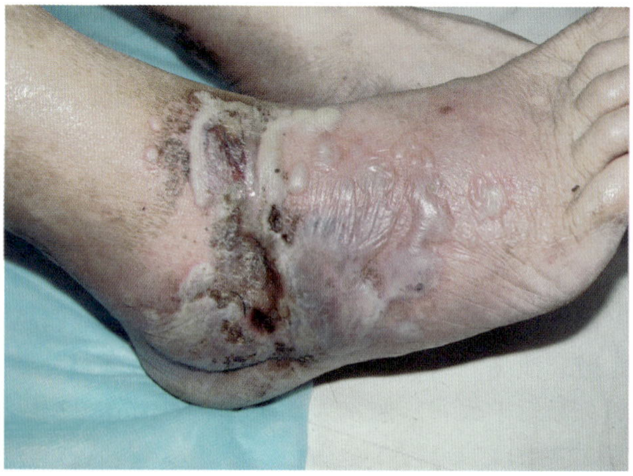
图 22-8 寻常型天疱疮

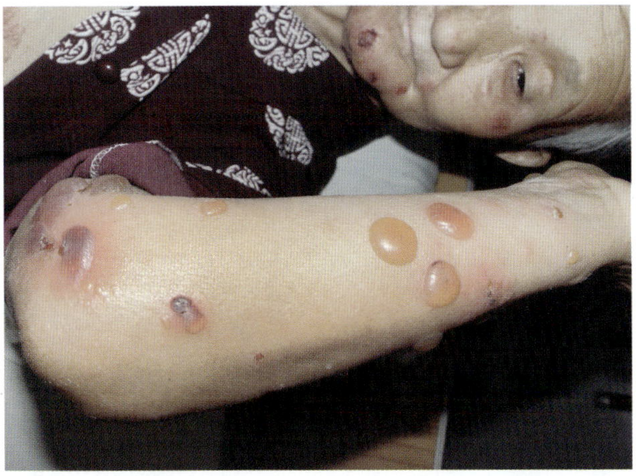

图 22-9　寻常型天疱疮

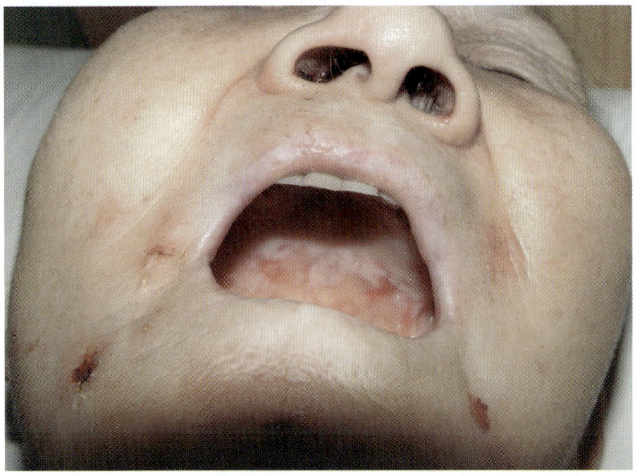

图 22-10　寻常型天疱疮

发感染、发热、全身衰竭等症状。患者一般仅有轻痒，皮损愈后无瘢痕形成，仅遗留色素沉着斑，偶见色素脱失。

2. 增殖型天疱疮　增殖型天疱疮（pemphigus vegetans）为寻常型天疱疮的少见异型，约占3%。患者一般是免疫力较强的年轻人。皮损好发于头面、腋下、乳房下、胸背等脂溢性部位或皱褶部位。初起为松弛的水疱，类似寻常型天疱疮，尼氏征阳性。水疱破溃后形成糜烂面，其上逐渐出现乳头状或疣状的肉芽增生，边缘常有新生水疱，使损害面积逐渐扩大。皮损表面污秽、结痂，易继发细菌及念珠菌感染，有恶臭。常侵犯口腔、鼻腔、阴唇、肛门等处黏膜，水疱极易破裂形成糜烂面，自觉症状不明显，有时伴有高热等全身症状。病变时轻时重，往往持续多年，病程较寻常型长（图 22-11）。

增殖型天疱疮可分为两型：①重型（Neumann 型），多与寻常型天疱疮相移行。早期出现松弛的水疱、大疱和糜烂，糜烂面愈合后表面出现疣状和乳头瘤状增生。有较多脓性分泌物和结痂。病程长，不易自行缓解。②轻型（Hallopeau 型），无明显水疱，仅在间擦部位出现小脓疱和乳头状增生。慢性经过，病情轻，预后良好，能自行缓解。临床上和增殖型皮炎难以区别，直接免疫荧光检查（DIF）发现表皮细胞间有 IgG 沉积。

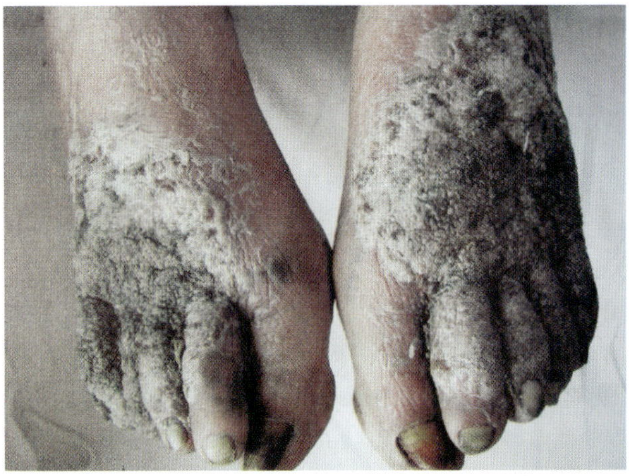

图 22-11　增殖型天疱

3. 落叶型天疱疮　落叶型天疱疮（pemphigus foliaceus，PF）约占 15%，是天疱疮中病情相对较轻的一型。表现为在正常皮肤上或红斑基础上出现松弛的薄壁水疱，特征是极易破溃并形成油腻性叶状结痂，痂皮中心附着，边缘游离，出现限局或广泛性的剥脱，有腥臭。有时患处皮肤潮红肿胀上覆叶状痂皮，类似剥脱性皮炎损害。尼氏征阳性。皮损多发生于头部、颜面、胸背部。初期皮损局限，对称性分布，后逐渐扩大，约 71%病例最后泛发全身。口腔黏膜很少受累。毛发稀疏，常可脱光。指甲可见营养不良改变。自觉瘙痒或灼痛，全身症状轻重不一。病程可持续 10 年以上，预后较好（图 22-12~图 22-15）。

4. 红斑型天疱疮　红斑型天疱疮（pemphigus erythematosus，PE）亦称 Sener-Usher 症候群、脂溢性天疱疮，是落叶型天疱疮的异型，约占天疱疮的 15%。皮损以红斑，小水疱为主，可覆有鳞屑、结痂，尼氏征阳性。好发于头面部及胸背部。面部皮损分布多为蝶形红斑，酷似红斑狼疮。头部、胸背部多覆有脂溢性结痂，和脂溢

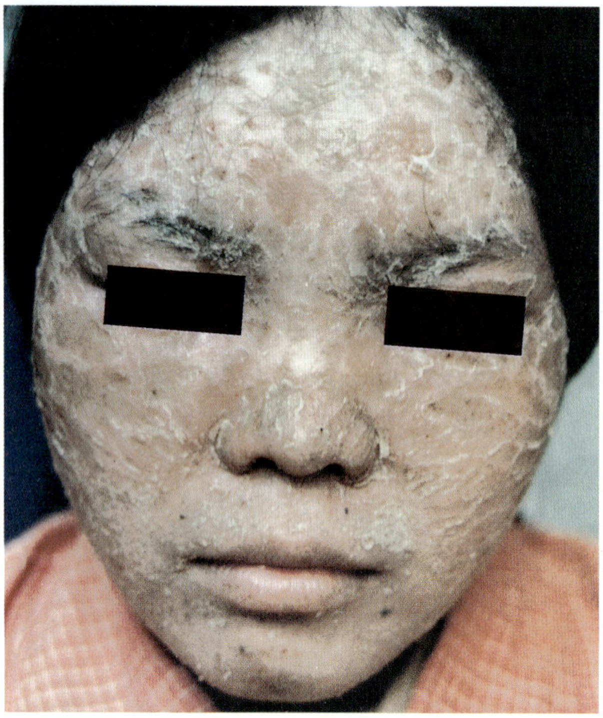

图 22–12　落叶型天疱疮

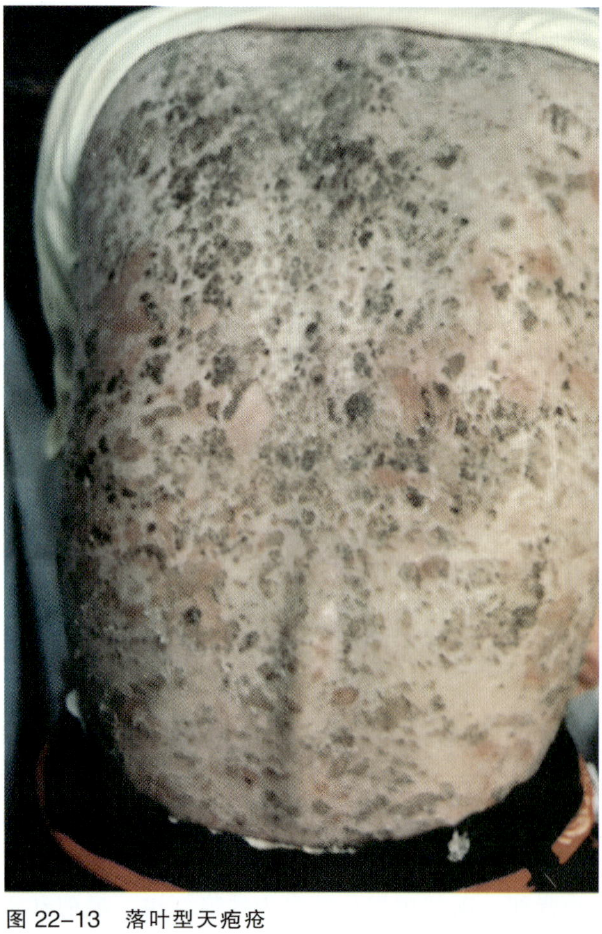

图 22–13　落叶型天疱疮

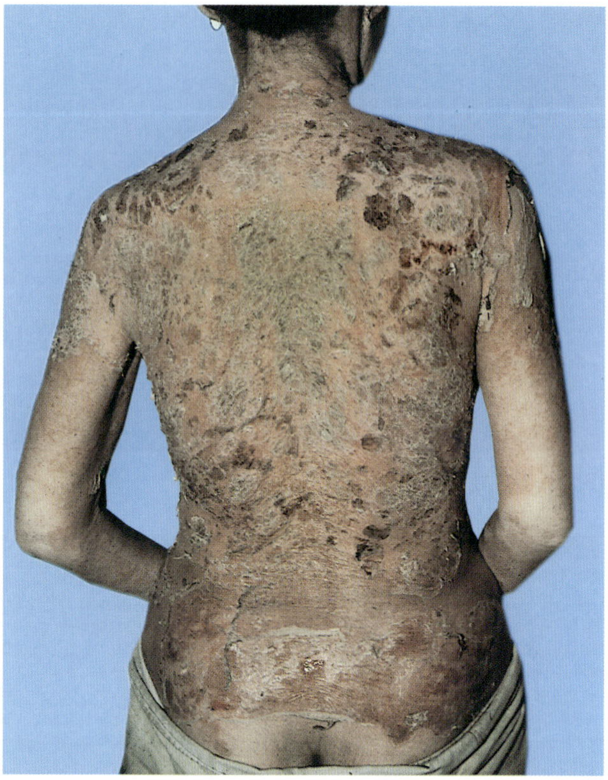

图 22–14　落叶型天疱疮

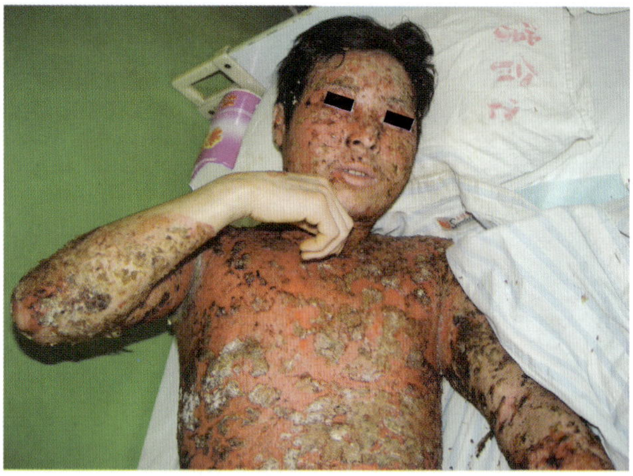

图 22–15　落叶型天疱疮

性皮炎相似（图 22–16~图 22–25）。一般不易泛发，预后良好，无黏膜受累，全身症状轻微。本症最后可以发展为落叶型天疱疮。

【组织病理】

1. 寻常型天疱疮　早期水疱表现为棘层下方嗜酸性海绵水肿伴真皮浅层血管周围炎症细胞浸润，有时可在基底层上出现局限性裂隙。典型改变为基底层上水疱或裂隙（图 22–26~图 22–32），裂隙可一直向下延伸至皮肤附属器的

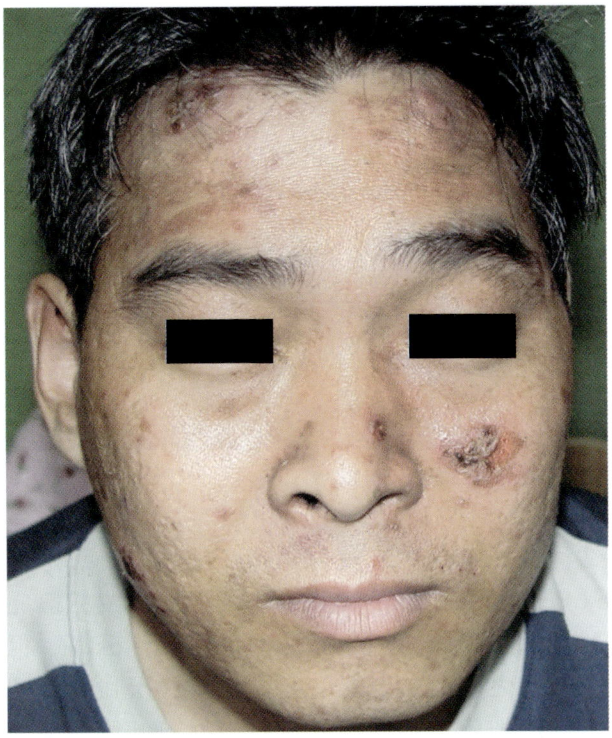

图 22-16　红斑型天疱疮

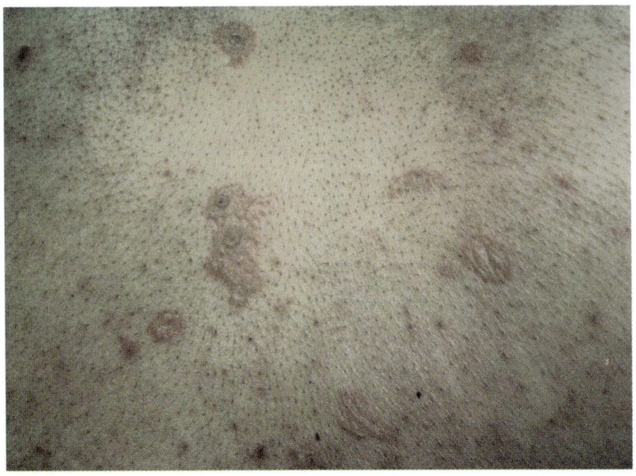

图 22-17　红斑型天疱疮

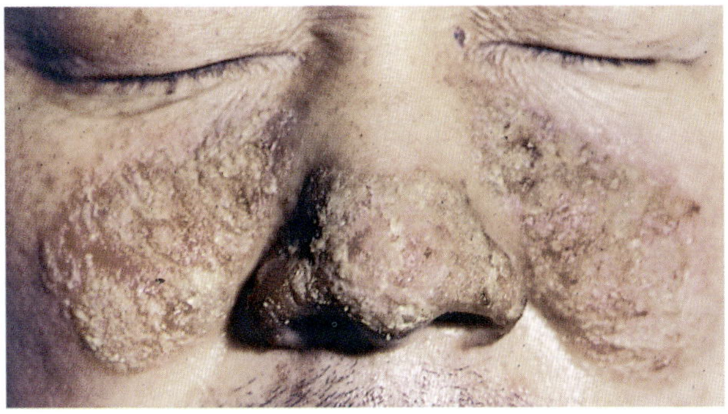

图 22-18　红斑型天疱疮

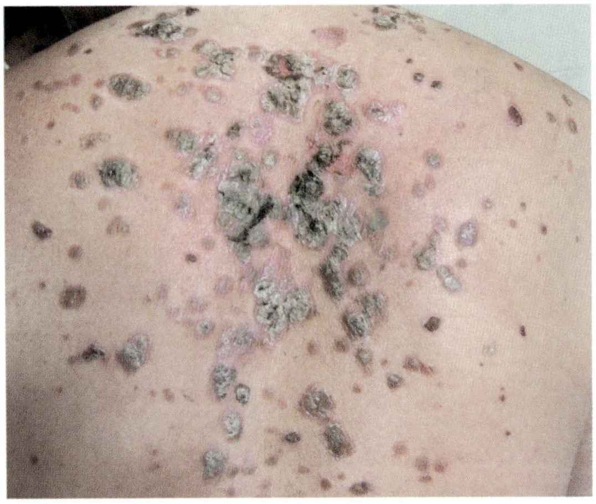

图 22-19　红斑型天疱疮

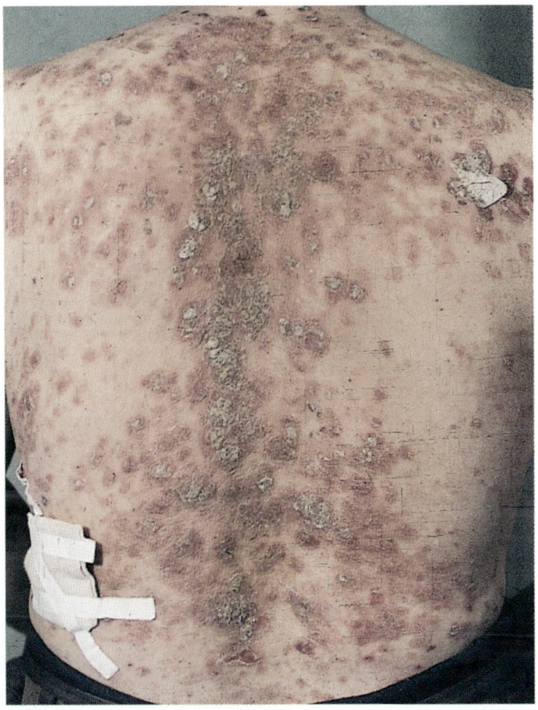

图 22-20　红斑型天疱疮

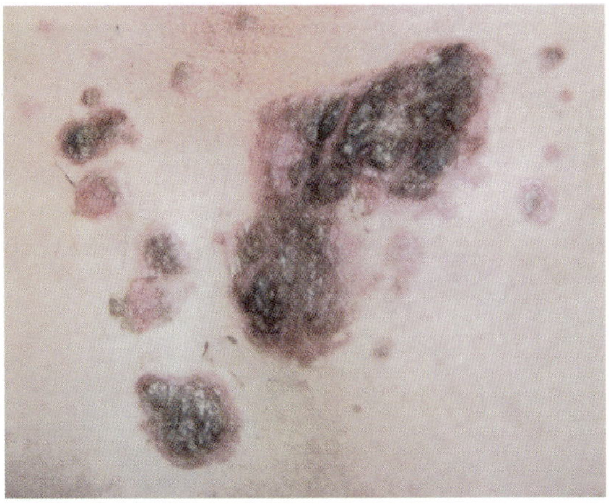

图 22-21　红斑型天疱疮

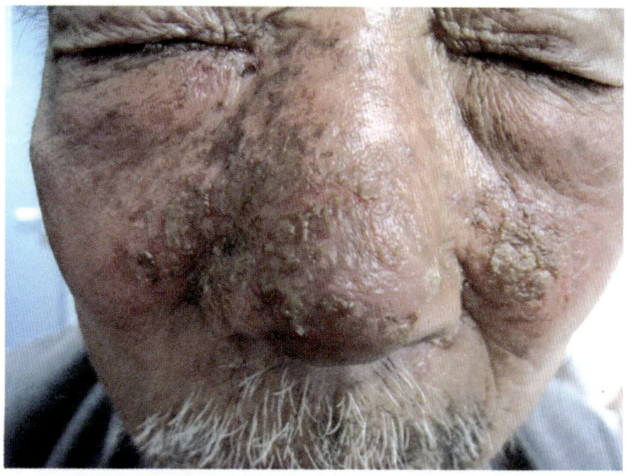

图 22-22　红斑型天疱疮

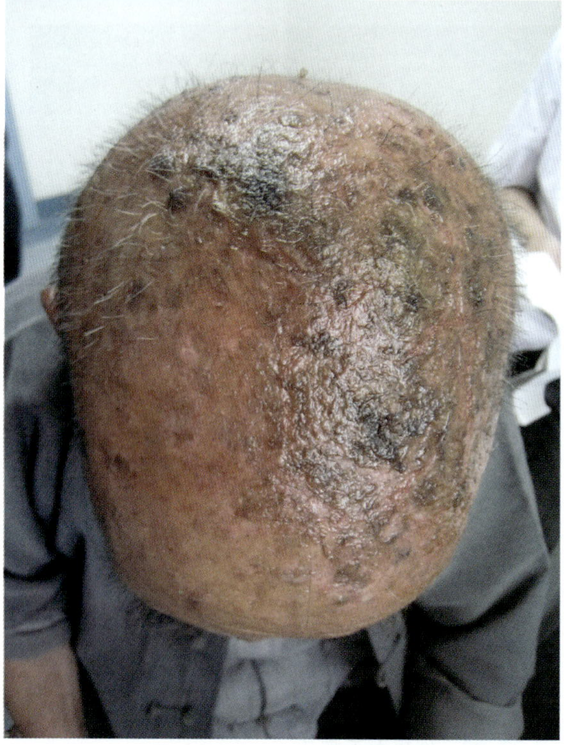

图 22-23　红斑型天疱疮

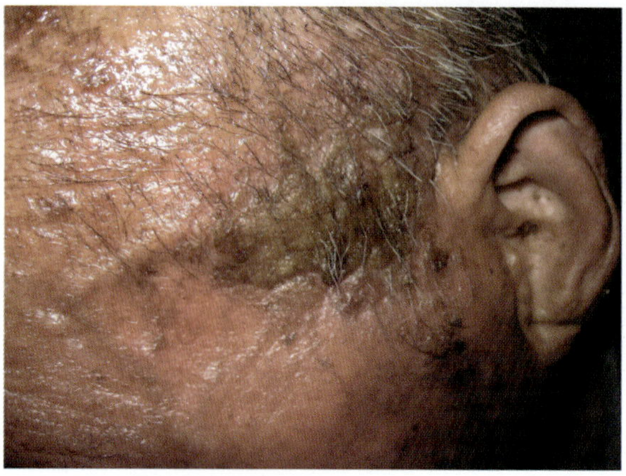

图 22-24　红斑型天疱疮

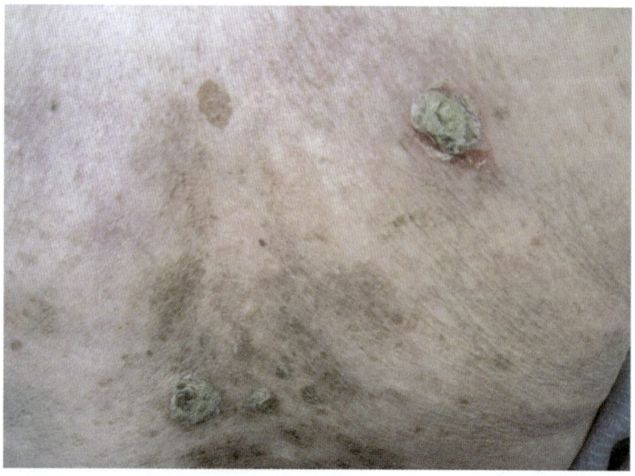

图 22-25　红斑型天疱疮

结构，如毛囊、真皮内的小汗腺导管。裂隙或水疱内可见棘层松解细胞，其上方表皮一般完整，基底细胞与棘细胞之间呈连续性分离，但棘细胞之间仍黏合在一起。真皮浅层血管周围有淋巴细胞、组织细胞、嗜中性粒细胞和嗜酸性粒细胞浸润。

2. 增殖型天疱疮　早期损害与寻常型天疱疮类似，但绒毛形成较明显。晚期表皮高度增生，表皮突显著延长。增生的棘细胞层内可见嗜酸性粒细胞微脓肿（图22-33）。表皮及毛囊在基底层上分离，形成表皮内半月形裂隙或水疱。嗜酸性脓肿、裂隙或水疱内，可见棘层松解细胞。真皮乳头水肿，浅层血管周围有淋巴细胞、组织细

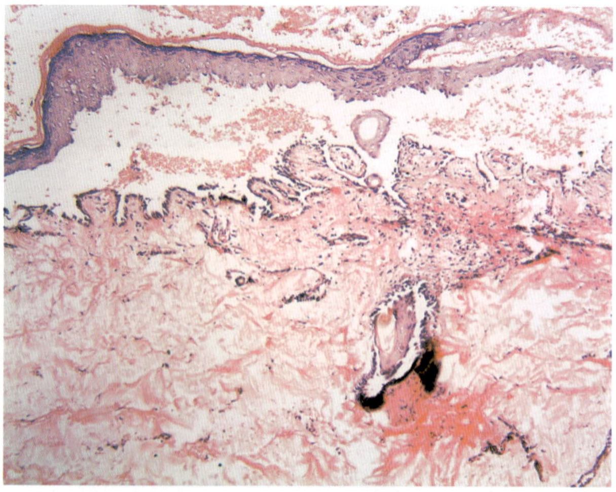

图 22-26　寻常型天疱疮　基底层上水疱，基底细胞与棘细胞之间呈连续性分离，真皮乳头上见单层基底细胞

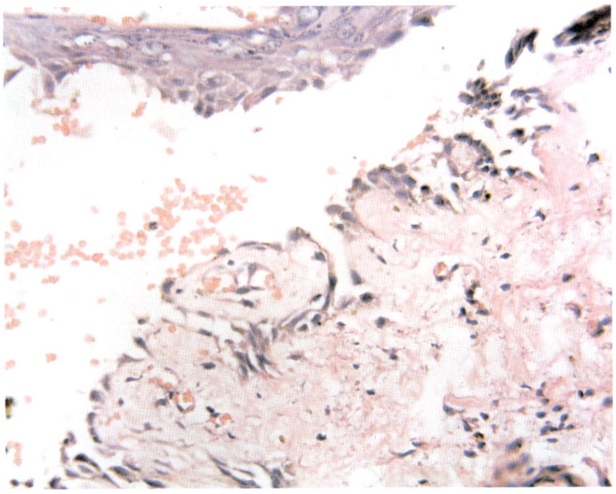

图 22-27　寻常型天疱疮　真皮乳头上见单层基底细胞

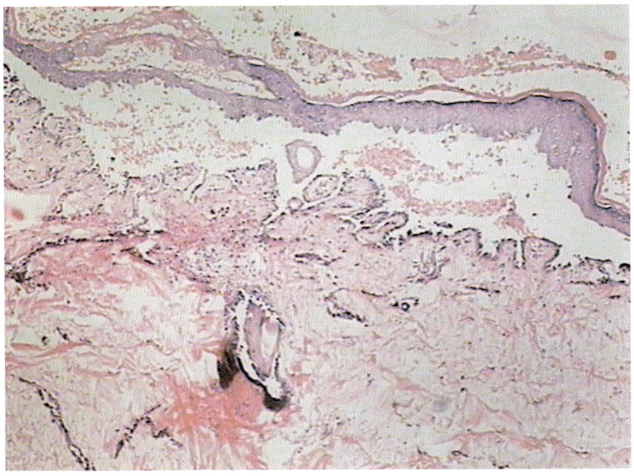

图 22-28　寻常型天疱疮　真皮乳头上见单层基底细胞，其上为松解性水疱

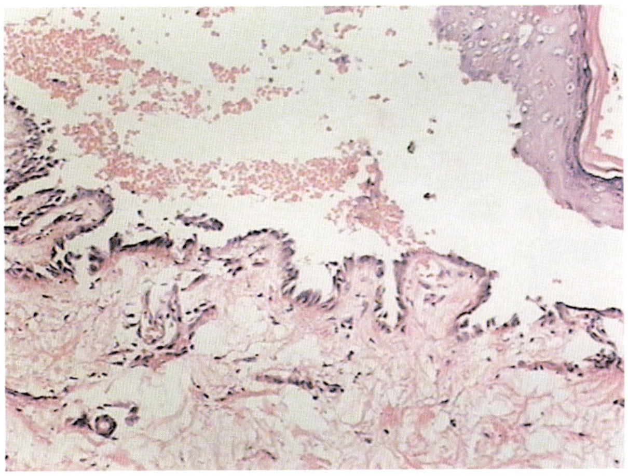

图 22-29　寻常型天疱疮组织　基底层上水疱，基底细胞与棘细胞之间呈连续性分离，真皮乳头上见单层基底细胞

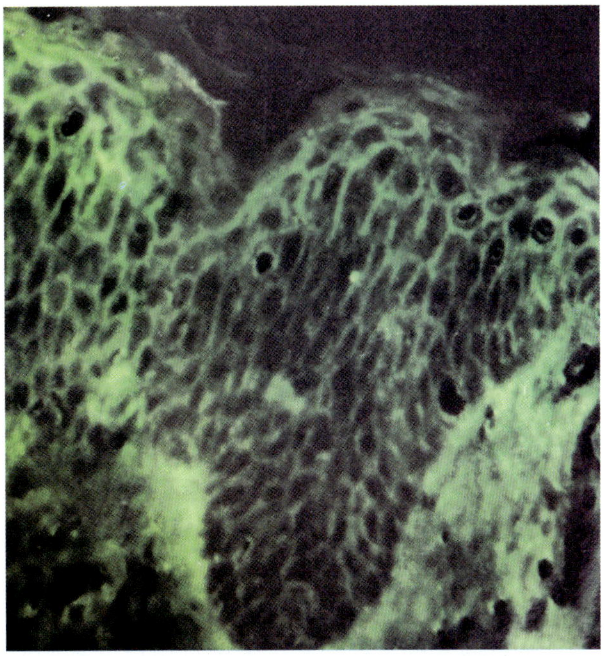

图 22-30　寻常型天疱疮　IgG 网状免疫荧光阳性

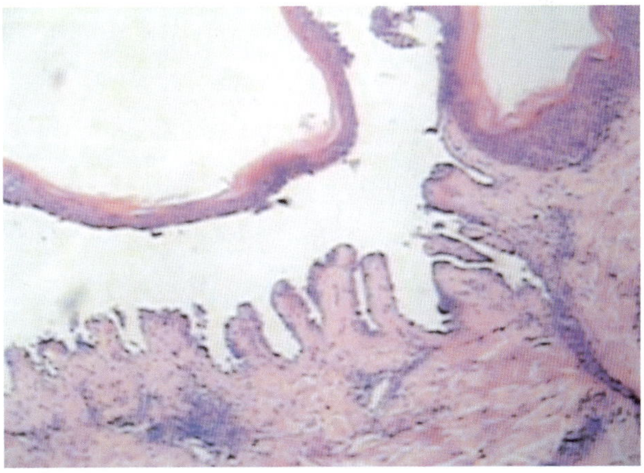

图 22-31　寻常型天疱疮

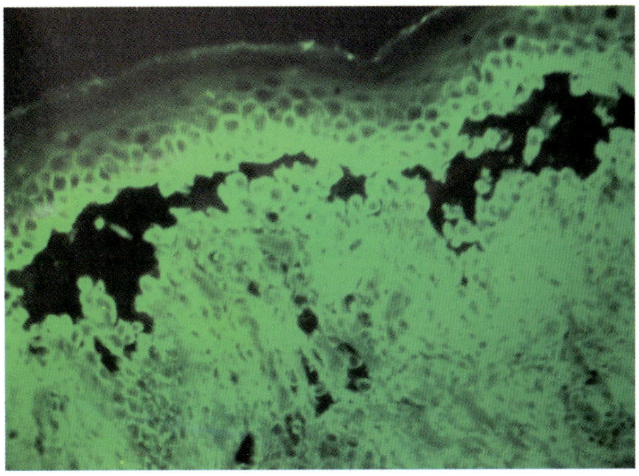

图 22-32　寻常型天疱疮　IgG 网状免疫荧光阳性

胞、嗜酸性粒细胞为主的混合炎细胞浸润，偶可见嗜中性粒细胞。

3. 落叶型天疱疮 角层下或颗粒层及其下方裂隙、水疱形成，疱内可见棘层松解细胞，偶见数量不等的嗜中性粒细胞（图 22-34~图 22-39）。陈旧性损害可显示角化过度伴角化不全，毛囊角栓，棘层肥厚，轻度乳头瘤样增生。具有诊断价值的是颗粒层细胞棘层松解后，胞质红染，核膜皱缩深嗜碱性，形态类似角化不良的谷粒细胞。真皮乳头水肿，真皮浅层血管丛周围淋巴细胞、组织细胞浸润，偶见少量嗜酸性粒细胞及嗜中性粒细胞。

4. 红斑型天疱疮 与落叶型天疱疮的组织病理学改变相同（图22-40~图 22-43）。但红斑型陈旧皮损，毛囊角化过度，颗粒层棘层松解、角化不良细胞常显著。

皮损做直接免疫荧光检查可见表皮棘细胞间免疫球蛋白和补体呈网状沉积。一般以 IgG 和C3为主，而 IgM 和 IgA 阳性占 20%~40%。用患者血清做间接免疫荧光（IIF）检查，有抗棘细胞间物质抗体（天疱疮抗体）存在，其中寻常型和增殖型天疱疮抗原为桥粒蕊蛋白 Dsg3，分子量 130kD，红斑型及落叶型天疱疮抗原为桥粒蕊蛋白 Dsgl，分子量 160kD。

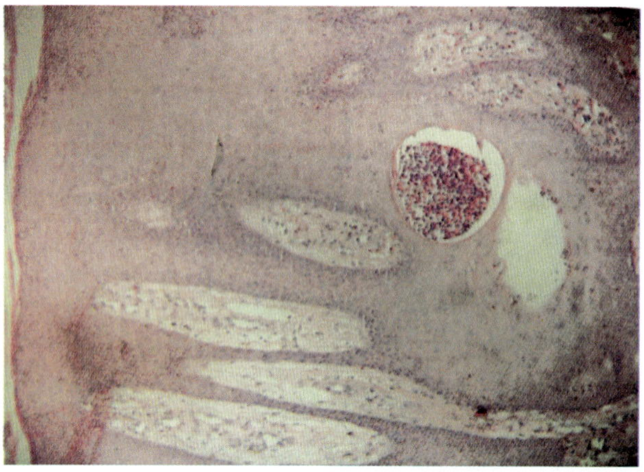

图 22-33 增殖型天疱疮 增生的棘细胞层内可见嗜酸性粒细胞微脓肿

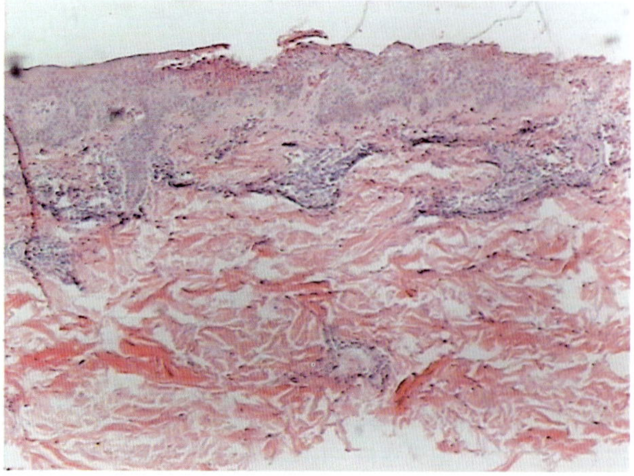

图 22-34 落叶型天疱疮 颗粒层下方裂隙

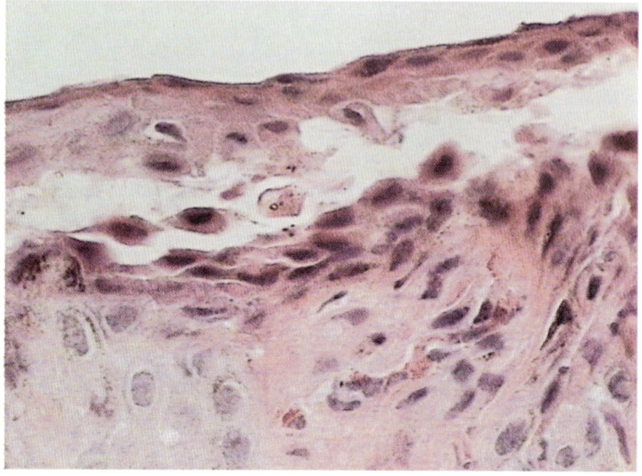

图 22-35 落叶型天疱疮 颗粒层裂隙，棘层细胞松解

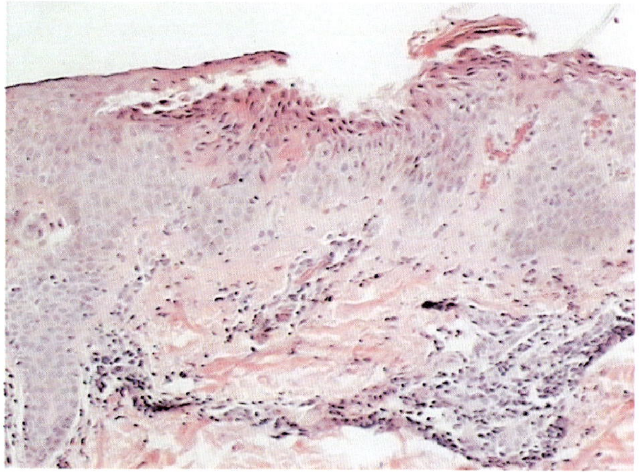

图 22-36 落叶型天疱疮 颗粒层下方裂隙

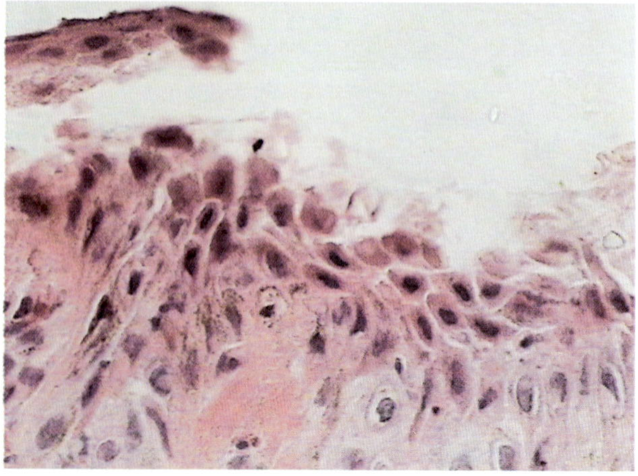

图 22-37 落叶型天疱疮 颗粒层下方裂隙

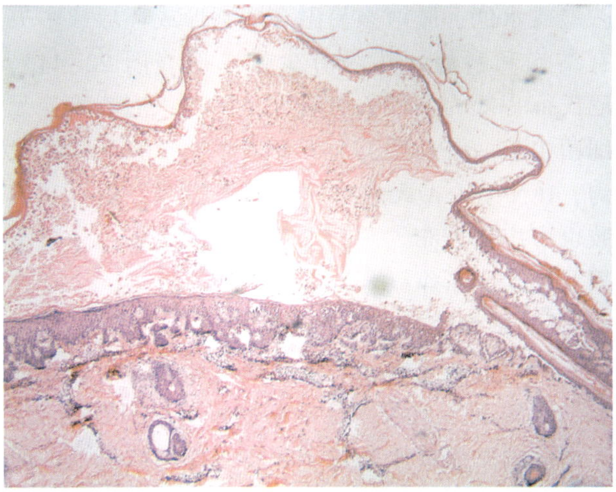

图 22-38　落叶型天疱疮　角层下及颗粒层下方裂隙，水疱形成

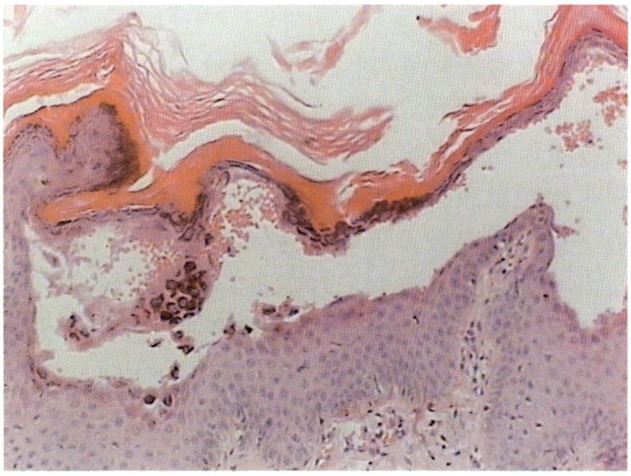

图 22-41　红斑型天疱疮　角化过度，颗粒层松解性水疱

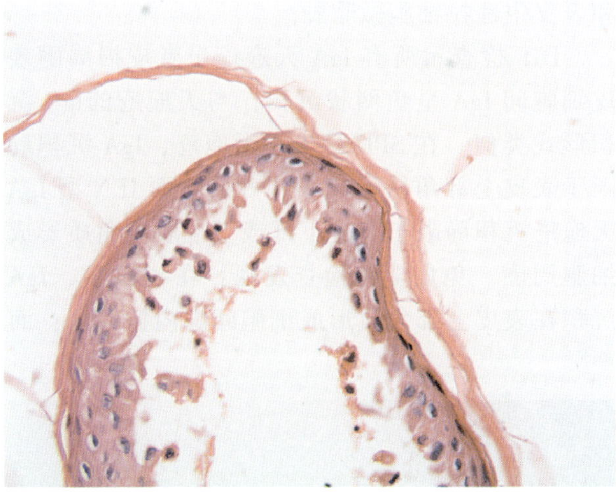

图 22-39　落叶型天疱疮　表皮浅层水疱，棘层细胞松解

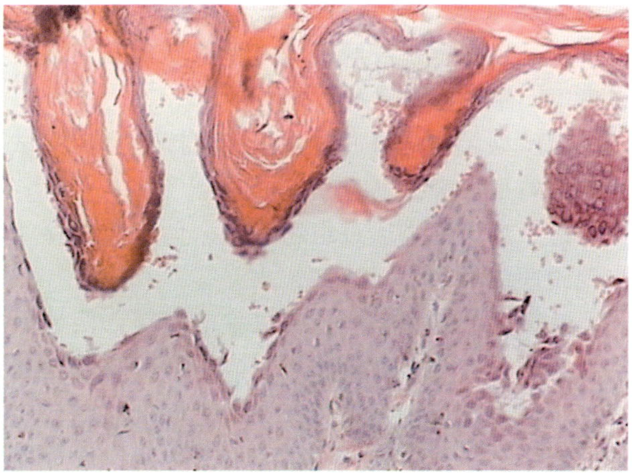

图 22-42　红斑型天疱疮　毛囊角化过度，颗粒层棘层松解

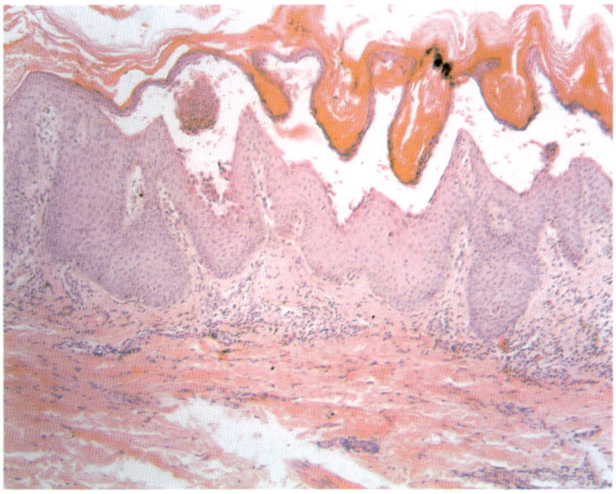

图 22-40　红斑型天疱　毛囊角化过度，颗粒层棘层松解

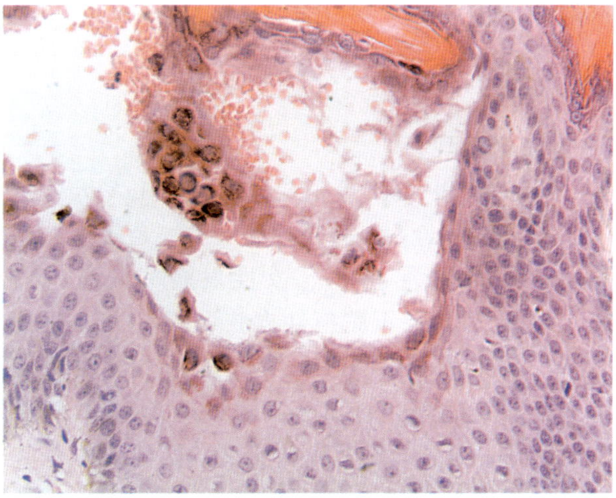

图 22-43　红斑型天疱疮　裂隙内见棘层松解细胞

【鉴别诊断】

天疱疮主要与大疱性类天疱疮、疱疹样皮炎、重症多形红斑和成人型线状 IgA 皮肤病鉴别。大疱性类天疱疮好发于老年人，皮损为张力性大疱，很少侵犯黏膜，组织病理为表皮下水疱，疱内及疱下真皮内有数量不等嗜酸性细胞浸润，DIF 示自身抗体呈线状沉积于基底膜带。疱疹样皮炎的皮疹多形，以水疱为主，常集簇成群伴剧烈瘙痒，好发于腋后、肩胛、臀部及四肢伸侧。病理检查为表皮下水疱，真皮乳头顶部有中性粒细胞浸润或形成微脓肿。DIF 示真皮乳头顶部 IgA 呈颗粒状沉积。重症多形红斑，一般急性发病，与感染、药物和其他因素诱发有关。皮疹泛发，出现水疱、大疱。口腔黏膜、眼结膜等受累。成人型线状 IgA 皮病的皮损以环形或半环形排列的紧张性水疱最具特征性，组织病理也为表皮下疱，DIF 示基底膜带 IgA 呈线状沉积，20% 患者 IIF 有抗基底膜 IgA 抗体。

增殖型天疱疮可通过直接和间接免疫荧光试验与增殖型皮炎鉴别。

落叶型天疱疮通过组织病理、免疫荧光检查与剥脱性皮炎鉴别。

红斑型天疱疮还应与红斑狼疮鉴别，两者虽然临床表现有相似之处，组织病理都有毛囊角化过度，但是红斑狼疮没有红斑型天疱疮的颗粒层棘层松解与角化不良，而红斑型天疱疮也没有前者的基底细胞液化变性和真皮灶状炎性浸润，且皮损一般不会发生萎缩。如果出现水疱，红斑狼疮一般为基底细胞液化变性形成的表皮下疱，而红斑型天疱疮为表皮内疱。

IgA 天疱疮

【临床表现】

1989 年 Beutner 等正式命名报告 IgA 天疱疮 (IgA pemphigus)。本病通常见于中、老年人，平均发病年龄约为 48 岁，女性发病率偏高（占 56%）。分为角层下脓疱性皮肤病型（subcorneal pustular dermatosis，SPD）和表皮内中性粒细胞性 IgA 皮肤病型（intraepidermal neutrophilic IgA dermatosis，IEN）两个特殊亚型，两型天疱疮临床上都表现为在红斑或正常皮肤上出现的松弛性脓疱或水疱，脓疱多易融合成圆形或环形，中央有结痂和鳞屑，边缘有少量水疱（图 22-44），尼氏征一般为阴性，有时可呈阳性；疱液培养无细菌生长。SPD 型 IgA 天疱疮多见于腋下和腹股沟，IEN 型 IgA 天疱疮好发于下腹部，躯干和四肢也可广泛分布，两型的掌跖较少受累，一般不累及黏膜。瘙痒显著，可影响日常活动。

【组织病理】

两型 IgA 天疱疮组织病理学都表现为表皮内水疱或脓疱形成及中性粒细胞浸润。SPD 型 IgA 天疱疮的脓疱或水疱位于表皮上部角质层下；而 IEN 型 IgA 天疱疮的脓疱或水疱位于表皮下部基底层上方或整个表皮内。除表皮内水疱或脓疱外，还伴有稀疏的表浅棘层松解和大量中性粒细胞浸润；少数患者还可出现中性粒细胞海绵形成和表皮中性粒细胞微脓肿。

DIF 检查示所有 IgA 天疱疮患者皮损周围表皮细胞间 IgA 呈鱼网状沉积，与天疱疮的IgG 沉积形式类似。在 SPD 型 IgA 天疱疮，IgA 沉积局限于表皮上部角质形成细胞表面；而 IEN 型 IgA 天疱疮沉积局限于表皮下部或整个表皮角质形成细胞周围。免疫电镜检查发现：在 SPD 型，IgA 沉积在表皮上部角质形成细胞间隙内桥粒区；而

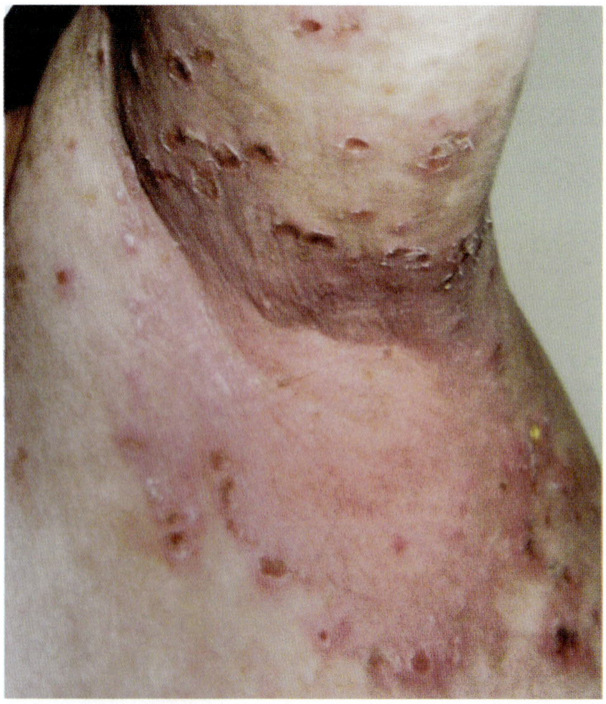

图 22-44 IgA 天疱疮

IEN 型天疱疮沉积一致局限于棘细胞层细胞间隙内桥粒区。IIF 检查发现患者血清中存在 IgA 天疱疮抗体。

【鉴别诊断】

需要鉴别的疾病有①角层下脓疱病：皮损为极表浅的脓疱，脓疱位于角层下，偶见散在的棘层松解细胞，表皮细胞间无免疫沉积物。②疱疹样皮炎：皮疹多形，以水疱为主，常集簇成群伴剧烈瘙痒，好发于腋后、肩胛、臀部及四肢伸侧。病理检查为表皮下水疱，真皮乳头顶部有中性粒细胞浸润或形成微脓肿。DIF 示真皮乳头顶部 IgA 呈颗粒状沉积。③落叶型天疱疮：皮损为松弛易破的大疱和痂屑，水疱位于角质层下，疱内有棘层松解细胞，棘细胞间有 IgG 沉积。④疱疹样天疱疮：皮疹呈单个或多个环形红斑，中央消退色淡，边缘色深，稍隆起，上有丘疱疹、水疱，疱壁紧张，尼氏征可疑，瘙痒剧烈，口腔黏膜无发疹。病理检查示棘层中部水疱，水疱周围可见海绵形成和嗜酸性粒细胞浸润或嗜酸粒细胞微脓肿。DIF 可见表皮细胞间 IgG 沉积。⑤线状 IgA 大疱性皮病：皮损为真表皮交界处的深在大疱，组织学与疱疹样皮炎相似，沿基底膜带有线状 IgA 沉积。⑥儿童患者尚需要与脓疱病鉴别：脓疱病水疱液或脓疱液培养有化脓菌生长，抗生素治疗疗效好，表皮细胞间无免疫球蛋白沉积。

副肿瘤性天疱疮

【临床表现】

1990 年，Anhalt 等首先报道副肿瘤性天疱疮（paraneoplastic pemphigus，PNP）。本病是一种与肿瘤相伴发的自身免疫性综合征。好发于中青年，男女均可罹患。临床表现呈多器官损害。最常见症状为难治性口腔炎，口腔黏膜的损害可仅表现为局限性的糜烂及溃疡，更多见的是黏膜广泛的糜烂和溃疡，可包括颊黏膜、舌黏膜、咽喉部黏膜。除口腔黏膜损害外，患者可有多处较严重的黏膜损害，可累及支气管、食道、肠道和外阴等黏膜。另一突出症状为疼痛性、糜烂性眼结合膜炎，表现为眼睑及眼结膜明显充血、糜烂、分泌物增多。皮损广泛呈多形性，Ngagen 等结合临床及病理特点把各种皮肤表现分为 5 类：即天疱疮、类天疱疮、多形红斑、移植物抗宿主病及扁平苔藓样皮损。此外，比较少见的有脓疱样皮损及疱疹样天疱疮样改变。有时皮损呈动态变化，早期可为紫红色斑丘疹，然后出现苔藓样丘疹，最后才出现皮肤水疱。而且不同形态的皮损可同时存在（图 22-45，图 22-46）。20%患者合并有肺部损害，表现为胸闷、憋气、咳喘等阻塞性支气管炎的症状，呼吸系统受累的患者多预后不良，最终发展为呼吸衰竭。

与 PNP 伴发的是不同组织来源的各种良恶性肿瘤，以淋巴增生性肿瘤最常见，其中最常见的是非霍奇金淋巴瘤，其次是慢性淋巴细胞性白血病。比较特殊的是 Castleman 病，又称为“巨大淋巴滤泡增生”，该病是一种非常少见的良性淋巴细胞增生性肿瘤，在儿童及青少年中占较大比例。

【组织病理】

与本病的临床表现多样相符，病理表现也呈多样性。取材于水疱或大疱皮损处的主要特点为表皮内水疱、裂隙形成，水疱可位于角质层下或颗粒层内或基底层上，多见基底层上棘层松解，与寻常型天疱疮的类似，但不像经典天疱疮具有标志性特征，部分患者水疱还可出现在真表皮交界处，皮损则与类天疱疮相似（图 22-47~图 22-50）。在多形红斑样皮损处取材，组织病理的主要特点为表皮内散在坏死或角化不良角质形成细胞，基底细胞液化变性。取材于扁平苔藓样皮损，则可见表皮全层散在坏死、红染的角质形成细胞，基底细胞液化变性，真表皮交界处界限不清，真皮浅层较为致密的单个核细胞为主的炎性浸润及散在的噬黑色素细胞。真皮表现一般为浅层血管扩张，管周以淋巴细胞浸润为主，还可见管外红细胞和嗜酸性粒细胞。

皮损病理表现多样，即使在同一皮损的组织切片之内也可存在明显差别。因此，为确保诊断的准确应多处活检。但表皮内散在坏死、红染的角质形成细胞是本病的一种特征性改变。

损害周围组织 DIF 示 IgG 和 C3 沿表皮细胞间和基底膜带沉积。以大鼠膀胱为底物的 IIF 试验阳性。

免疫沉淀和免疫印迹试验显示有4种抗原蛋白存在：桥粒芯蛋白Ⅰ（250 000）、桥粒芯蛋白Ⅲ（210 000）、大疱性类天疱疮抗原（230 000）及性质不明的抗原（190 000）。

【鉴别诊断】

本病主要与以下疾病鉴别。①寻常型天疱疮：以大鼠膀胱为底物的IIF实验阴性。组织病理为基底细胞上棘层松解性水疱，无基底细胞液化变性，表皮内也无散在的坏死角质形成细胞。免疫印迹实验可发现PNP患者血清识别不同的桥粒蛋白条带，而PV患者的血清仅识别桥粒芯蛋白。②大疱性类天疱疮：好发于老年人，皮损为张力性大疱，很少侵犯黏膜，即便有黏膜损害也较轻。组织病理示表皮下水疱，疱内及疱下真皮内有数量不等的嗜酸性细胞浸润，DIF示自身抗体呈线状沉积于基底膜带。③扁平苔藓：临床表现为紫红色的扁平多角形丘疹，口腔黏膜损害一般呈网状或溃疡性。组织病理改变为基底细胞液化变性和真皮浅层带状淋巴细胞浸润，与PNP苔藓样皮损的组织学改变相似，扁平苔藓皮损有颗粒层楔形增生、角化亢进，但PNP无上述表现，此外PNP表皮内有棘层松解改变是扁平苔藓所不具有的。间接免疫荧光可容易地把二者区别开。④重症多形红斑：本病一般急性发病，与感染、药物和其他因素诱发有关。皮疹泛发，出现水疱、大疱。口腔黏膜、眼结膜等受累。免疫学检查易与PNP相鉴别。

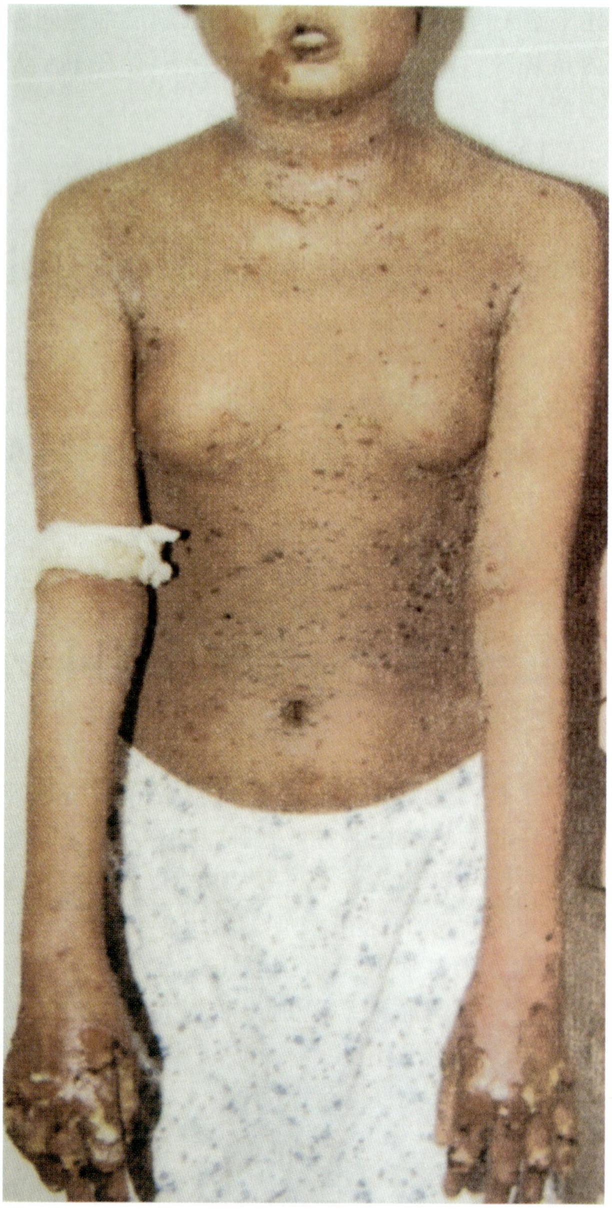
图 22-45　副肿瘤性天疱疮

疱疹样天疱疮

【临床表现】

Floden 在1955年首次报告疱疹样天疱疮（herpetiform pemphigus，HP）。本病是不同于寻常型、增殖型、落叶型或红斑型天疱疮的一种天疱疮亚型，多见于中老年人，男女发病率相等。临床表现类似疱疹样皮炎（图22-51~图22-54），皮疹早期为单发或多发的环状红斑样损害，边缘稍高起，并在其上发生疱壁较紧张的水疱或丘疱疹，针头至绿豆大小，尼氏征阴性。好发于躯干及四肢近端，黏膜损害少见，皮损瘙痒剧烈，慢

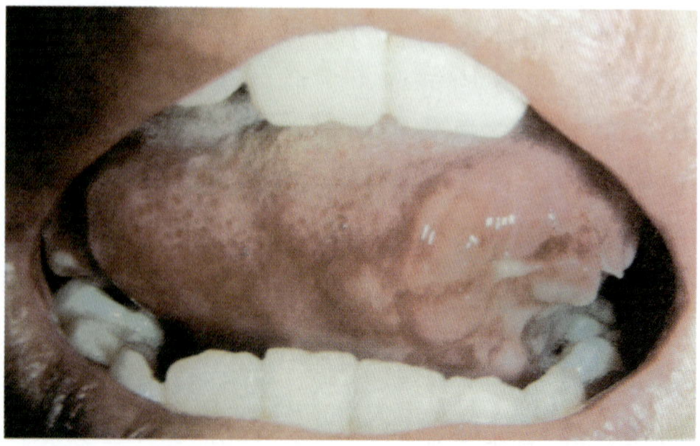
图 22-46　副肿瘤性天疱疮

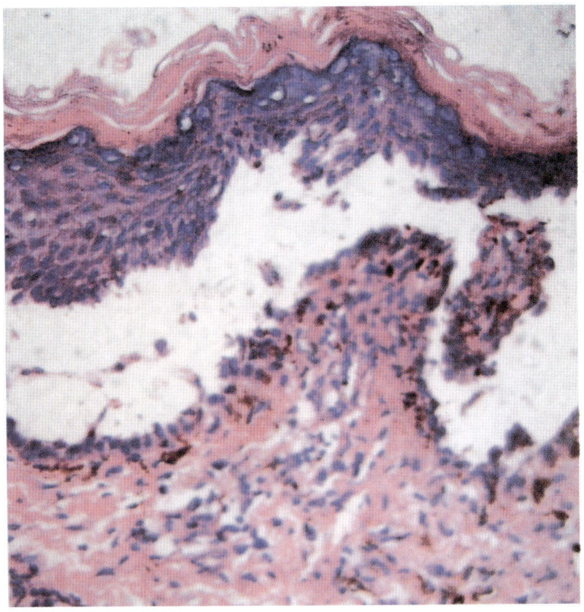

图 22-47 副肿瘤性天疱疮 与寻常型天疱疮类似

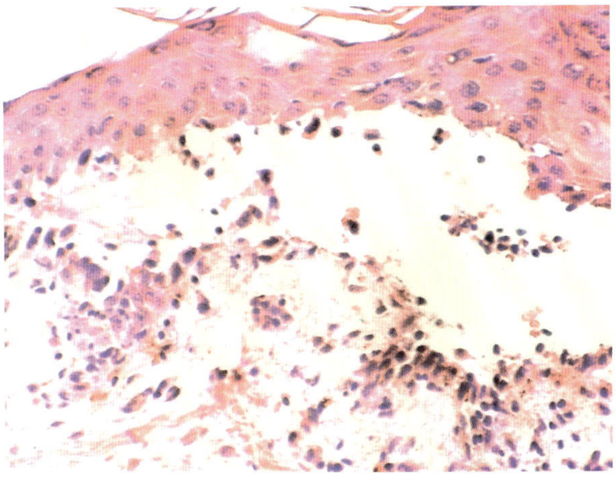

图 22-48 副肿瘤性天疱疮 基底细胞层上松解性大疱

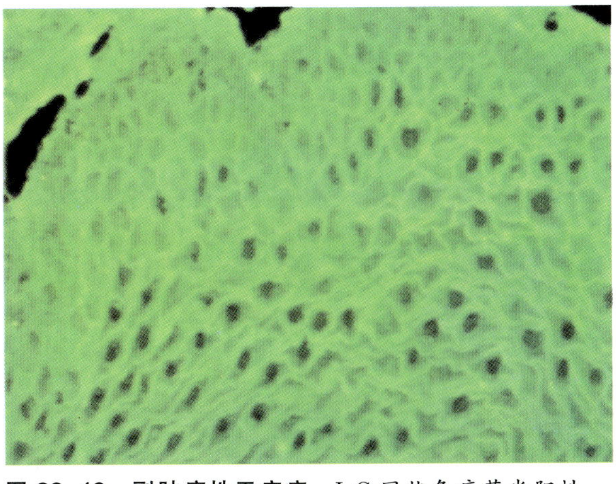

图 22-49 副肿瘤性天疱疮 IgG 网状免疫荧光阳性

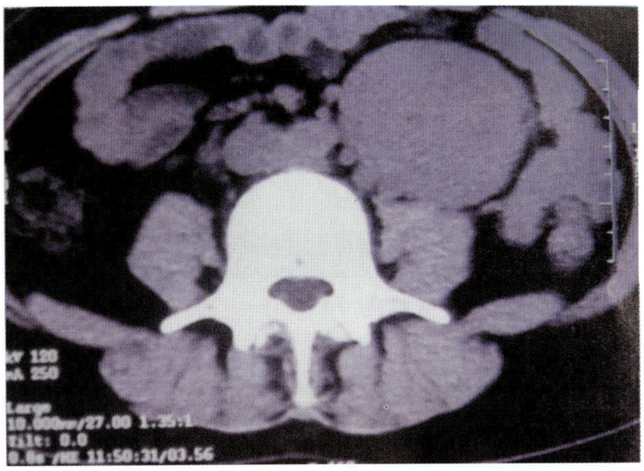

图 22-50 副肿瘤性天疱疮 CT 扫描显示肿瘤

性病程，反复发作。少数患者可转变为寻常型或落叶型天疱疮。

【组织病理】

表皮中下层水疱，疱内可见嗜酸性粒细胞和（或）嗜中性粒细胞，偶见棘层松解细胞，疱周围形成棘细胞间海绵水肿，有嗜酸性粒细胞浸润，严重时形成嗜酸性细胞小脓肿（图22-55~图22-60）。真皮浅层以嗜酸性细胞浸润为主，并可见嗜中性粒细胞和淋巴细胞浸润。真皮棘层松解轻，偶有 Tzanck 细胞。

DIF 示表皮棘细胞间有 IgG 或 C3 为主的沉积。IIF 检查血清中有循环抗表皮细胞间物质自身抗体，但滴度较低。

【鉴别诊断】

本病需要与疱疹样皮炎、类天疱疮、寻常型天疱疮、红斑型天疱疮和泛发性湿疹鉴别。疱疹样皮炎病理变化为表皮下水疱，乳头顶部有嗜中性粒细胞小脓肿，DIF 检查真皮乳头部 IgA 和 C3 呈颗粒状沉积。类天疱疮组织病理表现为表皮下水疱，DIF 显示 IgG、C3 沉积于表皮基膜带。寻常型天疱疮的水疱尼氏征多为阳性，表皮内水疱在棘层下方，基底层上方，疱内多见棘层松解细胞，有绒毛形成。红斑型天疱疮的水疱位于颗粒层或棘层上部，嗜酸性粒细胞少见。泛发性湿疹皮损外围常有散在的丘疹及丘疱疹，界限不清，免疫荧光检查均为阴性。

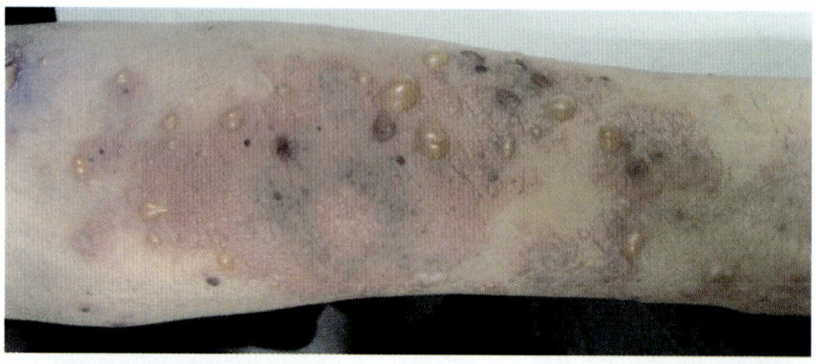

图 22-51　疱疹样天疱疮

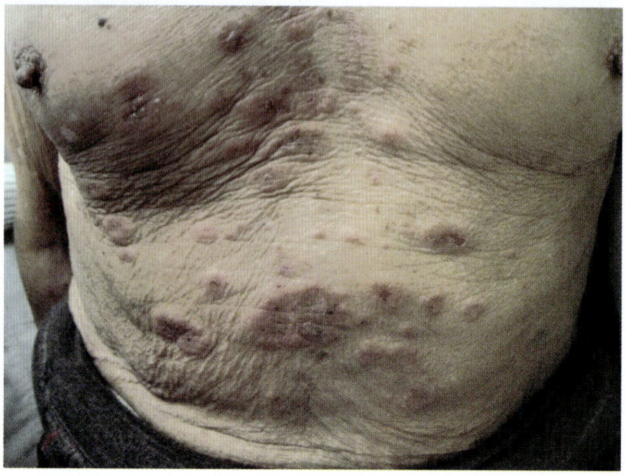

图 22-52　疱疹样天疱疮

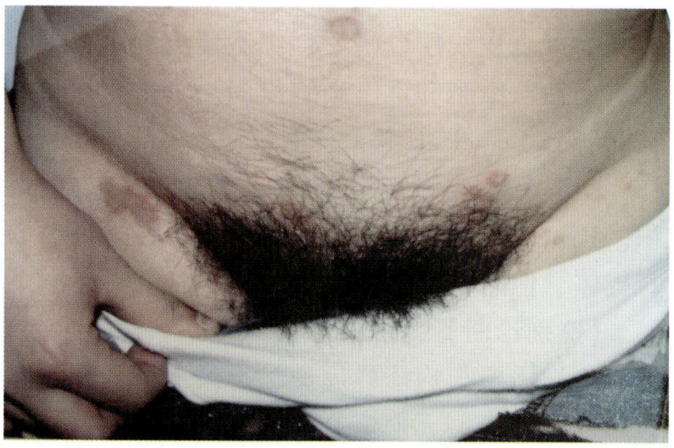

图 22-53　疱疹样天疱疮

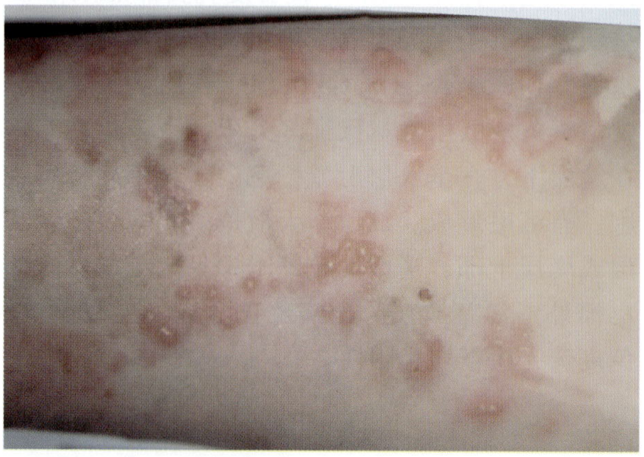

图 22-54　疱疹样天疱疮

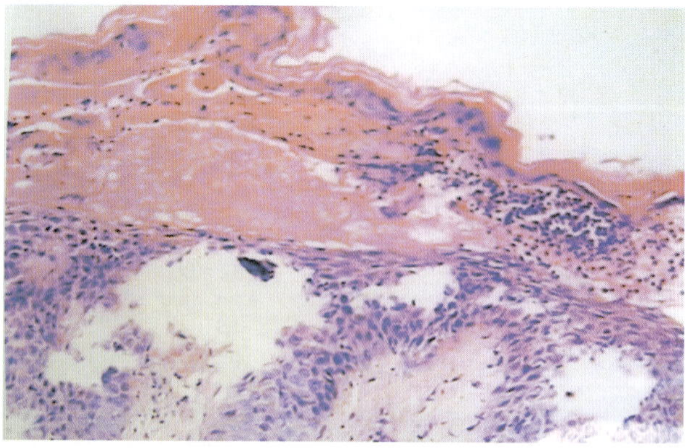

图 22-55　疱疹样天疱疮　表皮中下层水疱疱内见棘层松解细胞

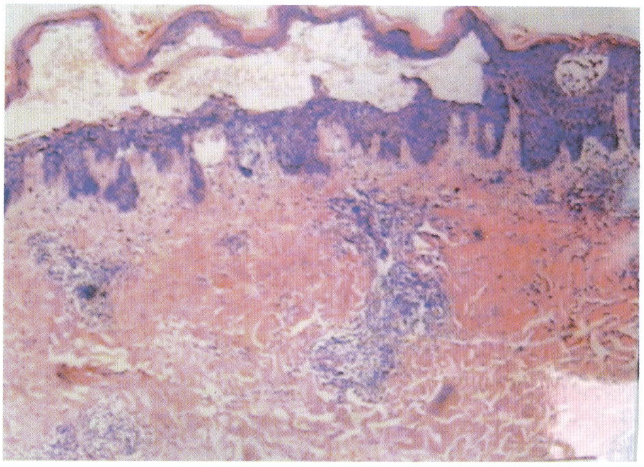

图 22-56　疱疹样天疱疮

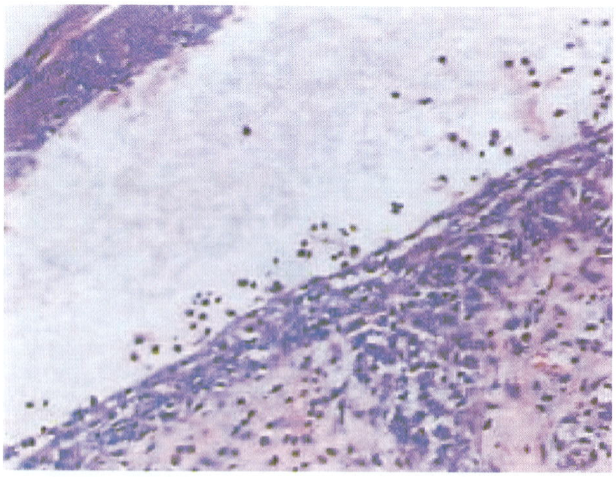

图 22-57　疱疹样天疱疮

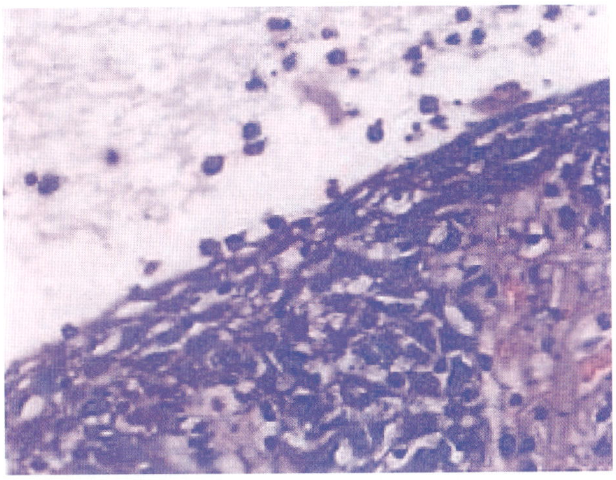

图 22-58 疱疹样天疱疮

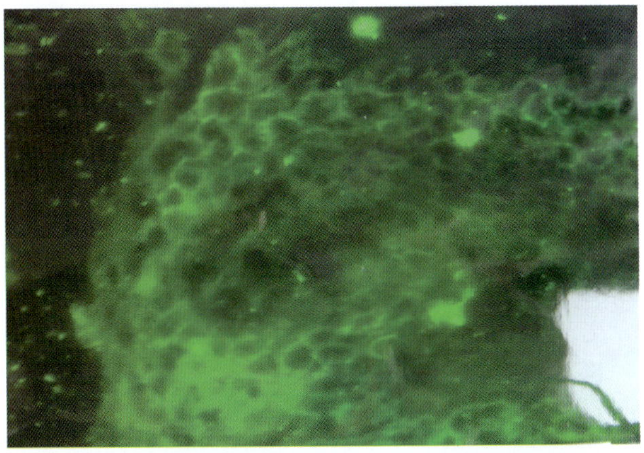

图 22-59 疱疹样天疱疮 表皮内网状免疫荧光检查阳性

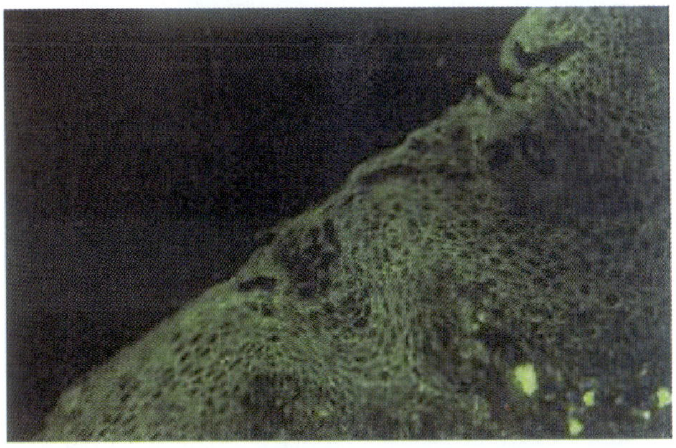

图 22-60 疱疹样天疱疮 免疫荧光检查阳性

大疱性类天疱疮

【临床表现】

1953 年，Lever 首次描述大疱性类天疱疮(bullous pemphigoid，BP)。本病多见于 60 岁以上老人。皮损表现为在红斑基础或正常皮肤上的张力性水疱，水疱呈半球状，樱桃至核桃大小，部分可融合，疱壁厚，不易破溃，疱液澄清，尼氏征阴性（图 22-61~图 22-68）。皮损多泛发全身，好发于胸腹、腋下、腹股沟和四肢屈侧，15%~30%患者可局限分布，25%患者可有黏膜损害，多侵犯舌、唇、腭、颊、咽、会厌、肛周、外阴等处黏膜，出现水疱糜烂。水疱破溃后容易愈合，愈后无瘢痕形成，但多遗留色素沉着。慢性病程，反复发作，一般无全身症状，但可有不同程度的瘙痒和烧灼感，预后良好。

目前除了上述经典的大疱性类天疱疮，还有以下几种亚型：①小疱性类天疱疮，皮损为小而紧张的水疱，常集簇排列；②多形性类天疱疮，皮疹表现多形；③儿童类天疱疮，表现与成人相同，但发生于儿童；④红皮病型大疱性类天疱疮，临床表现为红皮病症状；⑤局限性胫前类天疱疮，水疱局限于小腿胫前；⑥发汗不良性类天疱疮，皮损特点为掌跖水疱，类似于发汗不良性皮炎；⑦增殖型类天疱疮，临床表现为间擦部位的脓疱、水疱，具有增生性结痂损害，病理变化有假上皮瘤样增生及表皮下水疱；⑧结节型类天疱疮，又称为角化过度型瘢痕性大疱性类天疱疮，临床特点为角化过度性结节，并有表皮下水疱。上述变型与经典 BP 都具有共同的组织病理和免疫病理。

【组织病理】

最有诊断价值的组织病理取自在红斑基础上的新发水疱，表现为表皮下大疱，疱顶部的表皮完整，疱内可见大量的嗜酸性粒细胞及中性粒细

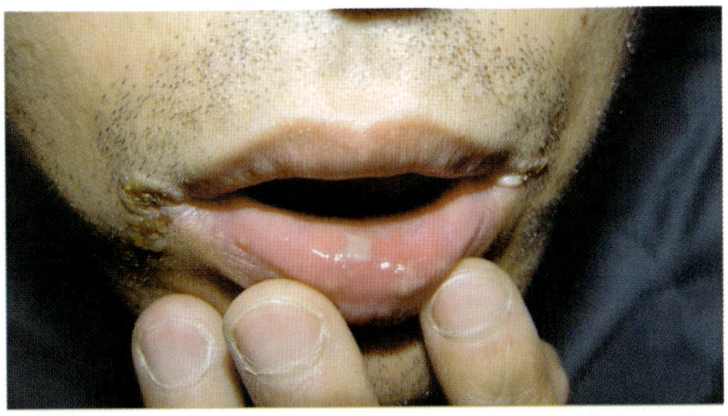

图 22-61 大疱性类天疱疮

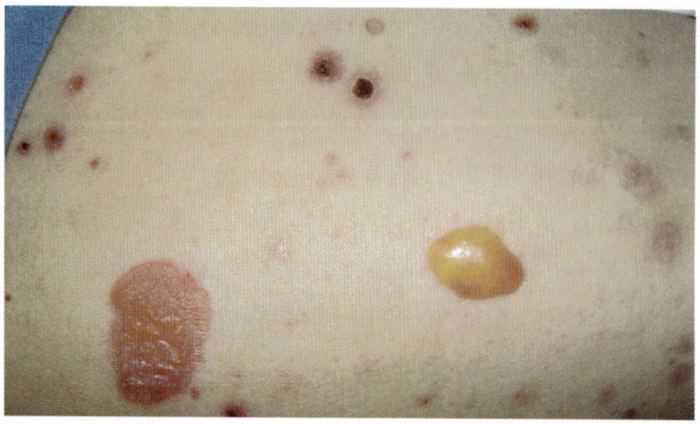
图 22-62　大疱性类天疱疮

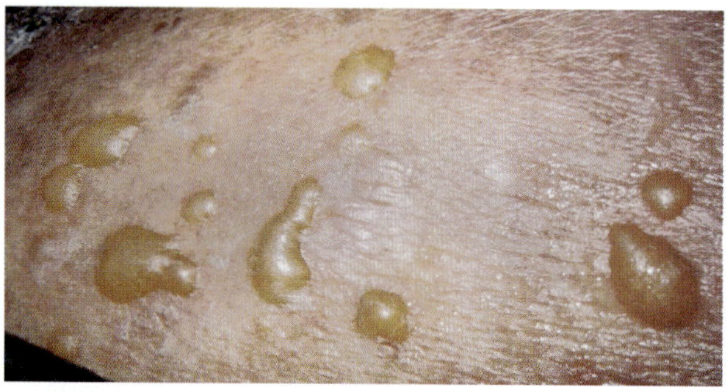
图 22-63　大疱性类天疱疮

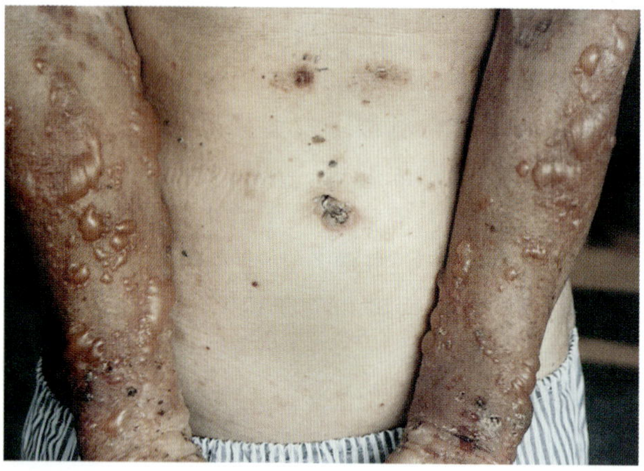
图 22-64　大疱性类天疱疮

胞，真皮乳头水肿，真皮乳头部及浅层血管周围有淋巴细胞及数量不等的嗜酸性粒细胞浸润，偶见嗜中性粒细胞。正常皮肤上的新发水疱，由于疱底表皮再生，可使大疱位于表皮内（图 22-69~图 22-82）。陈旧期水疱疱顶部表皮可发生坏死、解体，使原来的表皮下大疱最后可上移至角层下。

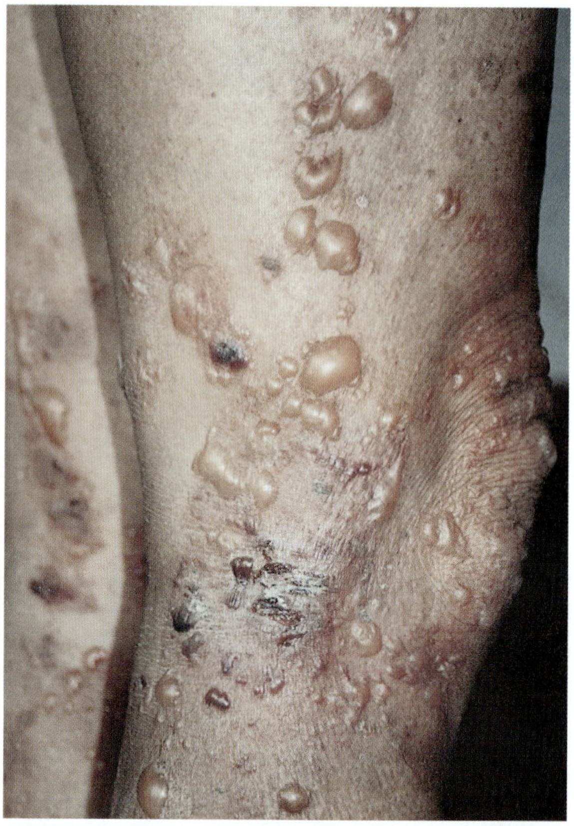
图 22-65　大疱性类天疱疮

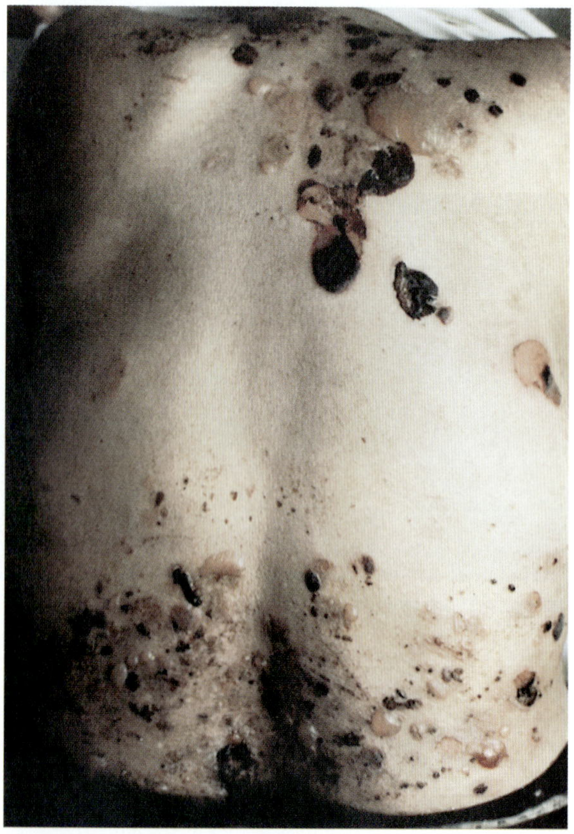
图 22-66　大疱性类天疱疮

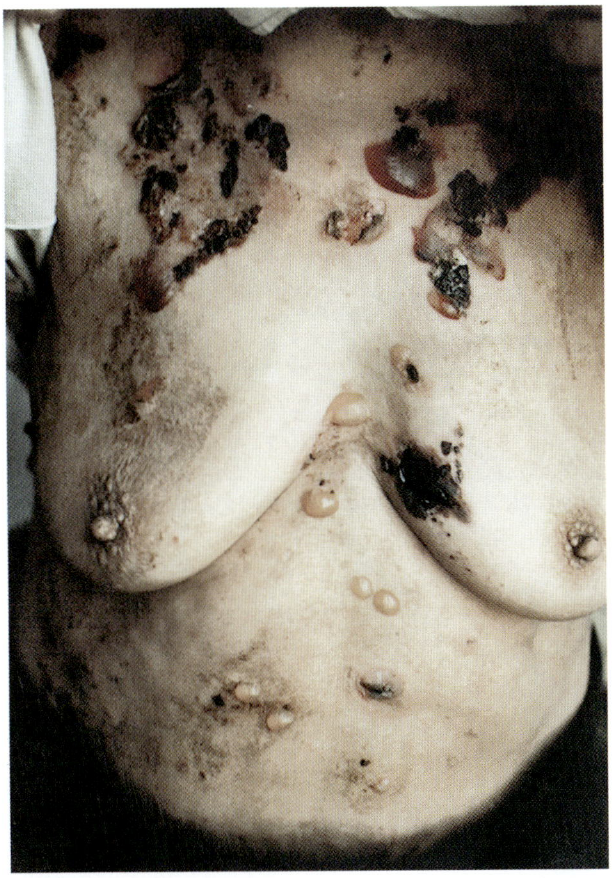

图 22-67　大疱性类天疱疮

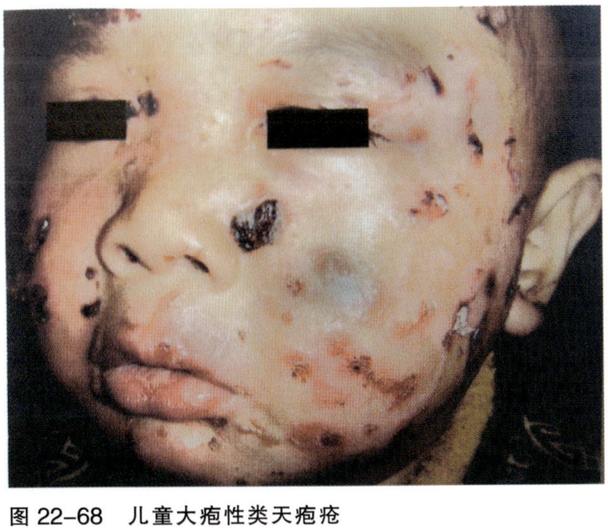

图 22-68　儿童大疱性类天疱疮

大部分患者疱周围或红斑型损害皮肤 DIF 显示 IgG 和 C3 呈线状沉积，约 25%患者可见 IgM 与 IgA。IIF 检查 70%患者血清中有抗基底膜带抗体。电镜检查大疱位于基底细胞浆膜与基底板之间。免疫电镜示免疫球蛋白沉积在透明板，结合于半桥粒。

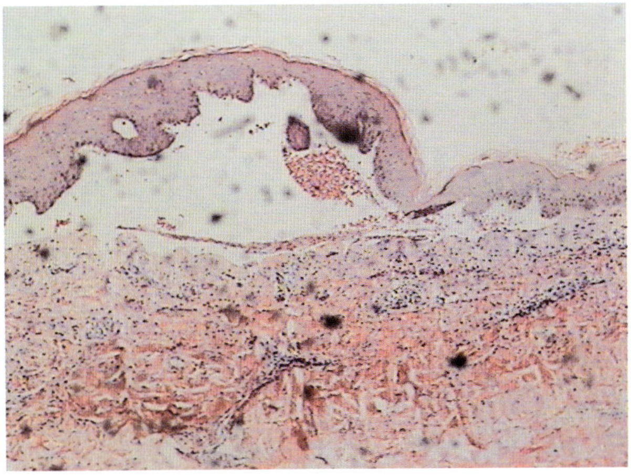

图 22-69　大疱性类天疱疮　表皮下大疱，疱顶部的表皮完整

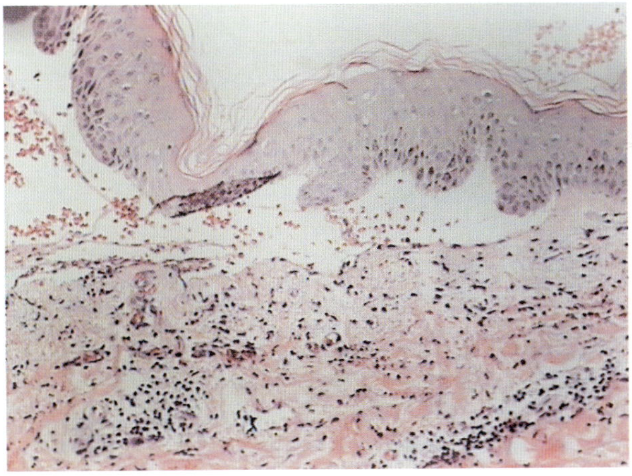

图 22-70　大疱性类天疱疮　表皮下大疱，疱顶部的表皮完整

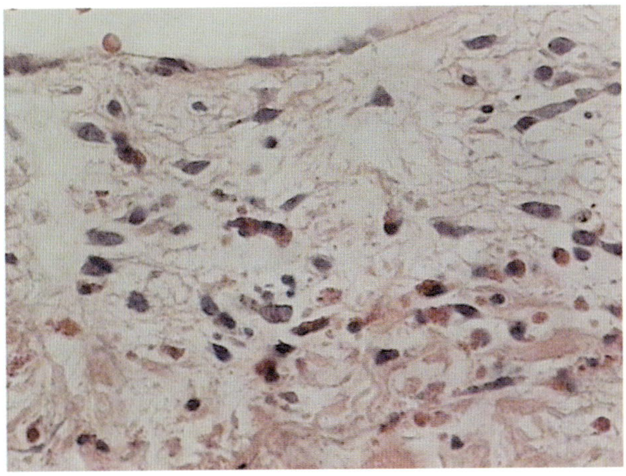

图 22-71　大疱性类天疱疮　真皮浅层有较多的嗜酸性粒细胞浸润

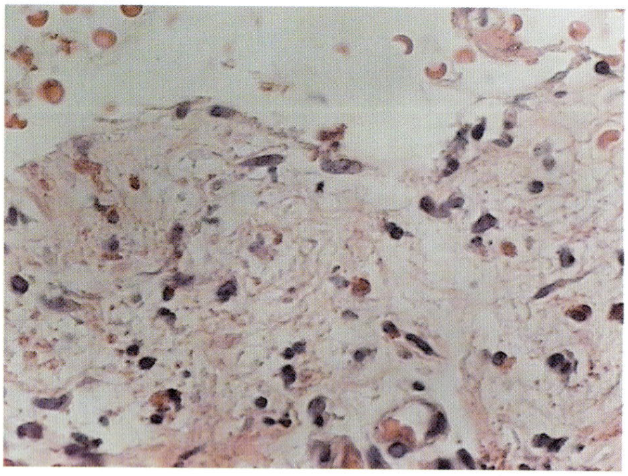

图 22-72　大疱性类天疱疮　真皮浅层见淋巴细胞及数量不等嗜酸性粒细胞浸润

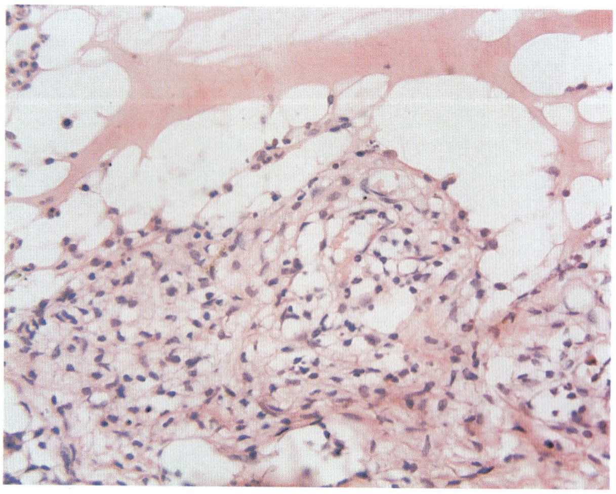

图 22-75　大疱性类天疱疮　疱内见大量类细胞浸润

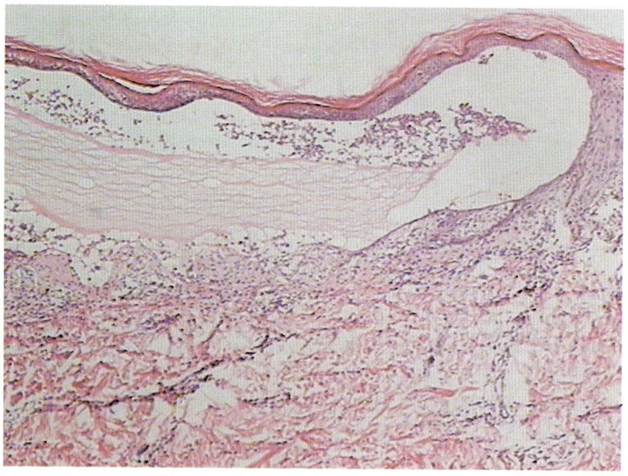

图 22-73　大疱性类天疱疮　表皮下大疱

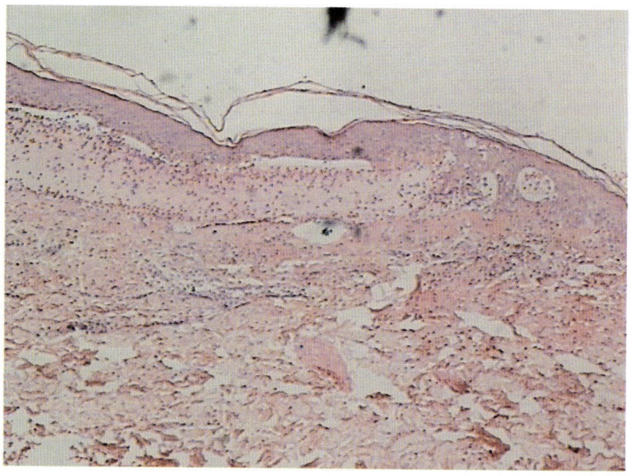

图 22-76　大疱性类天疱疮　表皮下大疱

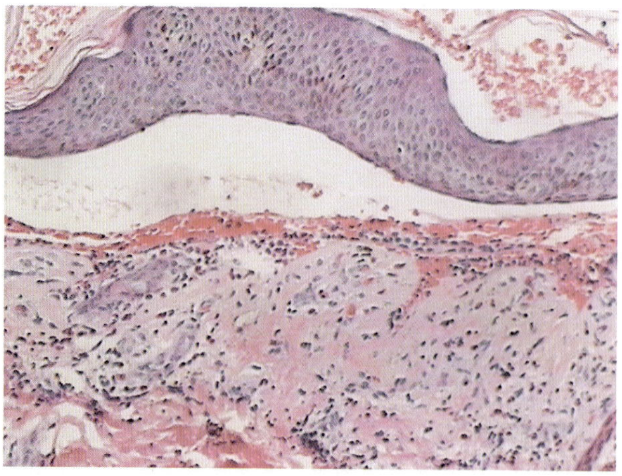

图 22-74　大疱性类天疱疮　表皮下大疱

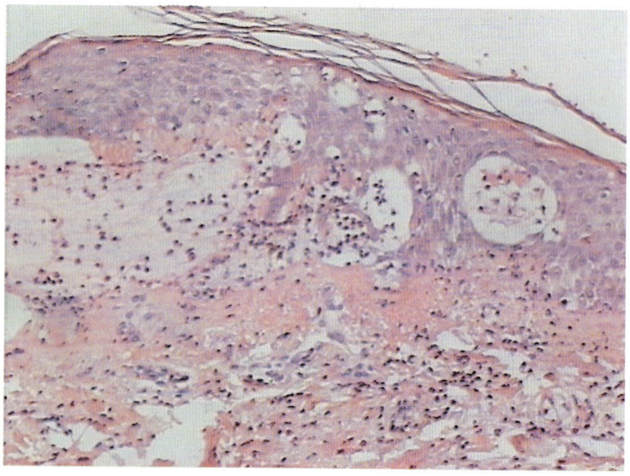

图 22-77　大疱性类天疱疮　表皮下大疱

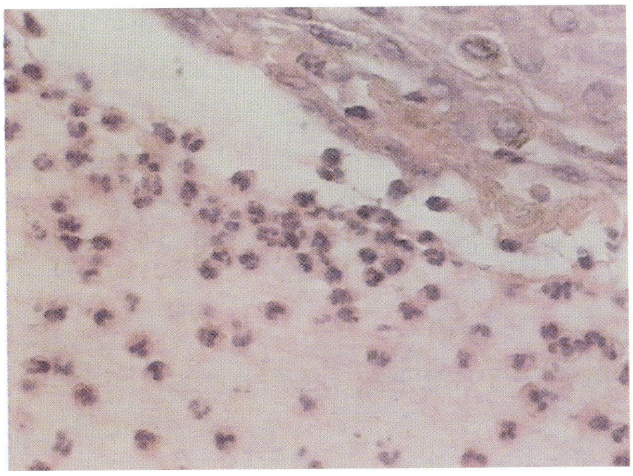

图 22-78 **大疱性类天疱疮** 表皮下大疱，疱内可见大量的嗜酸性粒细胞及中性粒细胞

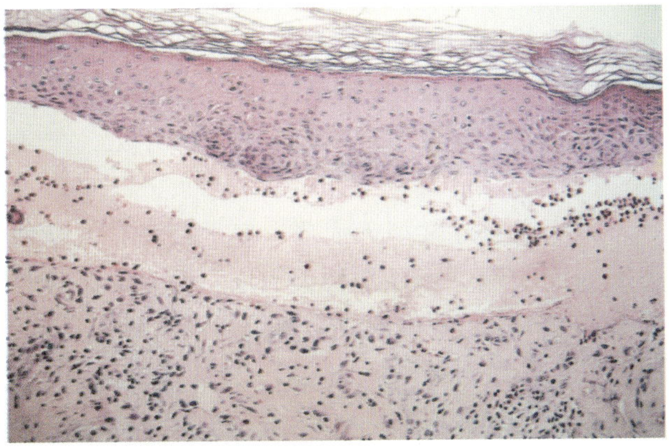

图 22-79 **大疱性类天疱疮** 表皮下大疱

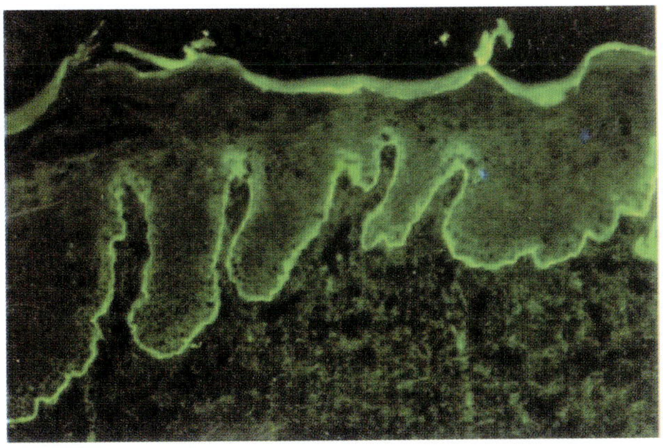

图 22-80 **儿童大疱性类天疱疮** DIF 显示基底膜带 IgA 呈线状沉积

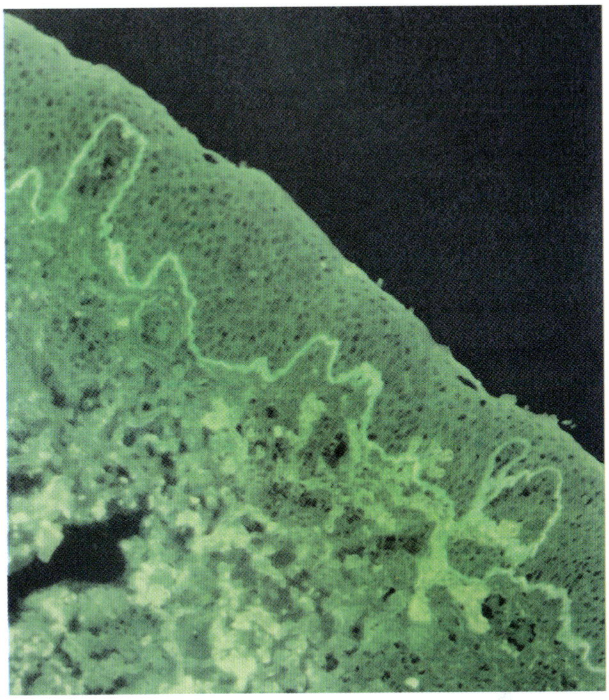

图 22-81 **大疱性类天疱疮** 直接免疫荧光 DIF 显示基底膜带 IgG 呈线状沉积

图 22-82 **儿童大疱性类天疱疮** 直接免疫荧光 IgA 呈线状沉积

【鉴别诊断】

本病主要与寻常型天疱疮、先天性大疱性表皮松解症、获得性大疱性表皮松解症，疱疹样皮炎、成人型线状 IgA 皮肤病和大疱性多形红斑鉴别。

（1）寻常型天疱疮多见于中青年，水疱松弛易破，难自愈，尼氏征阳性，大多有口腔黏膜等受累，组织病理显示表皮内水疱，基底细胞上会出现一排“墓碑”样基底细胞，疱内可见棘层松解细胞。DIF 显示表皮细胞间 IgG 和 C3 沉积；IIF 检查患者血清中有抗表皮细胞间物质 IgG 抗体。预后不良。

（2）疱疹样皮炎也多见于青壮年，患者多

有谷胶敏感史，皮疹有水疱、丘疹、风团等表现，具有多形性。水疱多排列成环状或簇集状，瘙痒明显，罕有黏膜受累。组织病理为表皮下水疱，疱内以中性粒细胞浸润为主，DIF 可见真皮乳头 IgA 和 C3 呈颗粒状聚集，IIF 示血清中有多种自身抗体。

（3）成人型线状 IgA 皮肤病的皮损以环形或半环形排列的紧张性水疱最具特征性，组织病理也为表皮下疱，DIF 示基底膜带 IgA 呈线状沉积，20%患者有抗基底膜 IgA 抗体。

（4）大疱性多形红斑多有高热等严重的全身症状，皮损以大疱为主，周围有红斑，多为血性大疱，组织病理为表皮内水疱，DIF 显示真皮浅层小血管壁有 IgM 和 C3 沉积，IIF 检查阴性。

（5）获得性大疱性表皮松解症（EBA）的皮损常与创伤有关，好发于肢端及肘膝伸侧，组织病理学上为表皮下水疱，有稀疏淋巴组织细胞或以嗜中性粒细胞为主的浸润。少数皮损泛发，鉴别困难的 EBA 病例，可以用浓度为 1mol/L 的 NaCl 盐裂皮肤为底物做 DIF 检查，BP 示分离皮肤表皮侧荧光，而 EBA 示分离皮肤真皮侧荧光；以免疫电镜检查示 BP 免疫球蛋白沉积部位在基底膜透明板，而 EBA 在致密板及以下部位。

⑥先天性大疱性表皮松解症的皮损一般于生后不久或儿童期出现，多有家族史，可通过电镜检查确诊鉴别，免疫荧光检查为阴性。

瘢痕性类天疱疮

【临床表现】

瘢痕性类天疱疮（cicatrical pemphigoid，CP）又称良性黏膜类天疱疮（benign mucousal pemphigoid），为慢性自身免疫性大疱性疾病。1879 年由 Graefe 首次描述。多见于 50~60 岁人群，男女比例为 1:2。特征为皮肤黏膜水疱、大疱，糜烂，溃疡和瘢痕形成，其中口腔黏膜受累最多（85%~90%），常表现为脱屑性齿龈炎，齿龈弥漫性红斑、糜烂；其次为眼结膜（66%），表现为慢性角结膜炎伴结膜上皮下瘢痕形成，导致穹隆部缩短、睑球粘连、内翻、倒睫、干眼症、角膜新生血管和瘢痕形成。鼻黏膜（15%~23%）和喉（8%~21%）也可受累。还可引起包皮龟头粘连，阴道口狭窄以及食道狭窄。25%患者有皮肤损害，有两种表现：①非瘢痕型，皮肤出现散在的红斑、大疱，愈后很少留下瘢痕，类似类天疱疮；②瘢痕型，表现为局限性大疱、糜烂，反复出现，愈后形成瘢痕，好发于头颈、上身，又称 Brunsting-Perry 型。

【组织病理】

表皮下水疱形成，疱内及真皮乳头内嗜中性粒细胞浸润，浅层血管丛周围淋巴细胞、组织细胞及嗜中性粒细胞浸润，偶见嗜酸性粒细胞。晚期成纤维细胞增生，形成纤维组织病变。皮损直接免疫荧光试验检查示基底膜带有线状或带状 IgG 及 C3 沉积，部分患者为 IgA、IgM 和（或）C3 沉积。间接免疫荧光试验检查仅部分患者有循环抗基底膜带抗体，且滴度较低。免疫电镜示 IgG 及 C3 主要沉积在透明板。

【鉴别诊断】

本病应与寻常型天疱疮、扁平苔藓、大疱性类天疱疮鉴别。①寻常型天疱疮：两者均有口腔损害，但 PV 无瘢痕形成。组织病理有棘层松解，DIF 示表皮细胞棘细胞间 IgG 和 C3 呈网状沉积，IIF 检查有天疱疮抗体存在。②副肿瘤性天疱疮：该病合并肿瘤，激素治疗效果不明显。组织病理表皮内有棘刺松解，DIF 示表皮细胞间也有 IgG 和 C3 沉积。③大疱性类天疱疮：口腔黏膜较少累及，无瘢痕形成。组织病理 BP 多为嗜酸性粒细胞浸润，而 CP 多为嗜中性粒细胞浸润，免疫电镜检查两者均有 IgG 和 C3 沉积，但 BP 仅沉积在透明板内，而 CP 主要沉积在透明板内，部分沉积在致密板下。④扁平苔藓：LP 黏膜损害主要累及口腔，很少侵犯眼黏膜，愈后仅形成很轻微的瘢痕，组织病理示真皮浅层以淋巴细胞为主的带状炎症浸润。

妊娠疱疹

【临床表现】

妊娠疱疹（herpes gestationis，HG）是发生于妊娠或产褥期的一种自身免疫性大疱性皮病。常见于妊娠 4~5 个月，发病率为 1:50 000。皮损通常表现为严重瘙痒的红斑、荨麻疹样斑块、紧张性水疱等多形性皮疹。水疱呈环形排列，类似疱疹样皮炎，以后可融合成大疱，类似大疱性类天疱疮，疱破裂后形成糜烂结痂，愈后留有色素沉着。间隔数日或数周发作一次。好发于腹部(特别是脐周)、前臂、大腿、乳房及臀部，约20%的患者有口腔黏膜受累（图 22-83，图 22-84)。大多数患者在分娩后 3 个月恢复正常，再次妊娠可能复发。10%患者分娩后婴儿皮肤可出现小疱、大疱，数周内常自行消退，不再复发。本病一般对患者及胎儿无严重影响，但也有早产、流产及死产报道。以对症治疗为主，病情严重者可予以小剂量皮质激素直至分娩，应避免再次妊娠和口服避孕药以预防再发。

【组织病理】

组织病理特点为表皮细胞内水肿及海绵形成，在表皮内特别是海绵水肿灶内可见嗜酸性粒细胞浸润。部分还可见少数嗜中性粒细胞的浸润。基底层局灶性坏死伴基底细胞空疱样变性。真皮乳头高度水肿呈泪滴状，形成表皮下水疱。疱内嗜酸性粒细胞积聚，疱上方基底细胞坏死是妊娠疱疹的特征性改变。真皮浅层或深层血管丛周围淋巴组织细胞、嗜酸性粒细胞浸润，偶见嗜中性粒细胞。

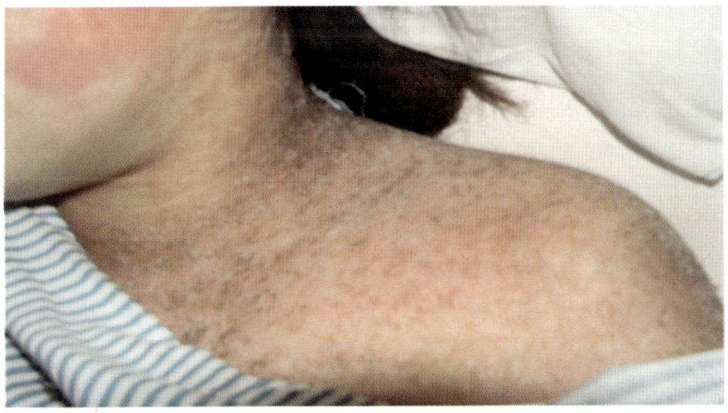

图 22-83　妊娠疱疹

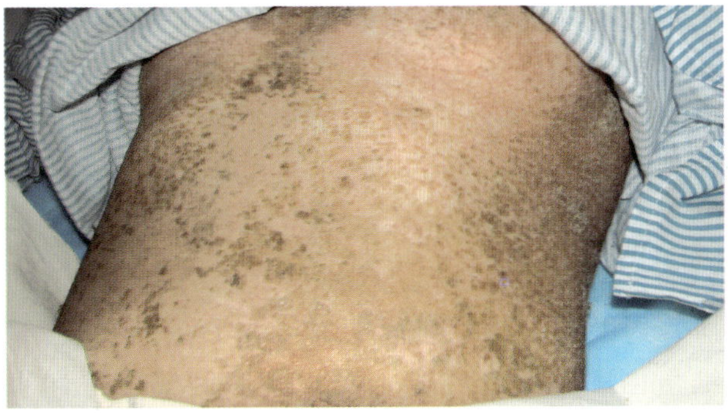

图 22-84　妊娠疱疹

DIF 检查，几乎 100%患者基底膜有 C3 呈线状沉积，为本病诊断的金标准之一，10%~20%患者有 IgG 沉积，有时也可见 C1q 和备解素。用患者血清作 IIF 检查（补体法)，显示血清中有妊娠疱疹因子(HG 因子)，HG 因子具有很强补体结合能力。免疫电镜示 IgG 及 C3 沉积在基底膜上方的透明板内。

【鉴别诊断】

本病主要与妊娠痒疹，妊娠毒血性红斑，疱疹样皮炎，疱疹样脓疱病，类天疱疮鉴别。

妊娠痒疹皮损以丘疹为主，无水疱，好发于四肢，较少累及躯干。妊娠毒血性红斑皮疹多形，较少水疱发生，无大疱形成，DIF 检查阴性。疱疹样皮炎组织病理表现为以嗜中性粒细胞聚集为主表皮下疱，皮损 DIF 检查真皮乳头颗粒状IgA 沉积，免疫电镜示 IgA 沉积在基底板下方，有特异的谷胶敏感史。疱疹样脓疱病的皮疹以脓疱为主，高热、畏寒、吐泻等全身症状较重，病理上有 Kogoj 脓疱。类天疱疮与妊娠无关。

获得性大疱性表皮松解症

【临床表现】

获得性大疱性表皮松解症（epidermolysis bullosa acquisita，EBA）是一种罕见的由抗Ⅶ胶原抗体介导的慢性自身免疫性大疱性皮肤病，一般30~40 岁发病，西欧人群发病率为 0.25/1 000 000，无家族发病史。临床主要有两种类型。①经典型：特征表现为皮肤脆性增加，创伤部位出现张力性水疱和大疱，继而发生糜烂、结痂、脱屑、瘢痕、萎缩及糜烂。尼氏征阴性。愈后常有瘢痕和（或）粟丘疹。严重者可致甲脱失、手足纤维化和食道狭窄。好发于手足背、肘膝伸侧及臀部等易摩擦和受压部位。②炎症型：临床表现可类似 BP、CP、线状 IgA 大疱性皮病（LABD）等其他自身免疫性疱病，特征为在红斑基础上出现张力性大疱，皮损泛发，累及躯干、肢端和皮肤皱褶处，通常伴有瘙痒。常累及口腔黏膜，偶有眼结膜损害。相对于经典型，该型无显著皮肤脆性增加，愈后可无瘢痕和粟丘疹，皮损分布不只局限于间擦和受压部位。病程中两种类型可以相互转化，同一患者可同时有两种类型皮损。

【组织病理】

表皮下水疱形成，疱内及与疱相邻的真皮乳头内有嗜中性粒细胞及淋巴细胞为主浸润。根据临床表现不同，真皮内有不同程度的炎细胞浸润，炎症型真皮浅层血管周围常有较多中性粒细胞，病理表现常提示 LABD 和疱疹样皮炎（DH）。

皮损及其周围皮肤 DIF 显示在基底膜带 IgG 和（或）C3 呈线状沉积，有时也伴有 IgA、IgM。IIF 检测约 50%EBA 患者血清中有循环抗Ⅶ型胶原自身抗体。盐裂免疫荧光试验显示免疫复合物沉积于真皮侧的致密板及其下方。疱液中亦可检测到循环抗体。透射电镜检查水疱位于基底膜的致密板下方。免疫电镜是诊断本病的金标准，检查可发现基底膜致密板及其下的锚纤维处 IgG 和补体呈线状沉积。

【鉴别诊断】

本病需要与其他自身免疫性大疱病 BP、CP、LABD、DH、大疱性系统性红斑狼疮（BSLE）相鉴别，这 6 种疾病病理上均可见表皮下疱，DIF 可见免疫抗体和（或）补体沉积于皮肤基底膜带，IIF 可检测到循环抗体。

BP 好发于老年人，皮损不局限于易摩擦部位，皮肤脆性无显著增加，很少或无粟丘疹和瘢痕形成。病程自限，病情通常在治疗后 1 年内可控制。组织病理显示表皮下疱内嗜酸粒细胞浸润为主。盐裂免疫荧光试验示 95%的 BP 在表皮侧有线状沉积的荧光，免疫电镜显示其免疫复合物沉积在透明板内。

CP 也好发于老年人，以黏膜损害为主且症状严重，水疱消退后留下萎缩性瘢痕。盐裂免疫荧光试验显示在表皮或真皮侧荧光呈线状沉积，需做免疫电镜、免疫印迹或 ELISA 进一步鉴别。

LABD 表现为好发于口周、躯干下部、腹股沟、大腿内侧和外生殖器的紧张性大疱，呈腊肠样环形排列，很少累及黏膜。组织病理示表皮下水疱内和真皮乳头有大量中性粒细胞浸润，免疫电镜检测提示抗原位于透明板或致密板，相对分子量 97 000。盐裂免疫荧光试验显示荧光线状沉积于表皮或真皮侧，目前认为仅有 IgA 抗体沉积，而没有 IgG 抗体。

DH 多发生于 20~50 岁，皮疹多形，以水疱为主，呈环形排列伴剧烈瘙痒，少见黏膜损害，多伴有谷胶敏感性肠病。组织病理显示真皮乳头顶部有中性粒细胞微脓肿。DIF 示真皮乳头 IgA 和 C3 呈颗粒状沉积。

BSLE 的盐裂免疫荧光试验、免疫印迹、免疫电镜不能与 EBA 区别，但二者临床表现不同。BSLE 发病年龄较早，多见于 20~30 岁，好发于曝光部位，为单个或成簇的水疱或大疱，有蝶形红斑等其他临床表现，常伴肾脏、关节、浆膜腔、神经系统改变。组织病理真皮乳头内有中性粒细胞微脓肿和血管炎改变，可有黏蛋白增加，抗核抗体阳性，其诊断需达到美国风湿病协会制定的诊断标准。

疱疹样皮炎

【临床表现】

疱疹样皮炎（dermatitis herpetiformis，DH）是一种伴谷胶敏感性肠病的大疱性皮肤病，多发生于 20~55 岁。皮疹表现多形，可有红斑、丘疹、丘疱疹、风团、水疱、血疱、脓疱等，以红斑及水疱最常见，水疱大小不等，最大直径可达 1~2cm，疱壁紧张，呈串珠状，壁厚不易破，周围绕以红晕，簇集成群，排列成环状或地图状。尼氏征阴性。皮疹消退后常遗留褐色色素沉着。通常瘙痒剧烈，主要对称分布于胸背、肩胛区、四肢伸侧和臀部（图 22-85~图 22-90）。一般不侵犯口腔。因瘙痒可见抓痕、表皮剥脱等。70%~90%的患者有小肠病变，通常伴腹胀、脂肪泻。进食谷胶（麦胶）类食物（如小麦、大麦、燕麦、黑麦），常使患者皮肤及肠道症状加重，反之症状改善。一般对碘过敏（10%~50%碘化钾软膏斑贴试验出现红斑或小水疱）。实验室检查血中嗜酸性粒细胞增高，疱液涂片有较多的嗜酸性粒细胞。白细胞表面组织相容性抗原检测 HLA-B8 发生率约 90%，HLA-DR3 约 95%，而 HLA-DQw2 近 100%。

【组织病理】

早期活检示真皮乳头水肿、乳头层顶部毛细血管周围有中性粒细胞浸润，同时可见核尘、纤维蛋白和嗜酸粒细胞，形成小脓肿或多房性水疱，与其上表皮间形成裂隙。在疱顶的表皮下层，常可见坏死的基底细胞，偶可见单个或成群的棘层松解细胞。随着渗出加重可融合成表皮下大疱，疱内容物以嗜中性粒细胞浸润为主。乳头内胶原纤维嗜碱性变性。真皮浅层血管丛周围淋巴细胞、组织细胞及嗜中性粒细胞浸润，后期损害真皮乳头内有嗜酸性粒细胞浸润（图 22-91~图 22-96）。

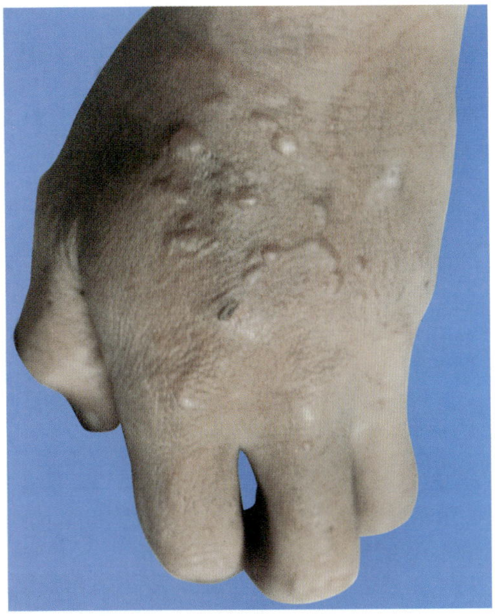

图 22-85　疱疹样皮炎

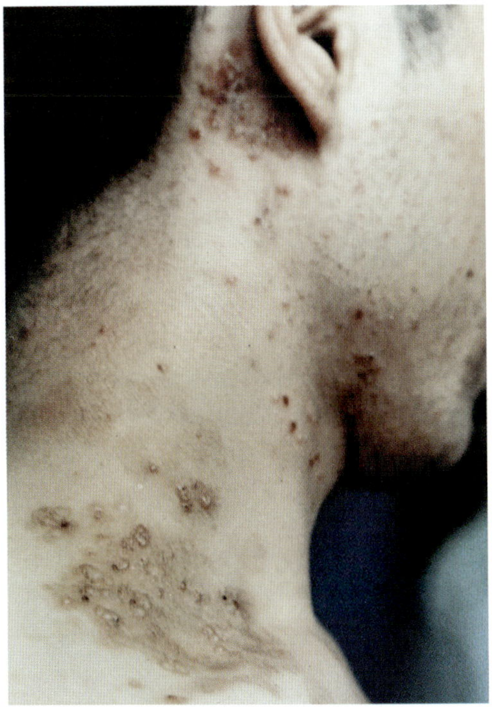

图 22-86　疱疹样皮炎

小肠黏膜上皮组织病理检查可发现黏膜绒毛萎缩变平，黏膜下有淋巴细胞及浆细胞浸润。

皮损 DIF 检查显示 IgA 呈颗粒状沉积于真皮乳头部，其中 IgA 伴 C3 沉积的约占 66%，IgA 伴 IgM 沉积约占 33%，伴 IgG 沉积约占 10%。免

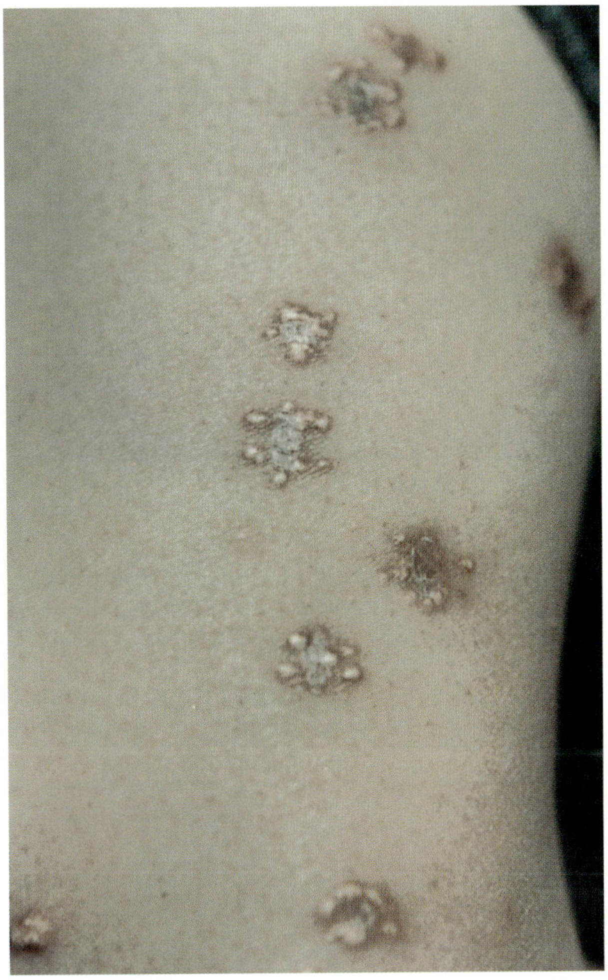

图 22-87　疱疹样皮炎

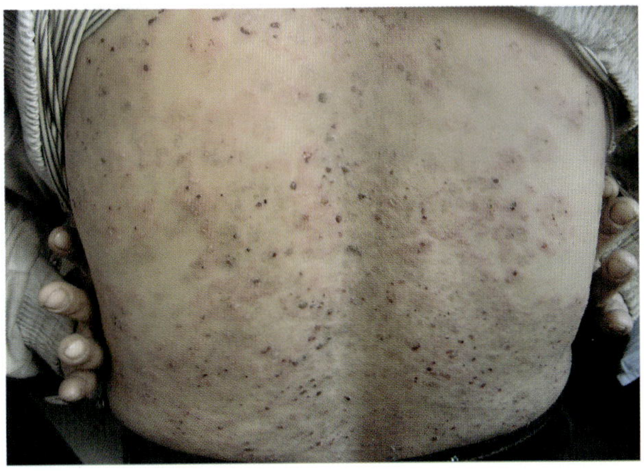

图 22-88　疱疹样皮炎

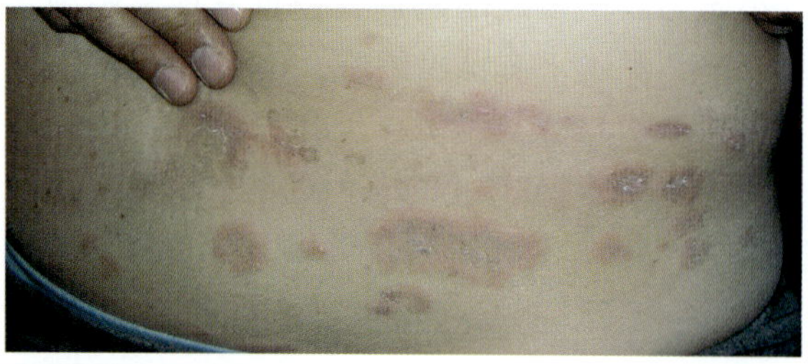

图 22-89　疱疹样皮炎

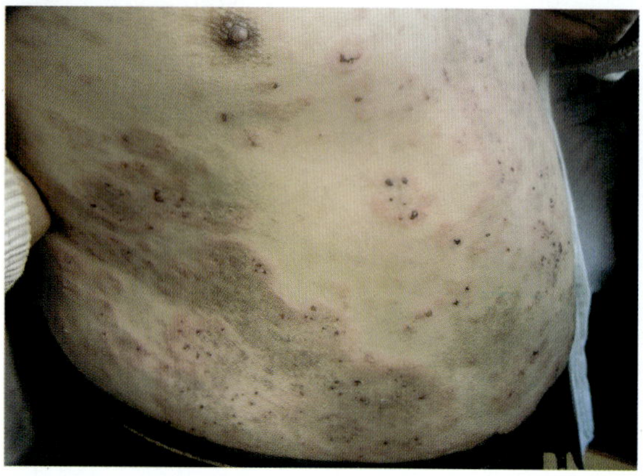

图 22-90　疱疹样皮炎

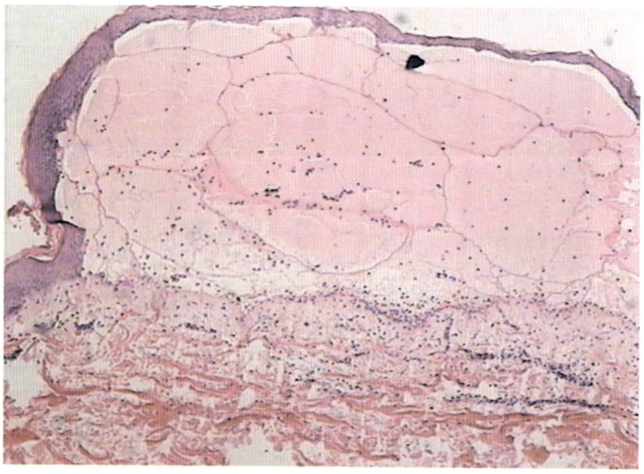

图 22-91　疱疹样皮炎　表皮下大疱

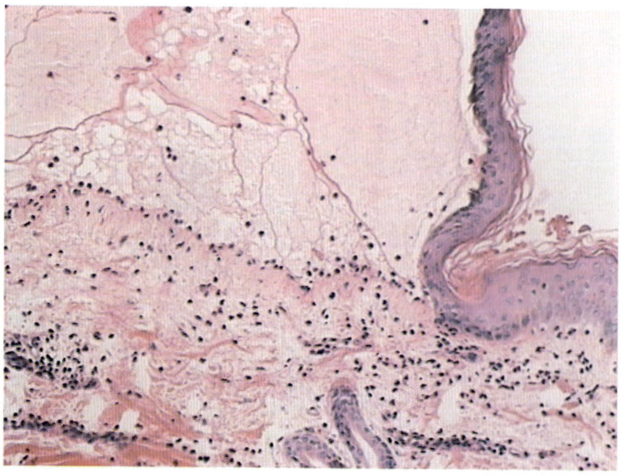

图 22-92　疱疹样皮炎　表皮下大疱

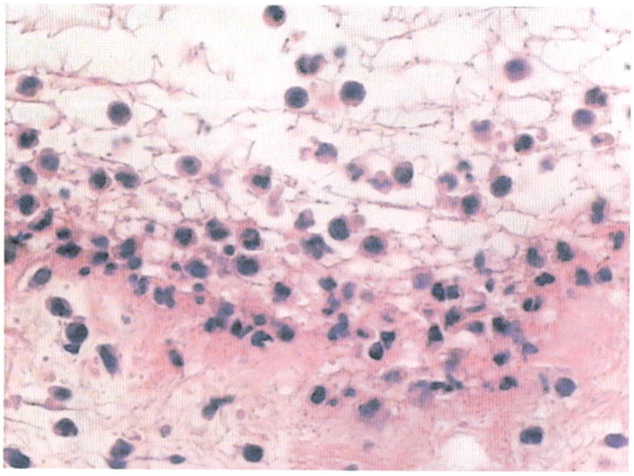

图 22-93　疱疹样皮炎　疱内容物为嗜中性粒细胞和嗜酸性粒细胞

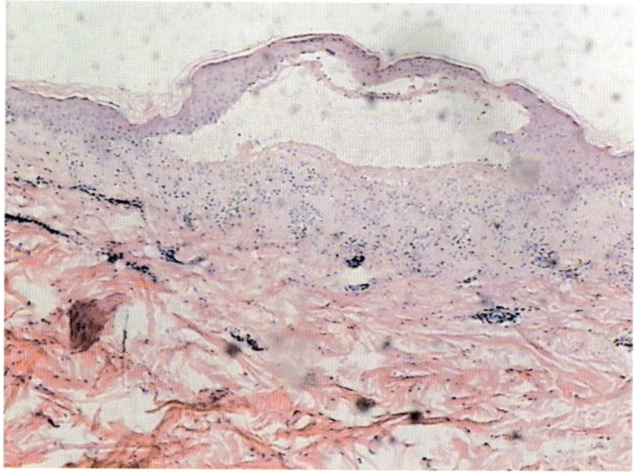

图 22-94　疱疹样皮炎　表皮下大疱

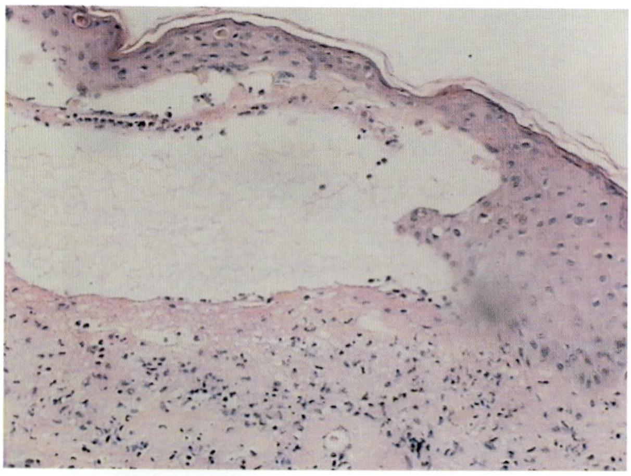

图 22-95　疱疹样皮炎　表皮下大疱，真皮浅层炎细胞浸润

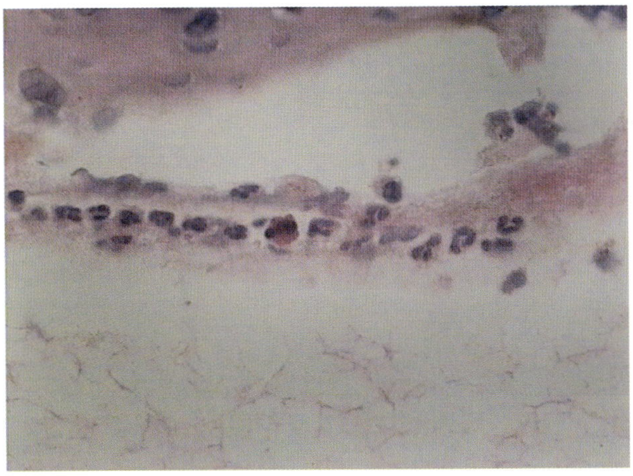
图 22-96　疱疹样皮炎　真皮浅层嗜中性粒细胞，少数嗜酸性粒细胞浸润

疫电镜显示 IgA 主要沉积在基底板下方。

【鉴别诊断】

通过病史、临床表现、组织病理、免疫荧光和实验室检查可与多形红斑、妊娠疱疹、大疱性类天疱疮、暂时性棘层松解性皮病、丘疹性荨麻疹，昆虫叮咬、神经官能性表皮剥脱等鉴别。

线状 IgA 大疱性皮肤病

【临床表现】

线状 IgA 大疱性皮肤病（linear IgA bullous dermatosis，LABD）是由 Chorzeliki 等首次命名，又称为 IgA 大疱性类天疱疮，是一种在表皮基底膜带有线状 IgA 沉积，而临床类似大疱性天疱疮和疱疹样皮炎的大疱性皮肤病。本病分为儿童型和成人型，儿童型又称儿童慢性大疱性皮肤病（benign chronic bullous dermatoses in children，DCBDC）。学龄前儿童多见，男孩多于女孩，表现为正常皮肤上出现散在分布的大疱，直径 1~2cm（图 22-97，图 22-98），黏膜以生殖器多见。病程具有自限性，多在青春期前缓解。易发生在已有炎症性肠病患者，尤其是溃疡性结肠炎、克隆病，也可由药物、感染引起。成人皮损有两型（图 22-99，图 22-100）：①类似疱疹样皮炎的成群丘疹、水疱，分布于四肢伸侧；②类似大疱性类天疱疮的散在水疱、大疱，分布于四肢屈侧及躯干，以环形或半环形排列的张力性水疱最具特征性。半数以上病例可累及口腔黏膜，有时皮损似不典型多形红斑，也可表现为荨麻疹样损害。

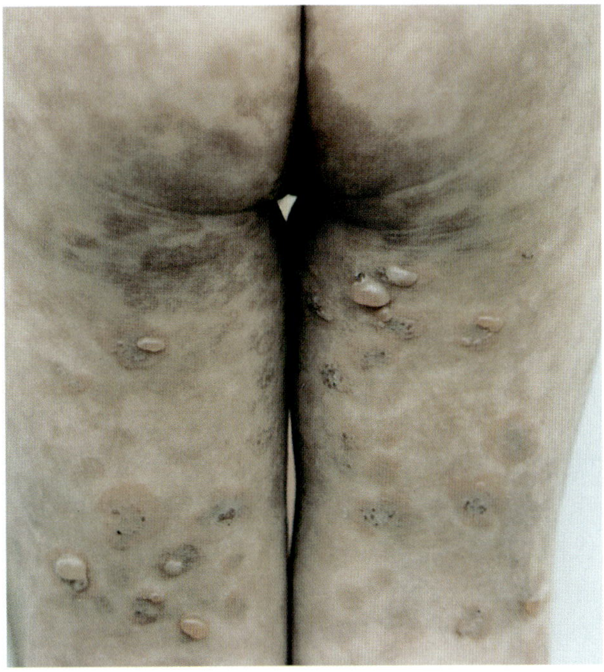
图 22-97　线状 IgA 大疱性皮肤病

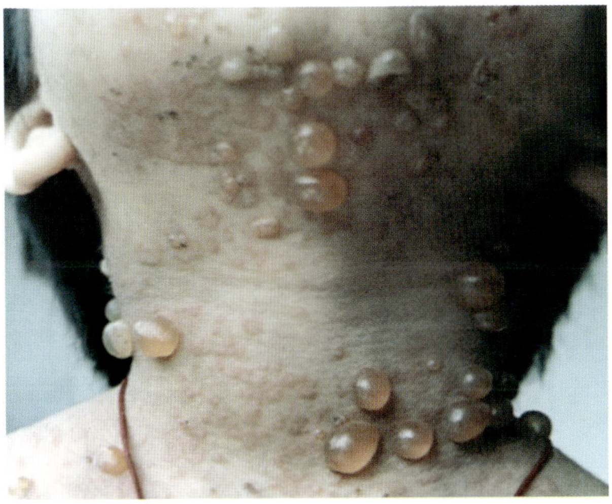
图 22-98　线状 IgA 大疱性皮肤病

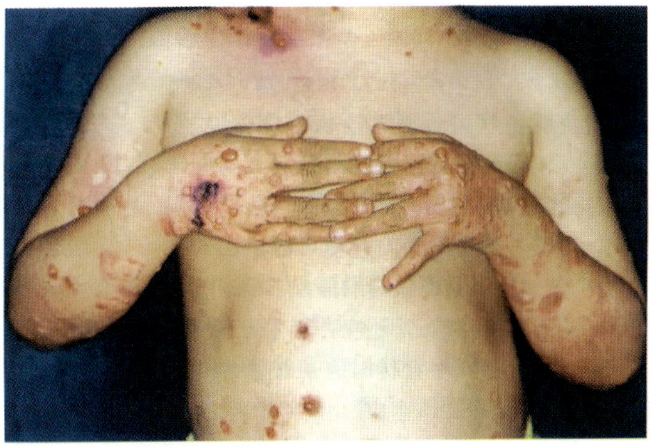
图 22-99　线状 IgA 大疱性皮肤病

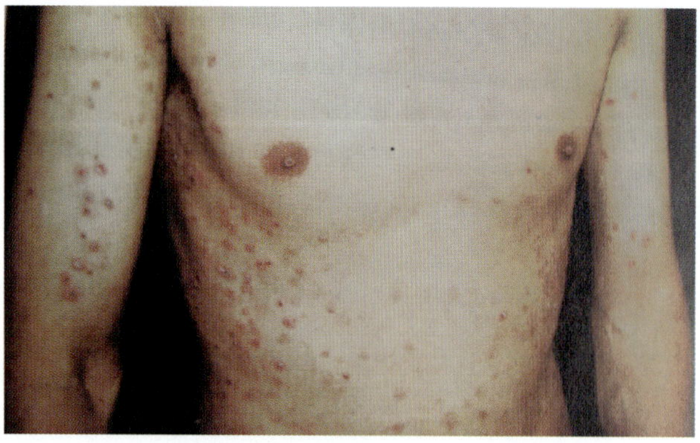

图 22-100　线状 IgA 大疱性皮肤病

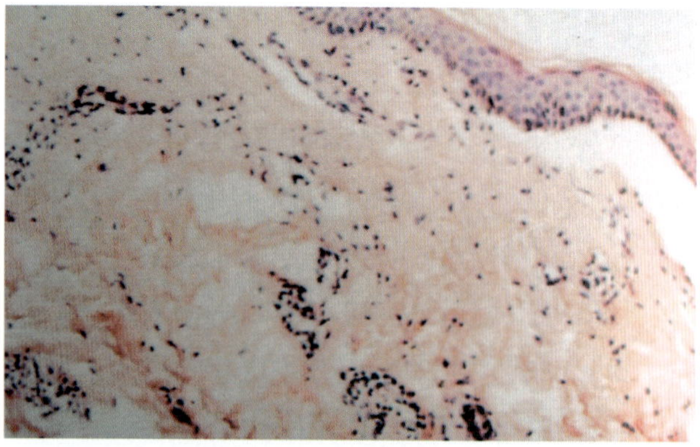

图 22-102　线状 IgA 大疱性皮肤病

【组织病理】

表皮下水疱形成，疱顶表皮完整，疱内以中性粒细胞浸润为主，早期可见中性粒细胞沿真表皮交界处呈线状排列，伴基底细胞空泡化，并可见淋巴细胞及嗜酸性细胞。真皮乳头水肿，顶部有时可见中性粒细胞聚集而形成微脓肿，偶见嗜酸粒细胞浸润，皮损晚期更明显（图 22-101，图 22-102）。

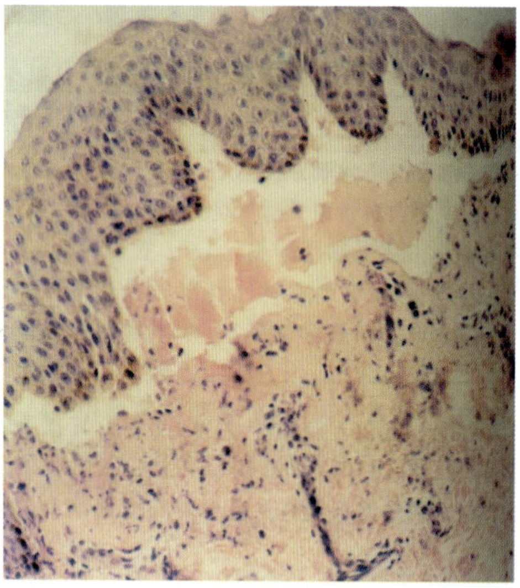

A　HE 染色

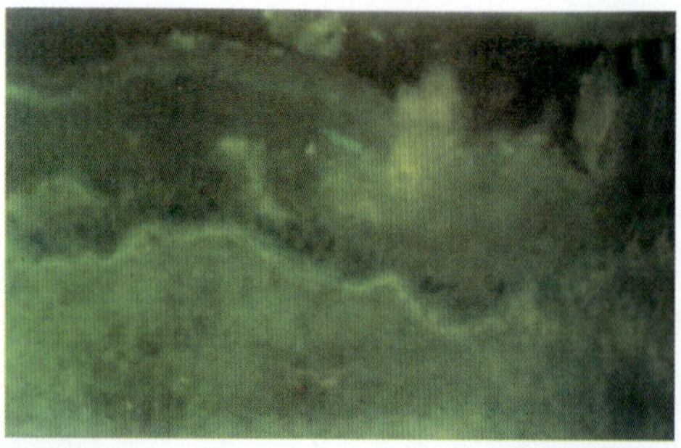

B　免疫荧光

图 22-101　儿童线状 IgA 大疱性皮肤病

DIF 检查可见表皮基底膜带有均质线状 IgA 沉积，部分可伴 IgM、IgG 沉积（图 22-103，图 22-104）。IIF 检查血清中循环抗基底膜 IgA 抗体检出率高。免疫电泳示 IgA 透明板和致密板下呈线性沉积，形成两条不相交的平行线。

【鉴别诊断】

本病需要与疱疹样皮炎及大疱性类天疱疮相鉴别。DH 的 DIF 检查在真皮乳头或沿基底膜

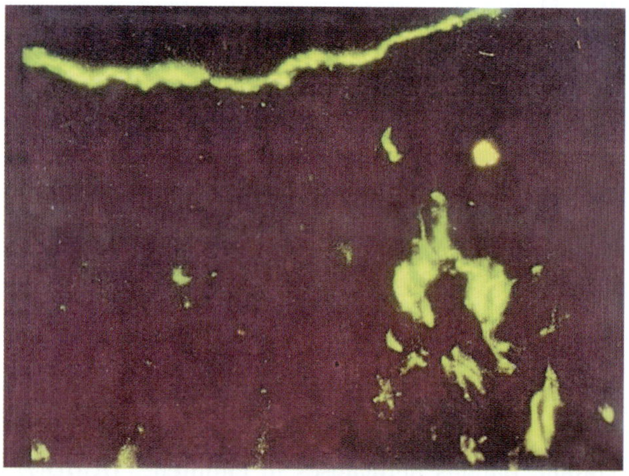

图 22-103　线状 IgA 大疱性皮肤病　线状 IgA 免疫荧光阳性

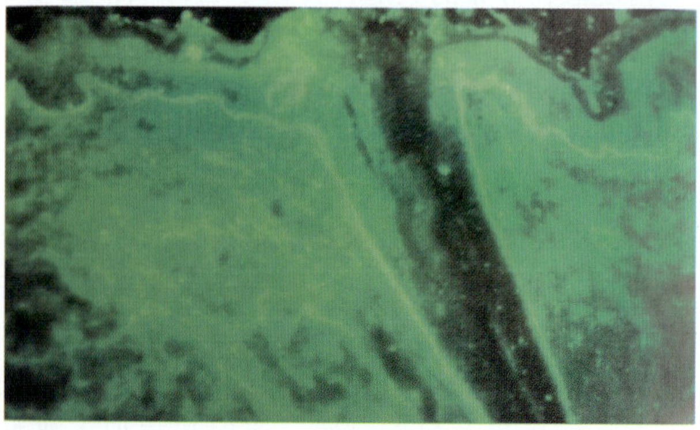

图 22-104　线状 IgA 大疱性皮肤病　线状 IgA 免疫荧光阳性

带IgA 呈颗粒型沉积而非均质线状沉积；BP 基底膜带为 IgG 线状沉积而非 IgA 沉积，循环抗基底膜带抗体为 IgG 而非 IgA。

暂时性棘突松解性皮肤病

【临床表现】

暂时性棘突松解性皮肤病（transient acantholytic dermatosis，TAD）是 1970 年首先由 Grover 报告的一组获得性、病因不明、以丘疹和水疱为特征的疾病，又称 Grover 病，发病年龄多在 40 岁以上（4~87 岁）。男女比例为 3:1。皮损表现为水肿性红斑或痤疮样红斑、丘疹、丘疱疹及水疱，直径通常 1~3mm，也可>1cm。有的皮损中心有角栓，有的类似脂溢性角化病和毛囊角化病（Darier 病），还有的类似基底细胞癌，部分患者皮损可演变为湿疹样斑块。好发于锁骨附近、颈部、躯干部，也可见于头面部、上腹部及四肢，进而累及掌跖，口腔、鼻部及喉黏膜也可受累。皮损多散在分布，也可聚集或呈带状分布，消退后可遗留炎症后色素沉着或色素减退。病程数周至数年，具有自限性，可反复发作，间隔数月至数年，部分患者呈季节性发作（冬季或夏季），老年患者一般病程较长。多伴瘙痒，但有文献报道 38%肿瘤并发 Grover 病的患者无明显瘙痒。

【组织病理】

本病组织病理改变大致分 5 型：大部分为寻常型天疱疮样（50%以上）改变，也可表现为 Darier 病样、落叶型天疱疮样、家族性良性天疱疮样及细胞间海绵水肿样。同一患者皮损的组织病理表现可以同时有多种类型。5 种类型分述如下。①Darier 病样表现：该型的组织病理特征与 Darier 病非常相似，常难以区分，主要表现为局灶性基底层上方棘层松解、裂隙形成。在毛囊内可见毛囊棘层松解，有时可在表皮全层可见到角化不良细胞（圆体和谷粒）及海绵水肿，棘层松解裂隙中无圆体。Darier 病则可见垂直的角化不全。②Hailey-Hailey 病样表现：此型组织病理改变可见典型的“城垛坍塌”样改变，基底层上方棘层松解裂隙形成，表皮可见棘层松解细胞和少许角化不良细胞，偶见海绵水肿。与 HHD（家族性慢性良性天疱疮）不同的是，Grover 病表皮无明显增厚，棘层松解呈局灶性。③寻常型天疱疮样表现：可见局限性基底层上方棘层松解裂隙形成，裂隙中可有棘层松解细胞，无角化不良细胞，真皮内可见少许嗜酸性粒细胞浸润。但与寻常型天疱疮相比，Grover 病的上述组织病理变化较轻，有这一病理表现的 Grover 病患者皮损持续时间相对较长。④落叶型天疱疮样表现：为表浅的棘层松解裂隙形成，棘层松解通常发生在表皮生发层的最上部。本病与落叶型天疱疮比较此类组织病理改变的棘层松解更明显，可达表皮深部。⑤棘层松解海绵水肿样表现：此型可见海绵水肿及表皮内水疱，水疱内可见棘层松解细胞。与过敏性疾病相比，Grover 病主要表现为海绵水肿和棘层松解同时存在，且在同一患者的皮损中可表现多种类型组织病理学改变。

Grover 病皮损组织 DIF 和 IIF 检查结果常为阴性。电镜检查显示本病组织病理改变与 Darier 病、寻常型天疱疮、HHD 非常相似，可见细胞间基质溶解，细胞间隙增宽，张力微丝从桥粒附着板处分离，桥粒数目减少，张力丝堆积在核周。最近研究证实，Grover 病发生棘层松解可能是由于桥粒附着板溶解。

【鉴别诊断】

本病的临床表现可与多种皮肤病类似，常易误诊为痤疮、毛囊炎、脂溢性皮炎、DH 及 BP 等。组织病理学上应与天疱疮、Darier 病、HHD 等相鉴别。①天疱疮：Grover 病临床上皮损较少，症状轻微。皮损 DIF 和 IIF 检查通常为阴性，可与天疱疮鉴别。②Darier 病：DD 的皮损主要分布在皮脂溢出部位，皮损为毛囊性和角化性丘疹，渐增大呈疣状，对称或单侧带状分布。Grover 病临床上则以散在分布的丘疹、丘疱疹为主。DD 的发生是由于位于 12q23-24.1 区的 ATP2A2 基因突变所致，而 Powell 等发现 Grover 病无 ATP2A2 基因结构改变。③复发性线状棘层松解性皮病：本病罕见，生后数月发病，可有家族史，皮损好发于肛门、外生殖器和手足部位，位于身体一侧，表现为红斑、水疱、结痂以及轻度疣状增生，可自行缓解，以后再在原处复发。组织病理表现为家族性良性天疱疮样改变。

复发性线状棘层松解性皮肤病

【临床表现】

1985 年 Vakilzadeh 首先描述复发性线状棘层松解性皮肤病（relapsing linear acantholytic dermatosis，RLAD）。本病是一种新的具有特征性临床表现及组织病理学改变的线状皮肤疾病，目前国内外仅有 4 例报道，其中 3 例于婴幼儿时期发病，1 例有家族遗传史，还有 1 例为老年患者，临床表现为沿 Blaschko 线分布的红斑或斑块，其上有群集的水疱，水疱破裂后形成糜烂和结痂，呈慢性病程，皮损部位固定且反复发作，多有掌跖和肛门受累，每次发作后可自行缓解，愈后可遗留色素沉着或减退，陈旧性皮损处可见轻度疣状增生。患者可有局部瘙痒及灼痛，无全身症状。皮损一般在夏季温度升高时，紫外线照射和外伤感染后加重。

【组织病理】

皮损组织病理学改变与家族性良性慢性天疱疮相似，可见基底层上裂隙及水疱形成，部分表皮裂隙中可见不同层面的单个或倒塌砖墙样棘层松解细胞，多与残留的细胞间桥相互连接在一起，但是缺乏角化不良，高倍镜下不见圆体和谷粒。真皮乳头轻度水肿，浅层血管周围有较致密的以淋巴细胞为主的炎性细胞浸润。

透射电镜显示疱底基底层松解细胞中张力微丝束增厚，呈波浪形，胞浆内结构正常的黑色素小体增加。棘层的松解细胞中有大量异常粗厚的涡状排列的张力微丝，围绕胞核，其间留有一圈胞浆。

【鉴别诊断】

本病在临床上应与线状表皮痣及线状的毛囊角化病相鉴别。这 3 种疾病的皮损均沿 Blaschko 线分布，但线状表皮痣的皮损为密集的角化过度性黄红色或棕黑色丘疹，可融合，触之坚硬粗糙，炎症型皮损可有红斑，但不出现水疱，皮损一般不易自行消退。线状的毛囊角化病皮损为坚实的丘疹，散在或群集，上有油腻性的灰棕色或黑色鳞屑，较少发生水疱，一般无糜烂、结痂，组织病理上可见到圆体和谷粒等角化不良。

组织病理上本病主要与家族性良性慢性天疱疮鉴别，后者发病年龄多在青春期后，受累部位多为颈部、腋下和腹股沟等间擦部位，掌跖一般不受累。

疱疹样脓疱病

【临床表现】

1872 年 Hebra 首先报道疱疹样脓疱病（impetigo herpetiformis）。本病多见于妊娠妇女，尤其在妊娠末 3 个月，患病孕妇易发生流产、死胎或婴儿出生数日后死亡。非妊娠期妇女和男性亦可发生。常见诱因是妊娠，其次是低血钙。本病起病急骤，皮疹特点为在红斑的基础上出现对称性分布，排列成环形，多环形，针尖至绿豆大小的表浅无菌性脓疱（图 22-105），常反复成批发生，有时相互融合成脓湖，多伴高热、白细胞升高等严重全身症状，血钙常偏低。黏膜常受累，出现沟纹舌。皮损多见于腹股沟、腋窝、乳房下、肘窝等皮肤皱褶部位。分娩后或终止妊娠皮疹自行消退缓解，再次妊娠可复发。

【组织病理】

表皮轻度水肿伴角化不全，棘层轻度肥厚。表皮中上部有嗜性粒细胞中聚集形成的海绵状脓疱，疱内偶见嗜酸性粒细胞。脓疱大多数位于棘层上部，少部分位于角质层下，其上角质层变薄。真皮浅层及乳头轻度水肿，小血管扩张，管

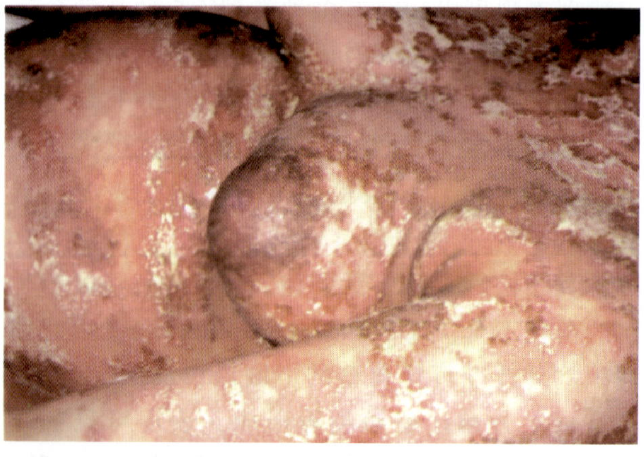

图 22-105　疱疹样脓疱病

周有淋巴细胞、组织细胞及嗜中性粒细胞浸润(图 22-106，图 22-107)。

【鉴别诊断】

本病应与妊娠疱疹，角层下脓疱性皮病，泛发性脓疱性银屑病及泛发性连续性肢端皮炎相鉴别。

妊娠疱疹多发生于妊娠中期，患者一般情况好，无发热，对妊娠影响不大。皮疹多形，以水疱为主，剧烈瘙痒。

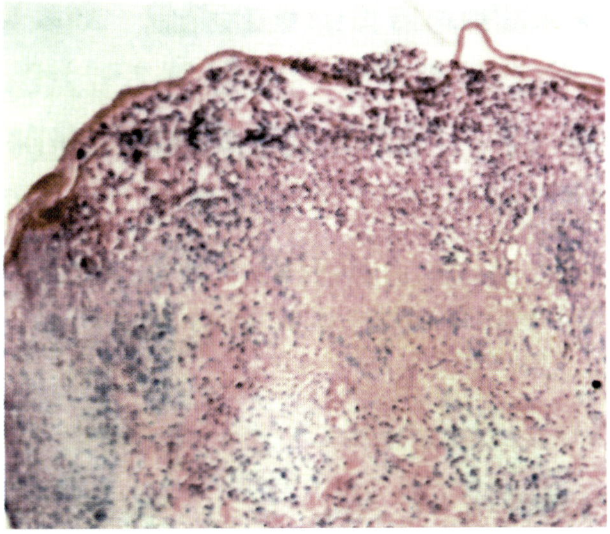

图 22-106　疱疹样脓疱病　表皮中上部有嗜性粒细胞中聚集形成的海绵状脓疱

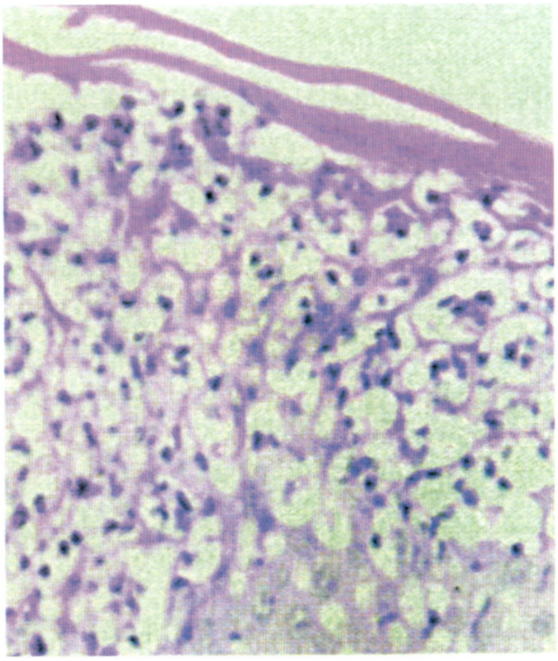

图 22-107　疱疹样脓疱病　表皮中有嗜中性粒细胞中聚集形成的海绵状脓疱

角层下脓疱病与妊娠无关，无明显全身症状，皮损呈特征性悬垂状脓疱，一般无口腔黏膜受累，组织病理学检查为角层下脓疱。

泛发性脓疱型银屑病在脓疱出现前可有典型银屑病的皮损，在原有斑块或红皮病皮损上出现脓疱，或在脓疱消退后出现银屑病皮损但亦有认为疱疹样脓疱病为发生于妊娠妇女的泛发性脓疱型银屑病者；而连续性肢端皮炎局限在指、趾端，病程长者，指趾皮肤可发生萎缩、指甲永久性脱落。

连续性肢端皮炎

【临床表现】

连续性肢端皮炎（acrodermatitis continua, AC）又称肢端脓疱病，匐行性皮炎，是一种以无菌性脓疱为特征的慢性复发性皮肤病。目前多认为本病为脓疱性银屑病的局限性。多见于中年人，无性别差异。常于创伤或局部感染后发病，好发于指、趾部，损害初发一个手指或足趾的末节背侧皮肤，尤其甲周围。发展缓慢，逐渐向上呈匐行性蔓延，可仅停留在初发部位，亦可在数日至数年后，其他手指或足趾相继受累，并泛发全身（图 22-108~图 22-112），可不完全对称分布。原发损害为无菌性小脓疱，破裂后留下鲜红有渗出的糜烂面或溃疡，最后结痂，但其下又有新脓疱出现，如此反复。在同一时期，脓疱、糜烂面、鳞屑、皲裂等损害往往同时存在。病久者易致指趾挛缩、畸形，指趾甲脱落、甲床破坏，可累及舌、口腔、鼻腔、尿道、女阴等处黏膜，出现沟纹舌、白色假膜和皲裂。严重时患者可有

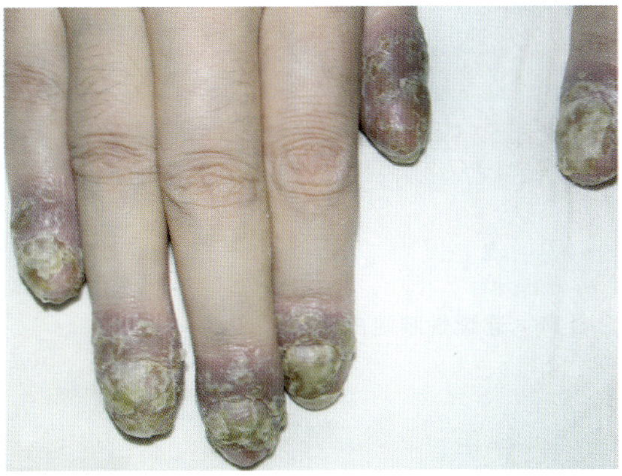

图 22-108　连续性肢端皮炎

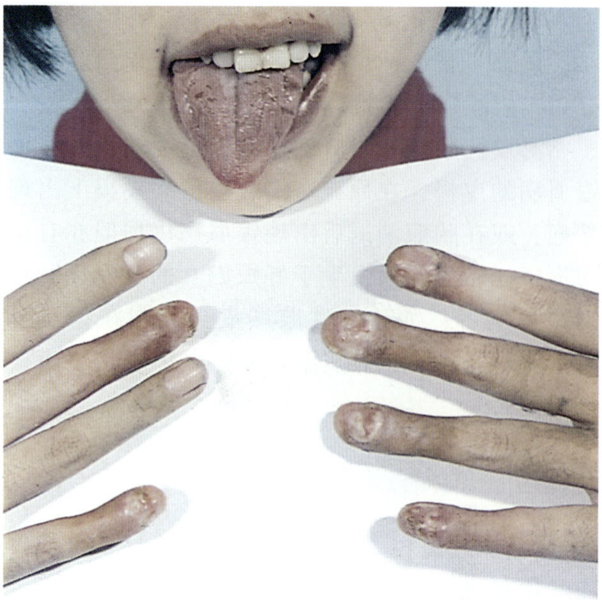

图 22-109 连续性肢端皮炎

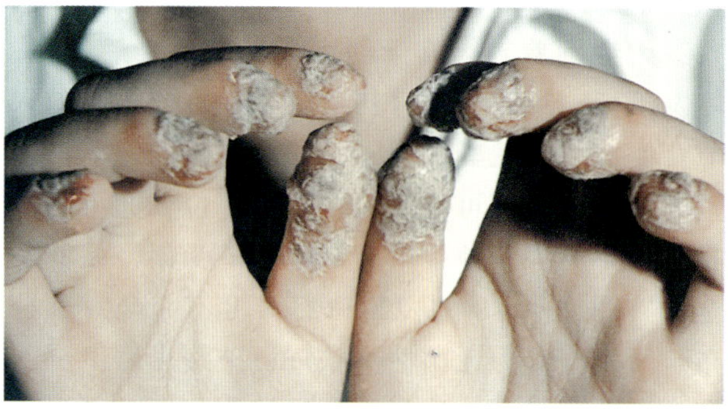

图 22-110 连续性肢端皮炎

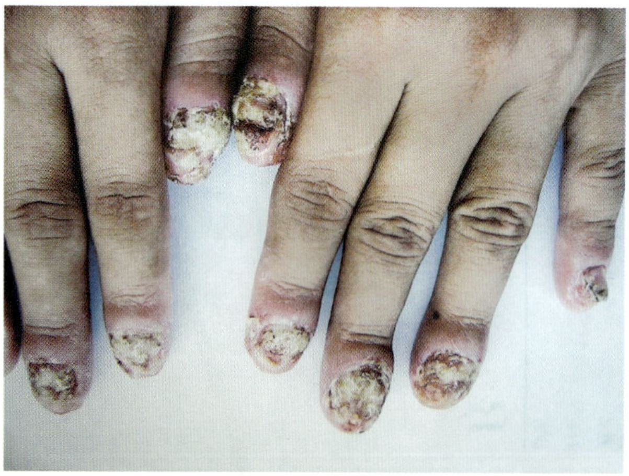

图 22-111 连续性肢端皮炎

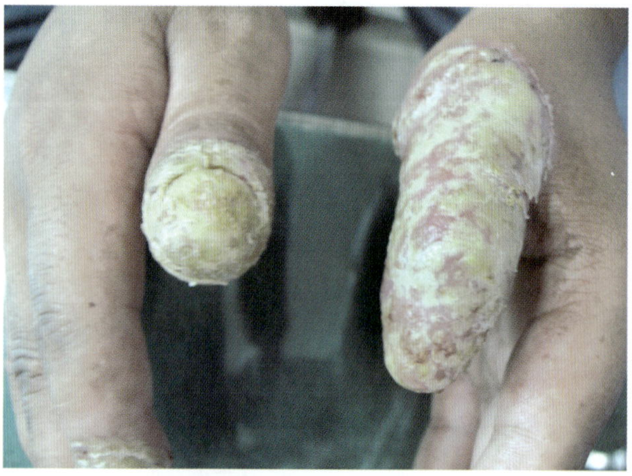

图 22-112 连续性肢端皮炎

发热。治疗可用阿维 A、泼尼松、四环素、免疫抑制剂等，但可因激素减量或停用、使用刺激性药物以及妊娠等因素而复发，也可联合外用维生素 D3 衍生物和他克莫司软膏、光化学疗法或非甾体抗炎药，对临床治疗无效者应注意肿瘤发生。

【组织病理】

与疱疹样脓疱病、脓疱性银屑病相似，表现为表皮角化过度伴角化不全，中度棘层肥厚，表皮突延长，棘细胞上层可见 Kogoj 海绵状脓疱，脓疱内有中性粒细胞及变性上皮细胞。脓疱下方的真皮浅层毛细血管扩张，有慢性炎症细胞浸润。

【鉴别诊断】

本病皮损泛发时在临床上与疱疹样脓疱病、角层下脓疱病、泛发型脓疱性银屑病鉴别，共同特点均表现为无菌性、浅表性基底有红晕的炎性脓疱。但泛发型脓疱性银屑病患者有银屑病史或同时有寻常型银屑病损害，或家属有银屑病史；疱疹样脓疱病多在妊娠期发生，血钙常降低；角层下脓疱病的脓疱在角层下，疱液上部澄清，下部混浊，呈弦月状，无全身症状及黏膜损害。

掌跖脓疱病

【临床表现】

掌跖脓疱病（palmoplantar pustulosis）是一种病因不明的慢性复发性皮肤病。皮疹常发生掌跖的中央部位和掌大小鱼际，可逐渐蔓延至掌跖各处及侧面，包括指趾的屈面。但指趾蹼及指趾甲不受累及。原发损害是局限在边界不清的红斑基础上的表皮内脓疱或水疱。水疱由针尖大小不断增大，中心先出现小黄点，外周透明，黄点向外扩展，在数小时内迅速变成脓疱。脓疱直径2~5cm。经过2天至2周，脓疱干燥结痂变成棕色鳞屑而脱落。继之在斑片边缘又相继出现新的成簇脓疱。脓疱亦可发生在正常皮肤上，但迅速被红斑和鳞屑所围绕。红斑可弥漫性增大，亦可被正常皮肤分隔而孤立存在。病情稳定时以潮红、脱屑为主，有时伴皲裂、疼痛，常周期性急性发作（图22-113~图22-118）。如此反复可达数十年。掌跖部皮肤增厚、发红，表面有大量鳞屑剥脱。半数患者在皮疹加剧前有严重的掌跖瘙痒，少数有疼痛和肿胀，无全身症状。本病除好发于掌跖外，足背、小腿、膝盖、手背、肘部等处亦可有皮疹，偶见全身散发。妊娠、创伤、内分泌疾病和对各种局部治疗的反应均可刺激本病

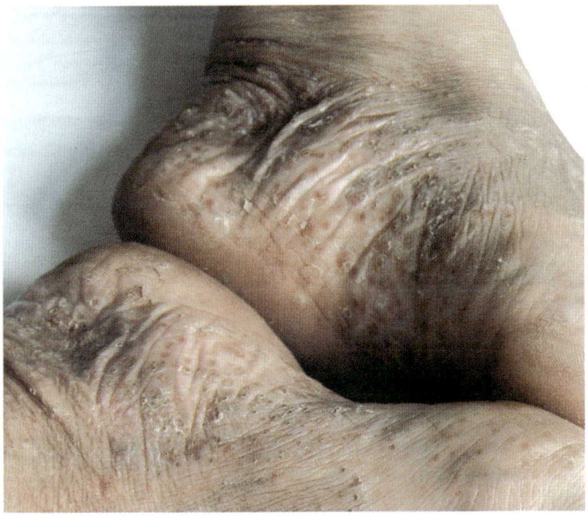

图 22-113 掌跖脓疱病

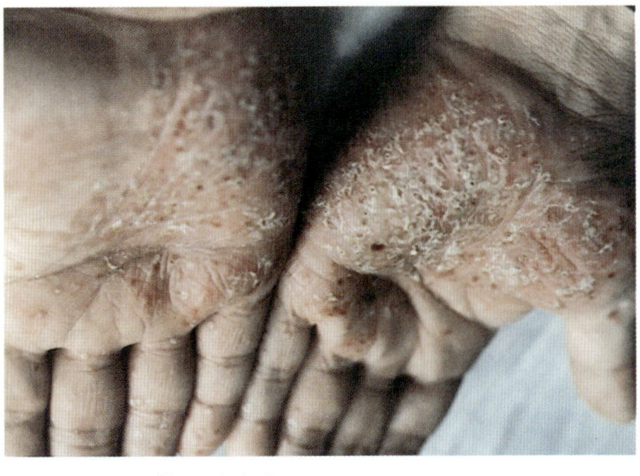

图 22-114 掌跖脓疱病

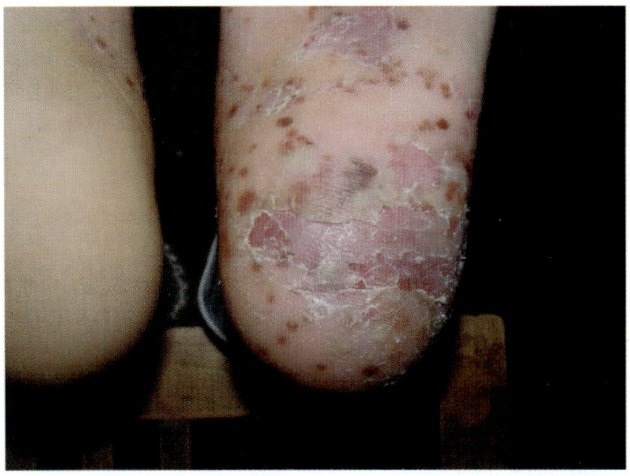

图 22-115 掌跖脓疱病

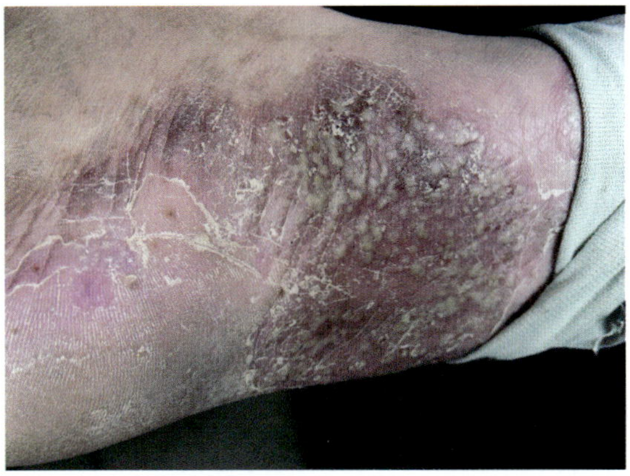

图 22-116 掌跖脓疱病

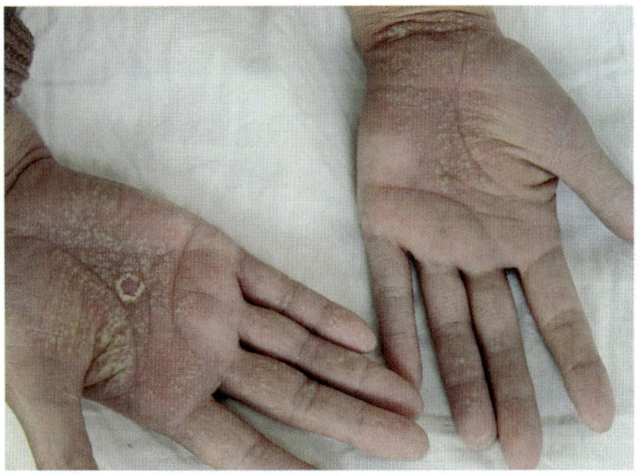

图 22-117 掌跖脓疱病

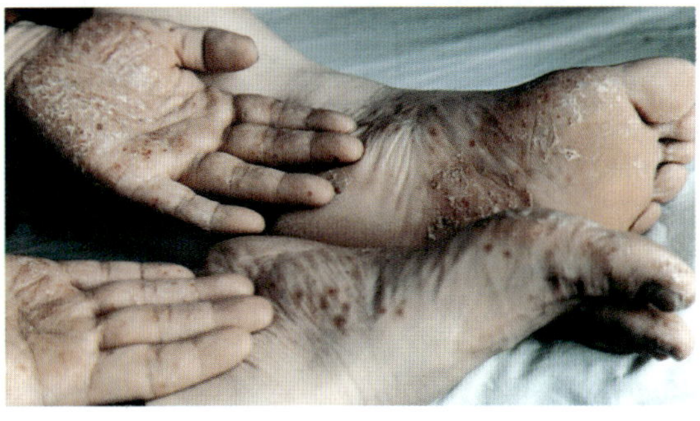

图 22-118 掌跖脓疱病

发生，使症状恶化。本病与气候、职业、环境等因素无明显相关性。部分患者可合并骨关节病或甲状腺疾病。皮损真菌检查阴性。

【组织病理】

表皮角化过度或伴角化不全，棘细胞层内有较大的单房嗜中性粒细胞性脓疱，疱内还可见少数单核细胞，脓疱两端钝圆（图22-119）。疱周围表皮轻度棘层肥厚，两侧常可见小的海绵状脓疱。真皮浅层血管周围淋巴细胞、组织细胞和中性粒细胞浸润。

【鉴别诊断】

本病主要与局限性脓疱性银屑病、连续性肢端皮炎、手足癣和脓疱性细菌疹鉴别。①局限性脓疱性银屑病组织病理为银屑病改变，可见Kogoj海绵状脓疱。②连续性肢端皮炎发病前多有局部轻微外伤史，初发皮损多在指趾端及甲周，逐渐向近端匍行发展，常呈单侧或不对称性分布，日久可导致甲破坏及指骨萎缩、吸收，不少患者伴有黏膜损害。而掌跖脓疱病主要发生于掌跖部位，一般为双侧、对称性分布。③手足癣患者真菌检查阳性，抗真菌药物治疗有效。④脓疱性细菌疹多有感染灶，去除感染灶或用抗生素治疗后脓疱消失。

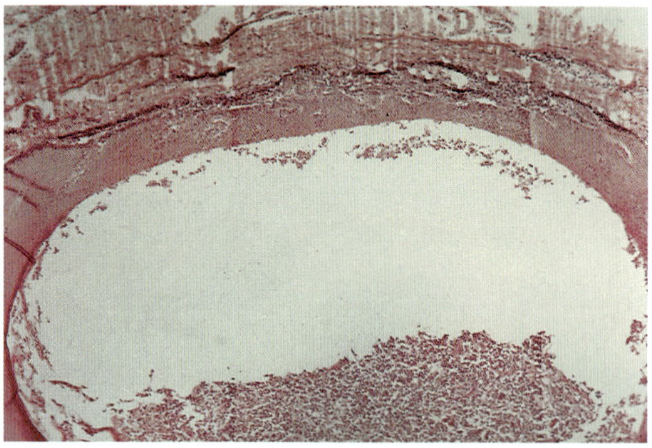

图 22-119　掌跖脓疱病　棘细胞层内有较大的单房嗜中性粒细胞性脓疱

角层下脓疱性皮肤病

【临床表现】

1956年，角层下脓疱性皮肤病（subcorneal pustular dermatosis，SPD）由Sneddon和Wilkinson首先报告。本病又称Sneddon-Wilkinson病，好发于中年妇女，皮损开始即可表现为0.2~0.3cm无菌性小脓疱，或先为水疱但很快变为脓疱，疱壁薄，松弛，脓液易聚集在脓疱的下半部，呈悬垂状，常在短期内成批发生，倾向融合，往往呈环形或匐行性排列，数天后吸收干涸或破裂，遗留浅表的薄层鳞屑或痂皮。可有褐色色素沉着，不出现萎缩和瘢痕。好发于前胸、腹部、腋下及腹股沟等皮肤皱襞区（图22-120~图22-127），无口腔损害。病程慢性反复发作。无明显全身症状，少数患者可有阵发性瘙痒及灼热感。有些病例对磺胺吡啶和砜类药反应良好。本病可合并单克隆γ-球蛋白病，最

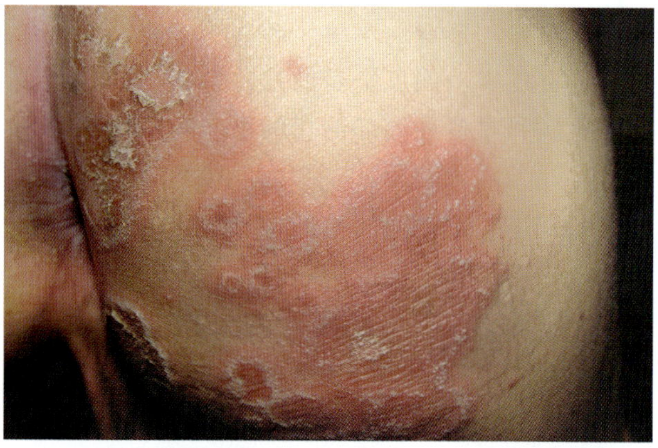

图 22-120　角层下脓疱病性皮肤病

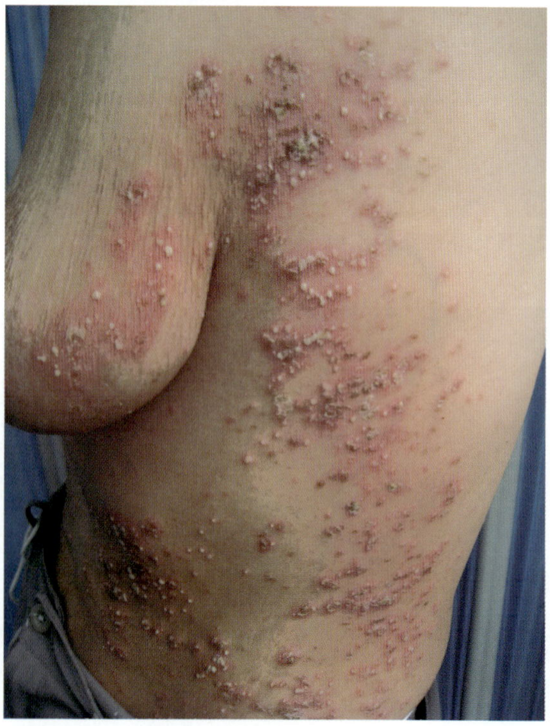

图 22-121　角层下脓疱病性皮肤病

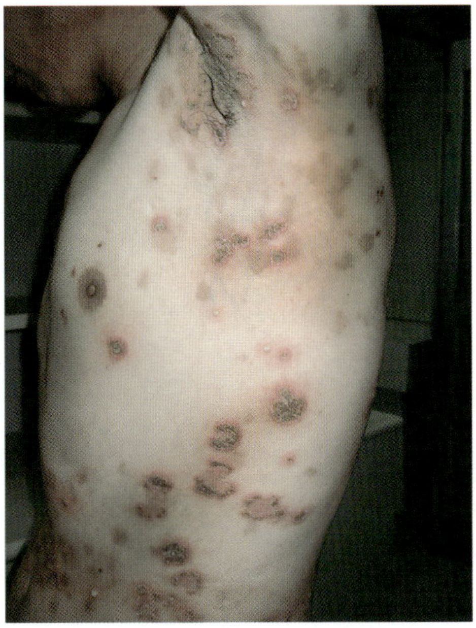

图 22-122　角层下脓疱病性皮肤病

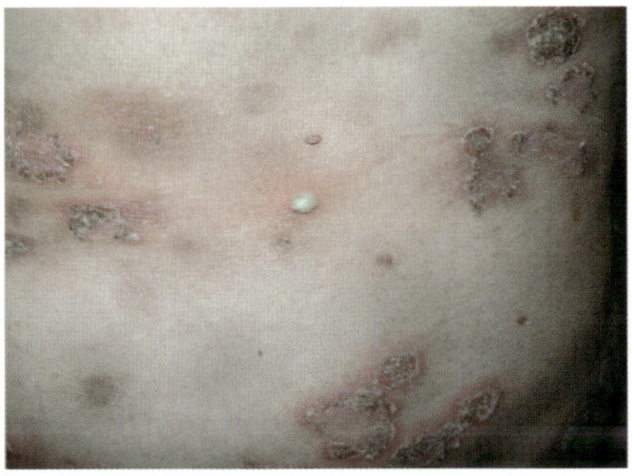

图 22-123　角层下脓疱病性皮肤病

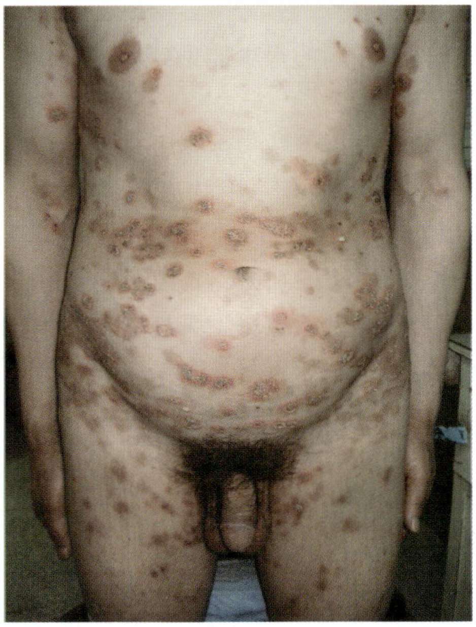

图 22-124　角层下脓疱病性皮肤病

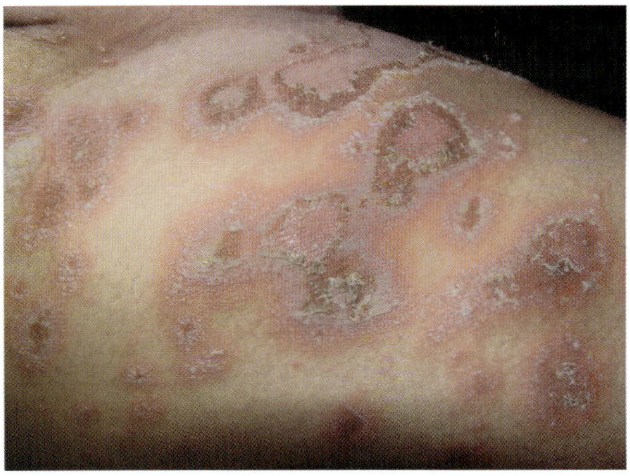

图 22-125　角层下脓疱病性皮肤病

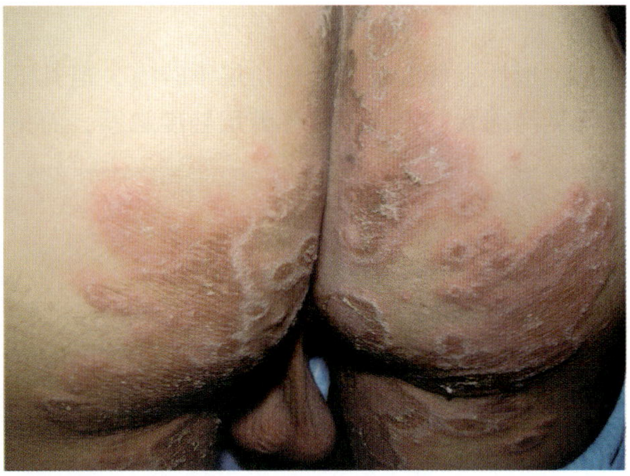

图 22-126　角层下脓疱病性皮肤病

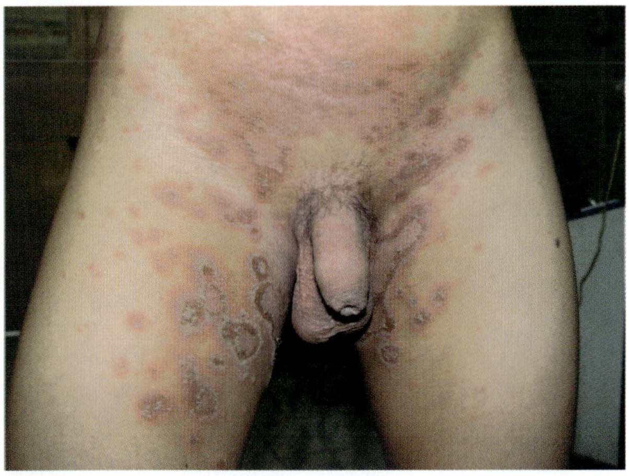

图 22-127　角层下脓疱病性皮肤病

常见的是 IgA 异常蛋白血症，其中有些病例最后可发展为 IgA 骨髓瘤。

【组织病理】

脓疱直接位于角质层下，疱内有多数嗜中

性粒细胞，偶有少数嗜酸性粒细胞，有时在脓疱基底部可见少数棘突松解细胞，一般仍部分附着于表皮，亦可游离于脓疱的中性粒细胞之间(图 22-128~图 22-131)。脓疱下方的棘细胞层有轻度细胞内水肿与海绵形成，散在嗜中性粒细胞浸润。真皮浅层血管周围嗜中性粒细胞、淋巴细胞及少许嗜酸性粒细胞浸润。部分区域显示真皮包括真皮乳头，有毛细血管扩张。DIF 和 IIF 检查一般为阴性。有报道部分病例表皮细胞间有 IgA 沉积。

【鉴别诊断】

本病主要与脓疱性银屑病、脓疱疮、急性泛发性发疹性脓疱病和落叶型或红斑型天疱疮鉴别。

脓疱性银屑病也可出现角层下脓疱，但其下常可见海绵状脓疱，并常伴棘层轻度肥厚，而角

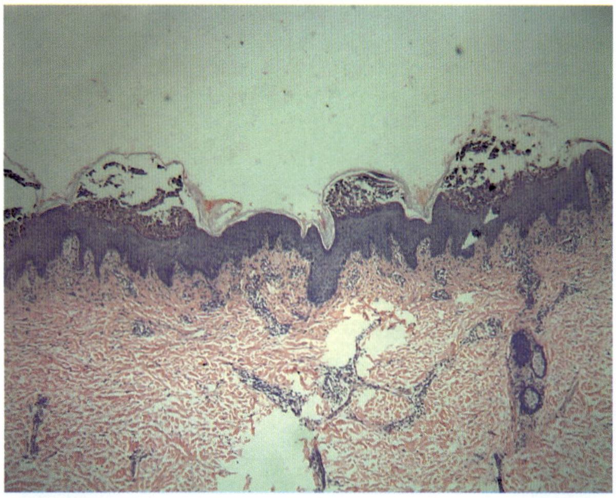

图 22-128　角层下脓疱性皮肤病　多处角层下脓疱

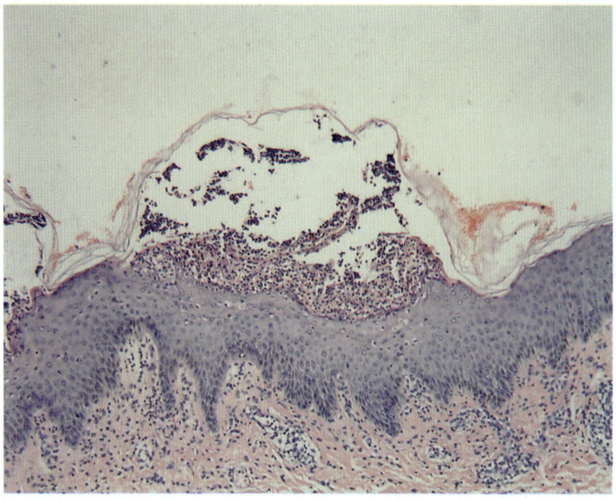

图 22-129　角层下脓疱性皮肤病　角层下脓疱

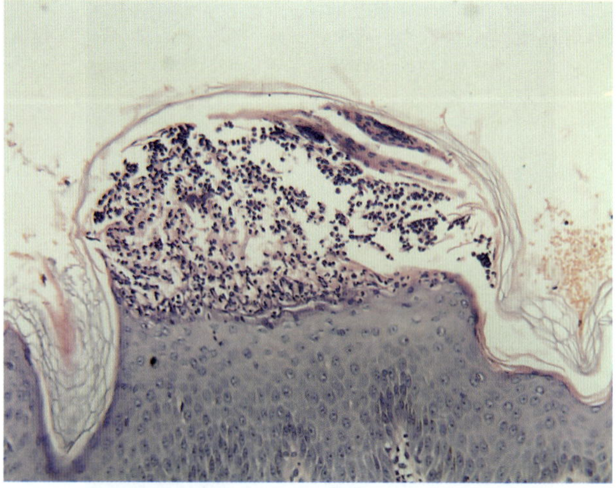

图 22-130　角层下脓疱性皮肤病　角质层下水疱内有多数嗜中性粒细胞

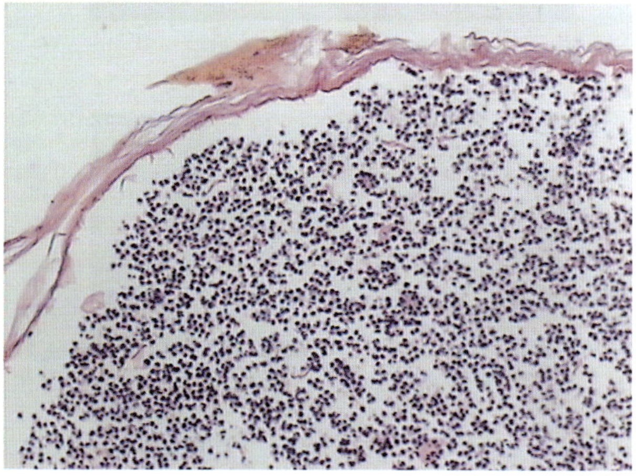

图 22-131　角层下脓疱性皮肤病　角质层下水疱内有多数嗜中性粒细胞

层下脓疱性皮肤病的很少能见到海绵状脓疱并且无棘层肥厚。

本病的角质层下脓疱性损害是无菌性的，而脓疱疮是有菌性脓疱，用脓疱内容物培养可证实，或以 Gram 染色、PAS 染色或六甲烯四胺银染色可显示角层中的细菌、真菌菌丝或孢子。

本病与落叶型或红斑型天疱疮在组织学上鉴别困难。可通过临床资料、免疫荧光试验和砜类药试验治疗来确诊。落叶型天疱疮的棘突松解往往比角层下脓疱病更明显。

急性泛发性发疹性脓疱病大多由药物引起，多伴有高热和白细胞增多等全身性症状，病程有自限性。组织病理表现为海绵样脓疱性皮炎。皮质激素治疗有效。

急性泛发性发疹性脓疱病

【临床表现】

急性泛发性发疹性脓疱病（acute generalized exanthematous pustulosis，AGEP）在 1980 年由 Beylot 等首先报告，90%的病例与药物过敏有关，最常见的药物为 β-内酰胺类和大环内酯类抗生素。除药物外，病毒、细菌或衣原体感染、接触汞制剂和紫外线照射、蜘蛛咬伤等因素也可诱发。临床特征为：①发病前大多有用药史或感染史。②经历一定的潜伏期（一般为 2~5d 后突然起病）。抗生素比非抗生素药物引起皮疹的潜伏期明显缩短，前者平均为 2.5d，急性发病，近半数病例用药与发病的时间间隔很短，后者平均为 18d。③常伴发热，一般体温>38℃。④皮疹主要表现为全身皮肤弥漫性潮红、肿胀的基础上出现非毛囊性、浅表性、无菌性小脓疱（图 22-132~图 22-133）。常起始于面、颈、腋、肘、腹股沟等间擦部位，或起于躯干和四肢的近端，数小时泛发全身。25%病例有黏膜受累，主要是口腔和舌黏膜。脓疱数以百计或更多，直径<5mm，也可伴有紫癜、水疱、靶形红斑。重症患者脓疱可融合成脓湖，尼氏征阳性，表皮剥脱而呈中毒性表皮坏死松解症的表现。⑤发热和脓疱持续约 1 周。⑥主要症状是瘙痒、烧灼感或两者都有。⑦病程不超过 15d，皮疹自行消退，有脱屑和轻度色素沉着。实验室检查多数患者外周血白细胞及中性粒细胞增多，红细胞沉降率升高。

【组织病理】

角层下脓疱或棘层上部充满中性粒细胞的 Kogoj 海绵状脓疱（图 22-134~图 22-137），真皮浅层水肿，血管周围有中性粒细胞、嗜酸性粒细胞、淋巴细胞和浆细胞等浸润或局灶性角质形成细胞坏死，可伴白细胞碎裂性血管炎，出现血管内皮细胞肿胀，管腔狭窄，部分患者可见血管壁的纤维蛋白质沉积。DIF 检查多为阴性，但有报道血管壁有 IgM 和 C3 呈颗粒状沉积，估计可能是中性粒细胞聚集在真皮血管周围形成表皮下脓疱，然后向表皮迁移的一种连续性病理改变。

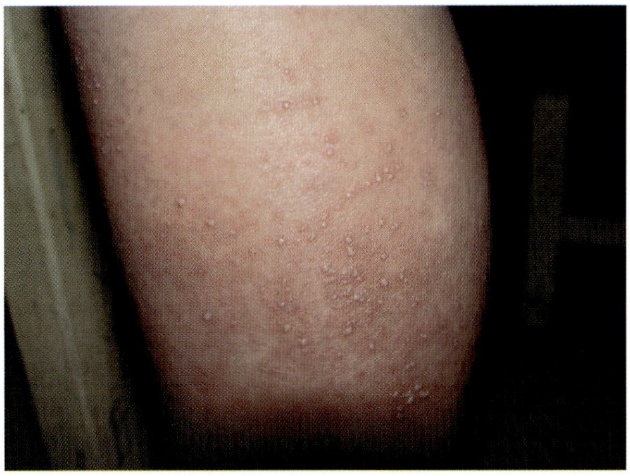

图 22-132 急性泛发性发疹性脓疱病

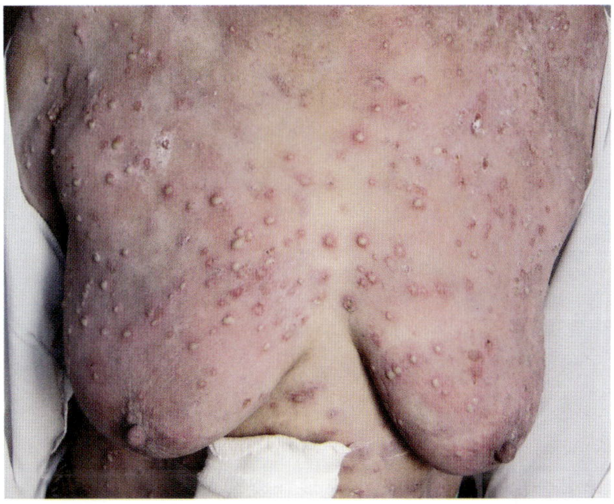

图 22-133 急性泛发性发疹性脓疱病

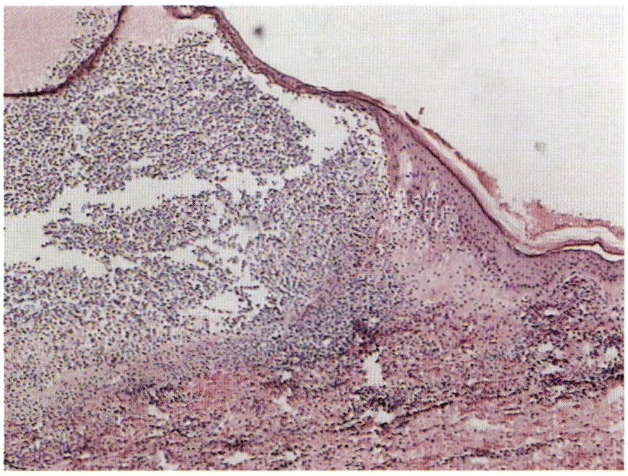

图 22-134 急性泛发性发疹性脓疱病 棘层上部见充满嗜中性粒细胞的 Kogoj 海绵状脓疱

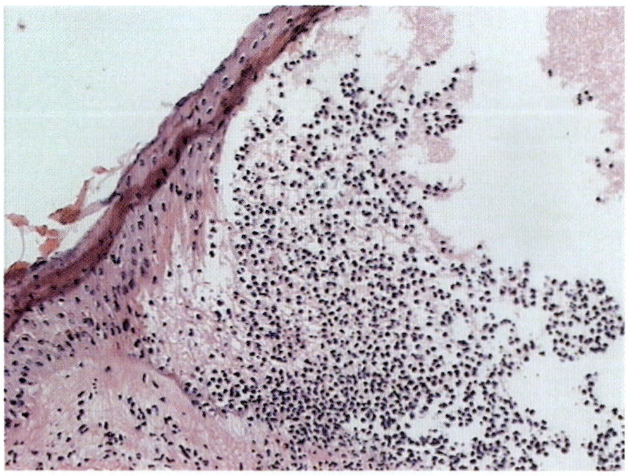

图 22-135　急性泛发性发疹性脓疱病

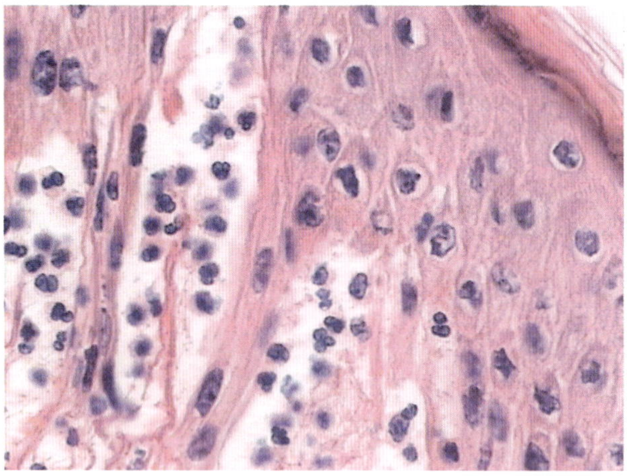

图 22-136　急性泛发性发疹性脓疱病　棘层上部呈充满中性粒细胞的 Kogoj 海绵状脓疱

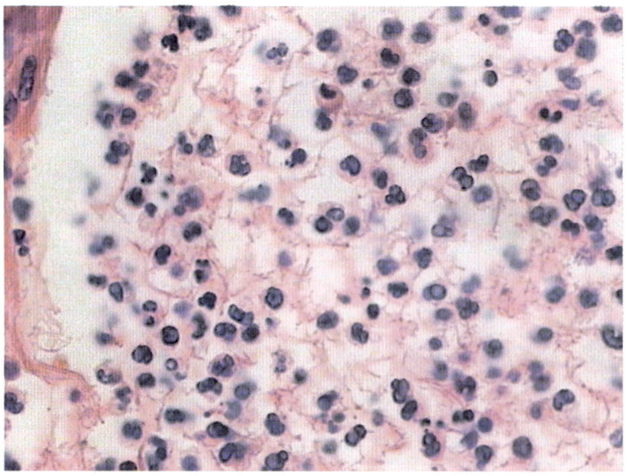

图 22-137　急性泛发性发疹性脓疱病　充满嗜中性白细胞的 Kogoj 海绵状脓疱

【鉴别诊断】

本病主要与下列疾病鉴别：①泛发性脓疱性银屑病，发病与药物关系不大，皮疹单一，以脓疱为主，极少伴有血管炎性损害，病程较长。易复发，发作间隙可见银屑病的典型皮疹，可伴关节炎，沟状舌、地图舌等。皮疹病理改变有特异性。②中毒性表皮坏死松解症（TEN），与重症 AGEP 患者区别是 TEN 为表皮全层坏死，两种疾病治疗方案的差异很大，且预后差。③角层下脓疱病，本病好发于中年妇女。皮损常见于腋下、乳房下等皮肤皱褶处，有特征性悬垂状脓疱表现，并向外周扩散成环、多环状，边缘鲜明，新的脓疱又可发生在活动性的边缘上。皮损呈周期性发作，病程缓慢，可迁延数十年。病变为位于角层下的脓疱和水疱，疱内充满中性粒细胞，其下棘细胞层可见少数棘突松解细胞。④重症多形红斑型药疹，药疹本身可以模拟许多疾病表现，但常见的药疹以斑丘疹为主，也可有少量毛囊性脓疱，而以非毛囊性脓疱为最突出表现。⑤疱疹样脓疱病，孕妇多见。好发于皮肤皱褶处，皮损为群集性环形排列的小脓疱，愈后色素沉着明显，周围不断出现新脓疱，血钙常偏低，再次怀孕可以诱发。⑥泛发性连续性肢端皮炎，好发于指、趾末端，再波及全身。多在局部外伤后发病，水疱、脓疱反复出现，呈慢性经过，对治疗抵抗。⑦其他如脓疱疮、麻疹、猩红热、红皮病、疱疹样皮炎等也易与相混淆。

婴儿肢端脓疱病

【临床表现】

婴儿肢端脓疱病（acropustulosis of infancy, AI）初发于 2~10 个月婴儿。皮损初起为针头大小红色丘疹，24h 后变为直径 1~2mm 大的脓疱和水疱，数天后干涸、结痂脱屑。皮疹成批出现，散在或群集而不融合，持续 1~2 周愈合，反复发作，常在 1~2 岁后自愈。好发于掌跖，其次为手足背、腕、踝部，偶见于头皮、臀部、四肢和躯干，自觉瘙痒，脓液涂片主要为中性粒细胞，细菌培养阴性。

【组织病理】

局限性角层下或表皮内脓疱，内部充满嗜中

性粒细胞和（或）嗜酸性粒细胞，疱底棘层受压萎缩，角层下脓疱疱顶较致密。真皮乳头轻度水肿，浅部血管周围淋巴细胞及少数中性粒细胞和嗜酸性粒细胞浸润。DIF 和 IIF 检查均阴性。

【鉴别诊断】

本病主要与角层下脓疱病，掌跖脓疱病、新生儿一过性脓疱性黑变病、汗疱疹、疥疮等相鉴别。

角层下脓疱性皮病组织病理表现与本病脓疱发生于角层下相似，但临床多见于中年女性，好发于间擦部位、躯干和四肢屈侧，皮损呈特征性悬垂状脓疱，疱壁薄，早期周围可见红晕。

掌跖脓疱病多见于中年女性，皮损好发于掌跖，特别是大小鱼际肌部，跖部以足弓多见。表现为在掌跖红斑上反复发生脓疱伴不同程度瘙痒，组织病理表现为表皮内单房脓疱。

新生儿一过性脓疱性黑变病生后即可发现，皮损表现为 1~3mm 浅表松弛的脓疱，疱壁破裂后结棕色痂，周围有领圈样脱屑，愈后遗留色素沉着，数月后可消退，脓疱组织病理与本病相似，色素部皮损表现为色素细胞增多，无色素失禁。

（李晓莉）

第二十三章 表皮附属器炎症性疾病

表皮附属器包括毛囊、皮脂腺、汗腺等，如果炎症累及这些附属器部位可引起各种相应的疾病如斑秃、痤疮、毛囊炎以及汗腺炎等。

寻常痤疮

【临床表现】

寻常痤疮（acne vulgaris）是一种毛囊、皮脂腺的慢性炎症，可形成粉刺、丘疹、脓疱、结节、囊肿、炎症后色素沉着和瘢痕等多形性损害。遗传因素、激素、饮食和化妆品均可成为致病因素。多发生于青年期男女，以炎性丘疹多见，好发于颜面、胸背部多脂区，偶尔也发生于其他部位，对称分布，颜面中央尤其是眼周常不受侵犯。常伴有皮脂溢出。初期损害多为粉刺，黑头粉刺挤压可见脂栓排出；白头粉刺脂栓不易挤出。皮疹顶端可出现小脓疱破溃或吸收后遗留暂时性色素沉着或小凹状瘢痕。少数严重患者尚可出现炎性结节或囊肿，甚至形成脓肿，破溃后常形成窦道和瘢痕。各种损害大小深浅不等。多无自觉症状，若炎症显著时则可引起疼痛及触痛。可持续多年，反复发作，一般在青春期后逐渐减轻或消失（图 23–1~图 23–18）。

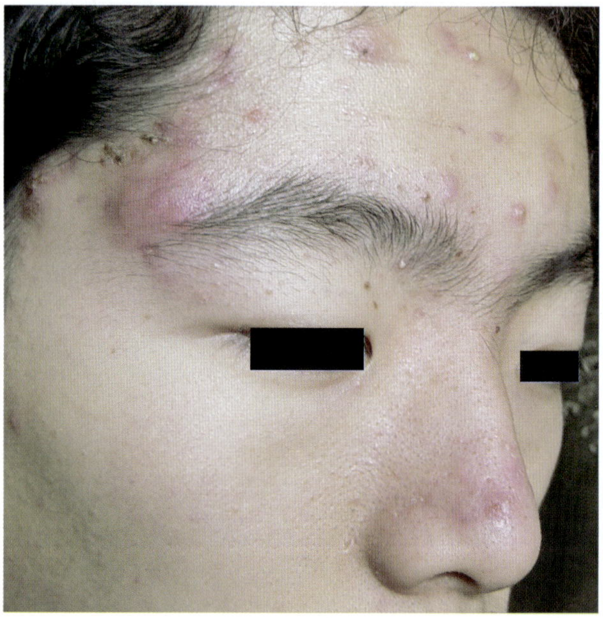

图 23–1　**寻常痤疮**　面部炎性丘疹，脓疱，结节和囊肿

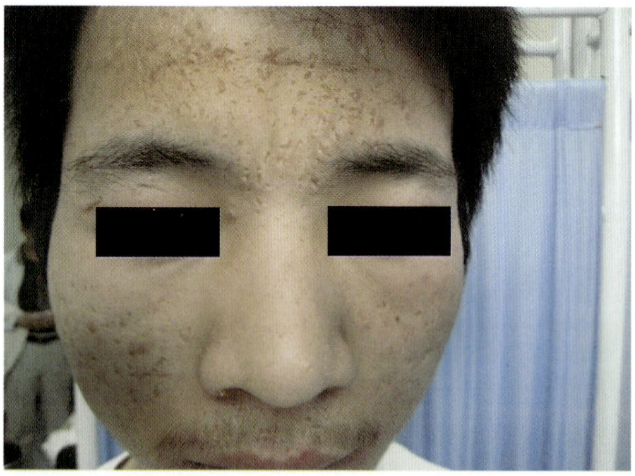

图 23–2　**寻常痤疮**　面部炎性丘疹结节及凹陷性瘢痕

【组织病理】

本病主要病理变化是毛囊、皮脂腺的慢性炎症。炎性丘疹是以粉刺为核心，毛囊周围以淋巴细胞为主的炎性细胞浸润。白头粉刺毛囊漏斗部扩张，内容物为角化及角化不全的细胞、皮脂及微生物（如痤疮棒状杆菌、卵圆形糠秕孢子菌等），毛囊开口狭小，毛囊上皮由于内容物的压迫而变薄。在一般切片中因固定作用而去除了脂质，只能看到角化细胞。黑头粉刺顶端的黑色是由于黑色素所致。如炎症发展导致毛囊壁破裂，粉刺内容物进入真皮，则可形成脓疱和结节。若中性粒细胞的聚集较小而表浅，就形成脓疱；若较大且深在，则形成结节。严重痤疮如囊肿性和爆发性痤疮炎症范围广泛，可见到结缔组织坏死

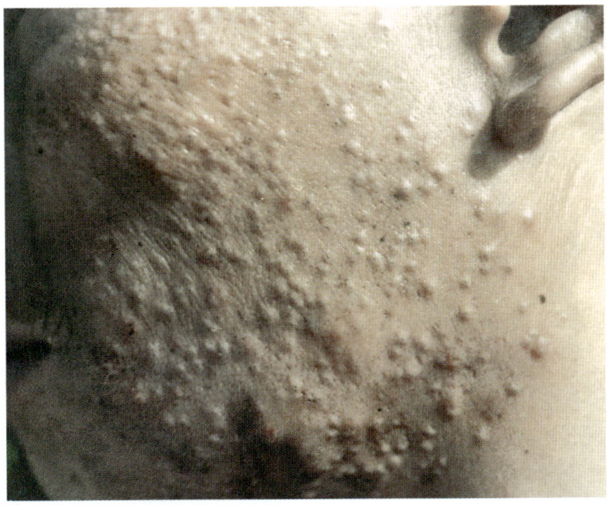

图 23-3 寻常痤疮 面部炎性丘疹和囊肿

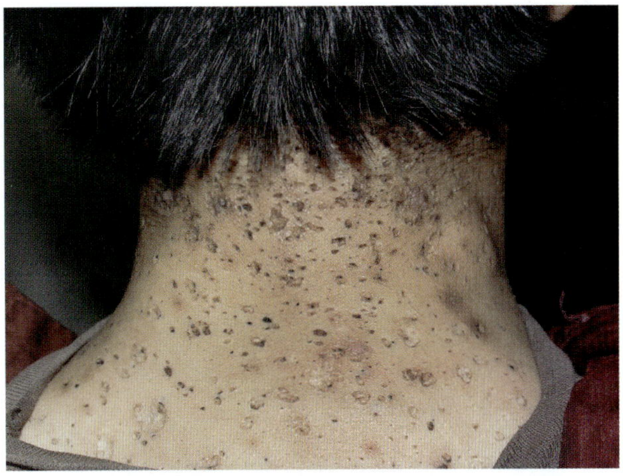

图 23-6 痤疮后瘢痕 黑头粉刺，炎性丘疹及凹陷性瘢痕

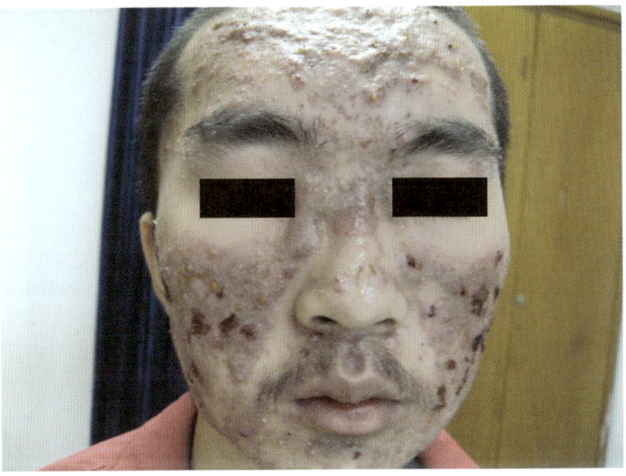

图 23-4 聚合性痤疮 面部炎性结节，囊肿和脓肿，形成窦道和瘢痕

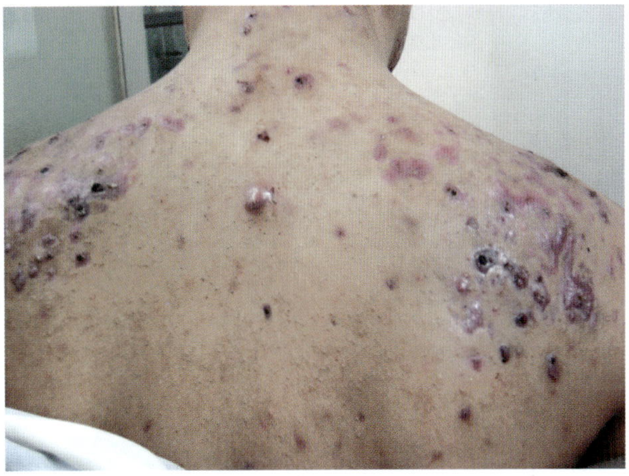

图 23-7 聚合性痤疮 炎性结节，囊肿和脓肿

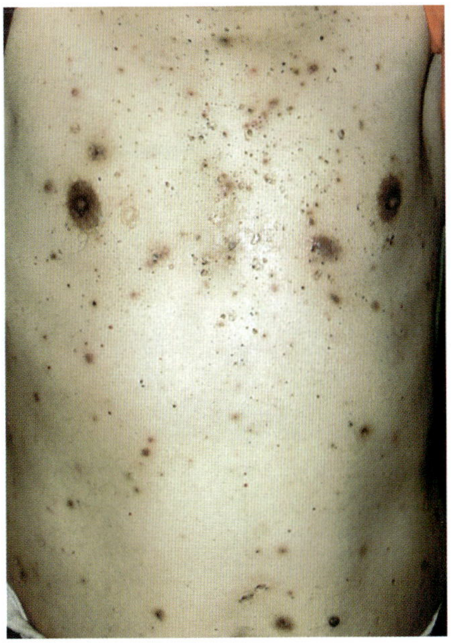

图 23-5 寻常痤疮 黑头粉刺和炎性结节

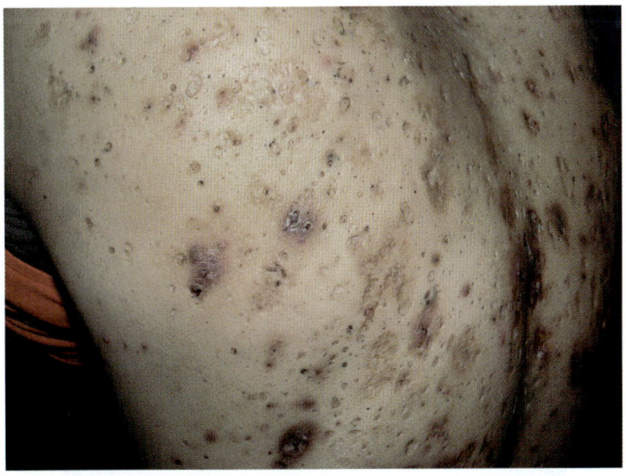

图 23-8 聚合性痤疮 面部炎性结节，囊肿和脓肿，形成窦道和瘢痕

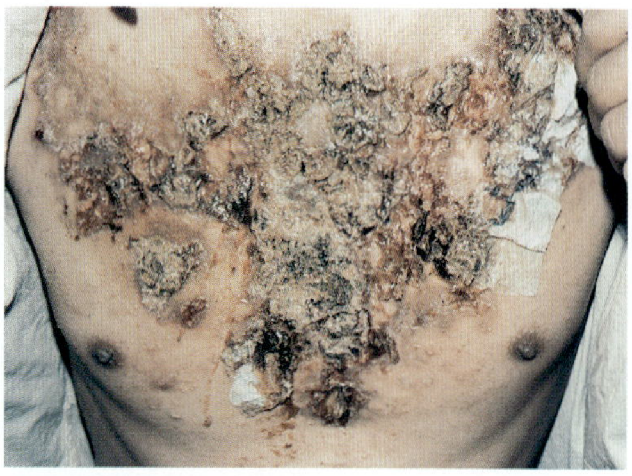

图 23-9　聚合性痤疮

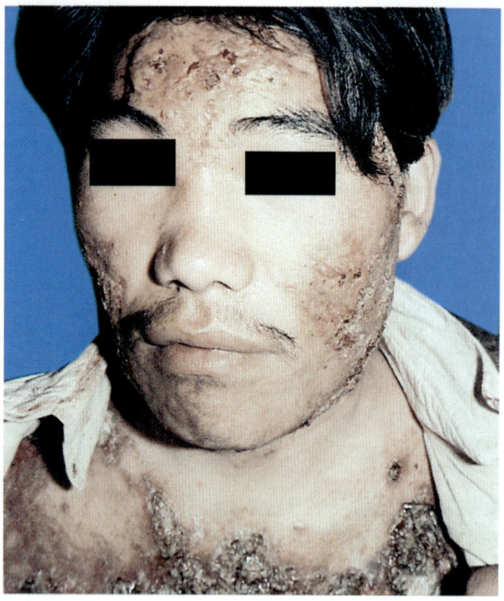

图 23-10　聚合性痤疮

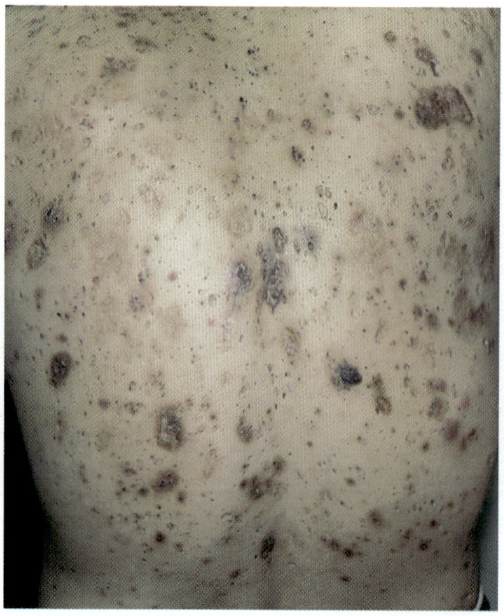

图 23-11　聚合性痤疮　炎性结节，囊肿和脓肿形成窦道和瘢痕

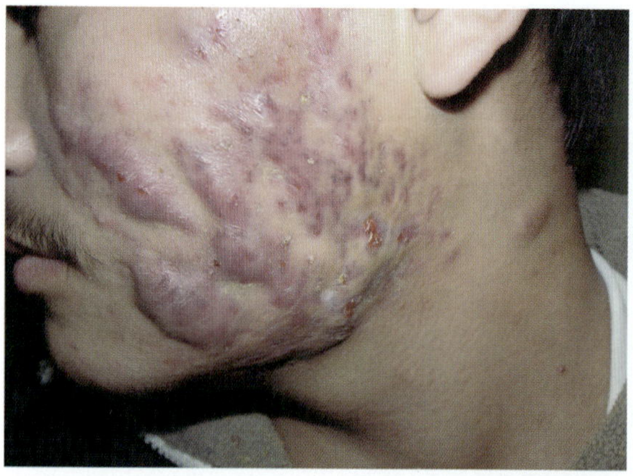

图 23-12　聚合性痤疮　面部炎性结节，囊肿和脓肿，形成窦道和瘢痕

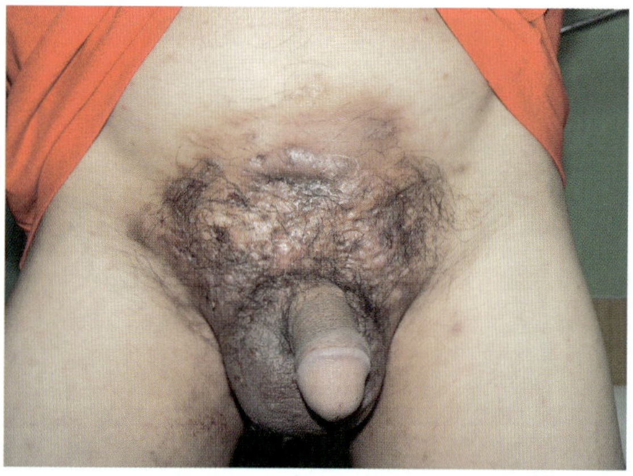

图 23-13　聚合性痤疮　阴阜部炎性结节，囊肿和脓肿形成窦道和瘢痕

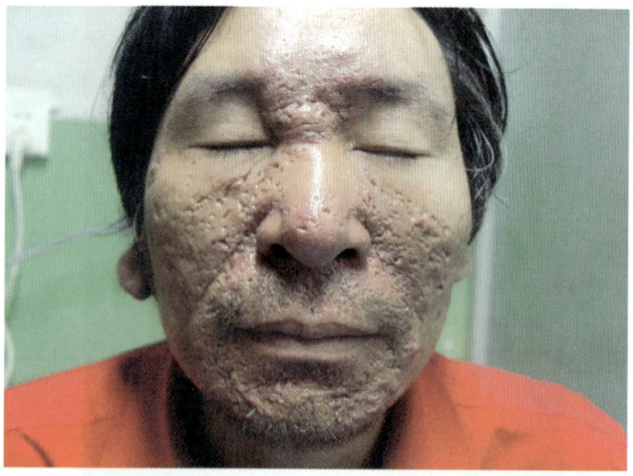

图 23-14　聚合性痤疮　面部炎性结节，囊肿和脓肿，形成窦道和瘢痕

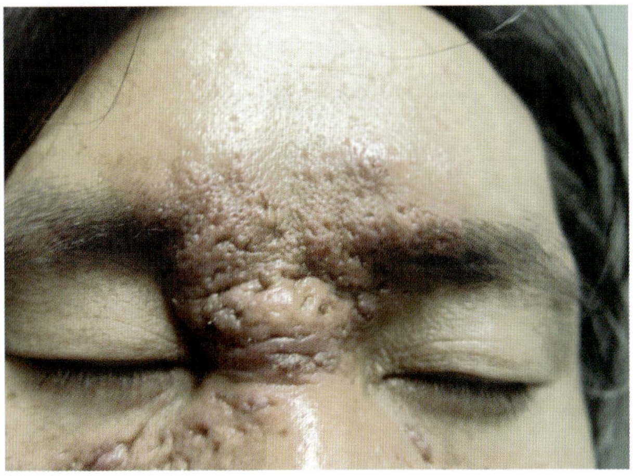

图 23-15 聚合性痤疮 面部炎性结节，囊肿和脓肿，形成窦道和瘢痕

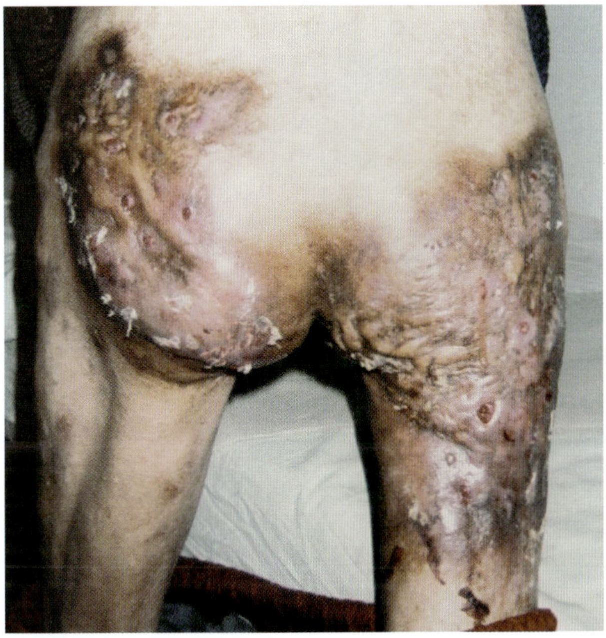

图 23-16 聚合性痤疮 臀部窦道和瘢痕

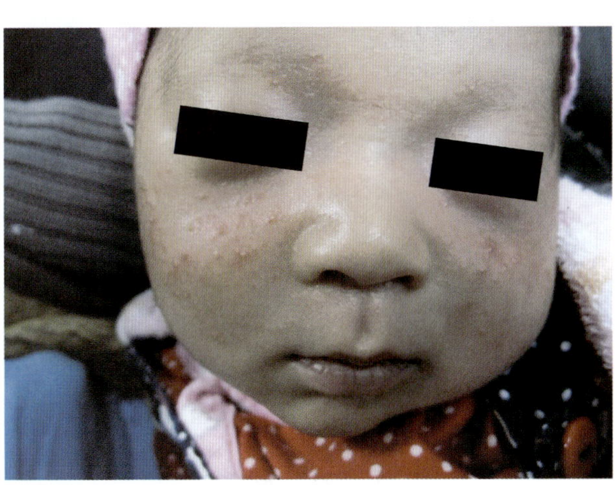

图 23-17 婴儿痤疮 面部炎性丘疹，脓疱

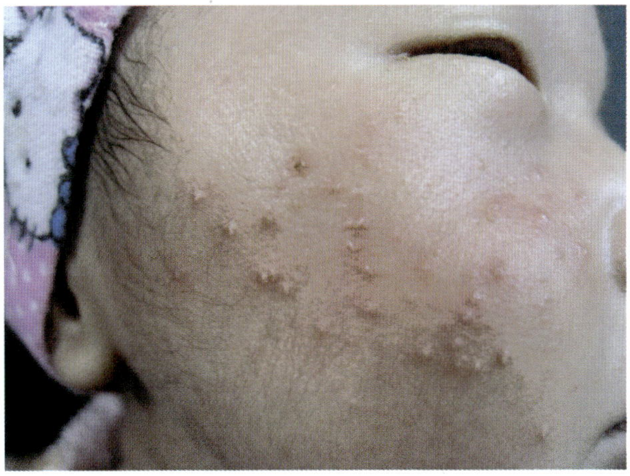

图 23-18 婴儿痤疮 面部炎性丘疹，脓疱

和数个单发的脓肿融合而成的大脓肿，皮脂腺可以被破坏，有时可形成囊肿，其中除大量中性粒细胞外尚有单核细胞、浆细胞、异物巨细胞和残存的毛囊漏斗部上皮，在巨细胞附近常见角蛋白颗粒。晚期可见表皮或附属器上皮细胞呈鞘样包绕炎症反应区，在愈合过程中炎症浸润为纤维化所取代，聚合性痤疮可以有瘢痕疙瘩样结缔组织增生（图 23-19~图 23-24）。

【鉴别诊断】

本病应与溴、碘引起的痤疮样药疹，焦馏油、石蜡等引起的职业性痤疮，酒渣鼻，颜面播散性粟粒狼疮等疾病鉴别。卤素引起的痤疮样药疹，炎症浸润更弥漫致密，还有数量不等的嗜酸性粒细胞浸润。

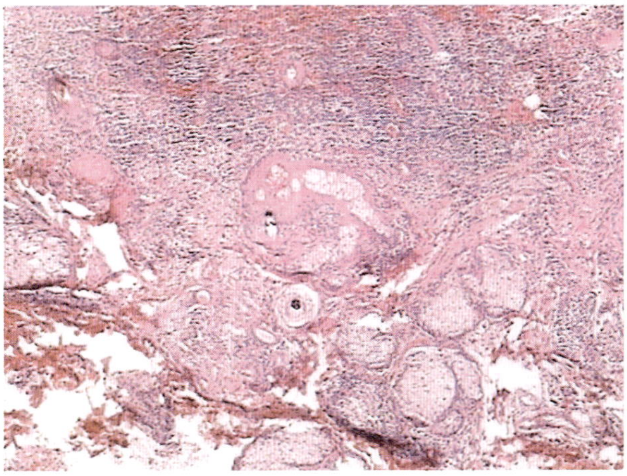

图 23-19 痤疮 毛囊及皮脂腺周围以淋巴细胞为主的炎性细胞浸润

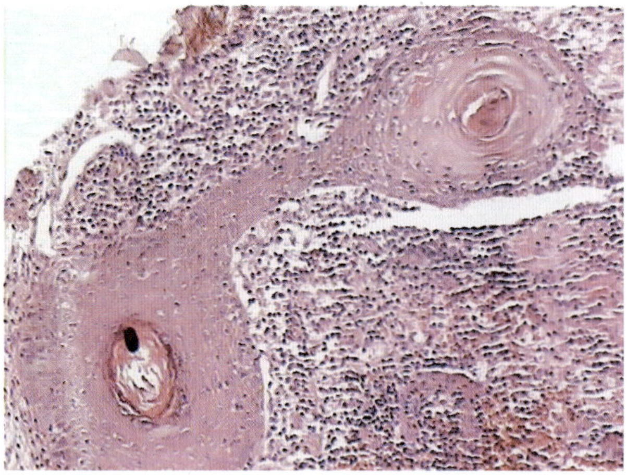

图 23-20 **痤疮** 毛囊周围以淋巴细胞为主的炎性细胞浸润

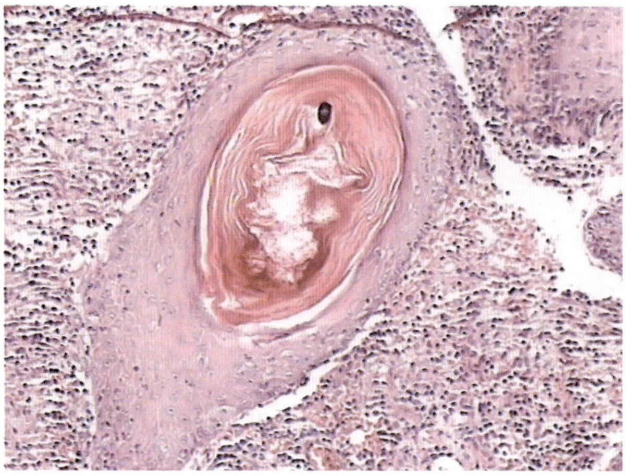

图 23-21 **痤疮** 毛囊角栓及毛囊周围以淋巴细胞为主的炎性细胞浸润

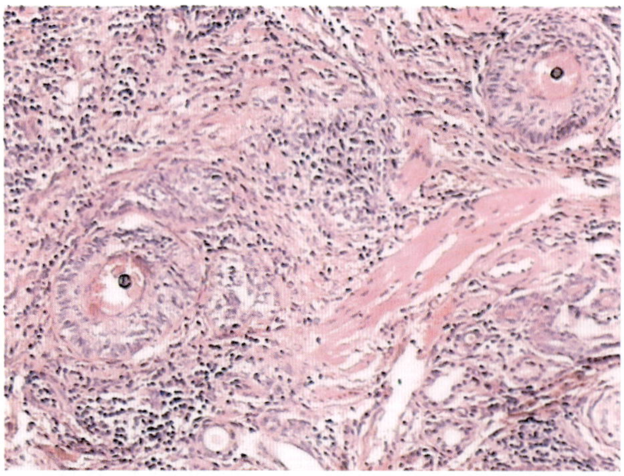

图 23-22 **痤疮** 毛囊周围以淋巴细胞为主的炎性细胞浸润

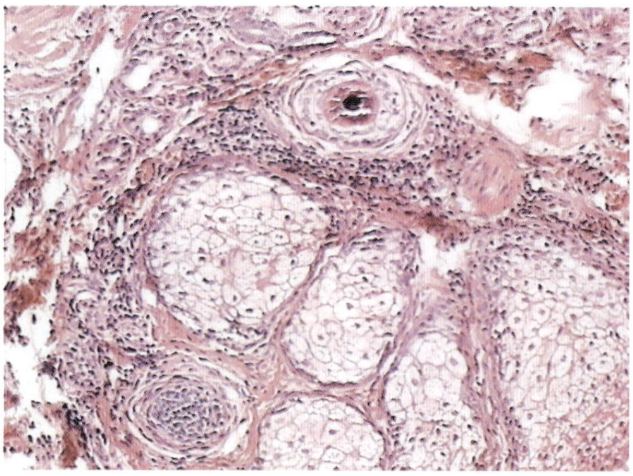

图 23-23 **痤疮** 毛囊周围及皮脂腺周围以淋巴细胞为主的炎性细胞浸润

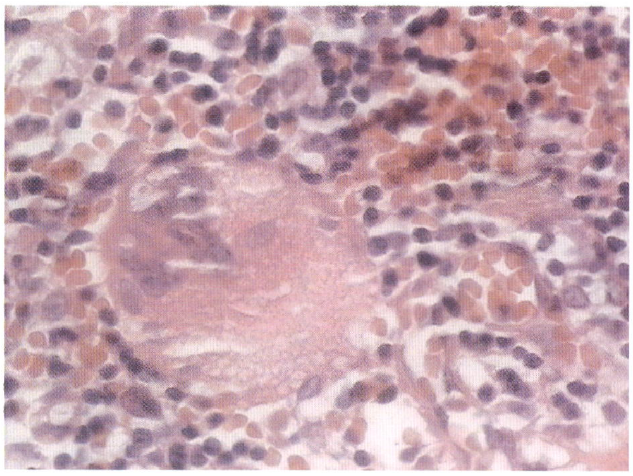

图 23-24 **痤疮** 异物巨细胞反应

酒　渣

【临床表现】

酒渣（rosacea）是多发生于中年人颜面中部的慢性炎症性皮肤病，特点为对称性弥漫性潮红，伴发丘疹、脓疱、毛细血管扩张及皮脂溢出。日光、食物、冷热刺激、精神紧张等可成为加重因素。本病分为3期。①红斑期：颜面中部红斑，在加重因素存在时更为明显。红斑初为暂时性，继而持久不退，并伴有毛细血管扩张，毛囊口扩大。②丘疹脓疱期：病情继续发展时在红斑基础上伴发炎症，成批出现痤疮样丘疹、脓疱，毛细血管扩张更为明显。③鼻赘期：病期长久者鼻部结缔组织增殖，皮脂腺异常增大，致使鼻尖肥大，形成大小不等的结节状隆起。鼻部皮肤暗红或紫红色。挤压有皮脂腺分泌物溢出，毛细血管显著扩张（图 23-25~图 23-31）。

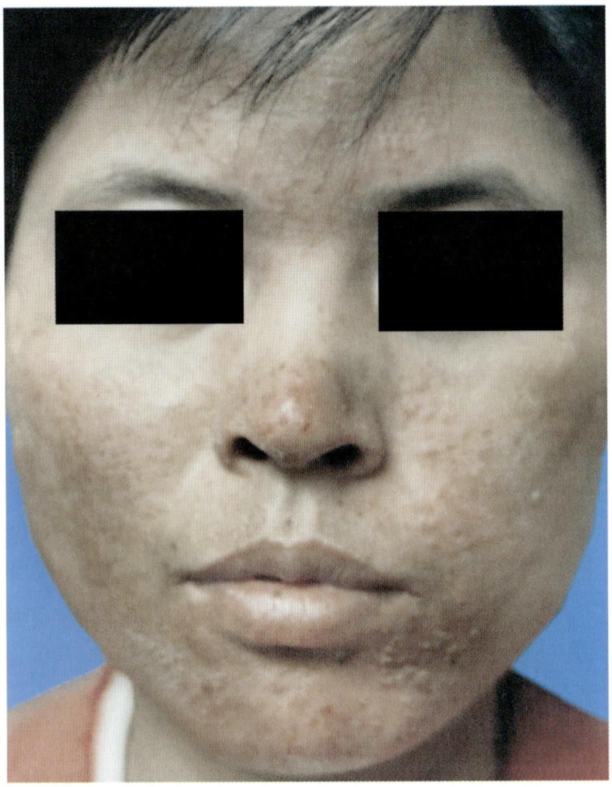

图 23-25　酒渣　鼻尖部弥漫性潮红，伴发面中部包括眉间，颏部皮肤潮红，丘疹、脓疱

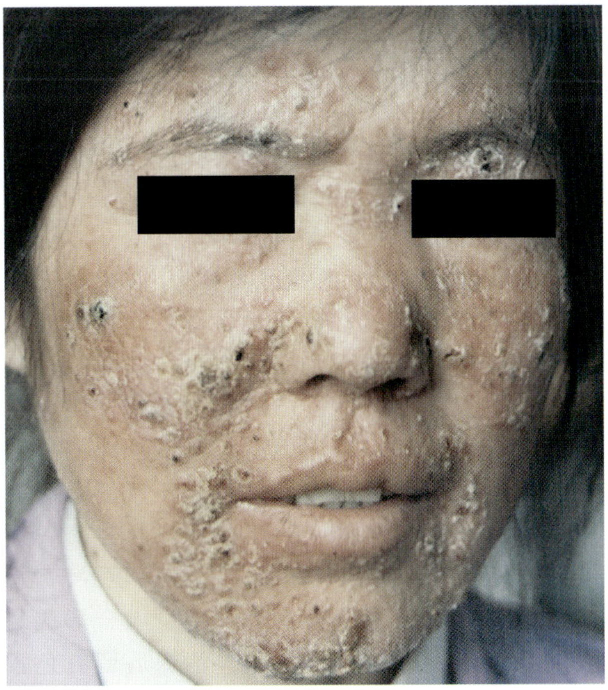

图 23-26　酒渣　面中部丘疹、脓疱性皮损炎症性

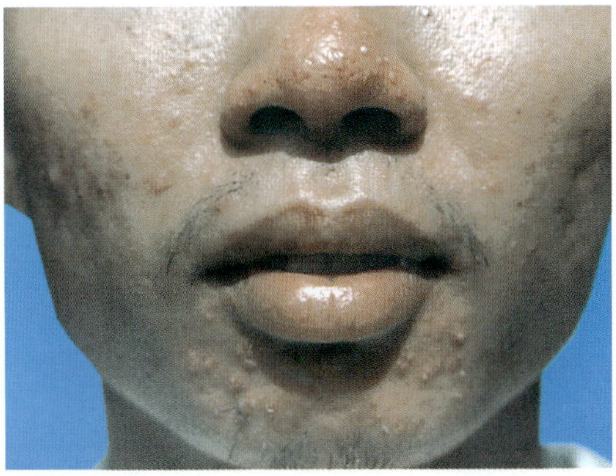

图 23-27　酒渣　鼻尖部皮肤潮红，炎症性丘疹，伴发面中部丘疹、脓疱

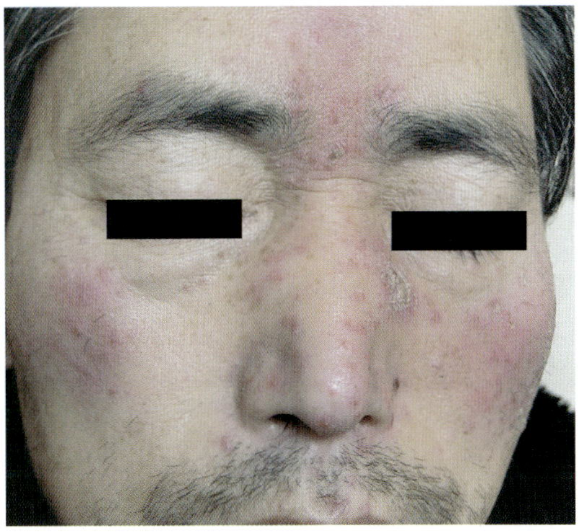

图 23-28　酒渣　鼻尖部炎症性丘疹，伴发面中部包括眉间，皮肤潮红，丘疹、脓疱

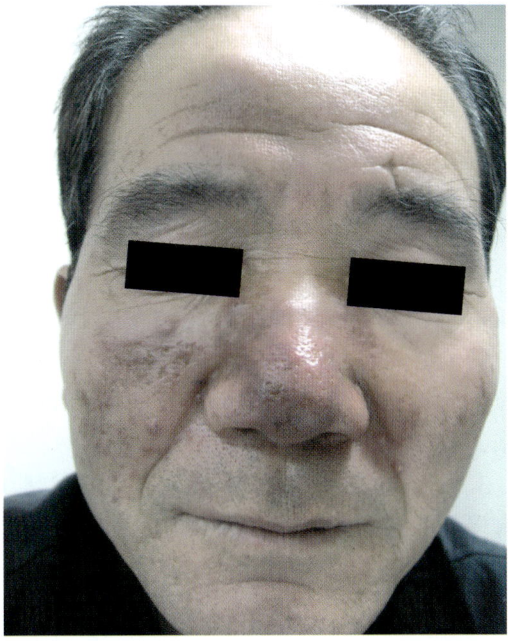

图 23-29　酒渣　鼻尖部弥漫性潮红及颊部炎症性丘疹

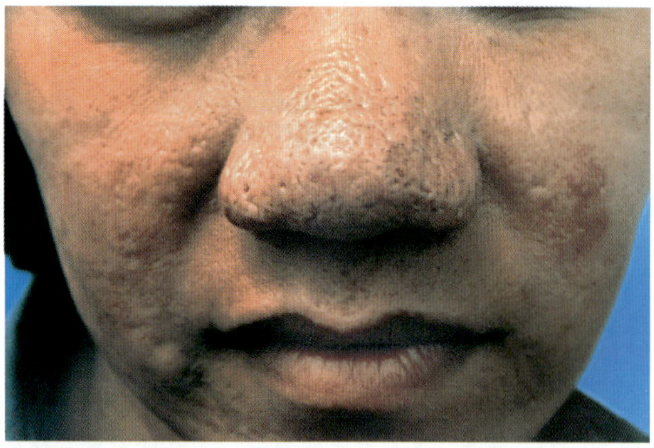

图 23-30　酒渣　鼻赘期

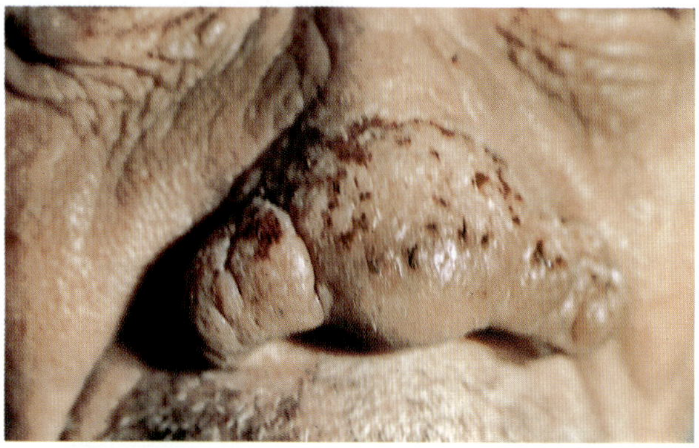

图 23-31　酒渣　鼻赘期

【组织病理】

1. 红斑期主要为真皮水肿，毛细血管扩张，血管、毛囊及皮脂腺周围有淋巴和组织细胞浸润。

2. 丘疹期为真皮慢性非特异性炎性浸润，毛囊或皮脂腺周围有大量淋巴细胞，杂有少许组织细胞和浆细胞。少数病例有灶性结核样肉芽肿改变，毛囊周围及真皮上部可见上皮样细胞与少数巨细胞所组成的细胞岛，周围有淋巴细胞和浆细胞浸润，但无干酪坏死。还可见上皮样细胞岛，仅混有少许淋巴细胞。偶尔这样的"裸"结节占浸润的主要成分，类似结节病。真皮上部结构紊乱，弹力纤维变性，脓疱形成时则毛囊上部有中性粒细胞聚集，可造成整个毛囊破坏，毛细血管扩张，皮脂腺不肥大。

3. 鼻赘期表现为表皮轻度棘层肥厚，真皮上部有慢性炎症细胞浸润，毛细血管扩张，结缔组织增生。皮脂腺肥大、数量增多。毛囊口及皮脂腺导管扩张，其中充满角质物和皮脂，可有毛囊内脓肿形成，脓肿破裂后形成化脓性肉芽肿性炎症及瘢痕。有的患者可发现蠕形螨。

【鉴别诊断】

临床上应与痤疮、脂溢性皮炎等鉴别。肉芽肿性酒渣鼻组织学上表现为非干酪性上皮样细胞肉芽肿，应与结节病、狼疮样酒渣鼻、颜面粟粒性狼疮或其他肉芽肿鉴别。

鼻红粒病

【临床表现】

鼻红粒病（granulosis rubra nasi）多见于儿童，有遗传倾向。皮损好发于鼻尖及鼻翼，有时可达颊部及额部。开始鼻部多汗，以后鼻尖部出现弥漫性红斑，范围逐渐扩大，表面出现密集的针头大小、圆形、尖顶的丘疹，用玻片压之可消失。丘疹颜色为淡红色至暗红色，不互相融合，表面无鳞屑，也不会破溃及形成瘢痕，有时可见细小毛细血管扩张，偶见水疱和小囊肿。皮损区常多汗。无自觉症状或有轻度痒感。患儿常合并有掌跖多汗症及冻疮、发绀病等末梢循环不良疾病，到青春期常能自愈，但也可持久存在。部分患者伴有周围循环不良和手足多汗现象。

【组织病理】

表皮正常。真皮血管和淋巴管扩张。血管、汗腺周围以淋巴细胞、浆细胞为主的炎症细胞浸润，并可见肥大细胞和巨细胞。有时汗腺体及导管压迫阻塞、扩张和囊肿形成。

【鉴别诊断】

本病应与酒渣、痤疮及汗腺囊肿等进行鉴别。

嗜酸性粒细胞性脓疱性毛囊炎

【临床表现】

嗜酸性粒细胞性脓疱性毛囊炎（eosinophilic pustular folliculitis）多见于男性青壮年，皮疹好发于脂溢区如面部（尤其额、颊、颏部）、胸、背、肩、腰及上肢伸侧。皮疹为毛囊性红色丘疹，顶端常有脓疱，周围有红晕，丘疹初期散在，以后逐渐群集分布，中心部丘疹消退后有少量鳞屑及色素沉着，边缘又有新起丘疹，逐渐向四周扩大，形成环状或匍行性，境界清楚。脓疱和丘疹常常混合存在，丘疹可融合形成斑块，且可以在患处反复发生。消退后留有色素沉着(图 23-32)。皮损可限局或泛发，可合并钱币样湿疹，也可类似掌跖脓疱病。皮损有轻度瘙痒，可伴有轻微乏力不适。多数患者现在或过去患有痤疮或脂溢性皮炎。外周血中性粒细胞和嗜酸性粒细胞增多。本病慢性经过，反复发作，一般不影响健康。

【组织病理】

早期外毛根鞘细胞内、细胞间水肿，有以嗜酸性粒细胞为主的浸润。后期在毛囊内由嗜酸性粒细胞形成脓肿。毛囊周围表皮也有嗜酸性粒细胞浸润海绵形成及嗜酸细胞性脓肿。真皮浅层深层血管周围也见嗜酸性粒细胞浸润（图 23–34，图 23–35）。

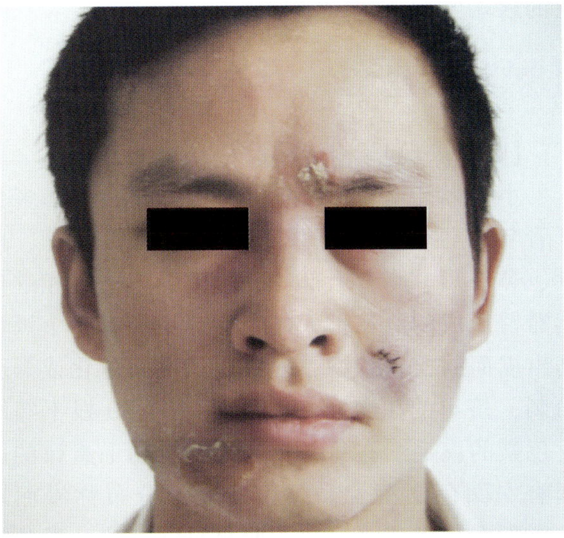

图 23–32　嗜酸性粒细胞性脓疱性毛囊炎　面部脓疱，丘疹性皮损

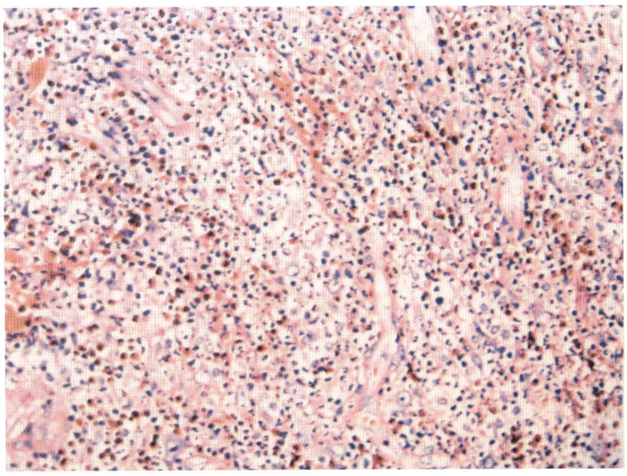

图 23–33　嗜酸性粒细胞性脓疱性毛囊炎　真皮浅层深层血管周围见嗜酸性粒细胞浸润

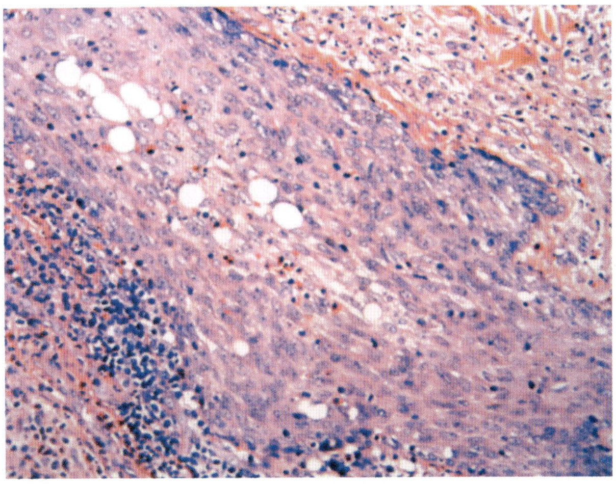

图 23–34　嗜酸性粒细胞性脓疱性毛囊炎　外毛根鞘细胞内、细胞间水肿，有以嗜酸性粒细胞为主的浸润

【鉴别诊断】

本病应与毛囊炎、痤疮及马拉色菌性毛囊炎鉴别。

嗜酸性粒细胞性蜂窝组织炎

【临床表现】

嗜酸性粒细胞性蜂窝组织炎（eosinophilic cellulitis）好发成人女性，发病年龄平均 35 岁左右。多见于四肢或躯干部，皮损为突然发生的大片状水肿性红斑，类似急性蜂窝组织炎，有时出现水疱，自觉疼痛或瘙痒。2~3d 内肿胀性红斑迅速扩大，以后形成无痛性硬块。抗生素治疗无效。全身症状可有发热、哮喘及关节疼。大多数病例末梢血中嗜酸性粒细胞增多。

【组织病理】

表皮大致正常，真皮内可见致密的以嗜酸性粒细胞为主的浸润，浸润可扩展至皮下脂肪、筋膜乃至肌肉。表皮下水疱偶见。1~3 周后嗜酸细胞广泛脱颗粒，在胶原纤维上有鲜红色颗粒聚集形成特征性火焰图像，具有诊断意义。

1. 急性期　轻度角化过度，棘层肥厚及弥漫性海绵样肿，表皮内偶有淋巴细胞和嗜酸性粒细胞，部分患者有表皮下水疱，内含较多的嗜酸性粒细胞。真皮乳头层水肿，也有少量淋巴细胞和嗜酸性粒细胞。真皮网状层和皮下有明显炎症，可见致密的嗜酸性粒细胞浸润，以血管周围浸润尤为明显，其中有许多嗜酸性粒细胞脱颗粒。网状层下部水肿，胶原明显分离，间有嗜酸性粒细胞和淋巴细胞浸润。树枝状真皮组织细胞肥大并嗜碱性。炎症浸润可以扩展到皮下甚至肌肉层，在脂肪小叶间隙有显著炎症，但脂肪细胞无坏死，毳毛毛囊移向休止期，外毛根鞘有轻度黏蛋白转变，有点像早期黏蛋白性秃发。

2. 亚急性期（肉芽肿性皮炎） 1~3周后进入亚急性期，可见表皮变化较显著，有角化不全。真皮乳头小血管充血，仍有向血管性浸润存在，但间质炎症比急性期轻。真皮中部和深部胶原纤维中有局灶性纤维素样坏死，嗜酸性粒细胞广泛脱颗粒。脱出的颗粒覆盖聚集在肿胀变性坏死的胶原纤维上，呈鲜红色颗粒状、长条状，形成特征性的“火焰图像（flame figure）”，周围有嗜酸性粒细胞和组织细胞浸润。大而淡染的组织细胞和巨噬细胞呈栅栏状排列，其中心区域形成渐进性坏死，以后数周，嗜酸性颗粒被巨噬细胞吞噬，呈弥漫性肉芽肿性浸润。

3. 消退期 “火焰图像”仍存，但嗜酸性粒细胞数目减少，以组织细胞与异物巨细胞浸润为主。在整个过程中无血管壁的损害及血管炎的表现。

4. 免疫病理 皮肤直接免疫荧光检查示部分患者的真皮或皮下组织的血管有弥漫性纤维蛋白沉积，在纤维蛋白样物质中有嗜酸性主要碱基蛋白（eosinophilic major basic protein）。皮肤基底膜有颗粒型IgM，真皮血管壁有IgM、IgA、IgD和补体C3沉积。间接免疫荧光证实，“火焰图像”是嗜酸性颗粒中的主要碱性蛋白与胶原组织结合的产物。有的患者免疫荧光检查为阴性。

【鉴别诊断】

临床上应与血管性水肿、荨麻疹性血管炎、接触性皮炎、细菌性蜂窝织炎和环状肉芽肿等鉴别。组织学上与木村病、过敏性肉芽肿等鉴别。

嵌顿性脆发病

【临床表现】

嵌顿性脆发病又称套叠性脆发症（trichorrhexis invaginata）或竹节状毛发（bamboo hair）。本病罕见，为常染色体隐性遗传。患者头发短，稀而脆，干燥无光。病发毛干发生套叠，套叠处近端凹陷，远端呈结节球状，凹陷与结节球紧靠，宛如竹节，病发易在此节处折断，一般不长于4cm。眉毛、睫毛、体毛也可受累。本病常伴发迂回线状鱼鳞病，有少数病例可伴发由Netherton原始报告的板层状鱼鳞病（结节性裂毛综合征），故也称Netherton综合征。约75%患者出现特应性皮炎。

【组织病理】

拔下病发在镜下检查，或在头皮取活检做组织学检查，可见发干的远端（似球状）紧密嵌入它的近端（似杯状）。

小棘状毛壅症

【临床表现】

小棘状毛壅症（trichostasis spinulosa）多见于青年男性。皮损好发于脂溢部位如头皮、前额、鼻、颊、胸背上部等，是毛囊中毳毛相继连续滞留形成的。在扩大的毛囊口中央有一个黑色高出皮面的栓塞状物，外观很像毛周角化或黑头粉刺，挤出的黑色角栓内可发现6~50根不等缺乏色素的毳毛。在每一个有栓塞状物毛囊口的周围有一圈色素沉着。损害多发，分布弥漫而对称，不引起炎症，一般无明显自觉症状。黑色栓塞物经10%氢氧化钾溶解后，显微镜检查为一束无髓质的毳毛。

【组织病理】

在扩大的毛囊中毳毛数目增多，HE染色为浅棕色。每一个病变的毛囊的漏斗部内含有数根至数十根数量不等、粗细一致的毳毛，毛根部较尖而没有毛乳头。电镜下见毳毛聚集成束，粗细不等，浓淡不一，部分毛小皮消失，毛乳头萎缩。

【鉴别诊断】

本病应与黑头粉刺和毛周角化病鉴别。

斑　秃

【临床表现】

斑秃（alopecia areata）多见于青年人。常首发于头部，也可出现在眉毛、胡须等处。全部病程可分为进行期、静止期与恢复期。头皮突然出现圆形、椭圆形的秃发斑，数目不等，大小不一，局部皮肤无炎症、瘢痕及萎缩现象，平滑光亮，无任何自觉症状，常被别人所发现。也有少数患者早期在秃发区可以看到红斑与水肿。进行期秃发区边缘的头发松动，很易拔出，拔出时可见发干近端萎缩，呈上粗下细的“惊叹号”样。恢复期新发开始生长时，往往纤细柔软，呈灰白色，类似毳毛，以后逐渐变粗变黑，最后恢复正常。病程可持续数月至数年，多数能自愈，但也有反复发作或边长边脱的现象。严重者所有头发全部脱光而成全秃，甚至全身毛发都可脱光而成普秃。小儿斑秃常表现为枕部沿发际呈带状的匐行性秃发。白癜风或白发的患者发生斑秃时，有色素的头发往往先脱，白发晚脱或不脱。大约30%的斑秃患者还可出现甲的变化（图23-35~图23-37）。

【组织病理】

早期可见毛囊下部周围、毛乳头血管周围真皮中以淋巴细胞为主的浸润，浸润细胞的数量一般在近期的可能较病期长的要多。淋巴细胞可侵入毛母质及早期生长期毛发的外根鞘中，并有毛发基质细胞的变性。病损区毛母质缩小，毛根鞘变薄，毛乳头血管襻偶见栓塞。斑秃时处于生长期的毛母质突然停止活动，随着生长期毛发进入

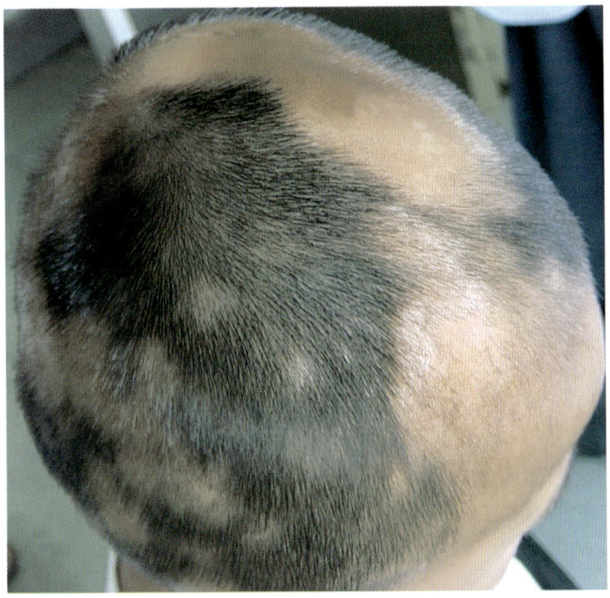

图 23-35 斑秃 头皮圆形、椭圆形不规则的秃发斑

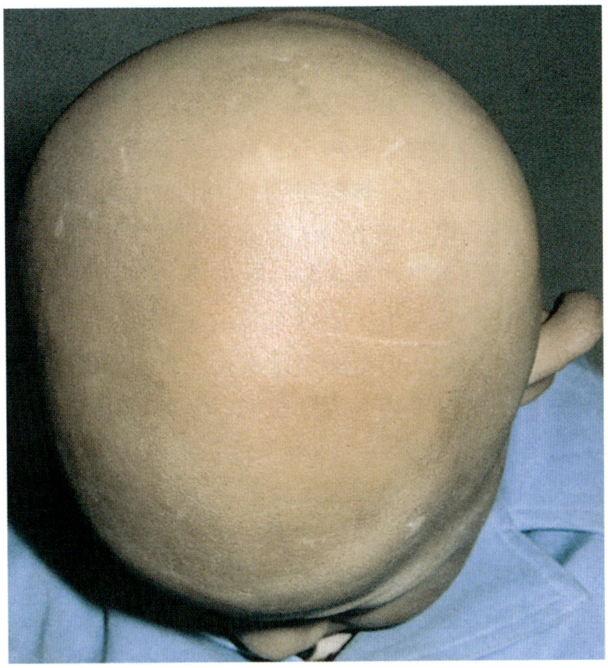

图 23-36 普秃 头发，眉毛等全部脱光而成普秃

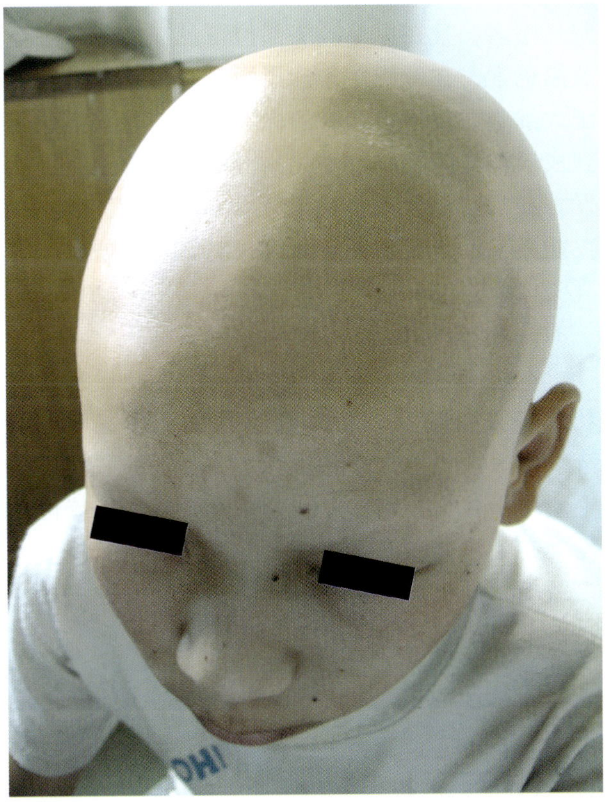

图 23-37 普秃 头发，眉毛等全部脱光而成普秃

退行期及休止期，毛发最终脱落。惊叹号发就是处于休止期时拔出的上粗下细的毛发。

后期表皮轻度萎缩，供应毛囊的某些血管有

血栓形成，而无浸润。真皮内毛囊甚至可以消失，仅见立毛肌和皮脂腺，胶原纤维轻度透明变性。毛囊萎缩，毛球及其毛乳头缩小，向上移位至真皮上部，通常其中不含有毛发或有一纤细的缺乏色素的毳毛，这些早期新生毛的毛球在皮肤表面以下平均只有 2mm，而正常新生毛的毛球在皮肤表面以下平均为 3.5mm。雏形毛囊内的小毛角化不完全，毛干主要由有核的细胞所组成，一般仍有一个小的内根鞘。毛乳头下的结缔组织周围血管变性，不再有炎性浸润。基质的缩小比乳头的缩小更为显著，皮脂腺可正常或萎缩变小，与毛发脱落的时间长短无关。

退行期及休止期的毛囊数量增多，其基底膜明显增厚、呈褶皱玻璃样。在休止期毛囊下方可见纤维性条索，外绕以厚的、有皱褶的纤维性根鞘，炎症细胞明显减少，这种纤细胶原纤维条索与瘢痕性纤维化条索不同，并不预示永久性秃发。在原毛乳头部位的毛细血管明显扩张，数目明显增多，且在原毛乳头部位可见噬黑色素细胞及黑色素，在纤维性条索周围及真皮胶原束间的肥大细胞数量增多，有的标本在原毛乳头部位见到成层似洋葱头状的硬化，可能预示着永久性秃发。在病变毛发及休止期毛发间偶见正常毛囊。皮质激素治疗后毛发暂时再长时，基质增多，但乳头体积不增。

【鉴别诊断】

本病应与假性斑秃、头皮局限性硬皮病、盘状红斑狼疮脱发斑、梅毒性秃发、毛发扁平苔藓、麻风性秃发、拔毛癖等疾病鉴别。假性斑秃毛囊皮脂腺均萎缩，皮肤萎缩。雄激素依赖性秃发常有毛囊体积明显缩小，毛干细得像毳毛；大多数毛发处于休止期；一般没有炎症，如出现炎症，不同于斑秃的是病变绝不侵犯毛囊。

Brocg 假性斑秃

【临床表现】

Brocg 假性斑秃（pseudopelade of Brocg）好发于中年男性。初起时在头皮往往只有 1~2 处小片损害，为圆形或不规则形的秃发斑，以后逐渐扩展和增多，可以散布各处，也可以相互融合。秃发区头皮表面可为正常肤色或淡红色，以后萎缩凹陷，发亮如薄纸，呈白色或象牙色，毛囊口不清楚，没有脓疱、痂皮及断发，也无自觉症状。境界清楚，边缘头发不松动。病情间歇性进展，经过数月或数年以后，往往不再发展，因此头发不至于全部脱光。但是已脱发的部位不能再长头发。有些患者在身体其他部位可有扁平苔藓的损害，少数患者可同时发生指甲营养不良的改变（图 23-38）。

【组织病理】

早期在毛囊周围可见有单一核细胞为主的炎性浸润，浸润围绕在毛囊的上 2/3 段而逐渐向内向下蔓延，并侵犯毛囊壁和皮脂腺，真皮乳头血管周围有轻度炎症反应。毛囊呈轻度角化过度。毛囊和皮脂腺渐被上述炎性浸润所破坏。表皮和汗腺通常不受累及，具有正常的表皮突。晚期表皮萎缩变平，真皮显示广泛的纤维化，而炎性浸润很少。毛囊和皮脂腺均消失，被破坏的毛囊部位被纤维性条索所代替，这些纤维索可延伸进入皮下组织，其他部位很少见到纤维化。纤维索含有大量弹力纤维成分，因此最好用弹力组织染色来证实。偶见立毛肌插入毛囊残留的纤维性条索之中（图 23-39~图 23-42）。

【鉴别诊断】

本病应与斑秃、黄癣、盘状红斑狼疮、秃发性毛囊炎、局限性硬皮病、毛发扁平苔藓等疾病鉴别。

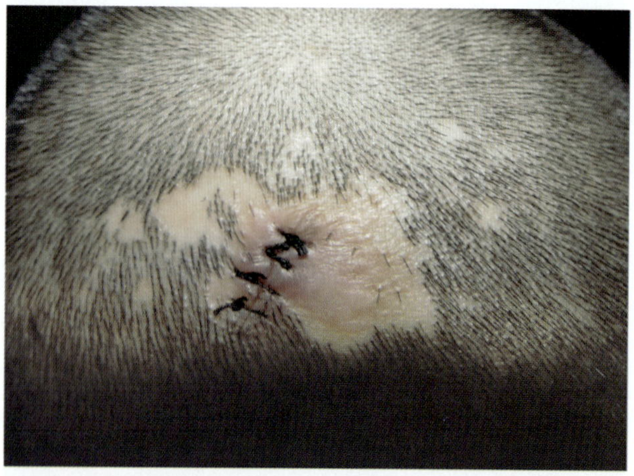

图 23-38 Brocg 假性斑秃 头部不规则形的炎症性秃发斑

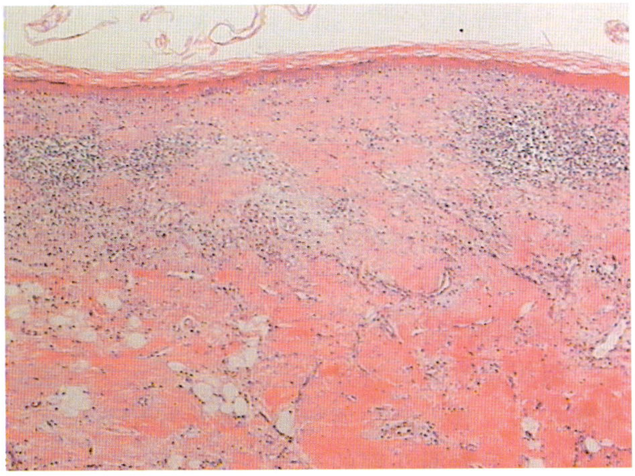

图 23-39 Brocg 假性斑秃 表皮萎缩变平，真皮显示广泛的纤维化。毛囊和皮脂腺均消失，被破坏的毛囊部位被纤维性条索所代替，这些纤维索可延伸进入皮下组织

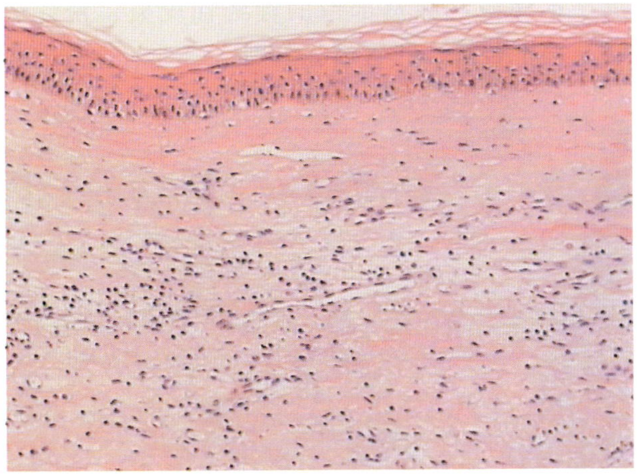

图 23-40 Brocg 假性斑秃 表皮萎缩变平，真皮显示广泛的纤维化，毛囊和皮脂腺均消失

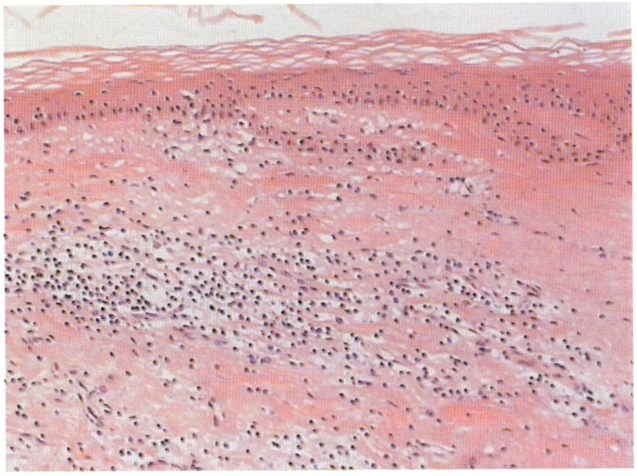

图 23-41 Brag 假性斑秃 表皮萎缩变平，真皮显示广泛的纤维化，大量炎细胞浸润。毛囊和皮脂腺均消失，被破坏的毛囊部位被纤维性条索所代替

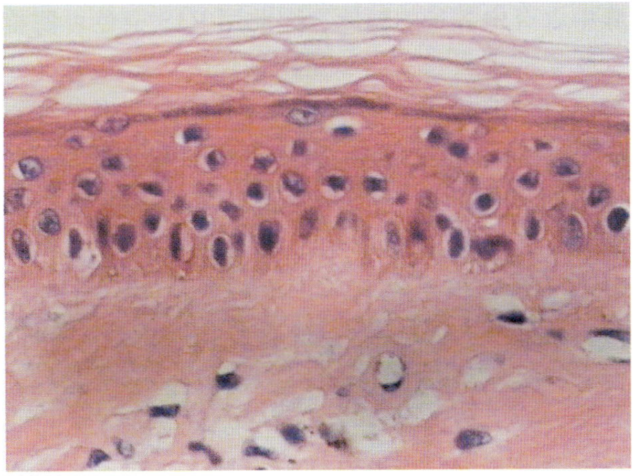

图 23-42 Brocg 假性斑秃 表皮萎缩变平，真皮显示广泛的纤维化

黏蛋白性脱发

【临床表现】

黏蛋白性脱发（alopecia mucinosa）为一种炎症性疾病，又称为毛囊性黏蛋白病（follicular mucinosis）。临床上表现为头颈部毛囊性丘疹或局限性浸润性斑块，伴有鳞屑，受累毛囊毛发脱落，轻度炎症改变，挤压毛囊有黏蛋白溢出。分为急性良性型、慢性良性型和恶性型。急性良性型最常见，主要症状为脱发，皮损少，通常几个月后可自然恢复。慢性良性型皮损形态多样、分布广泛。直径 2~5mm 的毛囊性丘疹呈肤色或红褐色，多发于头颈部。毛囊可被破坏造成永久性脱发。病程缓慢。恶性型除良性型皮损外，还表现为结节性胶质性浸润性肿块，亦可发展为蕈样肉芽肿。可无自觉症状或伴有瘙痒、感觉异常等。

【组织病理】

早期变化为毛囊外毛根鞘上皮细胞和皮脂腺细胞中有黏蛋白聚集，细胞呈梭形或星形；细胞间水肿、网状变性而形成囊性空隙，空隙中有黏蛋白沉积，有时还在毛囊间表皮内有黏蛋白沉积，但有时见不到黏蛋白，可能是因为黏蛋白溶于水，在固定时被溶解了。病变处黏蛋白是由对姬姆萨染色和阿新蓝染色具有异染性的酸性黏多糖组成，透明质酸酶可除去大部分黏蛋白，说明酸性黏蛋白主要由透明质酸所组成。在毛囊皮脂腺中含有中等量的糖原，因此用PAS染色可使整个受累的毛囊及皮脂腺呈阳性反应。但是大部分糖原可被淀粉酶消化，消化后的标本黏蛋白聚集区PAS染色阴性。HE染色组织切片中呈淡的、松散嗜碱性的颗粒状。皮脂腺和外毛根鞘，特别是在毛囊中部的细胞最常受累；有时可累及整个毛囊，但毛发基质的受损程度不一。有些病例皮损中整个毛囊变成囊腔，腔内含有黏蛋白，并见毛根鞘细胞变性。

病变毛囊内、真皮血管丛周围及胶原束间混合型炎性浸润，以淋巴细胞、组织细胞和浆细胞为主，还可见嗜酸性粒细胞，炎性浸润以毛囊周围更明显，有时可形成肉芽肿。毛囊周围的炎症程度与毛囊损坏的程度成正比。原发型黏蛋白性脱发的炎性浸润程度不同，如海绵样肿胀的结节性斑块就比较严重，浸润的细胞包括淋巴细胞、组织细胞及中等数量的嗜酸性粒细胞。炎症浸润致密。而伴有淋巴瘤或组织细胞增生者组织学表现可见弥漫性组织细胞浸润，并见异形细胞及吞噬现象。从组织学改变判断是原发性黏蛋白性脱发还是并发于淋巴瘤很困难，通常前者在炎性浸润中有大量嗜酸性粒细胞，且在毛囊上皮中有显著的黏液变性，而后者则有明显的淋巴细胞亲表皮性，致密的毛囊周围浸润，以及淋巴细胞核的异型性。

本病皮损组织内和受累毛囊内外可见大量IgA和IgG沉积。电镜观察发现病变在毛囊上皮的角质形成细胞中，主要为棘层上部和颗粒层，细胞核周围的细胞器消失，细胞核皱缩。放射性显影检查示患处有含硫的酸性黏多糖合成增加。

【鉴别诊断】

临床上良性型应与斑秃、假性斑秃、环状肉芽肿、湿疹、脂溢性皮炎、单纯苔藓、毛发红糠疹和外伤性脱发等疾病鉴别。恶性型应与单纯蕈样肉芽肿、肉样瘤病、麻风等鉴别。

Fox-Fordyce病

【临床表现】

Fox-Fordyce病（Fox-Fordyce disease）为大汗腺腺导管阻塞和表皮内破裂所引起的慢性炎症，又称为大汗腺性痒疹或汗腺毛囊角化病，多见于中青年女性。损害限于大汗腺分布的部位，主要为腋窝，其次为乳晕、脐窝及会阴部，分布对称。基本损害为群集的针头至绿豆大小的圆形毛囊性丘疹，坚实光滑、互不融合，肉色或灰色。有的丘疹顶端为毛囊口，可挤出少许浑浊分泌物。患部毛发稀疏或缺如，自觉剧痒（图23-43~图23-45）。

【组织病理】

组织学改变有特异诊断价值，主要为毛囊漏斗部扩张，其中为角质栓塞。角质栓堵塞了大汗腺导管在毛囊漏斗部的开口，致汗液潴留，导致毛囊漏斗部上皮海绵水肿，乃至小水疱形成。真皮浅层水肿，有稀疏的淋巴细胞和组织细胞为主的浸润。

【鉴别诊断】

本病应与腋窝部位的神经性皮炎、慢性湿疹、扁平苔藓、汗管瘤等鉴别。

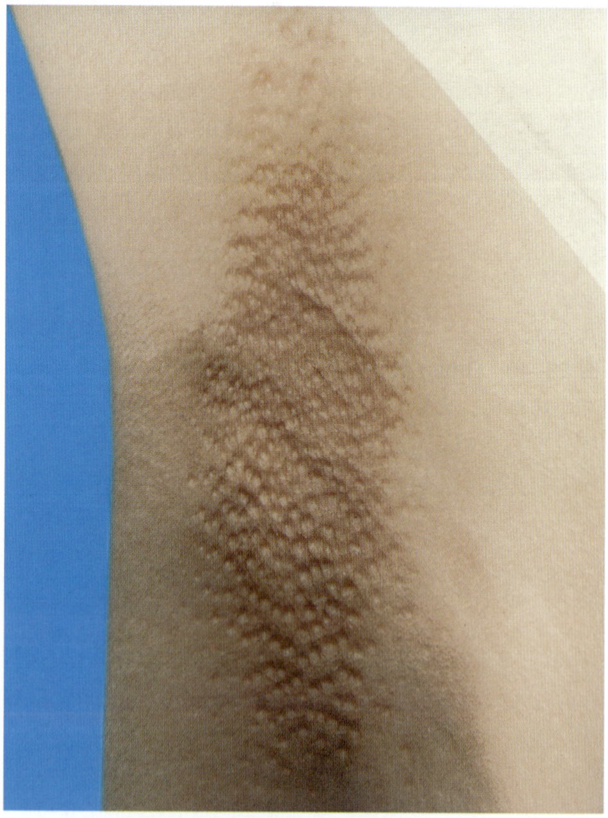

图23-43 Fox-Fordyce病 腋窝群集的针头至绿豆大小的圆形毛囊性丘疹，凹窝，坚实光滑、互不融合，肉色或灰色。丘疹顶端为毛囊口

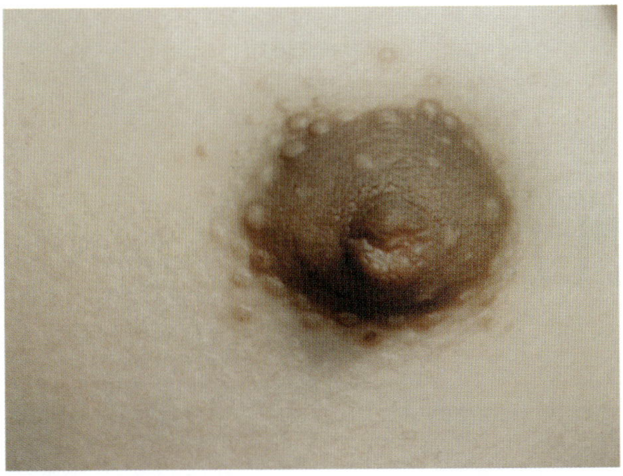

图 23-44 Fox-Fordyce 病　乳晕部群集的针头至绿豆大小的圆形毛囊性丘疹，坚实光滑、互不融合，肉色

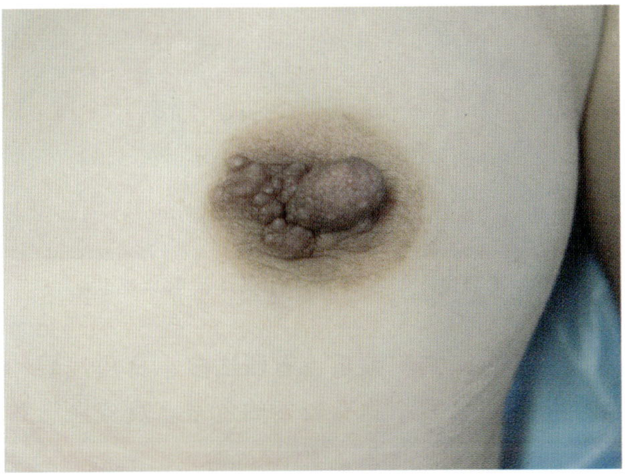

图 23-45 Fox-Fordyce 病　乳晕部群集的针头至绿豆大小的圆形毛囊性丘疹，坚实光滑

耳部假囊肿

【临床表现】

耳部假囊肿（pseudocyst of the ear）多见于黄种人。是发生于耳廓软骨内的囊肿样病变，耳廓前面上半部发生无痛性囊肿，直径约为 1cm，具波动性，穿刺时有软骨样感觉及血清样清澈深黄色黏稠囊液。囊肿自然发生，很少两耳同时累及。

【组织病理】

此囊肿样病变位于软骨内，囊壁由嗜伊红性、无定形、部分变性的耳软骨构成，还可见成纤维细胞和毛细血管，并覆以结缔组织被膜而无内皮细胞。偶可见真皮以淋巴细胞为主的小圆细胞浸润。

【鉴别诊断】

本病需要与耳部浆液瘤和耳廓血肿鉴别。

（王　琮）

第二十四章 色素性皮肤病

色素性皮肤病是由于黑色素细胞和黑色素生成异常致色素增多或减少引起皮肤颜色改变，是一类常见的有碍美容的皮肤病，多数对健康无重大危害。色素性皮肤病包括色素性增加性皮肤病、色素减少性皮肤病和异色性皮病。

第一节 色素增加性皮肤病

黄褐斑

【临床表现】

黄褐斑（chloasma）多见于中青年女性，好发于额部、眉弓、鼻部、两颊、上唇及口周等处，以颊部最多见，对称分布。皮损为淡褐色至深褐色斑片，形状不规则，表面光滑，无明显自觉症状。病程慢性，夏重冬轻。男性亦可发生（图24-1，图 24-2）。

【组织病理】

表皮中黑色素颗粒增加，主要沉积在基层及

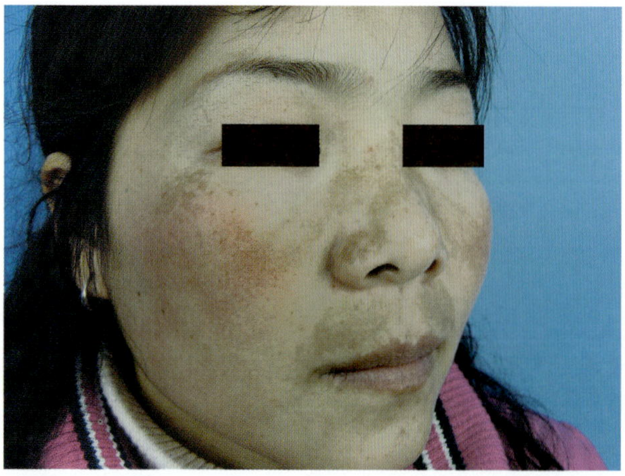

图 24-1　**黄褐斑**　面颊部对称片状淡褐色斑，境界清楚，无鳞屑

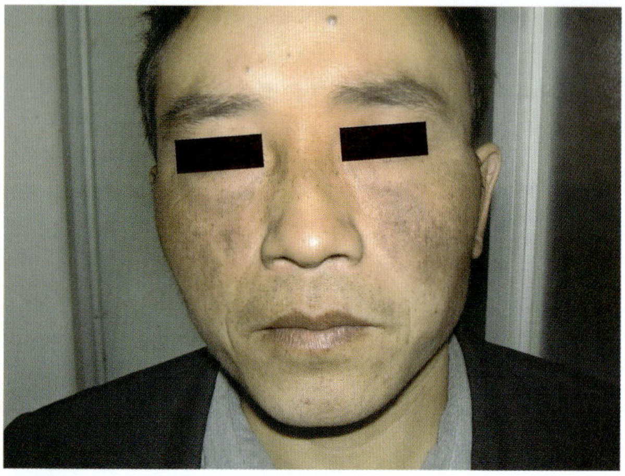

图 24-2　**黄褐斑**　面颊部对称片状淡褐色蝴蝶状斑

棘层。黑色素细胞数量也有所增多，真皮浅层和深层内噬黑色素细胞有较多的色素。真皮血管和毛囊周围可有少许淋巴细胞浸润。

【鉴别诊断】

临床上需要与雀斑、太田痣、利尔黑变病等鉴别。

组织学上应与雀斑、颧部褐青色痣相鉴别。

雀斑表皮基底层黑色素颗粒增多，色素细胞无增多，真皮无异常改变。

颧部褐青色痣可见真皮上部有少许黑色素细胞。

利尔黑变病

【临床表现】

利尔黑变病（Riehl's melanosis）多见于中年女性，发生于面、颈、上胸、前臂等暴露处，皮损为淡褐色、紫褐色或黑褐色斑状或网状色素沉着，境界不清，对称分布，越近面部中央色素沉着越少，可有毛囊性角化过度和细薄鳞屑。无黏膜损害（图 24-3~图 24-6）。一般无全身症状。

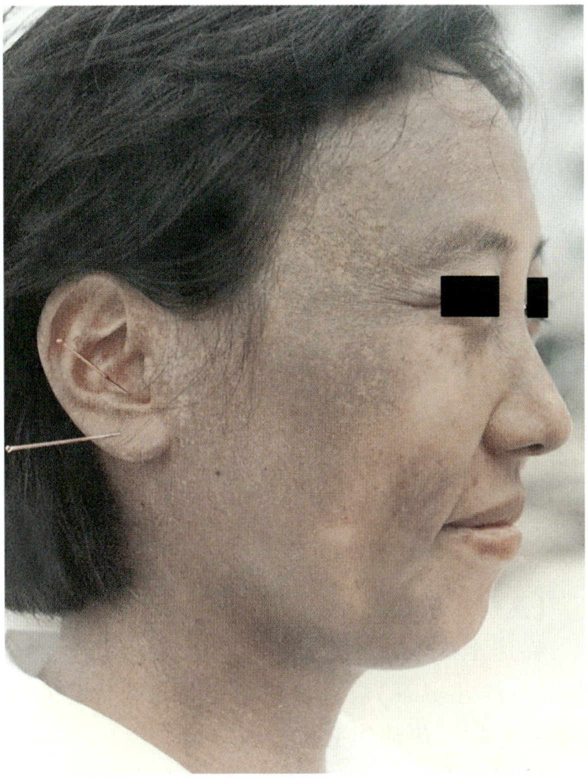

图 24-3 利尔黑变病 发生于面、颈暴露处，皮损为淡褐色、褐色网状色素沉着

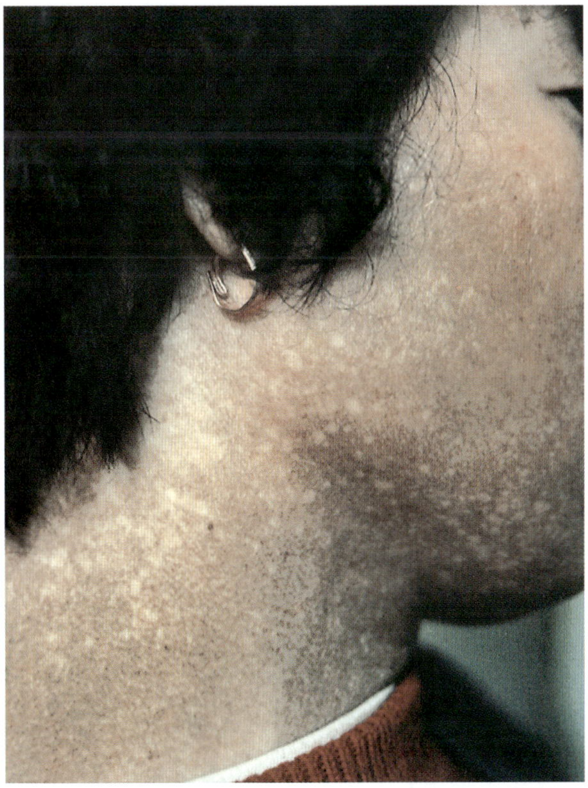

图 24-4 利尔黑变病 面、颈暴露处淡褐色、褐色网状色素沉着发生于面、颈暴露处，皮损为淡褐色、紫褐色网状色素沉着

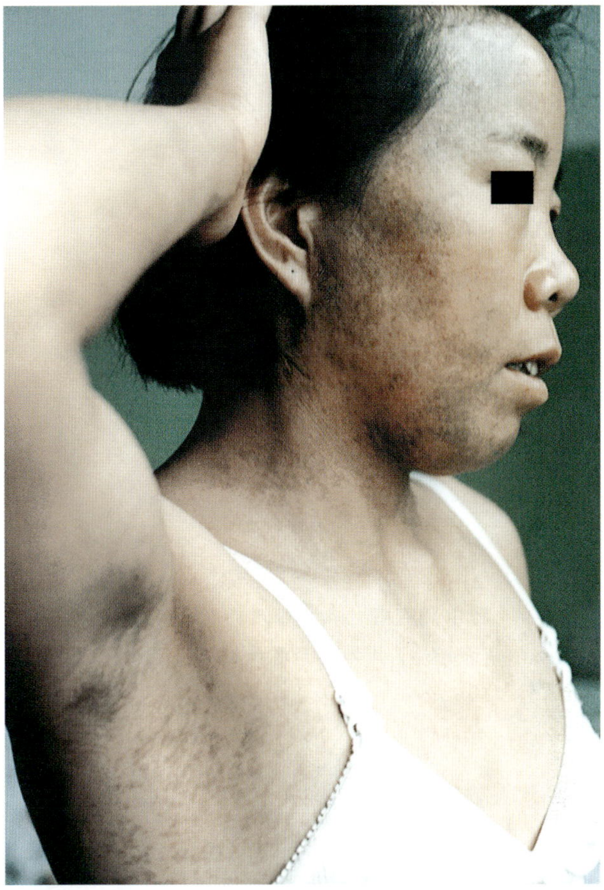

图 24-5 利尔黑变病 面、颈及腋部淡褐色、褐色网状色素沉着

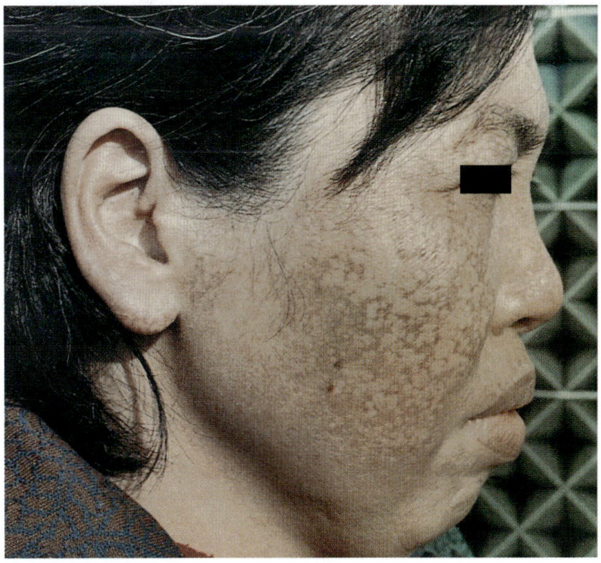

图 24-6 利尔黑变病 面部褐色网状色素沉着

【组织病理】

早期表皮轻度角化过度，棘层稍变薄，灶性基底细胞层液化变性，真皮浅层毛细胞血管扩

张，有较多色素颗粒及噬黑色素细胞。血管周围有轻度细胞浸润，主要为淋巴细胞，晚期表皮趋向正常，炎症浸润消失（图 24-7~图 24-10）。

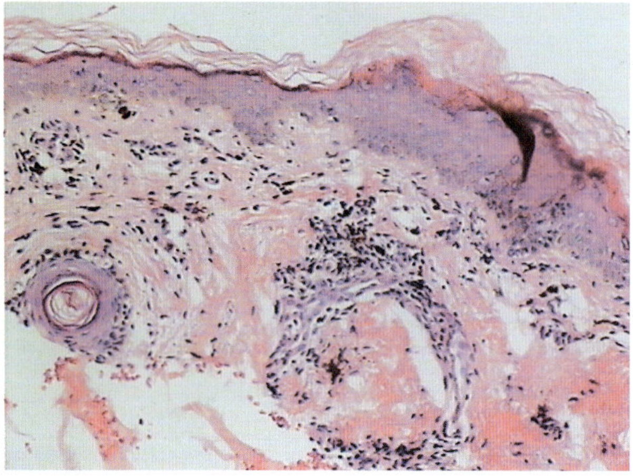

图 24-7 利尔黑变病 表皮轻度角化过度，棘层变薄，真皮毛细血管扩张，周围有轻度细胞浸润

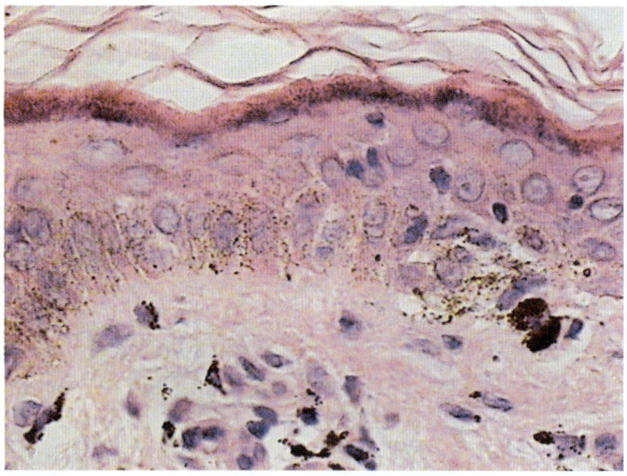

图 24-8 利尔黑变病 基底细胞色素加深，灶性液化变性，下方可见较多色素颗粒及噬黑色素细胞

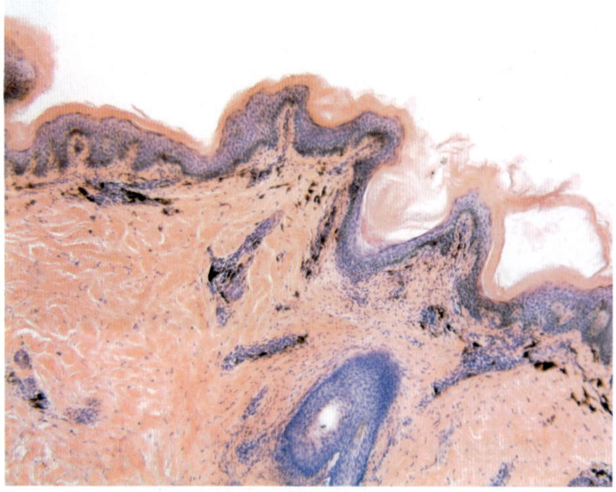

图 24-9 利尔黑变病 表皮轻度角化亢进，棘层变薄，乳头瘤样增生，真皮浅层较多色素颗粒及噬黑色素细胞

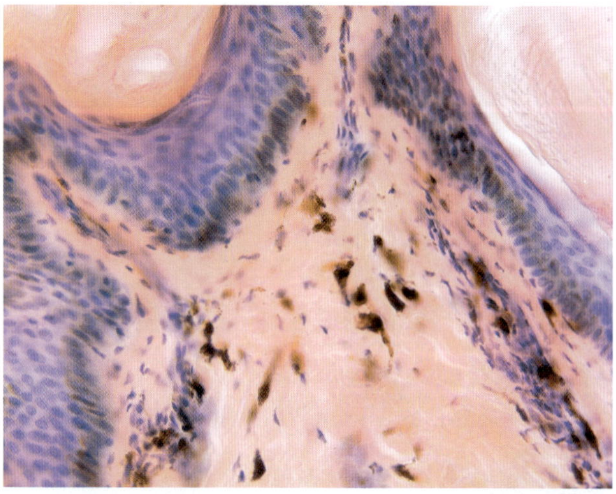

图 24-10 利尔黑变病 真皮浅层较多色素颗粒及噬黑色素细胞

【鉴别诊断】

临床上应与 Civatte 皮肤异色病、艾迪生病（Addison's disease）、斑状淀粉样变、网状萎缩性皮肤异色病、焦油黑变病等相鉴别。

组织学上与色素性扁平苔藓及斑状皮肤淀粉样变相鉴别。

焦油黑变病

【临床表现】

焦油黑变病（tar melanosis）又称职业黑变病，苔藓样中毒性黑皮病。本病多见于长期接触沥青、煤焦油、石油类产品的职业男性。常发生于暴露部位（面部、前臂、颈部及四肢），皮损表现为水肿性红斑，反复发作后可呈弥漫性或网状色素斑，淡褐色至深褐色，边界不清，同时伴有毛细胞血管扩张，痤疮样损害，黑色苔藓样毛囊性小丘疹，轻度皮肤萎缩。早期皮损可有瘙痒。

【组织病理】

同利尔黑变病。

【鉴别诊断】

同利尔黑变病。

色素性口周红斑

【临床表现】

色素性口周红斑（erythrose peribuccale pigmentaire）多见于青中年女性，偶见于男性，好发于口周，可向下颌、额颞部、鼻唇沟处扩展。皮损初起为口周弥漫性红斑，在唇红缘之间常有一狭窄的正常皮肤带，境界清楚。反复发作，日久呈咖啡色或褐红色色素斑，无自觉症状（图 24-11，图 24-12）。常持续多年不变，若去除病因，皮损的颜色可逐日减淡。

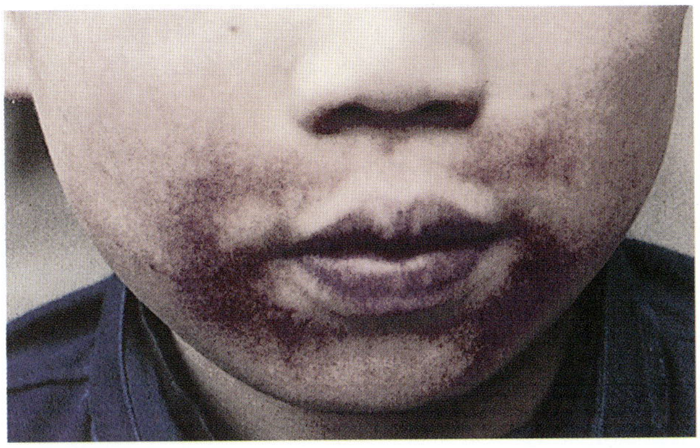

图 24-11　色素性口周红斑　口周弥漫性红斑，在唇红缘之间常有一狭窄的正常皮肤带

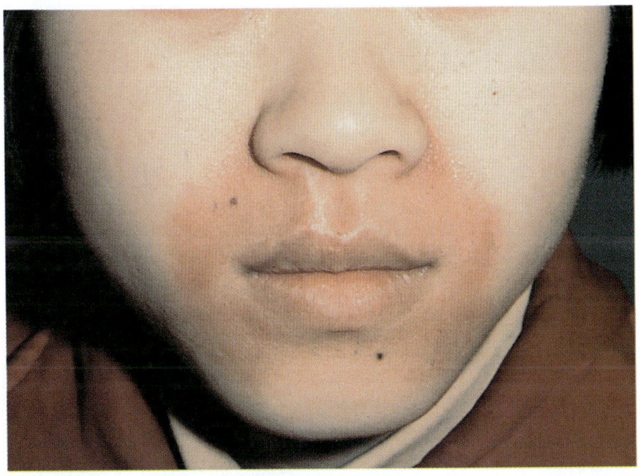

图 24-12　色素性口周红斑　口周弥漫性红斑

【组织病理】

真皮乳头层有炎症细胞浸润。毛细血管扩张，可见噬黑色素细胞增加，并有较多黑色素体。

【鉴别诊断】

临床上应与口周皮炎鉴别。

面颈毛囊性红斑黑变病

【临床表现】

面颈毛囊性红斑黑变病（erythromelanosis follicularis of the face and neck）又称颜面红斑毛囊黑变病。本病多见于青年和中年男性，好发于耳前部，可累及耳下、耳后及颈侧。典型皮损为红色色素沉着斑、毛细血管扩张，有密集色淡的毛囊性丘疹，界限清楚，形状不规则（图 24-13）。可有糠秕样鳞屑及轻微痒感。肩臂部常出现毛周角化病。多数受损毛囊的毳毛已消失，但头皮及胡须部毛发尚存留。病程进展缓慢，常持久不变。

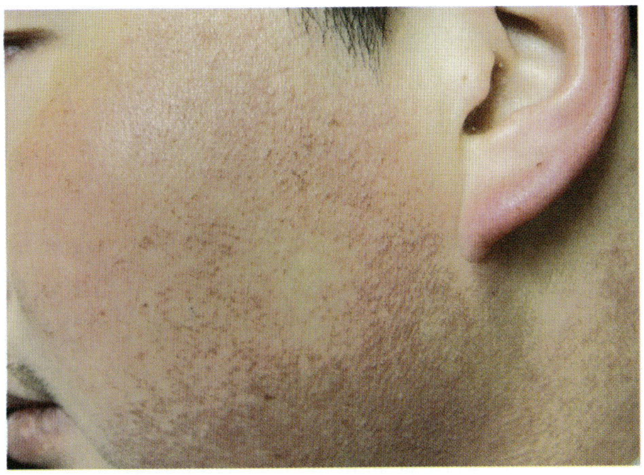

图 24-13　颜面红斑毛囊黑变病　好发于耳前颊部，为红色色素沉着斑、毛细血管扩张，上有密集毛囊性丘疹

【组织病理】

表皮轻度角化过度，毛囊漏斗扩大，内有板层状角质团块，含较多黑色素颗粒。色素细胞正常，皮脂腺肥大，毛囊上方的表皮变平，黑色素增加。真皮扩张的血管及皮肤附件周围有少量淋巴细胞浸润。

【鉴别诊断】

临床上需要与面部毛发苔藓、Civatte 皮肤异色病及面部黑变病等鉴别。

组织学上需要与毛发苔藓、皮肤异色病相鉴别。

摩擦性黑变病

【临床表现】

摩擦性黑变病（friction melanosis）多发生于体形消瘦的女性，发病前用浴巾或化纤类搓澡巾用力摩擦所致。多见于锁骨、肋骨、肩胛、肘、膝部等骨骼隆起处。典型皮损为淡褐色至暗褐色的色素沉着，呈弥漫网状，境界较清楚，形状与局部骨隆起上皮肤形状大体一致，呈带状或斑状，可有轻微瘙痒。色素沉着以皮丘处为著，毛囊口、皮沟处常无色素加深。

【组织病理】

表皮变化不明显，真皮上层尤其在真皮乳头下可见多数噬黑色素细胞，常分布于血管周围。真皮附属器及血管周围可有轻度的炎性细胞浸润。表皮棘细胞层偶见散在具有致密核的嗜伊红小体。

【鉴别诊断】

本病应与斑状皮肤淀粉样变鉴别。

斑状皮肤淀粉样变在甲紫染色时可见真皮乳头层有类淀粉样蛋白沉积。

暂时性新生儿脓疱性黑变病

【临床表现】

暂时性新生儿脓疱性黑变病（transient neonatal pustular melanosis）发生在新生儿出生时或生后第 1 天，见于患儿的前额、颏下、颈项、胸背及臀部。皮损为水疱或脓疱，边缘会有鳞屑，而后形成色素沉着。水疱或脓疱在 3d 内即可消失，色素沉着通常 3 个月后可消退。

【组织病理】

角化过度、角质层内及角质层下可见脓疱，脓疱内为变性坏死的中性粒细胞和角蛋白碎屑。棘层细胞及真皮乳头层轻度水肿，可见少量的嗜酸性粒细胞。

【鉴别诊断】

组织学上应与婴儿肢端脓疱病相鉴别。

斑驳病

【临床表现】

斑驳病（piebaldism）为常染色体显性遗传病，皮损出生时即有，最常见于前额中央。白斑不规则，合并有白发，称为白色额发，位于中线，呈三角形或菱形，尖部向前或向后伸展，胸、腹、四肢近端亦可出现白斑（图 24-14~图 24-16）。皮损大小不随年龄增长而变化，部分患者还可合并有其他发育异常。

【组织病理】

白斑皮肤及白发处无黑色素细胞及黑色素，基底层以上有较少的透明细胞。某些病例曾发现真表皮交界处有多巴阳性的黑色素细胞，但其形态不正常，不能生成黑色素或生成不完全。在正

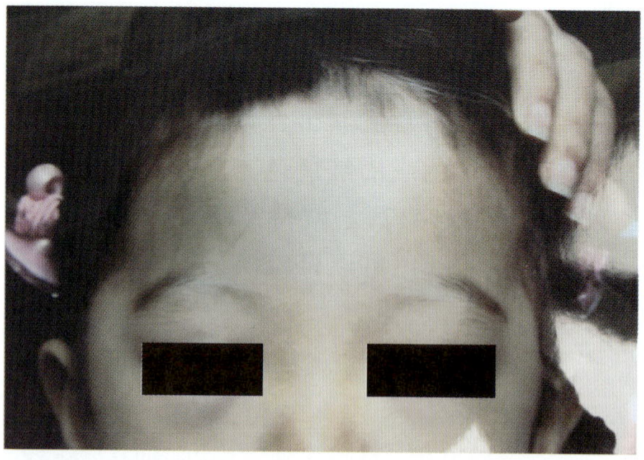
图 24-14　斑驳病　前额中央，不规则白斑

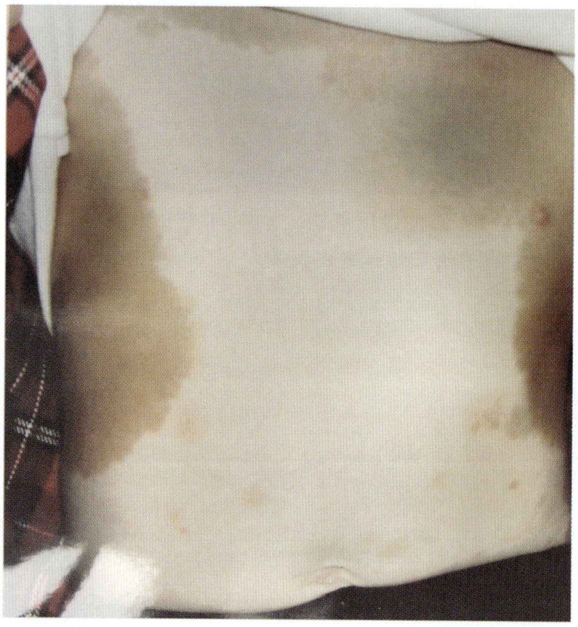
图 24-15　斑驳病　腹部白斑

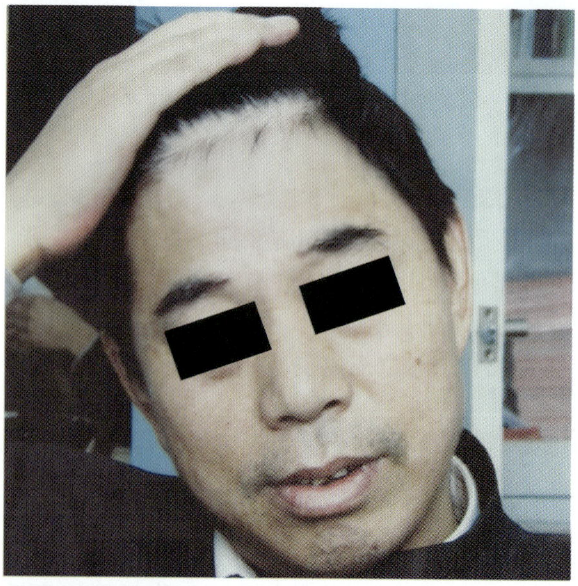
图 24-16　斑驳病　白色额发

常皮肤与白斑皮肤的过渡区可见异常黑色素细胞。

【鉴别诊断】

临床上应与白癜风、无色素痣相鉴别。组织学上应与白癜风相鉴别。

特发性多发性斑状色素沉着症

【临床表现】

特发性多发性斑状色素沉着症（idiopathic multiplex macular pigmentation）多见于10~30岁，男女均可发病。好发于躯干和四肢近端等非暴露部位，皮损为多发性青灰或棕灰色斑，表面光滑，指甲至钱币大小，圆形或不规则形，境界欠清楚，大致对称散在分布（图24-17，图24-18）。无自觉症状。病程长，数月至数年不等。

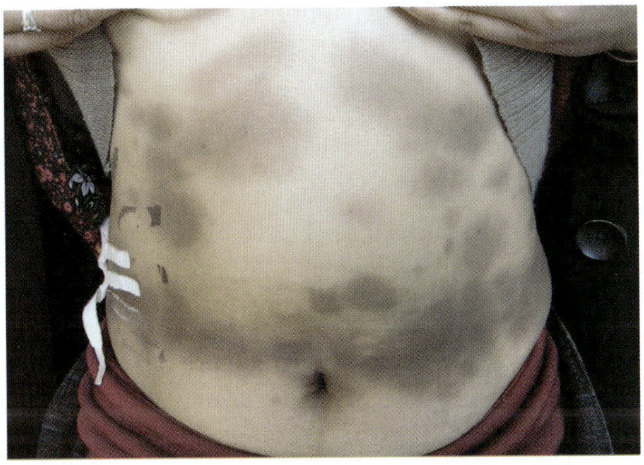

图24-17 特发性多发性斑状色素沉着症 多发性青灰或棕灰色斑，表面光滑，圆形或不规则形

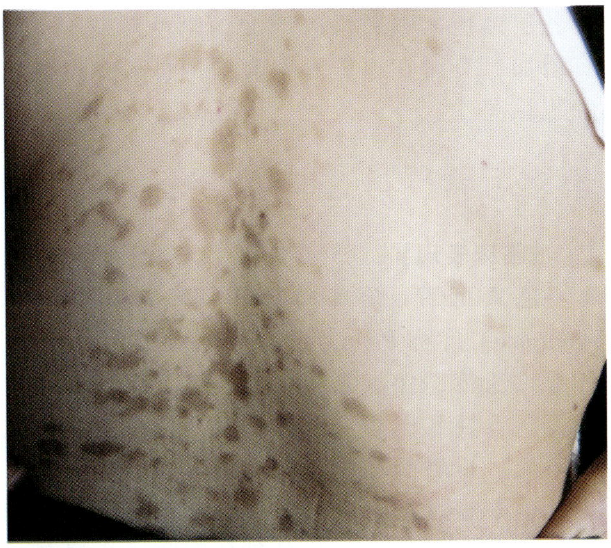

图24-18 特发性多发性斑状色素沉着症 多发性棕灰色斑，表面光滑，圆形或不规则形

【组织病理】

表皮下层黑色素颗粒轻度增加，真皮上层有较多的噬黑色素细胞、单一核细胞浸润(图24-19，图24-20)。

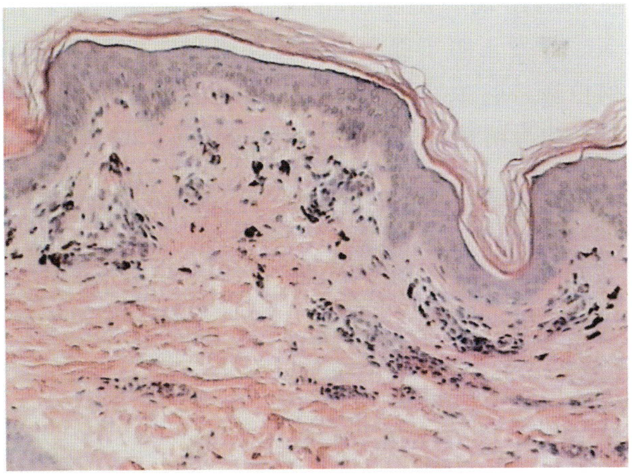

图24-19 特发性多发性斑状色素沉着症 表皮下层黑色素颗粒轻度增加，真皮上层有较多的噬黑色素细胞、单一核细胞浸润

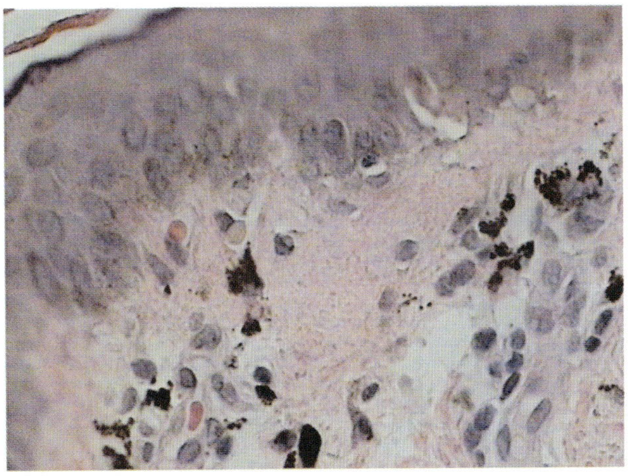

图24-20 特发性多发性斑状色素沉着症 真皮上层有较多的黑色素颗粒及噬黑色素细胞

【鉴别诊断】

临床上与组织学上均应与色素性玫瑰糠疹鉴别。

色素性玫瑰糠疹在红斑期角质层稍增厚，可见角化不全及棘层轻度增厚，基底层细胞液化变性，真皮上层血管扩张，可有淋巴细胞浸润，噬黑色素细胞增多。在色素沉着期可见真皮上层色素颗粒及噬黑色素细胞增多。

咖啡斑

【临床表现】

咖啡斑（café-au-lait spots）可在出生时或出生稍后出现，随年龄增加，逐渐变大，数目增多。好发于躯干部。皮损为淡褐色、棕褐色至暗褐色斑片，大小不一，圆形、卵圆形或形状不规则，边界清楚，表面光滑（图 24-21，图 24-22）。

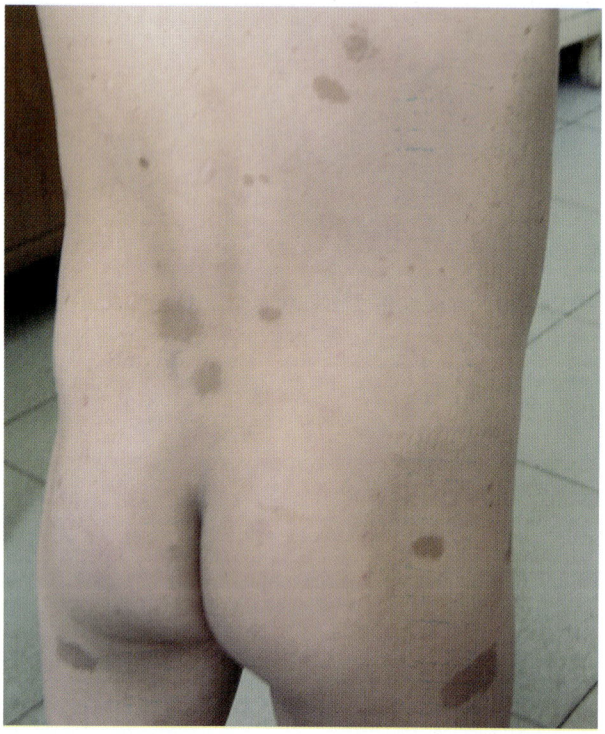

图 24-21　咖啡斑　发生于躯干部，皮损为淡褐色、棕褐色至暗褐色斑片，大小不一，边界清楚，表面光滑。

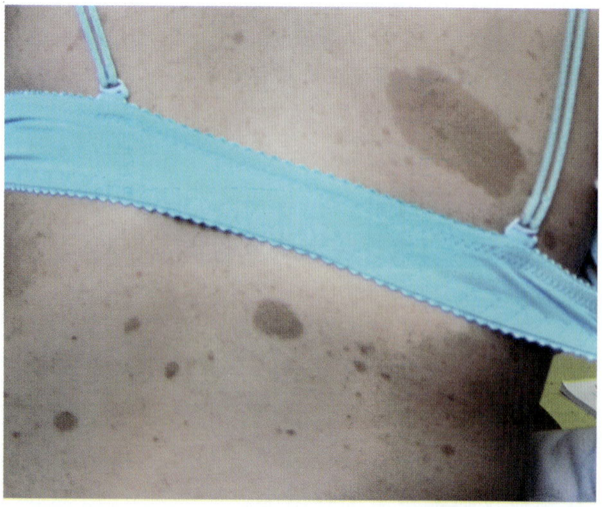

图 24-22　咖啡斑　淡褐色、棕褐色至暗褐色大小不一的斑片

90%神经纤维瘤病患者具有咖啡斑，若有 6 个直径大于 1.5cm 的咖啡斑，则患者常有神经纤维瘤病。不同疾病中出现的咖啡斑可有不同特点并伴随有其他异常表现。

【组织病理】

表皮内黑色素总量增加，多巴染色黑色素细胞及基底层的角质形成细胞中有巨大黑色素小体，基底层黑色素细胞数目也有增加。

【鉴别诊断】

临床上应与雀斑及单纯性雀斑样痣鉴别。

组织学上应与雀斑鉴别。

眶周色素沉着

【临床表现】

眶周色素沉着（periorbital hyperpigmentation）又名眼周黑变病，俗称黑眼圈。常发生于青春期男女，尤其是女性多见。表现为眼周灰褐色色素沉着斑，边缘不清，表面光滑，颜色均匀，对称分布。深浅程度可受某些因素影响略有变化。下睑最早出现色斑，继而可波及上睑及眼周，部分患者可扩展至眉区和颧部。

【组织病理】

表皮下部黑色素颗粒增加，真皮上部有轻度色素失禁。

【鉴别诊断】

临床上需要与太田痣，颧部褐青色痣鉴别。

组织学上需要与黄褐斑鉴别。黄褐斑中表皮各层黑色素颗粒均有增加，黑色素细胞也可有增加，有时在血管和毛囊周围可见少量淋巴细胞浸润。

色素沉着 – 肠息肉综合征

【临床表现】

色素沉着–肠息肉综合征（peutz-jegher's syndrome）亦称 Peutz-Jeghers 综合征，为常染色体显性遗传，伴有黏膜、皮肤色素沉着的全胃肠道多发性息肉病。常在新生儿期发病。多见于口周、口唇颊黏膜，也可见于手指、手掌及足趾，眼睑、结合膜、牙龈、鼻腔等部位则较少见。典型皮损为皮肤黏膜色素斑，为黑色或棕黑色雀斑状小点或直径 1~5mm，呈圆形或卵圆形，其边界清楚，分布不规则，可融合成片状，压之不退色(图 24–23，图 24–24)。位于口唇的色素斑在青春期后可消退，但颊黏膜的色素斑则可长期存在。

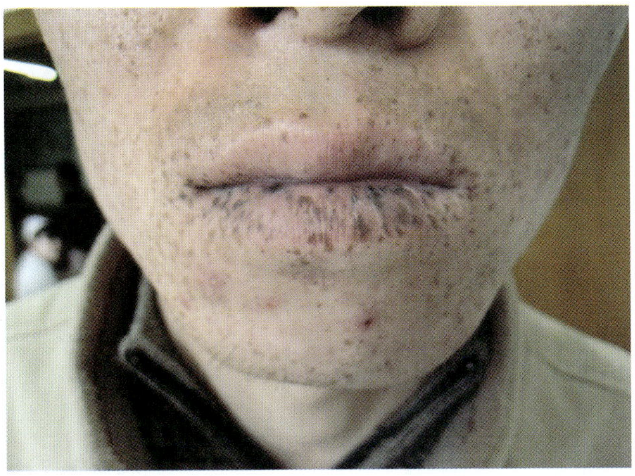

图 24–23　色素沉着–肠息肉综合征　口周、口唇黏膜，黑色或棕黑色雀斑状小点

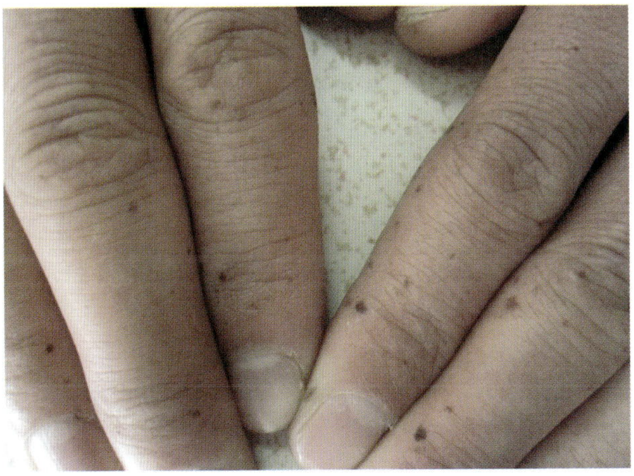

图 24–24　色素沉着–肠息肉综合征　手指部黑色或棕黑色雀斑状小点，边界清楚，分布不规则

【组织病理】

表皮基底层、棘层色素增加。基底层黑色素细胞数目可增多，集中在真皮乳头上方。真皮上层噬黑色素细胞数目也增加。

【鉴别诊断】

临床上应与雀斑、雀斑样痣相鉴别。

组织学上需要与雀斑样痣鉴别。雀斑样痣的表皮与真皮交界处黑色素细胞增多，但不成团。真皮乳头及表皮突较为延长，乳头中噬黑色素细胞增多。

屈侧网状色素异常

【临床表现】

屈侧网状色素异常（reticular pigmented anomaly of the flexures）亦称 Dowling-Degos 病，为一种较少见的常染色体显性遗传性皮肤病，多于20~30 岁发病。本病好发皮肤皱褶部位，如腹股沟、腋窝、乳房下、肘窝等，典型皮损为形态不规则网状褐色斑，对称，表面平滑，无增厚。此病还见颈部散在黑头粉刺样皮损，口周小凹陷样痤疮样瘢痕。色素沉着随着年龄增加而不断加重，一般无自觉症状（图 24–25，图 24–26)。

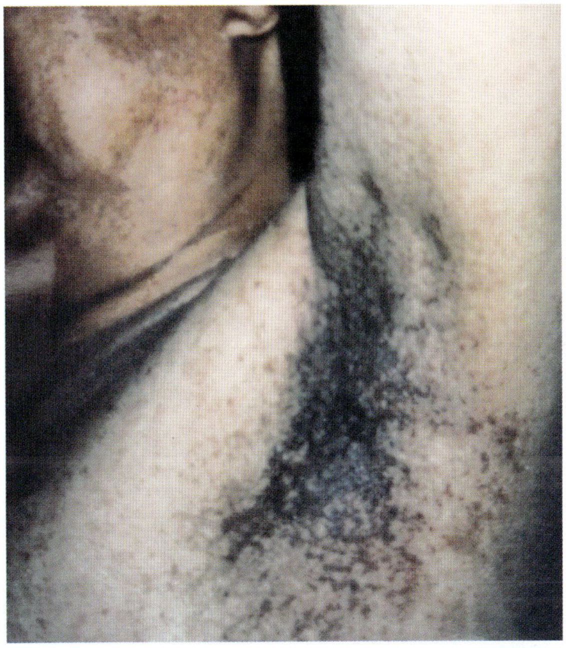

图 24–25　屈侧网状色素异常　腋窝部见形态不规则的网状黑色、褐色斑

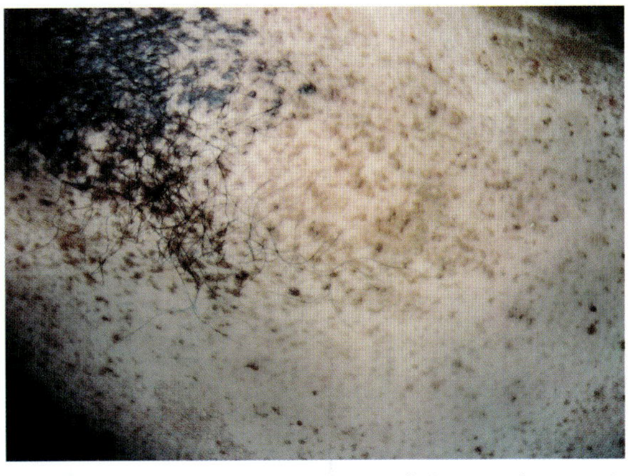

图 24–26　屈侧网状色素异常　腋窝部见形态不规则的网状黑色、褐色斑

【组织病理】

角化过度，表皮厚度正常或变薄，细长的表皮突向下延伸，呈细棒状或鹿角状，色素颗粒增多，但黑色素细胞不增加，真皮内可见噬黑色素细胞增多。毛囊漏斗部扩张，有些可见角囊肿，类似腺样脂溢性角化（图 24-27~图 24-28）。

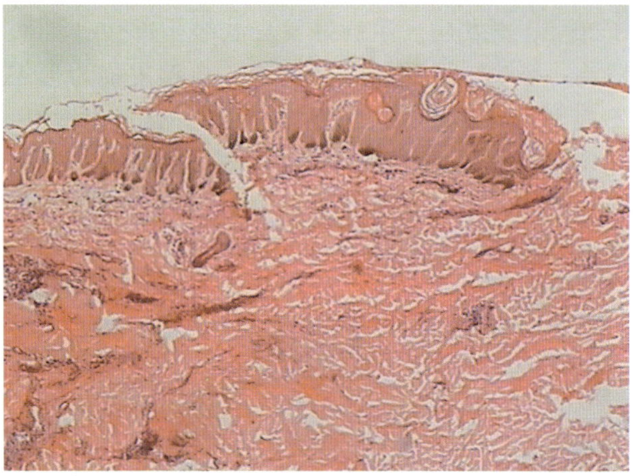

图 24-27 屈侧网状色素异常 细长的表皮突向下延伸，呈细棒状或鹿角状，色素颗粒增多，但黑色素细胞不增加

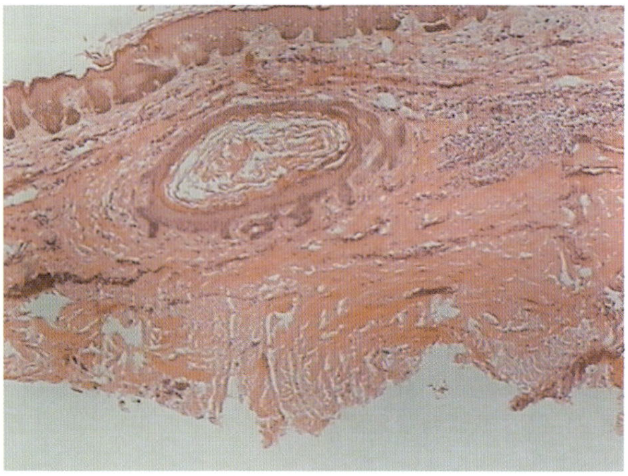

图 24-28 屈侧网状色素异常 毛囊漏斗部扩张，可见角囊肿，类似腺样脂溢性角化

【鉴别诊断】

临床上应与黑棘皮病鉴别。组织学上应与腺样脂溢性角化鉴别。

网状肢端色素沉着

【临床表现】

网状肢端色素沉着（reticulate acropigmentation）为一种常染色体显性遗传性疾病，儿童期发病。好发于双手背、指背、足背、趾背、踝部，皮损为多个淡褐色至褐色色素沉着斑直径，1~2mm，对称性分布，皮损略凹陷，境界不清，逐渐发展，部分融合成不规则的网状外观，手背皮损较足背皮损色深。皮损可波及躯干、四肢。无自觉症状（图 24-29）。

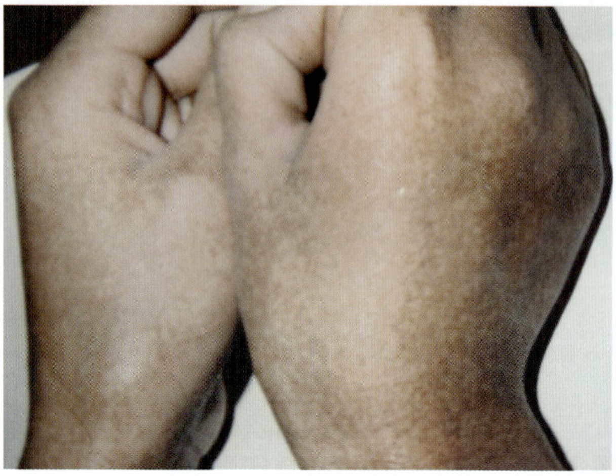

图 24-29 网状肢端色素沉着 皮损为对称性分布褐色沉着斑，境界不清，部分融合成网状外观

【组织病理】

表皮突延长，角质形成细胞内黑色素蓄积，真皮内噬黑色素细胞未见增多。

【鉴别诊断】

临床与组织学上应与网状色素沉着性皮病鉴别。

网状色素性皮病的表皮无明显色素异常，真皮有明显局限性色素失禁。

网状色素沉着性皮病

【临床表现】

网状色素沉着性皮病（dermatopathia pigmentosa reticularis）为一种遗传性皮肤病，可能为显性遗传。婴幼儿时发病。皮损好发于躯干及颈，肩和大腿部。皮损初为色素沉着斑，逐渐发展融合成不规则细网状。本病可与其他疾病及综合征同时发生（图 24-30~图 24-35）。

【组织病理】

表皮无色素异常，但真皮有明显的局限性色素失禁。色素沉着处有噬黑色素细胞聚集。

【鉴别诊断】

临床组织学上应与进行性肢端色素沉着病、遗传性对称性色素异常症、网状肢端色素沉着症、肢体异色症及屈侧网状色素性皮病鉴别。

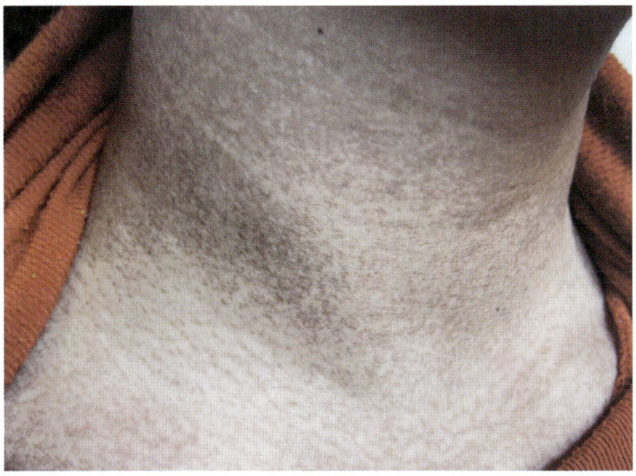

图 24-30　网状色素沉着性皮病　颈部色素沉着斑，呈不规则网状

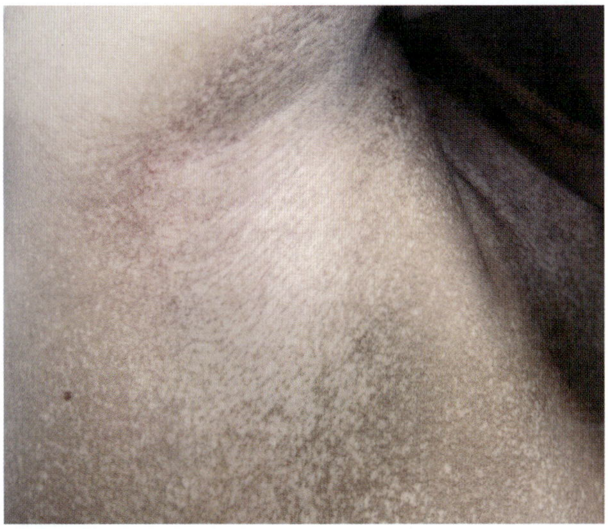

图 24-31　网状色素沉着性皮病　腋窝不规则网状色素沉着斑

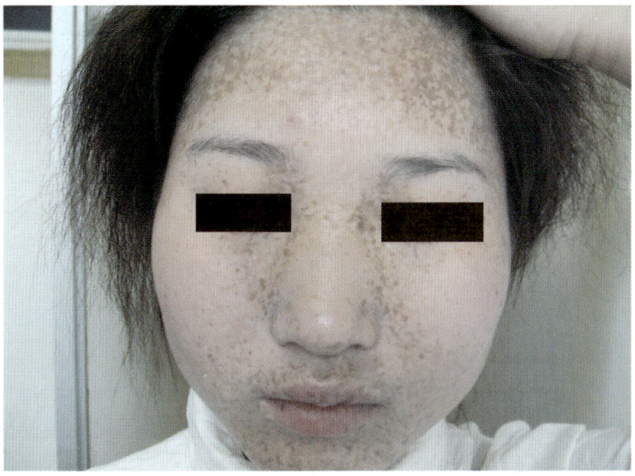

图 24-32　网状色素沉着性皮病　面部不规则网状色素沉着斑

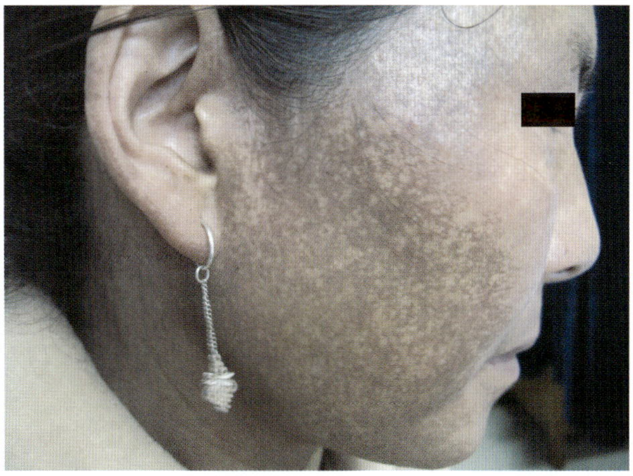

图 24-33　网状色素沉着性皮病　面部不规则网状色素沉着斑

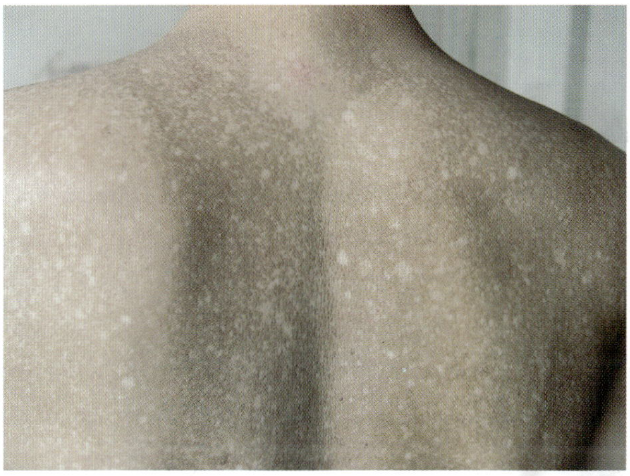

图 24-34　网状色素沉着性皮病　躯干部色素沉着斑，呈不规则网状

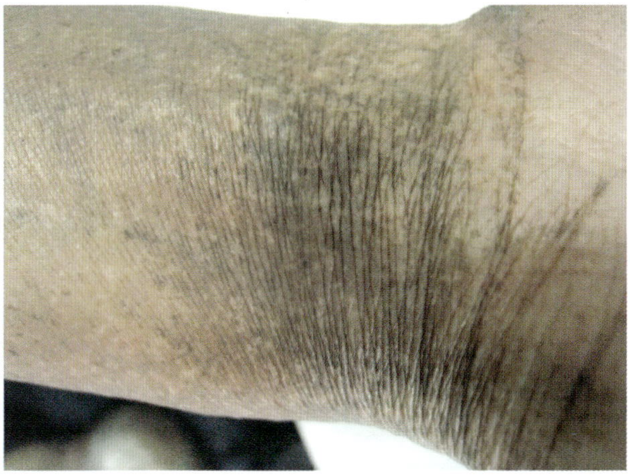

图 24-35　网状色素沉着性皮病　四肢不规则细网状色素沉着斑

先天性弥漫性黑病变

【临床表现】

先天性弥漫性黑病变（congenital diffuse melanosis）可能为隐性遗传，于出生时或生后不久发病，全身皮肤均可受累，皮损表现为弥漫性色素沉着，某些部位可呈斑驳状，头发为黄白色。

【组织病理】

棘层中下部和基底层色素增多，真皮乳头层有大量噬黑色素细胞。

【鉴别诊断】

临床与组织学上应与网状色素性皮病、家族性进行性色素过度沉着症、黑化病等鉴别。

线状漩涡状痣样色素沉着过多症

【临床表现】

线状漩涡状痣样色素沉着过多症（linear and whorled nevoid hapermlanosis）为先天性或幼年发生，偶有家族史。既往类似病例以不同的名称报告过，如带状疱疹样过度色素沉着（zosteriform hyperpigmentation）、带状疱疹样雀斑痣（zosteriform lentiginous nevu）、斑马样过度色素沉着（zebra-like hyperpigmentation）。

皮损表现为多发性线状和漩涡状黄褐色或褐色斑，常沿 Blaschko 线排列。以往患部无炎症性或其他原发性损害。本病分布形式颇似 Ito 色素过少症的相反模式（即色素沉着过多，而非色素过少）黏膜、眼、掌跖不受累（图 24-36，图 24-37）。

【组织病理】

基底层色素细胞增多，空泡化明显，角质细胞色素沉着增多。色素失禁通常无，但亦偶见（图 24-38~图 24-41）。

【鉴别诊断】

色素失禁症的色素沉着前有水疱和痣样皮损，见于女性。

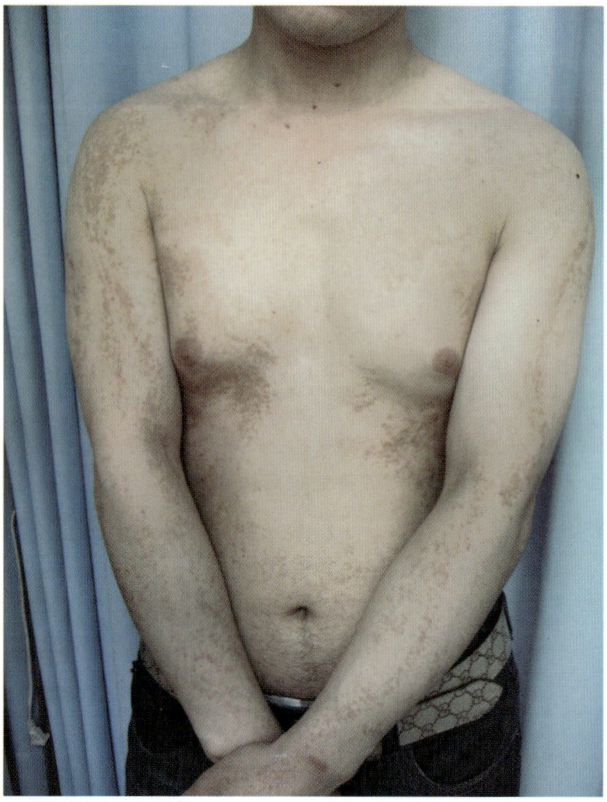

图 24-36　线状漩涡状色素沉着过多症

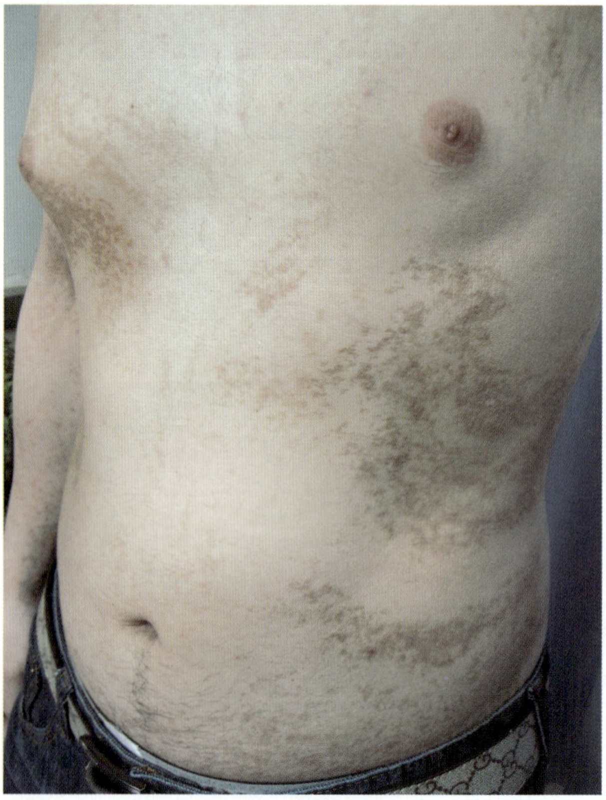

图 24-37　线状漩涡状色素沉着过多症

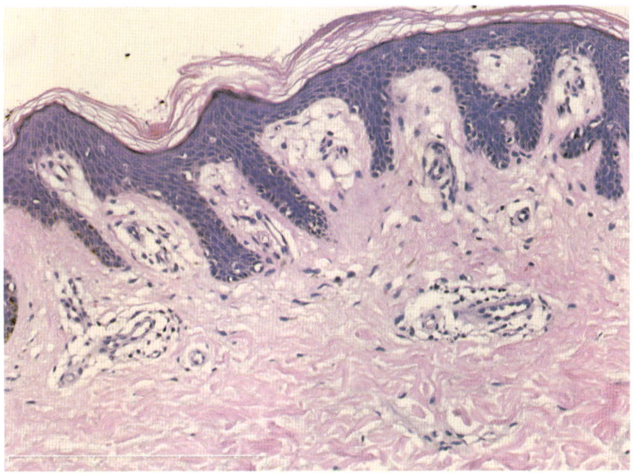

图 24-38 线状漩涡状色素沉着过多症 表皮突延长，基底层色素增多，色素细胞增多

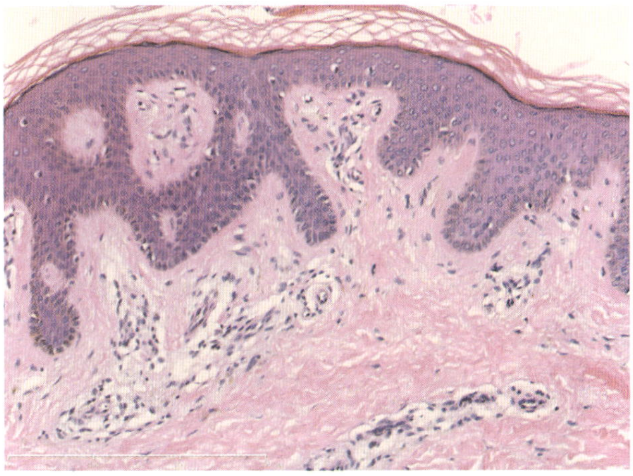

图 24-39 线状漩涡状色素沉着过多症 基底层色素增多，色素细胞增多

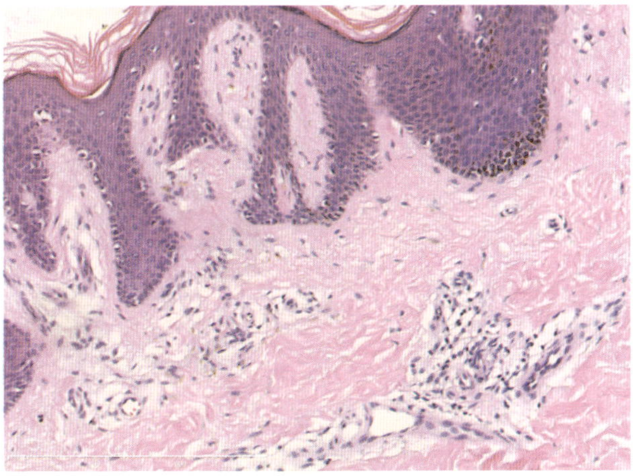

图 24-40 线状漩涡状色素沉着过多症 基底层色素增多，色素细胞增多

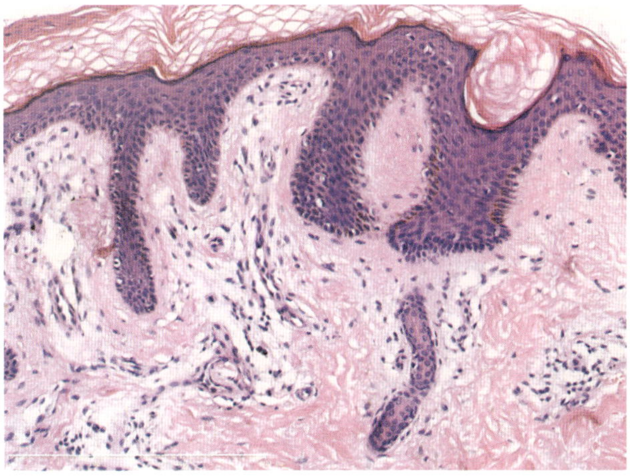

图 24-41 线状漩涡状色素沉着过多症 表皮突延长，色基底层色素增多，色素细胞增多

第二节 色素减少性皮肤病

白癜风

【临床表现】

白癜风（vitiligo）多见于青少年，可发生于任何部位，好发于面部、颈部、手背等暴露部位，以及易受压迫与摩擦的部位，还可按神经（或皮支）节段呈带状分布。典型皮损为局部纯白色或粉浅色色素脱失斑，表面光滑，边界清楚。进展期白斑的边界可略显不清。白斑周围色素增多或正常，白斑内毛发可变为白色，白斑数量和大小不一，可孤立存在或为多发性，在白斑内有时可见到岛屿状正常皮肤（图 24-42~图 24-46）。多无自觉症状，少数可有瘙痒感。有的患部皮肤受到创伤及压力刺激，或在患冻疮及多形红斑等炎症皮肤病之后，激发白斑，出现同形反应。

【组织病理】

早期损害在白斑边缘区色素减少，可能还存在一些多巴阳性细胞，黑色素细胞增大，树突增多，富含黑色素颗粒，基底层也可有一些黑色素颗粒。真皮浅层可见较少淋巴细胞浸润。白斑邻近外观正常皮肤的表皮下层，尤其是基底层可有灶性空泡变性，伴轻度单一核细胞浸润（图 24-47，图 24-48）。充分发展的白癜风皮损，表皮基底层无黑色素细胞，表皮细胞内无黑色素颗粒。

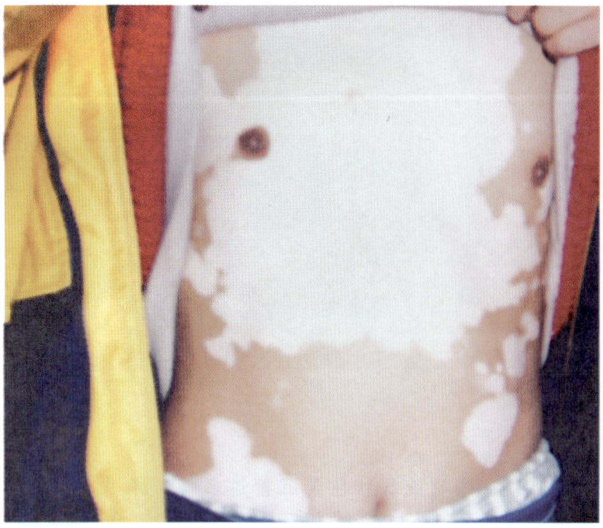

图 24-42　白癜风　胸腹部白斑

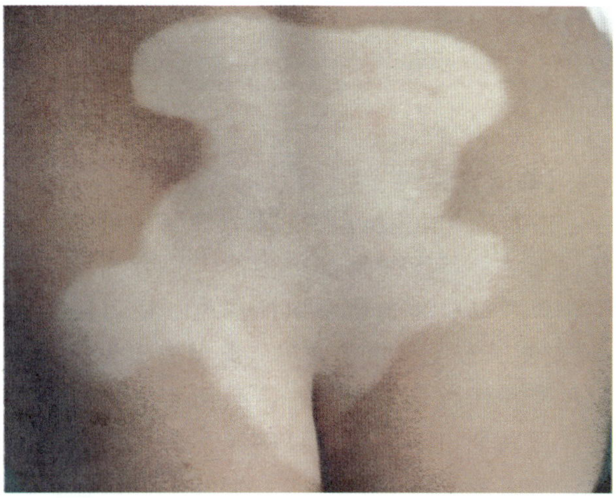

图 26-43　白癜风　骶部白斑

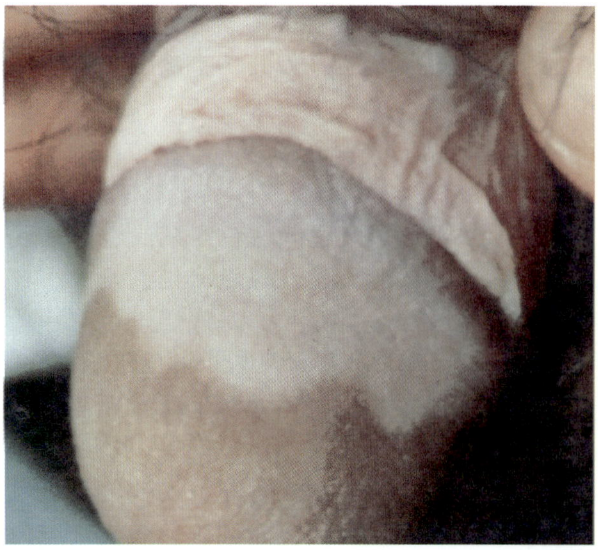

图 24-44　白癜风　龟头部白斑

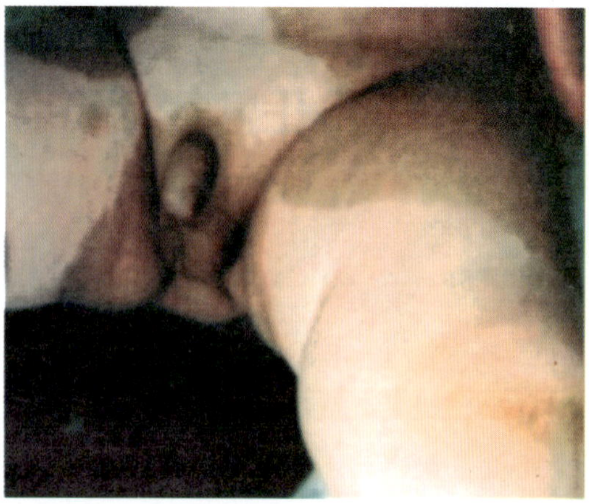

图 24-45　白癜风　腹、四肢近端白斑

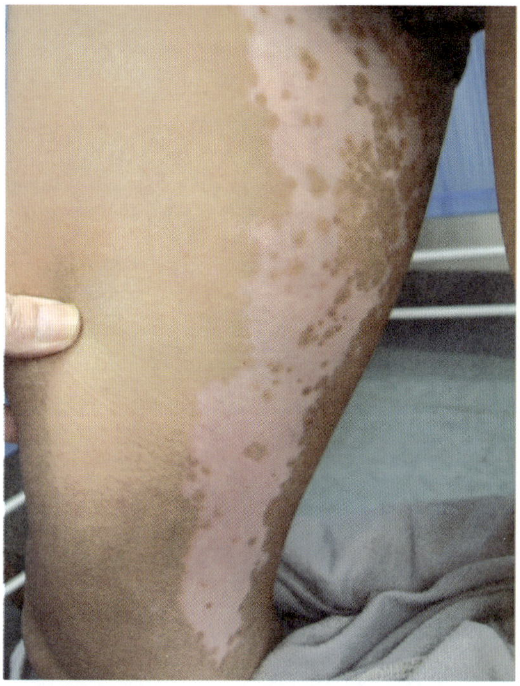

图 24-46　白癜风　皮损呈局部纯白色色素脱失斑，可见到岛屿状正常皮肤

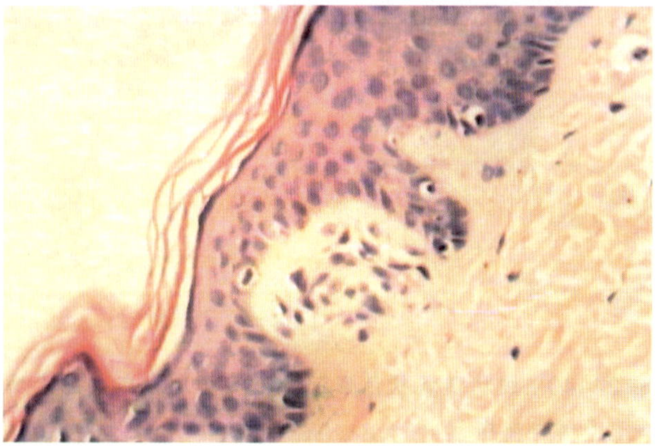

图 24-47　白癜风　表皮基底层黑色素细胞减少，表皮细胞内无黑色素颗粒。炎症期真皮浅层可见较少淋巴细胞浸润

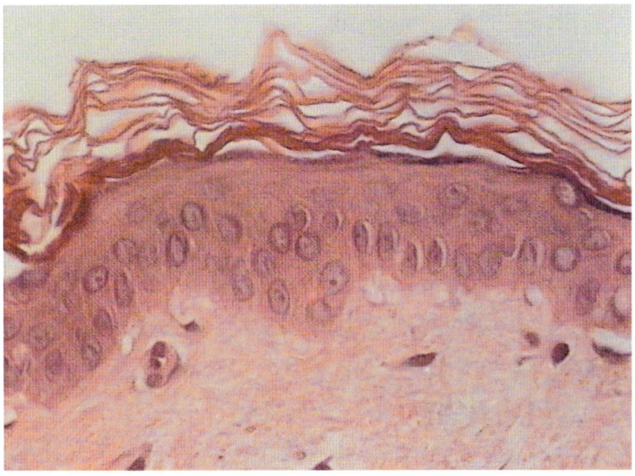

图 24-48 白癜风 基底层无黑色素细胞，表皮细胞内无黑色素颗粒

【鉴别诊断】

临床上应与白色糠疹、花斑癣、贫血痣、无色素痣、白化病等相鉴别。

组织学上应与白化病鉴别。

无色素痣

【临床表现】

无色素痣（achromic nevus）见于出生或出生不久的新生儿，好发于躯干部及上肢，多单侧分布，少数呈节段性分布。皮损圆形或方形，边缘不规则，部分呈锯齿状或泼溅状，周围无色素沉着（图 24-49）。

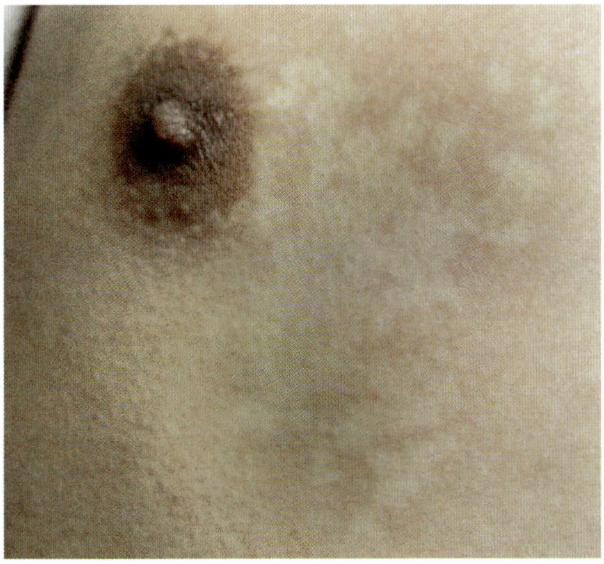

图 24-49 无色素痣

【组织病理】

基底层黑色素细胞数目无明显减少。树枝状突发育不良，黑色素化了的黑色素体大小正常，但数目减少。黑色素细胞含有自噬体。黑色素体聚集成束。

【鉴别诊断】

临床上应与贫血痣、白癜风、白色糠疹等鉴别。

组织学上应与白癜风鉴别。

特发性点状色素减退症

【临床表现】

特发性点状色素减退症（idiopathic guttate hypomelanosis）多见于中年，随年龄增长患病率增加。好发于面部、四肢等暴露部位，典型皮损为圆形或不规则境界清楚的乳白色斑，直径 2~6mm，一般多发，白斑之间不融合，但可密集呈网眼状，无自觉症状（图 24-50~图 24-52）。

【组织病理】

表皮萎缩，黑色素颗粒减少，基底层黑色素细胞减少（图 24-53）。Dopa（多巴）反应减弱，超微结构显示大多数黑色素体处于Ⅰ、Ⅱ期，但黑色素细胞树状突正常。

【鉴别诊断】

临床上应与白癜风、点滴状硬斑病、硬化萎缩性苔藓炎症后色素减退症等相鉴别。

组织学上应与白癜风鉴别。

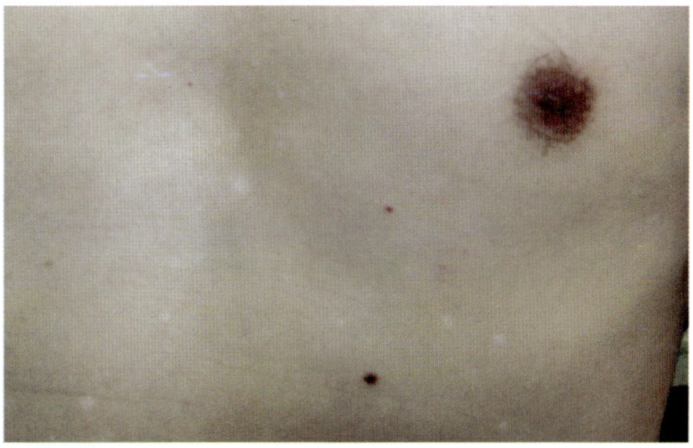

图 24-50 特发性点状色素减退症 呈圆形或不规则境界清楚的乳白色点状白斑

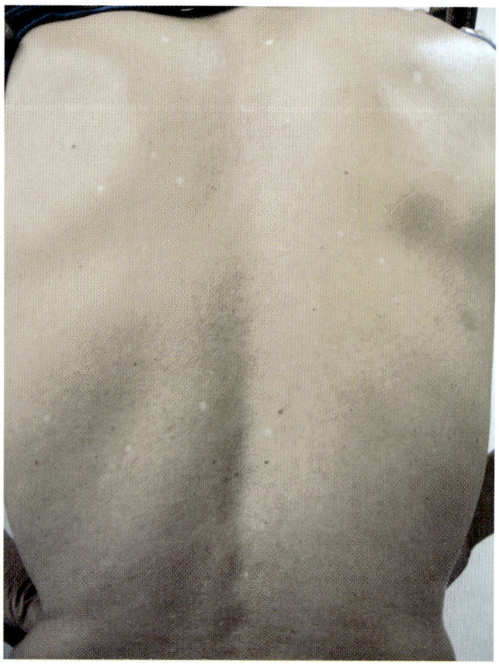

图 24-51 特发性点状色素减退症 好发于背部呈圆形或不规则境界清楚的乳白色点状白斑

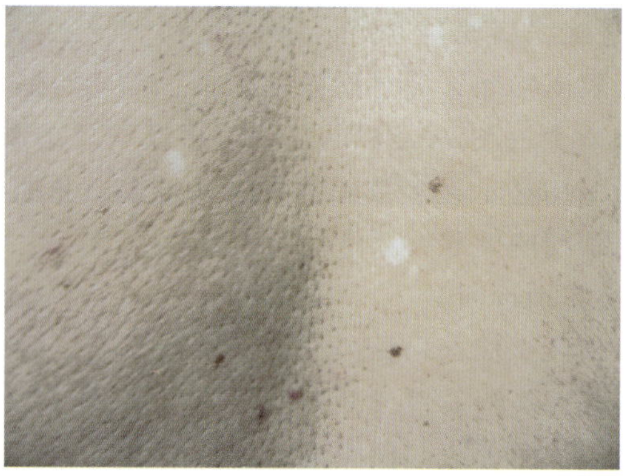

图 24-52 特发性点状色素减退症 为圆形或不规则境界清楚的乳白色斑，不融合

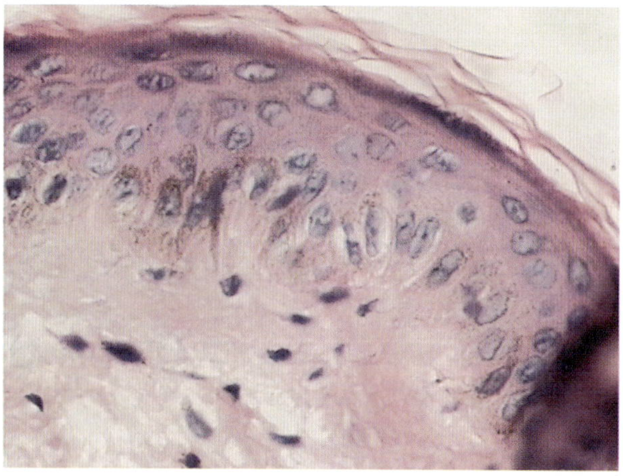

图 24-53 特发性点状色素减退症 表皮萎缩，黑色素颗粒减少，基底层黑色素细胞减少

贫血痣

【临床表现】

贫血痣（nevus anemicus）多见于婴幼儿，好发于躯干部，也可见于其他部位。典型皮损圆形或不规则形淡白斑，境界不甚清楚，一般单侧分布，用力摩擦或加热后，局部不发红，而周围正常皮肤变红，用玻片压诊后，皮损边缘更模糊不清（图 24-54~图 24-57）。

【组织病理】

皮肤组织变化无异常，局部血管对儿茶酚胺的反应性增强，血管处于收缩状态。

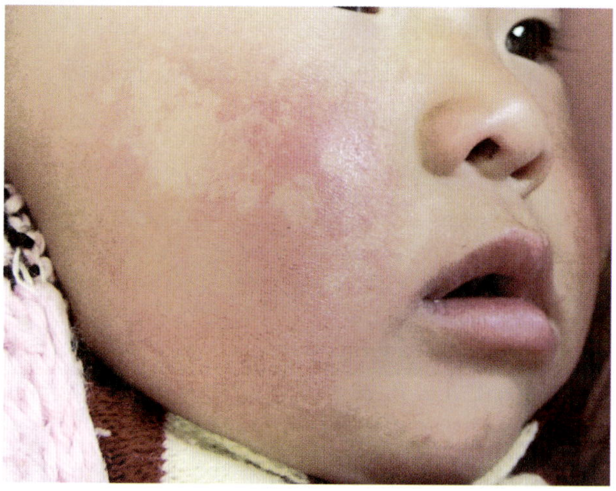

图 24-54 贫血痣 典型皮损为圆形或不规则形淡白斑，局部不发红，而周围正常皮肤变红，呈显明对比

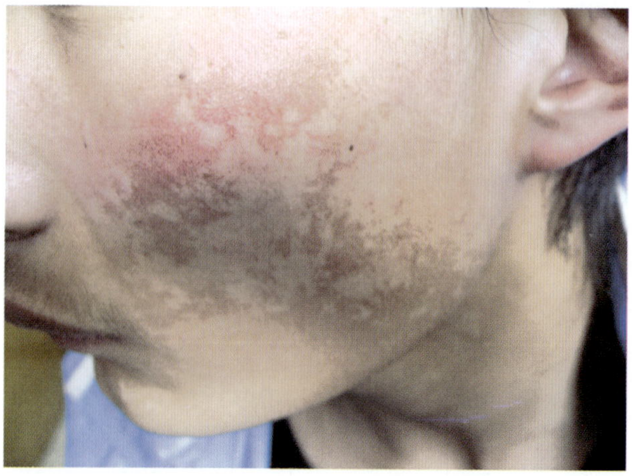

图 24-55 贫血痣 不规则形淡白斑，而周围正常皮肤变红

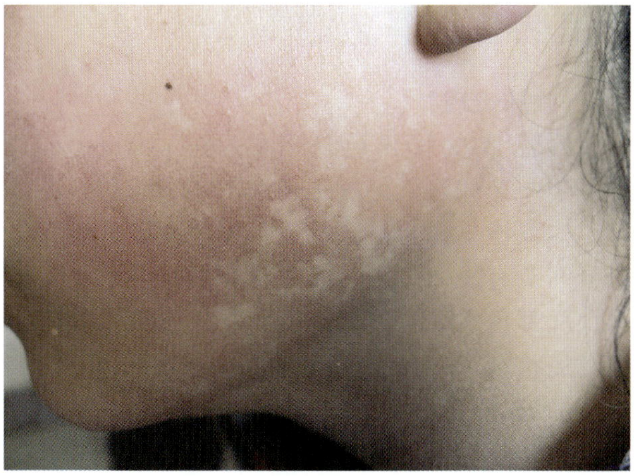

图 24-56　贫血痣　不规则形淡白斑，而周围正常皮肤变红

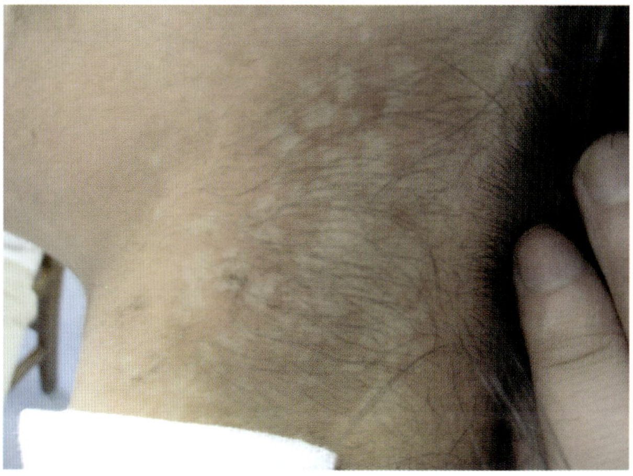

图 24-57　贫血痣　发生于颈部的贫血痣

【鉴别诊断】

临床上应与白癜风、无色素痣鉴别。组织学上应与无色素痣鉴别。

第三节　异色性皮肤病

血管萎缩性皮肤异色病

【临床表现】

血管萎缩性皮肤异色病（poikiloderma vasculare atrophicans）多见于中老年，男性多于女性。好发于面、躯干与四肢。典型皮损为弥漫性潮红、水肿，有毛细血管扩张，色素沉着及色素减退，皮肤进行性萎缩（图 24-58）。由于皮肤萎缩，皮肤显得干燥，有糠秕状鳞屑，皮肤呈香烟纸状变薄。本病不是一独立疾病，是一些不同疾病某一阶段的临床表现，可见于皮肌炎的患者，称皮肤异色症性皮肌炎，多见于儿童。本病也可能是蕈样肉芽肿的前期，进一步发展即表现为蕈样肉芽肿。

【组织病理】

表皮萎缩，表皮突变平、消失。有时可见表皮角化过度和基底细胞液化变性，色素失禁。真皮乳头层毛细胞血管扩张，血管周围有轻到中度淋巴细胞浸润（图 24-59~图 24-61）。

【鉴别诊断】

临床上应与 Civatte 皮肤异色病鉴别。组织学上应与扁平苔藓区别。

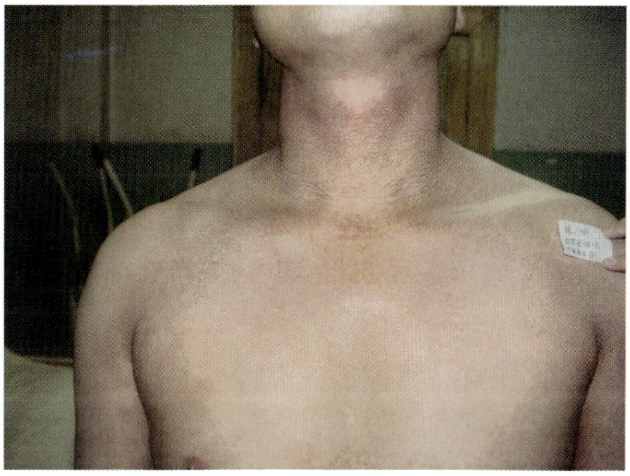

图 24-58　血管萎缩性皮肤异色病　发生于躯干皮损，为弥漫性红斑伴毛细血管扩张，色素沉着及皮肤萎缩

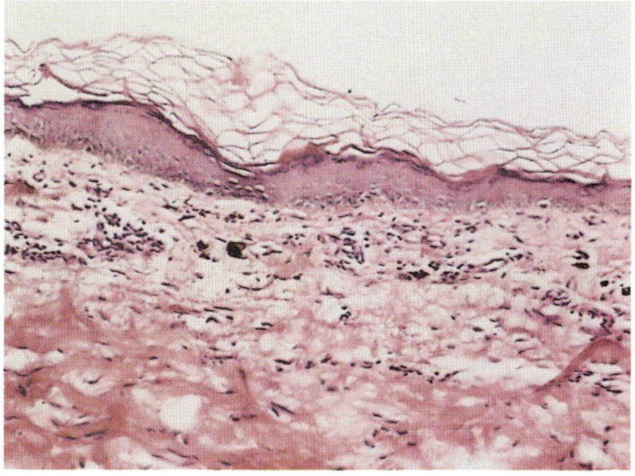

图 24-59　血管萎缩性皮肤异色病　表皮轻度角化过度，表皮突变平、消失，真皮乳头血管扩张，水肿血管周围有轻到中度淋巴细胞浸润

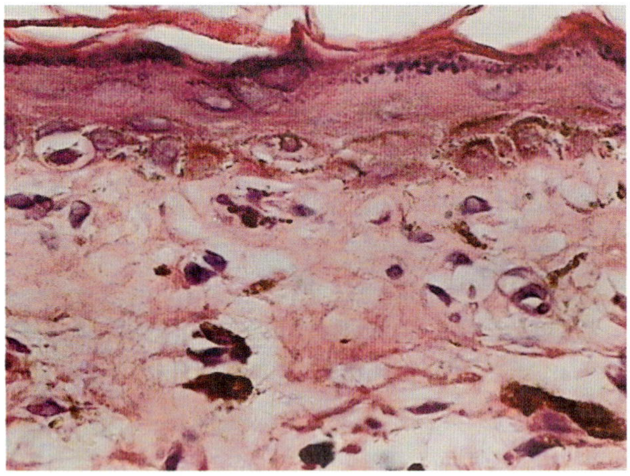

图 24-60 血管萎缩性皮肤异色病 可见基底细胞液化变性，色素失禁

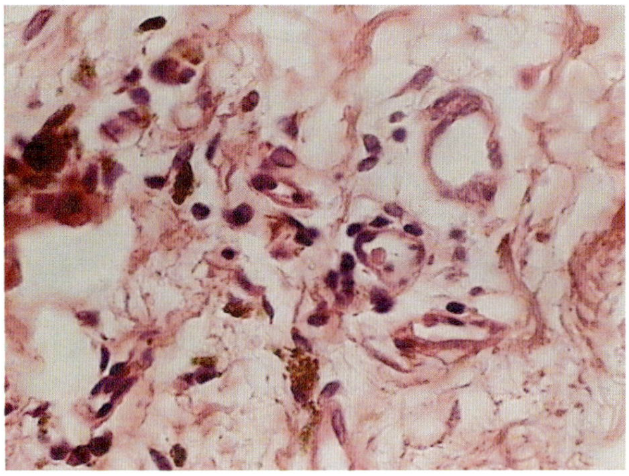

图 24-61 血管萎缩性皮肤异色病 真皮乳头层毛细胞血管扩张，血管周围有轻到中度淋巴细胞浸润

西瓦特皮肤异色病

【临床表现】

西瓦特皮肤异色病（Civatte poikiloderma）多见于中年妇女，好发于面颊、颈、前胸等暴露部位。典型皮损为红褐色或青铜色网状色素沉着斑，间杂有淡白斑点状的皮肤萎缩及毛细血管扩张。面部色素沉着边缘较重，中央较轻。无明显自觉症状。

【组织病理】

表皮萎缩，表皮突大部分消失。基底细胞层色素不规则增多，偶可见基底细胞液化变性，真皮浅层血管周围较多淋巴细胞浸润，可见明显噬黑色素细胞、胶原嗜碱性变性及弹性纤维变性。

【鉴别诊断】

临床上应与利尔黑变病、血管萎缩性皮肤异色病等相鉴别。

组织学上应与利尔黑变病区别。

（曾维惠）

第二十五章 胶原及弹性组织疾病

弹性纤维瘤

【临床表现】

弹性纤维瘤（elastofibroma）又名背部弹性纤维病（elastofibroma dorsi），是一种良性生长缓慢的坚实肿块，临床上罕见，属弹性纤维的退行性病变。本病主要见于老年女性，最好发于肩胛下角的下方，肩胛骨和胸壁摩擦可导致本病的形成。皮损为 2 ~ 10mm 大小有弹性的结节，无痛性或有轻度压痛，皮损生长缓慢，常单侧发生。

【组织病理】

病变组织由致密的结缔组织组成，无包膜，其中可见散在的深嗜伊红的均质性弹性纤维，边缘可呈锯齿状。在退化阶段，粗弹力纤维可呈皱纹状或呈嗜伊红小球状，弹力纤维染色显示弹力纤维的退行性改变。

【鉴别诊断】

临床上应与皮肤纤维瘤和表皮囊肿等鉴别。

结节性类弹力纤维病

【临床表现】

结节性类弹力纤维病（nodular elastoidosis）多见于 50 岁以上长期从事户外作业的男性患者，属于真皮的退行性变，特征性表现为眶周等光暴露部位的皮肤变性增生。皮损好发于眶周、颧、鼻等处，呈黄色，弹性减少。皮肤增厚、多皱、呈橘皮样外观，边界不清，其间混杂有多发黑头粉刺，呈蓝黑色，内有软球形黑色小体，难以除去。可并有小的皮内囊肿，颈部呈菱形皮肤（图 25-1，图 25-2）。

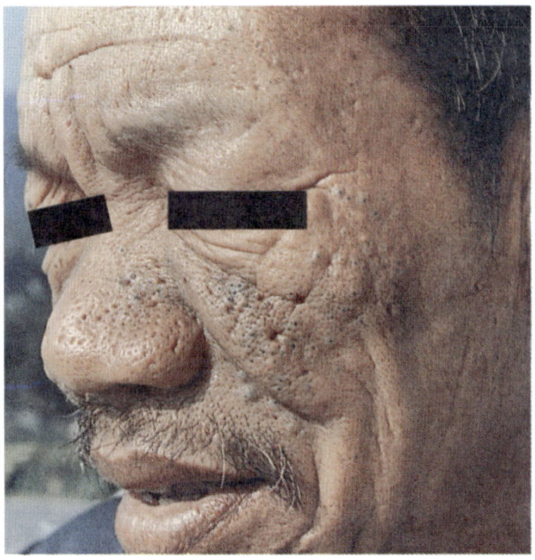

图 25-1　结节性类弹力纤维病　颧骨处见黄色皮肤增厚，橘皮样外观，其间混杂有多发黑头粉刺，并有小的皮内囊肿

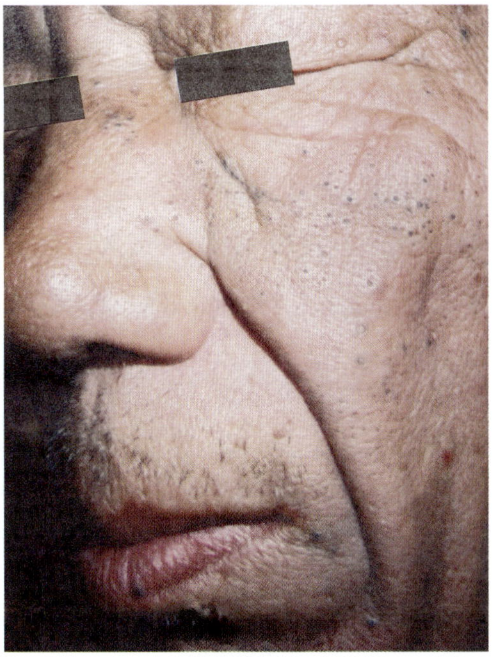

图 25-2　结节性类弹力纤维病　颧骨处皮肤增厚，橘皮样外观，其间混杂有多发黑头粉刺

【组织病理】

表皮萎缩可见毛囊口扩张和大而圆的囊状腔隙，其内充以角质。表皮与真皮上部之间有一狭窄的正常结缔组织带，此带下方胶原纤维呈嗜碱性变。皮脂腺和毛囊轻度萎缩，弹性纤维染色显示真皮弹性纤维数量增加，伴有弹性纤维的肿胀弯曲和颗粒状变性（图 25-3~图 25-8）。

【鉴别诊断】

本病应与痤疮鉴别。

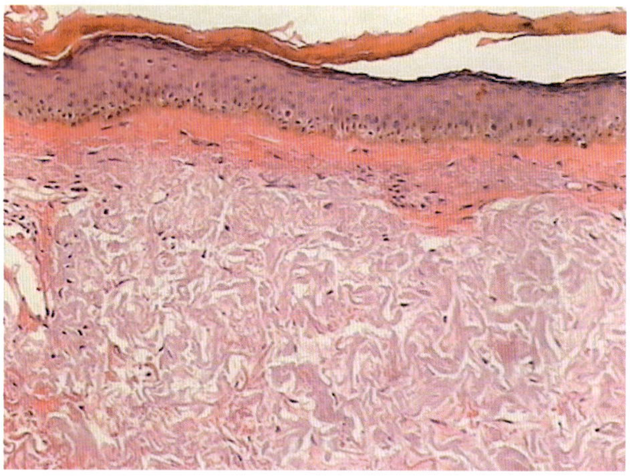

图 25-3 结节性类弹力纤维病 表皮萎缩，与真皮上部之间有一狭窄的正常结缔组织带，此带下方胶原纤维呈嗜碱性变

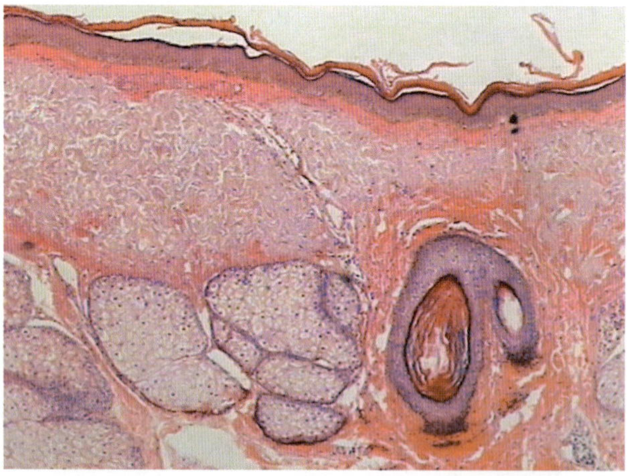

图 25-4 结节性类弹力纤维病 表皮萎缩可见毛囊口扩张和大而圆的囊状腔隙，其内充以角质。表皮与真皮上部之间有一狭窄的正常结缔组织带，此带下方胶原纤维呈嗜碱性变

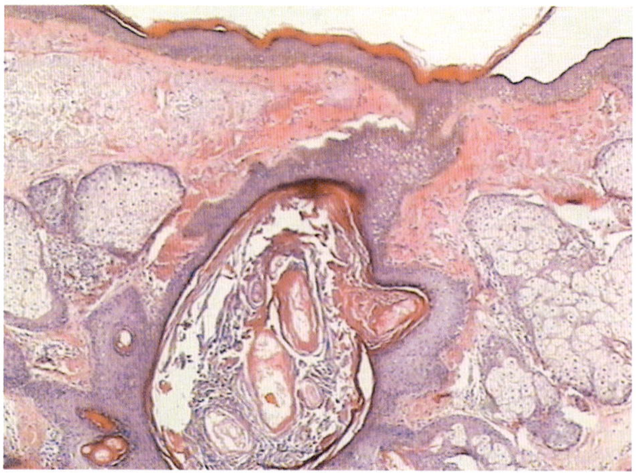

图 25-5 结节性类弹力纤维病 毛囊口扩张和大而圆的囊状腔隙

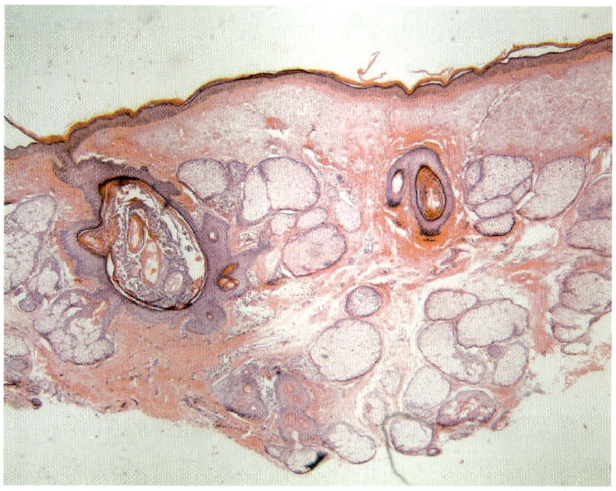

图 25-6 结节性类弹力纤维病 表皮萎缩可见毛囊口扩张和大而圆的囊状腔隙，其内充以角质。表皮与真皮上部之间有一狭窄的正常结缔组织带，此带下方胶原纤维呈嗜碱性变

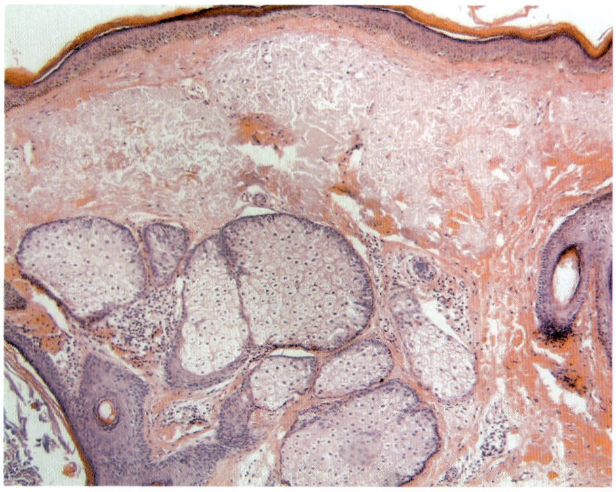

图 25-7 结节性类弹力纤维病

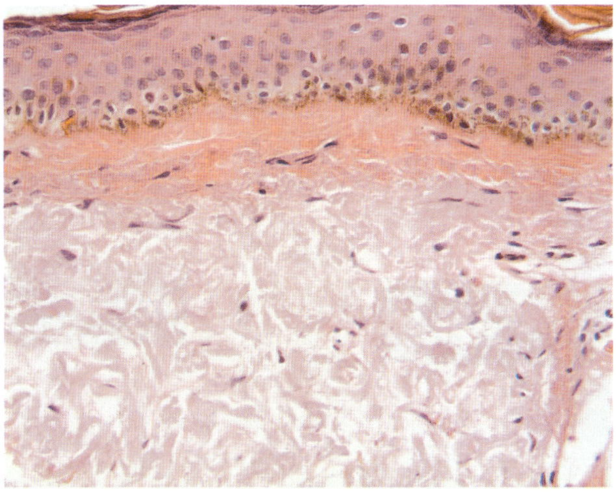

图 25-8　结节性类弹力纤维病　表皮萎缩，与真皮上部之间有一狭窄的正常结缔组织带，此带下方胶原纤维呈嗜碱性变

肢端角化性弹力纤维病

【临床表现】

肢端角化性弹力纤维病（acrokerato elastoidosis）为一种罕见的常染色体显性遗传病。临床表现为掌跖侧缘出现坚实性光泽性丘疹，可伸延至指背和足的两旁。

【组织病理】

皮损处弹力纤维减少断裂，尤其是真皮深处为甚，有些断裂的弹力纤维增粗而扭曲。

【鉴别诊断】

1. 局灶性肢端角化病（focal acral hyperkeratosis），临床上与肢端角化性弹力纤维病同，可有或无家族史，但弹力纤维无改变。

2. 手部退行性胶原斑块（degenerative collagenous plagues of hands）损害发生晚，无无家族史和家族因素，组织病理表现为弹力组织嗜碱性变。

回状颅皮

【临床表现】

回状颅皮（cutis verticis gyrata）临床罕见，病因不明，可能与遗传有关，分为真性回状颅皮（也称为原发性回状颅皮）和继发性回状颅皮两型。本病常见在青春期前后发病，损害好发于头顶和枕部，头皮增厚，在头顶和枕部头皮处折叠形成迂回的嵴和沟，嵴宽 0.5~2cm，沟深约 1cm，嵴的数量可以有几条到数十条（图 25-9~图 25-11）。

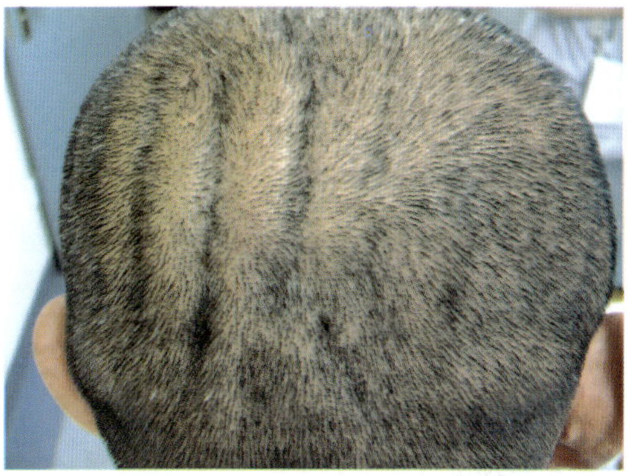

图 25-9　回状颅皮　头顶和枕部头皮处折叠形成迂回的嵴和沟

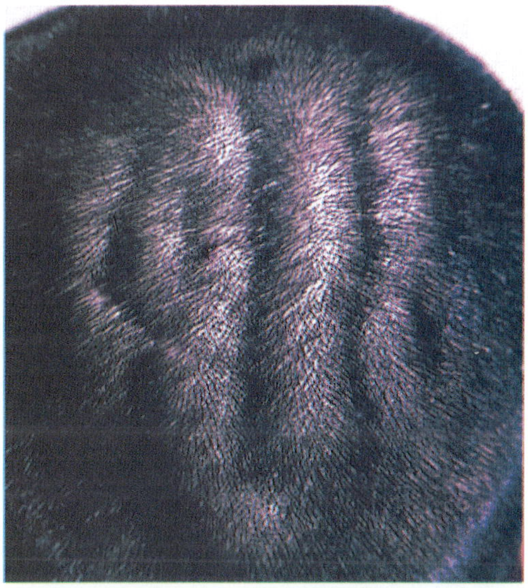

图 25-10　回状颅皮　头顶头皮处折叠形成迂回的嵴和沟

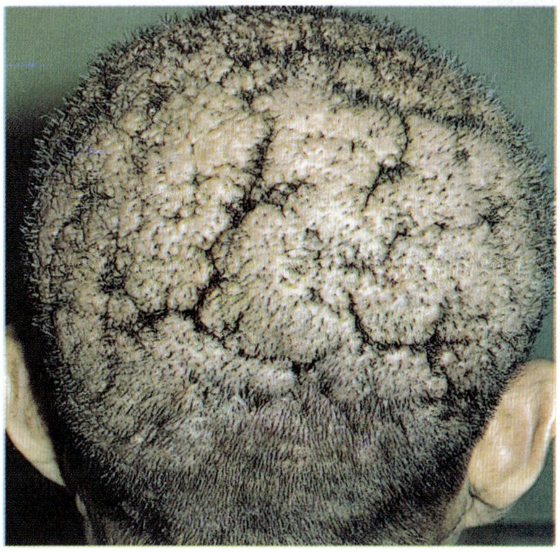

图 25-11　继发性回状颅皮　头顶和枕部头皮处折叠形成迂回的嵴和沟

【组织病理】

组织学改变可见真皮增厚，未见纤维带伸向皮下组织。除胶原束数量及大小增多外，成纤维细胞及基质亦增多。继发性回状颅皮的病理改变可见原发疾病的改变。

【鉴别诊断】

本病应与脑回状皮内痣及皮肤松垂相鉴别，脑回状皮内痣可见到痣细胞，与皮肤松垂区别是本病在皮肤伸牵时沟嵴并不消失。

炎症后弹性组织离解伴皮肤松弛

【临床表现】

炎症后弹性组织离解伴皮肤松弛（postinflammatory elastolysis and cutis laxa）病因不明，可能是节肢动物叮咬的过敏反应或日光辐射所致，也可能由于铜代谢紊乱，缺乏弹性硬蛋白酶抑制物，致弹力组织易被弹性硬蛋白酶溶解破坏所致。临床多见于既往健康 4 岁以下儿童，以面部受累多见。急性期为米粒大小及黄豆大小丘疹，逐渐发展至蚕豆大小的炎性斑片或鳞屑性斑块。自觉瘙痒，有轻度胀痛感。数天至数周后皮肤变软、变薄、无弹性、松弛萎缩如皱纹纸样，似老年皮肤使患儿呈老年貌（图 25-12~图 25-15）。头皮、掌跖常不受累。有些病例的皮损日光曝晒处皮肤上出现红斑及斑块，同时瘙痒加剧。

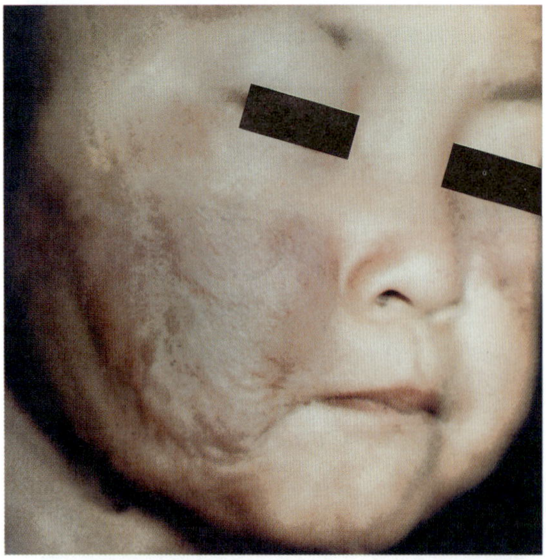

图 25-12　炎症后弹性组织离解伴皮肤松弛　面部局部皮肤变软、松弛萎缩如皱纹纸样

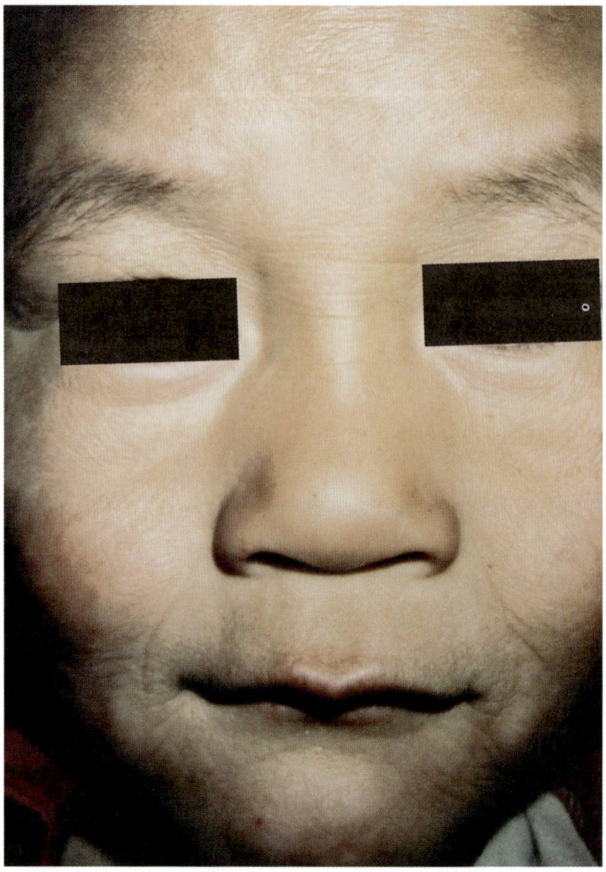

图 25-13　炎症后弹性组织离解伴皮肤松弛　皮肤变软、变薄、无弹性、松弛萎缩如皱纹纸样，似老年皮肤使患儿呈老年貌

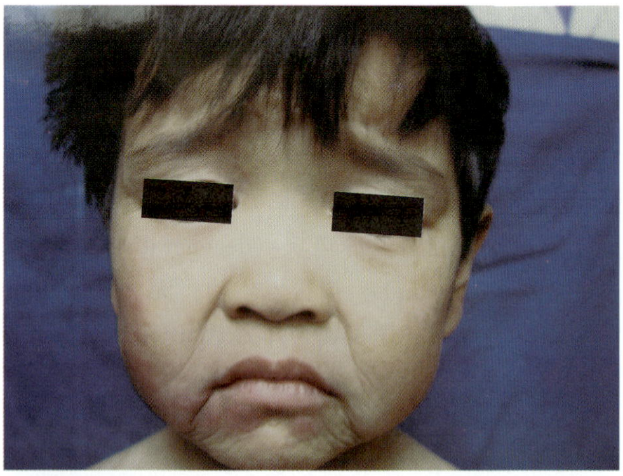

图 25-14　炎症后弹性组织离解伴皮肤松弛　面部炎性斑块伴皮肤松弛萎缩

【组织病理】

急性期真皮内有大量的中性粒细胞和少量嗜酸粒细胞、淋巴细胞，血管周围炎症细胞浸润更明显。弹性纤维染色显示弹性纤维断裂或颗粒变

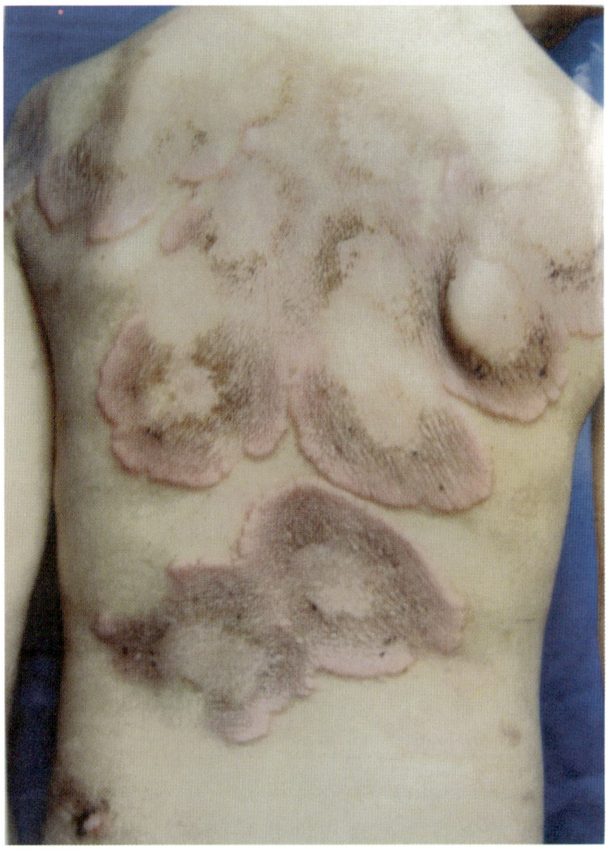

图 25-15　炎症后弹性组织离解伴皮肤松弛　背部炎性斑块

性。在慢性期，真皮萎缩，真皮上部弹力纤维缺乏，下部弹力纤维变性，伴有少量单核细胞浸润（图 25-16~图 25-22）。胶原纤维变性亦可出现，尤其是在慢性期。

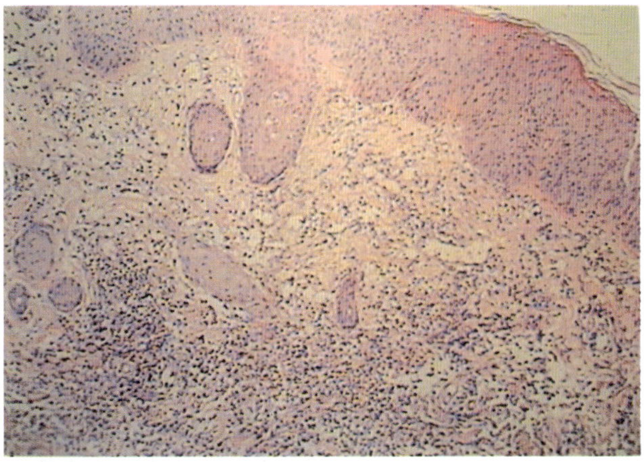

图 25-16　炎症后弹性组织离解伴皮肤松弛　真皮内有大量的中性粒细胞和少量嗜酸粒细胞、淋巴细胞，血管周围炎症细胞浸润更明显

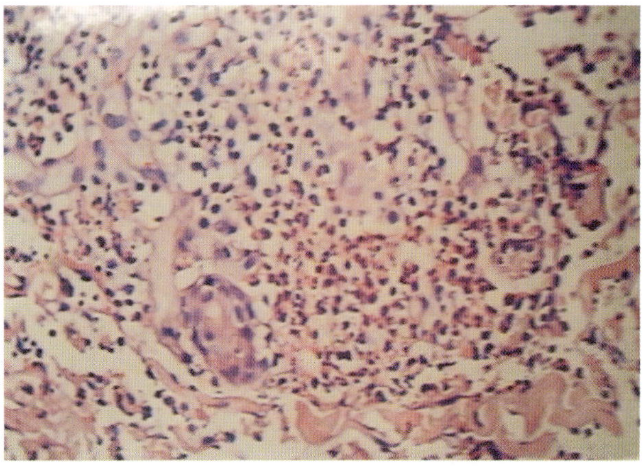

图 25-17　炎症后弹性组织离解伴皮肤松弛　真皮内有大量的中性粒细胞和少量嗜酸粒细胞、淋巴细胞

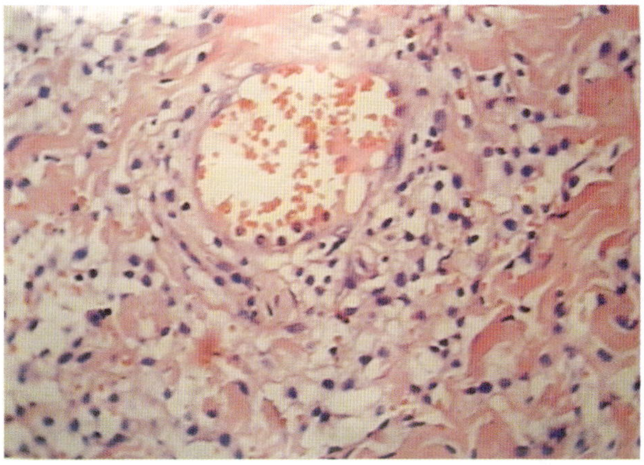

图 25-18　炎症后弹性组织离解伴皮肤松弛　血管扩张其周围炎症细胞浸润更明显

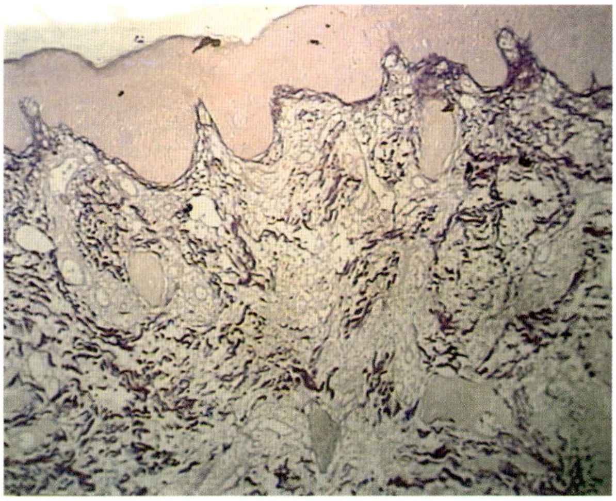

图 25-19　炎症后弹性组织离解伴皮肤松弛　弹力纤维染色显示弹力纤维变性，分布不均匀

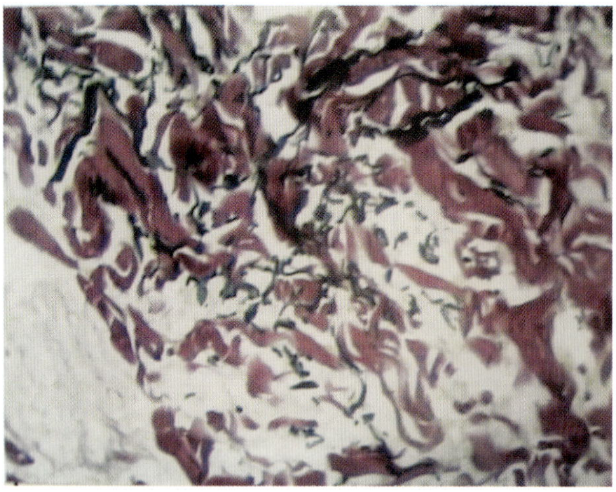

图 25-20 炎症后弹性组织离解伴皮肤松弛 弹力纤维染色，弹力纤维变性分布不均匀

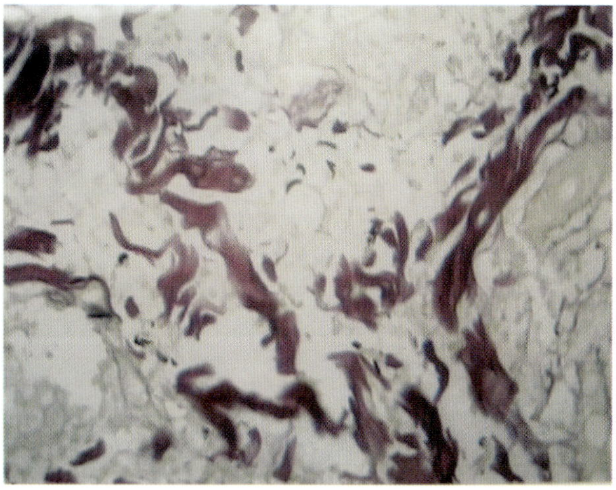

图 25-21 炎症后弹性组织离解伴皮肤松弛 弹力纤维染色，部分真皮弹力纤维缺乏

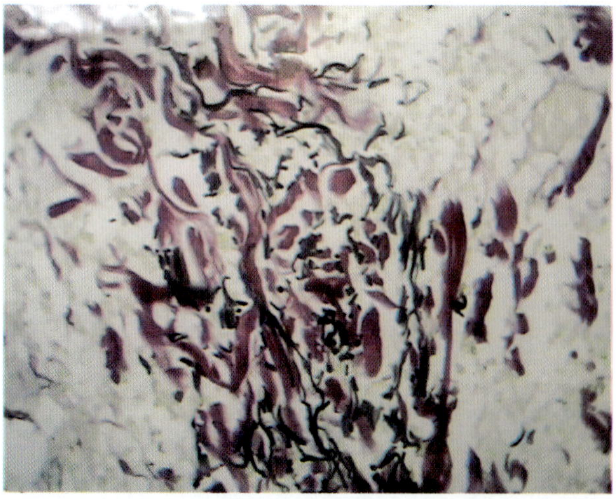

图 25-22 炎症后弹性组织离解伴皮肤松弛 弹性纤维染色显示弹性纤维断裂，分布不均匀

弹性假黄瘤样真皮乳头层弹性纤维溶解症

【临床特点】

弹性假黄瘤样真皮乳头层弹性纤维溶解症（pseudoxanthoma elasticum-like papillary dermal elastolysis）病因不明，由于目前病例报道很少，且报道均为 60 岁以上的老年妇女，认为其可能与年龄有关，也不能排除紫外线照射诱发病变的可能。皮损类似于弹性纤维假黄瘤的皮损，为小的黄色非囊性软丘疹，可融合成斑块。黄色融合性丘疹外观呈卵石样，或像鸡皮样，对称分布于颈部、锁骨上方等处（图 25-23）。病程慢性，但呈进行性发展，无任何自觉症状。病变局部既往无炎症及外伤史。胸部、心脏及眼部均正常。

【组织病理】

表皮变平坦。地衣红-韦杰尔特染色（orcein and weigert stain）可见真皮乳头层和毛囊周围弹性纤维完全消失，真皮网状层内弹性组织轻度减少，乳头下和真皮中层可见弹性纤维积聚（图 25-24，图 25-25）。Von Kossa 染色未见钙化。

免疫组化染色显示皮损区弹性蛋白和微纤维相关蛋白缺失或表达降低。这一改变与线状灶性弹性组织变性相似。

【鉴别诊断】

本病应与以下几种疾病相鉴别：

1. 弹性纤维性假黄瘤 皮疹发生早，于儿童至青年时期发病。临床表现除皮疹外，尚有眼、心血管病变。HE 染色组织病理切片亦可见皮肤弹性纤维断裂卷曲，有钙沉积呈嗜碱性变。

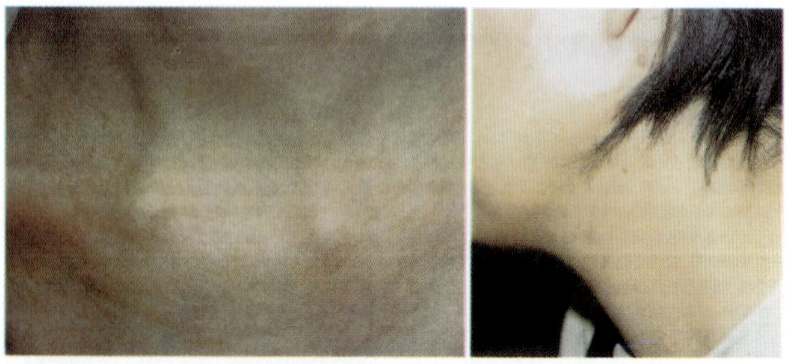

图 25-23 弹性假黄瘤样真皮乳头层弹性组织溶解症 皮损类似于弹性纤维假黄瘤的皮损，为小的黄色非囊性的软丘疹，可融合成斑块

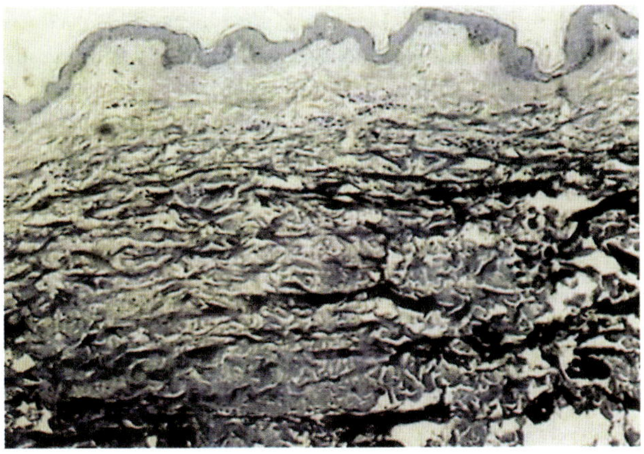

图 25-24 弹性假黄瘤样真皮乳头层弹性组织溶解症 弹力纤维染色，真皮中层可见弹性纤维积聚

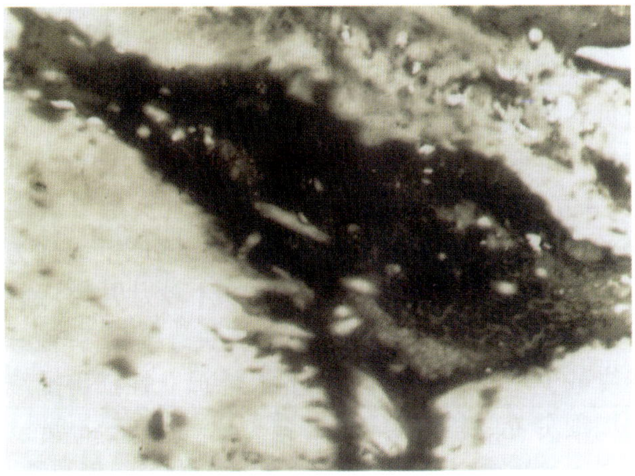

图 25-25 弹性假黄瘤样真皮乳头层弹性组织溶解症 电镜下成纤维样细胞

2. 真皮中层弹性组织溶解　皮疹为皱纹性斑片或毛囊性软丘疹，用弹性纤维染色，显示真皮中层弹性组织全部消失。

3. 日光性弹性纤维变性　病理上表现为真皮上层胶原纤维嗜碱性变，表皮下有狭窄的正常胶原纤维区，弹力组织染色类似弹性组织，在真皮上层呈粗的交织带。

4. 颈部白色纤维性丘疹　病理特征为真皮乳头纤维化，弹性纤维轻度减少。

发疹性胶原瘤

【临床表现】

发疹性胶原瘤（eruptive collagenoma）为常染色体显性遗传性疾病。比家族性皮肤胶原瘤更常见。发病年龄多在21~30 岁，无性别差异，多发于躯干和四肢近端。主要皮损为多发性的0.2~2cm 大小的肉红色或白色丘疹、结节或斑块。常无自觉症状，一般亦无系统相关症状。

【组织病理】

本病主要特征为胶原纤维异常增厚，伴弹性纤维断裂、减少。

【鉴别诊断】

1. 白色纤维丘疹病与发疹性胶原瘤的皮损很相似。但白色纤维丘疹病的丘疹多见于颈部后或颈侧，以中老年女性常见。

2. 丘疹性弹性纤维破裂多见于青少年及儿童，以女性为主。

脐周弹性假黄瘤

【临床表现】

脐周弹性假黄瘤（periumbilical pseudoxanthoma elasticum）为弹性假黄瘤的穿通性亚型。皮损多局限于脐周，无系统受累症状。多见于中老年肥胖女性。皮损特征为角化过度性色素性斑块，边缘有角化性丘疹。无自觉症状。

【组织病理】

基本组织病理与弹性假黄瘤相似，突出特点为常见弹性组织经皮向外排出。

线状局限性弹性组织变性

【临床表现】

线状局限性弹性组织变性（linear focal elastosis）少见，皮损表现为可以触及的对称性黄色小横沟，常发生在背的中下部。有时下肢亦可受累及。通常无自觉症状。

【组织病理】

组织学特点为真皮网状层弹性组织增加，纤维出现断裂，呈波状及无定型物质样。一般不出现钙化，胶原正常，表皮无异常。

白色纤维丘疹病

白色纤维丘疹病（white fibrous papulosis）最初由日本 Shimizu 等报告，后欧洲、中东相继报导。我国有个别报告。日本报告男性多（男女比为 4:1），其他地区均为女性。

【临床表现】

本病好发于颈部，可侵犯后背，为散发的多个非毛囊性扁平丘疹，圆形或卵圆形，白色坚实，直径 2~3mm，互不融合，丘疹表现光滑，境界清楚，持续存在，不能自行消退，丘疹多达数十至数百个。无自觉症状。不伴发系统损害，均为老年患者，无家族史和特殊病史，与日晒无关，提示系皮肤老化表现。

【组织病理】

本病主要为真皮乳头及网状层上部局限性胶原纤维增生，胶原纤维束增粗可呈均质化改变。弹力纤维可正常、减少或者缺失。

【鉴别诊断】

本病与弹性假黄瘤样真皮乳头层弹性组织溶解症区别。另外，还应与多发毛盘瘤、纤维性毛囊瘤、Birt-Hogg-Dube 综合征等区别。

丘疹性弹性纤维离解

【临床表现】

丘疹性弹性纤维离解（papular elastorrhexis）罕见，常发生在儿童及青少年。好于躯干、四肢，皮损为无自觉症状的、非毛囊性白色坚实的丘疹，直径 1~5mm，不伴脆性骨硬化。多为散发病例，男女发病比 1:4（图 25-26~图25-28）。

【组织病理】

表皮正常或轻度增厚，真皮胶原断裂均一化，弹力纤维减少或缺失（图 25-29~图 25-33）。

【鉴别诊断】

应与以下几种疾病区别：

1. 真皮中层弹性组织溶解　该病皮疹为皱纹性斑片或毛囊性质软丘疹，弹性纤维染色显示真皮中层弹性组织全部消失。

2. 丘疹性痤疮瘢痕　该病表现为毛囊周围瘢痕，主要分布在躯干上部，伴弹性组织减少，有痤疮史。

图 25-26　丘疹性弹力纤维离解　躯干可见泛发的大小不一境界清楚的浅白色斑疹，触之柔韧

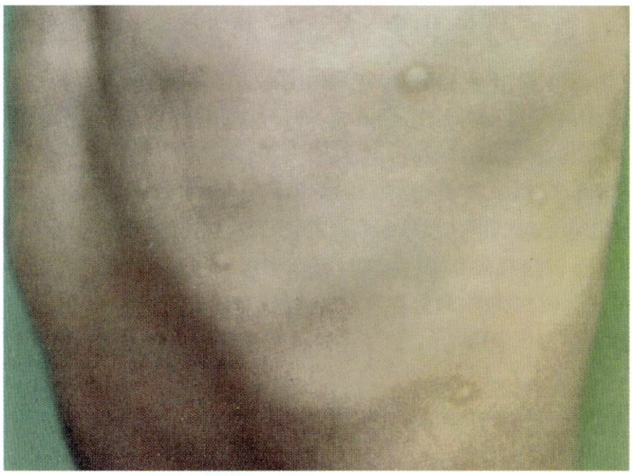

图 25-27　丘疹性弹力纤维离解　躯干可见泛发的大小不一境界清楚的浅白色斑疹，触之柔韧

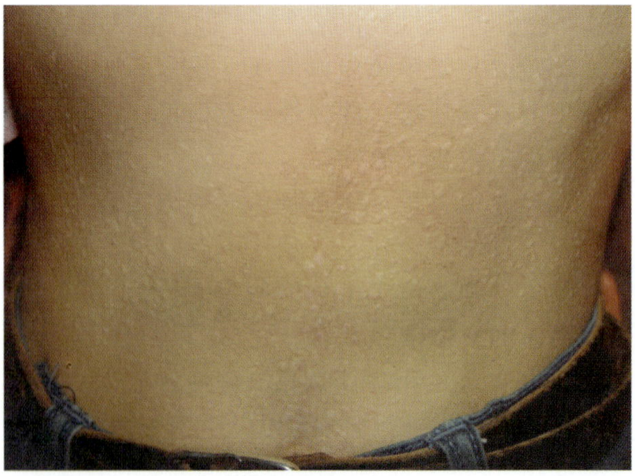

图 25-28　丘疹性弹力纤维离解　泛发的大小不一境界清楚的浅白色斑疹，触之柔韧

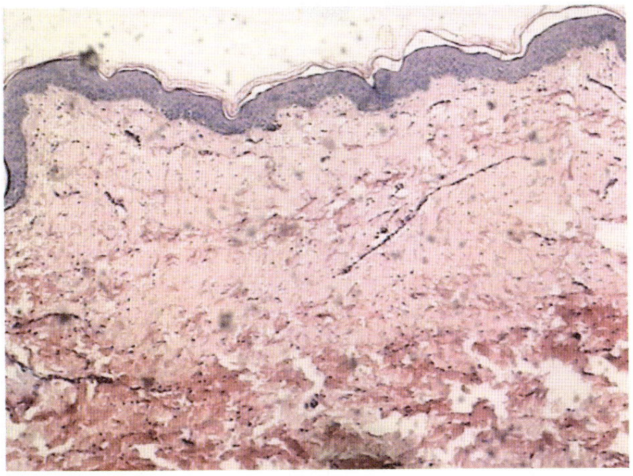

图 25-29 丘疹性弹力纤维离解 真皮胶原断裂均一化

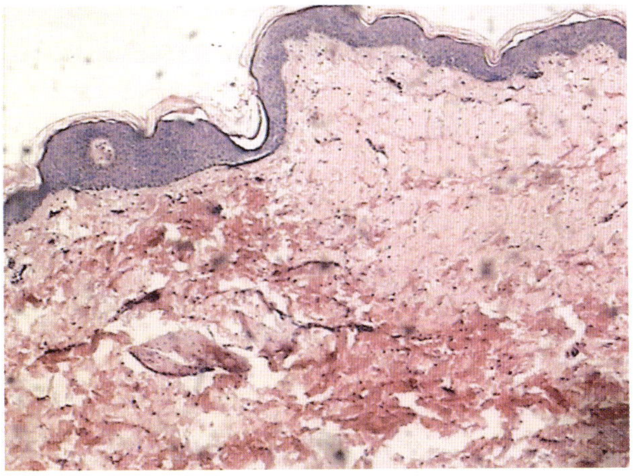

图 25-30 丘疹性弹力纤维离解 真皮胶原断裂均一化

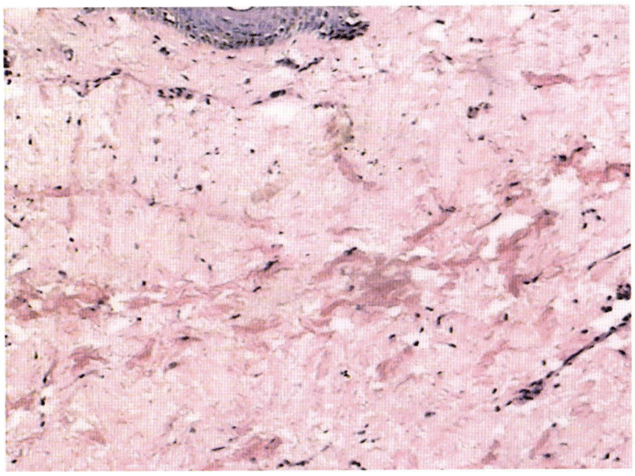

图 25-31 丘疹性弹力纤维离解 真皮胶原断裂均一化

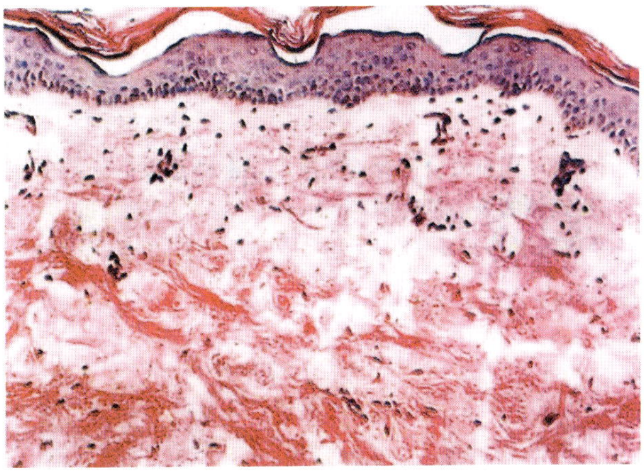

图 25-32 丘疹性弹力纤维离解

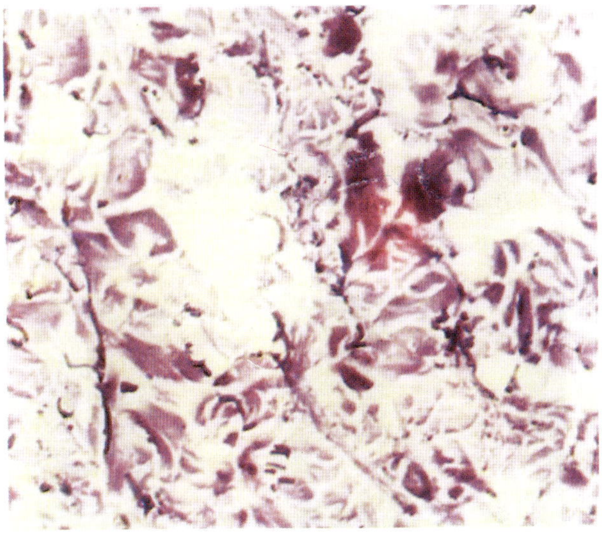

图 25-33 丘疹性弹力纤维离解 弹力纤维染色可见弹力纤维减少

变形综合征

【临床表现】

变形综合征（proteus syndrome）是一种罕见、散发而复杂的疾病。特征为非对称性、部分组织不成比例的过度增长，常见如大头、巨指(趾)、肢体不对称（长骨生长过度)、脊柱侧凸、手足肥大，呈脑回状结缔组织痣。还可发生血管畸形，脂肪组织异常。脑回状结缔组织痣为变形综合征的特征性表现，多发生于足跖，也可发于手掌、胸腹部、指背、鼻部。患者成年前的死亡率为 20%，直接死亡原因多为深部静脉栓塞所致的肺栓塞、术后并发肺炎以及各种肿瘤（图25-34~图 25-37)。

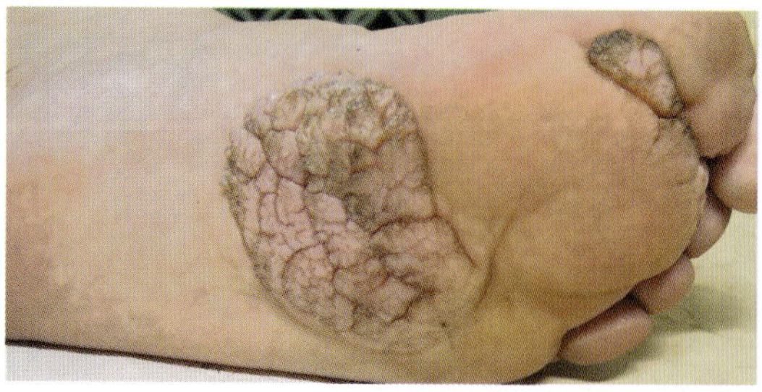

图 25-34　变形综合征　足底及趾间可见多个脑回状结缔组织痣

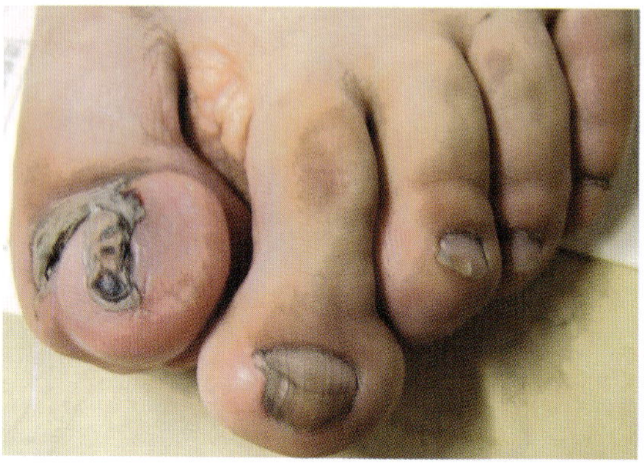

图 25-35　变形综合征　趾端肥大畸形

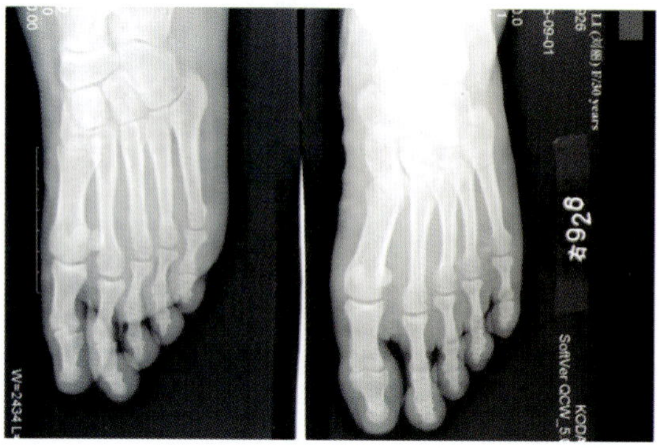

图 25-36　变形综合征　足部 X 线片见指端骨畸形，未见骨质破坏

【组织病理】

根据临床表现的不同而不同，无显著特征性，如脑回状结缔组织痣为高度胶原化（图 25-38~图 25-39）。

【鉴别诊断】

临床上应与以下病鉴别：

1. 表皮痣综合征的皮损为泛发性表皮痣，并发先天性畸形，如骨畸形、中枢神经系统疾病及眼、齿异常等。

2. Klippel-Trenannay-Weber 综合征的临床特征为皮肤血管瘤，静脉曲张和单侧骨组织增长增粗。

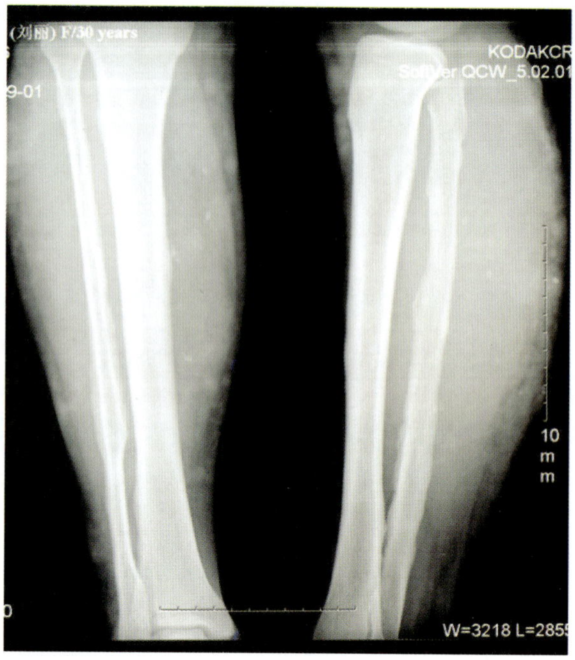

图 25-37　变形综合征　下肢 X 线片显示腓骨骨膜增生，周围软组织影增强

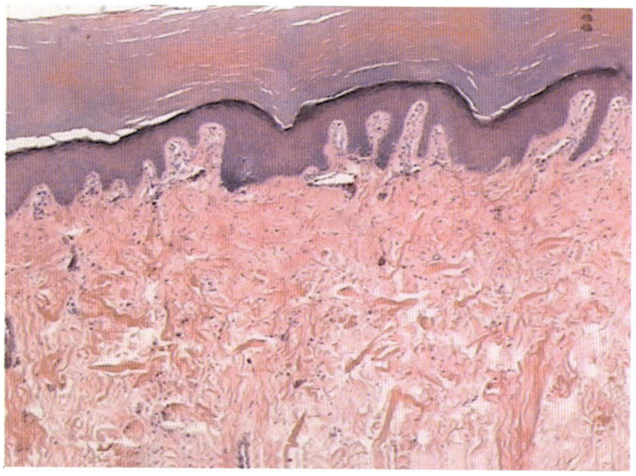

图 25-38　变形综合征　胶原纤维硬化

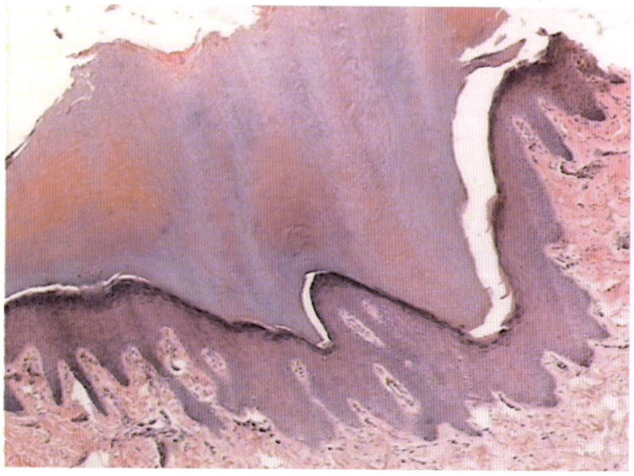

图 25-39　变形综合征　显示角化过度，棘层肥厚

真皮中层弹性组织溶解

真皮中层弹性组织溶解（mid-dermal elastolysis）少见，是一种后天性、特发性非炎症性皮肤病。1977年由Shelley和Wood首先报告。

【临床表现】

多见于女性。临床分两型，Ⅰ型皮损为表面具有细皱纹性斑片，境界清楚。Ⅱ型为毛囊性周围突起的软丘疹。有时两型皮疹共存。皮损颜色正常，呈老年外观，无自觉症状。损害持续存在，不能自行消退，好发于躯干、上肢、颈、肩、大腿部位。

【组织病理】

表皮正常或轻度变薄，主要改变在真皮中层弹性组织全部或大部分消失，毛囊周围弹性纤维尚存，血管周围仅有少量弹性纤维存在。真皮乳头弹性纤维正常。其他成分如胶原纤维、血管、成纤维细胞均正常。真皮上下层弹力纤维仍完整。

【鉴别诊断】

本病应与下列疾病相区别：如皮肤松弛症、炎症后弹性组织溶解、获得性皮肤松弛症及毛囊周围弹性组织溶解。

席纹状胶原瘤

【临床表现】

席纹状胶原瘤（storiform collagenoma）又称硬化性纤维瘤（sclerotic fibroma），男女患病率大致相同，是单发的肤色结节，直径小于1cm，肿瘤好发于成人身体的各个部位，曾有皮损发生于指甲及口腔黏膜的报告。席纹状胶原瘤多发时，多见于Cowden综合征（多发性错构瘤综合征），可作为Cowden综合征的标志。席纹状胶原瘤切除后可治愈（图25-40）。

【组织病理】

镜下为一边界清楚的真皮结节，由细胞较少的透明样变的胶原束形成，胶原束间有间隙分隔，并排列成席纹状，偶见极少量的梭形细胞。少数肿瘤可有较多的细胞成分，巨细胞胶原瘤可能是席纹状胶原瘤的一个亚型，镜下可见散在的多核巨细胞，有的多核细胞形态怪异（图25-41，图25-42）。

【鉴别诊断】

腱鞘纤维瘤、硬化性纤维性组织细胞瘤、单发的肌纤维瘤及硬化性脂肪瘤。

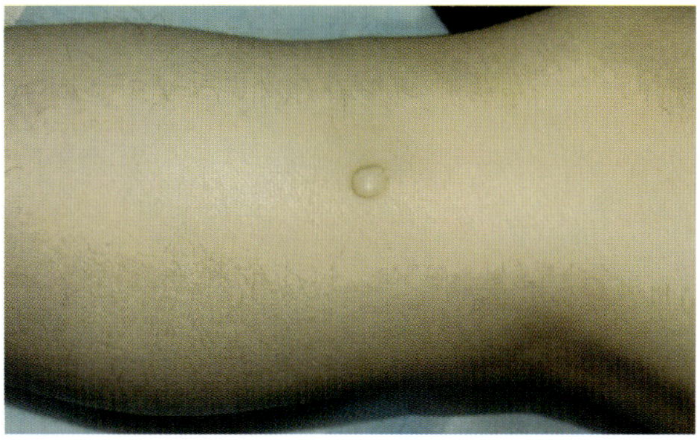

图25-40　席纹状胶原瘤　下肢孤立性肤色结节，表面光亮，境界清楚，触之略韧

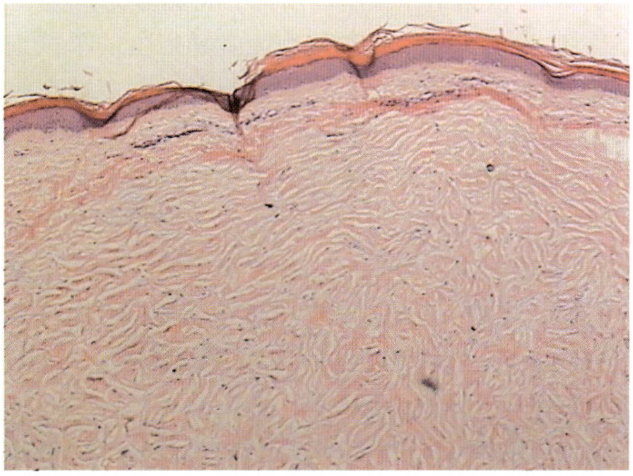

图25-41　表皮轻度萎缩　下方真皮内一境界清楚的结节，无包膜，胶原束间有间隙分隔，并排列成席纹状

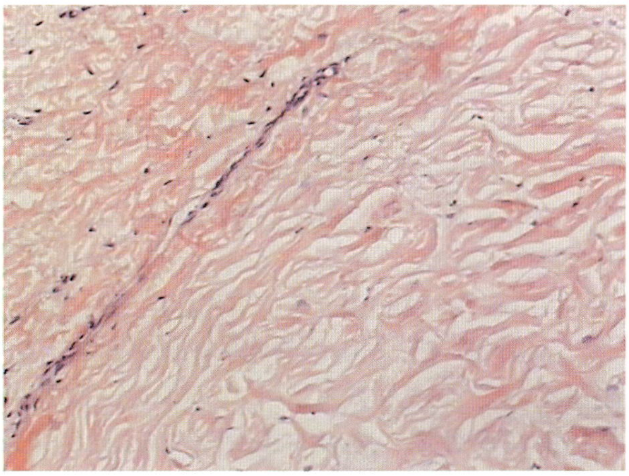

图25-42　席纹状胶原瘤　结节由透明样变的胶原束形成，细胞成分较少，排列成席纹状，血管成分少

（阎乎玲）

第二十六章 组织细胞增生症

组织细胞增生症（histiocytoses）涵盖了许多原发性和继发性、孤立性和多发性、良性和恶性疾病，其特征为反应性或肿瘤性组织细胞在组织中积聚并可能通过其功能活性的调节异常和改变而引发出相应的症状。

通常依据组织细胞的功能，将其分为两类。

1. 吞噬细胞　吞噬细胞为骨髓衍生的单核细胞，经血液进入组织，吞噬细胞包括大多数在组织中非游走性巨噬细胞和未成熟的巨噬细胞两类。未成熟的巨噬细胞在组织中仍保持对趋化因子的反应，而被吸引到炎症部位，清除颗粒状物质，破坏细菌、寄生虫以及肿瘤细胞；此外还具有某些有限的抗原提呈作用。吞噬细胞可由许多单克隆抗体，如 KP1（CD68），MAC387、Kimlp 和 LeuM1（CD15）表达。

2. 抗原提呈细胞　本类细胞包括血液中的树枝状细胞，表皮中的 Langerhans（朗格汉斯）细胞，淋巴副皮质区的指突状网状细胞和输出淋巴中的 Veil 细胞。此类细胞无吞噬活性，它可捕捉和摄取外源性抗原，通过溶酶体酶消化处理成免疫原性多肽而提呈给 T 细胞、记忆细胞和 Naive T 细胞。皮肤中的重要树枝状细胞为朗格汉斯细胞，其特征为电镜下细胞内可见 Birbeck 颗粒（球拍状小器），S-100 染色阳性，CD1a 染色阳性。

以上各种组织细胞的免疫组化标记见表 26-1。

目前倾向于依据组织细胞的来源和功能，良性增生或恶性增生以及 S-100，CD1a，Birbeck 颗粒阳性或阴性，将组织细胞增生症分为以下 3 类：

1. 朗格汉斯细胞组织细胞增性症

表 26-1　组织细胞免疫组化标志

细胞型	特　征
巨噬细胞	CD45，CD14，CD68，CD163，溶酶体酶阳性，CD112，CD11c，HAM-56，Mac387，亦常阳性，S-100，CD1a，因子Ⅷ阴性
真皮树状细胞	因子Ⅷ，CD45，CD68 阳性，S-100，CD1a 阴性
未定类细胞	CD45，S100，CD1a 阳性；因子Ⅷ阴性（?）；无 BirbecK 颗粒
朗格汉斯细胞	CD45，S-100，CD1a，CD101 阳性；因子Ⅷ阴性，存在 BirbecK 颗粒

2. 单核吞噬细胞组织细胞增生症　本病也称非朗格汉斯细胞组织细胞增生症，包括以下类型。

（1）播散性黄色瘤

（2）弥漫性正常血脂性扁平黄色瘤

（3）渐进坏死性黄色肉芽肿

（4）丘疹性黄色瘤

（5）疣状黄色瘤

（6）幼年性黄色肉芽肿

（7）网状组织细胞增生症

（8）进行性结节性组织细胞瘤

（9）遗传性进行性黏蛋白组织细胞增生症

（10）全身发疹性组织细胞增生症

（11）良性头部组织细胞增生症。

（12）窦组织细胞增生症伴发巨大淋巴结症

3. 恶性组织细胞病

（1）单核细胞白血病

（2）恶性组织细胞增生症

（3）真性组织细胞淋巴瘤

第一节 朗格汉斯细胞组织细胞增生症

朗格汉斯细胞组织细胞增生症（Langerhans cell histiocytosis，LCH）又名朗格汉斯细胞肉芽肿（Langerhans cell granulomatosis），为一种朗格汉斯细胞增生性疾病，侵犯皮肤和皮肤外的器官。1953年Lichtenstein将Letterer-Siwe病（LSD）、Hand-Schüller-Christian病（HSCD，汉-许-克病）和嗜酸性肉芽肿三病统一为“组织细胞增生症X”一名。其中X用来指分化尚不明的一种细胞。组织细胞一名则指由骨髓衍生出的、一族具有吞噬性或免疫相关活性的树枝状细胞。朗格汉斯细胞为其中之一，其他尚有未定类细胞、指突状细胞(interdigitating cell）和滤泡-树枝状细胞。现已证明X指朗格汉斯细胞，其特点为S-100蛋白阳性，CD1a（OKT-6）阳性，超微检查可见细胞内有特征性球拍状小器（Birbeck颗粒）而非一般的组织细胞，后者非特异性脂酶及α_1-抗胰蛋白酶阳性，S-100蛋白、CD1a（OKT-6）阴性，胞浆中不含Birbeck颗粒，故组织细胞增生症X这一名称已多不再应用。本病可累及皮肤、骨骼、肺、神经系统和其他器官。临床上可分3型：即Letterersiwe病、Hand-Schüller-Chuistian病和嗜酸性粒细胞肉芽肿。但三者之间无明显界限，常可重叠或互相转变。一般而言，如果在一岁内发病，则常以致死性内脏损害为特点，多为Letteresiwe病；如在幼年发病，常以多发性骨损害为主，而内脏损害轻者，多为Hand-Schüller-Christian病；在较大的儿童和成人，本病通常局限，常表现为一或数个骨损害，即嗜酸性粒细胞肉芽肿。

病因尚不明，尽管不少研究考虑其发病与病毒、免疫学和新生物有关，但迄今尚无令人信服的证据。长期以来不少学者怀疑病毒为潜在的病原因子，认为朗格汉斯细胞异常增生为病毒感染所引起的异常反应。Lahey等在30名LCH患者中的14名（47%）患者损害中查到人类疱疹病毒-6DNA（HHV-6DNA），提出该病毒与LCH的发病有关。Mcclain等则与此相反，未发现腺病毒、巨细胞病毒，Epstein-Barr病毒、单纯疱疹病毒，HHV-6，人类T细胞白血病病毒Ⅰ和Ⅱ型和细小病毒与LCH发病相关的证据。迄今尚无上述病毒与LCH的发病有关而令人信服的文献记载。

在过去的20年中，虽然对本病做了不少免疫学方面的检测，但尚未发现本病免疫学方面恒定性缺陷。已发现LCH损害的细胞培养中有几种细胞活素如白介素1、肿瘤坏死因子α、粒细胞-巨噬细胞无性繁殖刺激因子、白介素8和白血病抑制因子数量显著增高。这些对于引起或促进LCH细胞生长上可能起着决定性的作用，但尚不明这些细胞活素对本病不同表现的相关性。虽然通过X-染色体灭活测定提示LCH细胞可能为无性繁殖起源，但这些细胞并不表现无性繁殖T细胞受体基因重组。这些发现结合对损害的流式细胞计数DNA分析，以及LCH可自然消退，均提示LCH为一非新生物性疾病。

【临床表现】

（1）Letterer-Siwe病（LSD）：本病为急性播散性朗格汉斯组织细胞增生症，损害广泛，多脏器受累，全身症状加重，婴儿期发病，1/3病例在出生后6个月内发病，2/3中的大多数亦在2岁内发病，偶可见于较大儿童及成人。80%患者发生皮肤损害，常为本病首发症状，有诊断价值。典型皮损为小而半透明丘疹，皮损广泛而密集，直径1~2mm，略高起，颜色为淡褐色，表面被覆鳞痂，常伴发瘀点，好发于头部、躯干和皱褶部（耳后、腋窝和阴部）。发生于头部者，皮损倾向融合，呈脂溢性皮炎样外观；发生于皱褶部者，类似擦烂。黏膜可见糜烂和溃疡，但罕见(图26-1~图26-8)。此外尚可见甲沟炎，甲皱襞破坏、甲剥离、甲下角化过度和甲床紫癜纹，以上甲部症状表明预后良好。出现紫癜则提示预后不良。本病系统性症状常见者为肺受累，见于1/2以上的患儿，可有呼吸困难，发绀、气胸、肺脏可显示典型蜂巢外观；肺损害症状不一，轻者可无症状，重者可以致死。肝大为常见系统性损害，严重者特别是伴发黄疸者，则预后不良。

脾大不常见。25%~75%的致死病例，可见淋巴结肿大。60%患者发生骨损害，常见于扁骨、椎骨和颅骨。溶骨性损害可无症状或伴发疼痛和功能性损伤，通常呈多发性，并逐渐出现。慢性中耳炎常见。造血系统受累罕见，如发生自发性血小板减少症和严重贫血则常致死亡。患者常有发热，病情发展迅速，总的来说预后不良。但偶亦见仅有皮损而无系统症状者，则预后良好。

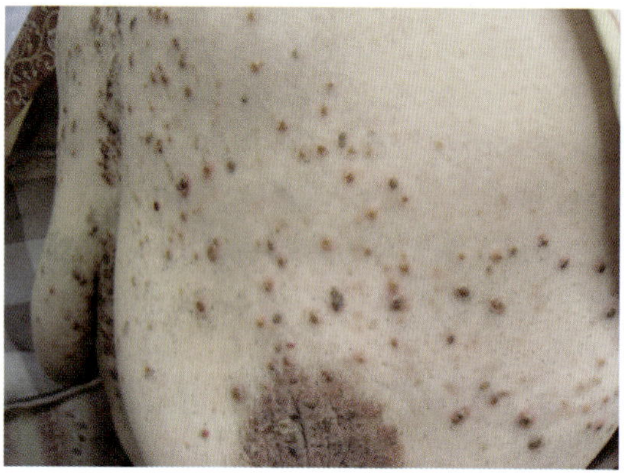

图 26–1　Letterer-Siwe 病

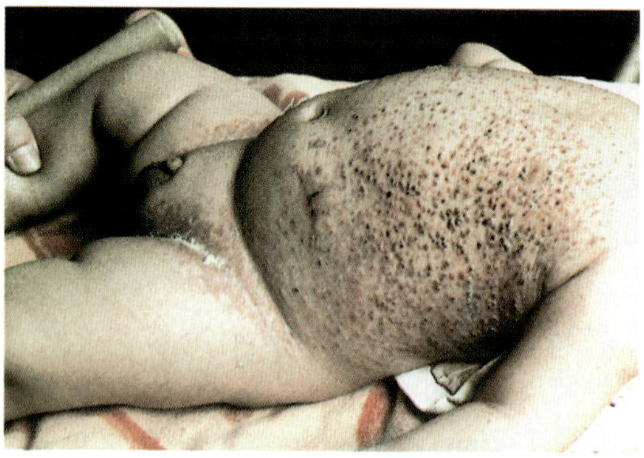

图 26–2　Letterer-Siwe 病

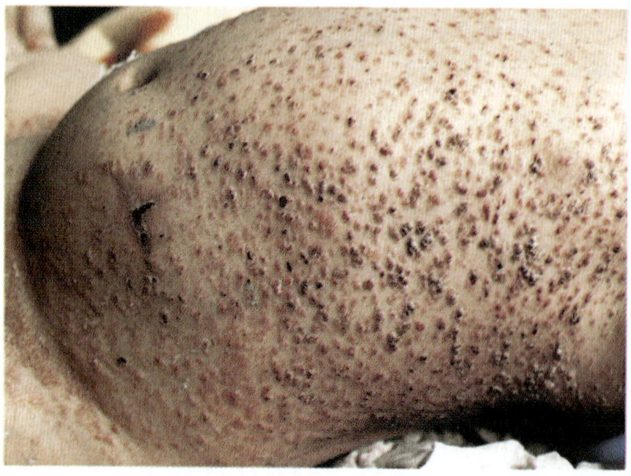

图 26–3　Letterer-Siwe 病

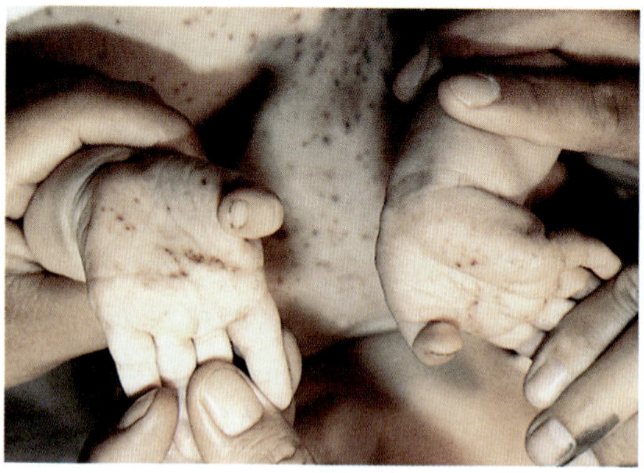

图 26–4　Letterer-Siwe 病

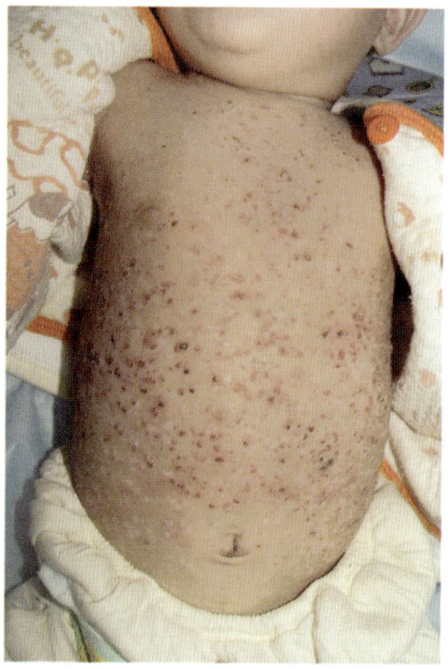

图 26–5　Letterer-Siwe 病

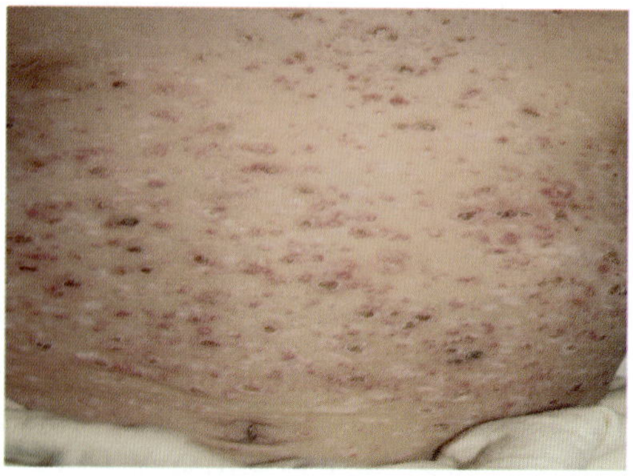

图 26–6　Letterer-Siwe 病

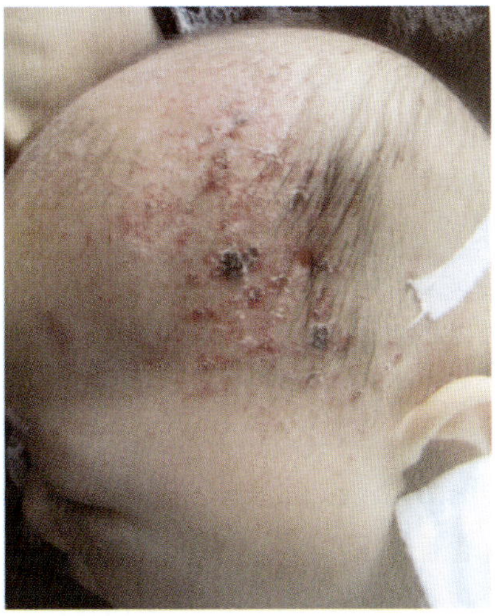

图 26–7　Letterer-Siwe 病

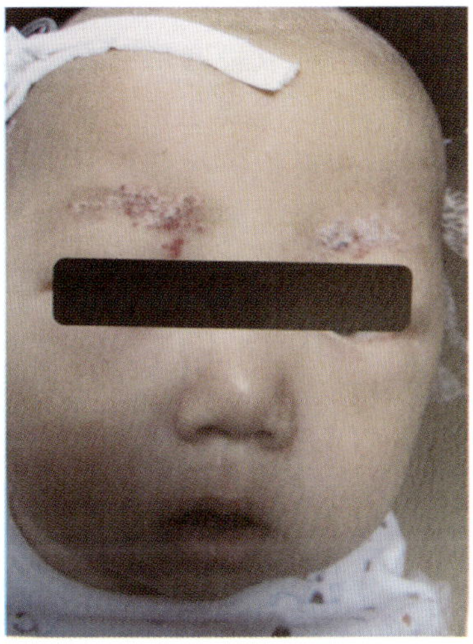

图 26–8　Letterer-Siwe 病

（2）Hand-Schüller-Christian 病（HSCD）：本病为慢性播散性朗格汉斯组织细胞增生症，70% 的病例发生于 2~7 岁，91%患者发生于 30 岁前。典型系统性症状为尿崩病、突眼和骨损害，但其中任何一个或全部症状均可缺无，其中骨损害最常见，约有 80%病例发生。骨损害好发于颅骨，特别是颞顶骨，损害呈局限性溶骨区，呈典型地图状外观。下颌骨溶骨性损害亦常见，乳突区骨损害可引起中耳炎。尿崩症见于 50%以上的病例，常见于颅骨和眶骨受累的患者。突眼症发生较晚，见于 10%~30%的患者，呈单侧或双侧。少于 20%患者可见肺浸润；肝大和淋巴结肿大罕见。约 1/3 患者出现皮肤损害。皮损分 3 型，最常见者为浸润性斑块，可形成溃疡，特别是腋窝、腹股沟、口腔、阴唇；其次为像 Letterer–Siwe 病所见的广泛性有融合趋势的鳞屑或结痂性丘疹；第三型皮损罕见，为散在的柔软淡黄色丘疹性黄色瘤，后者在临床和组织病理上均与幼年性黄色肉芽肿不易区别，需要借助免疫组化及电镜检查加以区分。本病病程常长达数年，不经治疗约 30%患者可致死亡（图 26–9~图26–12）。

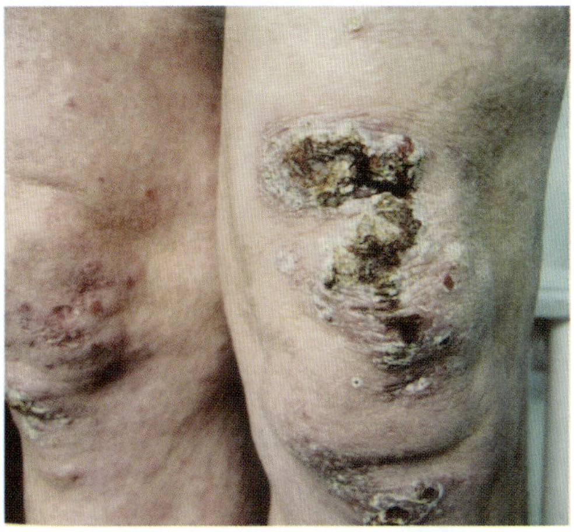

图 26–9　Hand-Schüller-Christian 病

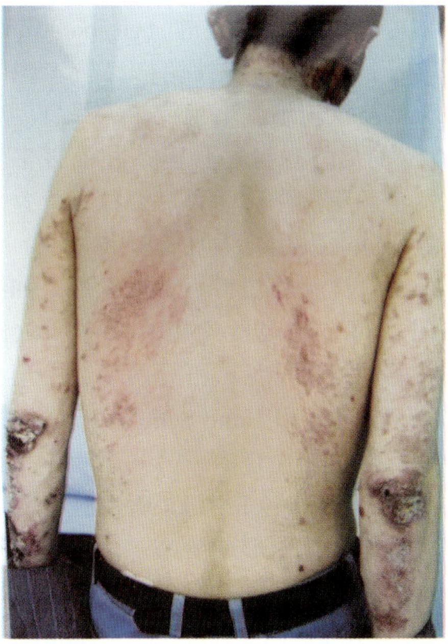

图 26–10　Hand-Schüller-Christian 病

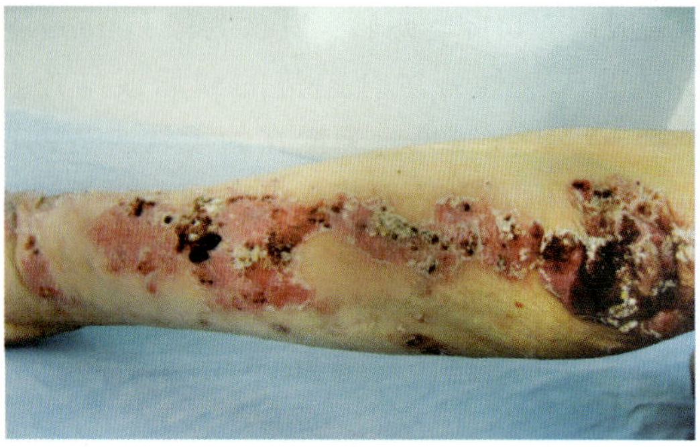

图 26–11 Hand-Schüller-Christian 病

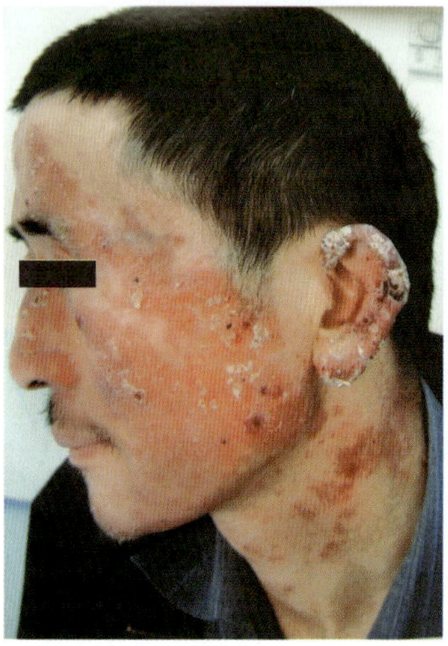

图 26–12 Hand-Schüller-Christian 病

（3）嗜酸粒细胞肉芽肿（eosinophilic granuloma）：本病为慢性局限性朗格汉斯组织细胞增生症，为朗格汉斯细胞增生症中的最良型。多见于 5~30 岁的男性患者。骨肉芽肿损害常呈单发性，好发于颅骨穹隆、肋骨、脊柱、骨盆、肩胛骨和长骨。除非发生自发性骨折和（或）中耳炎损害，否则骨肉芽肿损害不易被发现。如损害出现症状时，可有局限性疼痛、压痛和软组织肿胀。皮肤黏膜损害罕见，可分两型，一型为类似在 Letterer-Siwe 病和 Hand-Schüller-Christian 病中所见的广泛性结痂性丘疹，另一型为 1 个到数个类似在 Hand-schüller-christian 病中所见的红色浸润性斑块，斑块倾向形成溃疡。两型皮损可同时出现。本病呈慢性经过，有自愈倾向，在罕见情况下，嗜酸性粒细胞肉芽肿可发展为 Hand-Schüller-christian 病。

【组织病理】

朗格汉斯细胞组织细胞增生症的细胞比淋巴细胞大 4~5 倍，胞核不规则，呈空泡状，核常呈肾形，有丰富淡嗜酸性胞浆。可有 3 种组织反应，即增生性，肉芽肿性和黄瘤性，3 种组织反应之间无截然界限，可互相重叠。但组织反应类型和临床疾病分型间的关系仍较明确。一般而言，几乎纯粹的朗格汉斯细胞浸润的增生性反应是 Letterer-Siwe 病的典型组织表现，肉芽肿性反应是嗜酸粒细胞肉芽肿的典型表现。黄瘤性反应是 Hand-Schüller-christian 病的典型表现，黄瘤性一般只发生在少数器官中，因此在该病的皮损中不一定有含脂细胞。

（1）皮肤增生性反应：组织病理学特点为出现广泛的朗格汉斯细胞浸润，浸润细胞通常紧靠表皮并侵入表皮，甚至破坏表皮引起溃疡。浸润细胞大而圆，有丰富的淡嗜酸性胞浆。核常偏向一侧，核边缘有切迹或呈肾形，在一些病程急剧而致死的患者，特别是婴儿患者中，核呈多形性甚至非典型性，表现胞核大而形状不规则，染色深。在浸润细胞聚集区常见红细胞外渗，偶尔有些浸润细胞呈泡沫状。在持久存在的损害中可见少数多核巨细胞，提示向肉芽肿过渡。

（2）肉芽肿性反应：呈广泛性朗格汉斯细胞浸润，常扩展至真皮深层，有数量不等的嗜酸性粒细胞，浸润细胞常集簇成群，常见多核巨细胞，亦可见到一些中性粒细胞，淋巴样细胞和浆细胞。常见红细胞外渗，但真正的泡沫细胞不常见。

（3）黄瘤性反应：表现为真皮内有大量的泡沫细胞，数量不等的朗格汉斯细胞和嗜酸性粒细胞浸润。常见多核巨细胞，主要为异物型，偶亦有呈 Touton（图顿）巨细胞者（含脂质的巨细胞）。

免疫组织化学检查 LCH 细胞呈正常朗格汉斯组织细胞免疫表型。这些细胞表达高水平组织相容性复合物（MHC）组 Ⅱ 分子、S-100 蛋白、CD1a 复合物和 CD4 分子、Langerin。与正常朗格汉斯细胞不同，LCH 细胞也表达数种巨噬细胞相关标记，包括 CD11C、CDW32 和CD68。很少有可靠的标记能区分 LCH 细胞与正常皮肤的朗格汉斯细胞，但有 3 种标记［即胎盘碱性磷酸酶（PLAP）、花生凝集素（PNA）和干扰素-γ 受体（IFN-γR）］用来区分正常 朗格汉斯细胞与 LCH 细胞特别有价值（图 26-13~图26-25）。约 50%

LCH 组织细胞含 Birbeck 颗粒。

【鉴别诊断】

（1）Letterer-Siwe 病应与脂溢性皮炎、毛囊角化病、泛发性念珠菌病等鉴别。LS 病在婴幼儿期发病，全身症状及系统症状明显，皮损往往伴发紫癜、瘀点为其特点，组织病理检查可以确诊。

（2）Hand-Schüller-Christian 病中嗜酸粒细胞肉芽肿的斑块性结节和黄瘤性损害应与幼年性黄色肉芽肿、播散性黄色瘤、皮肤黄色瘤、肥大细胞增生症、良性头部组织细胞增生症等鉴别。

HSC 病和嗜酸性粒细胞肉芽肿免疫组化检查 S-100 蛋白和 CD1a 阳性，超微检查可见 Birbeck 颗粒，可与以上疾病鉴别。

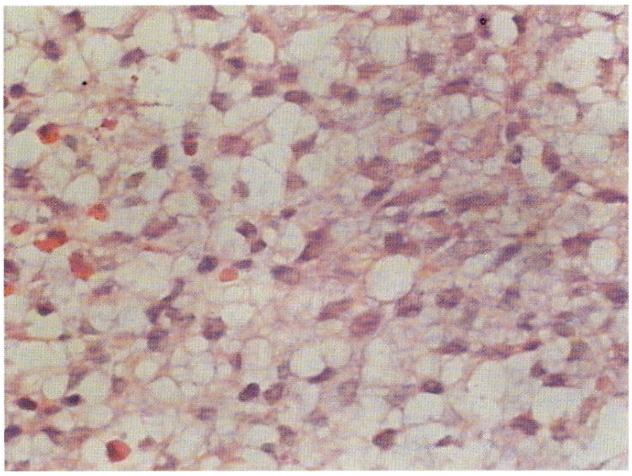

图 26-15　朗格汉斯细胞组织细胞增生症　真皮内有大量的泡沫细胞，数量不等的朗格汉斯细胞和嗜酸性粒细胞浸润

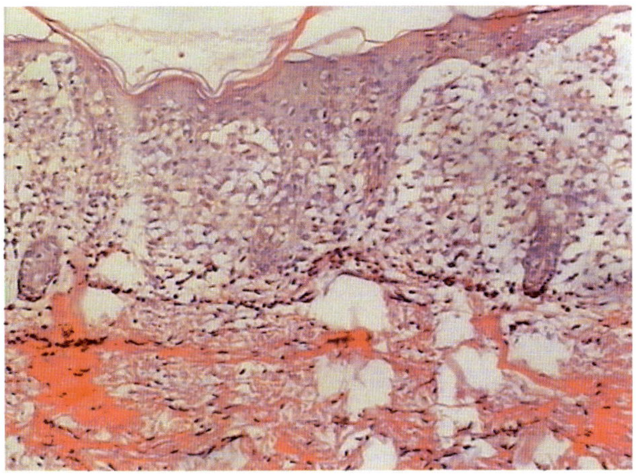

图 26-13　朗格汉斯细胞组织细胞增生症　广泛的朗格汉斯细胞浸润，浸润细胞通常紧靠表皮并侵入表皮

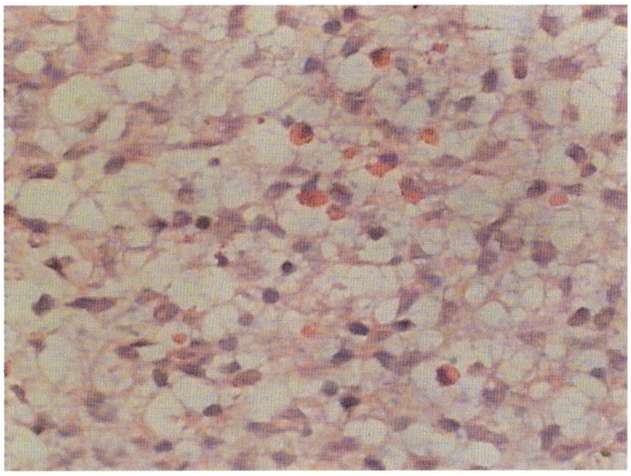

图 26-16　朗格汉斯细胞组织细胞增生症　真皮内有大量的泡沫细胞，数量不等的朗格汉斯细胞和嗜酸性粒细胞浸润

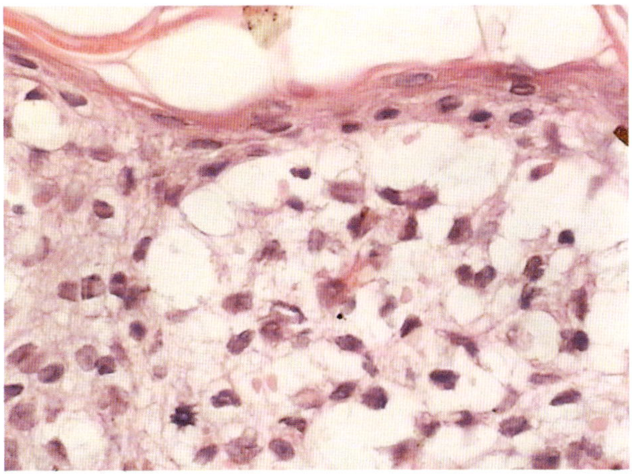

图 26-14　朗格汉斯细胞组织细胞增生症　浸润细胞紧靠表皮并侵入表皮　浸润细胞核边缘有切迹，有丰富的淡嗜酸性胞浆。真皮乳头明显水肿

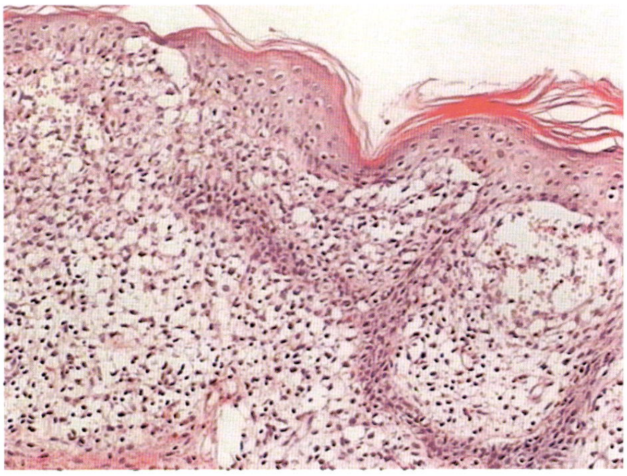

图 26-17　朗格汉斯细胞组织细胞增生症　广泛的朗格汉斯细胞浸润，浸润细胞紧靠表皮并侵入表皮，真皮乳头水肿

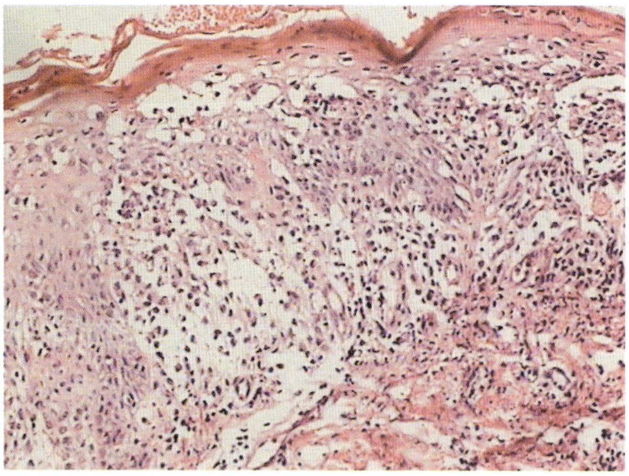

图 26-18 朗格汉斯细胞组织细胞增生症 浸润细胞紧靠表皮并侵入表皮

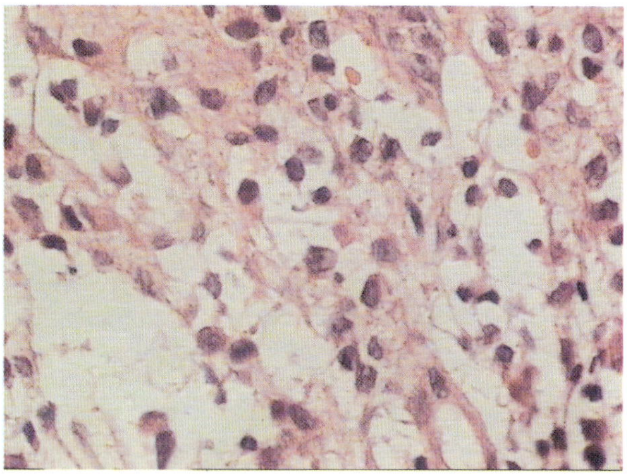

图 26-19 朗格汉斯细胞组织细胞增生症 浸润细胞有丰富的淡嗜酸性胞浆。核常偏向一侧，核边缘有切迹或呈肾形，胞核大而形状不规则，染色深。有些浸润细胞呈泡沫状

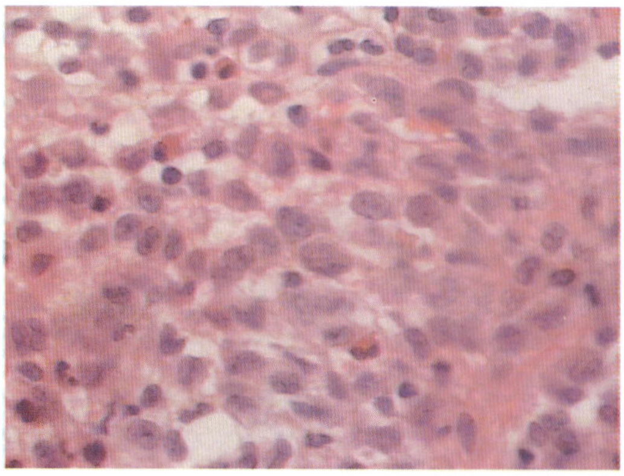

图 26-20 朗格汉斯细胞组织细胞增生症 浸润细胞大而圆，有丰富的淡嗜酸性胞浆。核常偏向一侧，核边缘有切迹或呈肾形

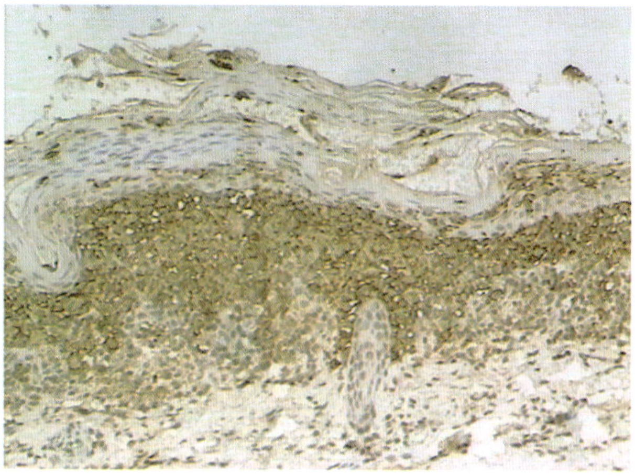

图 26-21 朗格汉斯细胞组织细胞增生症 CD1a

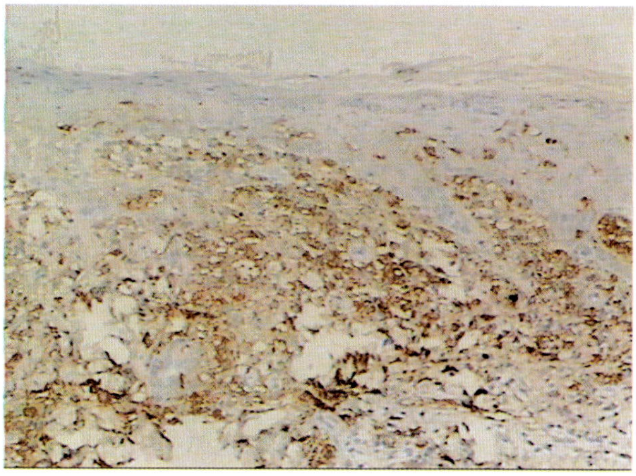

图 26-22 朗格汉斯细胞组织细胞增生症 S-100

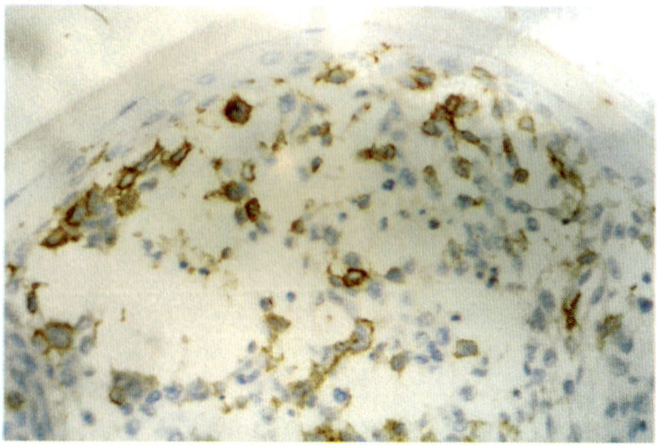

图 26-23 朗格汉斯细胞组织细胞增生症 Langerin 阳性

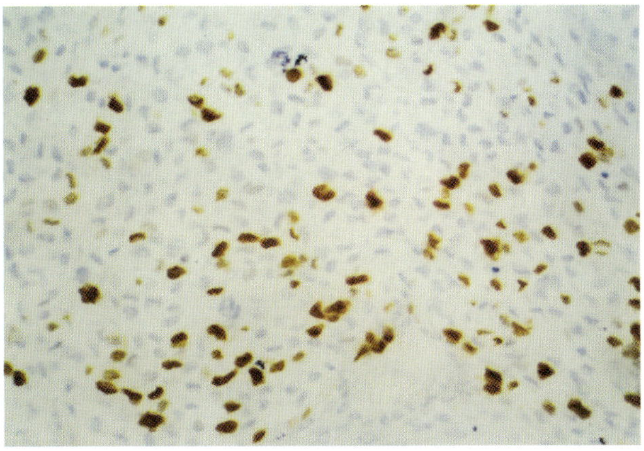

图 26-24 朗格汉斯细胞组织细胞增生症 Ki-67 阳性

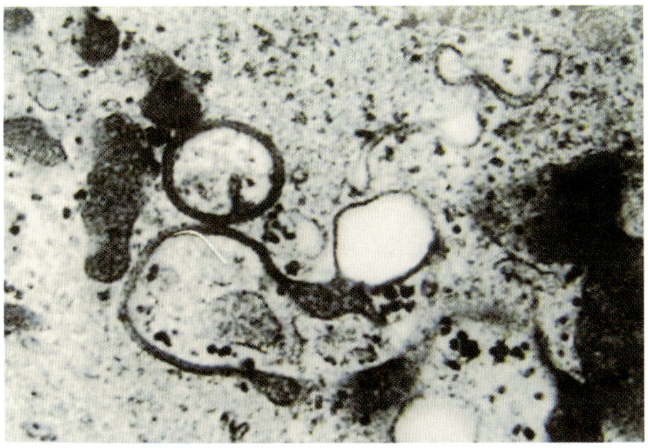

图 26-25 朗格汉斯细胞组织细胞增生症 超微检查可见细胞内有特征性球拍状小器（Birbeck 颗粒）

第二节 单核巨噬细胞组织细胞增生症

单核巨噬细胞组织细胞增生症又称非朗格汉斯细胞组织细胞增生症，有以下几种类型。

播散性黄色瘤

播散性黄色瘤（xanthoma disseminatum，XD），1938 年首先由 Montgomery 和 Osterberg 首先报告，故又称 Montgomery 综合征。本病为一正常血脂性组织细胞黄色瘤病，侵犯皮肤和黏膜，常伴发尿崩症。本病罕见。

病因不明。本病与良性头部组织细胞增生症，全身性发疹性组织细胞增生症，黄色肉芽肿，临床和组织学特点重叠，提示与以上疾病密切相关。

【临床表现】

约 60%患者 25 岁以前发病，男常多于女，皮损呈许多红褐色、淡黄色发疹性丘疹，数目可多至数百，常融合形成大斑块。好对称分布于屈侧、腋窝、肘窝、腹股沟和肛周。约 50%患者口腔黏膜、咽部、喉部、结膜和角膜可受累。可见呼吸困难和吞咽困难症状。不足 50%的患者出现后叶加压素敏感性暂时性尿崩症。多尿和烦渴一般轻微。尿比重相对高。少数病例可有轻度胆固醇和甘油三酯增高。少数患者亦可有溶骨性损害，可伴发多发性骨髓瘤、Waldenstrom 巨球蛋白血症和单克隆丙种球蛋白病。Caputo 等将本病分为 3 个亚类，即自愈型、持久型和退行型，其中持久型最常见。本病预后好，但累及呼吸道者可致呼吸困难和吞咽困难，少数患者甚至需要气管切开（图 26-26~图 26-36）。

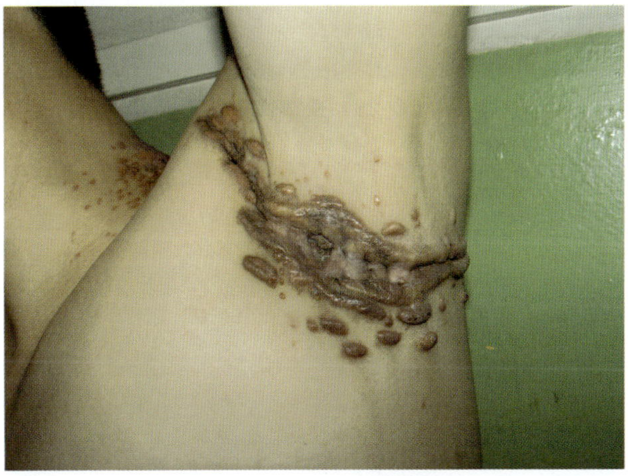

图 26-26 播散性黄色瘤

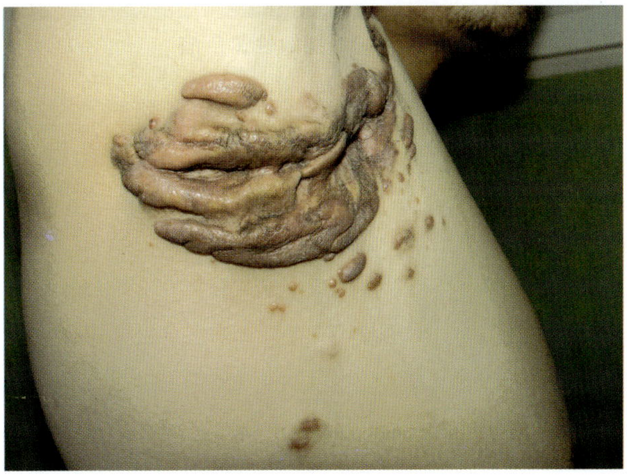

图 26-27 播散性黄色瘤病

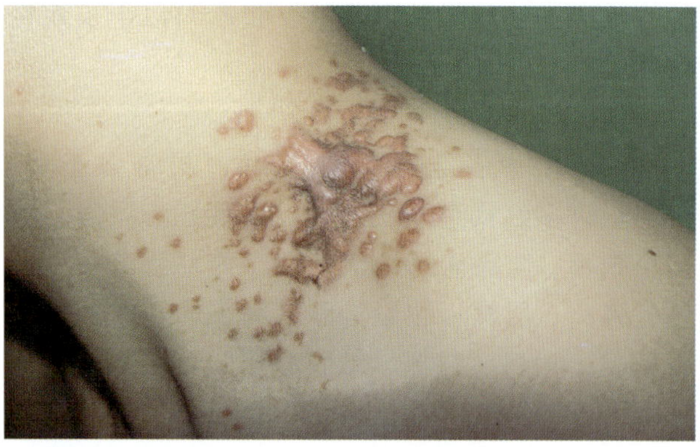

图 26-28　播散性黄色瘤

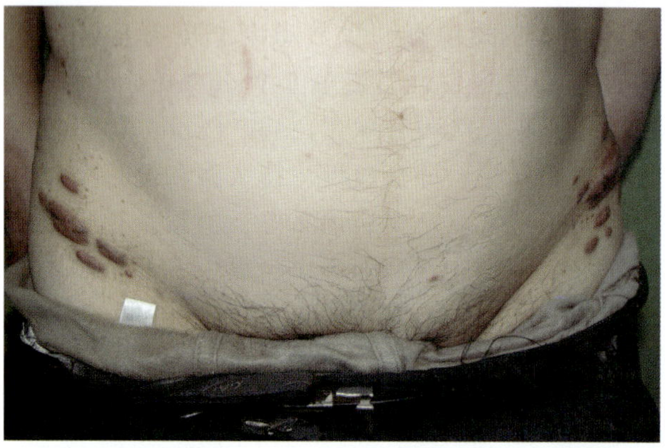

图 26-29　播散性黄色瘤

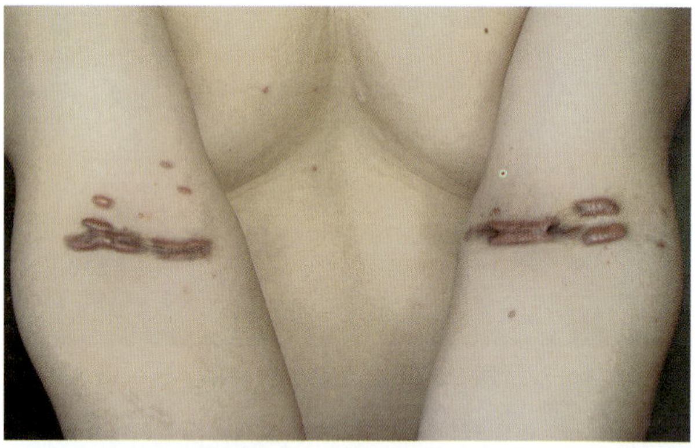

图 26-30　播散性黄色瘤

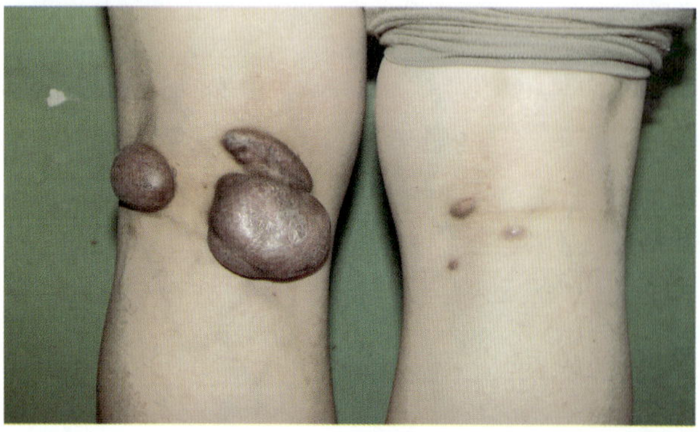

图 26-31　播散性黄色瘤

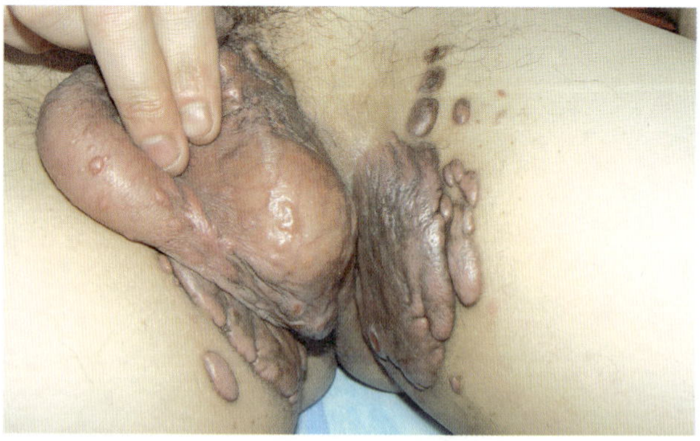

图 26-32　播散性黄色瘤

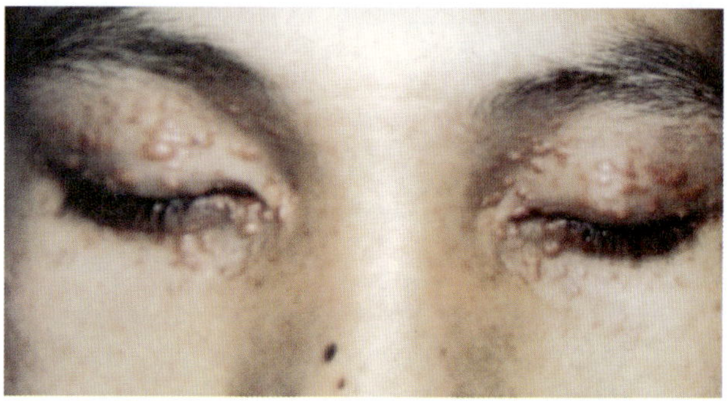

图 26-33　播散性黄色瘤

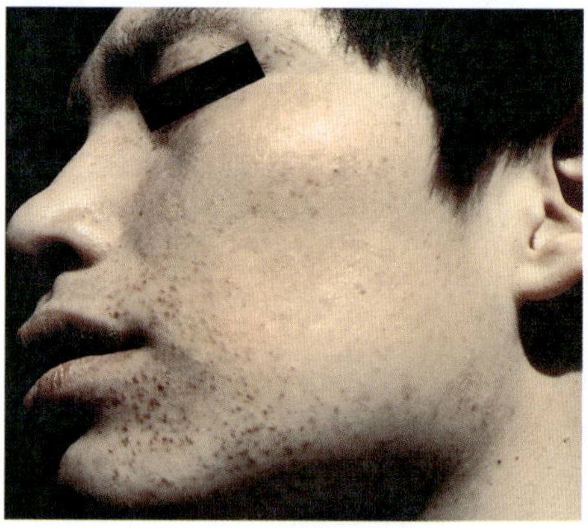

图 26-34　播散性黄色瘤

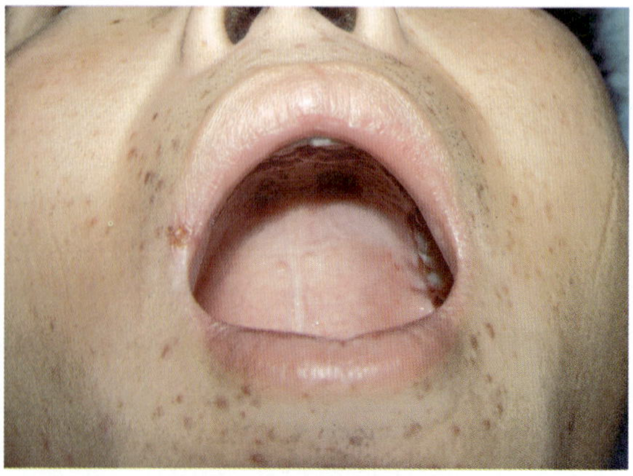

图 26-35　播散性黄色瘤

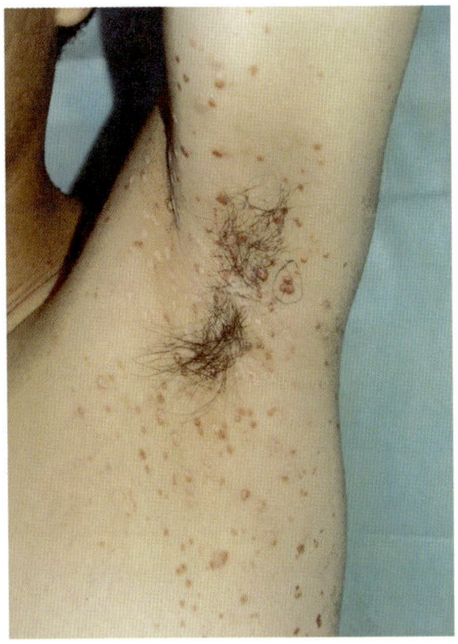

图 26-36 播散性黄色瘤

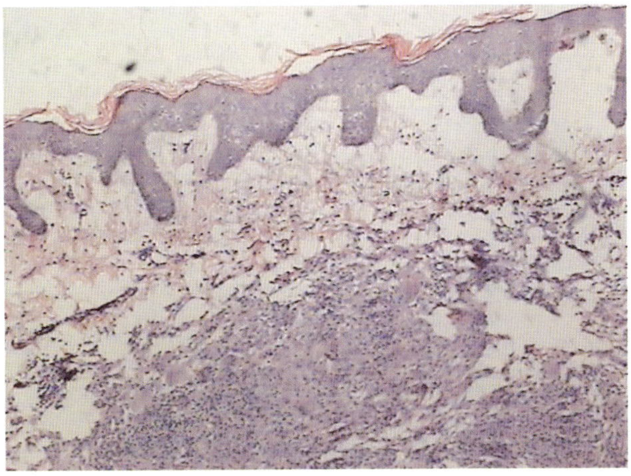

图 26-37 播散性黄色瘤 成片组织细胞、泡沫细胞和炎症细胞混合存在

【组织病理】

早期组织病理检查见组织细胞、泡沫细胞和炎症细胞混合存在，晚期以泡沫细胞为主，常见Touton细胞。免疫组化组织细胞呈HLA-DR、CD68、Ki-Mip、CD14、CD11b、CD11c和Ⅷa因子阳性。增生细胞S-100蛋白及CD1a（OKT6）阴性。有些细胞，特别是泡沫细胞和巨细胞PK1呈阳性反应，另一些细胞则显示Ⅷa因子阳性，提示与真皮内树突细胞有关。超微检查，这些细胞类似幼年黄色肉芽肿和丘疹性黄色瘤所见，但泡沫细胞的胞浆膜显示许多微绒毛。电镜检查无Birbeak颗粒（图26-37~图26-44）。

【鉴别诊断】

（1）丘疹性黄色瘤：播散性黄色瘤皮损倾向融合成斑块，可有典型黏膜损害并伴发尿崩症。

（2）幼年性黄色肉芽肿：本病主要侵犯儿童，损害不融合成斑块，可有内脏损害，但无播散性黄色瘤中所见的尿崩症。

（3）多中心网状组织细胞增生症：本病主要发生于成人，有破坏性骨损害。

（4）全身性发疹性组织细胞增生症：本病组织细胞内不含脂质。

（5）Hand-Schüller-Christian病：本病免疫组织化学检查S-100蛋白和CD1a（OKT6）阳性，超微检查可见Birbeak颗粒。

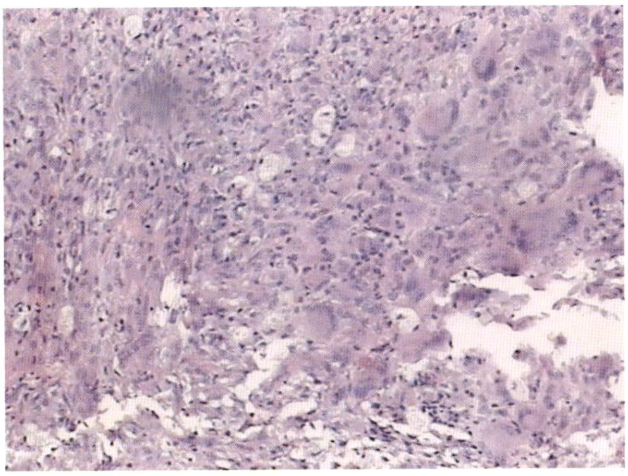

图 26-38 播散性黄色瘤 组织细胞、泡沫细胞和炎症细胞混合存在

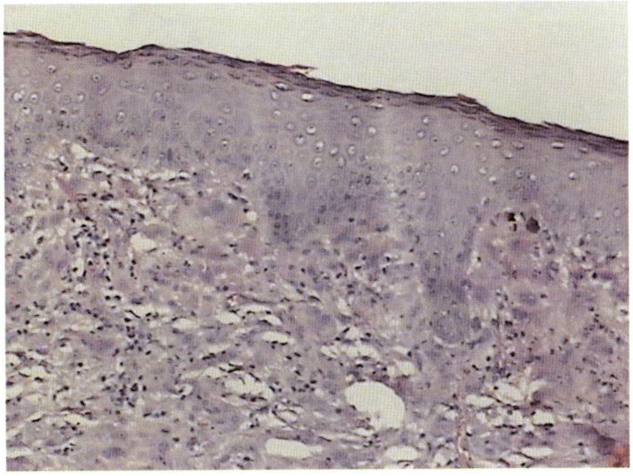

图 26-39 播散性黄色瘤 组织细胞、泡沫细胞和炎症细胞混合存在

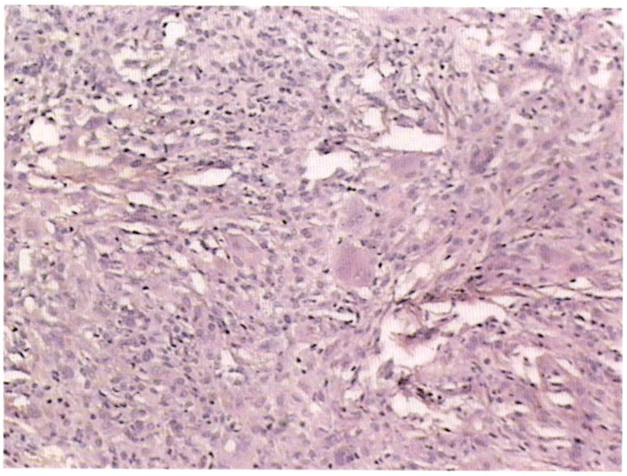

图 26-40　**播散性黄色瘤**

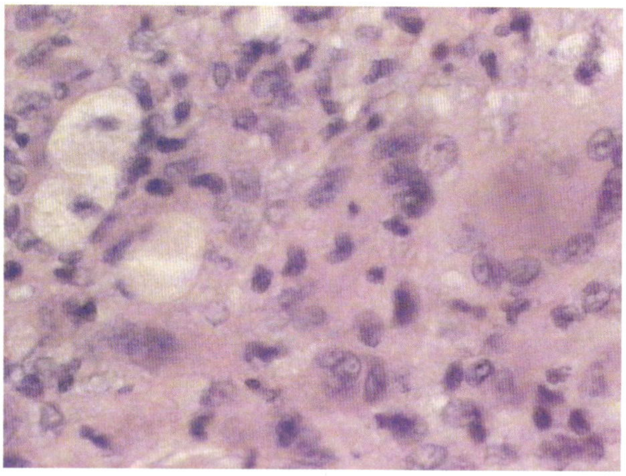

图 26-41　**播散性黄色瘤**　组织细胞、泡沫细胞和炎症细胞混合存在并见巨细胞

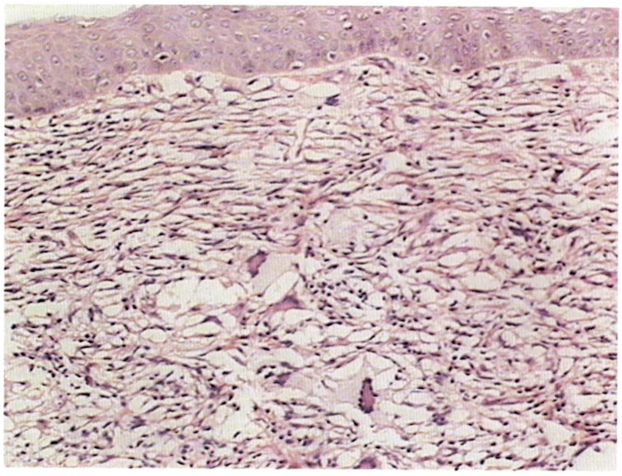

图 26-42　**播散性黄色瘤**　组织细胞、泡沫细胞和炎症细胞混合存在，见 Touton 细胞

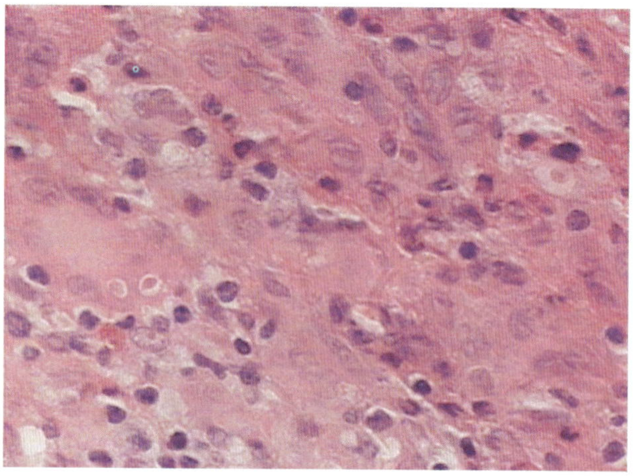

图 26-43　**播散性黄色瘤**　典型的泡沫细胞和 Touton 细胞

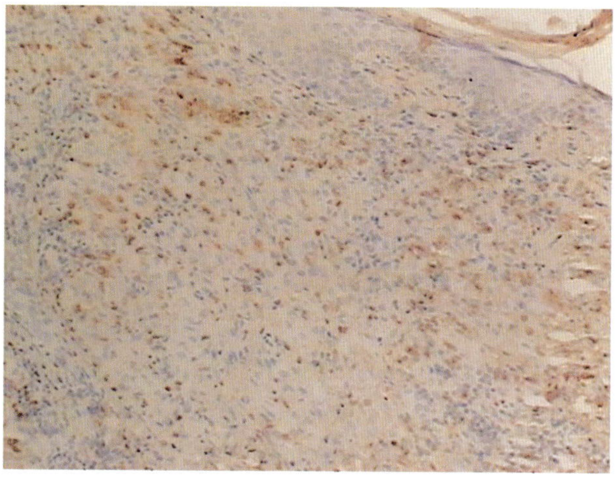

图 26-44　**播散性黄色瘤**　CD68 阳性

弥漫性正常血脂性扁平黄色瘤

弥漫性正常血脂性扁平黄色瘤（diffuse normolipemic plane xanthoma）病因不明，可能由于淋巴细胞增生，分泌细胞因子或免疫球蛋白，进而可能刺激巨噬细胞或改变脂蛋白活性所致。但此学说并不能解释为何皮肤常首先受累。

【临床表现】

皮损呈橘黄色丘疹、斑片，而最常见的为大而弥漫性的境界模糊的橘黄色皮肤变色区。颜面，特别是眶周部和躯干上部为好发部位。早期皮损类似睑黄疣，但可进行性累及广泛皮肤部位。皮损常持续存在，血脂正常。

本病多伴发血液病，常见者为副蛋白血症（paraproteinemia），包括多发性骨髓病、良性单

克隆 γ 病、Castleman's 病和隐球蛋白血症。此外本病亦可发生于慢性炎症部位，如特应性皮炎或持久性日光疹。

弥漫性正常血脂性扁平黄色瘤可与丘疹性黄色瘤并发，或开始为丘疹性黄色瘤，进而发展或融合成弥漫性正常血脂性扁平黄色瘤。此外，弥漫性正常血脂性扁平黄色瘤与渐进坏死性黄色肉芽肿有许多相似之处，例如出现大的斑片或斑块，眶周受累，伴发副蛋白血症和组织学类似等，文献报告 1 例患者由本病发展成渐进坏死性黄色肉芽肿（图 26-45~图 26-48）。

【组织病理】

呈大片和成团的泡沫细胞，泡沫细胞亦可单个或成群，弥漫性分布于真皮内，有些部位泡沫细胞呈细线状排列在胶原束间，偶亦排列在血管周围。泡沫细胞可与组织细胞和淋巴细胞混合存在。偶亦可见 Touton 巨细胞（图 26-49~图 26-52）。

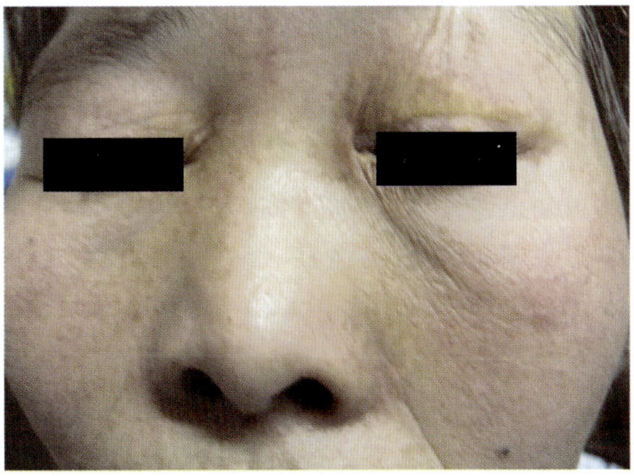

图 26-45　弥漫性正常血脂性扁平黄色瘤

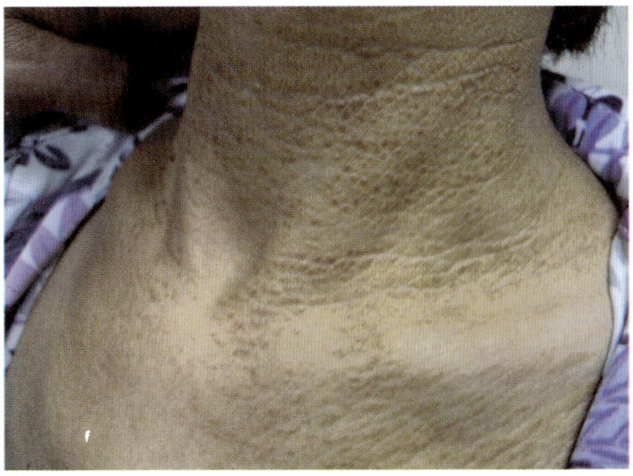

图 26-46　弥漫性正常血脂性扁平黄色瘤

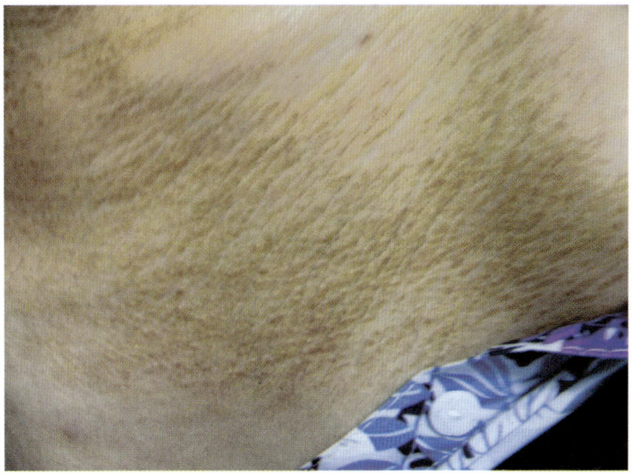

图 26-47　弥漫性正常血脂性扁平黄色瘤

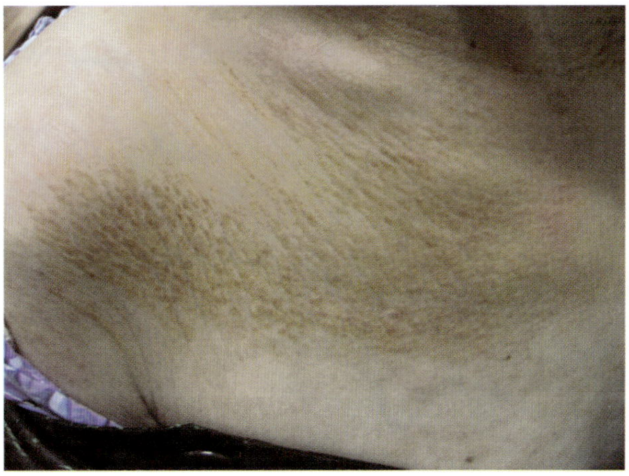

图 26-48　弥漫性正常血脂性扁平黄色瘤

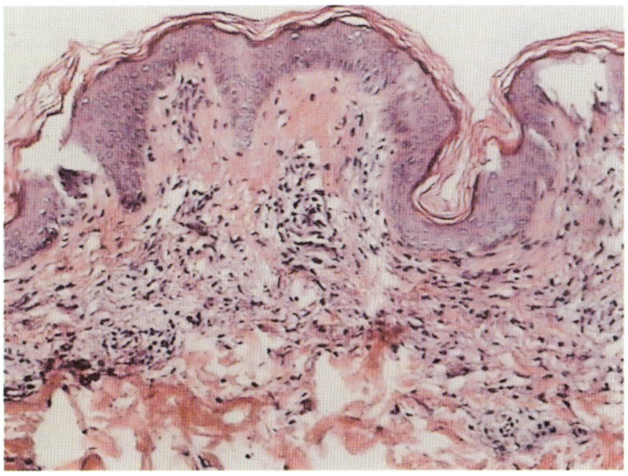

图 26-49　弥漫性正常血脂性扁平黄色瘤　真皮浅层见成团的泡沫细胞

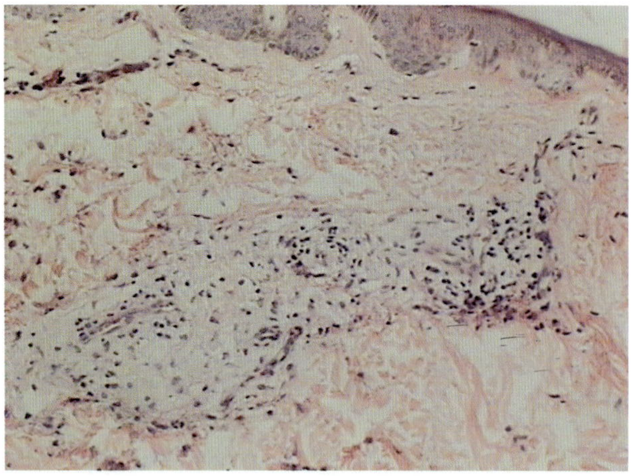

图 26-50 弥漫性正常血脂性扁平黄色瘤 呈大片和成团的泡沫细胞

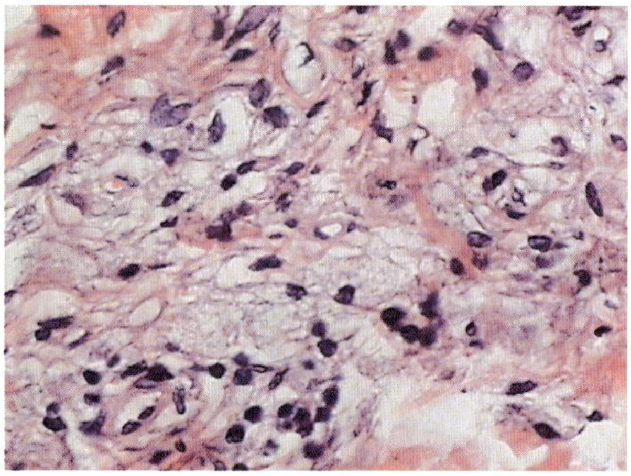

图 26-51 弥漫性正常血脂性扁平黄色瘤 真皮见大片和成团的泡沫细胞

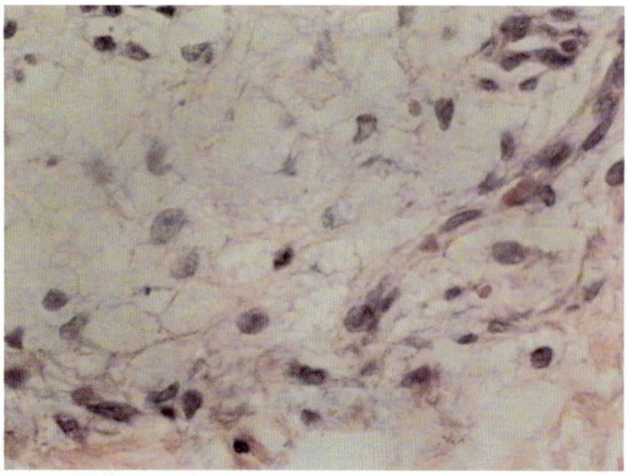

图 26-52 弥漫性正常血脂性扁平黄色瘤 真皮见大片和成团的泡沫细胞

渐进坏死性黄色肉芽肿

渐进坏死性黄色肉芽肿（necrobiotic xanthogranuloma）在 1980 年首先由 Kossard 和Winkelmann 报告。本病为一种炎症性组织细胞黄色瘤病。迄今文献上已报告有 60 例。发病年龄17~85岁，两性发病无差异。病因机制不明，可能与副蛋白血症有关。

【临床表现】

早期皮肤损害为坚实性丘疹结节，颜色自橘红色到紫色不等。损害缓慢增大成斑块，边界清楚，直径自数厘米到 25cm；斑块中央常萎缩伴发毛细血管扩张或发生溃疡。可有疼痛或灼热感。皮损常多发，好累及颜面，其次为躯干和四肢。

眶周亦为好发部位（85%的病例）。口腔黏膜偶受侵。20%患者可有肝和脾大。可伴发骨髓瘤、关节病、高血压、原发性胆汁性肝硬化和 Gravs 病。眶周受累导致眼并发症，如兔眼、结膜炎、角膜炎、巩膜炎、色素层炎、角膜溃疡，甚至失明。本病呈慢性进行性经过，其特征为不断出现新损害和溃疡。预后根据皮肤外损害，多发骨髓瘤或内脏损害而定。

90%患者发现有副蛋白血症（IgGk 或 IgGλ），40%患者患冷球蛋白血症。57%患者血沉增高，30%患者中性粒细胞减少，35%患者白细胞减少，47%患者 CH50 减低。

【组织病理】

真皮和皮下组织可见由淋巴细胞、上皮样细胞、泡沫细胞和 Touton 巨细胞构成的肉芽肿性浸润。浸润严重部位可见与周围肉芽肿分界清楚且具有清楚界限的渐进性坏死。邻近渐进坏死区可见许多非典型性，大而奇异的多核巨细胞。真皮或皮下组织可见界限清楚的淋巴样结节，偶含生发中心。Touton 细胞脂膜炎，可累及整个脂肪小叶。肉芽肿浸润偶尔可围绕某些血管。免疫组化检查，浸润细胞 Mac38、CD15 和 CD4 阳性，散在细胞呈 CD68 阳性而 CDla（OKT6）和 S-100 蛋白阴性。超微检查可见浸润细胞富有脂滴，胆固醇裂隙和髓样体，与幼年性黄色肉芽肿所见相似。

【鉴别诊断】

1. 糖尿病性类脂质渐进性坏死　本病不发生在面及头部，不伴发血清蛋白异常，但有糖尿病。组织病理检查可见渐进性坏死和肉芽肿性浸润，较不明显。淋巴样结节缺如，罕见胆固醇裂隙。

2. 皮下型环状肉芽肿　本病主要发生于儿童，不倾向溃疡，巨细胞罕见，缺乏淋巴样结节和胆固醇裂隙。

3. 多中心网状组织细胞增生症　本病损害不发生溃疡，不融合成斑块，常伴有严重关节病。组织学检查可见特征性，具有典型毛玻璃胞浆的巨大组织细胞，无渐进性坏死。

丘疹性黄色瘤

丘疹性黄色瘤（papular xanthoma）在1981年首先由Winkelmann在成人中报告，1990年Caputo等报告了儿童病例。本病罕见，迄今报告不足20例。

【临床表现】

病因不明。本病为正常血脂性黄色瘤。

1岁前开始发病，皮损大小为2~12mm，圆形，淡黄色，非对称性丘疹结节损害，分布全身，不融合成斑块。偶侵犯黏膜。一般内脏不受侵犯，亦无尿崩症（图26-53~图26-56）。

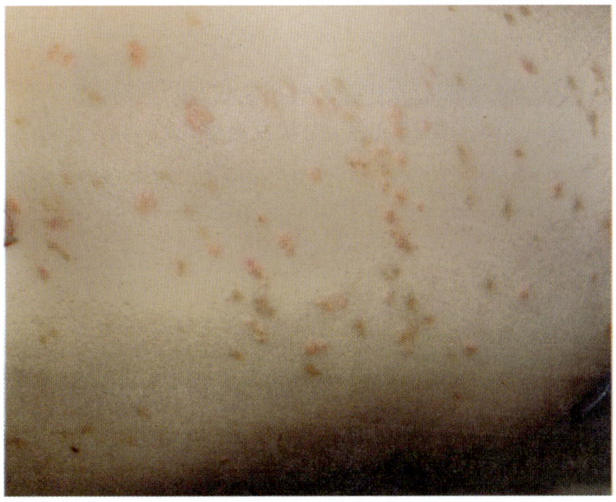

图26-53　丘疹性黄瘤病

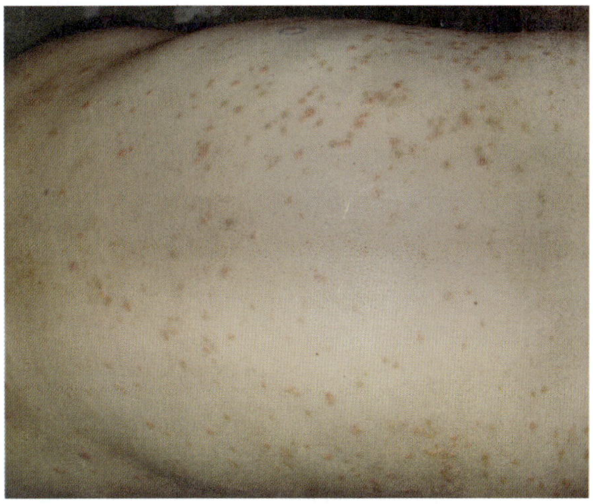

图26-54　丘疹性黄瘤病

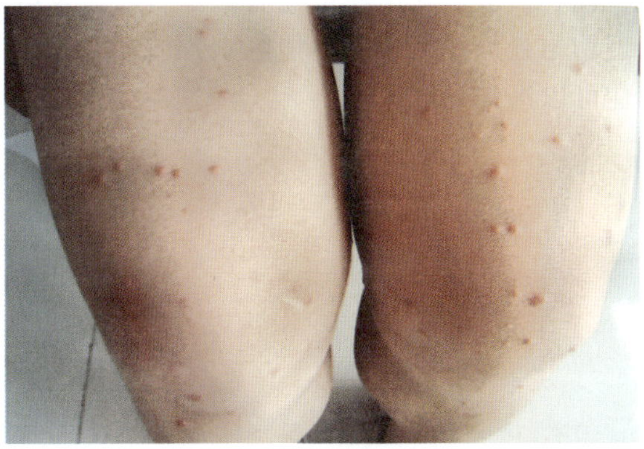

图26-55　丘疹性黄色瘤

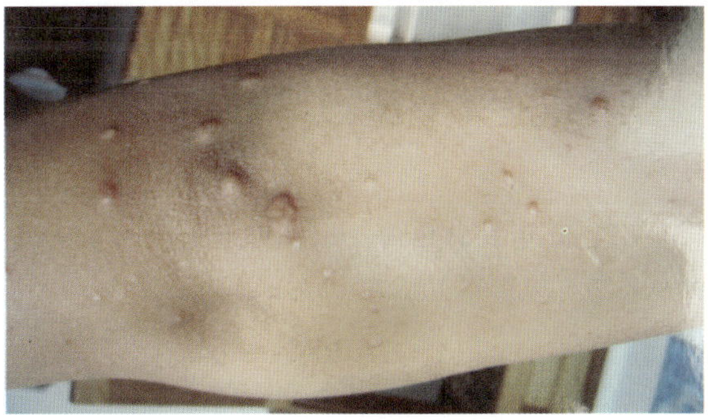

图26-56　丘疹性黄色瘤

【组织病理】

损害几乎全由泡沫细胞和Touton巨细胞构成，无原始性组织细胞期。缺乏炎症细胞。泡沫细胞KiMIp、CD68、HAM-56阳性，S-100蛋白和CD1a（OKT6）阴性。超微检查胞浆充盈脂质空泡，髓样小体和溶酶体包涵体，无Birbeak颗粒和逗点形小体（图26-57，图26-58）。

【鉴别诊断】

（1）播散性黄色瘤：丘疹性黄色瘤皮损无融合成斑块倾向。不转变为红褐色，皱褶部位不受侵犯，亦无尿崩症。组织病理检查缺乏炎症性细胞浸润。

（2）幼年性黄色肉芽肿：本病有纯粹原始性组织细胞期，成熟期损害则有炎症反应。

（3）良性头部组织细胞增生症：本病局限在头面部，组织细胞从不出现脂质化。

（4）全身性发疹性组织细胞增生症：本病无含有脂质的细胞。

（5）朗格汉斯细胞组织细胞增生症的黄瘤损害：本病免疫组化检查 S-100 蛋白及 CD1a（OKT6）阳性，超微检查可见胞浆内 Birbeak 颗粒，可以区别。

（6）播散性丘疹性黄色瘤：本病临床及组织病理均与丘疹性黄色瘤不能区别，但本病有高脂血症可以区别。

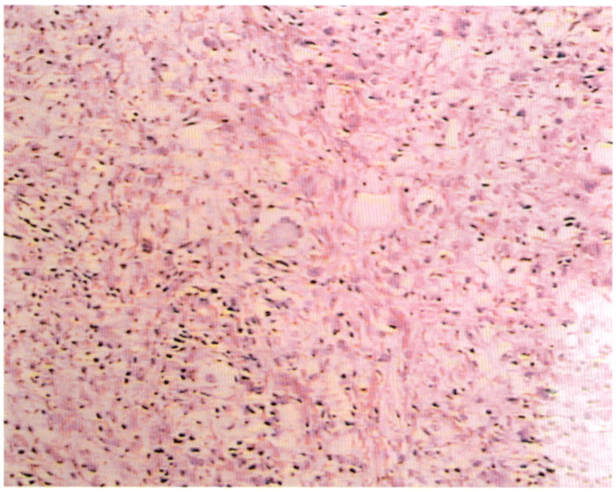

图 26-57 丘疹性黄色瘤 损害几乎全由泡沫细胞和 Touton 巨细胞构成

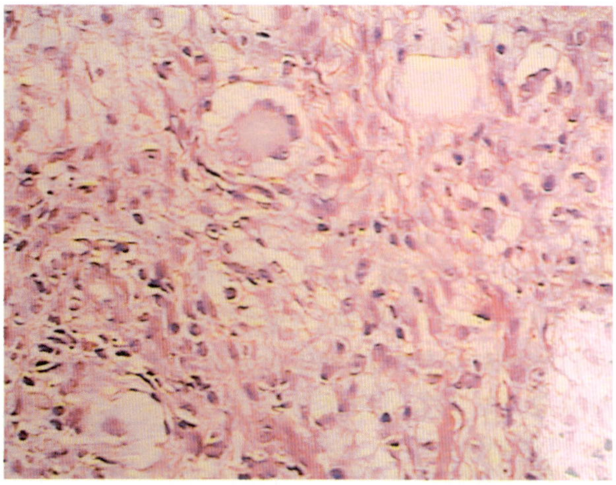

图 26-58 丘疹性黄色瘤 损害几乎全由泡沫细胞和 Touton 巨细胞构成

疣状黄色瘤

1971 年有学者报道疣状黄色瘤（verruciform xanthoma）首发生于口腔部位。变性角质形成细胞甚或黑色素细胞可能为脂质来源。外伤和炎症可能为本病主要促发因素。

【临床表现】

疣状黄色瘤最常发生于口腔。典型损害为孤立无症状性过度角化性乳头瘤结节。多数病例累及齿龈或齿槽黏膜，通常为良性，亦有报告与原位癌伴发者。

特发性皮肤疣状黄色瘤常发生于肛门外阴部或口周，外伤可能为促发因素，类似病变亦见于光损伤皮肤部位。继发性见于许多炎症性损害，包括慢性盘状狼疮、扁平苔藓、大疱性病、表皮痣、特别是炎症性线状疣状痣和艾滋病的银屑病样炎症损害（图 26-59）。

【组织病理】

低倍镜下类似疣，常被误诊。镜下见表皮突均匀一致向下延伸至真皮同一水平；表皮突间真皮乳头内可见泡沫细胞浸润。有时黄色瘤细胞呈颗粒状。真皮乳头部血管明显扩张。免疫组化显示泡沫细胞 CD68 阳性，细胞角蛋白、Ⅷa 因子弱阳性，S-100 蛋白阴性（图 26-60，图 26-61）。

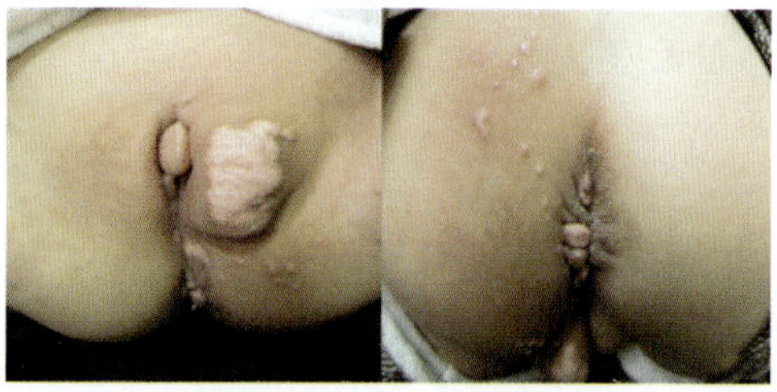

图 26-59 疣状黄色瘤

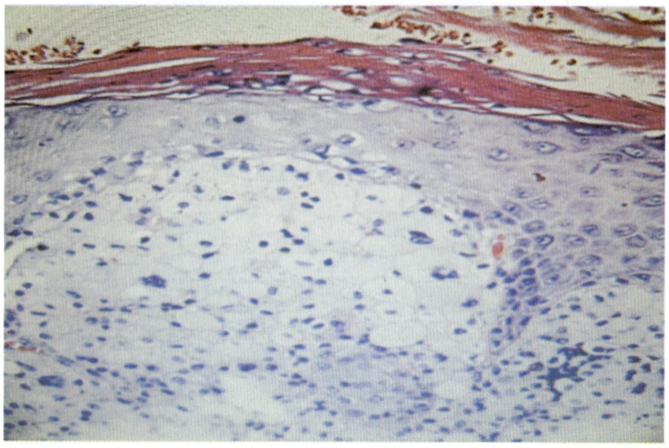

图 26-60 疣状黄色瘤 表皮突间真皮乳头内可见泡沫细胞浸润

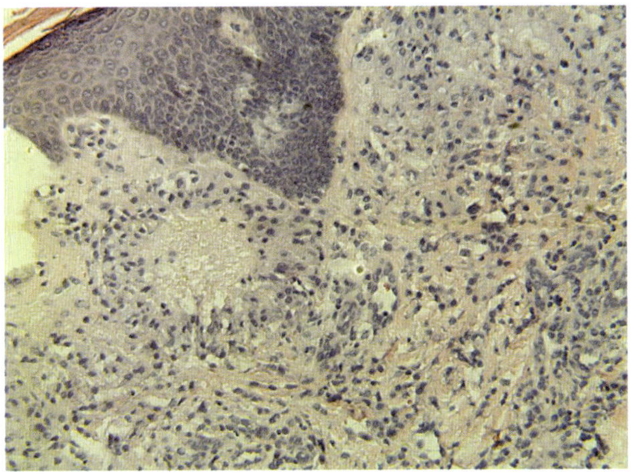

图 26-61　疣状黄色瘤　镜下见表皮突均匀一致向下延伸至真皮同一水平；表皮突间真皮乳头内可见泡沫细胞浸润

幼年性黄色肉芽肿

幼年性黄色肉芽肿（juvenile xanthogranuloma）为一种良性自愈性疾病，婴幼儿发病，偶见于成人，其特征为皮肤和其他器官出现淡黄色丘疹、结节，组织病理学上由明显脂质化的组织细胞浸润构成，而无系统性代谢病。本病 1906 年 MCDonagh 以痣样黄色内皮瘤首先报告。由于本病与痣或内皮细胞无关，因此 1954 年 Helwing 和 Macknay 提出幼年性黄色肉芽肿一名，沿用至今。本病为非朗格汉斯细胞组织细胞增生症中最常见的一型。病因不明。

【临床表现】

本病 80%的病例出生后的 1 年内发病。20%~30%病例出生时即发病。本病主要区分为丘疹型和结节型两型。丘疹型的特点为多发性、坚实性、半球性皮损，直径 2~5mm，初呈红褐但迅即转变为淡黄色。不规则分布于全身皮肤，但主要位于躯干上部。黏膜罕受侵犯。结节型较少见，为单个或少数结节，通常为圆形，直径 10~20mm，半透明，呈红或褐色，表面可有毛细血管扩张，大于 2cm 的结节称巨大幼年性黄色肉芽肿。结节型的黏膜损害较丘疹型多见。两型皮损通常均无症状。最近报告了几种不寻常的亚类：①混合型，其特征为同时出现小和大的结节。②斑块型，损害融合成斑块，为本病的唯一临床表现。③皮下型：为孤立深在性先天性损害，直径 1~2cm，通常位于头部。丘疹型约 20%的患者可见神经纤维瘤病中所见的咖啡色斑。丘疹型患者中，眼受累为最典型的皮肤外的临床表现，可发生于皮损损害出现前或以后。通常为单侧性，可引起出血和青光眼。结节型偶与肺、骨、肾、心包、结肠、卵巢和睾丸等系统性损害有关（图 26-62~图 26-66）。

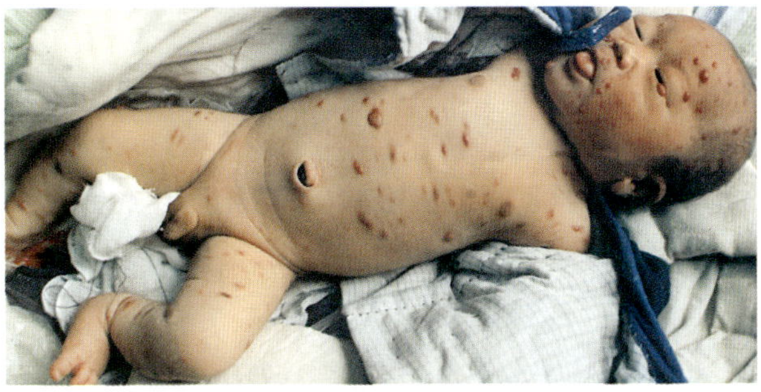

图 26-62　幼年性黄色肉芽肿

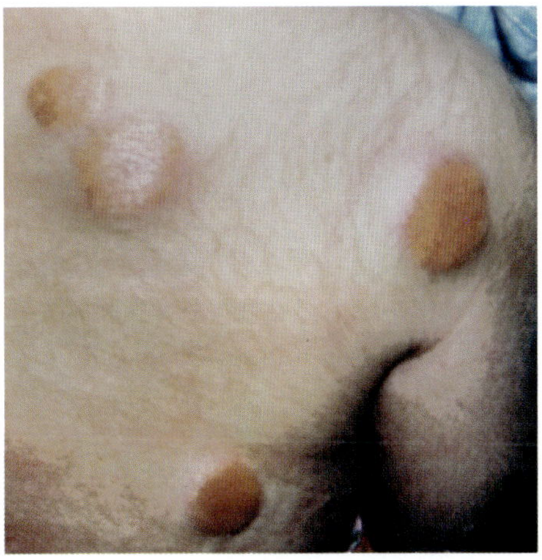

图 26-63　幼年性黄色肉芽肿

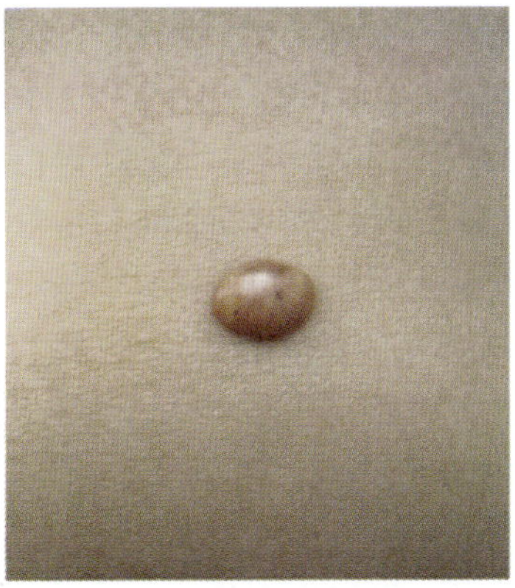

图 26-64　幼年性黄色肉芽肿

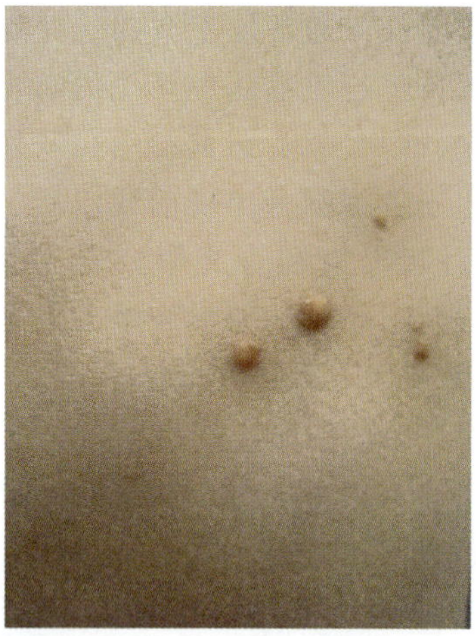

图 26-65　幼年性黄色肉芽肿

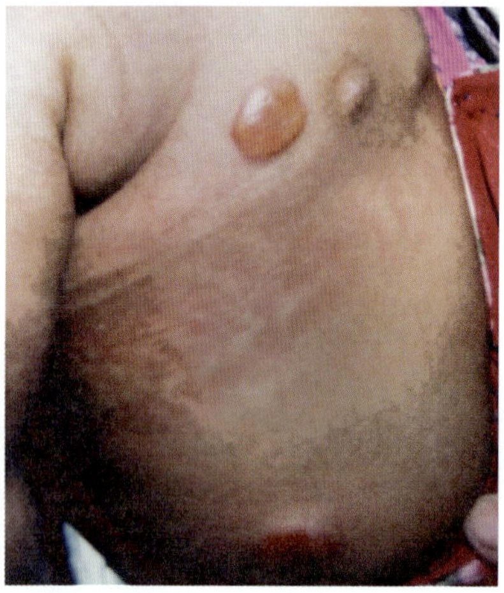

图 26-66　幼年性黄色肉芽肿

【组织病理】

早期损害特征为单形性，不含脂质的组织细胞浸润，位于真皮上半部，有时占据整个真皮层。成熟损害含泡沫细胞、异物巨细胞和 Touton 巨细胞，主要位于真皮浅层和浸润的边缘，不同程度地伴发淋巴细胞、嗜酸性粒细胞和中性粒细胞浸润。陈旧性损害可呈纤维化。免疫组化检查浸润中组织细胞 CD68、CD15、CD36、CD116、CD4，波形蛋白、Ⅷa 因子、肌动蛋白(HHF35)，HAM-56、组织蛋白酶 B（cathepsin B）、束蛋白（fascin）阳性，S-100 蛋白阴性。超微检查偶可见逗点样小体，但无 Birbeak 颗粒(图 26-67~图26-75)。

【鉴别诊断】

（1）结节性色素性荨麻疹：本病皮损摩擦后立即出现风团，组织病理检查为大量肥大细胞。

（2）良性头部组织细胞增生症：本病皮损为丘疹性，仅位于头及颈部，浸润细胞缺泡沫细胞和多核巨细胞。

（3）全身发疹性组织细胞增生症：本病为非肉芽肿性增生，组织细胞从不发生脂质化，组织细胞为单形性，超微检查细胞内富含致密和规则性板层小体。

（4）先天性自愈性朗格汉斯组织细胞增生症：皮损仅持续数月，增生细胞 S-100 蛋白阳性，超微检查 10%~25%患者，可见 Birbeck 颗粒。

（5）结节性黄色瘤：本病仅发生于高脂血症患者。

（6）结节性朗格汉斯细胞组织细胞增生症：本病增生细胞 S-100 蛋白阳性，超微检查见 Birbeck 颗粒。

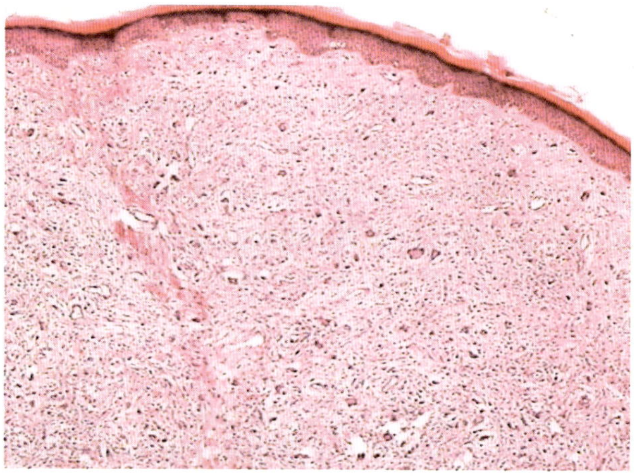

图 26-67　幼年性黄色肉芽肿　整个真皮层弥漫性泡沫细胞、异物巨细胞和 Touton 巨细胞浸润

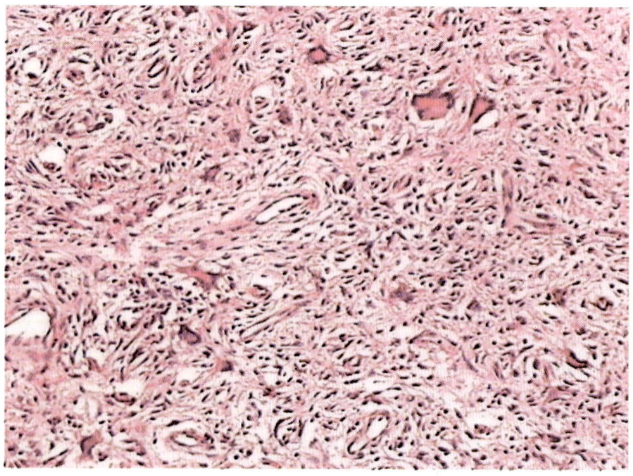

图 26-68　幼年性黄色肉芽肿　含泡沫细胞、异物巨细胞和 Touton 巨细胞，不同程度地伴发淋巴细胞、嗜酸性粒细胞和中性粒细胞浸润

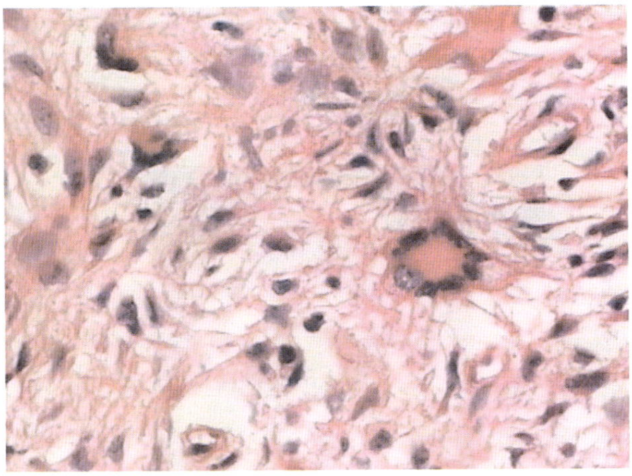

图 26-69　幼年性黄色肉芽肿　含泡沫细胞，异物巨细胞和 Touton 巨细胞

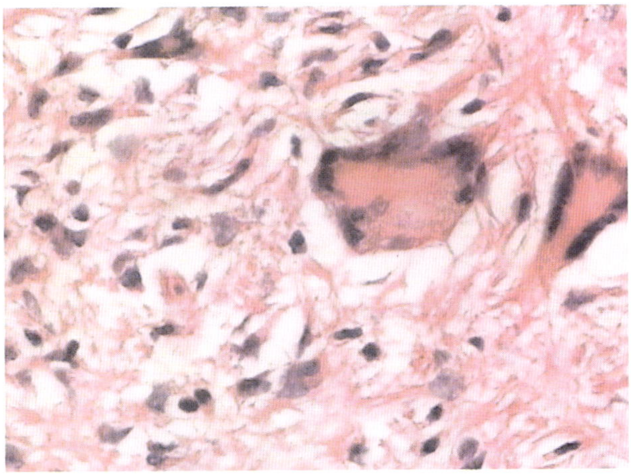

图 26-70　幼年性黄色肉芽肿　含泡沫细胞，异物巨细胞和 Touton 巨细胞

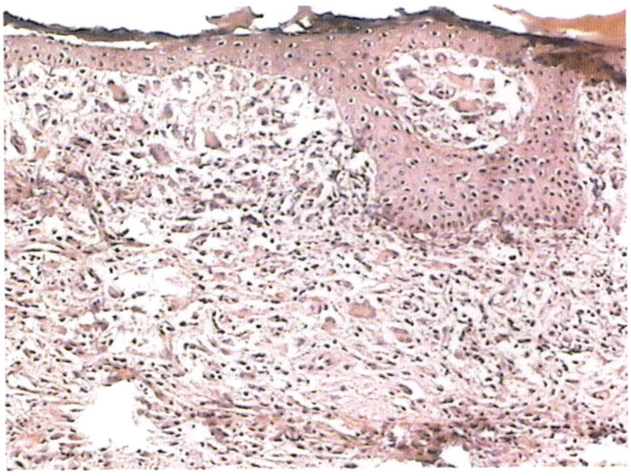

图 26-71　幼年性黄色肉芽肿　大量泡沫细胞，异物巨细胞和 Touton 巨细胞

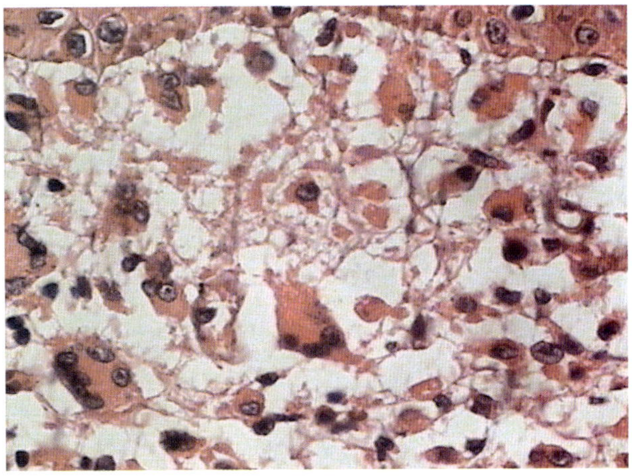

图 26-72　幼年性黄色肉芽肿　大量泡沫细胞，异物巨细胞和 Touton 巨细胞，主要位于真皮浅层

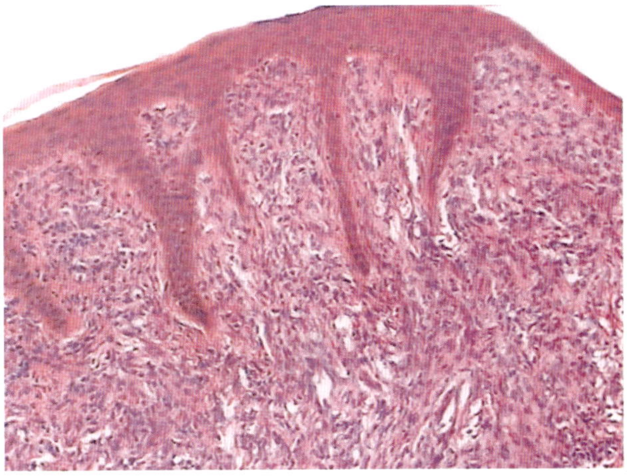

图 26-73　幼年性黄色肉芽肿　陈旧性损害可呈纤维化

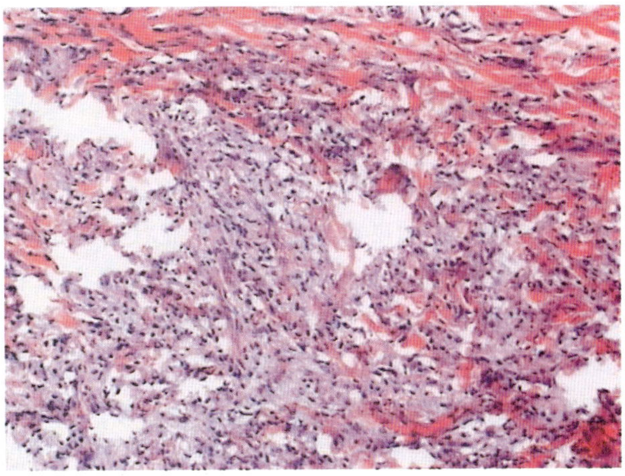

图 26-74　幼年性黄色肉芽肿　大量泡沫细胞

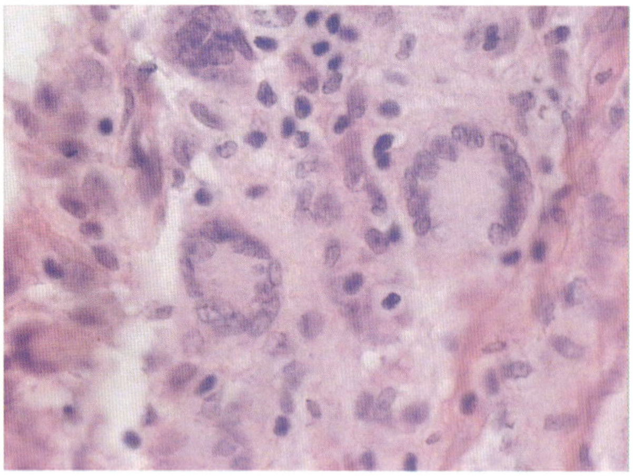

图 26-75　幼年性黄色肉芽肿

网状组织细胞增生症

网状组织细胞瘤增生症（reticulohistiocytosis）以皮肤黏膜结节、关节炎及组织病理上显示多核组织细胞性巨细胞为特点。本病分两型，即多中心网状组织细胞增生症和网状组织细胞肉芽肿。两型在组织学上相同，但在临床表现上则迥异。

多中心网状组织细胞增生症

多中心网状组织细胞增生症（multicentric reticulohistiocytosis）又名类脂质皮肤关节炎。原因不明。

【临床表现】

本病常在 30 或 40 岁发病，女性占 3/4。可有发热和体重减轻等全身症状。皮损可为少数或成百个红色、褐色或黄色丘疹或结节，大小 2~10mm，对称发生于手指、手部、耳部，特别是关节部，其他如颜面、头部、颈部、臂部亦是好发部位。发生于肘膝关节者可类似类风湿结节或梅毒近关节结节。半数病例可有黏膜损害，最常见于唇部，其他如鼻黏膜、齿龈、舌、腭部和颊黏膜。皮损数年后可自然消退不留痕迹，但大多呈进行性发展。1/2~2/3 患者最早症状为多发性关节炎和关节痛，类似风湿性关节炎，不少患者迅速发展为残毁性关节炎，以远端指（趾）间关节最严重，可致脱钙，骨质吸收和骨关节炎，晚期出现腕部腱鞘肿胀。肌肉、淋巴结、心脏、胃、眼、唾液腺和甲状腺亦可受累。不少患者（有报告 74 例中有 19 例）发病数月和数年后发生癌症。本病经过不一，有些痊愈，有些病情稳定，亦有继续进展而死亡者（图 26-76~图 26-89）。

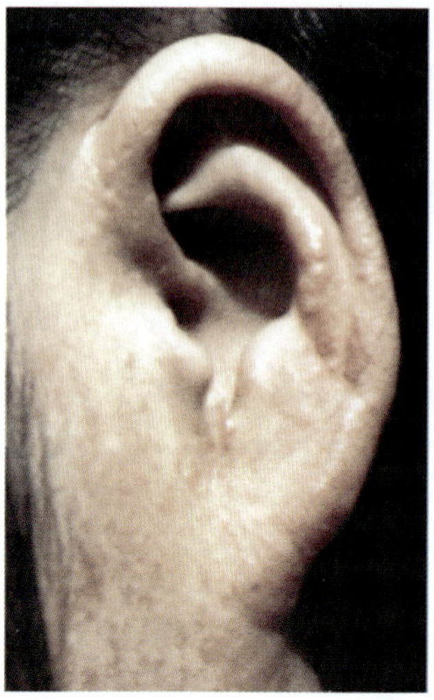

图 26-76　多中心网状组织细胞增生症

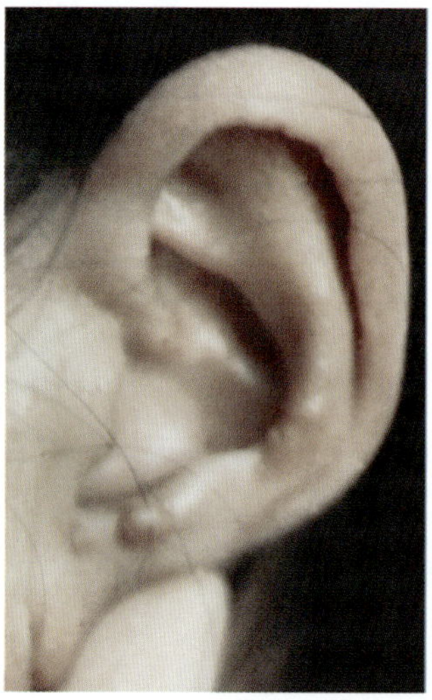

图 26-77　多中心网状组织细胞增生症

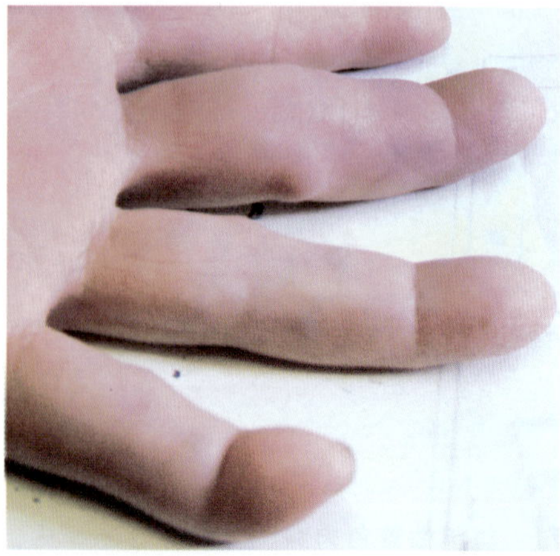

图 26-78　多中心网状组织细胞增生症

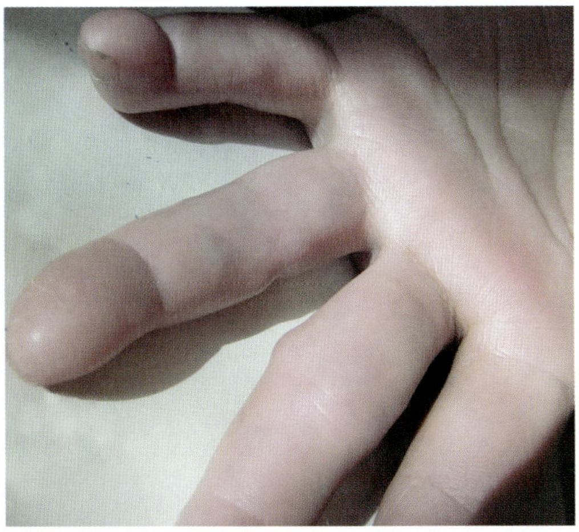

图 26-79　多中心网状组织细胞增生症

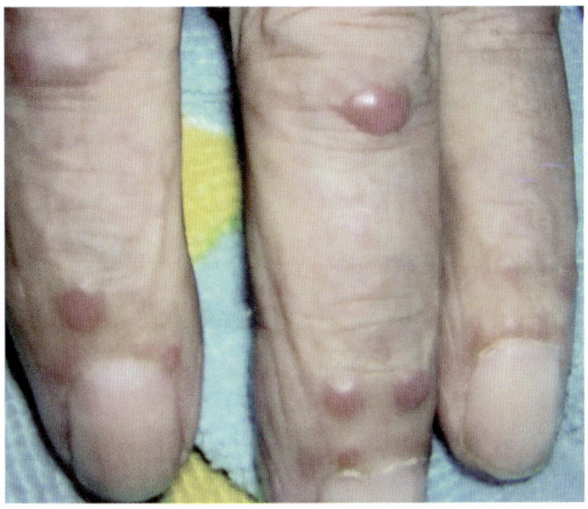

图 26-80　多中心网状组织细胞增生症

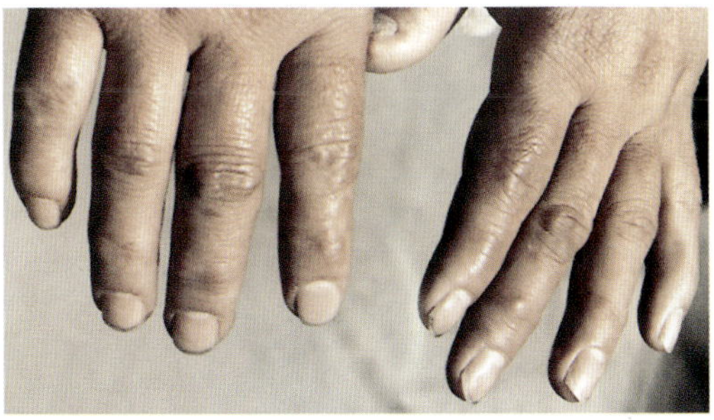

图 26-81　多中心网状组织细胞增生症

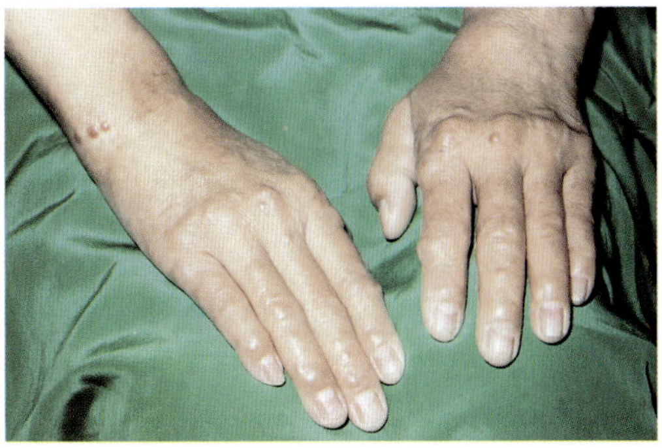

图 26-82　多中心网状组织细胞增生症

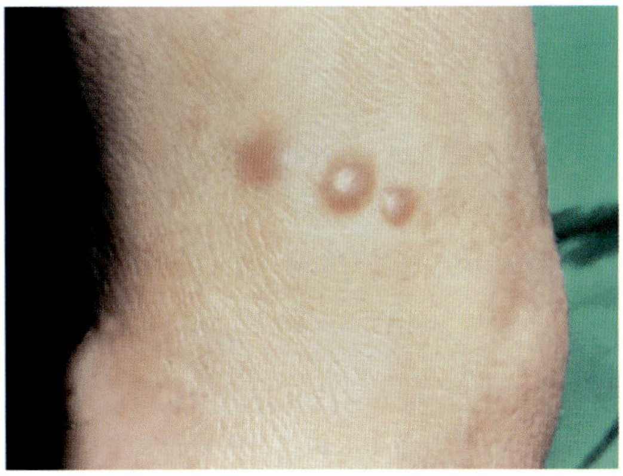

图 26-83　多中心网状组织细胞增生症

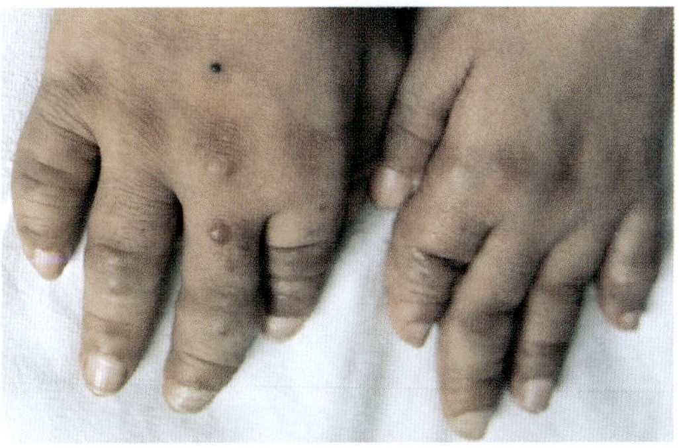

图 26-84　多中心网状组织细胞增生症

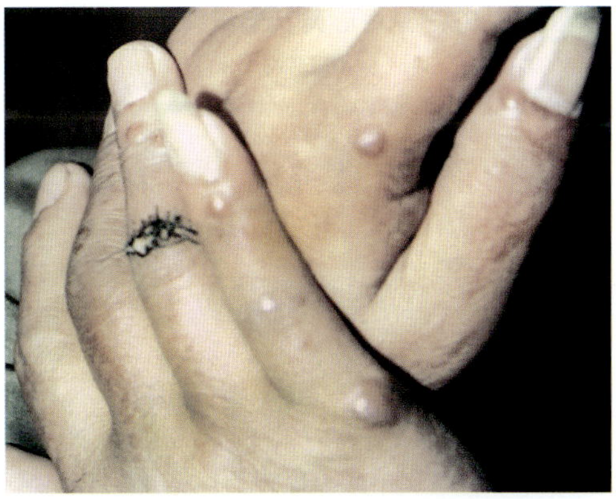

图 26-85　多中心网状组织细胞增生症

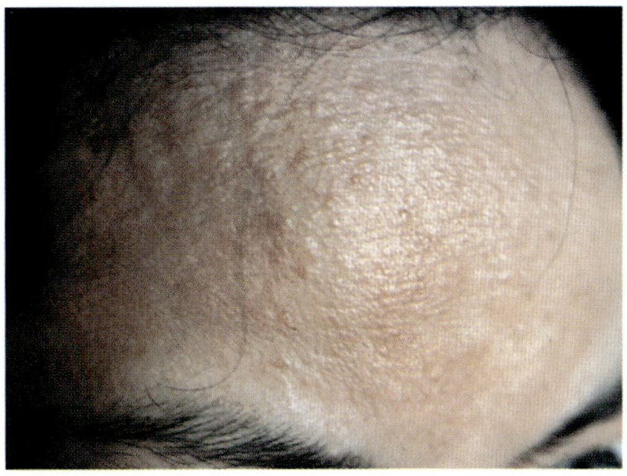

图 26-86　多中心网状组织细胞增生症

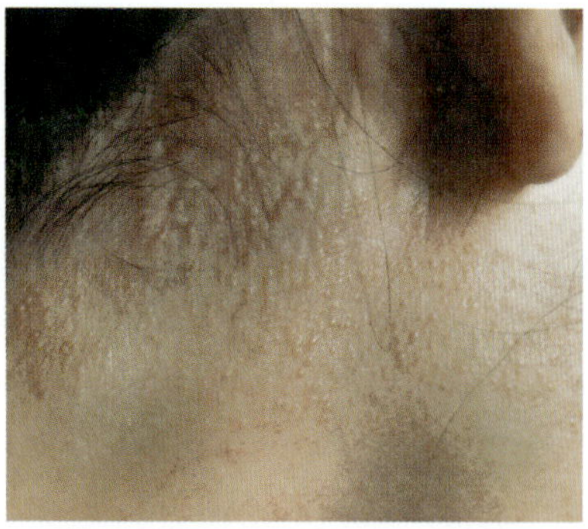

图 26-87　多中心网状组织细胞增生症

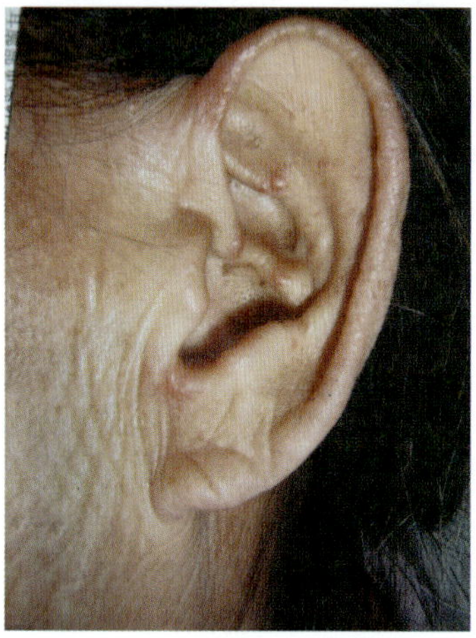

图 26-88　多中心网状组织细胞增生症

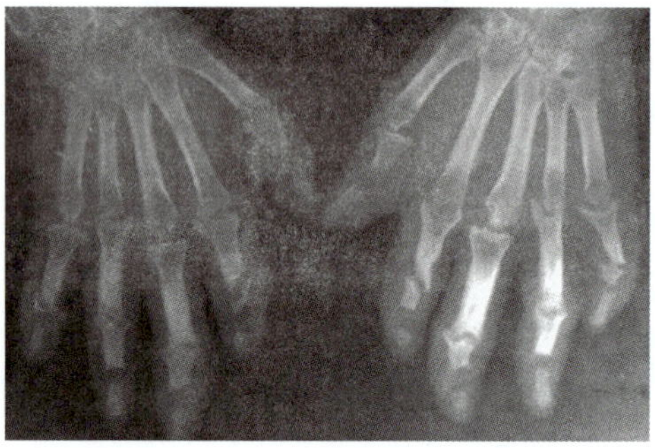

图 26-89　多中心网状组织细胞增生症

【组织病理】

病理有特征性改变，可见大量巨大组织细胞，胞质丰富，呈嗜酸性，毛玻璃状外观。核一个、数个甚至十余个，排列不规则。多核巨细胞大者直径长达 50μm，散在分布于胶原纤维束间。胞浆PAS 染色阳性，耐淀粉酶、免疫组化检查KP1（CD68）阳性，HAM56、Vimentin、CD45、CD11b 阳性；S-100 蛋白、CDIa，CD34，Mac387、Ⅷa 因子和肌动蛋白（HHF35）阴性(图 26-90~图 26-97)。

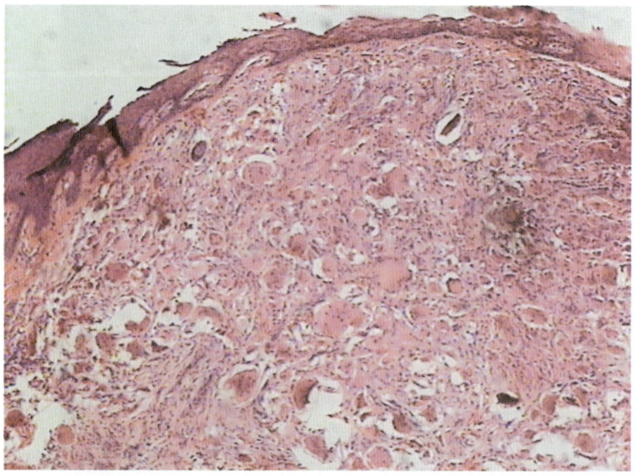

图 26-90　多中心网状组织细胞增生症

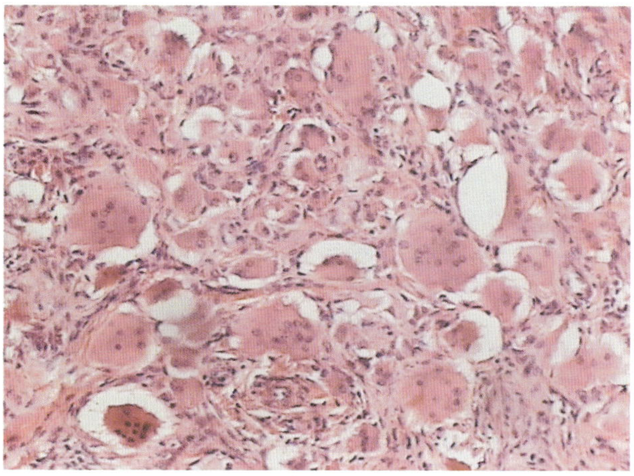

图 26-91　多中心网状组织细胞增生症　可见大量巨大组织细胞，胞质丰富，呈嗜酸性，毛玻璃状外观。核一个，数个甚至十余个，排列不规则。多核巨细胞大者直径长达 50μm，散在分布于胶原纤维束间

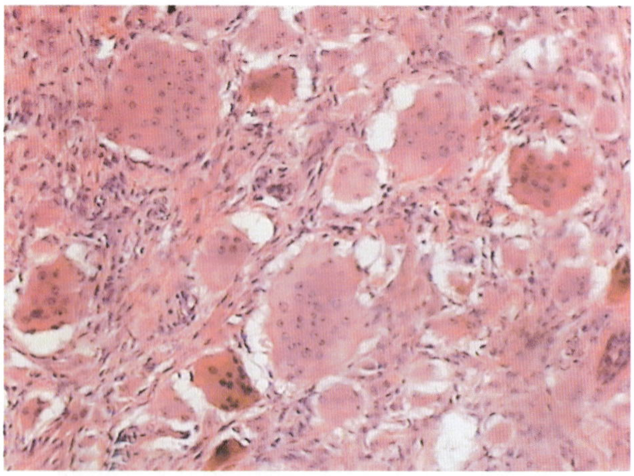

图 26-92　多中心网状组织细胞增生症　可见大量巨大组织细胞，胞质丰富，呈嗜酸性，毛玻璃状外观。核一个，数个甚至十余个，排列不规则。多核巨细胞大者直径长达 50μm，散在分布于胶原纤维束间

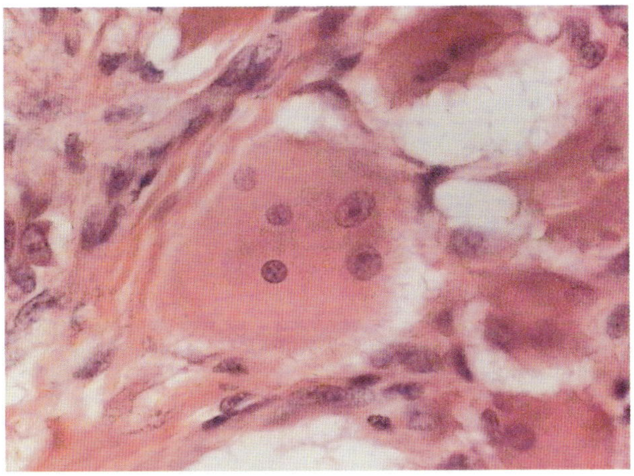

图 26-93 多中心网状组织细胞增生症 图为放大的多核巨细胞

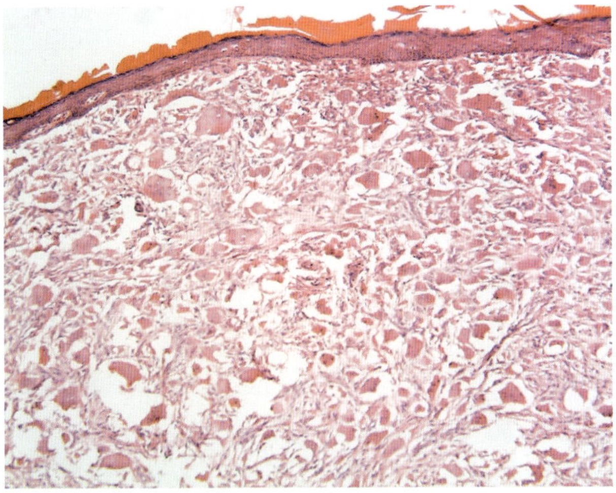

图 26-94 多中心网状组织细胞增生症 大量巨大多核组织细胞，胞质丰富，呈嗜酸性，毛玻璃状外观

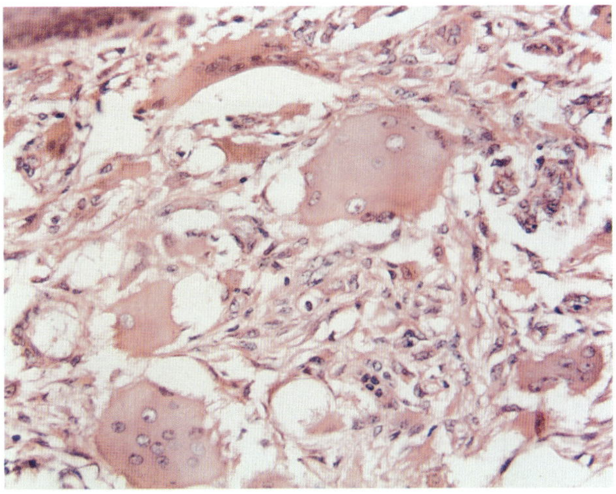

图 26-95 多中心网状组织细胞增生症 放大的多核巨细胞

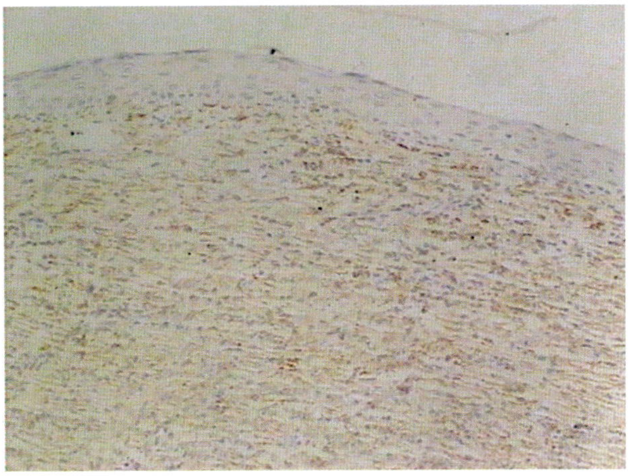

图 26-96 多中心网状组织细胞增生症 CD68 阳性

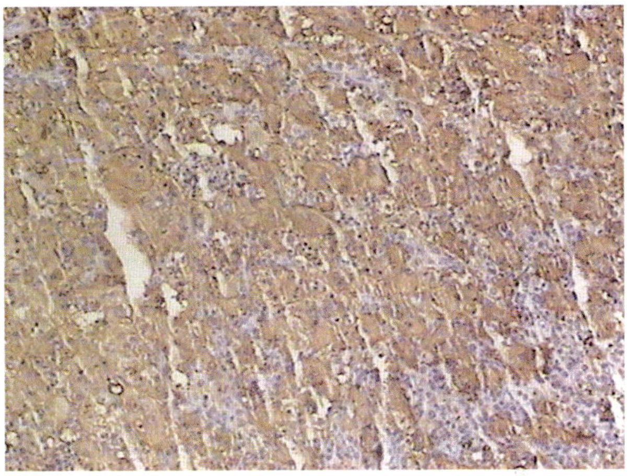

图 26-97 多中心网状组织细胞增生症 Vimentin 阳性

网状组织细胞肉芽肿

网状组织细胞肉芽肿（reticulohistiocytic granuloma）为局限性网状组织细胞瘤，呈孤立性皮肤结节，组织学检查与多中心网状组织细胞增生症类似（单核或多核组织细胞，具有特征性毛玻璃胞浆）。但本病呈孤立性皮肤结节，亦不伴发关节炎。最近免疫组化检查提示本病可能是黄色肉芽肿的亚型。

【临床表现】

本病主要发生于男性，多见于头面部。皮损为单个结节，表面光滑，直径 0.2~2cm，偶有发生数个结节者。无自觉症状，可自行消退（图26-98）。

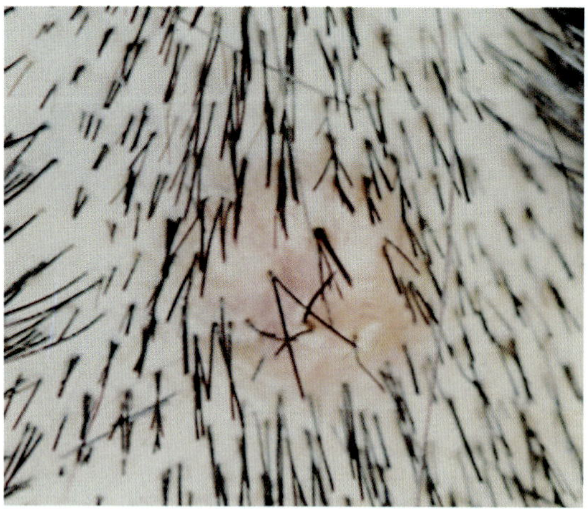

图 26-98 网状组织细胞肉芽肿

【组织病理】

单核或多核组织细胞具有嗜酸性毛玻璃胞浆，胞浆 PAS 阳性和耐淀粉酶，亦可见散在淋巴细胞。多核巨细胞大（50~100μm）。常含不规则排列的胞核。有少量 Touton 巨细胞和空泡状，泡沫状梭形组织细胞，类似黄色肉芽肿中所见。因而有些学者考虑本病为黄色肉芽肿的一种亚型。

本病与多中心网状组织细胞不同之处为皮损单发，不位于肢端，不伴发关节炎。免疫组化检查 KP1（CD68）、HAM56、Ⅷa 因子、肌动蛋白（HHF35）阳性；S-100 蛋白阴性与黄色肉芽肿相同，而不同于多中心网状组织细胞增生症，后者 KP1（CD68）、HAM56 阳性，S-100 蛋白、Ⅷa 因子、肌动蛋白（HHF35）阴性。

进行性结节性组织细胞瘤

进行性结节性组织细胞瘤（progressive nodular histiocytoma）本病极罕见，迄今文献上仅有 2 例报告。

病因不明，临床及组织学特点与发疹性皮肤纤维瘤的某些特点相似。

【临床表现】

为泛发性丘疹结节性皮损，对称分布于颜面、躯干及四肢，可见表面有毛细血管扩张的结节，可大至 5cm，散在分布于其中。典型皮损为颜面严重受累的融合性皮损，呈狮面样。本病不累及内脏及关节。喉和结合膜、黏膜可受累。新的皮损继续发生，无自然消退倾向（图 26-99~图 26-106）。

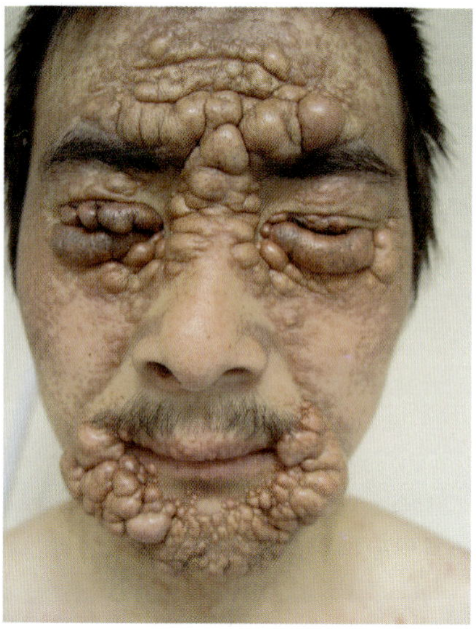

图 26-99 进行性结节性组织细胞瘤

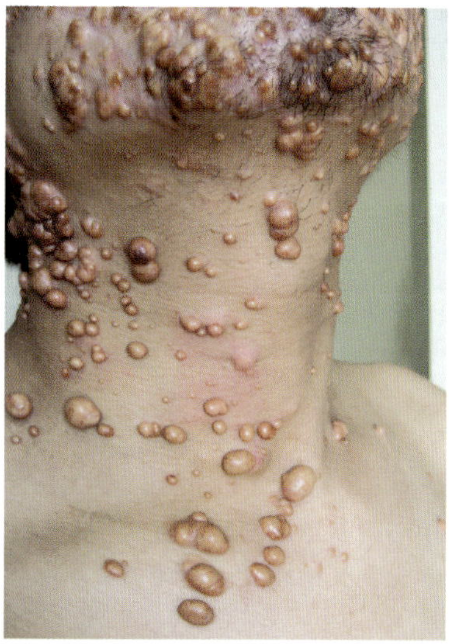

图 26-100 进行性结节性组织细胞瘤

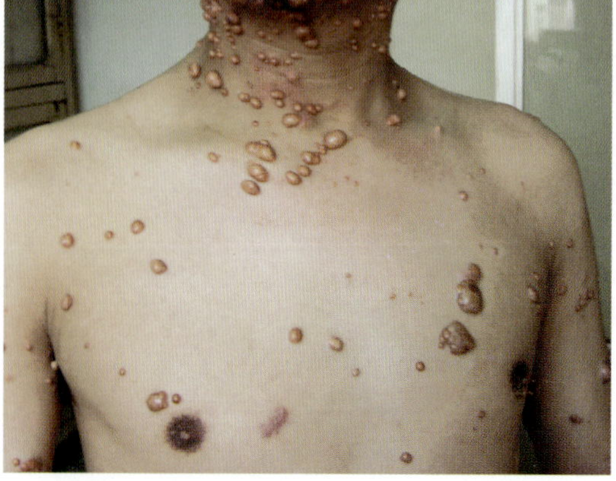

图 26-101 进行性结节性组织细胞瘤

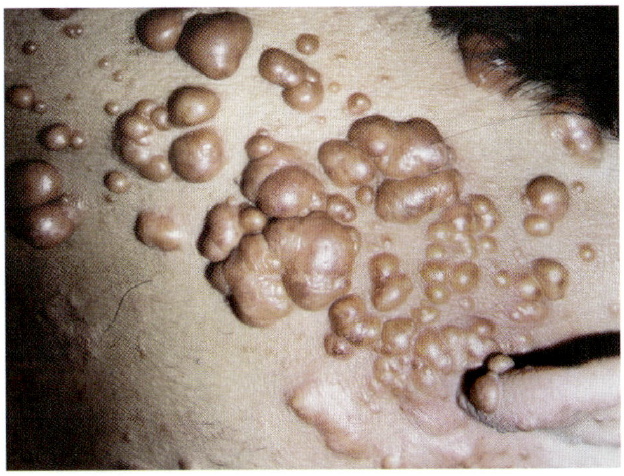

图 26-102　进行性结节性组织细胞瘤

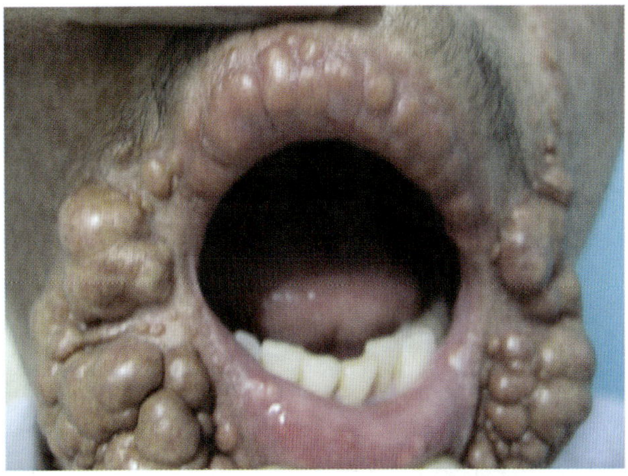

图 26-105　进行性结节性组织细胞瘤

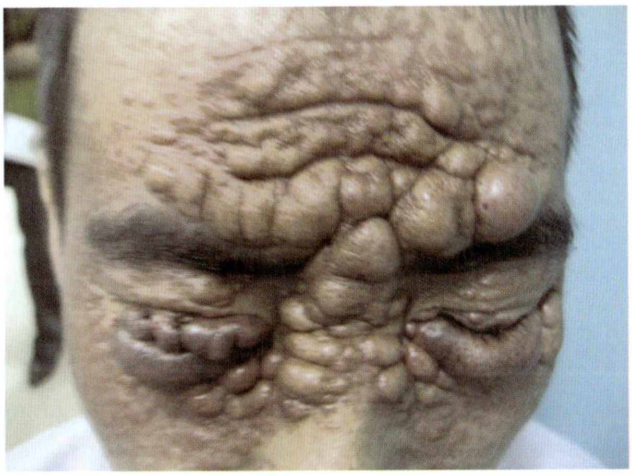

图 26-103　进行性结节性组织细胞瘤

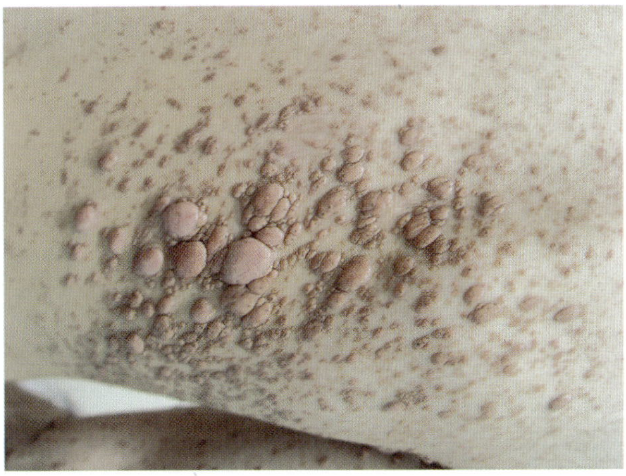

图 26-106　进行性结节性组织细胞瘤

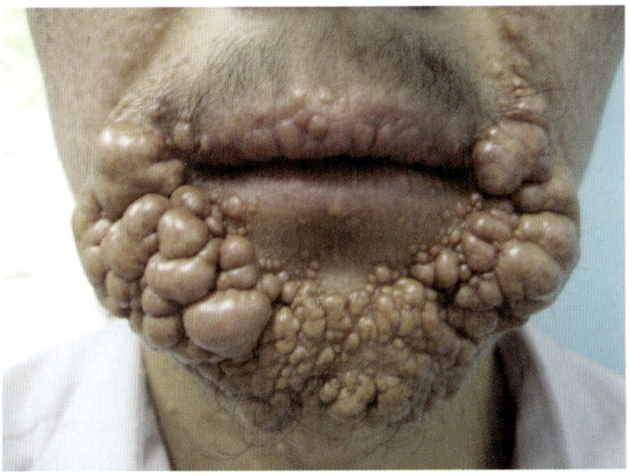

图 26-104　进行性结节性组织细胞瘤

【组织病理】

组织学上类似皮肤纤维瘤所见。以泡沫状组织细胞为主，或以梭形细胞为主，呈不明显的席纹状外观，像皮肤纤维瘤一样，细胞内或细胞外可见含铁血黄素。冰冻切片苏丹黑和油红 O 染色证实组织细胞内的泡沫状物质为脂质。超微检查见许多细胞含多形性胞浆包涵体，与多中心网状组织细胞增生症中所见者相同。有些学者认为，本病可能为多中心网状组织细胞增生症的一型，免疫组化显示 Vimentin、CD68、HAM56、Ⅷa 因子阳性。CD34、CDIa、S-100 蛋白阴性（图26-107~图 26-115）。

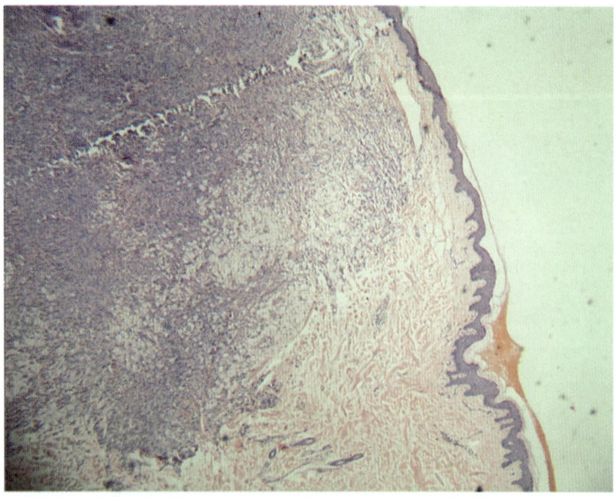

图 26-107 **进行性结节性组织细胞瘤** 类似皮肤纤维瘤所见

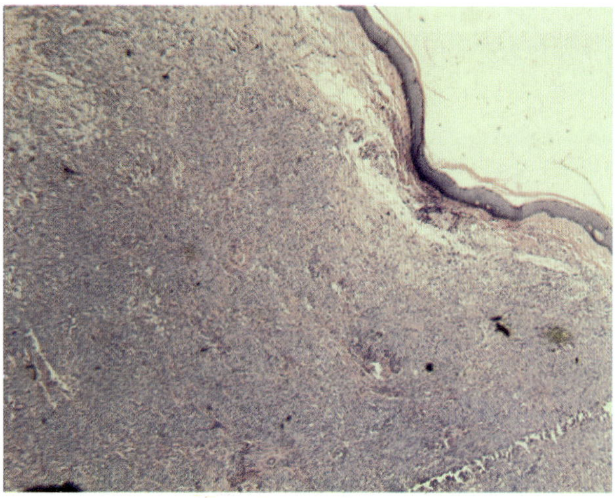

图 26-108 **进行性结节性组织细胞瘤** 病理组织学上类似皮肤纤维瘤所见，以梭形细胞为主，呈不明显的席纹状外观，像皮肤纤维瘤一样

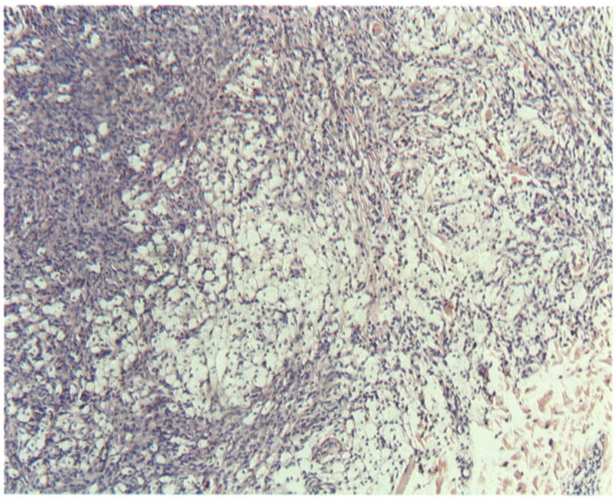

图 26-109 **进行性结节性组织细胞瘤** 类似皮肤纤维瘤所见，以泡沫状组织细胞和梭形细胞为主

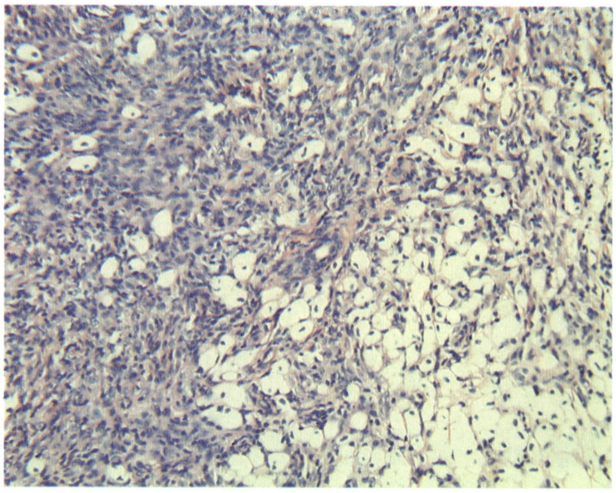

图 26-110 **进行性结节性组织细胞瘤** 类似皮肤纤维瘤所见，以泡沫状组织细胞和梭形细胞为主

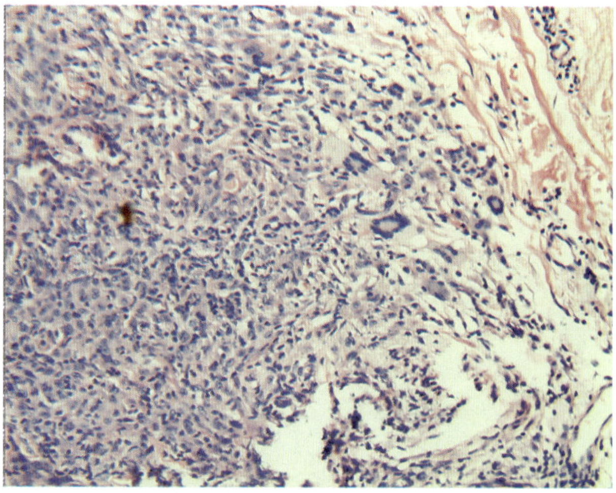

图 26-111 **进行性结节性组织细胞瘤** 可见 Touton 巨细胞

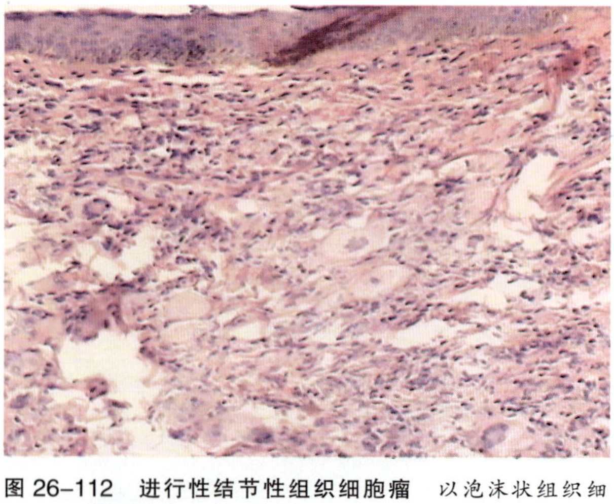

图 26-112 **进行性结节性组织细胞瘤** 以泡沫状组织细胞为主，或以梭形细胞为主，呈不明显的席纹状外观，像皮肤纤维瘤一样

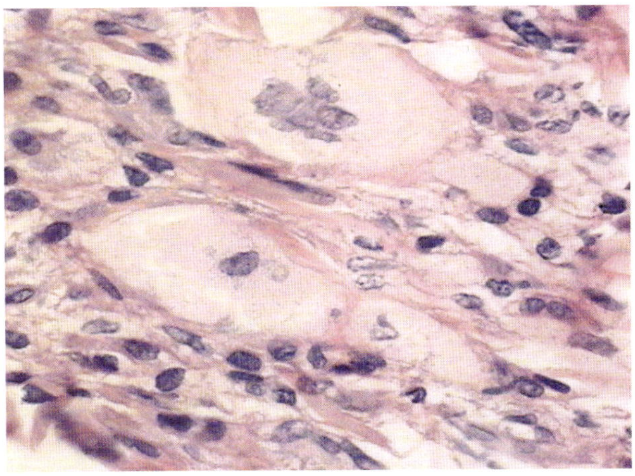

图 26-113　进行性结节性组织细胞瘤　放大的泡沫状组织细胞，Touton 巨细胞

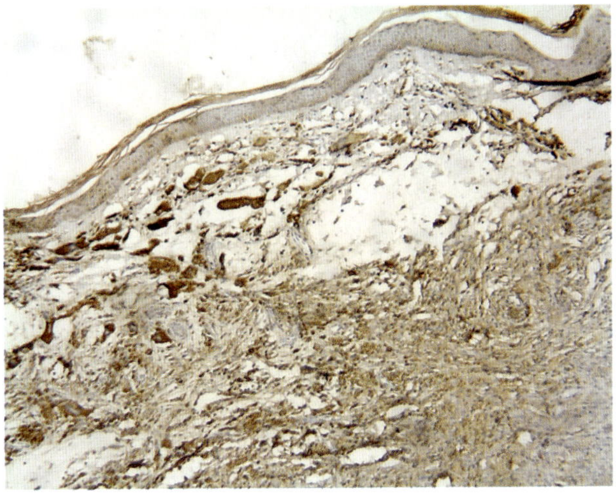

图 26-114　进行性结节性组织细胞瘤　CD68 阳性

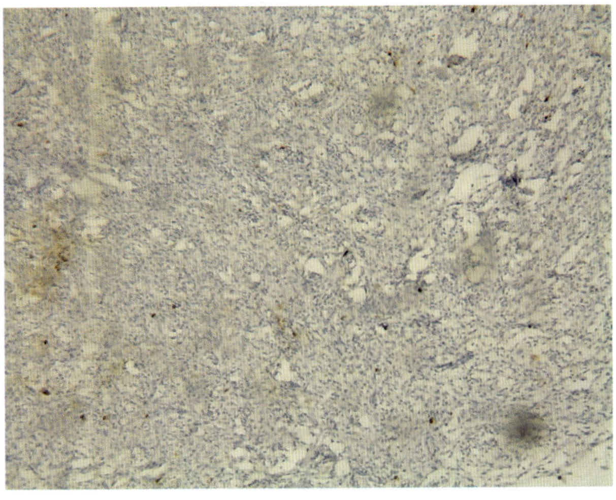

图 26-115　进行性结节性组织细胞瘤 S100 阴性

遗传性进行性黏蛋白组织细胞增生症

遗传性进行性黏蛋白组织细胞增生症（hereditary progressive mucinous histiocytosis）在 1988 年由 Bork 和 Hoede 首先报告。本病极罕见，文献上仅报告 9 例。

可能为常染色体显性遗传。本病与非朗格汉斯细胞组织细胞增生症不同之处为不能自行消退，组织学上可见大量结缔组织黏蛋白。

【临床表现】

青春期发病，皮损呈多数，暗红色，蓝色或褐色丘疹，皮损缓慢增多。主要分布于四肢，但躯干、头部和面部亦可受累。不发生黏膜和内脏损害。

【组织病理】

可见血管腔隙和梭形、星状组织细胞排列在胶原纤维束之间，或呈界限不清的结节性聚集。胶原纤维被大量阿新兰染色阳性的结缔组织黏蛋白所分离。浸润中不见淋巴细胞、浆细胞、嗜酸性粒细胞、泡沫细胞，可见多数肥大细胞。免疫组化显示Ⅷa 因子、CD68、HAM-56、Vimentin 阳性，CDIa、S-100 蛋白、CD34、Mac387 阴性。出现在组织细胞聚集团块周围的大量黏蛋白和缺乏淋巴细胞、浆细胞或嗜酸性粒细胞浸润，为本病组织学上的特点。

全身性发疹性组织细胞增生症

全身性发疹性组织细胞增生症（general eruptive histiocytosis，GEH）为一种丘疹性、非脂质性、自愈性组织细胞增生症，主要发生于成人。1963 年由 Winkelmann 和 Muller 首先报告一例成人；1987 年 Paputo 等曾报告一系列儿童病例。本病极罕见，文献报告约有 30 例，其中 7 例为儿童。

病因不明，本病的临床表现及组织病理表现与良性头部组织细胞增生症、播散性黄瘤和黄色肉芽肿相互重叠，因而与这些疾病密切有关。

【临床表现】

可发生于任何年龄。皮损由无症状性圆形或卵圆形丘疹或结节构成，呈黄或暗蓝色，性质坚实，大小 3~10mm。皮损成群连续出现，数目可多达数百。成人皮损对称分布于躯干和四肢，偶可侵犯黏膜。儿童皮损不规则分布于全身，黏膜不受侵犯。成人及儿童均不累及内脏。皮损持续数年后，可逐渐消退（图 26–116~图 26–119）。

【组织病理】

真皮乳头层和真皮中部可见单形性组织细胞和少数淋巴细胞浸润。无多核巨细胞。组织细胞核染色质稀少，胞浆丰富、淡染，胞浆界限不清，这些细胞常在血管周围呈巢状排列。免疫组化检查浸润细胞 S–100 蛋白和 CD1a（OKT6）阴性，CD11b、CD14、CD36、CD68、MSIa 蛋白和Ⅷa 因子阳性。超微检查见肿瘤细胞含大量成簇致密而规则的板层小体，偶可见虫样小体，无 Birbeck 颗粒。组织细胞脂质染色阴性（图 26–120~图 26–122）。

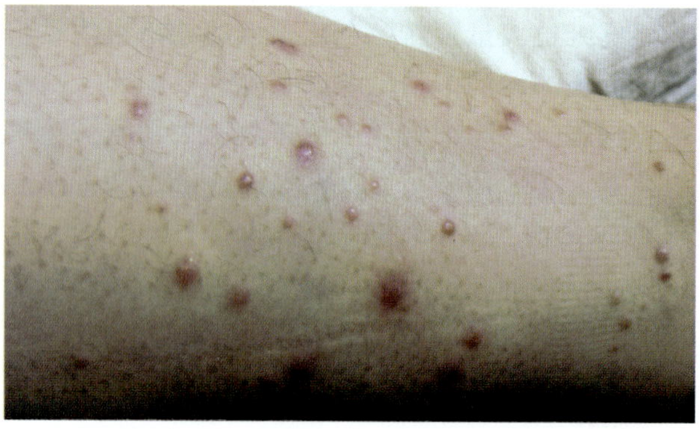

图 26–116 全身性发疹性组织细胞增生症

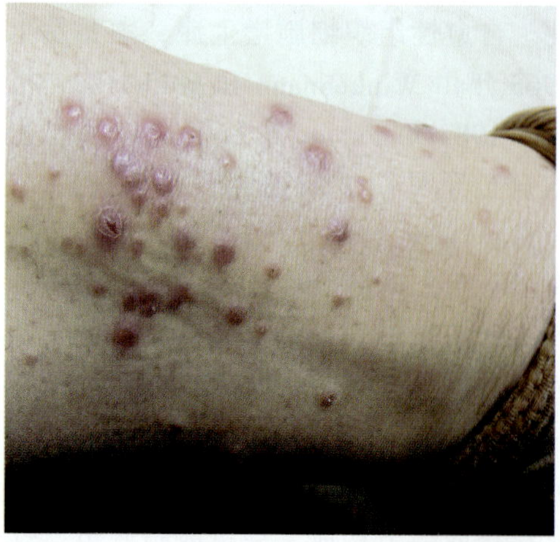

图 26–117 全身性发疹性组织细胞增生症

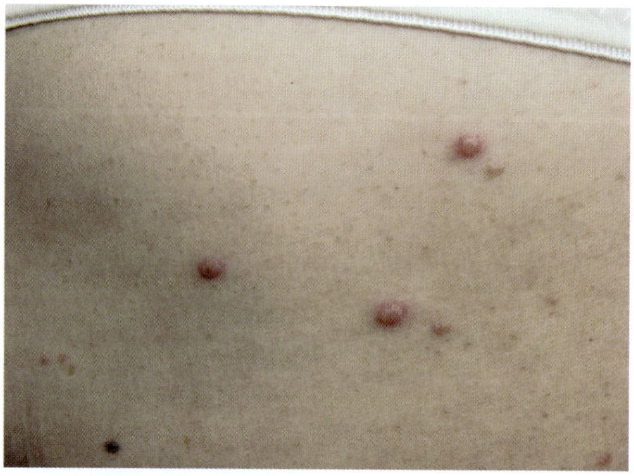

图 26–118 全身性发疹性组织细胞增生症

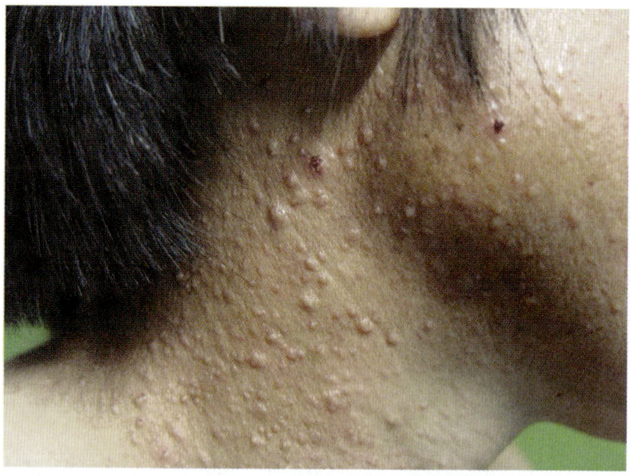

图 26–119 全身性发疹性组织细胞增生症

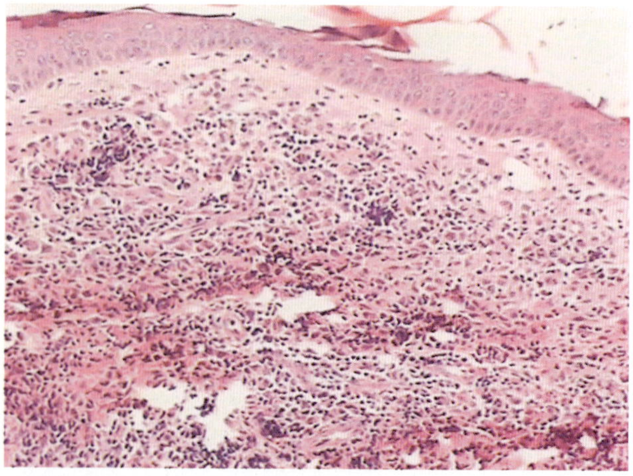

图 26–120 全身性发疹性组织细胞增生症 真皮乳头层和真皮中部可见单形性组织细胞和少数淋巴细胞浸润

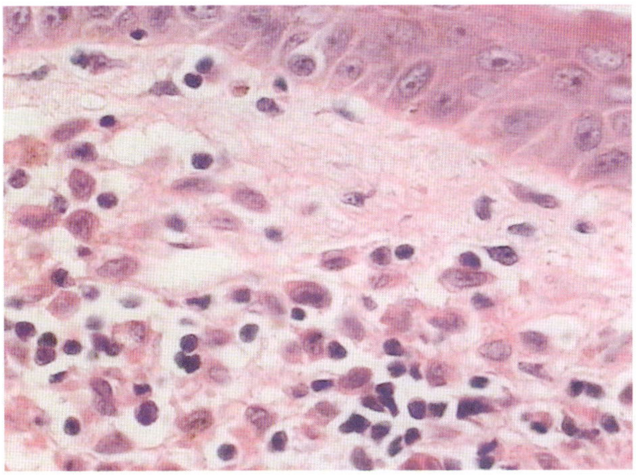

图 26-121　全身性发疹性组织细胞增生症　真皮乳头层和真皮中部可见单形性组织细胞和少数淋巴细胞浸润。无多核巨细胞。组织细胞核染色质稀少，胞浆丰富、淡染，胞浆界限不清

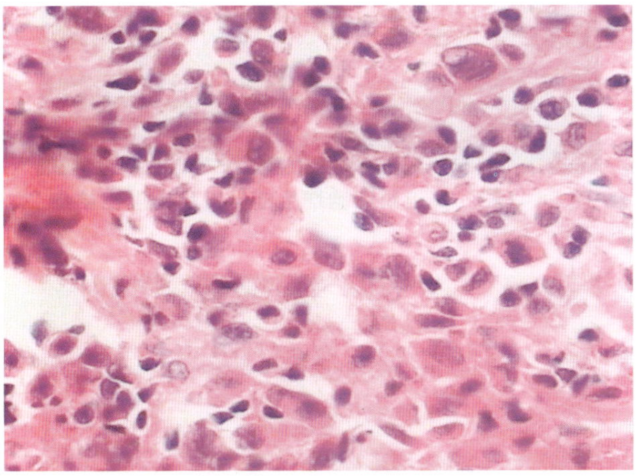

图 26-122　全身性发疹性组织细胞增生症　真皮乳头层和真皮中部可见单形性组织细胞和少数淋巴细胞

【鉴别诊断】

（1）幼年性黄色肉芽肿：根据本病皮损颜色及组织病理像见泡沫细胞和 Touton 细胞，可以鉴别。

（2）丘疹性黄色瘤：同幼年性黄色肉芽肿。

（3）多中心网状组织细胞增生症：本病伴发关节炎，组织像以大量多核巨细胞为特点。

（4）良性头部组织细胞增生症：本病损害局限于头面部，仅在儿童中发病，可与 GEH 区别。

（5）朗格汉斯细胞组织细胞增生症：根据本病临床特点、典型组织学表现、免疫组化和电镜检查可以鉴别。

良性头部组织细胞增生症

良性头部组织细胞增生症（benign cephalic histiocytosis，BCH）为一种自愈性非朗格汉斯组织细胞增生症。Gianotti 等在 1971 年首先报道本病。

病因不明，由于临床和组织病理学表现与一些疾病相互重叠，故提示良性头部组织细胞增生症与全身发疹性组织组织细胞增生症、播散性黄色瘤和黄色肉芽肿密切相关。

【临床表现】

本病很少见，1971 年以前仅有 30 例报告。好发于 3 岁以前的婴幼儿，男女发病约相等。皮疹为无症状、轻度高起的圆或卵圆形、淡红色和褐黄色丘疹，直径 2~8mm。皮损首先发生于颜面上部，主要在眼睑、前额和颊部，以后发生在整个头部、耳后、枕部和颈部，亦可发生于肩部和臂部。皮损数目不等，可数个或多至 100 个以上，并不断发生。黏膜和内脏不受侵犯。损害 8 个月~4 年后可自行消退，不遗留瘢痕。

【组织病理】

早期损害呈界限清楚的浸润，紧密附着在变薄和扁平表皮的下方。浸润细胞大多数为组织细胞，有多形性胞核，染色质稀疏，有时胞浆呈玻璃状。陈旧性损害有很少数核位于周边的多核巨细胞，此外可见散在或群集的淋巴细胞和少数嗜酸性粒细胞混合存在。免疫组化检查组织细胞 S-100 蛋白和 CD1a（OKT6）阴性，CDllb 和 CD4 阳性。超微检查见所有组织细胞内均有许多直径 500~1 500μm 的膜被小体。几乎 1/4 的组织细胞内可见两层约 6μm 的电子微密膜和约 8μm 透亮间隙所形成的逗点样小体。逗点样小体并无诊断价值，因为这种类似小体亦见于黄色肉芽肿、全身性发疹性组织细胞增生症、朗格汉斯细胞组织细胞增生症和先天性自愈性朗格罕斯组织细胞增生症。

【鉴别诊断】

（1）与幼年性黄色肉芽肿，特别是与小结节型幼年黄色肉芽肿鉴别。幼年性黄色肉芽肿结节呈多形性，部位不限于头及颈部；组织病理检查，成熟损害由大量多核巨细胞和泡沫细胞构成；电镜检查可见胞浆内有脂滴。

（2）应与结节型色素性荨麻疹鉴别，结节型

色素性荨麻疹摩擦后起风团，组织病理检查可见大量肥大细胞。

（3）苔藓型肉样瘤的组织病理检查可见上皮样细胞岛，网状纤维伸入和围绕上皮样细胞岛。

（4）全身发疹性组织细胞增生症主要见于成人，皮损泛发全身，电镜检查见巨噬细胞内有许多致密和规则性板层小体，成簇聚集。

（5）丘疹性黄色瘤的皮损广泛，即使早期损害，组织病理检查亦可见泡沫细胞和Touton巨细胞。

（6）朗格汉斯细胞组织细胞增生症，特别是Hand-Schüller-Christian病。HSCD的免疫组化检查显示S-100蛋白阳性，超微检查可见Birbeck颗粒，可以鉴别。

窦组织细胞增生症伴发巨大淋巴结症

窦组织细胞增生症伴发巨大淋巴结症（sinus histiocytosis with massive lymphadenopathy）在1969年由Rosai-Dorfman首先报告。本病相对罕见，已约有365例被报告和随访。病因不明，细胞中介免疫紊乱或原发性感染为本病的两种主要可能病因。

【临床表现】

80%患者在10~20岁时发病，常伴有发烧，10%患者中可出现皮肤损害。皮损多形性，呈淡黄色斑疹、斑片，也可为淡红褐色丘疹、斑块和结节。皮疹表面可糜烂或形成溃疡，大多皮损为多发性、泛发性，无自觉症状。除个别病例皮损呈10cm大的坚实性结节和肿瘤外，大多数皮损均较小。通常无痛性对称性巨大颈淋巴结病为本病的标志。其他如腋窝、纵隔、腹股沟和耳前淋巴结亦可受累。结外非皮肤损害可见于25%的患者，最常见者为眼、上呼吸道、肝、脾、睾丸、骨骼和神经系统。大多患者呈良性经过，数月数年后可自行消退。通常结外损害首先消退，而淋巴结病可持续多年。预后不良，主要由于伴发的免疫异常所致（图26-123~图26-127）。

【组织病理】

真皮内见组织细胞，混有淋巴细胞、浆细胞和中性粒细胞，呈致密弥漫性或结节性浸润。嗜酸性粒细胞可仅见少量，如大量出现，则提示为其他组织细胞增生，特别是朗格汉斯细胞组织细胞增生症。有些组织细胞呈泡沫状多核巨细胞，有时组织细胞聚集成簇，类似淋巴结窦。免疫组化检查，大多数组织细胞S-100蛋白阳性，CD1a（OKT6）阴性。超微检查，大多数组织细胞富含吞噬体，可含成簇逗点形小体，但无Birbeck颗粒（图26-128~图26-133）。

实验室检查常见血沉增高，白细胞增多和中性粒细胞增多，多克隆高丙种球蛋白血症。其他尚见中等贫血，淋巴细胞减少，高滴度Epstein-Barr病毒等。

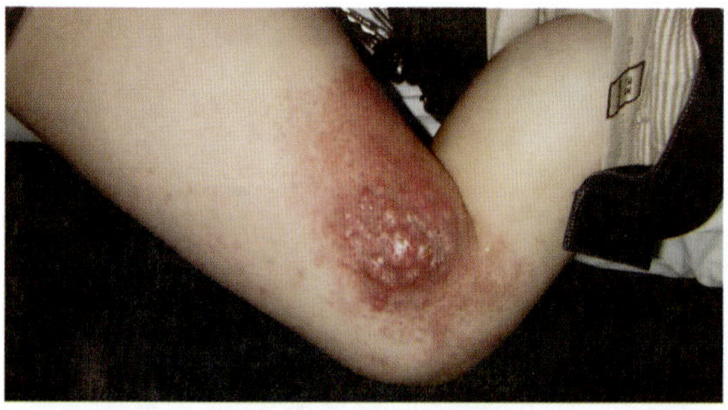

图26-123　窦组织细胞增生症伴发巨大淋巴结症

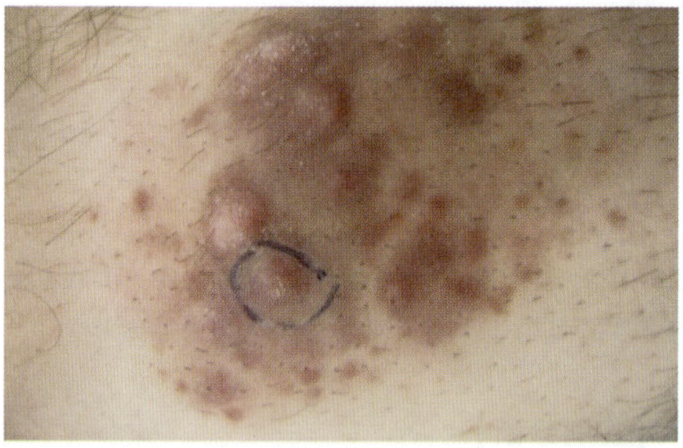

图26-124　窦组织细胞增生症伴发巨大淋巴结症

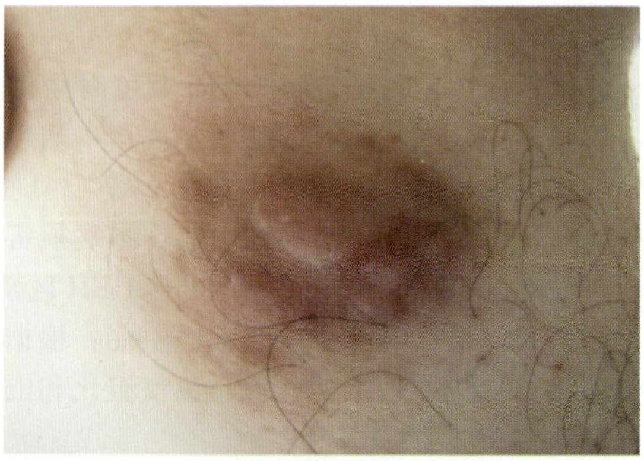

图26-125　窦组织细胞增生症伴发巨大淋巴结症

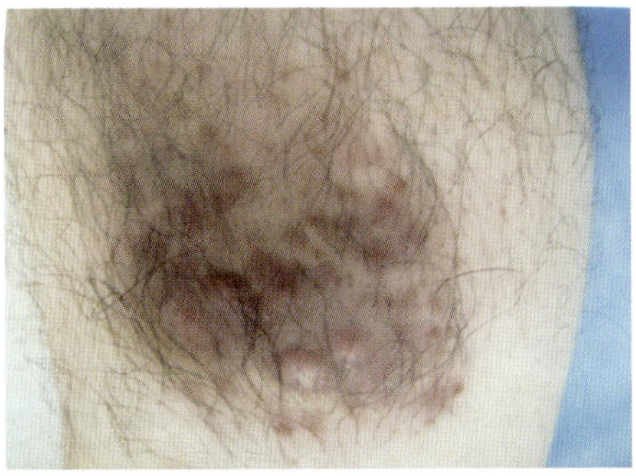

图 26-126　窦组织细胞增生症伴发巨大淋巴结症

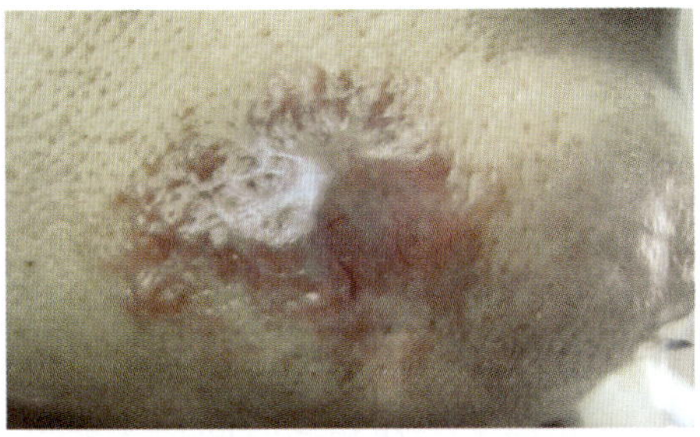

图 26-127　窦组织细胞增生症伴发巨大淋巴结症

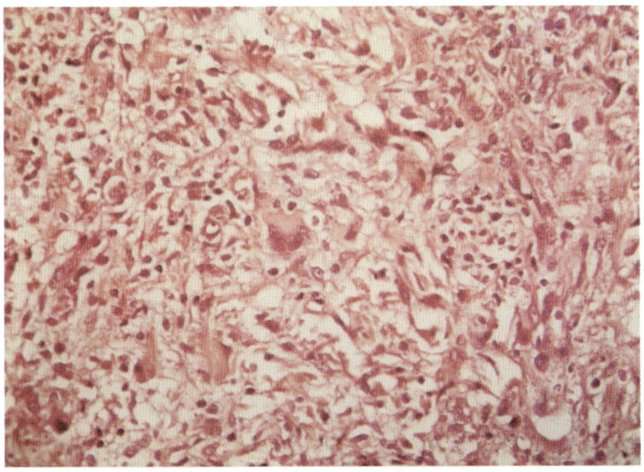

图 26-128　窦组织细胞增生症伴发巨大淋巴结症　可见组织细胞吞噬淋巴细胞

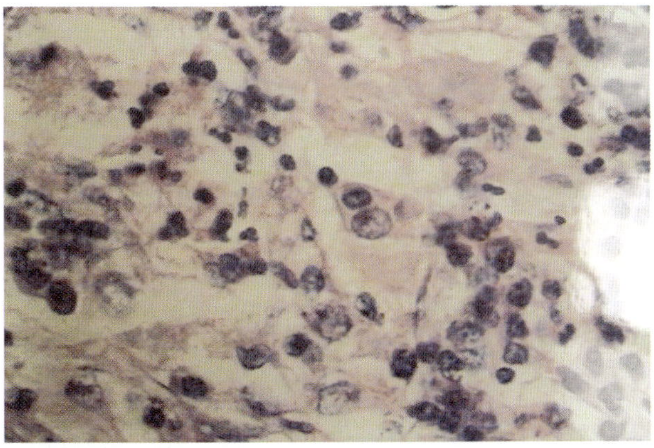

图 26-129　窦组织细胞增生症伴发巨大淋巴结症　真皮内见组织细胞，混有淋巴细胞、浆细胞和中性粒细胞。有些组织细胞呈泡沫状，可见组织细胞吞噬淋巴细胞

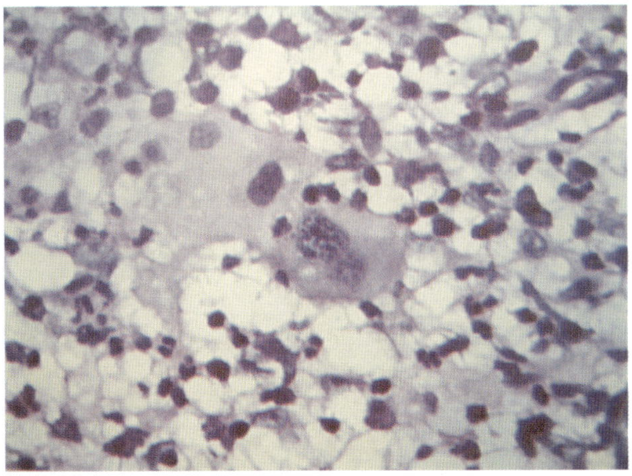

图 26-130　窦组织细胞增生症伴发巨大淋巴结症　体积较大的组织样细胞，胞浆淡染，空泡样核，核仁明显，组织细胞吞噬淋巴现象

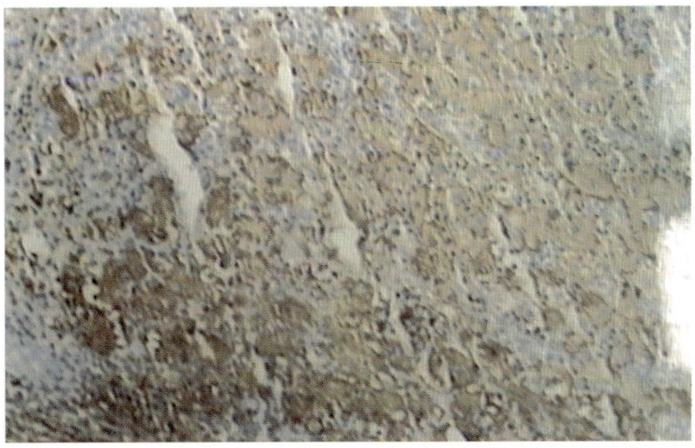

图 26-131　窦组织细胞增生症伴发巨大淋巴结症　S100 染色阳性

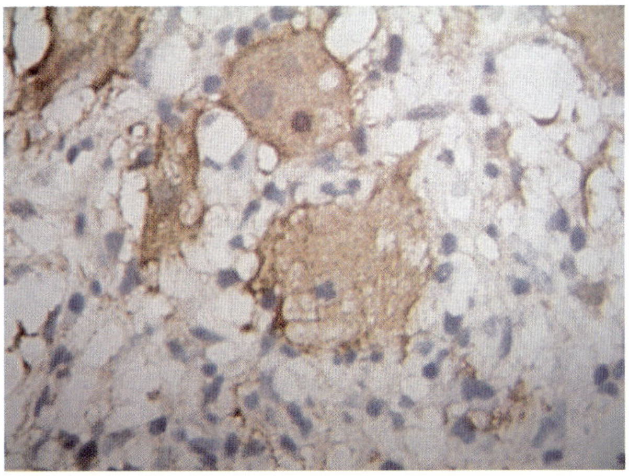

图 26-132　窦组织细胞增生症伴发巨大淋巴结症　免疫组化 Vim 染色阳性

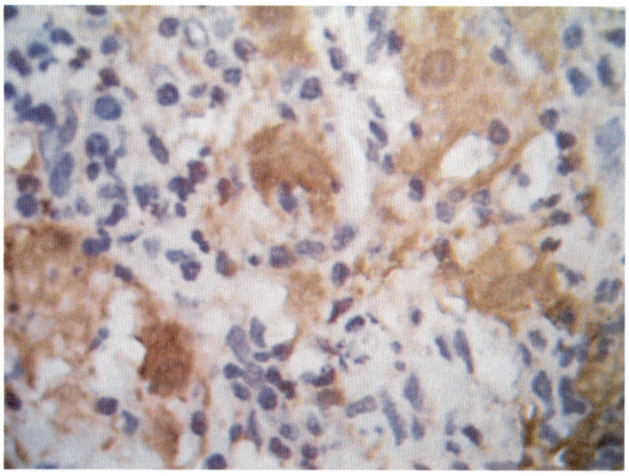

图 26-133　窦组织细胞增生症伴发巨大淋巴结症　免疫组化示 S-100 阳性

第三节　恶性组织细胞病

单核细胞白血病

【临床表现】

单核细胞白血病（monocytic leukemia）的特异性皮肤损害为紫色到红褐色丘疹、结节和斑块。急性单核细胞白血病（AMOL）可发生水疱性损害。皮损遍发全身并可侵犯颜面和头部。皮损发展周期快，可自然消退。白血病性齿龈增生为 AMOL 的特点，发生于 60%的患者中。偶可发生齿龈溃疡、坏死和出血。

【组织病理】

在真皮内见致密血管周围弥漫性和融合性浸润，常累及真皮下部和皮下组织。表皮除表皮突变平外，通常不被累及。在大多数病例中，浸润周围可见非典型性细胞游走于胶原纤维束间，呈“单列纵队”式排列。浸润由不同大小的褶皱状或肾形核和嗜碱性胞浆的单形性肿瘤细胞构成。浸润中常见具有深染、不规则形核的、大的非典型性单核细胞。常见非典型核分裂象，但数目很少。少数颗粒细胞和渗出的红细胞与肿瘤细胞混合存在。

大多数单核细胞白血病病例抗溶菌酶染色阳性。氯乙酸醋酶通常不见于单核细胞白血病。肿瘤细胞表达白细胞共同抗原 CD45 和 Leu22（CD43）。冰冻切片用颗粒细胞和单核细胞标志物 [Leu-M5（CD11c）、KiM7（CD68）、My7（CD13）、OKM14（CD14）、VIM2（CD65）和 MY9（CD33）] 染色，约 85%的标本阳性。

恶性组织细胞增生症

恶性组织细胞增生症（malignant histiocytosis）于 1939 年由 Scott 和 Robb-Smith 首先以组织细胞髓性网状细胞增生症（histiocytic medullary reticulosis）报道。本病为一罕见组织细胞增生症，常急性发病，病程进展迅速，常在数月内致死。

【临床表现】

本病特征为发热、淋巴结肿大、肝脾大，以及发展为全血细胞减少、黄疸和紫癜。约 1/10 的患者发生皮肤损害。儿童皮损发生率更多，有报道 22 例患儿中，18 例有皮肤损害。有些患者开始先为皮肤损害，在相当时间后才发生系统性播散。本病皮损由丘疹、结节或斑块构成，常形成溃疡，此外，也可发生瘀点和紫癜（图 26-134~图 26-141）。

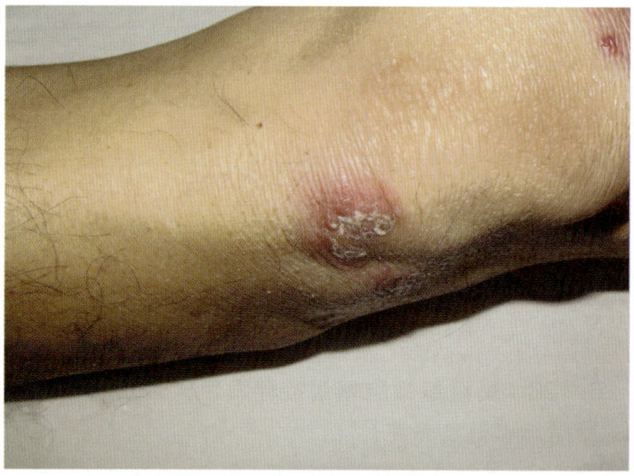

图 26-134　恶性组织细胞增生症

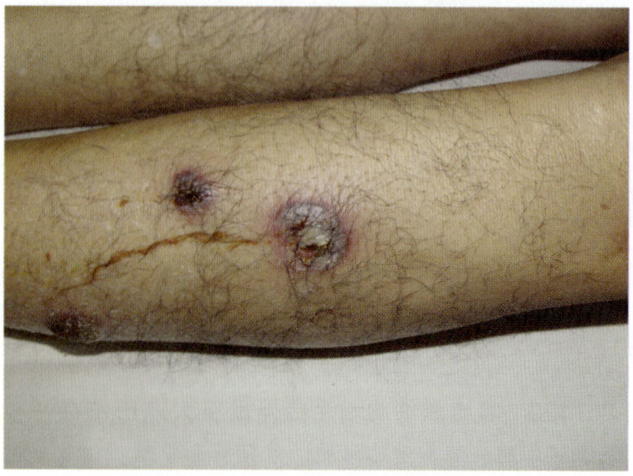

图 26-135　恶性组织细胞增生症

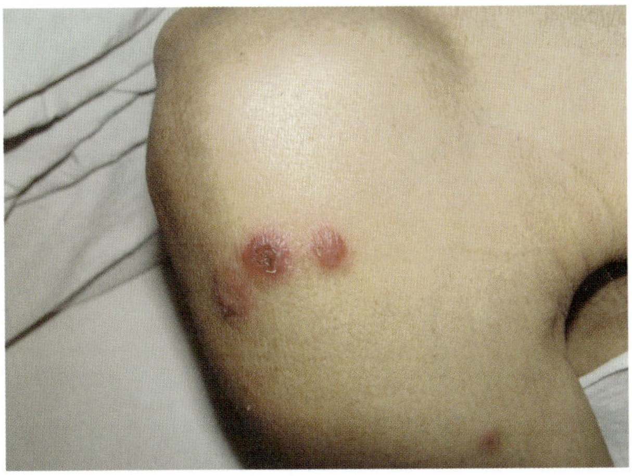

图 26-136　恶性组织细胞增生症

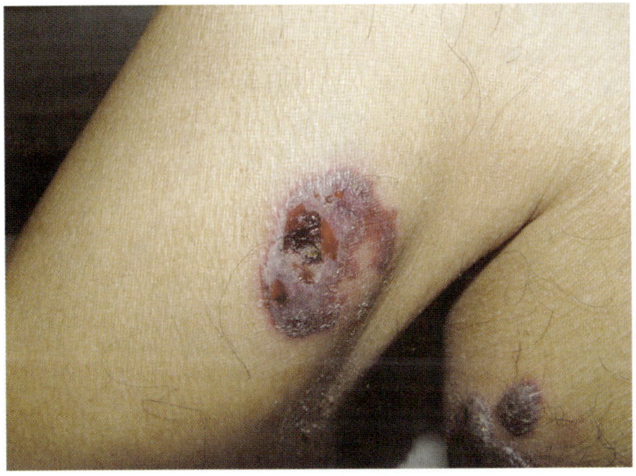

图 26-137　恶性组织细胞增生症

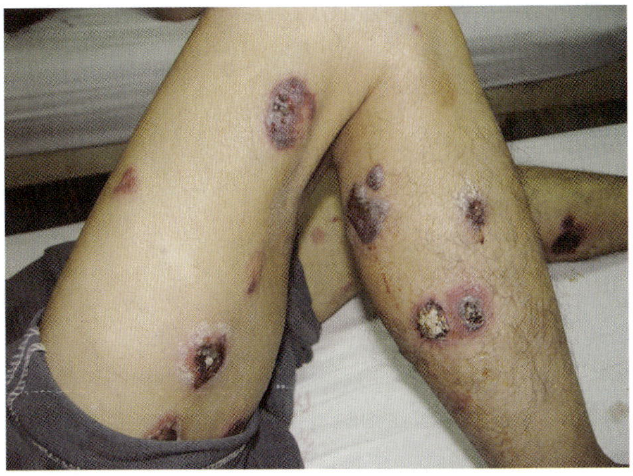

图 26-138　恶性组织细胞增生症

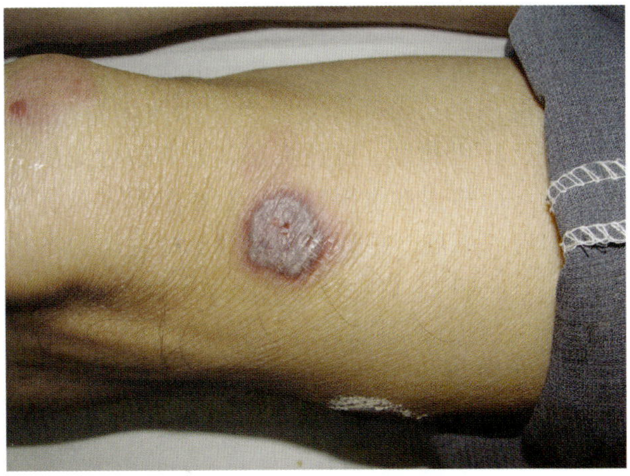

图 26-139　恶性组织细胞增生症

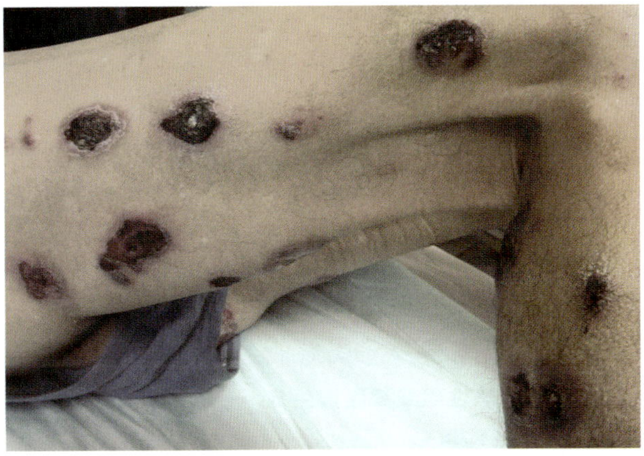

图 26-140　恶性组织细胞增生症

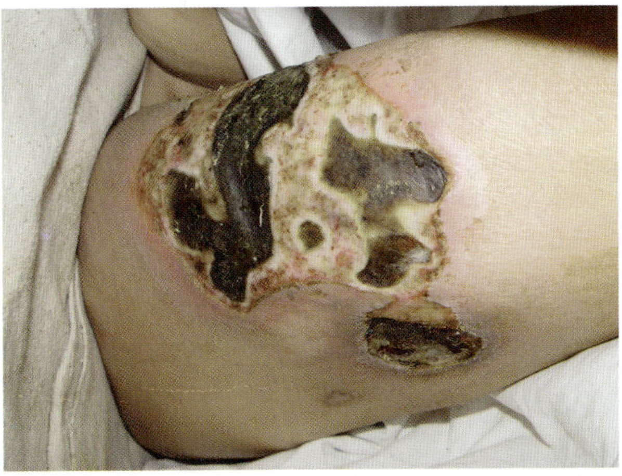

图 26-141　恶性组织细胞增生症合并深部真菌病

【组织病理】

皮肤浸润通常位于真皮的中下部和皮下脂肪组织。浸润由正常和非典型组织细胞团块构成，伴发灶性坏死和急、慢性炎症。非典型性组织细胞显示大而多形性水疱状核。有些组织细胞胞浆内吞噬有红细胞、核碎片和白细胞断片，为本病的特点。一组 18 例免疫组化显示 CD68（100%）、溶菌酶（94%）、CDIa（0）、S-100（33%）阳性表达，亦见 Concavalin-A 阳性表达。有些病例呈 CD31 阳性表达（图 26-142~图 26-146）。

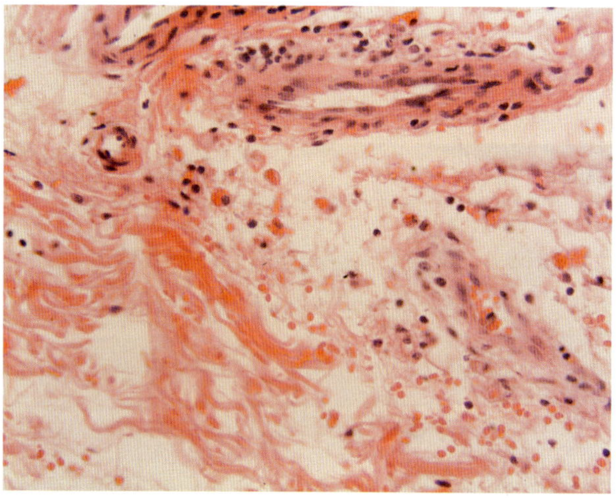

图 26-142 恶性组织细胞增生症 可见正常和非典型组织细胞及大量红细胞

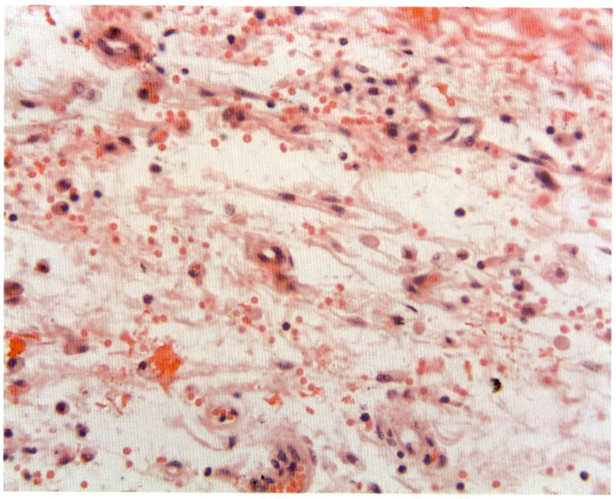

图 26-143 恶性组织细胞增生症 可见正常和非典型组织细胞及大量红细胞

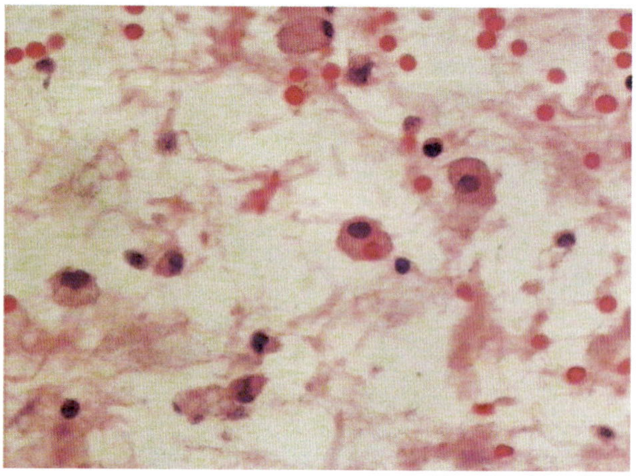

图 26-144 恶性组织细胞增生症 有些组织细胞胞浆内吞噬有红细胞

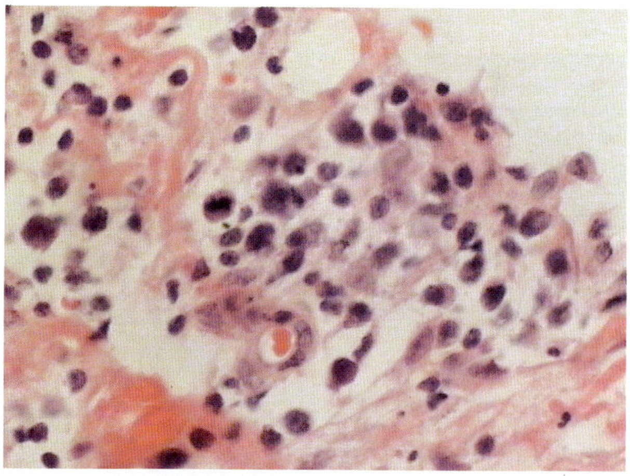

图 26-145 恶性组织细胞增生症 浸润由正常和非典型组织细胞团块构成。非典型性组织细胞显示大而多形性深染核

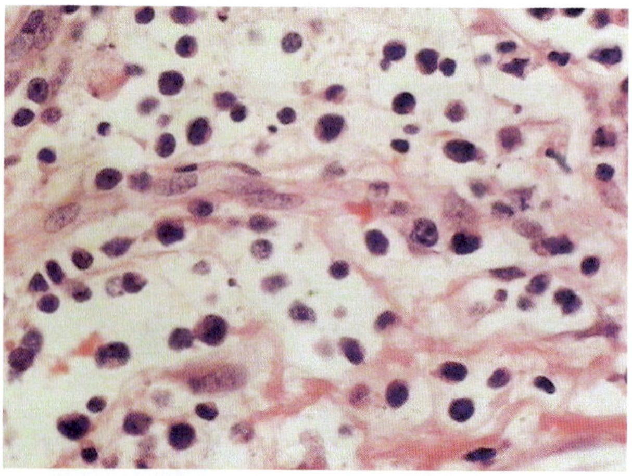

图 26-146 恶性组织细胞增生症 浸润由正常和非典型组织细胞团块构成。非典型性组织细胞显示大而多形性深染核

【鉴别诊断】

(1) Letterer-Siwe 病的病变常在真皮浅层，有亲表皮性，免疫组化和电镜下有特点。恶性组织细胞增生症有明显的组织细胞吞噬性，可以鉴别。

(2) 吞噬性组织细胞脂膜炎（cytophagic histiocytic panniculitis）的病变长期局限于皮肤，全身症状轻，组织细胞为良性，胞核正常。

真性组织细胞淋巴瘤

真性组织细胞淋巴瘤（true histiocytic lymphoma）为恶性组织细胞肿瘤，可播散。

原因不明。本病为非朗格汉斯细胞或朗格汉斯细胞(罕见) 恶性增生。

【临床表现】

为淋巴结或结外局限性恶性组织细胞肿瘤。约 40%患者表现为一群或多群无痛性表浅淋巴结肿大。全身症状有不适、厌食、多汗及发热。节外损害可累及骨，胃肠道及皮肤。后者表现为局限性淡蓝红色肿瘤。可较大，有报告 1 例 79 岁的患者，其单发性皮肤肿瘤直径达 20cm。1 例日本 49 岁女性患者，小腿发生孤立性暗红色肿瘤，组织病理显示单形性大细胞浸润，其上表皮糜烂。免疫组化示 CD1a 阳性，电镜下显示多数 Birbeck 颗粒，为朗格汉斯细胞真性组织细胞淋巴瘤，播散至局部淋巴结、肝、肺、肾、骨髓和皮肤，诊断后 3 年患者死亡。

【组织病理】

在许多方面与恶性组织的细胞增生症相似，浸润细胞主要位于真皮。细胞较恶性组织细胞分化好，细胞更均质化，显示吞噬活性，Ⅷa 因子标定阳性。CD11c 和 CD68 巨噬细胞标志染色阳性；T 和 B 淋巴细胞标志阴性。

（李伯埙　俞晓林）

第二十七章 皮肤肿瘤

第一节 概　述

肿瘤已成为严重威胁人类健康的常见病和多发病。恶性肿瘤的死亡率在一些国家的报道中仅次于心血管系统疾病位居第二位。皮肤的恶性肿瘤同样也严重影响人类的健康乃至生命。如果皮肤肿瘤没有得到早期诊断和治疗，可导致发病率和死亡率明显增高。皮肤肿瘤的早期诊断，对患者的预后十分重要。皮肤肿瘤因发生于体表，故早期诊断主要是靠细胞学及病理学或免疫病理学的诊断。

肿瘤的定义

肿瘤是机体在各种致瘤因素作用下，局部组织细胞的基因调控失常，导致克隆性异常增生而形成的新生物。肿瘤一般呈单克隆性，瘤细胞具有异常的形态、代谢和功能，不同程度地丧失分化成熟能力，呈持续性生长并有相对自主性，即使导致肿瘤的因素不存在时，仍持续性生长，不仅与整个机体不协调，而且有害无益，真性肿瘤一般具有这些特征。其他性质的肿块不应包括在内，如黄色瘤、肉样瘤等。

肿瘤的命名

一般是根据肿瘤的组织来源（分化方向）、发生部位和生物学行为来命名。

良性肿瘤的命名

通常是在肿瘤来源组织的名称后加一“瘤”字，如来自平滑肌的良性肿瘤称平滑肌瘤。有时结合肿瘤的形态命名，如乳头状瘤。如果由两种组织构成的肿瘤，则用两种组织同时命名，如平滑肌脂肪瘤。如含有一个以上胚层的多种组织的良性肿瘤称畸胎瘤。

恶性肿瘤的命名

1. 癌　来源于上皮组织的恶性肿瘤称为癌，其命名是在来源组织名称后加“癌”字。如来源于基底细胞的恶性肿瘤称为基底细胞癌；来源于汗腺的恶性肿瘤称为汗腺癌。

2. 肉瘤　来源于间叶组织（包括纤维结缔组织、脂肪、肌肉、脉管、骨、软骨组织等）的恶性肿瘤称为肉瘤，其命名是在组织来源名称后加“肉瘤”，如纤维肉瘤、脂肪肉瘤、平滑肌肉瘤等。

肿瘤命名的特殊情况

1. 一些肿瘤的形态类似某种幼稚组织，称为母细胞瘤，良性者如骨母细胞瘤；恶性的如神经母细胞瘤、脂肪母细胞瘤等。

2. 神经纤维瘤病、脂肪瘤病、血管瘤病等名称中的“……瘤病”，是指肿瘤多发。

3. 一些肿瘤仍沿用习惯名称，如恶性黑色素瘤、白血病、淋巴瘤、霍奇金病等。

4. 某些以“……瘤”称呼的疾病并不是肿瘤，如错构瘤、梅毒瘤、动脉瘤、创伤性神经瘤等。

肿瘤的分类

根据肿瘤的生物学特性及对人体的危害程度分类

可分为良性和恶性两类。但是一些肿瘤的良恶性是相对的，特别是一些良性肿瘤可转化为恶性肿瘤，而有些则介于良恶性之间，如境界瘤或界线瘤。

根据组织来源分类

1. 上皮组织来源肿瘤如鳞状上皮、移行上皮、腺上皮等。

2. 间叶组织来源肿瘤如脂肪组织、平滑肌组织、血管组织、纤维组织细胞等。

3. 淋巴、造血组织来源肿瘤如淋巴瘤及白血病等。

4. 神经组织来源肿瘤如神经纤维瘤、胶质细胞瘤等。

5. 来源组织未定的肿瘤。

恶性肿瘤的分级和分期

恶性肿瘤的分级和分期对临床医师制订治疗方案和预后评估有一定的参考价值，尤其是肿瘤的分期更为重要，但不同的恶性肿瘤的生物学特性及患者的全身情况等因素也应该综合考虑。

对恶性肿瘤分级是为了描述其恶性程度。病理学上，根据恶性肿瘤细胞的分化程度、异型性及核分裂数来确定恶性肿瘤的级别。一般分为三级，Ⅰ级为高分化，细胞分化良好，恶性程度低；Ⅱ级为中分化，中度恶性；Ⅲ级为低分化，恶性程度高。

恶性肿瘤分期是代表肿瘤的生长范围及播散程度。国际普遍采用 TNM 分期系统。T 代表肿瘤原发灶的情况，依次用 T_1~T_4 表示。N 代表区域淋巴结受累情况，依次用 N_0~N_3 表示。M 代表远处转移，没有远处转移者用 M_0 表示，有远处转移者用 M_1 表示。

1. T 代表原发肿瘤

（1）皮肤肿瘤（不包括恶性黑色素瘤）

T_0：未见原发肿瘤

T_{1a}：原位癌

T_1：肿瘤的直径≤2cm，非常表浅或外突型。

T_2：肿瘤的直径 2~5cm，或不论其大小如何，真皮浅层有浸润。

T_3：肿瘤直径≥5cm，或不论其大小如何，真皮深层有浸润。

T_4：肿瘤侵犯周围其他组织如软骨、肌肉或骨。

（2）皮肤恶性黑色素瘤

T_0：无原发肿瘤

T_1：肿瘤的直径≤2cm，非常表浅或外突型，无卫星状结节。

T_2：肿瘤的直径 2~5cm，或不论其大小如何，真皮深层有浸润，无卫星状结节。

T_3：肿瘤直径≥5cm，或不论其大小如何，真皮深层有浸润，距离原发肿瘤边缘 5cm 以内有卫星状结节。

T_4：肿瘤侵犯周围其他组织如软骨、肌肉或骨。

2. N 代表局部淋巴结　对摸到的淋巴结按下列方法记录，并估计是否有转移。

N_0：无可摸到的淋巴结

N_1：同侧有活动的淋巴结

N_{1a}：估计淋巴结内无转移

N_{1b}：估计淋巴结内有转移

N_2：对称或双侧有活动的淋巴结

N_{2a}：估计淋巴结内无转移

N_{2b}：估计淋巴结内有转移

N_3：可摸到固定的淋巴结

3. M 代表远处转移

M_0：无远处转移

M_1：有远处转移，包括原发灶所在区以外的淋巴结转移，或者在原发灶边缘 5cm 以外有卫星状结节。

肿瘤的组织结构

除了绒毛膜癌和白血病以外（无间质），几乎所有的肿瘤都可分为实质和间质两部分。

肿瘤的实质主要是指肿瘤细胞，是肿瘤的主要成分，这些细胞或其产物往往能提示肿瘤的分化方向。肿瘤的生物学性质及其特殊性是由肿瘤的实质决定的。一般肿瘤只有一种实质，如脂肪瘤的实质是分化良好的脂肪组织。一些肿瘤实质是由两种实质构成的，如平滑肌脂肪瘤的实质包括平滑肌和脂肪两种实质。畸胎瘤的实质则由多种成分构成，如上皮、毛发、骨骼、牙齿、神经组织等。

肿瘤的间质一般是由结缔组织、淋巴管和血管构成，起着支持和营养肿瘤实质的作用。肿瘤间质常可见有较多的淋巴细胞浸润，是机体对肿瘤组织的免疫反应。肿瘤的实质和间质在肿瘤的发展过程中是相互影响的。肿瘤细胞可以刺激肿瘤组织中血管的生成，是肿瘤能够持续生长的重要因素。一般肿瘤分化越高，间质越多。肿瘤分化越低，实质越多，间质越少。有时肿瘤实质生长很快，间质营养供应不足，则瘤组织可发生坏死。

肿瘤的形态

肿瘤的形态变化多端，观察时，应注意肿瘤的数目、大小、形态、颜色及质地等，这些信息对判断肿瘤的类型、区分良恶性有一定的帮助。

1. *数目*　肿瘤通常为单发，有时多发，如神经纤维瘤病、脂肪瘤病等为多发的肿瘤。

2. *大小*　肿瘤的大小差别很大，与多种因素有关，如肿瘤的良恶性、生长的时间和发生的部位等。在皮肤和大的体腔的肿瘤，有足够的生长空间，可以长得很大；发生在狭小腔道内的肿瘤，空间受限，通常体积较小。生长缓慢的肿瘤，生长时间可以很长，体积会很大。生长迅速的恶性肿瘤，常很快发生转移，体积一般不大，但是恶性肿瘤的体积越大，发生转移的概率越大。

3. *形状*　肿瘤的形状多种多样，与组织类型、发生部位、生长方式及良恶性有关。通常使用一些通用而形象的术语来描述肿瘤的形状，如乳头状、息肉状、绒毛状、结节状、分叶状、囊状、菜花状、蕈状、溃疡包块状、浸润状、疣状、弥漫肥厚状等。表现为菜花状、火山口溃疡状及浸润包块状等肿瘤形状时，应怀疑为恶性肿瘤。

4. *颜色*　肿瘤的颜色是由组成肿瘤的组织、细胞及其产物的颜色来决定的。如纤维组织的肿瘤，切面多为灰白色；脂肪瘤为黄色；血管瘤为红色；色素性肿瘤及黑色瘤呈黑色；含黏液的肿瘤，如黏液瘤，呈透明状。肿瘤可发生一些继发性改变，如坏死处可呈灰黄色，出血处呈紫红色等，这些改变使肿瘤原本的颜色发生改变。

5. *质地*　不同的肿瘤质地也不同。肿瘤的质地与肿瘤的种类、肿瘤的实质与间质的比例及有无变性坏死有关。肿瘤实质多间质少者较软；肿瘤间质含有较多纤维组织者较硬；肿瘤发生坏死者质地较脆。在皮肤肿瘤中，脂肪瘤较软，骨瘤最硬。

6. *边界*　大多数良性肿瘤常有包膜，与周围组织境界清楚；大多数恶性肿瘤呈浸润性生长，无包膜，与周围组织无明显界限。

肿瘤的异型性

由于分化程度不同，肿瘤的细胞形态和组织结构与相应的正常组织相比，有不同程度的差异，这种差异称为异型性。肿瘤的异型性分为细胞异型性和结构异型性。

肿瘤的细胞异型性

良性肿瘤的细胞异型性小，一般与其来源的正常组织相似。恶性肿瘤的细胞有高度的异型性，有以下表现：

1. 肿瘤细胞较其相应正常细胞大。

2. 肿瘤细胞的大小和形态不一致，表现为多形性，有时可出现瘤巨细胞。但是有些分化程度很差的肿瘤，其瘤细胞很原始，体积较正常细胞小，大小和形态也比较一致。

3. 肿瘤细胞的胞核与细胞质的比例增高。正常为 1:6~1:4，恶性肿瘤细胞则接近 1:1。

4. 肿瘤细胞的细胞核的大小、形状和染色相差较大，可出现巨核、多核、奇异性核，核深染，染色质呈粗颗粒状，分布不均匀，常堆积在核膜下。

5. 核仁明显，体积较大，数目增多。

6. 核分裂象增多，尤其是病理性核分裂象对诊断恶性肿瘤有重要意义。

肿瘤的结构异型性

异型性是指肿瘤组织在空间排列方式上与相应正常组织的差异。良性肿瘤的结构异型性较正常组织小。恶性肿瘤有明显的组织结构异型性。

良恶性肿瘤的区别

良恶性肿瘤的区别见表 27–1。

肿瘤的扩散

恶性肿瘤不仅可以在原发部位继续浸润性生长，并累及周围的组织和器官，而且还可以通过多种途径扩散到身体其他部位。这是恶性肿瘤的

表 27-1 良性肿瘤恶性肿瘤的区别

	良性肿瘤	恶性肿瘤
组织分化程度	分化好，异型性小	分化不好，异型性大
核分裂象	无或稀少，不见病理核分裂象	多见，可见病理性核分裂象
生长缓慢	缓慢	较快
生长方式	膨胀性生长或外生性生长	浸润性生长或外生性生长
继发改变	少见	常见，如出血、坏死、溃疡形成等
转移	不转移	常转移
复发	不复发或很少复发	易复发
对人体的影响	小，主要为局部压迫或阻塞	大，破坏原发部位和转移处的组织，可引起坏死、出血、合并感染，甚至造成恶病质

主要特性，也是导致患者死亡的主要特征。

直接蔓延

直接蔓延是指恶性肿瘤连续不断的浸润、破坏周围的组织和器官。

转　移

转移是指恶性肿瘤侵入淋巴管、血管或各种体腔，迁徙到身体其他部位，继续生长，形成同种类型的肿瘤，这样形成新的肿瘤称为转移性肿瘤或继发瘤。原来的肿瘤称为原发肿瘤。转移是恶性肿瘤的确凿的证据，但并不是所有的肿瘤都会发生转移。例如，基底细胞癌，基本只在局部造成破坏，很少发生转移。恶性肿瘤的转移途径有以下几种：

1. 淋巴道转移　肿瘤细胞侵入淋巴管，随淋巴流到局部淋巴结。肿瘤细胞先聚集于边缘窦，以后累及整个淋巴结。局部淋巴结出现转移后，可继续转移至淋巴循环下一站的其他淋巴结，最后经过胸导管浸润血流，继发血道转移。

淋巴道转移是癌转移的重要途径，大多数癌最常也是最早发生淋巴道转移的。但是肉瘤发生淋巴道转移者较少。

2. 血道转移　这是肉瘤的主要转移方式。瘤细胞进入血管后，一般为静脉，可随血流到达远处的器官，继续生长，形成转移瘤。少数也可间接经淋巴管进入血管。肿瘤细胞的运行途径与血栓栓塞的过程相似。血道转移最常见的器官是肺，其次是肝脏和骨。所以临床上恶性肿瘤患者必须做肺、肝脏和骨的影像学检查，以判断其有无血道转移，以确定患者患者的临床分期和治疗方案。转移瘤的形态学特点是边界清楚，常多发，散在分布，多位于器官的表层。

3. 种植性转移或接触性转移　在皮肤肿瘤中，如唇癌，当下唇发生癌后，上唇也可相继发生癌；又如舌癌发生后，其所接触的颊黏膜也容易发生癌，可能是由于两者经常接触，癌细胞接种到颊黏膜而发生转移。除上述情况外，也可发生手术的种植转移，常可见手术创口周围发生转移灶。

第二节 表皮肿瘤

表皮痣

【临床表现】

表皮痣（epidermal nevus）在临床上可分为三型：疣状痣、单侧痣与高起鱼鳞病。多自出生时或儿童期发生，开始为一小的角化性丘疹，逐渐扩大，呈密集的角化过度性丘疹，黄棕色触之粗糙坚硬，发展缓慢。皮损可位于躯干和肢体，一般无自觉症状，而在病变扩展时可有痒感。

疣状痣是孤立性或多发性局限性皮损，皮损只位于躯体一侧的，称为单侧痣。皮损为双侧性、泛发性，甚至广泛分布于全身，呈涡纹状或弧线形条纹，称为高起鱼鳞病（图 27-1~图 27-10）。

表皮痣尤其是系统性型可并发骨骼畸形和中枢神经系统疾患，如癫痫、神经性耳聋与精神发育迟缓，称为表皮痣综合征。少数患者可并发基底细胞癌，偶或鳞状细胞癌。

【组织病理】

各型表皮痣的组织病理变化基本相同，表皮

呈不同程度的增生，均有角化过度，棘层肥厚，表皮突伸长，乳头瘤样增生，并可见颗粒层增厚及角化不全，基底层黑色素增多，但无痣细胞增生。部分患者的组织学表现可显示为表皮松解性角化过度，病变广泛，几乎扩延及整个表皮（图27-11~图 27-13）

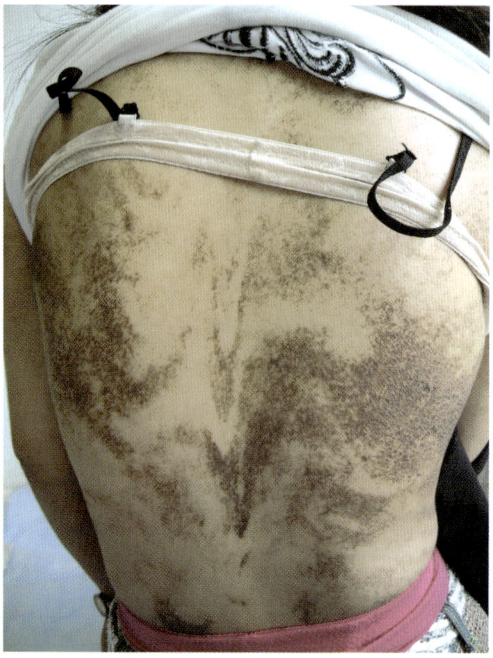
图 27-1　表皮痣

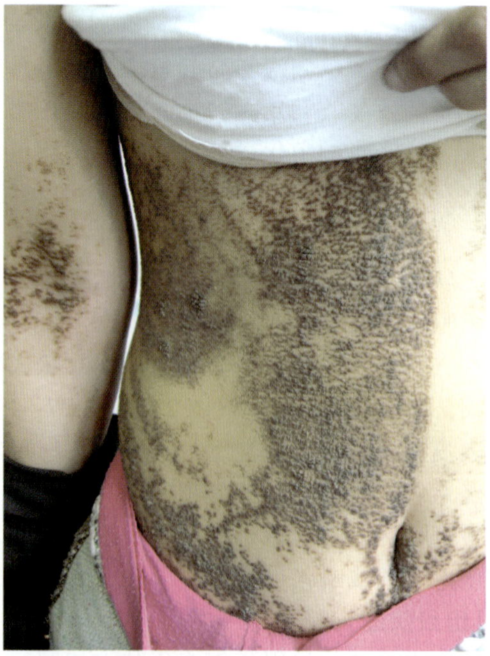
图 27-2　表皮痣

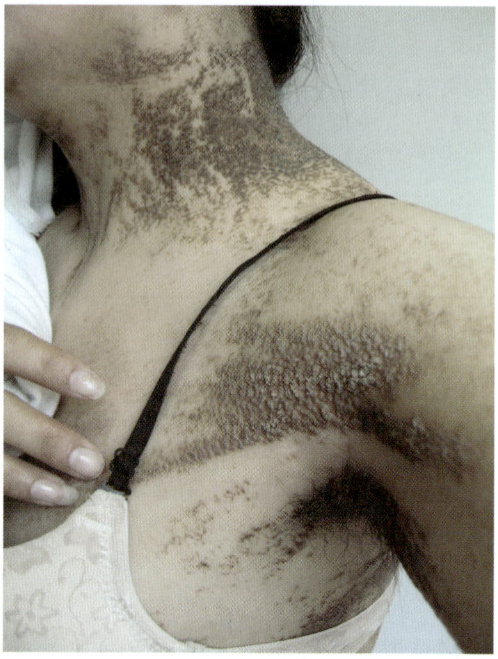
图 27-3　表皮痣

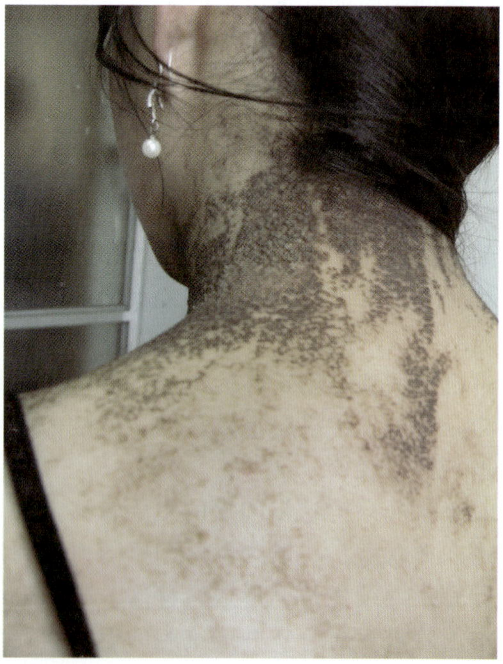
图 27-4　表皮痣

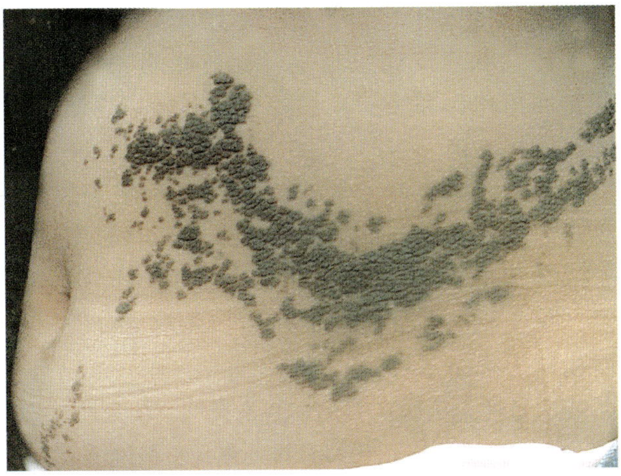

图 27-5　表皮痣

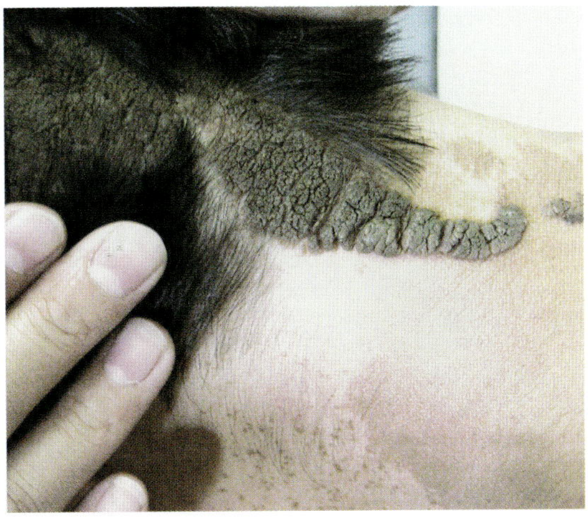

图 27-7　表皮痣

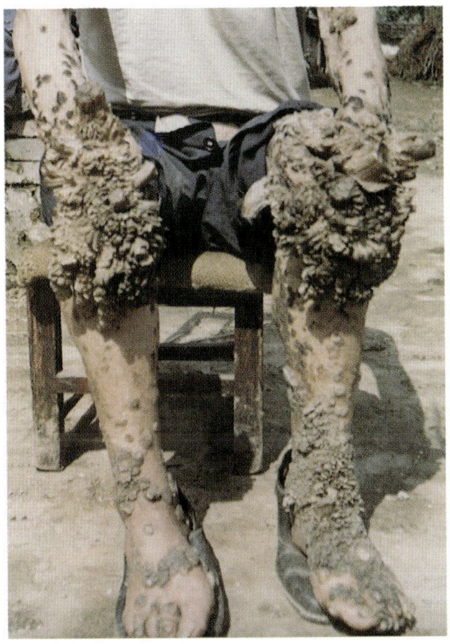

图 27-6　表皮痣

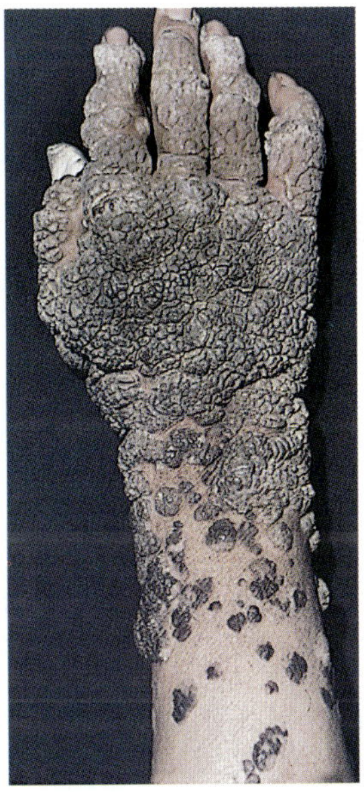

图 27-9　表皮痣

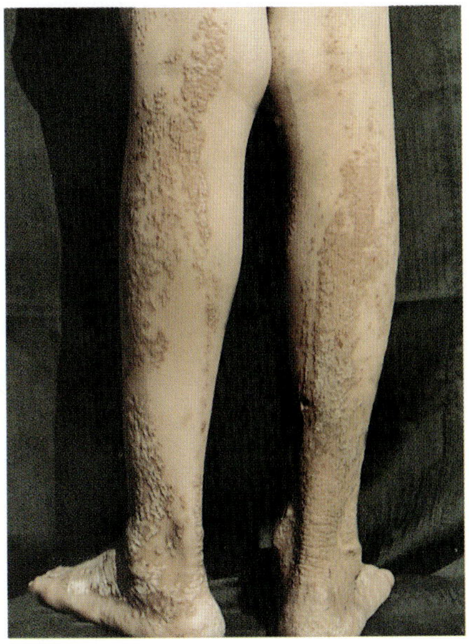

图 27-7　表皮痣

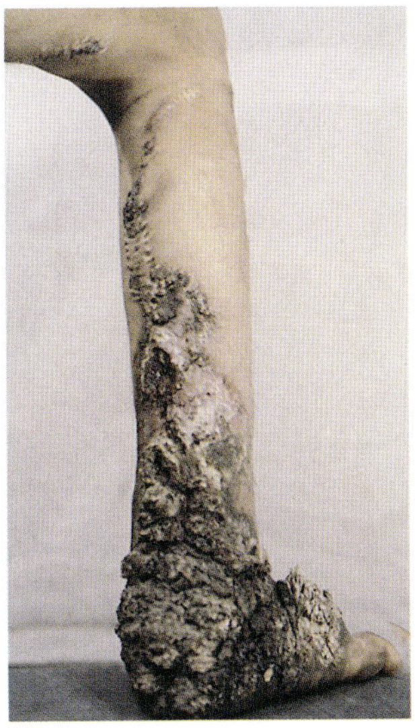

图 27-10　表皮痣

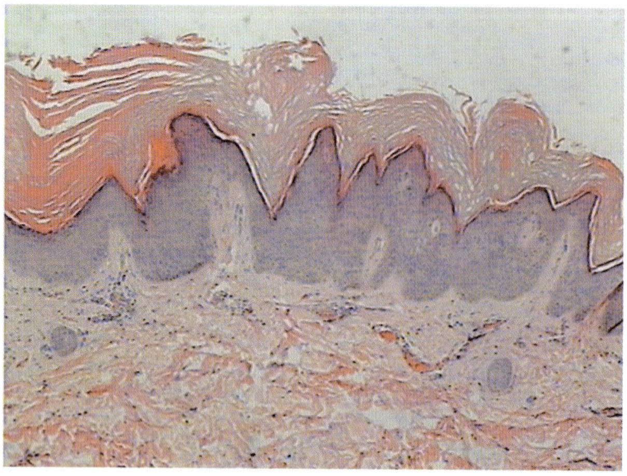

图 27-11 **表皮痣** 表皮角化过度，棘层肥厚，表皮突融合，乳头瘤样增生

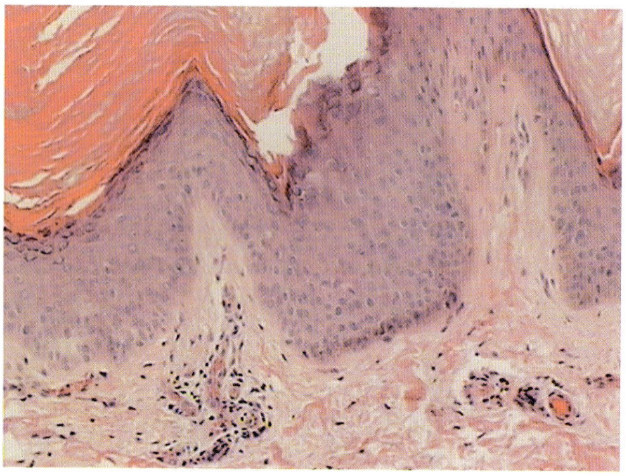

图 27-12 **表皮痣** 表皮角化过度，棘层肥厚

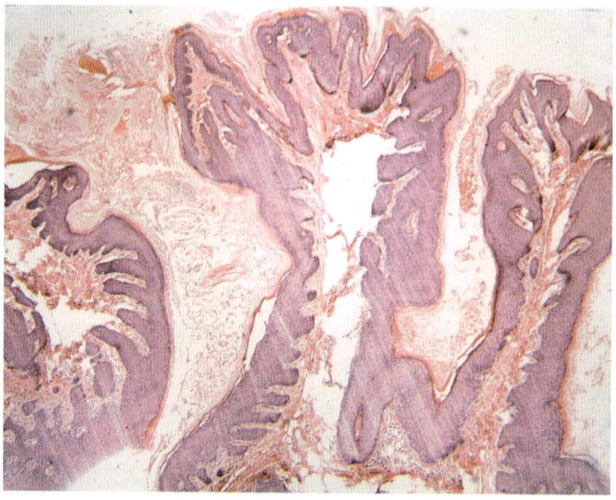

图 27-13 **表皮痣** 高度乳头瘤样增生

【鉴别诊断】

1. 线状表皮痣应与脂溢性角化病、寻常疣、日光性角化病和黑棘皮病等也具有乳头瘤样增生的疾病相鉴别。

脂溢性角化病：常有角化，瘤细胞大都为基底样细胞，并伴有角质囊肿形成。

寻常疣：颗粒层和棘层上部有灶性空泡变性，角化不全的细胞核大而圆，并常见有透明质质颗粒的浓集。

日光性角化病：表皮细胞不典型，核大而深染，且不规则，可见核丝分裂，排列紊乱，极性消失。

黑棘皮病：棘层肥厚和表皮突伸长均不如本病明显，黑色素量明显增多。

2. 系统性表皮痣如有表皮颗粒状变性，则应与有颗粒状变性的其他疾病如先天性鱼鳞病样红皮病、孤立性表皮松解性棘皮瘤、显性遗传局限性掌跖角化病等鉴别，结合临床，容易鉴别。

3.炎症性皮痣的临床上应与线状苔藓鉴别，但本病为持久性，基层肥厚明显。

炎症性线状疣状表皮痣

【临床表现】

炎症性线状疣状表皮痣（inflammatory linear verrucous epidermal nevus）为一种持久性线状损害，剧烈瘙痒。皮损表现为红色轻度疣状鳞屑性丘疹，呈平行或数行排列。虽常见于幼儿，但亦可发生于成人。好发部位为一侧下肢，罕见情况下，亦有对称发生者。本病被认为是表皮痣的亚型，但由于其临床及组织病理上类似银屑病而将其放在丘疹鳞屑性疾病中叙述（图 27-14~图 27-17）。

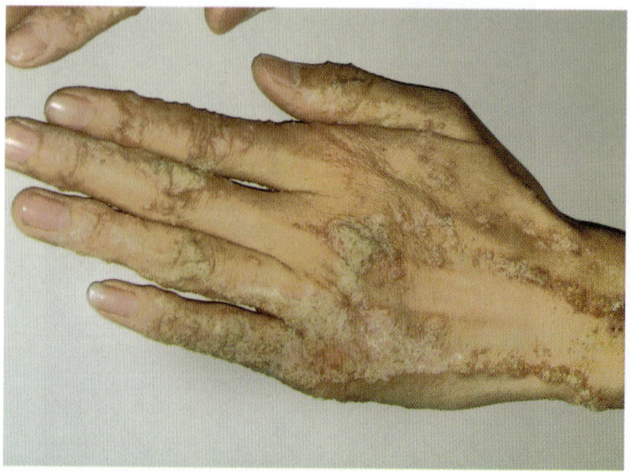

图 27-14 **炎症性线状疣状表皮痣**

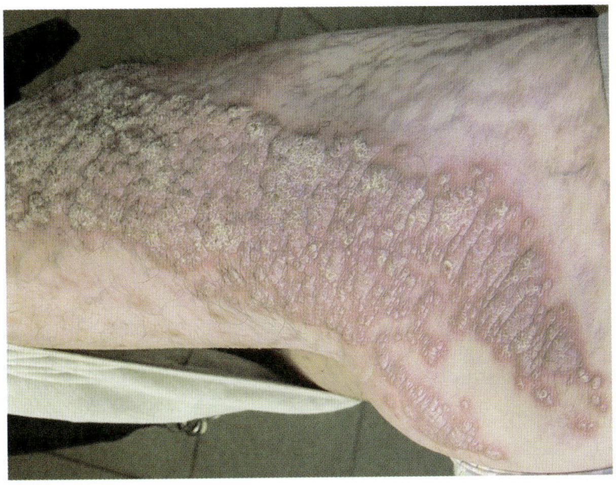

图 27-15　炎症性线状状疣状表皮痣

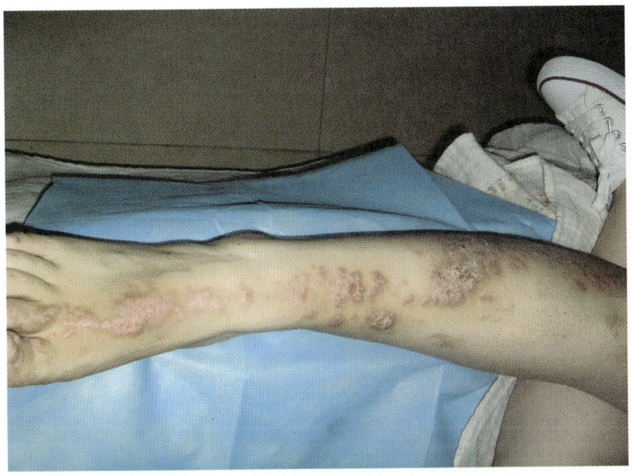

图 27-16　炎症性线状疣状表皮痣

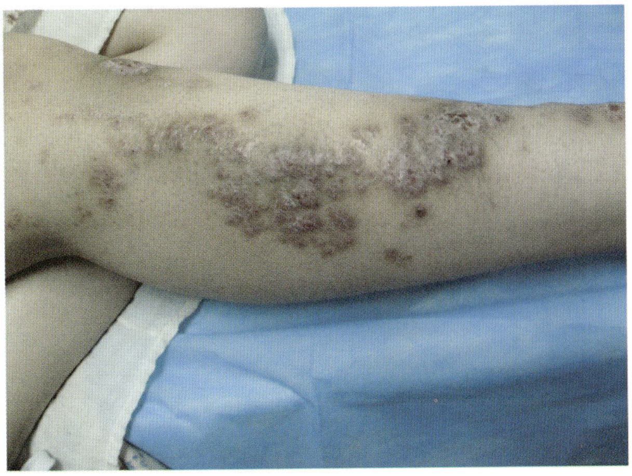

图 27-17　炎症性线状疣状表皮痣

【组织病理】

表皮角化过度，伴灶状角化不全，中度棘层肥厚，表皮突延长增厚，呈银屑病样外观和乳头瘤病，偶呈轻度海绵形成伴淋巴细胞外渗。特征性的组织学特点，即角质层出现界限分明的正角化和角化不全交替存在。角化不全常轻度，缺乏颗粒层，角质层致密，嗜酸性，有残核。正角化常轻度凹陷，颗粒层增厚。真皮乳头层血管周围有轻度到中度淋巴细胞及组织细胞浸润（图 27-18~图 27-21）。

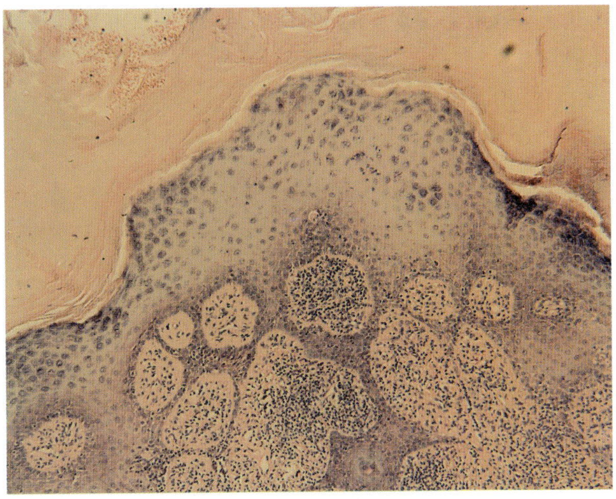

图 27-18　炎症性线性疣状表皮痣　表皮角化过度，棘层肥厚，表皮突向下延长，呈假上皮瘤样外观

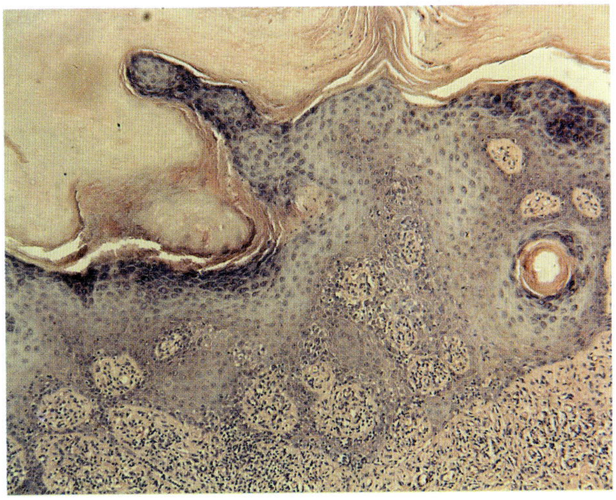

图 27-19　炎症性线状疣表皮痣　表皮角化过度，灶状角化不全，颗粒层大部增厚，棘层肥厚，呈乳头瘤状，真皮乳层血管周围有中度淋巴样细胞浸润

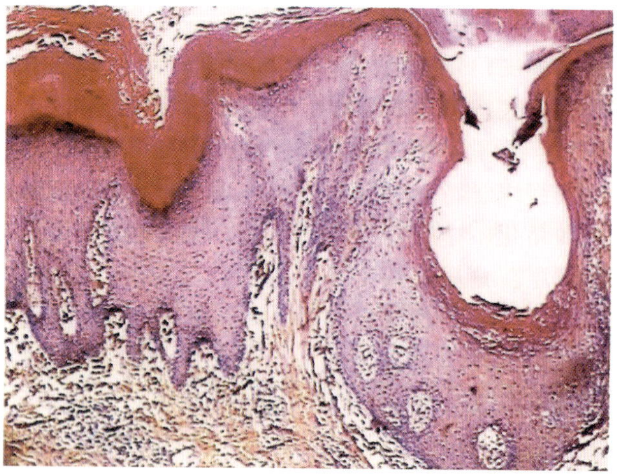

图 27-20　炎症性线状疣状表皮痣　角化过度，棘层肥厚表皮突延长融合，真皮乳头层血管周围有轻度淋巴样细胞浸润

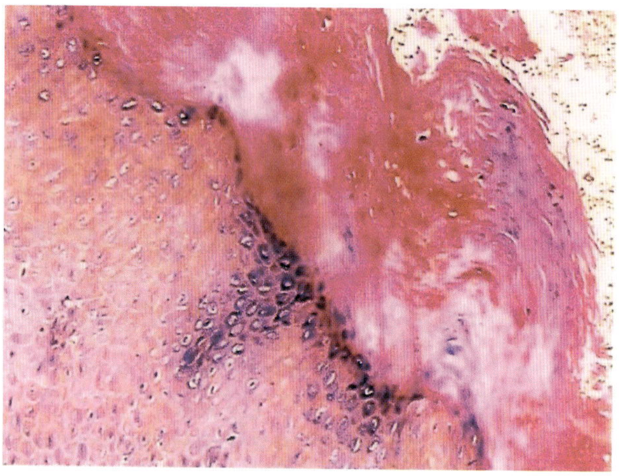

图 27-21　炎症性线状疣状表皮痣　表皮角化过度，角化不全，颗粒层部楔形增厚

【免疫组化】

本病外皮蛋白（involucrin）表达颇具特征性。正角化部位 involucrin 表达增强，而角化不全在表皮几乎完全呈阴性。此种表达模式亦不同于银屑病，后者过早地在大多数基底细胞层上的角质形成细胞中表达。真皮浸润中 90% 以上的单核细胞为 T 细胞 CD4 亚型，而大多数表皮浸润 T 细胞 CD4 为阴性。

【鉴别诊断】

1. 线状苔藓　组织学上线状苔藓倾向苔藓样外观，而炎症性线状表皮痣呈银屑病样外观。

2. 银屑病　正角化和角化不全交替，亦可见于银屑病，偶尔 Munro 微脓肿亦可见于炎症性线状表皮痣，鉴别诊断有时困难，需要结合临床和组织病理做出诊断。

脂溢性角化病

【临床表现】

脂溢性角化病（seborrheic keratosis）又称老年疣（verruca snilis）或基底细胞乳头瘤（basal cell papilloma），主要见于老年人，尤其是男性。好发部位为头面、胸、背、四肢，但不累及掌跖。损害呈淡棕褐色浅表而扁平的皮肤隆起，扁豆至蚕豆大小，偶或更大，境界清楚。颈、胸部小的损害偶或有蒂。表面覆有油腻性鳞屑或痂，单发性或多发性。罕有恶变。一般无自觉症状，有时可有瘙痒（图 27-22~图 27-30）。

Leser-Trélat 征是伴有恶性肿瘤的脂溢性角化病，主要表现为脂溢性角化病的损害数目迅速增多，受累范围迅速扩大，损害瘙痒，伴有恶性肿瘤。合并的恶性肿瘤大多为腺癌，尤其是胃腺癌，其他肿瘤包括白血病、支气管和乳腺癌、胆管癌、法特壶腹癌、胰腺癌、食管癌、直肠腺癌、肾细胞癌、过渡细胞癌和间变室管膜瘤、蕈样肉芽肿和黑棘皮病。

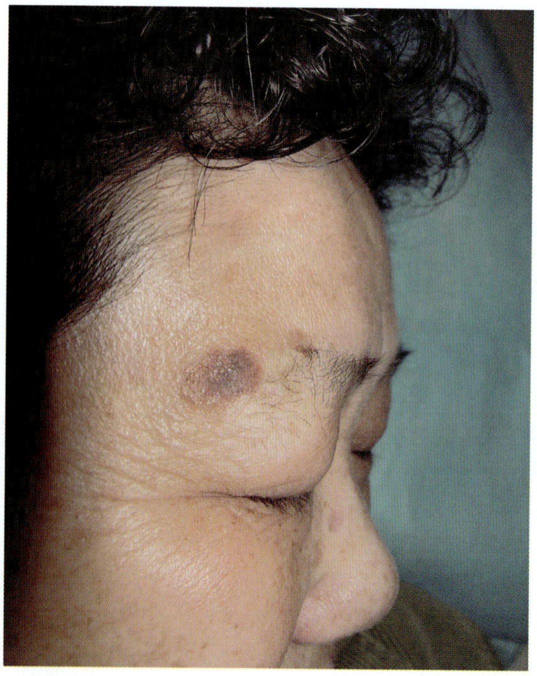

图 27-22　脂溢性角化病

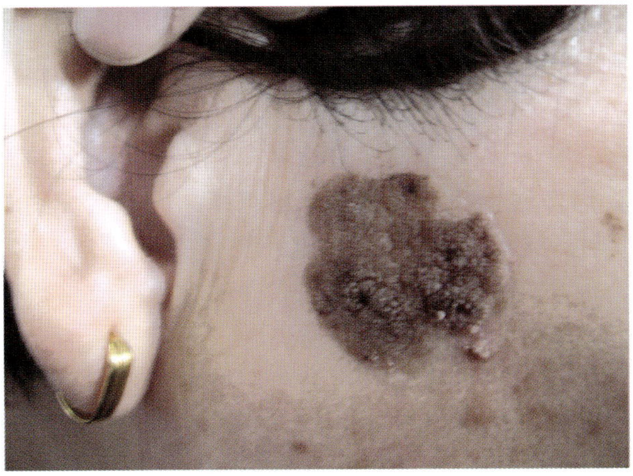

图 27-23　脂溢性角化病

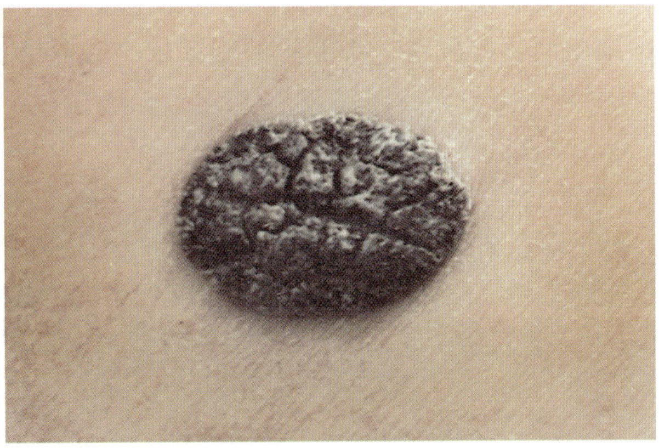

图 27-24　脂溢性角化病

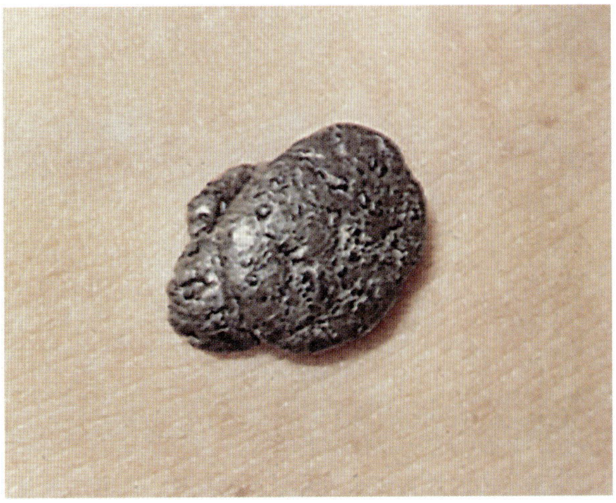

图 27-25　脂溢性角化病

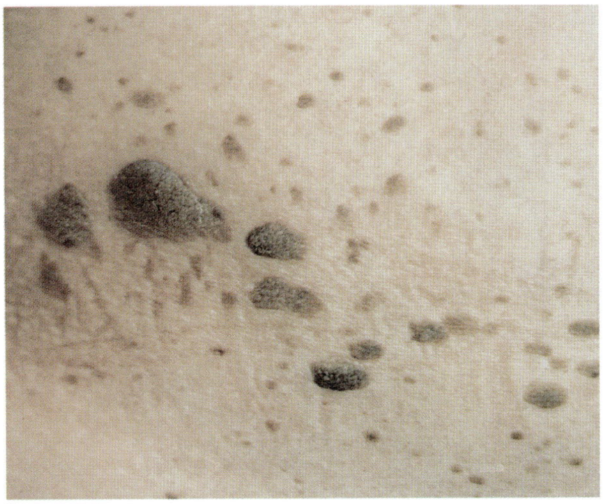

图 27-26　脂溢性角化病

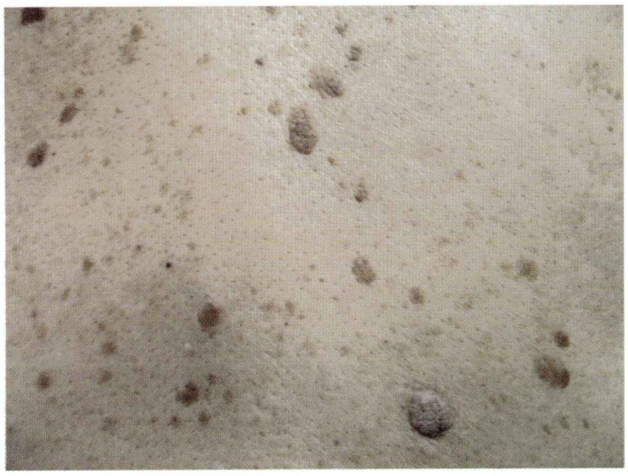

图 27-27　脂溢性角化病

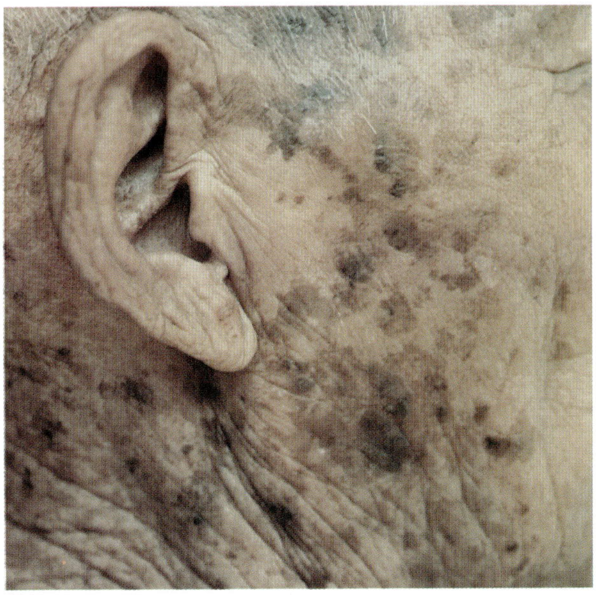

图 27-28　脂溢性角化病

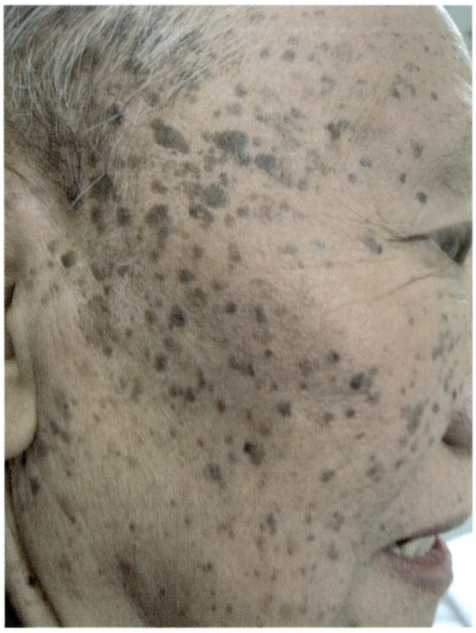

图 27-29　脂溢性角化病

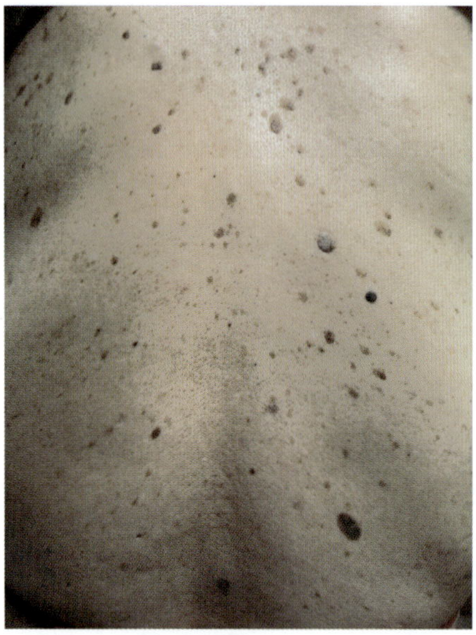

图 27-30　脂溢性角化病

【组织病理】

组织病理可分为 6 型：棘层肥厚型、角化过度型、菌落型、腺样型、刺激型与黑棘皮瘤。而且在同一损害内，往往见有不止一型的组织表现。

本病的所有类型均有角化过度、棘层肥厚与乳头瘤样增生这 3 种变化。主要特点是病变下端界限鲜明，无向下生长倾向且位于同一水平面上，两侧边界清楚，与鱼正常表皮相连。增生的表皮中可见两型细胞；鳞状细胞与基底样细胞。前者与正常表皮中所见的鳞状细胞相同，而后者则较正常基底细胞为小，胞核相对较大（图27-31~图 27-39）。

1. *棘层肥厚型*　最常见，轻度角化过度与乳头瘤样增生，有显著的棘层肥厚。以基底样细胞为主，数量超过鳞状细胞。黑色素的量常较多，有时广泛分布于瘤内的基底样细胞中。有多数假角质囊肿，也有真性角质囊肿，显示骤然而完全的角化。真皮内常有多数单一核细胞浸润，可呈苔藓样或湿疹样改变。

2. *角化过度型*　角化过度和乳头瘤样增生明显，而棘层肥厚较轻。表皮瘤细胞大部分由鳞状细胞组成，可见少量小簇状基底样细胞。真皮乳头向上伸展如指状或锯齿状，并见多数假角质囊肿。无黑色素细胞增多。

3. *巢状型*　皮损内可见明显的细胞巢，与周围细胞间界限较清。细胞巢的胞核较小，深染，

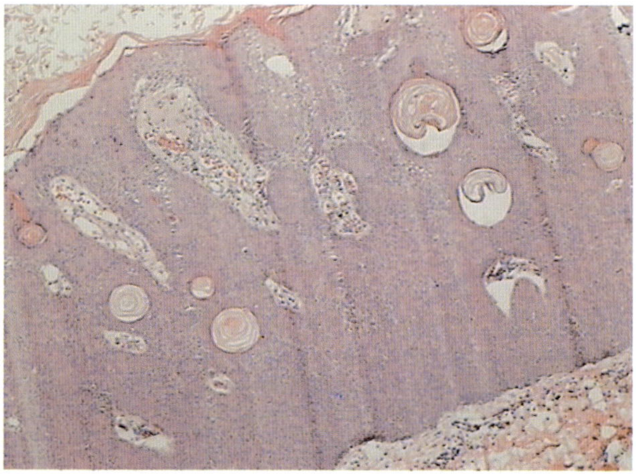

图 27-31　脂溢性角化病　*棘层肥厚型*

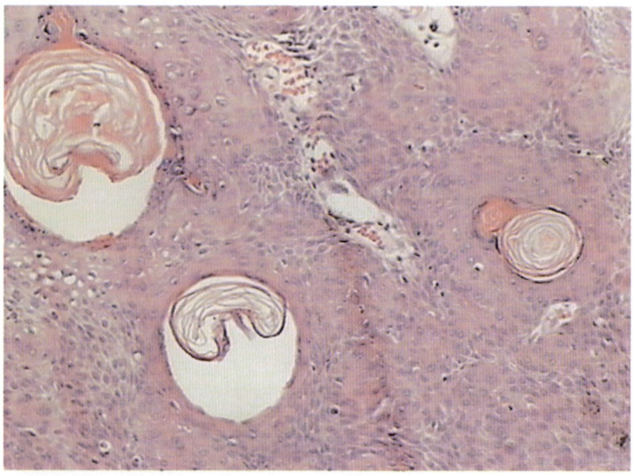

图 27-33　脂溢性角化病　*为棘层肥厚型，见棘层肥厚，以基底样细胞为主，有多数角囊肿*

只在少数区域内见有细胞间桥。有些细胞巢由较大的细胞组成，有细胞间桥，而其周围的核小而深染的细胞呈索状环绕。

4. 腺样型　较少见。常由两层基底样细胞排列成条索向真皮延伸，分支并相互交织成网状，似腺体。瘤内含有较多黑色素。

5. 刺激型　有很多由排列成洋葱皮状的鳞状细胞所组成的鳞状旋涡，细胞扁平，常呈嗜伊红变性。周围较多基底样细胞，真皮浅层常见交多淋巴细胞浸润。少数病例可出现棘突松解现象，但不在基底细胞层上。此外，本型肿瘤细胞可向下增长，超过其他型的正常水平分界线。

6. 黑棘皮瘤　本型罕见，是脂溢性角化病的特殊类型。瘤内黑色素细胞明显增多，树突丰富，黑色素亦多，分布于整个肿瘤小叶内。有些病例的黑色素几乎均贮留于黑色素细胞内。

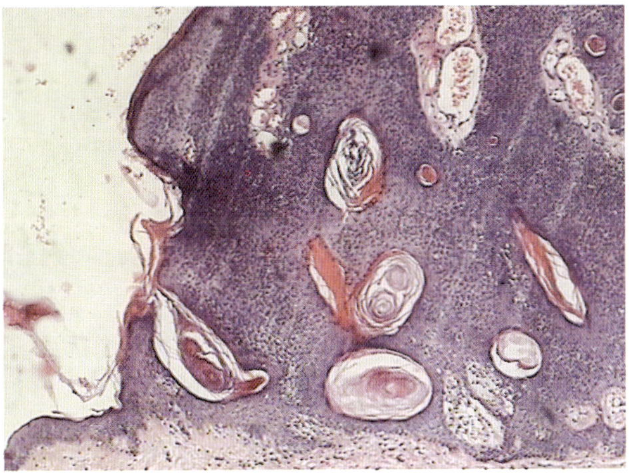

图 27-33　脂溢性角化病　棘层肥厚型

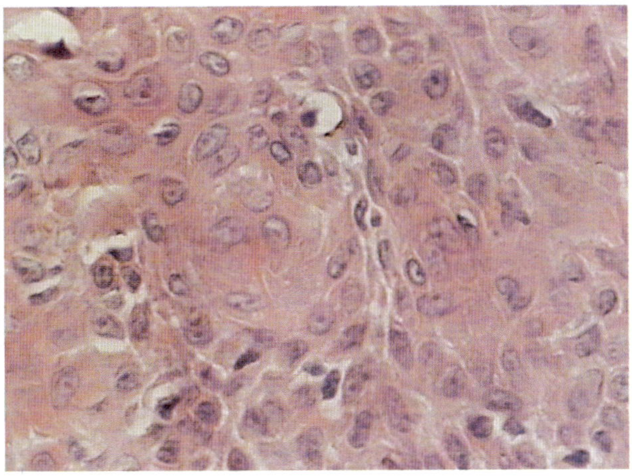

图 27-34　脂溢性角化病　棘层肥厚型

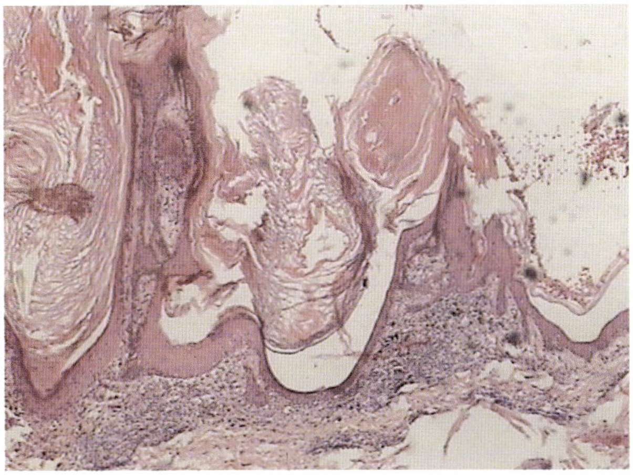

图 27-35　脂溢性角化病　角化过度型，见角化过度和乳瘤样增生明显，而棘层大部萎缩

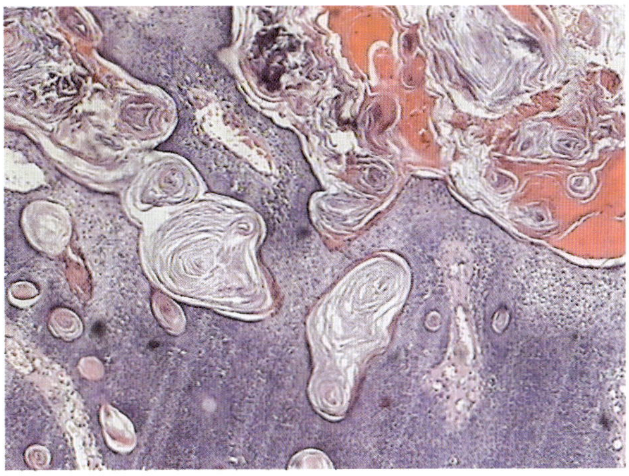

图 27-36　脂溢性角化病　角化过度型，见角化过度和乳头瘤样增生明显，棘层肥厚，见多数假角质囊肿

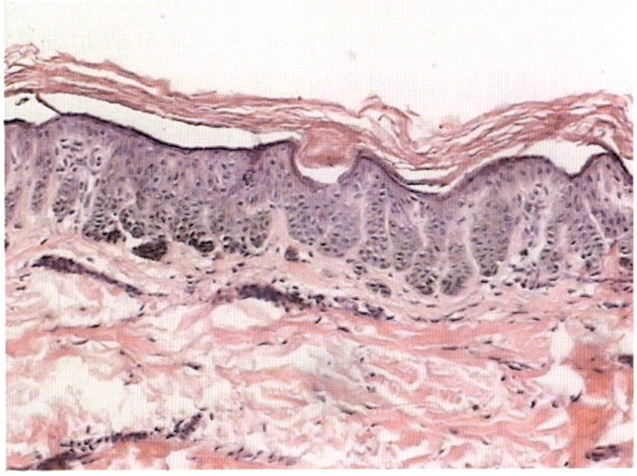

图 27-37　脂溢性角化病　腺样型，由基底样细胞排列成条索向真皮延伸，分支并相互交织成网状，似腺体

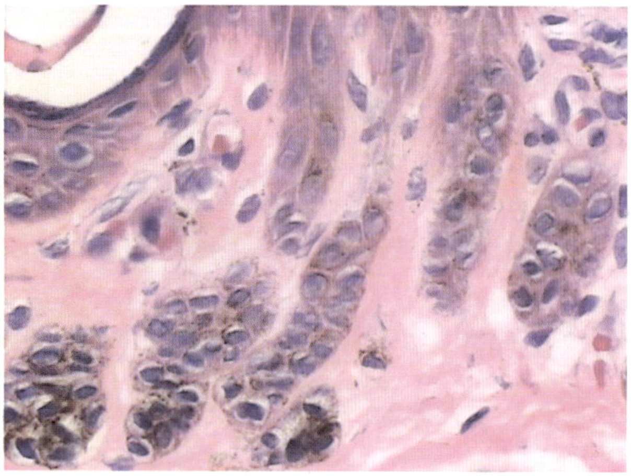

图 27-38　**脂溢性角化病**　腺样型，由基底样细胞排列成条索，似腺体。瘤内含有较多黑色素

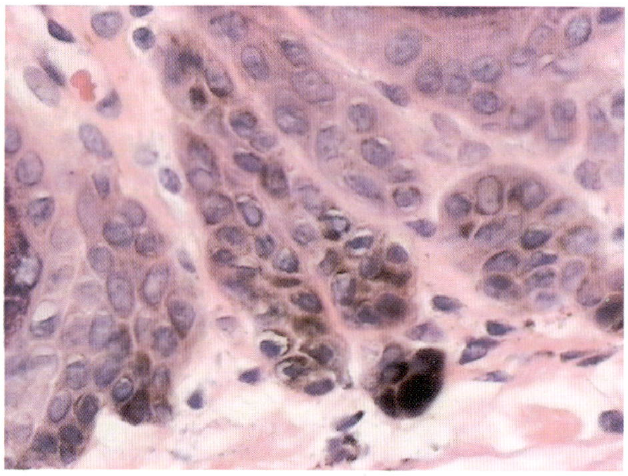

图 27-39　**脂溢性角化病**　腺样型

【鉴别诊断】

1. 刺激型脂溢性角化病应与日光性角化病鉴别，前者的病变下端界限鲜明，常有假角质囊肿，且其周围有相当多的基底样细胞；后者表皮突不规则向下增生，有角化不良和不典型细胞，常见角化不良。

2. 腺样型脂溢性角化病与基底细胞癌的鉴别，腺样型是向上增长而不是向下做浸润性生长。

3. 角化过皮型脂溢性角化病与灰泥角化病鉴别，后者常无假角质囊肿，无基底样细胞增生。

4. 黑色丘疹型皮肤病病理不易区别，可能为脂溢性角化病的异型。

5. 寻常疣表皮突在病变周围最长，并弯曲，颗粒层和棘层上部可见空泡细胞。

表皮内上皮瘤

如果在整个真皮内播散有多发性细胞巢，可称为表皮内上皮瘤（intraepithelioma epithelioma）。

此瘤原来以为是一种表皮内基底细胞上皮瘤，因其表皮内具有境界清楚的瘤细胞，通常胞浆少而深嗜碱性。但以后经详细观察，证明这些表皮内瘤细胞具有细胞间桥，现已不再被认为是一个独立的疾病，绝大多数可能为脂溢性角化病和表皮内汗孔瘤，少数病例可能为 Bowen 病（鲍恩病）或恶性黑色素瘤（图 27-40~图 27-43）。

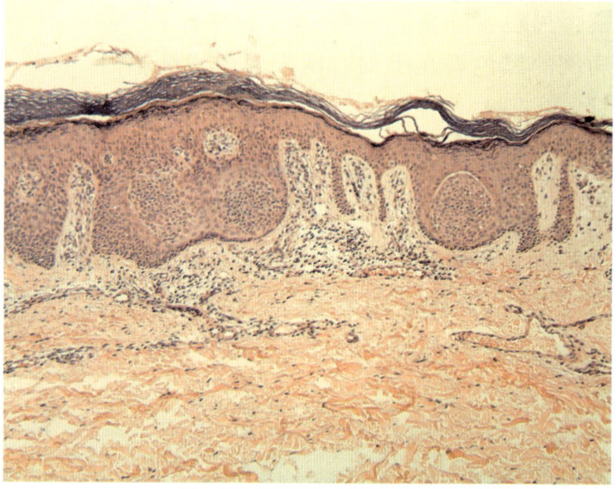

图 27-40　**表皮内上皮瘤**　脂溢性角化病，巢状型，表皮内具有境界清楚的瘤细胞巢

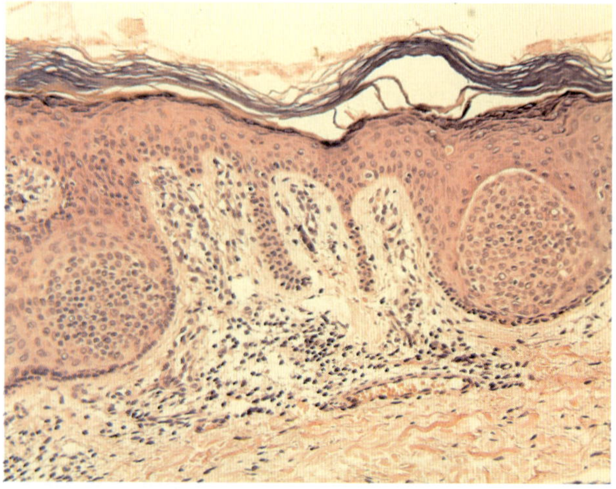

图 27-41　**表皮内上皮瘤**　脂溢性角化，巢状型。上图放大

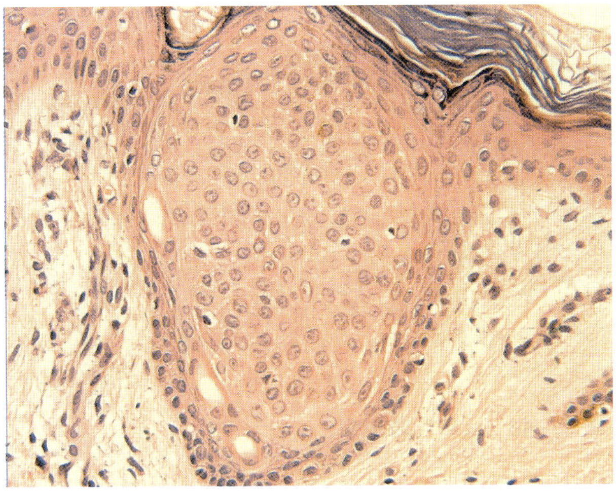

图 27-42　**表皮内上皮瘤**　上图放大

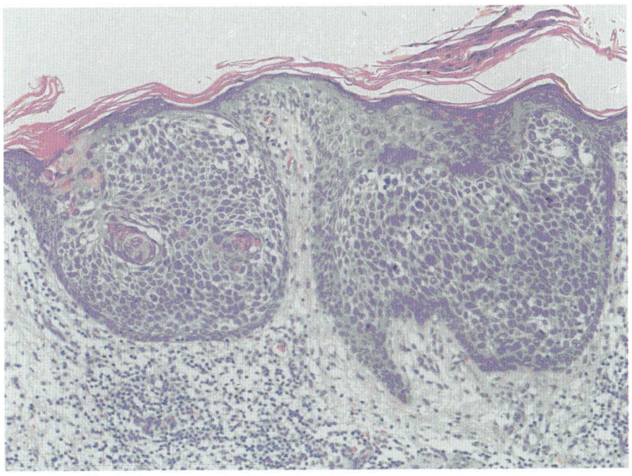

图 27-43　**表皮内上皮瘤（Bowen 病，巢状型）**　表皮内上皮瘤细胞呈异形性，角化不良，角珠

透明细胞棘皮瘤

【临床表现】

透明细胞棘皮瘤（clear cell acanthoma）中年人多发，好发于下肢，尤其是小腿。损害为单发性半球形坚实丘疹或结节，直径1~2cm，表面可有毛细血管扩张及渗出，红色或褐色边缘部分有细小鳞屑，境界清楚。偶有多发性者。病程缓慢，大多无自觉症状。

【组织病理】

瘤细胞位于表皮内，常与表皮有明显的分界。可见角化不全，棘层肥厚，表皮突增宽、延长并相互交织。瘤细胞排列紊乱，胞质透明，呈多角形，通常较表皮角质形成细胞大，胞核正常。细胞间常出现水肿，海绵形成，细胞间有一定的间隙。表皮内可见嗜中性粒细胞及核尘散布其间，可形成小脓肿。基底细胞正常。瘤内末端汗管和末端毛囊细胞亦正常染色。瘤细胞内无黑色素，然其间可有散在黑色素细胞并含有黑色素。真皮浅层血管扩张，管周及乳头内有中等密度的淋巴细胞及中性粒细胞浸润。PAS 染色示透明细胞内有大量糖原。免疫组织化学研究发现透明细胞角蛋白（keratin）、filaggrin、套膜蛋白（involucin）以及上皮膜抗原（EMA）为阳性，但 CEA、S-100 以及 CAM 5. 2 低分子量的细胞角蛋白染色阴性（图 27-44~图 27-47）。

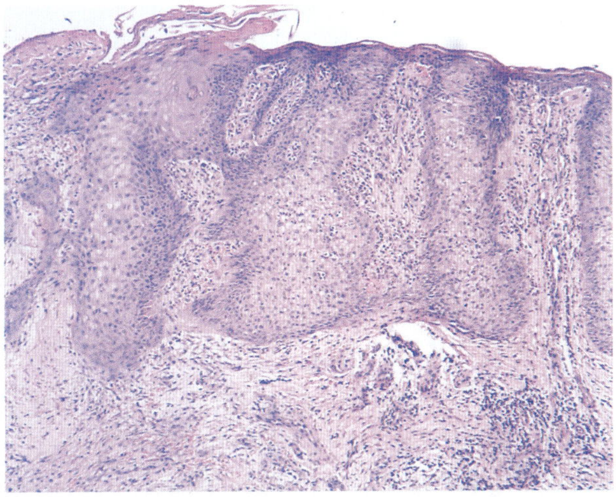

图 27-44　**透明细胞棘皮瘤**　瘤细胞位于表皮内，常与表皮细胞有明显的分界。可是表皮突增宽、延长并相互交织。瘤细胞胞质透明

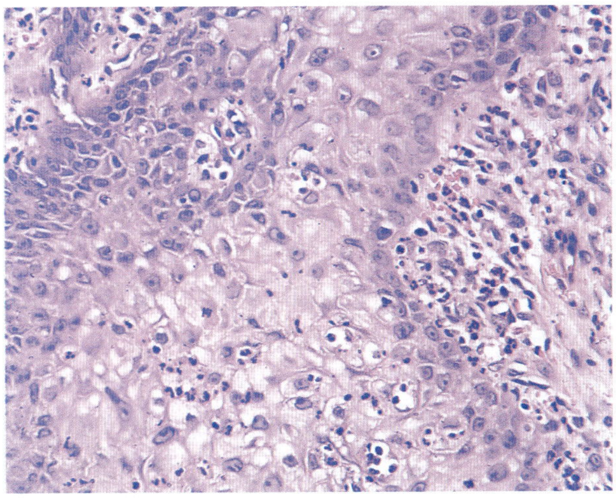

图 27-45　**透明细胞棘皮瘤**　表皮细胞海绵形成，表皮细胞内可嗜中性白细胞及核尘

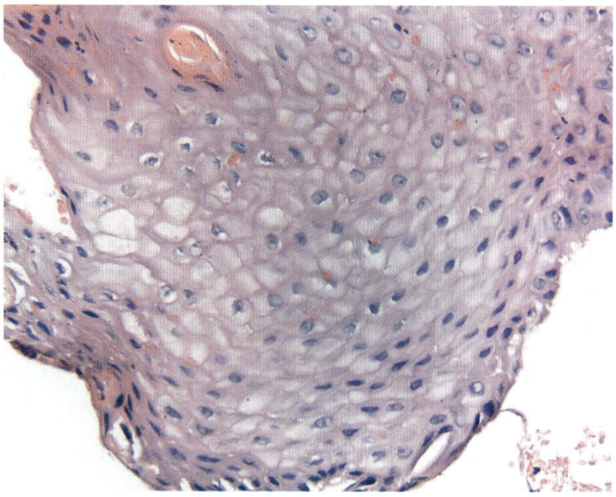

图 27-46　**透明细胞棘皮瘤**　细胞胞质透明，呈多角形，通常较表皮角质形成细胞大，胞核正常

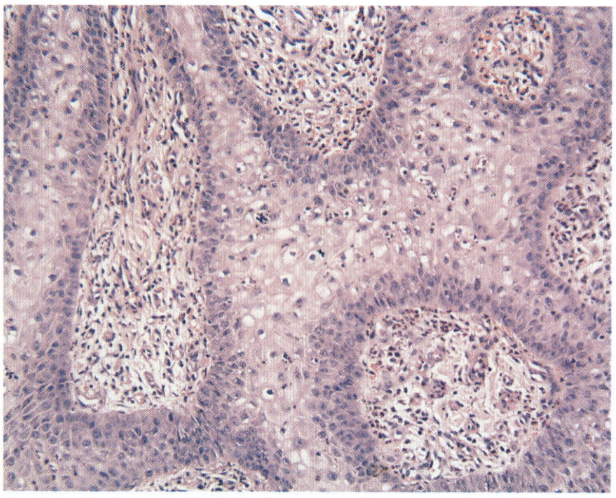

图 27-47　**透明细胞棘皮瘤**　瘤细胞位于表皮内，常与表皮有明显分界，胞质透明

大细胞棘皮瘤

【临床表现】

大细胞棘皮瘤（large cell acanthoma）好发于中老年人。常表现为孤立的轻度角化的丘疹或斑块，表面附有鳞屑，直径小于 1cm，边界清楚，好发部位依次为头部、上肢、躯干和下肢。无明显自觉症状。偶可多发。

【组织病理】

表皮内可见病变区域边界清楚，有大的角质形成细胞，约为正常角朊细胞的 2 倍，胞核按比例增多，胞浆丰富。角质形成细胞排列紊乱(图 27-48，图 27-49)。

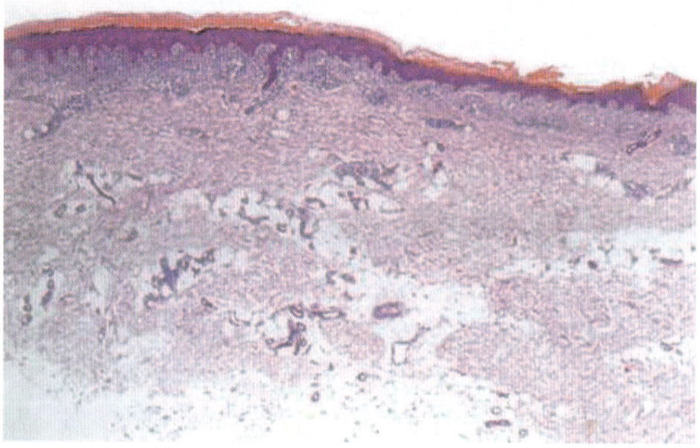

图 27-48　**大细胞棘皮瘤**

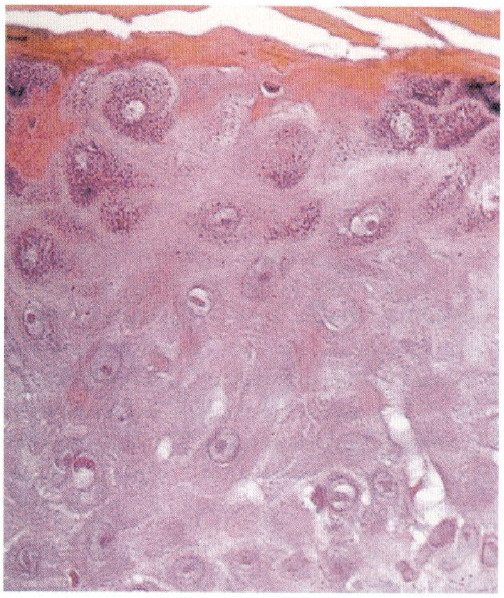

图 27-49　**大细胞棘皮瘤**　有大的角质形成细胞，约为正常角质细胞的 2 倍，胞核比例增多，胞浆丰富，角质形成细胞排列紊乱

表皮松解性棘皮瘤

【临床表现】

表皮松解性棘皮瘤（epidermalytic acanthoma）有单发性与播散性两型。单发型表皮松解性棘皮瘤无一定的好发部位和临床特征。常为独立的乳头瘤样损害，直径不超过 1cm。偶可在局部范围内出现数个损害。无特殊好发部位。播散型呈散在，扁平、棕色丘疹，直径 2~6mm，类似脂溢性角化。好发于躯干，尤其是背部（图 27-50，图 27-51）。

【组织病理】

组织病理变化除表现为角化过度和乳头瘤病外，可见显著的表皮松解型角化过度，也可称为颗粒变性，发生在除基底层的整个生发层，类似线状表皮痣的表皮变化。表皮细胞内和细胞间水肿，有比正常粗大的透明角质颗粒，深达过表皮生发层。桥粒不受累，有助于与其他一些疾病如棘突松解性棘皮瘤鉴别（图 27-52~图 27-55）。

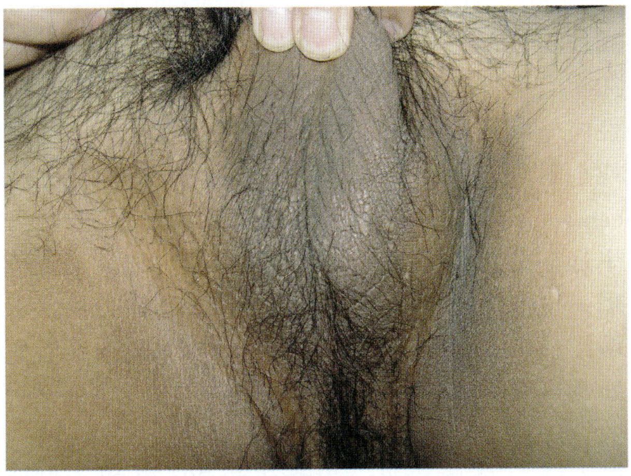

图 27-50　表皮松解性棘皮瘤

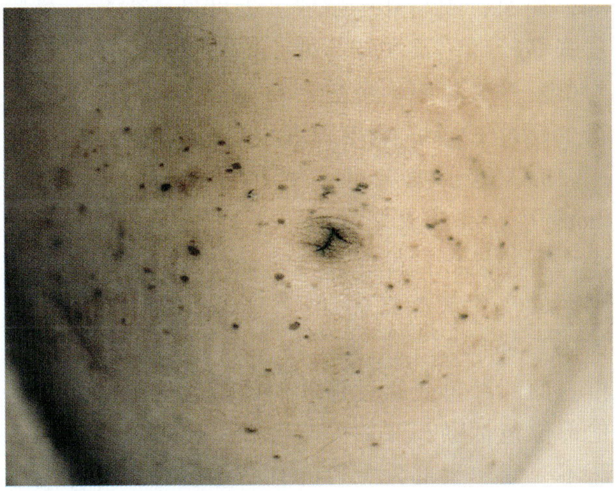

图 27-51　表皮松解性棘皮瘤

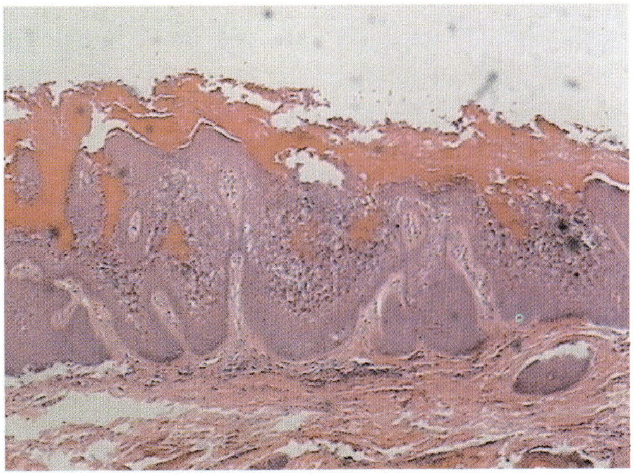

图 27-52　表皮松解性棘皮瘤

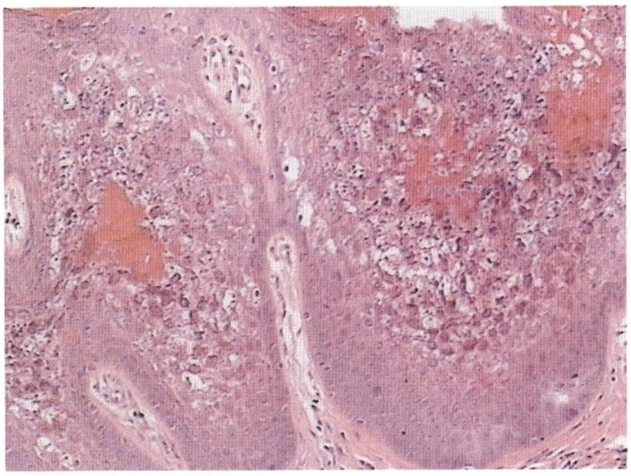

图 27-53　表皮松解性棘皮瘤　可见显著表皮松解型角化过变（颗粒变性）

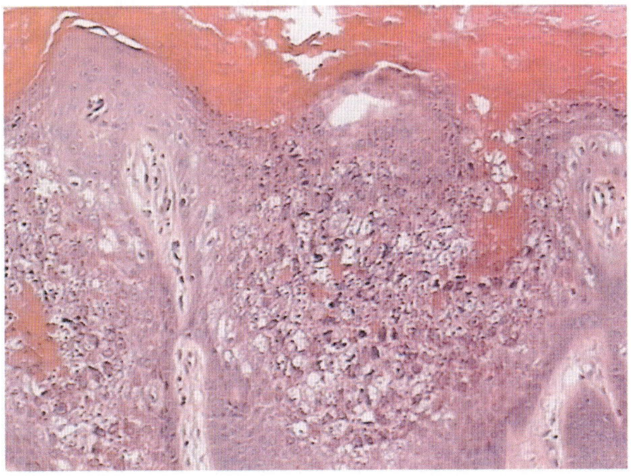

图 27-54　表皮松解性棘皮瘤　上图放大

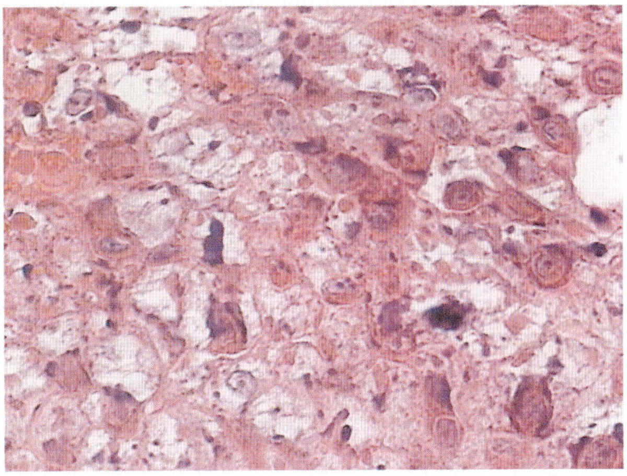

图 27-55　表皮松解性棘皮瘤　可见显著的表皮松解型角化过度，表皮细胞内和细胞间水肿，及粗大的透明角质颗粒

【鉴别诊断】

1. 尖锐湿疣　尖锐湿疣由人乳头瘤病毒（HPV）引起，组织病理变化主要是出现空泡化

细胞，而本病 HPV 原位杂交和聚合酶链反应检查均阴性。

2. 掌跖疣、寻常疣　由人乳头瘤病毒-1 所致的掌跖疣也有核周空泡化和大量的透明角质颗粒，与表皮松解型角化过度的颗粒变性类似。然而，深部掌跖疣在表皮上层的透明角质颗粒呈嗜酸型并融合，形成大的、均质、嗜酸性包涵体。寻常疣常由 HPV-2 引起，可见灶性空泡细胞和成簇的嗜碱性透明角质颗粒，但变化仅限于表皮上层。另外，深部掌跖疣和寻常疣表现为局灶性角化不全而不是表皮松解性角化过度症的正性角化。

3. 疣状角化不良瘤　本病组织病理改变为表皮基底层上方裂隙，基底细胞增生，绒毛形成，裂隙上方可见圆体细胞，病变周围有结缔组织鞘包绕。

4. 遗传性大疱性鱼鳞病样红皮病　遗传性大疱性鱼鳞病样红皮病的组织病理也表现为表皮松解型角化过度，但这是一种显性遗传性皮肤病，常有家族史，表现主要是出生时即有红斑和水疱，随着年龄增大，水疱可以得到改善，代之以表皮增厚和脱屑。

角化棘皮瘤

角化棘皮瘤（keratocaanthoma）也称原发自愈鳞状细胞癌（selfhealing primary squamous carcinoma）、皮脂性软疣（molluscum sebaceum）、火山口样溃疡（crateriform ulcer）、鳞状细胞假上皮瘤（squamous cell pseudoepithelioma）。

【临床表现】

本病可以分为 3 型，即单发性、多发性与发疹性角化棘皮瘤。

1. 单发性角化棘皮瘤（solitary keratoacanthoma）　本病多见于中老年男性，好发部位为面中部、鼻、颊、眼睑和口唇，其次是手背与臂部等暴露部位，较少见于其他部位。皮损开始为一正常肤色或红色小丘疹，迅速增大，在 3~8 周内直径可达 0.5~2cm，中央有一充满角质的火山口样凹陷，表面或有结痂。将结痂剥离，基底呈乳头瘤样，一般于半年内可自行消退，遗有轻度凹陷的色素减退性萎缩瘢痕。常无自觉症状。

单发性角化棘皮瘤有 3 个罕见的临床类型：①巨大角化棘皮瘤（giant keratoacanthoma），皮损生长迅速，可达 5cm 直径或更大，虽然一般不累及小汗腺水平以下组织，但有时破坏皮下组织和软骨，好发于鼻部和眼睑，数月后可自行消退.但常伴有大片角化性斑块的剥离。②边缘离心性角化棘皮瘤（keratoacanthoma centrifugum marginatum）极罕见，皮损更大，直径可达 5~30cm，环状增殖性损害，边缘高起且卷曲，离心性向外扩展，中央自然消退萎缩，最常见于手背或小腿。③甲下角化棘皮瘤（subbungual keratoacanthoma），损害常发生于拇指和食指，表现为甲远端的下面，呈火山口样角化赘生物，可有压痛，很像慢性甲沟炎，具破坏性，X 线拍片示末端指骨可有损伤，不伴有周围骨质反应或反应性新骨生成（图 27-56~图 27-58）。

2. 多发性角化棘皮瘤（multiple keratoacanthoma）　本病少见，发病年龄 20~30 岁，男性比女性多见，偶有家族史。皮损常局限于身体某处，如面、颈与外生殖器，也可见于黏膜、黏膜皮肤移行部位及掌跖等处。皮损特点及病程经过与单发性型相似，唯数目较多，一般为 3~10 个，很少超过 12 个。病期长者很少自然消退。

3. 发疹性角化棘皮瘤（eruptive keratoacanthoma）　常在成年发病，平均发病年龄 57 岁。无性别差异。特征为突然或逐渐发展的成百上千个小的皮色或淡红色丘疹，直径 1~5 mm，中央火山口样凹陷，充满角质。病变主要在暴露部位。面部严重受累者引起假面具脸和睑外翻，其他部位包括喉和颊黏膜（舌和腭）也可受累，掌跖不受累。大部分患者诉有严重瘙痒，可有同形反应（图 27-59~图 27-64）。

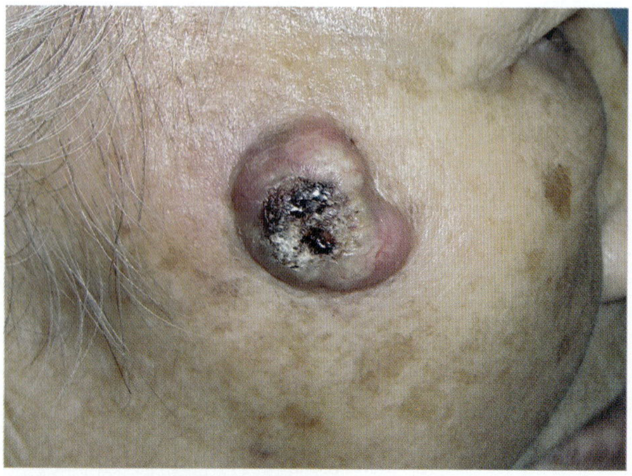

图 27-56　单发性角化棘皮瘤

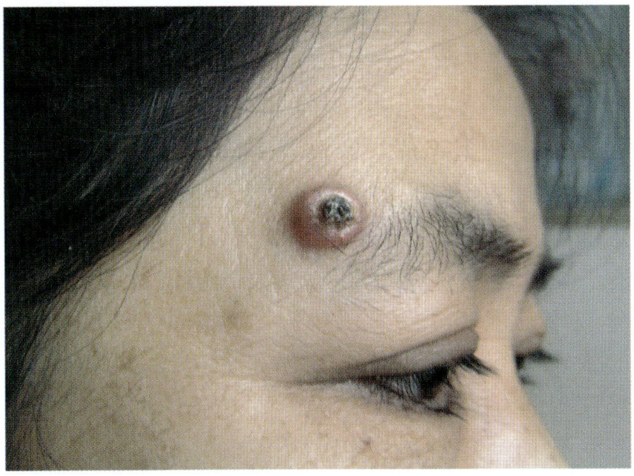

图 27-57　单发性角化棘皮瘤

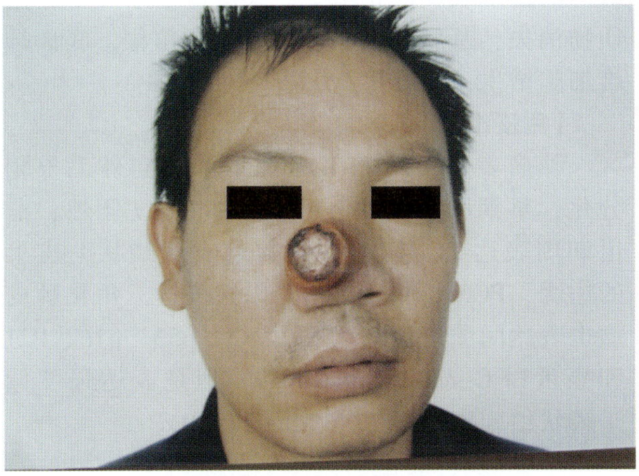

图 27-58　单发性角化棘皮瘤　鼻部巨大角化棘皮瘤

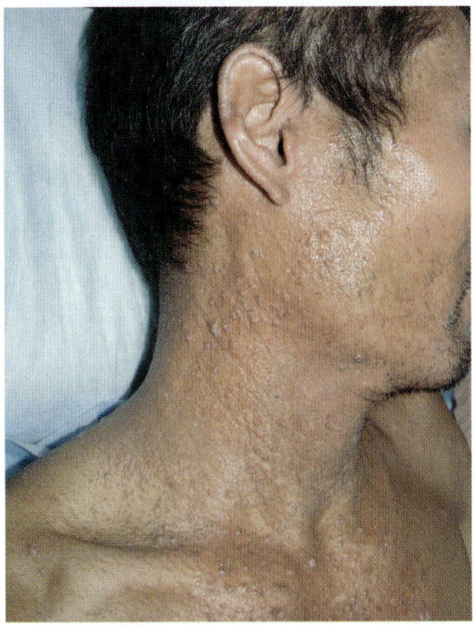

图 27-59　发疹性角化棘皮瘤　成百上千个小的皮肤色或淡红色丘疹，中央有火山口样凹陷，充满角质

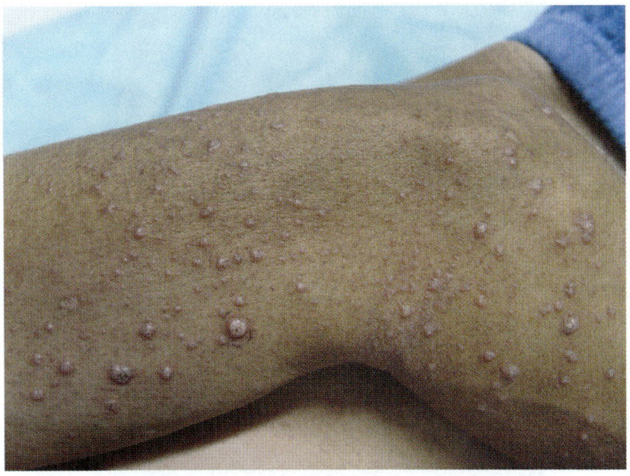

图 27-60　发疹性角化棘皮瘤

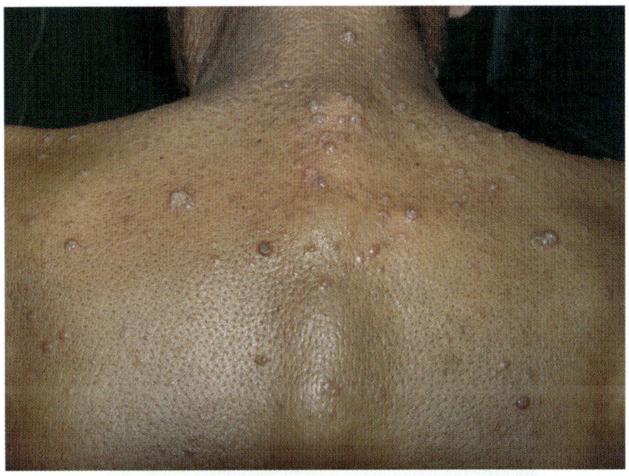

图 27-61　发疹性角化棘皮瘤

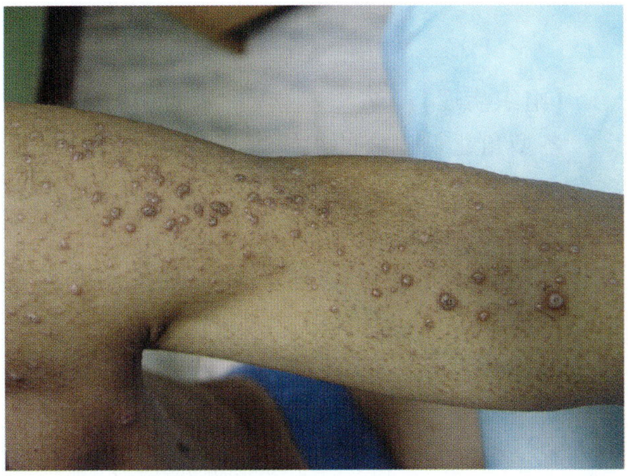

图 27-62　发疹性角化棘皮瘤

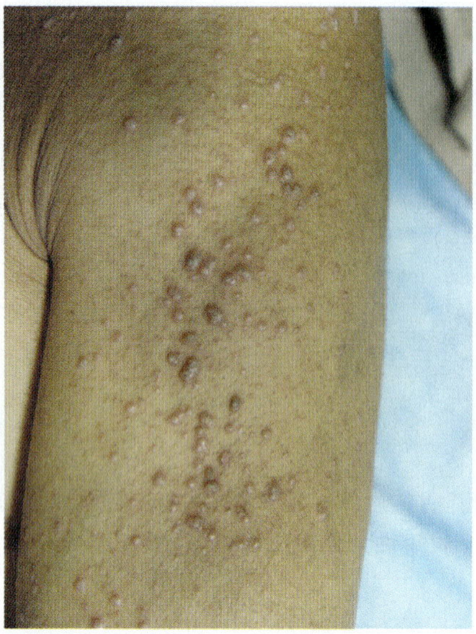

图 27-63 发疹性角化棘皮瘤

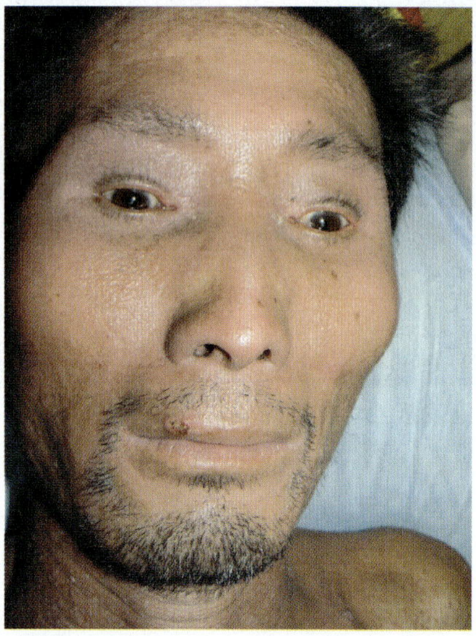

图 27-64 发疹性角化棘皮瘤 面部严重受累引起假面具脸和睑外翻

【组织病理】

各型角化棘皮瘤的组织表现基本相同，只是多发型和发疹型的病变不如单发型明显。组织学表现分为 3 期：

早期皮损快速生长，形成中心表皮向真皮方向凹陷如火山口样，其中充满角化及角化不全的角质形团块，表皮突不规则向真皮内延伸。表皮突在许多地方与其周围间质分界不清，含有不典型细胞、核丝分裂角化不良细胞、角珠甚至偶可出现非典型性核丝分裂。真皮内有相当显著的嗜酸粒细胞和中性粒细胞浸润。在此阶段，偶见神经周围侵袭现象。

发展期表皮火山口样凹陷，其中充满了角质物及炎症细胞碎片，肿瘤境界较清楚，瘤体两侧的表皮如抱球状，基底部表皮可向上与向下增生。增生的表皮内仍可出现不典型的角质形成细胞，大小不一，染色深，有大的核仁及多数丝状分裂象，但较开始阶段为轻，角珠则增多，其中心大都显示完全角化。在增生的边缘处仅有 1~2 层嗜碱性细胞组成的薄壳，在此壳内的细胞则由于角化而呈现红染，状如毛玻璃。瘤的底部界限清楚，常不扩展至汗腺水平以下，肿瘤基底可见混合类型细胞浸润，包括淋巴细胞、组织细胞、浆细胞、嗜中性粒细胞及嗜酸性粒细胞。

消退期表皮停止增生，火山口逐渐变平，角质物消失，基底部大多数细胞已经角化，底部纤维细胞增生，纤维化。

【免疫组化】

肿瘤表达 K14 和 K16 提示本病向外毛根鞘分化，早期肿瘤细胞溶解素受体 P2X7 阳性，消退期则表达 TUNEL。在角化棘皮瘤鳞状上皮巢的边缘，PCNA 和 MIB-1 呈阳性表达。角化棘皮瘤也表达间质溶素 3、胶原酶 3、p53、p16、P21 和癌蛋白 C-erB2/neu/HER-2，但是表达强度低于鳞状细胞癌（图 27-65~图 27-69）。

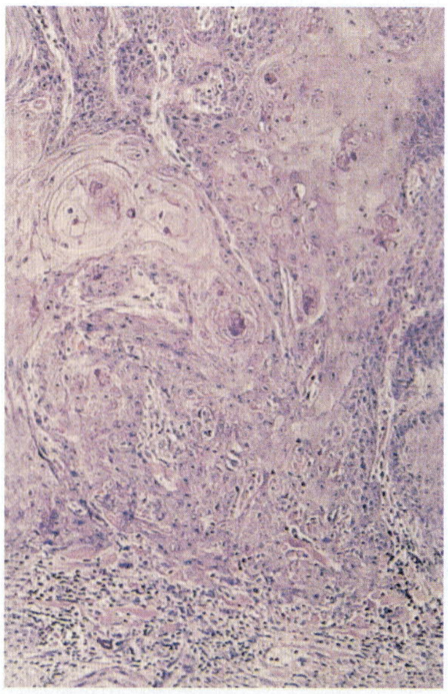

图 27-65 角化棘皮瘤 增生的表皮内，出现不典型角质形成细胞，大小不一，染色深，见大的核仁及多数丝状分裂象

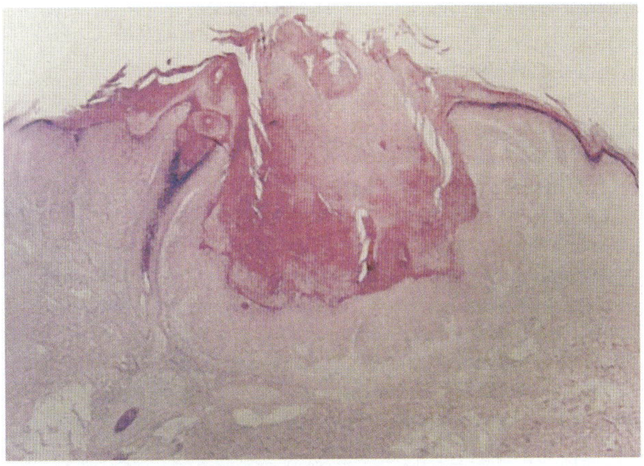
图 27-66　**角化棘皮瘤**　表皮火山口样凹陷

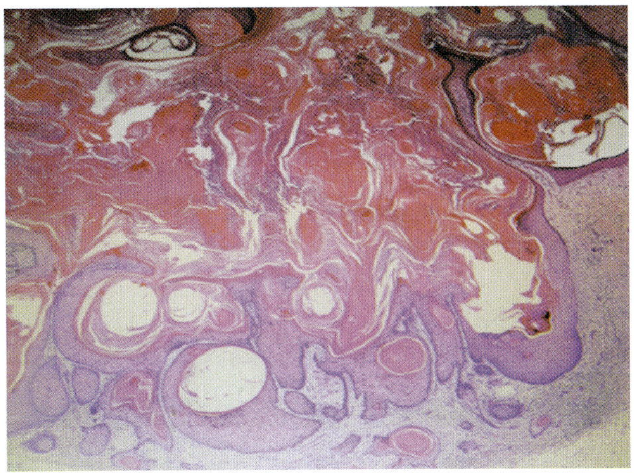
图 27-67　**角化棘皮瘤**　表皮火山口样凹陷其中充满了角化质物及角珠

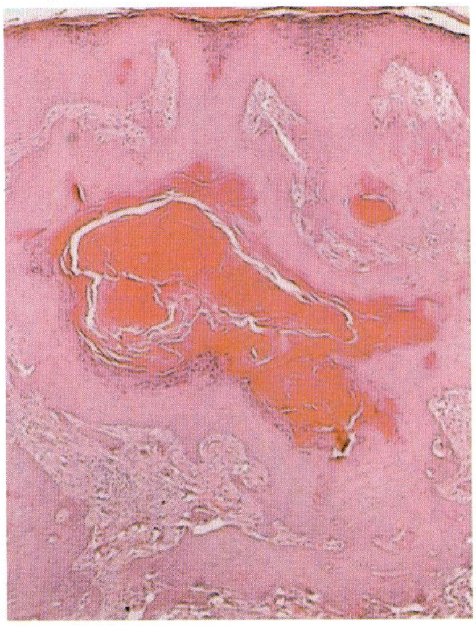
图 27-68　**角化棘皮瘤**　消退期

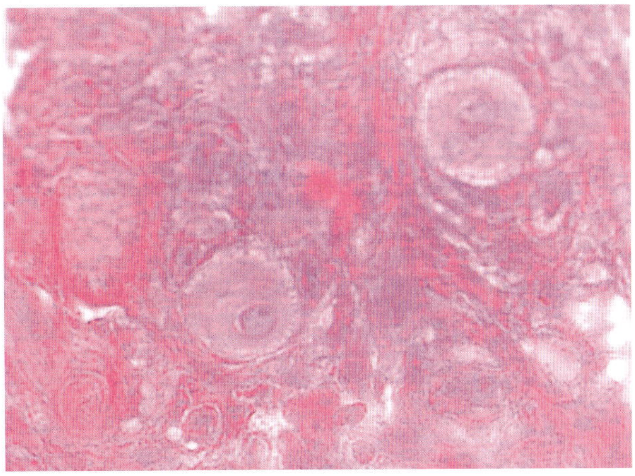
图 27-69　**角化棘皮瘤**　消退期

【鉴别诊断】

本病在临床上和病理上都应与鳞状细胞癌鉴别，临床资料对诊断有重要价值。对迅速发展的隆起性损害，中央有充满角质的火山口，且质地较软时应疑及本病。与鳞癌不同，角化上皮瘤具有向内或向外生长的趋势，鳞癌主要是向内增生及溃疡形成。角化棘皮瘤角质形成细胞富含淡染的胞浆，而鳞癌少见。角化棘皮瘤可见多数嗜中性粒细胞及嗜酸性粒细胞，鳞癌时浸润的炎症细胞以淋巴细胞为主。

裂纹性棘皮瘤

【临床表现】

裂纹性棘皮瘤（acanthoma fissuratum）又称“眼镜架”棘皮瘤（spectacle frame acanthoma）。发病原因不明。有的患者因戴眼镜受镜架的压迫所致。因此，皮损好发于被镜架压迫的耳后、鼻两侧或鼻背。皮肤潮红，轻微凹陷，表面干燥，中央有沟纹或皲裂，有时局部水肿，无自觉症状或有压痛。更换适宜的眼镜架后可自行消退。如若继续发展，可以有类似基底细胞癌的表现。

【组织病理】

表皮基层肥厚，假上皮瘤样增生。裂纹部位表皮明显变薄，可出现裂隙，其中充满角蛋白及炎症细胞。下方真皮胶原纤维透明变性。

鲍温病

鲍温病（Bowen disease，Bowen 病）系表皮

内癌，故又称为原位鳞状细胞癌（squamous cell carcinoma situ），大都为原发性，少数也可在内用砷剂或由 HPV 感染、外伤的基础上发生。

【临床表现】

本病多见于中年以上的人，好发于头面部和四肢，也可发生在身体其他部位，口腔、外阴、肛门、泌尿道和眼等黏膜亦可受累。原发性损害通常为单个，但也有多发，甚至泛发。损害初起为暗红色或淡红色丘疹，上覆鳞屑或痂，逐渐增大融合成大小不一的斑块，上覆棕褐色或灰色厚痂，不易剥离，如强行将痂剥离，则下露湿润的糜烂面，高低不平。病程缓慢，无自觉症状。如出现溃疡，常为侵袭性生长的标志（图 27-70~图 27-77）。

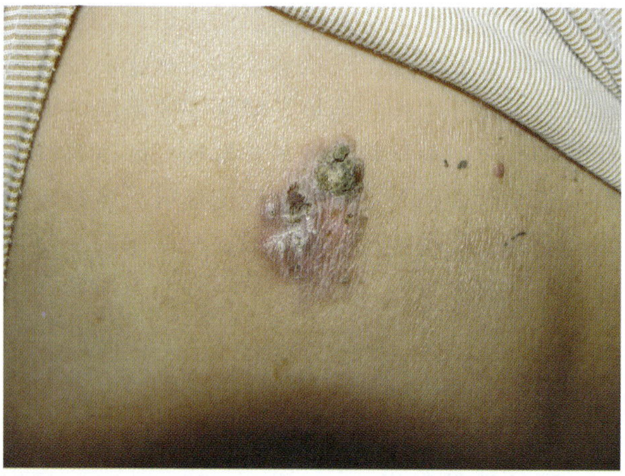
图 27-70　鲍温病

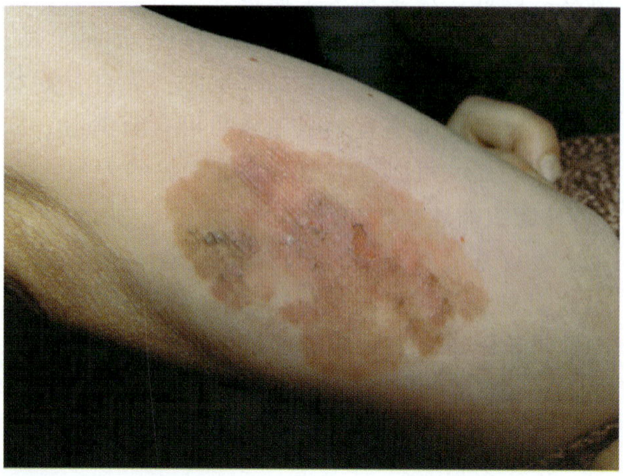
图 27-71　鲍温病

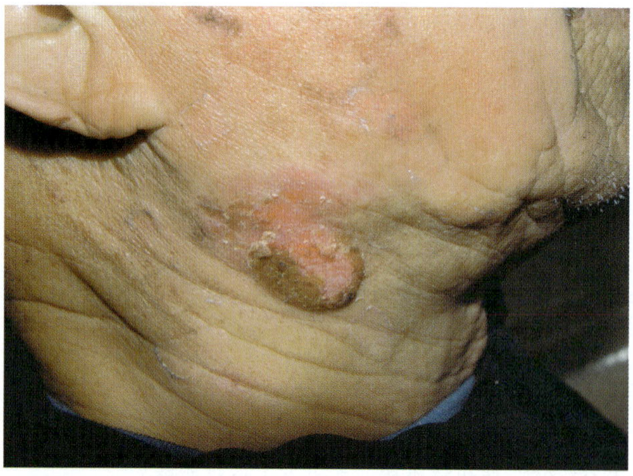
图 27-72　鲍温病

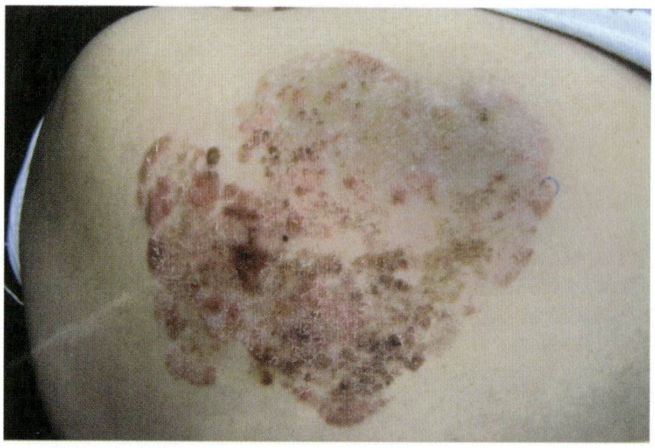
图 27-73　鲍温病

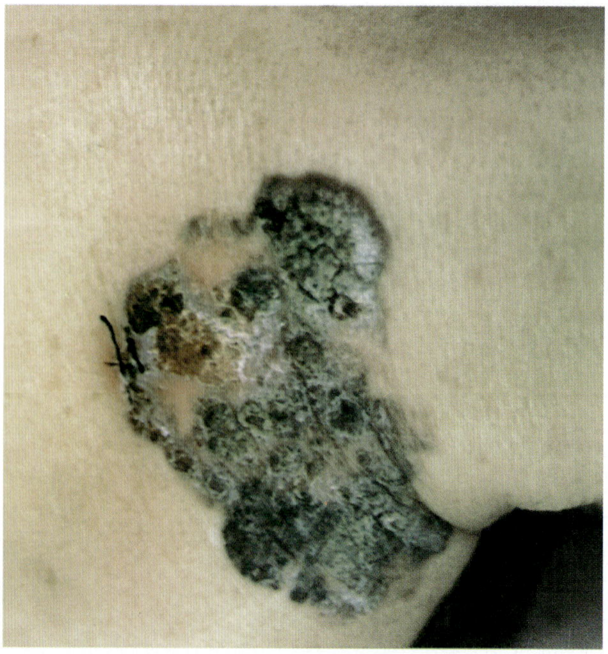
图 27-74　鲍温病

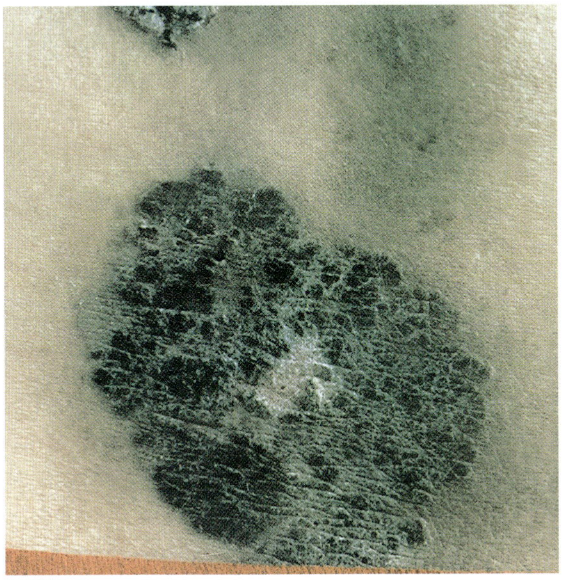

图 27-75 鲍温病

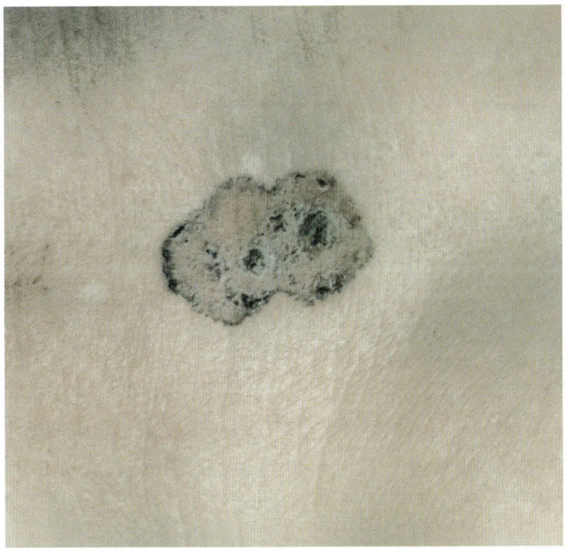

图 27-76 鲍温病

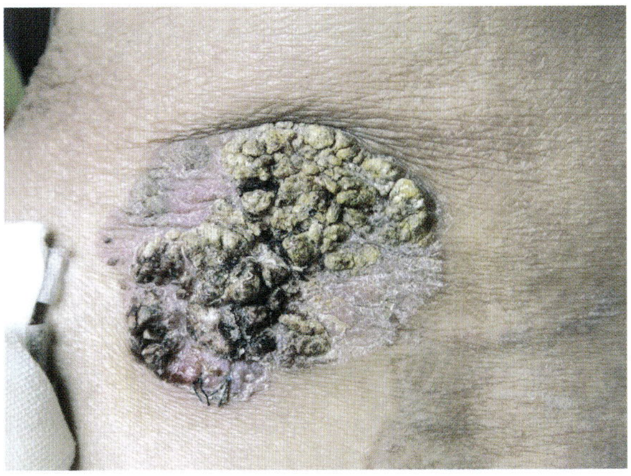

图 27-77 鲍温病

【组织病理】

表皮角化过度，常有角化不全，棘层肥厚，表皮突增宽并延长，可伴有表浅结痂。肿瘤位于表皮内，致表皮各层细胞增生，排列紊乱，且大部分细胞不典型，胞核大而深染，有些核可为正常细胞核的 1~2 倍，形成瘤巨细胞；也有的胞核聚集成簇，形成多核瘤巨细胞。核仁常较明显，胞质在核周可呈空泡状。间有角化不良细胞，细胞大而圆，核固缩或完全消失，胞浆均匀一致，强嗜伊红染色，核染色过深，有些可形成角珠。病变常波及末端毛囊、毛囊漏斗外毛根鞘和皮脂腺导管。基底膜完整，若有破坏，则示已发展成浸润性癌，容易发生转移（图 27-78~图27-86）。

【免疫组化】

肿瘤细胞核弥漫性表达 PCNA，大部分的 Bowen 病表达CK10，但是 CD1a 阳性细胞明显减少。肿瘤细胞表达 CAM5.2，不表达 CEA，CK14 阳性表达提示肿瘤发展。

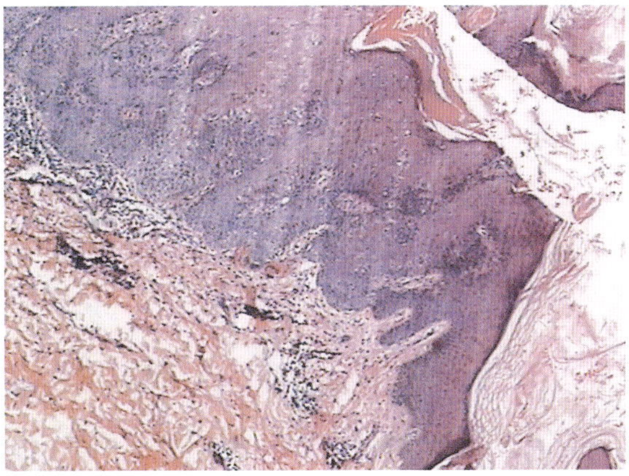

图 27-78 鲍温病 表皮角化过度，棘层肥厚，表皮突增宽并延长

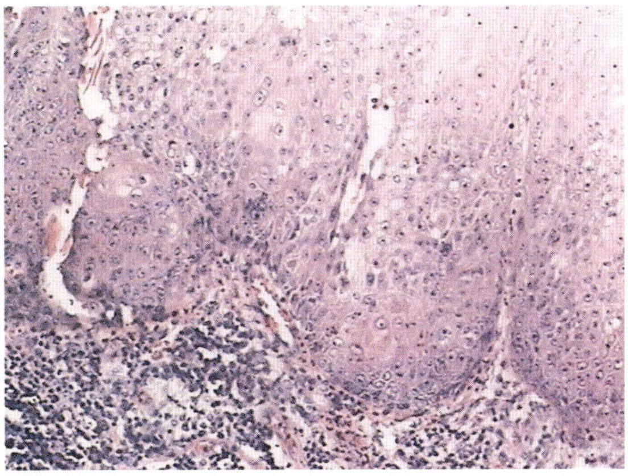

图 27-79 鲍温病 棘层肥厚，表皮突增宽延长，表皮各层细胞增生，排列紊乱，且大部分细胞不典型，胞核大而深染

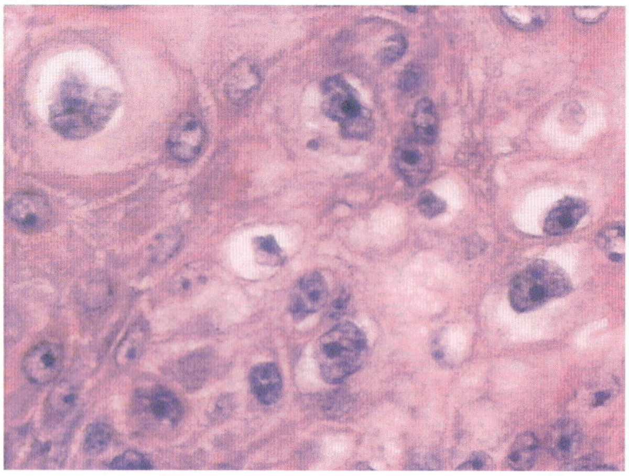

图 27-80　鲍温病　表皮细胞不典型，胞核大而深杂，可见瘤巨细胞

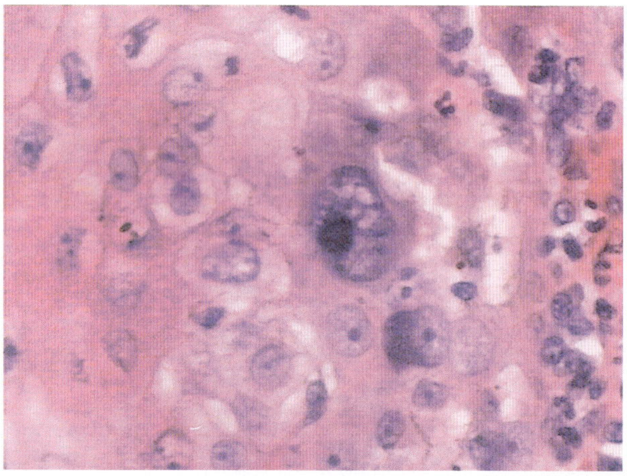

图 27-81　鲍温病　少数核为正常细胞核的 1~2 倍，形成瘤巨细胞

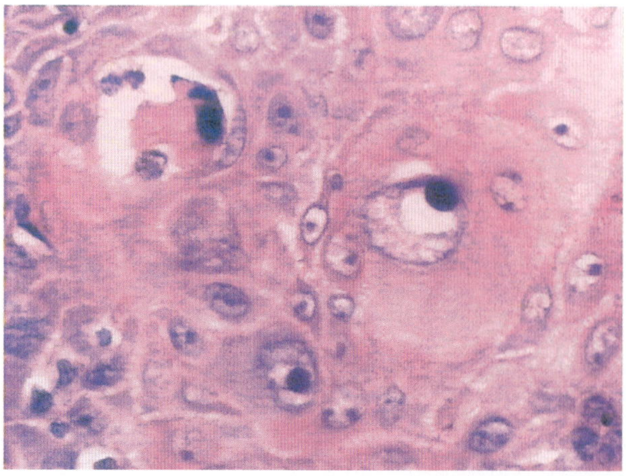

图 27-82　鲍温病　瘤巨细胞及不典型核丝分裂

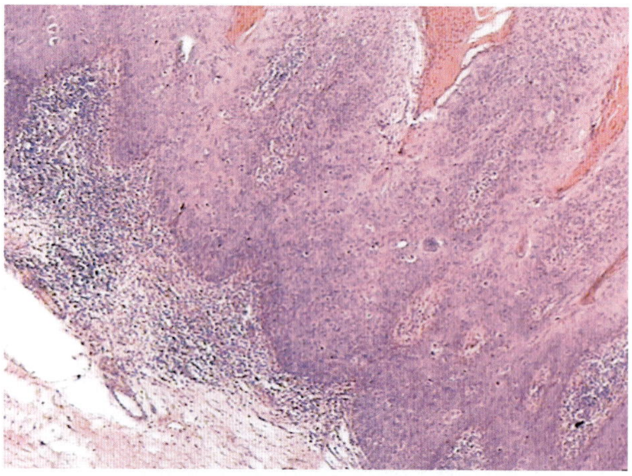

图 27-83　鲍温病　棘层肥厚，表皮突增宽并延长，棘层肥厚

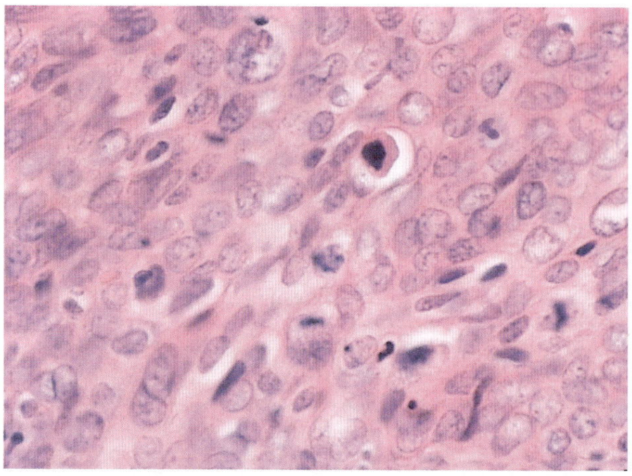

图 27-84　鲍温病　表皮细胞增生，排列紊乱见角化不良细胞

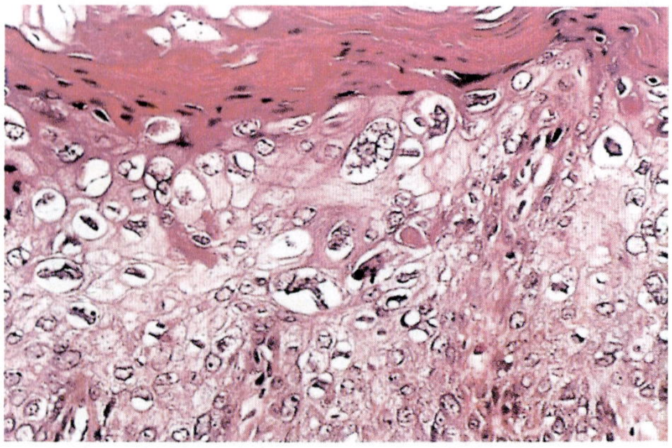

图 27-85　鲍温病　胞质在核周呈空泡状（paget 样）

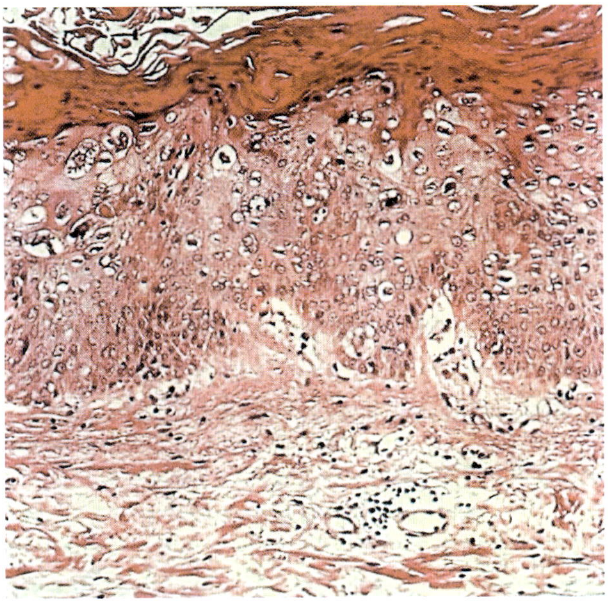

图 27-86 鲍温病 表皮内肿瘤细胞呈 paget 样

【鉴别诊断】

临床上应与浅表性基癌、光化性角化病、湿疹样癌鉴别。

组织病理上应与原位癌样型日光角化病、湿疹样癌鉴别。

1. 原位癌样型日光角化病 本病损害常较小，且不波及末端毛囊和毛囊漏斗外毛根鞘。

2. 湿疹样癌 湿疹样癌虽也可见空泡化细胞，但其无角化不良。Bowen 病空泡化细胞内的 PAS 染色阳性物质不耐淀粉酶，显示其为糖原；而湿疹样癌空泡化细胞内的 PAS 染色阳性物质耐淀粉酶。

鲍温样丘疹病

【临床表现】

鲍温样丘疹病（bowenoid papulosis）好发于青年人，好发部位为男性龟头与阴茎，女性会阴及阴唇，表现为多发性圆形、椭圆形或不规则形丘疹，直径 2~10mm，红褐色或肉色，境界清楚，丘疹表面可光亮呈天鹅绒外观，或轻度角化似生殖器疣。皮损无自觉症状，有自然消退趋势，然亦有持续 10 多年之久者。约 1/3 患者有生殖器疣的病史（图 27-87~图 27-89）。

【组织病理】

本病的典型病变为出现大量成堆的、像是被“风吹倒”样不规则排列的细胞核，其中有许多核大而深染，多形性。此外，尚有表皮角化不良、角质形成细胞多核以及异形核丝分裂象。Bowen 病样丘疹病大都需要多次活检才能证实诊断，因为其临床上似生殖器疣，而组织病理为 Bowen 病样改变，二者之间出现了矛盾。少数学者发现本病与Bowen 病不同之处为其细胞的不典型性较轻，可累及汗管末端而不侵犯毛囊末端，而 Bowen 病恰与此相反。少数患者本病可与尖锐湿疣共存，甚至是在同一个损害内（图 27-90）。

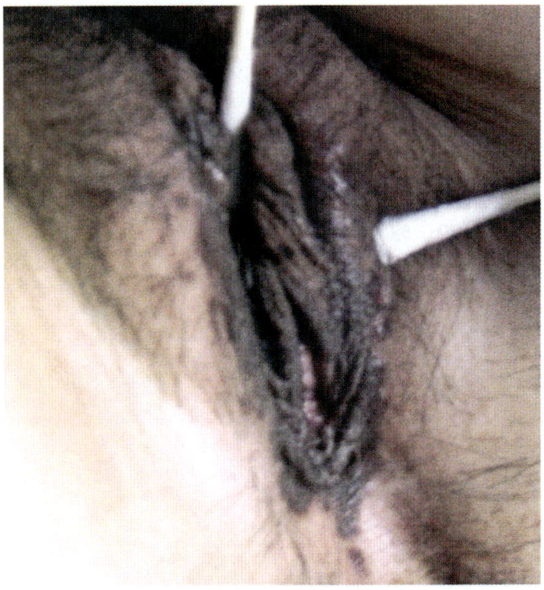

图 27-87 鲍温样丘疹病

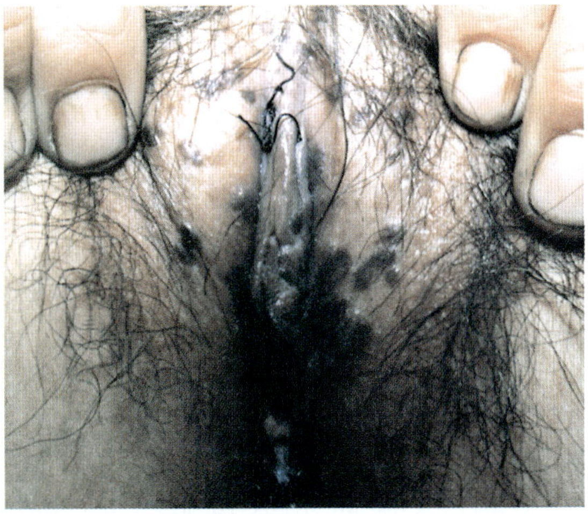

图 27-88 鲍温样丘疹病

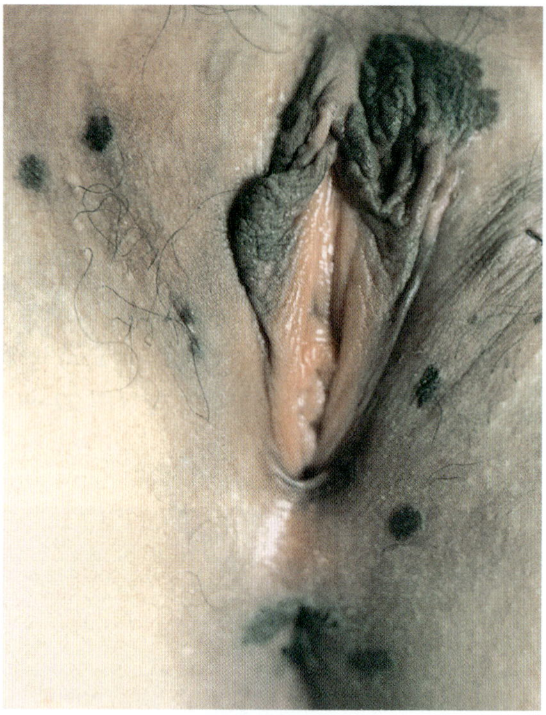

图 27-89　鲍温样丘疹病

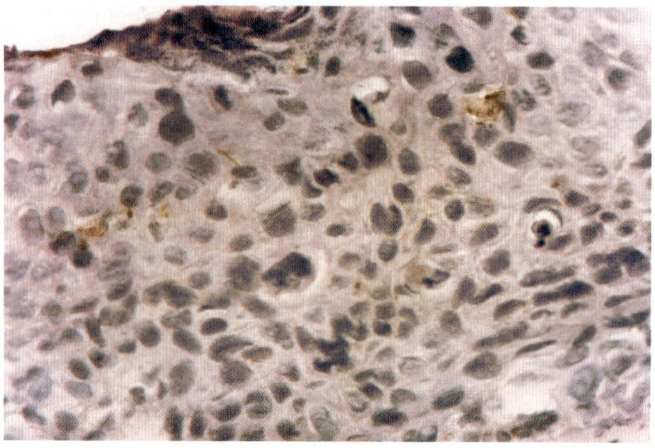

图 27-90　鲍温样丘疹病　表皮见不规则排列的细胞核，其中许多核大而深染，多形性，呈鲍恩病样病变

【鉴别诊断】

本病与鲍恩病的鉴别主要结合临床资料，发病年龄轻，皮损多发，有时呈疣状，有色素沉着及自愈倾向。还需要与扁平苔藓、银屑病、脂溢性角化症、尖锐湿疣等鉴别。

坏死性唾液腺组织化生

坏死性唾液腺组织化生（necrotizing sialometaplasia）罕见，硬腭或软腭发生一或两个直径 1~2cm 溃疡，边缘卷起。损害于 6~12 周内可自行愈合。

【组织病理】

唾液腺小叶出现凝固性坏死，其内的结缔组织支架仍保持完好，小叶的轮廓尚存，其中有淡嗜碱性物质，PAS 和阿新蓝染色均呈阳性反应。在坏死腺体的邻近可见外观正常的唾液腺，有些腺体部分呈现鳞状上皮化生或完全由鳞状上皮所取代。在唾液腺导管内也可以看到鳞状组织化生现象。

【鉴别诊断】

本病组织病理可见鳞状上皮向深部组织扩展，故常拟诊为癌，然而，这是在唾液腺小叶内出现的细胞学良性的鳞状上皮，以此可以做出诊断。

增殖性红斑

增殖性红斑（erythroplasia）实际上是龟头部的 Bowen 病。

【临床表现】

中年以上曾有包皮环切术后粘连者最易发病。多单发于龟头，少数可多发。最初，在龟头包皮部出现界限清楚稍隆起于皮面的红斑，上覆湿润的灰白色鳞屑，稍发亮，不易剥离。损害质地柔软，稍有浸润。也有糜烂、破溃、结痂者。病程缓慢，无自觉症状。本病较 Bowen 病癌变为侵袭性鳞癌的倾向性更大，约 30%患者可演变为鳞癌，约 20%患者可发生转移（图 27-91，图27-92）。

【组织病理】

组织学表现似 Bowen 病，表皮全层细胞不典型增生，有多数核丝分裂象，而多核巨细胞和角化不良现象较少见（图 27-93）。

【鉴别诊断】

增殖性红斑临床上与浆细胞性龟头炎不能区分；病理上，浆细胞性龟头炎的上皮中无不典型细胞，且真皮中浆细胞数目常较多。

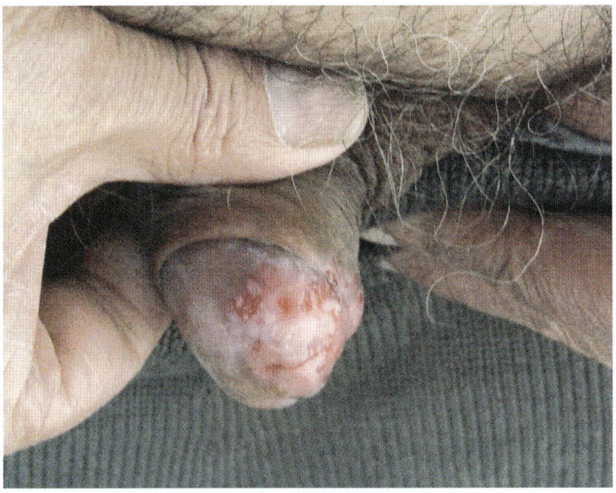

图 27-91　增殖性红斑

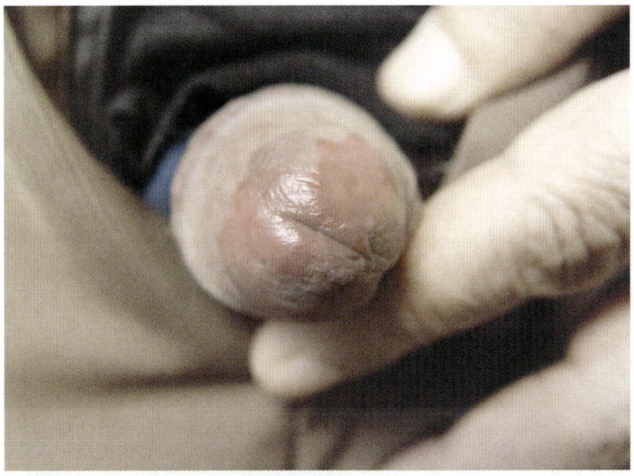

图 27-92　增殖性红斑

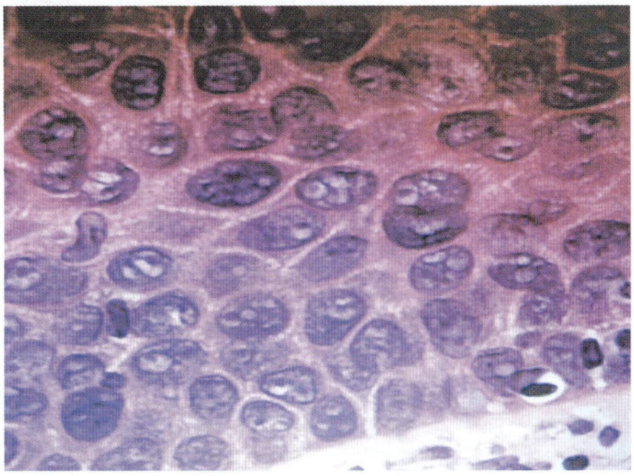

图 27-93　增殖性红斑　组织学表现似鲍恩病，表皮全层细胞不典型增生

基底细胞癌

基底细胞癌（basal cell carcinoma）又称基底细胞上皮瘤（basal cell epithelioma）、基底细胞瘤（basalioma）。

【临床表现】

根据临床形态可分为以下几型（图 27-94~图 27-112）。

1. 结节溃疡性基底细胞癌（nodulo-ulcerative basal cell carcinoma）　较常见，损害初发为有蜡样光泽的小结节，表面可见少数毛细血管扩张，结节缓慢增大，中心容易破溃结痂。溃疡面扁平，边缘卷起似珍珠样。将痂剥去后，基底易出血。一般为单个发生。

2. 色素性基底细胞癌（pigmented basal cell carcinoma）　同结节溃疡型，但皮损有明显黑褐色色素沉着。

3. 硬斑病样基底细胞癌（morphea-like basal cell carcinoma）　临床损害多为表浅性皮疹，常发生在外观正常的皮肤或不适当治疗的基础上，表现为一种单发的，大小不一，数厘米至整个面额，呈扁平或稍隆起的局限性硬化斑块，边缘不清或清楚，呈不规则匐形状浸润，灰白色至淡黄色，生长缓慢，表面平滑且长期保持完整，似局限性硬皮病，少有破溃，最后才发生溃疡。

4. 浅表性基底细胞癌（superficial basal cell carcinoma）　损害为一处或数片红斑，表面有糠状鳞屑，线状蜡样边缘，可形成浅表溃疡。

5. 纤维上皮瘤性基底细胞癌（fibroepithelioma of Pinkus，FEP）　皮疹主要发生于躯干下部、腰骶部、腹股沟，也可发生于四肢、耳部、脐周和足底。表现为粉红色纤维瘤样损害，质软，海绵状或实性，基底缩窄，皮损单发或多发，极少发生转移。部分可转化为基底细胞。

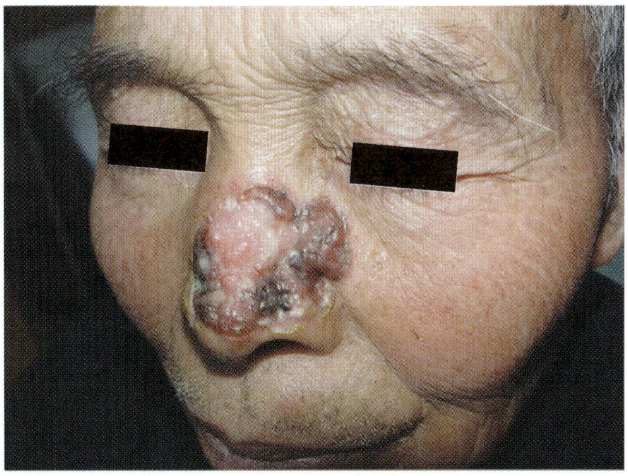

图 27-94　结节溃疡性基底细胞癌

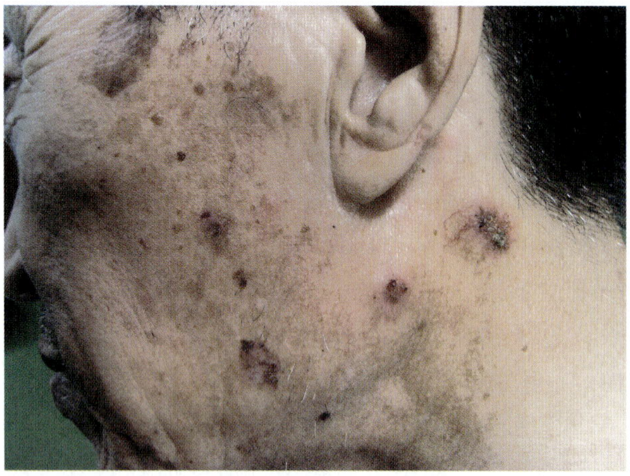

图 27-95　多发性基底细胞瘤（多发性）

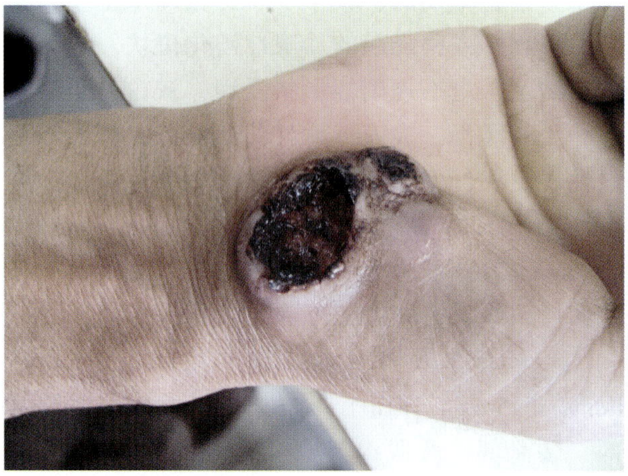

图 27-96　结节溃疡性基底细胞瘤

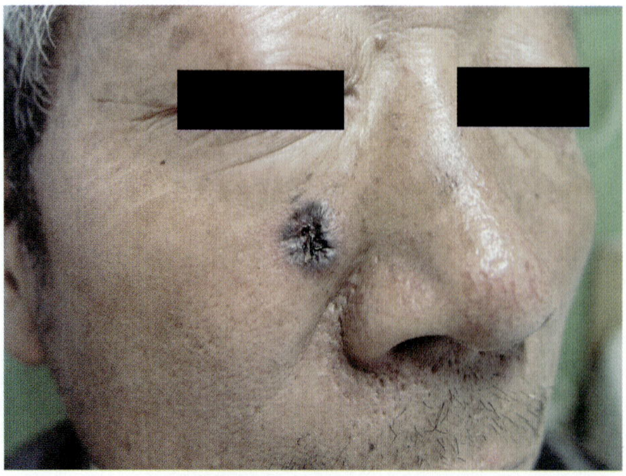

图 27-97　色素性基底细胞癌

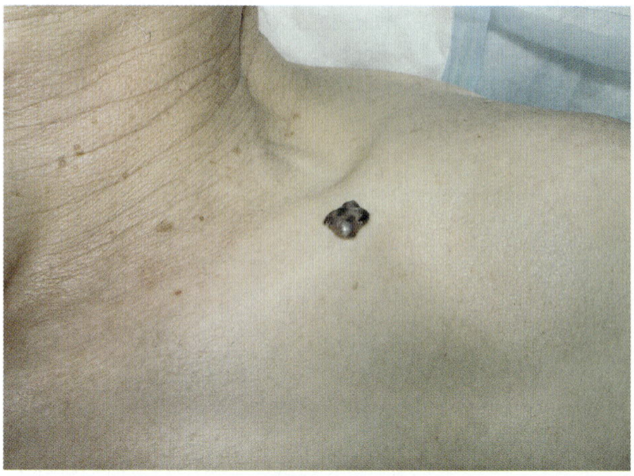

图 27-98　色素性基底细胞癌

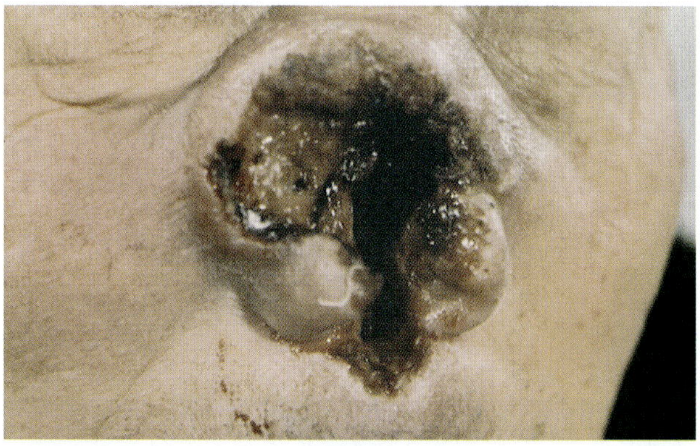

图 27-99　结节溃疡性基底细胞癌

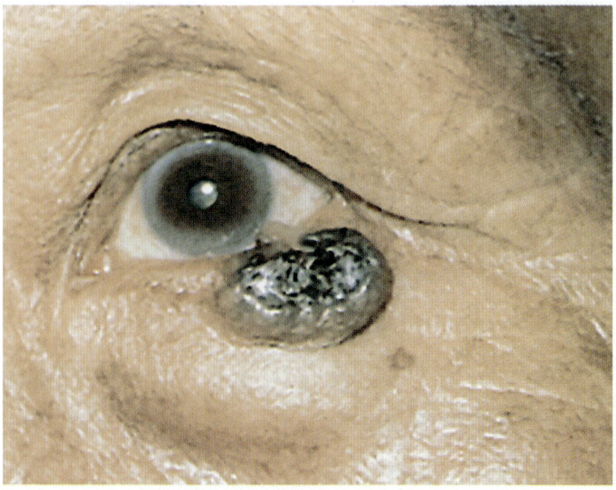

图 27-100　色素性基底细胞癌

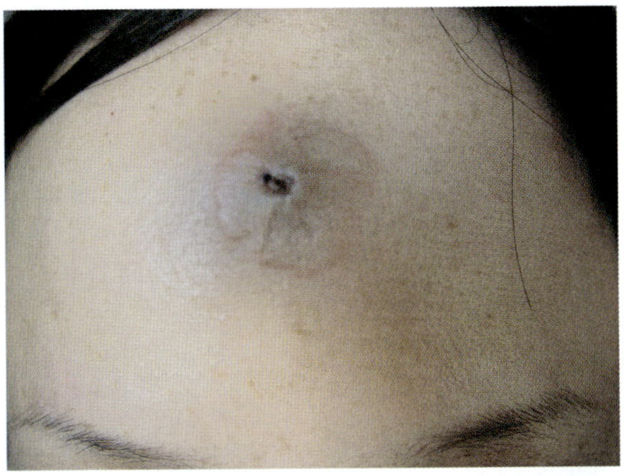

图 27-101　硬斑病样基底细胞癌

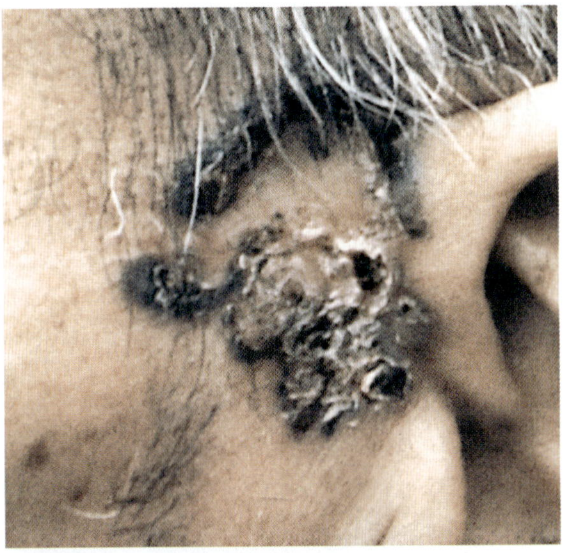

图 27-102　结节溃疡性基底细胞癌

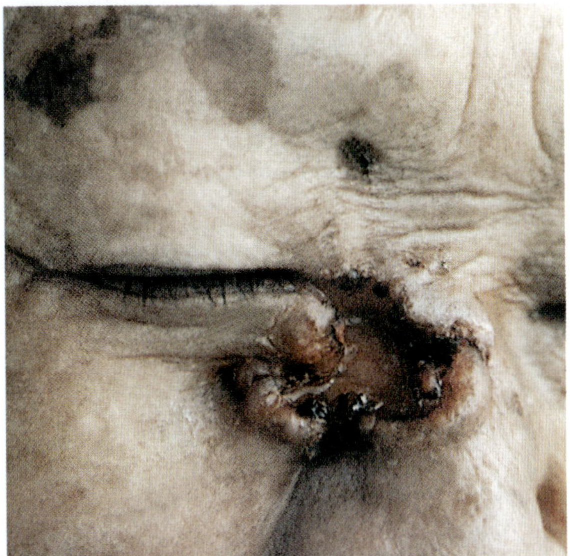

图 27-103　结节溃疡性基底细胞癌

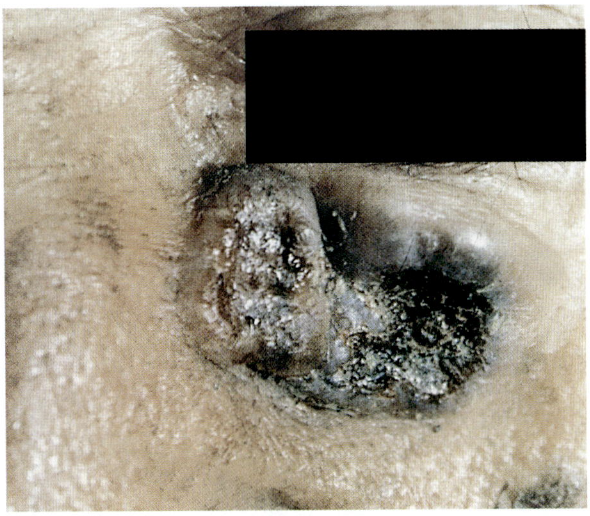

图 27-104　结节溃疡性基底细胞癌

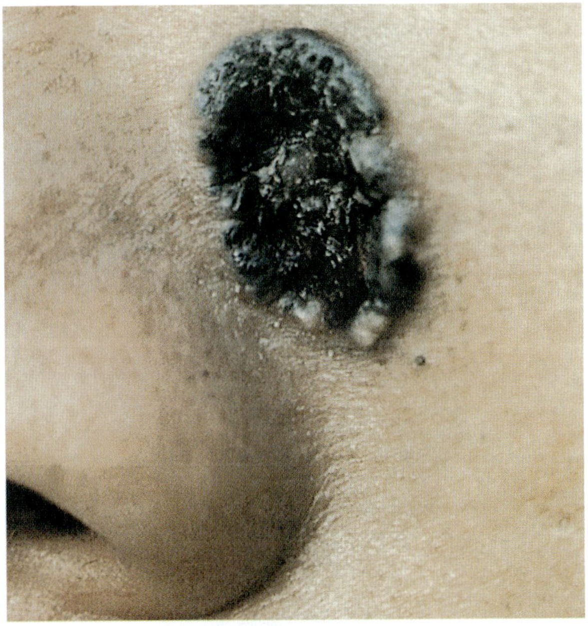

图 27-105　色素性基底细胞癌

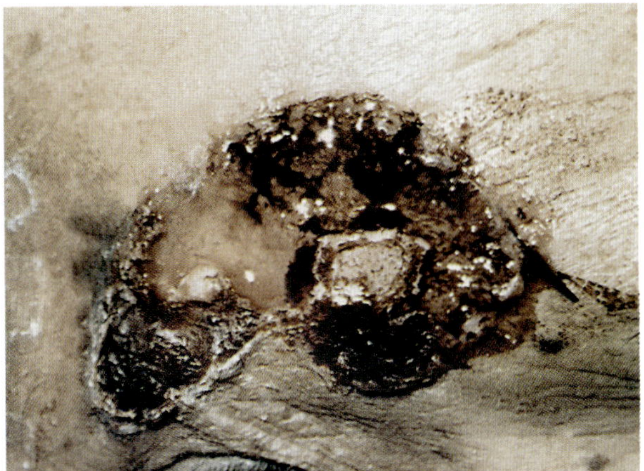

图 27-106　结节溃疡性基底细胞癌

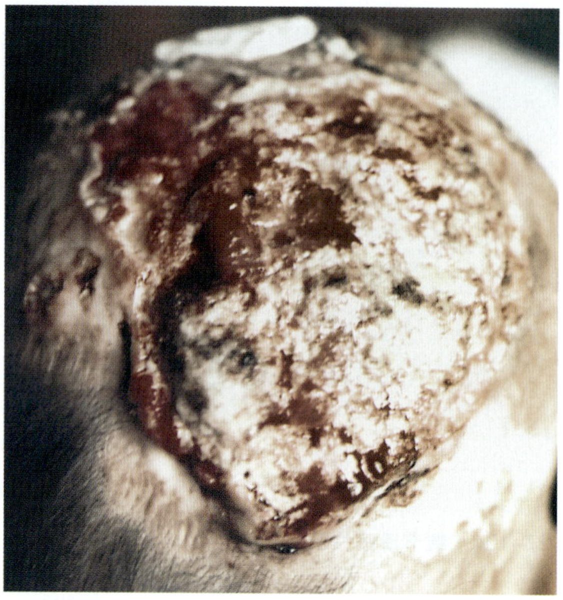

图 27-107　结节溃疡性基底细胞癌

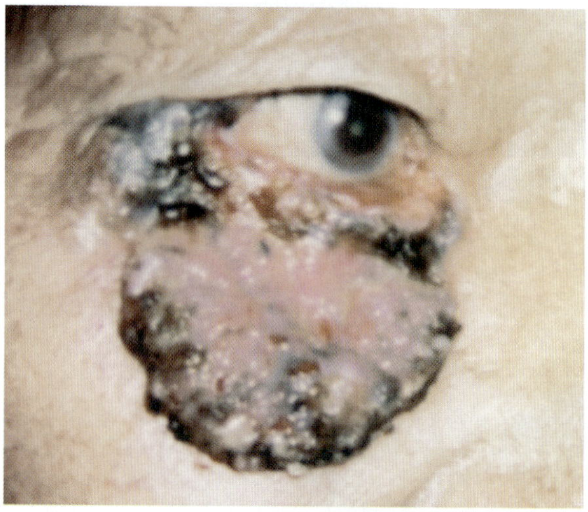

图 27-108　结节溃疡性基底细胞癌

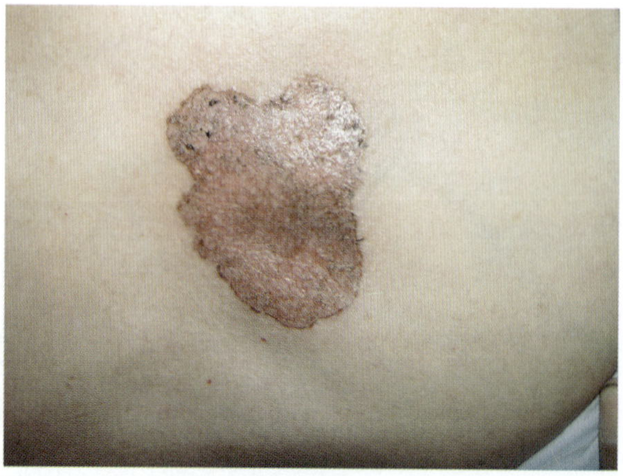

图 27-109　浅表性基底细胞癌

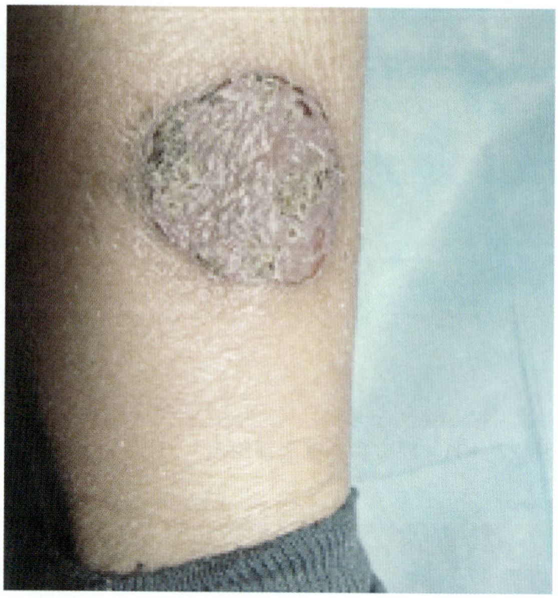

图 27-110　浅表性基底细胞癌

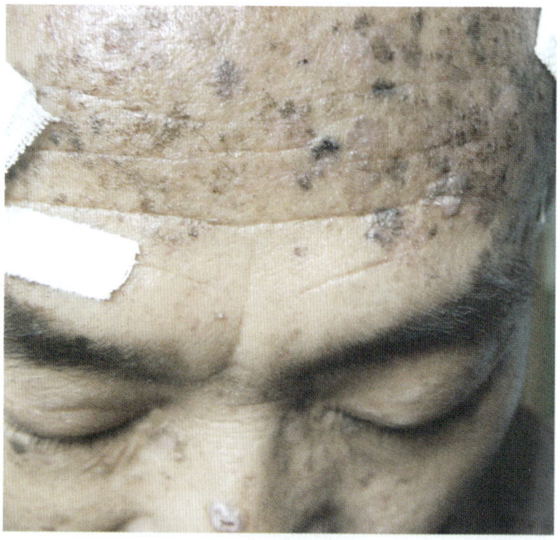

图 27-111　基底细胞癌（多发性）

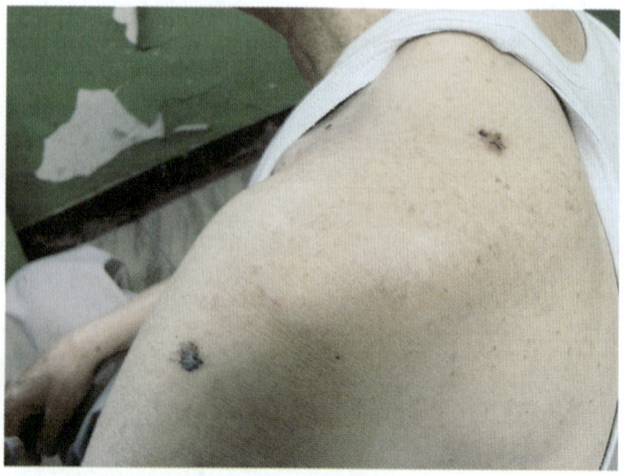

图 27-112　基底细胞癌（多发性）

【组织病理】

组织病理特点为：瘤组织不对称，可与表皮相连，有时破溃，边界大都清楚，但有些呈浸性生长，边缘不规则。瘤实质与间质之间的黏蛋白因在标本制作过程中收缩而出现裂隙，这虽为人工现象，但为本病的典型表现，有助于与其他肿瘤鉴别。瘤实质常多于间质，由基底样细胞组成大小和形状都极不一致的团块。基底样细胞的核较大，胞质少。细胞呈卵圆形或长梭形，大小和形状以及着色程度颇一致，无不典型性，无细胞间桥，胞界大都不清楚。核分裂象缺如或极少见，即使在发生转移时也是如此。偶见瘤细胞的胞核深染，或多个、或畸形。瘤细胞除在瘤团周边排列成栅状外，在中央无一定排列方式。细胞内常见黑色素。间质结缔组织增殖，成纤维细胞较多，并产生胶原纤维，包绕在瘤实质周围，其中常见黏蛋白，其次为淀粉样物质沉积，并常见较明显的淋巴细胞浸润（图 27-113~图 27-120）。

免疫组化显示瘤体实质的基底膜表达层粘连蛋白，Ⅳ、Ⅴ和Ⅶ胶原蛋白，肿瘤细胞表达角蛋白和 bcl-2，不表达 CD95（APO-1/FAS）。P53 阳性表达提示肿瘤进展，大部分的基底细胞癌表达 CD10，临床进展期的基底细胞癌 bcl-2 标记较少。肿瘤细胞表达 CK8，CK18 和 CK19，在最近的一项研究中发现：所有的基底细胞癌表达 CK5 和 CK17，超过一半的病例表达 CK7，而大部分不表达 CK14。同时基底细胞癌表达 VM-1，P63，Ber-EP4，65%基底细胞癌表达 D2-40。肿瘤不表达 EMA、CD44 和 involucrin。

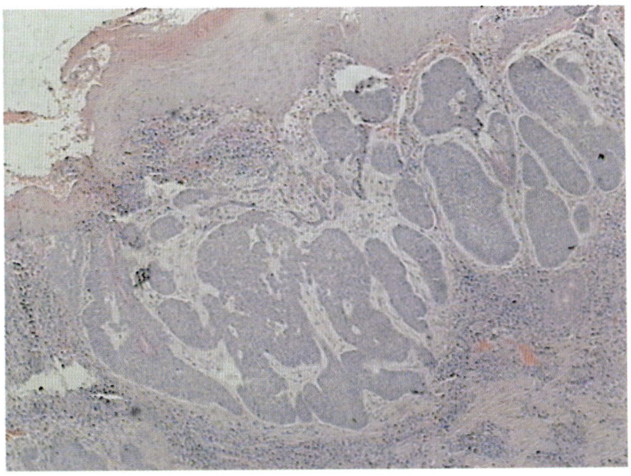

图 27-113 实性基底细胞癌 瘤组织由基底样细胞组成大小都不一致的团块

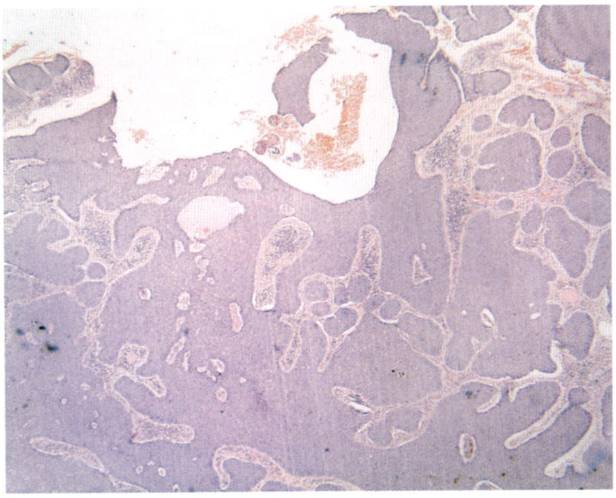

图 27-114 实性基底细胞癌

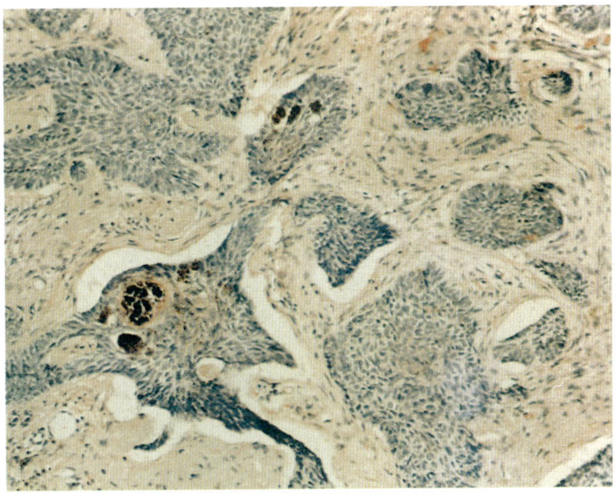

图 27-115 色素性基底细胞癌 瘤组织内含大量色表颗粒状

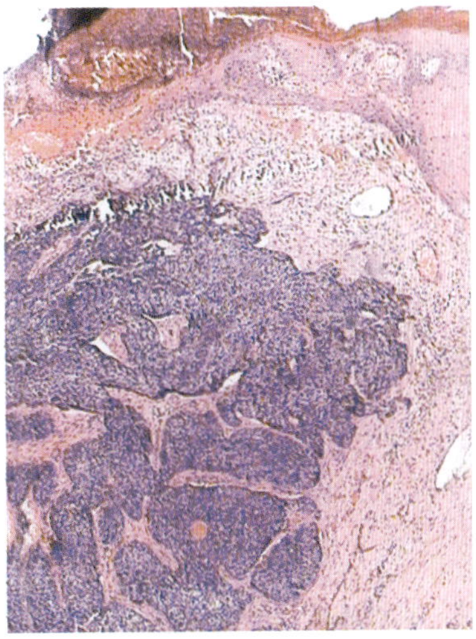

图 27-116 实性基底细胞癌 瘤组织由基底样细胞组成大小和形状都极不一致的团块

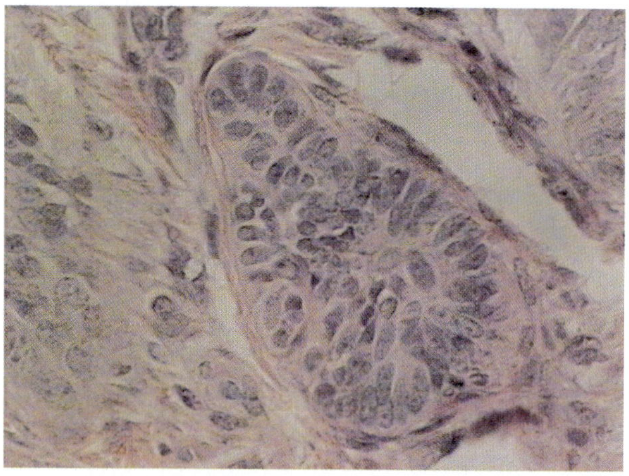

图 27-117　实性基底细胞癌　放大的基底样细胞瘤团

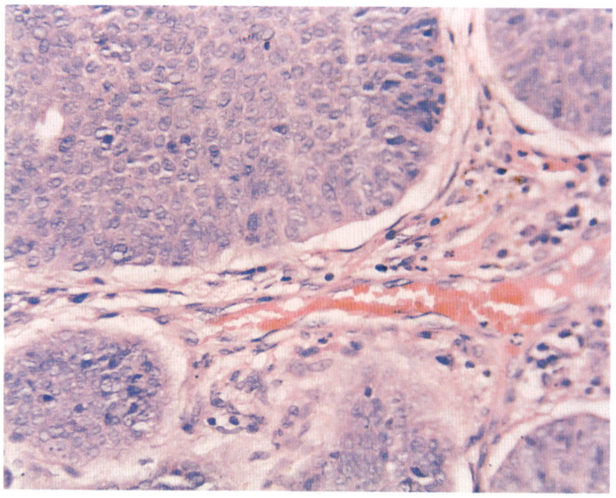

图 27-118　实性基底细胞癌　基底瘤细胞团的周围出现裂隙

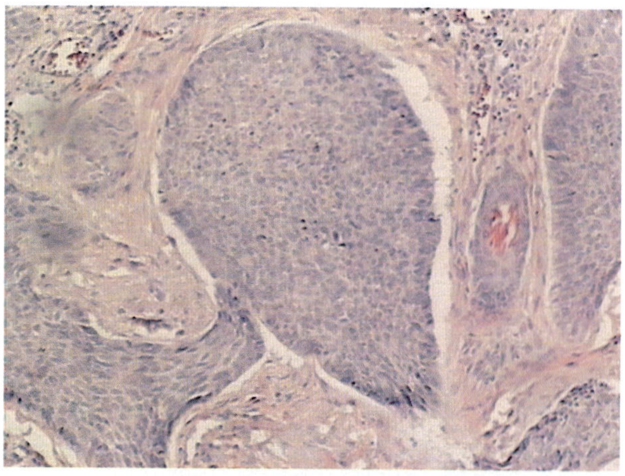

图 27-119　实性基底细胞癌　瘤实质与间质之间的粘蛋白团标本制作过程中收缩而出现裂隙，此虽为人工现象，但为本病的典型表现，有助于诊断

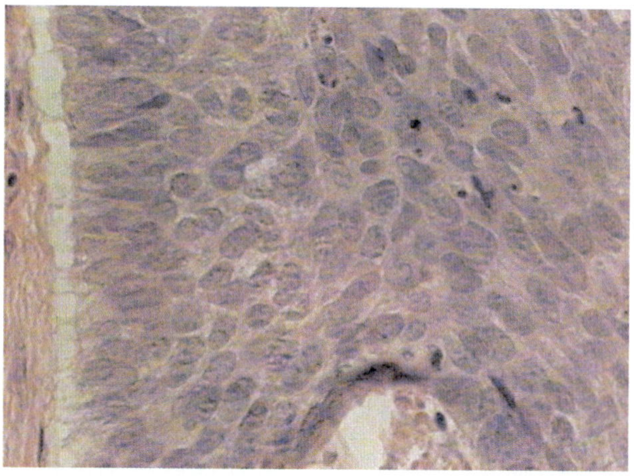

图 27-120　基底细胞癌　基底样细胞核较大，胞质少，无细胞间桥，胞界大都不清楚

1. 基底细胞癌的组织学类型

（1）实性基底细胞癌（solid basal cell carcinoma）常见，真皮内瘤细胞团的大小和形状不一，90%以上可与表面表皮相连。偶与外毛根鞘连接，表面表皮萎缩，瘤细胞虽无或极少倾向于分化，但见两型细胞，即周边细胞排列成栅状，胞核深染；中央细胞无一定排列方式，胞核较大，呈卵圆形，淡染。

（2）侵袭性基底细胞癌（aggressive basal cell carcinoma）的瘤细胞和胞核的大小及形状极不一致，主要排列成长条状，仅有几层厚，在周边无或极少排列成栅状。癌细胞可向深部侵犯，常累及神经周围，甚至骨骼，与间质之间的界限常不清楚。间质纤维化不明显，成纤维细胞无明显增加，胶原密度极少或不增加。

（3）色素性基底细胞癌型的组织病理特征与结节型表现类似，只是在肿瘤内及周围基质中可见较多的黑色素颗粒。肿瘤细胞间散在一些黑色素细胞，间质中可见较多的噬黑色素细胞。有研究发现部分肿瘤细胞内也有黑色素小体，可能与肿瘤细胞吞噬黑色素颗粒有关，在一般基底细胞癌中常见少量黑色素，而在此型中则有大量黑色素，色素成片状或均匀分布。瘤细胞内仅含有少量黑色素，间质内可见较多噬黑色素细胞（图 27-121~图 27-122）。

（4）浅表性基底细胞癌的表皮萎缩，瘤体十分表浅。瘤细胞团自表皮底部呈芽蕾状或不规则形伸长至真皮乳头层。瘤细胞团内基底样细胞的大小和形状一致，胞浆嗜碱性染色，在周边瘤细胞排列成栅状，与周围组织间有裂隙。间质内成纤维细胞增加，有成层胶原纤维包绕瘤团，并有少量至中等量的淋巴细胞浸润（图 27-123~图 27-127）。

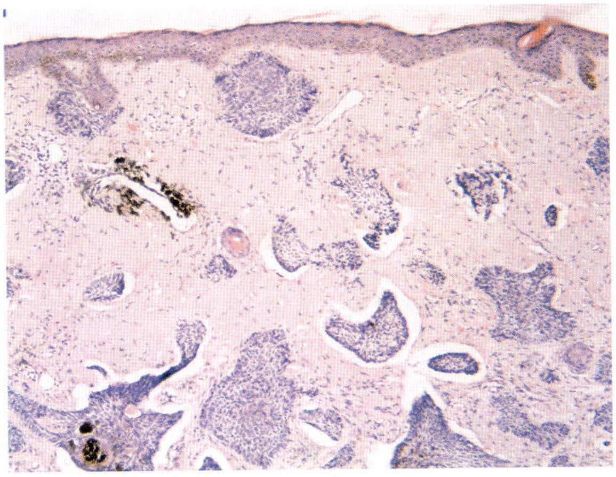

图 27-121　色素性基底细胞癌　瘤实质内含大量色素颗粒

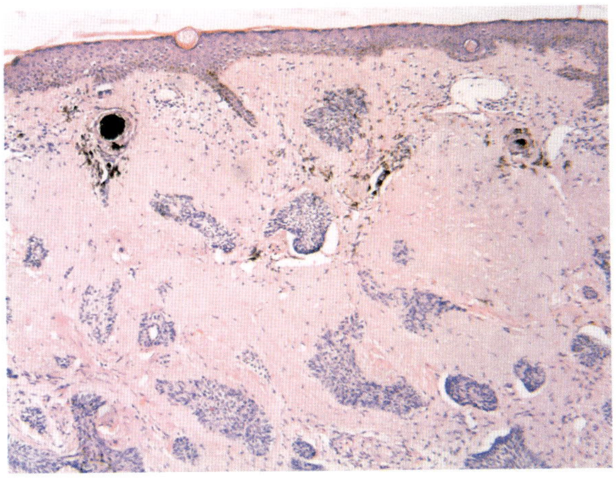

图 27-122　色素性基底细胞癌　肿瘤内及周围基质中可见较多的黑色素颗粒

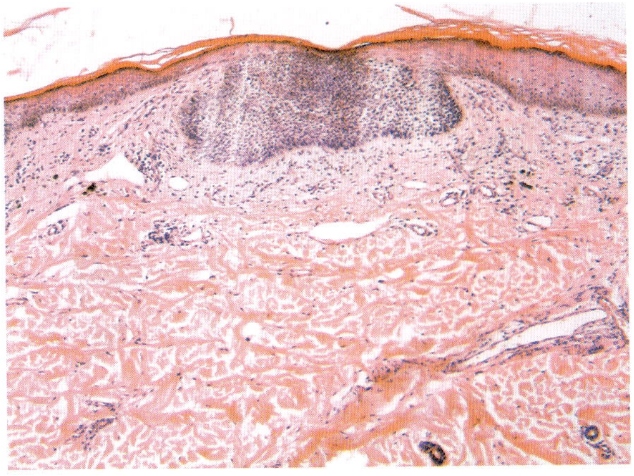

图 27-123　浅表性基底细胞癌　瘤细胞团自表皮底部呈芽蕾状伸长至真皮乳头层

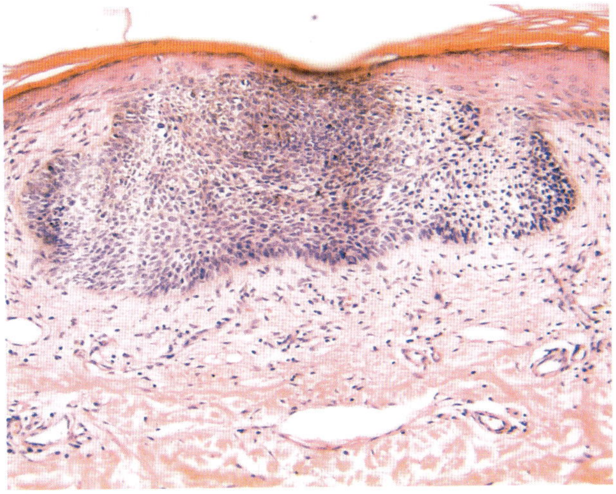

图 27-124　浅表性基底细胞癌　上图放大

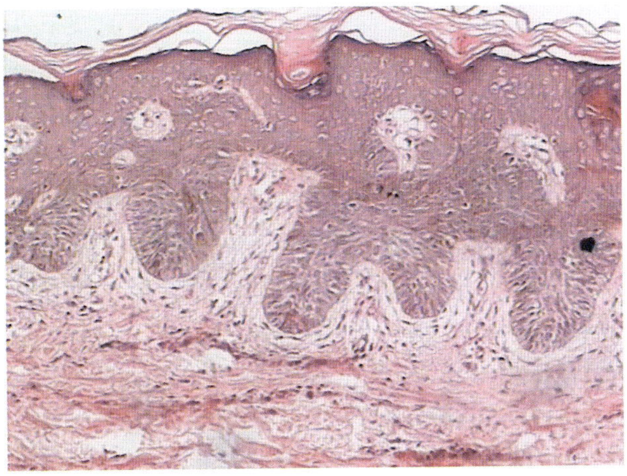

图 27-125　浅表性基底细胞癌　下图放大

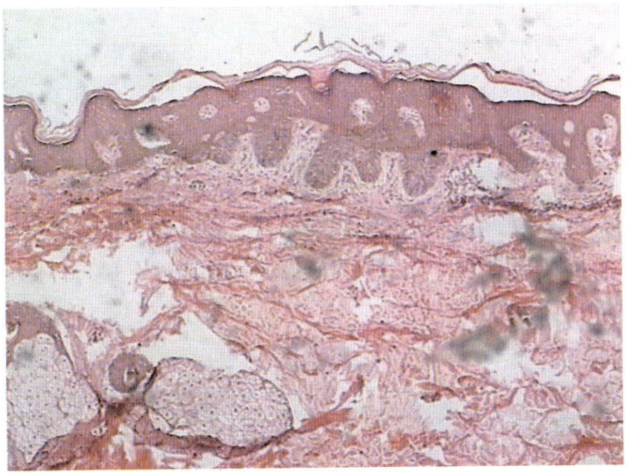

图 27-126　浅表性基底细胞癌　瘤细胞团自表皮底部呈芽蕾状或不规则形伸长至真皮乳头层

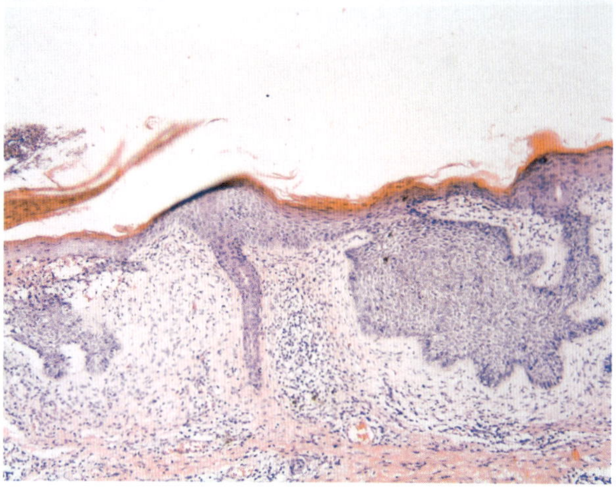

图 27-127　**浅表性基底细胞癌**　瘤细胞团自表皮底部呈芽蕾状伸长至真皮乳头层

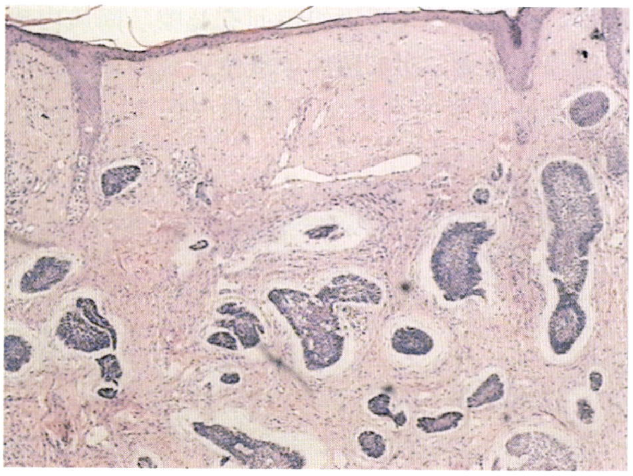

图 27-128　**硬斑病样基底细胞癌**　无数小瘤细胞团嵌于致密的纤维性间质中

(5) 纤维上皮瘤型基底细胞瘤位于真皮乳头层，可扩展至网状层或更深部位。瘤细胞索呈互相吻合的花边状，嵌于纤维性间质内，下端界限明显，并在多处与表皮相连。沿瘤细胞索及其分支处常见由周边瘤细胞形成的芽蕾状团块。瘤间质常多于瘤实质，其中黏蛋白和毛细血管增加，成纤维细胞增生，胶原增殖，呈纤维化或硬化。

(6) 硬斑病样基底细胞癌（morphea-like basal cell carcinoma）的表皮轻度萎缩，表皮突变平。本型结缔组织的参与要比其他类型基底细胞癌多。无数排列成长梭状的瘤细胞嵌于致密的纤维性间质中。大多数细胞索狭窄，常只有一层细胞，类似乳腺癌转移的铠甲癌（图 27-128~图 27-133）。

(7) 瘢痕性基底细胞癌（cicatricial basal cell carcinoma）不同于纤维化基底细胞癌，瘤细胞团较大，并见大片坏死。间质中胶原束很粗，排列紊乱，并有大量与胶原束平行的成纤维细胞，排列紊乱，并有大量与胶原束平行的成纤维细胞。

(8) 小梁状基底细胞癌（trabecular basal cell carcinoma）位于真皮内，不与表皮相连。瘤内某些区域间质很少，瘤细胞索细长，呈小梁状，相互交织，构成七巧图样。瘤细胞常坏死或有核固缩。

(9) 角化性基底细胞癌（keratotic basal cell carcinoma）的组织病理特征与结节型基底细胞癌

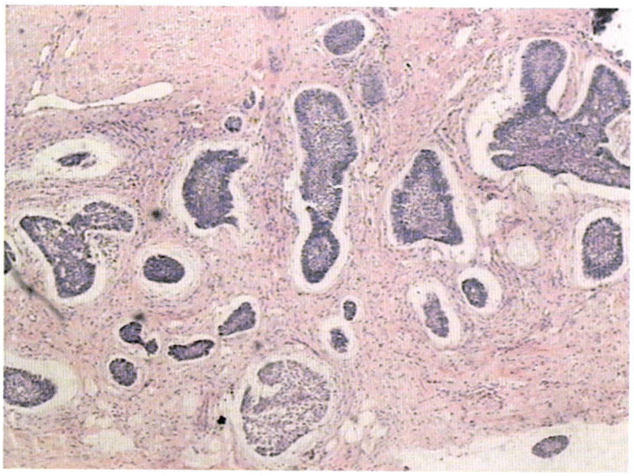

图 27-129　**硬斑病样基底细胞癌**

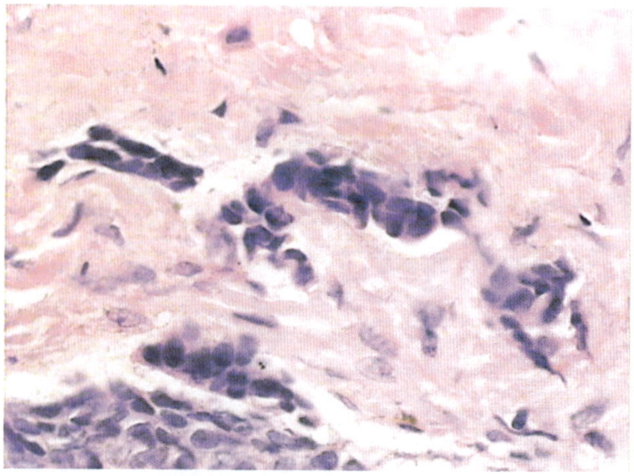

图 27-130　**硬斑病样基底细胞癌**　细胞排列成长梭状，嵌于纤维性间质中，似乳腺腺转移铠甲癌

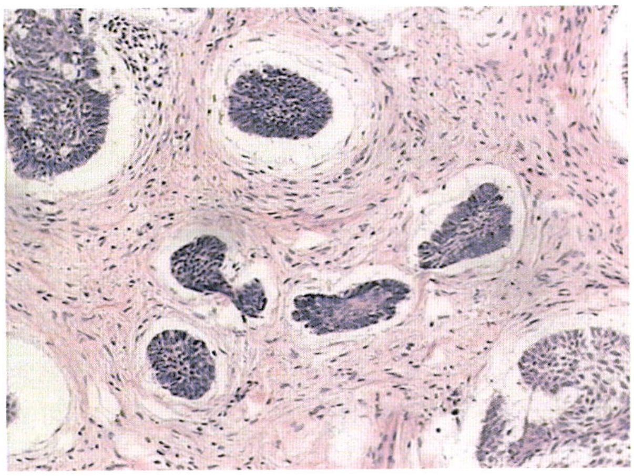

图 27-131　硬斑病样基底细胞癌

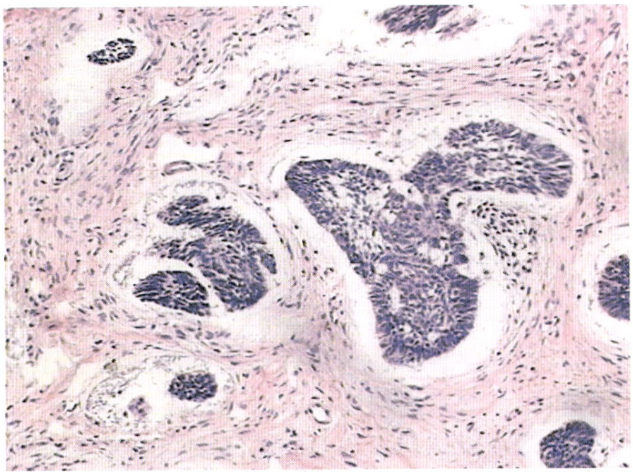

图 27-132　硬斑病样基底细胞癌

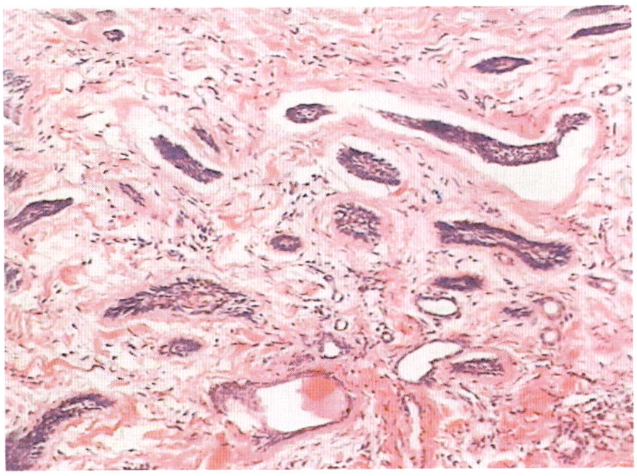

图 27-133　硬斑病样基底细胞癌　无数排列成长梭形的瘤细胞团嵌于致密的纤维基质中

类似，只是本型基底细胞癌瘤体内可见角化不全细胞和角囊肿，肿瘤周围间质较少。Lever 认为此型基底细胞癌除有未分化基底样细胞团外，尚有角质囊肿和角化不全细胞，而角质囊肿代表倾向于形成毛干，角化不全细胞可排列成束状或涡形，或围绕角质囊肿，可能是初期毛发角化细胞。另外，在组织学上有时与毛发上皮瘤难以区分，因此，他认为这是朝向毛囊分化的基底细胞癌。Ackerman 认为此瘤具有以下特点：不对称，边界不十分清楚，有时可扩展至皮下组织，可有炎症细胞浸润，瘤细胞团不呈分叶状，不排列成筛状方式，不形成毛球或毛乳头，见毛透明角质颗粒，瘤细胞常有坏死，胞核大都多形，核分裂象较多见。角化中心细胞团周围无明显内衬上皮细胞将其与基底样细胞分开，“囊肿”内除含有正角化细胞外，并见角化不全细胞，有些“囊肿”则是瘤实质的坏死区，与毛发上皮瘤可明显划分，因而不应将此型基底细胞癌认作是向毛囊分化的基底细胞癌。

（10）腺样基底细胞癌（adenoid basal cell carcinoma）呈导管样或腺样结构。瘤细胞排列成互相吻合的网状条索伸入真皮，宽度为数个细胞，并环绕中央岛屿状纤维性间质显示如花边样图像。可见导管样或腺样结构，间质中通常有较多的黏液。此型通常与结节型基底细胞癌并发。

（11）囊性基底细胞癌（cystic basal cell carcinoma）的瘤细胞团中央出现囊腔，囊腔形成的途径有两种：①大片瘤细胞坏死；②伸入瘤实质内的间质坏死。

（12）腺囊样基底细胞癌（adenocystoid basal cell carcinoma）具有囊性和腺样基底细胞癌的共同特点。

2. 特殊或罕见类型基底细胞癌的组织相

（1）釉质样基底细胞癌（enamel basal cell carcinoma）类似口腔釉质上皮瘤（adamantinoma）或牙釉质母细胞瘤（ameloblastoma）。瘤体由两种细胞组成，一种为基底样细胞，在肿瘤团块周边呈栅栏状排列；另一种为较小的瘤细胞，位于肿瘤团块的中央，似牙釉质细胞，胞核较长，胞质淡染，有多种形状突起并相互交织。

（2）颗粒状基底细胞癌（granular basal cell carcinoma）的瘤细胞除一些呈基底样细胞形态外，另一些则向颗粒细胞过渡，颗粒细胞的胞质内含有很多倾向于聚集的嗜伊红性溶酶体样颗粒。

（3）透明细胞基底细胞癌（clear cell basal cell carcinoma）一般具有经典的基底细胞癌的特点，透明细胞占瘤细胞的全部或部分，透明细胞呈圆形或多角形，胞质淡染，呈空泡状，常致细胞核向周边移位，使细胞呈印戒状。透明细胞有时仅出现于瘤体的周边，也可遍布整个瘤体。

（4）向表皮附属器分化的基底细胞癌（basal cell carcinoma with differentiation toward sepidermal appendages）的主要组成细胞为基底样细胞，后者在胎儿期朝向角化表皮和皮肤附属器分化，故在基底细胞癌中亦可见朝向上述组织成分低度分化。根据分化的部分可有以下类型。

1）向大汗腺或小汗腺分化者分别称为大汗腺上皮瘤或小汗腺上皮瘤。大汗腺上皮瘤可见瘤细胞示顶浆分泌；小汗腺上皮瘤可见小汗腺导管，有些可见透明角质颗粒，或由透明细胞构成腺体，或见明显玻璃膜（参见皮肤附属肿瘤中大汗腺上皮瘤或小汗腺上皮瘤）。若见肌上皮细胞，则称肌上皮细胞性基底细胞癌。

2）向皮脂腺分化者或称皮脂腺上皮瘤（参见皮肤附属肿瘤中皮脂腺上皮瘤）；可见单个或多个皮脂腺细胞或皮脂腺导管。

3）向毛囊分化的基底细胞癌。Ackerman 指出，判断向毛囊分化的标准如下。①类似生长期正常毛囊的下部，如毛球和毛乳头；外毛根鞘之透明细胞聚集，周边细胞排列成栅状，有时并衬以明显玻璃膜；内毛根鞘中所见之透明颗粒；毛干和影子细胞。②类似休止期正常毛囊的下部，即由胞质极少、胞核呈卵圆形密集在一起的未分化细胞柱，周边细胞排列成珊状。③类似退化期正常毛囊峡部或下部的上皮，棘细胞呈立方形，胞质丰富而淡染，无颗粒层，正角化细胞紧密排列。④类似毛囊漏斗，有颗粒层，正角化细胞排列疏松，呈网织状。因此，若诊断基底细胞癌向毛囊分化，应具备上述某个毛囊结构成分的特征。

【鉴别诊断】

1. 与实性基底细胞癌须鉴别的疾病　①鳞状细胞癌有时难与基底细胞癌鉴别，以至有人认为两者之间有中间型（基底鳞状细胞癌），但通常容易区别。基底细胞癌的瘤细胞大都呈深嗜碱性染色，而鳞状细胞癌至少是Ⅰ级和Ⅱ级的瘤细胞，因部分角化而呈嗜伊红性染色。Ⅲ级和Ⅳ级鳞状细胞癌可无角化，瘤细胞呈嗜碱性，但大都不典型，且核分裂象常见。②毛源性肿瘤：位置较深，常位于皮下组织和真皮交界处，不与表皮相连。上皮索或巢的边界清楚，较规则形。间质内成纤维细胞较多，除肥大细胞增加外，炎症细胞一般不多。③毛发上皮瘤：对称，瘤细胞呈筛状，边界清楚，边缘整齐，基底样细胞内常见黑色素，很少坏死，瘤间质内可见裂隙，常见角质囊肿、毛球和毛乳头，成纤维细胞增加，可见肉芽肿，但淋巴细胞浸润不多。

2. 与色素性基底细胞癌须鉴别的疾病　色素性脂溢性角化病和恶性黑色素瘤在临床形态上虽与色素性基底细胞癌相似，但组织表现不同。色素性基底细胞癌与结节溃疡性基底细胞癌不同之处在于皮损内有黑褐色色素沉着。

3. 与浅表性基底细胞癌须鉴别的疾病　①毛囊漏斗肿瘤；瘤细胞对 PAS 染色呈阳性反应。瘤实质下缘可见类似毛乳头的凹陷、毛发或毛囊胚样结构，与间质之间往往衬以增厚的玻璃膜，间质内弹力纤维明显。②脂溢性角化病，乳头状瘤向上增长。

4. 与纤维上皮瘤型基底细胞癌须鉴别的疾病　本型具有乳腺导管内纤维腺瘤、网状型脂溢性角化病和浅表型基底细胞癌的综合特点。

5. 与硬斑病样或纤维化基底细胞癌须鉴别的疾病　①结缔组织增生性毛发上皮瘤：对称，不与表皮相连，瘤细胞团较小，常见小角质囊肿，有时可见毛乳头，毛球甚至外毛根鞘、毛透明颗粒或影子细胞，间质内可见裂隙，因角质囊肿破裂而常见肉芽肿和钙化。②微囊肿性附属器癌：向毛囊和小汗腺双向分化，可见管腔，常向皮下组织和神经周围浸润。

6. 与小梁状基底细胞癌须鉴别的疾病　似Ⅲ和Ⅳ级鳞状细胞癌，但后者瘤细胞更不典型，核分裂象多见。

7. 与角化型基底细胞癌须鉴别的疾病　①毛发上皮瘤：对称，边界鲜明，瘤细胞排列成筛状，瘤实质与间质相等或以间质为主。角质囊肿内见正角化细胞，有时可见毛透明角质颗粒。②鳞状细胞癌：瘤实质周围无裂隙，常见角珠，角化为逐渐性且不完全。

8. 与腺样基底细胞癌须鉴别的疾病　①圆柱

瘤：瘤细胞团排列紧密，隔以耐淀粉酶 PAS 阳性反应的透明膜和狭窄的胶原带。②腺样脂溢性角化病：乳头状瘤向上增长。③汗管样小汗腺癌：此瘤原先作为向小汗腺分化的基底细胞癌描述，以后称为小汗腺上皮瘤，现因其细胞学和酶的特点而称为汗管样小汗腺癌比较合适。瘤细胞对小汗腺酶如磷酸化酶和琥珀酸脱氢酶呈阳性反应。

9. 与囊性基底细胞癌相鉴别的疾病　粉刺样癌的瘤细胞不典型。

10. 与颗粒状基底细胞癌相鉴别的疾病　颗粒细胞瘤无基底细胞癌的组织学表现。

11. 与透明细胞基底细胞癌相鉴别的疾病　应注意与表现为印戒细胞的其他肿瘤鉴别。

痣样基底细胞癌综合征

【临床表现】

痣样基底细胞癌综合征（nevoid basal cell carcinoma syndroma）系常染色体显性遗传性疾病，可生时即有或生后不久发生。

皮肤肿瘤可发生于躯体任何部位，好发于面部，特别是眼睑、鼻、颊和颈部，甚至整个体表。损害为 0.5~5mm 直径大小的丘疹，随患者年龄增长而增多，自数个至数百个不等，常对称，散在分布，有时呈单侧或线状排列。个别损害特别是面部者于成年期后破溃恶变。早期也常见粟丘疹或多发性皮肤囊肿，特别易发生在手足部。此外，尚可合并掌跖点状凹陷和角化病。

颌骨囊肿可见于 70%患者，可发生在皮肤损害出现以前，引起局部肿胀和牙齿移位，于受压或感染时可产生疼痛。囊肿为单房或多房性。

骨骼缺陷：如颅骨、肋骨或脊柱异常，或见指（趾）骨偶或长骨皮质下囊肿。70%~75%的患者显示骨骼畸形。

其他：可合并颅内硬脑膜钙化可引起神经系统症状，精神发育迟缓等中枢神经系统疾病，眼畸形或斜视、角膜混浊与白内障等，脂肪瘤，纤维瘤，多发性副乳，多汗症，肢端发绀症，毛细血管扩张等；女性患者可并发卵巢纤维瘤。

【组织病理】

痣样基底细胞癌的组织病理表现与普通基底细胞癌基本相同。如实性、浅表性、纤维化、角化性、腺样和囊性等均可见于痣样基底细胞癌综合征。掌跖小凹陷处示凹陷下方表皮突内充满基底样细胞，有些实际上是基底细胞癌，表面覆有一层薄的颗粒层细胞和疏松角质层；颌骨囊肿系牙源性角质囊肿，囊内充满角蛋白，囊壁由 2~5 层鳞状细胞组成。

线状单侧基底细胞痣

【临床表现】

线状单侧基底细胞痣（linear unilateral basal cell nevus）很少见，呈广泛性单侧线状或带状发疹，通常见于出生时，损害由密集的基底细胞癌结节构成。可见散在粉刺和线状萎缩区。损害并不因患者的年龄增长而变大增多（图 27-134，图27-135）。

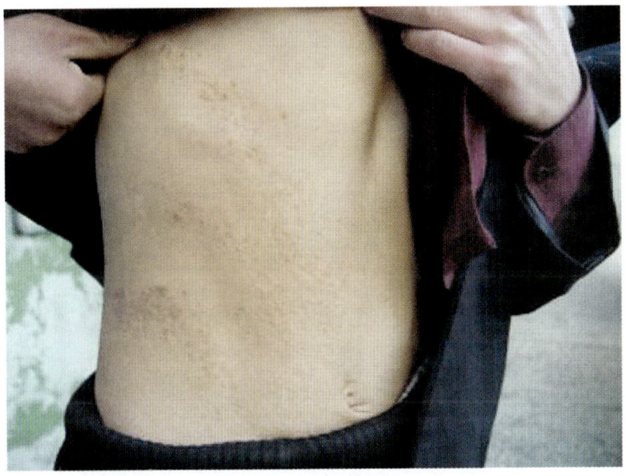

图 27-134　线状单侧基底细胞痣

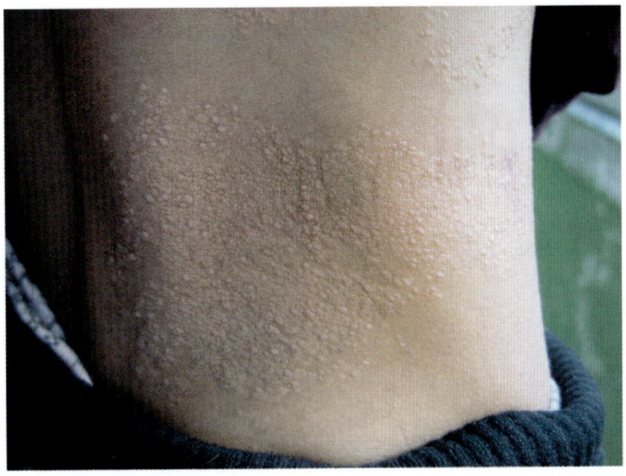

图 27-135　线状单侧基底细胞痣　损害为 0.5~5mm 直径大小的丘疹，呈单侧或线状排列

【组织病理】

病理表现同基底细胞癌，可为实性、腺样、角化性或囊性，有些部位可似毛发上皮瘤或小汗腺螺旋腺瘤组织表现。粉刺的囊壁是多数基底细胞蕾芽伸入周围真皮内（图 27-136~图 27-138）。

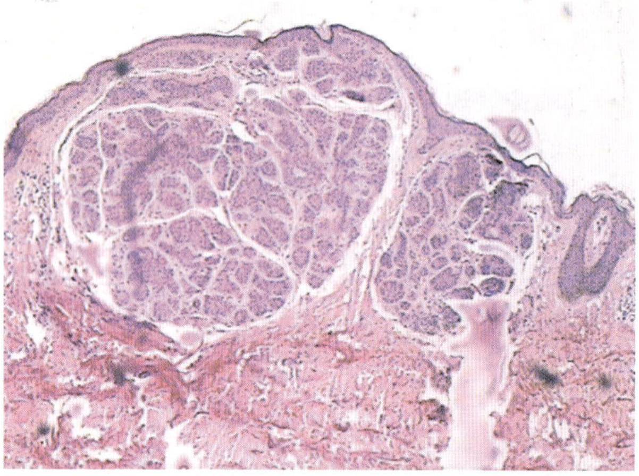

图 27-136 线状单侧基底细胞痣 由密集的基底样细胞瘤团，聚集形成结节

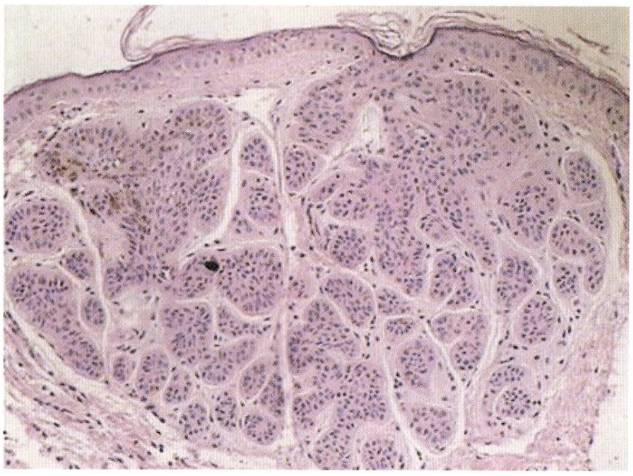

图 27-137 线状单侧基底细胞痣 上图放大

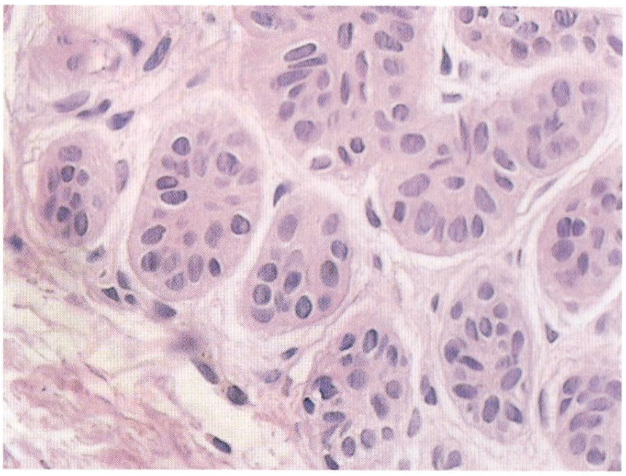

图 27-138 线状单侧基底细胞痣 瘤实质与间质之间也出现裂隙

基底鳞状细胞癌

基底鳞状细胞癌（basal spuamous cell carcinoma）的组织病理可见基底细胞癌和鳞状细胞癌的典型组织学改变，肿瘤境界不清，表面有溃疡，下方累及皮下，瘤体内有片状坏死区域。分为两型，一种为混合型，即具有灶性鳞状细胞角化和角珠；另一种为中间型，即在交织成网状的狭窄条束中有两种细胞，分别是外层深染基底细胞和较大较淡且边界较清楚的细胞，后一种具有处于基底细胞和鳞状细胞之间的特点（图27-139~图 27-141）。

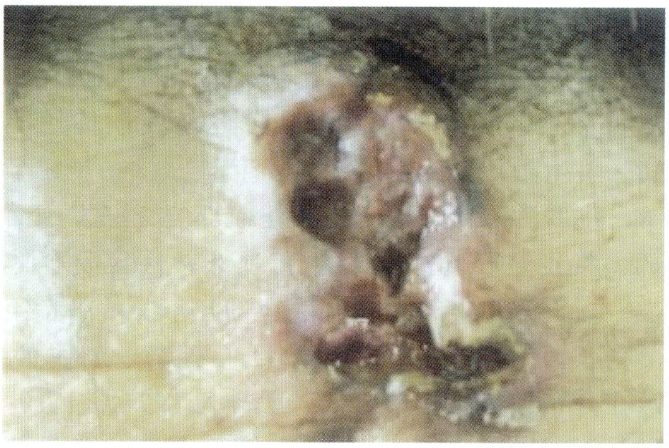

图 27-139 基底鳞状细胞癌

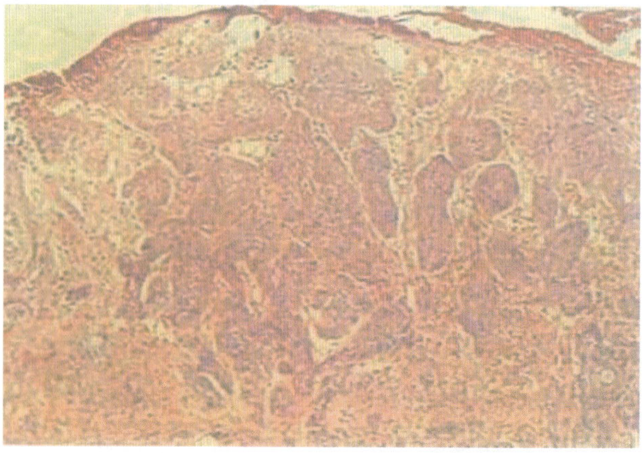

图 27-140 基底鳞状细胞癌 基底细胞癌和鳞状细胞癌两种组织学改变

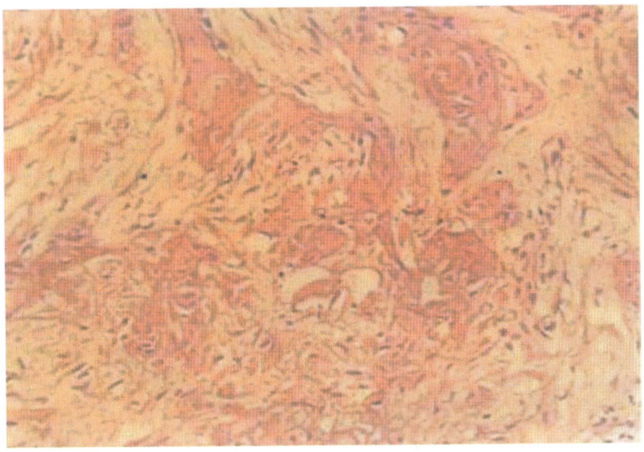

图 27–141　基底鳞状细胞癌

Bazex 综合征

【临床表现】

Bazex 综合征（Bazex syndrome）系常染色体显性遗传，其主要表现有：①毛囊皮肤萎缩，其特点为，毛囊口扩大，萎缩处呈“碎冰凿纹状”。主要发生于四肢。②颜面发生多发性小的基底细胞癌，通常初发于青少年，偶见于较长的儿童。此外亦可发生局限性无汗症或全身性少汗症，头皮和其他处可发生先天性少毛症。

【组织病理】

病理表现同寻常性基底细胞癌，病理亚型不一。毛囊萎缩性皮损示毛皮脂腺结构发育不全，毛孔扩大扭曲。

鳞状细胞癌

鳞状细胞癌（squamous cell carcinoma）简称鳞癌，可发生于身体任何具有鳞状上皮的皮肤及黏膜，但发生于正常皮肤及黏膜上罕见，常在某些皮肤病原有皮疹的基础上，如烧伤瘢痕、放射线皮肤损伤、色素性干皮病、寻常狼疮，盘状红斑狼疮，慢性皮肤溃疡以及各种癌前期疾病的基础上演变而来

【临床表现】

本病主要发生于 50~60 岁的老年人，好发于头皮、面、颈和手背等暴露部位。早期表现多为疣状肿块或浸润硬斑，质地坚实。损害迅速增大，常中央破溃形成溃疡，有宽而高起的边缘，外翻如菜花状，上覆污灰色痂，去痂后基底凹凸不平，易于出血。有时，损害也可不形成溃疡而呈蕈状或乳头瘤状。软组织处的肿瘤自觉症状常轻微，但如侵及深部组织，尤其是骨膜及骨质时，则有剧痛。鳞癌易转移，尤其是沿淋巴转移，故局部淋巴结常为最早转移的部位。晚期常有全身症状，如发热、消瘦、恶病质等（图27–142~图 27–154）。

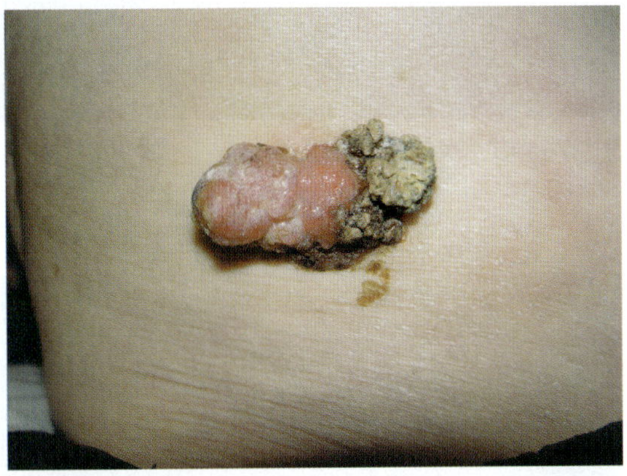

图 27–142　鳞状细胞癌

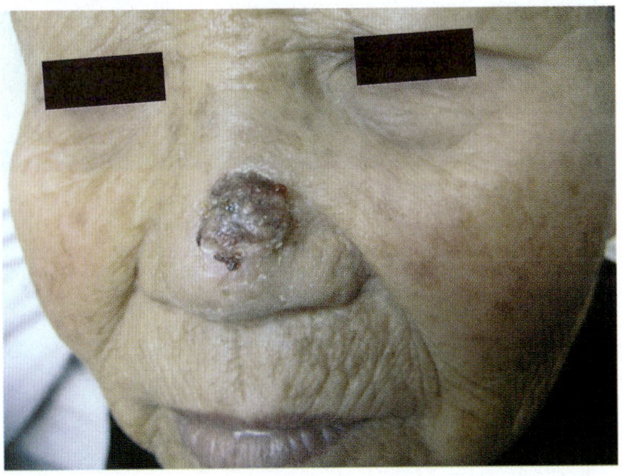

图 27–143　鳞状细胞癌

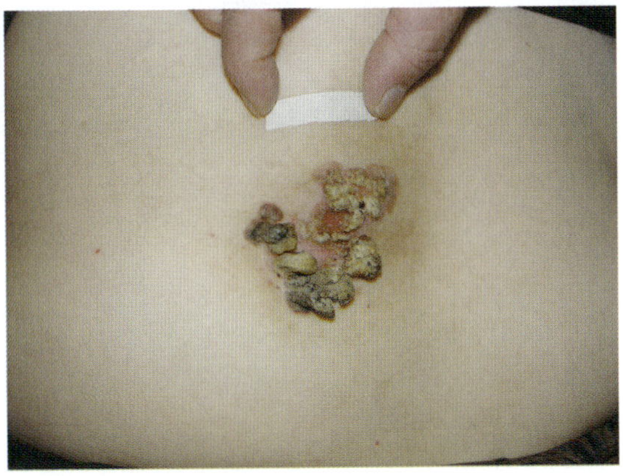

图 27–144　鳞状细胞癌

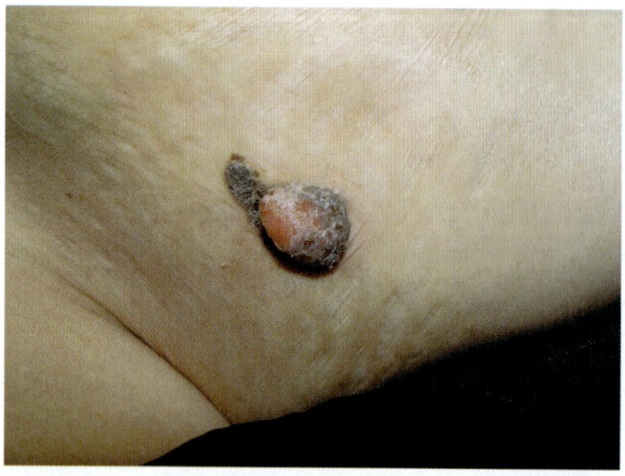

图 27-145 鳞状细胞癌

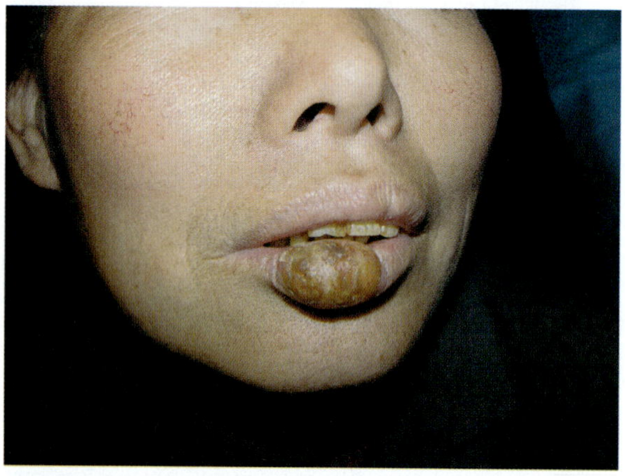

图 27-146 口唇鳞状细胞癌

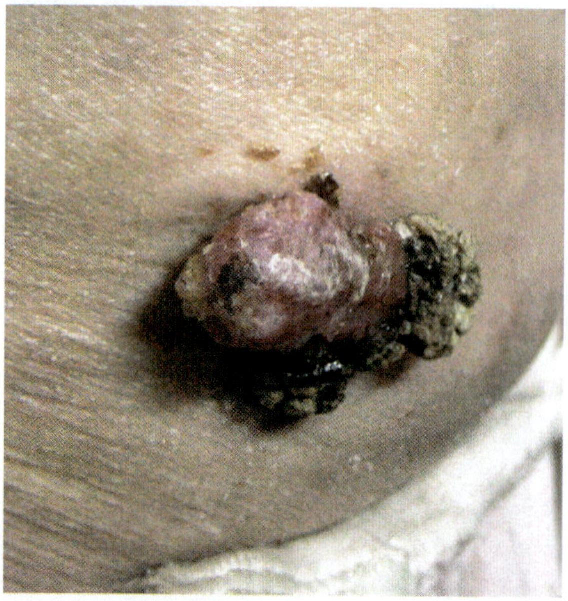

图 27-147 鳞状细胞癌

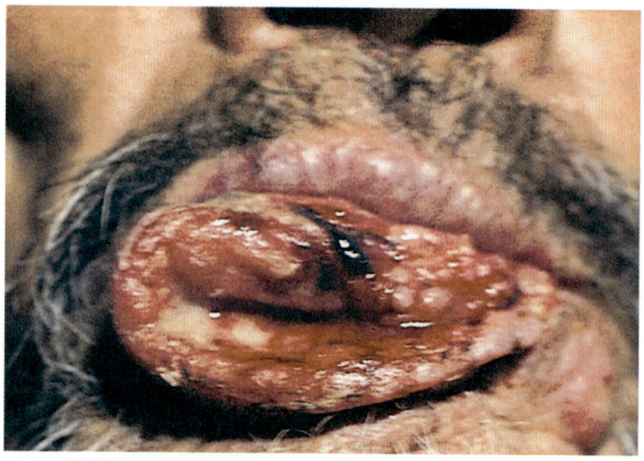

图 27-148 鳞状细胞癌

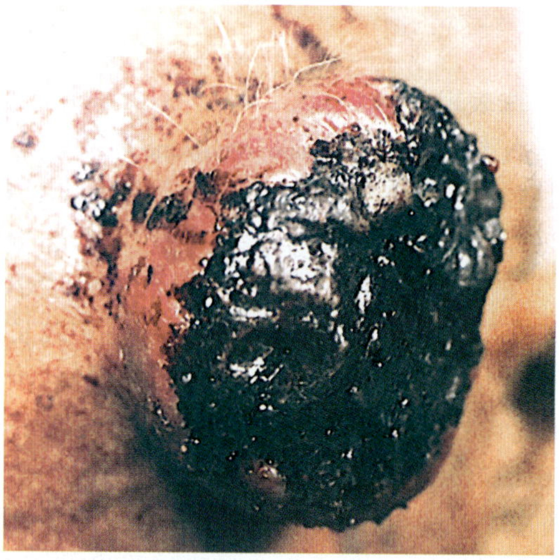

图 27-149 鳞状细胞癌

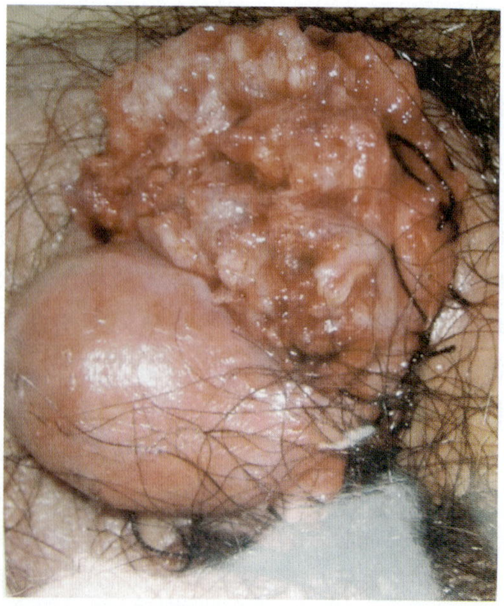

图 27-150 阴茎巨大鳞状细胞癌

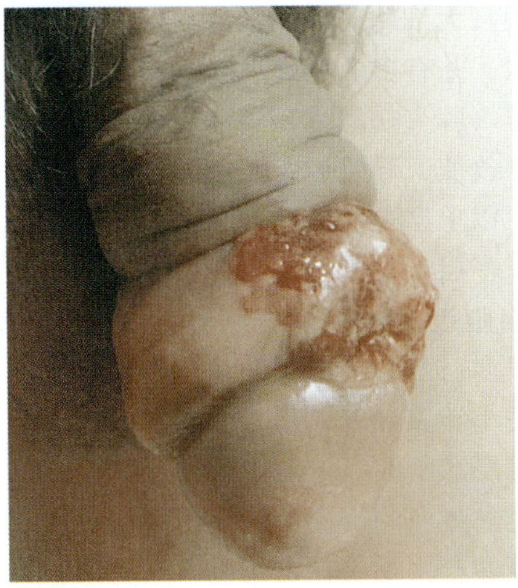

图 27-151　鳞状细胞癌

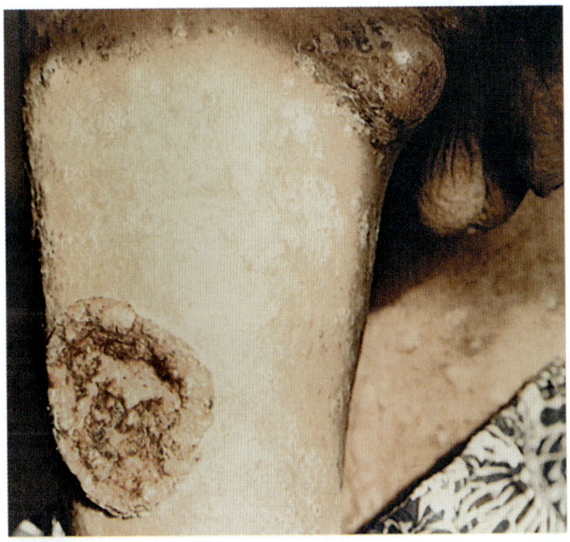

图 27-152　银屑病继发鳞状细胞癌

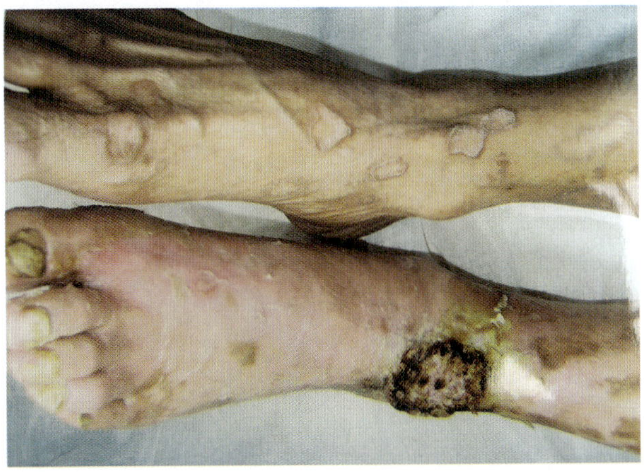

图 27-153　播散性浅表性光化性汗孔角化症继发鳞状细胞癌

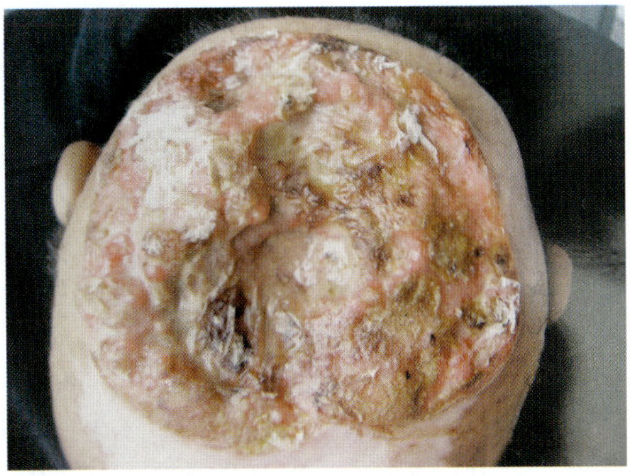

图 27-154　瘢痕疙瘩继发鳞状细胞癌

特殊类型鳞状细胞癌：

1. 腺样（棘突松解性）鳞状细胞癌 [adenoid (acantholytic) squamous cell carcinoid]　此型鳞癌常见于老年人曝光处皮肤或自日光性角化病发展而成。损害与普通型鳞癌相似，偶可似角化棘皮瘤。只是在做组织学检查时，在其病变中见导管或腺泡形成。

2. 产生黏蛋白的鳞状细胞癌（mucin-producing squamous cell carcinoma）　本型鳞癌罕见，又称黏膜表皮样癌（mucoepidermoid carcinoma）或皮肤腺性鳞癌（adenosquamous carcinoma of the skin），也是因其能产生黏蛋白而命名，临床上有较强的侵袭性。

【组织病理】

鳞癌是侵袭性癌。癌肿表现为不规则的鳞状细胞团向下增生，突破基底膜并侵入真皮。癌团由正常的鳞状细胞和不典型或间变的鳞状细胞组成。癌细胞可为已分化的，也可为未分化或低分化的。已分化的鳞状细胞胞体较大，有细胞间桥，呈多边形或不规则形，胞质丰富，着色不均匀。若内含糖原，则胞质透明而呈空泡化，胞核的大小及染色深浅各不相同，并可有巨核、多核和核丝分裂象。癌细胞常簇集成片，和周围组织分界清楚。由于癌细胞是向角化方向分化的，故常出现角珠，由朝向中心逐渐角化的同心性鳞状细胞组成，中央常不完全角化。此外，并有多数角化不良细胞，较正常鳞状细胞大而圆，胞质呈深伊红染色，核皱缩，很易识别。

未分化或低分化的鳞状细胞无细胞间桥，胞

体较小，呈梭形，胞质很少，核深染，核膜及核仁不清，常有较多的不典型核丝分裂象，无一定排列方式，无角珠形成，亦无角化不良现象。

在鳞状细胞癌中，凡未分化细胞的数目愈多，其异形细胞也愈多，而角珠形成愈少，侵犯真皮程度愈深，恶性程度也愈高，反之则恶性程度较低。免疫组化：肿瘤表达基质溶菌素 3、胶原酶 3、P21、C-erB2/neu/HER -2、EMA、MNF116、CK5/6、involucrin，P2X7、PCNA、MIB-1、VEGF、CD44、P53 和 P16，不表达溶菌酶素、S-100、desmin。Ber-EP4 和 CAM5.2 在低分化鳞癌 Vimentin 呈阳性表达。P63 表达阳性是鳞癌的特异性标记因子。在梭形细胞鳞癌中，梭形细胞表达 CK5/6、EMA、P63、34βE12、AE1/AE3，但是不表达 HER2 和CAM5.2。假血管性鳞状细胞癌表达 34βE12、AE1/AE3、EMA，有时表达 Vimentin，但是不表达 CD31、CD34、Fil-1 和Ⅷ因子（图 27-155~图 27-175）。

过去，通常都采用 Broders 提出的以未分化癌细胞所占的百分比作为鳞状细胞癌的分级法，即以每 25%未分化癌细胞为一组，共分 4 级。

Ⅰ级鳞癌：肿瘤组织中所含的非典型鳞状细胞低于 25%。癌组织向真皮侵犯，不超过汗腺水平以下组织。在某些部位其周围的基底层仍完整，但其他处基底层结构紊乱或消失，癌团与周围间质分界不清。侵袭细胞团组织中，大多数细胞有发育良好的细胞间桥，而有些细胞的胞核显示不典型，角珠较多，近中心处可充分角化或仅轻度角化，此外，尚可见较多角化不良细胞。真皮内炎症细胞浸润明显。Ⅰ级鳞状细胞癌一般不发生转移。

Ⅱ级鳞癌：肿瘤组织中所含的非典型鳞状细胞较Ⅰ级多，占 25%~50%。侵袭性细胞团与周围间质分界不清，角化程度较Ⅰ级为轻，仅有少数角珠，中心角化较差，相当的鳞状细胞显示不典型。

Ⅲ级鳞癌：有大量的非典型鳞状细胞，占 50%~70%，角化不明显，不见角珠，可见小团细胞角化，胞质淡嗜伊红性，只有少数细胞间桥，可见个别角化不良细胞，绝大多数癌细胞的胞核不典型，核丝分裂象明显且多为不典型。

Ⅳ级鳞癌：完全没有角化，几乎所有癌细胞都不典型且无细胞间桥。如为梭形细胞，常排列成旋涡状，并有多形性巨细胞。

腺样（棘突松解性）鳞癌在部分或整个损害处有腺样改变，导管腔与腺泡腔内有一层或数层上皮。在以单层上皮的腔内，上皮细胞类似腺细胞；而以多层上皮的腔内，内层常由鳞状和部分角化的细胞组成。腔内充满脱落的棘突松解细胞，有很多已部分或全部角化。有些病例，在肿瘤周围的小汗腺导管显示扩张和增生，可能系因周围炎症浸润所致。

产生黏蛋白的鳞癌的组织相为在癌组织中有数目不等的产生黏蛋白的细胞。这种细胞大而淡染，对 PAS 和黏蛋白卡红染色均呈阳性反应。由黏蛋白卡红染色的物质可用涎酶处理掉，而不能用透明质酸酶处理掉，说明这种物质是上皮黏蛋白，偶见真性腺腔，有些似扩张的汗腺导管，癌胚抗原染色阳性。

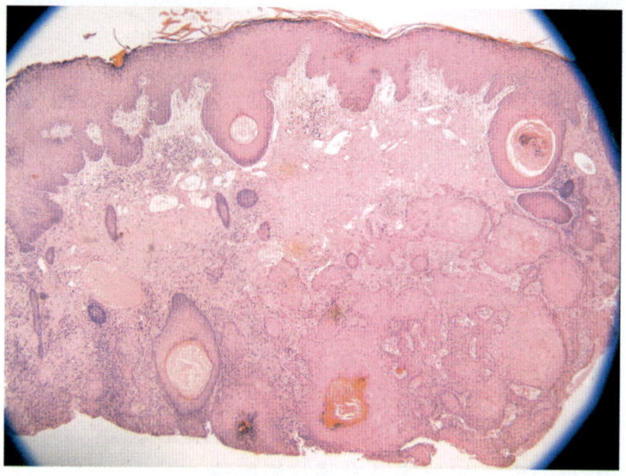

图 27-155　鳞状细胞癌　不规则的鳞状细胞团向下增生，突破基底膜并侵入真皮

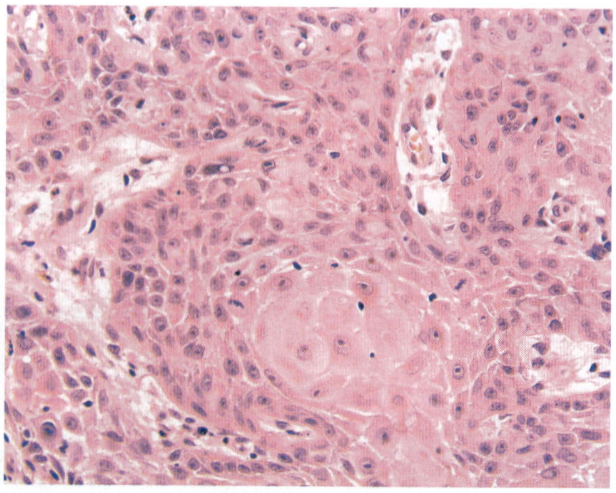

图 27-156　鳞状细胞癌　瘤团中正常的鳞状细胞和不典型间变的鳞状细胞组成

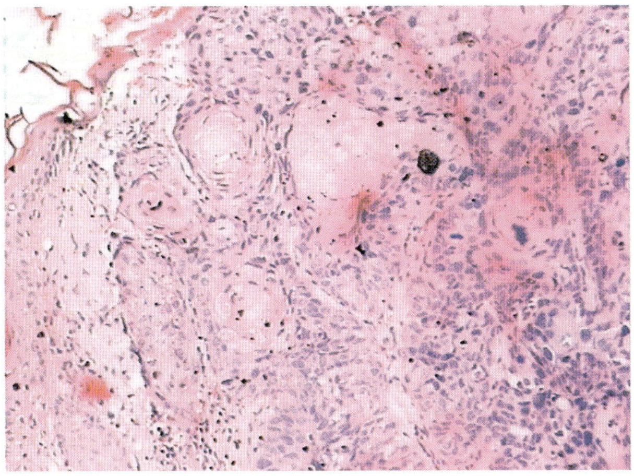

图 27-157 鳞癌 瘤团由正常的鳞状细胞和不典型间变的鳞状细胞组成

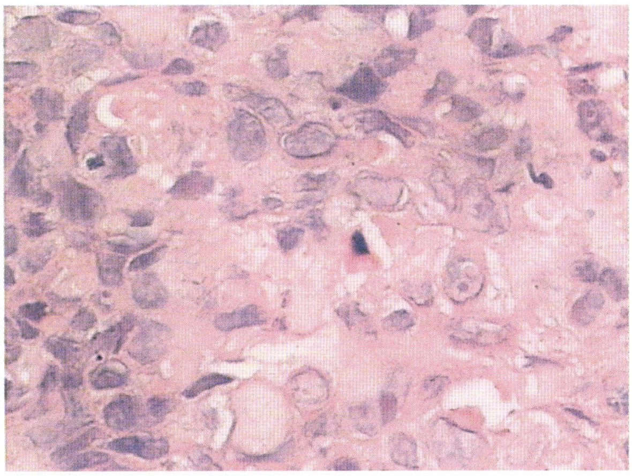

图 27-160 鳞状细胞癌 核大小及染色深浅各不相同，见角化不良细胞

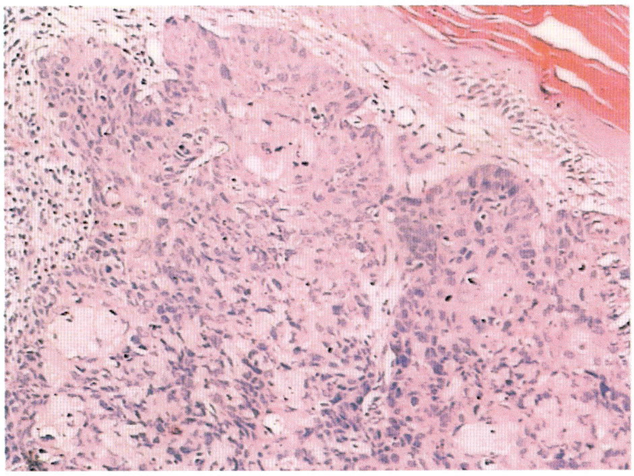

图 27-158 鳞状细胞癌 不规则的鳞状细胞瘤团向下增生，突破基底膜并侵入真皮，瘤团由正常的鳞状细胞和不典型鳞状细胞组成

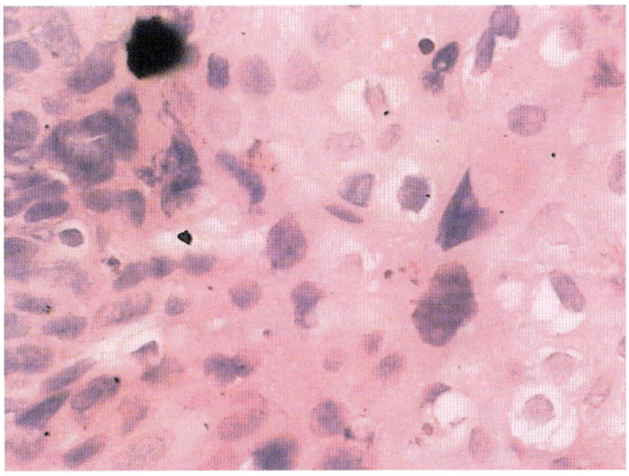

图 27-161 鳞状细胞癌 可见巨核和异常核丝分裂

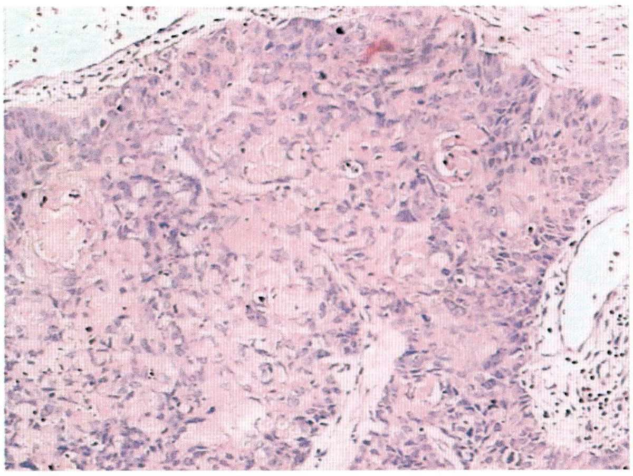

图 27-159 鳞状细胞癌 瘤团由正常鳞状细胞和不典型的鳞状细胞组成

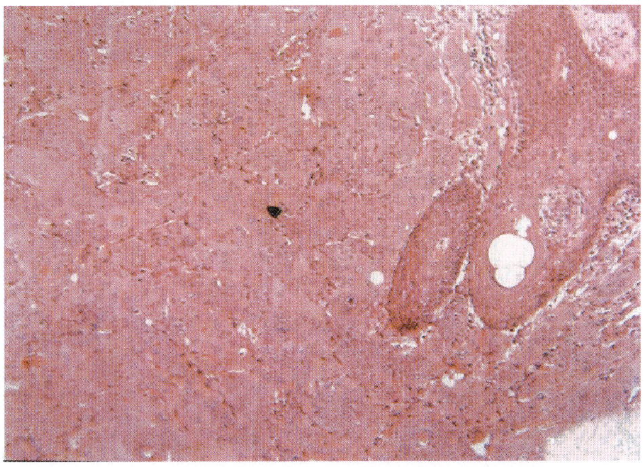

图 27-162 播散性浅表性光化性汗孔角化症继发鳞状细胞癌

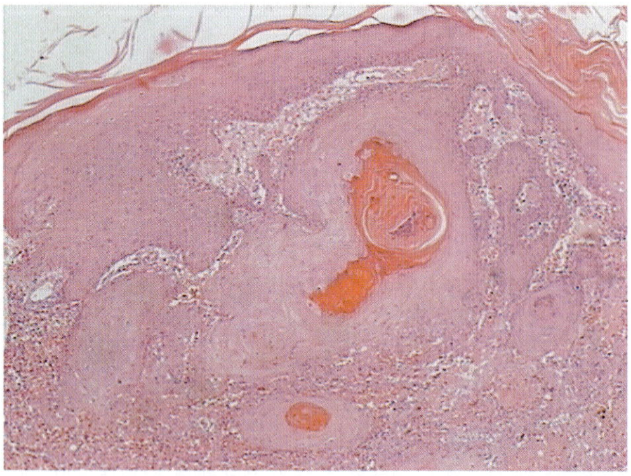

图 27-163　**鳞状细胞癌**　瘤团内角珠

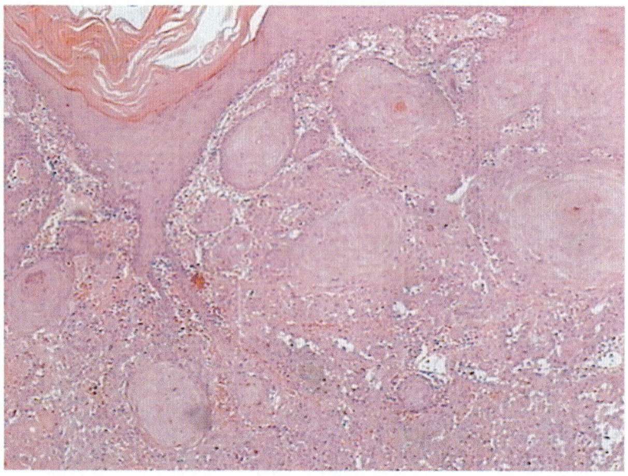

图 27-164　**鳞状细胞癌**　不规则瘤团向下增生，突破基底膜并侵入真皮

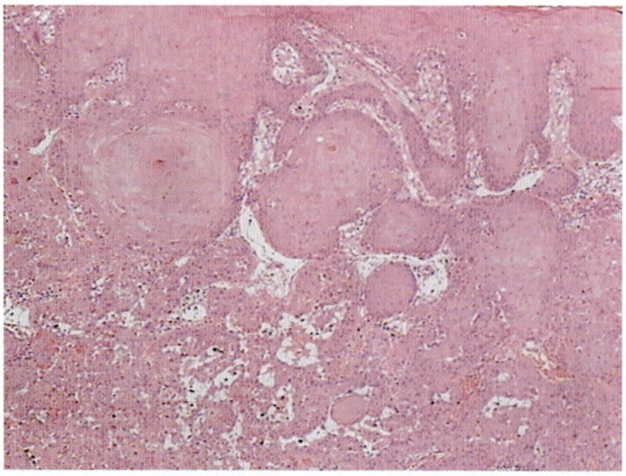

图 27-165　**鳞状细胞癌**

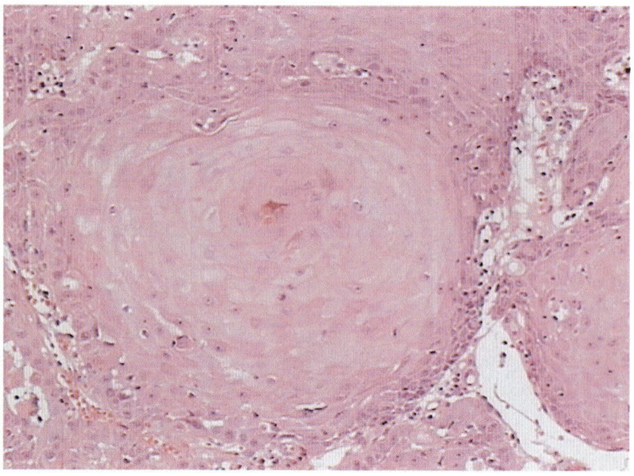

图 27-166　**鳞状细胞癌**　不规则鳞状细胞瘤团

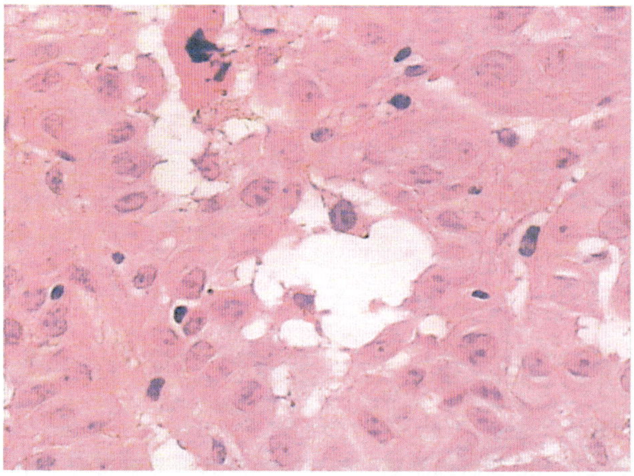

图 27-167　**鳞状细胞癌**　棘突松解性鳞癌，见异常核丝分裂

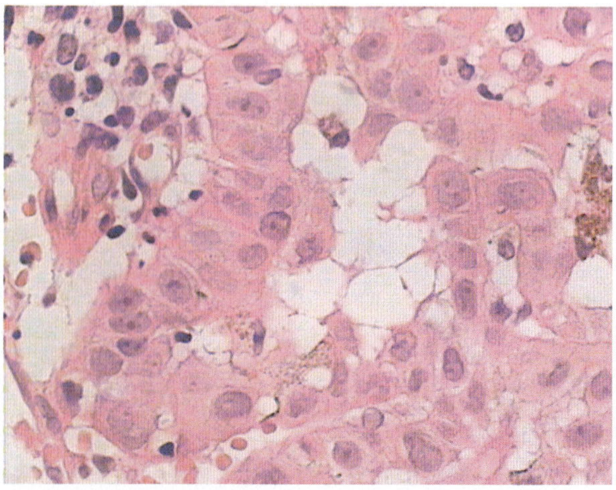

图 27-168　**鳞状细胞癌**　棘突松解性鳞癌

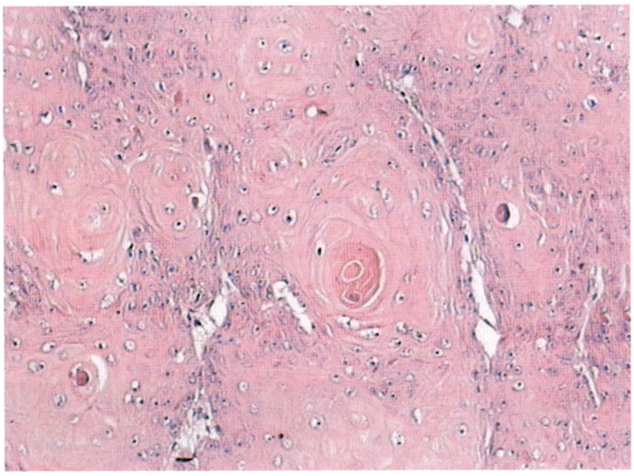

图 27-169　**鳞状细胞癌**　不规则瘤细胞团

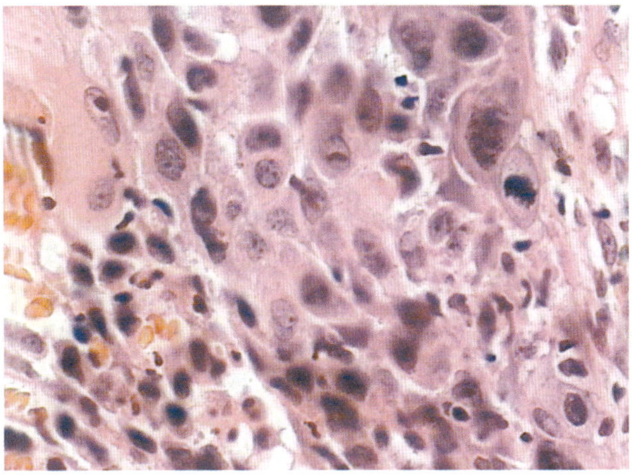

图 27-172　**鳞状细胞癌**　未分化或低分化的鳞状细胞无细胞间桥，胞质少，核深染，大小不一，无一定排列方式，无角珠形成，亦无角化不良细胞

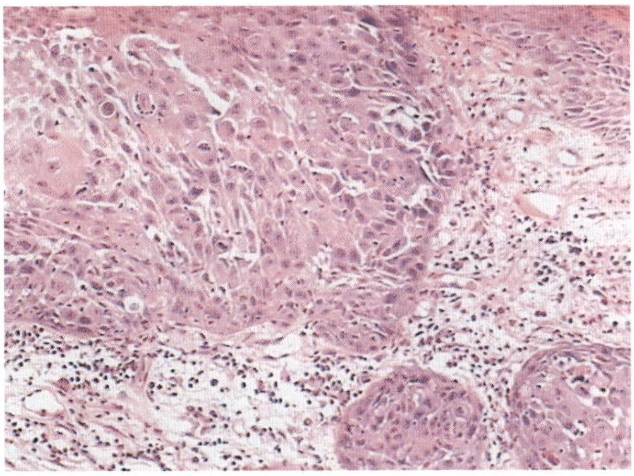

图 27-170　**鳞状细胞癌**　不规则鳞状细胞瘤团呈明显异形性

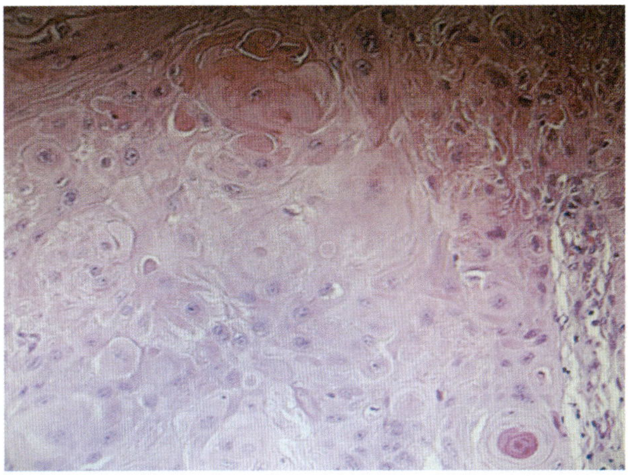

图 27-173　**鳞状细胞癌**　大量角化不良细胞

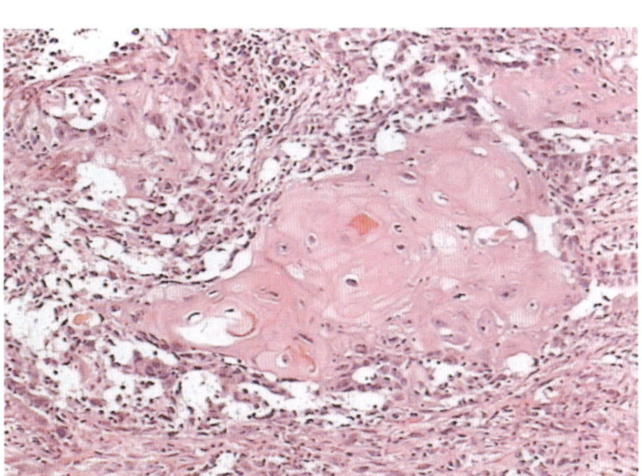

图 27-171　**鳞状细胞癌**　瘤团周围炎症细胞浸润

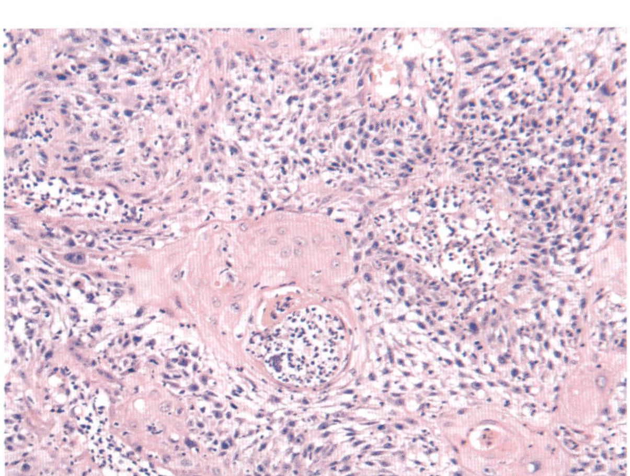

图 27-174　**鳞状细胞癌**　不规则瘤团

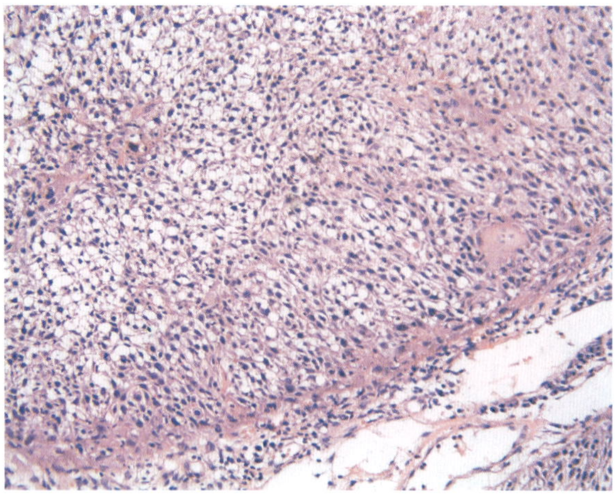

图 27-175　鳞状细胞癌　癌组织中有大量产生粘蛋白的细胞，此种细胞大而淡染

【鉴别诊断】

临床上应与角化棘皮瘤、日光型角化病鉴别。

组织病理需要与以下疾病鉴别：

1. 假癌样增生　增生表皮可向下延伸至汗腺水平以下，也有角珠和核丝分裂象，但增生的细胞分化良好，无不典型性。此外，尚常见白细胞侵入增生的表皮内，且有些表皮细胞可以崩解。

2. 日光性角化病　本病与鳞癌只是程度上的差异而非本质上的不同，损害中均可见不典型细胞和角化不良细胞，且表皮向下增生，但鳞状细胞癌已经向真皮内侵袭。部分日光性角化病也可见向鳞癌发展的趋势。

疣状癌

疣状癌（verrucous carcinoma）是一种分化良好的鳞癌。肿瘤生长缓慢，最初向外呈疣状或蕈状生长，以后侵入深部组织，晚期可有局部淋巴结转移，诊断需要结合临床。组织学变化及生物学行为综合判断。

【临床表现】

疣状癌分为3型，均发生于浸渍部位（图27-176~图27-178）。

1. 口腔疣状癌　本型又称口腔菜花状乳头瘤病(oral florid papillomatosis)，表现为白色菜花样损害，可累及大部分口腔黏膜，与口腔黏膜疣状增生难以区分。

2. 生殖器肛门部位疣状癌　本型又称Buschke-Loewenstein巨型尖锐湿疣，最常见于男性龟头部和未做过环切术的包皮处，常发生在原有尖锐湿疣的基础上。发生在肛门和肛周的疣状癌大约70%会复发，局部播散引起的死亡率为20%~30%。很少发生转移。

3. 足跖疣状癌　本型又称穿掘性上皮瘤(epitheliom acuniculatum)，开始时似跖疣，一方面向外生长，另一方形成充满角质的窦道。肿瘤最后穿通足跖筋膜，可有明显的骨质破坏。

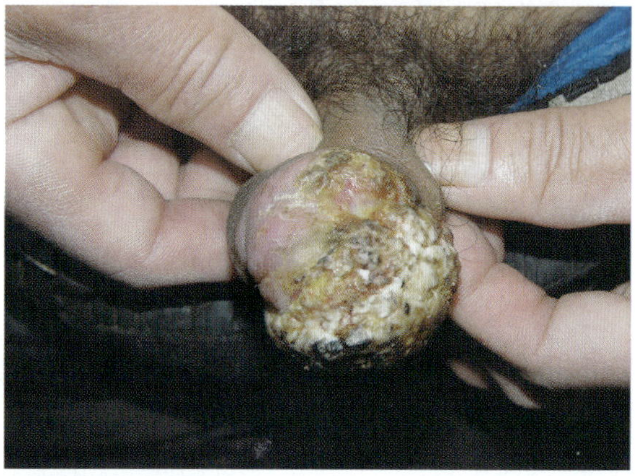

图 27-176　疣状癌

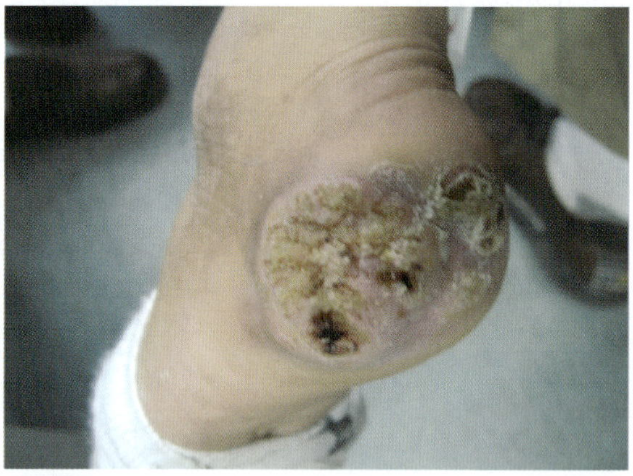

图 27-177　疣状癌

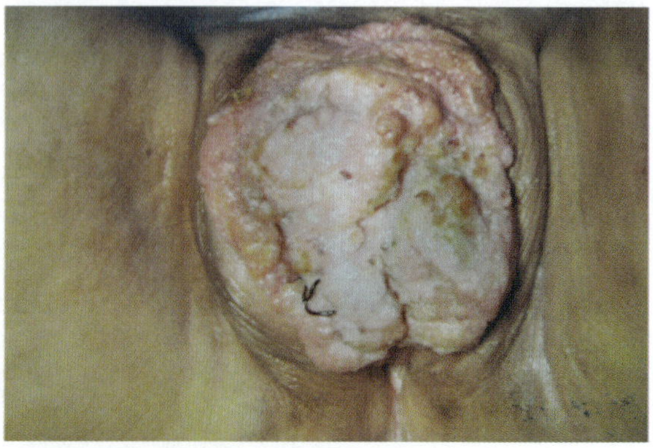

图 27-178　疣状癌

【组织病理】

外生性肿瘤表现为角化过度、角化不全和棘层肥厚。角质形成细胞分化良好，细胞团以宽束状向真皮内侵犯，其中常含有充满角蛋白的囊肿。内生性瘤细胞团呈大的圆球状增生，而压迫胶原组织，使其退向一边。即使在深部肿瘤组织内，也无异核形、个别细胞角化不良与角珠。偶尔可以看到疣状癌出现不典型核与核失去极性，说明病变已发展成真性鳞癌（图 27-179~图 27-181）。

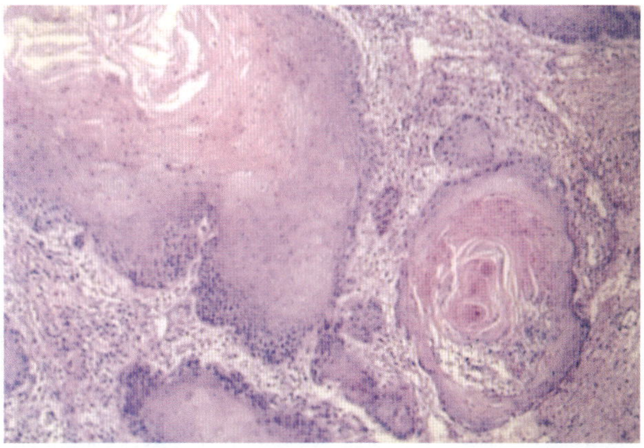

图 27-181 疣状癌 细胞分化良好，向真皮内侵犯的瘤团

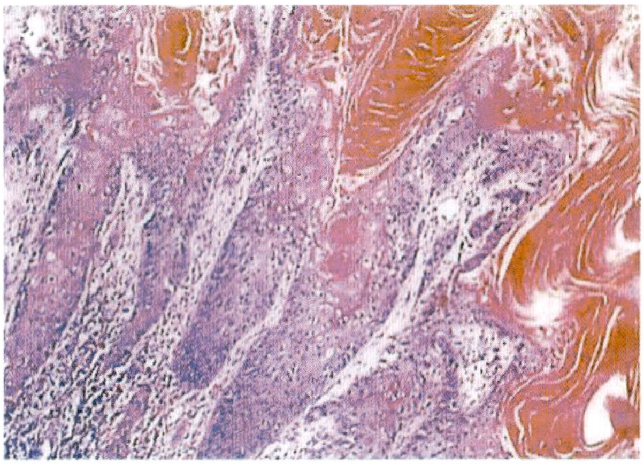

图 27-179 阴茎疣状癌 表皮疣状增生，角化过度，瘤细胞呈宽束状向真皮内侵入

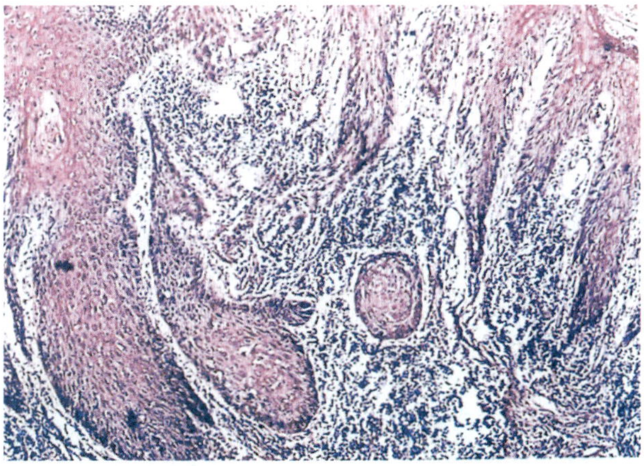

图 27-180 阴茎疣状癌

表皮囊肿

【临床表现】

表皮囊肿（epidermal cyst）是最为常见的皮肤囊肿之一，可发生于任何部位，而以头皮、面部、颈和臀部多见，单个或多发。皮损呈半球形隆起，呈正常皮肤颜色，有弹性，可移动，直径通常为 1~5cm 大小，生长缓慢，无自觉症状。病程良性，偶可癌变。头、面部出现多数表皮囊肿，并伴有结肠息肉，出现多发性骨瘤与其他软组织肿瘤时为 Gardner 综合征（图 27-182，图 27-183）。

因外伤而将表皮或附属器上皮植入真皮所引起的表皮囊肿，可称为外伤性表皮囊肿（traumatic epidermal cyst），多位于掌跖。

【组织病理】

囊肿位于真皮内，囊腔壁上皮与毛囊漏斗部的上皮相似，由外向内依次为基底细胞层、棘层与颗粒层，表皮突大都变短或消失。囊内充满角蛋白，呈环层状排列。有时可见一些角化不全细胞，偶有钙化。囊周有致密的结缔组织环绕。囊肿壁破裂，内容物进入真皮内，可引起异物反应，出现多数多核巨细胞，从而使囊壁崩解，或可引起残余囊壁的假上皮瘤样增生。偶有发展成基底细胞癌、表皮原位癌或鳞状细胞癌者，但以上三种恶性程度低，一般无转移。免疫组化可见表皮囊肿表达 K10、S-100 蛋白和丝聚蛋白（图 27-184~图 27-187）。

【鉴别诊断】

临床上应与多发性脂囊瘤、脂肪瘤及神经纤维瘤区别。组织病理检查可以明确诊断。

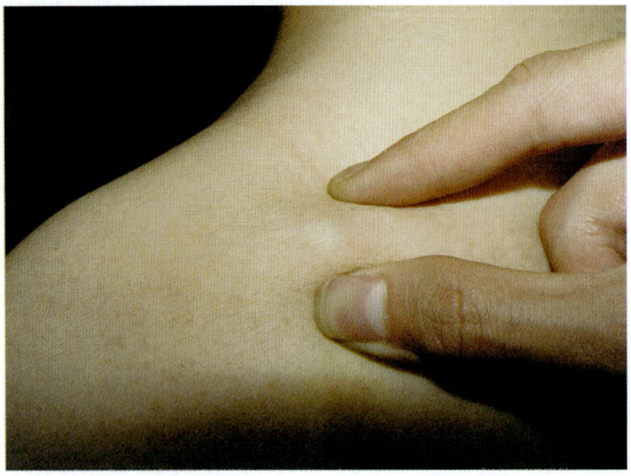

图 27-182　表皮囊肿

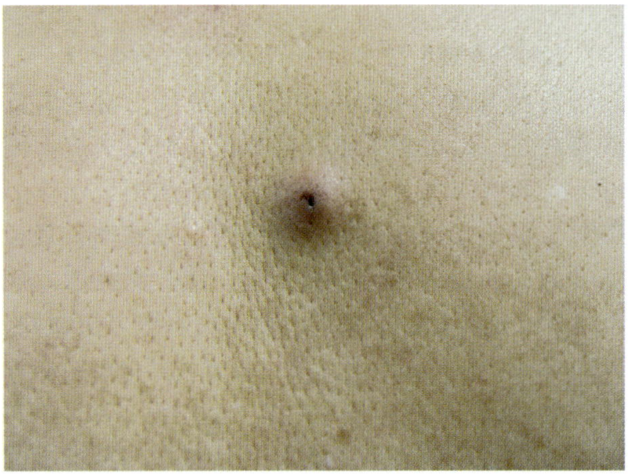

图 27-183　表皮囊肿

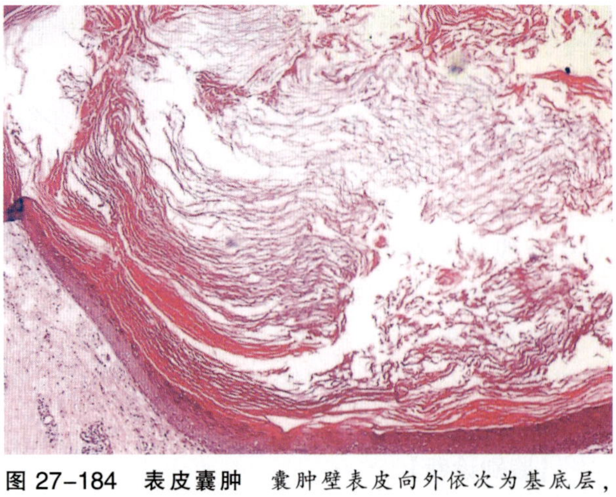

图 27-184　表皮囊肿　囊肿壁表皮向外依次为基底层，棘层与颗粒层，表皮突消失。囊内充满角蛋白，呈环层状排列

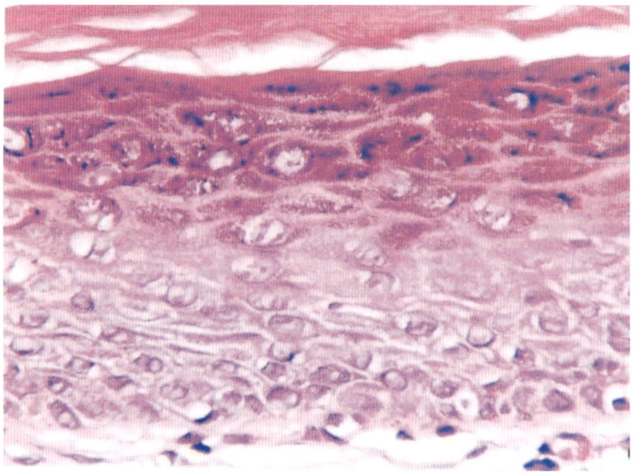

图 27-185　表皮囊肿　表皮囊肿的囊壁

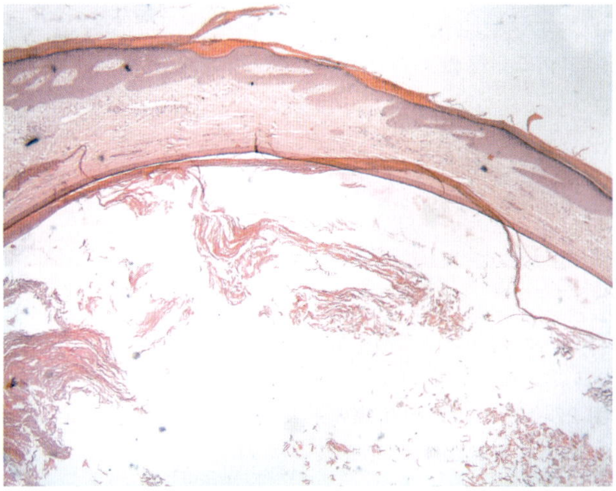

图 27-186　表皮囊肿　囊肿壁受压变平，表皮突消失，囊内充满角蛋白

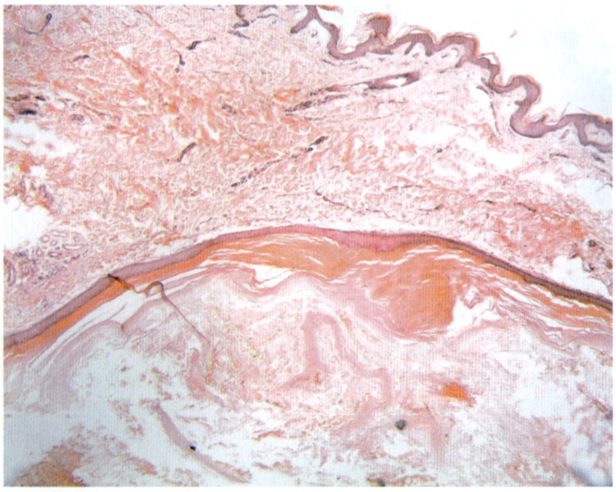

图 27-187　表皮囊肿　囊壁受压变薄

毛发囊肿

毛发囊肿（pilar cyst）过去称为皮脂腺囊肿（sebaceous cyst）或毛根鞘囊肿（trichilemmal pilar cyst），Pinkus 于 1969 年提倡用现名。

【临床表现】

本囊肿与表皮囊肿在临床上几乎无法区别，然本病少见，通常单发，与表皮囊肿不同，毛发囊肿壁坚实光滑。系常染色体显性遗传，主要位于头皮。

【组织病理】

囊肿位于真皮内。囊壁与毛囊峡部的细胞相似，角质形成细胞之间无细胞间桥，周围细胞呈栅状排列而与表皮囊肿不同，靠近囊腔的棘细胞肿胀，棘细胞的胞质染色很淡，无颗粒层而骤然角化，偶尔部分细胞仍残存有核。囊内见均质性嗜伊红性物质，可见钙化。囊壁破裂时可出现异物反应。毛发囊肿表达 K10 和 K17。

【鉴别诊断】

1. *表皮囊肿*　表皮囊壁有颗粒层，内缘细胞平滑，囊内有角质物呈层状排列。

2. *增生性外毛根鞘囊肿*　本病呈实体肿瘤样增生，上皮团内可发生囊腔，肿瘤细胞有程度不同的异形性，可出现鳞状涡及个别细胞角化。

粟丘疹

【临床表现】

粟丘疹（milia）可分为原发性与继发性。原发性型无明确发病原因，为自行发生，好发于眼睑、额与颧部。继发性粟丘疹多伴发于大疱性疾病，如大疱性表皮松解症、迟发型皮肤卟啉症，也可发生于皮肤磨削术或其他外伤后。本病多见于女性，多位于耳郭、手背与前臂。两型皮损均呈粟粒大小黄白色丘疹，隐于皮内，数目常较多，触之坚实，无自觉症状（图 27–188~图 27–190）。

【组织病理】

1. *原发性粟丘疹*　起源于皮脂腺导管口水平处毛囊漏斗的最下部，呈小的囊肿，在组织结构上与表皮囊肿相似，囊壁为复层鳞状上皮，囊内为环状排列角质。

2. *继发性粟丘疹*　可从任何上皮结构发生，如毛囊、汗腺导管、皮脂腺导管或表皮，而水疱后继发的粟丘疹大都来源于小汗腺导管，常于其底部可见有汗腺导管穿入囊壁（图 27–191）。

【鉴别诊断】

临床上应与毳毛囊肿、汗管瘤、扁平疣等鉴别。

病理上应与表皮囊肿、毳毛囊肿、多发性脂囊瘤鉴别。

1. 表皮囊肿的囊肿较粟丘疹大。

2. 毳毛囊肿的组织病理显示囊腔内有多发毳毛断面。

3. 多发性脂囊瘤的囊壁可有折叠，囊壁内有皮脂腺。

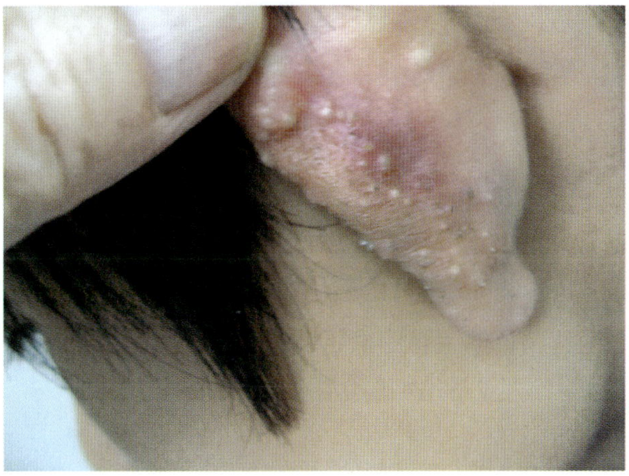

图 27–188　粟丘疹（继发性）

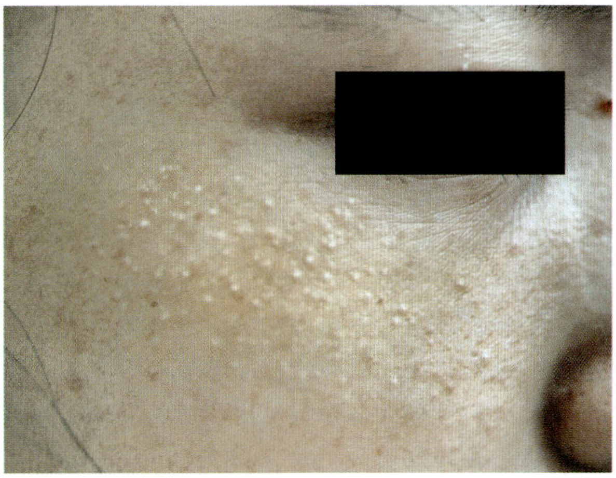

图 27–189　粟丘疹

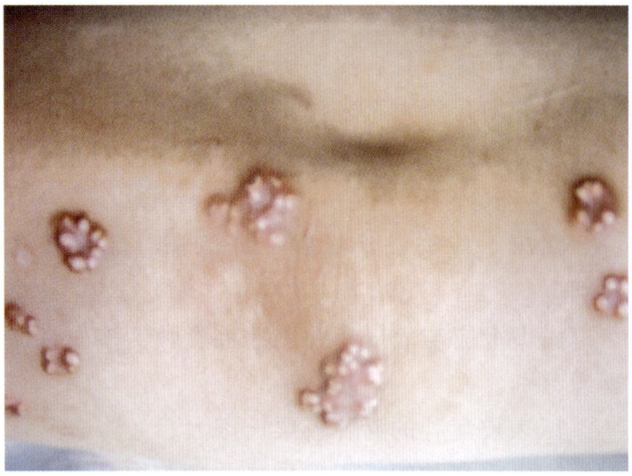

图 27-190　粟丘疹（继发性）

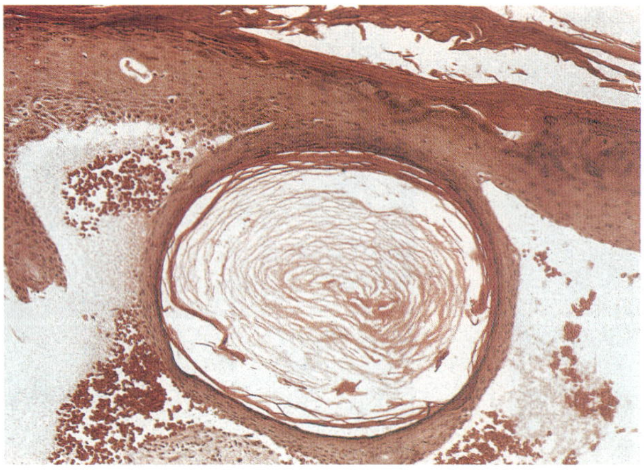

图 27-191　粟丘疹　与表皮囊肿相似，囊壁为复层鳞状上皮，囊内为环状排列角质

皮样囊肿

【临床表现】

皮样囊肿（dermoid cyst）较少见，为皮下囊肿，出生后即有或儿童期发病，好发于头部眼周、颈部，皮损为单发性半球形隆起结节，直径 1~4cm 大小，质地较韧，发生于头部者常与骨膜粘连无自觉症状。很少发生癌变（图 27-192）。

【组织病理】

囊肿位于皮下组织内。囊壁由含有各种表皮附属器的表皮构成，似毛囊漏斗部细胞，有颗粒层，含有成熟的毛囊与皮脂腺。囊腔内含角质细胞，排列成网状或板层状，并有皮脂及毛发。囊肿周围真皮内可见小汗腺及皮脂腺，有时也可见大汗腺。囊肿如破裂。亦出现异物反应（图27-193，图 27-194）。

【鉴别诊断】

临床上应与表皮囊肿鉴别。

组织病理应与表皮囊肿、多发性脂囊瘤鉴别。

1. 表皮囊肿　表皮囊肿内无附属器结构。

2. 多发性脂囊瘤　囊壁内面衬有一层均一红染物质，无颗粒层。囊壁皮脂腺结构。

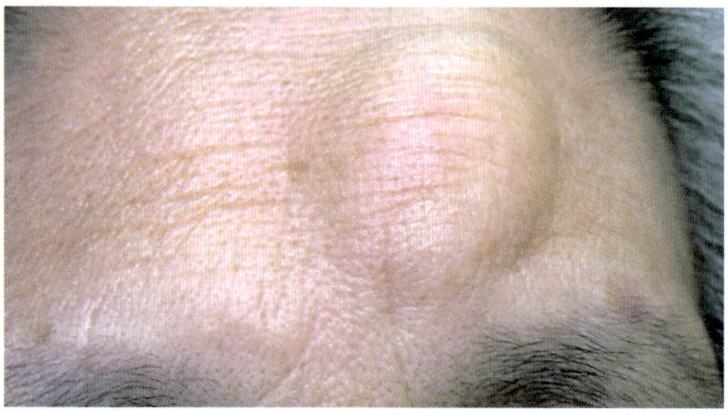

图 27-192　皮样囊肿

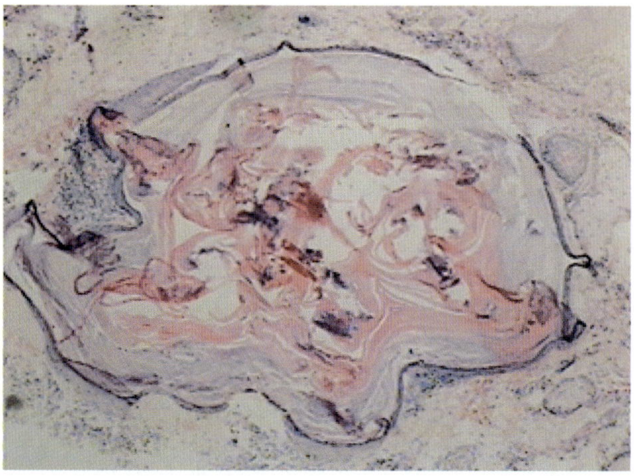

图 27-193　皮样囊肿　囊腔内含角质细胞排列成网状或板层状

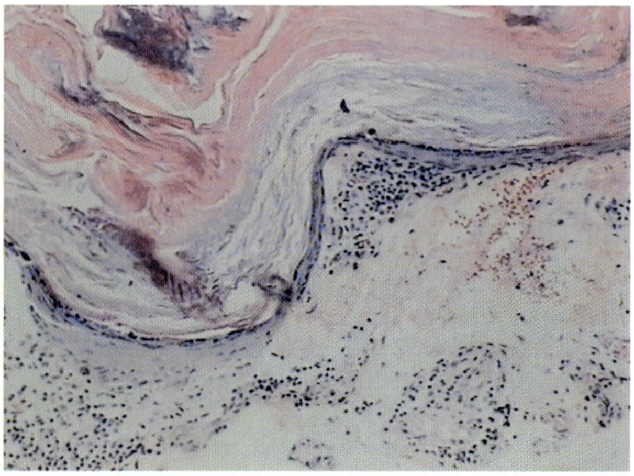

图 27-194　皮样囊肿

色素性毛囊囊肿

【临床表现】

色素性毛囊囊肿（pigmented follicular cyst）罕见，多发于面、颈部，为孤立损害，表现为色素性损害，似色素痣。

【组织病理】

囊肿位于真皮内。囊壁由毛囊漏斗部上皮组成，可见 1~2 个生长的毛囊，近腔面有颗粒细胞。囊内充满板层状角蛋白以及多数大而呈色素性的毛干。

【鉴别诊断】

临床上应与皮肤纤维瘤及表皮囊肿鉴别。组织病理应与发疹性毳毛囊肿鉴别：色素性毛囊囊肿囊腔内含有大而色素性毛干，囊壁可见 1~2 个生长的毛囊。

阴茎中线囊肿

【临床表现】

阴茎中线囊肿（median raphe cyst of the penis）常见于青年男性，系先天性发育异常所致，位于阴茎腹侧，常见于龟头表现为单发的直径仅数毫米的囊肿，有时呈线状，则可长达数厘米（图 27-195，图 27-196）。

【组织病理】

囊肿壁由 1~4 层假复层柱状上皮形成，类似尿道移行上皮，不与表皮相连。有些上皮细胞胞浆透明，含有黏液的细胞。免疫组织显示 CK7 和 CK13 呈阳性表达，而不表达CK20。

【鉴别诊断】

特殊发病部位及病理特征易与其他囊肿鉴别。

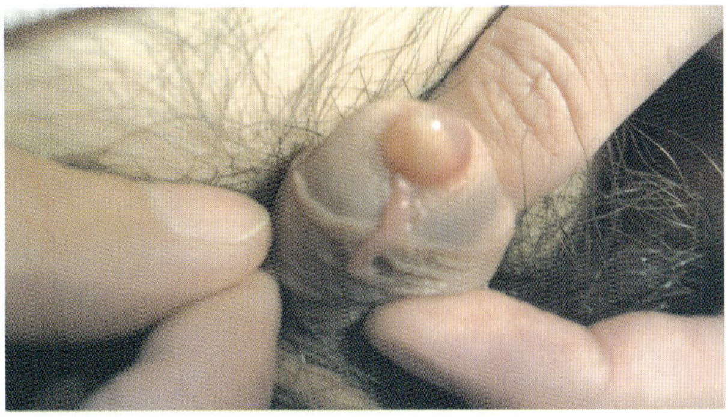

图 27-195　阴茎中线囊肿

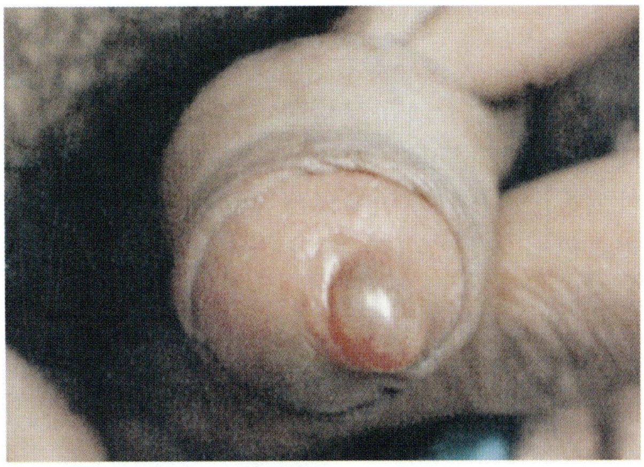

图 27-196　阴茎中线囊肿

口腔黏膜黏液囊肿

口腔黏膜黏液囊肿（mucous cyst of oral mucosa）虽大都无明显原因可寻，但可因轻度外伤致黏液腺导管破裂，并使唾液黏蛋白溢入黏膜下组织或固有层而引起。也可见于腺性唇炎，系由于唇黏膜腺体和导管增生所致。

【临床表现】

本病多见于青年人，也见于儿童。好发于下唇黏膜，罕见于颊黏膜、舌黏膜。损害为直径小于 1cm 的单个囊肿，表面光滑，内含透明黏稠的液体，有波动感，可自行消退。无明显自觉症状（图 27-197，图 27-198）。

【组织病理】

早期可见多数充满流涎蛋白的小腔隙，周围有或混有较厚的肉芽组织。陈旧性损害呈孤立性大囊腔或数个大囊腔，周围有密集的中性粒细胞、淋巴细胞、成纤维细胞、巨噬细胞等，巨噬

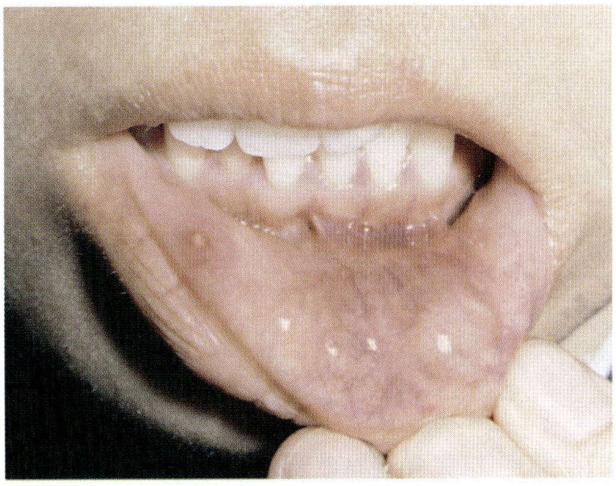

图 27-197　口腔黏膜黏液囊肿

细胞内有较多空泡。有时可见破裂的唾液腺导管导向囊腔。囊腔内含有无定形流涎黏蛋白、HE染色时呈淡红色，耐淀粉酶；PAS染色呈阳性反应，耐透明质酸酶；对阿新蓝和胶样铁染色呈阳性反应。真皮内小的唾液腺导管可为本病的诊断提供依据（图27-199~图27-204）。

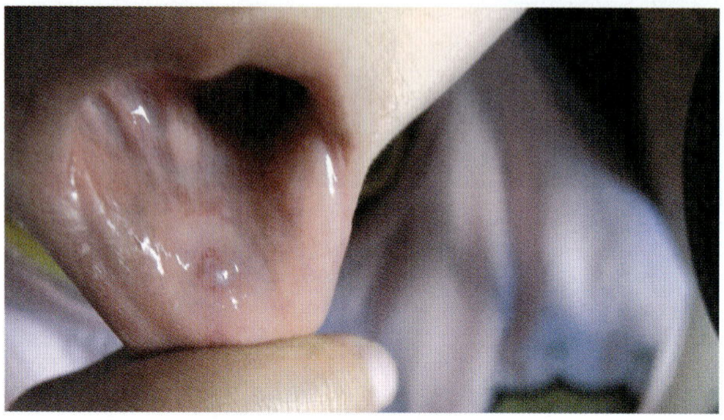

图 27-198　口腔黏膜黏液囊肿

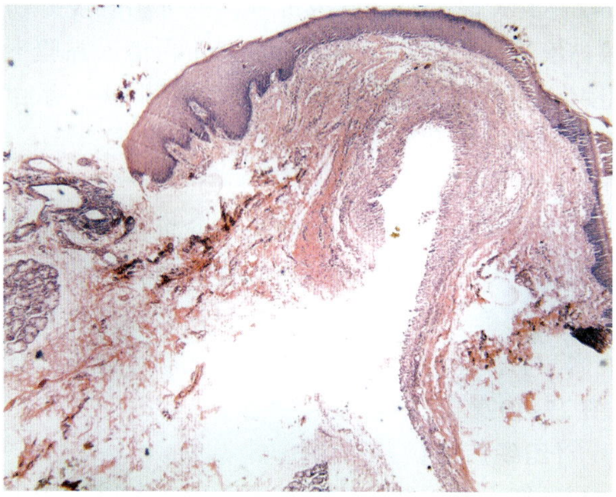

图 27-199　口腔黏膜黏液囊肿　真皮内腔隙，周围有较厚的肉芽组织

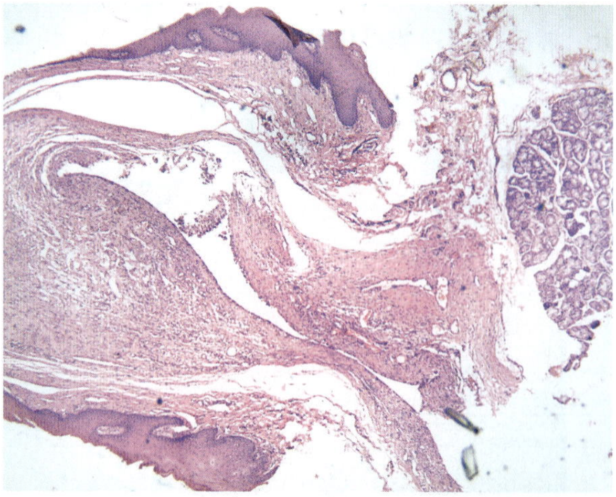

图 27-200　口腔黏膜黏液囊肿　真皮内腔隙，周围有较厚的肉芽组织

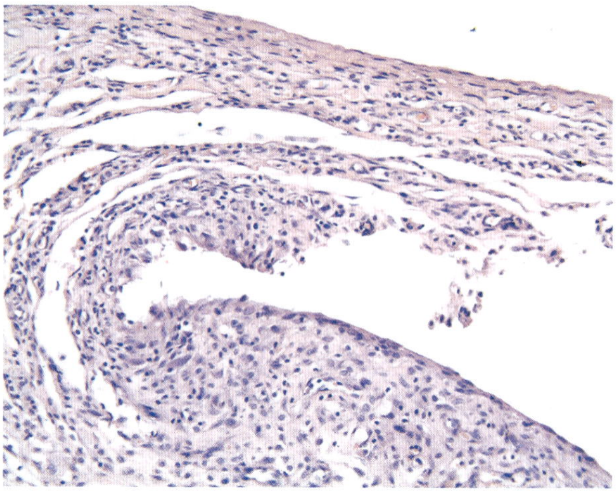

图 27-201　口腔黏膜黏液囊肿　腔隙周围有较厚的肉芽组织

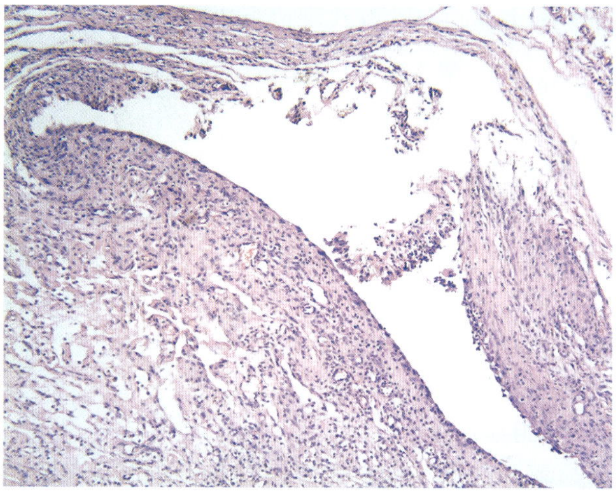

图 27-202　口腔黏膜黏液囊肿　腔隙周围有较厚的肉芽组织

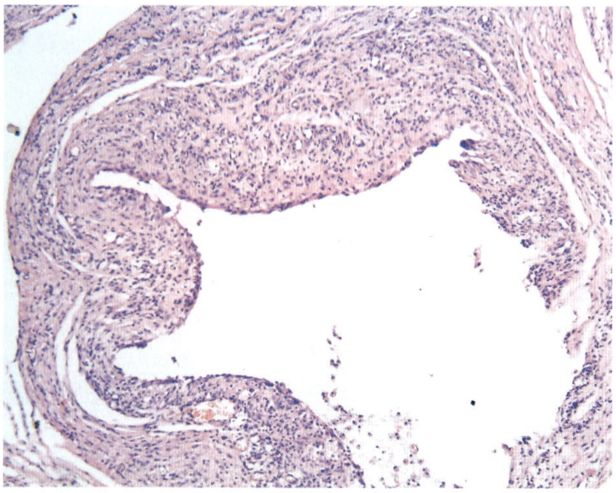

图 27-203　口腔黏膜黏液囊肿

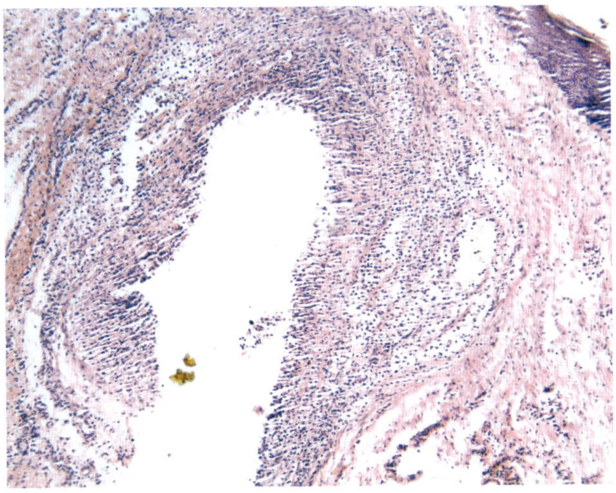

图 27-204 口腔黏膜黏液囊肿 可见较大腔隙，囊壁由肉芽组织构成

发疹性毳毛囊肿

【临床表现】

发疹性毳毛囊肿（eruptive vellus hair cysts）病因不明，有报告本病为常染色体显性遗传。常见于儿童及青年，表现为前胸部多发的孤立质软的毛囊性丘疹，直径 1~4mm，有些丘疹表面结痂或呈脐凹状，可经皮排出，或于数年后自行消退。无自觉症状，也可见于四肢与背部，消退后留下淡蓝色斑疹。

【组织病理】

囊肿位于真皮中部。囊壁为复层鳞状上皮。囊内含有板层状角蛋白以及多少不等的毳毛横切面或斜切面。有些囊肿的毳毛从毛囊样凹陷的囊壁发出，有些囊肿可见静止期毛囊自其下面伸向皮下组织。如囊壁破裂，可引起异物反应。痂或脐状凹陷处的囊肿或与表皮相通，由此排出其内容物，或因肉芽肿性浸润而部分囊壁被破坏，而将毳毛排出皮肤表面。免疫组化：K17 阳性而 K10 阴性。

【鉴别诊断】

临床、组织病理均应与多发性脂囊瘤鉴别，多发性脂囊瘤囊壁内面衬有一层均一红染物质，无颗粒层。囊壁可有皮脂腺结构。

支气管源性囊肿

【临床表现】

支气管源性囊肿（bronchogenic cysts）为先天性发育异常，常出生后不久发现单个小的肿块，可有瘘管。最常见于胸骨切迹正上方，偶也可见于颈前或颏部、背、肩、腹及面部。

【组织病理】

囊肿位于真皮内或皮下组织内。囊壁由假复层柱状上皮组成，并可见上皮细胞的纤毛突向囊腔内，其间散布有数目不等的杯状细胞。囊壁内常含有平滑肌和黏液腺，罕见软骨。囊壁可有鳞状上皮化生。免疫组化显示囊壁细胞表达 AE1/AE3，不表达 CEA。

【鉴别诊断】

1. 甲状腺舌骨导管囊肿的囊壁与支气管源性囊肿的囊壁相似，但不含平滑肌，并可见甲状腺滤泡。

2. 腮发性裂隙囊肿的囊肿壁外有淋巴滤泡结构。

甲状腺舌骨导管囊肿

甲状腺舌骨导管囊肿（thyroglossal duct cysts）多于儿童和青春期发病。除位于颈前中线处外临床上与支气管源性囊肿相似的小囊肿，随吞咽上下移动。

【组织病理】

甲状腺舌骨导管囊肿的壁与支气管源性囊肿的壁相似，位于真皮或皮下，囊壁由假复层柱状上皮组成，但不含平滑肌而常见甲状腺滤泡。

【鉴别诊断】

本病在临床与组织病理上需要与支气管源性囊肿、腮发性裂隙囊肿鉴别。

指（趾）黏液囊肿

【临床表现】

指（趾）黏液囊肿（digital mucous cyst）分为两型：一型为黏液瘤样，似局灶性黏蛋白病，表现为半球状囊性结节，与局灶型黏蛋白病不同之处为位于甲皱襞近侧，有波动感。另一型为腱鞘瘤型，位于末端指（趾）关节背面附近由关节膨出形成。有触痛或疼痛，穿刺时有黏液样物渗出。无自行消退迹象（图 27-205，图 27-206）。

【组织病理】

黏液瘤样型的早期同黏液瘤。黏蛋白沉积处

界限不清楚，其中可见大小不等裂隙，也可融合成大囊腔，腔内含黏液性基质，HE 染色呈淡蓝色，阿新蓝和胶样铁染色均呈阳性反应。早期囊腔与表皮之间由黏液性基质隔开，晚期损害多位于表皮下，上方表皮萎缩变薄。囊腔壁内衬因受胶原压迫而不明显，偶为单层上皮。腱鞘瘤样型的囊腔壁衬以上皮，可见底部与关节腔蒂相连（图 27-207，图 27-208）。

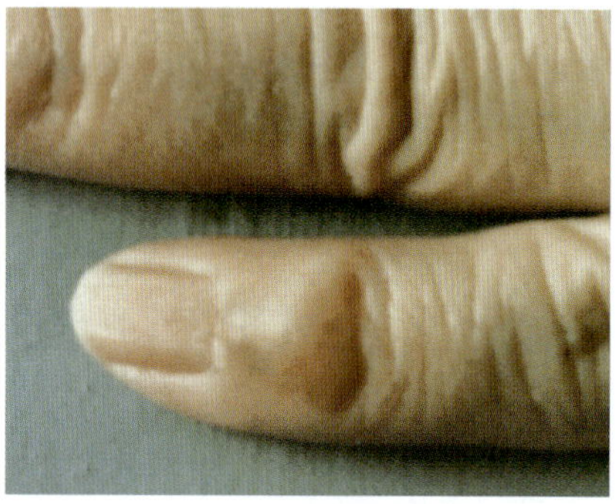

图 27-205　指趾黏液囊肿

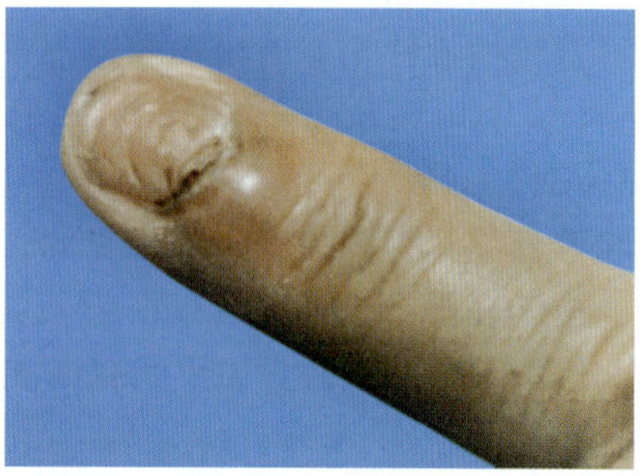

图 27-206　指趾黏液囊肿

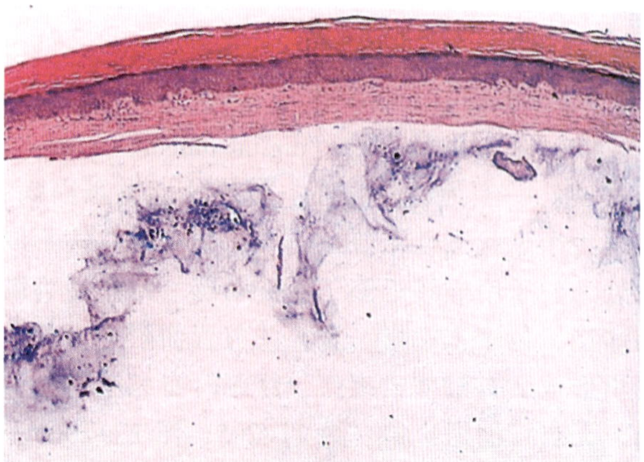

图 27-207　指（趾）黏液囊肿　真皮浅层囊腔

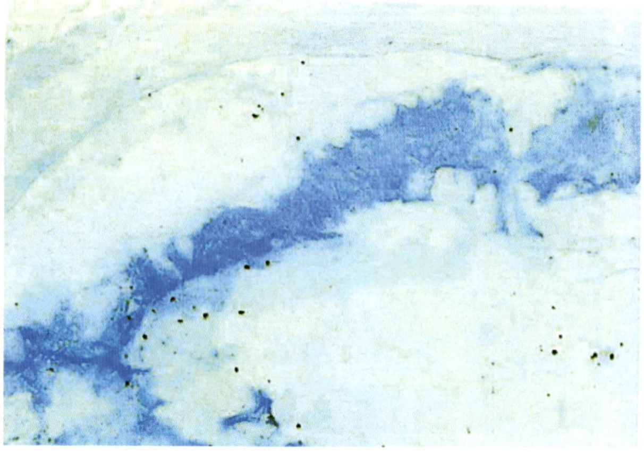

图 27-208　指（趾）黏液囊肿　阿辛蓝染色

增生性表皮囊肿

【临床表现】

增生性表皮囊肿（proliferation epidermal cysts）多发生于青春期后，男性多于女性，男女比例 2:1，大部分皮损发生于头皮以外的部位，单纯切除后可复发，无转移性。

【组织病理】

囊肿位于真皮内，可与上方表皮相连。囊壁类似于表皮囊肿的囊壁，为复层鳞状上皮，但有明显的细胞增生，囊壁可有角化过度和角化不全、颗粒层增生、棘层肥厚及乳头瘤样增生。可见核分裂象及细胞异型。

【鉴别诊断】

临床与组织病理均应与鳞状细胞癌及其他恶性附属器肿瘤鉴别。增生性表皮囊肿有中心角化趋势，肿瘤边界清楚，有表皮囊肿病史，且囊肿上方表皮无原位癌表现，以上有助于与鳞癌鉴别，但有时较困难。毛母细胞癌有嗜碱性粒细胞及影细胞，可供鉴别。

皮肤纤毛囊肿

【临床表现】

皮肤纤毛囊肿（cutaneous ciliated cyst）罕见，好发于儿童或青年女性，多位于臀部及下肢，单发性，直径可达数厘米，其中充满清晰或琥珀色液体。

【组织病理】

囊肿位于真皮内或皮下组织，为单房或多房性囊肿，囊壁可见单层立方形或柱状纤毛上皮的乳头状突突入管腔，囊肿的上皮类似输卵管所见。电镜下纤毛显示 langge 中心被 9 对丝环绕，无分泌黏液性细胞。囊肿周围无皮肤附属器组织及平滑肌。免疫组化示孕激素受体、角蛋白和 EMA 阳性；CEA、肌丝蛋白和 SMA 阴性。

黑色丘疹性皮病

【临床表现】

黑色丘疹性皮病（dermatosis papulosa nigra）几乎均见于黑人，儿童或青春期发病。皮损主要位于面部额、颧部及颊部上方，也可见于躯干上部。皮损呈光滑的黑色或棕黑色扁平丘疹，表面光滑，散在分布，一般无自觉症状。

【组织病理】

组织学表现如同脂溢性角化病，但较小。表现为轻度角化过度、角化不全、棘层肥厚型。以鳞状细胞为多，仅少数为基底样细胞，可见角质囊肿。少数呈网状型，由双层基底样细胞束组成。基底层色素明显增多。真皮内血管周围有淋巴细胞浸润。

【鉴别诊断】

临床上与扁平疣、脂溢性角化病鉴别。组织病理上应与脂溢性角化病鉴别，后者组织病理相似，不易区分。鉴别诊断需结合临床。

灰泥角化病

【临床表现】

灰泥角化病（stucco keratosis）好发于双下肢，尤其是踝部跟腱附近，也可见于足背与前臂，但从不侵犯掌跖、躯干与头部。皮损数目不定，直径 3~10mm，似干燥的灰泥一样疏松地黏着在皮肤表面，易于去除。一般无自觉症状。多见于 40 岁以上男性。

【组织病理】

组织病理同角化型脂溢性角化病，角化过度呈教堂尖顶状，乳头瘤样增生，基底平坦，常无角质囊肿和基底样细胞。

【鉴别诊断】

组织病理上应与角化型脂溢性角化病鉴别，二者组织病理表现相似，后者常有假角质囊肿。

疣状角化不良瘤

有人认为疣状角化不良瘤（warty dyskeratoma）是一种孤立的毛囊角化病，故或称为单发性毛囊角化不良病（isolated dyskeratosis follicularis）。

【临床表现】

皮损单发，表现为黄至棕黑色丘疹或结节，中央凹陷，内有角质栓。多见于老年男性，好发于面、颈与头皮，有时也可见于腋窝及口腔黏膜。损害发展至一定大小后即持续不变，无自觉症状。

【组织病理】

皮损中央有大的杯状凹陷，由充满角蛋白的管道与表面连接。近皮面边缘处颗粒层明显增厚，但往下逐渐变薄，接近凹陷底部时可以消失。在较大的凹陷中可见棘突松解型角化不良细胞，并见基底层上腔隙。基底细胞增生，可见很多仅衬以单层基底细胞的真皮乳头伸向腔隙内，形成绒毛。可见角化不良细胞，有典型的圆体及谷粒细胞。病变周围有结缔组织鞘包绕（图 27-209~图 27-214）。

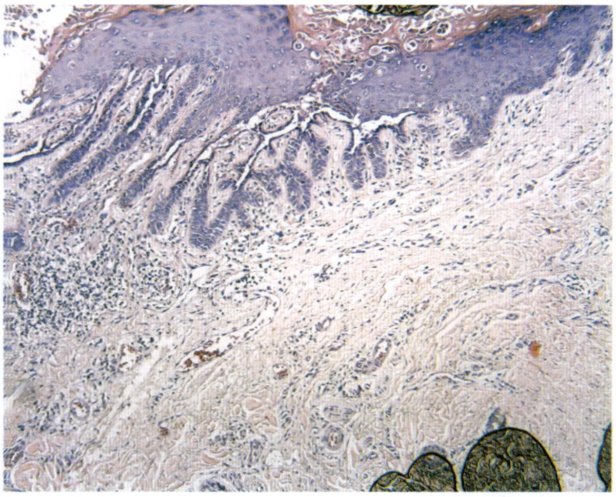

图 27-209 疣状角化不良瘤

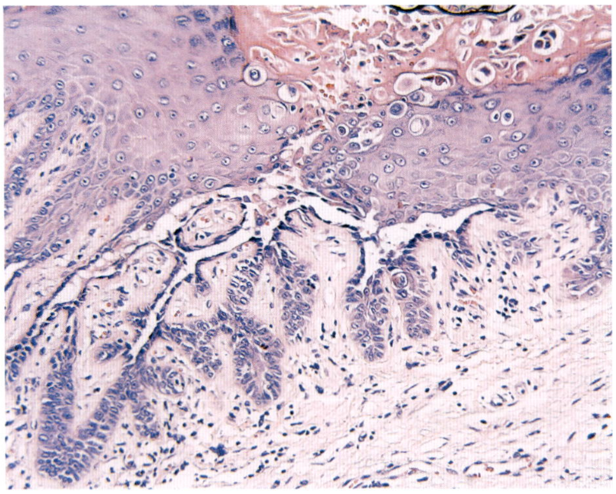

图 27-210 **疣状角化不良瘤** 在较大的凹陷中见棘层松解性角化不良细胞，并见基底层上腔膜。只衬有单层基底细胞的真皮乳头伸向腔隙内（绒毛）

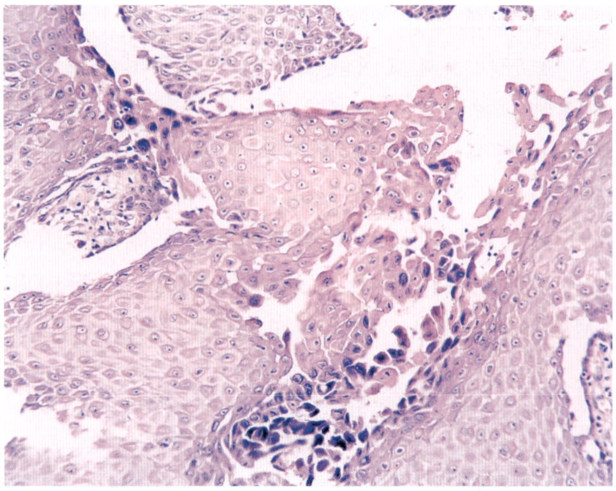

图 27-213 **疣状角化不良瘤** 上图放大

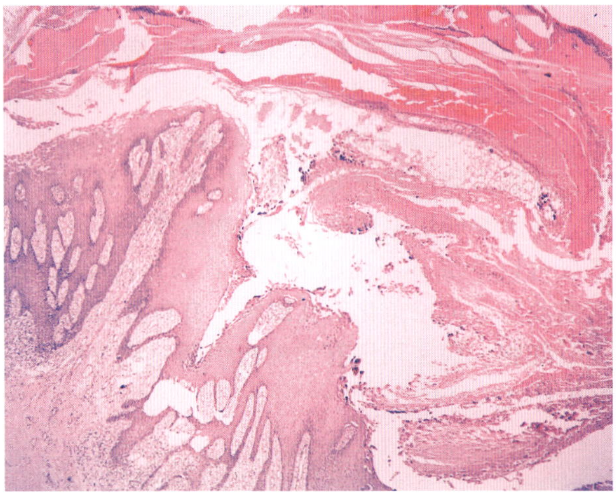

图 27-211 **疣状角化不良瘤**

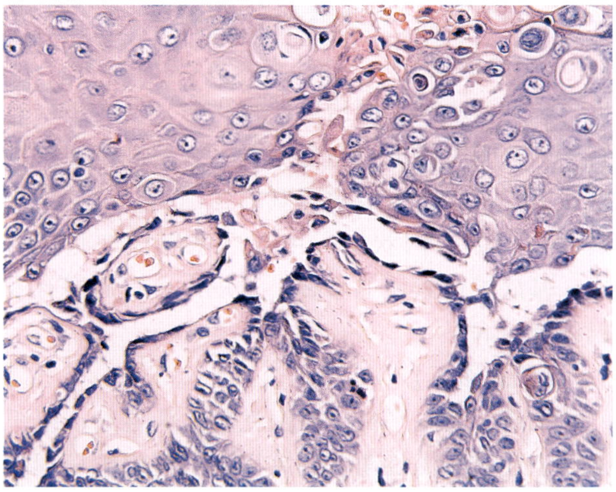

图 27-214 **疣状角化不良瘤** 角化不良细胞及绒毛

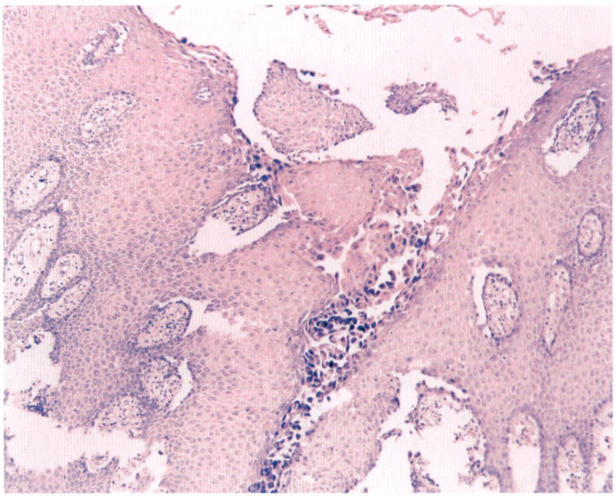

图 27-212 **疣状角化不良瘤** 棘层松解和角化不良细胞

【鉴别诊断】

1. 毛囊角化病的病变多发。

2. 鳞状细胞癌的增生细胞明显多形性，有角珠和核丝分裂象。

3. 乳头状汗腺腺病无棘突松解和角化不良。

4. 家族性良性天疱疮常无角化不良，且腔隙范围较为广泛。

日光角化病

【临床表现】

日光角化病（solar keratosis）主要发生于中老年男性曝光部位，以面、手背等部位多见，但也可见于非暴露部位。皮损为正常皮肤色至暗褐色角化过度性斑丘疹，周围轻度红晕，表面粗糙，鳞屑不易剥离，抓后易出血。单发或多发，病变发展缓慢，一般无自觉症状。部分患者可有癌变（图27-215~图 27-217）。

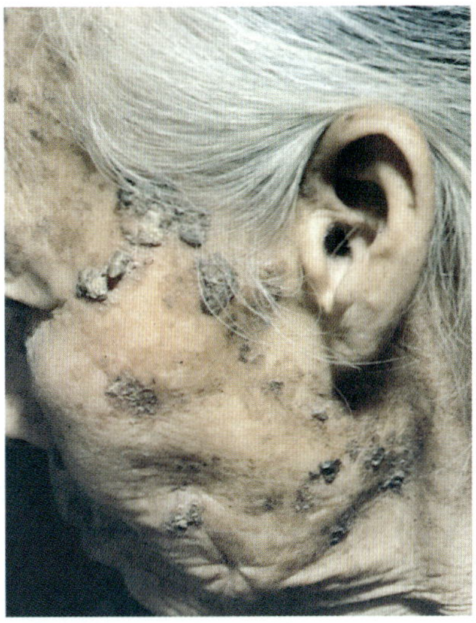

图 27-215　日光角化病

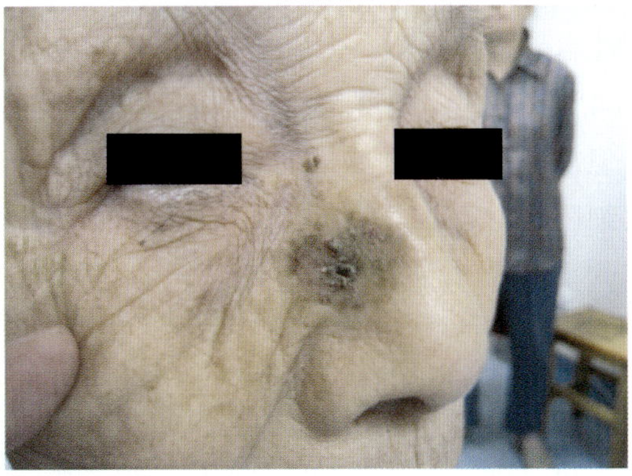

图 27-216　日光角化病

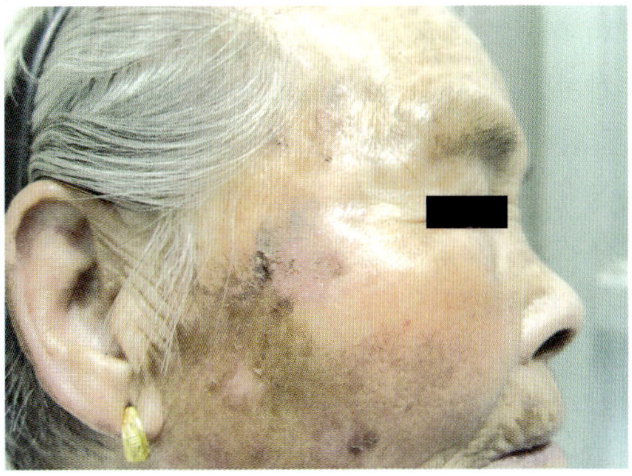

图 27-217　日光角化病

发生于下唇红缘的病变称为日光性唇炎，可有角化过度糜烂、结痂、溃疡，易于出血。由本病所发生的鳞状细胞癌转移率较高。

【组织病理】

组织病理表现为表皮角化过度或角化不全，颗粒层消失、棘层肥厚和萎缩相间存在，棘层细胞排列紊乱，核大，染色质丰富。可见有丝分裂象。基底膜带完整。真皮上部胶原纤维嗜碱性变性，可见以淋巴样细胞为主的慢性炎症浸润，常伴有多量浆细胞。在炎症明显处可不见嗜碱性变性。根据其病变形态可以分为 5 型：肥厚型、萎缩型、原位癌样型、棘突松解型和色素型。此外，尚可见各型之间的移行与混合型（图27-218~图 27-221）。

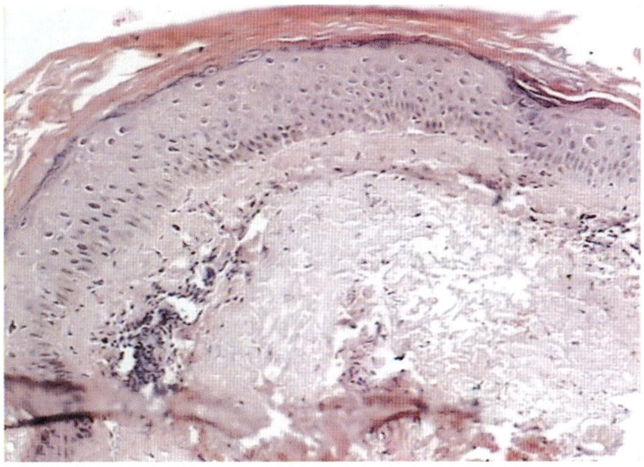

图 27-218　日光角化病　真皮浅层胶原纤维嗜碱性变性

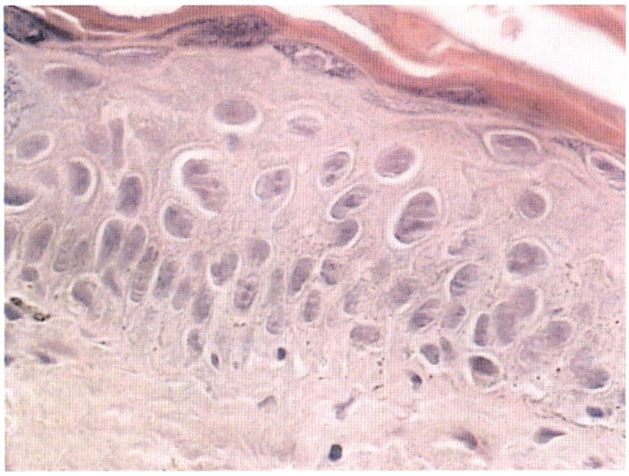

图 27-219　日光角化病　棘层细胞排列紊乱，核大小不一

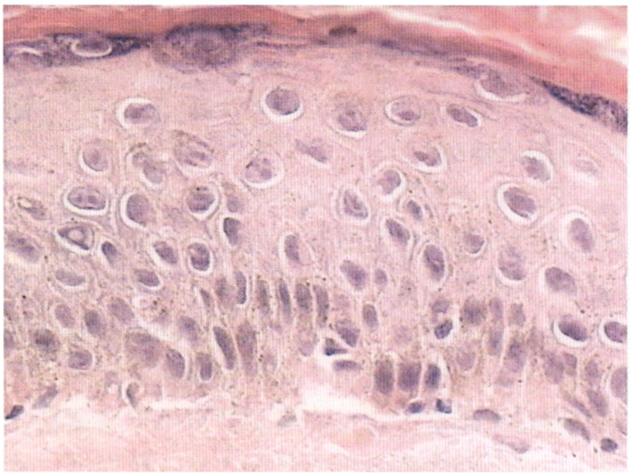

图 27-220　日光角化病　真皮嗜碱性变性

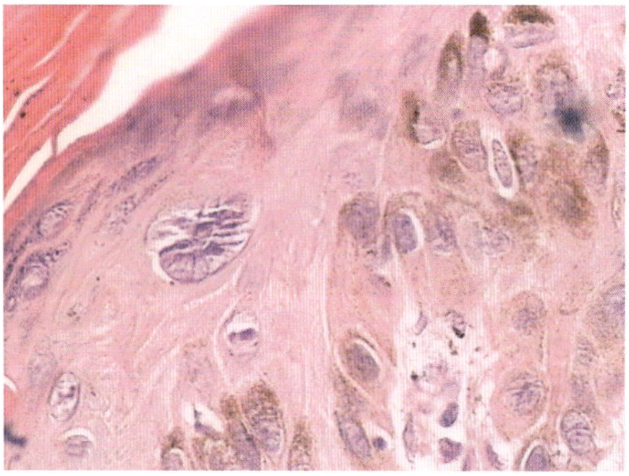

图 27-221　日光角化病　棘层细胞排列紊乱，见瘤巨细胞

1. 肥厚型　角质层明显增厚伴角化不全，本型的另一异型为苔藓样日光角化病，除上述表皮变化外，尚见基底细胞液化变性及表皮下带状炎症细胞浸润，在真皮上部还可见有相当多的胶样小体，像是扁平苔藓。

极少数病例，包括日光性唇炎，可在表皮上部出现表皮松解性角化过度。

2. 萎缩型　角化过度不明显，整个表皮萎缩，表皮突变平、消失。不典型细胞主要见于基底细胞层，核大而深染，排列紧密。有时，不典型细胞可向真皮内呈芽状或管状增生，或围绕毛囊和汗腺导管上部，状如管套，与正常上皮分界明显。

3. 原位癌样型　与表皮原位癌相似，全层可见不典型角质形成细胞，但不侵犯末端毛囊和汗腺导管。

4. 棘突松解型　表皮基底层上方不典型细胞的上面，可见裂隙或腔隙，其中有棘突松解细胞。在真皮上部毛囊和汗腺导管的基底层内也可见棘突松解现象。

5. 色素型　表皮内黑色素量明显增多，尤其是基底细胞层。有些病例黑色素可见于不典型细胞内，而另一些病例黑色素只见于黑色素细胞及其树枝状突内。真皮上部可见多量噬黑色素细胞。

日光性唇炎的病理变化与日光性角化病相同。

【鉴别诊断】

1. 肥厚型日光角化病应与线状表皮痣、脂溢性角化病、鳞状细胞癌相鉴别。

2. 苔藓样日光角化病如间变较轻，则与良性苔藓样角化病难以区分，其主要不同点为后者只有基底细胞液化变性而无核的不典型。

3. 萎缩型日光角化病可与盘状红斑狼疮或萎缩性扁平苔藓相似，但后二者均无不典型细胞。

4. 色素型日光角化病可与恶性雀斑样痣相似，但前者有角朊细胞的间变而后者为不典型黑色素细胞。

皮　角

【临床表现】

皮角（cutaneous horn）多发于面、颈、耳、手等处，呈局限性圆锥形过度角化性隆起，其高度至少为皮损直径的一半。暗灰色，质地坚硬，有时可有分支。病程缓慢，无自觉症状。皮角可在多种病变的基础上发展而来，有时亦见于丝状疣、脂溢性角化病、鳞状细胞癌，偶见于基底细胞癌与毛根鞘瘤。一般为单发性，偶可为多发性（图 27-222~图 27-225）。

【组织病理】

高度角化过度，间有角化不全，表皮呈山峰状隆起。基底部的组织相则因原发病变不同而有不同表现（图 27-226，图 27-227）。

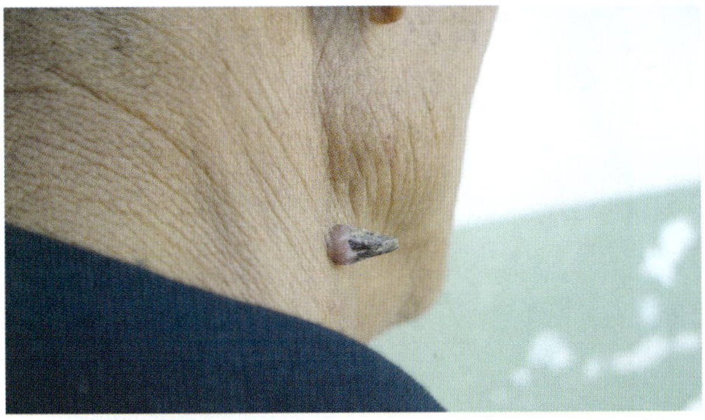

图 27-222　皮角

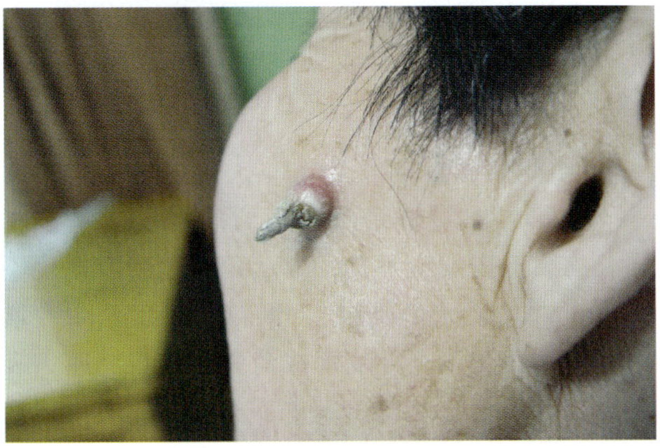

图 27-223　皮角

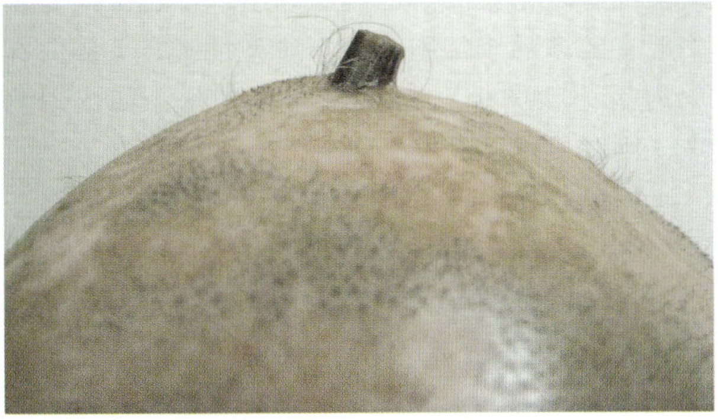

图 27-224　皮角

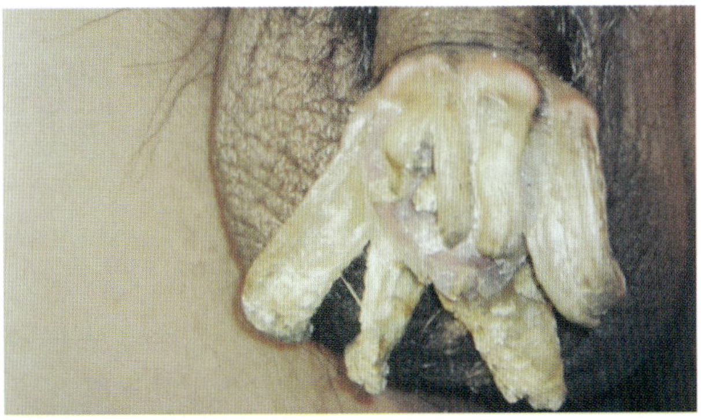

图 27-225　皮角

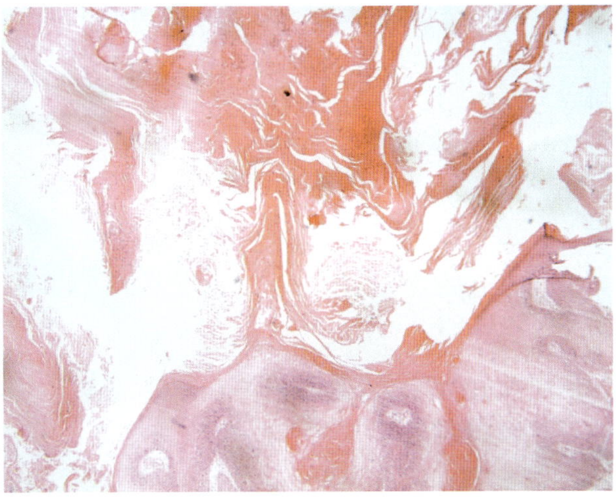

图 27-227　皮角　高度角化过度

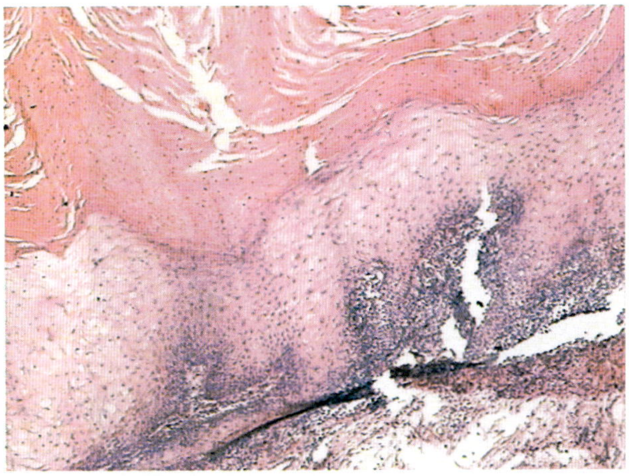

图 27-227　皮角　高度角化过度，间有角化不全，棘层肥厚

黏膜白斑

黏膜白斑（leukoplasia）是指无明显原因发生在口腔或外阴黏膜的白色角化性疾病，通常认为它是一种癌前期疾病。据估计，由黏膜白斑发展为鳞状细胞癌者只占 2%，最高为 4%~6%。

【临床表现】

口腔黏膜白斑病多见于中年以上男性，男、女比例 2:1，损害呈边界清楚的白色斑片，早期光滑，晚期增厚、浸润、粗糙，间有糜烂或溃疡。好发于颊黏膜、唇、舌黏膜。

外阴白斑病多见于中年以上妇女，损害性质同口腔黏膜白斑病，好发于阴蒂、小阴唇和大阴唇内侧，常有瘙痒（图 27-228~图 27-231）。

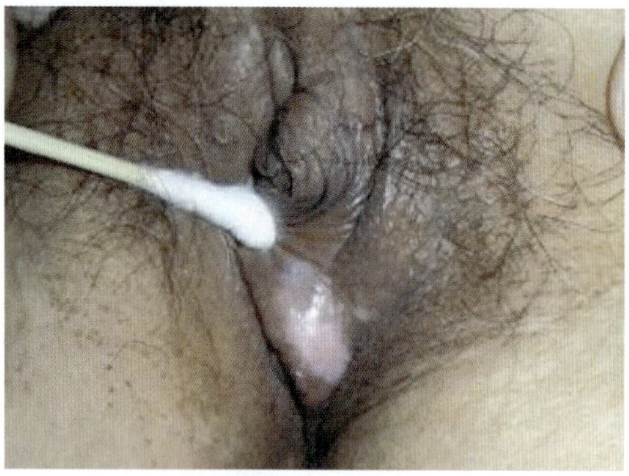

图 27-228　黏膜白斑

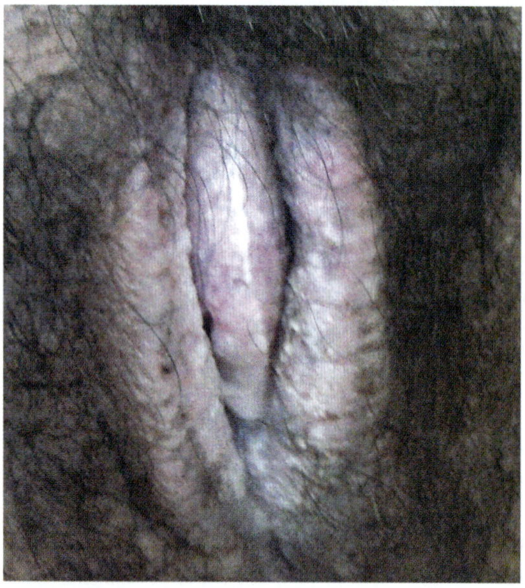

图 27-229　黏膜白斑

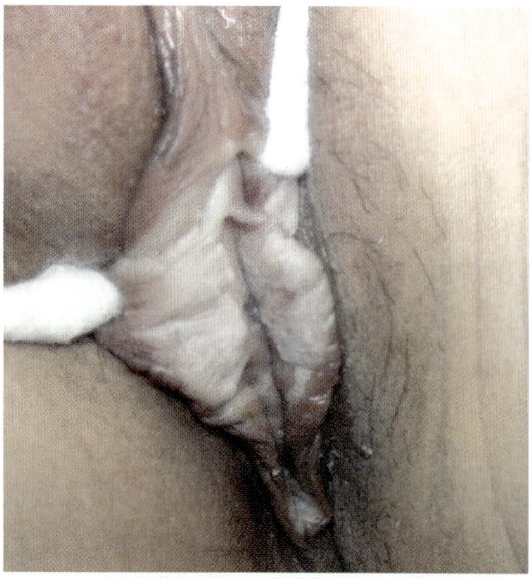

图 27-230　黏膜白斑

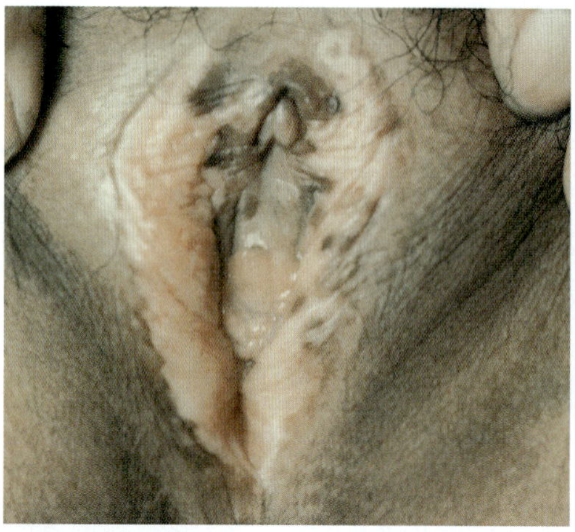

图 27-231　黏膜白斑

【组织病理】

口腔与外阴黏膜白斑病的病理变化基本相同。黏膜上皮发育不良，显示角化过度及角化不全（正常黏膜无角质层），颗粒层轻度至中度增厚，而在角化不全处变薄或消失。棘层肥厚。表皮突轻度伸长与变宽。表皮下部可见不典型细胞增生，胞核大而不规则，染色过深，细胞排列紊乱，个别细胞角化不良，并可见核丝分裂象。真皮上部有较密集的淋巴细胞和组织细胞浸润，其中混有较多的浆细胞。如不典型细胞自上皮向真皮内呈芽状增生，则为癌变的先兆；如出现角珠，则常显示已经发生癌变。

【鉴别诊断】

临床上应与其他原因所致的黏膜发白鉴别，包括念珠菌感染等。

组织病理上要与扁平苔藓、念珠菌感染鉴别。

1. 扁平苔藓的上皮无不典型增生，真皮浅层呈带状炎症浸润，其下缘界限清楚，且浆细胞很少或缺如。

2. 念珠菌感染的上皮无不典型增生，常规染色切片有时可见角质层表面有淡染的孢子及假菌丝，PAS 染色时清晰可见。

Paget病

Paget 病（Paget's disease）又称湿疹样癌（eczematoid carcinoma），主要发生于乳房部。

【临床表现】

本病绝大部分发生于中年以上女性，仅少数病例可为男性，是由于在应用雌激素治疗前列腺癌后发病的。皮损常发生于单侧乳头、乳晕和周围皮肤，表现为界限清楚的浸润性红斑，上覆鳞屑，可有糜烂、渗液，有不同程度痒感。病程缓慢，无自愈倾向；晚期乳头可以形成溃疡或回缩一半以上，有的患者在患部乳房内可摸到肿块，常同时伴发乳腺癌。可发生局部淋巴结常转移(图27-232，图 27-233)。

【组织病理】

早期表皮棘层肥厚，表皮突延长，晚期则表皮变薄变干，常有表皮缺损及渗出。本病的特征性病理变化是在表皮内出现散在或成巢的 Paget 细胞，Paget 细胞比正常角朊细胞大 1~2 倍，胞质丰富而淡染，呈空泡状，核圆形或椭圆形，较大，染色深，核膜清晰，核仁小而清楚，无细胞棘突。每个 Paget 细胞通常只有一个核，但有时也可有多个核，并可有核丝分裂象。也有的时候可见核被挤在细胞的一边，呈新月状。在 Paget 细胞周围，角质形成细胞常被挤压，基底细胞受压变扁平（图 27-234~图 27-238）。

Paget 细胞对组织化学染色结果不一，PAS 染色多呈阳性反应，耐淀粉酶，示含有中性黏多糖。在 pH2.5 时对阿新篮染色呈弱阳性反应，而对亚甲蓝或硫堇不呈异染现象，含有流涎黏蛋白。Paget 细胞偶含一些黑色素，但多巴反应阴性。免疫组织化学染色 Paget 细胞对上皮膜抗原及癌胚抗原常为阳性。

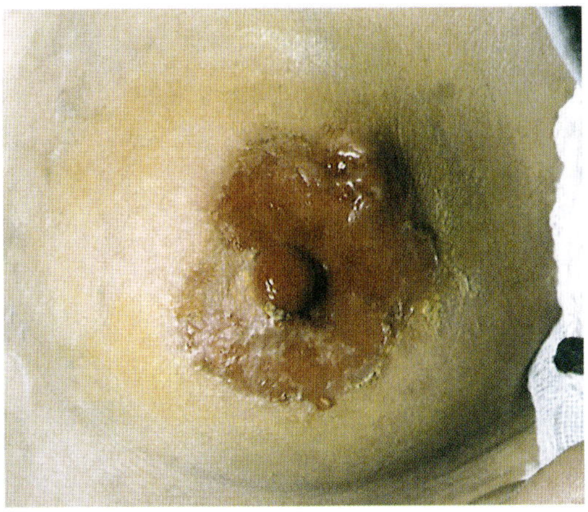

图 27-232 乳房 Paget 病

真皮内常有中度慢性炎症浸润。癌细胞几乎不从表皮侵袭真皮，但可见从表皮内扩展至毛囊的上皮内。如侵及周围结缔组织。则可能有淋巴播散和转移。

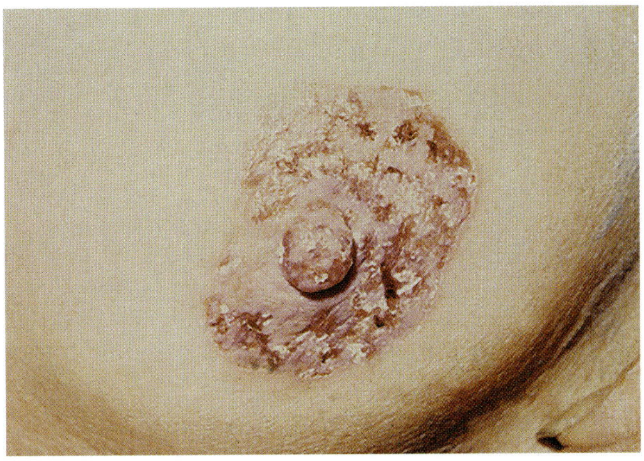

图 27-233 乳房 Paget 病

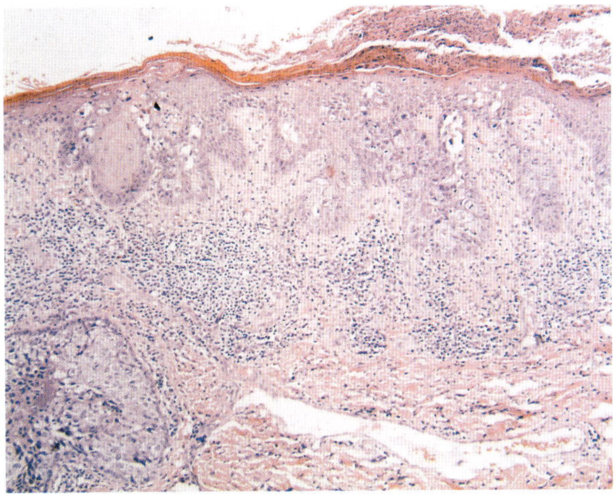

图 27-234 乳房 Paget 病 表皮内出现散在或成集 Paget 细胞

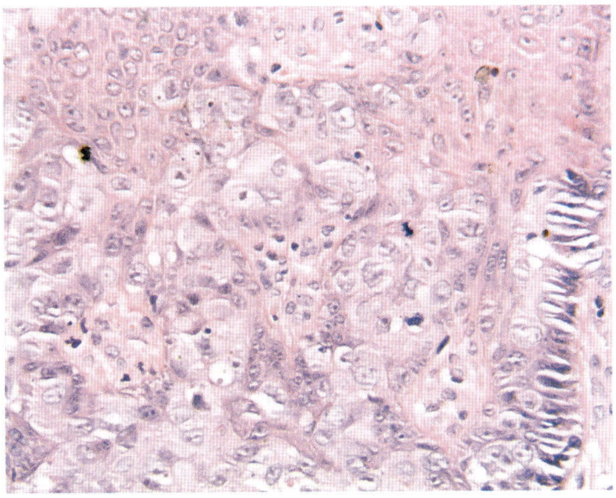

图 27-235 乳房 Paget 病 Paget 细胞较正常角质形成细胞大 1~2 倍，胞质丰富而淡染，呈空泡状

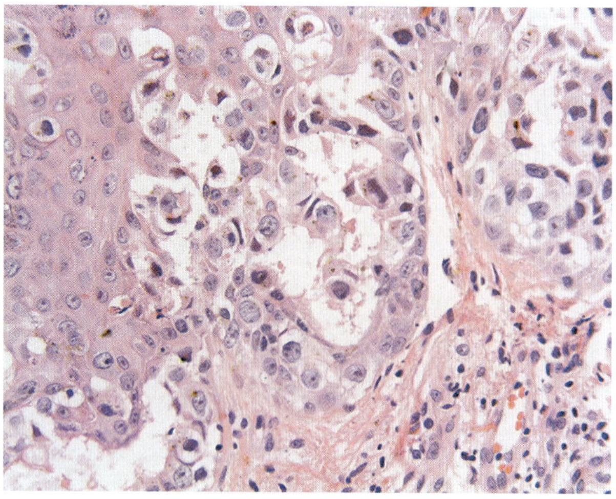

图 27-236 乳房 Paget 病 Paget 细胞呈空泡状

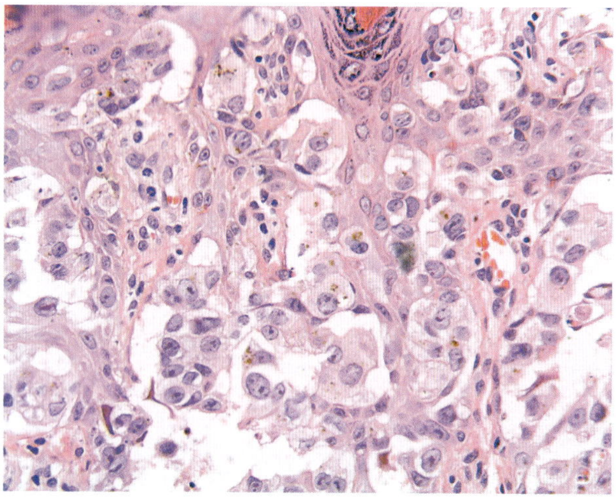

图 27-237 乳房 Paget 病

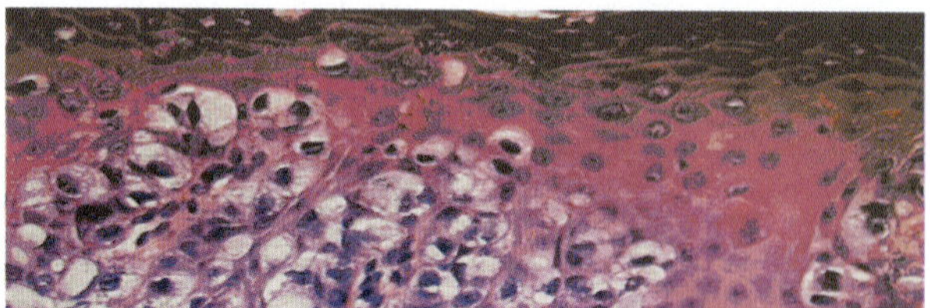

图 27-238 乳房 Paget 病 Paget 细胞呈空泡状，核圆形或椭圆形

【鉴别诊断】

1. Bowen 病有时可见空泡化细胞，但在空泡化细胞与正常表皮细胞之间有鲜明的移行，并可见个别细胞角化现象，癌细胞虽对 PAS 呈阳性反应，但不耐淀粉酶；对兔抗人前角蛋白抗体呈阳性反应，但癌胚抗原为阴性反应。

2. 浅表扩散性恶性黑色素瘤的表皮内可见大的空泡化细胞，且因 Paget 细胞偶含有黑色素而使其鉴别发生困难，但以下几点可资鉴别：①湿疹样癌细胞与真皮之间在许多处常隔以受压变扁平的基底细胞，而黑色素瘤细胞则常与真皮直接接触；②湿疹样癌细胞绝少侵犯真皮，而黑色素瘤细胞往往侵犯真皮；③黑色素瘤细胞对 dopa 反应阳性，而湿疹样癌为阴性；④黑色素瘤细胞对 S-100 蛋白呈阳性反应，而湿疹样癌则无；⑤很多湿疹样癌细胞对 PAS 呈阳性反应，耐淀粉酶对阿新蓝也常呈阳性反应，而黑色素瘤对这两种染色均呈阴性。

乳房外 Paget 病

【临床表现】

乳房外 Paget 病（extramammary Paget's disease）的损害如同乳房部湿疹样癌，呈界限清楚的浸润性红斑，有糜烂、渗出及结痂，有时呈结节状。病程缓慢，自觉有不同程度的瘙痒。本病好发于大汗腺分布部位，如女阴、肛周、外生殖器、腋窝等处，也可见于变形大汗腺分布处，如耵聍腺或睫腺区。极少数患者可伴发乳房湿疹样癌（图 27-239~图 27-247）。

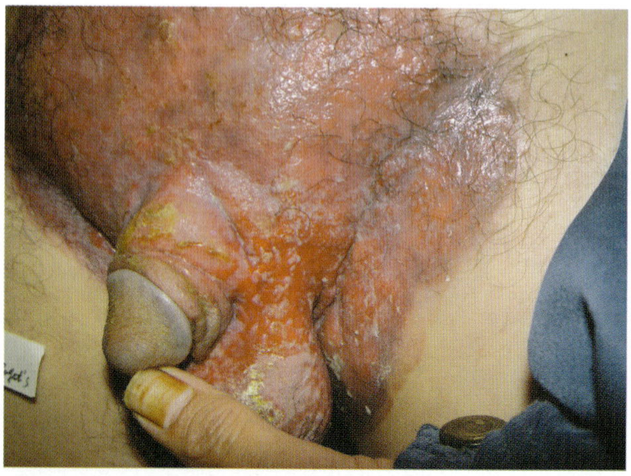

图 27-239 乳房外 Paget 病

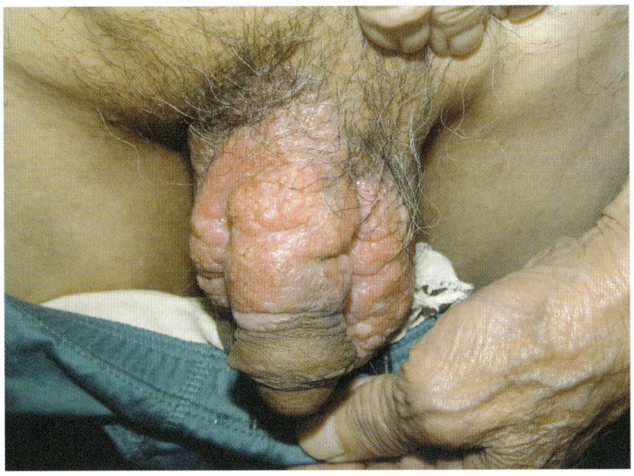

图 27-240　乳房外 Paget 病

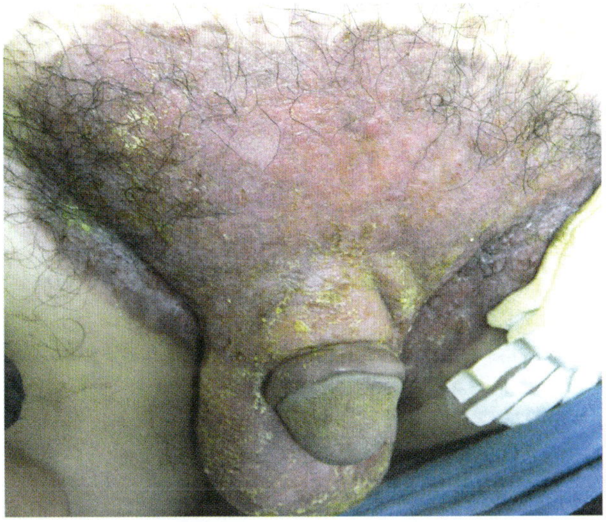

图 27-241　乳房外 Paget 病

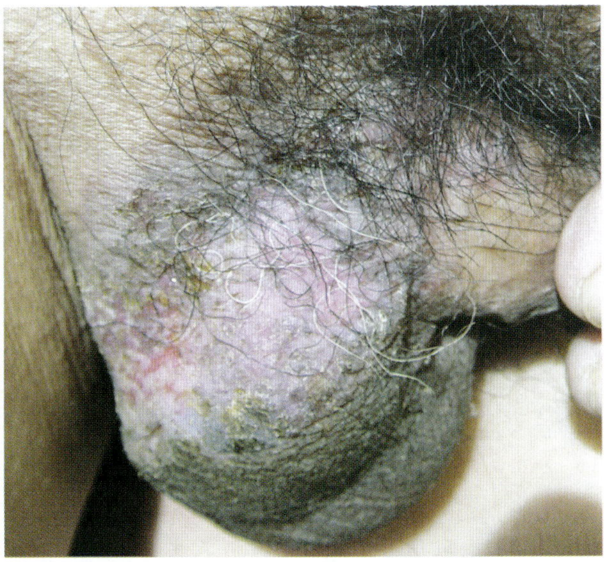

图 27-242　乳房外 Paget 病

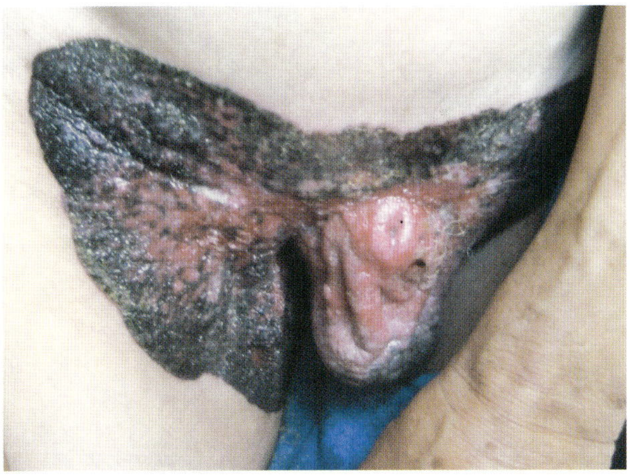

图 27-243　乳房外 Paget 病

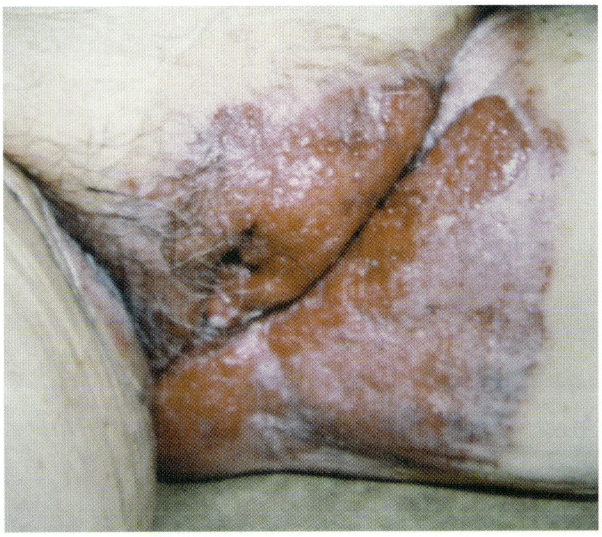

图 27-244　乳房外 Paget 病

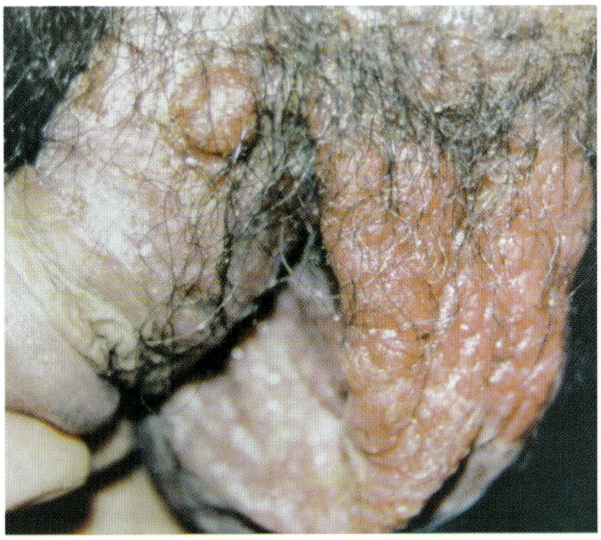

图 27-245　乳房外 Paget 病

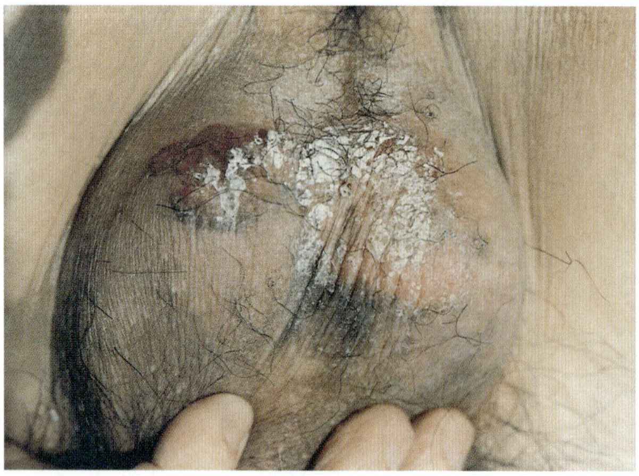

图 27-246　乳房外 Paget 病

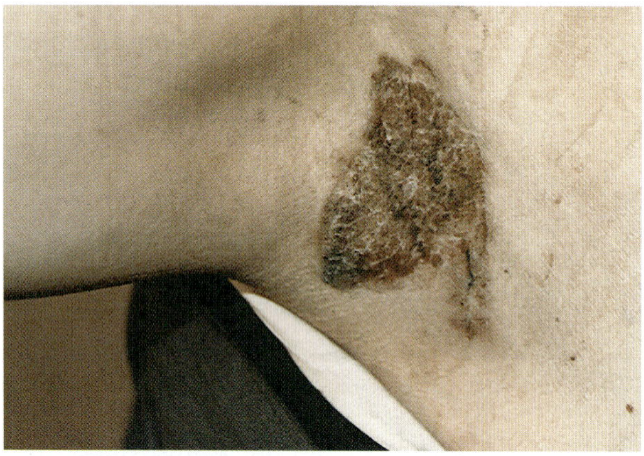

图 27-247　乳房外 Paget 病

【组织病理】

表皮内有不等量的湿疹样癌细胞，在表皮附属器，特别是毛囊或小汗腺导管的上皮内也能见到，并能侵犯真皮，这与乳房部湿疹样癌不同(图 27-248~图 27-251)。

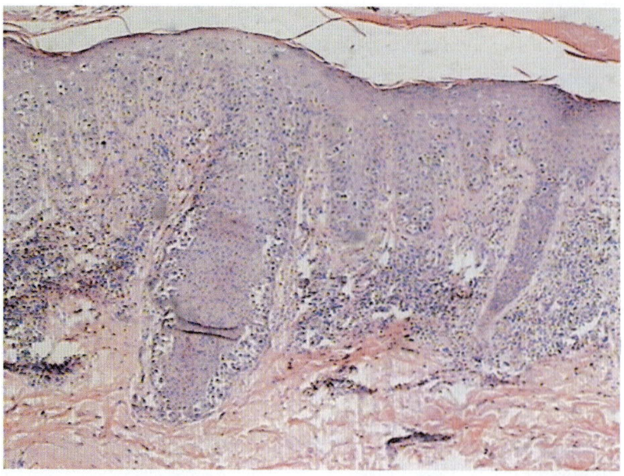

图 27-248　乳房外 Paget 病　表皮内有不等量的 Paget 细胞，胞浆呈空泡状

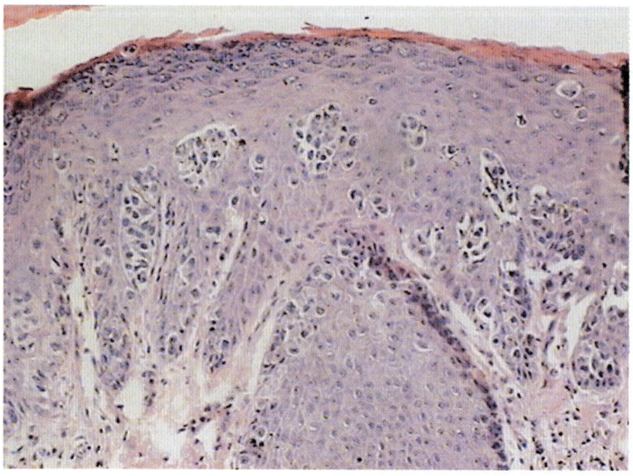

图 27-249　乳房外 Paget 病　表皮内有大量呈团空泡状 Paget 细胞

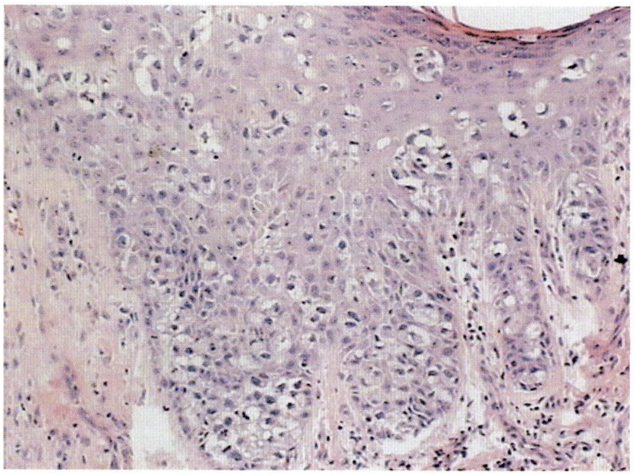

图 27-250　乳房外 Paget 病　表皮内大量空泡状 Paget 细胞

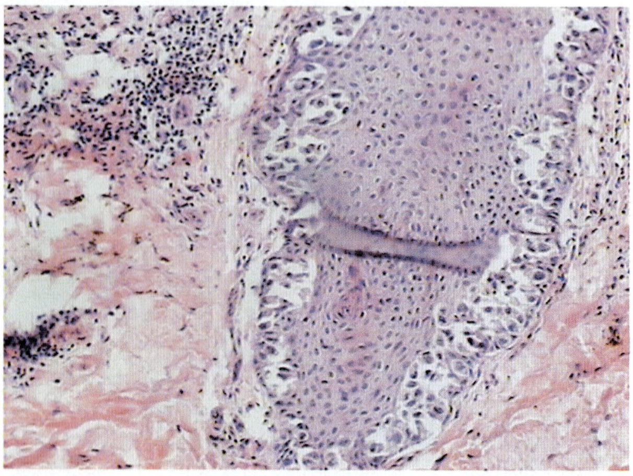

图 27-251　乳房外 Paget 病　沿表皮突周边有大量 Paget 细胞

乳房外湿疹样癌的癌细胞对流涎黏蛋白染色均为阳性，而对 PAS、阿新蓝（pH2.5）、胶性铁与黏液卡红染色可能均为阴性。但是，继发性乳房外湿疹样癌则常为 PAS 染色阳性，耐淀粉酶，对阿新蓝染色也呈阳性，并耐透明质酸酶。免疫组化：Paget 细胞 CEA、CA15.3、KA-93、CD5、CD23 和 EMA 染色阳性。

（刘　艳　李颖慧　张燕飞　应朝霞）

第三节 皮肤附属器肿瘤

毛囊肿瘤

扩张孔

【临床表现】

扩张孔（dilated pore）临床常见，好发于成年男性颜面或颈部，通常单发，呈扩张孔或类似于巨大的黑头粉刺状外观，触之无硬结（图 27-252）。

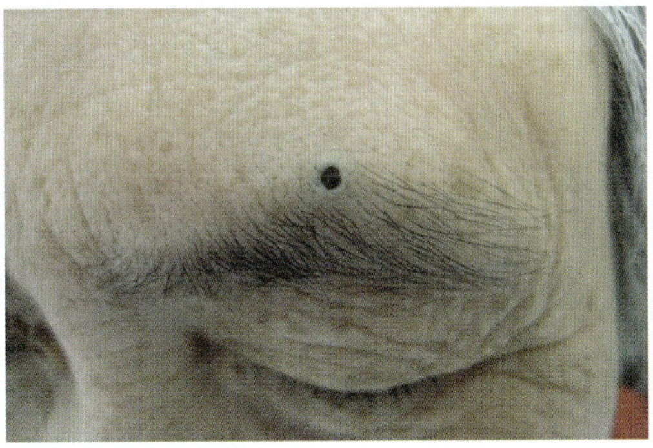

图 27-252　扩张孔

【组织病理】

毛囊漏斗部明显扩大，呈囊状扩张的毛囊，囊内充满角蛋白，开口部所衬表皮萎缩，但在较深处囊腔内所衬表皮肥厚。本病特征性的改变是囊腔深部增生的许多表皮突呈不规则条索状伸入周围邻近的真皮内，下方小的皮脂腺分叶和毳毛毛囊可附着于所衬的表皮上。

泛发性和局限性毛囊错构瘤

【临床特点】

泛发性和局限性毛囊错构瘤（generalized and localiged follicular hamartomas）为单发或多发性肤色丘疹，泛发性毛囊错构瘤少见，特征为进行性秃发，发生于成人，面部弥漫性丘疹和斑块，伴发重症肌无力。曾有报道三代亲属中患囊性纤维化和泛发性毛囊错构瘤，提示本病与遗传有关。局限性毛囊错构瘤，为成年期头部出现无毛性斑块，不伴发重症肌无力。

【组织病理】

无丘疹和斑块的秃发区，毛囊或多或少的被伴有毛囊分化的花边样网状基底样细胞所取代，类似毛发上皮瘤。面部的丘疹和斑块则呈现完全无毛囊结构的广泛性基底样细胞增生，可伴有角囊肿而不易与毛发上皮瘤区别。

【鉴别诊断】

应与线状单侧基底细胞痣鉴别，后者呈类似的基底样细胞增生，有些还类似毛发上皮瘤，但该病为先天性，呈单侧性而非进行性，可与泛发性和局限性毛囊错构瘤鉴别。

毛囊瘤

【临床特点】

毛囊瘤（trichofolliculoma）又称为毛囊上皮瘤，好发于成人男性面部，损害为单个小的圆屋顶状结节，直径约 5mm，肤色或淡红色，有小束纤细未成熟的毛发，通常为白色，从结节中央小孔穿出，具有高度诊断价值。

【组织病理】

肿瘤位于真皮内，边界清楚，可见真皮内有衬以鳞状上皮的大囊腔，囊腔内可见角质，也常见双折光的毛干碎片。瘤中央为扩大、扭曲的毛囊，与表面表皮连续，从这些“原发”毛囊壁分出很多呈放射状排列的分化良好的“继发”毛囊。分化良好的继发毛囊可见有完整的毛囊，内毛根鞘含嗜酸性透明颗粒，中央有纤细毛发。继发毛囊壁内嵌有小簇皮脂腺细胞。所有毛囊瘤的上皮索与继发毛囊相互连接。上皮索因向外毛根鞘方向分化，故周围一排细胞呈栅状，其中的细胞因含糖原，所以大而呈空泡状（图 27-253，图 27-254）。

【鉴别诊断】

组织学上应与毛发上皮瘤鉴别，毛发上皮瘤既有很多角质囊肿，也有顿挫性毛乳头，但无毛根且不形成毛干。

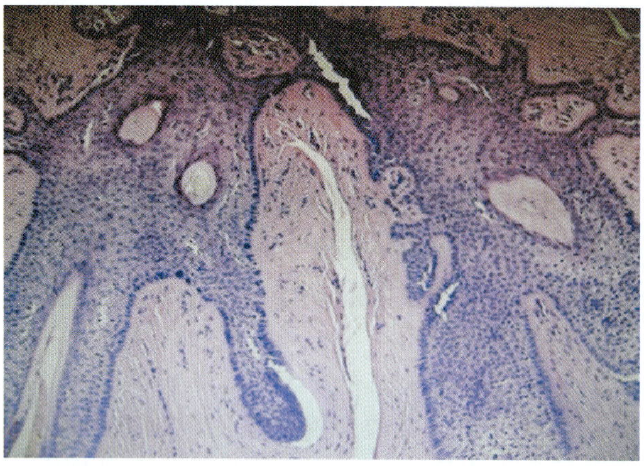

图 27-253 毛囊瘤 放射状排列分化良好的“继发”毛囊

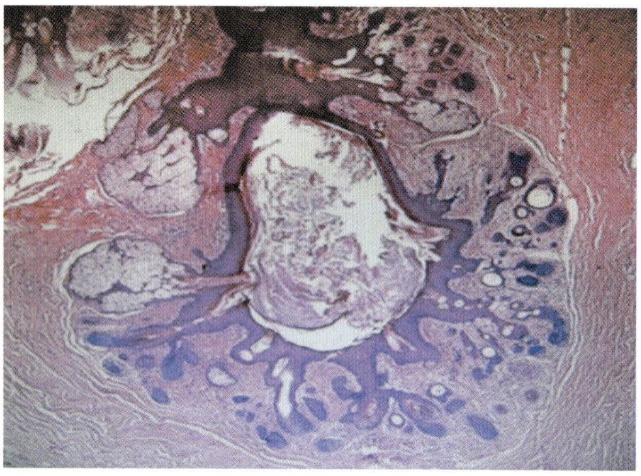

图 27-254 毛囊瘤 瘤中央为扩大、扭曲的毛囊，与表面表皮连续，从这些“原发”毛囊壁分出很多呈放射状排列，分化良好的“继发”毛囊

皮脂腺毛囊瘤

【临床表现】

皮脂腺毛囊瘤（sebaceous trichofolliculoma）为毛囊瘤的一种特殊类型。好发于皮脂腺分布旺盛的部位，如面部的鼻周围。皮损为单发，损害中心凹陷，有漏斗样开口，可见终毛及毳毛从开口部穿出。

【组织病理】

瘤体位于真皮内，呈大而不规则的中央腔，衬以鳞状上皮。许多放射状排列的毛皮脂腺与中央腔连接，包括皮脂腺导管，许多分化好而大的皮脂腺小叶，以及含有部分终毛、部分毳毛的毛囊。

【鉴别诊断】

临床上应与基底细胞癌鉴别，组织学上明显不同。

毛发腺瘤

【临床表现】

毛发腺瘤（trichoadenoma）少见，好发于成人面部，皮损为单个孤立性结节，呈增生性或疣状外观，质地坚实，直径 3~15 mm。

【组织病理】

瘤体位于真皮内，边界清楚，有很多角囊肿。囊肿由嗜酸性细胞包绕。有些病例在角囊肿和周围的嗜酸性细胞之间穿插着单层扁平颗粒细胞，提示向毛管分化。有些瘤岛仅由嗜酸性上皮细胞组成，中央无角化。可见嗜酸性细胞之间有少数细胞间桥。角囊肿破裂处可见异物肉芽肿（图 27-255，图 27-256）。

【鉴别诊断】

临床上可误诊为脂溢性角化病。

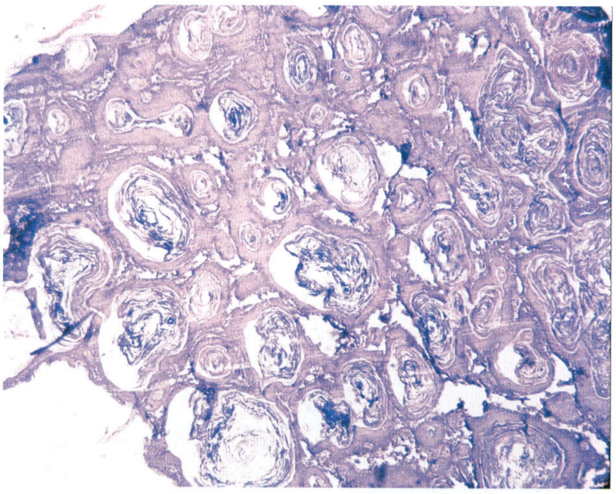

图 27-255 毛发腺瘤 真皮内，有很多边界清楚的角囊肿

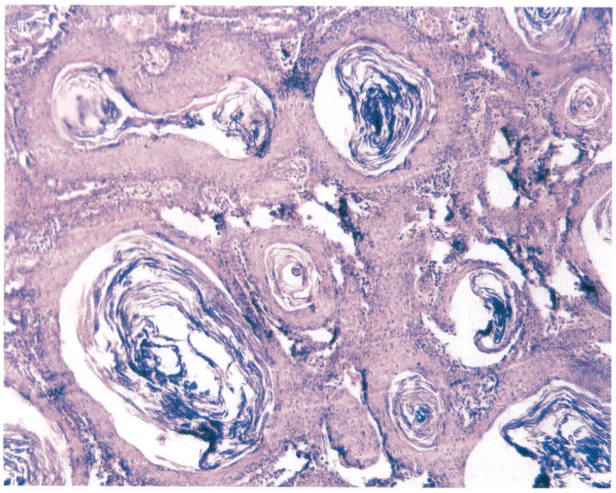

图 27-256 毛发腺瘤 上图放大

毛盘瘤

【临床表现】

毛盘瘤（trichodiscoma）呈常染色体显性遗传。1966 年由 Pinkus 证明本病为毛间叶组织多发性错构瘤。临床少见，皮损为多发性扁平或圆屋顶形皮肤色小丘疹，无自觉症状，常并发多发性纤维毛囊瘤。多幼年发病，好发于颜面、躯干和四肢。

【组织病理】

瘤体位于真皮内，瘤体上方表皮萎缩，表现为局限性。瘤体由梭形和树突状成纤维细胞及排列成细网状的胶原纤维束组成，周围常见有毛囊。水平切片时实际上为纤维毛囊瘤，因可见到上皮增生成分，所以对本病是否为独立疾病尚有争议。

毛发上皮瘤

【临床表现】

毛发上皮瘤（trichoepithelioma）损害分多发性和单发性。

1. 多发性毛发上皮瘤　本病为显性遗传性良性肿瘤。皮损呈多发性，表面光滑稍透明的坚实性丘疹或结节。单个皮损直径 2~4 mm，呈皮肤色或淡红色，其中央轻度凹陷。常成群但孤立存在，主要位于鼻旁沟、上唇附近和眼睑。皮损好发于儿童或青少年，女性多见（图 27-257~图27-260）。

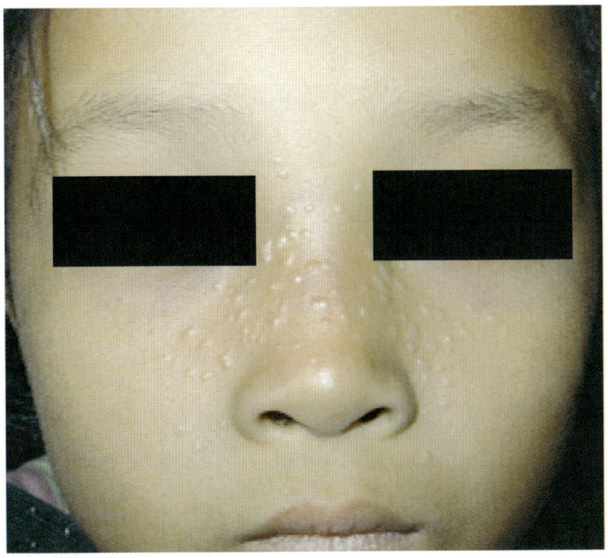

图 27-257　毛发上皮瘤

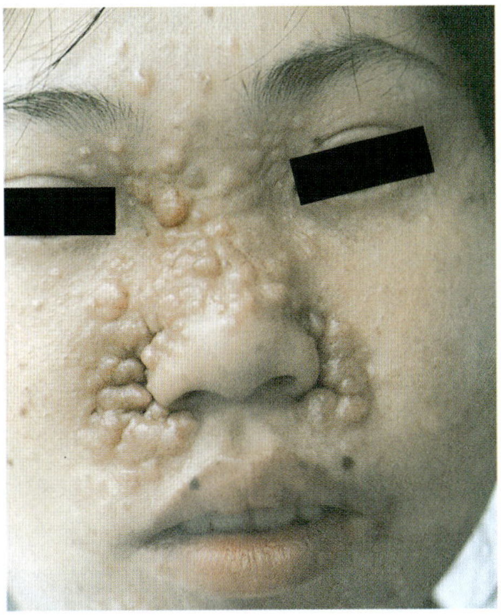

图 27-258　毛发上皮瘤

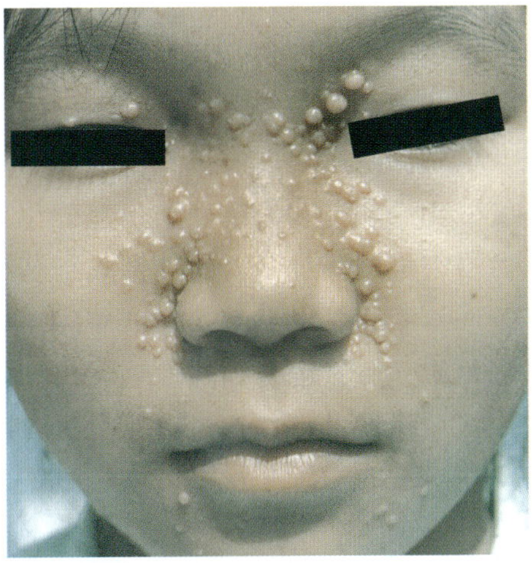

图 27-259　毛发上皮瘤

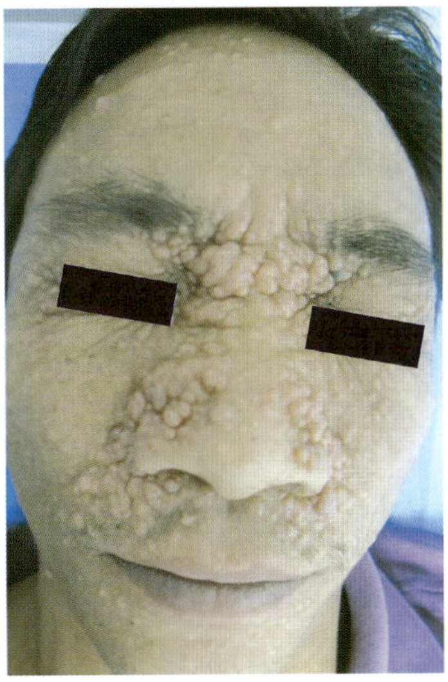

图 27-260　毛发上皮瘤

2. 单发性毛发上皮瘤　本型为非遗传性肿瘤，较多发性毛发上皮瘤多见，呈坚实性高起的肉色结节。皮损常发生于颜面，直径常小于 2 cm。多见于儿童或青年。有时可见巨大孤立性毛发上皮瘤，皮损直径可达数厘米，常发生于股部或肛周，多见于中老年人。

【组织病理】

多发性毛发上皮瘤皮损的界限分明。角囊肿为组织学上最特殊的特征，由完全角化的中心及其周围嗜碱性细胞组成，后者的形态与基底细胞癌中的细胞一样。角化骤然，完全不像鳞状细胞癌角化珠中逐渐形成和不完全角化，常在嗜碱性细胞和角质囊肿之间，见一或数层具有嗜酸性胞浆，大的、卵圆形淡水疱状核的细胞。此瘤的第二个主要成分为瘤岛，由与基底细胞瘤一样的嗜碱性细胞构成，常排列成花边样或腺样网状结构，偶或聚集成实性团块，这些瘤岛周围细胞排列成栅状，并由含有中等量成纤维细胞的间质细胞包绕。单发性毛发上皮瘤，只用于显示向毛发结构高度分化的损害。像毛发结构但分化相当低的单发性损害最好归类于角化性基底细胞癌。因此，够条件诊断为单发性毛发上皮瘤的皮损，应既有很多角质囊肿，也有顿挫性毛乳头，并见仅在很少数区域出现基底细胞癌外观（图 27-261~图 27-272）。

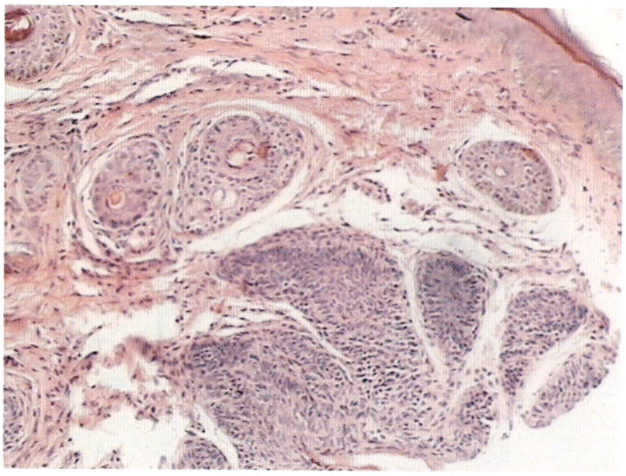

图 27-261　毛发上皮瘤　角囊肿由完全角化的中心及其周围嗜碱性细胞组成。此瘤的第二个主要成分为瘤岛，由与基底细胞瘤样的嗜碱性细胞构成

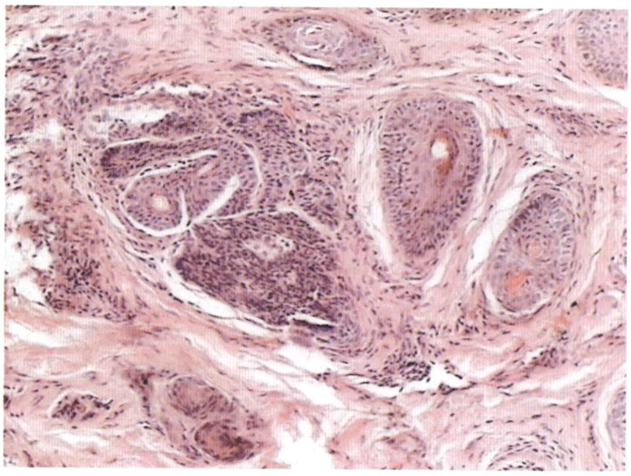

图 27-262　毛发上皮瘤　由角囊肿与基底细胞瘤样的嗜碱性细胞构成

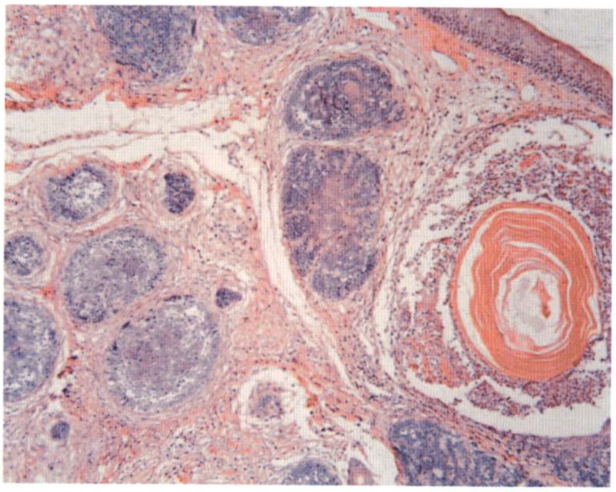

图 27-263　毛发上皮瘤　由角囊肿与基底细胞瘤样的嗜碱性细胞构成

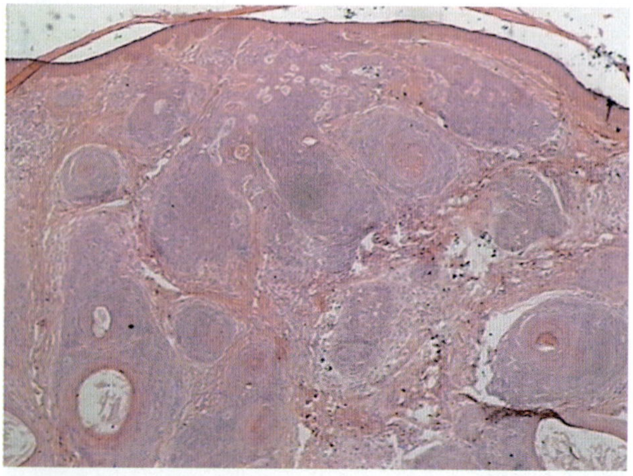

图 27-264　毛发上皮瘤　由角囊肿与基底细胞瘤样的嗜碱性细胞构成

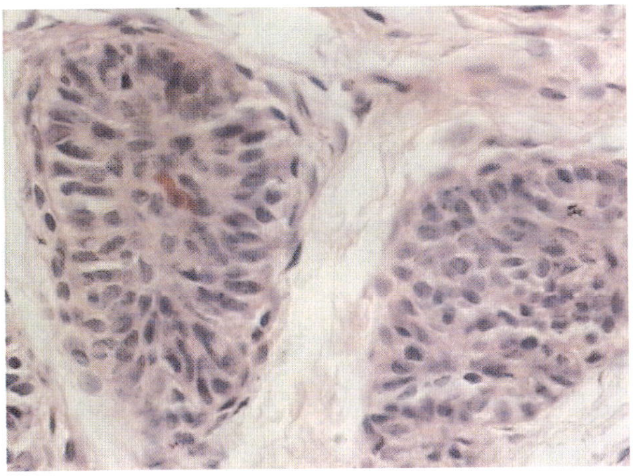

图 27-265　毛发上皮瘤　由基底细胞瘤样的嗜碱性细胞构成的瘤岛

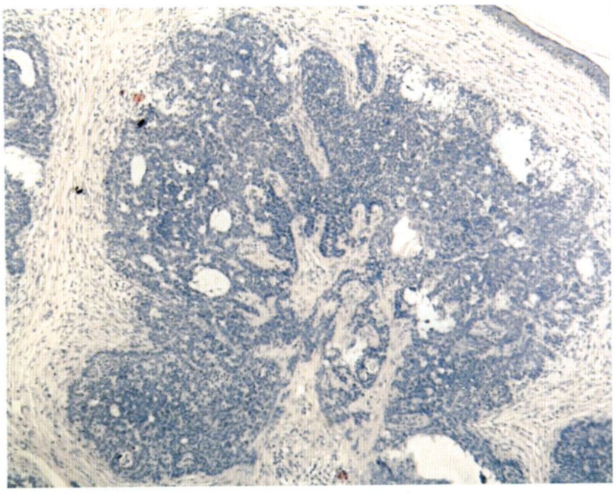

图 27-266　毛发上皮瘤　由基底细胞瘤样的嗜碱性细胞构成的瘤岛

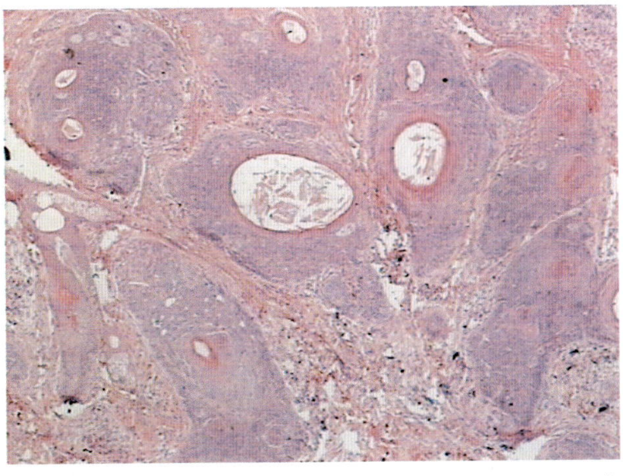

图 27-267　毛发上皮瘤　由角囊肿与基底细胞瘤样的嗜碱性细胞构成

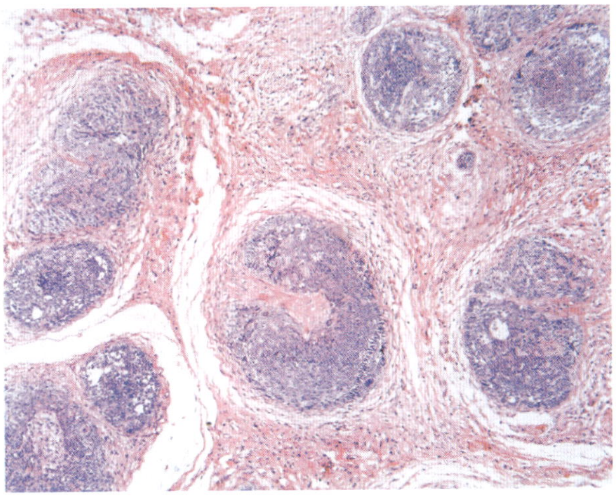

图 27-268　毛发上皮瘤　多个由基底细胞瘤样的嗜碱性细胞构成的瘤岛

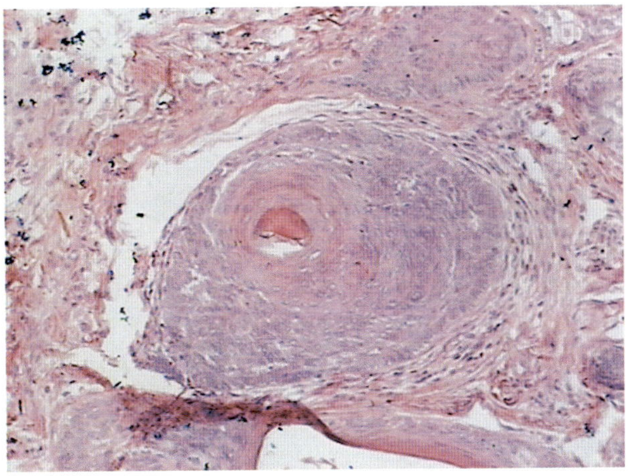

图 27-269　毛发上皮瘤　角囊肿

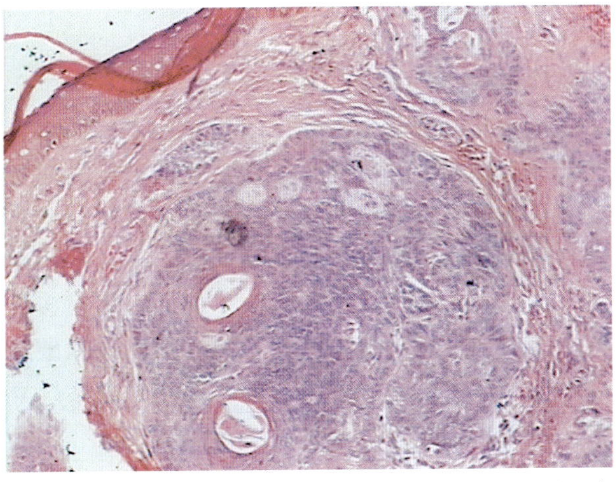

图 27-270　毛发上皮瘤　由角囊肿与基底细胞瘤样的嗜碱性细胞构成

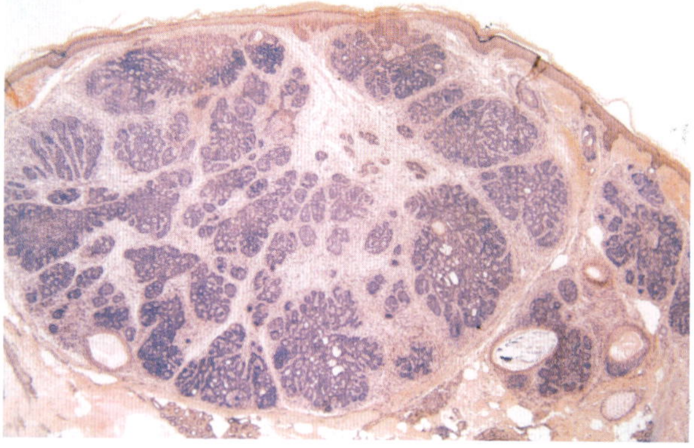

图 27-271　毛发上皮瘤　瘤岛排列成花边样或腺样网状结构

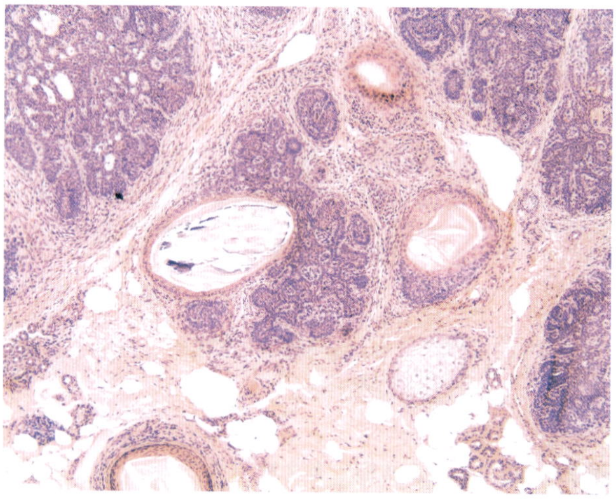

图 27-272　毛发上皮瘤　瘤岛排列成花边样或腺样网状结构及角囊肿

【鉴别诊断】

1. 角化性基底细胞癌　组织学上本病与多发性毛发上皮瘤鉴别有困难，但从临床上皮损的数目，分布，不发生溃疡及显性遗传等可以与角化性基底细胞癌鉴别。

2.痣样基底细胞上皮瘤综合征　本病损害分布无规律，可生长相当大，呈深在性溃疡和破坏性生长。此外，常伴发多发性骨骼和神经系统异常，多发性掌跖凹窝。

毛母质瘤

【临床表现】

毛母质瘤（pilomatricoma）又称马勒布钙化性上皮瘤（Malherbes calcifying epithelioma），是一种向毛发特别是毛皮质细胞分化的肿瘤。常见皮损为坚实、深在结节，表面皮肤正常，偶因位置较深而呈蓝红色。罕见情况下，肿瘤呈突出表面界限清楚的暗红色结节，一般直径为 0.5~3 cm，最大可达 7 cm。常为单个损害，少数患者可有多发性皮损，多见于面部和四肢（图 27-273~图 27-275）。

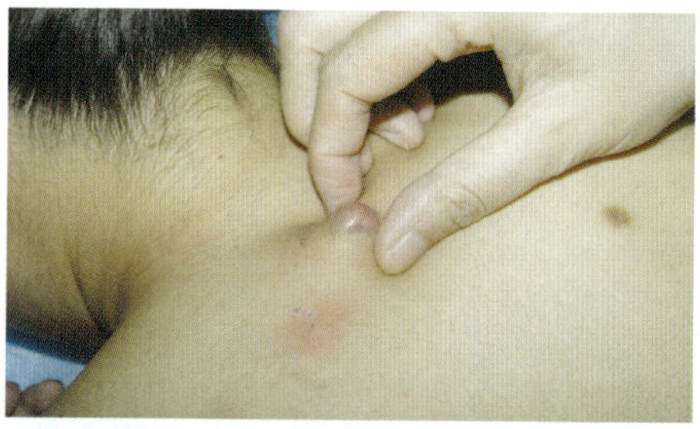

图 27-273　毛母质瘤

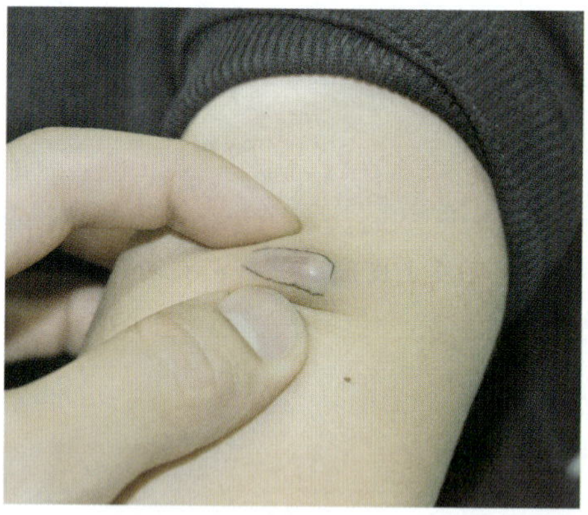

图 27-274　毛母质瘤

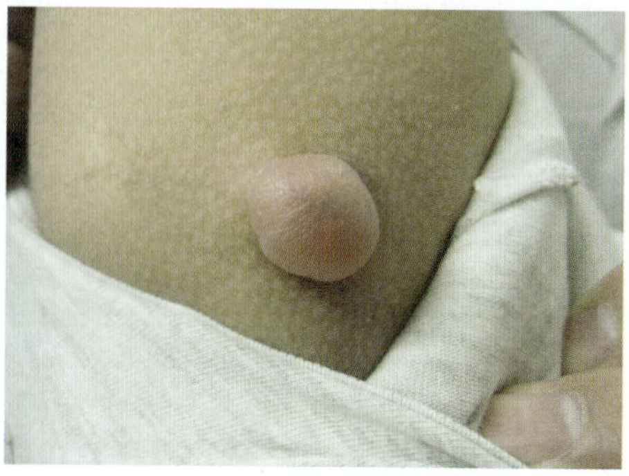

图 27-275　毛母质瘤

【组织病理】

肿瘤边界清楚，周围往往有结缔组织包膜，常位于真皮下部并扩展至皮下组织。为不规则形上皮细胞岛，嵌于细胞较多的间质中。通常瘤岛由两型细胞即嗜碱性细胞和影细胞构成。嗜碱性细胞有圆或长形的深嗜碱性胞核，胞质不多，致胞核彼此密集，其边界常不清楚，因而胞核似嵌于合浆团块内一样，嗜碱性细胞排列在瘤岛的一侧或周边。影细胞边界清楚，中央为不着色区，恰如胞核消失的影子。新发生的肿瘤内有很多嗜碱性细胞区，当损害增长时，嗜碱性细胞减少，在长期存在的肿瘤中残留少数或无嗜碱性细胞。大多数病例发生钙化，在影细胞内呈粉尘状嗜碱性物质，或呈紫红色无定形团块，后者亦可见于间质中。可出现骨化，黑色素沉积和伴发巨细胞的异物反应（图 27-276~图 27-285）。

【鉴别诊断】

毛外根鞘囊肿的嗜碱细胞在周围呈栅栏状排列，而毛母质瘤周边不呈栅栏状排列。此外，影细胞特征性中央非染色区位于核分解部位，镜见于毛母质瘤。

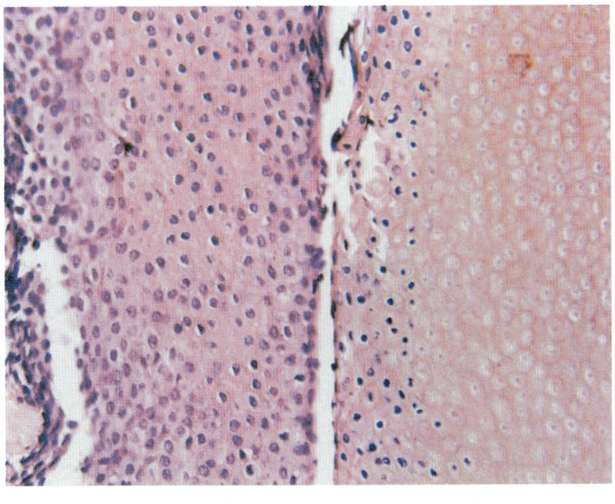

图 27-276　毛母质瘤　瘤岛由两型细胞即嗜碱性细胞和影细胞构成。嗜碱性细胞有圆或长形深嗜碱性胞核，胞质不多，致胞核彼此密集，其边界常不清楚，因而胞核似嵌于合浆团块内一样。影细胞边界清楚，中央为不着色区，恰如胞核消失的影子

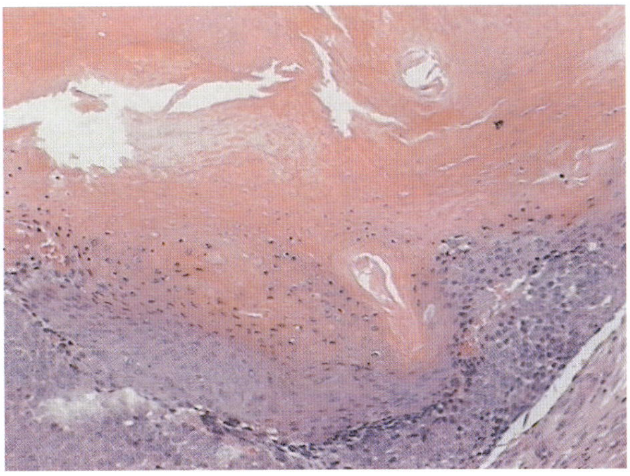

图 27-277　毛母质瘤　下方为嗜碱性细胞，上方为影细胞

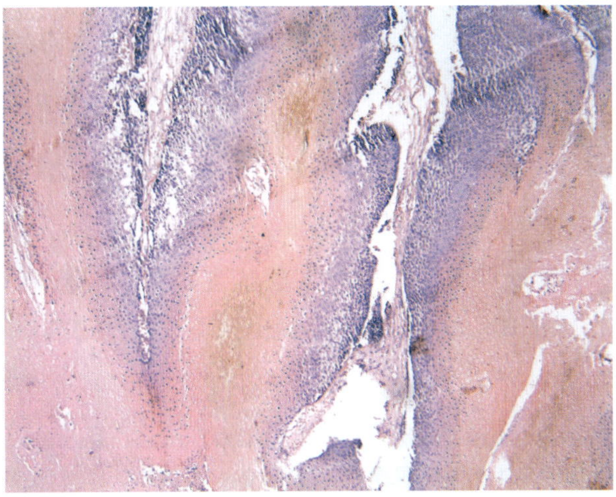

图 27-278　毛母质瘤　中央为影细胞，两侧为嗜碱性细胞

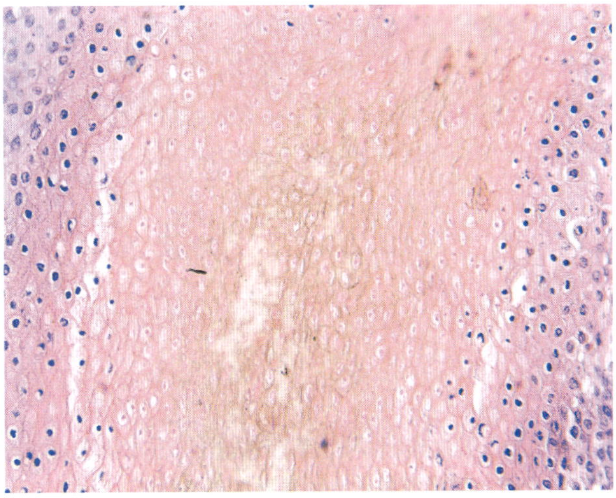

图 27-279　毛母质瘤　中央为影细胞，两侧为嗜碱性细胞

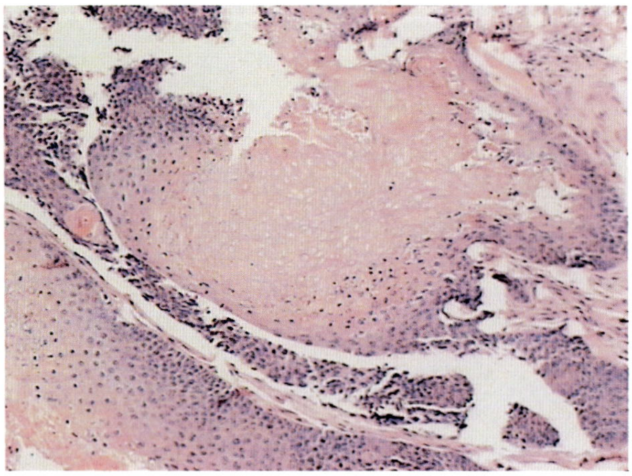
图 27-280　毛母质瘤　影细胞和嗜碱性细胞

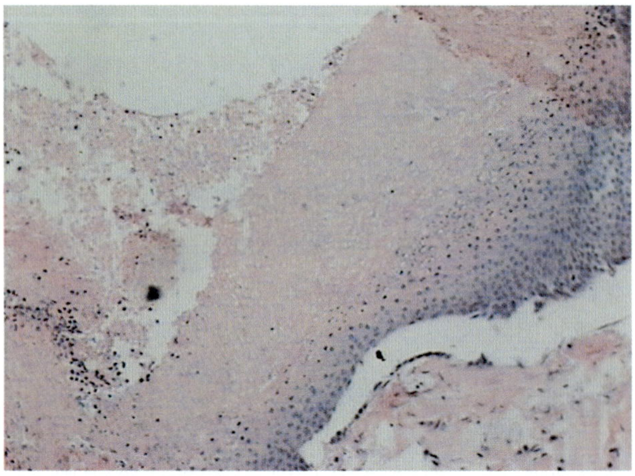
图 27-283　毛母质瘤　下方为嗜碱性细胞，上方为影细胞

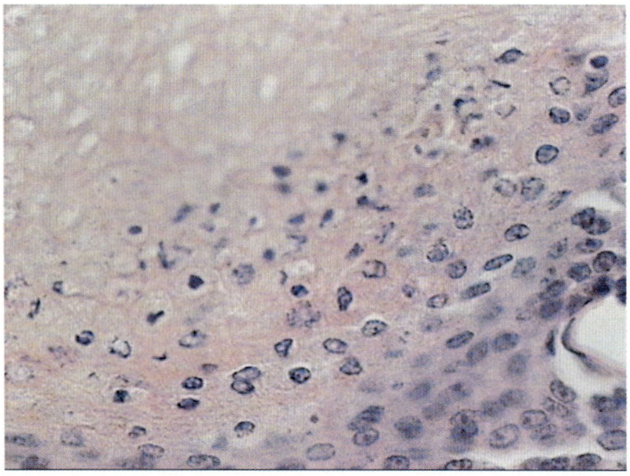
图 27-281　毛母质瘤　下方为嗜碱性细胞，上方为影细胞

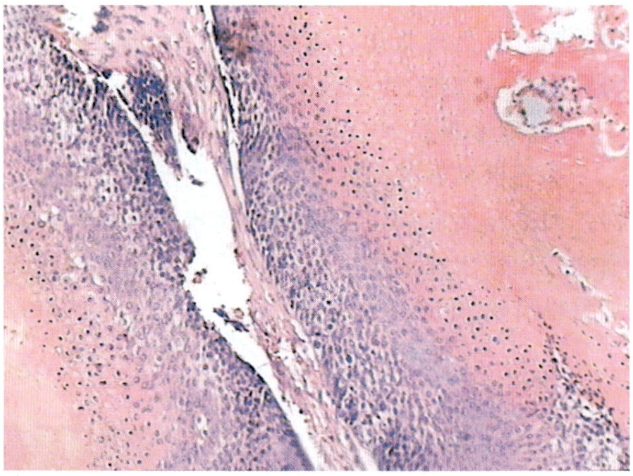
图 27-284　毛母质瘤　中间为嗜碱性细胞，两侧为影细胞

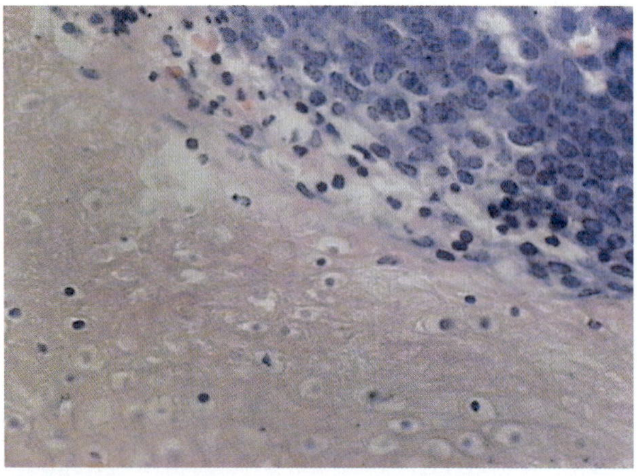
图 27-282　毛母质瘤　影细胞和嗜碱性细胞

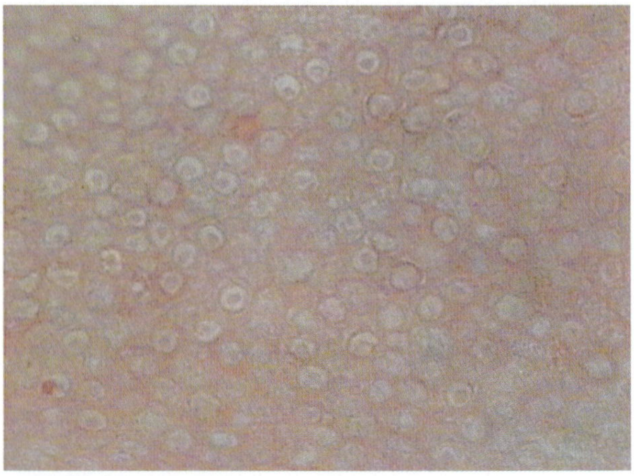
图 27-285　毛母质瘤　完全为影细胞

毛鞘棘皮瘤

【临床表现】

毛鞘棘皮瘤（pilar sheath acanthoma）临床罕见，常见于成人颜面，特别是上唇部。表现为单个皮肤色结节，直径 5~10mm，中央有孔样开口或充以角质。

【组织病理】

毛囊漏斗部扩大，出现较大的不规则分支性囊腔而与扩张孔不同。多数肿瘤的细胞分叶块团，从囊腔壁呈放射状侵入真皮和皮下组织。主要由外毛根鞘细胞组成，有些部位肿瘤细胞在周围呈栅状排列和含有不同数量的糖原，因而类似外根鞘上皮。

【鉴别诊断】

本病组织学上应与扩张孔鉴别。

毛囊漏斗肿瘤

【临床表现】

1961 年 Mehregan 和 Butler 首先报道毛囊漏斗肿瘤（tumor of the follicular infundibulum）。本病好发于中年女性的头皮和颈部，为单发性扁平角化性丘疹，直径 5~10mm，偶亦见呈多发性丘疹。

【组织病理】

真皮上部有与表面平行的上皮细胞板状生长，有多处与其上表皮下缘相连，中央为稍大的外毛根鞘细胞，细胞的胞质因含糖原而淡染，PAS 染色呈阳性反应。瘤体周围是嗜碱性的小基底细胞呈栅栏状排列，沿瘤体下缘有类似毛乳头的凹陷。

【鉴别诊断】

组织学上应与浅表性基底细胞癌相鉴别，浅表性基底细胞癌瘤体团块之间有裂隙，瘤细胞对 PAS 染色呈阴性反应。

毛母质癌

【临床表现】

毛母质癌（pilomatrix carcinoma）罕见。多见于中年男性，常发生于颈后、背部、头皮及耳后。有些由毛母质瘤恶变所致，有些病例则为原发性。损害不一定比良性毛母质瘤大。可发生肺转移。

【组织病理】

肿瘤呈许多不规则的小叶，许多部位，特别是肿瘤周边部位，呈大的间变性，染色深的嗜碱性细胞增生，伴大量核分裂。中央部肿瘤细胞由嗜碱性转变为见于良性毛母质瘤的嗜酸性影细胞或呈大的囊性中央腔隙，内含坏死碎屑（图 27-286~图 27-290）。

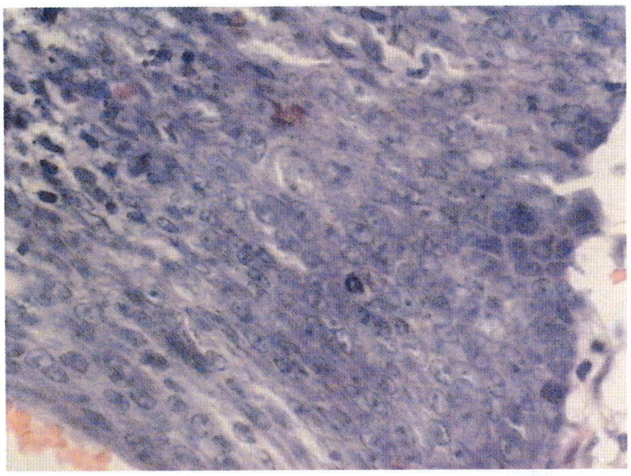

图 27-286　毛母质癌　呈大的间变性，染色深的嗜碱性细胞增生，伴大量核分裂。

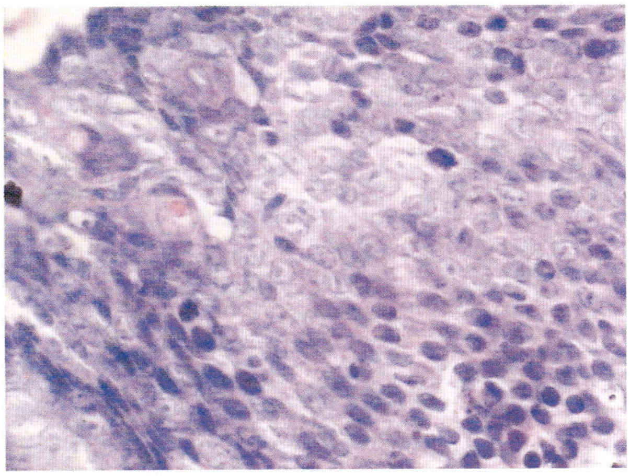

图27-287　毛母质癌　中央部肿瘤细胞由嗜碱性转变为见于良性毛母质瘤的嗜酸性影细胞

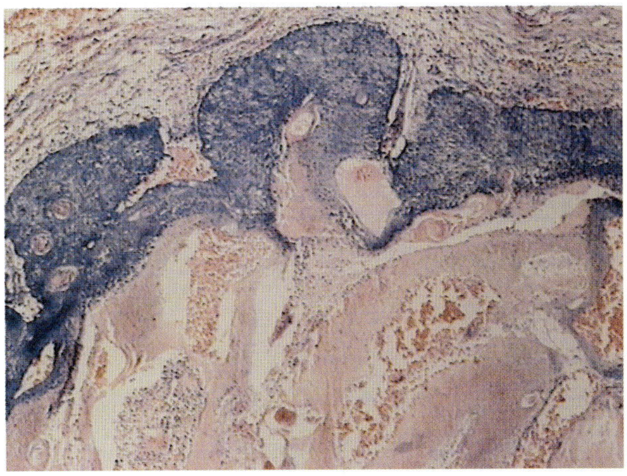

图 27-288　毛母质癌　嗜碱性与影细胞共存，宛如良性毛母质瘤，但嗜碱性细胞呈间变性

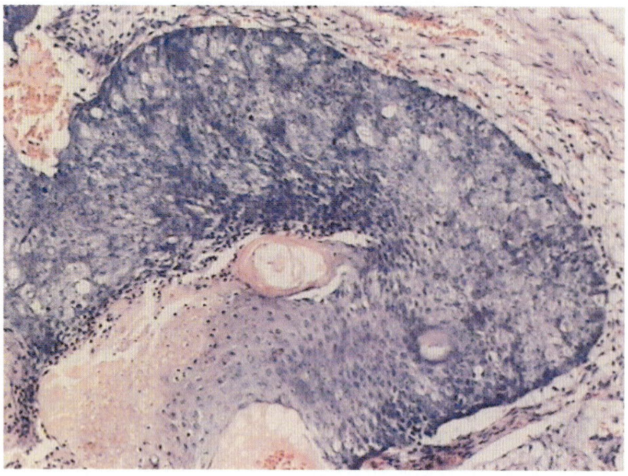

图 27-289 毛母质癌 呈间变性，染色深的嗜碱性细胞增生

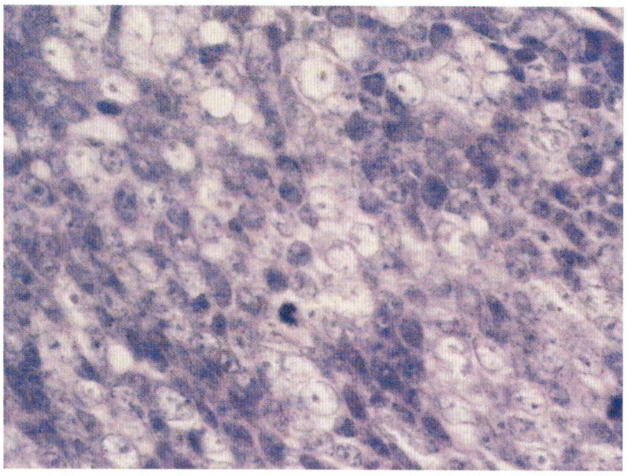

图 27-290 毛母质癌 肿瘤细胞由嗜碱性转变为见于良性毛母质瘤的嗜酸性影细胞

【鉴别诊断】

本病组织学上应与增生性外毛根鞘囊肿及基底细胞癌鉴别。增生性外毛根鞘囊肿囊肿周围细胞排列呈栅栏状，有外毛根鞘角化，PAS 阳性的厚玻璃膜，无影细胞。基底细胞癌无影细胞。

毛鞘瘤

1. 单发性毛根鞘瘤（tolitary trichilemmoma）

【临床表现】

通常为直径 3~8mm 的小肿瘤，常见于面部，偶亦有直径达数厘米者。临床外观无特征性，有些肿瘤发生在皮角的基础上。

【组织病理】

可见一个或数个小叶从表面表皮下行至真皮内。有些则由中心含毛的毛囊周围发生。不定数量的肿瘤细胞因含有糖原故外观呈透明细胞外观。肿瘤小叶周边通常显示栅栏状柱状细胞和明显增厚的基底细胞带，后者与围绕正常毛囊下部的玻璃样膜相似。结缔组织增生性毛外根鞘瘤表现为外毛外根鞘型细胞延伸到硬化性胶原中，而似侵袭性癌，但基底部表浅细胞呈透明胞浆，周边细胞呈栅栏状，可与侵袭性癌鉴别（图 27-291）。

【鉴别诊断】

本病应与寻常疣鉴别。毛外根鞘瘤呈分叶状而非乳突状外观，位于毛囊漏斗部，肿瘤周边呈基底状栅状细胞和增厚的透明性基底膜带可以鉴别。

2. 多发性毛根鞘瘤和 Cowden 病

【临床表现】

Cowden 病中的多发性毛根鞘瘤又称多发性错构瘤综合征，是一种有独特皮肤表现的常染色体遗传性皮肤病。毛根鞘瘤见于几乎所有 Cowden 病患者。皮损位于面部，也可多发，主要在口周、鼻部和耳附近，表现为肉色、粉红或褐色丘疹，临床上类似寻常疣。此外，可见密集的口部丘疹，以至唇、龈和舌部呈特殊的“大鹅卵石样”形态。也可见多发性小的肢端角化病。本病妇女患者乳腺癌发病率高，多发性毛鞘瘤常先于乳癌发生。其他内脏恶性肿瘤也偶见于 Cowden 病，但大多数为纤维性错构瘤，特别是乳房、甲状腺和胃肠道。

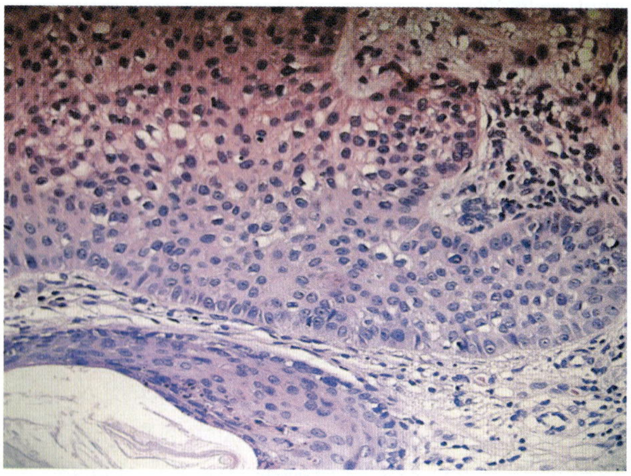

图 27-291 单发性毛根鞘瘤 肿瘤小叶周边通常显示栅栏状柱状细胞和明显增厚的基底细胞带，细胞由于含有糖原而呈透明细胞外观

【组织病理】

皮损组织病理与单发者同，常需要多次活检，以证实面部毛鞘瘤。口腔损害可表现为纤维瘤样结节，由相对无细胞性的旋涡状纤维或伴棘层肥厚的纤维血管组织构成。

【鉴别诊断】

单发性毛根鞘瘤。

增生性毛根鞘囊肿

【临床表现】

增生性毛根鞘囊肿（proliferating trichilemmal cyst）也称增生性毛根鞘瘤，为孤立性肿瘤，初起为粉瘤样皮下结节，可长大成隆起性分叶状团块，可破溃。可与头皮的一个或数个毛根鞘囊肿并发。本病90%发生于头皮，其余主要发生于背部。大都为老年人，80%为妇女（图27–292）。

【组织病理】

瘤组织与周围组织界限明显，由表皮细胞构成大小不等的小叶。某些小叶周围细胞层为栅状并绕以玻璃样膜。特征表现为小叶中心上皮突然变成嗜酸性无定形角蛋白。无定形角蛋白与见于毛根鞘囊肿腔内的为同一类型。有的肿瘤除毛根鞘角化外，还有类似毛囊漏斗的角化改变。这些改变包括表皮样角化致角珠形成，有些则类似鳞状回旋。许多部位瘤细胞核轻度间变和个别细胞角化，初看提示鳞状细胞癌，但不同的是周围间质的界限颇为明显，并骤然角化。钙化灶一般虽小，但常见于无定形角蛋白区。某些肿瘤因一些瘤细胞贮有糖原而空泡化，或形成透明细胞（图27–293~图27–295）。

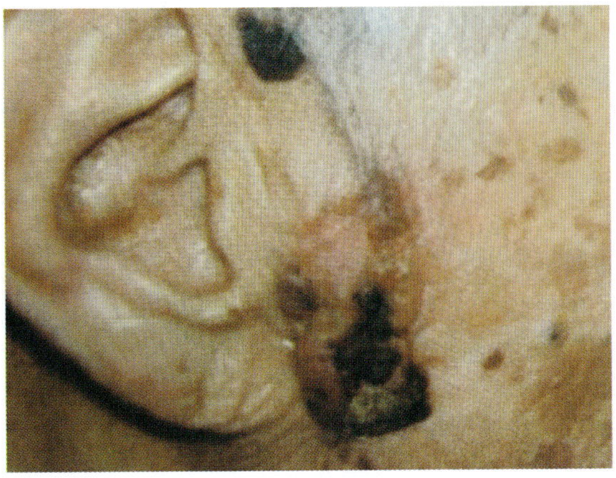

图27–292 增生性外毛根鞘囊肿

【鉴别诊断】

组织学上应与鳞状细胞癌鉴别，鳞状细胞癌边界不清，逐渐性角化，无外毛根鞘角化。

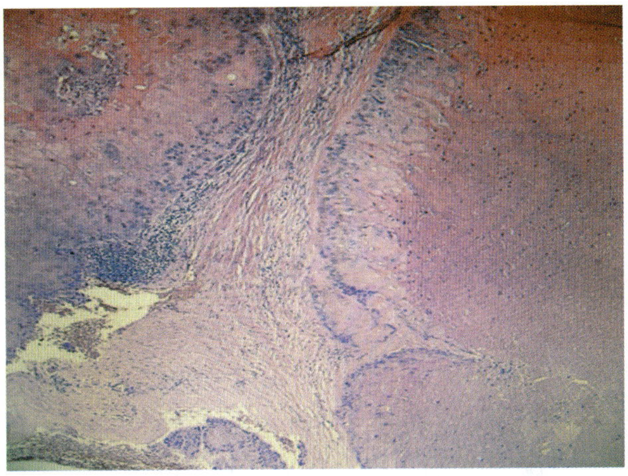

图27–293 增生性毛根鞘囊肿 由表皮细胞构成大小不等的小叶。其特征为小叶中心上皮突然变成嗜酸性无定形角蛋白，类似毛囊漏斗的角化改变

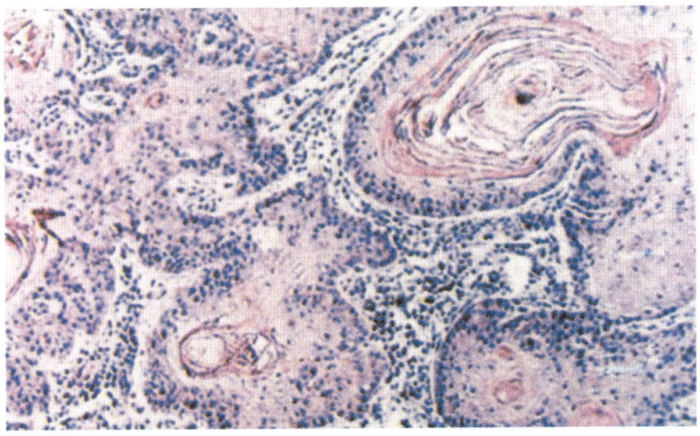

图27–294 增生性毛根鞘囊肿 栅栏状排列的基底样细胞及类似毛囊漏斗的毛鞘性角化改变

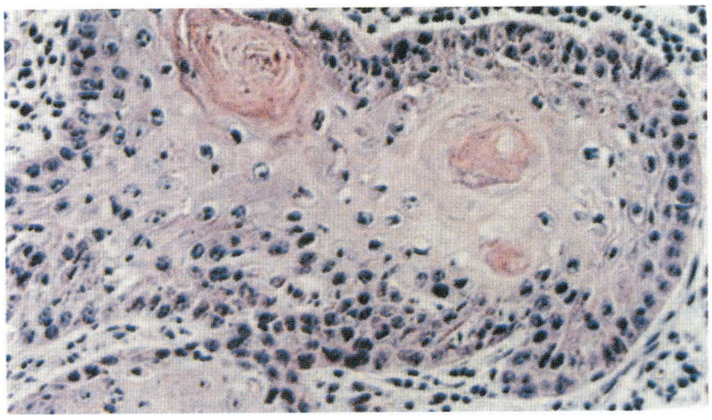

图27–295 增生性毛根鞘囊肿 栅栏状排列的基底样细胞及类似毛囊漏斗的毛鞘性角化改变

毛根鞘癌

【临床表现】

毛根鞘癌（trichilemmal carcinoma）少见，主要发生于颜面、头部、颈及手背等易受日光损伤的部位。好发于50岁以上中的老年人，无性别差异。临床上皮损表现不一，常见为结节或斑块，表面灰白色有角化过度或淡红色表面光滑，或形成溃疡，可发生转移，典型皮损直径通常小于3 cm。本病易被皮肤科医生误诊为增生性光化性角化病、基底细胞癌或鳞状细胞癌，甚至因为肿瘤生成较快而误诊为角化棘皮瘤（图27–296）。

【组织病理】

肿瘤累及毛囊并与表皮相连，由分叶状上皮细胞团块构成，以毛囊为中心，边界清楚。非典型性上皮细胞取代一个或多个毛囊上皮鞘。肿瘤细胞呈毛鞘性角化，表现为PAS阳性不耐淀粉酶的透明胞浆。肿瘤向下侵入真皮，在受累毛囊间插有正常表皮。肿瘤细胞呈非典型性，核分裂明显（图27–297~图27–304）。

【鉴别诊断】

组织学上应与下列疾病鉴别。

（1）恶性透明细胞肿瘤：本病呈侵袭性生长，肿瘤团块周边细胞缺乏透明带，EMA常呈阳性。透明细胞汗孔癌及透明细胞汗腺癌表现为导管分化，PAS-S染色及EMA常阳性。

（2）恶性黑色素瘤：Masson-Fontana染色或S–100蛋白或HMB–45免疫组化有助于诊断。

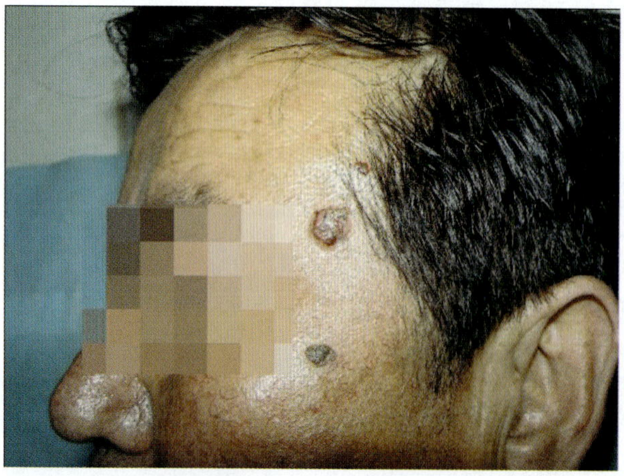

图27–296　毛根鞘癌

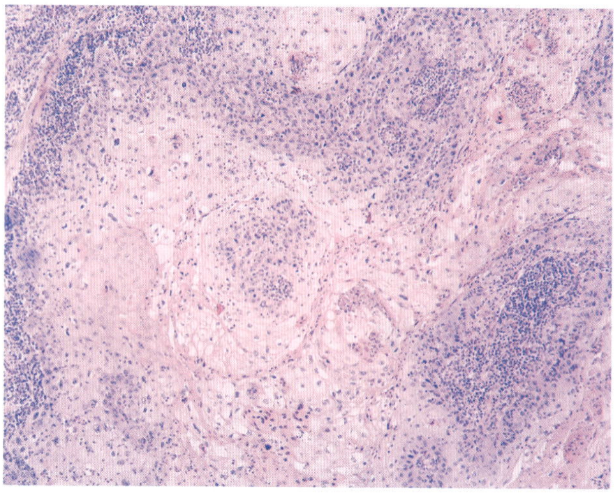

图27–297　毛根鞘癌　由分叶状上皮细胞团块构成，非典型性上皮细胞呈毛鞘性角化。

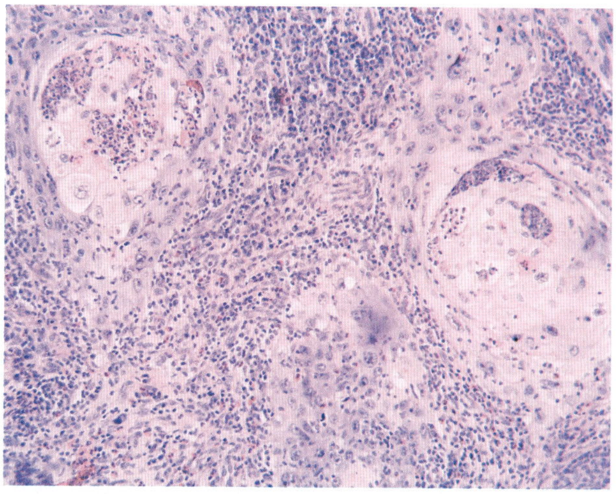

图27–298　毛根鞘癌　肿瘤细胞呈毛鞘性角化

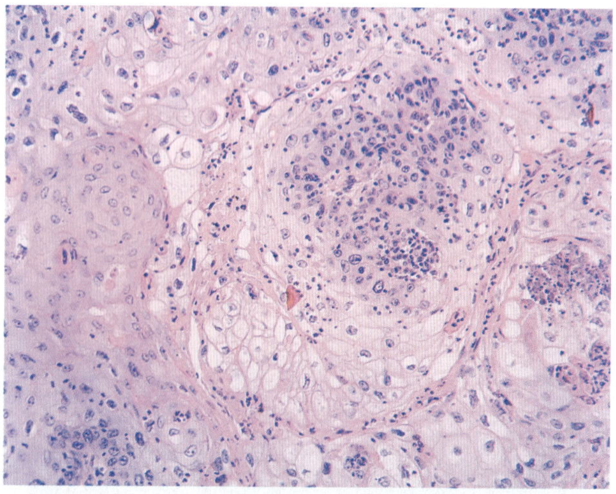

图27–299　毛根鞘癌　由分叶状上皮细胞团块构成，非典型性上皮细胞呈毛鞘性角化

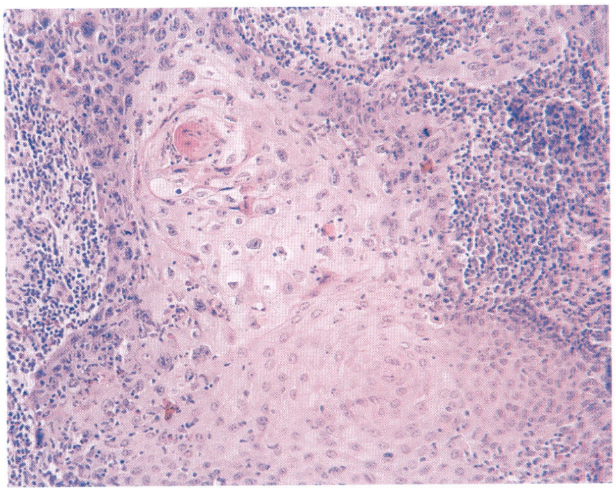

图 27-300 毛根鞘癌 非典型性上皮细胞呈毛鞘性角化

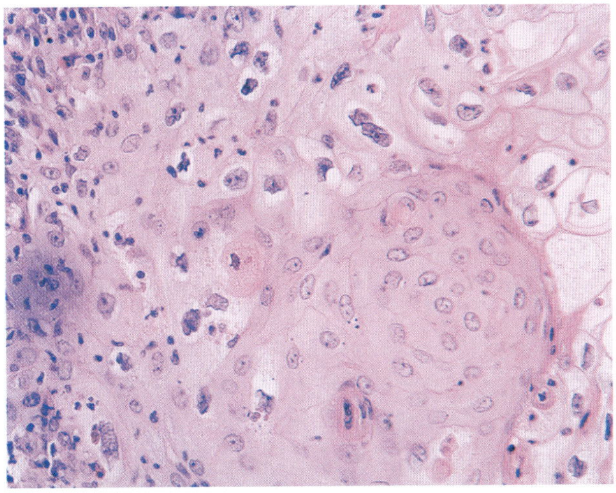

图 27-301 毛根鞘癌 由分叶状上皮细胞团块构成，非典型性上皮细胞呈毛鞘性角化

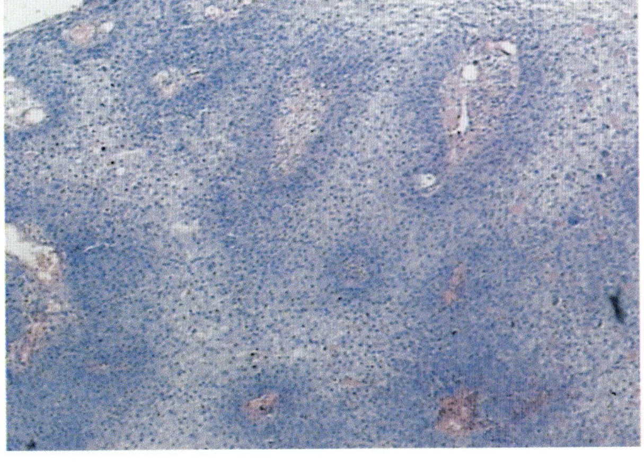

图 27-302 毛根鞘癌 肿瘤细胞呈透明胞浆

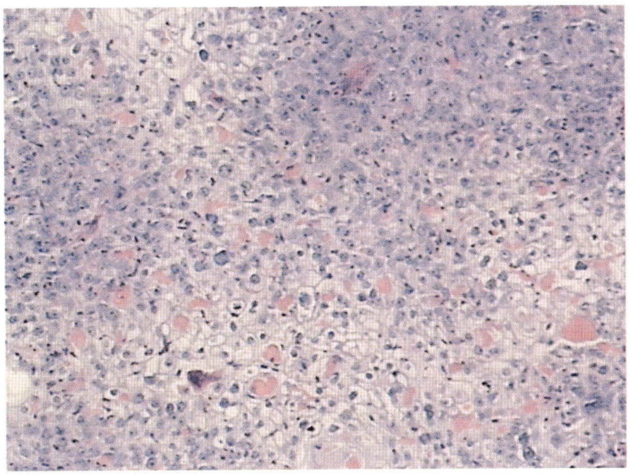

图 27-303 毛根鞘癌 非典型性上皮细

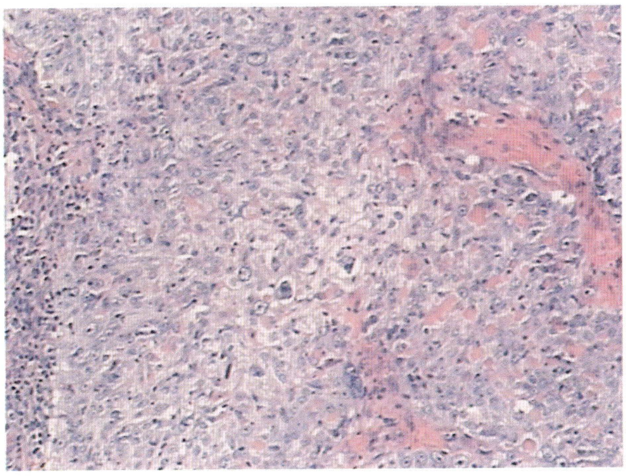

图 27-304 毛根鞘癌 肿瘤细胞呈非典型性

结缔组织增生性毛发上皮瘤

【临床表现】

结缔组织增生性毛发上皮瘤（desmoplastic trichoepithelioma）为一种非家族性，孤立性损害，以往称为孤立性毛发上皮瘤。本病常发生于面部，直径 3~8mm，呈环状高起，中央凹陷，性质坚硬的损害。不破溃，因而与环状肉芽肿和硬斑病样基底细胞癌相似。多见于青少年，女性多于男性（图27-305）。

【组织病理】

组织学上 3 个特征：狭窄的瘤细胞束、角囊肿和结缔组织增生性间质。瘤细胞束有 1~3 个细胞厚，由小基底细胞组成。小基底细胞的胞核呈卵圆形，胞质不丰富。常有很多角囊肿，有些呈大的角囊肿，有些角囊肿中有钙化区。间质细胞少而胶原纤维相当致密。不见大团瘤细胞（图27-306~图27-317）。

【鉴别诊断】

1. 微囊肿性附属器癌　微囊肿性附属器癌（microcystic adnexal carcinoma）组织学上可见管状结构，且位置深。

2. 纤维性基底细胞瘤　纤维性基底细胞瘤（fibrosing bssal cell carcinoma）缺乏角囊肿。

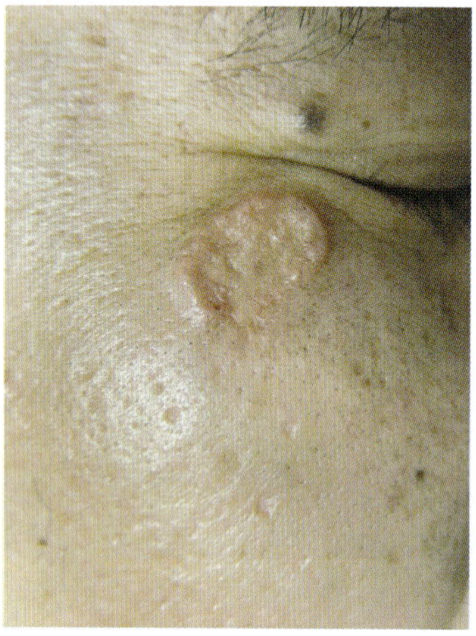

图 27-305　结缔组织增生性毛发上皮瘤

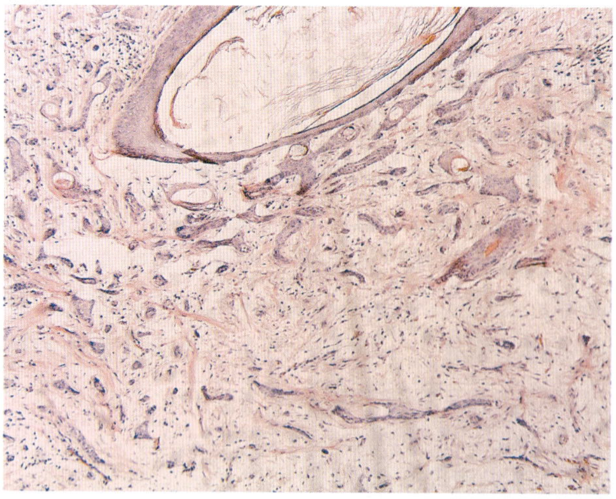

图 27-306　结缔组织增生性毛发上皮瘤　可见狭窄的瘤细胞束、角囊肿和结缔组织增生性间质，胶原纤维相当致密。不见大团瘤细胞

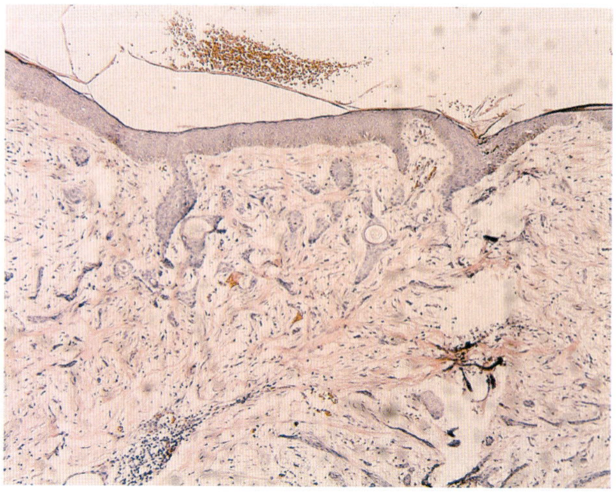

图 27-307　结缔组织增生性毛发上皮瘤　狭窄的瘤细胞束、角囊肿和结缔组织增生性间质，胶原纤维相当致密

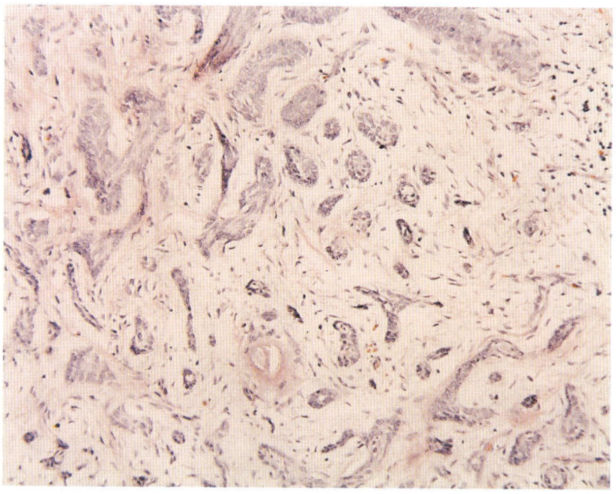

图 27-308　结缔组织增生性毛发上皮瘤　狭窄的瘤细胞束、角囊肿和结缔组织增生性间质

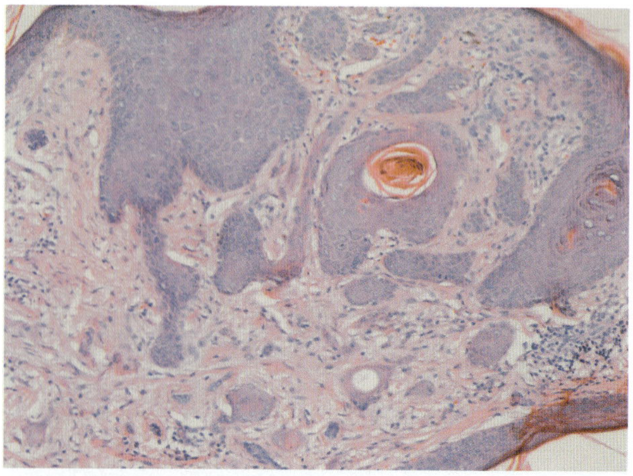

图 27-309　结缔组织增生性毛发上皮瘤　大团瘤细胞，结缔组织增生

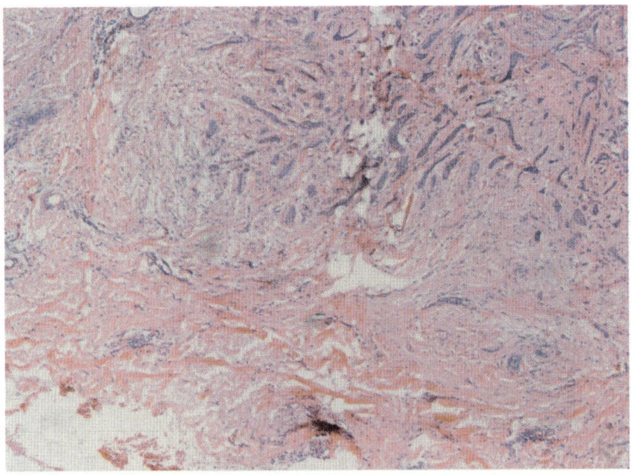

图 27-310　结缔组织增生性毛发上皮瘤　狭窄的瘤细胞束、角囊肿和结缔组织增生性间质，胶原纤维相当致密

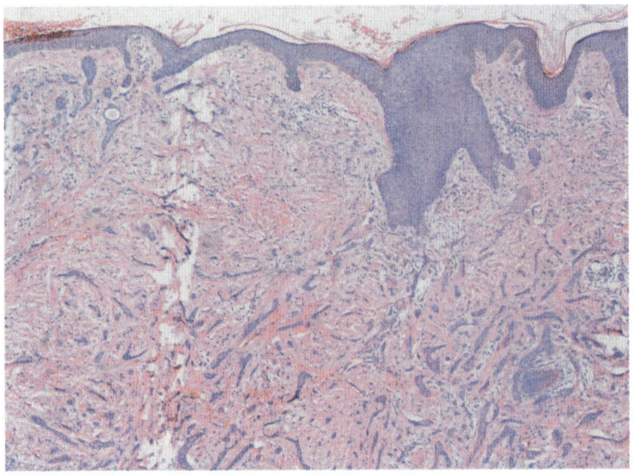

图 27-311　结缔组织增生性毛发上皮瘤

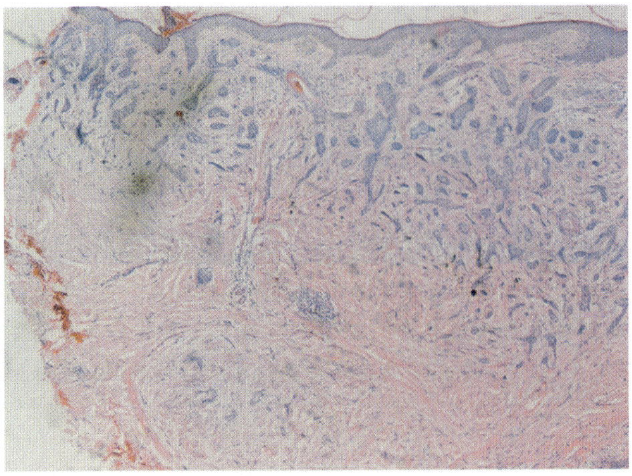

图 27-312　结缔组织增生性毛发上皮瘤

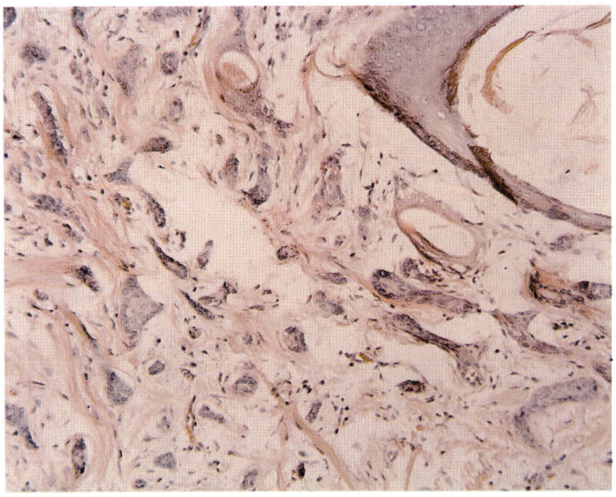

图 27-313　结缔组织增生性毛发上皮瘤　狭窄的瘤细胞束、角囊肿和结缔组织增生性间质，胶原纤维相当致密

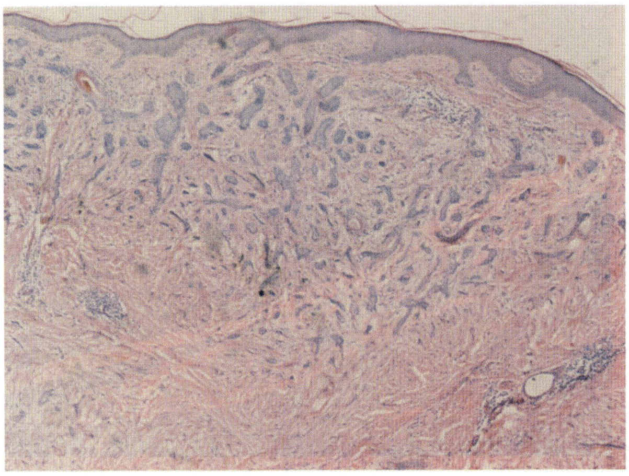

图 27-314　结缔组织增生性毛发上皮瘤

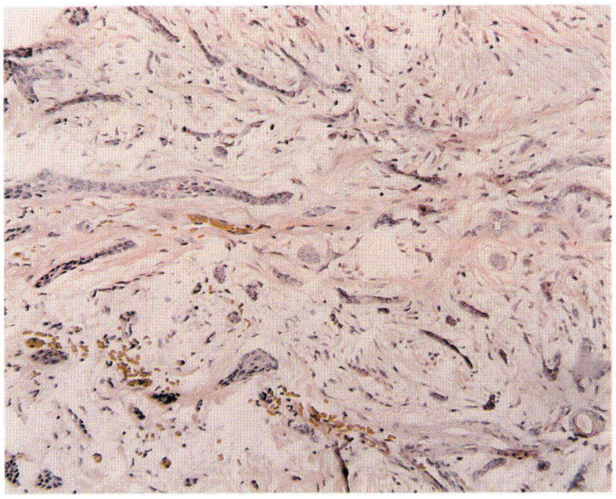

图 27-315　结缔组织增生性毛发上皮瘤　狭窄的瘤细胞束和结缔组织增生性间质

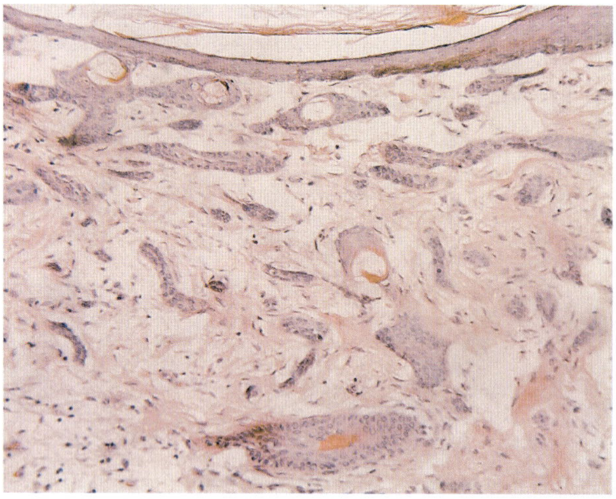

图 27-316　结缔组织增生性毛发上皮瘤　狭窄的瘤细胞束、角囊肿和结缔组织增生性间质，胶原纤维相当致密

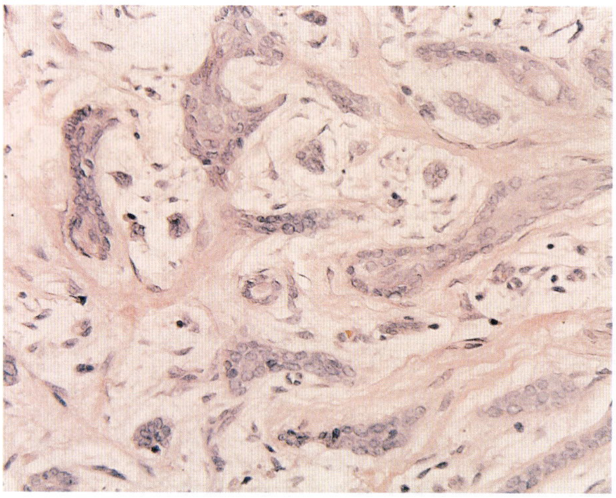

图 27-317　结缔组织增生性毛发上皮瘤

毛母细胞瘤

【临床表现】

毛母细胞瘤（trichoblastoma）临床上较罕见。多见于成人，男女发病率相同。表现为头部、颜面皮肤的真皮内出现单发性的、1~2 cm 大小的结节。切除时可以剥出，无自觉症状（图 27-318）。

【组织病理】

病理呈基底样细胞增生，肿瘤细胞呈索状、片状或疏散成簇。以索状最常见，厚度为 2~3 层细胞，互相吻合，并由细胞间质所隔离，可见玻璃样膜包绕细胞索。毛发分化明显，或由不成熟的细胞簇发芽，由间质突入形成原始性毛乳头或毛球样，成为较成熟的增生灶，类似毛根结构（图 27-319~图 27-326）。

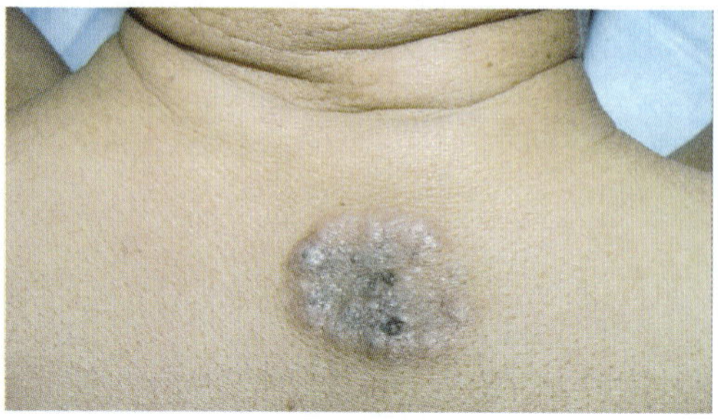

图 27-318　毛母细胞瘤

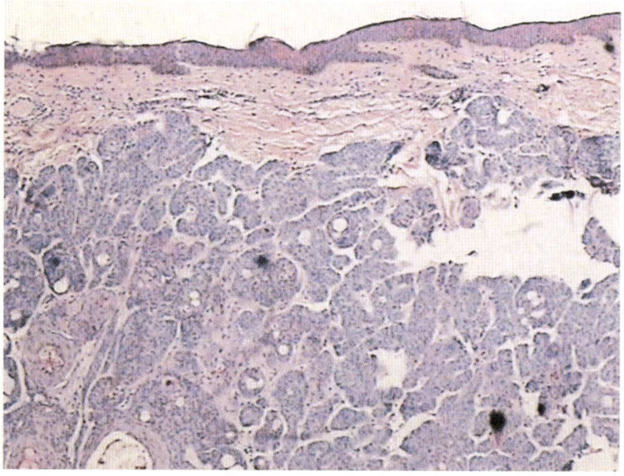

图 27-319　毛母细胞瘤　呈基底样细胞增生，肿瘤细胞呈索状、片状，互相吻合，并由细胞间质所隔离，毛发分化明显

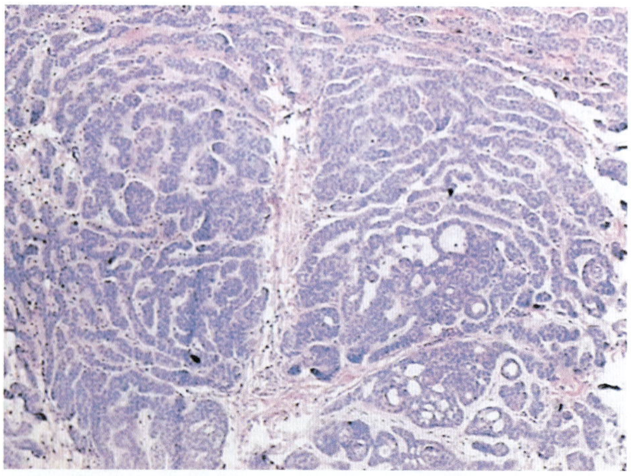

图 27-320　毛母细胞瘤　呈基底样细胞增生，肿瘤细胞呈索状，厚度为 2~3 层细胞，互相吻合，并由细胞间质所隔离，毛发分化明显

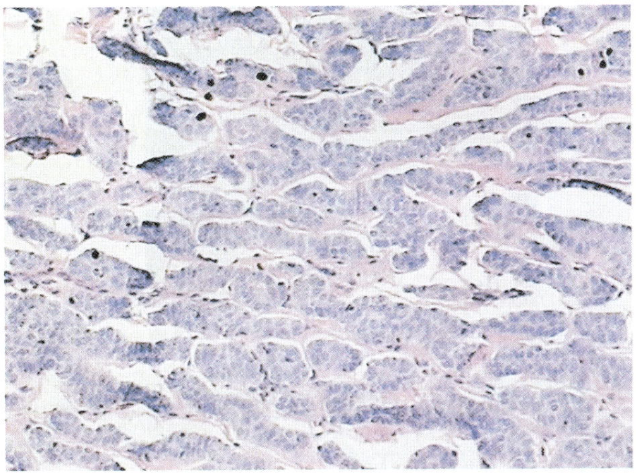

图 27-321　毛母细胞瘤　呈基底样细胞增生，肿瘤细胞呈索状

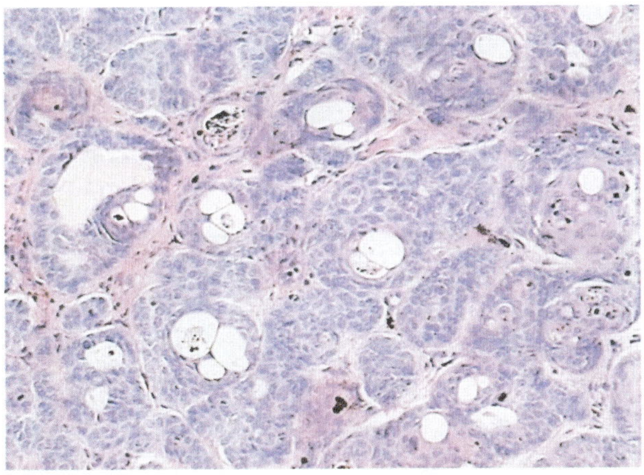

图 27-322　毛母细胞瘤　呈基底样细胞增生，呈片状，互相吻合，并由细胞间质所隔离，毛发分化明显

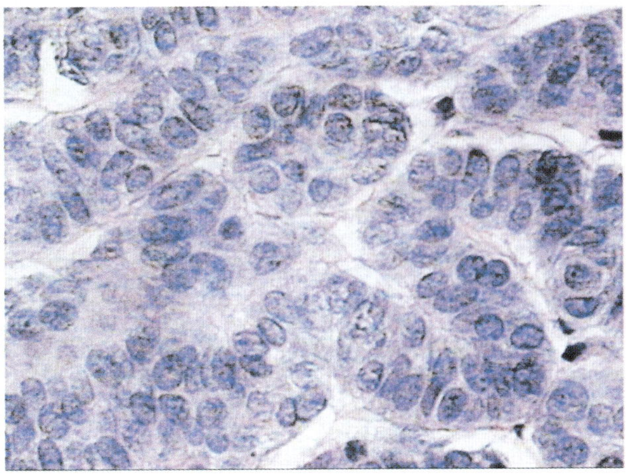

图 27-323　毛母细胞瘤　基底细胞样肿瘤细胞

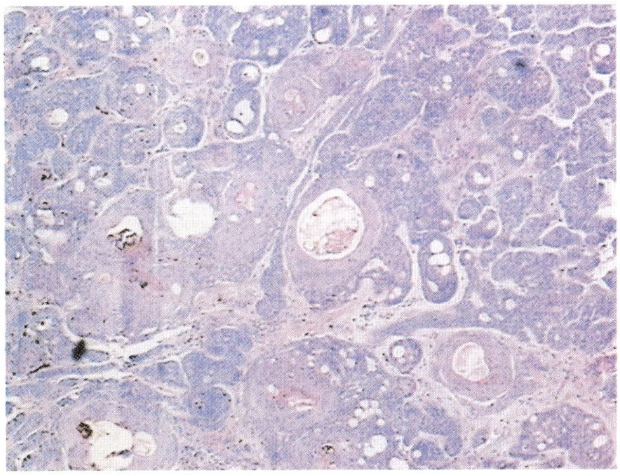

图 27-324　毛母细胞瘤　呈基底样细胞增生，肿瘤细胞呈索状、片状并由细胞间质所隔离，毛发分化明显

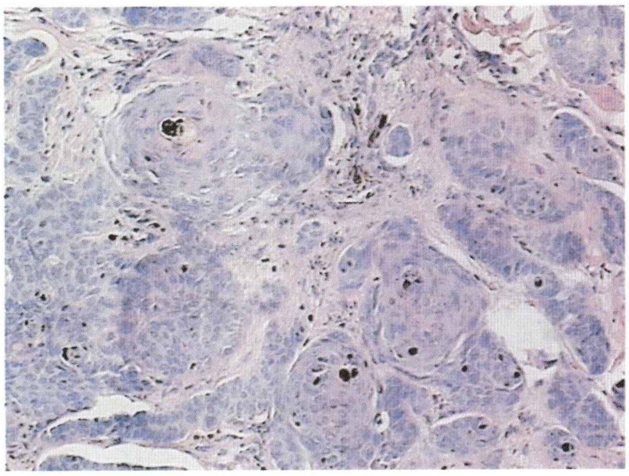

图 27-325　毛母细胞瘤组

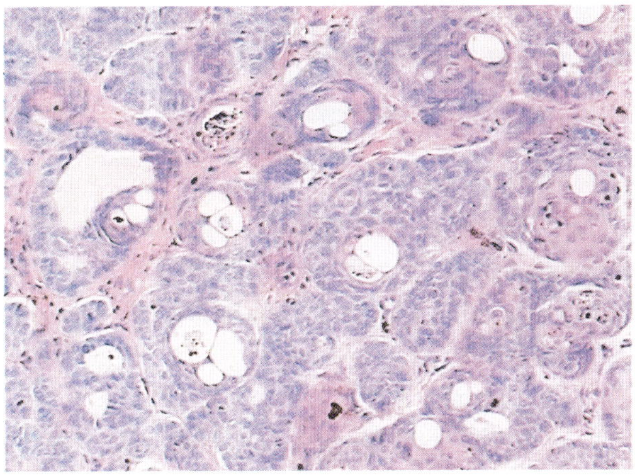

图 27-326　毛母细胞瘤　呈基底样细胞增生，肿瘤细胞呈片状，互相吻合，并由细胞间质所隔离，毛发分化明显

毛囊周围纤维瘤

【临床表现】

毛囊周围纤维瘤（perifollicular fibroma）为毛发结缔组织的皮肤错构瘤性增生，呈常染色体显性遗传。皮损为单发性或多发性丘疹，好发于颜面和颈背部。可伴发结肠息肉、纤维毛囊瘤、毛盘瘤和软垂疣。

【组织病理】

毛囊周围纤维瘤的特征为胶原纤维同心性排列于正常毛囊周围。

【鉴别诊断】

组织学上应与血管纤维瘤及面部纤维性丘疹鉴别。血管纤维瘤主要为毛细血管增生和血管周围纤维化；面部纤维性丘疹为炎症反应，表现为真皮浅层成纤维细胞增生。

纤维毛囊瘤

【临床表现】

单发性纤维毛囊瘤（fibrofolliculoma）罕见，多见于老人面部，呈单发性圆屋顶状丘疹。但临床常见为多发性纤维毛囊瘤，散在分布于颜面、躯干和四肢，为多发性 2~4mm 大小的黄白色、光滑的圆屋顶状损害。可伴发毛盘瘤，软垂疣，偶与结缔组织痣伴发。

【组织病理】

中央为扭曲的毛囊，毛囊上皮呈许多吻合的细上皮索，伸入一界限清楚的结缔组织外套中。水平切片有助于诊断。

【鉴别诊断】

组织学上需要与毛囊周围纤维瘤鉴别。纤维毛囊瘤病变仅限于个别毛囊，而毛囊周围纤维瘤在多数毛囊周围纤维组织增生。

毛囊皮脂腺囊性错构瘤

【临床表现】

毛囊皮脂腺囊性错构瘤（folliculosebaceous cystic hamartoma）为肉色无蒂或带蒂的丘疹，直径 0.5~1.4 cm，发生于头部特别是颜面中部和鼻部（图 27-327）。

【组织病理】

特点为附有皮脂腺的漏斗状囊性结构、特征性基质和 CD34 阳性的基质梭形细胞（图 27-328，图 27-329）。

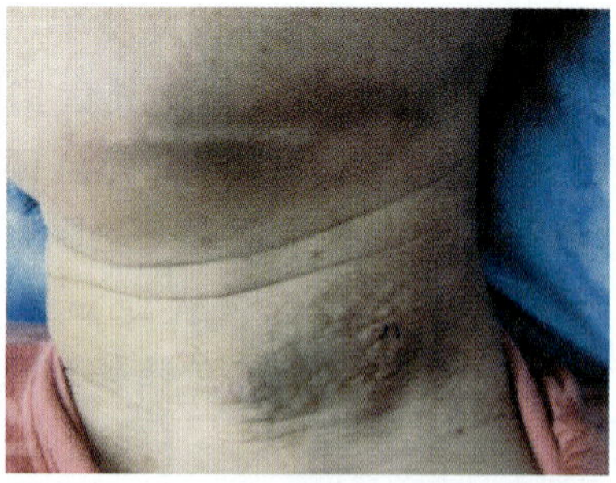

图 27-327 毛囊皮脂腺囊性错构瘤

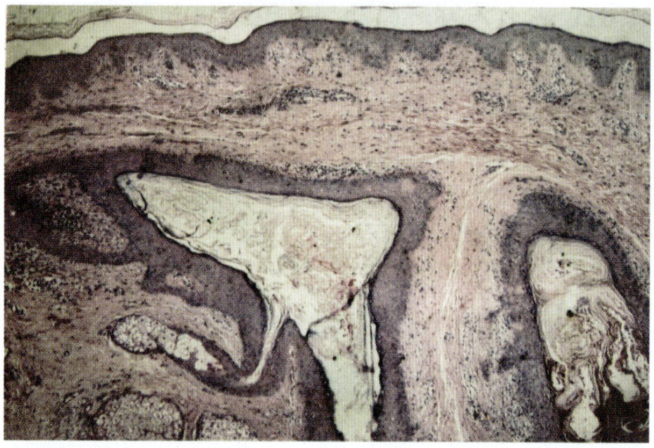

图 27-328 毛囊皮脂腺囊性错构瘤 附有皮脂腺的漏斗状囊性结构为本病特点

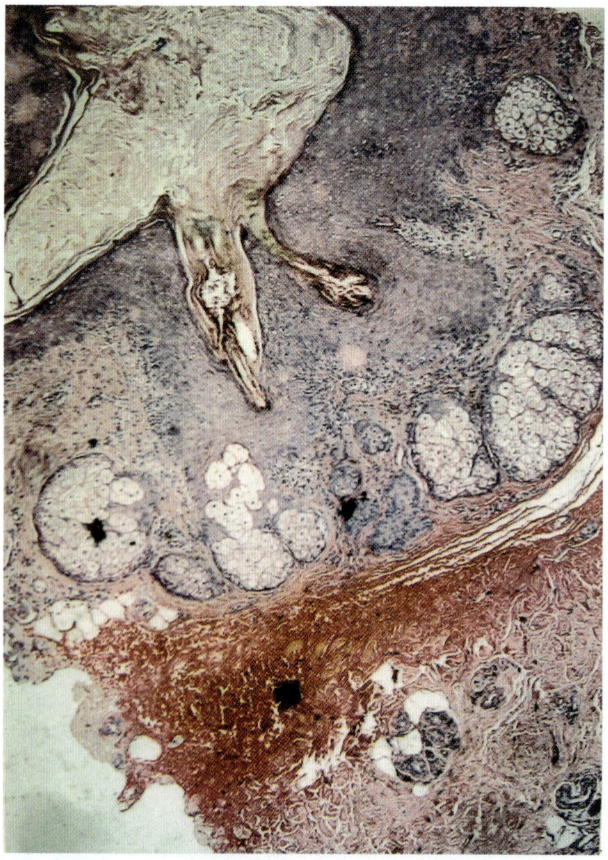

图 27-329 毛囊皮脂腺囊性错构瘤 附有皮脂腺的漏斗状囊性结构为本病特点

皮脂腺肿瘤

皮脂腺痣

【临床表现】

皮脂腺痣（sebaceous nevus）属先天性局限性表皮发育异常，以皮脂腺增生为特点。表现呈局限性稍隆起的斑块，黄色或黄褐色。儿童期表面光滑，蜡样外观，缓慢增大。青春期皮损肥厚呈疣状，有密集乳头瘤样隆起，边缘清楚。常单发，直径数毫米至数厘米。本病常发生于出生时或幼儿期，好发于头皮、面部、颈部。发生于头部者，部分或完全秃发。偶见皮损呈多发或泛发性斑块，有些呈线状排列。老年期有些皮损呈结节状增殖（图 27–330~图 27–334）。

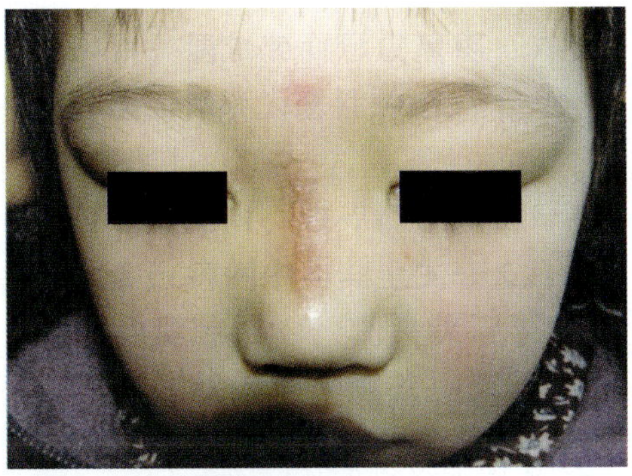

图 27–330　皮脂腺痣

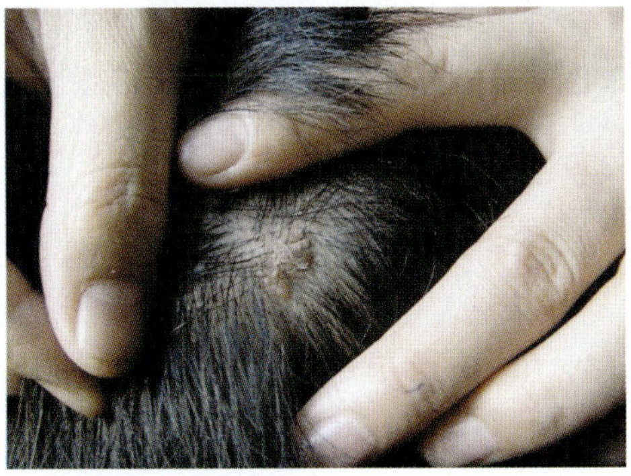

图 27–331　皮脂腺痣

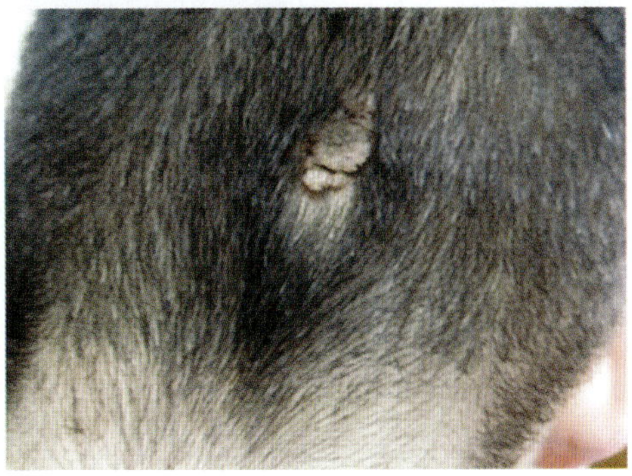

图 27–332　皮脂腺痣

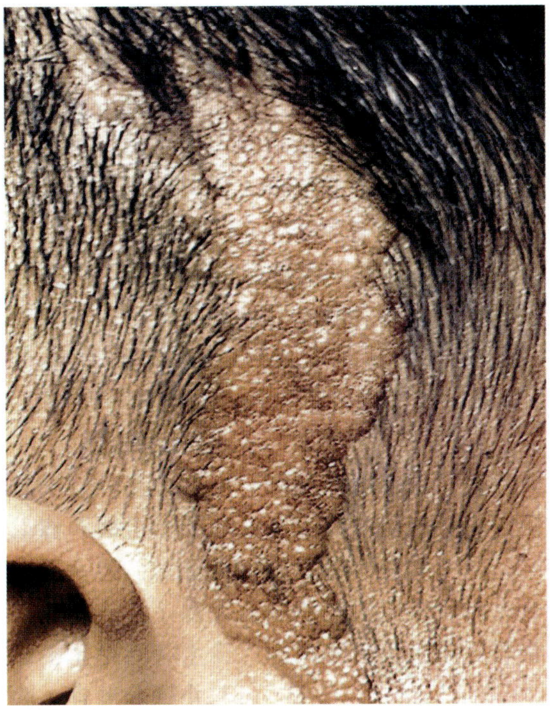

图 27–333　皮脂腺痣

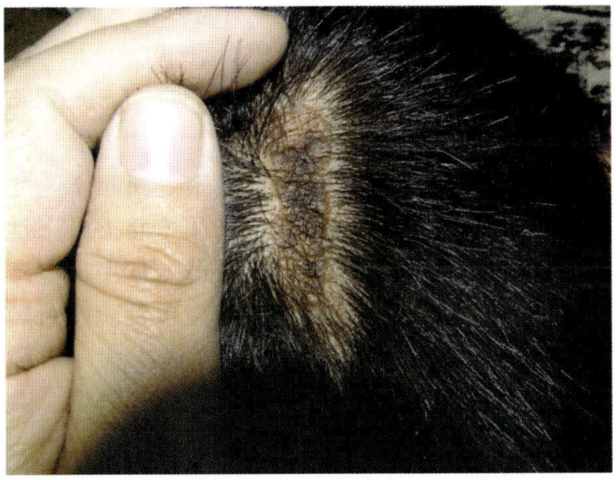

图 27–334　皮脂腺痣

【组织病理】

儿童期皮脂腺痣的皮脂腺发育不良，大小和数目减少，出现不完全分化的毛发结构，常见类似胚胎期毛发的未分化细胞索，有些毛发由扩大而充满角蛋白的漏斗组成，并呈现多发性未分化上皮芽。青春期组织相具有诊断价值，出现大量成熟或近于成熟的皮脂腺和表皮呈乳头瘤样增生，常见发育不良的毛胚，类似基底细胞癌病灶中未分化细胞芽，真皮深部皮脂腺小叶下方可见异位顶泌汗腺（图 27–335~图 27–342）。

【鉴别诊断】

临床上在儿童期应与幼年性黄色肉芽肿鉴别，组织学明显不同。还应与毛母质瘤及黄瘤鉴别，病理学各有其特点。

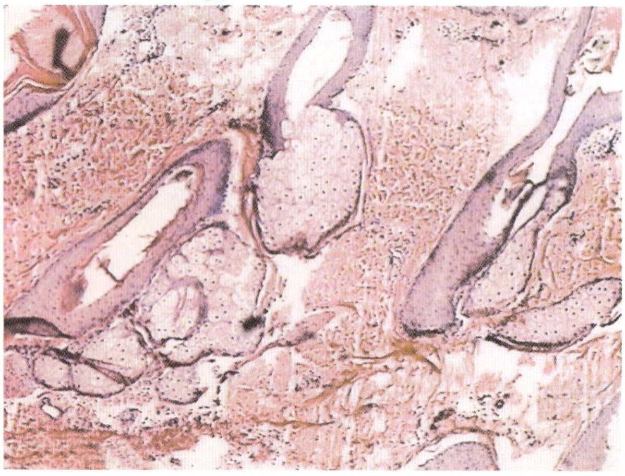

图 27-335　皮脂腺痣　扩大而充满角蛋白的毛囊

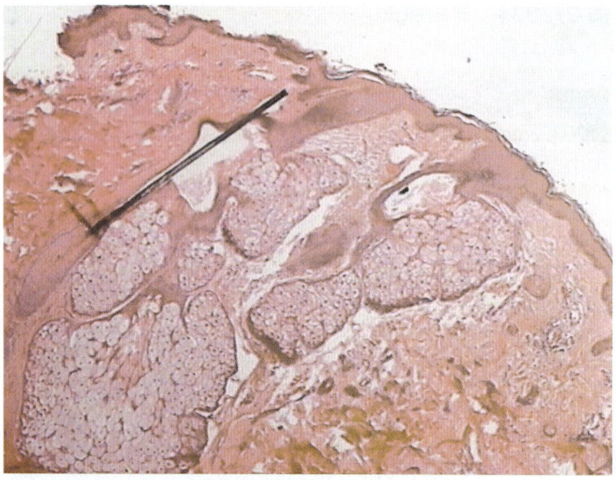

图 27-336　皮脂腺痣　出现大量成熟或近于成熟的皮脂腺

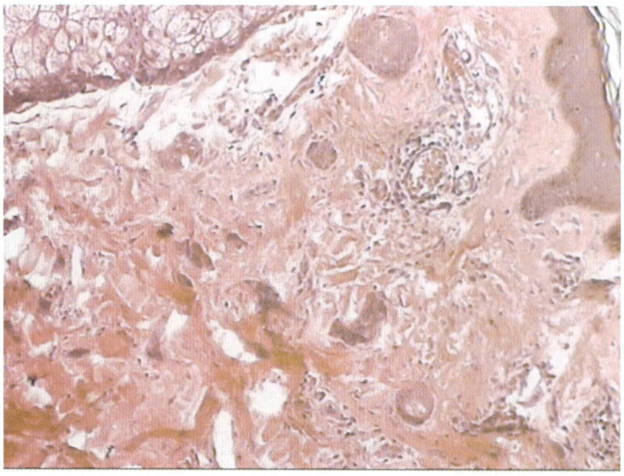

图 27-337　皮脂腺痣　呈现多发性未分化上皮芽

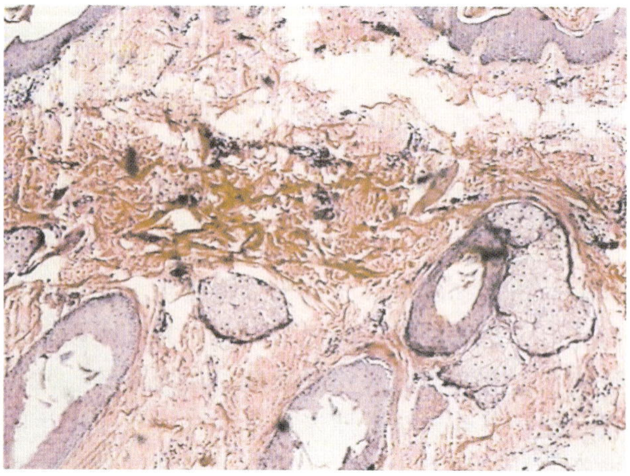

图 27-338　皮脂腺痣

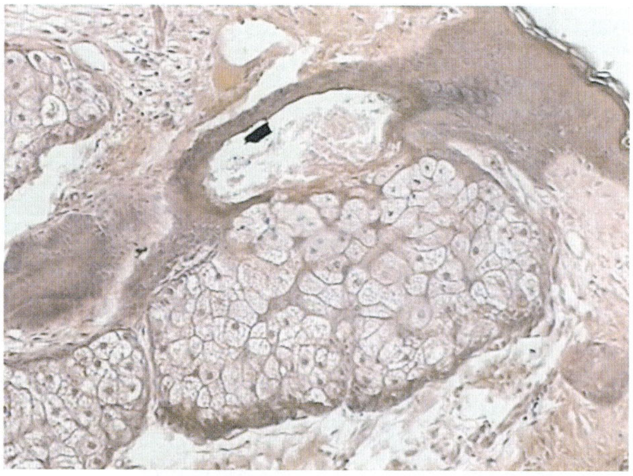

图 27-339　皮脂腺痣

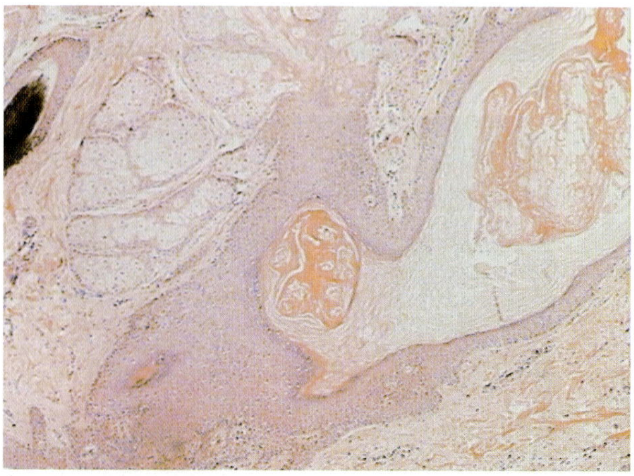

图 27-340　皮脂腺痣　扩大而充满角蛋白的毛囊

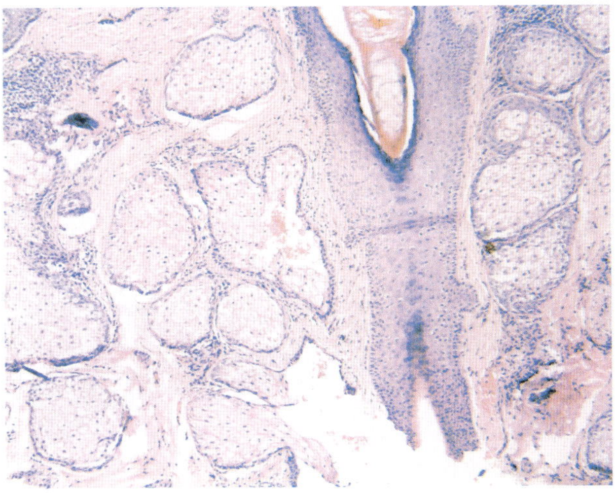

图 27-341　皮脂腺痣　大量成熟的皮脂腺

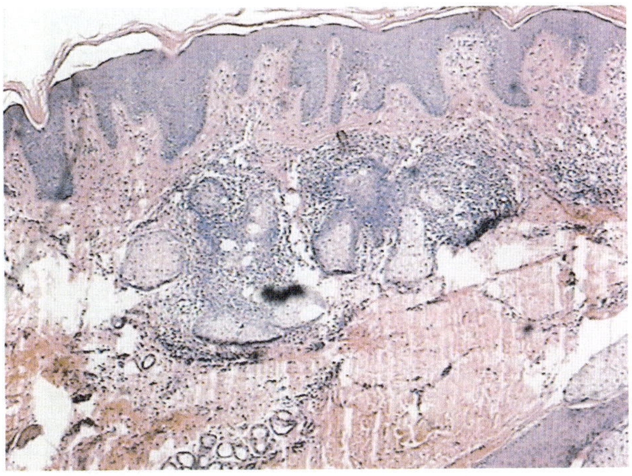

图 27-342　皮脂腺痣　真皮深部皮脂腺小叶下方可见异位顶泌汗腺

皮脂腺增生

【临床表现】

皮脂腺增生（sebaceous hyperplasia）也称老年性皮脂腺增生，临床表现为多个隆起性淡黄色柔软性丘疹，直径 2~3 mm。丘疹中央略凹陷成脐形窝。好发于中老年人的面部，主要为前额和眶周部，偶亦发生于乳晕、乳房、颈部和阴茎部（图 27-343，图 27-344）。

【组织病理】

大多数损害为单个明显扩大的皮脂腺，由很多围绕中央扩张口的皮脂腺导管的成簇小叶组成。导管表面开口相当于损害中央的脐窝。连续切片表明围绕中央导管所有成簇的皮脂腺叶与导管相连。大的损害可由数个扩大的皮脂腺小叶组成并含有数个导管（图 27-345，图 27-346）。

【鉴别诊断】

本病应与皮脂腺痣及皮脂腺腺瘤鉴别。皮脂腺痣无皮脂腺导管，呈乳头瘤样增生，皮脂腺小叶直接与毛囊漏斗部连接。皮脂腺腺瘤组织学上缺乏成熟的皮脂腺。

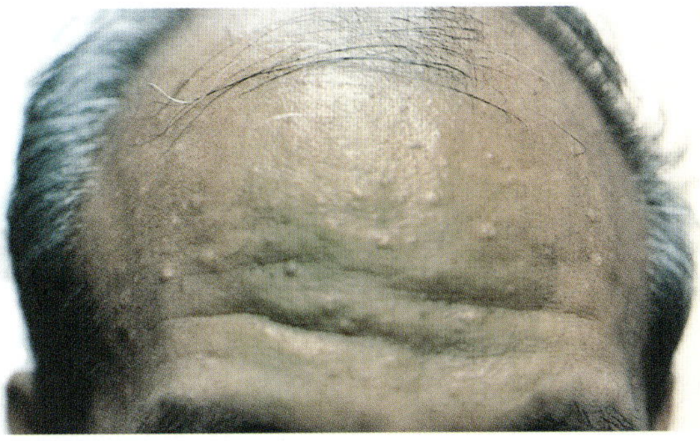

图 27-343　皮脂腺增生

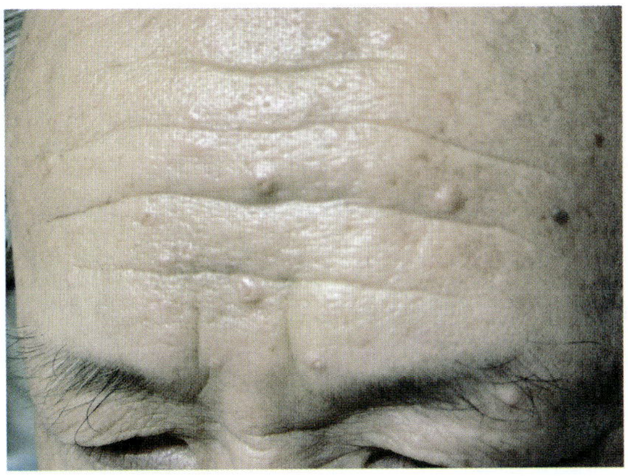

图 27-344　皮脂腺增生

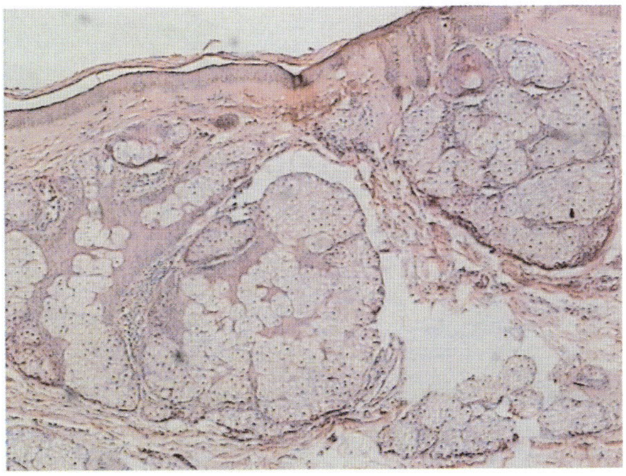

图 27-345　皮脂腺增生　可见很多皮脂腺小叶

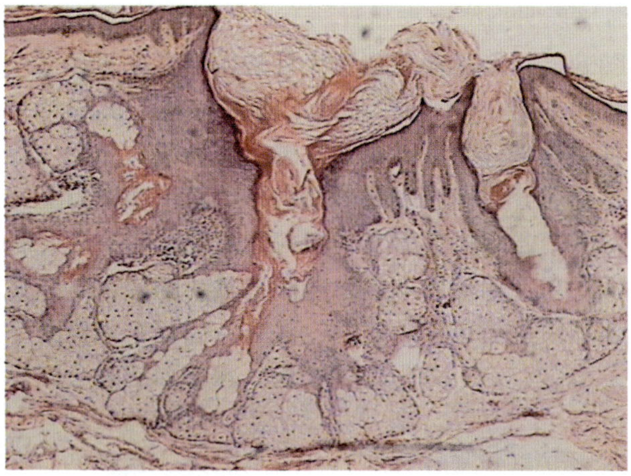

图 27-346 皮脂腺增生 导管表面开口相当于损害中央的脐窝。有很多围绕中央扩张皮脂腺导管的成簇皮脂腺小叶

多发性脂囊瘤

【临床表现】

多发性脂囊瘤（steatocystoma multiplex）又称为皮脂腺囊瘤，较多见。皮损为多发性、大小不一的囊性结节，直径数毫米至 20 mm 或更大，表面呈皮色、淡蓝或淡黄色，表面光滑，性质柔软或坚硬，可以推动，好发于胸前、腋窝、上臂、腹部、阴囊等处，严重者可呈全身性，掌跖除外。偶亦见呈单发者，称单发性脂囊瘤。穿刺时可排出油样或乳酪样液体，有些尚见排出小的毛发。通常在青春期发病，提示受雄性激素控制。一般无自觉症状（图 27-347~图 27-351）。

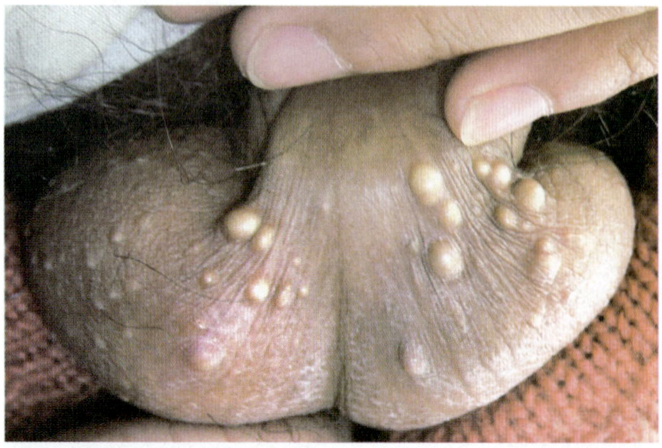

图 27-347 多发性脂囊瘤

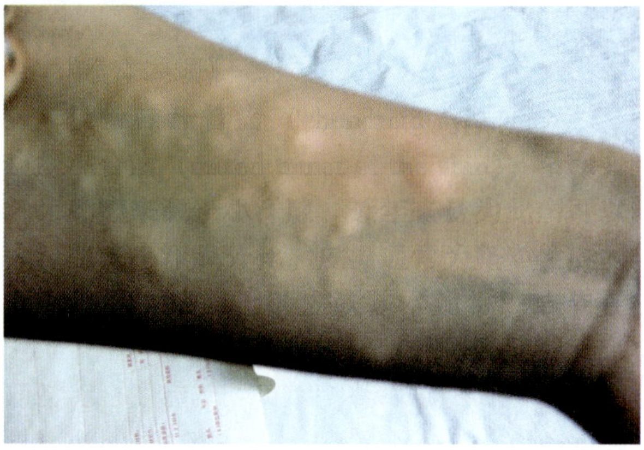

图 27-348 多发性脂囊瘤

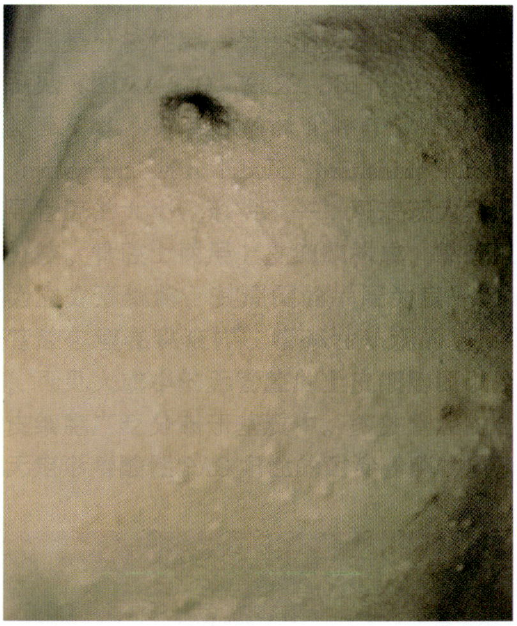

图 27-349 多发性脂囊瘤

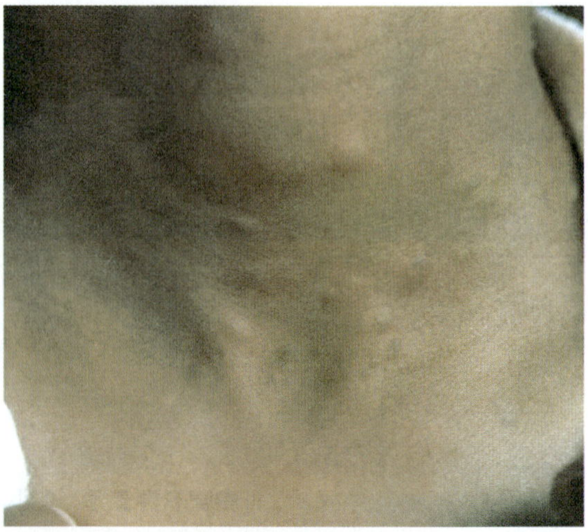

图 27-350 多发性脂囊瘤

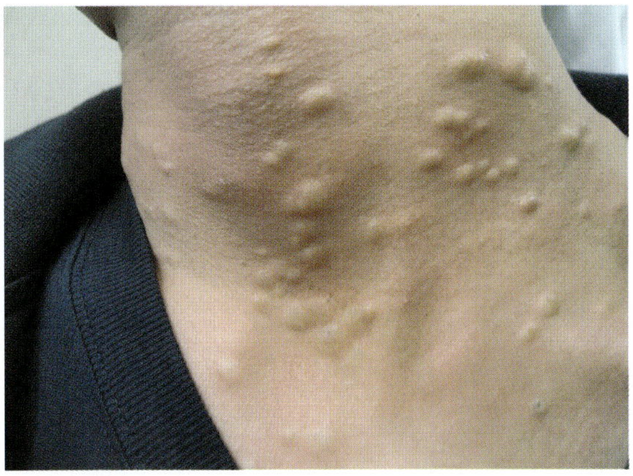

图 27-351　多发性脂囊瘤

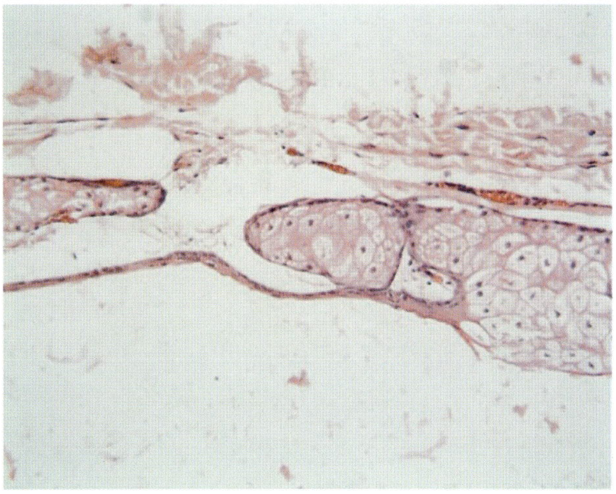

图 27-353　多发性脂囊瘤　上图放大

【组织病理】

囊壁呈褶皱状，由数层表皮细胞构成。在囊壁萎缩处仅可见 2~3 层扁平细胞，其他部位基底细胞呈栅状排列，其上有 2~3 层肿胀细胞，不能辨认细胞间桥。囊壁细胞向心部呈厚的均质性嗜酸性角质层，不规则伸入腔内。大多数囊肿壁内或其邻近出现扁平皮脂腺小叶为本病特征性组织相（图 27-352~图 27-359）。

【鉴别诊断】

临床上应与猪囊虫病鉴别，组织学上明显不同。

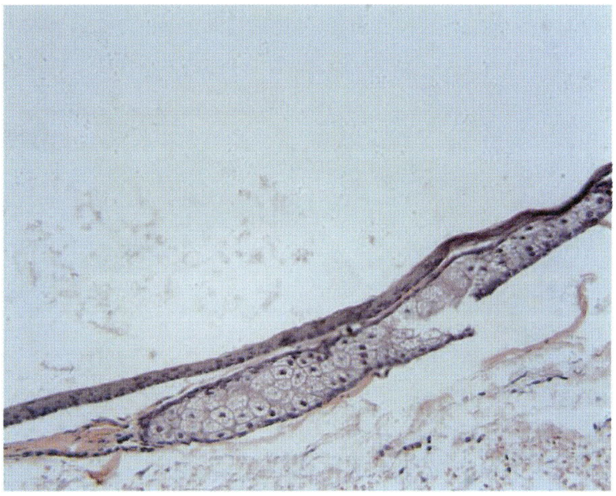

图 27-354　多发性脂囊瘤

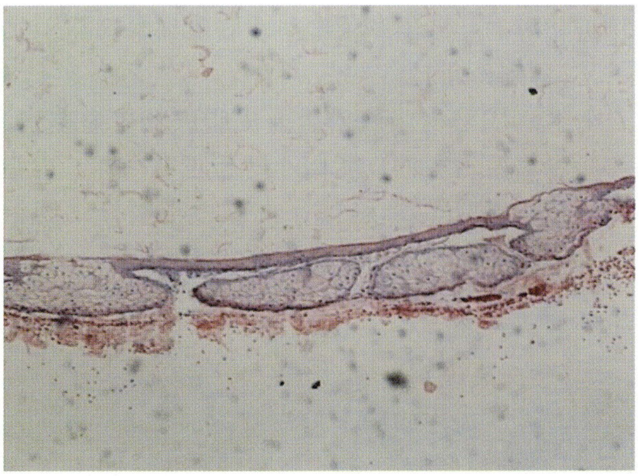

图 27-352　多发性脂囊瘤　由数层表皮细胞构成。在囊壁萎缩处仅可见 2~3 层扁平细胞，囊肿壁内或其邻近出现扁平皮脂腺小叶为本病特征性组织学表现

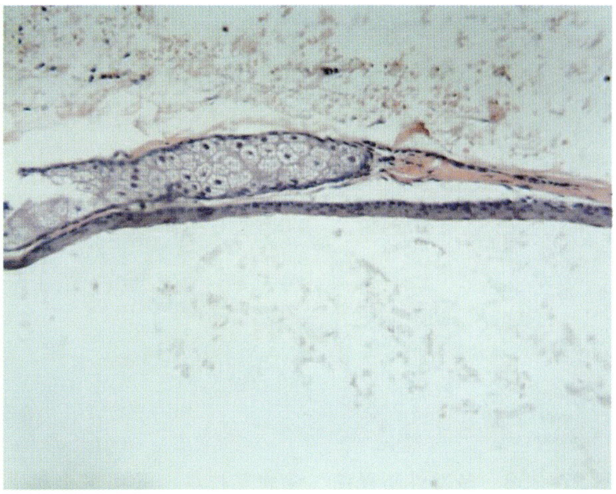

图 27-355　多发性脂囊瘤

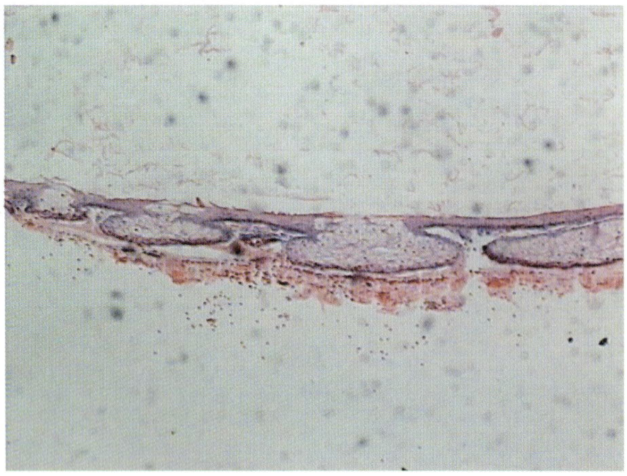

图 27–356　多发性脂囊瘤

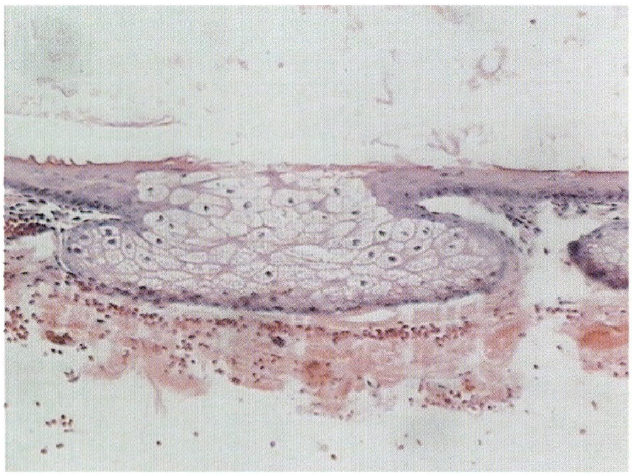

图 27–357　多发性脂囊瘤　囊肿壁内皮脂腺小叶为本病特征

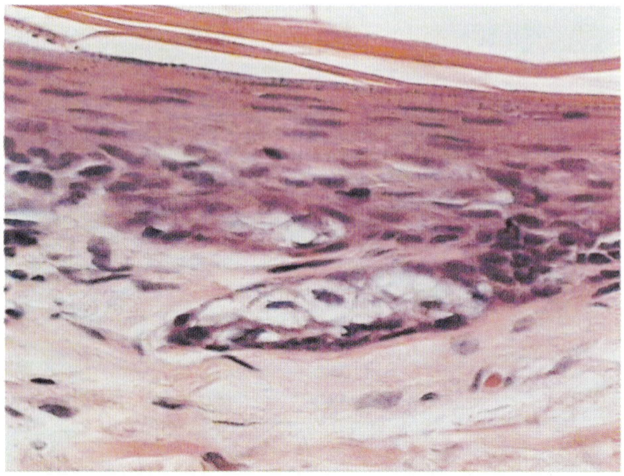

图 27–358　多发性脂囊瘤　囊肿壁较厚，壁周围出现少量扁平皮脂腺小叶

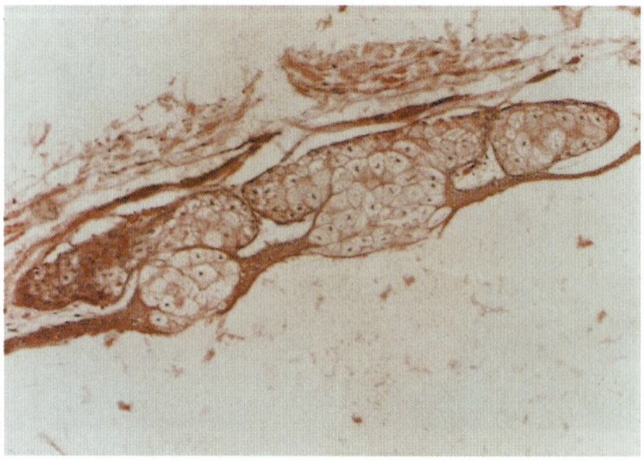

图 27–359　多发性脂囊瘤

皮脂腺腺瘤

【临床表现】

皮脂腺腺瘤（sebaceous adenoma）多见于面部和头皮，通常为单发性，褐色、粉色或黄色丘疹样结节，直径约 0.5cm，无临床诊断特征。常见发生于 50~60 岁的老人。

【组织病理】

瘤体位于真皮中部，有时可侵犯表皮，与周围组织界限清楚，由未完全分化的大小和形状不规则的皮脂腺小叶组成。小叶中有两型细胞：一型与皮脂腺瘤周围细胞相同，为未分化生发细胞；另一型为成熟皮脂腺细胞。小叶中生发细胞和皮脂腺细胞的分布不一，一般两型细胞的比例接近相等。生发细胞常围绕皮脂腺细胞排列。

【鉴别诊断】

本病应与皮脂腺增生及皮脂腺上皮瘤鉴别，皮脂腺增生增生的皮脂腺小叶与正常一样。皮脂腺上皮瘤皮脂腺细胞少，主要由基底样细胞组成，无正常皮脂腺小叶结构。

皮脂腺上皮瘤

【临床表现】

有人认为皮脂腺上皮瘤（sebaceous epithelioma）是向皮脂腺分化的基底细胞癌，也有人认为它是皮脂腺腺瘤的变异，或者是介于皮脂腺腺瘤和基底细胞癌之间的中间状态。皮损为单个黄色或橘色的丘疹、结节或斑块，可破溃。常见于头部、面部和颈部。皮脂腺上皮瘤除表现为原发性损害外，偶在皮脂腺痣中发生，也可见于伴发多发性内脏癌的多发性皮脂腺新生物而称为 Muir-Torre 综合征（图 27-360）。

【组织病理】

本病与皮脂腺腺瘤相反，肿瘤边界不清，呈不规则形瘤细胞团块，而与基底细胞癌相似，但有部分细胞向皮脂腺细胞分化。通常绝大多数细胞为未分化细胞，在细胞团块周围排列成栅状，成熟皮脂腺细胞位于大多数团块的中央（图 27-361~图 27-364）。

【鉴别诊断】

组织学上应与皮脂腺腺瘤及皮脂腺癌鉴别，皮脂腺腺瘤基底样细胞较少，主要成分是皮脂腺细胞，可见皮脂腺小叶结构存在。皮脂腺癌可见核的不典型性改变。

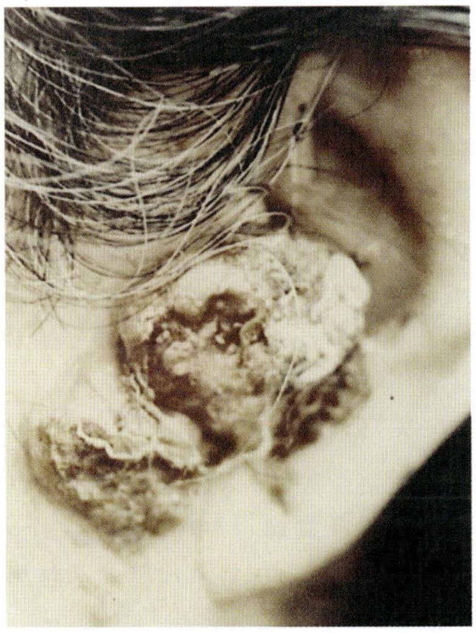

图 27-360　皮脂腺上皮瘤

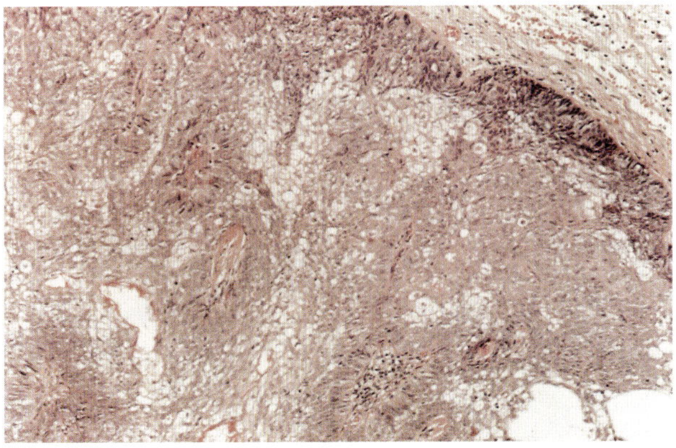

图 27-361　皮脂腺上皮瘤　肿瘤边界不清，呈不规则形瘤细胞团块，而与基底细胞癌相似，部分细胞向皮脂腺细胞分化

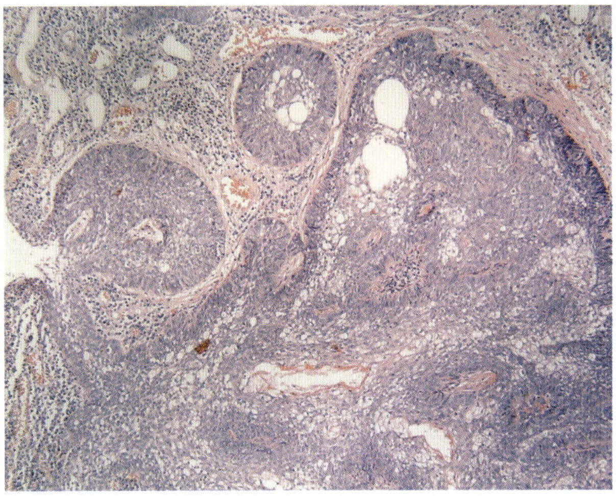

图 27-362　皮脂腺上皮瘤　呈不规则形瘤细胞团块，而与基底细胞癌相似，但有部分细胞向皮脂腺细胞分化

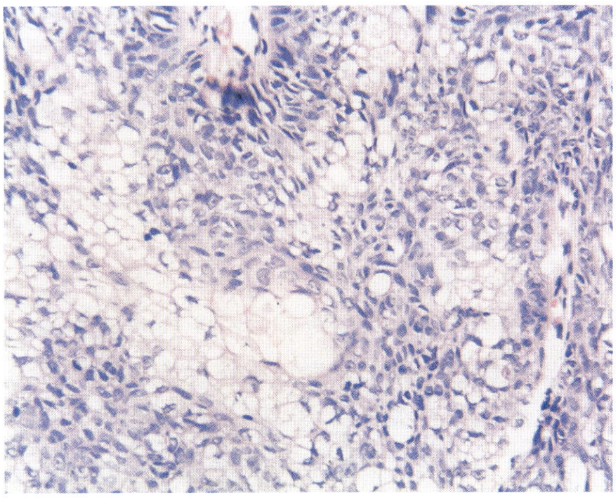

图 27-363　皮脂腺上皮瘤　绝大多数细胞为未分化细胞，成熟皮脂腺细胞位于其中

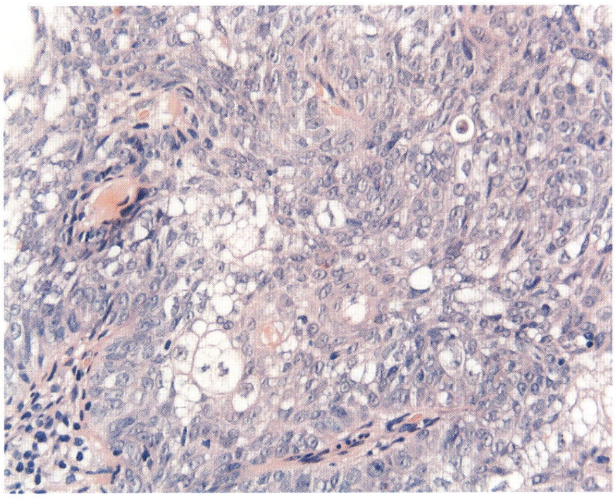

图 27-364　皮脂腺上皮瘤　绝大多数细胞为未分化细胞，成熟皮脂腺细胞散在或小群存在

皮脂腺癌

【临床表现】

皮脂腺癌（sebaceous gland carcinoma）罕见。好发于眼睑，其次为头、颜面、躯干，偶亦发生于外阴、外耳道、跖部、手足背部、喉部，咽部和口腔。发生于眼睑者常为单个深在无自觉症状的斑块，发生于眼睑以外的其他部位者，常为单个淡红色结节，直径 1~4 cm 或更大。眼睑部皮脂腺癌 20%~30%可发生致命性转移，其他皮肤部位的皮脂腺癌转移较少见。本病亦可见于 Muir-Torre 综合征。

【组织病理】

真皮内出现散在的由程度不等的非典型性多角细胞构成的肿瘤小叶，被缺乏明显结缔组织增生的纤维血管基质所分隔。小叶含皮脂腺细胞和很多未分化细胞，细胞大小、形态不一致，有很多核分裂象。胞浆嗜酸性，核亦较皮脂腺上皮瘤的核淡。诊断困难时，脂质染色常阳性，或进一步进行超微检查以证实胞质内脂质沉积。免疫组化染色 EMA 阳性，CEA 阴性。

【鉴别诊断】

组织学上需要与向皮脂腺分化的基底细胞癌鉴别。皮脂腺分化的基底细胞癌绝大多数细胞为未分化细胞，在细胞团块周围排列成栅状可并见收缩间隙，核分裂象少见。

大汗腺肿瘤

大汗腺痣

【临床表现】

纯粹性大汗腺痣（apocrine nevus）罕见，临床上呈丘疹、小结节位于头部，或呈软的小肿块位于双侧腋窝。

【组织病理】

可见多数成熟的大汗腺，主要位于真皮网状层，可伸至皮下组织。

大汗腺汗囊瘤

【临床表现】

大汗腺汗囊瘤（apocrine nidrocystoma）又称大汗腺囊腺瘤（apocrine cystadenoma），为常见病，多就诊于眼科或外科。损害发生于成人，年龄不限，男女发病相等。皮损为单个，多发者罕见，皮损为界限清楚的半透明结节，呈圆屋顶状，表面光滑，颜色呈皮肤色到灰白或蓝黑色。好发于眼周围，特别是外眦部。逐渐增大，直径可达 10 mm 或更大。偶亦见于躯干部、头部、胸部、肩部等部位。

【组织病理】

真皮可见到数个大的囊腔，乳头状突起伸入囊腔内，囊腔衬以立方形或高柱状大汗腺分泌细胞，外围为扁平肌上皮细胞。内层细胞胞浆含 PAS 阳性耐淀粉酶颗粒，外层肌上皮细胞免疫组化检查，平滑肌肌动蛋白（SMA）阳性，S-100 蛋白染色阳性不一（图 27-365，图 27-366）。

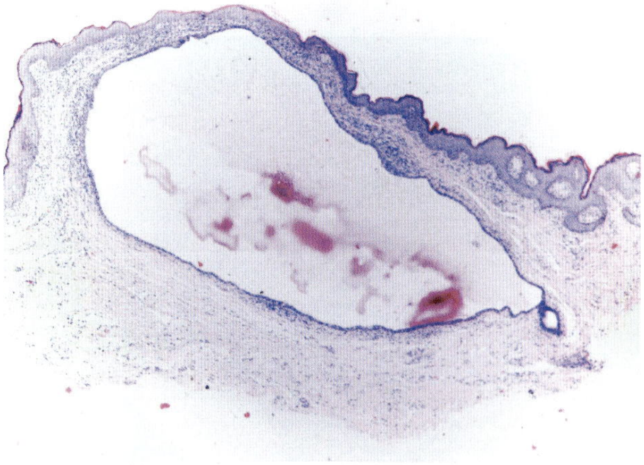

图 27-365　大汗腺汗囊瘤　真皮可见到单个大的囊腔，可见囊腔衬以立方形或高柱状大汗腺分泌细胞，外围为扁平肌上皮细胞

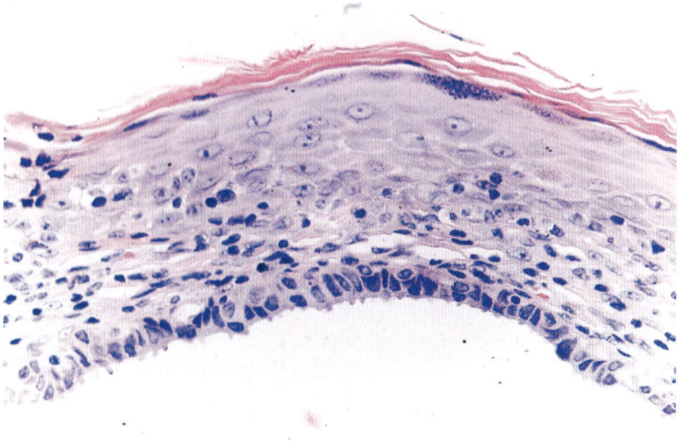

图 27-366　大汗腺汗囊瘤　囊腔的放大图，囊壁衬以立方形或高柱状大汗腺分泌细胞，外围为扁平肌上皮细胞

【鉴别诊断】

组织学上应与小汗腺囊瘤及阴茎中缝囊肿鉴别。小汗腺囊瘤无顶浆分泌、PAS 阳性耐淀粉酶的颗粒及肌上皮细胞。阴茎中缝囊肿无顶浆分泌，只有一排肌上皮细胞。

乳头状汗腺腺瘤

【临床表现】

乳头状汗腺腺瘤（hirdradenoma papilliferum）常发生于成年妇女外阴部或肛门部位的肿瘤。本病少见，发病年龄主要在 25~40 岁，外阴部发病率较肛周高 4 倍。肿瘤呈圆形，常高起可自由移动，性质坚实、柔软或呈囊性，直径 1~40 mm。好发于大阴唇，但也可发生于女阴其他部位，或肛周区，其他部位少见。一般无自觉症状，有时有触痛或出血。偶尔表面形成溃疡，外翻成红褐色乳头状肿块而怀疑为恶性肿瘤。

【组织病理】

瘤体位于真皮内，边界清楚，由纤维性包膜包绕。在大多数病例中与其上的表皮不连接。瘤内可见导管和囊腔结构，乳头状褶皱突入囊腔，囊腔衬以单排柱状细胞，胞核呈卵圆形、淡染，犹如大汗腺分泌细胞活跃期的断头分泌，周围有一层具有深嗜碱性胞核的小立方形细胞，为肌上皮细胞。组织化学检查可见囊腔细胞含有 PAS 阳性、耐淀粉酶大颗粒，此外囊腔细胞对非特异性酯酶、酸性磷酸酶和其他大汗腺酶染色呈阳性反应。而对磷酸化酶和小汗腺酶呈阴性反应，外周细胞如肌上皮细胞呈碱性磷酸酶阳性。免疫组化检查低分子量角蛋白、EMA、CEA、人类脂肪球蛋白(HMFG)、巨大囊肿性液体蛋白-15（GCDFP-15）阳性，肌上皮细胞 SMA 和 S-100 蛋白阳性。

【鉴别诊断】

组织学上应与乳头状汗管囊腺瘤鉴别，乳头状汗管囊腺瘤表皮有不同程度的乳头瘤样增殖，真皮深层常见大汗腺增多，常常并发皮脂腺痣、大汗腺汗囊腺瘤及毛发上皮瘤等。

管状大汗腺腺病

【临床表现】

管状大汗腺腺病（tubular apocrine adenoma）罕见，1972 年首次报告。皮损为界限清楚的结节，大多数表面光滑，大小在 2cm 以下，偶有个别病例大小达 7.4 厘米。多见于头部。

【组织病理】

肿瘤特点为出现许多不规则形管状结构，通常由两层细胞构成，管腔层细胞为柱状细胞，周围为立方形细胞，有些管腔扩张有乳头状突起伸入腔内，很多部位腔细胞可见断头分泌。此外，有些腔内可见细胞碎片。免疫组化检查管壁上皮细胞腔面 CEA、EMA 呈强阳性，HMFG-1 和 GCDEP 有时阳性。外层细胞肌上皮细胞阳性。

【鉴别诊断】

1. 与乳头状小汗腺腺瘤相比较，管状大汗腺腺瘤可见顶泌汗腺分泌，常发生于头皮，可合并有乳头状汗管囊腺瘤或皮脂腺痣。

2. 与乳头状大汗腺癌的区别是管状大汗腺腺瘤不呈浸润性生长，非典型性无细胞及异常核分裂，有丝分裂少见。

乳头状汗管囊腺瘤

【临床表现】

乳头状汗管囊腺瘤（syringocystadenoma papilliferum）常归于大汗腺分化而来的肿瘤，Lever 认为此瘤可能起源于大汗腺、小汗腺或未分化的多能干细胞。好发于头部、面、颈和躯干颈部，特别是头部多见，不常见于大汗腺分布丰富的腋窝。出生时或幼儿期发病，皮损为单个灰色或棕黑色的疣状斑块和结节，发育期增大，变成乳头瘤样，大小为 2~3 cm，表面常湿润、渗液和结痂。常与皮脂腺痣伴发（图 27-367~图 27-369）。

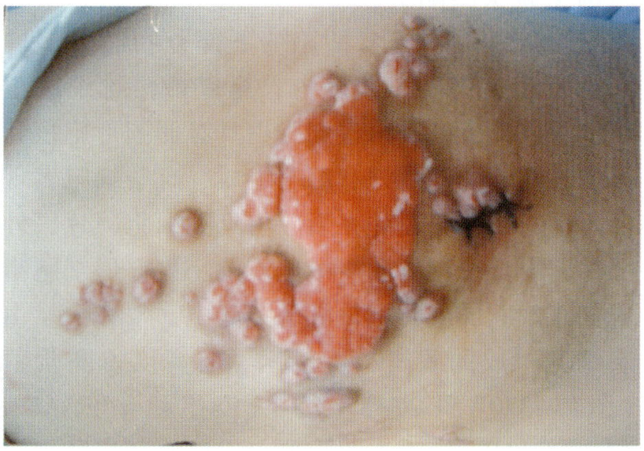

图 27-367　乳头状汗管囊腺瘤

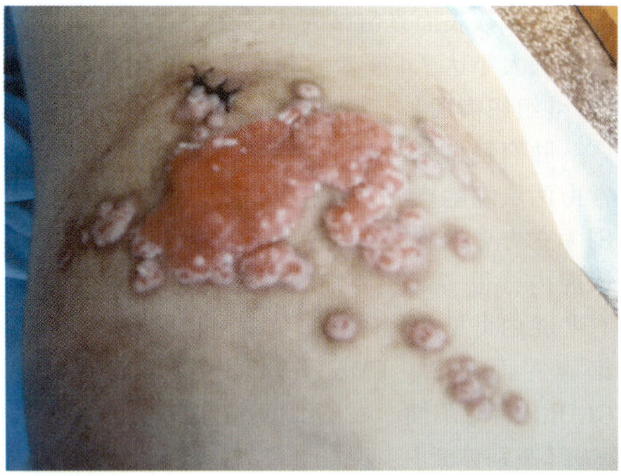

图 27-368　乳头状汗管囊腺瘤

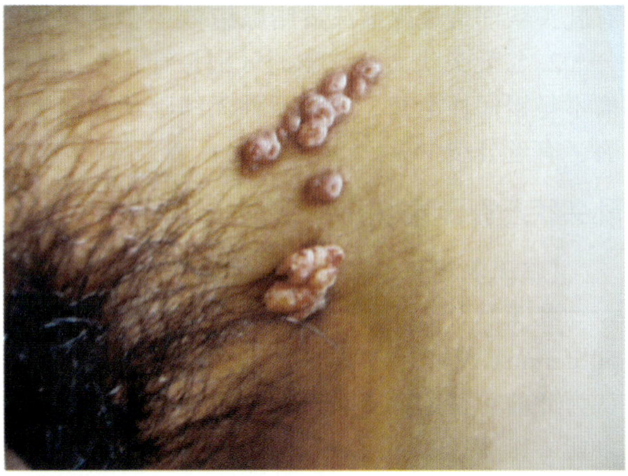

图 27-369　乳头状汗管囊腺瘤

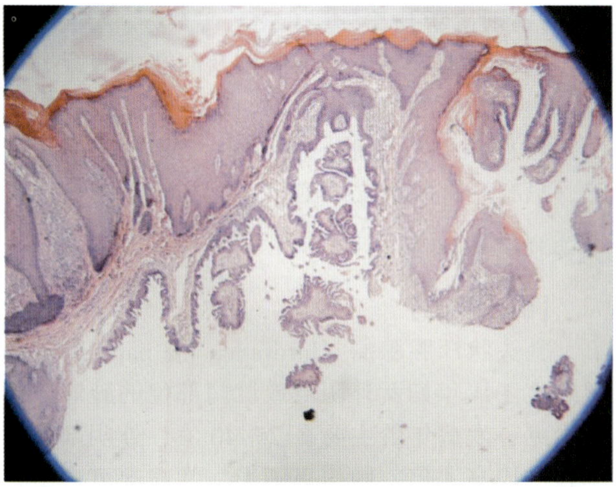

图 27-370　乳头状汗腺囊腺瘤　表皮下囊腔，囊腔内有很多乳头状突起，衬以由两排细胞组成的腺上皮

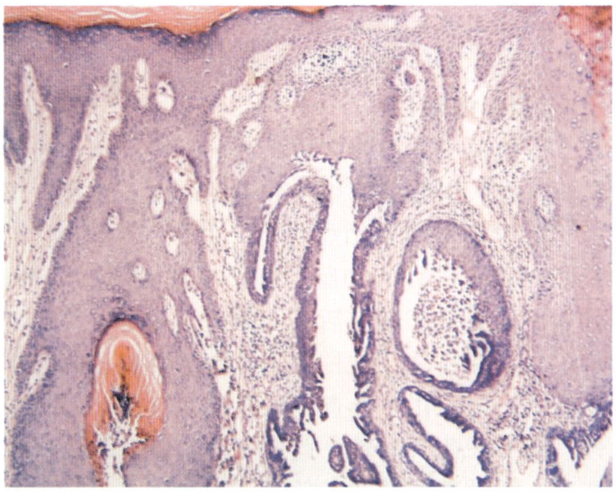

图 27-371　乳头状汗腺囊腺瘤　囊肿内有很多乳头状突起，衬以由两排细胞组成的腺上皮

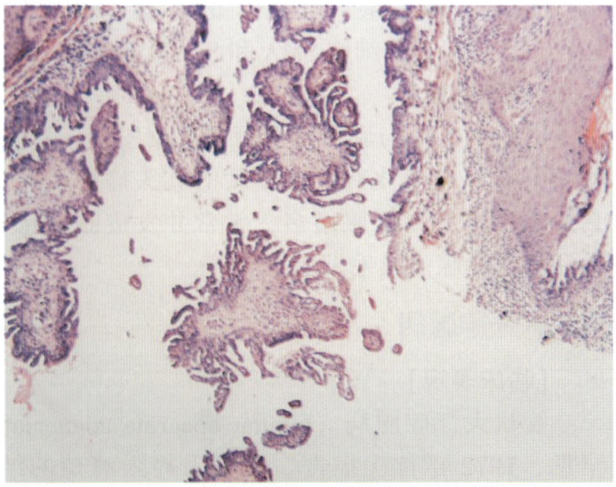

图 27-372　乳头状汗腺囊腺瘤　囊腔内有很多乳头状突起

【组织病理】

表皮有不同程度的乳头瘤样增殖。自表皮向下扩展成一个或数个囊状凹陷，凹陷上部和有些病例中囊状凹陷的大部分衬以类似表面表皮的角质形成细胞。囊状凹陷的下部分则有很多乳头状突起扩展至凹陷腔内，衬以由两排细胞组成的腺上皮，囊腔内层细胞由具有卵圆形胞核和淡嗜酸性胞质的高柱状细胞组成，有些细胞表现活跃呈断头分泌，并在囊腔内见到细胞碎片，外层细胞由具有圆核和少量胞质的小立方形细胞组成。此瘤间质中特别是乳头突起中，常有大量由浆细胞组成的致密细胞浸润，有高度诊断价值（图27-370~图 27-374）。免疫组化染色 AE1/AE3、CAM5.2、上皮膜抗原（EMA）和癌胚抗原（CEA）阳性。外层细胞平滑肌肌动蛋白（SMA）阳性。

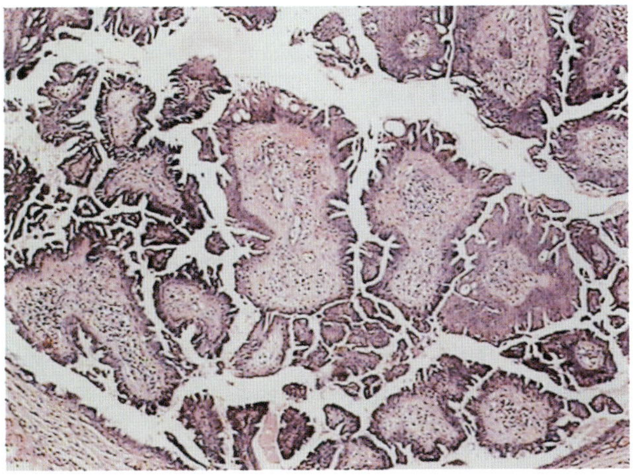

图 27-373　乳头状汗腺囊腺瘤　囊腔内层细胞由具有卵圆形胞核和淡嗜酸性胞质的高柱状细胞组成，有些细胞表现活跃呈断头分泌

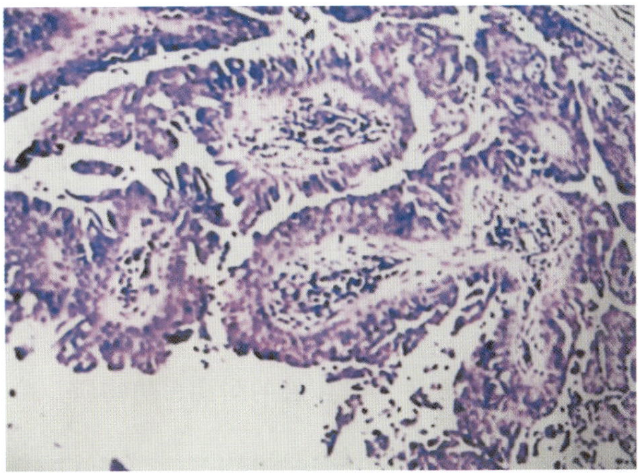

图 27-374　乳头状汗腺囊腺瘤

【鉴别诊断】

组织学上应与乳头状汗腺腺瘤鉴别，后者不开口于表皮，边界清晰，由纤维性包膜包绕，肿瘤基质中无大量浆细胞浸润。

乳头糜烂性腺瘤病

【临床表现】

乳头糜烂性腺瘤病（erosive adenomatosis of the nipple）又称乳头腺瘤、红色乳头瘤病和浅表乳头状腺瘤病，本病较少见，主要见于中年妇女，皮损表现为红斑、鳞屑、结痂和糜烂，早期为糜烂期，临床上易误诊为湿疹样皮炎或湿疹样癌，自觉瘙痒、疼痛或烧灼感，患者乳头可有分泌液或出血。晚期乳头呈结节性肥厚，则易于湿疹样癌区别（图 27-375~图 27-377）。

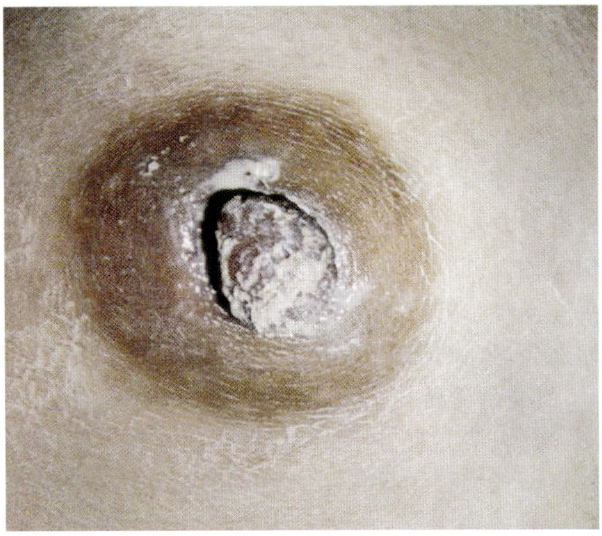

图 27-375　乳头糜烂性腺瘤病

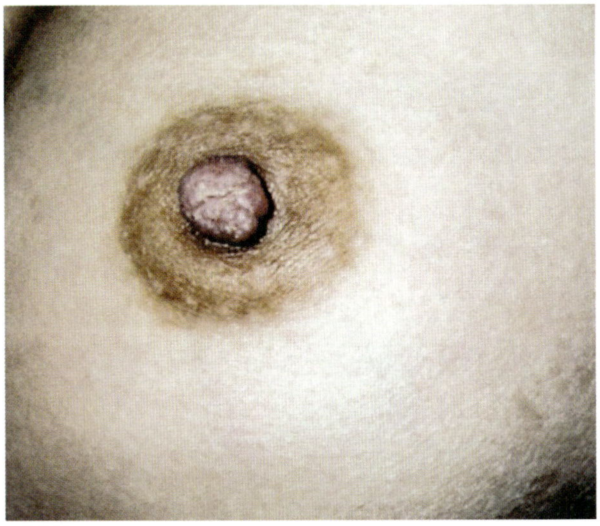

图 27-376　乳头糜烂性腺瘤病

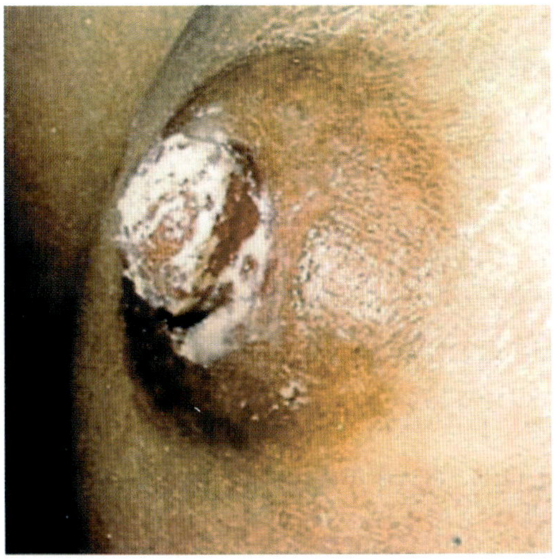

图 27-377　乳头糜烂性腺瘤病

【组织病理】

可见非常类似管状大汗腺癌的不规则扩张的管状结构，从表皮向下深入真皮内，瘤体无包膜。管腔周围衬有一层立方形细胞层，管腔层衬以柱状细胞，有些部位此种柱状细胞在管腔缘呈现分泌突起。有些管腔内可见管腔细胞的乳头状突起伸入管腔，这些细胞增生非常显著，以致几乎充满整个管腔。在另一些部位管腔内可见脱落而部分坏死的细胞（图 27–378，图 27–379）。

【鉴别诊断】

组织学上应与乳头状汗腺瘤和乳腺导管内癌鉴别。乳头状汗腺瘤管状结构不与表皮连接。乳腺导管内癌呈较大立方形细胞和不典型性细胞核，常伴有坏死。

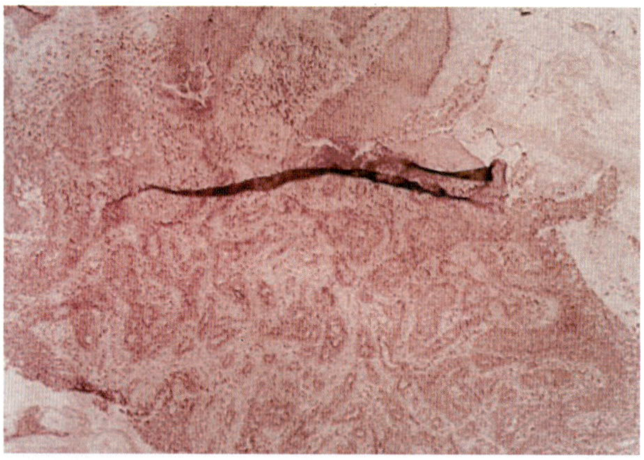

图 27–378　乳头糜烂性腺瘤　可见不规则扩张的管状结构，从表皮向下深入真皮内，瘤体无包膜

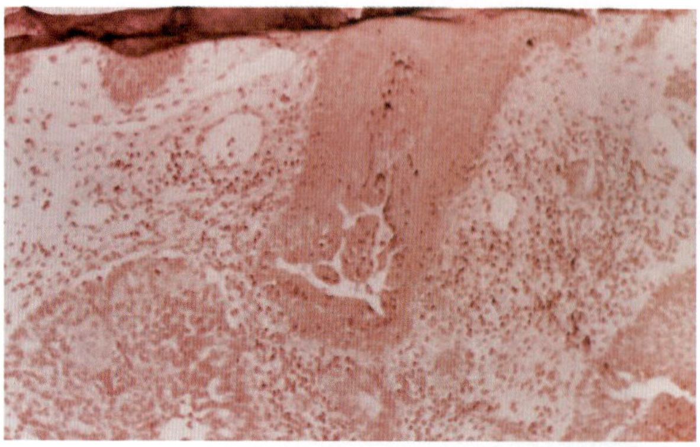

图 27–379　乳头糜烂性腺瘤　管腔内有乳头状突起伸入管腔

软骨样汗管瘤

【临床表现】

软骨样汗管瘤（chondroid syringoma）又称皮肤混合瘤（mixed tumor of the skin），早期文献认为此瘤来源于小汗腺，近年来认为此瘤可以向大汗腺或小汗腺分化。皮损通常为坚实性皮内或皮下结节，结节上的皮肤基本正常。结节直径 5~30 mm，好发于鼻或颊部（80%累及头颈部），通常无自觉症状。可发生骨内损害。多发于中年男性。

【组织病理】

软骨样汗管瘤可分两型，一型具有管腔、囊腔，特别是分枝性腔，另一型为小的管状腔。前一型多见（图 27–380，图 27–381）。

1. 呈管状、分枝腔的软骨样汗管瘤（chondroid syringoma with lubular branching lumina）该型导管腔的大小、形状不一，可表现为囊形扩张和分枝。管腔由两层上皮细胞构成，靠管腔的一层为立方形细胞，其周围的一层为扁平细胞，上述管腔包埋在黏液样、嗜碱性外观的基质中。此外，可见大或小的无管腔的上皮细胞团以及单个上皮细胞广泛分布于基质中。多数管腔内含有少量无定形嗜酸性 PAS 阳性的耐淀粉酶物质。在

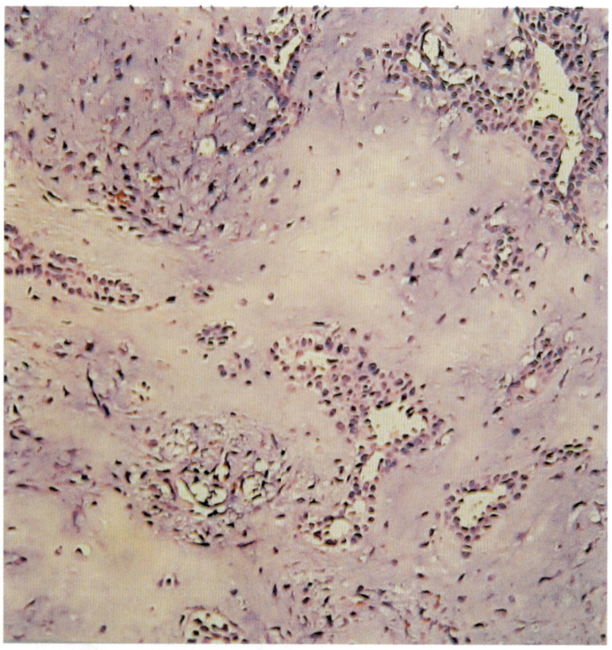

图 27–380　软骨样汗管瘤

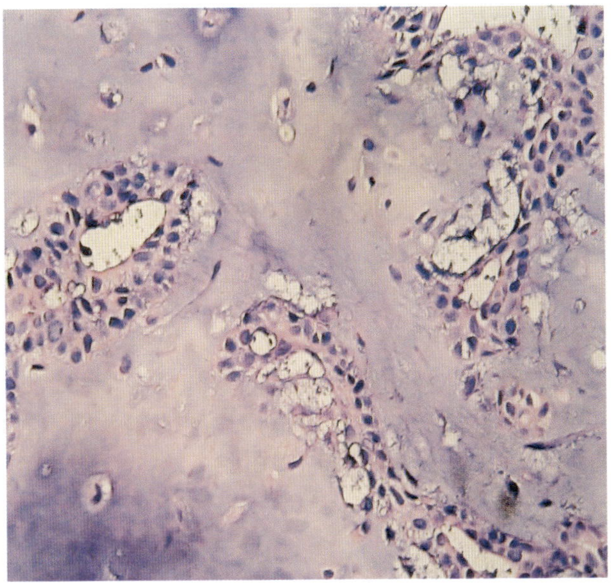

图 27-381 **软骨样汗管瘤** 呈许多小的导管，小群上皮细胞和单个上皮细胞散布在类似软骨的黏液性基质中

许多部位大量基质呈黏液样，嗜碱性。由于黏液物质浓缩，散在的成纤维细胞和上皮细胞周围出现晕轮，故而类似软骨。黏液样物质阿新兰、黏蛋白、香美兰醛染色阳性。甲苯胺素或 Giemsa 染色呈异染性，故而基质类似正常软骨。少数部位基质可呈均质性嗜伊红性，透明蛋白呈PAS 染色阳性，耐淀粉酶。

2. 呈小管腔的软骨样汗管瘤（chronoid syringoma with small tubular lumina） 本型呈许多小的导管，小群上皮细胞和单个上皮细胞散布在黏液性基质中。管腔被覆单层扁平上皮细胞，并由此形成小的逗点样增生的上皮细胞，伸入到基质中，类似汗管瘤。黏蛋白基质含酸性黏多糖，甲苯胺蓝染色呈异染性。免疫组化检查内层细胞表达角蛋白，CEA 和 EMA。外层细胞波形蛋白、S-100 蛋白、神经元特异性烯醇酶阳性。

圆柱瘤

【临床表现】

圆柱瘤（cylindroma）不常见，女性较男性发病率高 2 倍，好发于青少年。常有家族性，呈常染色体显性遗传。损害可单发亦可多发，为光滑、坚实性圆屋顶状结节，淡红到红色，增长缓慢，达一定大小后即停止生长，大小由数毫米至数厘米。头皮的结节数目可多至覆盖整个头皮，如头巾状，故又名头巾瘤。皮损好发于头皮，偶尔亦可在面部发生少数结节，发生于躯干和四肢者罕见。

损害常可伴发毛发上皮瘤；单发性损害无遗传性，发生于成年人头皮或面部。

【组织病理】

此瘤由很多上皮细胞岛组成，上皮细胞岛的大小和形状不一致，彼此密集，常仅由透明鞘和狭窄的胶原将彼此隔开；上皮细胞岛相互连接在一起，像相互交错的拼图玩具。透明鞘围绕瘤岛，好像圆柱样。另外，很多瘤岛内有透明小滴。有些瘤岛大部分由透明物组成，仅含少数细胞。这种透明物对 PAS 呈阳性，耐淀粉酶，对 Alcian 蓝不着色，说明它仅含有中性而无酸性黏多糖。

瘤岛由两型细胞构成，位于周围的细胞主要为深染小胞核，常呈栅状排列，中央的细胞为淡染大胞核。另外常有管状腔，内衬管腔细胞，常呈导管细胞形态，但腔细胞偶尔像大汗腺分泌细胞样，表现为活跃性分泌。管腔内常含中性和酸性黏多糖，PAS 和阿新兰染色均阳性。免疫组化显示瘤岛上皮细胞 CEA、EMA、CK6 和 CK7 阳性，但 HMFG 阴性。肌上皮细胞 SMA 和S-100 蛋白阳性（图 27-382，图 27-383）。

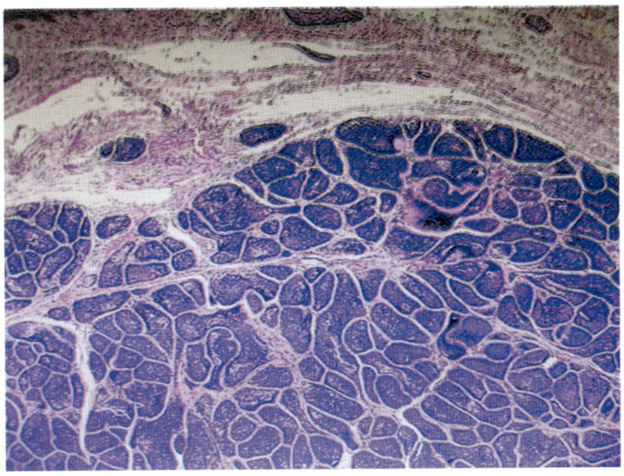

图 27-382 **圆柱瘤** 由很多上皮细胞岛组成，上皮细胞岛的大小和形状相当不一致，彼此密集，常仅由透明鞘和狭窄的胶原将彼此隔开；上皮细胞岛相互连接在一起，像相互交错的拼图玩具

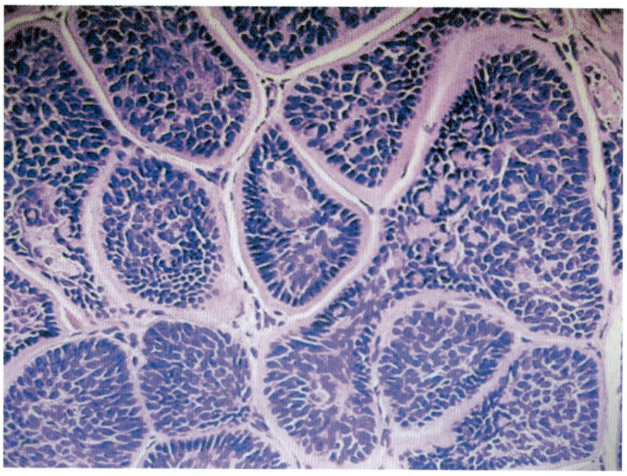

图 27-383 圆柱瘤 上图放大

如发生恶变，则瘤岛细胞有明显间变，核多形性，有很多不典型核丝分裂象，失去透明鞘或栅状，并侵入周围组织。

【鉴别诊断】

本病应与毛根鞘囊肿、毛发上皮瘤、多发性脂囊肿等鉴别。

恶性软骨样汗管瘤

【临床表现】

恶性软骨样汗管瘤（malignant chondroid syringoma）又称皮肤恶性混合瘤。皮损为 1~10 cm 大小，平均为 4 cm 的肿块，生长迅速。好发于四肢远端，尤其是足部，但也侵犯颜面、头部、背部和臀部。转移率超过 50%，可呈局部淋巴结转移、骨转移或肺转移。

【组织病理】

肿瘤呈浸润性生长。细胞呈非典型性、多形性，核分裂活性增强，有局灶性坏死。出现血管和淋巴结浸润或转移时可明确诊断。免疫组化显示上皮细胞 AE1/AE3、CAM5.2、EMA、CEA 阳性，腔上皮细胞同时显示 Ulex europaeus 阳性。S-100 蛋白亦可阳性。

【鉴别诊断】

组织学上应与癌肉瘤（化生性癌）、黏液癌、骨外黏液样软骨肉瘤及转移性骨软骨肉瘤鉴别。癌肉瘤表现为软骨样成分出现核异常、核分裂活跃。

恶性圆柱瘤

【临床表现】

恶性圆柱瘤（malignant cylindroma）临床罕见，大多数位于头部，呈多发性结节，但少数亦有呈单发性者。通常其中仅有一个损害恶变。但也见数个同时恶变者。患者可因内脏转移而死亡。少数患者由于颅骨受侵引发出血和脑膜炎。

【组织病理】

恶变的瘤岛细胞呈明显间变和核多形性，可见非典型性核丝分裂，瘤体周围透明鞘及周围栅状排列消失，肿瘤侵入周围组织。

大汗腺癌

【临床表现】

大汗腺癌（carcinoma of apocrine glands）临床罕见。常见于大汗腺分布区，主要发生于腋窝，偶发于女阴、眼睑和外耳道，皮损单发或多发，呈结节状或囊样斑块，直径 1.5~8 cm，表面皮肤为红色或紫色，偶可破溃。虽然有些大汗腺仅发生局部侵袭，但有些会转移至局部淋巴结，患者亦可由于广泛转移而致死。

【组织病理】

组织学表现呈分化好、中等度或分化差的腺癌。分化好的大汗腺癌的不典型性核和侵袭性的程度有限，有充分发育的腺腔，腔呈囊性和分支，瘤细胞胞浆呈强嗜酸性，至少在某些部位有大汗腺典型的断头分泌。中等度或分化差的大汗腺癌，难以识别其大汗腺来源。

组织化学和免疫组织化学显示，40%~50%的大汗腺癌用普鲁士蓝染色呈阳性反应，巨大囊性病液体蛋白 15（GCDFP-15）呈强阳性反应。低分子量角蛋白（CAM5.2）、AE1/AE3、EMA、CEA、CK15 阳性。溶菌酶、α_1-抗胰蛋白酶、部分肿瘤 S-100 蛋白染色阳性。肿瘤通常缺乏 SMA 染色阳性的肌上皮细胞。

【鉴别诊断】

组织学上应与乳腺外湿疹样癌鉴别，乳腺外湿疹样癌有时表现为类似向表皮性的大汗腺癌。

小汗腺肿瘤

小汗腺痣

【临床表现】

小汗腺痣（eccrine nevus）临床很罕见，表现为局限性多汗症或线状排列的丘疹。

【组织病理】

病理表现为小汗腺腺体数目增多，体积增大。有些病例则呈导管增生，包括管壁增厚，管腔扩张。

小汗腺血管错构瘤

【临床表现】

小汗腺血管错构瘤（eccrine angiomatous hamartoma）罕见。皮损通常为单发性，柔软的淡黄色或褐色肿块，大部分表面多汗，许多损害按压时疼痛。好发于掌跖，也发生于颜面、颈部和躯干部。通常出生时即患病或发生于婴幼儿期（图27–384，图27–385）。

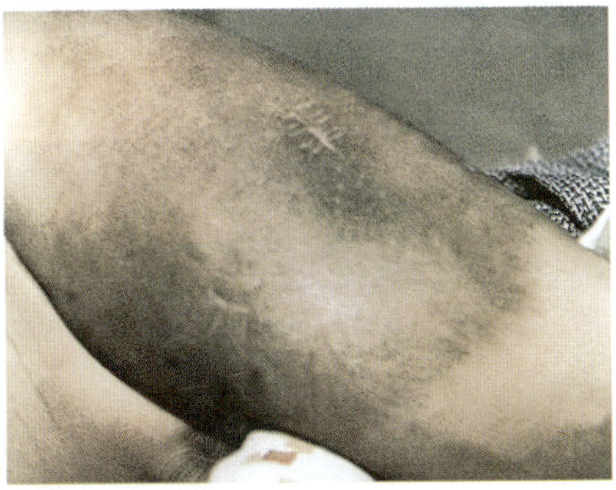

图27–384　小汗腺血管错构瘤

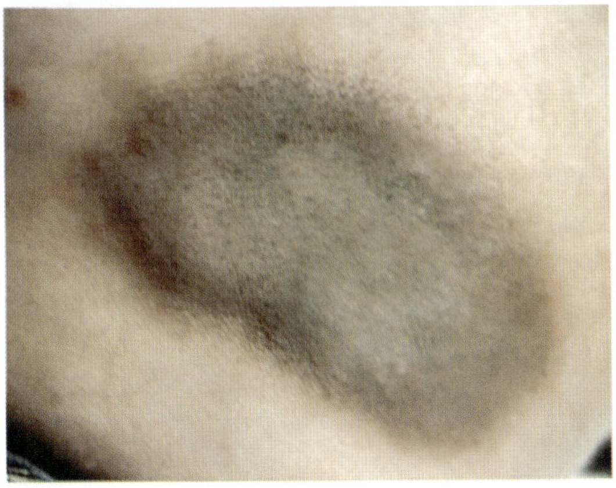

图27–385　小汗腺血管错构瘤

【组织病理】

瘤体范围相对局限，无包膜，位于真皮的中下部。可见数目增多的小汗腺呈大的巢状，分布于含有许多扩张血管和淋巴管的疏松结缔组织中，汗腺与血管紧密连接。以血管瘤为主者，称出汗性血管瘤（sudoriparous angioma）；以非血管瘤为主者，则为该错构瘤谱中另一极端，称小汗腺痣(图27–386~图27–388)。免疫组化显示血管成分的内皮细胞标记阳性，小汗腺腺体、S–100、CEA、EMA、细胞角蛋白和GCDFP–15阳性。

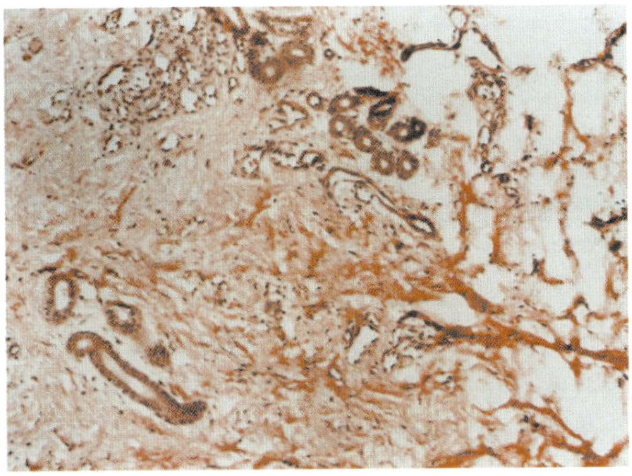

图27–386　小汗腺血管错构瘤　位于真皮的中下部。数目增多的小汗腺呈大的巢状，分布于含有许多扩张血管和淋巴管的疏松结缔组织中，汗腺与血管紧密连接

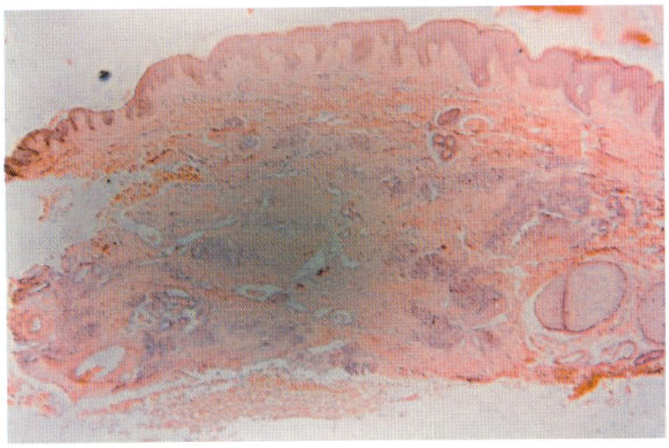

图27–387　小汗腺血管错构瘤

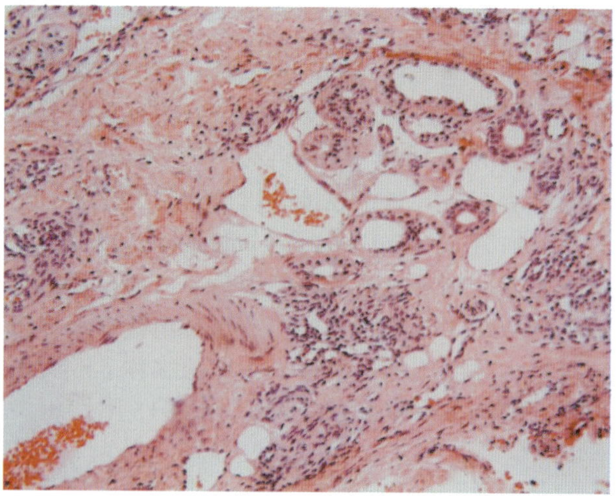

图 27-388 小汗腺血管错构瘤 位于真皮的中下部。数目增多的小汗腺呈大的巢状，位于含有许多扩张血管和淋巴管的疏松结缔组织中，汗腺与血管紧密连接

小汗腺汗囊肿

【临床表现】

小汗腺汗囊肿（eccrine hidrocystomas）可能为小汗腺导管畸形引起暂时或永久性汗液潴留。酶组织化学显示有小汗腺酶、磷酸化酶和琥珀酸脱氢酶存在。皮损位于面部，为直径 1~3 mm 的半透明丘疹，偶呈淡蓝色。通常单发，但亦见多发性损害。天热时，皮损增多且明显，冬季减少或减轻。多见于女性（图 27-389~图 27-393）。

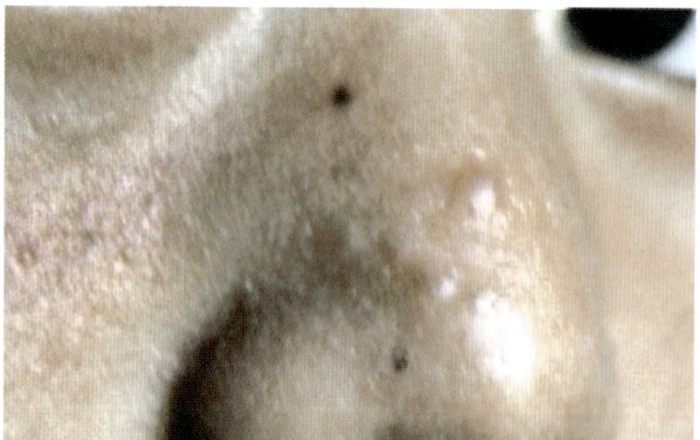

图 27-389 小汗腺汗囊肿

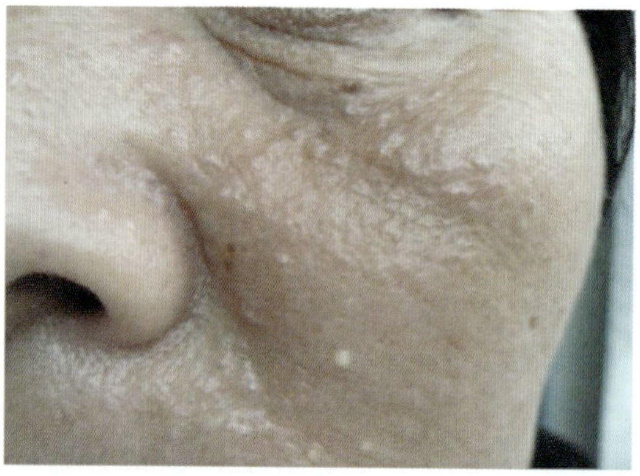

图 27-390 小汗腺汗囊肿

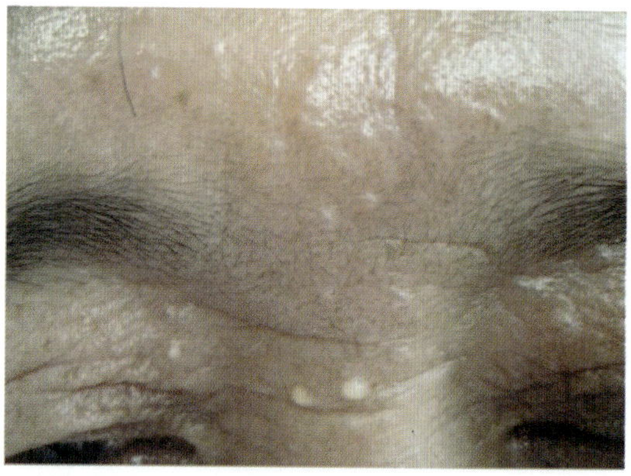

图 27-391 小汗腺汗囊肿

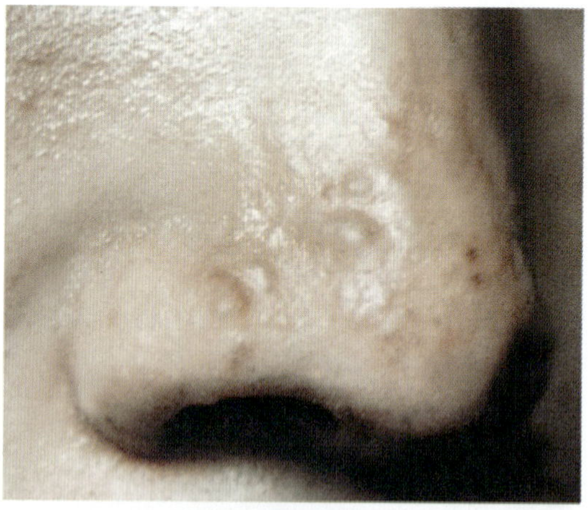

图 27-392 小汗腺汗囊肿

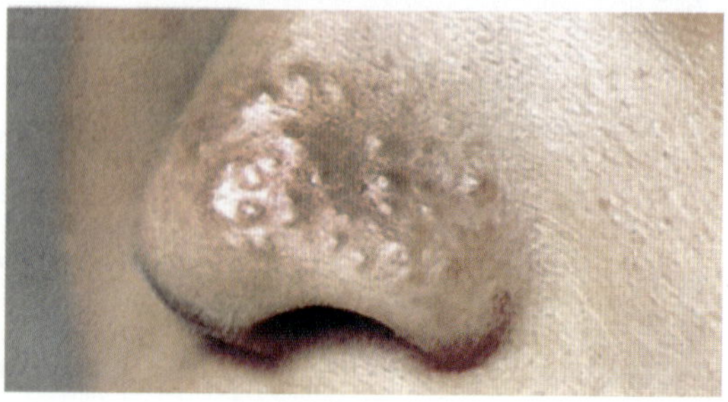

图 27-393 小汗腺汗囊肿

【组织病理】

瘤体位于真皮内，表现为多个囊腔，囊壁常由两层小立方形上皮细胞组成，胞浆嗜酸性。在有些部位仅见到单层扁平上皮细胞，胸核与囊壁平行。偶见伸入囊腔的乳头状突起，连续切片可见囊肿上皮和其相邻的汗腺导管壁相连，但不与表皮连接。基底膜 PAS 阳性且耐淀粉酶消化（图 27-394~图 27-398）。

【鉴别诊断】

组织学上应与大汗腺囊腺瘤及汗管瘤鉴别。大汗腺囊腺瘤囊壁内层分泌细胞示顶浆分泌，外层有肌上皮细胞。汗管瘤有明显的纤维化间质。

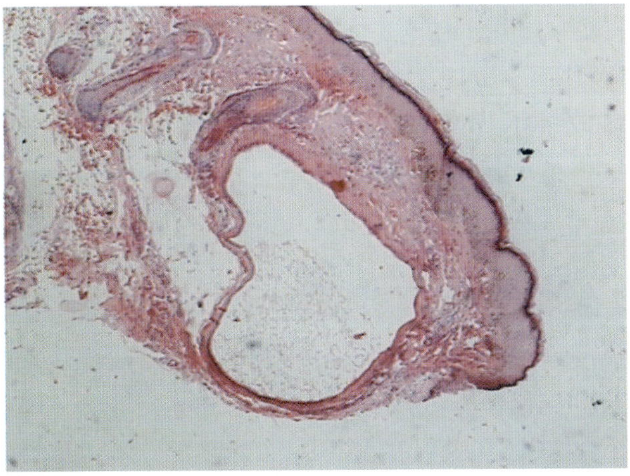

图 27-394　小汗腺汗囊肿　真皮内见单个囊腔，囊壁由两层小立方形上皮细胞组成，胞浆嗜酸性

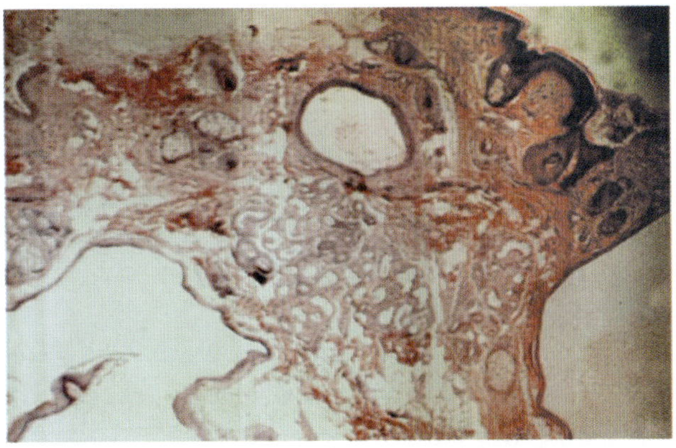

图 27-395　小汗腺汗囊肿　真皮内见多个囊腔，囊壁由压缩的扁平上皮细胞组成

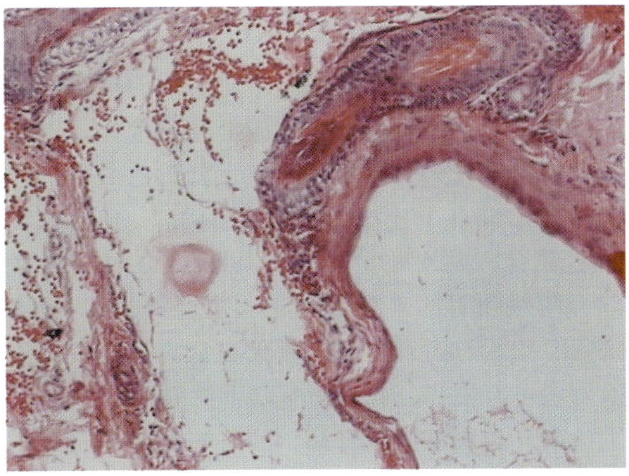

图 27-396　小汗腺汗囊肿　真皮内见单个囊腔，囊壁由两层小立方形上皮细胞组成，胞浆嗜酸性

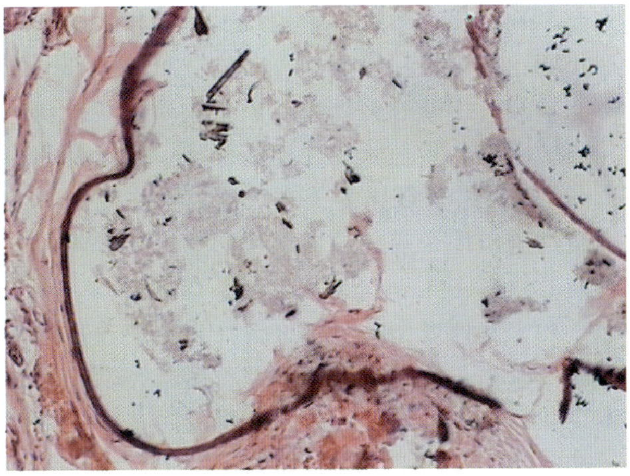

图 27-397　小汗腺汗囊肿　囊肿壁仅见到单层扁平上皮细胞

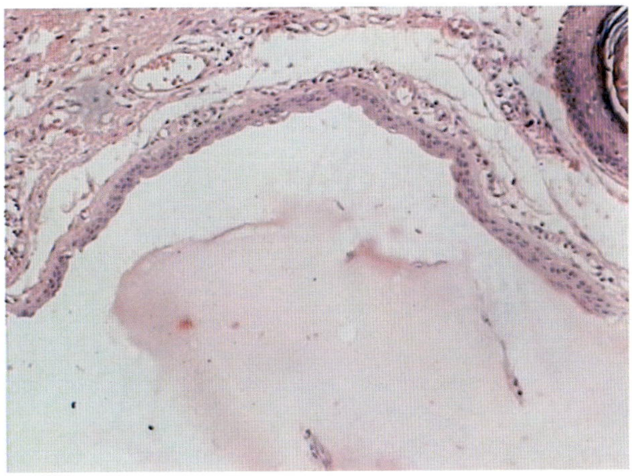

图 27-398　小汗腺汗囊肿　真皮内见单个囊腔，囊壁由两层小立方形上皮细胞组成，胞浆嗜酸性

汗管瘤

【临床表现】

汗管瘤（syringoma）临床常见，常在青春期和成年早期发病，皮损呈肤色、淡黄色或褐黄色的半球形或扁平丘疹，直径 1~3 mm。多数密集而不融合，常对称分布于下眼睑，亦可见于额部、两颊和阴部（图 27-399~图 27-406）。慢性病程，很少自行消退，通常无自觉症状，发生于女阴者可有剧痒，此外尚有以下亚型：

（1）透明细胞汗管瘤（clear cell syringoma）：常与糖尿病伴发，临床上皮损与汗管瘤相同，年龄、性别及皮损分布亦无差别。两病的差别除组织病理表现外，即常与糖尿病伴发。

（2）发疹性汗管瘤（eruptive syringoma）：首先由 Darier 报道本病。本病组织学上与眼睑汗管瘤相同，但皮损呈发疹性，对称分布于颈部、胸部、腋窝、上臂和脐周。皮损呈光泽性淡玫瑰色丘疹，颇似扁平苔藓和二期梅毒疹。此亚型亦报道与 Down 综合征伴发，有家族史，亦见于具有透明细胞组织学表现的糖尿病妇女。本病临床上可与 Gougerot Carteaud 网状乳头瘤病混淆。

（3）其他亚型：个别患者临床上表现不寻常性的汗管瘤。包括局限于头部，引起秃发、呈单侧线状或痣样分布，局限于女阴或阴茎，局限于远端肢体以及扁平苔藓样和粟丘疹样等型。

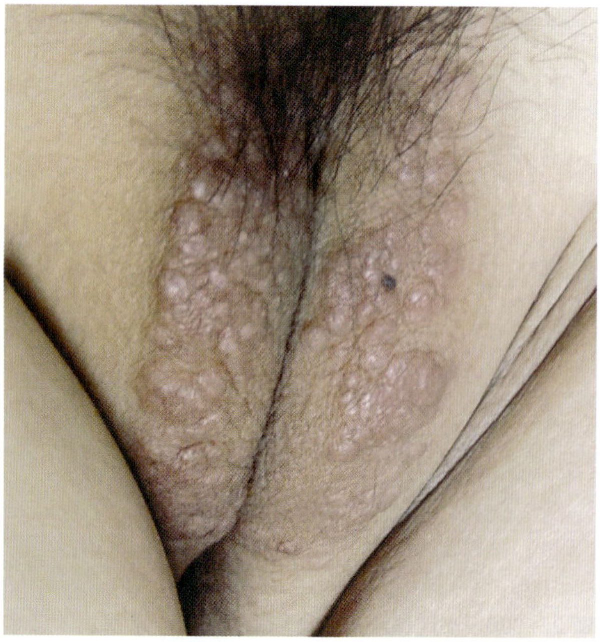

图 27-399 女阴汗管瘤

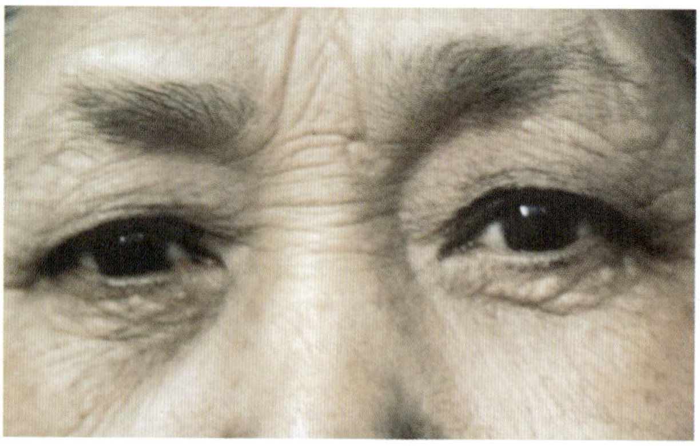

图 27-400 汗管瘤

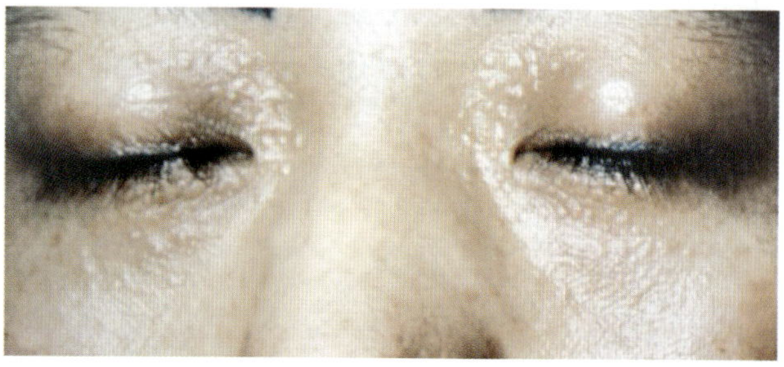

图 27-401 汗管瘤

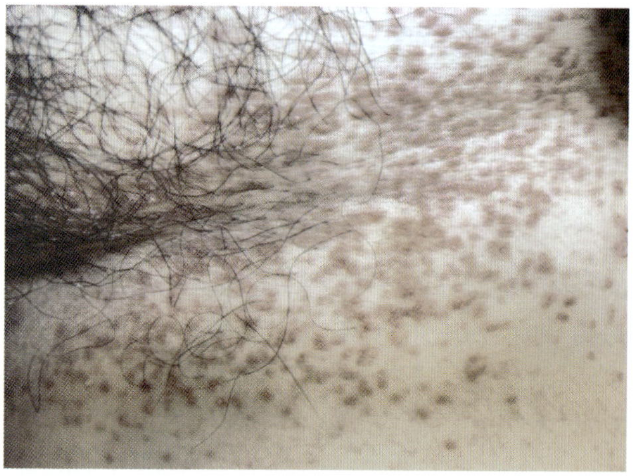

图 27-402 发疹性汗管瘤

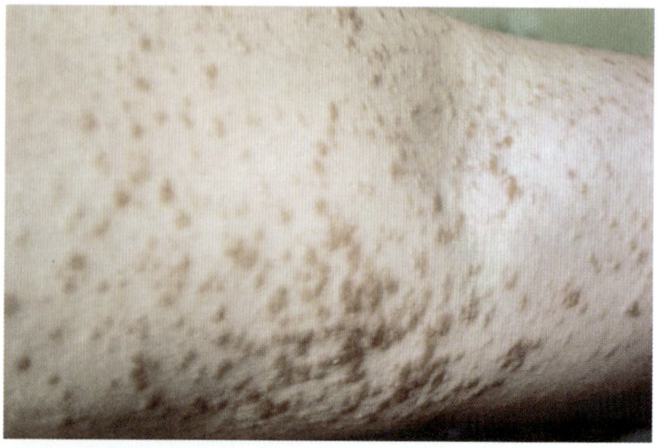

图 27-403 发疹性汗管瘤

【组织病理】

真皮内可见很多小导管，导管壁由两排上皮细胞构成，大多扁平，但内排细胞偶成空泡化。导管腔含无定形物质，有些导管有小的逗点样上皮尾巴，呈蝌蚪状。此外尚见与导管无联系的嗜碱性上皮细胞束。邻近表皮处，可见囊样导管腔，管腔内充满角蛋白，囊壁衬以含透明角质颗粒的细胞。类似粟丘疹，有时可破裂，产生异物反应。

透明细胞汗管瘤除可见少数管状结构及上皮束外，主要为形状不规则和大小不等的细胞岛，此种细胞岛完全由透明细胞构成，透明细胞呈多层排列呈瘤岛状，与传统的汗管瘤不同（图 27-407~图 27-413）。

【鉴别诊断】

1. 扁平疣为扁平淡褐色丘疹，虽好发于颜面，但下睑非好发部位。除面部外，亦好发于手背，组织病理可以确诊。

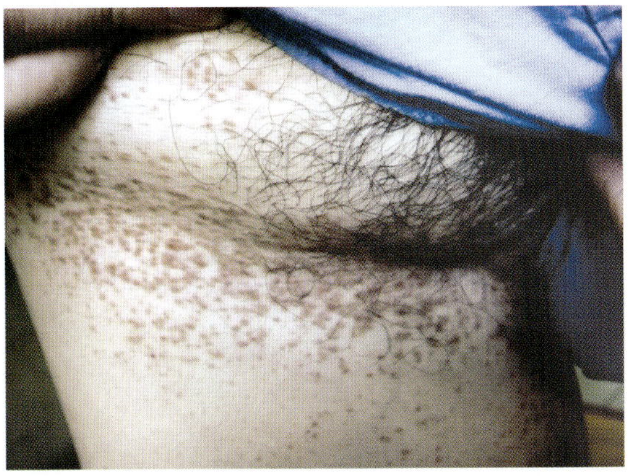

图 27-404　发疹性汗管瘤

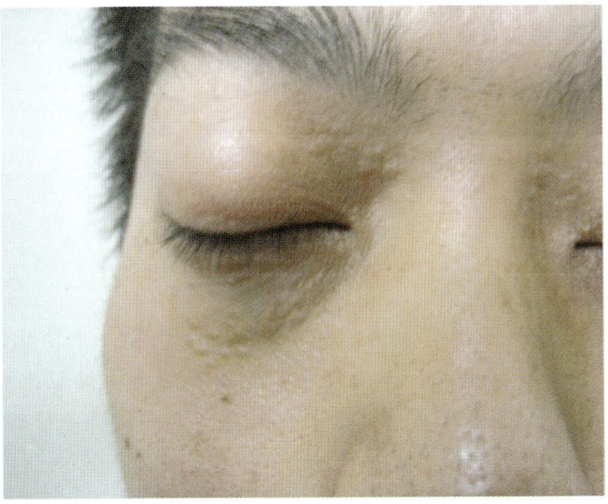

图 27-405　汗管瘤

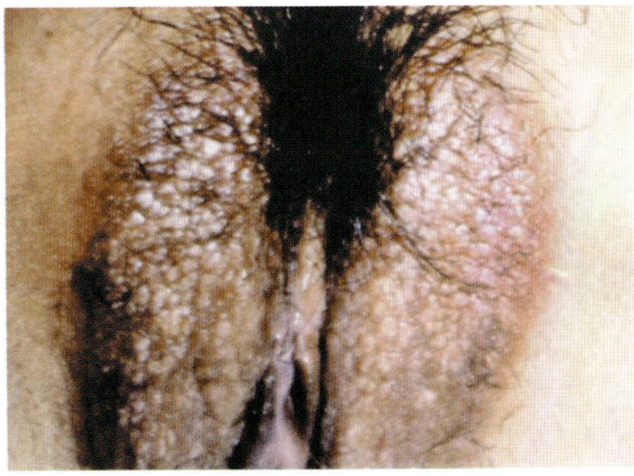

图 27-406　女阴汗管瘤

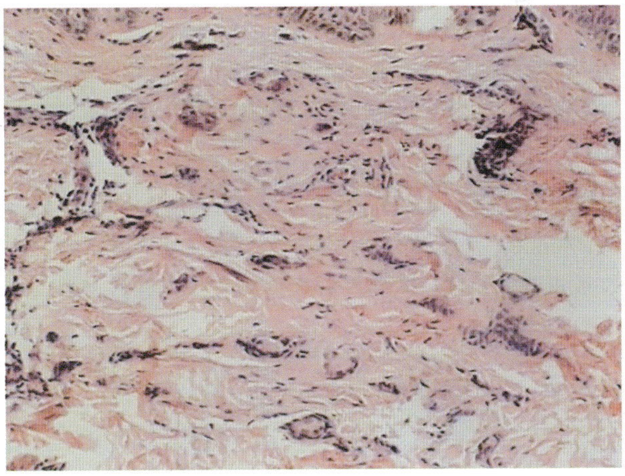

图 27-407　汗管瘤　真皮内可见很多小导管

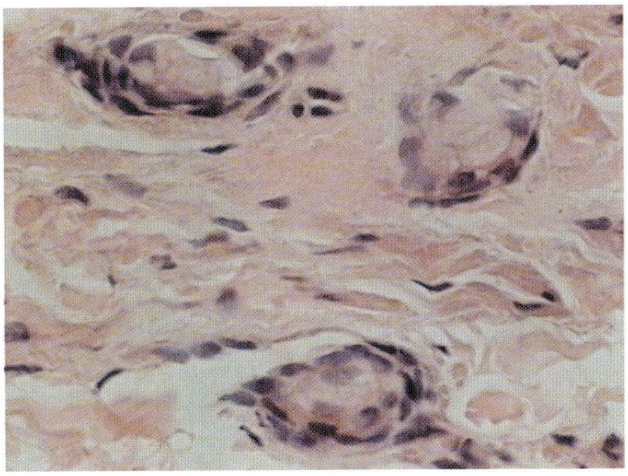

图 27-408　汗管瘤　导管壁由两排上皮细胞构成，大多扁平

2. 毛发上皮瘤好发于鼻唇沟处，丘疹较大，常呈半球形，呈常染色体显性遗传，组织病理虽可见实体性嗜碱性上皮细胞索和角囊肿，但缺乏导管结构。

3. 发疹性汗管瘤应与丘疹性环状肉芽肿和丘疹性梅毒疹鉴别，前者活检呈渐进性坏死，后者梅毒血清反应阳性，皮疹可自行消退。

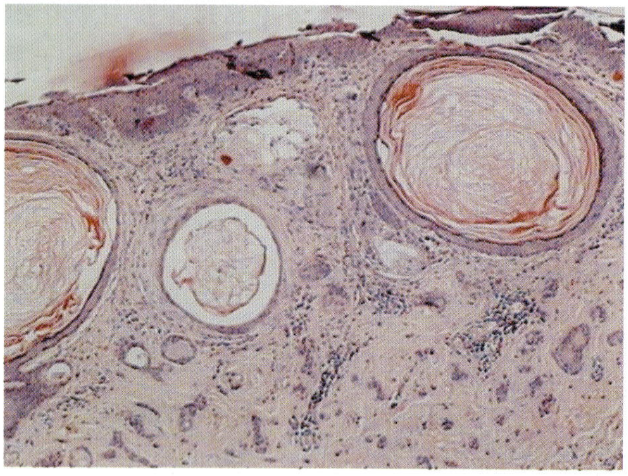

图 27-409　汗管瘤　邻近表皮处，可见囊样导管腔，管腔内充满角蛋白，囊壁衬以含透明角质颗粒的细胞。类似粟丘疹

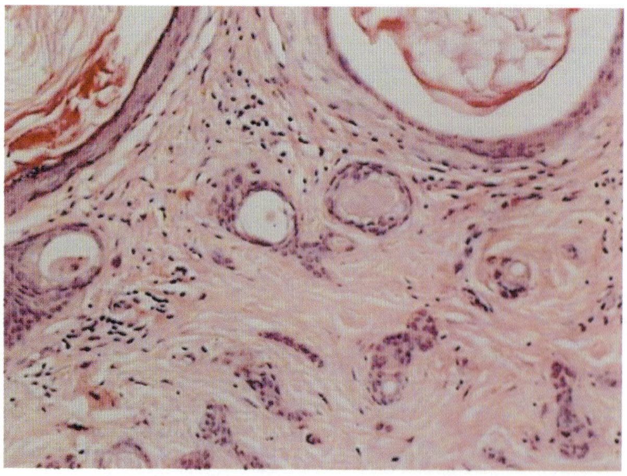

图 27-410　汗管瘤　左右上方各有一角囊肿，下方有多个汗管，个别汗管有逗点样上皮尾巴，呈蝌蚪状

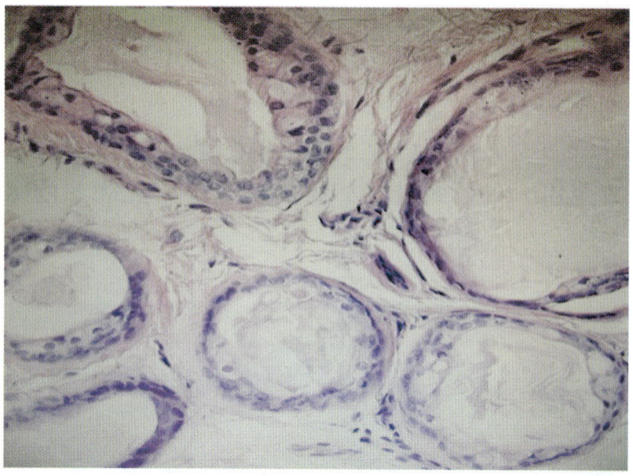

图 27-411　汗管瘤　真皮内见多个小导管，导管壁由两排上皮细胞构成，大多扁平，内排细胞偶成空泡化。导管腔含无定形物质

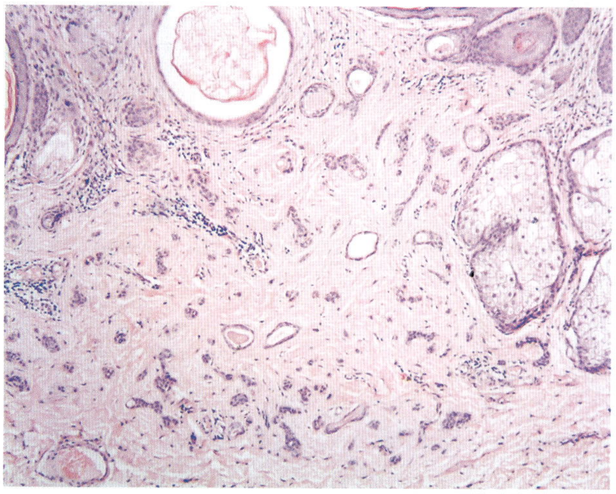

图 27-412　汗管瘤　真皮内可见很多小导管，导管壁由两排上皮细胞构成，大多扁平，有些导管有小的逗点样上皮尾巴，呈蝌蚪状，邻近表皮处，可见一囊样导管腔，管腔内充满角蛋白，类似粟丘疹

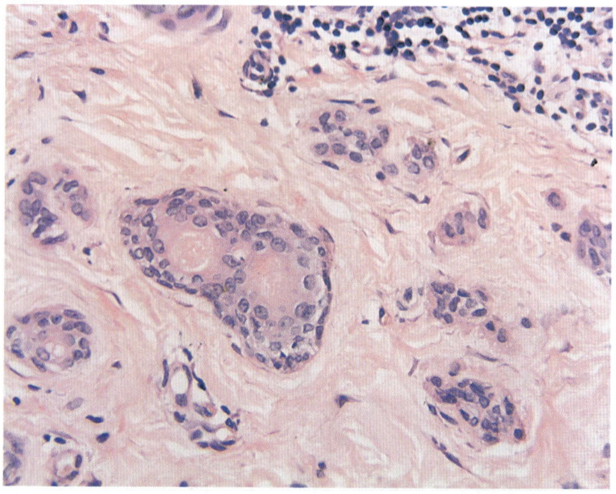

图 27-413　汗管瘤

小汗腺汗孔瘤

【临床表现】

小汗腺汗孔瘤（eccrine poroma）临床常见，皮损缓慢生长，呈稍隆起的带蒂肿瘤，性质柔软或坚实，色淡红，直径常小于 2 cm。外伤后易出血。特点为常在呈杯形的浅表凹陷上长出隆起性肿瘤。好发于掌跖和其侧缘，亦可见于颈、胸、背、小腿和鼻部。肿瘤常单发，但也有多发者。小汗腺汗孔瘤病为本病罕见的亚型，该型可在掌跖上发生 100 个以上皮损，并可与出汗性外胚叶发育不良伴发（图 27-414，图 27-415）。

【组织病理】

瘤体位于表皮下部，从表皮下部向下扩展至真皮内，相互吻合成宽带而组成瘤团，与表皮之间的边界相当明显。瘤细胞较棘细胞小，呈立方形；胞核呈圆形，深嗜碱性，细胞由细胞间桥连接。肿瘤和间质的边界虽明显，但周围瘤细胞不呈栅状，肿瘤细胞的特点为含有糖原，通常分布不均匀。黑色素常缺乏。大多数小汗腺汗孔瘤在瘤岛内常见狭窄的导管腔，偶见囊腔。囊壁衬以嗜酸性、PAS 阳性、耐淀粉酶的单排小皮，类似小汗腺导管腔衬里的上皮。免疫组化检查 EMA 和 CEA 阳性（图 27-416~图 27-427）。

【鉴别诊断】

组织学上应与以下疾病鉴别：

1. 基底细胞癌　基底细胞癌看不到细胞间桥，细胞大小不一，不含或很少含糖原，周边呈栅状排列，缺乏衬有嗜酸性小皮的导管。

2. 脂溢性角化病　小汗腺汗孔瘤的细胞颇似脂溢性角化病的小基底样细胞，但脂溢性角化病瘤体下沿平坦，可形成角囊肿，缺乏衬有嗜酸性小皮的导管。肿瘤不见于足底。

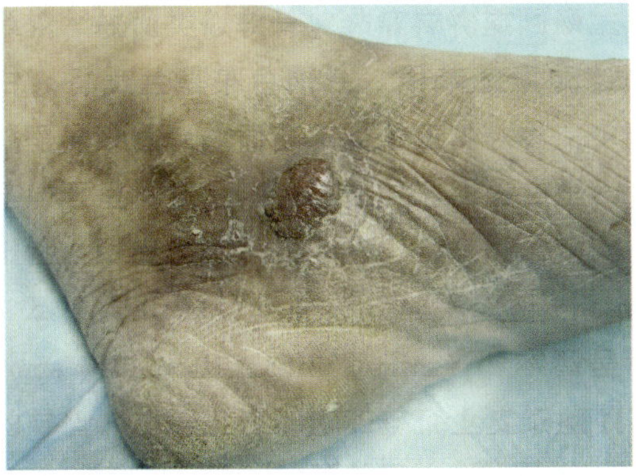

图 27-414　小汗腺汗孔瘤

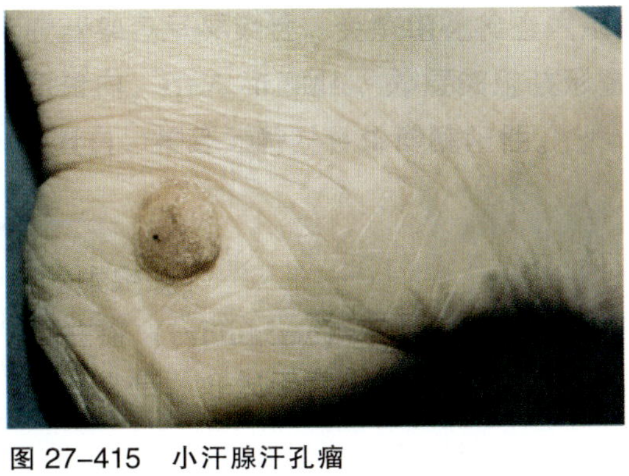

图 27-415　小汗腺汗孔瘤

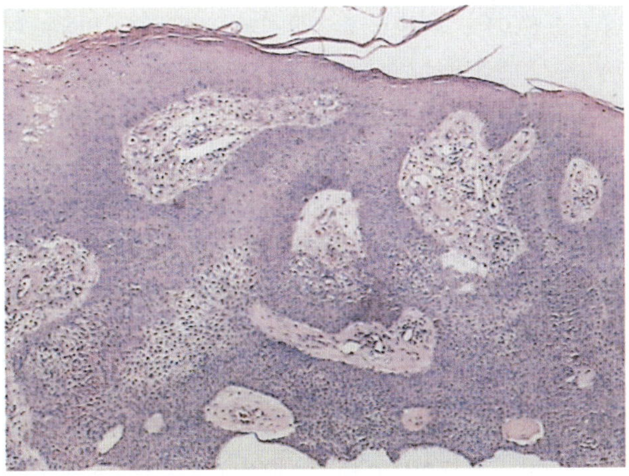

图 27-416　小汗腺汗孔瘤　瘤体位于表皮下部，从该处向下扩展至真皮内，成为相互吻合成宽带所组成的瘤团

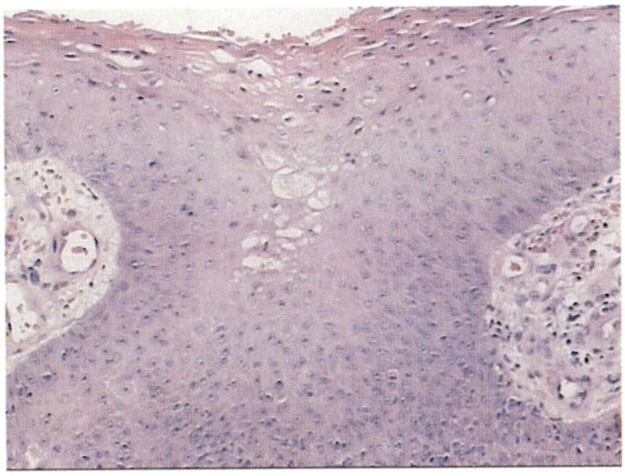

图 27-417　小汗腺汗孔瘤

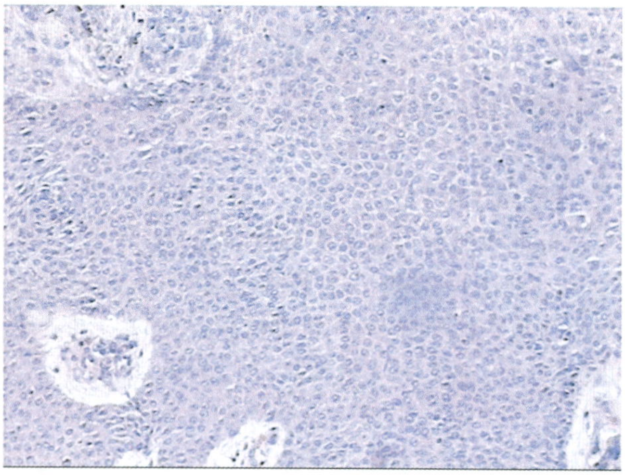

图 27-418　小汗腺汗孔瘤　瘤细胞呈立方形，较小，胞核呈圆形，深嗜碱性

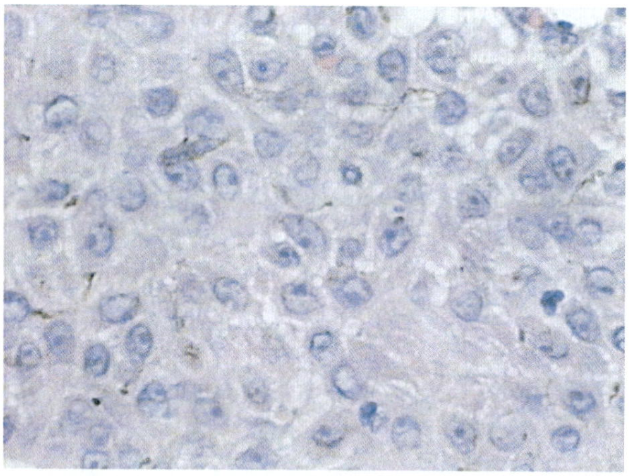

图 27-419　小汗腺汗孔瘤　瘤细胞呈立方形，胞核呈圆形，深嗜碱性，瘤细胞由细胞间桥连接

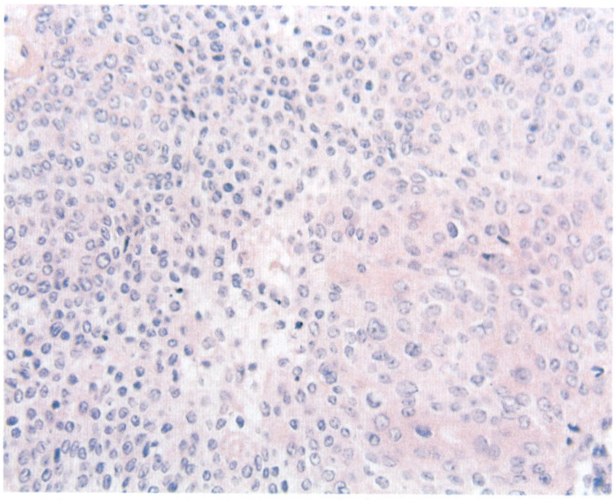

图 27-420　小汗腺汗孔瘤

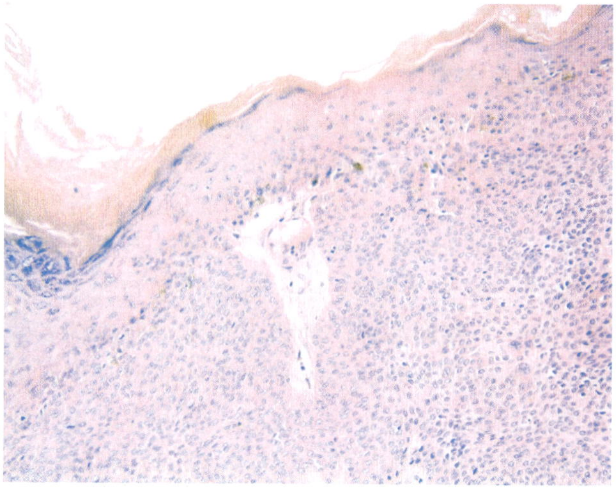

图 27-421　小汗腺汗孔瘤　瘤细胞与其下方棘细胞分界清楚

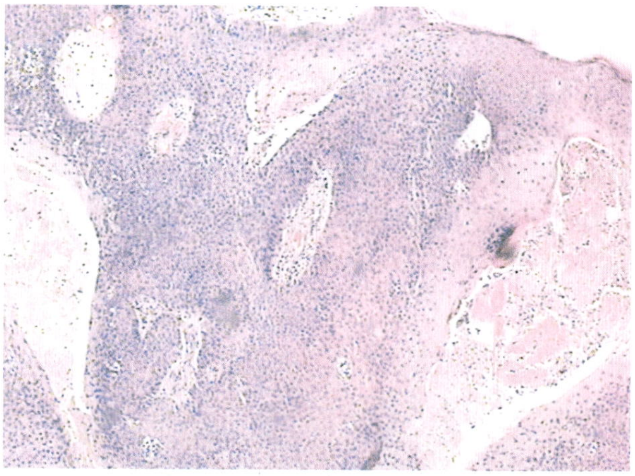

图 27-422　小汗腺汗孔瘤

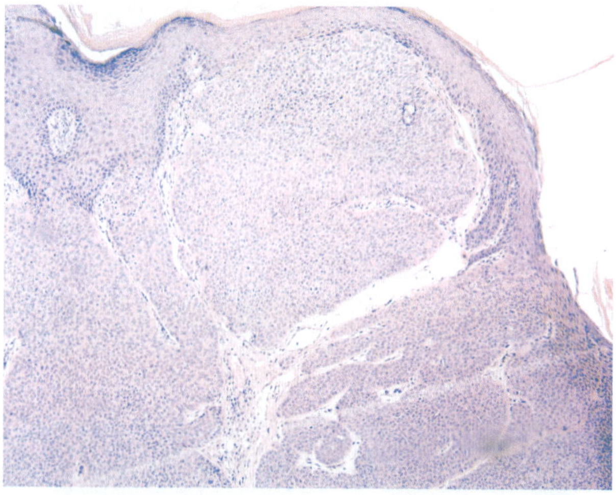

图 27-423　小汗腺汗孔瘤　瘤体位于表皮下部，从该处向下扩展至真皮内，成为相互吻合成宽带所组成的瘤团，瘤细胞较棘细胞小，呈立方形，胞核呈圆形，深嗜碱性。肿瘤细胞的特点为含有糖原，与表皮之间的边界相当明显，但周围瘤细胞不呈栅状

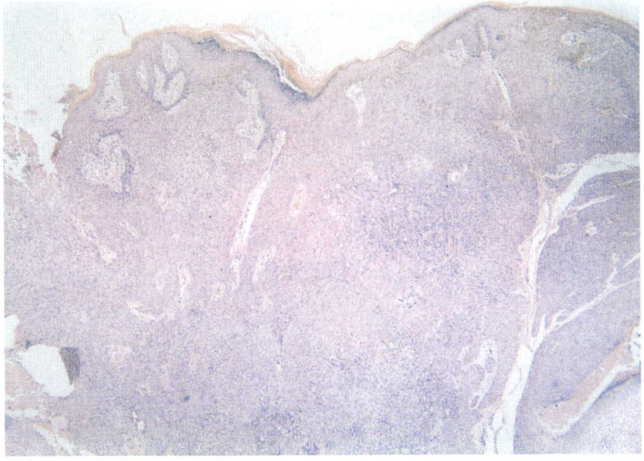

图 27-424　小汗腺汗孔瘤　瘤体位于表皮下部，从该处向下扩展至真皮内，相互吻合成宽带所组成的瘤团，与表皮之间的边界相当明显

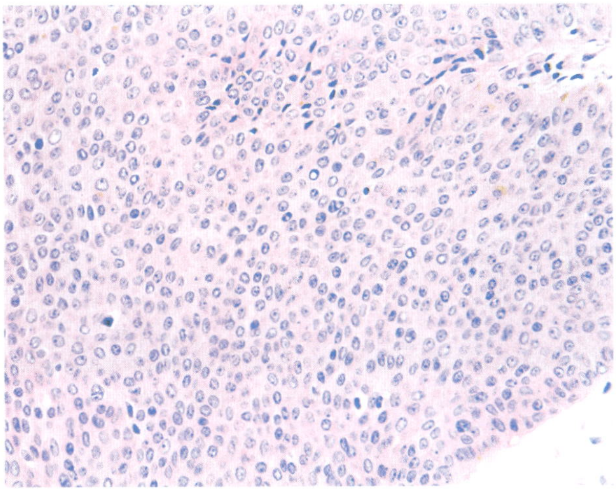

图 27-425　小汗腺汗孔瘤

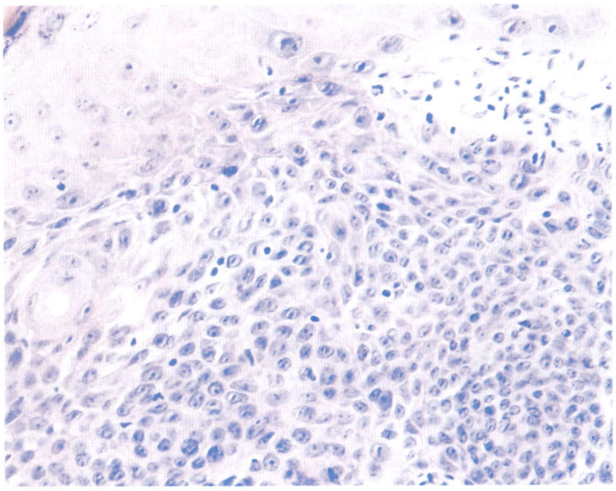

图 27-426　小汗腺汗孔瘤　瘤体位于表皮下部，从该处向下扩展至真皮内，与表皮之间的边界相当明显。瘤细胞较棘细胞小，呈立方形，胞核呈圆形，深嗜碱性

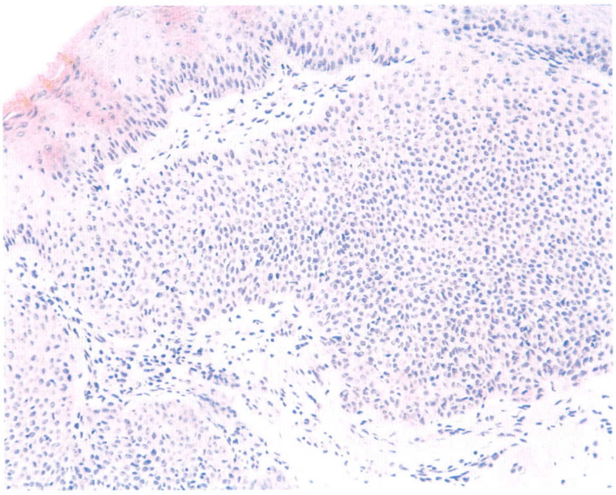

图 27-427　小汗腺汗孔瘤　瘤体位于表皮下部，从该处向下扩展至真皮内，与表皮之间的边界相当明显。瘤细胞较棘细胞小，呈立方形，胞核呈圆形，深嗜碱性，周围瘤细胞不呈栅状

汗管棘皮瘤

汗管棘皮瘤（syringoacanthoma）罕见，临床上呈脂溢性角化样新生物。瘤体细胞内含细糖原颗粒并有少量氨基葡聚糖聚集。本病的分类尚有争论，有人认为本病为小汗腺汗孔瘤的亚类。

恶性小汗腺汗孔瘤

【临床表现】

恶性小汗腺汗孔瘤（malignant eccrine poroma）又称汗孔癌（porocarcinoma），发生于长期存在的小汗腺汗孔瘤（50%），但亦可原发。临床表现类似汗孔瘤，也可表现为疣状的蓝色或黑色结节、斑块或溃疡性肿瘤。好发于老年，女性较常见。最常见的发病部位依次为下肢、躯干、头和上肢。与汗孔瘤不同的是，本病罕见侵犯手掌和足跖部。约 20%发生局部转移，10%发生远隔转移。如发生转移，死亡率为 70%（图 27-428~图 27-430）。

【组织病理】

恶性小汗腺汗孔瘤见于小汗腺汗孔瘤或纯粹表皮内小汗腺汗孔瘤毗邻处。在良性小汗腺汗孔瘤毗邻处见间变细胞，具有大而染色深的不规则形核，亦可见多核细胞，细胞内富含糖原。

原发肿瘤的恶性细胞可仅局限于表皮内（原位汗孔癌）或可扩展至真皮内呈侵袭性生长。

原位小汗腺汗孔癌表现为汗孔瘤细胞，有典型的管腔，伴有瘤细胞核和胞浆的多形性，核染色质深及有丝分裂。

侵袭性恶性小汗腺汗孔瘤与表皮相连，有一个宽的侵袭性边缘和一个明显的向下侵袭性生长的下界。瘤细胞团相互吻合呈条带状，由小细胞组成，细胞之间有间桥，瘤细胞核显示多形性，有明显异常的核分裂象（图 27-431~图 27-438）。

肿瘤呈淀粉酶消化的 PAS 染色阳性，免疫组化EMA 或 CEA 表达阳性，P53 强阳性。

【鉴别诊断】

组织学上应与下列疾病鉴别。

1. 侵袭性基底细胞癌的瘤体周边细胞呈栅栏状排列，细胞之间无间桥。

2. 鳞状细胞癌的瘤体不出现导管分化和管腔形成。

3. 乳腺外湿疹样癌耐淀粉酶，而恶性小汗腺汗孔瘤不耐淀粉酶。

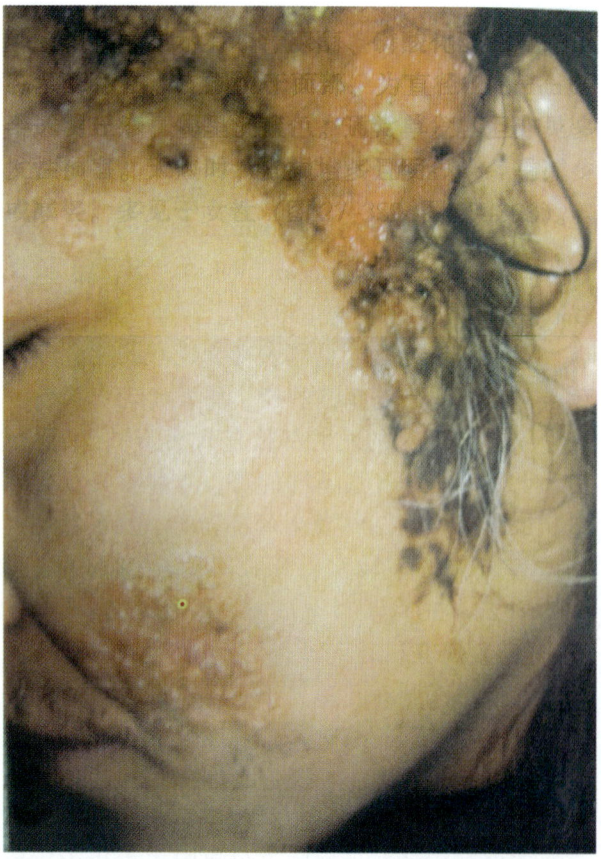

图 27-428　皮脂腺痣并发小汗腺汗孔瘤

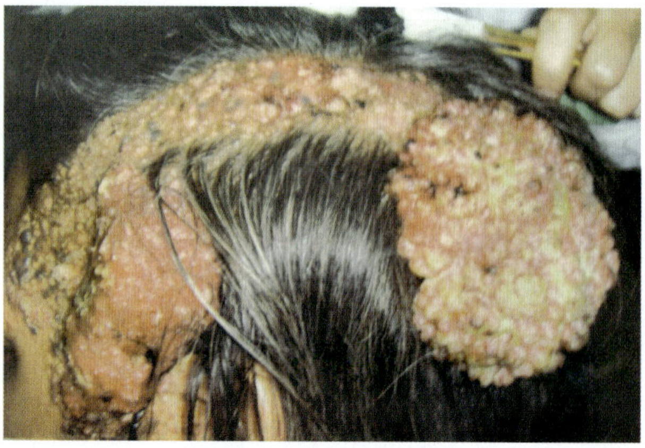

图 27-429　皮脂腺痣并发恶性小汗腺汗孔瘤

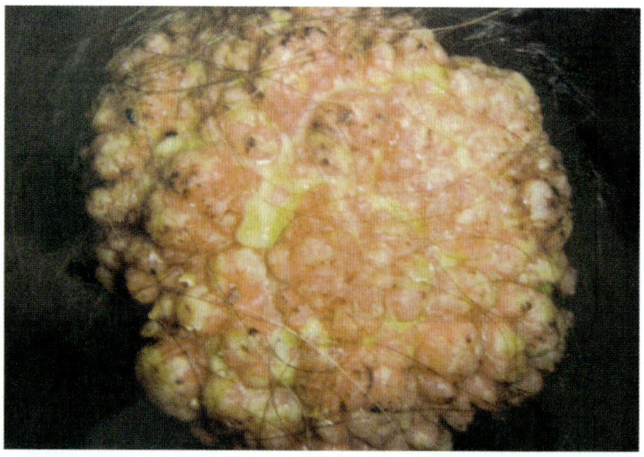

图 27-430　皮脂腺痣并发恶性小汗腺汗孔瘤

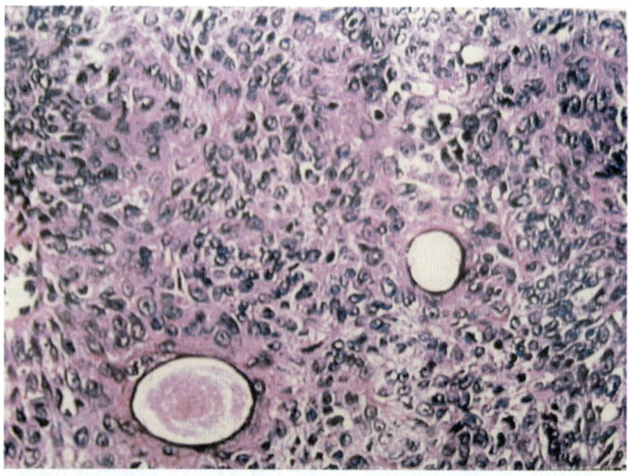

图 27-431　皮脂腺痣并发恶性小汗腺汗孔瘤　瘤细胞主要由多角形、核位于细胞中央的鳞状细胞样瘤细胞和含丰富的糖原且细胞膜清楚的淡染瘤细胞构成，核分裂象多

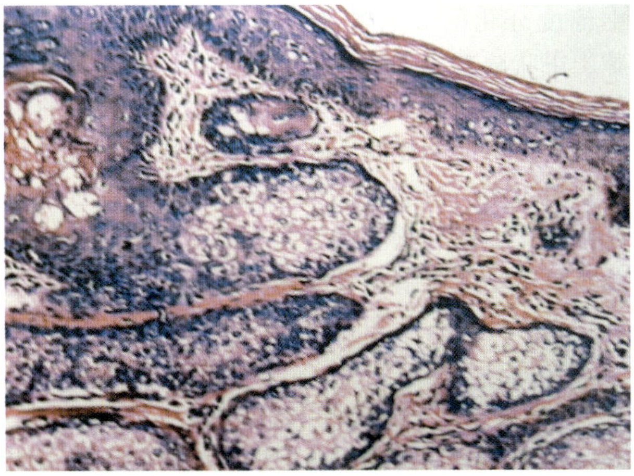

图 27-432　皮脂腺痣并发恶性小汗腺汗孔瘤　皮脂腺痣组织病理表现

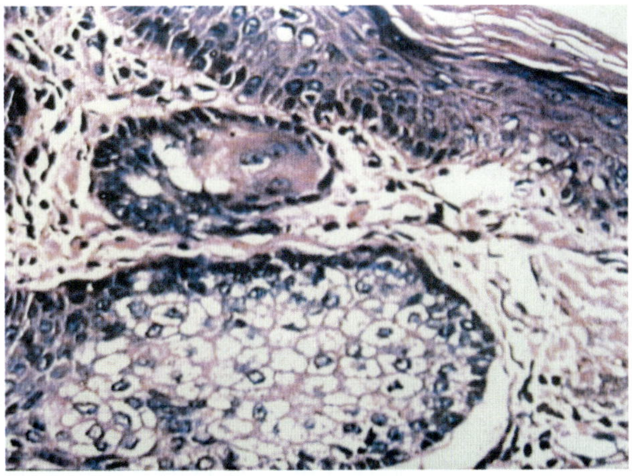

图 27-433　皮脂腺痣并发恶性小汗腺汗孔瘤

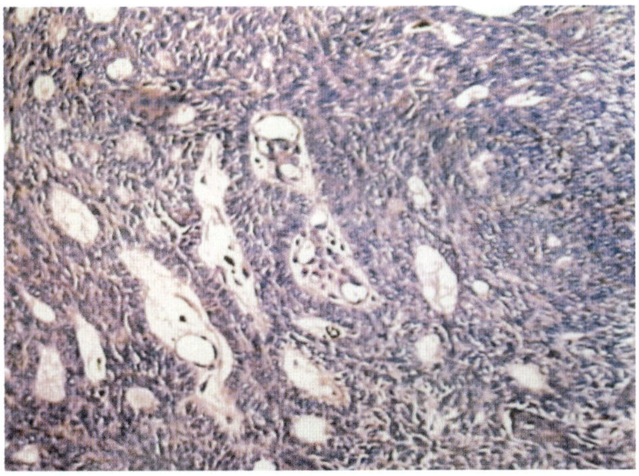

图 27-434　皮脂腺痣并发恶性小汗腺汗孔瘤　瘤细胞浸润真皮，可见局灶有导管或小管结构形成

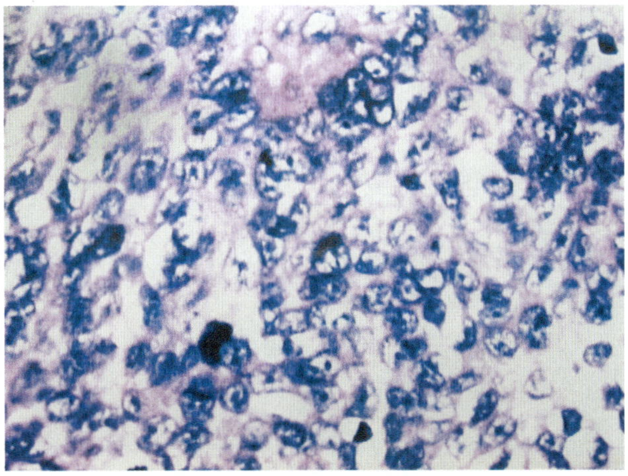

图 27-435　皮脂腺痣并发恶性小汗腺汗孔瘤　核分裂象多，可见病理性核分裂

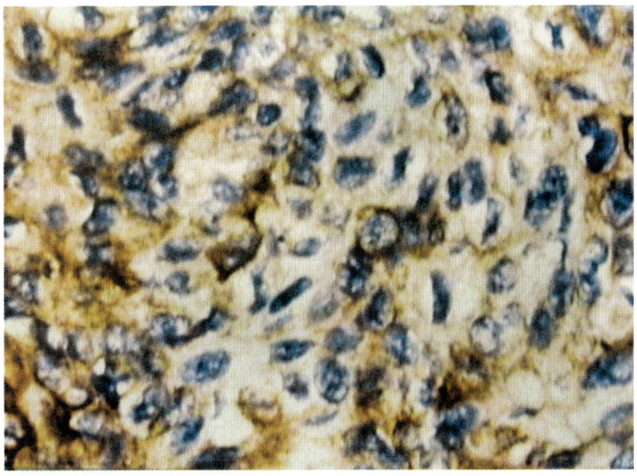

图 27-436　皮脂腺痣并发恶性小汗腺汗孔瘤（PS 法染色×400）肿瘤结合混合性 CK 阳性

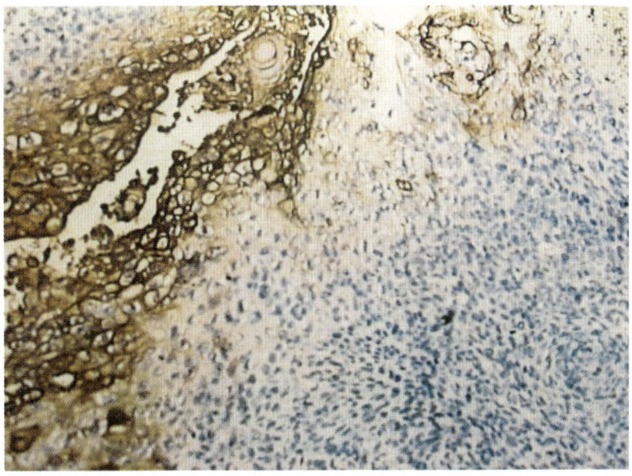

图 27-437　皮脂腺痣并发恶性小汗腺汗孔瘤　EMA 阳性

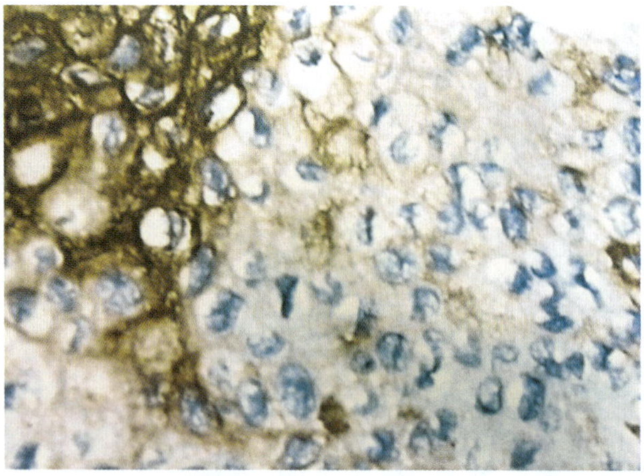
图 27–438　皮脂腺痣并发恶性小汗腺汗孔瘤　EMA 强阳性

小汗腺汗管纤维腺瘤

【临床表现】

小汗腺汗管纤维腺瘤（eccrine syringofibroadenoma）临床常见于中老年女性，大多数好发于四肢及头颈部，为单发的过度角化性结节或斑块，直径数厘米，个别亦呈线状。

【组织病理】

本病为小汗腺末端汗管细胞肿瘤，由末端汗管细胞组成的细长上皮索条相互交织，伸于纤维血管性间质内。上皮索条内可有或无导管结构，上皮索的网状外观类似纤维上皮瘤，有些小汗腺在瘤体下方与之相连。上皮细胞 PAS 染色阳性，含有氧化酶包括琥珀酸脱氢酶和亮氨酸氨基肽酶，保持小汗腺起源特性。

【鉴别诊断】

组织学上需要与纤维上皮瘤鉴别，后者不见导管结构。

侵袭性指（趾）乳头状腺瘤

【临床表现】

侵袭性指（趾）乳头状腺瘤（aggressive digital papillary adenoma）发生于指（趾）和掌跖部邻近皮肤。多见于成人，皮损呈单发性囊性肿块，罕见发生溃疡，但常侵入软组织。可发生局部淋巴结和（或）肺部转移。

【组织病理】

特征性组织学表现为管泡状和导管状结构，可有乳头伸入囊性扩张腔内。衬有非典型上皮细胞的巨大乳头伸入微小囊肿内。这些囊性区可与中等度分化的腺癌细胞融合，类似来自乳房、肺、甲状腺、卵巢的转移性乳头状癌。低恶性的侵袭性指（趾）乳头状腺瘤与高恶性的腺癌的区别在于多形性的程度、核分裂象的比率和有无坏死。约 2/3 的此类肿瘤为腺瘤，但约 1/3 呈低分化的腺癌，细胞分化不典型，出现坏死区和深部侵袭，其中几乎有一半发生转移。免疫组化检查上皮细胞角蛋白强阳性，S–100 蛋白和 CEA 阳性。

小汗腺螺旋腺瘤

【临床表现】

小汗腺螺旋腺瘤（eccrine spiradenoma）好发于 15~35 岁的中年人，临床特征为单发性真皮内结节，直径 1~2 cm，境界清楚，表面皮肤可呈正常肤色、蓝色或淡红色。好发于躯干上部腹侧。偶见多发性损害，可呈线状或带状疱疹外观。自觉症状为阵发性疼痛。

【组织病理】

肿瘤呈一个或数个小叶，位于真皮内，不与表皮连接，小叶边界清楚，可有包膜。低倍镜下，瘤小叶因胞核密集呈嗜碱性。高倍镜下，瘤小叶内上皮细胞交织排列成索，这些瘤细胞索围绕不规则小岛状水肿性结缔组织。索内细胞有两型，均只有少量胞浆，第一型细胞有小的暗色胞核，通常位于瘤团周围部，第二型细胞有大而淡染的胞核，位于瘤团中央并部分围绕小管腔排列。管腔内常含小量颗粒和 PAS 阳性耐淀粉酶的嗜酸性物质。无囊腔处具有淡染胞核的细胞可排列成花簇样，瘤细胞内缺乏或仅含微量糖原（图 27–439~图 27–443）。

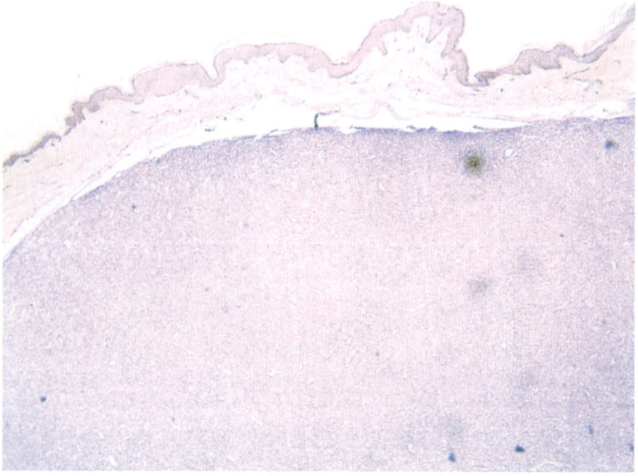
图 27–439　小汗腺螺旋腺瘤　肿瘤位于真皮内，不与表皮连接，低倍镜下，瘤小叶因胞核密集呈嗜碱性

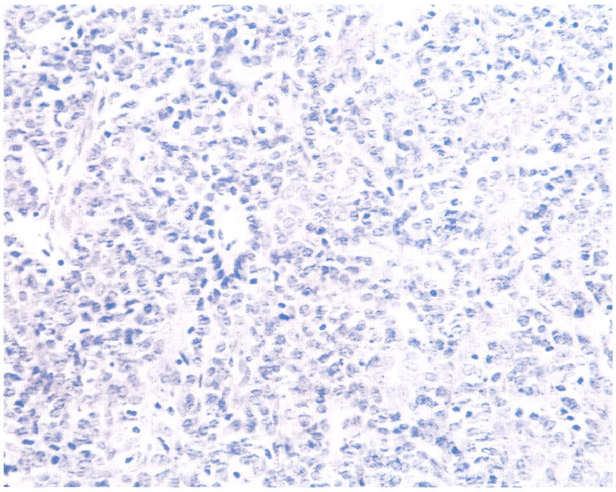

图 27-440　**小汗腺螺旋腺瘤**　高倍镜下，瘤小叶内上皮细胞交织排列成索

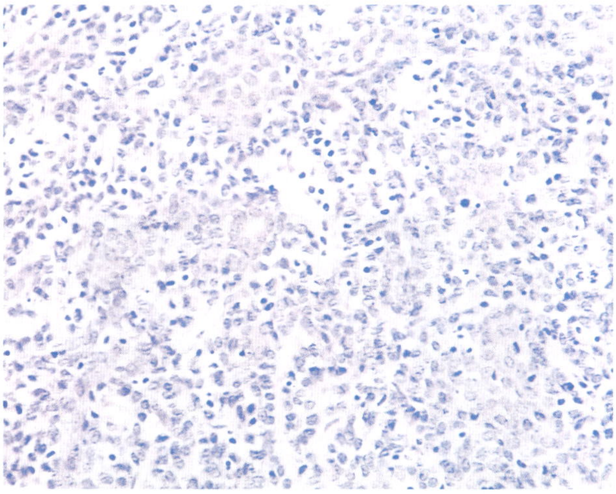

27-441　**小汗腺螺旋腺瘤**　肿瘤高倍镜下，瘤小叶内上皮细胞交织排列成索

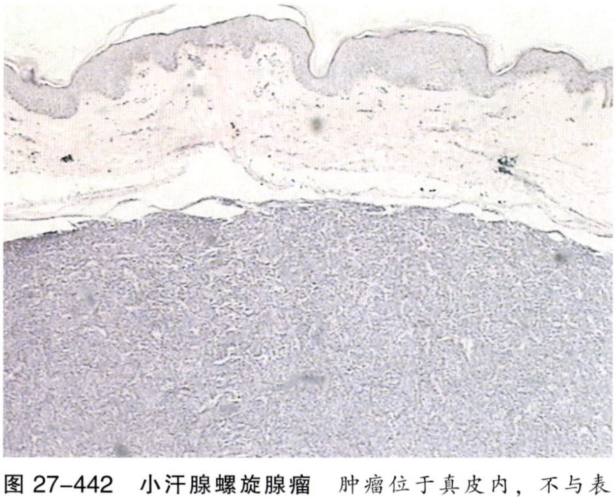

图 27-442　**小汗腺螺旋腺瘤**　肿瘤位于真皮内，不与表皮连接，小叶边界清楚。低倍镜下，瘤小叶因胞核密集呈嗜碱性

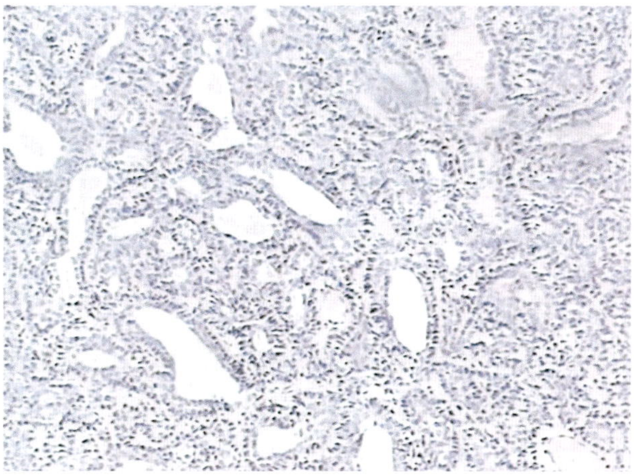

图 27-443　**小汗腺螺旋腺瘤**　高倍镜下，瘤小叶内上皮细胞交织排列成索，索内细胞有两型，均只有少量胞浆。第一型细胞有小的暗色胞核，通常位于瘤团周围部；第二型细胞有大而淡染的胞核，位于瘤团中央并部分围绕小管腔排列。管腔内常含小量颗粒和 PAS 阳性耐淀粉酶的嗜酸性物质

免疫组化显示肿瘤细胞 IKH-4 表达阳性，CK7、CK8、EMA、CEA 表达也为阳性。

【鉴别诊断】

临床上肿瘤疼痛时，应与平滑肌瘤、血管球瘤、神经瘤和血管脂肪瘤鉴别。组织学上可鉴别。

恶性小汗腺螺旋腺瘤

【临床表现】

恶性小汗腺螺旋腺瘤（malignant eccrine spiradenoma）又称为恶性小汗腺螺旋腺癌，临床上罕见，常由长期存在的小汗腺螺旋腺瘤恶变所致，有局部淋巴结转移，可致命。

【组织病理】

可见特殊结构：即典型的良性小汗腺螺旋腺瘤和恶性小汗腺螺旋腺瘤以及二者的移行区。恶性小汗腺螺旋腺瘤细胞学改变为导管细胞数的减少，核多形性，核仁明显，有丝分裂活跃及核异型性。瘤细胞可表现为鳞状细胞化生或变成肉瘤样梭形细胞。

免疫组化显示恶性肿瘤细胞可高表达P53，也可表达雌激素受体。导管分化区 EMA 和CEA 阳性。其他细胞表达 EMA、S-100 蛋白和 CAM5.2。

乳头状小汗腺腺瘤

【临床表现】

乳头状小汗腺腺瘤（papillary eccrine adenoma）临床少见，好发于四肢，女性多见，特别多见于黑人，其特点为红斑、黄色或棕色结节，直径 0.5~4.0cm。肿瘤生长缓慢。

【组织病理】

界限清楚无包膜的真皮肿瘤，由扩张的分支状管腔和囊腔组成，周围有致密、均质、环状的间质包裹，囊壁上皮由两层小的嗜酸性细胞组成。常见乳头状突起，瘤细胞中含有糖原，可出现局部透明细胞改变，囊腔中含耐淀粉酶消化的 PAS 和阿辛兰阳性的物质，无顶浆分泌。免疫组化显示上皮细胞角蛋白（CK8 和 CK14），EMA 和 CEA 阳性，S-100 蛋白和 SMA 有时阳性。组织化学标记碱性蛋白磷酸化酶阳性，超微结构也证实其向汗腺导管分化。

【鉴别诊断】

组织学上应与侵袭性肢端乳头状汗腺瘤鉴别，后者呈侵袭性生长，细胞有明显的异型性。

透明细胞汗腺瘤

【临床表现】

透明细胞汗腺瘤（clear cell hidradenoma）又称结节性汗腺瘤（nodular hidradenoma）、透明细胞小汗腺腺瘤（eccrine sweet gland adonoma of the clear cell type）、实体性囊性汗腺瘤（solid cystic hidradenoma）和小汗腺末端汗腺瘤（eccrine acrospiroma）。

临床较常见，多见于 20~50 岁的患者，通常女性患者为男性的 2 倍。损害无一定好发部位，可发生于腋窝、臂部、大腿、头部和阴部，但最常见者为头部。皮损为单个实体性或囊性皮内或皮下结节，偶亦呈隆起性皮肤团块，直径 5~30 mm。肉色或淡红色损害，可呈分叶状、圆屋顶状结节，常发生溃疡。约 20%的患者有压痛（图 27-444，图 27-445）。

【组织病理】

此瘤界限明显，可有包膜，由分叶状团块组成，大多不与表面表皮连接，位于真皮并扩展至皮下组织内。在分叶状团块中常有大小不一的管状腔，管状腔衬以立方形导管细胞或柱状分泌细胞。瘤实体部分可见两型细胞。一种为多角形细胞，核圆，有略呈嗜碱性胞浆，有些细胞呈梭形，有长核。另一种细胞常呈圆形，胞浆极透明，致胞膜清晰可见，核暗而小，在不同肿瘤中两者比例不一。两型之间也有过渡细胞。透明细胞含有相当量的糖原，但沿其周围还有相当量 PAS 阳性、耐淀粉酶物质。在有些瘤内有形成角化珠的角质形成细胞，另一些瘤内成簇鳞状细胞围绕小腔排列，腔内衬以很明确的嗜酸性保护膜，因此似小汗腺导管。肿瘤结节常伴存特征性嗜酸性透明蛋白基质。酶组织化学染色小汗腺酶强阳性，特别是磷酸化酶，呼吸酶包括琥珀酸脱氢酶和二磷酸吡啶核苷酸辅酶 1（图 27-446~图 27-451）。免疫组化 EMA、CEA、S-100 蛋白和波形蛋白阳性。

【鉴别诊断】

组织学上应与外毛根鞘瘤鉴别，外毛根鞘瘤瘤体周边细胞成栅栏状排列，无大的囊腔和管状腔。

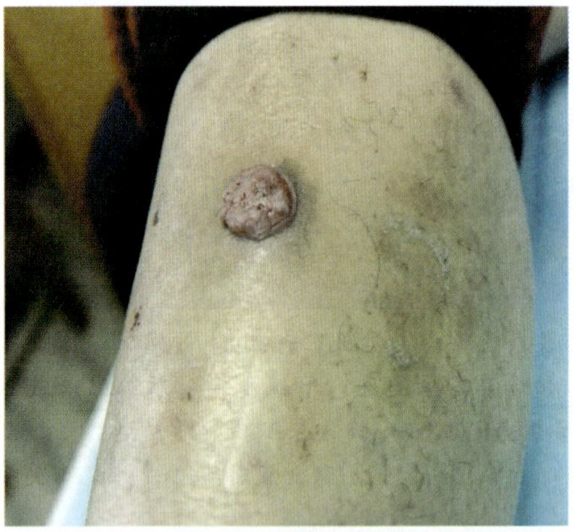

图 27-444　透明细胞汗腺瘤

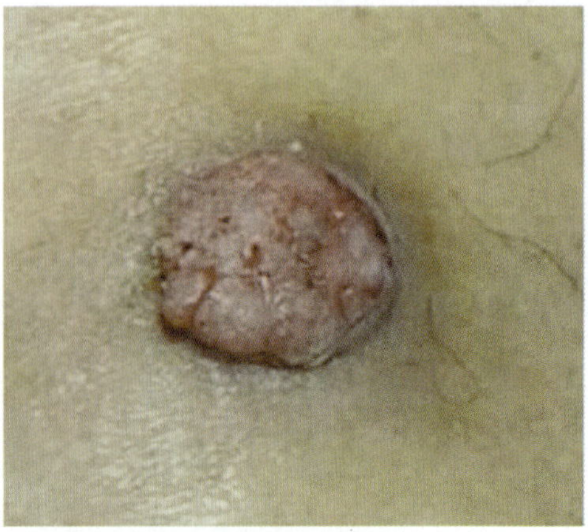

图 27-445　透明细胞汗腺瘤

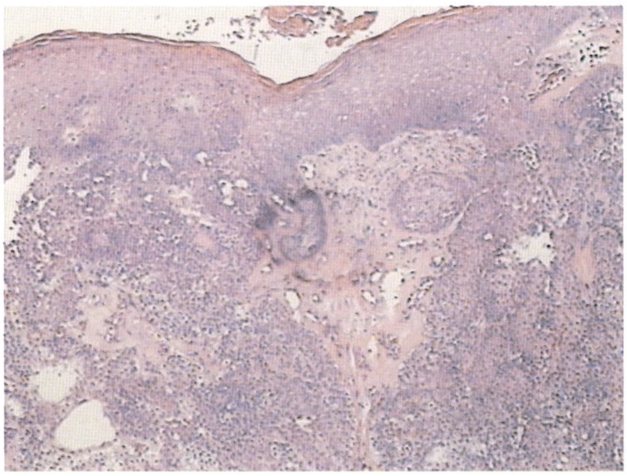

图 27-446　透明细胞汗腺瘤　瘤由分叶状团块组成，在分叶状团块中常有大小不一的管状腔

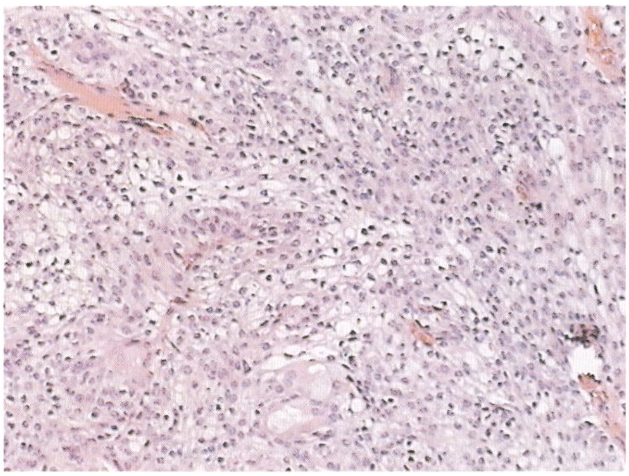

图 27-447　透明细胞汗腺瘤　瘤体细胞为透明细胞，与嗜碱性细胞混合存在

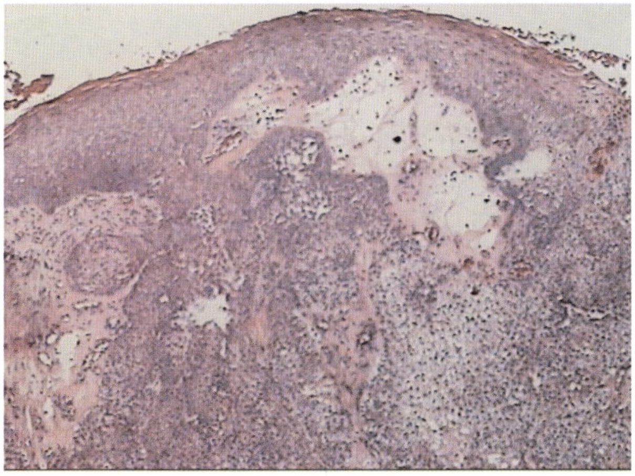

图 27-448　透明细胞汗腺瘤　由分叶状团块组成，见大小不一的管状腔，瘤实体部分可见两型细胞。一种为多角形细胞，略呈嗜碱性胞浆；另一种细胞常呈圆形，胞浆透明。两型细胞混合存在

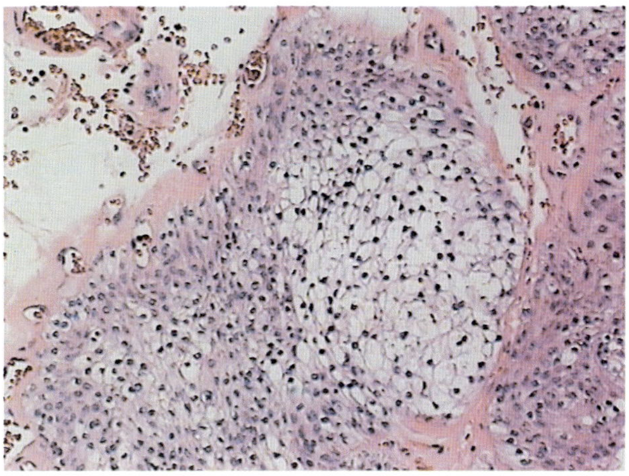

图 27-449　透明细胞汗腺瘤　可见大片透明细胞

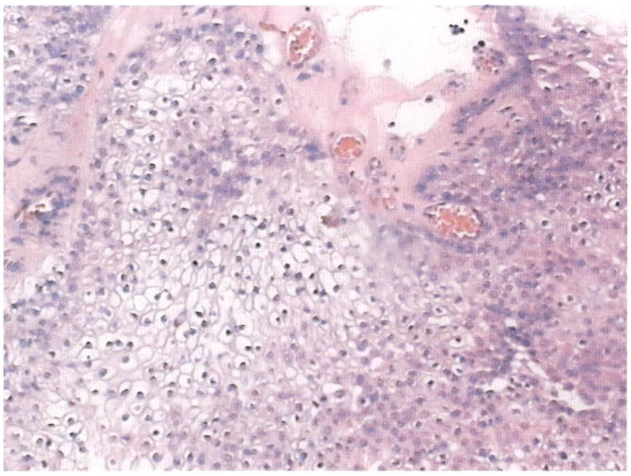

图 27-450　透明细胞汗腺瘤

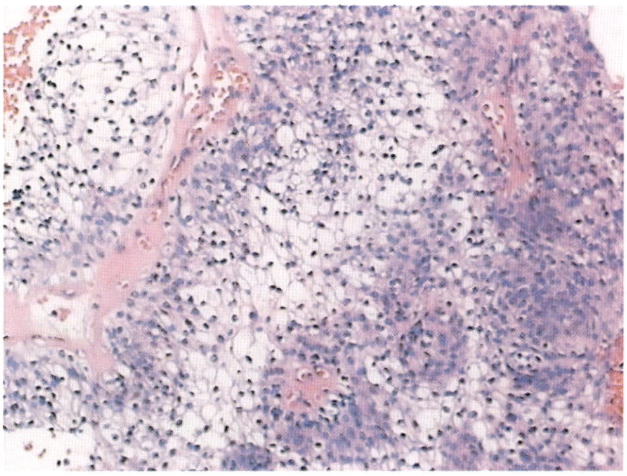

图 27-451　透明细胞汗腺瘤　瘤实体部分可见两型细胞。一种为多角形细胞，核圆，有略呈嗜碱性胞浆；另一种细胞常呈圆形，胞浆极透明，胞膜清晰可见，核暗而小。两型之间也有过渡细胞

恶性透明细胞汗腺瘤

【临床表现】

恶性透明细胞汗腺瘤（malignant clear cell hidradenoma）又称汗腺癌、恶性结节性汗腺瘤、恶性透明细胞末端螺旋腺瘤。本病极罕见。为单个结节，发生于头部、躯干或四肢远端。平均发病年龄为57岁，男与女发病相等。好发部位依次为下肢、上肢、躯干、头部和颈部。该病侵袭性强，复发率高，60%发生转移，以局部淋巴结、肺和骨骼转移最常见。

【组织病理】

与良性界限清楚的透明细胞汗腺瘤不同，恶性透明细胞汗腺瘤瘤体大而不对称，并侵入周围组织，边界不清，可侵入血管及淋巴管。常见核分裂象，有些则为非典型性，但亦可见瘤细胞核轻微或中等程度间变，甚至缺乏。若见核间变，可限于透明细胞或多角形细胞和透明细胞均受累。特征性改变为出现导管分化，有时显示分化良好的保护膜，偶尔可见分化良好的导管。导管不明显时，可用淀粉酶消化的PAS染色和免疫组织化学检查EMA和CEA来加以证实。

【鉴别诊断】

组织学上应与透明细胞汗腺瘤鉴别，如果透明细胞汗腺瘤出现增多的、异常的有丝分裂或呈侵袭性生长，应高度疑为恶性。本病还应和其他胞浆明显空泡化的肿瘤鉴别，包括透明细胞鳞状细胞癌、毛鞘癌、转移性透明细胞癌及透明细胞黑色素瘤。

小汗腺癌

【临床表现】

小汗腺癌（eccrine carcinoma）又称经典型小汗腺腺癌（classic type of eccrine adenocarcinoma）。转移扩散发生率高。可发生于皮肤任何部位。有人报道随访5年或5年以上的68例患者中，29例发生淋巴结转移，26例发生内脏转移。临床表现为腺癌，易与转移性腺癌混淆。

【组织病理】

组织学表现不一，在某些区域呈分化较好的管状结构，而在另一些部位则表现为间变性癌，故而不能识别汗腺结构。管状结构通常仅呈小的管腔，衬以单层或双层细胞，有些管腔衬以分泌细胞。由于分泌细胞含有糖原，细胞大而呈空泡状，PAS染色阳性并耐淀粉酶。小汗腺癌与转移性腺癌的鉴别常困难，因此诊断转移癌前应认真考虑小汗腺癌的可能性。小汗腺酶对二者的鉴别尚不能肯定（图27-452~图27-457）。

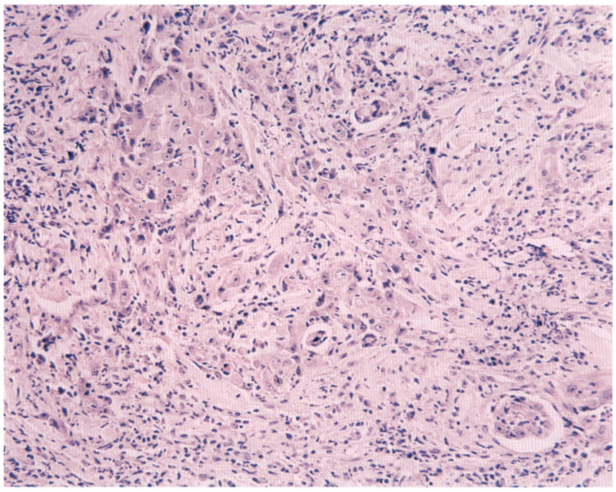

图27-452 小汗腺癌 表现为间变性癌并见小的管腔

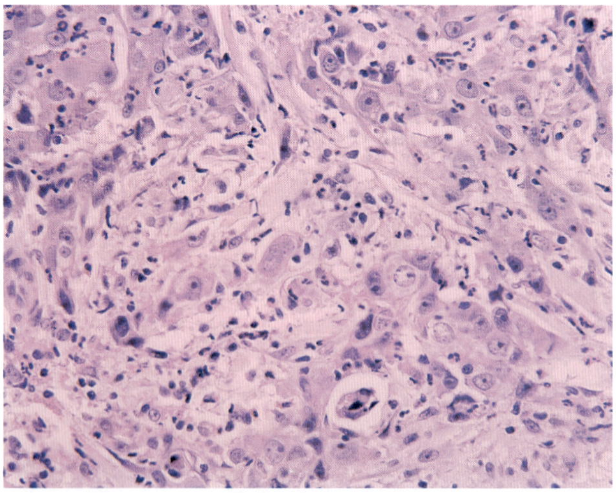

图27-453 小汗腺癌 表现为间变性癌，异形性明显并见小的管腔

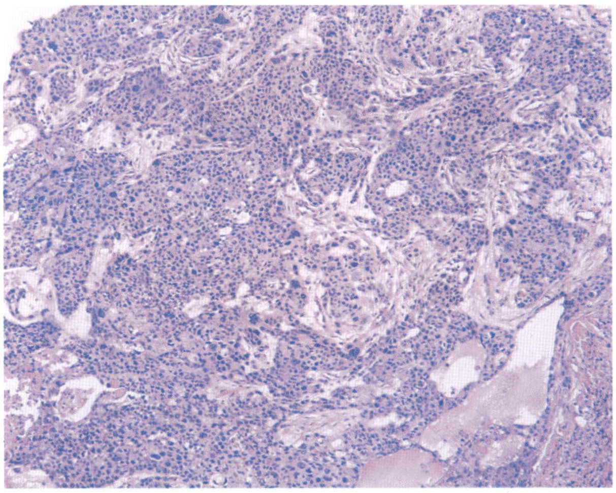

图 27-454 小汗腺癌 肿瘤呈条索状团块块，有小的管腔

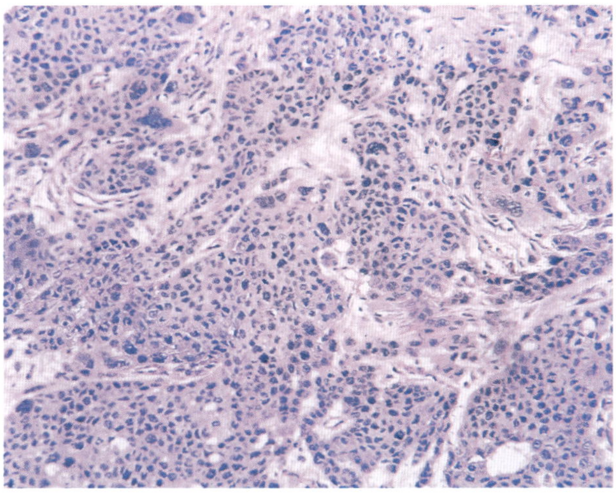

图 27-455 小汗腺癌 表现为间变性癌，而不能识别汗腺结构

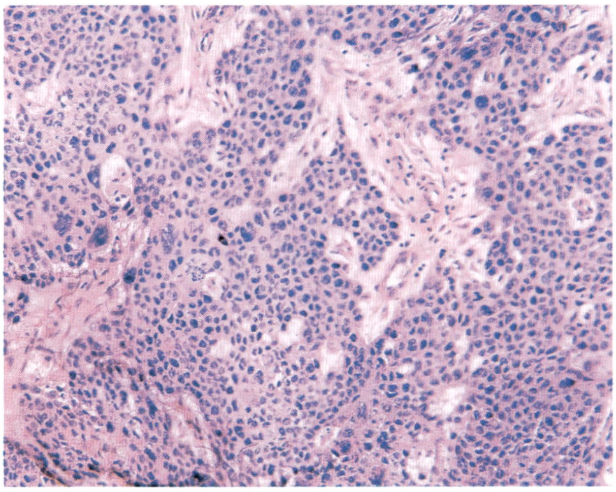

图 27-456 小汗腺癌

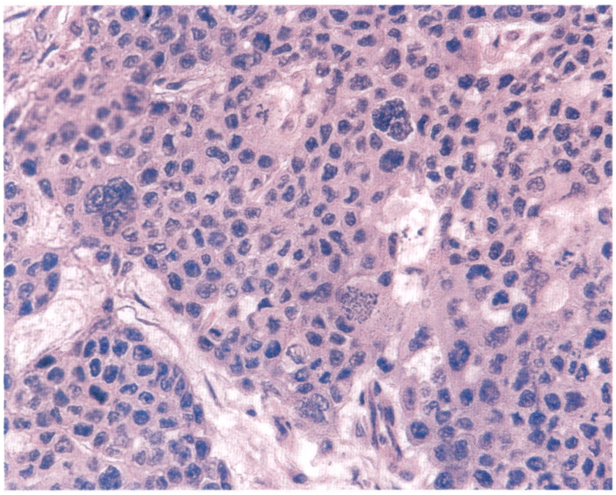

图 27-457 小汗腺癌 表现为间变性癌，可见瘤巨细胞，核形态大小不一，异形性明显而不能识别汗腺结构

皮肤腺样囊性癌

【临床表现】

皮肤腺样囊性癌（adenoid cystic carcinoma of the skin）主要发生于唾液腺，其次为泪腺、耵腺和上呼吸道的黏液腺。亦有少数患者发生于皮肤，主要为头部和胸部。肿瘤生长缓慢，呈局部侵袭性，可沿肌膜、神经侵袭并侵入骨骼，因此很难彻底切除。偶可引起肺部转移。

【组织病理】

由单形性基底样细胞排列成管状、长巢状或索状。在单形性基底样细胞巢中间插有淡嗜碱性黏液基质的圆形柱。细胞间有嗜酸性线状和小球状基底膜物质沉积。胞核紧密，有分散的染色体，核仁不明显，分裂象少，细胞胞浆量少。免疫组织显示肿瘤细胞表达低分子量和高分子量角蛋白和 S-100 蛋白，也可表达 CEA 和 EMA，以上组化特点说明肿瘤细胞存在导管分化。

微囊肿性附属器癌

【临床表现】

微囊肿性附属器癌（microcystic adenexa carcinoma）又称硬化性汗腺导管癌、恶性汗管瘤及局部侵袭性附属器癌，是一种具有局部侵袭性的恶性附属器肿瘤，既向汗腺又向毛囊分化。本病临床罕见，肿瘤生长非常缓慢，表现为肤色或淡黄色局限性斑块或结节，表面正常或有鳞屑。好发于颜面特别是鼻唇部及眶周，但亦可发生于其他部位，如腋窝及臂部。年龄不限，男女无差异。40%左右的患者可局部复发，可侵袭神经、肌肉、骨骼等。尚未见发生转移的报告。

【组织病理】

肿瘤位于真皮，甚至皮下组织内，边界不清，向深部浸润。有两种结构，一种是多数鳞状细胞形成巢状或条索状团块嵌于结缔组织增生的间质中。在某些团块内可见角质囊肿或顿挫性毛囊。另外一些部位可见类似汗管瘤的管状结构，数量不一，衬以单层或双层立方形细胞。瘤细胞胞浆内有空腔，可有不典型细胞，核分裂象罕见。肿瘤常可侵犯周围神经。免疫组化研究管状结构 CEA 阳性，瘤细胞索、角囊肿和管状结构角蛋白染色均阳性，提示本病向毛发和小汗腺分化。免疫组化显示肿瘤细胞表达 AE1/AE3 和 EMA（图 27–458，图 27–459）。

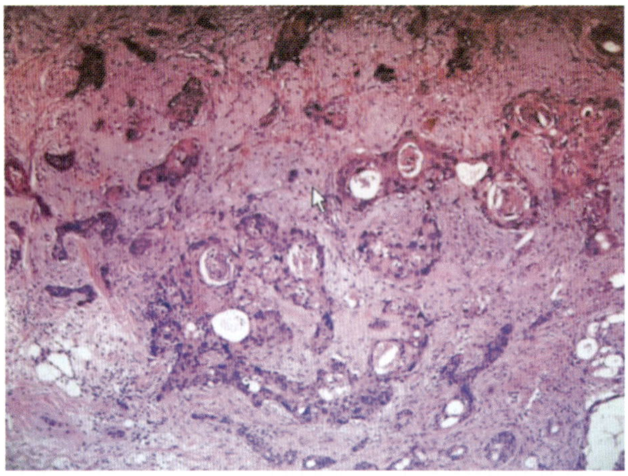

图 27–458 微囊肿性附属器癌 多数鳞状细胞成巢状或条索状团块和类似汗管瘤的管状结构

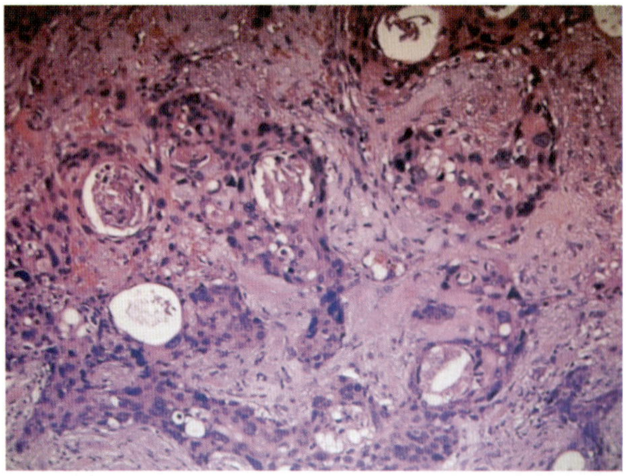

图 27–459 微囊肿性附属器癌 类似汗管瘤的管状结构，数量不一，衬以单层或双层立方形细胞。瘤细胞胞浆内有空腔

【鉴别诊断】

1. 与汗管瘤鉴别点是微囊肿性附属器癌的细胞核轻度异性，有角囊肿及有丝分裂的存在。

2. 本病与硬化性基底细胞癌及结缔组织增生性鳞状细胞癌区别是，后两者无向导管分化及胞浆内空腔形成的特点。

管状小汗腺腺癌

【临床表现】

管状小汗腺腺癌（ductal eccrine adenocarcinoma）临床罕见，好发于中年女性，皮损常见于头皮及面部，常呈单发性缓慢生长的浸润性斑块，直径可达 3 cm，肿瘤生长缓慢，呈侵袭性生长，患者就诊前，肿块已出现数月甚至数年。易复发。

【组织病理】

瘤体位于真皮中部。有导管分化趋势的基底样细胞呈实体索或管状增生，嵌于真皮致密的纤维基质中，局灶性导管腔常明显。肿瘤内基质有不同程度的结缔组织增生，并可见慢性炎症细胞浸润。瘤细胞较小，核深染，胞浆淡染。肿瘤包膜边界不清，细胞多形性，可见核分裂象。免疫组化示肿瘤细胞角蛋白和 CEA 阳性。肿瘤细胞也不同程度的表达雌激素和前列腺素受体，cerbB–2、S–100 蛋白和 GCDFP–15。

【鉴别诊断】

组织学上应与汗管瘤和乳头状汗管囊腺瘤鉴别，这两种疾病无不典型性瘤细胞。

黏液性小汗腺癌

【临床表现】

黏液性小汗腺癌（mucinous eccrine carcinoma）罕见。通常呈圆形隆起性淡红色肿块，有时表面呈溃疡。好发于头颈部，其中 40%发生于眼睑。肿瘤生长缓慢，常无自觉症状。易误诊为皮脂腺囊肿、血管瘤、腺囊性基底细胞癌、脂肪瘤、黑色素瘤或神经瘤。偶可发生淋巴结转移，广泛性转移罕见。

【组织病理】

组织学表现有高度特征性。瘤体是由小的基底样细胞组成的巢状或腺样结构，由纤维组织束分成许多间隔。每个间隔内可见中等度间变细胞

(有时形成管腔)的癌巢，有大量淡染的黏蛋白包绕。黏蛋白PAS和胶样铁染色强阳性。耐淀粉酶和透明质酸酶，但对涎酶的消化敏感。阿新兰染色在pH为2.5时呈阳性反应，但在pH为1.0和pH为0.4时则为阴性，提示黏蛋白为非硫酸性，因而该蛋白属涎黏蛋白，酶组织化学检查主要为小汗腺酶。免疫组化细胞表达HMFG、GCDFP-15、GCDFP-24和溶菌酶。

【鉴别诊断】

本病应与转移癌鉴别。转移癌的原发损害多位于大肠，瘤细胞不典型性更明显，癌细胞同时侵入结节边缘部的胶原束间。二者单独从组织学上鉴别常困难。

(阎乎玲　张燕飞　李伯埙)

第四节　纤维组织肿瘤

皮肤纤维瘤

【临床表现】

皮肤纤维瘤(dermatofibroma)的皮损临床上有诊断价值，损害为圆形或椭圆形丘疹或结节，质地坚硬，直径数毫米，偶可达2~3cm，可移动，上方与表皮相连。颜色棕红、黄褐到黑褐色，或蓝黑色。侧压时结节中央有凹窝，叫凹窝征。好发于四肢、肩、背部及躯干两侧，常为单个，偶或多个。多见于成人，罕见于儿童。常持久存在，很少自然消退，一般无自觉症状，偶有痒痛(图27-460，图27-461)。

【组织病理】

病变位于真皮中下部，瘤无包膜，与周围组织界线不清，病变由梭形成纤维细胞、组织细胞及成熟及未成熟的胶原纤维组成。可为分成纤维型和细胞型两型，以成纤维型多见(图27-462~图27-467)。纤维型：胶原纤维占主要成分，大都成熟，胶原纤维与成纤维细胞呈平行编织或车轮状排列。高倍镜下成纤维细胞的胞核细长，胞质少。胶原纤维可呈透明变性、钙化。细胞型：组织细胞为主，胞体大，核圆形或椭圆形，胞质丰富。细胞可含脂质或含铁血黄素，亦可见一些多核巨细胞，偶见黄瘤细胞、巨细胞，胶原纤维仅有少量。上述病变正上方的表皮棘层大都明显肥厚，表皮突向下延伸，有的有分支，基层内色素显著增加，与表皮之间常隔以正常胶原纤维带(透明带)，对本病诊断有价值。本病显示不同的免疫组化组合，早期病变富含巨噬细胞的标记物。例如PGM1或ICPI(CD68)，也显示ⅫⅠa因子强阳性。皮肤纤维瘤亦可出现不同程度的肌动蛋白表达，尤其是肌成纤维细胞型，偶尔灶状表达CD34。

【鉴别诊断】

1. 隆突性皮肤纤维瘤临床上瘤体大，常由多个结节组成，表面可破溃。组织学上，界限不清分布广泛，位置更深，不规则分割皮下组织，有不典型胞核和少数核分裂现象。表皮不增生。

2. 不典型纤维黄色瘤有异形单核或多核巨细胞及不典型核分裂象，不典型多核巨细胞内不含铁血黄素，也无表皮增生现象，可以鉴别。

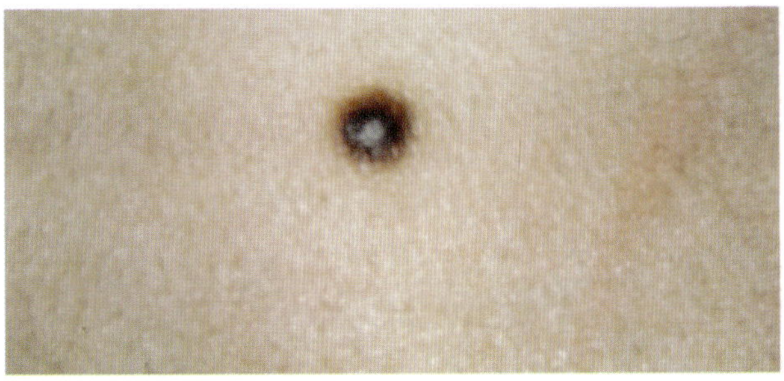

图27-460　皮肤纤维瘤

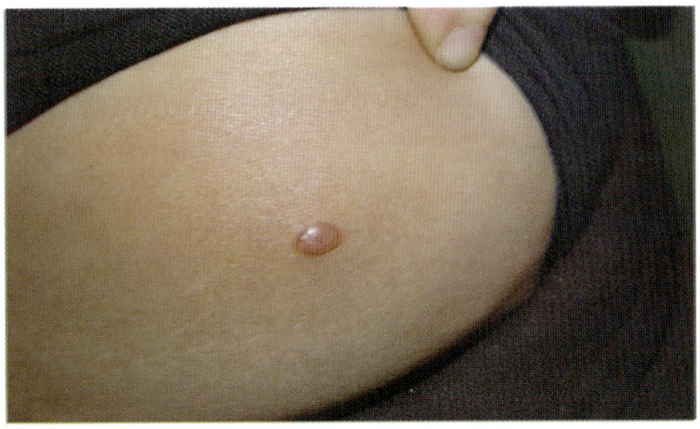

图27-461　皮肤纤维瘤

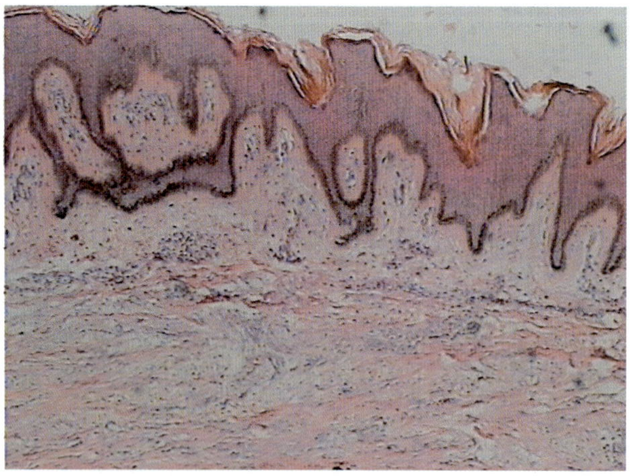

图 27-462　皮肤纤维瘤　病变位于真皮中下部，瘤无包膜，与周围组织界线不清，上述病变的正上方表皮大都明显棘层肥厚，表皮突向下延伸，有的有分支，基层内色素显著

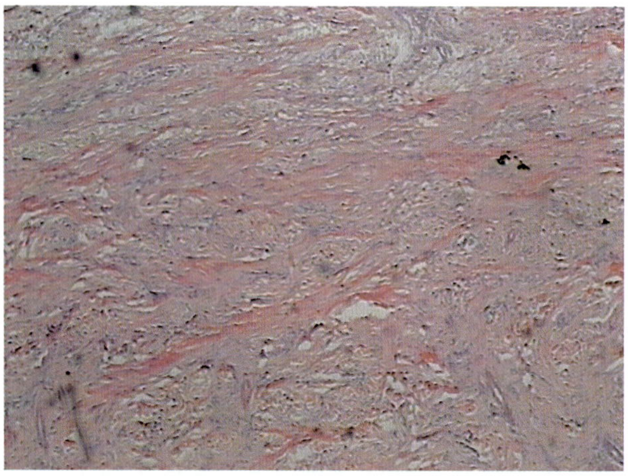

图 27-463　皮肤纤维瘤纤维型　胶原纤维占主要成分，大都成熟，在 HE 片中染成淡蓝色，胶原纤维与成纤维细胞呈平行编织或车轮状排列

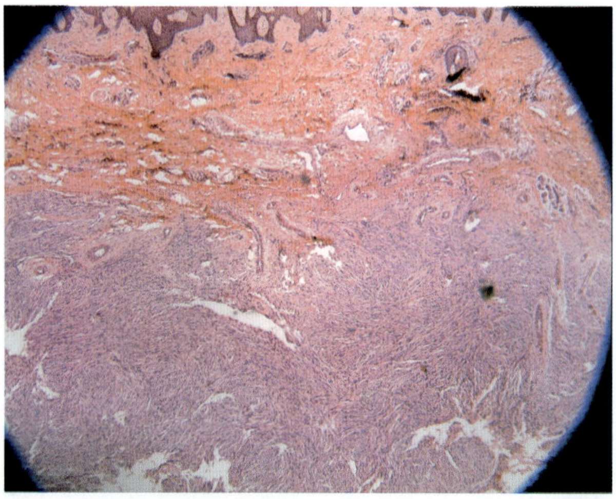

图 27-464　皮肤纤维瘤　病变位于真皮中下部，瘤无包膜，与周围组织界线不清

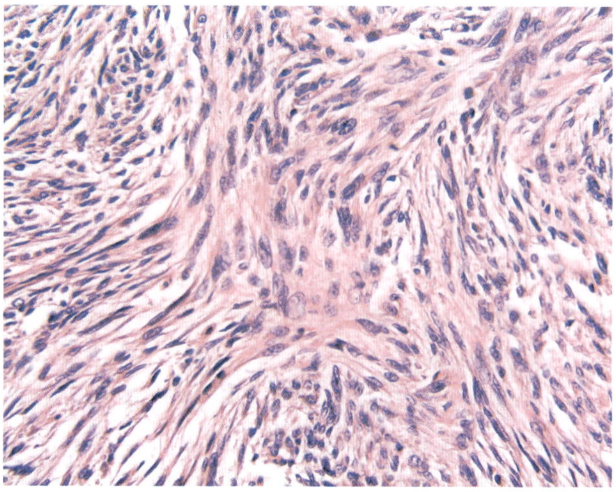

图 27-465　皮肤纤维瘤细胞型　组织细胞为主，胞体大，核圆形或椭圆形，胞质丰富。细胞可含脂质或含铁血黄素，胶原纤维仅有少量

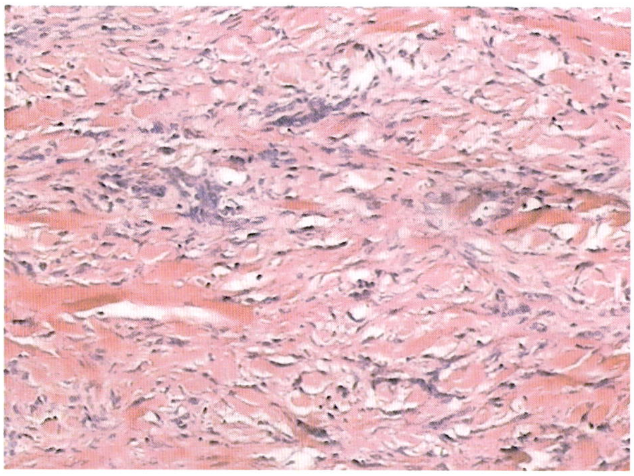

图 27-466　皮肤纤维瘤

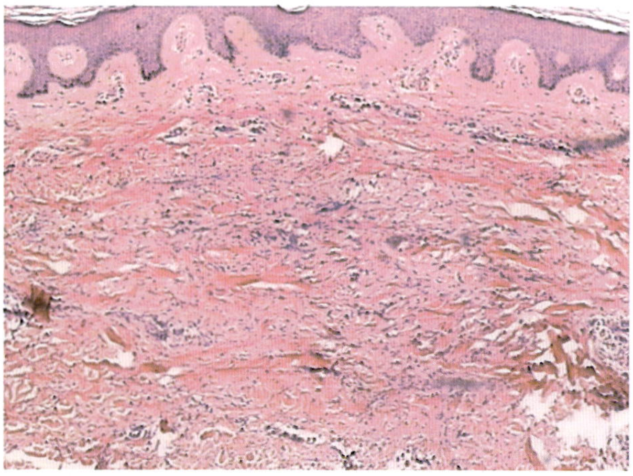

图 27-467　皮肤纤维瘤　病变位于真皮中下部，瘤无包膜，与周围组织界线不清

软纤维瘤

【临床表现】

软纤维瘤（soft fibroma）又名皮赘、软垂疣，常见于中年，损害有两型。①多发性：好发于颈部腋窝。损害为丝状柔软光滑性突起，通常2mm宽，5mm长。②孤立性：好发躯干或女阴，损害单发，呈软的袋状隆起，有蒂（图 27–468~图 27–472）。

【组织病理】

丝状型：呈轻到中等度角化过度，偶呈轻度乳头瘤病。结缔组织柄由疏松胶原纤维构成，常含多数充满红细胞的扩张血管。约 30%丝状新生物可见痣细胞，提示为退化的黑色素细胞痣。袋状型：病变主要由真皮胶原纤维组成，但中央常有成熟的脂肪细胞，表皮变平。有的病例真皮变薄，瘤内脂肪细胞相当显著，因而称为脂肪纤维瘤（图 27–473~图 27–478）。

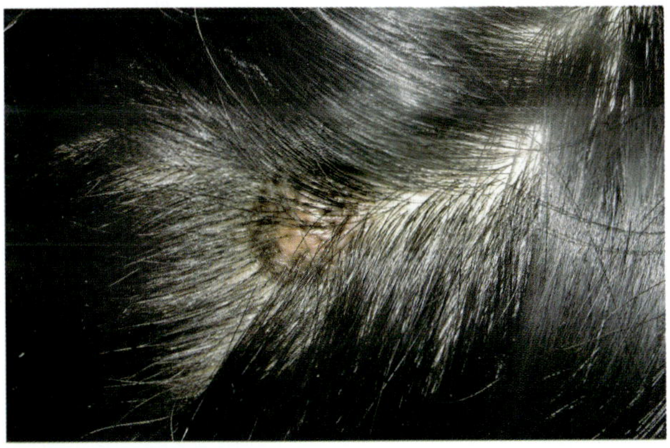

图 27–468　软纤维瘤

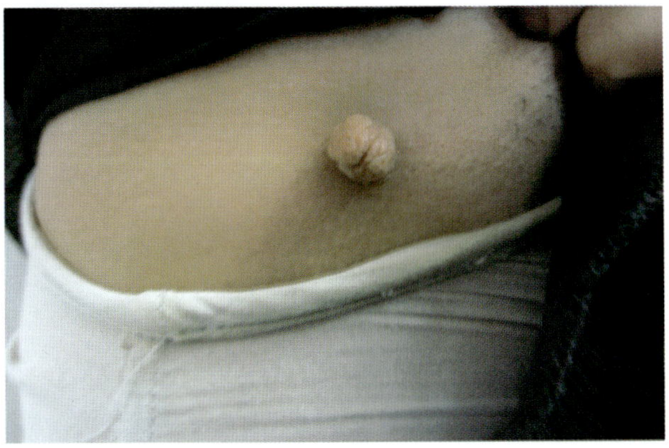

图 27–469　软纤维瘤

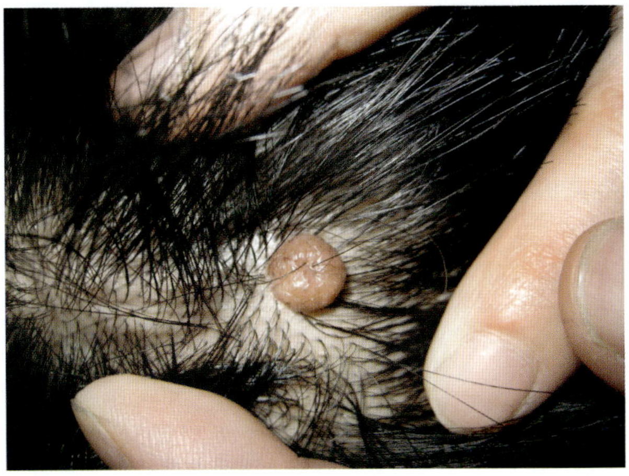

图 27–470　软纤维瘤

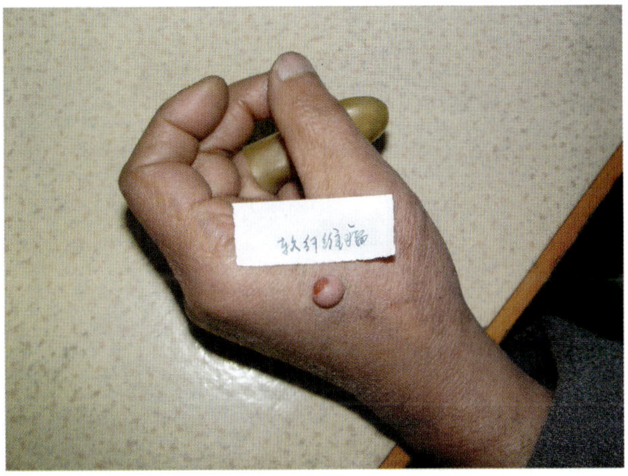

图 27–471　软纤维瘤

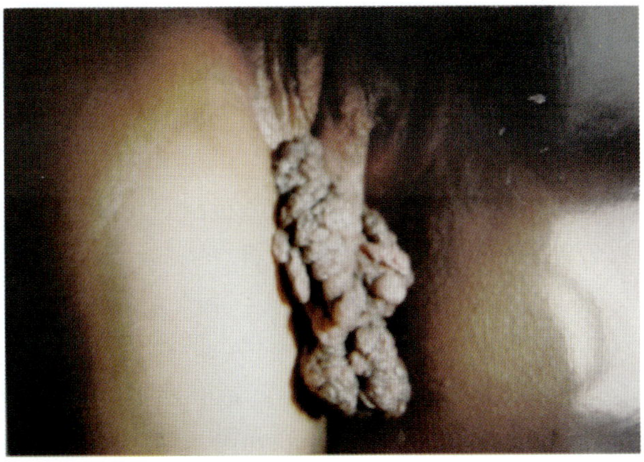

图 27–472　外阴巨大软纤维瘤

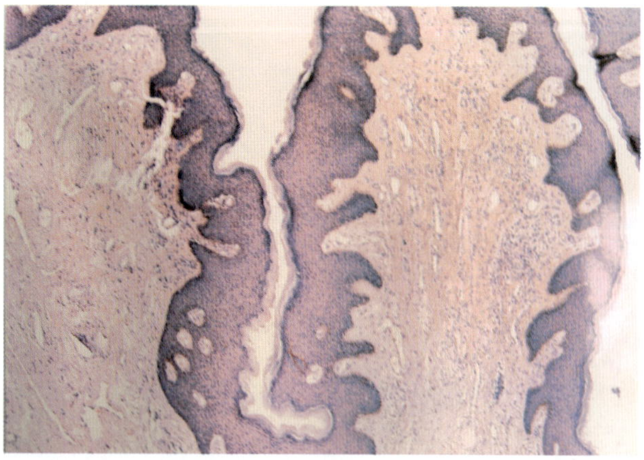

图 27-473　外阴巨大软纤维瘤　呈乳头瘤病。结缔组织柄由疏松胶原纤维构成

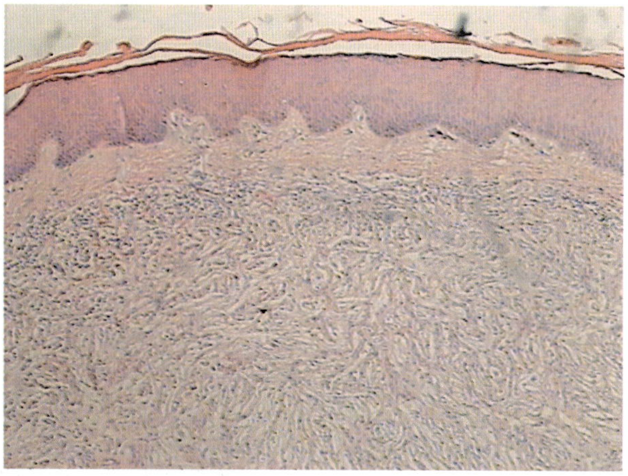

图 27-474　软纤维瘤　主要由真皮胶原纤维组成

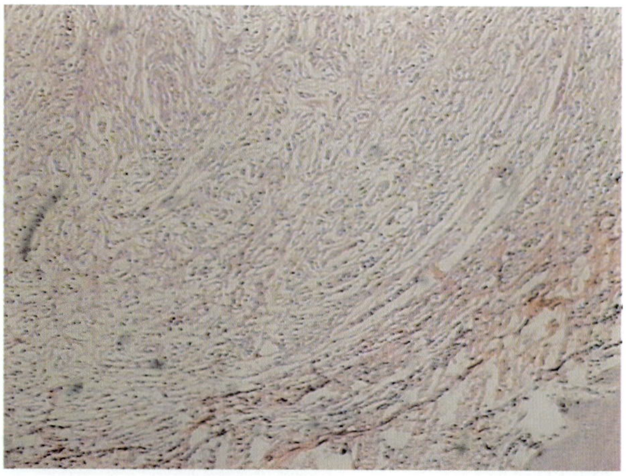

图 27-475　软纤维瘤

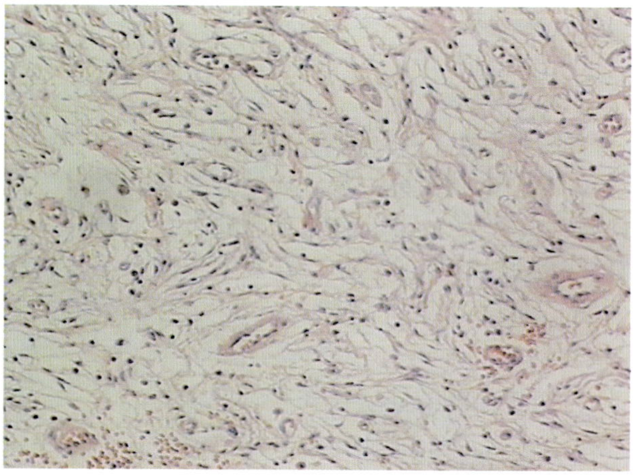

图 27-476　软纤维瘤　主要由真皮胶原纤维组成，常有成熟的脂肪细胞，相当显著，因而称为脂肪纤维瘤

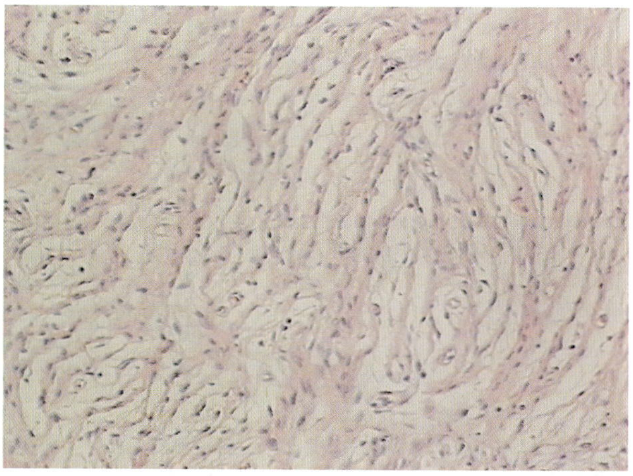

图 27-477　软纤维瘤

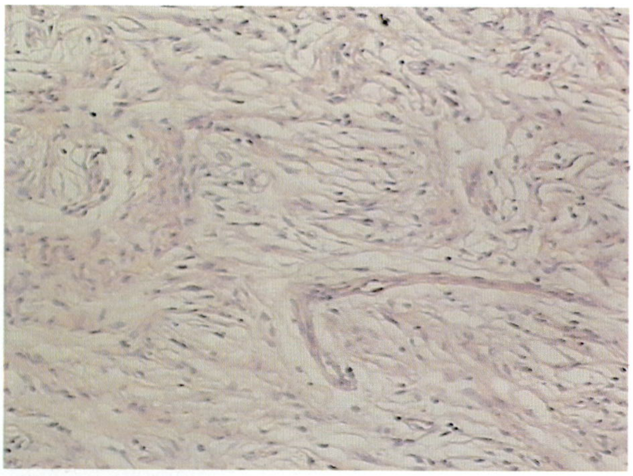

图 27-478　软纤维瘤　主要由真皮胶原纤维组成，常有成熟的脂肪细胞，相当显著，因而称为脂肪纤维瘤

瘢痕疙瘩

【临床表现】

瘢痕疙瘩（keloid）系指皮肤在创伤后，结缔组织增生、透明变性而引起的皮肤良性肿瘤。患者常有瘢痕素质，或有家族倾向，好发于胸骨区，亦多见颈部、肩部、耳部、下肢。初为小而坚硬的红色丘疹，逐渐增大形成大小不等的结节、形态不规则的隆起性斑块。表面光滑，毛细血管扩张，色红或暗红，常呈横条状或蟹足状向外扩展。自觉局部痒、疼或知觉减退（图 27-479~图 27-481）。

增生性瘢痕与瘢痕疙瘩两者组织病理学上不易区别，但瘢痕疙瘩可呈蟹足状，损害生长超出原损伤范围，对触压敏感。而增生性瘢痕与之相反，结节一年或几年后可自行变平，对触压不敏感。

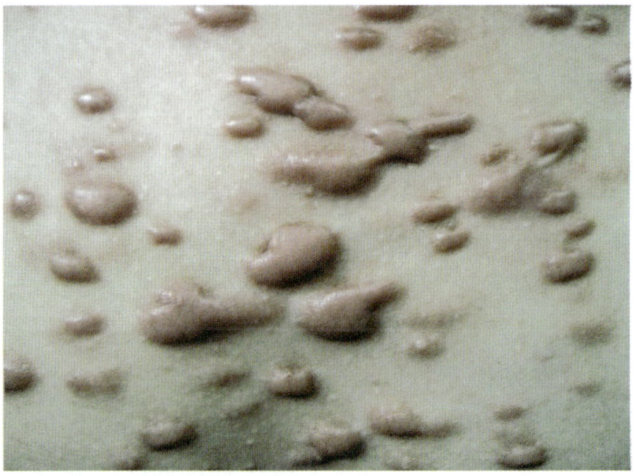

图 27-479 瘢痕疙瘩

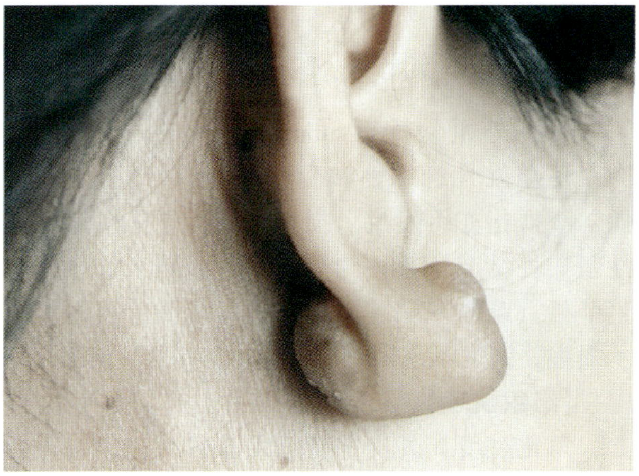

图 27-480 瘢痕疙瘩

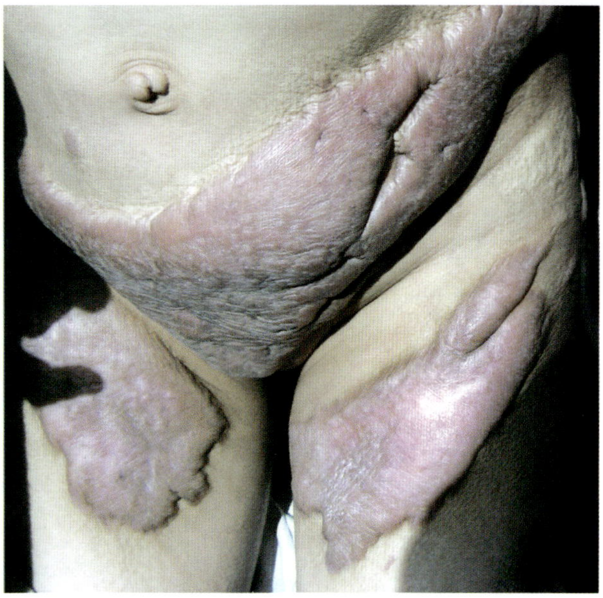

图 27-481 瘢痕疙瘩

【组织病理】

本病主要位于真皮内，无包膜，与周围组织界限不清。早期成纤维细胞增多，胶原纤维增殖，纤细未成熟，染色淡，排列成漩涡状或结节状，血管增生，有炎症细胞。中期为纤维化期，纤维和胶原束均增粗，嗜伊红增加，排列紧密、紊乱，血管减少，炎细胞减少或消失。晚期为硬化期，胶原纤维透明变性，胶原纤维增粗紧密，呈同心圆排列，附属器和立毛肌萎缩、消失或被挤向外围（图 27-482，图 27-483）。

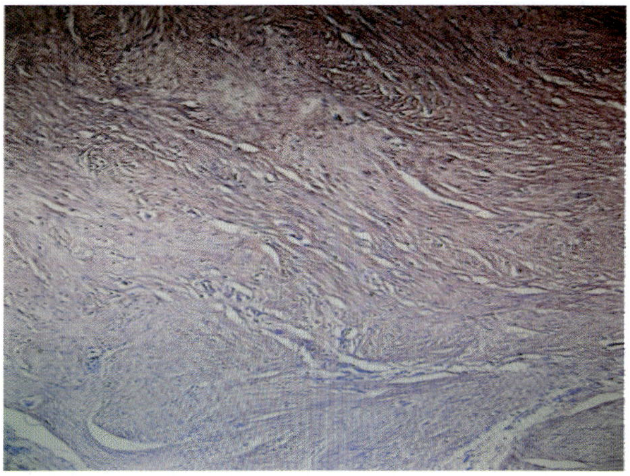

图 27-482 瘢痕疙瘩 晚期硬化期，胶原纤维透明变性，胶原纤维增粗紧密，呈同心圆排列，附属器和立毛肌萎缩

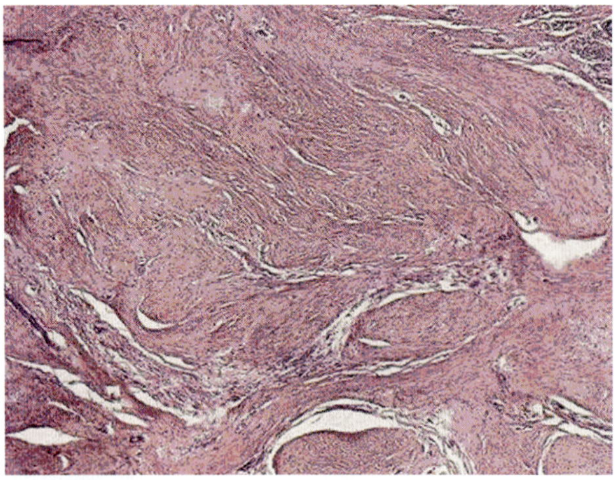

图 27-483　瘢痕疙瘩　晚期硬化期，胶原纤维透明变性，胶原纤维增粗紧密，呈同心圆排列，附属器和立毛肌萎缩

【鉴别诊断】

1. 神经瘤虽然也呈同心圆排列，但可见神经细胞，用 S-100 蛋白染色神经瘤呈阳性，瘢痕疙瘩阴性。

2. 平滑肌瘤用 Masson 三色即可将其瘢痕疙瘩与平滑肌瘤区别，在 Masson 三色染色胶原呈绿色，核、肌肉、神经均呈暗红色。

腱鞘巨细胞瘤

【临床表现】

腱鞘巨细胞瘤（giant cell tumor of tendon sheath）常见，好发 21~50 岁，女性多见，仅累及手、足、腕等有腱鞘部位。损害为质地坚硬的结节，缓慢生长，无疼痛，直径一般在 2cm 内，不自行消退，无恶性倾向，但复发率高（50%）（图 27-484）。

【组织病理】

肿瘤常呈分叶状，界限清楚，有纤维性的假囊包绕，多半细胞丰富，大多数为组织样细胞，胞核呈泡状，还有黄瘤细胞、噬血铁黄素细胞。肿瘤特征为大的破骨样多核巨细胞散在分布在短胖及上皮样细胞及梭形细胞中。虽然核分裂象多见而且数量多，但极少转移（图27-485）。

可见部分单核细胞和大多数破骨巨细胞呈 CD68 阳性，在单核细胞区可见肌动蛋白灶状阳性。

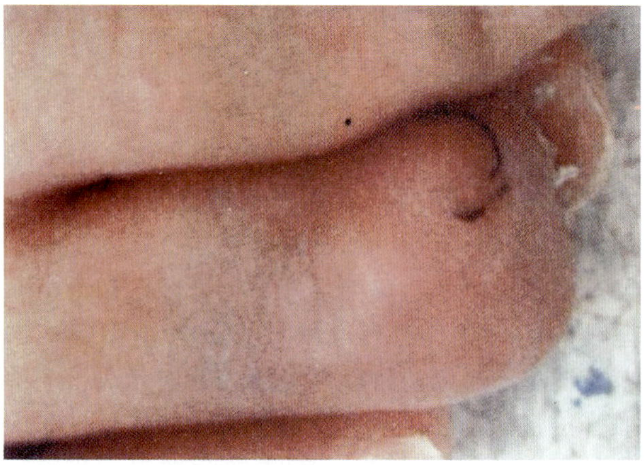

图 27-484　足部腱鞘巨细胞瘤

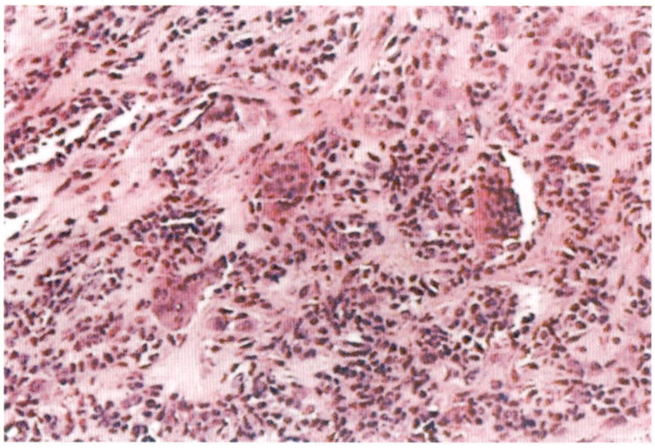

图 27-485　足部腱鞘巨细胞瘤　大多数为组织样细胞

【鉴别诊断】

腱鞘纤维瘤主要具有形态较为一致的梭形细胞，间质倾向于透明样变以及有特征性的裂缝状血管腔，可以与腱鞘巨细胞瘤鉴别。

甲下外生骨疣

【临床表现】

甲下外生骨疣（subungual exostosis）常见，为甲下单发性纤维性和骨性结节，好发足拇指，偶尔小拇指亦可发生。损害为甲缘下呈单个压痛性坚实性结节，直径约数毫米，或较大，可引起整个指（趾）末端肿胀。X 线有诊断价值，可显示损害处密度不规则（图 27-486~图 27-488）。

【组织病理】

角化过度，真皮中有软骨及骨组织，均分化良好，间质中纤维组织增生（图 27-489）。

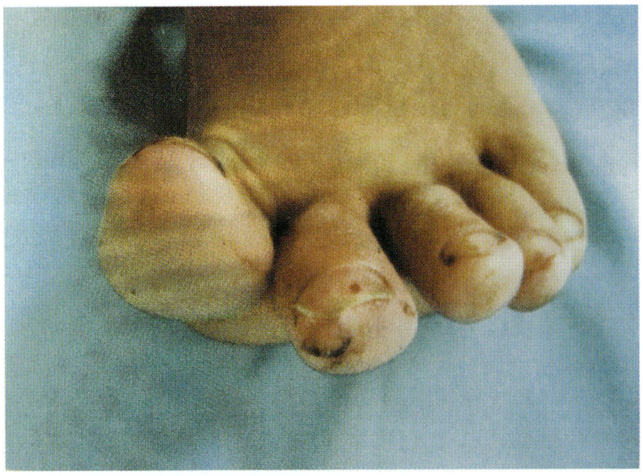

图 27-486　甲下外生骨疣

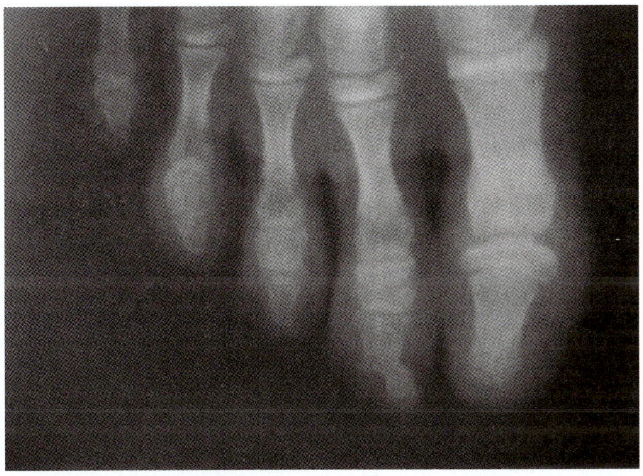

图 27-487　甲下外生骨疣

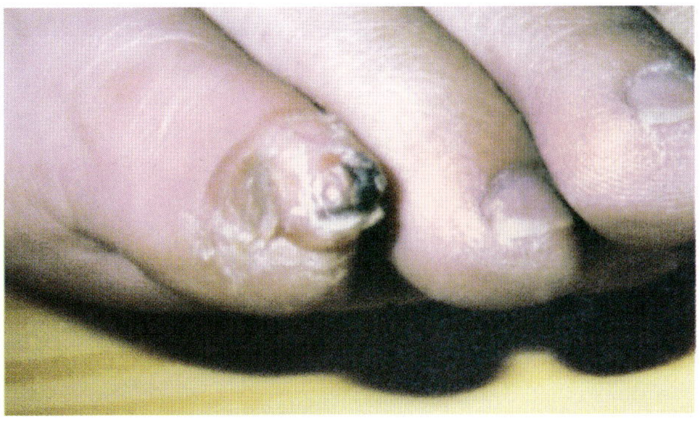

图 27-488　甲下外生骨疣

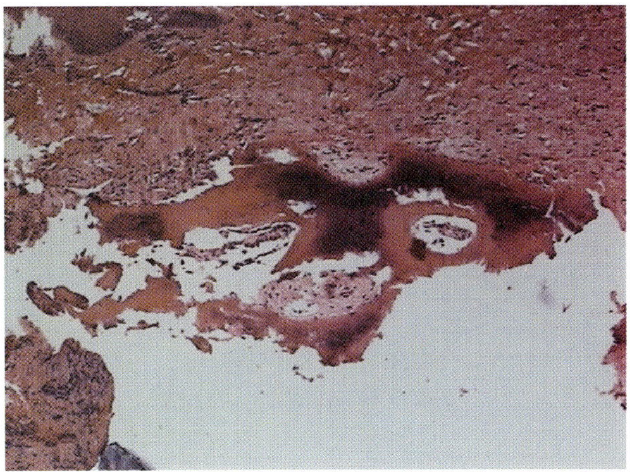

图 27-489　甲下外生骨疣　真皮下部见骨组织

上皮样肉瘤

【临床表现】

上皮样肉瘤（epithelioid sarcoma）少见，主要发生于年轻人(20~40 岁)，2/3 为男性，几乎所有的损害都发生于四肢，1/2以上发生于手和腕部。皮损为缓慢生长的皮内或皮下结节，常伴肿瘤中央坏死和其上皮肤发生溃疡。本病早期易误诊为环状肉芽肿、类风湿结节、纤维瘤、皮样囊肿等。切除后易复发，45%病例晚期发生转移(图 27-490~图 27-494)。

【组织病理】

在纤维组织间可见不规则结节状瘤细胞团，中央坏死，而周边瘤细胞呈栅状排列。瘤细胞有两型：一型细胞呈多边形，胞浆丰富，嗜伊红性，类似上皮样细胞，占大多数。另一型细胞呈长梭形，在瘤团内排列成漩涡状。两型细胞间有过渡性细胞。两型细胞均有异形，但罕见双核瘤细胞，瘤团周围常见淋巴细胞浸润。免疫组化：瘤细胞角蛋白、波状纤维蛋白和上皮膜抗原可阳性。约 50%病例CD34 阳性（图 27-495~图 27-499）。

【鉴别诊断】

环状肉芽肿的肉芽肿中心有坏死，但周围组织细胞无异形。恶性纤维组织细胞瘤虽然可见多角形和梭形细胞，但还可见大的畸形多核细胞和脂肪细胞。

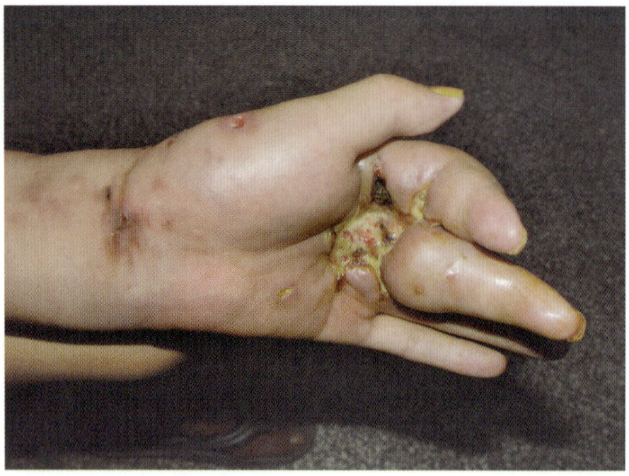

图 27-490　上皮样肉瘤

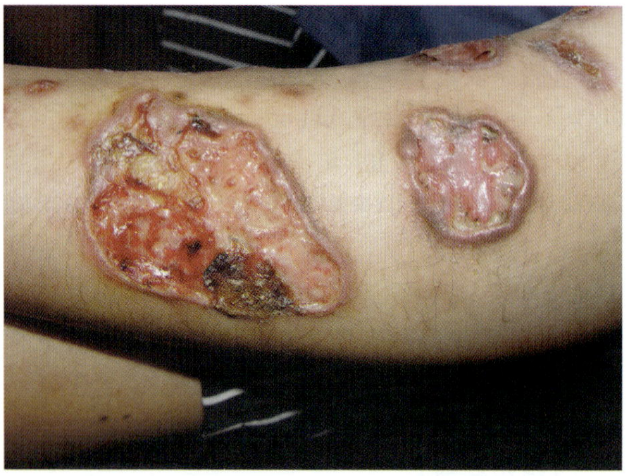

图 27-491　上皮样肉瘤

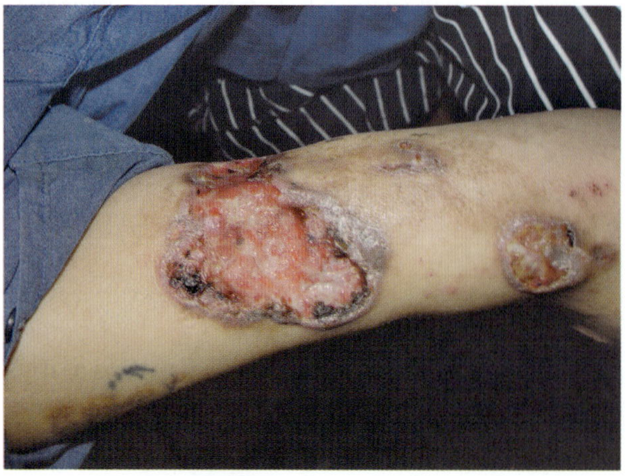

图 27-492　上皮样肉瘤

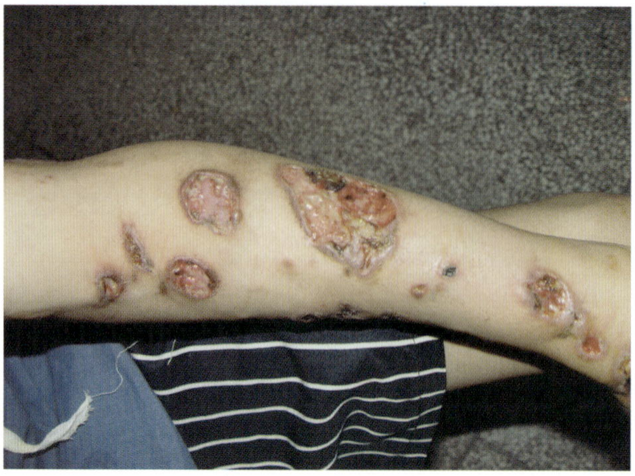

图 27-493　上皮样肉瘤

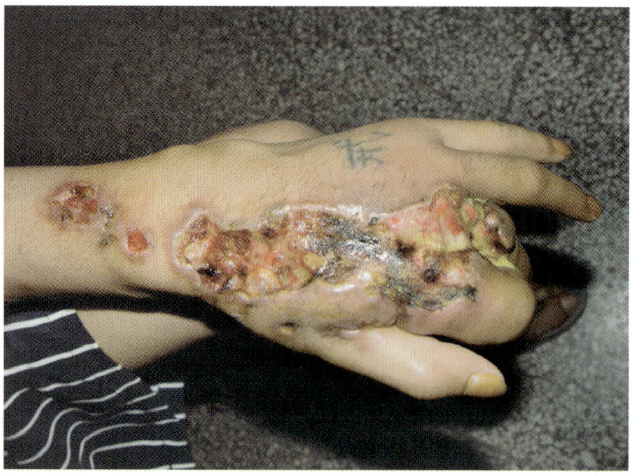

图 27-494　上皮样肉瘤

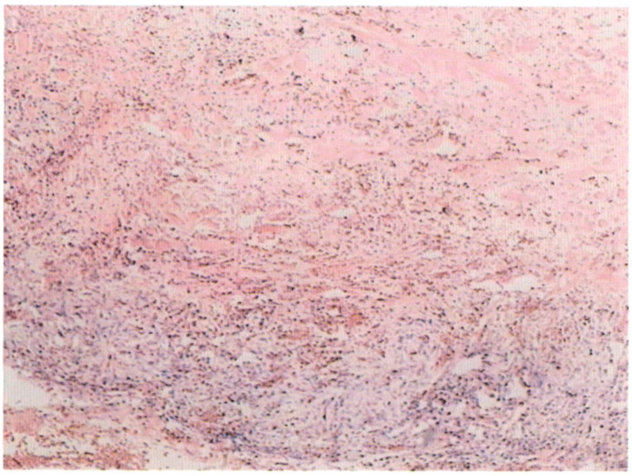

图 27-495　上皮样肉瘤　在纤维组织间可见不规则结节状瘤细胞团

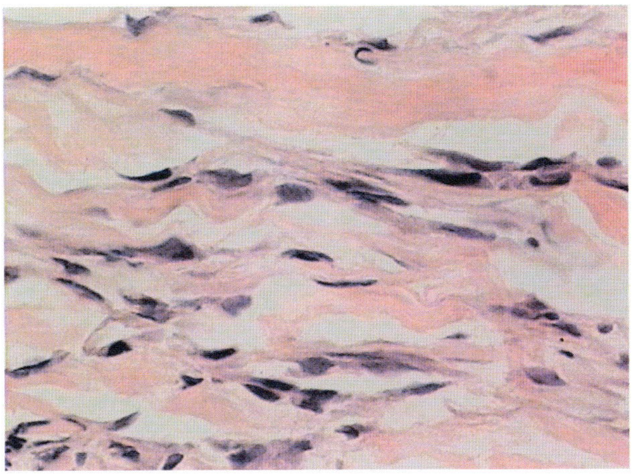

图 27-496 上皮样肉瘤 细胞呈长梭形，少见

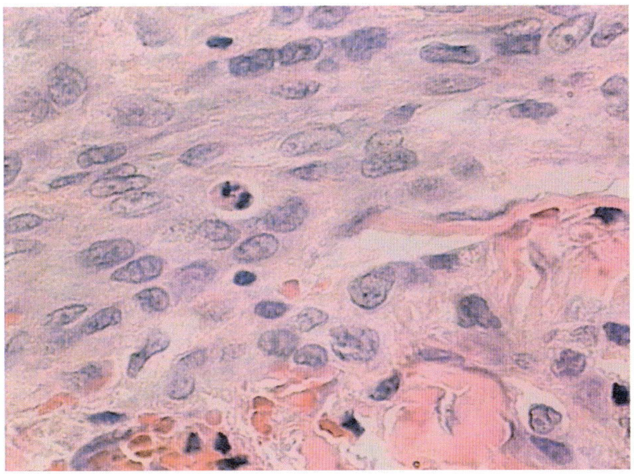

图 27-497 上皮样肉瘤 细胞呈多边形，胞浆丰富，嗜伊红性类似上皮样细胞，占大多数，细胞有异形，可见异常核丝分裂

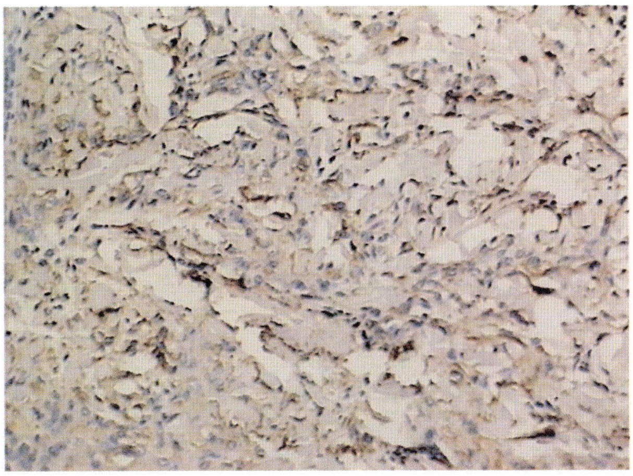

图 27-498 上皮样肉瘤

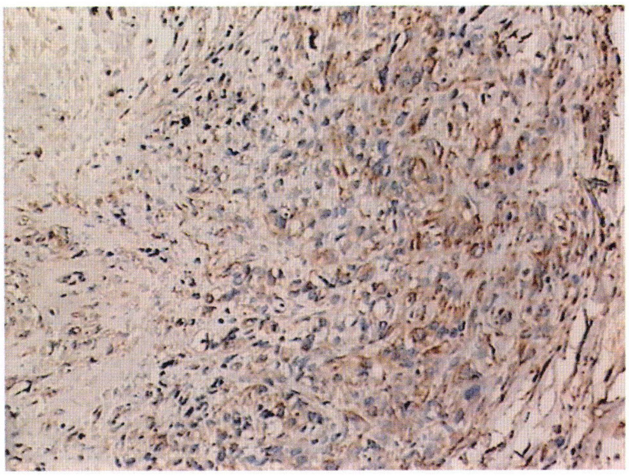

图 27-499 上皮样肉瘤

隆突性皮肤纤维肉瘤

【临床表现】

隆突性皮肤纤维肉瘤（dermatofibrosarcoma protuberans）好发于躯干和四肢近端或头皮。损害初起为硬化性斑块。继而表面生成一个或多个结节。结节质地坚硬，色淡红或青紫色，生长缓慢病程长，表面可破溃。切除后易复发。中年男性多见，常无自觉症状。少数可转移，转移率在10%以下（图 27-500~图 27-502）。

【组织病理】

表皮通常不受累，肿瘤位于真皮内，常侵入皮下组织层，无完整包膜，肿瘤由成纤维细胞组成。瘤细胞排列成束状、旋涡状、扇状或编织状结构，有诊断价值。核分裂象很少，胶原纤维不多，血管较丰富，多核巨细胞和组织细胞极少见，偶见黄瘤细胞或褐色素。网状纤维染色见网状纤维几乎围绕每个瘤细胞。原发瘤和复发瘤都可见到黏液改变。免疫组化：肿瘤细胞 CD34 弥漫阳性，波形蛋白阳性，FⅧa 阴性，其他标记如低亲和力神经生长因子受体（P75）和结合脆蛋白（tenascin）对本病诊断也有帮助（图 27-503~图 27-508）。

【鉴别诊断】

1. 皮肤纤维瘤好发四肢，常单个，表皮不破溃，病理虽呈纵横交错的成纤维细胞和胶原纤维，但细胞分化良好，无异形性，表皮突增生色素沉着明显。

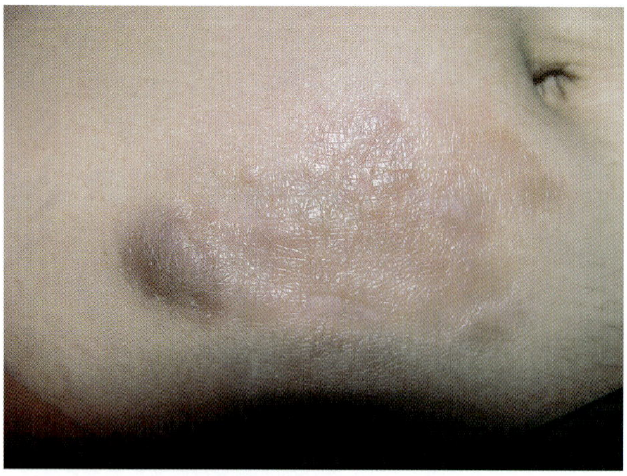

图 27-500　隆突性皮肤纤维肉瘤

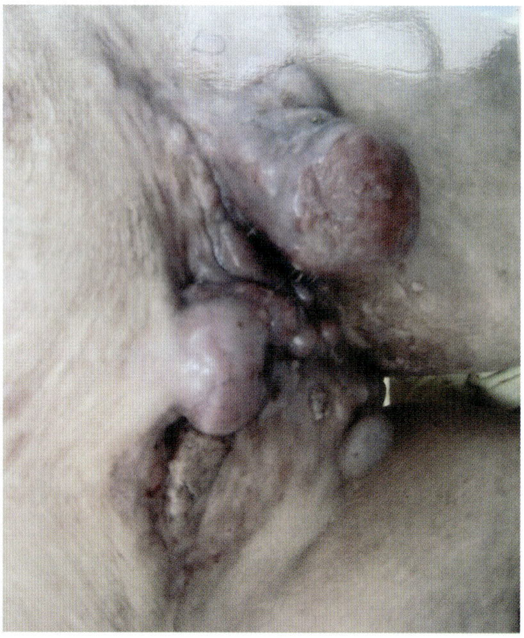

图 27-501　隆突性皮肤纤维肉瘤

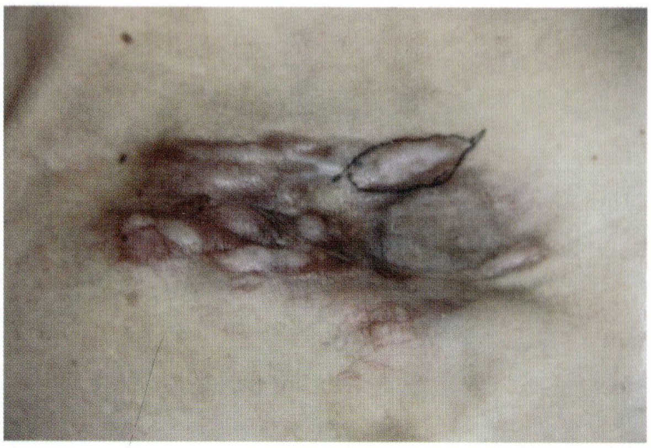

图 27-502　隆突性皮肤纤维肉瘤

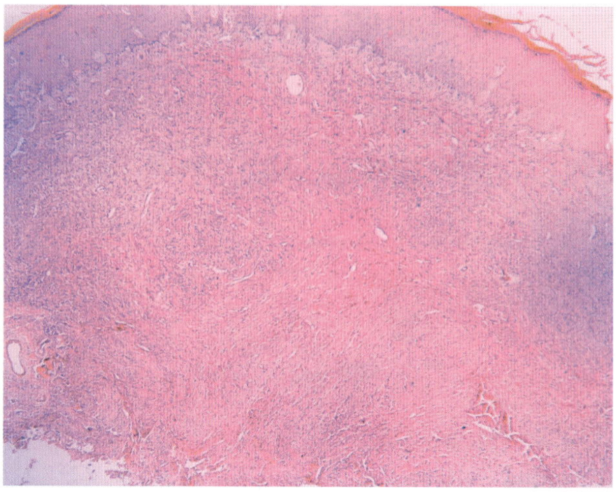

图 27-503　隆突性皮肤纤维肉瘤　表皮通常不受累，肿瘤位于真皮内，常侵入皮下组织层，无完整包膜，肿瘤由成纤维细胞组成

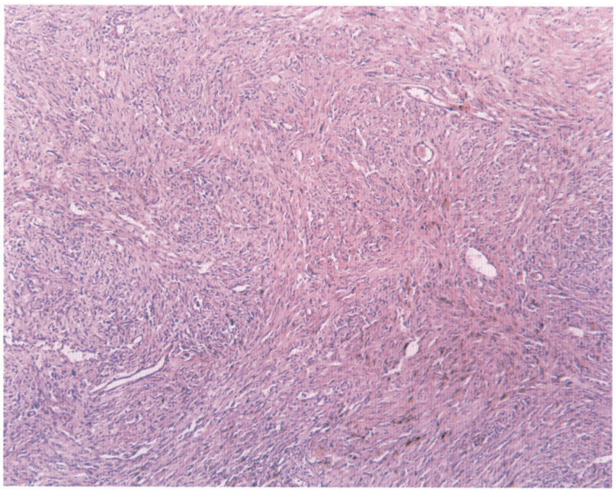

图 27-504　隆突性皮肤纤维肉瘤

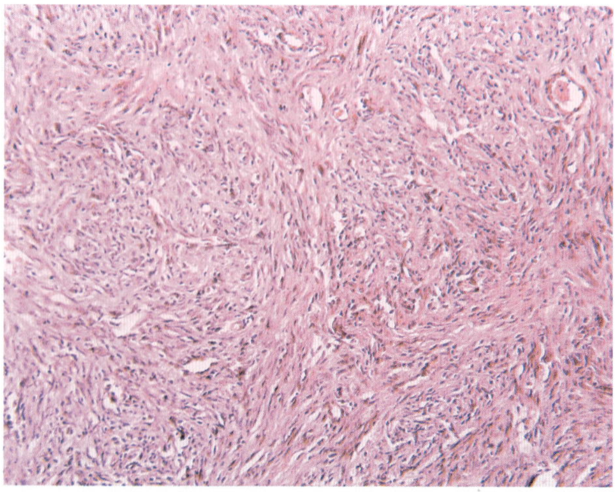

图 27-505　隆突性皮肤纤维肉瘤　瘤细胞排列成束状、旋涡状、扇状或编织状结构

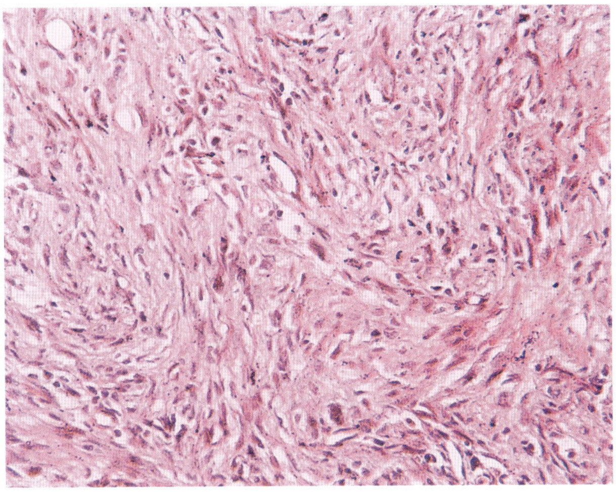

图 27-506 隆突性皮肤纤维肉瘤 瘤细胞排列成束状、编织状结构，可见细胞异形性，核大小形状不一，分裂象很少

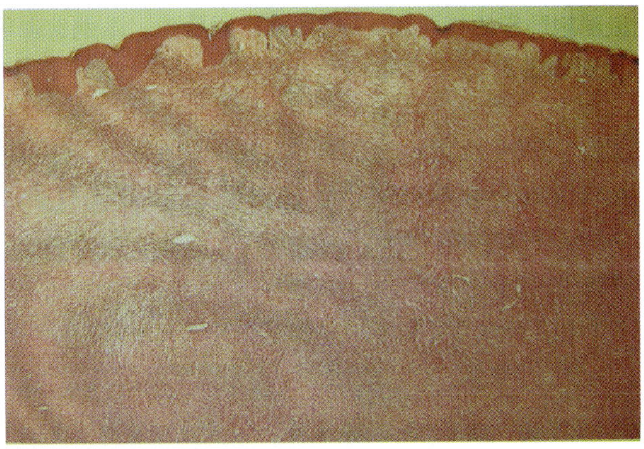

图 27-507 隆突性皮肤纤维肉瘤 表皮通常不受累，肿瘤位于真皮内，常侵入皮下组织层，无完整包膜

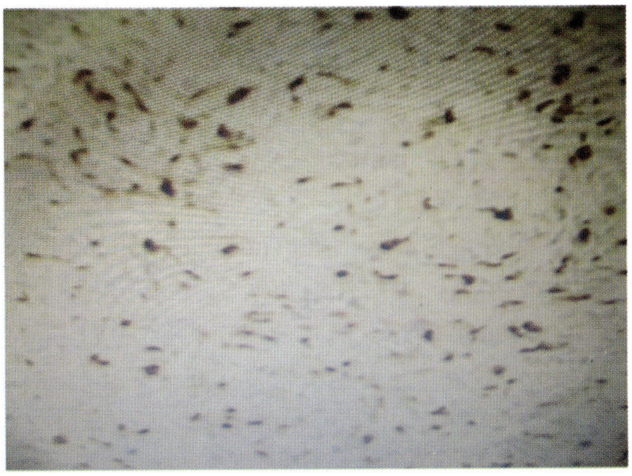

图 27-508 隆突性皮肤纤维肉瘤 CD34 阳性

2. 纤维肉瘤临床生长快，常引起转移，瘤细胞核大，两端尖呈枣核样，细胞异形性大，核分裂象多见。

3. 不典型性黄瘤病理上胶原纤维少，胞核多形性，并有较多的奇形怪状多核巨细胞和泡膜细胞。

恶性纤维组织细胞瘤

【临床表现】

恶性纤维组织细胞瘤（malignant fibrous histiocytoma）分浅表型和深在型两种，深在型比浅表型发病率高两倍。浅表型位于皮下组织，亦可直达筋膜，很少累及表皮。深在型肿瘤位于肌肉组织或自筋膜扩至肌肉。此病好发于大腿、臀部或肢体深部软组织，为一个至多个圆形肿物，其特点为瘤体大，位置深，界限不清，术后复发率高。可经淋巴结或血行中转移，多转移至肺。预后差。

【组织病理】

瘤细胞丰富而多形。显示有特征性的多核瘤巨细胞外，尚见向成纤维细胞分化的瘤细胞，核呈梭形，胞浆少，呈旋涡状排列；亦有向组织细胞分化的瘤细胞，呈多边形，核不规则，胞浆丰富呈伊红染或空泡化。还可见泡沫细胞、奇形单核或多核巨细胞，异物巨细胞，Touton 巨细胞。核分裂象多见且多不典型。此瘤病理上分为 4 型（图 27-509~图 27-511）。

1. 席纹状多形型　最常见型，由梭形细胞、组织样细胞和多形性多核细胞组成。梭形细胞排列成漩涡状或席纹状，胶原纤维基质纤细。

2. 炎症型（黄瘤病，恶性黄色肉芽肿）　呈致密中性粒细胞浸润，可见很多泡沫细胞和含脂质的畸形巨细胞，如纤维黄色肉瘤所见。

3. 黏液样型（黏液纤维肉瘤）　基质中明显黏液样变，可见更多的多形型细胞灶。

4. 巨细胞型　除多形性巨细胞外，尚见破骨细胞样巨细胞，胞浆丰富，核呈泡沫状，大小一致。

【鉴别诊断】

1. 非典型纤维黄瘤的瘤体小，伴于真皮内，无漩涡状结构，预后好。

2. 隆突性纤维肉瘤的组织改变为均匀一致的

瘤细胞，呈漩涡状排列，而本病细胞多形性，有奇形怪状的核分裂象。

3. 上皮样肉瘤无泡沫细胞及奇形多核巨细胞。

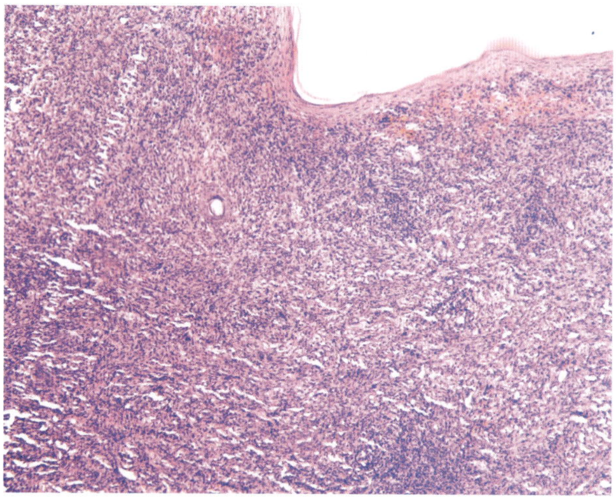

图 27–509　恶性纤维组织细胞瘤

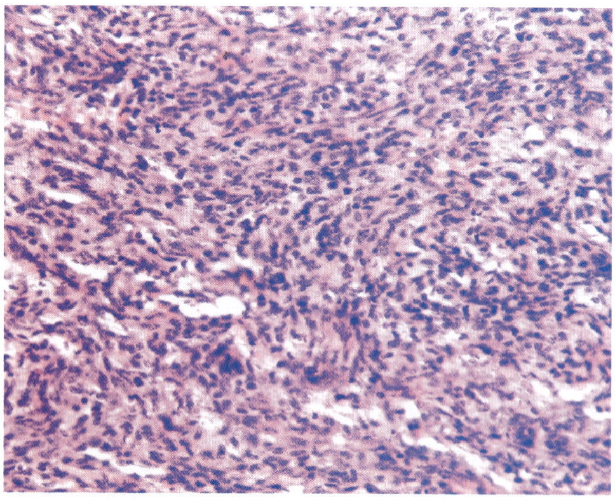

图 27–510　恶性纤维组织细胞瘤　由梭形细胞、组织样细胞和多形性多核细胞组成。梭形细胞排列成漩涡状或席纹状

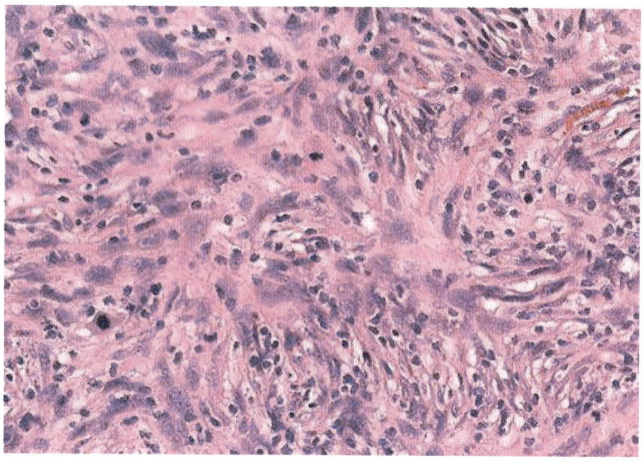

图 27–511　恶性纤维组织细胞瘤　由梭形细胞、组织样细胞和多形性多核细胞组成。梭形细胞排列成漩涡状或席纹状

皮肤黏液瘤

【临床表现】

皮肤黏液瘤（cutaneous myxoma）又称浅表血管黏液瘤。中年男性多见，任何年龄可发，好发于头颈、躯干、下肢及生殖器部位，皮损为真皮内或皮下组织内界限清楚的单发性结节，大小1~5cm。多发型者可伴 Carney 综合征（黏液瘤综合征）。

【组织病理】

肿瘤主要位于真皮，可达皮下组织，由血管、黏蛋白基质、细胶原纤维和网状纤维网络及星状和梭形成纤维细胞构成，肿瘤上方表皮变薄。免疫组化可见波状蛋白阳性偶有 CD34 及 SMA 阳性。

【鉴别诊断】

皮肤局灶性黏蛋白病与皮肤黏液瘤不同之处是界限不清楚和血管成分少。

幼年性透明纤维瘤病

【临床表现】

幼年性透明纤维瘤病（juvenile hyaline fibromatosis）罕见，为隐性遗传病。主要发生婴儿早期，亦可见于1~5岁幼儿，皮损为多发皮性下结节，逐渐长大，最大结节常发于头皮，可伴屈曲挛缩和齿龈肥大（图 27–512）。

【组织病理】

病变结节由不等量成纤维细胞和间质组成。早期以细胞成分较多，晚期以间质成分为主。在石蜡包埋福尔马林固定的组织切片中，因福尔马林固定致使成纤维细胞周围可见人为收缩空隙，细胞呈软骨样外观，基质均匀一致，嗜酸性。耐淀粉酶，PAS 染色呈阳性反应（图 27-513，图 27-514）。成纤维细胞波纹蛋白阳性，而肌动蛋白和 S-100 阴性。

【鉴别诊断】

本病应注意与婴儿肌纤维瘤病及先天性全身性纤维瘤病鉴别。

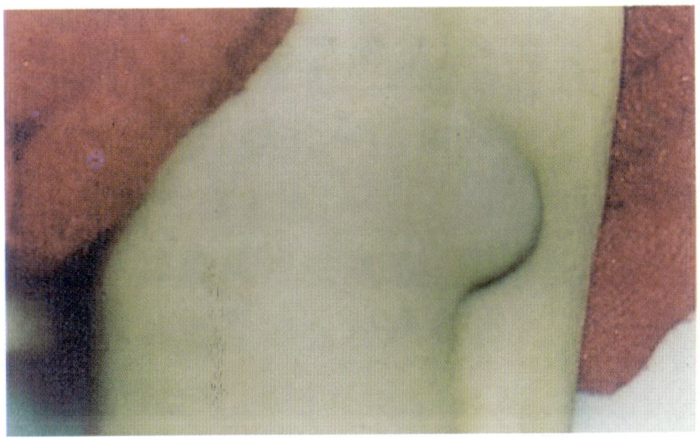

图 27-512 幼年性透明纤维瘤病

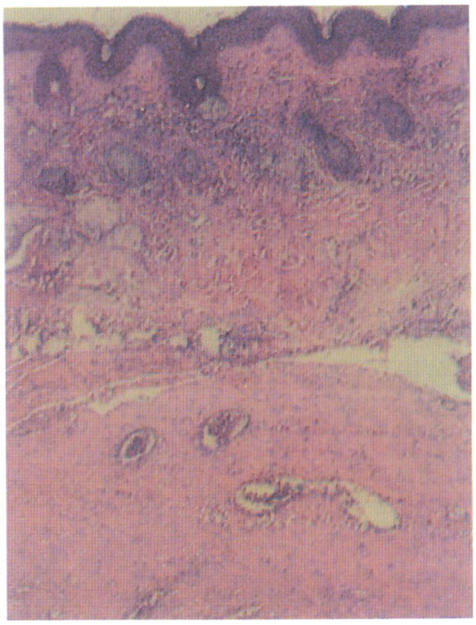

图 27-513 幼年性透明纤维瘤病 病变结节由不等量成纤维细胞和间质组成

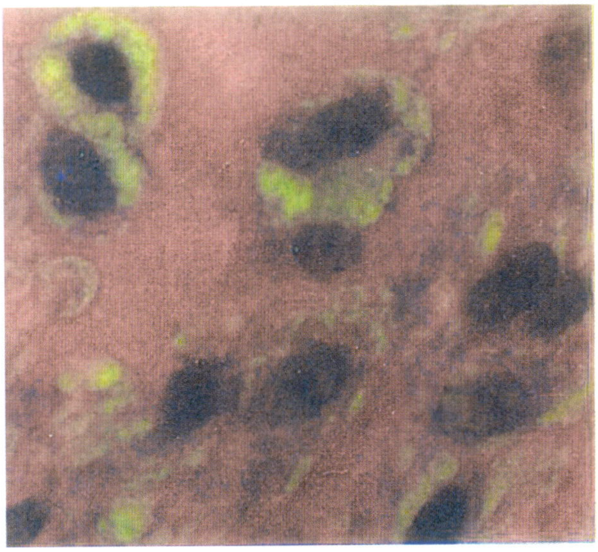

图 27-514 幼年性透明纤维瘤病 因福尔马林固定致使成纤维细胞周围可见人为收缩空隙，细胞呈软骨样外观，基质均匀一致，嗜酸性

阴茎纤维瘤

【临床表现】

阴茎纤维瘤（penile fibromatosis）又称 peyrone 病，是一种少见的阴茎纤维化改变。损害为位于阴茎体背侧，靠近海绵体部位的单发或多发性斑块，斑块直径小于 20cm，可引起勃起时阴茎弯曲或疼痛。多见 41~60 岁，原因不明，很少自愈。

【组织病理】

早期在阴茎海绵体与阴茎筋膜之间，疏松的结缔组织中有血管炎和慢性炎症反应。随着纤维修复，致密透明样胶原逐渐增多。偶见局灶慢性炎症反应及骨样化现象。

获得性指（趾）部纤维角化瘤

【临床表现】

获得性指（趾）部纤维角化瘤（acquired digital fibrokeratoma）又称肢端纤维角化瘤，好发于指（趾）间及关节附近，有时发生于掌跖，常单发，损害为从皮肤向上突起的指状肿物，质地坚硬，表面有轻度角化，男性多见，生长缓慢，无任何自觉症状。

【组织病理】

表皮角化过度，棘层肥厚，表皮突增宽成分枝状。真皮可见相互交织的粗纤维束，方向与表皮垂直，瘤体内常见大量血管，弹力纤维细而少。

【鉴别诊断】

本病应与婴儿指（趾）纤维瘤及残留多指（趾）症区别。婴儿多指（趾）纤维瘤多见于婴幼儿指（趾）远端，出生时或1岁前发病，组织病理特征为成纤维细胞或肌纤维细胞中出现嗜酸性半球状胞质包涵体。有复发或自行消退倾向。残留性多指（趾）症，好发于第5指跟部，出生时即有，常为双侧性，组织学上多数可见神经束（特别是损害的基底部）和触觉小体。

血管纤维瘤

【临床表现】

血管纤维瘤（angiofibromas）为真皮浅层纤维性增生和不同程度的血管增生所致的良性肿瘤。在结节性硬化鼻两侧、面部可表现为丘疹性改变，阴茎珍珠状丘疹也可表现出血管纤维瘤改变。

1. 阴茎珍珠状丘疹　好发阴茎冠状沟特别是前缘，为珍珠状丘疹，直径1~2mm，圆顶或毛刺样，规则排成线状，互不融合，呈肉色、白色或淡红色，半透明。

2. 结节性硬化病面部血管纤维性丘疹　一般4~10岁开始出现，多为淡红色到鲜红色表面光滑的毛细血管扩张性小丘疹，集中在鼻唇沟、面颊、颏部。

【组织病理】

真皮内有丰富的血管网，周围有致密的结缔组织增生性改变。

不典型纤维黄瘤

【临床表现】

不典型纤维黄瘤（atypical fibroxanthoma）好发于老年人头皮、颈部和耳郭等曝光部位。皮损单发，为一个质地坚硬的结节，直径常小于2cm。不痛，可破溃。常伴发严重光化性损害，切除后易复发，但不转移。

【组织病理】

本病主要特点为排列紊乱的成纤维细胞，有不典型单核细胞、多核巨细胞、奇异型核和不典型核丝分裂象。有少量的淋巴细胞和浆细胞。病灶位于真皮内，伸向表皮间，但不与表皮邻接，表皮常呈衣领状包绕。很少波及乳头层，粗看似软组织肉瘤，但实际病程良性。免疫组化显示梭形细胞SMA和钙结合蛋白呈灶状阳性，单核细胞和多核细胞对CD68表达不一，肿瘤组织其他阳性标记为CD99阳性（图27-515）。

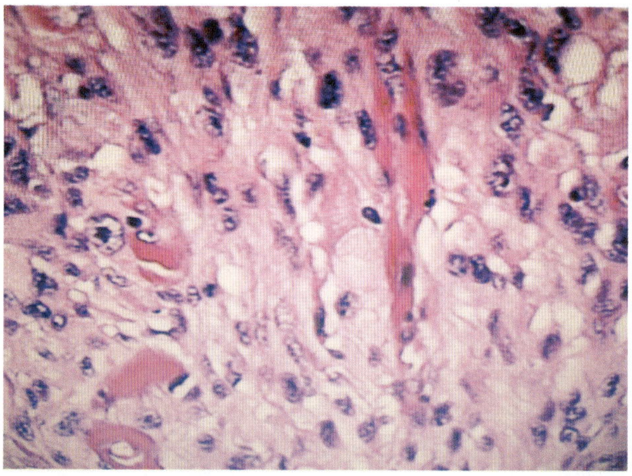

图27-515　不典型纤维黄瘤　排列紊乱的成纤维细胞，有不典型细胞核和不典型核丝分裂象

【鉴别诊断】

1. 恶性纤维组织细胞瘤的瘤体大，侵犯位置深，有漩涡状结构。对α-抗胰蛋白酶和α-抗胰糜蛋白酶呈阳灶反应。

2. 恶性黑色素瘤对HMB45呈阳性反应。

3. 梭形细胞鳞癌对角蛋白抗体反应阳性。

背部弹力纤维瘤

【临床表现】

背部弹力纤维瘤（elastofibroma dorsi）又称弹力纤维瘤，为罕见的良性肿瘤，大多认为是局部组织对损伤的一种反应。常见老年妇女，好发于肩胛下方，呈坚实的深在性肿块，约数厘米大小（不超过10cm），无自觉症状，生长缓慢，病程长，可达6年以上（图27-516）。

【组织病理】

瘤组织由大量致密而硬化的胶原纤维和弹力纤维组成，胶原纤维间杂有增粗而深嗜伊红性的均质性弹力纤维。增粗的弹力纤维呈串珠状、线

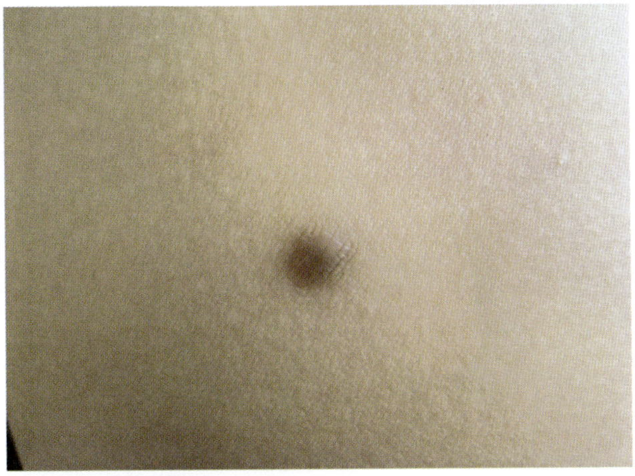

图 27-516　背部弹力纤维瘤

状排列，为球形或齿轮状，退化过程中，弹力纤维可崩解碎裂成小球状。常无炎症细胞浸润。行弹力纤维染色更可显示退变的弹力纤维形态。免疫组化：弹性蛋白特异性抗体染色示弹力纤维阳性。

婴儿肌纤维瘤病

【临床表现】

婴儿肌纤维瘤病（infantile meofibromatosis）罕见，又称先天性纤维瘤病。极少见，出生时或出生不久发生，其特征是多发性、硬性真皮或皮下结节，可分为浅表性和泛发性两型。浅表性结节位于皮下、皮下组织、骨骼肌和骨骼，预后良好。泛发性侵犯内脏（肺、心肌、肝和肠道等），死亡率高达 80%，常在出生后几个月内死亡，存活婴儿的结节多在 1~2 年自行消退。

【组织病理】

类似平滑肌细胞的梭形细胞在真皮内排列成短束状结节，有时中央呈透明化。大多数肿瘤呈双向性生长特点。肿瘤中央为血管周皮组织，周围由短胖梭形细胞形成的平滑肌瘤样细胞束包绕。胶原纤维较少，在细胞较少的区域，基质可呈黏蛋白样。免疫组化：肿瘤细胞波形蛋白和 α-平滑肌肌动蛋白阳性；S-100、肌球蛋白、细胞角蛋白阴性。

婴儿纤维错构瘤

【临床表现】

婴儿纤维错构瘤（fibrous hamartoma of infancy）大多见于 2 岁以内婴幼儿，25%出生时即有。男孩多见，无家族发病，不伴先天性疾病，皮损主要为孤立性皮下活动性结节，一般单发，偶尔两个，结节质坚硬，好发于腋前皱襞或后皱襞，其次为颈、躯干、肩、大腿、前臂等部位。

【组织病理与免疫组化】

结节由 3 种不同的组织成分，即梁状排列的致密的纤维性胶原束，成熟的脂肪组织及黏液性间质内未成熟的梭形细胞组成，另外有毛细血管增生。免疫组化：成纤维细胞和原始细胞波形蛋白阳性。只在梁状结构内有肌动蛋白阳性的梭形细胞。结蛋白一般阴性。有人描述梁状成分内结蛋白可以阳性。

掌跖纤维瘤病

【临床表现】

掌跖纤维瘤病又称 Dupuytren 挛缩、掌跖腱膜挛缩症，系由掌跖腱膜纤维组织增生所引起的指（趾）屈曲畸形，多见 40 岁以上男性，约半数病例累及单侧手足。皮损通常发生于远端掌横纹与无名指的纵轴线相交处，可见皮肤增厚，出现单个、坚实结节。无明显自觉症，经数月或数年结节增大融合成索状或带形斑块，波及无名指和小指，晚期累及中指，示指而致掌跖关节强直性挛缩。结节上皮肤起皱和稍凹陷。跖纤维瘤发生在足底中央沿跖弓前缘跖腱膜的前 1/3 处可扪及大小不等的结节，久立或长走引起足底灼热或不适（图 27-517~图 27-521）。

【组织病理】

掌跖腱膜纤维组织瘤样增生。早期掌跖腱膜中可见到形态均一、外形肥大的、增生的成纤维细胞组成的细胞结节，病变向皮下组织扩展，则形成浸润性肿块，此期胶原基质少，后期纤维组织成熟，表现大量透明样变性的胶原，细胞成分少（图 27-522~图 27-524）。

【鉴别诊断】

本病应与硬化性纤维瘤区别，后者很少，见于手部，位置更深。

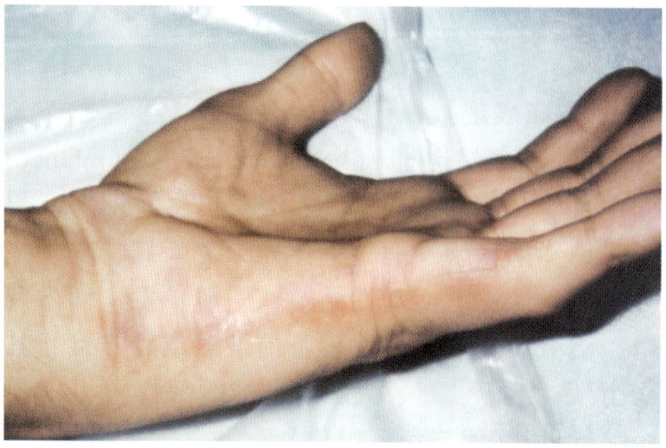

图 27-517　掌跖纤维瘤病

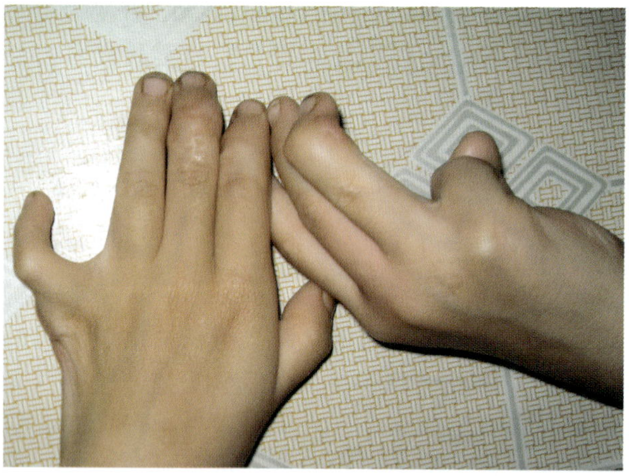

图 27-518　掌跖纤维瘤病

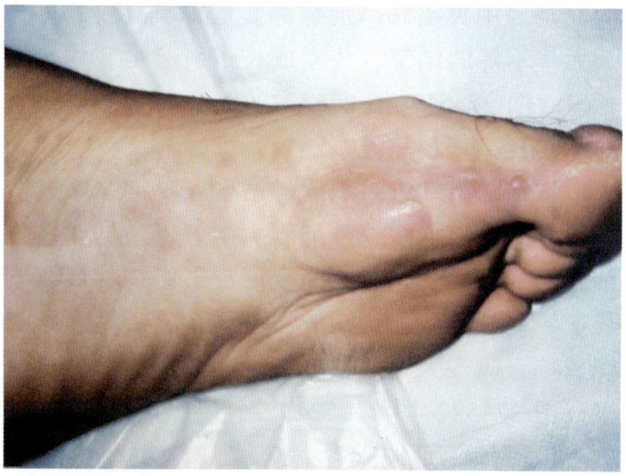

图 27-519　掌跖纤维瘤病

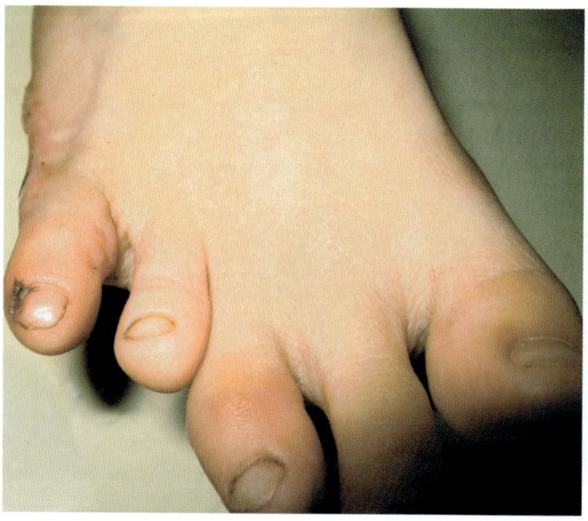

图 27-520　掌跖纤维瘤病

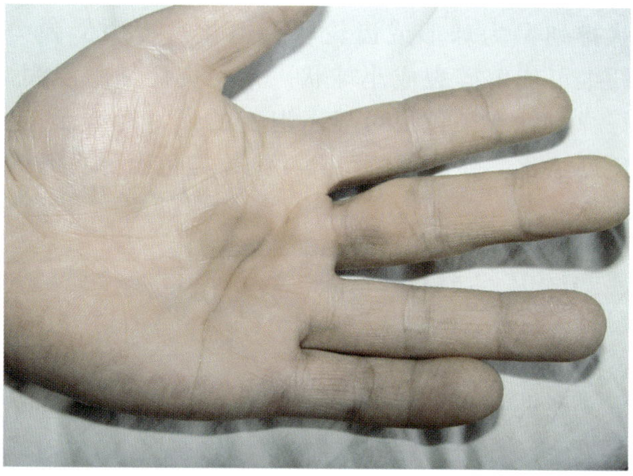

图 27-521　掌跖纤维瘤病

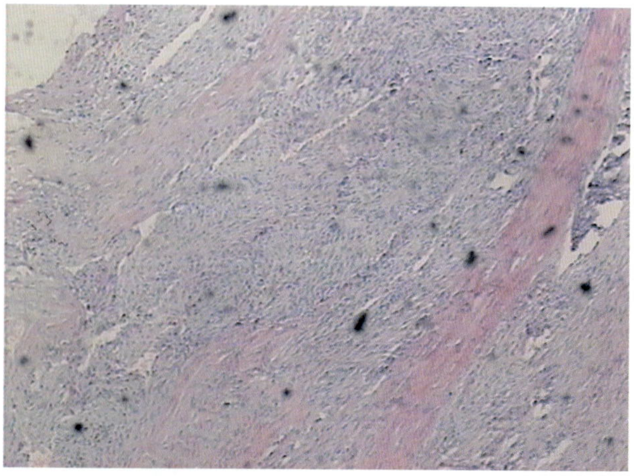

图 27-522　掌跖纤维瘤病　后期纤维组织成熟，表现大量透明样变性的胶原，细胞成分少

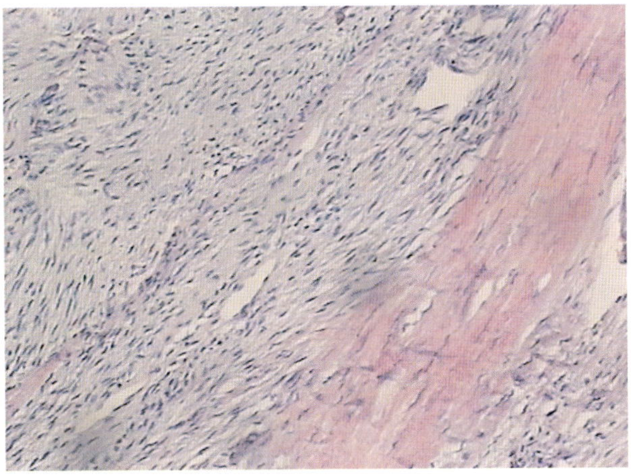

图 27-523 掌跖纤维瘤病 掌跖腱膜中可见到形态均一、外形肥大增生的成纤维细胞组成的细胞结节

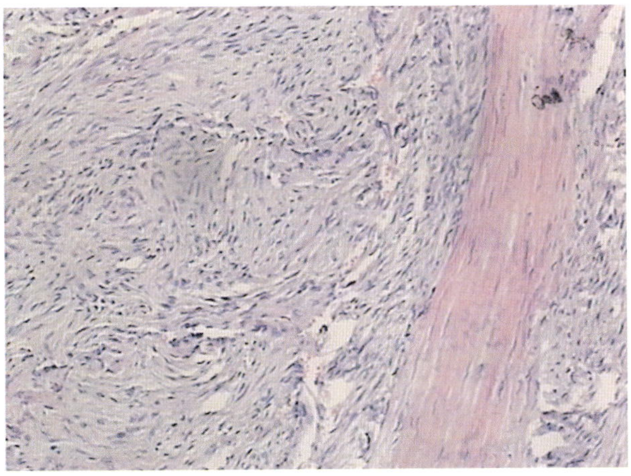

图 27-254 掌跖纤维瘤病

面（鼻）部纤维性丘疹

【临床表现】

面（鼻）部纤维性丘疹（fibrous papule of the nose）为一种血管纤维瘤。常见，好发成人鼻下部和面部邻近皮肤。损害呈单个圆顶丘疹，质坚硬，直径不超过 5mm，呈肤色、红色或浅黑色。

【组织病理】

真皮上部见局限性纤维增生，血管增生，可见散在分布的大三角形和星状细胞，亦可见多核巨细胞，有时在真表皮交界处可见较多黑色素细胞。

【鉴别诊断】

面部结节性硬化病虽也表现为血管纤维瘤，但根据智力障碍、癫痫及损害多发可与本病鉴别。

复发性婴儿指（趾）纤维瘤

【临床表现】

复发性婴儿指（趾）纤维瘤（recurrent infantile digital fibroma）罕见。出生时即有或多见于 1 岁内的男婴，偶见于儿童。部位多在指(趾)远端、伸侧、外侧，皮损为单个或多个结节，直径小于 2cm，质硬，表面光滑发亮，呈正常肤色或粉红色，生长缓慢，可自行消退，但 75%在幼儿期复发，一般不恶变，虽可破溃形成溃疡，但不发生转移（图 27-525~图 27-529）。

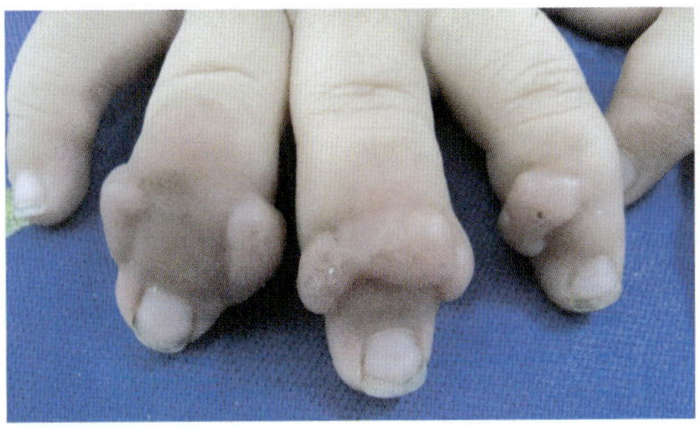

图 27-525 复发性婴儿指（趾）纤维瘤

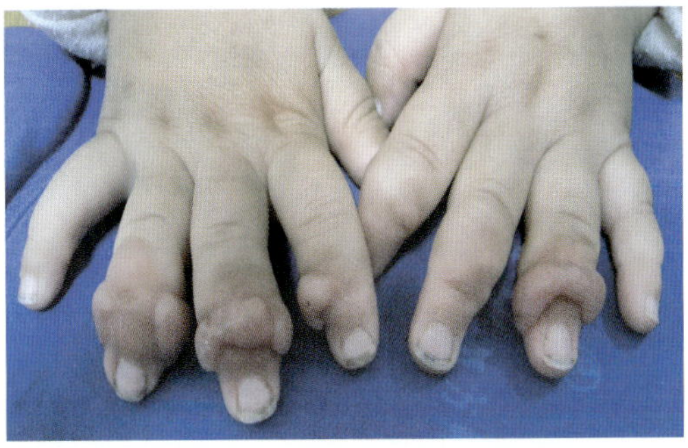

图 27-526 复发性婴儿指（趾）纤维瘤

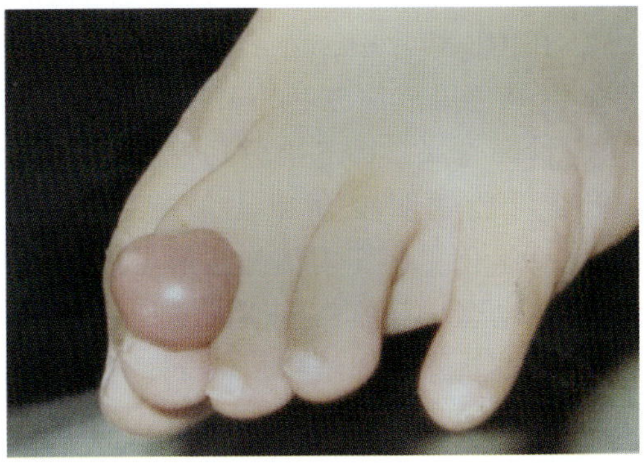

图 27-527 复发性婴儿指（趾）纤维瘤

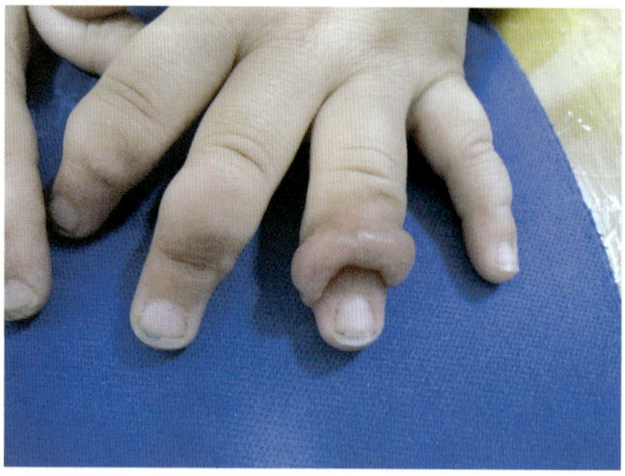

图 27-528　复发性婴儿指（趾）纤维瘤

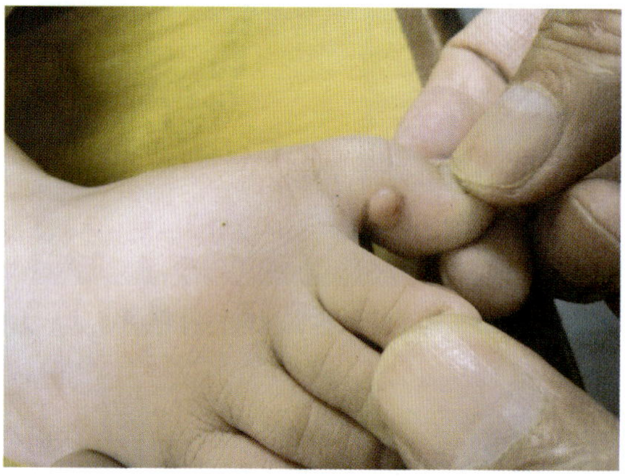

图 27-529　复发性婴儿指（趾）纤维瘤

【组织病理】

真皮内均匀一致的梭形成纤维细胞和胶原纤维束纵横交错排列，可深达皮下组织。成纤维细胞胞内除有含脂质及含铁血黄素外，核旁区可见特殊的嗜伊红包涵体为特点，直径 3~10cm，大小不一，在 HE 切片中，外形似红细胞。经磷钨酸-苏木素染色染成深紫色。Masson 三色染成深红色，有诊断意义。PAS 染色阴性反应。增生的胶原纤维可能透明变性或黏液变性（图 27-530）。免疫组化：病变内细胞波形蛋白和肌动蛋白阳性，肌动蛋白经常在胞膜下平行线分布，即所谓的“电车轨道”样结构。

【鉴别诊断】

组织学上应与皮肤纤维瘤及瘢痕疙瘩区别。

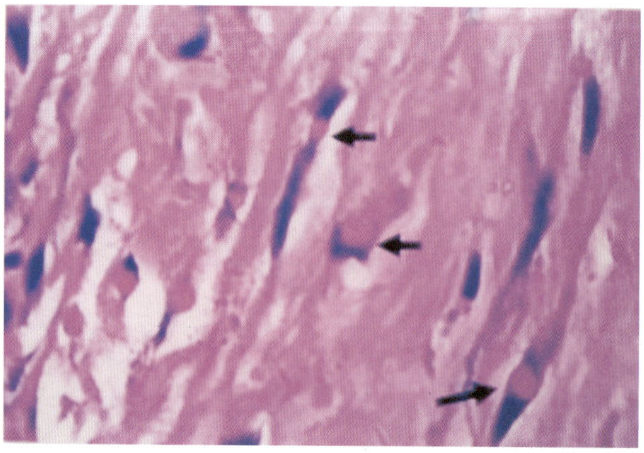

图 27-530　复发性婴儿指（趾）纤维瘤

腱鞘纤维瘤

【临床表现】

腱鞘纤维瘤（fibroma of tendon sheath）较多见，21~50 岁男性多发。肿瘤局限于肢端，特别指、掌、腕部，皮损为一单发的皮下结节，附于肌腱和腱鞘，特别是屈肌面，2cm 大小，无疼痛，病程长短不一。切除后 24%复发。

【组织病理】

肿瘤成小叶分布，有包膜界清楚，主要在均质性、胶原化的间质中，有少量成纤维细胞，偶见多核巨细胞。肿瘤的主要特点是无论胶原化程度如何，总可见大量的由正常内皮细胞形成的裂隙状血管腔。

【鉴别诊断】

本病与结节性筋膜炎及纤维瘤鉴别。腱鞘纤维瘤具有包膜和独特的血管模式，即无论胶原化程度如何，总可见大量的由正常内皮细胞形成的裂隙状血管腔，可与其他疾病鉴别。

（王俊民）

第五节　皮肤脉管组织肿瘤

鲜红斑痣

鲜红斑痣（nevus flammeus）系先天性毛细血管畸形，包括橙红色斑（salmon patch）和葡萄酒样痣（port-wine stain）。

【临床特征】

1. 橙红色斑发病率约占新生儿总数的 25%，皮损为紫红色斑，压之变白，不高出皮面。皮损的高发部位依次为后颈部（81%）、眼睑（45%）以及眉间（30%）。发生于头后部时，特称为 Unna 斑。本病皮损多于患儿 1~4 岁时自行消退，不伴发其他畸形。

2. 葡萄酒样痣发病率为 0.3%。出生时即有，多为散发病例，部分患者有家族史，遗传模式为常染色体显性遗传。亦有极少数患者系受创伤后诱发。皮损为粉红色至深紫色斑片，表面光滑，触之无皮温升高，触痛阴性。葡萄酒样痣多单侧分布，少数为双侧，但极少发生于身体中线部位。50%的患者皮损发生于面部，沿三叉神经的眼支、上颌支以及下颌支分布，重者可以累及全身。本病无自然消退倾向，随着病程的延长，皮损表面可以发生小的血管性结节或疣状损害。有葡萄酒样痣继发化脓性肉芽肿及多发性基底细胞癌的报道（图 27–531~图 27–534）。

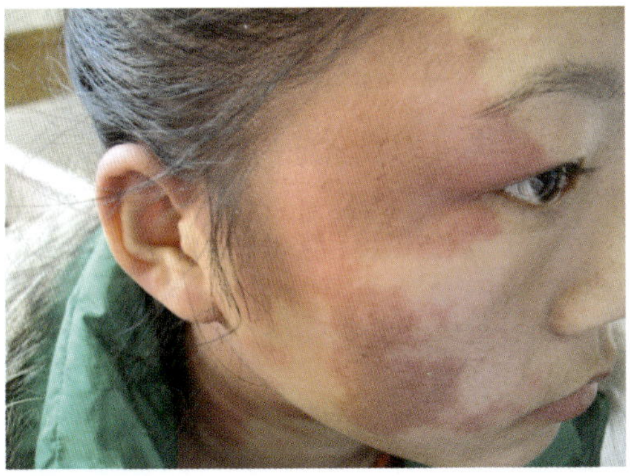

图 27–531　鲜红斑痣

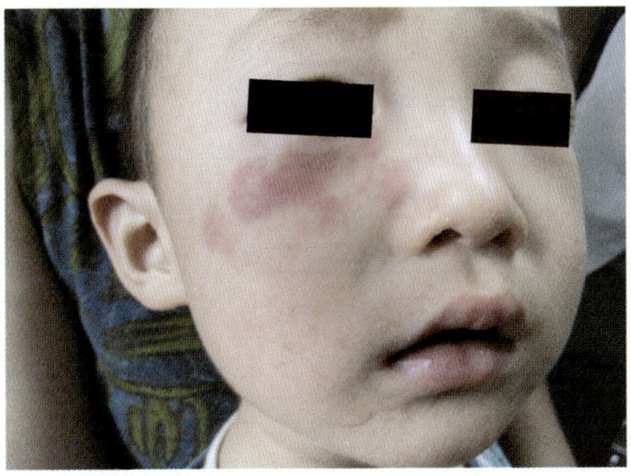

图 27–532　鲜红斑痣

葡萄酒样痣常作为一些综合征的伴随症状，如表 27–1 所示。

【组织病理】

橙红色斑可见真皮乳头层血管扩张。葡萄酒样痣则 10 岁前毛细血管扩张不明显，随着年龄的增长，毛细血管扩张逐渐增多。皮损高起或呈结节时，不但毛细血管扩张，而且真皮深层甚至皮下组织的某些血管也会扩张。深层损害尚可伴发海绵状血管瘤或动静脉畸形。与血管瘤之区别在于本病无血管内皮细胞增生。特殊染色示鲜红斑痣中纤维连接蛋白、基底膜带蛋白以及Ⅷ因子与正常皮肤强度及分布一致（图 27–535，图 27–536）。

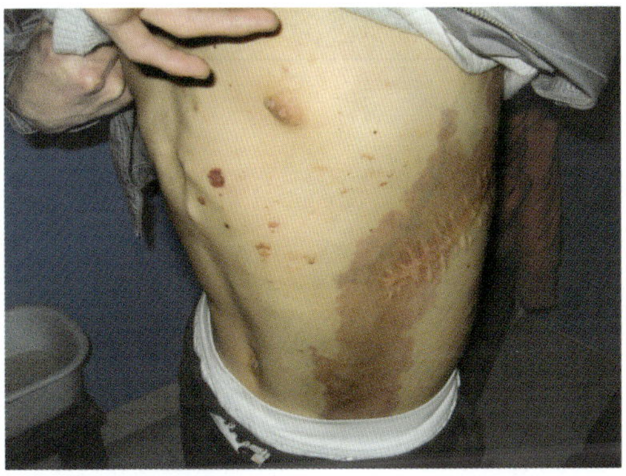

图 27–533　鲜红斑痣

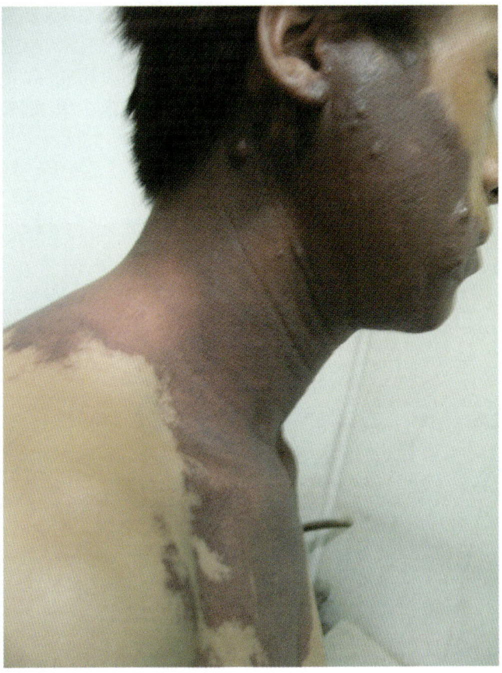

图 27–534　鲜红斑痣

表 27-1 并发葡萄酒样痣的系统性疾病

综合征	葡萄酒样痣分布位置	其他伴发症状
Sturge-Weber 综合征	单侧面部，沿三叉神经眼支分布	同侧软脑膜静脉畸形及其下方大脑皮层萎缩、钙化；癫痫，智力低下，青光眼，视网膜剥离，突眼
血管骨肥大综合征	患侧肢端（单侧）	软组织及骨肥大，静脉曲张，
色素血管性斑痣性错构瘤病	分布部位不定	表皮痣，太田痣，蒙古斑，贫血痣，斑痣
巨大舌-脐膨出综合征	面部	巨舌，巨体，脐疝，脐膨出
Cobb 综合征（科布综合征）	病变脊髓节段支配区域	脊柱后侧凸，髓内血管畸形，椎内硬膜外血管瘤，椎体及椎旁血管瘤
变形综合征	分布部位不定	脑回状结缔组织痣、表皮痣，脂肪组织异常，部分组织过度生长
Roberts 综合征	面部	发育迟滞，唇裂，毛发稀少
Wyburn-Mason 综合征	受累眼部附近	同侧眼睛视网膜动静脉畸形
TAR 综合征	分布部位不定	血小板减少，双侧桡骨发育不全
Coats 综合征	面部	视网膜毛细血管扩张

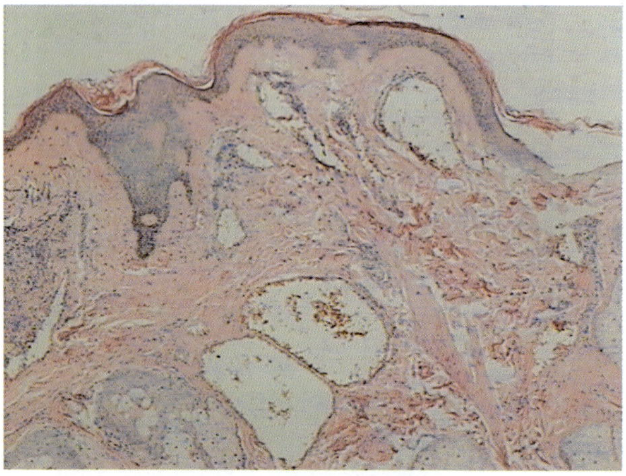

图 7-535 鲜红斑痣 真皮乳头层血管扩张，真皮深层的某些血管亦扩张

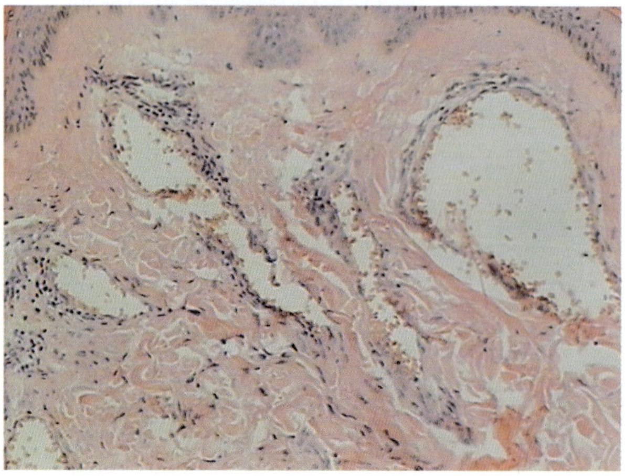

图 7-536 鲜红斑痣 真皮乳头层血管扩张

草莓状血管瘤

草莓状血管瘤（strawberry hemangioma）又名毛细血管瘤（capillary hemangioma）或婴幼儿血管内皮瘤（infantile hemangioendothelioma），是一种多发于婴幼儿的良性肿瘤，有自然消退倾向。大部分为散发病例，极少数患者具有家族史，呈常染色体显性遗传。病因及发病机制不详。

【临床表现】

本病可于新生儿出生后几周内发生，发病率报道各异，为 1%~2%。男女发病率之比为 1:3。皮肤任何部位皆可发病，以头颈部多见（60%），少数可侵及中枢神经系统、肺脏、肝脏等。

毛细血管瘤病程可以分为 3 个时期。①增生期：见于患儿出生后 8~12 个月。早期皮损为苍白或粉红斑片，迅速增大为鲜红色至紫色丘疹、结节。结节直径一般为 1~60mm。边界清楚，触之质韧。②稳定期：皮损不再增长，历时数月至数年之久。③消退期：皮损自发变软，颜色变淡，消退早期可见皮损中出现白色的条纹或皮岛。部分皮损可以完全恢复正常，但大多遗留皮肤异常，如：皮肤萎缩、毛细血管扩张以及皮肤松弛。大部分皮损于患儿 5 岁时可以消退 50%左右，7 岁时消退 70%~90%，少数患儿在 10~12 岁时仍可有改善（图 27-537~图 27-542）。

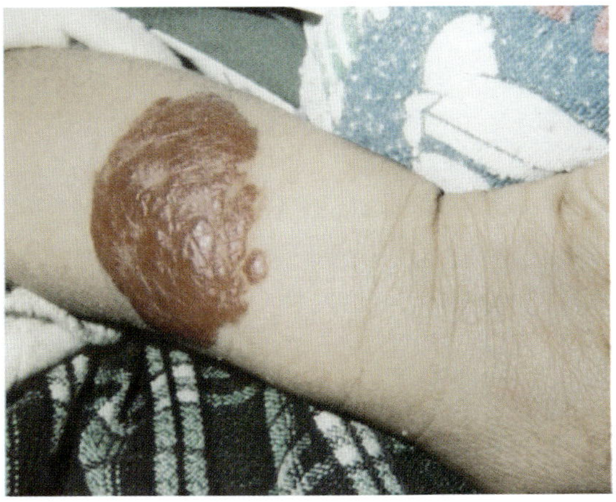

图 27-537　草莓状血管瘤

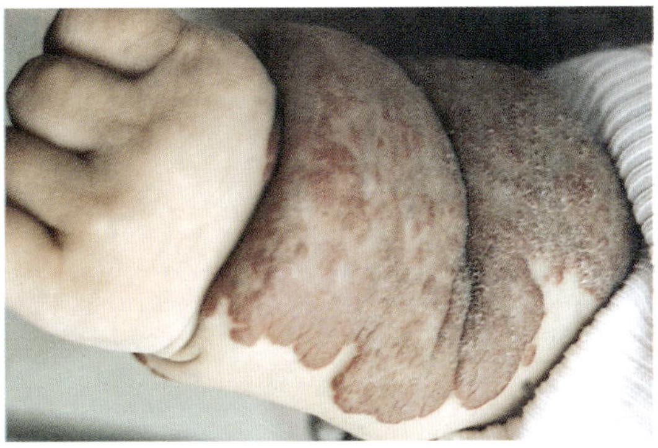

图 27-538　草莓状血管瘤

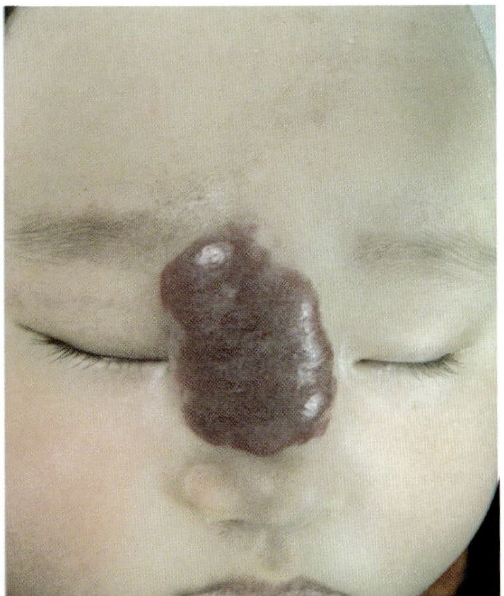

图 27-539　草莓状血管瘤

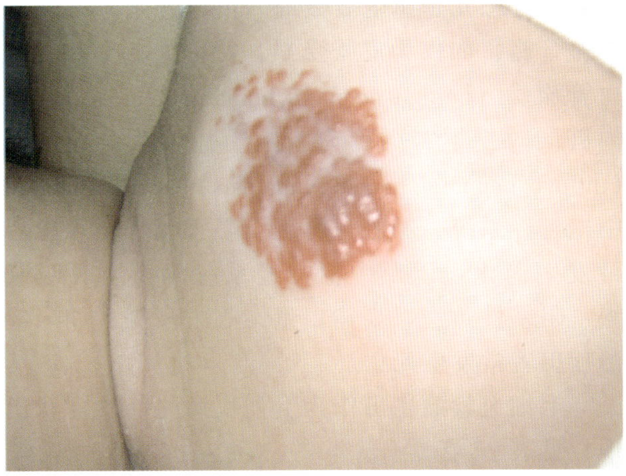

图 27-540　草莓状血管瘤

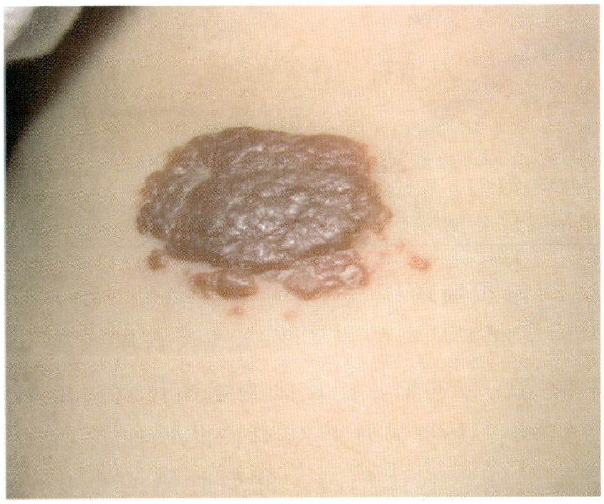

图 27-541　草莓状血管瘤

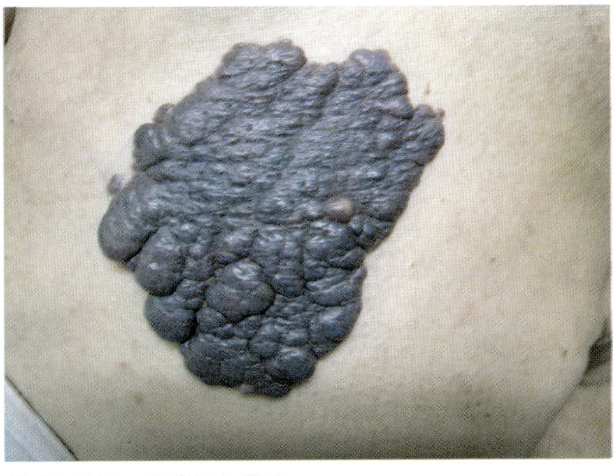

图 27-542　草莓状血管瘤

部分患儿于出生后数周内可以发生多发性毛细血管瘤，如仅为皮肤受累，特称为新生儿良性血管瘤病（benign neonatal hemangiomatosis）。如内脏同时受累，则称为新生儿弥漫性血管瘤病（diffuse neonatal hemangiomatosis），病变可侵及中枢神经系统、肺脏、肝脏、心脏等脏器。患者可发生消化道以及中枢神经系统出血、呼吸衰竭、阻塞性黄疸、高输出量性心力衰竭，如未经治疗患者常发生死亡。

毛细血管瘤也可作为下列疾病的伴发症状出现，见表 27–2。

表 27–2　并发毛细血管瘤的系统性疾病

综合征	毛细血管瘤分布部位	其他伴发症状
PHACE 综合征	面部	颅窝畸形、动脉异常、主动脉狭窄和（或）心脏缺损、眼部异常及胸骨裂隙
Kasabach-Merritt 综合征	躯干或四肢皮下血管瘤	血小板减少，黑便，血尿

【组织病理】

早期毛细血管瘤主要表现为真皮或皮下组织中形态一致的血管内皮细胞紧密排列，形成小叶状结构，无明显管腔结构，此期血管内皮细胞分裂活跃、胞体饱满。此后肿瘤的小叶形特征更加明显，可见大量血管管腔。消退期小叶状排列的血管逐渐为纤维组织代替（图 27–543~图 27–548）。

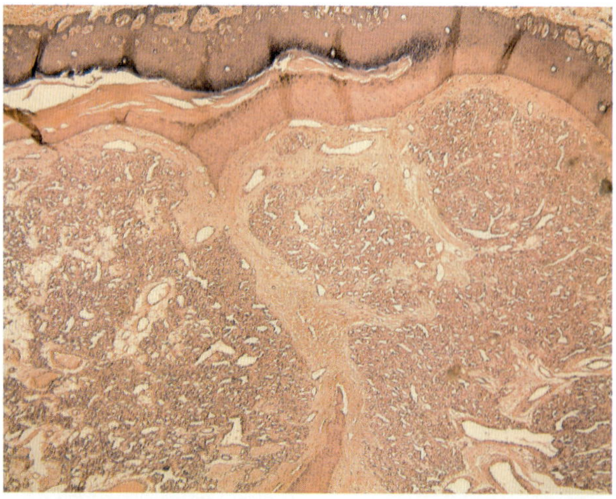

图 27–543　**草莓状血管瘤**　真皮内形态一致的血管内皮细胞紧密排列，形成小叶状结构，可见大量血管管腔

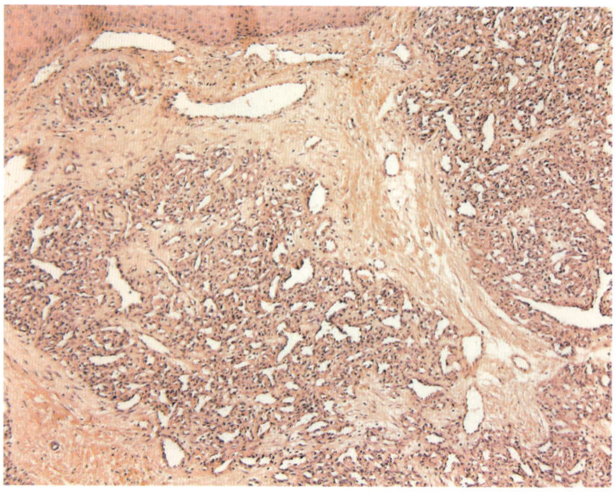

图 7–544　**草莓状血管瘤**　真皮内形态一致的血管内皮细胞紧密排列，形成小叶状结构。可见大量血管管腔

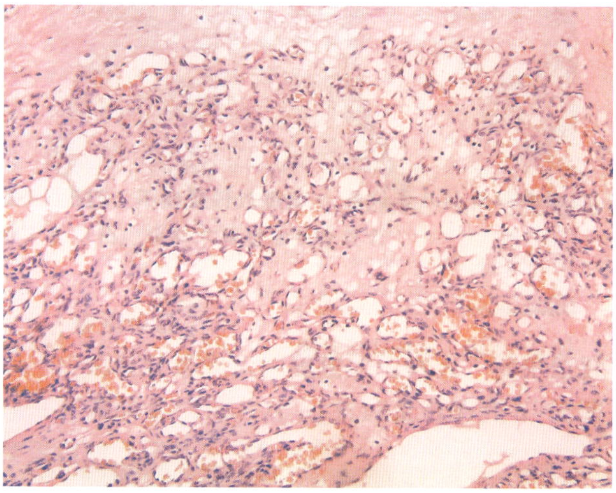

图 7–545　**草莓状血管瘤**　可见大量血管管腔

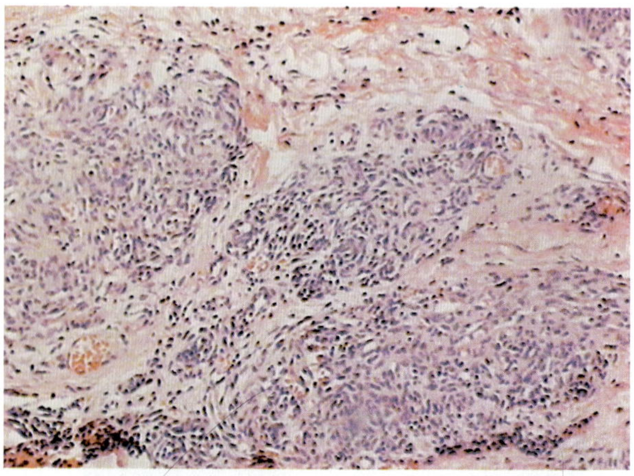

图 7–546　**草莓状血管瘤**　真皮内形态一致的血管内皮细胞紧密排列，形成小叶状结构

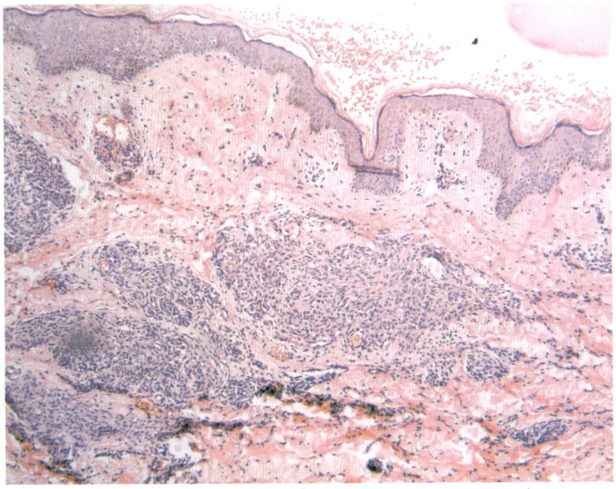
图 7-547 草莓状血管瘤

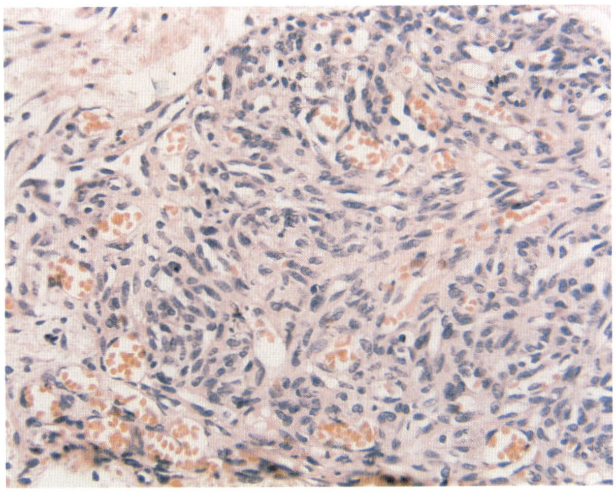
图 7-548 草莓状血管瘤 可见大量血管管腔，腔内充满红细胞

【鉴别诊断】

临床上应与丛状血管瘤、Kaposi 样血管内皮瘤以及静脉畸形相鉴别。

海绵状血管瘤

海绵状血管瘤（cavernous hemangioma）系静脉畸形，具有不断扩大趋势，无消退倾向。本病常在出生时或出生后不久发病，多为散发病例。皮肤黏膜型静脉畸形（cutaneo-mucosal venous malformations，VMCM）以及静脉球变畸形（glomuvenous malformations，GVM）具有遗传背景，分别占患病人群的 1%和 5%。病因及发病机制不详。

【临床表现】

静脉畸形多孤立分布，以头颈部多见，也可泛发。皮损为鲜红至深紫色圆形海绵状结节，深部皮损表面呈正常肤色。大小从数毫米至数厘米不等，皮温正常，一般感觉不到血管搏动。质地可因内部纤维组织多少而异，无血栓形成时，触痛阴性（图 27-549~图 27-551）。面部皮损常为偏侧性分布，导致患侧皮肤以及牙齿畸形。如病变位于颞肌，患者可以发生偏头痛。咽部静脉畸形影响患者呼吸，甚至睡眠窒息。累及肌肉组织时，可以导致肌无力、肌发育不良或过度增生。可并发多发性内生软骨瘤，消化道血管瘤等。

静脉球变畸形是本病的一种特殊形式，又称多发性血管球瘤，详见后述。

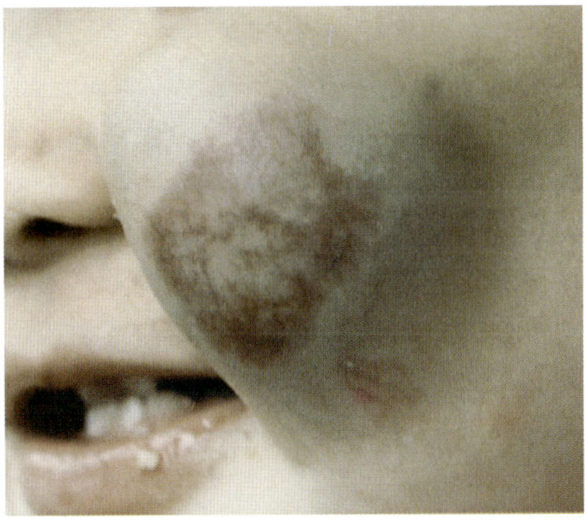
图 27-549 海绵状血管瘤

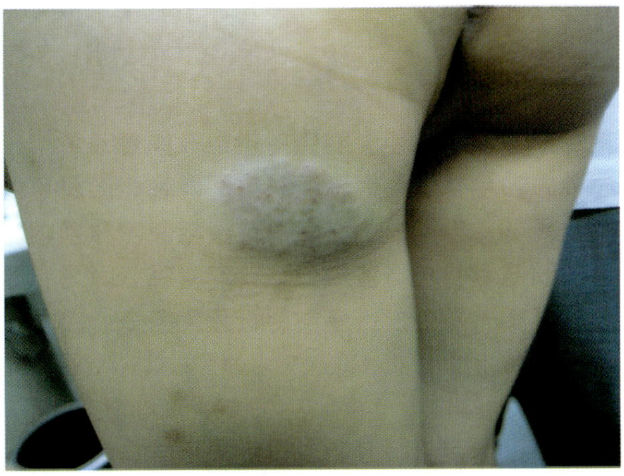
图 27-550 海绵状血管瘤

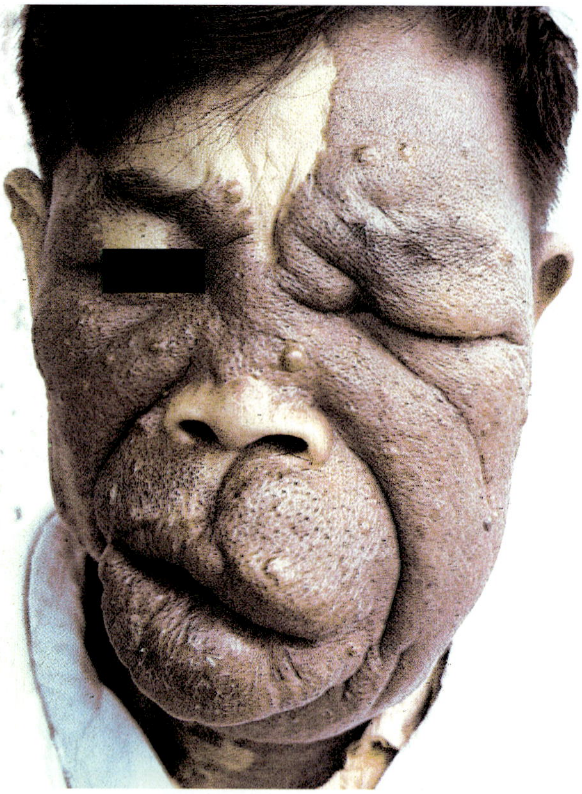

图 27-551　海绵状血管瘤

静脉畸形可以作为下列疾病的部分临床表现：见表 27-3。

表 27-3　并发静脉畸形的系统性疾病

综合征	静脉畸形分布部位	其他伴发症状
BRR 综合征	皮肤，内脏	巨头但脑室大小正常，脂肪过多症、多发性血管瘤、胃肠道错构瘤性息肉、血管畸形，男性阴茎色素斑、桥本甲状腺炎以及轻度的智力发育迟缓
Maffucci 综合征	体表多发，手足多见	骨骼变形，自发性骨折，继发身材矮小
蓝色橡皮疱痣综合征	皮肤，胃肠道为主，黑便，缺铁性贫血，其他内脏也可受累	
溶骨症（Gorham 综合征）	受累骨附近皮肤	病理性骨折，骨溶解

【组织病理】

病变位于真皮或皮下组织，大部分境界清楚，少量可呈弥漫性分布。病变为较多大而不规则的静脉窦，血管壁为扁平内皮细胞，厚度不一。血管周围为纤维组织包绕，可见少量平滑肌细胞。周围基质中常有中度慢性炎症（图 27-552~图 27-557）。有时本病可以合并其他脉管畸形，如毛细血管-静脉畸形、动静脉畸形、淋巴管-静脉畸形。

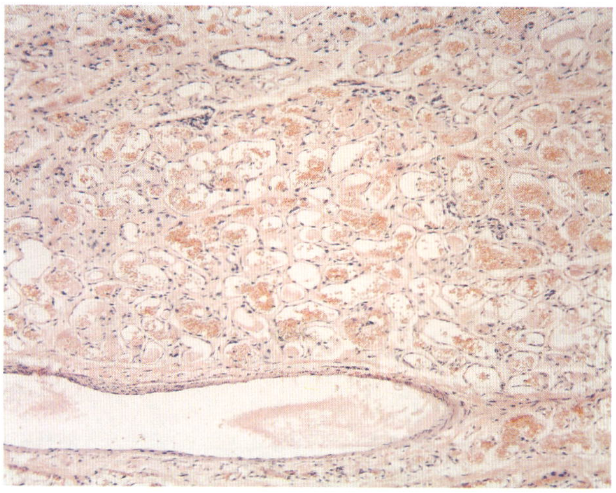

图 27-552　海绵状血管瘤　病变为较多大而不规则的血管腔，血管壁为扁平内皮细胞，厚度不一，内含大量红细胞

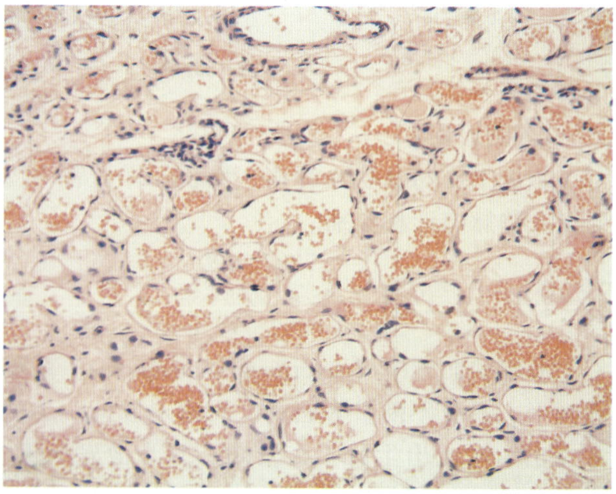

图 27-553　海绵状血管瘤　病变为较多大而不规则的血管腔，血管壁为扁平内皮细胞，厚度不一，内含大量红细胞

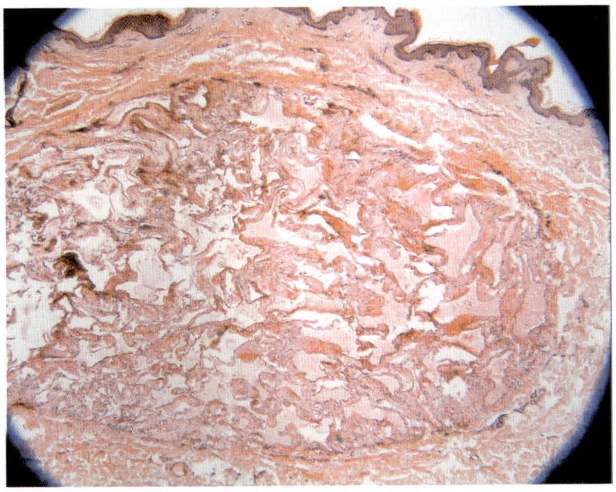

图 27-554　**海绵状血管瘤**

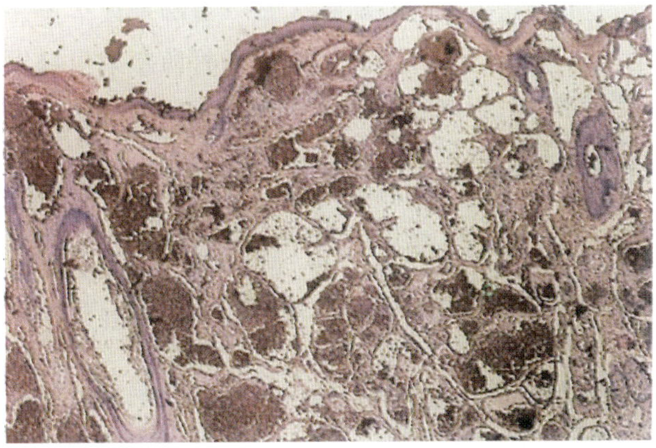

图 27-557　**海绵状血管瘤**　病变为较多大而不规则的静脉窦，血管壁为扁平内皮细胞，厚度不一。血管周围为纤维组织包绕，可见少量平滑肌细胞

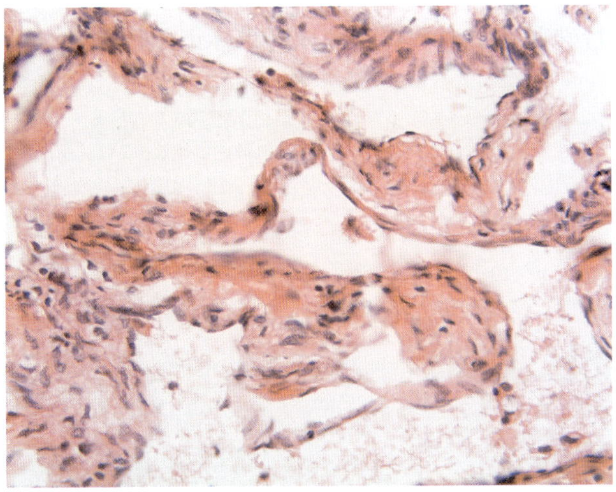

图 27-555　**海绵状血管瘤**　病变为较多大而不规则的静脉窦，血管壁为扁平内皮细胞。血管周围为纤维组织包绕，可见平滑肌细胞

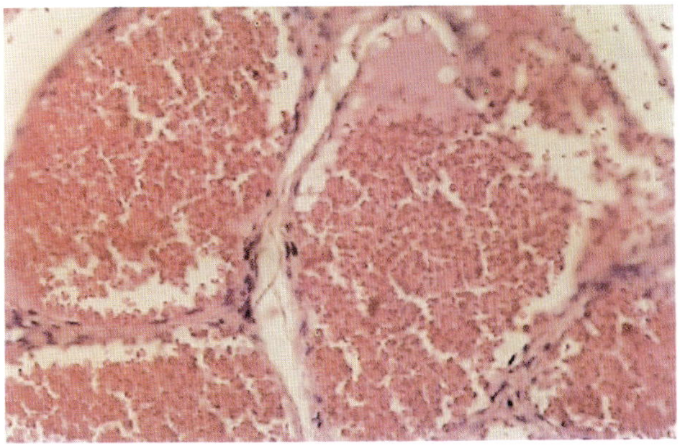

图 27-556　**海绵状血管瘤**　可见大而不规则的静脉窦，少量平滑肌细胞

窦状血管瘤是海绵状血管瘤的一种特殊类型，通常呈小叶状，局部境界不清，由多腔性、紧密连接的薄壁血管腔形成。血管腔相互贯通，扩张充血，形成典型的窦状或筛状。可见局灶性血栓形成、梗死、透明样变、甚至钙化或骨化等现象。内皮细胞偶见轻度异形性。

【鉴别诊断】

本病应与毛细血管瘤（消退期）、静脉球变畸形、动脉畸形等相鉴别。

小叶状毛细血管瘤

小叶状毛细血管瘤（lobular capillary hemangioma）又名化脓性肉芽肿（pyogenic granuloma）。大多数小叶状毛细血管瘤的发病无明确原因，部分皮损在患者受到外伤、感染、接受维甲酸类药物治疗或者怀孕期间可以发生。

【临床表现】

本病常见于婴幼儿，成年人尤其是孕妇亦可发生。典型皮损表现为孤立分布的深红色外生性息肉状损害，生长迅速，基底常见衣领状鳞屑痂。表面可发生浅表溃疡。小叶状毛细血管瘤可发生于体表任何部位，尤以手指，面部以及口腔（口唇、齿龈和舌部）多见（图 27-558~图 27-560）。病变发生于孕妇齿龈时，特称为妊娠性肉芽肿。近年来多有小叶状毛细血管瘤发生于血管管腔内以及皮下脂肪组织的报道。

银屑病患者口服阿维A酯，囊肿型痤疮患者在接受异维A酸治疗或继发大肠杆菌感染可以发生小叶状毛细血管瘤样损害。

原发病灶受到破坏或切除后，身体其他部位可以发生多发性卫星状损害。常发生于肩胛间区，患者年龄一般小于25岁。

【组织病理】

表现为外生性血管瘤组织构成的息肉样肿块。表皮常糜烂，但亦可完整，呈扁平状被覆于瘤体凸出部位的表面；瘤体基底部缩窄，由棘层肥厚性表皮呈衣领状包绕。表皮糜烂溃疡性损害可致真皮表浅性炎症反应，呈肉芽组织外观。但深部炎症反应通常轻微，而表皮完整无损时则无炎症。

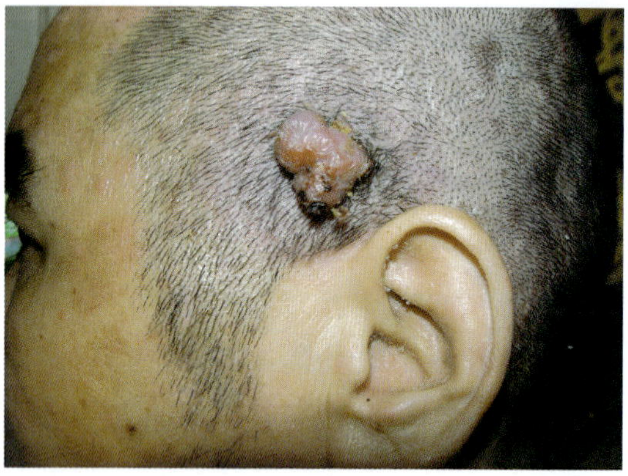

图 27-558　小叶状毛细血管瘤

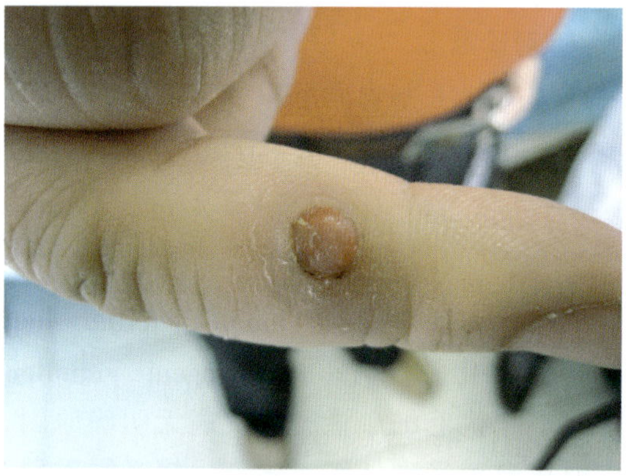

图 27-559　小叶状毛细血管瘤

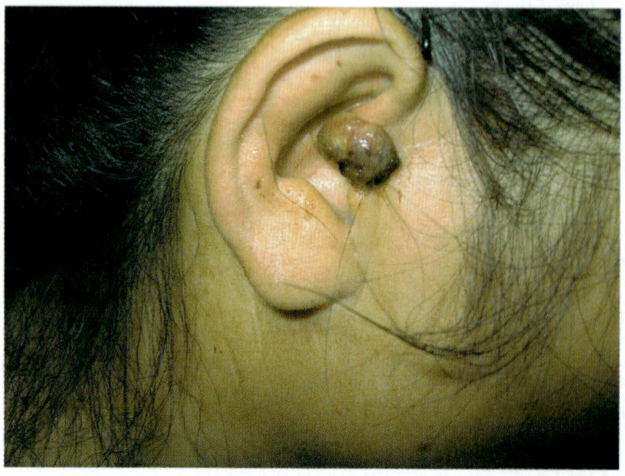

图 27-560　小叶状毛细血管瘤

血管瘤组织倾向于呈分散的肿块或小叶，类似毛细血管瘤，因而又称小叶状毛细血管瘤。血管瘤组织由不同程度扩张、充有红细胞的毛细血管或管腔不明显的血管丛构成。可见程度不等的核分裂象。血管瘤组织可由黏液样基质包绕，基质中含梭形或星状结缔组织细胞，偶见肥大细胞。偶尔在大而深的血管内可见血管内乳头状内皮细胞增生（图 27-561~图 27-574）。

免疫组织化学：可见Ⅷ因子相关抗原、荆豆凝集素-1、波形蛋白对内皮细胞标记阳性；肌-特殊肌动蛋白和Ⅳ型胶原纤维标记阳性。

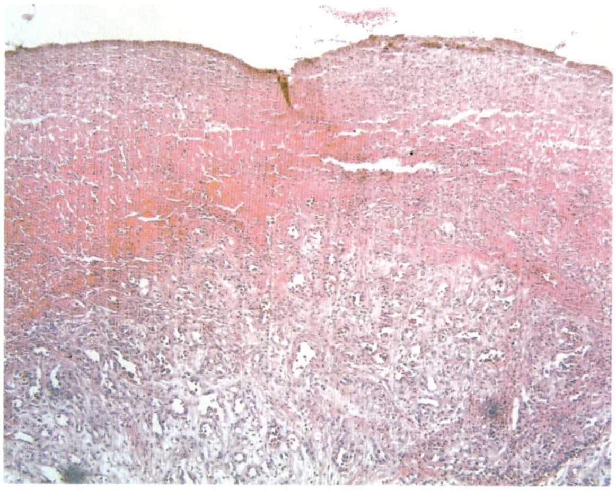

图 27-561　小叶状毛细血管瘤　呈分散的肿块和小叶，类似毛细血管瘤

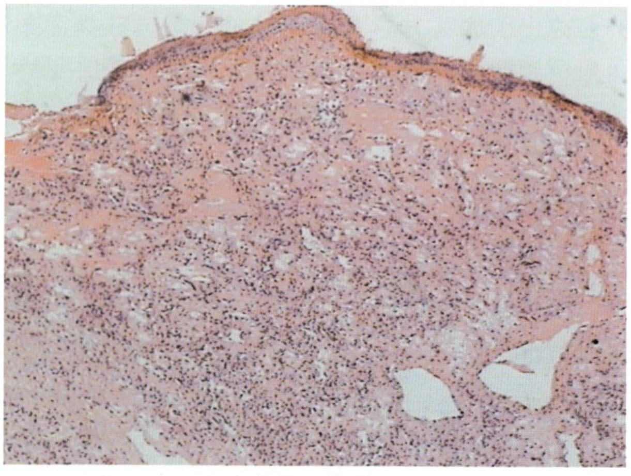

图 27-562　小叶状毛细血管瘤　瘤组织由不同程度扩张、充有红细胞的血管丛构成

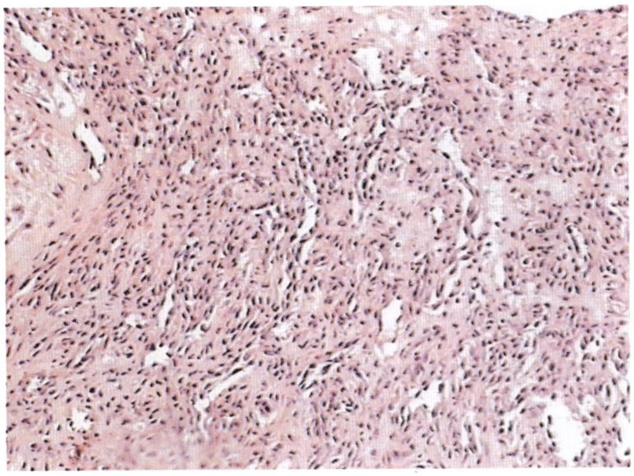

图 27-563 小叶状毛细血管瘤 见不同程度扩张的血管丛

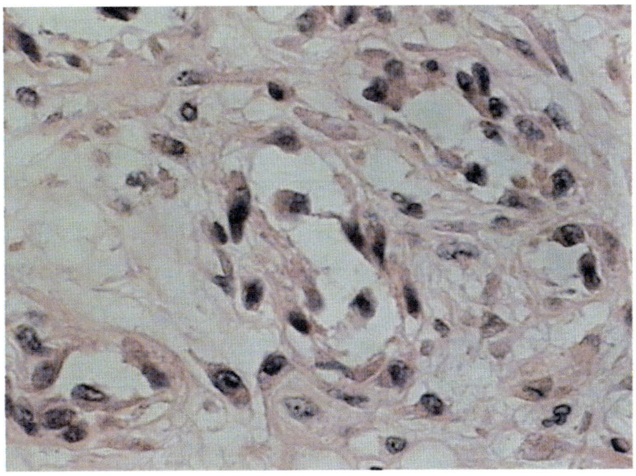

图 27-566 化脓性肉芽肿

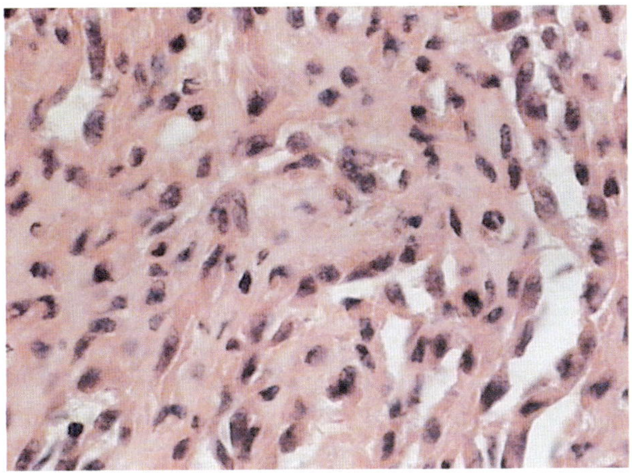

图 27-564 小叶状毛细血管瘤 血管丛裂隙状管腔

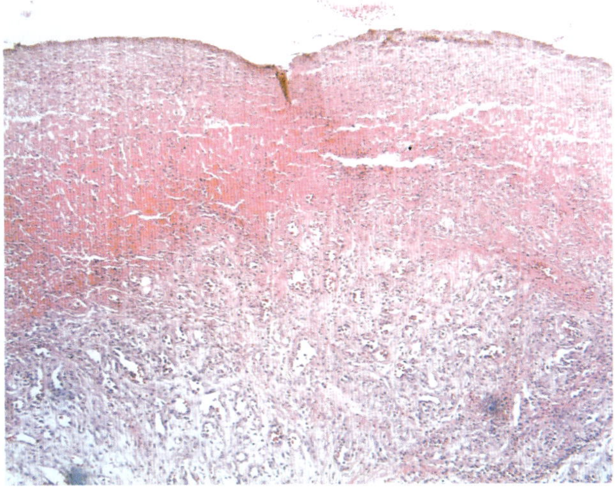

图 27-567 小叶状毛细血管瘤

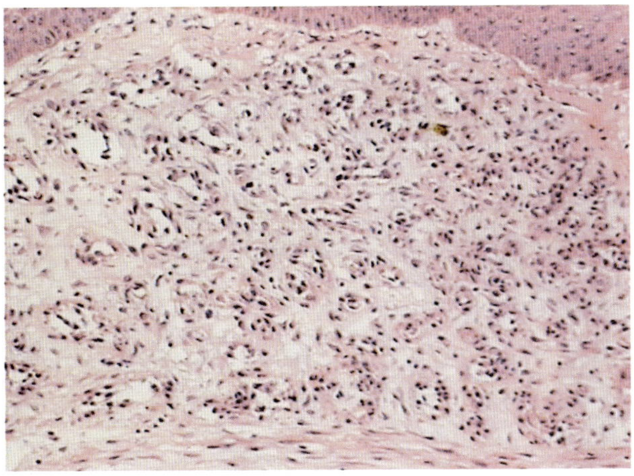

图 27-565 小叶状毛细血管瘤 不同程度扩张的血管丛

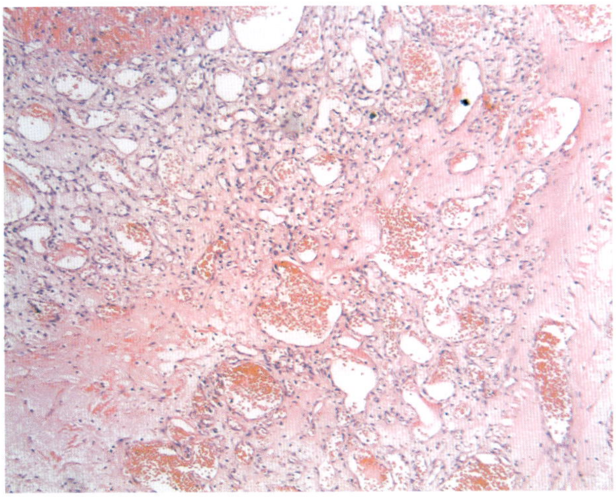

图 27-568 小叶状毛细血管瘤

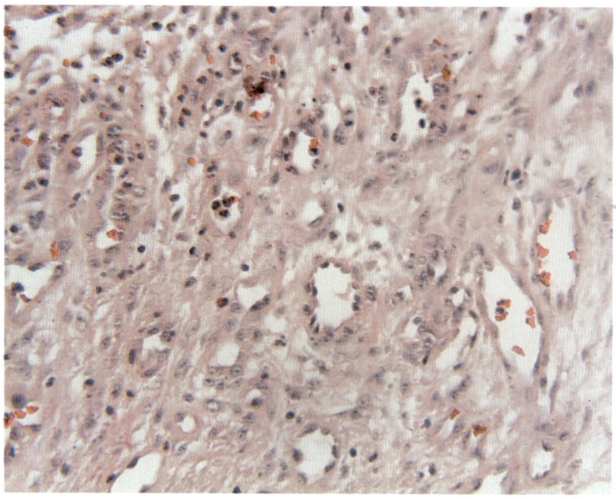

图 27-569　小叶状毛细血管瘤

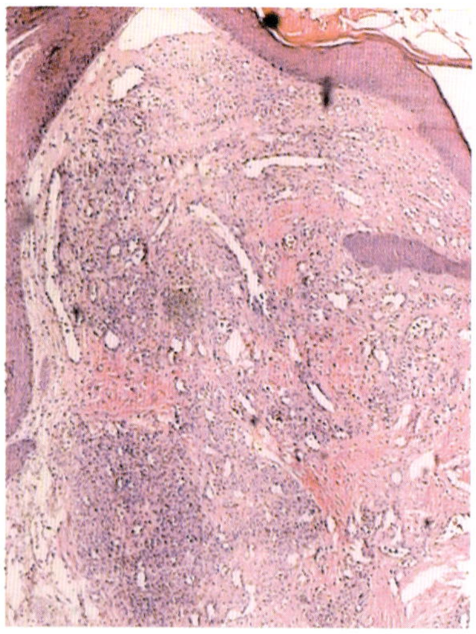

图 27-570　小叶状毛细血管瘤

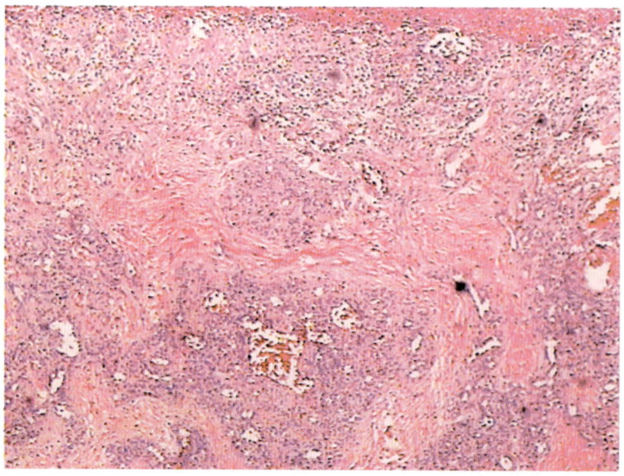

图 27-571　小叶状毛细血管瘤

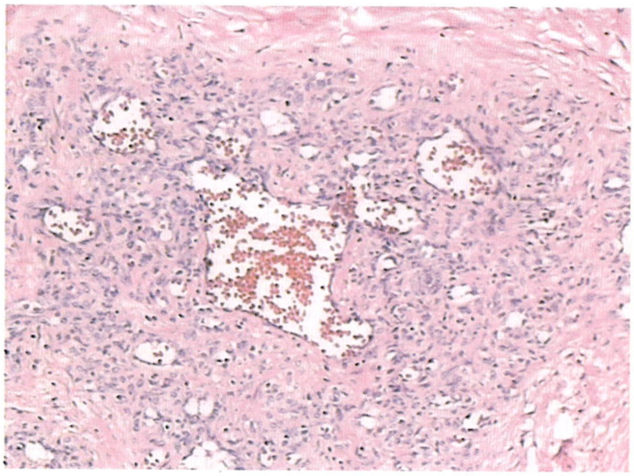

图 27-572　小叶状毛细血管瘤

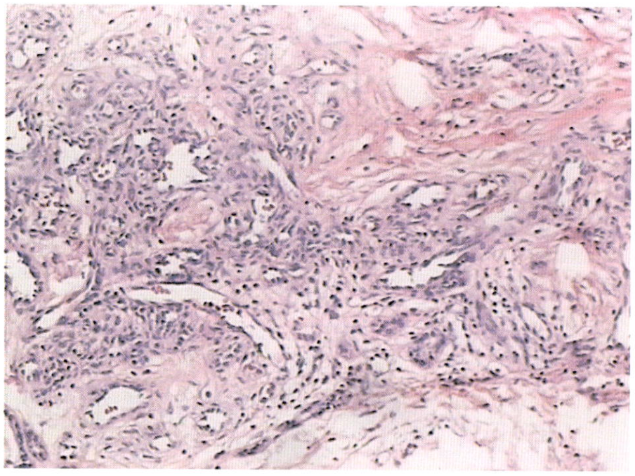

图 27-573　小叶状毛细血管瘤

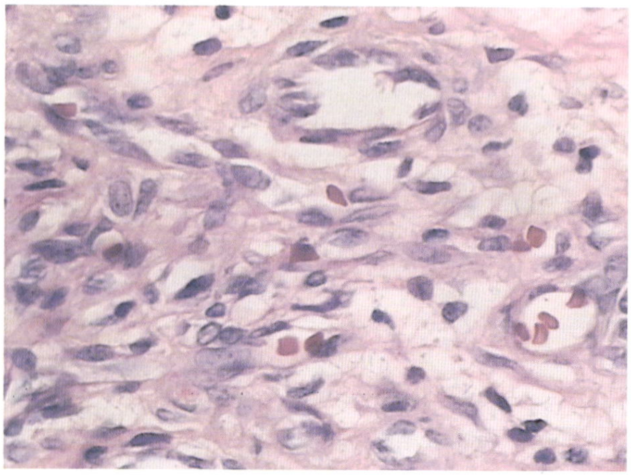

图 27-574　小叶状毛细血管瘤

【鉴别诊断】

临床上应与汗腺汗孔瘤，无色素性黑色素瘤鉴别。病理上应与丛状血管瘤、血管淋巴样增生伴嗜酸性粒细胞增多以及血管球瘤相鉴别。

血管角化瘤

血管角化瘤（angiokeratoma）是一组以角化过度和真皮乳头层毛细血管扩张为特征的一组疾病。包括以下五种亚型：Mibelli 型、Fordyce 型、孤立型、界限型以及弥漫性躯体性血管角化瘤，其中界限型血管角化瘤实际上为毛细血管-淋巴管畸形（图 27-575~图 27-583）。

【临床表现】

1. Mibelli 型血管角化瘤又名肢端型血管角化瘤、毛细血管扩张性疣（telangiectatic warts）。初期为 1~5mm 血管性丘疹，为暗红色，随着病程延长，逐渐演变为深紫色疣状损害。皮损多发于指（趾）背部、肘部以及膝关节等处。

2. Fordyce 型血管角化瘤多发生于男性的阴囊、女性的阴部，尿道和阴蒂有时也可受累。患者为中老年人。可见多发血管瘤性丘疹，基底常发生弥散性红斑。

3. 孤立型血管角化瘤的皮损为孤立分布的深紫色疣状损害，多见于下肢。发病与外伤有关，血管角化瘤发病之前常出现毛细血管扩张。

4. 界限型血管角化瘤本质上是毛细血管-淋巴管畸形，多见于四肢。境界清楚，皮损为粉红色至青红色丘疹。

5. 弥漫性躯体性血管角化瘤又称 Fabry 病，属 X 连锁隐形遗传性疾病，系溶酶体酶 α-右旋半乳糖苷酶 A 缺陷所致。除皮肤损害之外，尚可累及泌尿系统、心血管系统、神经系统、消化系统等。皮损累及全身，对称分布，为群集的红色至黑色丘疹，直径最大可达 1cm，表面常呈疣状损害，压之不褪色。口腔黏膜也可受累。

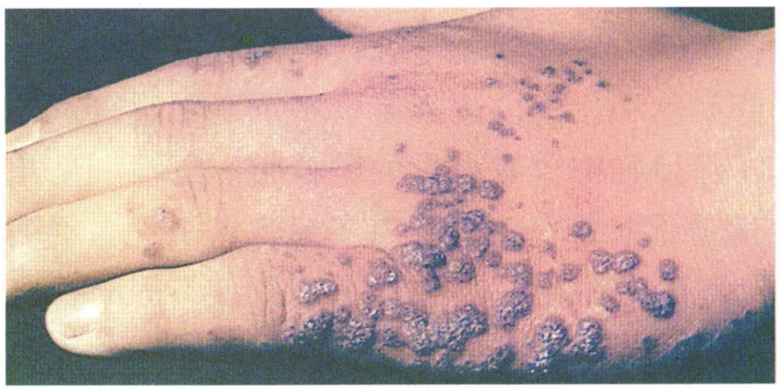

图 27-575　Mibelli 型血管角化瘤

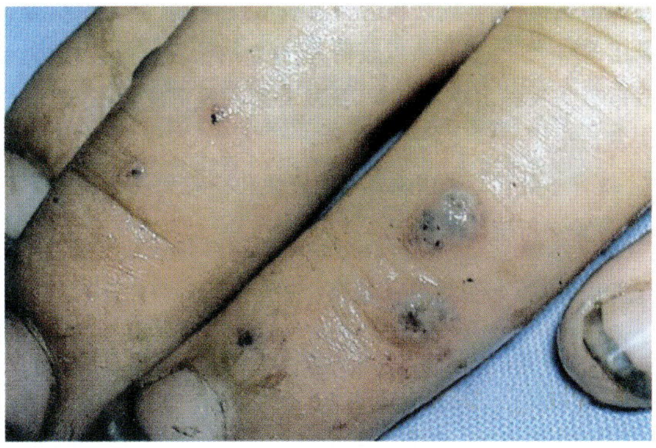

图 27-576　Mibelli 型血管角化瘤

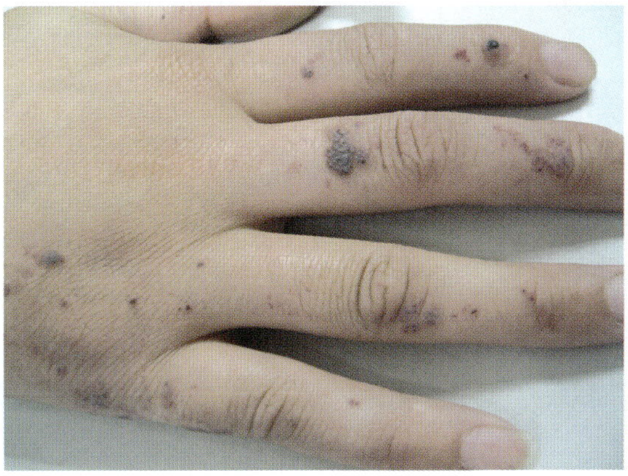

图 27-577　Mibelli 型血管角化瘤

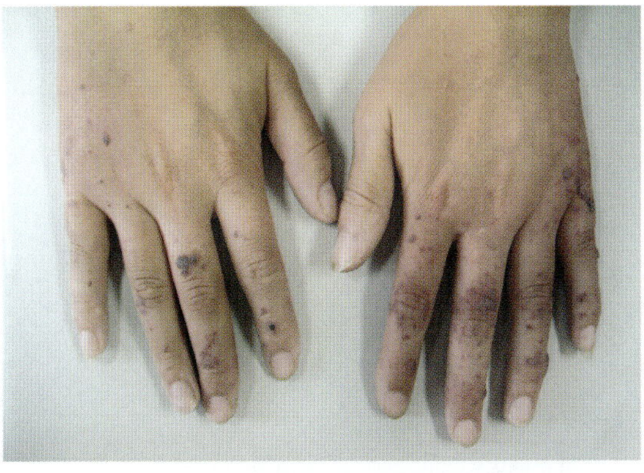

图 27-578　Mibelli 型血管角化瘤

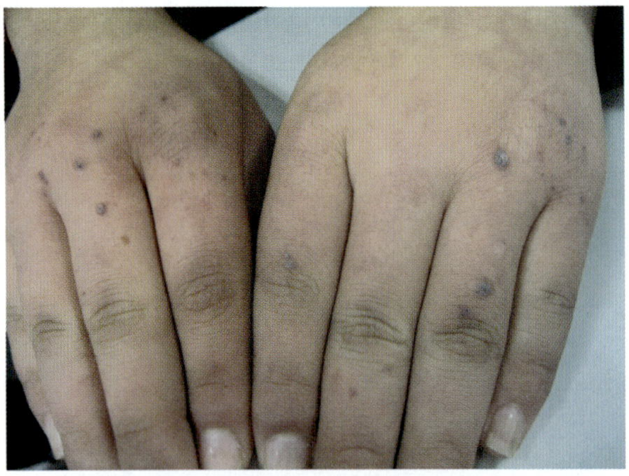

图 27-579　Mibelli 型血管角化瘤

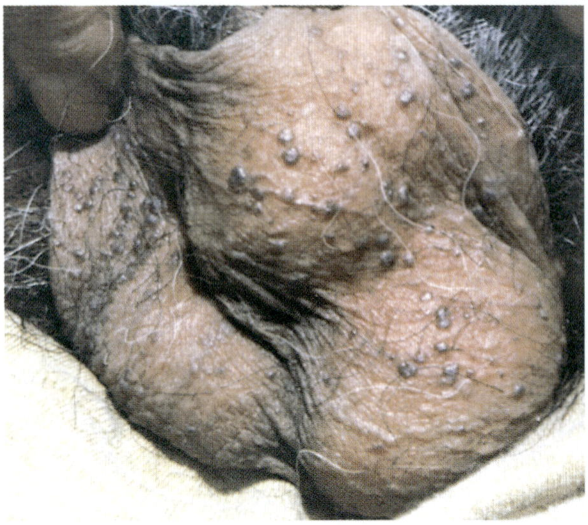

图 27-582　Fordyce 型血管角化瘤

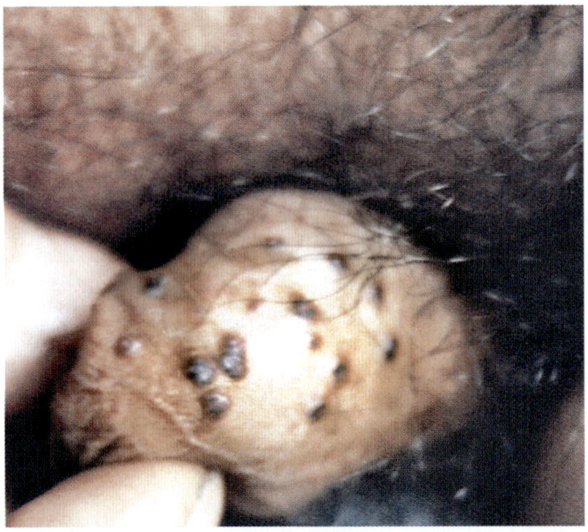

图 27-580　Fordyce 型血管角化瘤

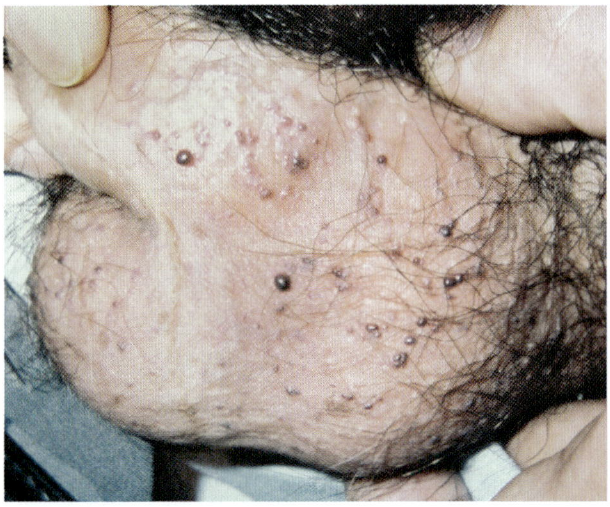

图 27-583　Fordyce 型血管角化瘤

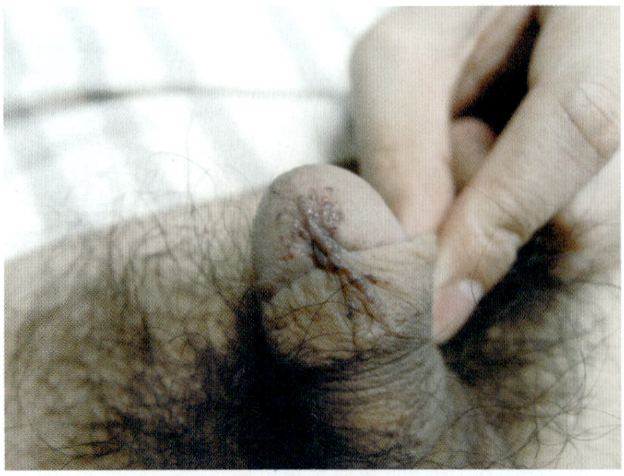

图 27-581　Fordyce 型血管角化瘤

【组织病理】

Mibelli 型、Fordyce 型、孤立型血管角化瘤病理结构类似。均可见角化过度，棘层肥厚，真皮乳头层毛细血管扩张充血（图27-584~图 27-592）。

弥漫性躯体性血管角化瘤光镜下可见相似改变，血管内皮细胞可呈弥漫性泡沫样改变。甲苯胺蓝染色示血管内皮细胞、平滑肌细胞以及外分泌汗腺细胞中含有大量的鞘糖脂。电镜下见几乎所有成纤维细胞、血管内皮细胞、血管周皮细胞和神经鞘细胞胞浆内均可见到数量不等的致密嗜锇板层小体、髓鞘样结构，圆形或卵圆形，此髓鞘样小体呈“洋葱皮”状，外有包膜。

界限型血管角化瘤真皮浅层为扩张的毛细血管和淋巴管。

【鉴别诊断】

Mibelli 型血管角化瘤应与儿童肢端假性淋巴瘤性血管角化瘤（acral pseudolymphomatous angiokeratoma in children，APACHE）鉴别。APACHE 常为散发，无遗传背景，对温度改变亦不敏感。病理学上可见真皮浅层扩张的淋巴管，周围间或有浆细胞、嗜酸性粒细胞以及多核巨细胞包绕。

孤立型血管角化瘤应与脂溢性角化病、黑色素瘤、基底细胞癌鉴别。

弥漫性躯体性血管角化瘤应与红斑肢痛症以及其他类型的血管角化瘤鉴别。

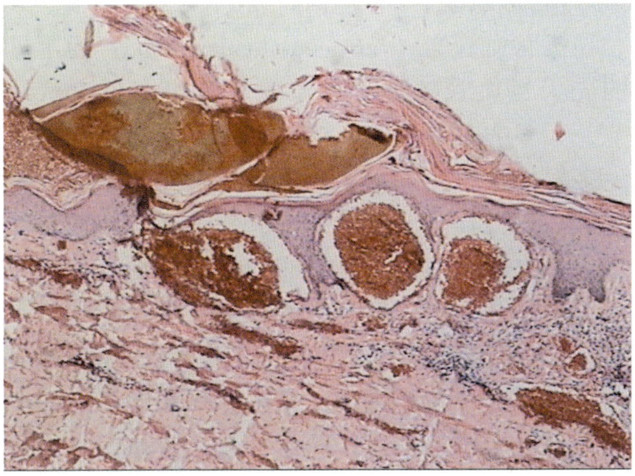

图 27-584　Mibelli 血管角化瘤　可见角化过度，棘层肥厚，真皮乳头层毛细血管扩张充血

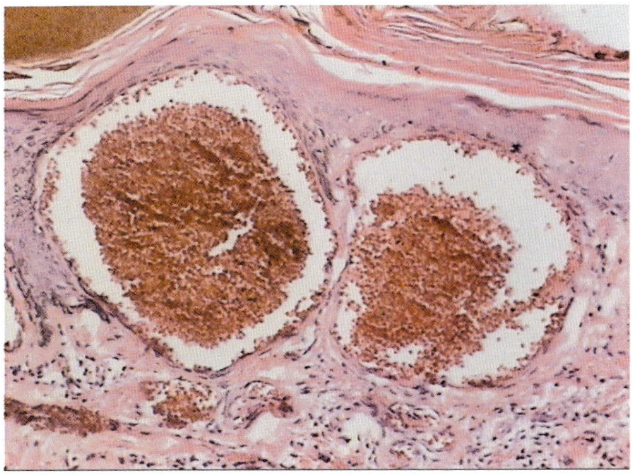

图 27-585　Mibelli 血管角化瘤　上图放大

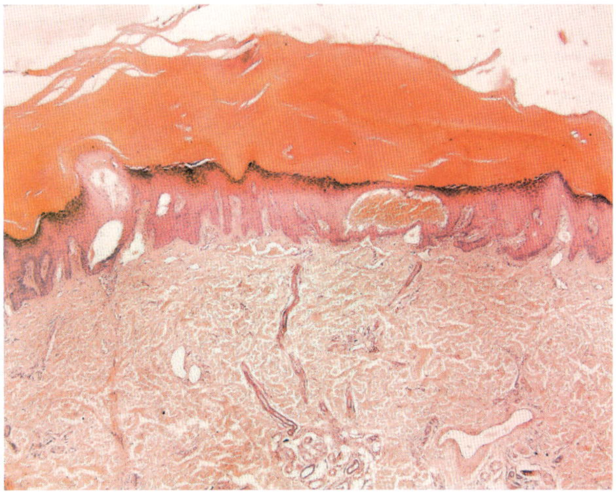

图 27-586　Mibelli 血管角化瘤

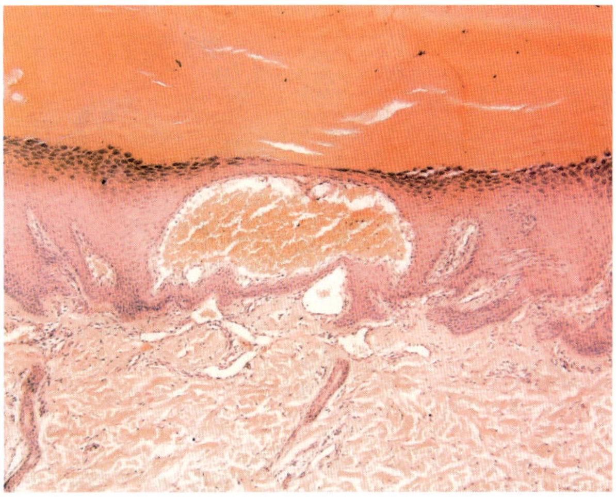

图 27-587　Mibelli 血管角化瘤　可见角化过度，棘层肥厚，真皮乳头层毛细血管扩张充血

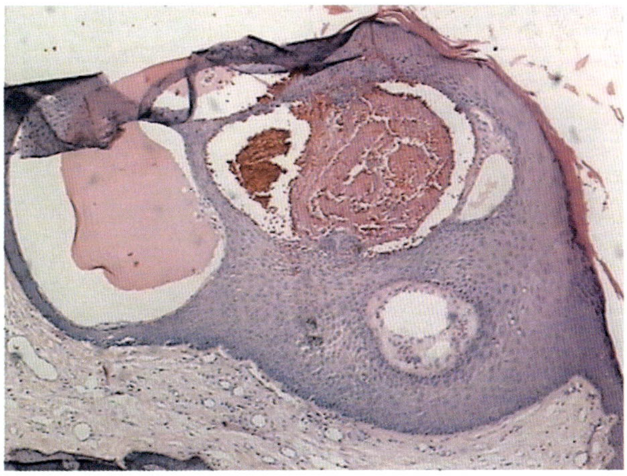

图 27-588　Mibelli 血管角化瘤　可见棘层肥厚，真皮乳头层毛细血管扩张充血

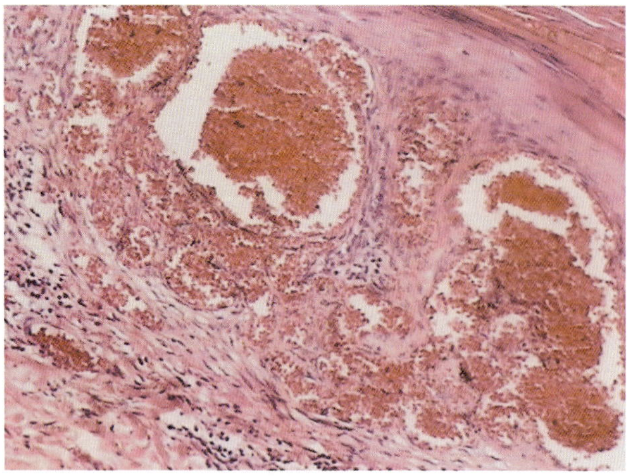

图 27-589　Mibelli 血管角化瘤　可见角化过度，棘层肥厚，真皮乳头层毛细血管扩张充血

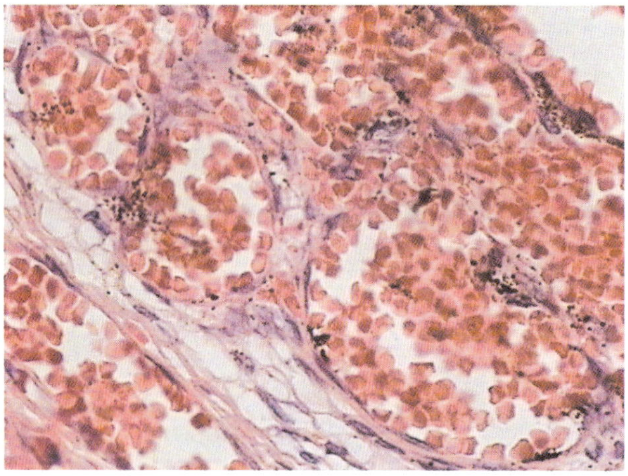

图 27-590　Mibelli 血管角化瘤　毛细血管扩张充血

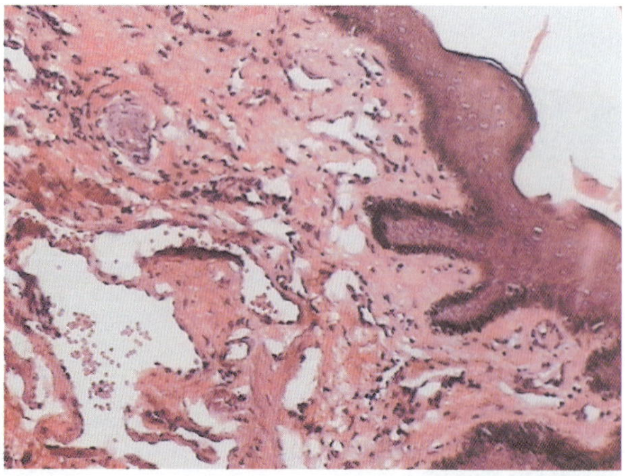

图 27-591　Fordyce 型血管角化瘤　可见棘层肥厚，真皮层毛细血管扩张

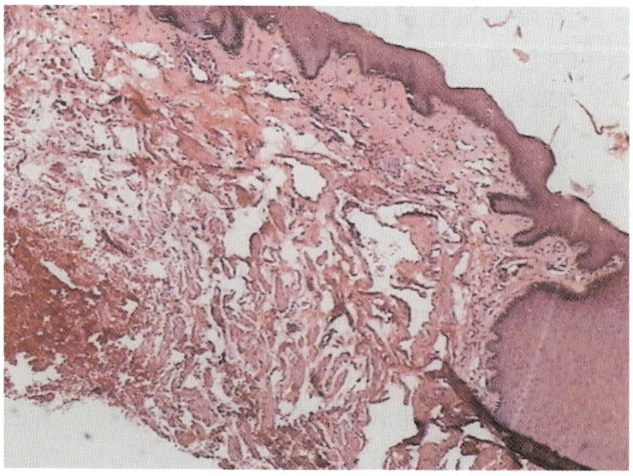

图 27-592　Fordyce 型血管角化瘤

疣状血管瘤

【临床表现】

疣状血管瘤（verrucous hemangioma）为罕见的先天性血管畸形。典型表现为深蓝色疣状结节，大多为单发损害，偶亦可在不同身体部位发生多发性损害。皮损主要累及儿童四肢，特别是下肢（图 27-593~图 27-597）。在 Cobb 综合征中，可出现类似疣状血管瘤的损害，在躯干部按皮节分布，并可伴发其下方的脑脊膜血管瘤。

【组织病理】

表皮显著角化过度、棘层肥厚和乳头瘤样增生，真皮浅层组织表现与血管角化瘤相同。真皮深部及皮下组织可伴发充血的毛细血管和海绵样血管腔隙。此种血管腔隙被覆扁平内皮细胞，周围常包绕一层外皮细胞，呈小叶状外观(图 27-598~图 27-601)。

【鉴别诊断】

血管角化瘤无深部病变。

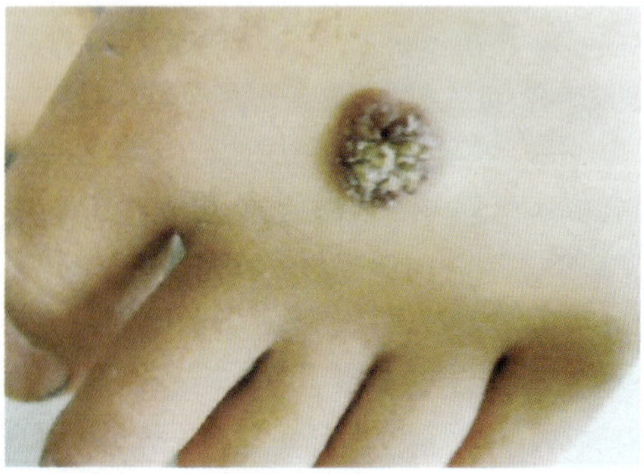

图 27-593　疣状血管瘤

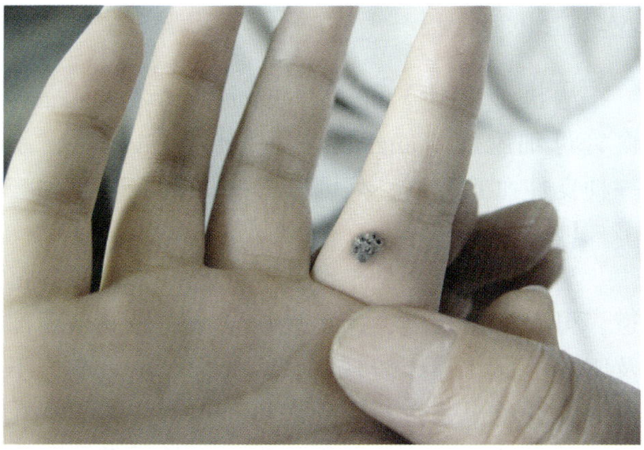

图 27-594　疣状血管瘤

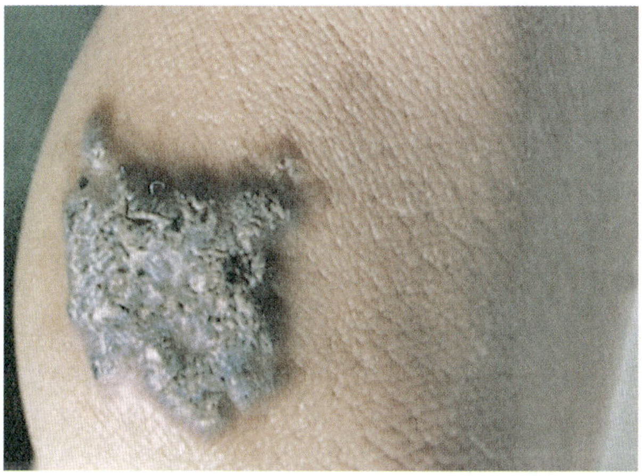

图 27-595　疣状血管瘤

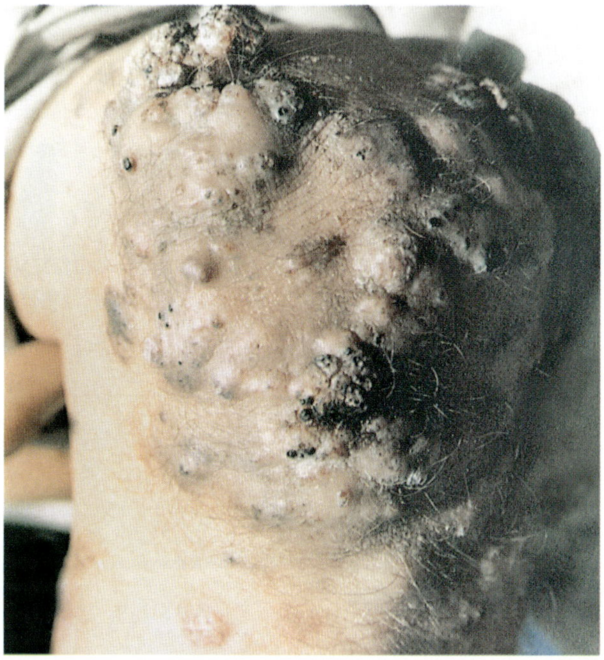

图 27-596　疣状血管瘤

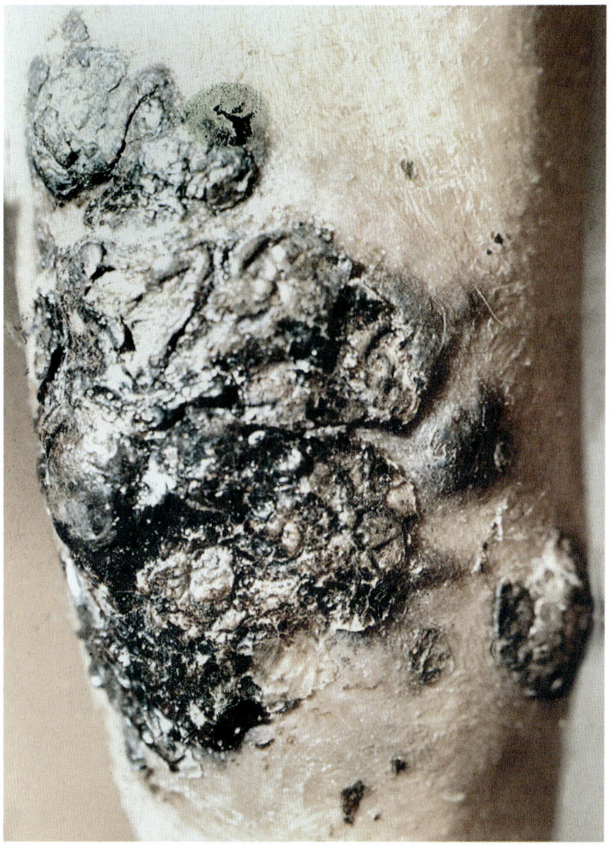

图 27-597　疣状血管瘤

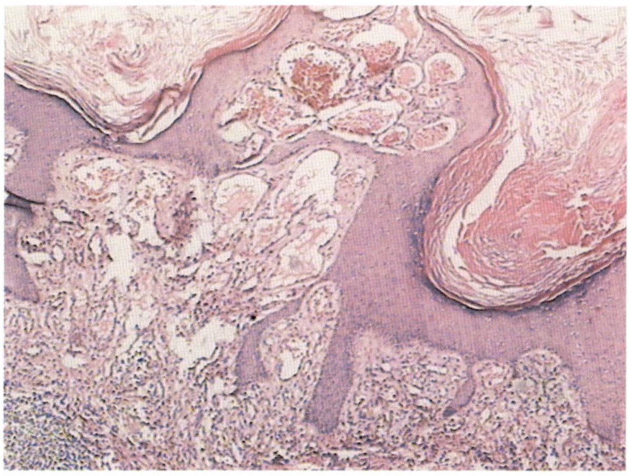

图 27-598　**疣状血管瘤**　表皮显著角化过度、棘层肥厚和乳头瘤样增生，真皮浅层组织表现与血管角化瘤相同，真皮深部及皮下组织可伴发充血的毛细血管和海绵样血管腔隙

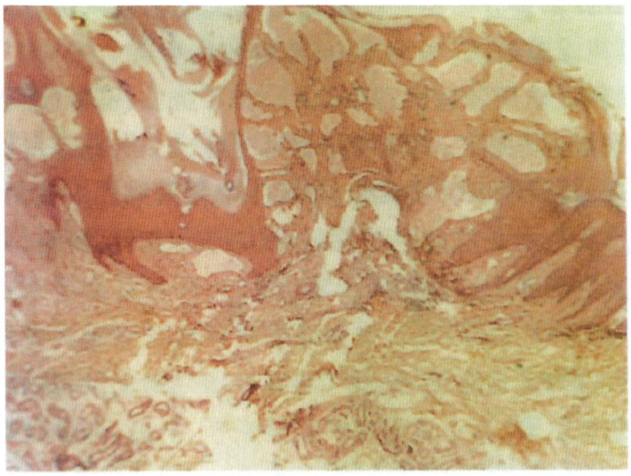

图 27-599　疣状血管瘤

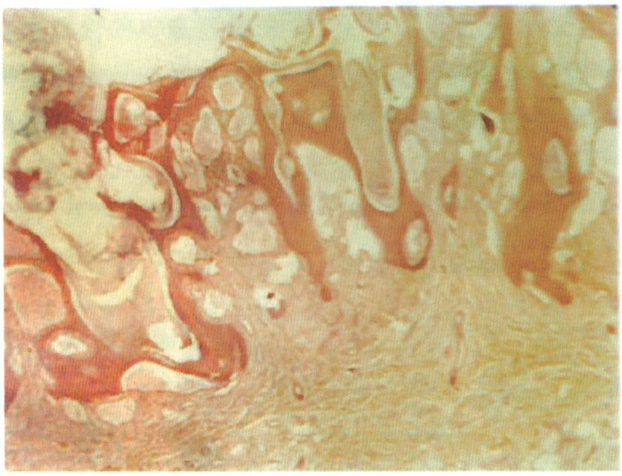

图 27-600　疣状血管瘤

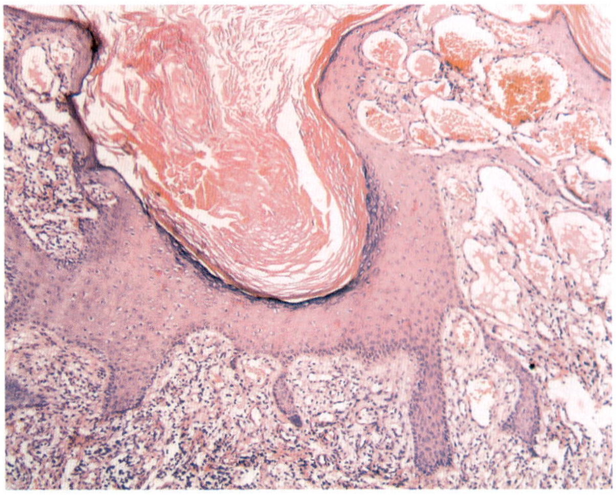

图 27-601　疣状血管瘤　表皮显著角化过度、棘层肥厚和乳头瘤样增生，真皮浅层组织表现与血管角化瘤相同

丛状血管瘤

丛状血管瘤（tufted angioma）又名Nakagawa血管母细胞瘤（angioblastoma of Nakagawa），是一种良性血管肿瘤，病因及发病机制不详。

【临床表现】

丛状血管瘤多见于婴儿及儿童，成人亦有报道，男女比例相当，家族发病罕见。好发于颈部及躯干上部。临床表现复杂多变，可以是境界不清楚的红色至紫色浸润性斑块，也可是簇集性丘疹及外生性生长的结节性损害，生长缓慢，可达10cm以上，无自发消退倾向（图 27-602）。

【组织病理】

真皮可见多数小叶状或丛状分布的、排列紧密的毛细血管，呈圆形、卵圆形或细长型，如同炮弹样分布（cannonball distribution）。小叶或丛状毛细血管由不成熟毛细血管构成，部分血管内皮细胞可见晶状包涵体。血管小叶或血管丛在真皮中下部趋于增大，皮下脂肪组织常无受累。血管小叶或血管丛周围可见扩张的血管管腔呈新月状围绕，肿瘤基质中亦可看到扩张的类似结构。本病有丝分裂象多见，但无细胞异形性（图 27-603~图 27-610）。

【鉴别诊断】

丛状血管瘤应与新生儿血管瘤、草莓状血管瘤、低度恶性的血管肉瘤以及 Kaposi 肉瘤鉴别。

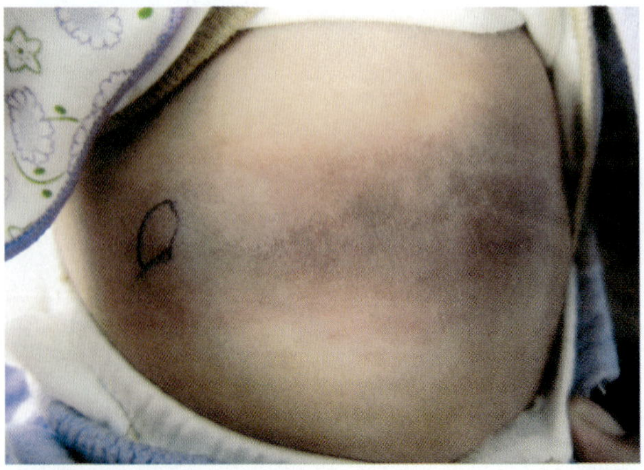

图 27-602　丛状血管瘤

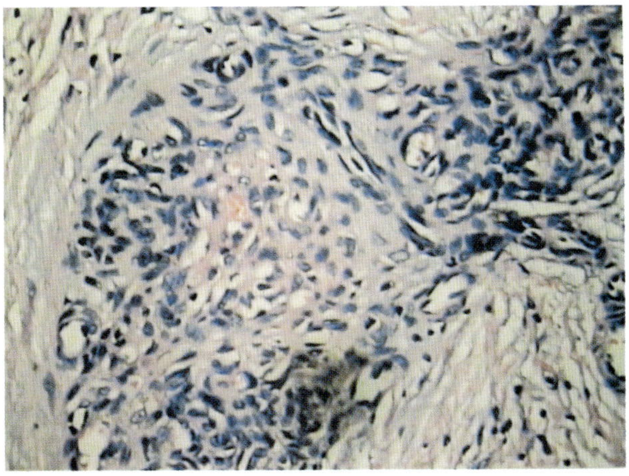

图 27-603 丛状血管瘤

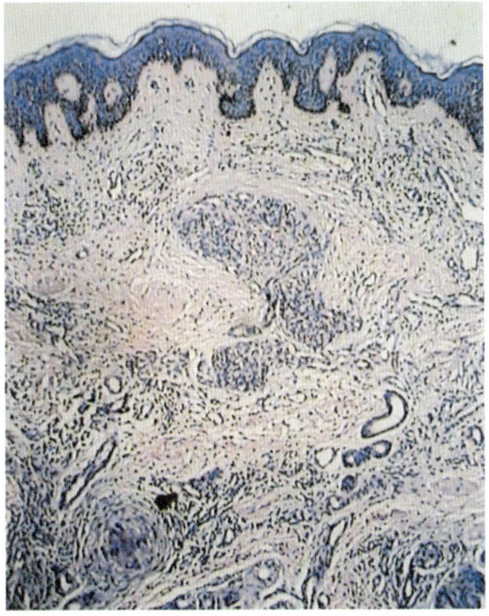

图 27-604 丛状血管瘤丛状血管瘤

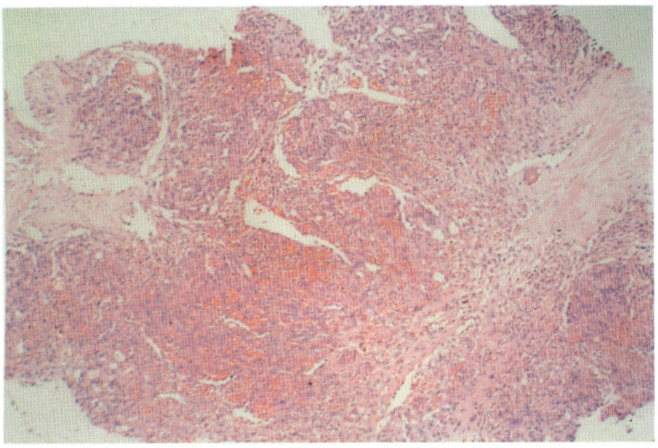

图 27-605 丛状血管瘤

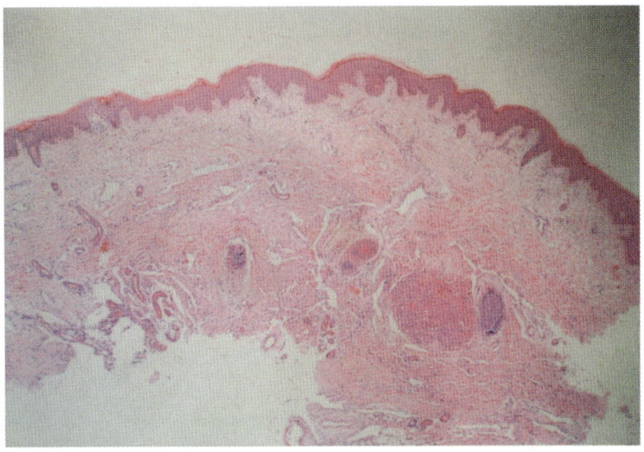

图 27-606 丛状血管瘤

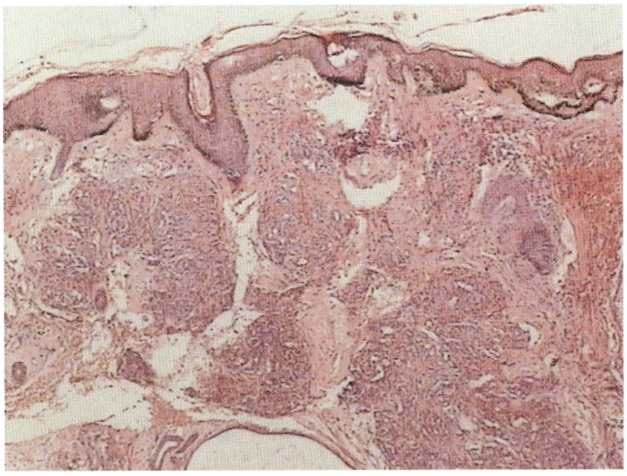

图 27-607 丛状血管瘤 真皮可见多数小叶状或丛状分布的、排列紧密的毛细血管，呈圆形、卵圆形或细长型，如同炮弹样分布

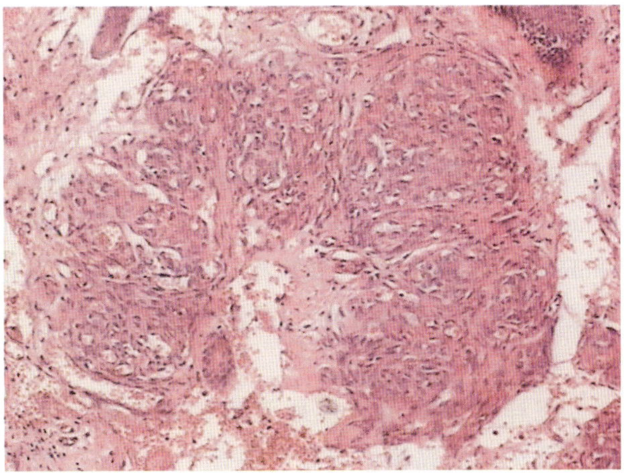

图 27-608 丛状血管瘤 小叶或丛状血管由不成熟毛细血管构成。血管小叶或血管丛在真皮中下部趋于增大，皮下脂肪组织常无受累。血管小叶或血管丛周围可见扩张的血管管腔呈新月状围绕，肿瘤基质中可看到扩张的类似结构

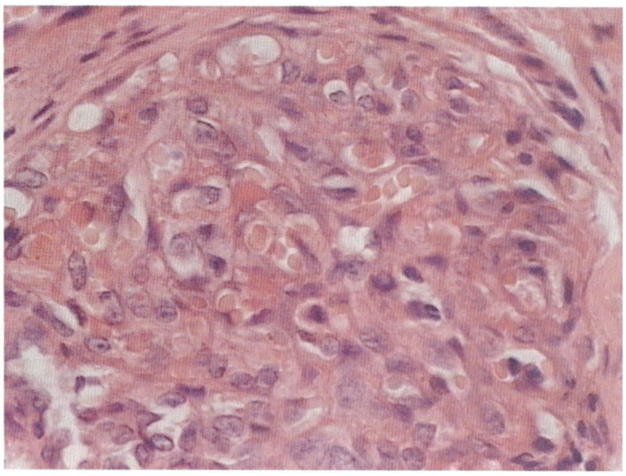

图 27-609　丛状血管瘤

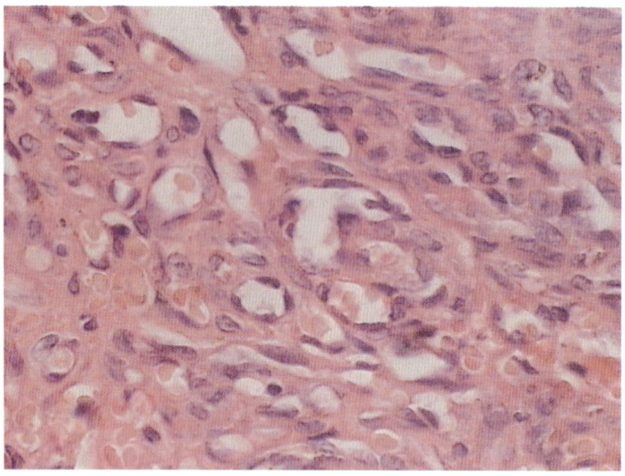

图 27-610　丛状血管瘤　小叶由不成熟毛细血管构成，血管腔见细胞

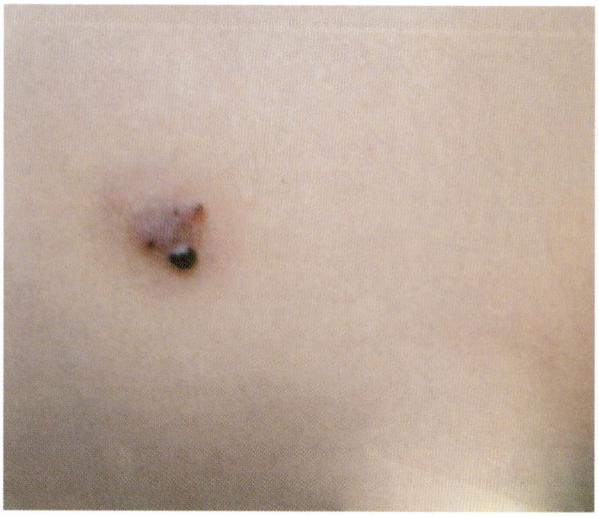

图 27-611　靶样含铁血黄素沉积性血管瘤

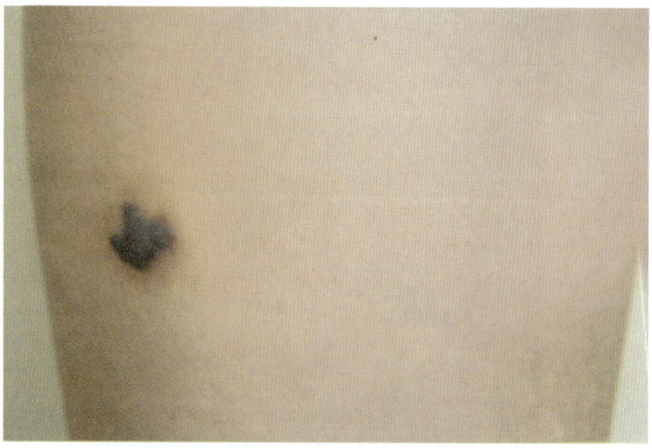

图 27-612　靶样含铁血黄素沉积性血管瘤

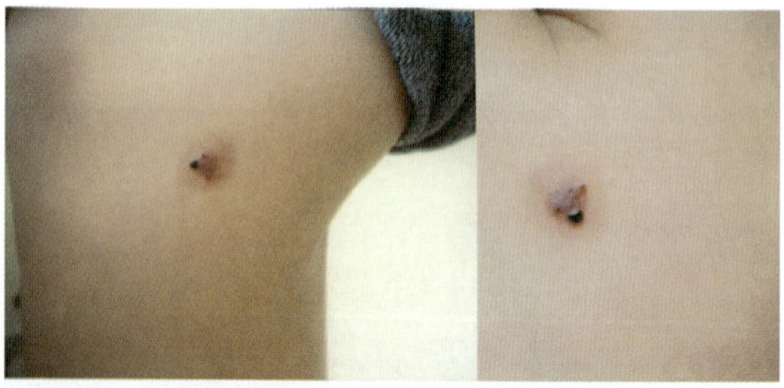

图 27-613　靶样含铁血黄素沉积性血管瘤

靶样含铁血黄素沉积性血管瘤

靶样含铁血黄素沉积性血管瘤（targetoid hemosiderotic hemangioma）又名鞋钉样血管瘤(hobnail hemangioma)，首次报道见于1988年。本病是一种良性血管性肿瘤，发病与外伤有关。

【临床表现】

靶样含铁血黄素性血管瘤好发于躯干和四肢，偶见口腔黏膜。患者以中青年人居多。病变无症状，典型皮损为紫色丘疹，周围可见苍白色边缘，最外层为瘀斑形成的晕，直径不超过2cm，生长缓慢，随着病程延长，晕可逐渐消退(图 27-611~图 27-614)。

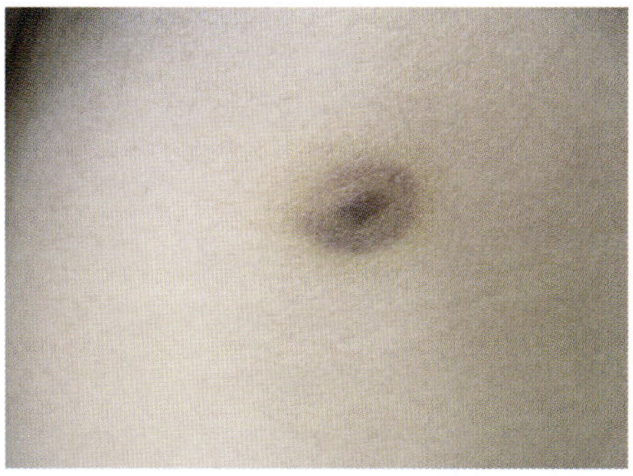

图 27-614　靶样含铁血黄素沉积性血管瘤

【组织病理】

早期皮损可见真皮浅层楔形增生的薄壁血管，不规则扩张。上皮样血管内皮细胞可呈“鞋钉”样向管腔内突出。重者“鞋钉”样结构相互连接，管腔消失。表浅血管中可见腔内毛细血管突起和纤维蛋白血栓。真皮中层形态不规则的血管多见于附属器周围，走向与表皮成一定角度，并被胶原纤维束分割。除此之外，可见真皮水肿，血管周围有红细胞外溢，含铁血黄素沉积以及稀疏炎症细胞浸润（图 27-615~图27-624）。

后期病理改变无特征性。血管腔萎缩，血管外基质成分增多，狭窄的薄壁血管穿行于真皮胶原束间。

CD31、Von Willebrand 标记弥漫阳性，CD34 局灶性阳性。

【鉴别诊断】

靶样含铁血黄素沉积性血管瘤应与网状血管内皮瘤、斑片期 Kaposi 肉瘤以及皮肤血管肉瘤鉴别。

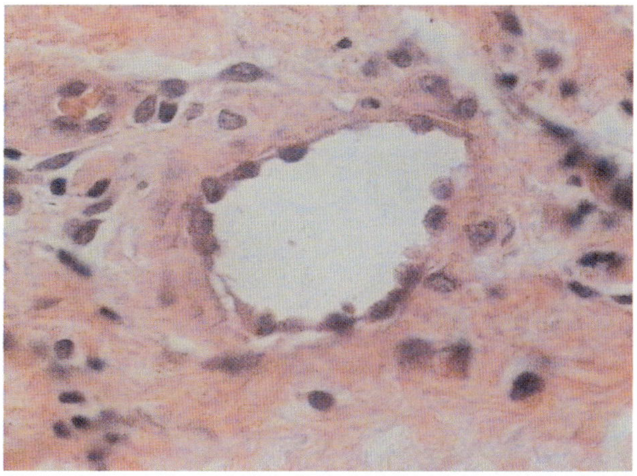

图 27-615　靶样含铁血黄素沉积性血管瘤　薄壁血管不规则扩张，上皮样血管内皮细胞可呈“鞋钉”样向管腔内突出

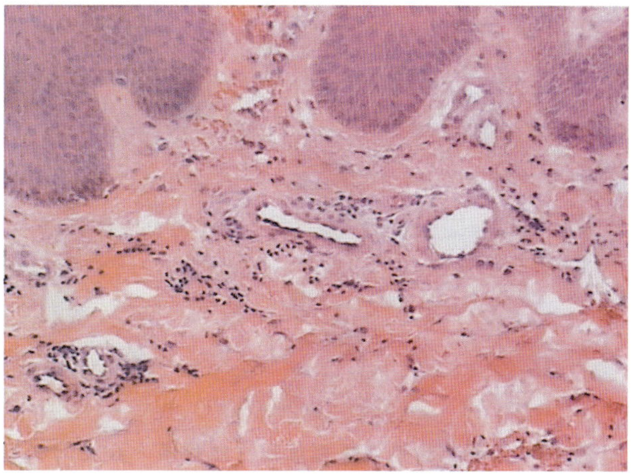

图 27-616　靶样含铁血黄素沉积性血管瘤

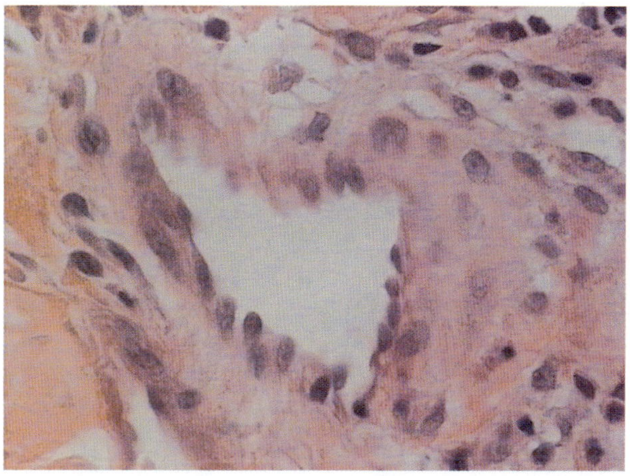

图 27-617　靶样含铁血黄素沉积性血管瘤　增生的薄壁血管不规则扩张。上皮样血管内皮细胞可呈“鞋钉”样向管腔内突出

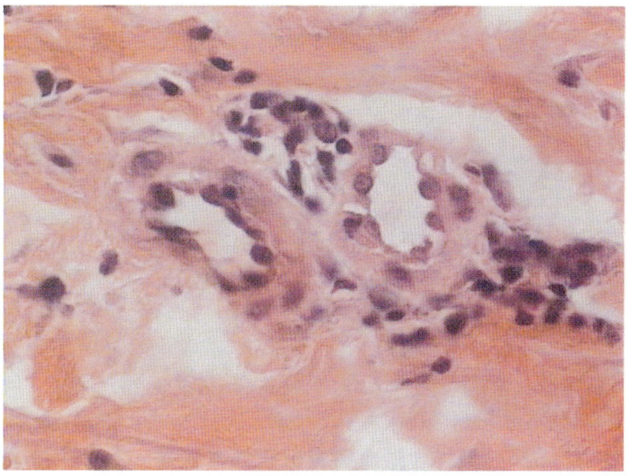

图 27-618　靶样含铁血黄素沉积性血管瘤

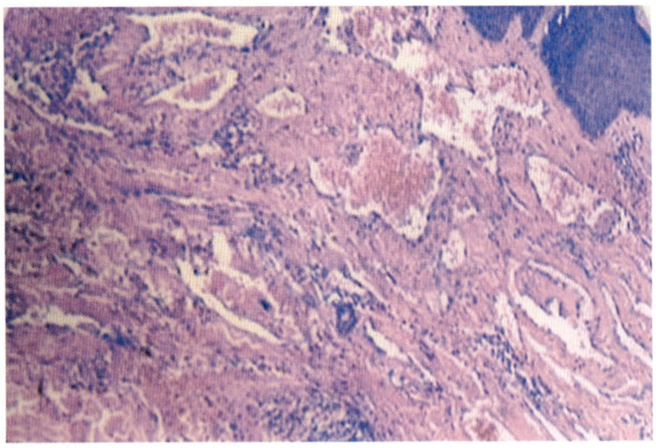

图 27-619 靶样含铁血黄素沉积性血管瘤 真皮浅层见增生的薄壁血管，不规则扩张

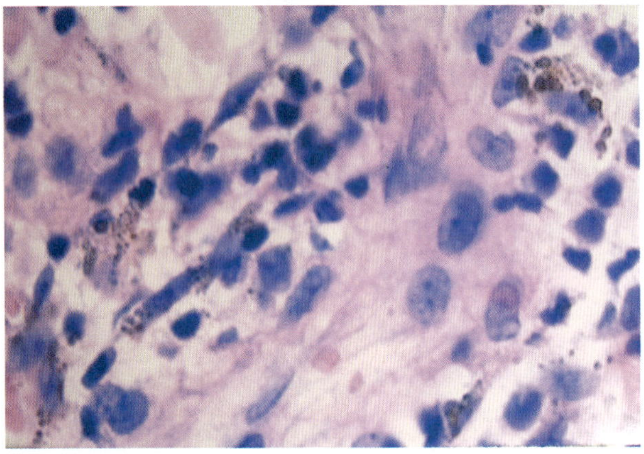

图 27-620 靶样含铁血黄素沉积性血管瘤 含铁血黄素沉积以及炎症细胞浸润

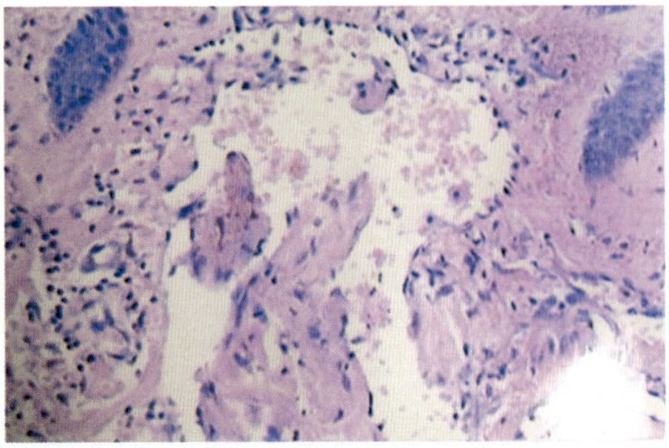

图 27-621 靶样含铁血黄素沉积性血管瘤 血管中可见腔内毛细血管突起

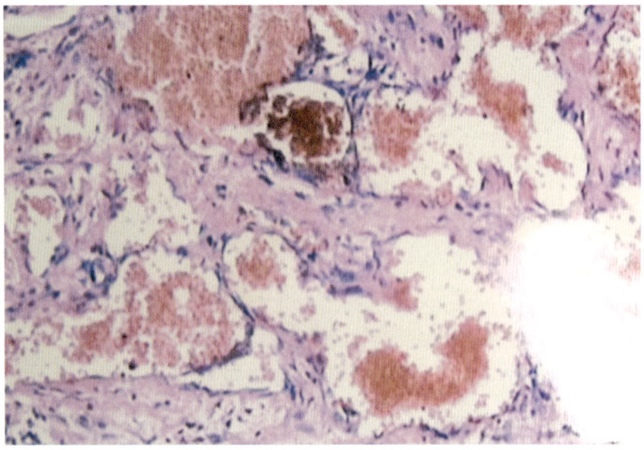

图 27-622 靶样含铁血黄素沉积性血管瘤 真皮浅层增生的薄壁血管，不规则扩张。可见腔内毛细血管突起

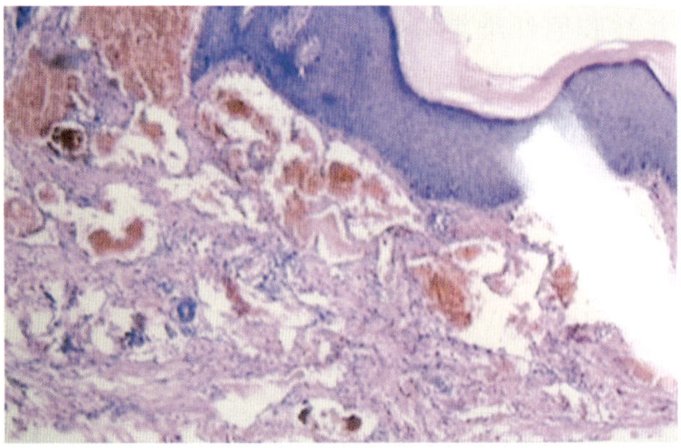

图 27-623 靶样含铁血黄素沉积性血管瘤 真皮浅层增生的薄壁血管，可见腔内毛细血管突起

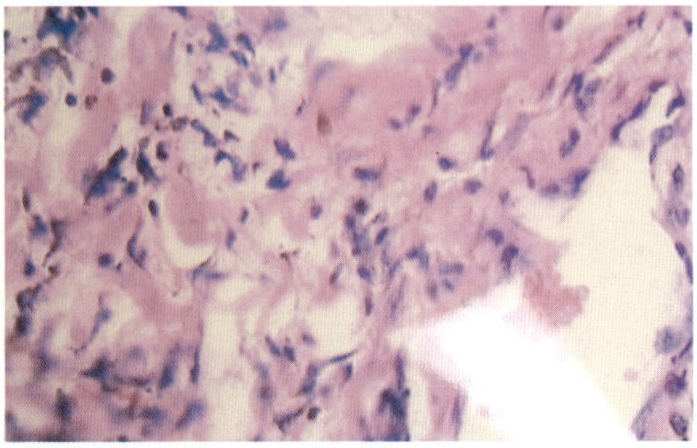

图 27-624 靶样含铁血黄素沉积性血管瘤

丘疹性血管增生

丘疹性血管增生（papular angioplasia）多发生于老男人面部和躯干部。损害为淡紫色血管性丘疹，直径 1~3mm，质软，数目 2~30 个，可自行消退。

【组织病理】

真皮内非典型血管增生，血管腔衬有体积大且突向管腔的柱状内皮细胞，间质内有大量细胞成分，有的类似内皮细胞或成纤维细胞。许多细胞有不典型核，核染色质丰富，偶见多核。间质中有红细胞外溢。

【鉴别诊断】

本病应与化脓性肉芽肿及血管肉瘤鉴别。

梭形细胞血管内皮瘤

梭形细胞血管内皮瘤（spindle cell hemangioendothelioma）是一种罕见的血管性肿瘤，由Weiss 和 Enzinger 于 1986 年首次报告，目前认为本病一种良性病变。

【临床表现】

梭形细胞血管内皮瘤的发病无年龄及性别差异，发病部位累及全身以四肢多见。皮损为单发或多发结节，表面呈肤色或蓝色，疼痛常见，病程缓慢。5%患者伴发 Maffucci 综合征，其他少见的并发症包括血管骨肥大综合征、静脉曲张或先天性淋巴水肿。部分皮损切除后可以复发。

【组织病理】

病变位于真皮或皮下，主要包括两种成分。

(1) 薄壁扩张的血管，其中常可见新鲜的血液，偶见机化的血栓和静脉石。

(2) 具有泡状核的梭形细胞至上皮细胞形成的实性区域，梭形细胞可成束状或形成带有裂隙的网状结构。两种成分在不同病例中比例不一，在血管周围及梭型细胞区域常见平滑肌束。血栓形成及梭形细胞胞质空泡化为特征性改变。细胞异形性及有丝分裂象少见。

【鉴别诊断】

本病应与 Kaposi 肉瘤、皮肤纤维瘤、静脉畸形等相鉴别。

上皮样血管内皮细胞瘤

上皮样血管内皮细胞瘤（epitheloid hemangioendthelioma）也称为上皮样血管内皮瘤、硬化性内皮瘤（sclerosing endothelial tumor）、组织细胞样血管瘤（histiocytoid hemangioma）。本病首次报告见于 1982 年，临床和病理改变介于血管瘤和血管肉瘤之间，以前认为是一种低度恶性的软组织肉瘤，但临床中发现该肿瘤具有潜在致死性和转移性。

【临床表现】

上皮样血管内皮细胞瘤可累及体内多种脏器，如肺脏、肝脏、脑组织等。单独发生于皮肤组织者少见，可单发或泛发，多局限于四肢。发病无性别差异，30~40 岁中年人多见。皮损为皮内或皮下肿块，自觉轻度疼痛，表面正常肤色或呈暗红色。本病预后不一，累及内脏者的死亡率较单纯皮肤型患者高。多可有复发或向局部淋巴结转移，转移率不超过 30%。

【组织病理】

大多数肿瘤境界不清，浸润性生长。由圆形、多角形、短梭型细胞构成，胞浆淡红色，胞核呈泡状。细胞聚集成条索状、巢状或不规则形状，以血管为中心离心性分布。部分细胞胞质空泡化，空泡内可见红细胞，类似原始血管腔，这一表现为特征性改变。相对于软组织的血管腔，皮肤型病变中血管结构多不明显，有时仅为立方形血管内皮细胞形成的狭小裂隙。没有或不常见发育良好的血管。细胞间质常发生玻璃样变或黏液样变性，呈现软骨样变，偶见钙化及破骨巨细胞(图 27-625~图 27-628)。

“良性”病变细胞形态无异常。“恶性”病变中可见坏死，细胞异形性以及有丝分裂象（每10 个高倍镜视野下至少 1 个）。

CD31、CD34 标记阳性。

【鉴别诊断】

本病应与 Kaposi 肉瘤、滑膜肉瘤、黑色素瘤、上皮样血管肉瘤以及软组织内转移癌相鉴别。

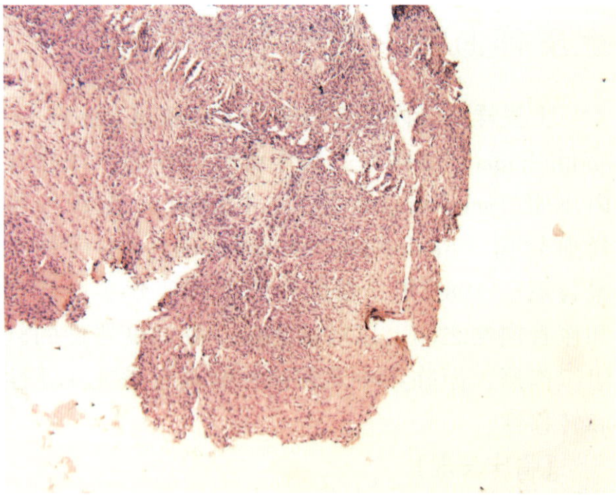

图 27-625　上皮样血管内皮细胞瘤　肿瘤境界不清，浸润性生长

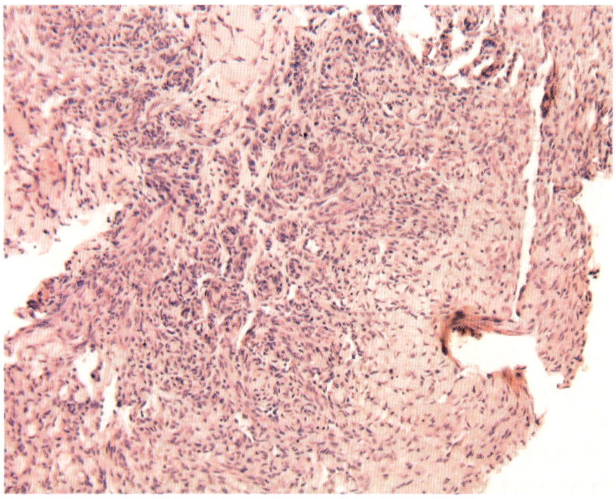

图 27-626　上皮样血管内皮细胞瘤　肿瘤由圆形、多角形、短梭型细胞构成，胞浆淡红色，聚集成条索状、巢状或不规则形状

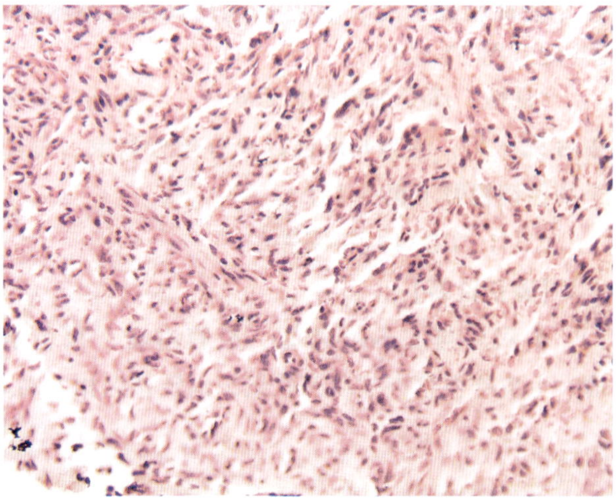

图 27-627　上皮样血管内皮细胞瘤

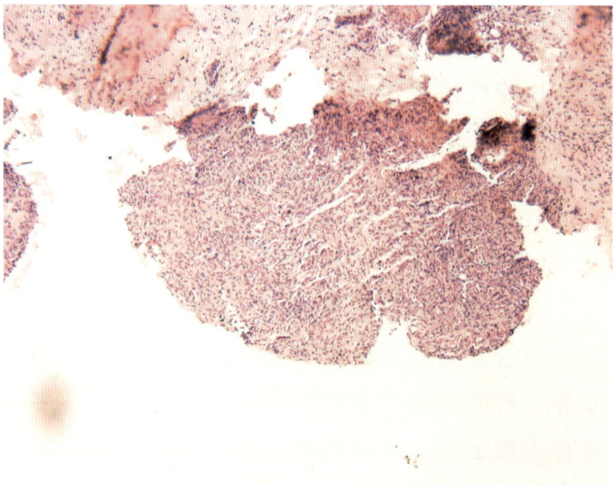

图 27-628　上皮样血管内皮细胞瘤　肿瘤境界不清，浸润性生长

血管肉瘤

血管肉瘤（angiosarcoma）又叫恶性血管内皮瘤、血管母细胞瘤及淋巴管肉瘤，于 1945 年由Careo 等首先报告，是起源于血管或淋巴管内皮细胞的一种恶性程度很高的肿瘤，预后较差。

【临床表现】

血管肉瘤主要侵犯成年人，发病率约为 0.01/100 000。本病可侵犯机体多种脏器，但有超过 50%的损害局限于头颈部皮肤。临床上可以分为 4 种类型：

1. *老年头面部血管肉瘤*　常见于老年人的头颈部，男女患病比例为 2:1。皮损可单发或多发，早期损害为境界不清楚的红斑或瘀斑样损害，外观上像是头皮外伤后的瘀血或血肿。但周围多有红晕、结节状卫星灶。皮损受到外伤后容易发生出血，亦可发生自发性出血。当患者使头部低于心脏水平时，上述皮损可变成深红色或青紫色，并可自觉疼痛性血管搏动。皮损可迅速演变为蓝色结节、斑块，向周围组织浸润性生长或发生远处转移（图 27-629~图 27-637）。

2. *伴发淋巴水肿的血管肉瘤*　皮损多发生于慢性淋巴水肿部位，如乳房切除术后的上臂（Stewart-Treves 综合征）、先天性淋巴管畸形。0.45%的患者在接受手术 11~12 年后发病，皮损为伴发水肿的浸润性出血性斑块或紫色结节。患者平均生存时间为 19~31 个月，5 年存活率为

6%~14%。多发生肺脏转移。特殊情况下，血管肉瘤呈低度恶性，类似局限性淋巴血管瘤。

3. 放疗后发生的血管肉瘤　病变发生于接受放疗部位，临床表现与伴发淋巴水肿的血管肉瘤类似。如果原发病为良性病变，则放疗后至血管肉瘤发病时间间隔为 23 年；如果原发病为恶性病变，间隔期缩短为 12 年。患者平均生存时间为 6 个月~2 年。

4. 其他原因所致血管肉瘤　包括软组织血管肉瘤和乳腺血管肉瘤。

所有类型血管肉瘤临床预后都很差，80%的患者在短期内死亡，多向肺和淋巴结转移。

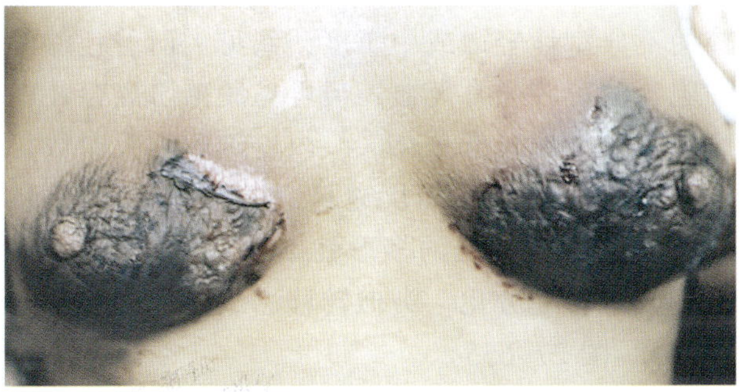

图 27-629　血管肉瘤

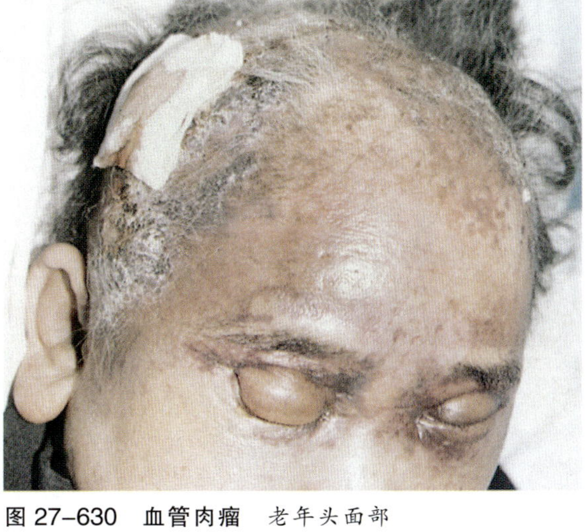

图 27-630　血管肉瘤　老年头面部

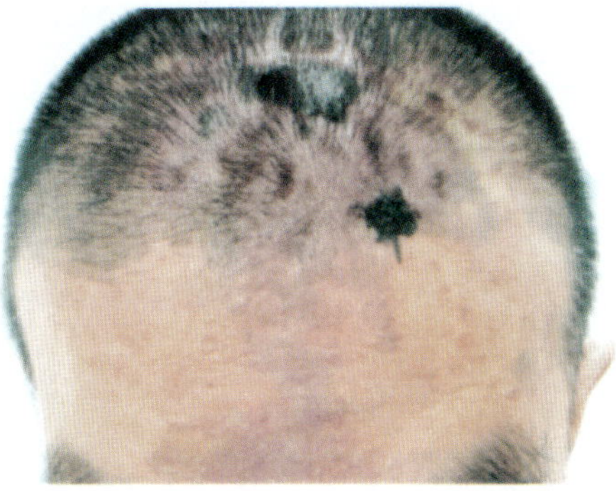

图 27-631　血管肉瘤　老年头面部

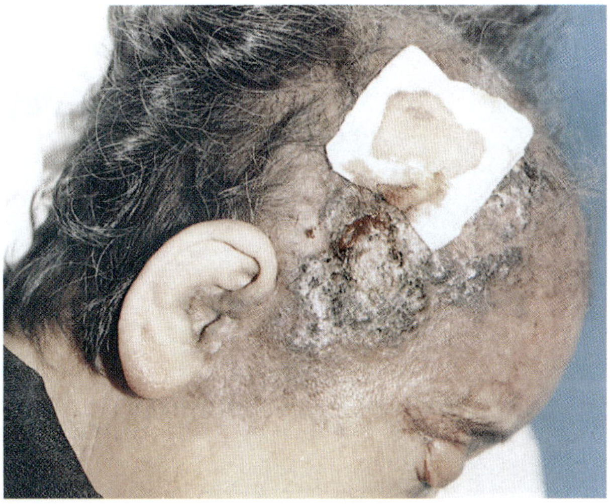

图 27-632　血管肉瘤　老年头面部

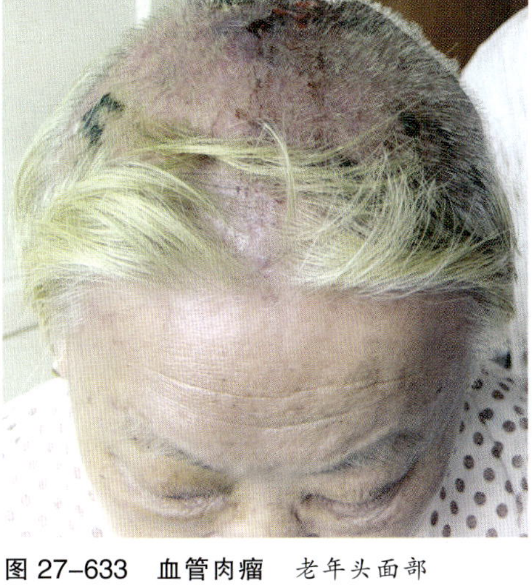

图 27-633　血管肉瘤　老年头面部

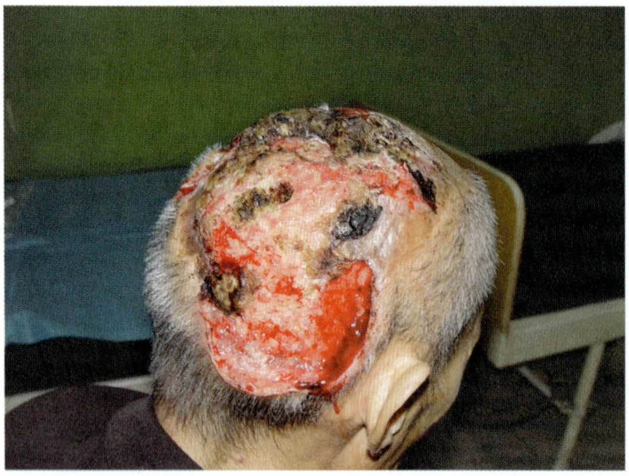

图 27-634 血管肉瘤 老年头面部部

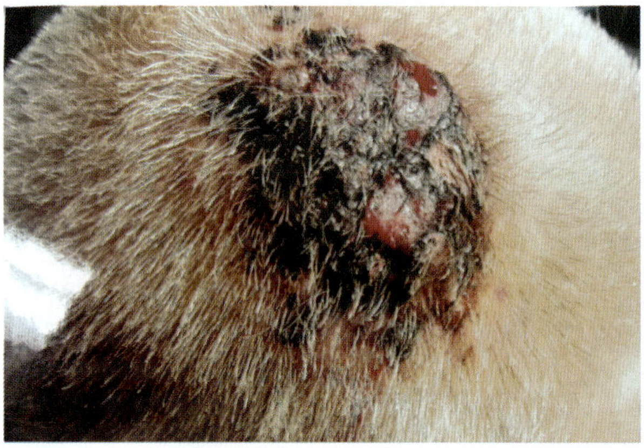

图 27-635 血管肉瘤 老年头面部

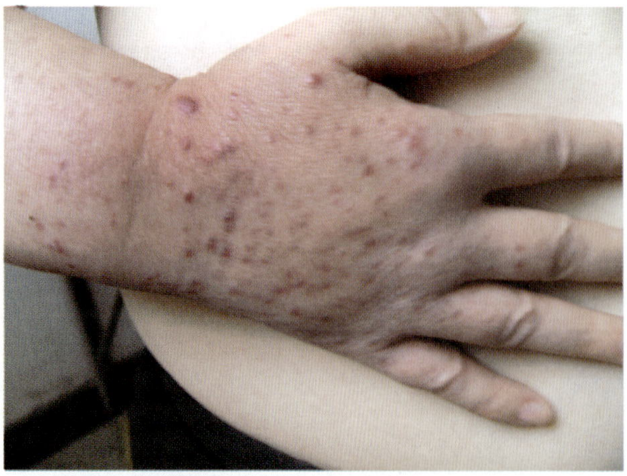

图 27-636 血管肉瘤 伴发淋巴水肿

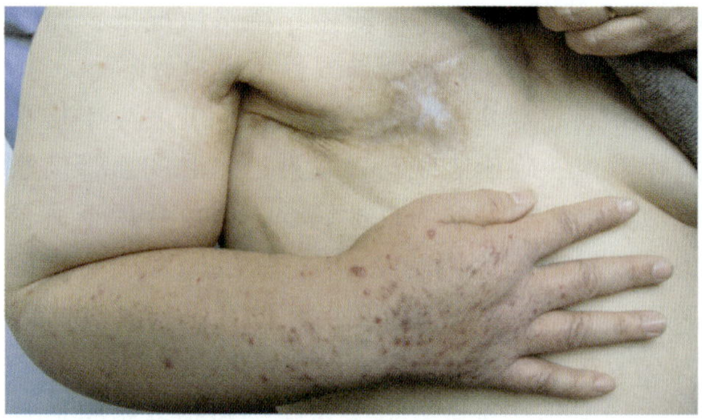

图 27-637 血管肉瘤 伴发淋巴水肿

【组织病理】

一般肿瘤在不同的活检中，呈现不同的分化，甚至在同一活检中的不同部位亦呈不同的分化。①在分化良好的部位：可见被覆单层内皮细胞(细胞较正常大) 的、不规则吻合的血管穿入胶原束间，将胶原束分割 (dissection of collagen)。核的不典型性轻微或中等度，偶见大而着色深的细胞。血管腔通常无血，但可见脱落游离存在的瘤细胞。②在较低分化区，内皮细胞增大，数目增多，形成腔内乳头状突起，核分裂活性增强。③在低分化区，大的多形性细胞呈实体性片块，较少或无管腔分化。类似转移癌或黑色素瘤 (图 27-638~图 27-655)。

免疫组织化学标记：FⅧ以及荆豆凝集素-1 对本病的诊断价值很小。荆豆凝集素-1 通常对中等恶性和高分化血管肉瘤呈强阳性反应，但特异性较低。CD34、CD31 是常规活检中应用的较新标记物，对内皮细胞起源的肿瘤可靠性及敏感性均较高，CD31 更高一些。

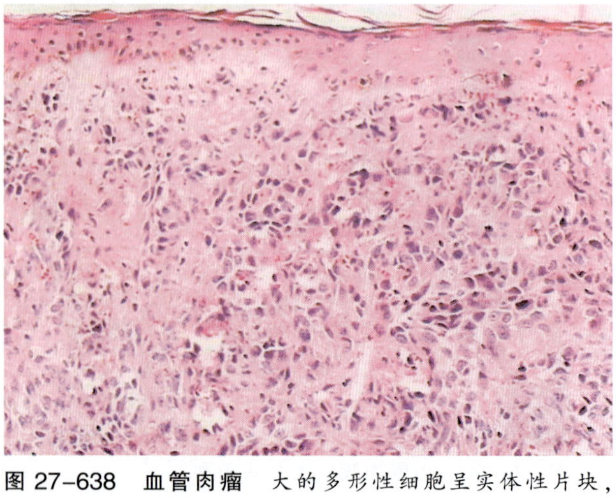

图 27-638 血管肉瘤 大的多形性细胞呈实体性片块，较少或无管腔分化。类似转移癌或黑色素瘤

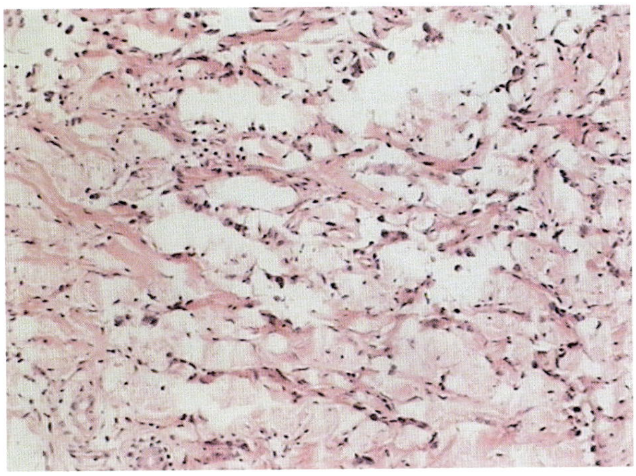

图 27-639　血管肉瘤　被覆单层内皮细胞（细胞较正常大）的不规则吻合的血管腔穿入胶原束间，将胶原束分割

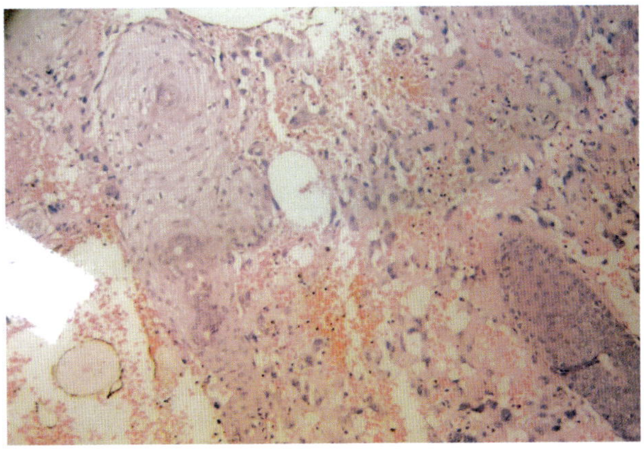

图 27-642　血管肉瘤

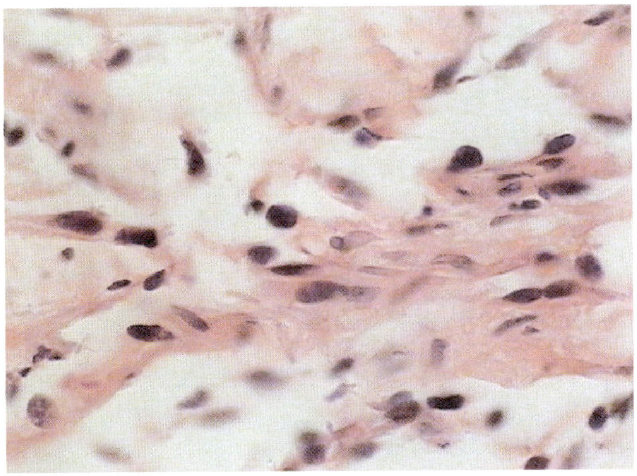

图 27-640　血管肉瘤　取自老年头面部

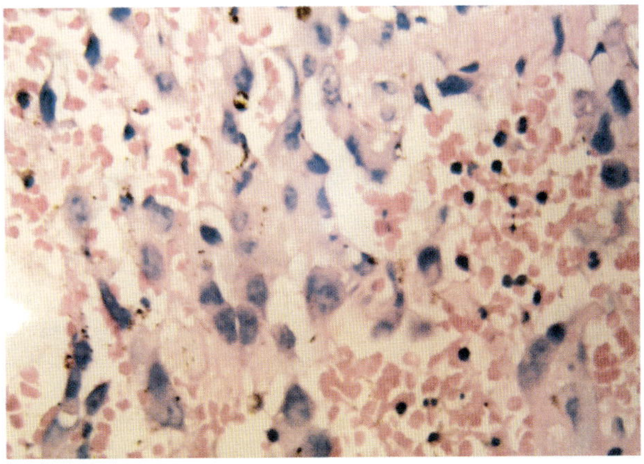

图 27-643　血管肉瘤　内皮细胞增大，数目增多，核大小形态不一，核分裂活性增强

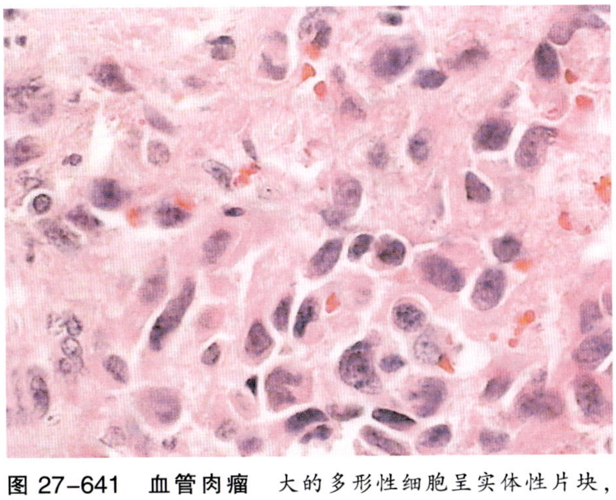

图 27-641　血管肉瘤　大的多形性细胞呈实体性片块，较少或无管腔分化。类似转移癌或黑色素瘤

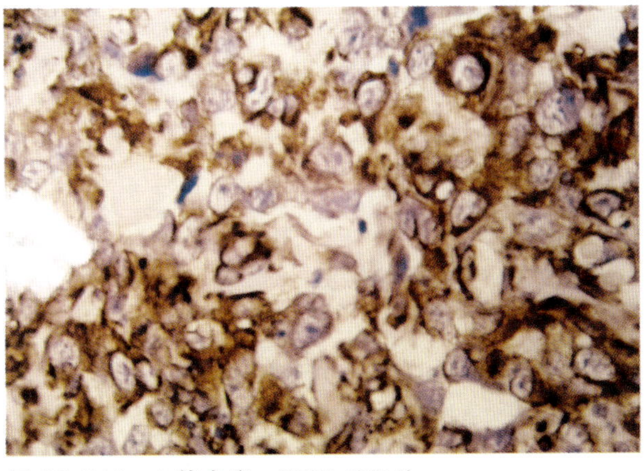

图 27-644　血管肉瘤　CD31 强阳性

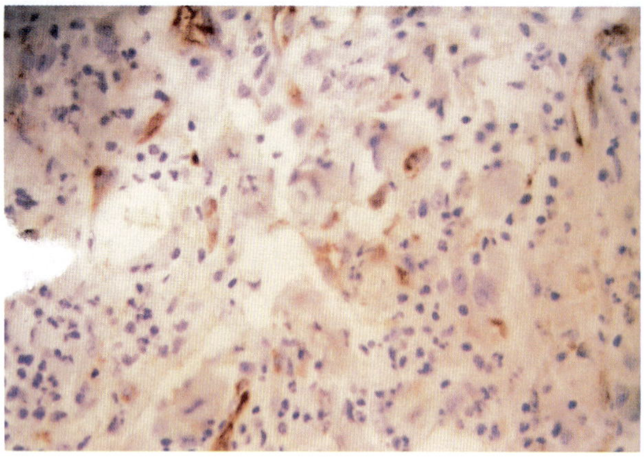

图 27-645　血管肉瘤

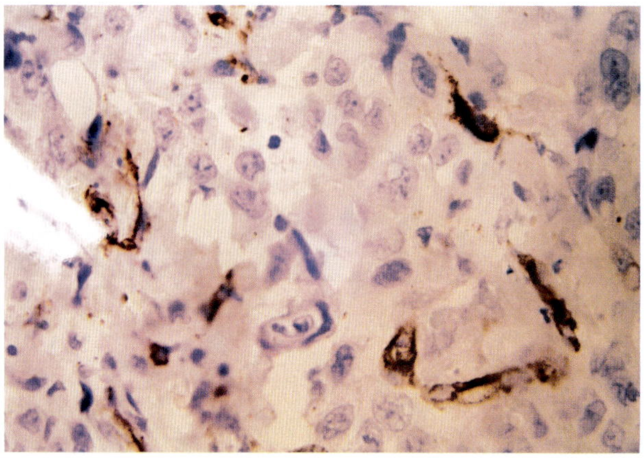

图 27-646　血管肉瘤

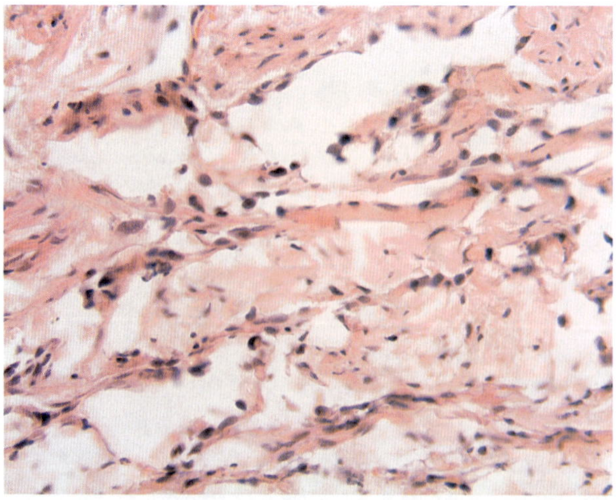

图 27-647　血管肉瘤　被覆单层内皮细胞（细胞较正常大）的不规则吻合的血管穿入胶原束间，将胶原束分割。核的不典型性轻微或中等度，偶见大且着色深的细胞

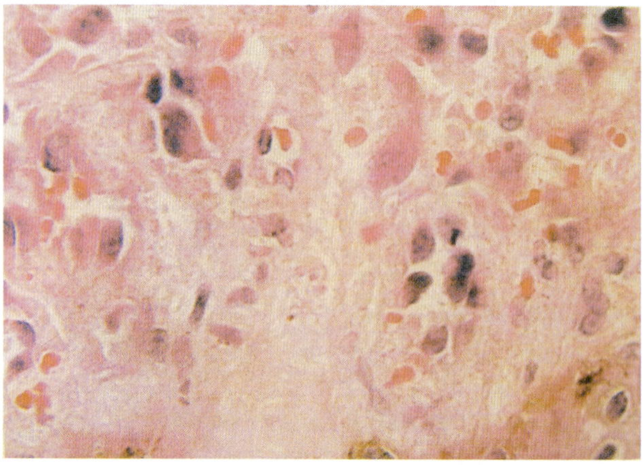

图 27-648　血管肉瘤　内皮细胞增大，数目增多，核分裂活性增强

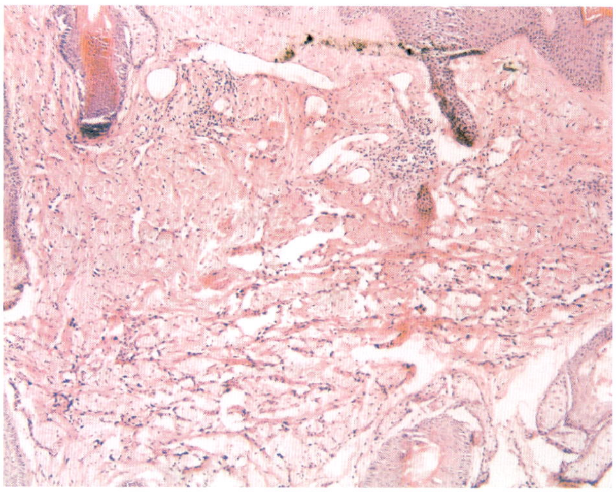

图 27-649　血管肉瘤

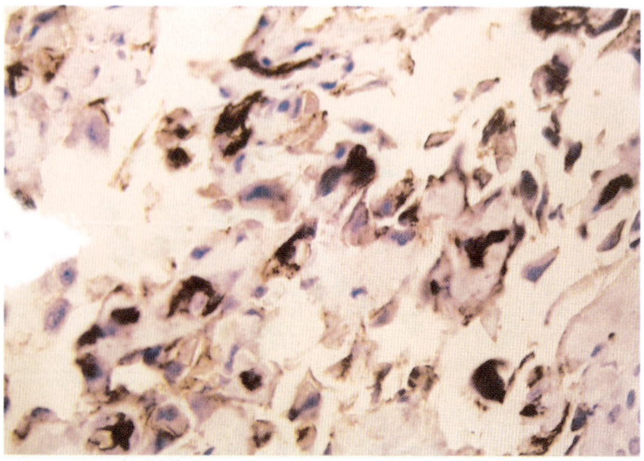

图 27-650　血管肉瘤　CD34 阳性

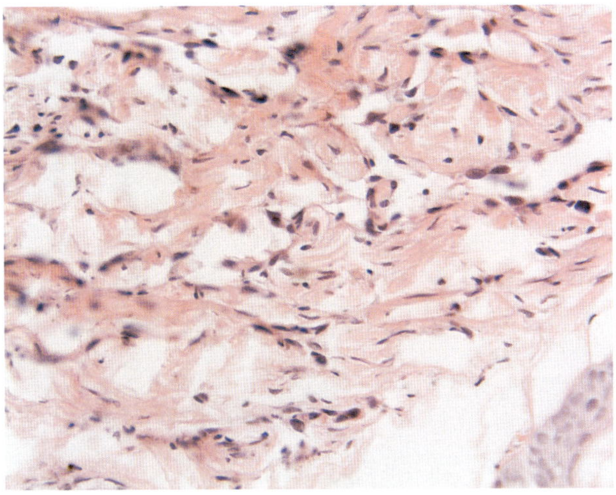

图 27-651　血管肉瘤　被覆单层内皮细胞（细胞较正常大）的不规则吻合的血管穿入胶原束间，将胶原束分割。核的不典型性轻微或中等度，偶见大而着色深的细胞

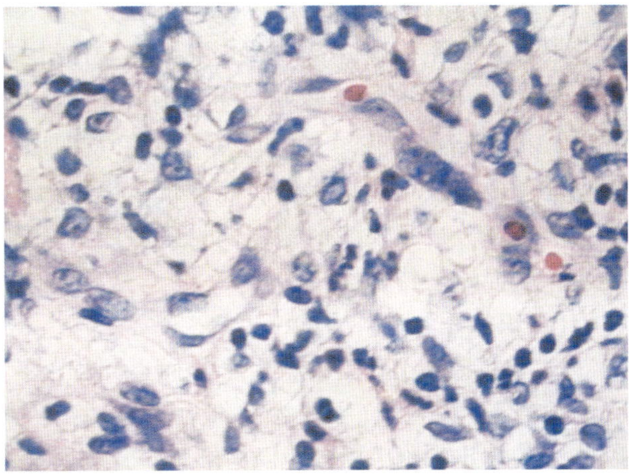

图 27-654　血管肉瘤　淋巴水肿性内皮细胞增大，数目增多，细胞异形性明显

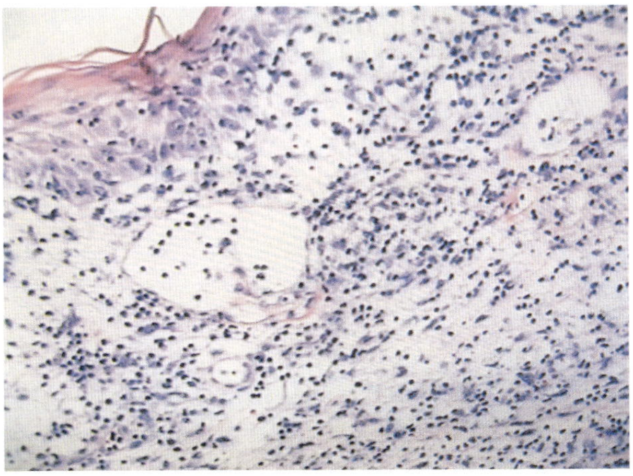

图 27-652　淋巴水肿性血管肉瘤　真皮层淋巴水肿、淋巴管扩张

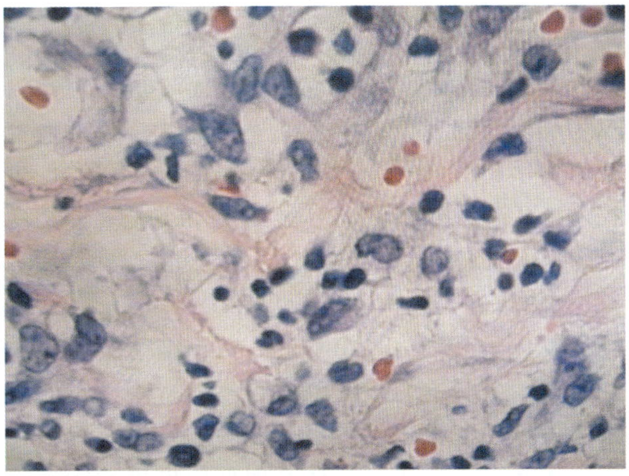

图 27-655　淋巴水肿性血管肉瘤　内皮细胞增大，数目增多，细胞异形性明显

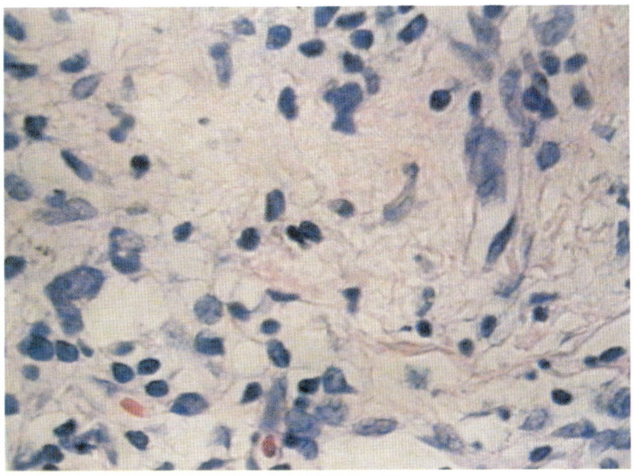

图 27-653　淋巴水肿性血管肉瘤

【鉴别诊断】

本病应与血管瘤、淋巴管瘤、木村病、黑色素瘤、Kaposi 肉瘤等鉴别。

反应性血管内皮细胞瘤

反应性血管内皮细胞瘤（reactive angioendotheliomatosis）是一种反应性血管增生性疾病，分为良性与恶性两型。本病发病率极低，国内仅见 3 例报告。良性型局限于皮肤，预后良好，可以缓解或痊愈。恶性型是一种侵袭性、系统性嗜血管型淋巴瘤。

【临床表现】

本病发病无性别差异，婴儿至老年人均可受累，患者多伴有系统性疾病，如冷球蛋白血症、肾病、抗磷脂综合征、类风湿等。多累及四肢，可见红色或紫红色斑块，浸润性生长；也可为皮下结节，部分皮损发生溃疡；偶见紫癜或青斑样改变。皮损缺乏特异性。

【组织病理】

损害主要位于真皮内，由密集而不同程度扩张的血管腔隙组成（主要为毛细血管）。管腔衬以胖大的内皮细胞，周围绕以周细胞。管腔明显，但有些管腔因内皮细胞和纤维蛋白血栓而闭塞。常常在先前存在的扩张血管腔中出现毛细血管增生。

【鉴别诊断】

本病应与 Kaposi 肉瘤、上皮样血管内皮细胞瘤以及血管肉瘤鉴别。

血管球瘤

既往血管球瘤（glomus tumor）被认为分为孤立性和多发性两种类型。目前认为多发性血管球瘤实际上是一种特殊类型的静脉畸形，孤立性皮损才是真正的血管球瘤。确切的起源细胞可能是变异的平滑肌细胞。

【临床表现】

临床表现为直径 1~20mm 的小结节，肤色或深蓝色，常伴有阵发性疼痛，触痛多阳性，遇冷加重，偶有触痛阴性的报道。肿瘤好发位置为甲下、手指、上肢等，身体其他部位也可发病。除皮肤外内脏也可发病。多发性多见于儿童，呈常染色体显性遗传（图 27–656）。

【组织病理】

位于真皮或皮下组织内肿瘤细胞团块，周围有界限清楚的纤维组织包绕，瘤内有数量不等的狭窄的血管腔，血管腔有一层扁平细长的内皮细胞，周围绕以多层圆形或立方形、大小形态一致、胞浆淡红、胞核大而圆的血管球细胞。肿瘤内可见丰富的神经纤维。血管球瘤细胞 SMA、肌动蛋白、肌球蛋白阳性，CD34 也可阳性（图 27–657~图 27–663）。

【鉴别诊断】

本病应与小汗腺螺旋腺瘤、甲下黑色素瘤、皮肤纤维瘤等鉴别。本病病理具有特征性。

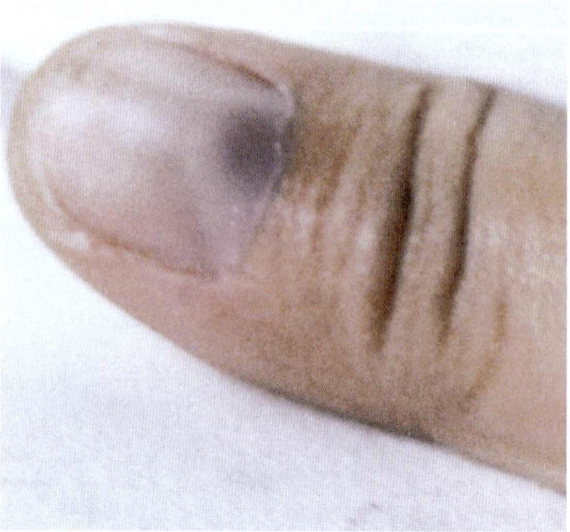

图 27–656　甲下血管球瘤

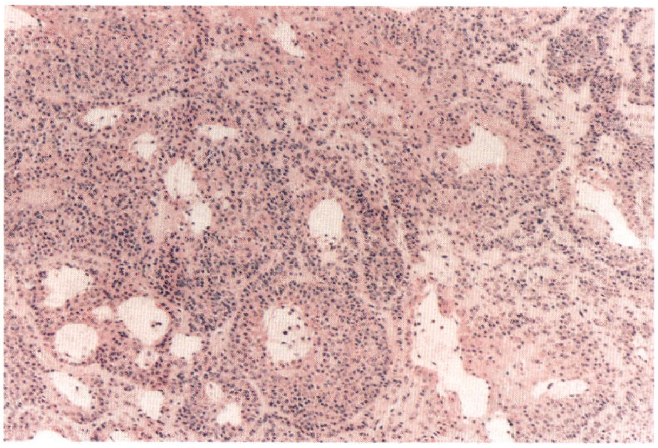

图 27–657　血管球瘤　位于真皮或皮下组织内肿瘤细胞团块，瘤内有数量不等的血管腔，血管腔有一层扁平细长的内皮细胞，周围绕以多层圆形或立方形、大小形态一致、胞浆淡红、胞核大而圆的血管球细胞

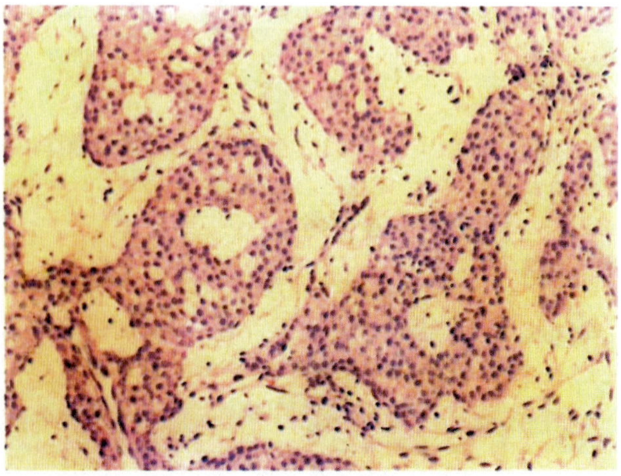

图 27–658　血管球瘤

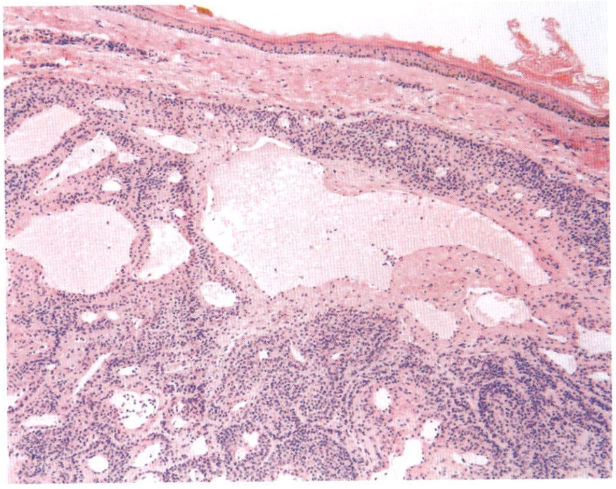

图 27-659 血管球瘤

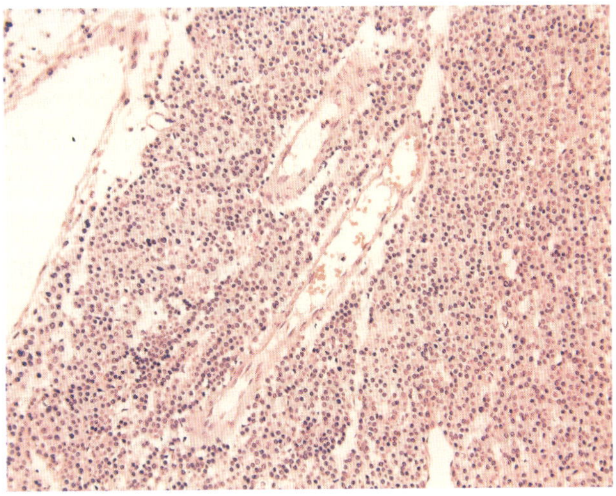

图 27-662 血管球瘤

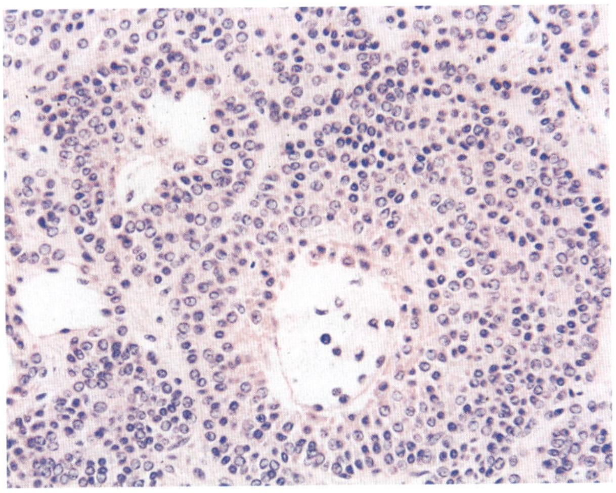

图 27-660 血管球瘤 位于真皮或皮下组织内肿瘤细胞团块，瘤内有数量不等的血管腔，血管腔有一层扁平细长的内皮细胞，周围绕以多层圆形或立方形、大小形态一致、胞浆淡红、胞核大而圆的血管球细胞

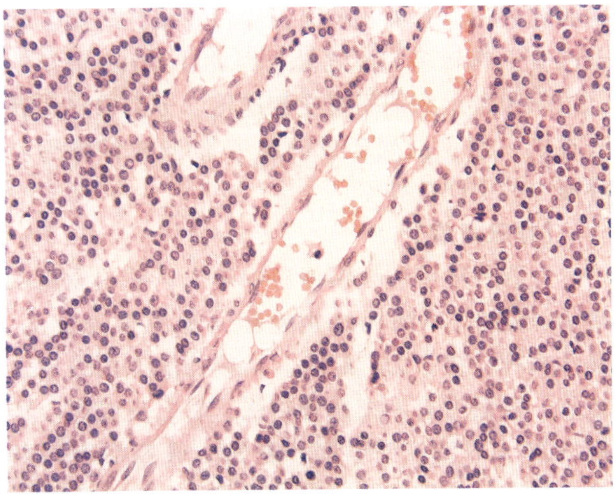

图 27-663 血管球瘤 上图放大

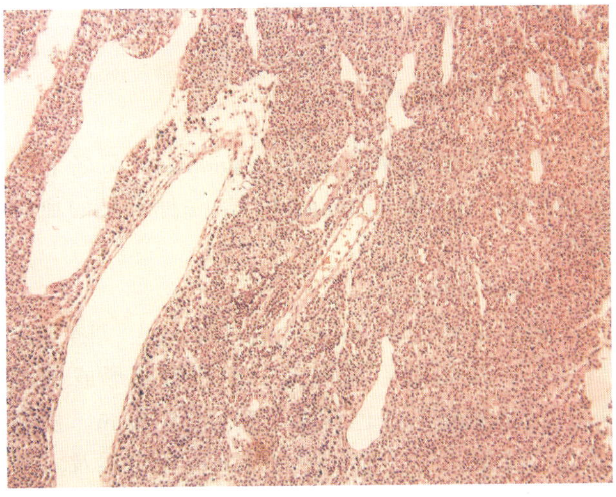

图 27-661 血管球瘤

多发性球状血管瘤

多发性球状血管瘤（multiple glomus tumor）又称静脉球变畸形（glomuvenous malformations），实际上本病是一种特殊类型的静脉畸形。发患者数约占静脉畸形总患病群体的 5%，部分具有遗传背景，呈常染色体显性遗传。

【临床表现】

本病出生时即可发生，可出现毛细血管扩张以及鲜红色扁平斑块。随着年龄增长皮损逐渐增大，数目增多。典型的静脉球变畸形为多发性粉红至深蓝色结节，表面角化过度。皮损以四肢多见，可侵及皮肤和皮下组织，但很少累及黏膜。内脏无受累。

【组织病理】

本病病理改变与静脉畸形类似。病变位于真皮或皮下组织，大部分境界清楚。病变为较多大而不规则的静脉窦，血管壁为单层内皮细胞。血管周围可见少量血管球细胞包绕，部分血管周围甚至缺失血管球细胞。病变内神经纤维较少见。

【鉴别诊断】

本病应与蓝色橡皮疱痣综合征、Maffucci 综合征等鉴别。病理上应与血管球瘤鉴别。

血管外皮细胞瘤

血管外皮细胞瘤（hemangiopericytoma）由 Stout 和 Murray 于 1949 年首次报道并命名。随后的研究表明血管外皮瘤与孤立性纤维性肿瘤在病理改变上有较多交叉之处，因此在 WHO 最新的软组织和骨组织的病理学和遗传学分类中将两者分在同一组，同属于成纤维细胞/肌成纤维细胞肿瘤中的中间性肿瘤。

【临床表现】

血管外皮细胞瘤多侵犯中年人，平均发病年龄为 45 岁，发病无性别差异，青少年较少见。慢性病程，损害为青红色、质韧的表皮内或皮下结节，表面可有毛细血管扩张，触之皮温高。本病好发于下肢、头颈部、腋窝、腹膜后腔等部位，体表其他部位及内脏皆可受累。本病良恶性常难以判断（图 27–664，图 27–665）。

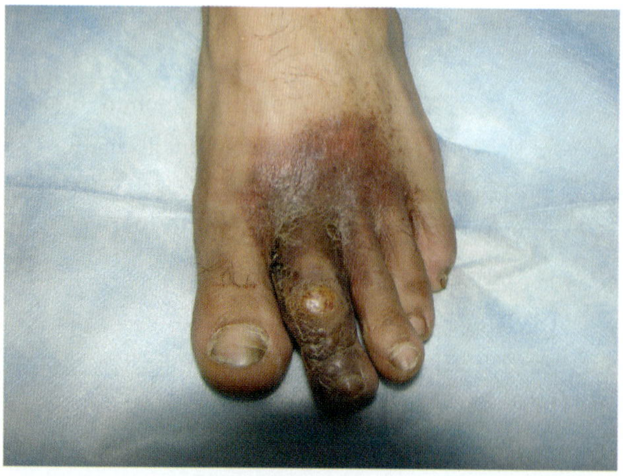

图 27–664　血管外皮细胞瘤

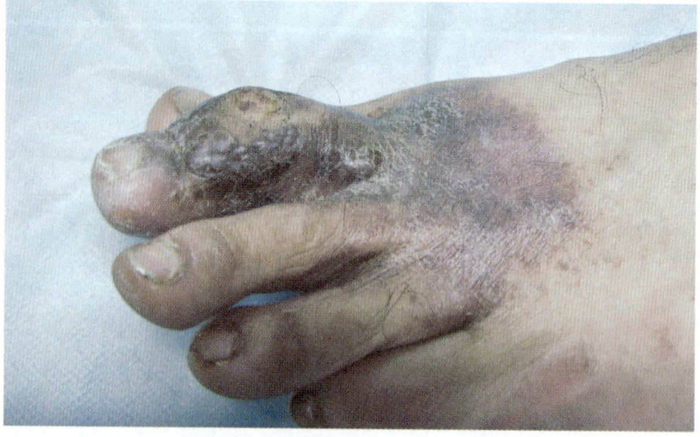

图 27–665　血管外皮细胞瘤

【组织病理】

病变位于真皮、皮下甚至更深，瘤组织中血管和血窦丰富，血管不断分支扩张，不扩张的血窦样血管形成“鹿角”样的特征图像，血管内皮细胞无异常，其外有完整基底膜，膜外为纤维组织鞘，鞘外有大量似放射状排列的瘤细胞，呈圆形、卵圆形或梭形。胞界限不清晰，胞核大小形态较一致，有轻度异形性，核染色质较均匀，无核分裂。

恶性病变中瘤细胞成分丰富，间变明显，核分裂象对较多见，血管轮廓不甚清晰，瘤细胞间网状纤维较少，少数病例中可见瘤组织中出血、坏死。目前多数学者认为肿块较大（>5cm），核分裂象增加（≥4/10 高倍镜视野）。出现不成熟和多形性瘤细胞及灶性出血、坏死时提示为恶性过程。

【鉴别诊断】

本病应与血管球瘤、滑膜肉瘤、平滑肌肉瘤等鉴别。

樱桃状血管瘤

樱桃状血管瘤（cherry angiomas）又名老年性血管瘤（senile angiomas），是一种常见的血管畸形。

【临床表现】

病变常始发于 30 岁左右的年轻人，随着年龄增长，皮损数目渐增多。表现为圆形或椭圆形、轻微隆起的红色丘疹，直径0.5~6mm。皮损多分布于躯干、上肢，手足及面部较少累及（图 27–666~图 27–668）。

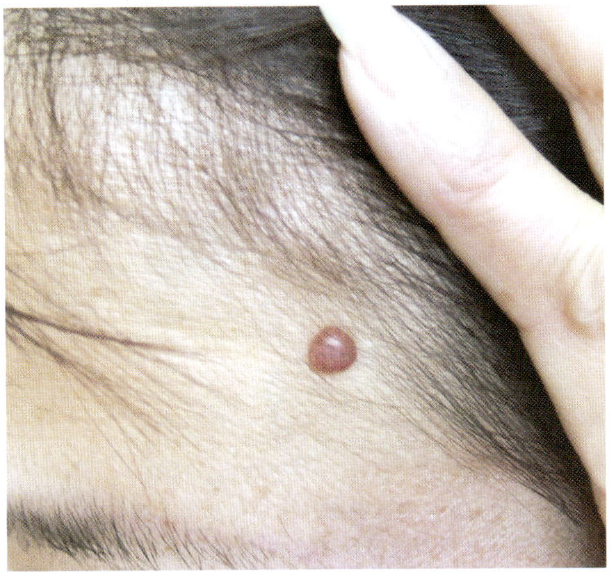

图 27-666　老年性血管瘤

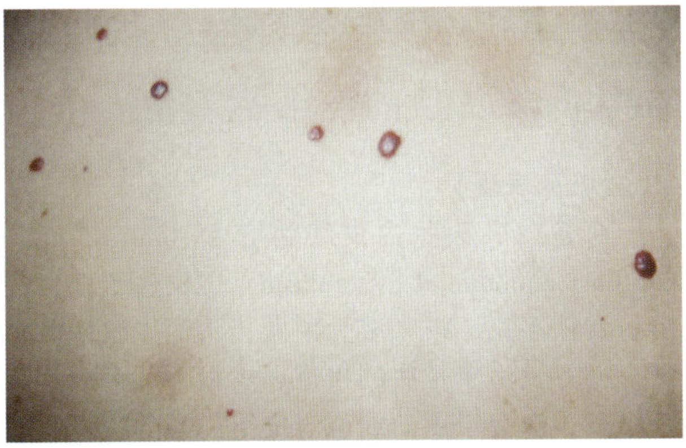

图 27-667　老年性血管瘤

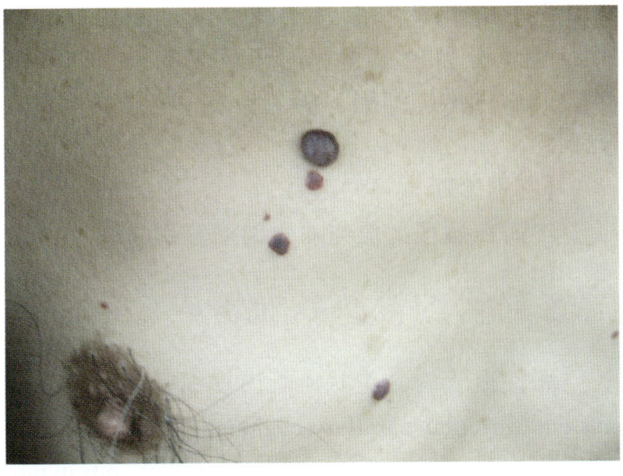

图 27-668　老年性血管瘤

【组织病理】

早期病变中，肿瘤呈真性毛细血管瘤外观。由许多在乳头层下方呈小叶状分布的、具有明显内皮细胞和狭窄腔隙的毛细血管构成。随着病程延长，毛细血管逐渐扩展。完全成熟的樱桃状毛细血管瘤，可呈许多中度扩展的毛细血管，内皮细胞扁平。毛细血管间基质水肿，胶原纤维均质化。表皮变薄，呈衣领状围绕血管瘤。

【鉴别诊断】

本病应与小叶状毛细血管瘤，杆菌样血管瘤病相鉴别。

蓝色橡皮疱痣综合征

蓝色橡皮疱痣综合征（blue rubber bleb nevus syndrome）特指静脉畸形同时累及皮肤以及内脏，尤其以消化道多见。本病多为散发病例，部分呈常染色体显性遗传。

【临床表现】

皮损为多发性青紫色或蓝色结节，0.1~0.5cm大小。因皮损中心为柔软的乳头样突起，故名为蓝色橡皮疱。皮损多局限于掌跖部位，一般无自觉症状，偶可发生自发性疼痛。消化道皮损常定位于小肠，可自肠壁直接发生或呈息肉状突出。患者常出现慢性重度缺铁性贫血。极少数情况下，静脉畸形也可侵及肺脏、脾脏、肝脏、肾脏、膀胱甚至脑部（图 27-669~图 27-673）。

【组织病理】

真皮下部和皮下组织呈海绵状血管瘤，有含红细胞和纤维素物质的大而不规则腔隙。腔隙被覆薄的单层内皮细胞。肿瘤尤其是肿瘤的表浅部位可见毛细血管成分。常可见营养不良性钙化（图 27-674）。

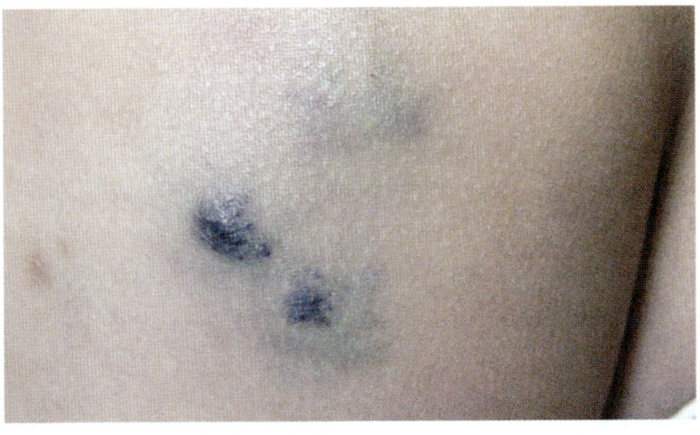

图 27-669　蓝色橡皮疱痣

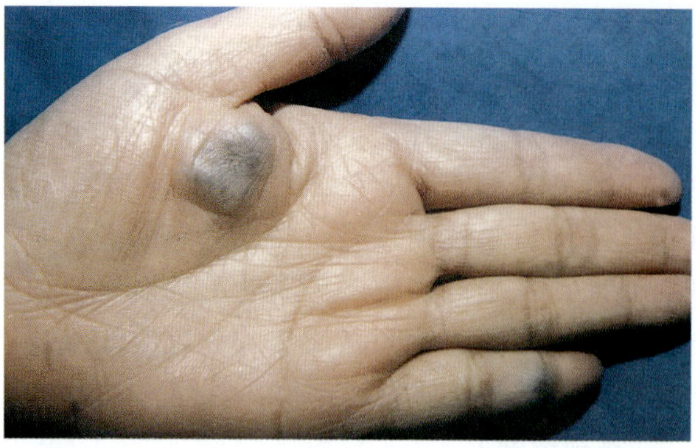
图 27-670　蓝色橡皮疱痣

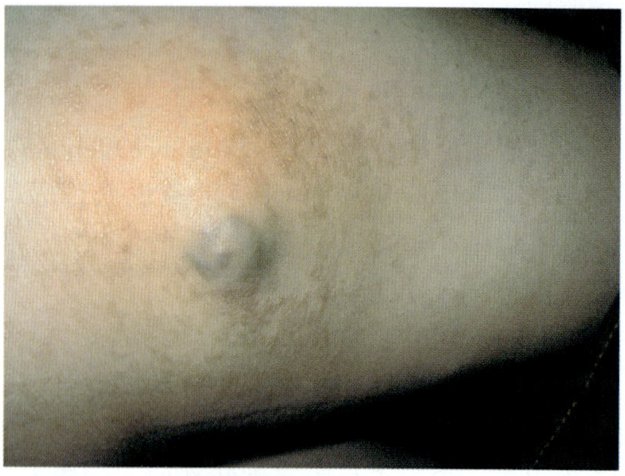
图 27-671　蓝色橡皮疱痣

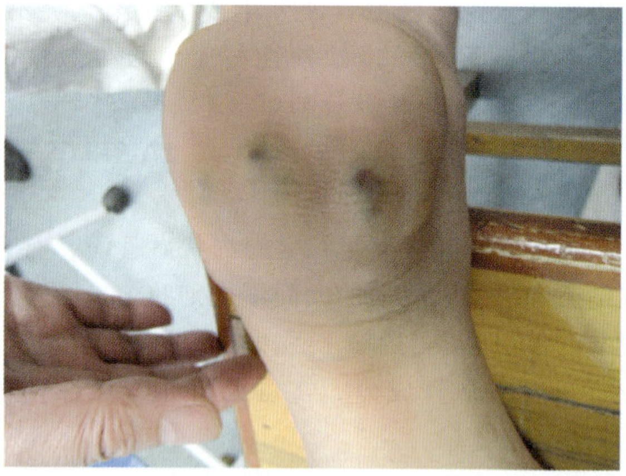
图 27-672　蓝色橡皮疱痣

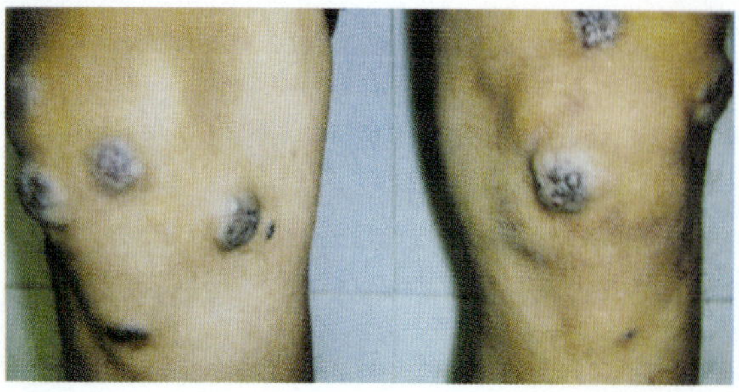
图 27-673　蓝色橡皮疱痣

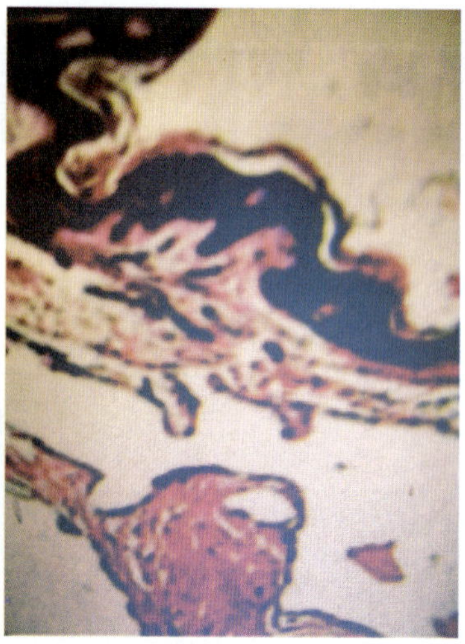
图 27-674　蓝色橡皮疱痣　呈海绵状血管瘤，有大而不规则腔隙。腔隙被覆薄的单层内皮细胞

【鉴别诊断】

本病应与静脉球变畸形、Maffucci 综合征以及毛细血管瘤（消退期）等鉴别。

血管内乳头状内皮细胞增生

【临床表现】

血管内乳头状内皮细胞增生（intravascular papillary endothelial hyperplasia）可发生于任何年龄，女性多见。损害多为单发，头面以及四肢多见，亦有发生于足底的报道。皮损为红色或紫红色结节，隆起于皮面或位于皮下，有的损害表现为血管瘤样。可自觉疼痛。

【组织病理】

光镜下可见静脉腔内乳头状团块。团块内为增生的内皮细胞和结缔组织，细胞无明显异形性及有丝分裂象；团块内还可见毛细血管样腔隙，其中可见红细胞，周围基质中有含铁血黄素沉积。

【鉴别诊断】

本病在病理上应与血管肉瘤鉴别。

恶性血管内乳头状血管内皮细胞瘤

恶性血管内乳头状血管内皮细胞瘤（malignant endovascular papillary angioendothelioma）又名淋巴管内乳头状血管内皮瘤（papillary intralymphatic angioendothelioma，PILA）或 Dabska 瘤（dabska tumor），由 Dabska 于 1969 年首次报告。目前认为本病是一种罕见的低度恶性肿瘤，预后良好。

【临床表现】

本病多见于婴幼儿，最小者仅4 个月，约25%为成年人。皮损以头颈部以及四肢多见，表现为弥漫性水肿或单发的皮下结节，直径 4~9cm。部分皮损发生局部淋巴结转移或呈现浸润性生长，手术切除皮损后可有复发。

【组织病理】

肿瘤位于真皮或皮下，由显著扩张的血管腔构成，类似海绵状淋巴管瘤。最明显的特征是管腔内由多层立方形或圆柱形内皮细胞构成的乳头状结构，细胞异型性明显、深染。单个或成团的肿瘤细胞似“漂浮”在管腔之内。乳头状结构的中心可呈透明样变、嗜酸性染色，部分乳头状结构似肾小球样外观。其他改变可见出血、坏死以及胆固醇结晶。血管内外可有大量的淋巴细胞浸润。

【鉴别诊断】

本病应与靶样含铁血黄素沉积性血管瘤、血管肉瘤、Kaposi 肉瘤等相鉴别。

淋巴管畸形

淋巴管畸形（lymphatic malformation）曾被称为淋巴管瘤（lymphangioma），是一种发病原因不清楚的先天性疾病。

【临床表现】

淋巴管分为 4 种主要类型：海绵状淋巴管瘤、囊型水囊瘤、局限性淋巴管瘤和获得性进行性淋巴管瘤。

1. 海绵状淋巴管瘤常在患者 2 岁内发病，好发于头颈部，尤其是口腔。表现为皮肤或皮下团块，皮损境界不清，触之有波动感。触痛阴性。

2. 囊型水囊瘤（cystic hygroma）的损害为境界清楚的深在性团块，多叶状，无自觉疼痛。损害表面肤色正常，多见于颈部、腋下和腹股沟。手术切除后常可复发。

3. 局限性淋巴管瘤的皮损可于出生时或出生后不久发生，为浅表的丘疹、水疱，多为黄色，也可为粉红色、深红色或黑色。挑破后溢出清亮无色的淋巴液，皮损多见于腹部、腋下、口腔（尤其是舌部）以及阴囊等部位。随着病程的延长，皮损多呈现深褐色疣状外观。

4. 获得性进行性淋巴管瘤多见于儿童，发病无性别差异。损害多见于四肢，为暗红色斑疹或红色斑块，界限清楚。切除后不再复发。

【组织病理】

镜下可见扩张的淋巴管，管壁厚度不等。除发生囊内出血或合并血管畸形外，囊腔内一般无血细胞。大疱性淋巴管畸形为单发或多发的淋巴管囊泡，彼此互不融合，囊泡周围为多层纤维组织包绕。

免疫组织化学染色示淋巴管内皮细胞标记物 podoplanin、D2-40 以及 VEGFR-3 均为阳性着色。

【鉴别诊断】

本病应注意淋巴管畸形合并其他脉管畸形。

匐行性血管瘤

匍行性血管瘤（angioma serpiginosum）由 Huthchinson 于 1889 年首次报告，病因不明。临床少见。

【临床表现】

通常儿童期起病，90%患者为 16 岁以下女性。好发于四肢。皮损为古铜色至鲜红色针头大小斑点、丘疹，环状或匍行性群集分布，中央渐消退，外周可见新发损害，也可呈线状排列。绝大多数皮损局限发生，泛发罕见（图 27-675~图 27-679）。

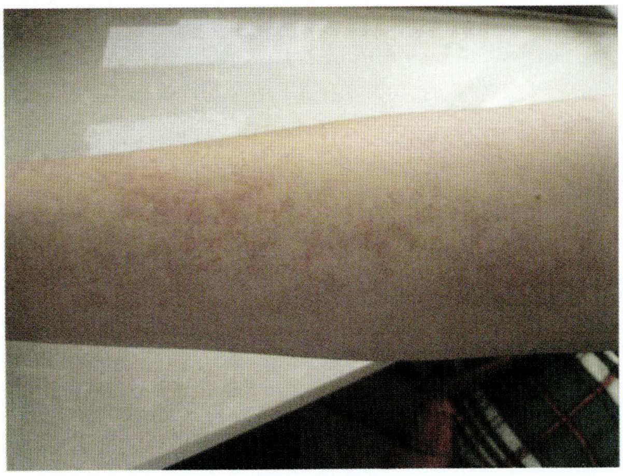

图 27-675 匐行性血管瘤

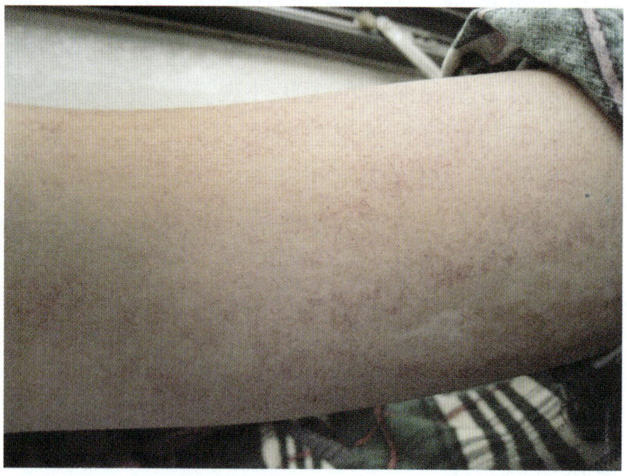

图 27-676　匐行性血管瘤

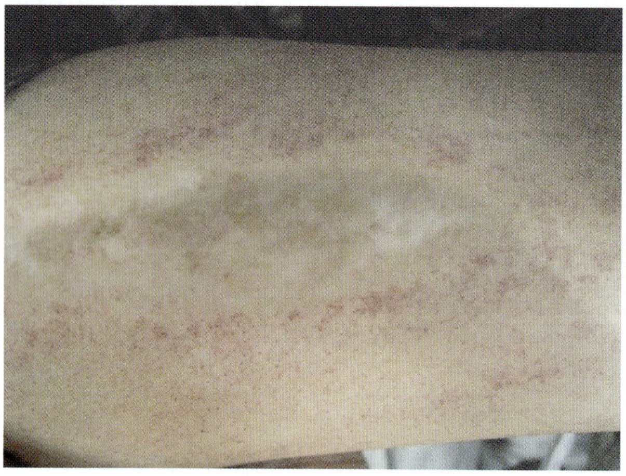

图 27-677　匐行性血管瘤

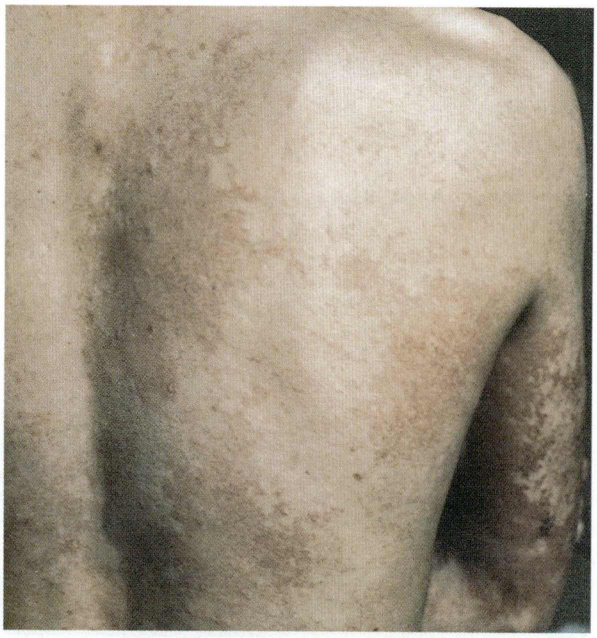

图 27-678　匐行性血管瘤

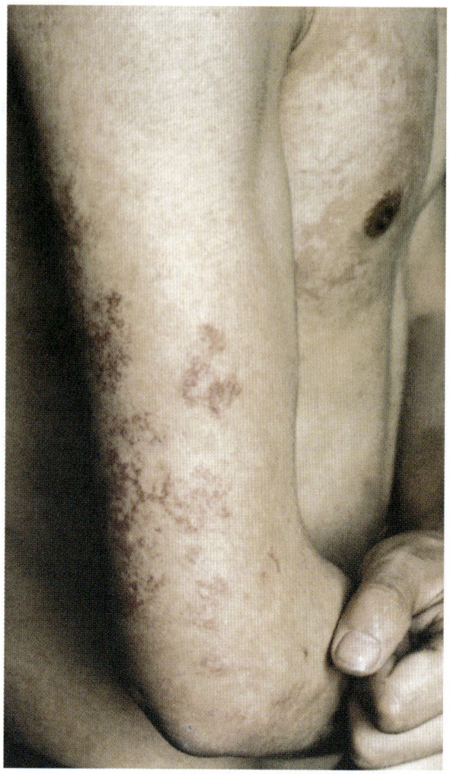

图 27-679　匐行性血管瘤

【组织病理】

真皮中上层可见扩张、弯曲的毛细血管，管壁增厚。无炎症细胞浸润或红细胞外溢。

【鉴别诊断】

本病应与色素性紫癜性皮病以及界限型血管角化瘤相鉴别。

Kaposi 肉瘤

Kaposi 肉瘤（Kaposi sarcoma）由 Kaposi 于 1872 年首次报告，当时命名为特发性多发性色素性肉瘤（idiopathic multiple pigment sarcoma）。本病发病与人类疱疹病毒 8 型感染有关。

【临床表现】

Kaposi 肉瘤可以分为以下 4 型：

1. 经典型 Kaposi 肉瘤（classic Kaposi sarcoma）本型发病率因地域不同而有较大差异，男女患病比为 3:1。患者多为 60 岁左右男性白种人，具有地中海或犹太人遗传背景。肿瘤常初发于患者下肢的远心端，为青红色斑疹，单侧或双侧分布。皮损沿水平或垂直方向生长，渐演变为褐色结节，表面可有角化过度或溃疡。皮损周围可有凹陷性水肿。本型恶性度低，疾病发展缓慢，部分患者有十年以上病史，黏膜、淋巴结以及内脏侵及非常少见（图 27-680~图 27-687）。

2. 非洲流行性 Kaposi 肉瘤（African endemic Kaposi sarcoma） 本型主要发生于中部非洲，在这一地区的某些国家中，男性患者的恶变率最高可达 10%，成人男女患者比率为 18:1。本型疾病初发年龄明显低于经典型 Kaposi 肉瘤，男性平均为 35~39 岁，女性为 25~39 岁。皮损可进一步分为4 种亚型，分别是结节型、菜花样型、浸润型以及淋巴结节病型。菜花样型恶性度更高，常侵犯皮下、肌肉以及骨骼；淋巴结节病型多累及青少年，病程进展迅猛，但较少累及皮肤黏膜。

3. 艾滋病相关 Kaposi 肉瘤（AIDS-associated Kaposi sarcoma） 相对于其他原因导致的艾滋病，Kaposi 肉瘤是男性同性恋艾滋患者群中最常伴发的肿瘤。与经典型相比，本型 Kaposi 肉瘤皮损泛发，病程进展迅猛，可致死。早期病变为小的椭圆形斑疹，迅速演变为斑块或结节。多见于面部（尤其是鼻部、眼睑、双耳）和躯干，躯干部皮损可沿皮纹分布。10%~15%的艾滋病相关 Kaposi 肉瘤患者口腔黏膜受累，发生于咽部的病变可影响患者进食、呼吸。未经治疗的皮损可发生融合，影响局部功能。本型Kaposi 肉瘤常更容易发生皮肤外转移，淋巴结、消化道以及呼吸道皆可受累并引起相应临床症状。

4. 医源性免疫抑制患者的 Kaposi 肉瘤（Kaposi sarcoma in therapeutically immunosuppressed patients） 接受免疫抑制剂治疗以及接受器官移植的患者中可以发生Kaposi 肉瘤，其临床表现多样，可以与经典型或艾滋病相关型类似。疾病的发生发展与使用药物的性质和剂量相关。减少免疫抑制剂的用量可以使部分患者病情减轻。

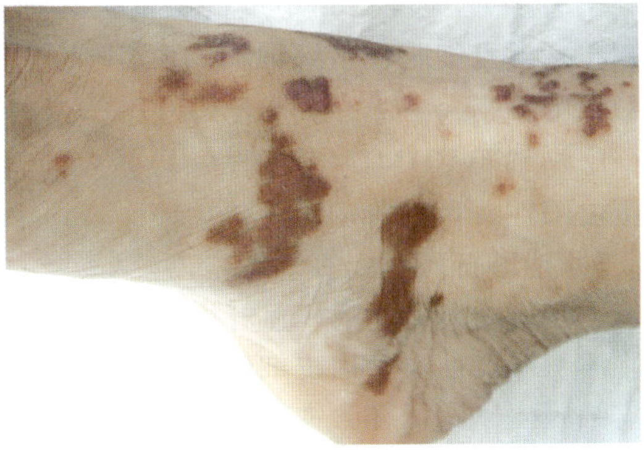

图 27-680 Kaposi 肉瘤

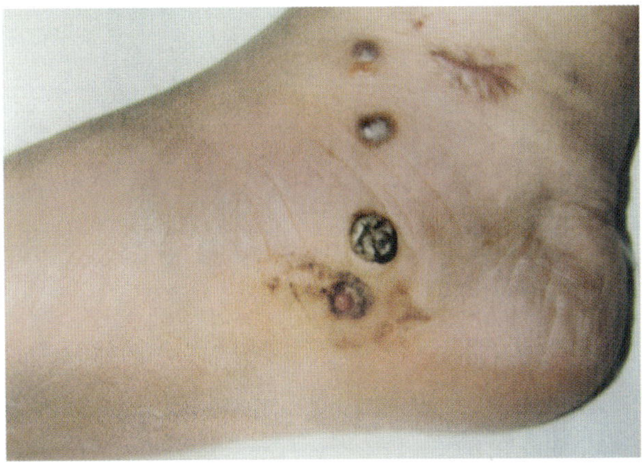

图 27-681 Kaposi 肉瘤

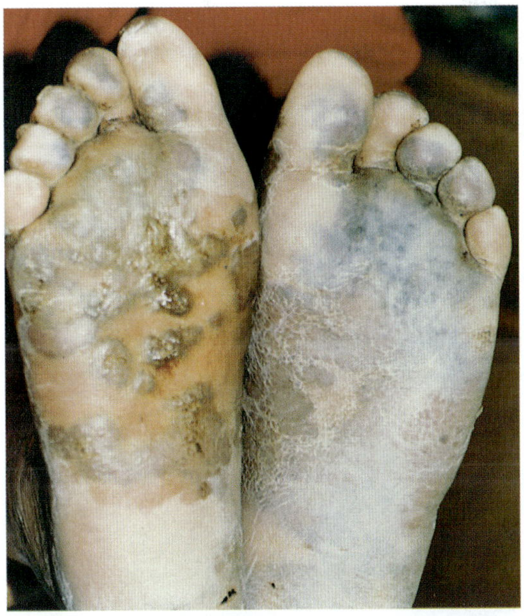

图 27-682 Kaposi 肉瘤

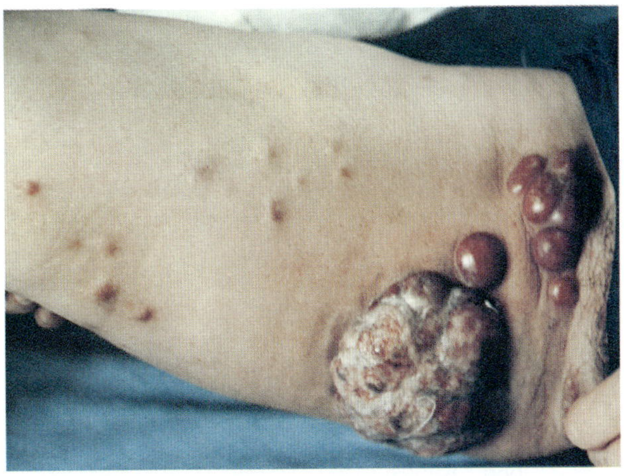

图 27-683 Kaposi 肉瘤

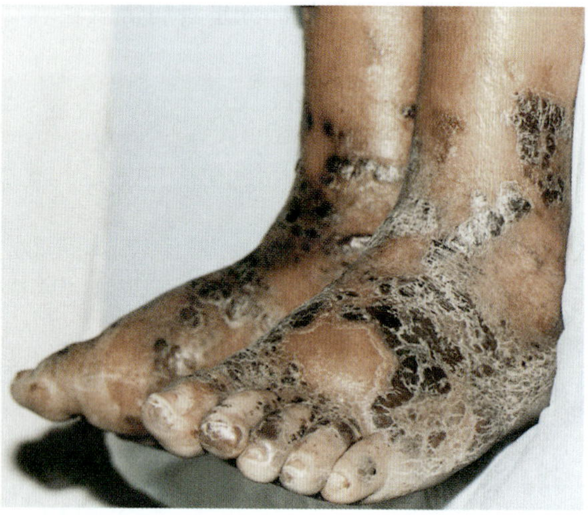

图 27-684　Kaposi 肉瘤

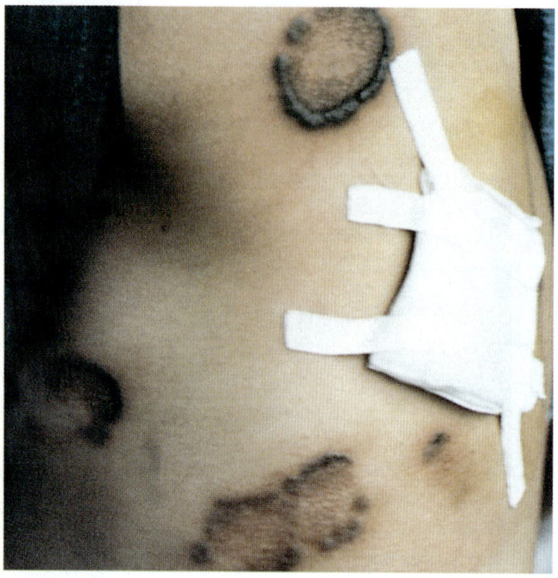

图 27-685　Kaposi 肉瘤

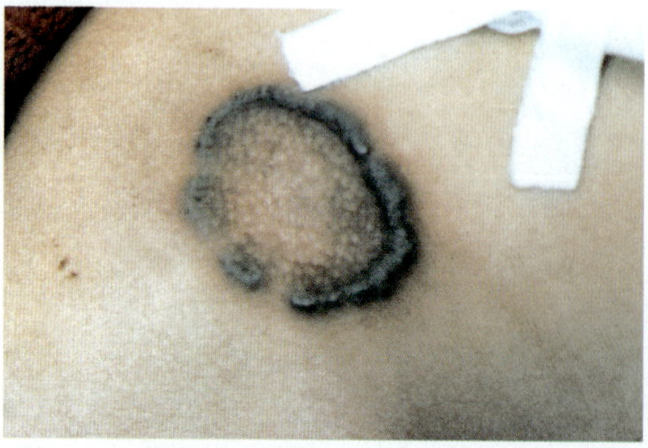

图 27-686　Kaposi 肉瘤

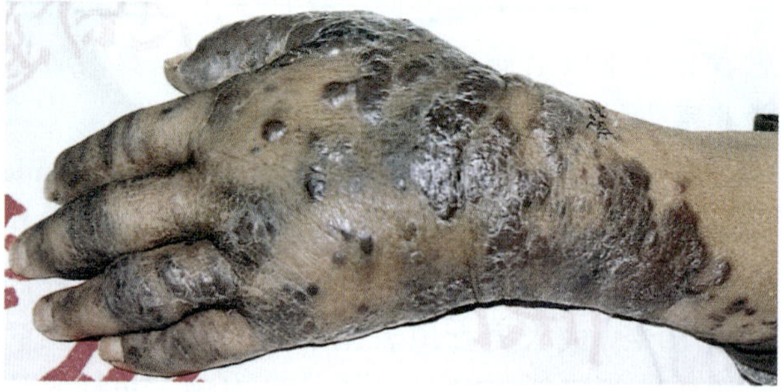

图 27-687　Kaposi 肉瘤

【组织病理】

病理分 3 期，不同时期的Kaposi 肉瘤病理表现各不相同（图 27-688~图 27-704）。

1. 斑片期　真皮浅层大量增生的血管，管腔扩张，形状不规则，多平行于表皮，围绕在附属器周围，或分布于胶原束间。血管周围可见红细胞外溢、含铁血黄素沉积以及中度混合淋巴细胞及浆细胞浸润。

2. 斑块期　真皮全层均可见大量增生的角状血管，管腔扩张的血管将胶原组织分割为海绵样网格状结构。具有特征性的改变是锯齿状血管腔周围嗜酸性梭形细胞排列成实心条索，有含铁血黄素沉积。

3. 结节期　大量的梭形细胞纵横交错呈团块，团块中形成裂隙状或筛孔样管腔结构，其中可见红细胞以及噬红细胞现象。晚期皮损偶可见核丝分裂象以及细胞异形性。实体肿瘤周围“血管瘤”样病变中管腔形状奇特，血管内外可见红细胞以及含铁血黄素细胞。

在各期 Kaposi 肉瘤中，梭形细胞间或细胞内可见无定形的嗜酸性透明小体，具有一定特征性。另外各期均可见到中度混合性炎症细胞浸润，包括淋巴细胞、组织细胞、浆细胞，偶见中性粒细胞。

肿瘤细胞 CD34 弥漫阳性，局部 CD31 和肌动蛋白阳性。

【鉴别诊断】

本病应与血管肉瘤、血管内乳头状血管内皮细胞瘤、反应性血管内皮细胞瘤病、上皮样血管内皮细胞瘤以及靶样含铁血黄素沉积性血管瘤等相鉴别。

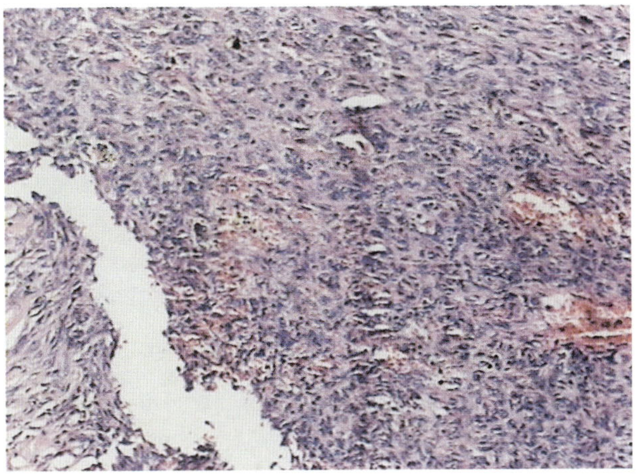

图 27-688　Kaposi 肉瘤

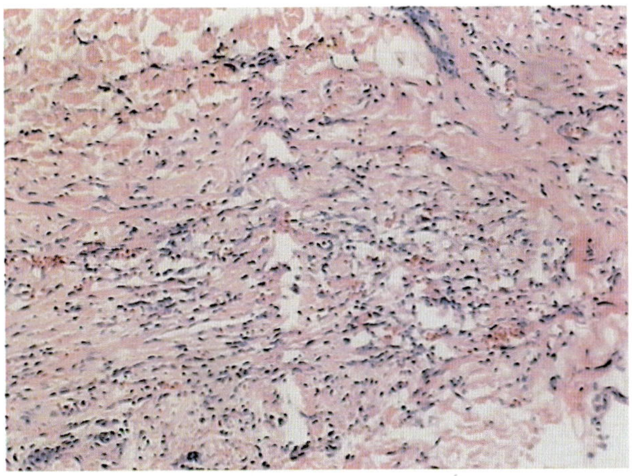

图 27-689　Kaposi 肉瘤

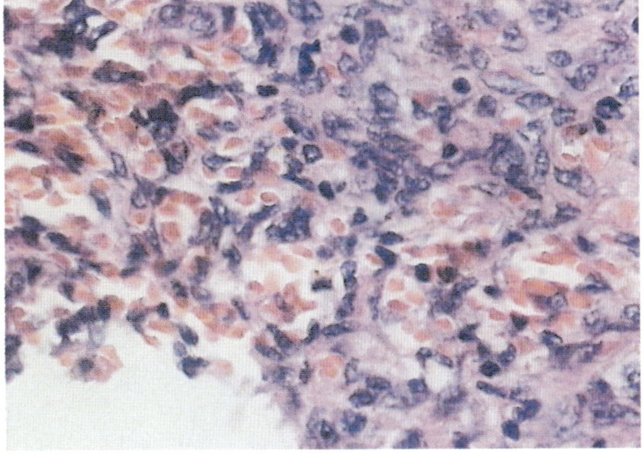

图 27-690　Kaposi 肉瘤

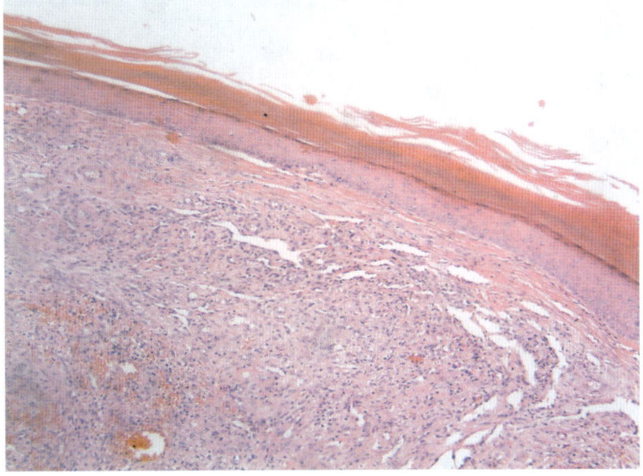

图 27-691　Kaposi 肉瘤

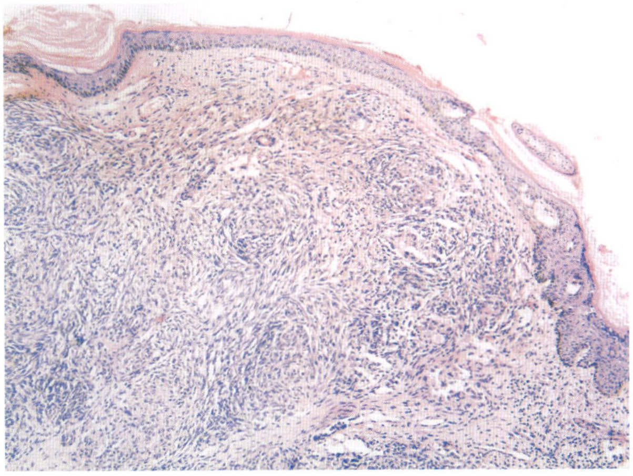

图 27-692　Kaposi 肉瘤　大量的梭形细胞纵横交错呈团块，团块中形成裂隙状或筛孔样管腔结构

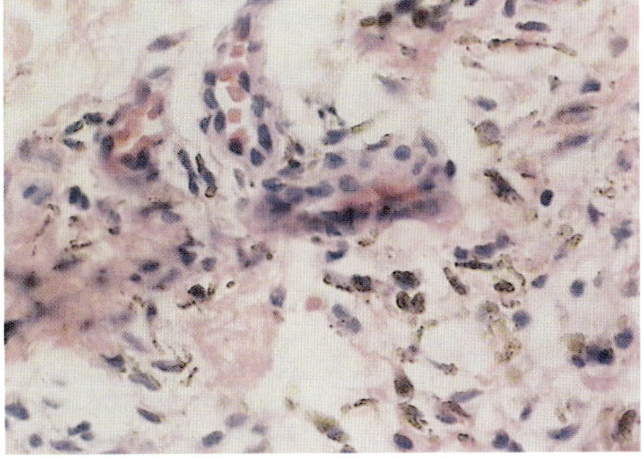

图 27-693　Kaposi 肉瘤

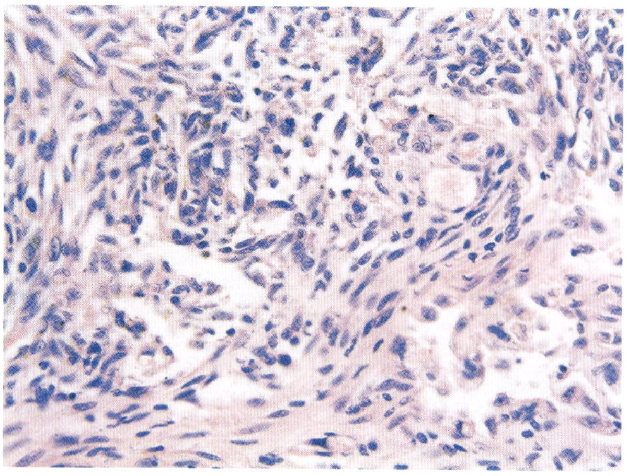

图 27-694 Kaposi 肉瘤

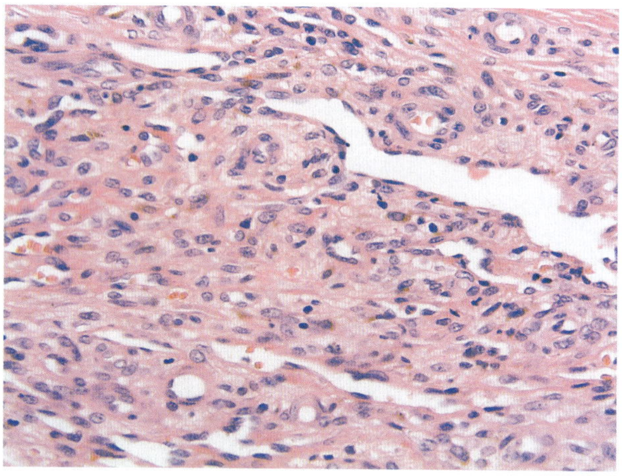

图 27-695 Kaposi 肉瘤 真皮层大量增生的血管，管腔扩张，形状不规则，多平行于表皮，血管周围可见红细胞外溢、含铁血黄素沉积以及中度混合的淋巴细胞及浆细胞浸润

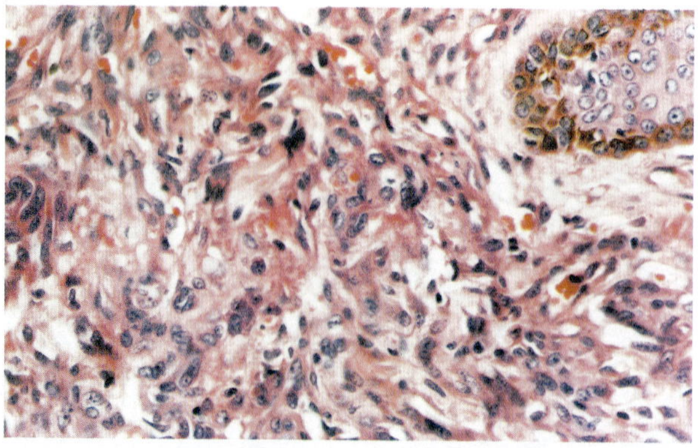

图 27-696 Kaposi 肉瘤 大量的梭形细胞纵横交错呈团块，团块中形成裂隙状或筛孔样管腔结构，血管内外可见红细胞以及含铁血黄素细胞

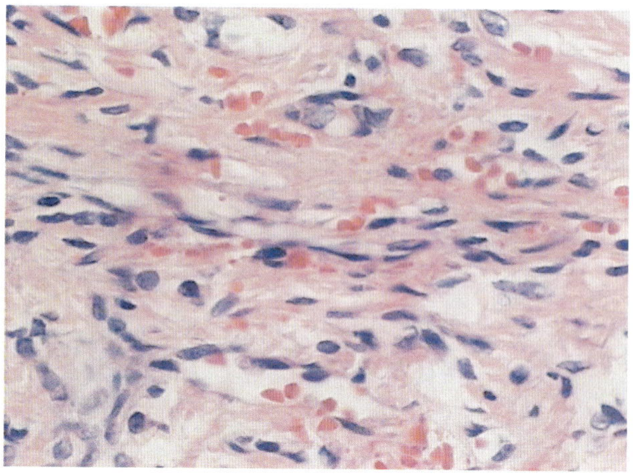

图 27-697 Kaposi 肉瘤 真皮层大量增生的血管，多平行于表皮，或分布于胶原束间。血管周围可见红细胞外溢、含铁血黄素沉积以及中度混合的淋巴细胞及浆细胞浸润

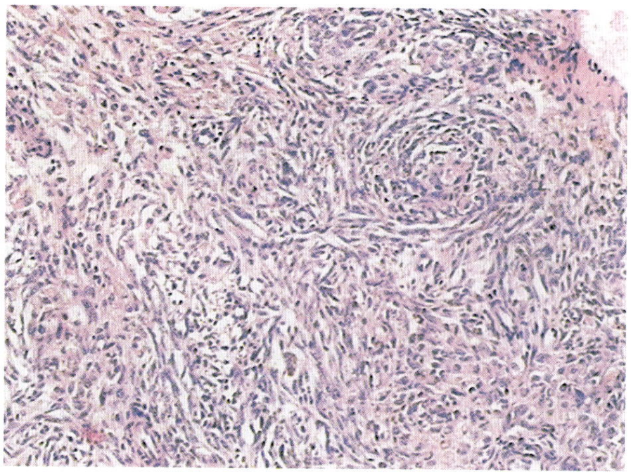

图 27-698 Kaposi 肉瘤 大量的梭形细胞纵横交错呈团块，团块中形成裂隙状或筛孔样管腔结构

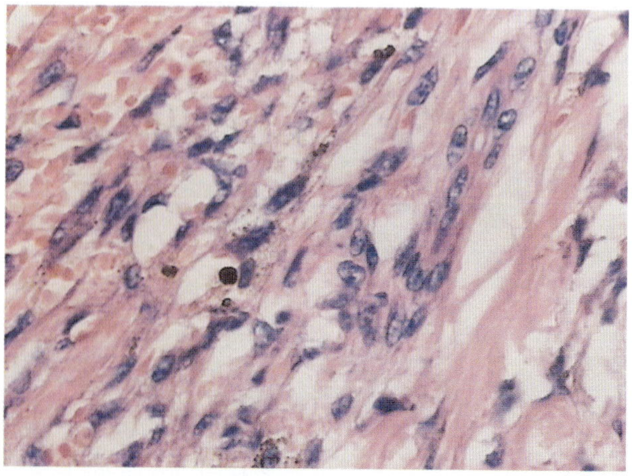

图 27-699 Kaposi 肉瘤

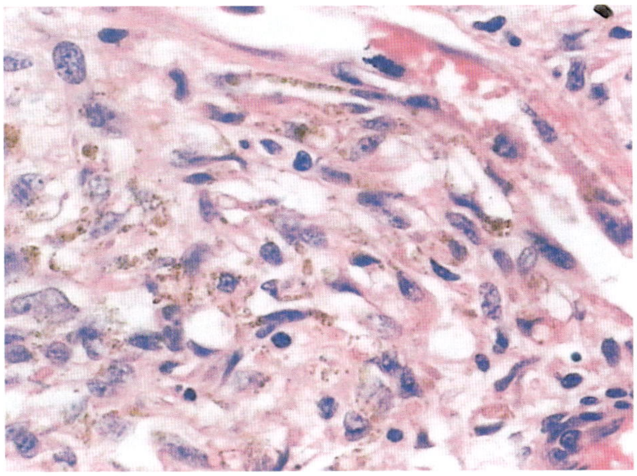

图 27-700　Kaposi 肉瘤　大量的梭形细胞纵横交错呈团块，团块中形成裂隙状或筛孔样管腔结构。偶可见细胞异形性。血管内外可见红细胞以及噬含铁血黄素细胞

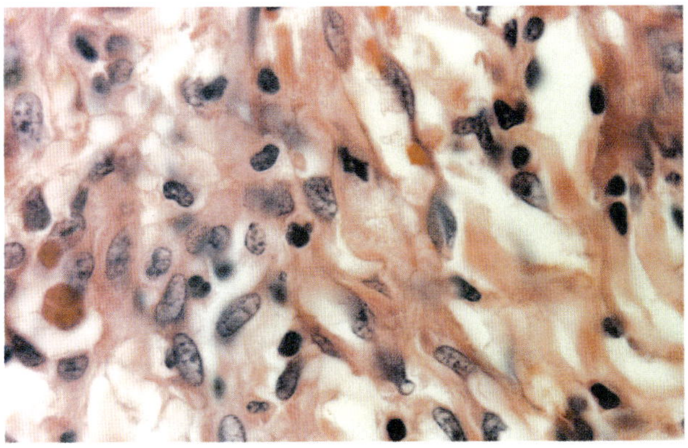

图 27-701　Kaposi 肉瘤

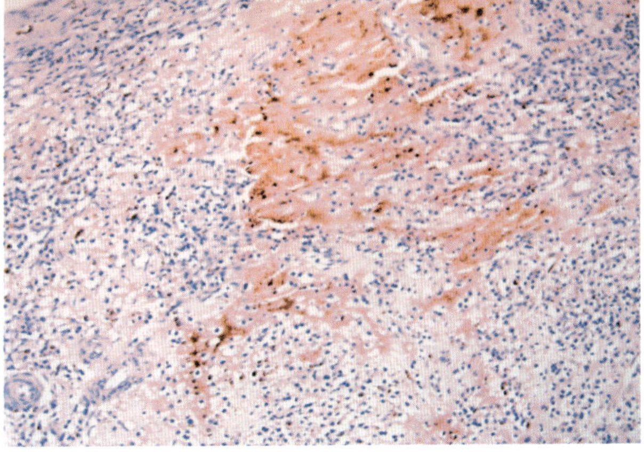

图 27-702　Kaposi 肉瘤

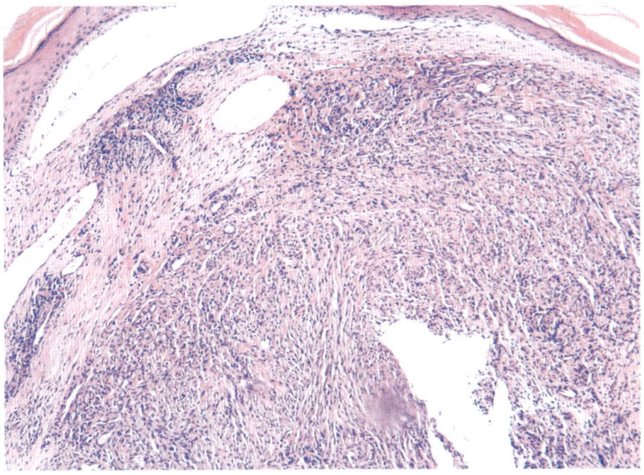

图 27-703　Kaposi 肉瘤　大量的梭形细胞纵横交错呈团块，团块中形成裂隙状或筛孔样管腔结构

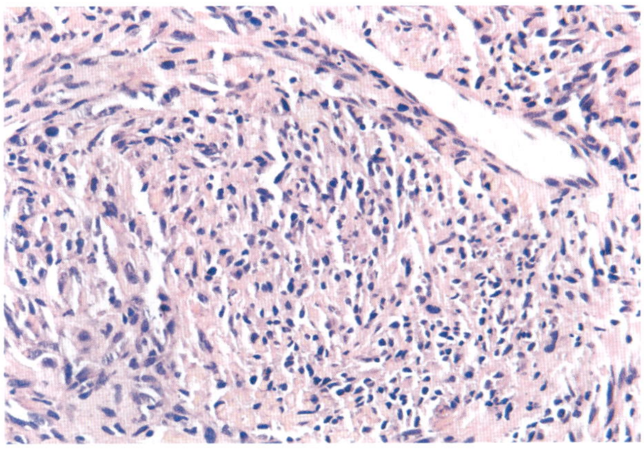

图 27-704　Kaposi 肉瘤

血管淋巴样增生伴嗜酸细胞增多

血管淋巴样增生伴嗜酸细胞增多（angiolymphoid hyperplasia with eosinophilia）发病原因不详，部分患者曾有外伤史，因其下方多有脉管畸形，大多数学者认为本病是一种反应性疾病。部分女性患者于孕期发病，故性激素被认为在发病中也具有一定作用。

【临床表现】

血管淋巴样增生伴嗜酸细胞增多病程发展缓慢，累及两性，女性稍多，患者多于 30~50 岁发病。皮损多局限于头颈部，为单发或多发偶尔群

集分布的红斑、褐色斑片、斑块、皮下或皮内结节。患者自觉瘙痒或疼痛，偶有搏动感。黏膜亦可受累。

血管淋巴样增生伴嗜酸细胞增多患者多无肾病，外周血中嗜酸性粒细胞水平增多，血清 IgE 水平无明显异常（图 27–705，图 27–706）。

【组织病理】

病变位于真皮或皮下，可见大量血管增生，境界清楚。血管内皮细胞外观呈上皮样或组织细胞样，胞质嗜酸性染色，常可见胞质空泡化。血管周围可见数量不等的嗜酸性粒细胞和淋巴细胞，偶见肥大细胞。间质黏液样变，纤维组织增生少见或缺如（图 27–707~图 27–716）。

【鉴别诊断】

本病应与木村病、小叶性毛细血管瘤、上皮样血管内皮瘤以及 Kaposi 肉瘤鉴别。

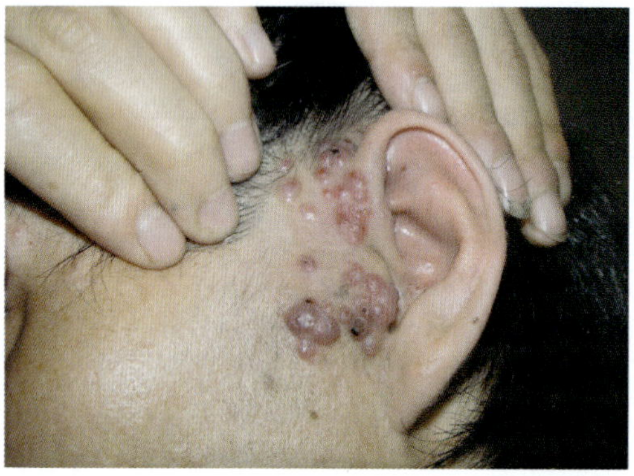

图 27–705　血管淋巴样增生伴嗜伊红细胞增多

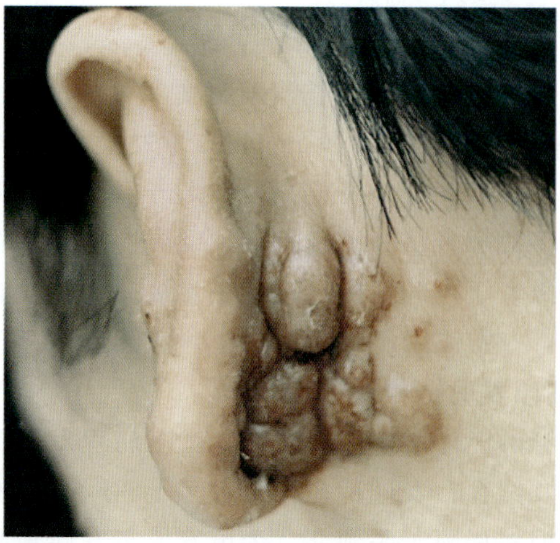

图 27–706　血管淋巴样增生伴嗜伊红细胞增多

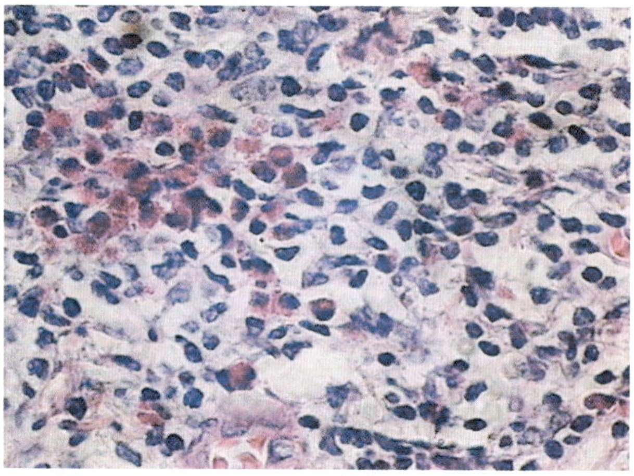

图 27–707　血管淋巴样增生伴嗜伊红细胞增多　可见数量不等的嗜酸性粒细胞和淋巴细胞

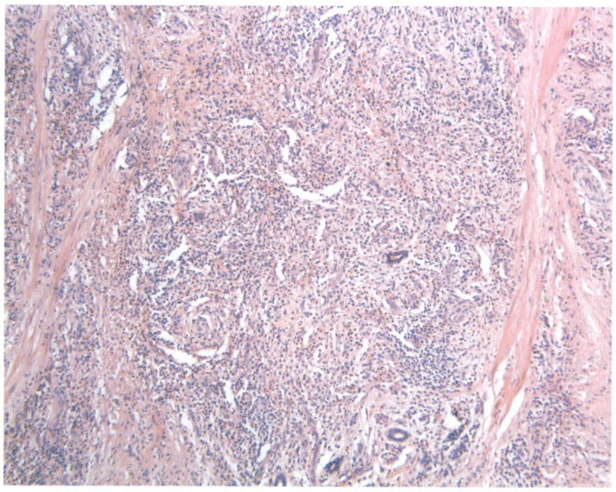

图 27–708　血管淋巴样增生伴嗜伊红细胞增多

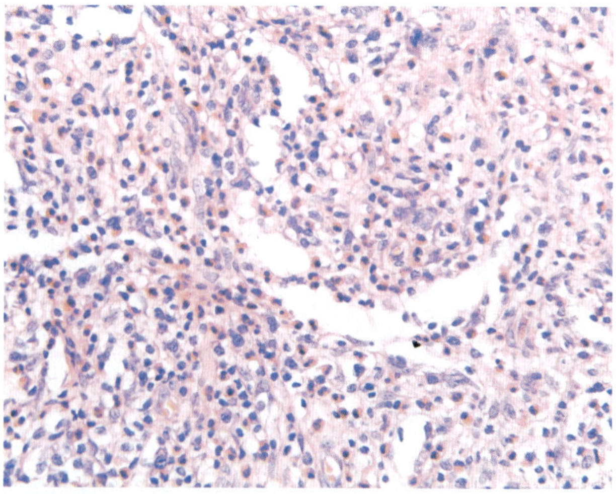

图 27–709　血管淋巴样增生伴嗜伊红细胞增多　可见大量血管增生，境界清楚。可见数量不等的嗜酸性粒细胞和淋巴细胞

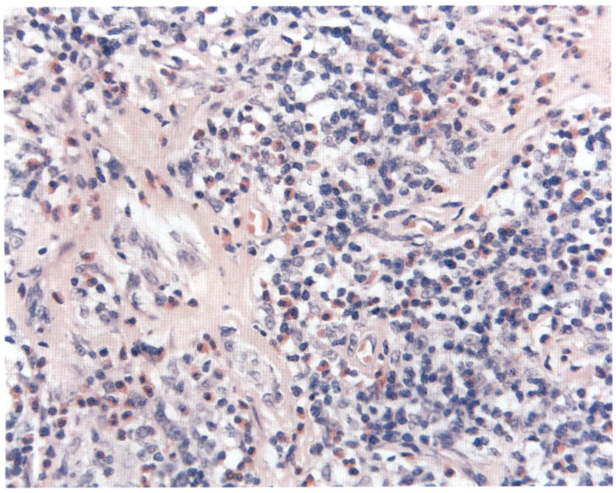

图 27-710 血管淋巴样增生伴嗜伊红细胞增多 大量血管增生，境界清楚。可见数量不等的嗜酸性粒细胞和淋巴细胞

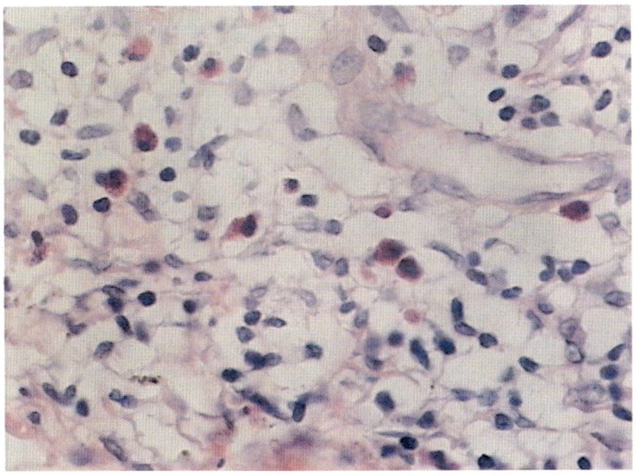

图 27-711 血管淋巴样增生伴嗜伊红细胞增多

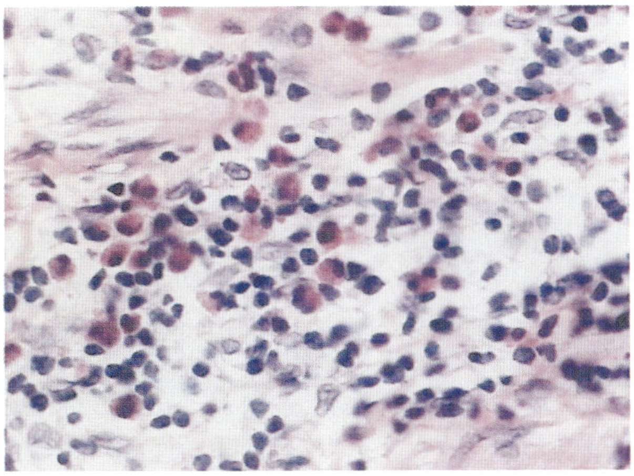

图 27-712 血管淋巴样增生伴嗜伊红细胞增多

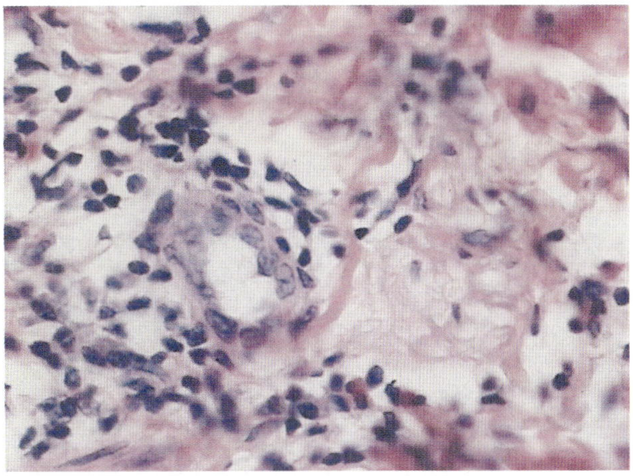

图 27-713 血管淋巴样增生伴嗜伊红细胞增多 血管内皮细胞外观呈上皮样或组织细胞样，胞质嗜酸性染色

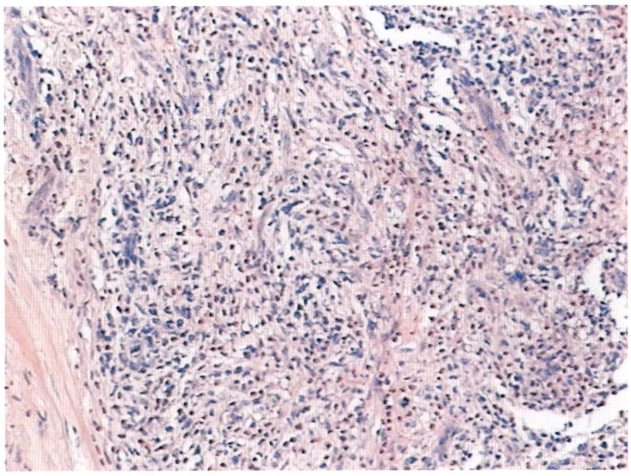

图 27-714 血管淋巴样增生伴嗜伊红细胞增多 大量血管增生，血管周围可见大量嗜酸性粒细胞和淋巴细胞

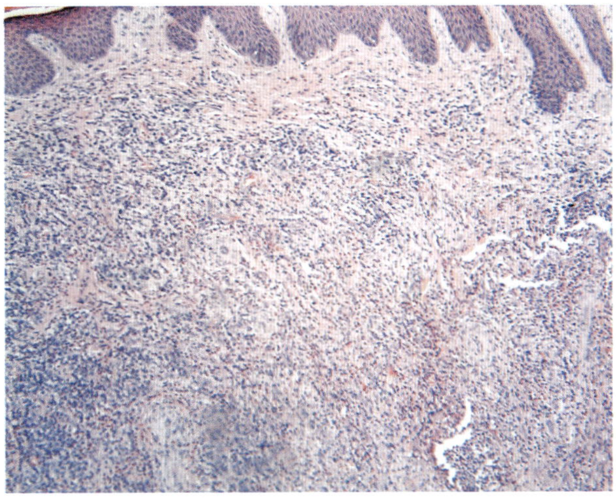

图 27-715 血管淋巴样增生伴嗜伊红细胞增多

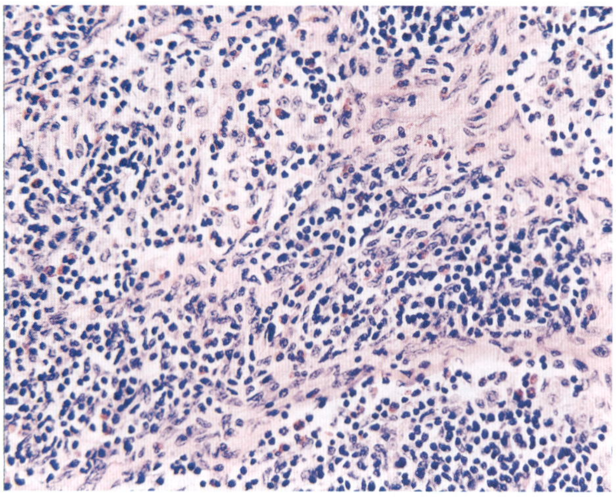

图 27–716　血管淋巴样增生伴嗜伊红细胞增多　大量血管增生，血管周围可见大量嗜酸性粒细胞和淋巴细胞

木村病

木村病（Kimura disease）多发生于亚洲青年男性，偶有儿童发病的报道。有部分学者认为本病与血管淋巴样组织增生伴嗜酸性粒细胞增多属于同一种疾病，但鉴于两者在临床表现以及病理改变上的差异，现仍分述。

【临床表现】

患者可发生单个或数个质韧的皮下结节，皮损表面正常肤色，病变缓慢增大，无自觉症状。好发部位为头颈部，但躯干、腹股沟、腋下以及四肢也可受累。患者常发生局部淋巴结病或身体多处淋巴结增大（图 27–717，图 27–718）。

木村病患者多发生肾病综合征或肾小球性肾炎，外周血中嗜酸性粒细胞以及血清 IgE 水平增高。

本病与血管淋巴样组织增生伴嗜酸性粒细胞增多的鉴别见表 27–4。

【组织病理】

病变显著特征是淋巴样组织集结。皮下常可见大量淋巴滤泡，伴有生发中心、嗜酸性粒细胞浸润以及周围明显的纤维组织增生。间质血管增生，但内皮细胞无上皮样或组织细胞样特征（图 27–719~图 27–728）。

【鉴别诊断】

本病应与血管淋巴样组织增生伴嗜酸性粒细胞增多、软组织肿瘤、皮肤转移癌以及皮肤淋巴组织增生等相鉴别。

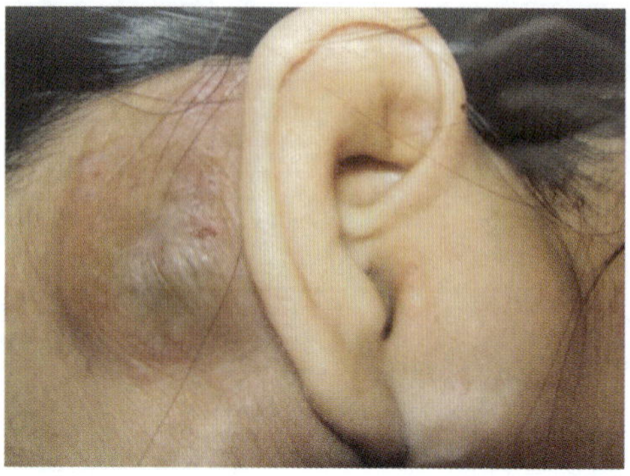

图 27–717　木村病

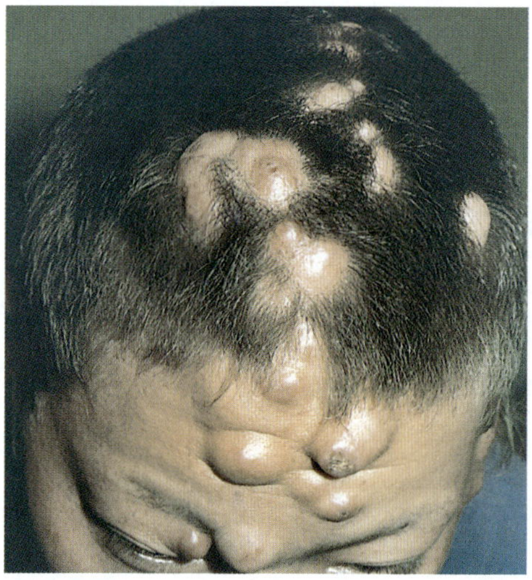

图 27–718　木村病

表 27–4　木村病与血管淋巴样组织增生伴嗜酸性粒细胞增多的鉴别诊断

	血管淋巴样组织增生伴嗜酸性粒细胞增多	木村病
性别	中年女性居多	青年男性居多
症状	瘙痒、疼痛或自觉血管搏动	无症状
皮损	小而浅表，表面可见红斑	皮下结节，较大，肤色正常
分布	头颈部	头颈部，局部淋巴结和唾液腺
淋巴滤泡	不常见	数目多，可见生发中心
血管增生	明显	间质中血管增生
纤维化	局限或缺如	显著
IgE 水平	正常	升高
肾病	不伴发	20%患者伴发

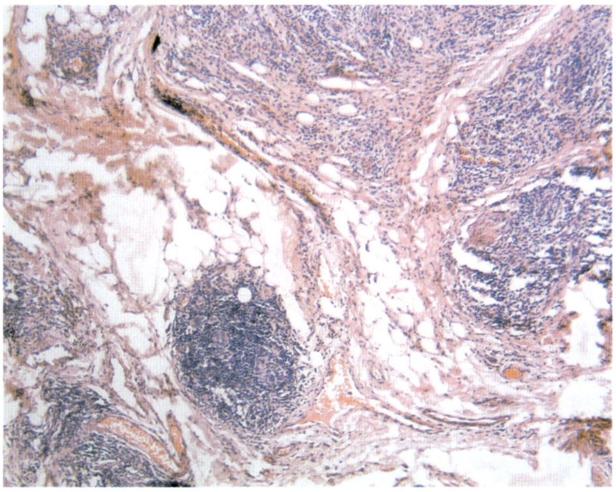

图 27-719　木村病

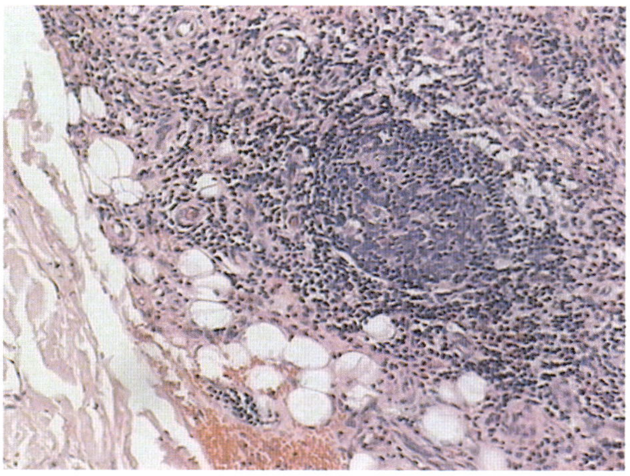

图 27-722　木村病　皮下见单个淋巴滤泡，伴有生发中心，周围明显的纤维组织增生。间质血管增生

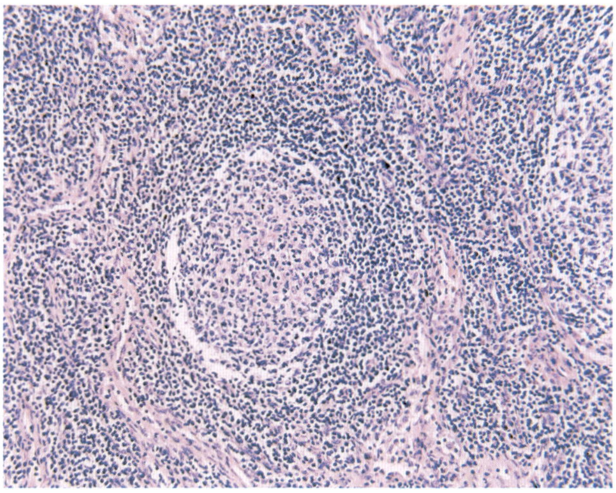

图 27-720　木村病　皮下可见大量淋巴滤泡

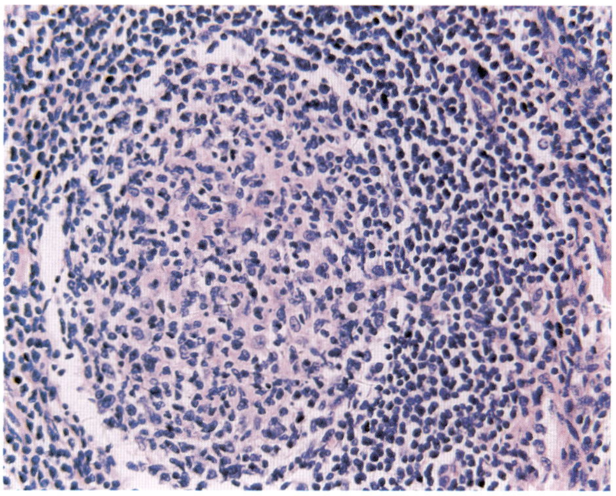

图 27-723　木村病　淋巴滤泡放大

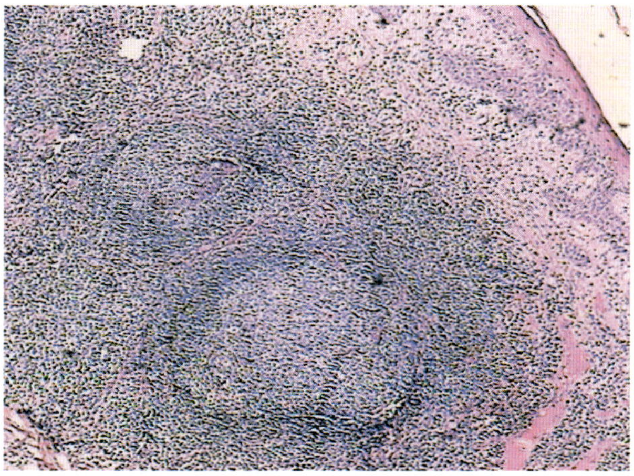

图 27-721　木村病　皮下见两个淋巴滤泡，伴有生发中心

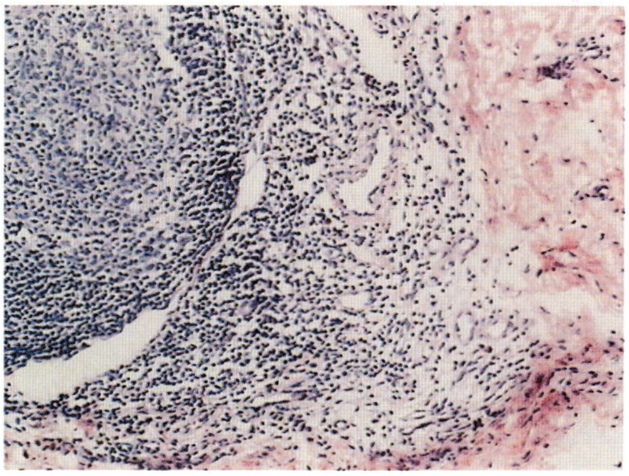

图 27-724　木村病　皮下见单个淋巴滤泡，伴有生发中心，周围明显的纤维组织增生。间质血管增生

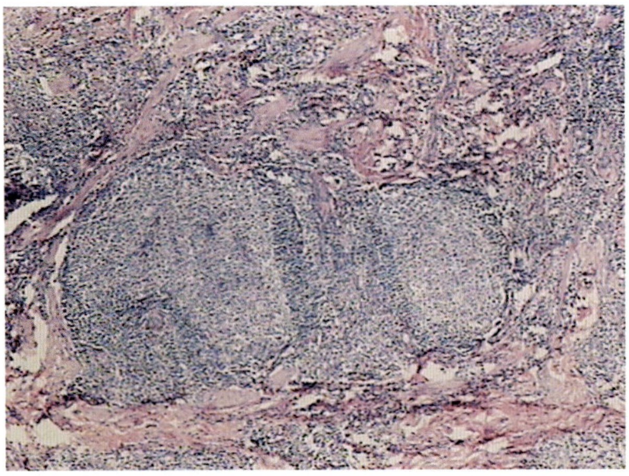

图 27-725 木村病

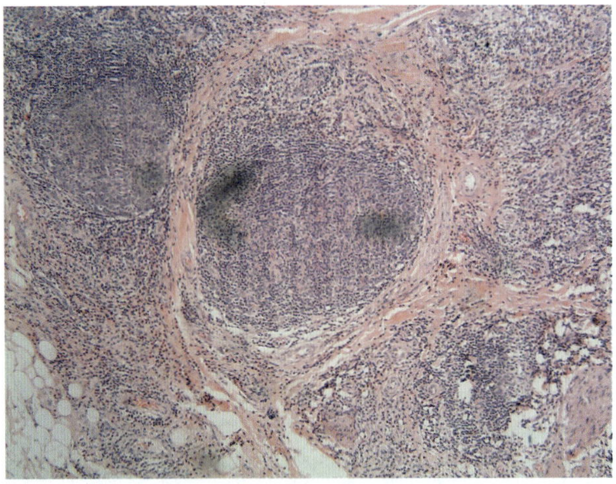

图 27-726 木村病 皮下常可见淋巴滤泡，伴有生发中心，周围明显的纤维组织增生。间质血管增生

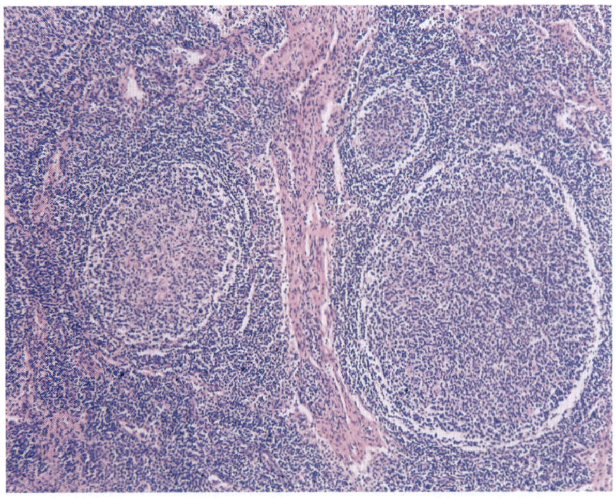

图 27-727 木村病 可见大量淋巴滤泡，伴有生发中心，周围明显的纤维组织增生。间质血管增生

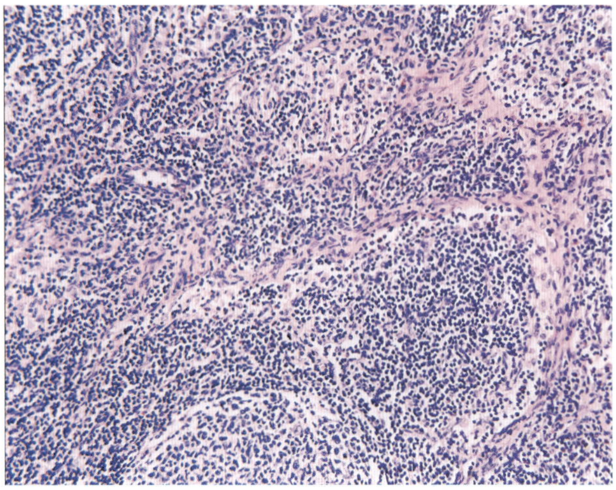

图 27-728 木村病

肌性血管周皮细胞瘤

肌性血管周皮细胞瘤（myopericytoma）也被译为肌周细胞瘤，是一种血管周细胞来源的肿瘤，2002 年WHO 软组织与骨肿瘤病理和遗传学分类将其正式命名。本病少见，大部分为良性，亦有少量恶变的报道。

【临床表现】

本病两性皆可发生，男性多见。慢性病程，病变为境界清楚的皮下结节，可单发或多发，皮温不高，可自觉疼痛。好发部位为四肢、面颈部以及口腔。部分病例可有复发和转移，恶性病变者预后较差。

【组织病理】

肿瘤境界清楚，由实性细胞区域和数量不等的血管腔隙组成，多层卵圆形、梭形肿瘤细胞围绕血管呈同心圆状排列，细胞多嗜酸性染色。部分间质有黏液样变，肿瘤细胞呈束状或漩涡状位于其中。偶有肿瘤细胞在血管内生长。免疫组织化学染色显示 SMA 弥漫阳性和肌动蛋白局部阳性。

【鉴别诊断】

本病应与血管外皮瘤，血管平滑肌瘤、肌纤维瘤以及血管球瘤等鉴别。

静脉湖

静脉湖（venous lake）是一种获得性的静脉扩张，多发生于老年人的暴露部位，外伤在发病中起到一定作用。

【临床表现】

多见于老年人的面颈部，为直径 3~10mm 的深蓝色丘疹，加压后可完全或部分排空其中血液。患者常无自觉症状。

【组织病理】

真皮中上部扩张的静脉腔，管壁为单层内皮细胞，部分管壁见平滑肌束。血管周围常可见明显的日光性弹力组织变性，胶原成分减少。

（耿松梅　安金刚）

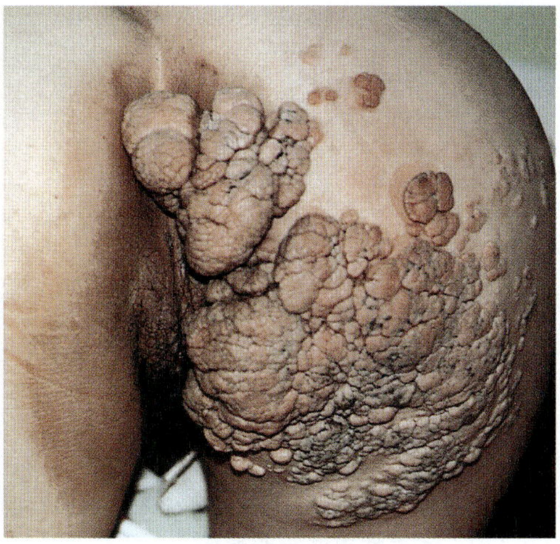

图 27-730　浅表性皮肤脂肪瘤痣

第六节　脂肪、肌肉和骨组织肿瘤

浅表性皮肤脂肪瘤痣

【临床表现】

浅表性皮肤脂肪瘤痣（nevus lipomatosus superficialis）分为多发型和单发型两型。多发型生时即有或 20 岁以前发病，好发于臀部和股后侧，可扩展至背或股部。典型表现为群集的柔软皮色或淡黄色丘疹或结节，常融合成斑块，表面光滑或呈脑回状，少数表面呈疣状。皮损通常沿皮纹排列成线状、带状或泛发，一般不超过躯体中线。单发者更少见，表现为孤立的丘疹或结节，没有一定的好发部位，往往 30 岁以后发病。本病可与皮内痣、血管角皮瘤、基底细胞癌等并发（图 27-729~图 27-733）。

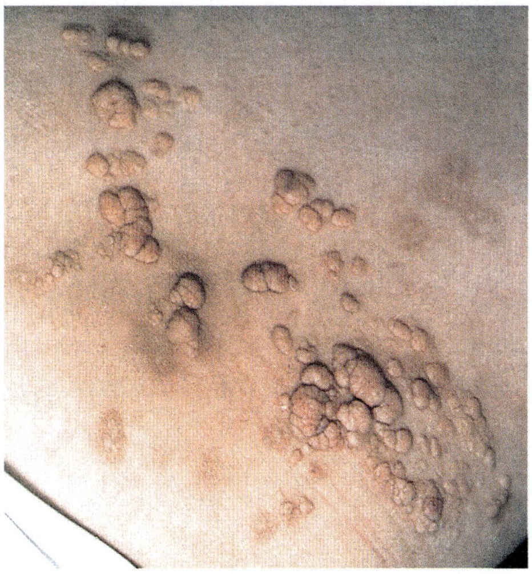

图 27-731　浅表性皮肤脂肪瘤痣

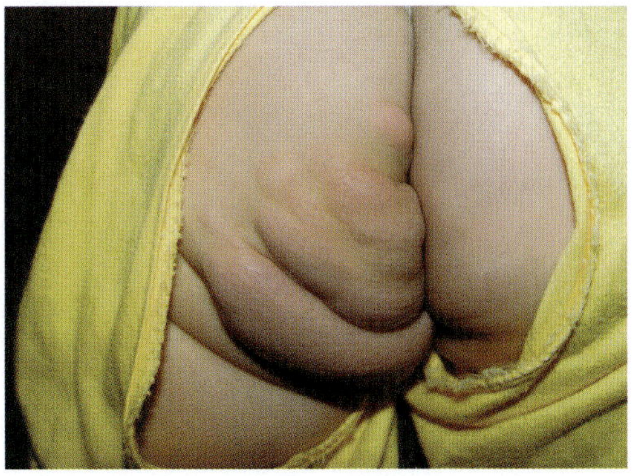

图 27-729　浅表性皮肤脂肪瘤痣

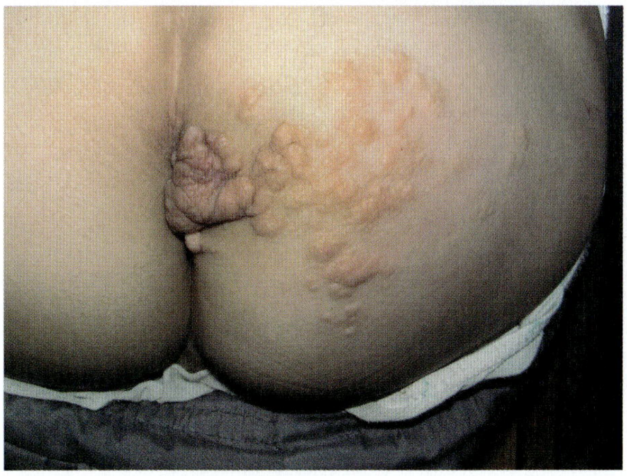

图 27-732　浅表性皮肤脂肪瘤痣

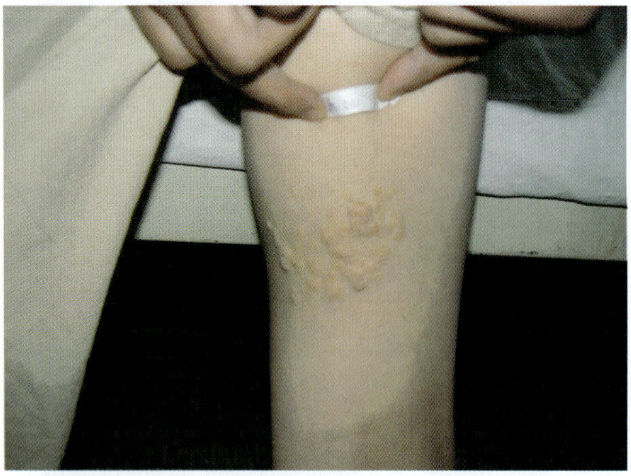

图 27-733　**浅表性皮肤脂肪瘤痣**

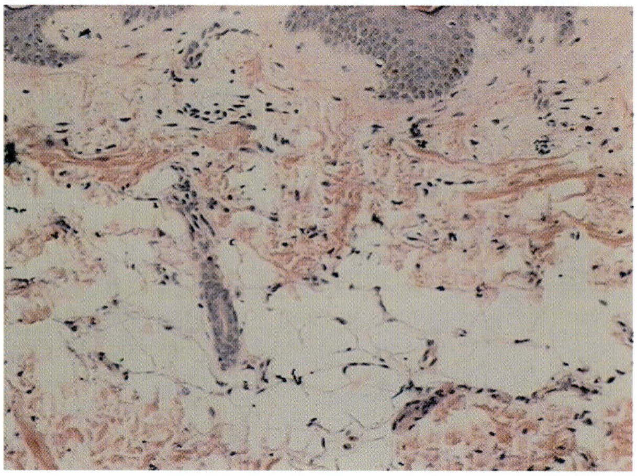

图 27-735　**浅表性皮肤脂肪瘤痣**　以真皮内出现异位的成熟脂肪细胞团为特征。脂肪细胞团散布于胶原纤维束间或围绕血管、附属器周围

【组织病理】

本病的特点是真皮内出现异位的成熟脂肪细胞团。脂肪细胞团散布于胶原纤维束间或围绕血管、附属器周围。脂肪细胞多少不一，占真皮成分少者低于 10%，多者超过 50%。在真皮内的位置也有变化，可位于真皮全层，高达乳头下层，也可仅延伸至中部或下部。还可伴有其他结缔组织的变化：如弹力纤维减少或伴有结构异常，胶原增生增粗，结构疏松。真皮乳头及异位的脂肪组织中血管增生，血管周围单一核细胞增加。表皮可正常或表现为角化过度、毛囊角栓，部分棘层肥厚，皮突延长，基底层色素增加等（图 27-734~图 27-741）。

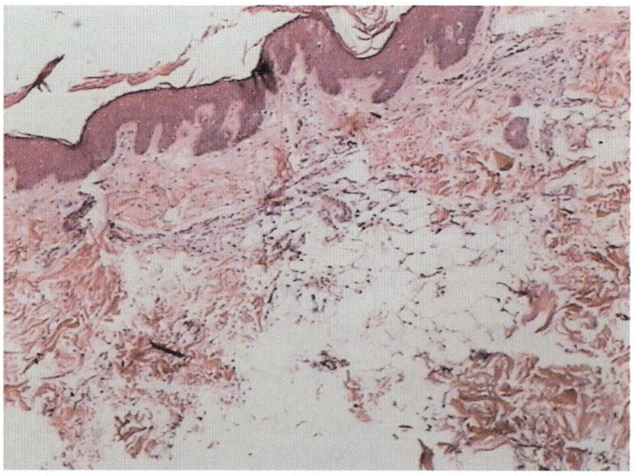

图 27-736　**浅表性皮肤脂肪瘤痣**

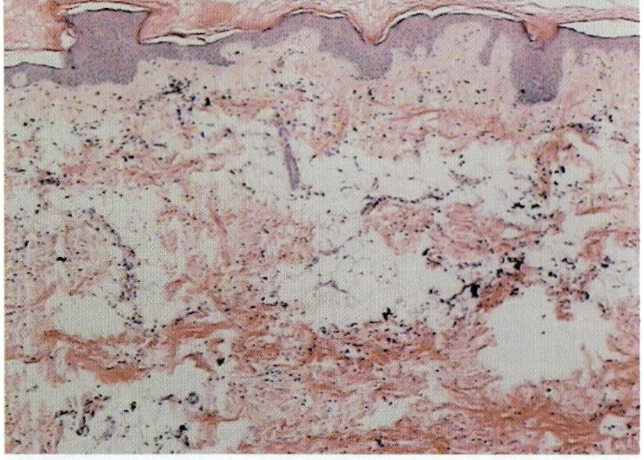

图 27-734　**浅表性皮肤脂肪瘤痣**　真皮内出现异位的成熟脂肪细胞团为特征。脂肪细胞团散布于胶原纤维束间或围绕血管、附属器周围

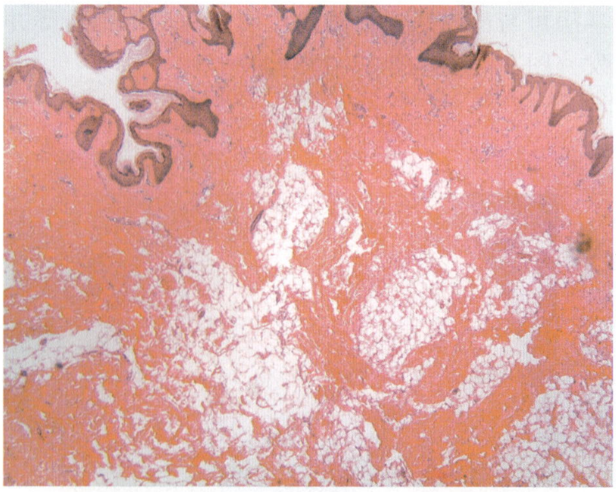

图 27-737　**浅表性皮肤脂肪瘤痣**　在真皮内的异位成熟脂肪细胞团的位置可不同，可位于真皮全层，也可仅延伸至中部或下部

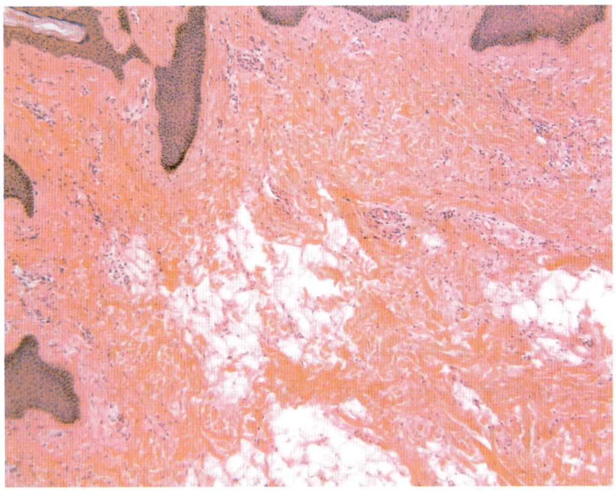

图 27-738　浅表性皮肤脂肪瘤痣

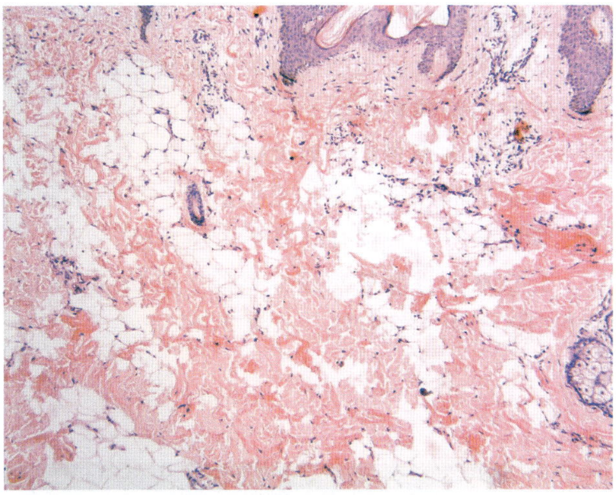

图 27-741　浅表性皮肤脂肪瘤痣

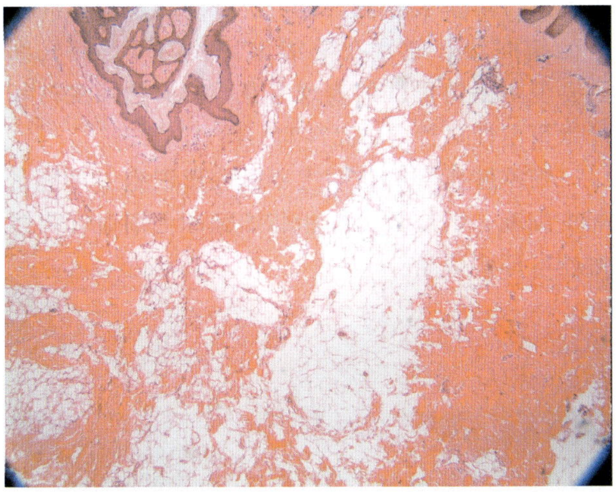

图 27-739　浅表性皮肤脂肪瘤痣

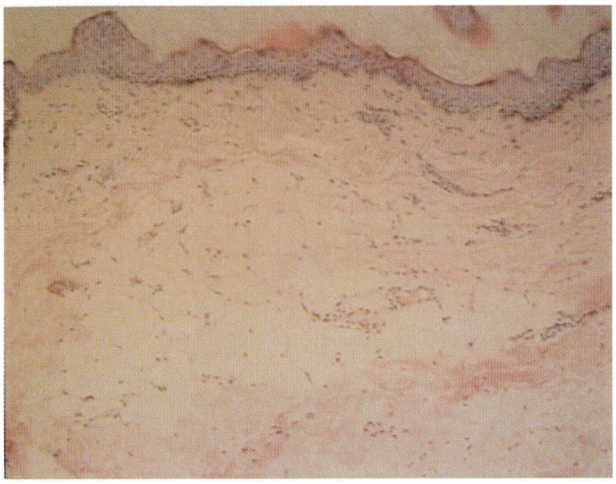

图 27-740　浅表性皮肤脂肪瘤痣

【鉴别诊断】

多发型在临床和组织病理上应与局灶性真皮发育不良和结缔组织痣鉴别，单发型应与皮赘、神经纤维瘤、皮肤纤维瘤、色素痣等鉴别。

局灶性真皮发育不良，真皮可见上移的脂肪细胞，但特征表现为真皮厚度明显变薄，胶原纤维变细而不成束，有时呈碎片状。

结缔组织痣，真皮胶原纤维数量明显增加，但无脂肪细胞团镶嵌其中。

脂肪瘤

【临床表现】

脂肪瘤（lipoma）好发于肥胖者，中年女性多见。皮损可发生于身体各处，但以颈、胸、背和四肢近端多见。典型表现为生长缓慢的单个或多个无痛性皮下结节，呈半球形或分叶状，大小不一，质地柔软，活动性好，其上表皮基本正常(图 27-742)。

【组织病理】

此瘤有包膜，呈分叶状，由成熟的脂肪细胞组成。脂肪细胞排列紧密，可有少量散在的泡沫细胞，亦可见灶状坏死、黏液样变、纤维化、钙化或骨化。纤维组织一般不多，若较多，则称为纤维脂肪瘤。含有平滑肌的脂肪瘤称肌脂肪瘤，少见，常深在而固着（图 27-743）。

【鉴别诊断】

病理组织上应与脂肪肉瘤、血管脂肪瘤和皮肤假性脂肪瘤病相鉴别。

1. 脂肪肉瘤可见不典型瘤细胞。

2. 血管脂肪瘤的瘤内毛细血管和内皮细胞增生，管腔狭窄，并可有纤维蛋白性血栓。

3. 皮肤假性脂肪瘤病有类似于脂肪细胞的圆形空白区，但无细胞核，且大小不一。

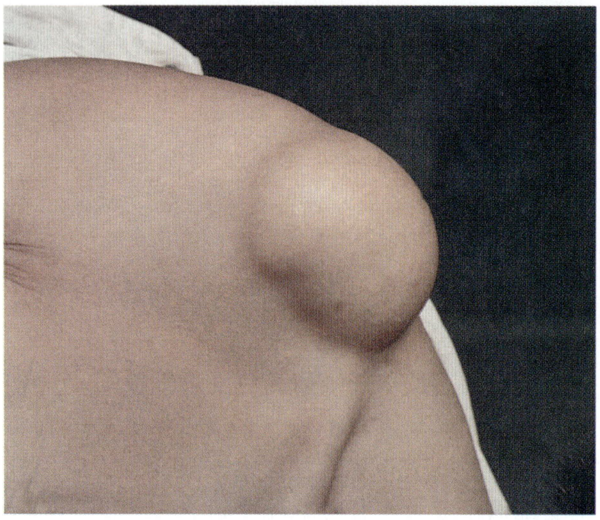

图 27-742 脂肪瘤

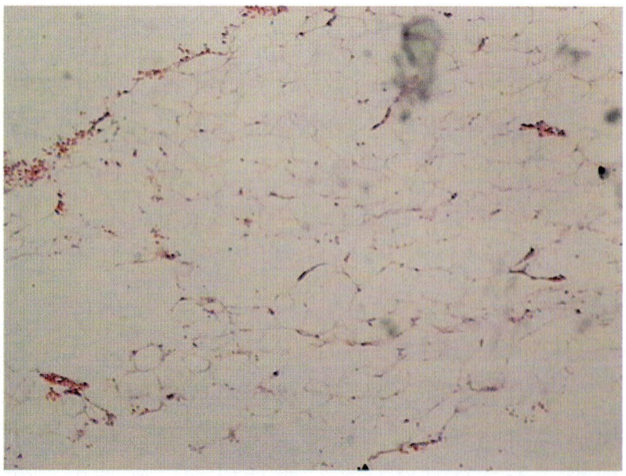

图 27-743 脂肪瘤 由成熟的脂肪细胞组成，瘤有包膜

血管脂肪瘤

【临床表现】

血管脂肪瘤（angiolipoma）是脂肪瘤的一种亚型，病因不清，10%的患者有家族史。皮损好发于上肢，尤其是前臂，可单发，但常多发。典型表现为皮下结节，质地柔软，活动性好，常自觉疼痛或触痛，表面多呈肤色，个别可呈蓝灰色或青灰色。有时皮疹亦可表现为皮下斑块、皮下条索和弥漫浸润性斑块（图27-744，图 27-745）。

【组织病理】

肿瘤由成熟的脂肪细胞组成，有薄层纤维包膜，常见纤维组织呈细条状伸入到肿瘤组织中。肿瘤内有不同程度的毛细血管增生和内皮细胞增生，增生程度可有较大的差异。毛细血管管腔大小不一，可呈裂隙状，也可扩张或表现为不同程度的扭曲状。通常在毛细血管腔内可见到红细胞，但更为特征性的表现是在腔内有透明变性和纤维蛋白性血栓（图 27-746~图 27-753）。

细胞性血管脂肪瘤主要由梭形细胞（可能是周皮细胞）组成，出现脂肪细胞和毛细血管内微血栓可证实诊断。

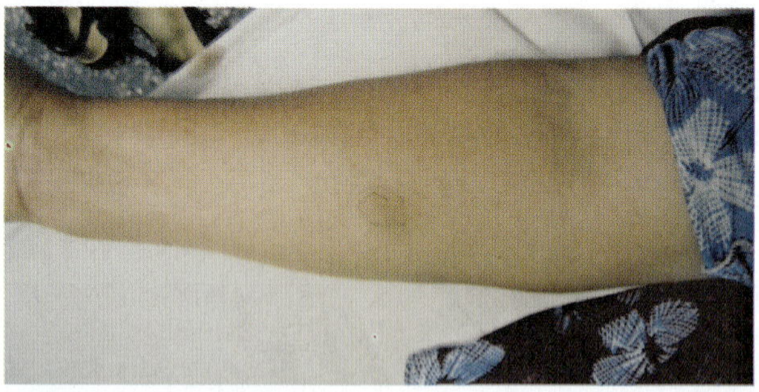

图 27-744 血管脂肪瘤

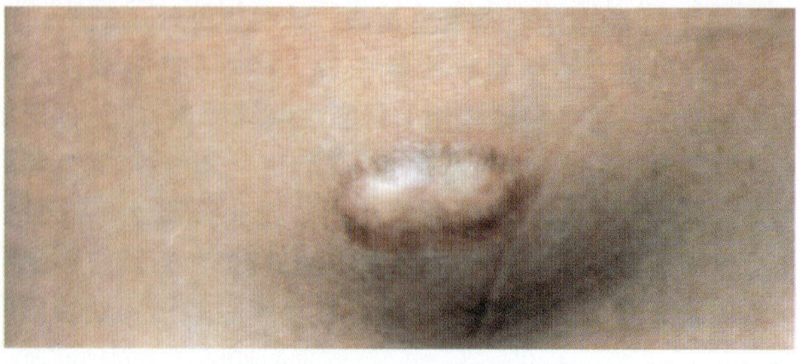

图 27-745 血管脂肪瘤

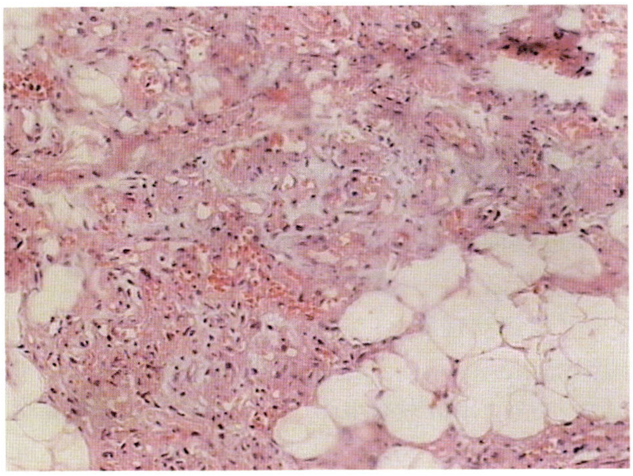

图 27-746 **血管脂肪瘤** 肿瘤由成熟的脂肪细胞组成，肿瘤内有不同程度的毛细血管增生和内皮细胞增生

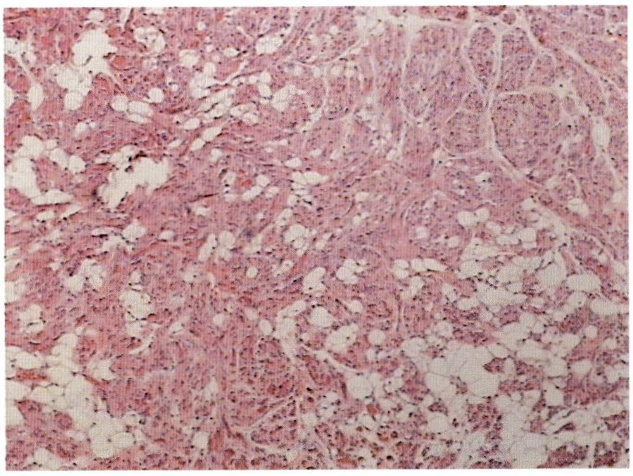

图 27-747 **血管脂肪瘤** 肿瘤由成熟的脂肪细胞组成，见纤维组织呈细条状伸入到肿瘤组织中。肿瘤内有不同程度的毛细血管增生和内皮细胞增生

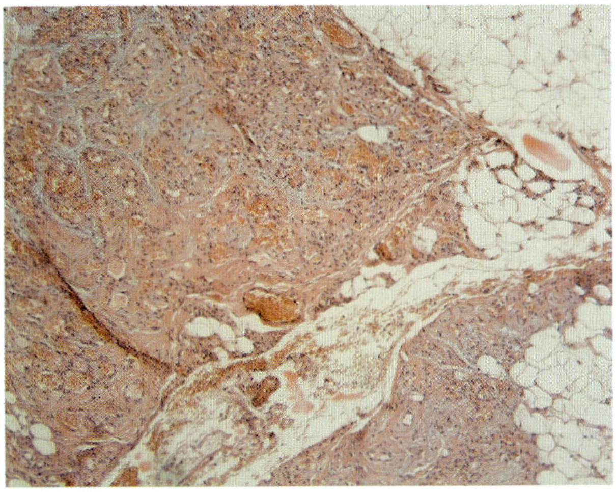

图 27-748 **血管脂肪瘤**

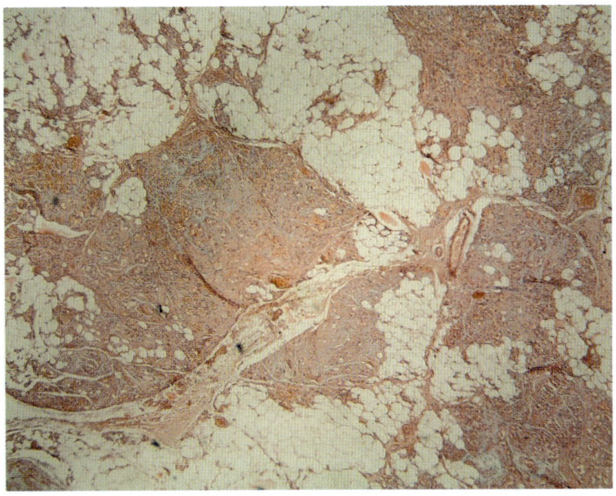

图 27-749 **血管脂肪瘤** 肿瘤由成熟的脂肪细胞组成，常见纤维组织呈细条状伸入到肿瘤组织中。肿瘤内有不同程度的毛细血管增生和内皮细胞增生

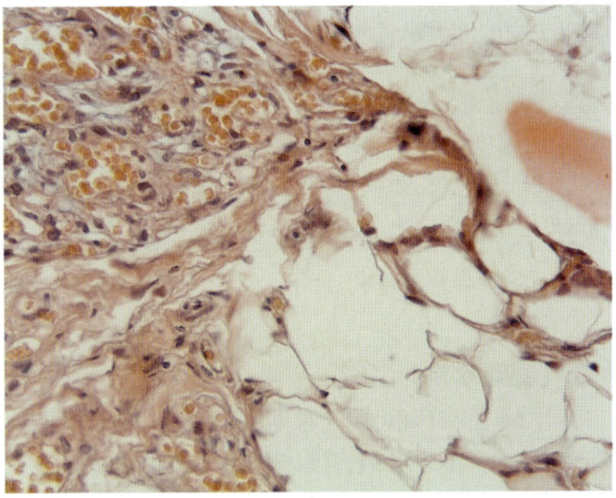

图 27-750 **血管脂肪瘤** 可见成熟的脂肪细胞和毛细血管，毛细血管管腔大小不一，可呈裂隙状，也可扩张或表现为不同程度的扭曲状。通常在毛细血管内可见到红细胞

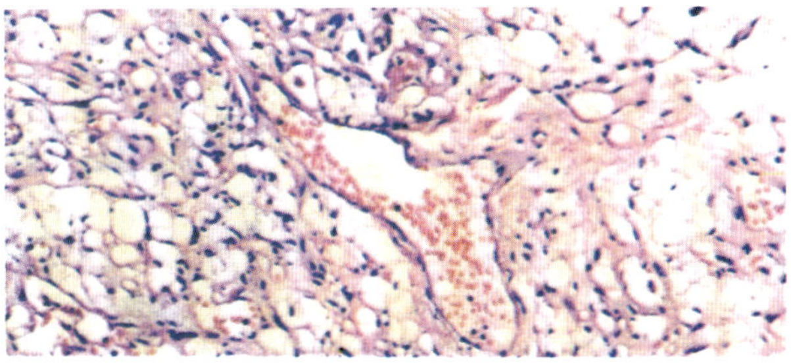

图 27-751 **血管脂肪瘤**

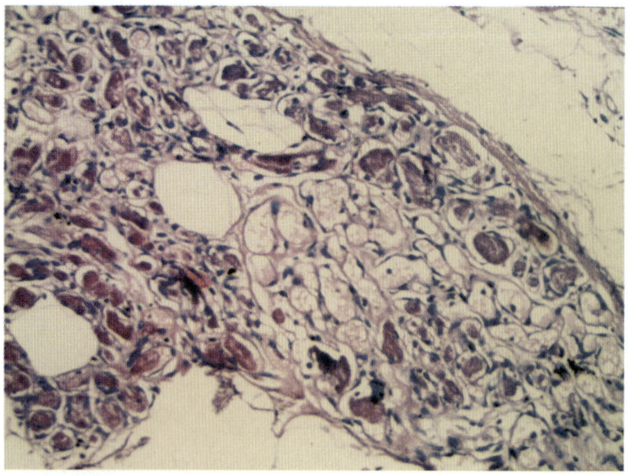

图 27-752 血管脂肪瘤

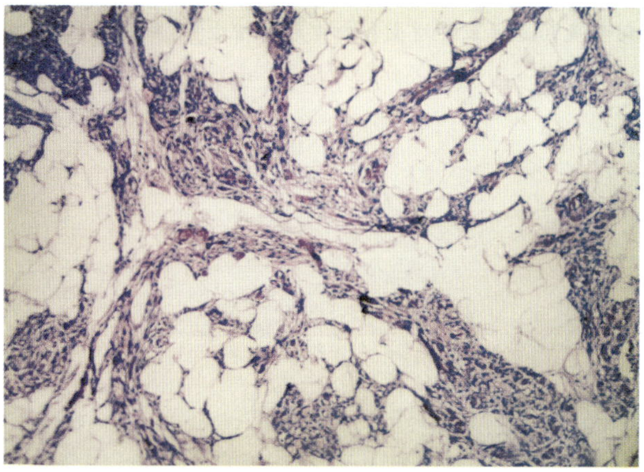

图 27-753 血管脂肪瘤

【鉴别诊断】

本病在临床和组织病理上应与脂肪瘤和皮肤猪囊尾蚴病鉴别，在组织病理上应与不成熟的毛细血管瘤和 Kaposi 样血管内皮细胞瘤鉴别。

1. 脂肪瘤的毛细血管内皮细胞很少增生，血管内无纤维蛋白性血栓。

2. 皮肤猪囊尾蚴病，可找到猪囊尾蚴。

3. 不成熟的毛细血管瘤的毛细血管内无微血栓。

4. Kaposi 样血管内皮细胞瘤，肿瘤边缘也可有毛细血管内微血栓，但无成熟的脂肪细胞。

脂肪母细胞瘤

【临床表现】

脂肪母细胞瘤（lipoblastoma）又称胚胎脂肪瘤，是发生于婴儿和年幼儿童的罕见良性脂肪肿瘤。弥漫性脂肪母细胞瘤又称脂肪母细胞瘤病。皮疹好发于四肢浅表软组织，也可见于头颈部、躯干、纵隔、腹膜后、骶尾部、阴囊和心脏等处。典型表现为皮下无痛性包块，呈圆球形或分叶状，大多生长缓慢，大小差异较大。本病呈良性经过，彻底切除后一般不复发。因切除不彻底而复发者以弥漫性多见。

【组织病理】

瘤组织由脂肪母细胞、成熟脂肪细胞和黏液基质组成的小叶状结构构成。脂肪母细胞和黏液基质多位于小叶边缘，成熟脂肪细胞多位于小叶中央。脂肪母细胞大小和形态不一，可见成熟过程，即从原始的星形、梭形间质细胞到多泡性脂肪母细胞、印戒细胞及成熟的脂肪细胞。瘤细胞偶见核分裂象，但无非典型性。黏液量与脂肪细胞分化程度相关，脂肪细胞分化程度越差，黏液量则越多。此瘤位置可浅表，也可深在，浅表者有薄包膜，深在者包膜不完整并常侵犯周围肌肉。

有学者建议将本病分为以下几型：经典型、黏液型（间质黏液成分占肿瘤的 50%以上）、脂肪瘤样型（主由成熟脂肪细胞构成）、冬眠瘤样型（局部细胞类似棕色脂肪）。

【鉴别诊断】

组织病理上本病应与脂肪瘤、黏液型脂肪肉瘤和冬眠瘤鉴别。

1. 脂肪瘤由成熟的脂肪细胞组成，无成熟度不一的脂肪母细胞。

2. 黏液型脂肪肉瘤有非典型脂肪母细胞和核分裂象。

3. 冬眠瘤由圆形棕色脂肪细胞组成，一般无梭形、星形脂肪母细胞。

伴脂肪瘤样痣的皱褶皮肤

【临床表现】

伴脂肪瘤样痣的皱褶皮肤（folded skin with lipomatous nevus）又称 Michelin 轮胎婴儿。本病罕见，为新生儿出现泛发性的皮肤皱褶，至幼年时可逐渐消退，故不需要治疗。

【组织病理】

部分区域脂肪小叶扩展至接近表皮，似浅表脂肪瘤样痣，而部分区域真皮厚度正常，下方的脂肪组织过量，可见数束胶原纤维呈粗间隔状延伸至下方的脂肪组织。

多形性脂肪瘤

【临床表现】

多形性脂肪瘤（pleomorphic lipoma）为良性肿瘤，好发于中年以上男性，男女之比约为4:1。皮疹好发于肩背部和颈后区，偶见于头部、四肢、胸壁、臀部等处。典型表现为生长缓慢的皮下肿块或长期固定大小的肿块近期迅速增大。

【组织病理】

此瘤由数量不等、大小不等的多形性单核和多核巨细胞、梭形细胞、成熟的脂肪细胞和条索状胶原纤维束组成，可有黏液样基质。单核巨细胞呈圆形、卵圆形或不规则形，胞质嗜酸性，核深染呈墨团样；多核巨细胞胞质丰富，嗜酸性，核深染，呈小花朵样排列。小花朵样多核巨细胞和丰富的胶原是本病的重要特征。梭形细胞大小不一，分布不均，胞核与巨细胞核结构相似，穿插在巨细胞间。胶原纤维束将肿瘤分割成小叶样，间质有黏液变，血管增生不明显，可见散在或成簇的淋巴细胞浸润。单核巨细胞、小花朵样多核巨细胞和梭形细胞表达CD34。

【鉴别诊断】

1. 梭形细胞脂肪瘤与本病属于同一病谱的两端，由成熟的脂肪细胞和梭形细胞组成，小花朵样多核巨细胞不明显。

2. 多形性脂肪肉瘤可见各发育阶段的非典型脂肪母细胞，核分裂象易见，瘤内基本无黏液成分。

3. 黏液型恶性纤维组织细胞瘤的瘤细胞呈特征性的“席纹状”排列，核分裂象易见，瘤细胞表达CD68、SMA，但不表达CD34。

梭形细胞脂肪瘤

【临床表现】

梭形细胞脂肪瘤（spindle cell lipoma）好发于中老年男性的颈部和肩背部，亦可发生于肢体、面、口腔，阴囊、肛周等处。典型表现为生长缓慢的无痛性孤立皮下肿块，但多发性、家族性发病的病例也有报道。本病为良性肿瘤，无复发。

【组织病理】

有成熟的脂肪细胞、纤细的梭形细胞、黏液性基质和胶原组成。脂肪细胞和梭形细胞之间的比例在个体间存在差异。梭形细胞大小、形态一致，不含脂质，无明显非典型性，几乎无核分裂象。常出现大量的肥大细胞。血管多少不一，有时可见血管外皮细胞瘤样区域。梭形细胞波形蛋白、CD34阳性，S-100阴性，成熟的脂肪细胞S-100阳性。

【鉴别诊断】

1. 多形性脂肪瘤由小梭形细胞、核深染的单核及小花朵样多核巨细胞组成。WHO（2002年）软组织肿瘤分类认为梭形细胞脂肪瘤和多形性脂肪瘤为同一种肿瘤，二者是组织学谱系的两端代表。

2. 黏液型脂肪肉瘤有印戒性、泡沫脂肪母细胞和丛状血管网，并有细胞的不典型性，而梭形细胞脂肪瘤无上述特点。

3. 黏液性神经纤维瘤含施万细胞和神经轴突。无成熟的脂肪细胞，而梭形细胞脂肪瘤有成熟的脂肪细胞和多量的肥大细胞。

冬眠瘤

【临床表现】

冬眠瘤（hibernoma）罕见，起源于胎儿残留的棕色脂肪组织。多见于青年人，好发于大腿、颈、腋窝和肩胛区，也可发生于背、胸壁、纵隔和腹股沟等处。典型表现为生长缓慢的无痛性肿块，多发生于皮下软组织，约10 %发生于肌肉组织内。肿瘤富含血管，外伤易引起出血，手术切除后不复发。

【组织病理】

肿瘤常有包膜，纤维间隔将肿瘤分隔成分叶状，间隔内含有较多的小毛细血管。瘤团由3种细胞组成：胞浆含多个空泡的大脂肪细胞，胞核居中；颗粒状嗜酸性胞浆的大细胞；单一空泡的成熟脂肪细胞。

有学者提出冬眠瘤的4种不同形态变化：①经典型（82%），即上述典型特征；②黏液型（9%），伴有大量黏液样基质和肌肉间浸润，好发于头颈部；③梭形细胞型（2%），有冬眠瘤和梭形细胞脂肪瘤的特征，好发于颈后和头皮；④脂肪瘤样型（7%），在成熟脂肪组织内散在分布的冬眠瘤细胞。

特殊染色：油红O阳性。免疫组化：肿瘤细胞S-100染色不一，梭形细胞型冬眠瘤梭形细胞成分CD34阳性。

【鉴别诊断】

1. 颗粒细胞瘤的瘤细胞胞浆无空泡，无成熟脂肪细胞，油红O染色阴性。

2. 黏液样脂肪肉瘤有印戒形泡沫状脂肪母细胞和丛状血管网，并有细胞的不典型性。

脂肪肉瘤

【临床表现】

脂肪肉瘤（liposarcoma）多发于中老年人，是最常见的恶性程度较低的一种软组织肉瘤，占间叶组织肉瘤的20%，好发于脂肪组织较多的部位，如下肢和腹膜后，也可发生于身体其他部位。临床表现为皮下肿块，偶伴疼痛及功能障碍。WHO将脂肪肉瘤分为3型：非典型型/分化良好型（包括脂肪瘤样型、硬化型、梭形细胞型），占40%~45%；黏液型/圆细胞型，占35%~40%；多形性型，占5%。其中非典型型/分化良好型和黏液型/圆细胞型脂肪肉瘤预后较好，多形性型预后较差。

【组织病理】

表现为分化程度不同的非典型脂肪母细胞，均含脂质。

1. 非典型型/分化良好型　脂肪瘤样型，与成熟脂肪组织相似，但可见细胞核中度多形性，伴有大小不一的脂肪细胞和少量脂肪母细胞。硬化型，由纤细的或硬化的胶原组织组成，含有奇形怪状的多核细胞，有时可见脂肪母细胞，可有个别的有丝分裂象，有时出现向软骨、骨和平滑肌等组织化生。梭形细胞型由增生的神经样梭形细胞、黏液性背景及非典型脂肪细胞和脂肪母细胞构成（图27-754）。

2. 黏液型/圆细胞型　黏液型，由形态一致的星形或梭形细胞组成，间质有丰富的黏液和大量血管网，肿瘤周边可见脂肪母细胞，毛细血管网呈“鸡爪”样改变是本病的特点。圆形细胞型少见，恶性度高，以分化差的小圆形脂肪母细胞为主，呈片状或巢索状紧密排列，核分裂多见。

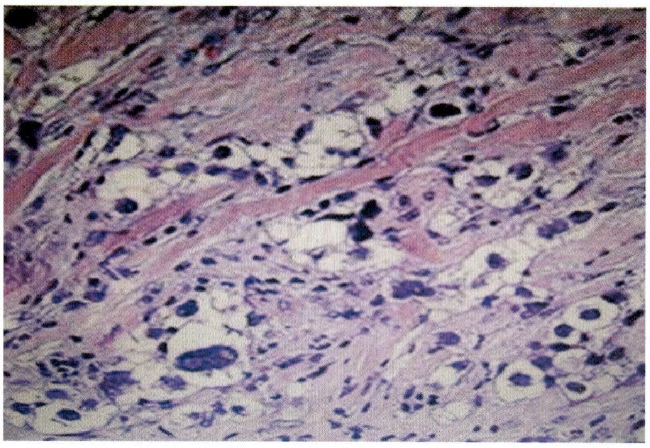

图27-754　脂肪肉瘤　以多形性脂肪母细胞为主，瘤细胞不典型，可见较多瘤巨细胞

3. 多形性型　以多形性脂肪母细胞为主，瘤细胞呈不典型，可见较多瘤巨细胞，核分裂象不多，出血和坏死明显。

免疫组织化学染色，脂肪细胞、部分脂肪母细胞、圆细胞对S-100染色阳性，梭形细胞对S-100呈灶状阳性，但CD34染色阳性。

【鉴别诊断】

1. 脂肪母细胞瘤好发于婴幼儿和幼年儿童。

2. 黏液纤维肉瘤无脂肪母细胞，细胞多形性更明显。

3. 恶性纤维组织细胞瘤的瘤细胞为泡沫细胞，常见奇形巨细胞，而脂肪肉瘤除多形型外，一般无奇形巨细胞，瘤细胞为多空泡性脂肪母细胞。

平滑肌错构瘤

【临床表现】

平滑肌错构瘤（smooth muscle hamartoma）可为先天性、后天性和家族性。先天性皮肤平滑肌错构瘤是来源于平滑肌的良性肿瘤，常出生时即有，或于幼年或青少年期发病，皮损多发于腰部，也可见于阴囊、包皮、大腿、骶部、鼻部、上臂等部位。典型皮损为隆起性斑块，常有色素增多、毛囊性小丘疹和多毛。部分皮疹遇冷或摩擦后可暂时出现皮肤硬结，称假性 Darier 征，是由于立毛肌受刺激引起平滑肌收缩引起(图 27-755)。本病预后良好，除美容需要外，一般无需治疗。

【组织病理】

特征性改变是真皮内及皮下脂肪中出现大量散在分布的增粗平滑肌束，排列不规则，无一定走向。在伴有多毛的患者中，则可见平滑肌束与粗大的毛囊相连。Masson 染色平滑肌束呈红色，免疫组化 SMA、肌丝蛋白和 h-钙调蛋白染色阳性（图 27-756~图 27-762）。

【鉴别诊断】

1. 毛发平滑肌瘤在临床上为结节、肿块，而平滑肌错构瘤多为稍隆起的斑块，在组织病理上，平滑肌错构瘤除有基底层细胞色素增多外，平滑肌增生不如平滑肌瘤那样显著。

2. Becker 痣的平滑肌数量仅轻度增加。

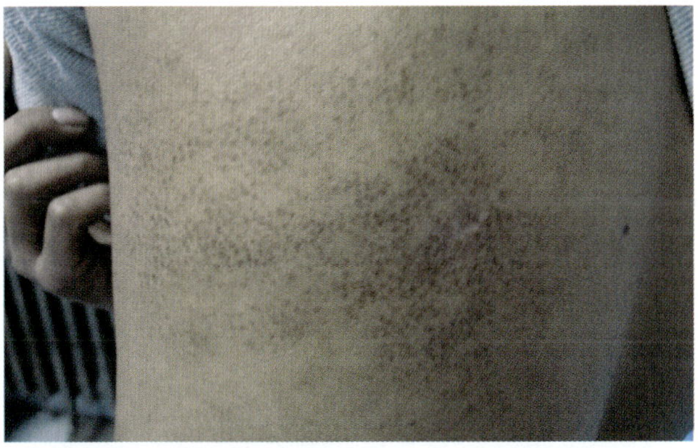

图 27-755　平滑肌错构瘤

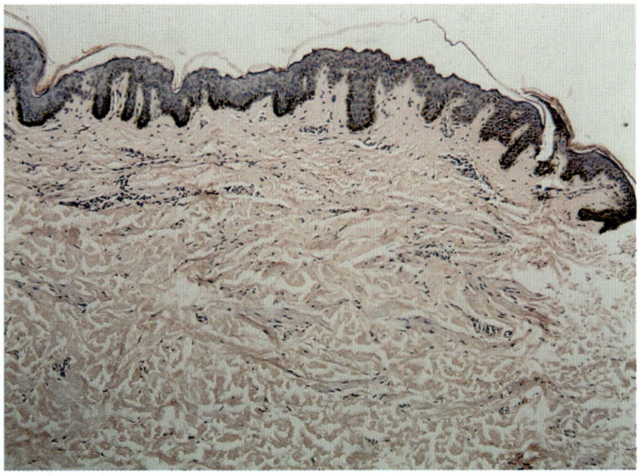

图 27-756　平滑肌错构瘤　真皮内及皮下脂肪中出现大量散在分布的增粗平滑肌束，其排列不规则，无一定走向

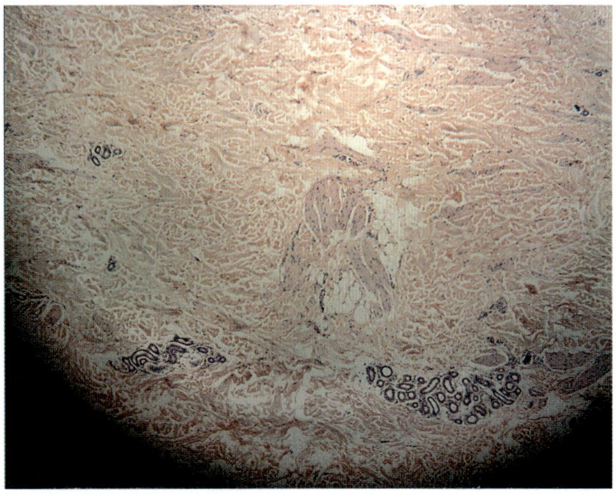

图 27-757　平滑肌错构瘤

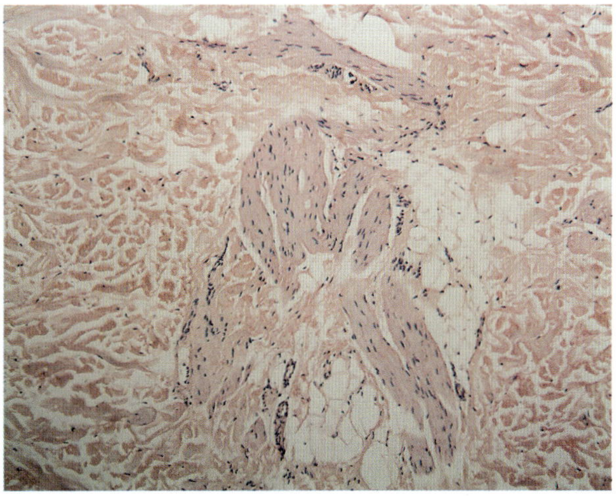

图 27-758　平滑肌错构瘤

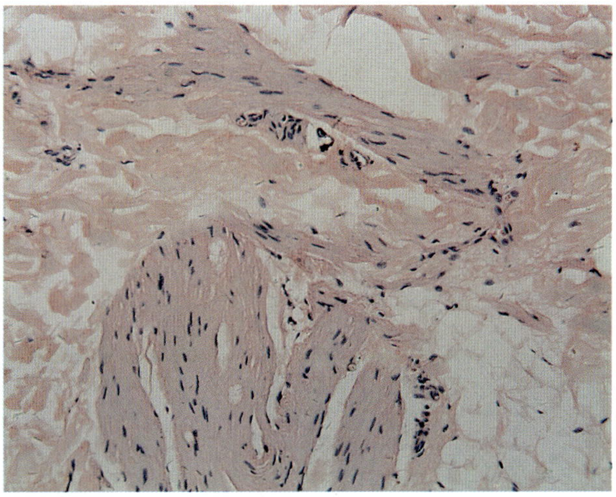

图 27-759　平滑肌错构瘤

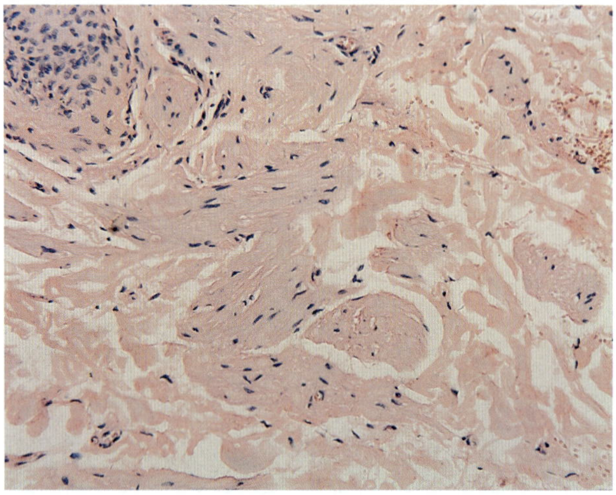

图 27-760 平滑肌错构瘤

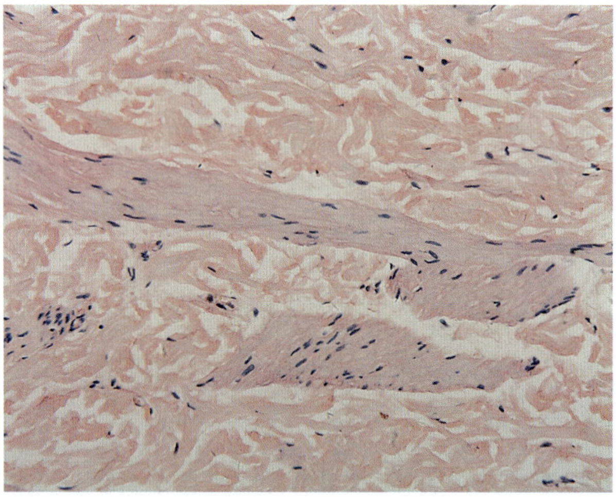

图 27-761 平滑肌错构瘤

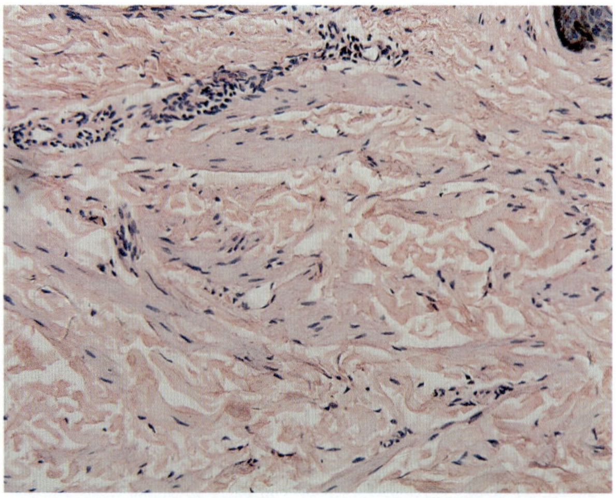

图 27-762 平滑肌错构瘤 真皮内及皮下脂肪中出现大量散在分布的增粗平滑肌束，其排列不规则，无一定走向

皮肤平滑肌瘤

【临床表现】

皮肤平滑肌瘤（leiomyoma cutis）根据起源可分为毛发平滑肌瘤、血管平滑肌瘤和肉膜平滑肌瘤3 种类型。3 种类型均表现为大小不等的丘疹、结节或斑块，伴阵发性疼痛，尤其在寒冷或压迫等刺激下易诱发。①毛发平滑肌瘤起源于立毛肌，可单发亦可多发，多发者结节较表浅，多高出皮面，呈淡红色、深红色或褐红色等，常群集出现，并可融合成斑块。②血管平滑肌瘤起源于真皮深部或皮下组织的血管壁平滑肌，多单发，结节深在，表面常为正常肤色。③肉膜平滑肌瘤起源于皮下肉膜肌平滑肌细胞，仅发生于阴囊、大阴唇、乳头、乳晕处。常单发，位置较深，质坚实，表面皮肤正常或红色或紫色，直径可达数厘米，病程较长者可有阵发性疼痛（图 27-763~图 27-768）。

少数多发性皮疹者有家族史，为常染色体显性遗传。目前，人们已认识到多发性平滑肌瘤与子宫平滑肌瘤有关。

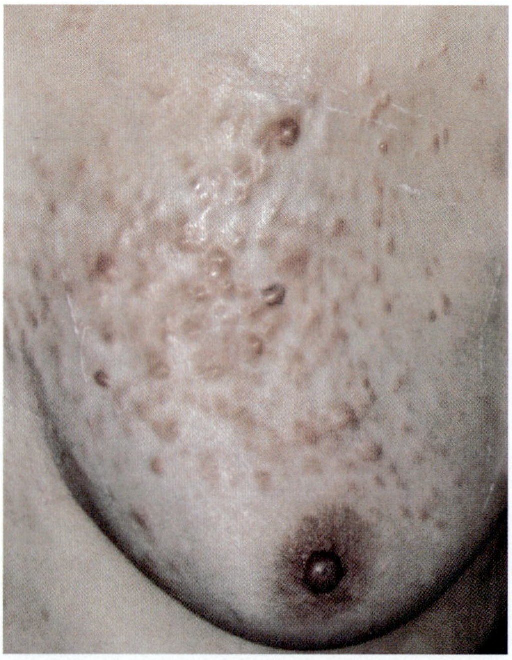

图 27-763 皮肤平滑肌瘤

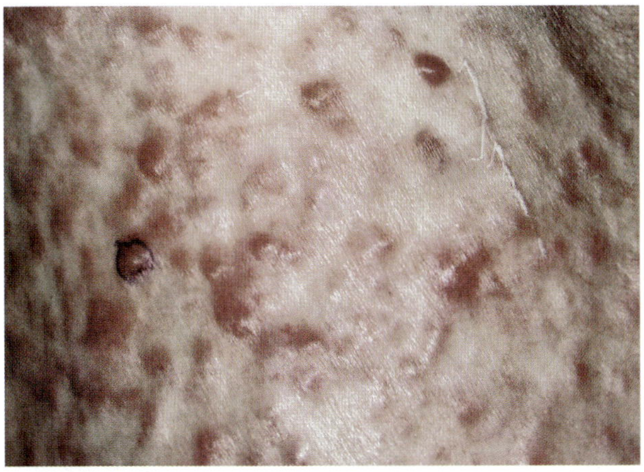

图 27-764　皮肤平滑肌瘤

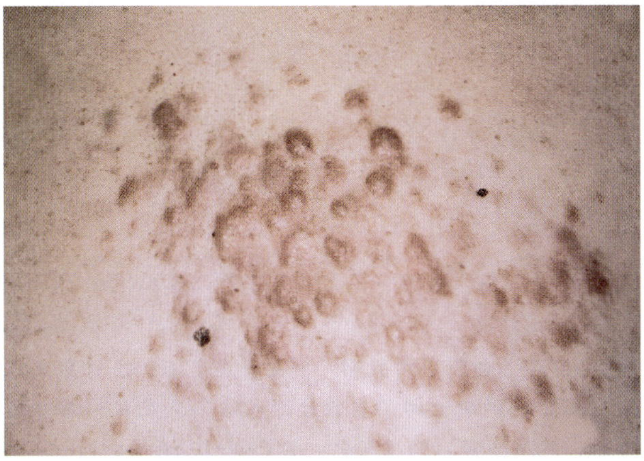

图 27-765　皮肤平滑肌瘤

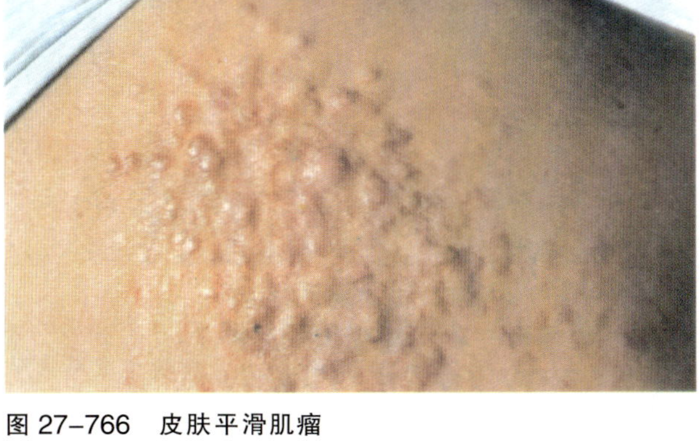

图 27-766　皮肤平滑肌瘤

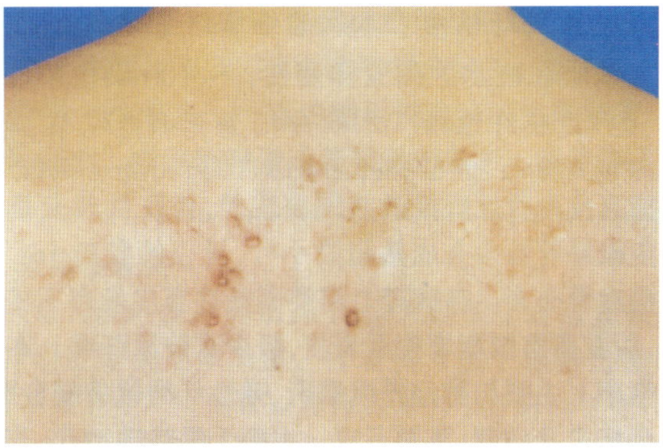

图 27-767　皮肤平滑肌瘤

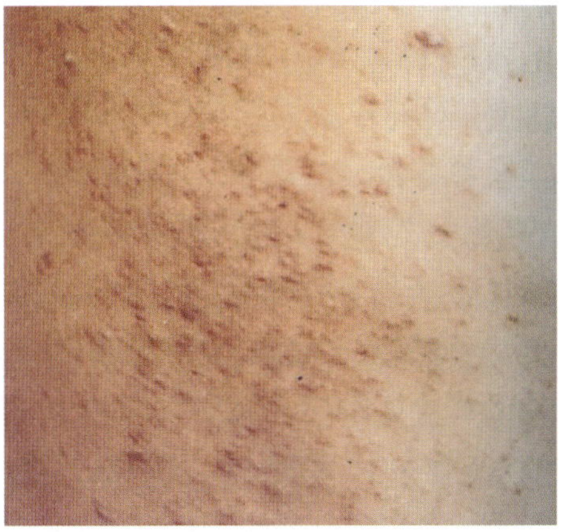

图 27-768　皮肤平滑肌瘤

【组织病理】

真皮或皮下组织平滑肌束纵横交织，肌细胞大都呈直长梭形或略带波纹状，常平行排列，胞质丰富，胞核居中，呈长梭形，两端钝圆。肌细胞大小及形态一致，无非典型性，无分裂象。血管平滑肌瘤起源于静脉壁，位于皮下，常有完整包膜。瘤内有很多静脉，管腔狭窄或压缩成星状，管壁增厚，无内弹力膜和外膜。平滑肌细胞和周围瘤组织无明显界限，平滑肌束间常杂有胶原纤维，二者 HE 染色均呈粉红色，不易区分（图 27-769~图 27-775），但若做 Masson 三色染色法，胶原纤维呈蓝色，平滑肌纤维则呈红色，而 Van-Gieson 染色后，平滑肌纤维呈黄色，胶原呈红色。免疫组化标记波形蛋白、平滑肌肌动蛋白阳性，横纹肌肌动蛋白、S-100 均阴性。

【鉴别诊断】

本病在临床和病理上应与神经纤维瘤、皮肤纤维瘤、血管球瘤、小汗腺螺旋腺瘤等鉴别。

1. 神经纤维瘤 本病瘤细胞纤细呈波纹状排列，基质往往水肿黏液样变性，S-100 染色阳性。

2. 皮肤纤维瘤 本病皮损为无痛性结节，组织病理检查主要为成纤维细胞、组织细胞及不等量成熟或幼稚胶原纤维及毛细血管增生。

3. 血管球瘤 无论临床表现还是组织形态方面二者均相似，有人统称皮下疼痛性结节。血管球瘤好发生于指（趾）甲下，肿瘤质地较软，瘤细胞胞浆淡红或透明，核稍大圆或椭圆形，间质纤维组织少，常见水肿，黏液样变性为特点。

4. 小汗腺螺旋腺瘤 本病无一定好发部位，单个或数个，质软，生长缓慢，可有放射性疼痛，组织病理可见小汗腺分泌部分呈腺瘤样增生。

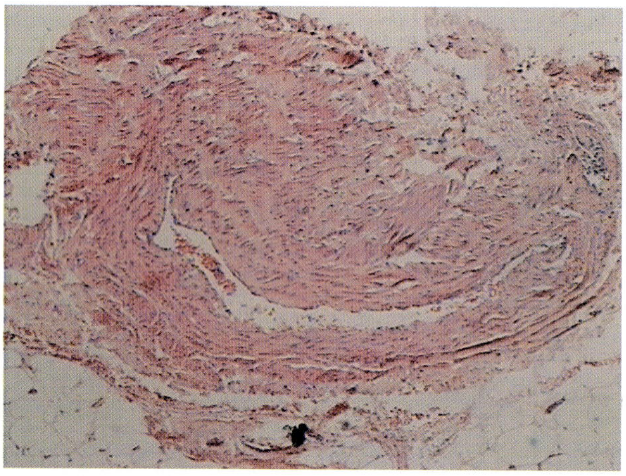

图 27-769 血管平滑肌瘤

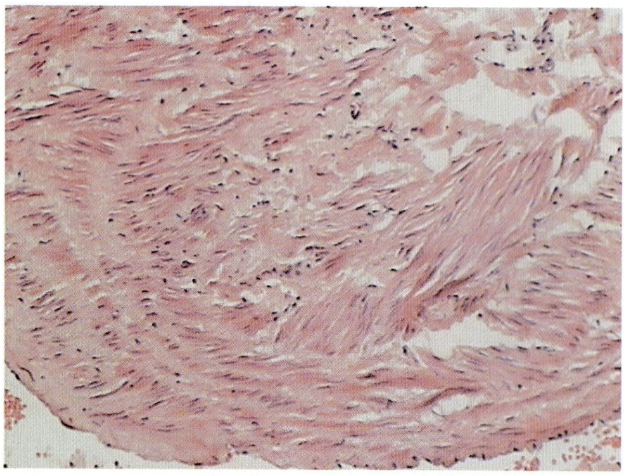

图 27-770 血管平滑肌瘤 真皮或皮下组织平滑肌束纵横交织，肌细胞大都呈直长梭形或略带波纹状，常平行排列，胞质丰富，胞核居中，呈长梭形，两端钝圆

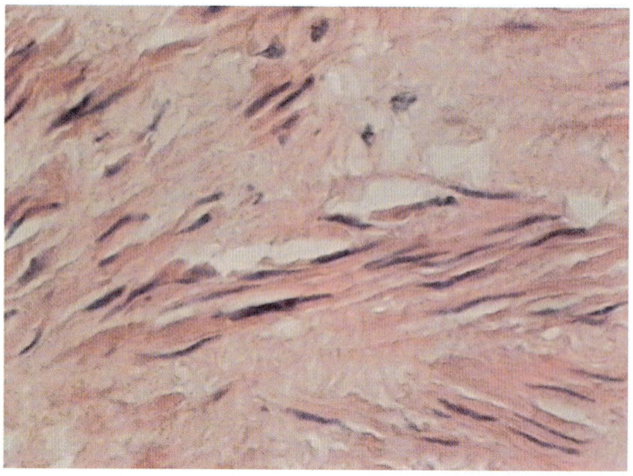

图 27-771 血管平滑肌瘤 肌细胞大小及形态一致，无非典型性，无分裂象

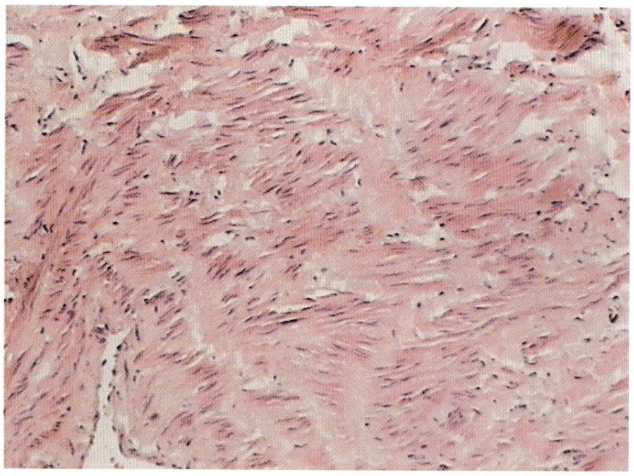

图 27-772 血管平滑肌瘤 真皮或皮下组织平滑肌束纵横交织，肌细胞大都呈直长梭形或略带波纹状，常平行排列，胞质丰富，胞核居中，呈长梭形，两端钝圆

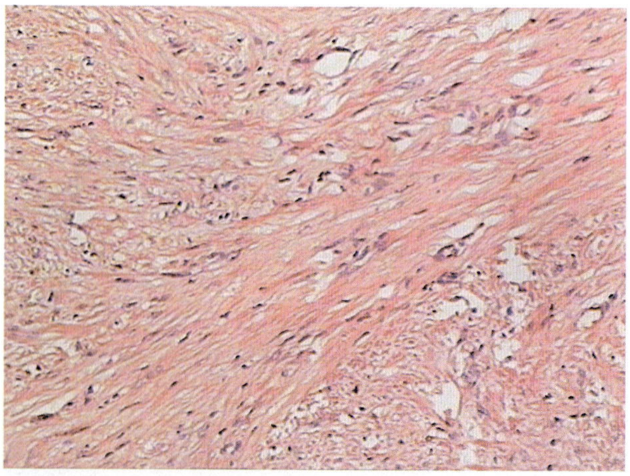

图 27-773 血管平滑肌瘤 真皮或皮下组织平滑肌束纵横交织，肌细胞大都呈直长梭形或略带波纹状，常平行排列，胞质丰富，胞核居中，呈长梭形，两端钝圆

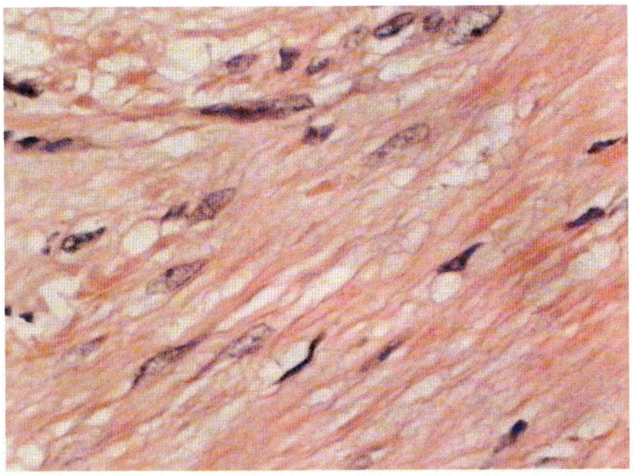

图 27-774　血管平滑肌瘤

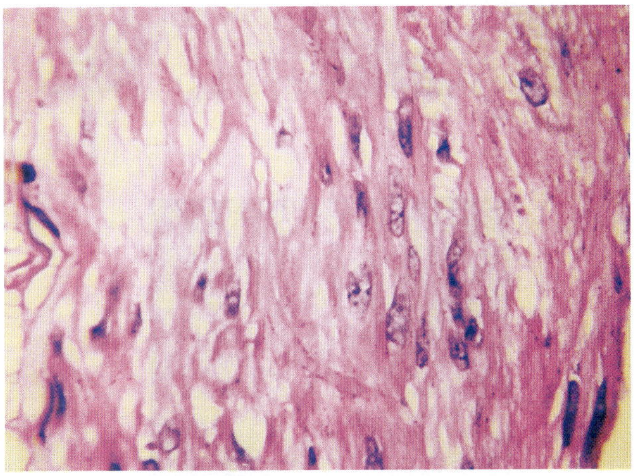

图 27-775　血管平滑肌瘤

平滑肌肉瘤

【临床表现】

平滑肌肉瘤（leiomyosarcoma）是一种少见的软组织肉瘤，分为皮肤平滑肌肉瘤和皮下平滑肌肉瘤两种类型。皮肤平滑肌肉瘤来源于立毛肌，好发于青年男性四肢。皮下平滑肌肉瘤常与下方的软组织平滑肌肉瘤密切相关，偶尔来源于静脉血管壁，好发于中老年男性四肢。典型表现为单个或多个缓慢生长的结节或斑块，常有疼痛，局部切除后可复发，但远处转移罕见。小儿平滑肌肉瘤恶性度较低，预后较好，甚至有报道自发消退者。

【组织病理】

皮肤平滑肌肉瘤呈弥漫性，而皮下型平滑肌肉瘤呈结节状。平滑肌细胞呈束状，纵横交错排列，胞质嗜酸性，胞核两端钝圆，为雪茄样，呈空泡状。瘤细胞呈多形性，皮下型较皮肤型显著（图 27-776）。一般认为，显著的多形性改变是转移的特征。皮下型有时发生黏液样变和透明样变。免疫组化染色示 SMA、肌丝蛋白和 h-钙调蛋白呈弥漫性阳性，S-100 阴性。

【鉴别诊断】

本病在病理上应与皮肤平滑肌瘤、梭形细胞黑色素瘤、细胞型良性纤维组织细胞瘤及细胞型神经鞘瘤等鉴别。

1. 皮肤平滑肌瘤的瘤细胞无明显非典型性。

2. 梭形细胞黑色素瘤免疫组化示 S-100 阳性，而 SMA 和肌丝蛋白等阴性。

3. 细胞型良性纤维组织细胞瘤的细胞异形不明显，SMA 和肌丝蛋白仅呈灶状阳性。

4. 细胞型神经鞘瘤可见 S-100 染色阳性。

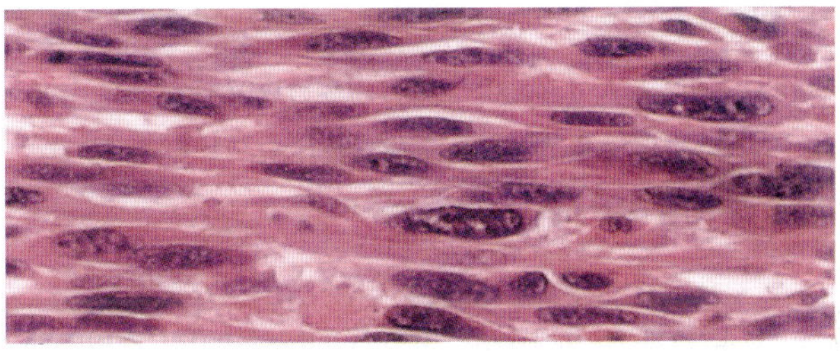

图 27-776　平滑肌肉瘤　平滑肌细胞呈束状，胞质嗜酸性，胞核两端钝圆，雪茄样，瘤细胞呈多形性

横纹肌肉瘤

【临床表现】

横纹肌肉瘤（rhabdomyosarcoma）分为胚胎型、腺泡型和多形型 3 型。约 2/3 的患者年龄小于 6 岁。胚胎型是儿童横纹肌肉瘤的最常见类型，占本病的 2/3，头颈部的横纹肌肉瘤多属于此型。腺泡型占本病的 20%。多形型多发生于 45 岁以上成人。肿瘤位置较深，表面呈暗红色、分叶状或蕈样，常呈浸润性生长或转移。

【组织病理】

Stout 强调，找到横纹肌母细胞才能确诊。横纹肌母细胞大致有 3 种：①带状细胞，有两个以上排列成串的胞核；②网球拍状细胞，单个胞核位于细胞的一端，胞体向两侧渐变细；③圆形细胞，可小而只有单个胞核，或大而有多个胞核，胞浆嗜酸性。胚胎型横纹肌肉瘤主要由小的圆形或梭形未分化细胞组成，细胞散布于黏液间质中。腺泡型横纹肌肉瘤以肿瘤细胞成巢分布为特征，细胞巢中央细胞彼此分离，形成腺泡状模式，细胞巢之间以纤维性间隔分开。花环状的多核巨细胞是该型的一个常见特征。多形型横纹肌肉瘤的特征为形态奇特的梭形细胞和大量易于辨认的多角形横纹肌母细胞混合存在。

免疫组化染色：瘤细胞对肌丝蛋白、肌肉特异性肌动蛋白（HHF-35）、肌细胞生成素和MyoD1标记至少呈局灶性阳性。

【鉴别诊断】

本病组织病理上应与恶性淋巴瘤和恶性黑色素瘤鉴别。

1. 恶性淋巴瘤的瘤细胞表达LCA，不表达肌丝蛋白、肌肉特异性肌动蛋白和MyoD1。

2. 恶性黑色素瘤的瘤细胞可排列成腺泡状或实性巢状，表达HMB-45和S-100，不表达肌丝蛋白、肌肉特异性肌动蛋白和MyoD1。

压迫性足部丘疹

【临床表现】

压迫性足部丘疹（piezogenic pedal papules）好发于足跟内侧，典型表现为多发性皮色丘疹，站立时可使皮损明显和诱发疼痛。本病常见于Ehlers-Danlos综合征的患者。

【组织病理】

可见脂肪组织疝入真皮内形成脂肪疝，镜下似脂肪瘤，但结合临床可鉴别。

皮肤骨瘤

【临床表现】

皮肤骨瘤（osteoma cutis）可为原发性，也可为继发性。原发性的典型皮损为单发或多发的圆形、椭圆形皮内或皮下骨样硬度结节，大小不等，境界清楚。皮损上方的皮肤可正常或有红斑、色素沉着、萎缩、破溃。本病好发于头皮、额、颊和颏部（图27-777，图27-778）。继发性骨化可发生于各种肉芽肿病变、皮样囊肿、钙化上皮瘤、慢性炎症等。

【组织病理】

真皮或皮下组织有不规则正常骨组织区域，有时可见层板状结构及哈氏管，周围有成骨细胞和破骨细胞，前者核呈单个长形，后者核多个，似异物巨细胞。骨组织周围有毛细血管增生及炎症细胞浸润（图27-779，图27-780）。

【鉴别诊断】

本病应与皮肤软骨瘤鉴别，后者由未成熟的透明软骨小叶组成。

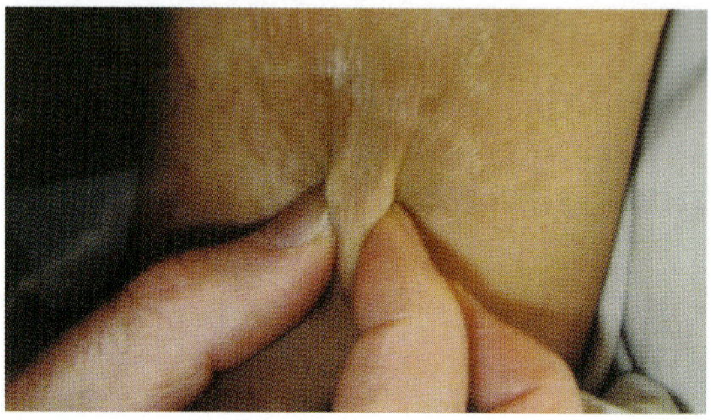

图27-777 皮肤骨瘤

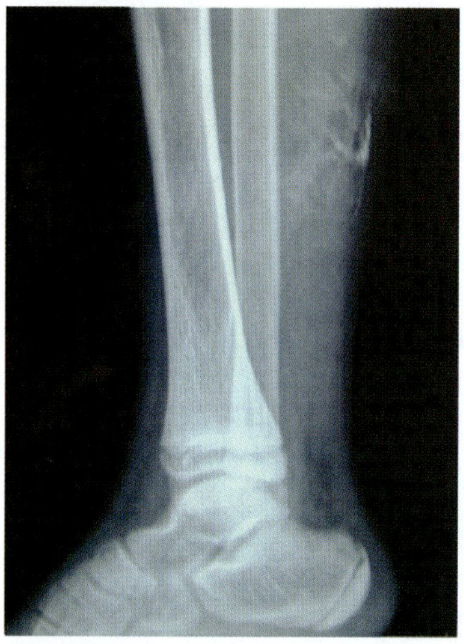

图27-778 皮肤骨瘤

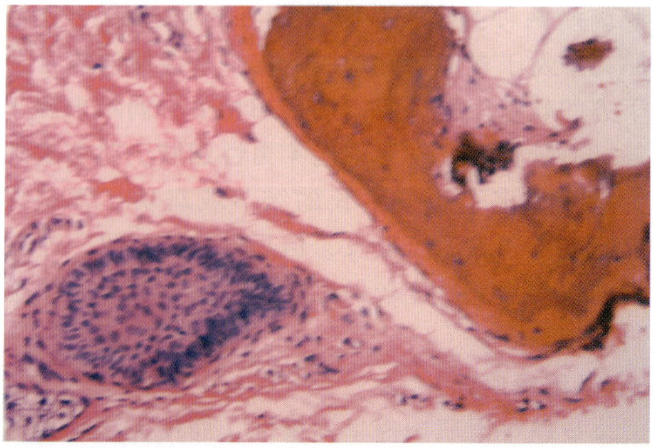

图27-779 皮肤骨瘤

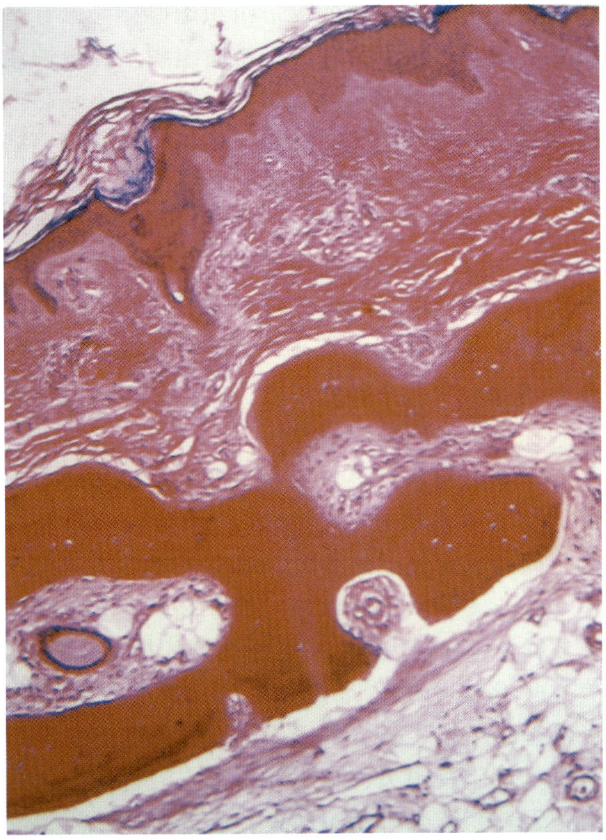

图 27-780 **皮肤骨瘤** 真皮或皮下组织有不规则正常骨组织

皮肤软骨瘤

【临床表现】

皮肤软骨瘤（cutaneous cartilaginous tumor）少见，常发生于中年人的手足。皮损为孤立的实性结节、肿块，质硬，境界清楚，生长缓慢，可活动，直径一般不大于 3 cm。本病良性，手术切除近 10%病例可局部复发。

【组织病理】

此瘤位于真皮或皮下，由未成熟透明软骨小叶组成，常见黏液样变、出血、钙化或骨化区，以小叶周边明显。软骨细胞胞质嗜伊红，核形态不规则，有时见核大而深染，形似恶性，但生物行为为良性。

【鉴别诊断】

本病组织病理上应和皮肤混合瘤鉴别，后者除软骨样基质外，还含有上皮细胞成分。

皮肤子宫内膜异位症

【临床表现】

皮肤子宫内膜异位症（cutaneous endometrosis）多发生于育龄妇女剖宫产术后的瘢痕处，也可发生于外阴、肛门、脐等部位。典型表现为淡蓝色或棕色结节，伴疼痛，皮损的大小和症状随月经周期变化。有些皮损可随月经周期出现相应的出血现象（图 27-781）。

【组织病理】

真皮内可见内膜腺体和基质。内膜腺体由线状排列的高柱状上皮细胞构成，胞质嗜碱性，胞核呈卵圆形水泡状，位于基底部，有时可见核分裂象。基质由小的梭形细胞组成，常有水肿。偶尔可见蜕膜化，随月经反复出血常可引起局部皮肤含铁血黄素沉积、瘢痕形成和慢性感染（图 27-782）。

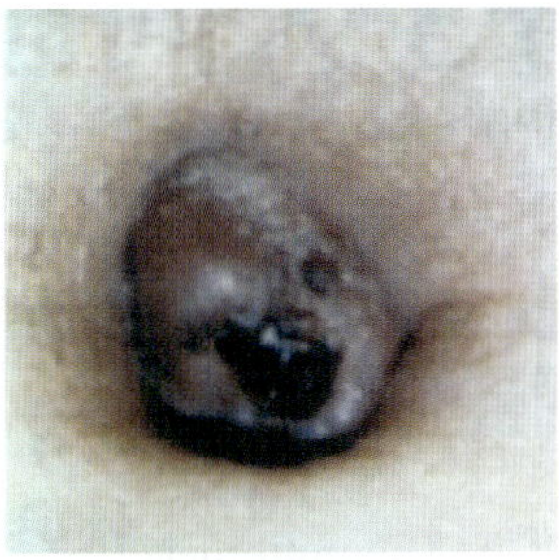

图 27-781 **皮肤子宫内膜异位症** 脐部

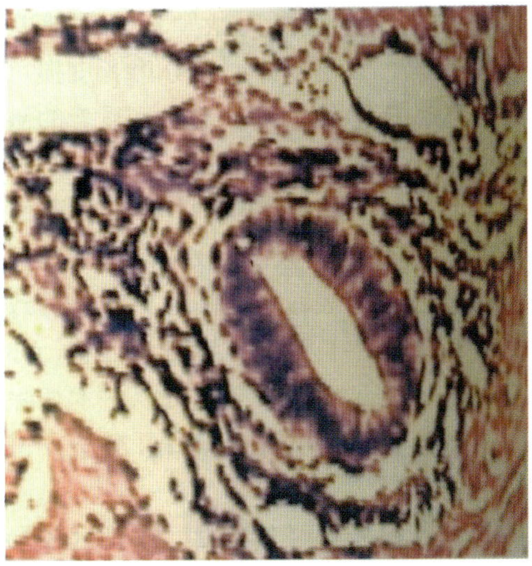

图 27-782 **皮肤子宫内膜异位症** 真皮内可见内膜腺体和基质。内膜腺体由高柱状上皮细胞构成

脐部脐肠系膜管息肉

【临床表现】

脐部脐肠系膜管息肉（umbilical omphalomesenteric duct polyp）通常出生时即有，典型表现为脐部鲜红色化脓性肉芽肿样息肉，直径为1~4 cm，常有黏稠或黏液样分泌物，可与下方窦道或囊肿相通。

【组织病理】

息肉表面及其邻近处可见复层鳞状上皮突然转变为胃、小肠或结肠型腺上皮，可见上皮增生、糜烂、毛细血管增生和炎症细胞浸润，有时可见平滑肌束及淋巴样滤泡。

【鉴别诊断】

本病应与结节性脐部转移性癌肿鉴别，后者多数来源于腹腔内脏，如胃、大肠、卵巢等的腺癌，可见不典型细胞。

（罗素菊　郑　焱）

第七节 神经组织肿瘤

神经纤维瘤

【临床表现】

神经纤维瘤（neurofibroma）是最常见的神经鞘起源的肿瘤。皮损通常单发，偶见多发。不伴随其他系统症状。典型皮损为孤立的单个累及真皮和皮下的结节状或息肉状肿块，质地差异较大，多数较软。大小不等，部分患者皮损可达十数公斤以上，松弛地悬挂于皮表，显著的皱褶及松弛可致明显畸形（图27-783~图27-787）。发生于面部的巨大神经纤维瘤可导致严重面部畸形，又称“象人”。发生于下肢突出的神经纤维瘤肿块，质软松弛，表面皱褶明显，有时可致显著畸形。本病通常生长缓慢，无自觉症状，亦无特殊好发部位，多见于中青年。可以手术切除或激光治疗，但因肿瘤无包膜切除后可复发。

【特殊类型】

1. 弥漫性皮肤神经纤维瘤　本型远较局限性少见，20%~30%的患者与I型神经纤维瘤病有关。最常见于年轻人，好发于头、颈和躯干部。临床特征为界限不清的皮下组织增厚，触诊有坚实感。组织学特点为神经纤维瘤组织呈弥漫性浸润生长，基质趋向于形成均一的胶原而不是黏液样物质。向触觉小体（Meissner's corpuscle）结构分化出现是本型诊断特征。

2. 黏液样神经纤维瘤　临床可表现为经典的神经纤维瘤，但组织结构中伴有基质广泛的黏蛋白沉积，病变中细胞成分明显减少。

3. 色素性神经纤维瘤　肿瘤形成特征性的涡纹状结构，类似于触觉小体，伴有散在的黑色素细胞标志阳性的色素细胞。

4. 颗粒细胞神经纤维瘤　部分肿瘤区域细胞质内含有颗粒物质，该物质PAS阳性、耐淀粉酶，同时具有典型的神经纤维瘤区域。

5. 上皮样神经纤维瘤　部分区域肿瘤细胞呈上皮样，整体组织结构仍然是典型的神经纤维瘤。

6. 伴假玫瑰花结的树突状细胞神经纤维瘤　肿瘤呈结节样生长，外围为小而圆的淋巴细胞样深染的细胞，中央大细胞的核呈空泡状，核内常有包涵体，胞浆丰富、淡染，形成特征性的假玫瑰花结样结构。S-100蛋白和CD57均阳性。

7. 伴不典型性的细胞型神经纤维瘤　在一些散发的神经纤维瘤内局部可有不典型性改变，并见少量有丝分裂活动，但本病的生物学行为良性。然而I型神经纤维瘤病患者中见到类似改变，尤其是存在有丝分裂活动，应注意恶变的迹象。

8. 脂肪瘤型神经纤维瘤　神经纤维瘤内出现成熟脂肪细胞聚集。

9. 混合性肿瘤　本病兼有神经纤维瘤和神经鞘瘤的特点，也有向神经束膜分化的报道。

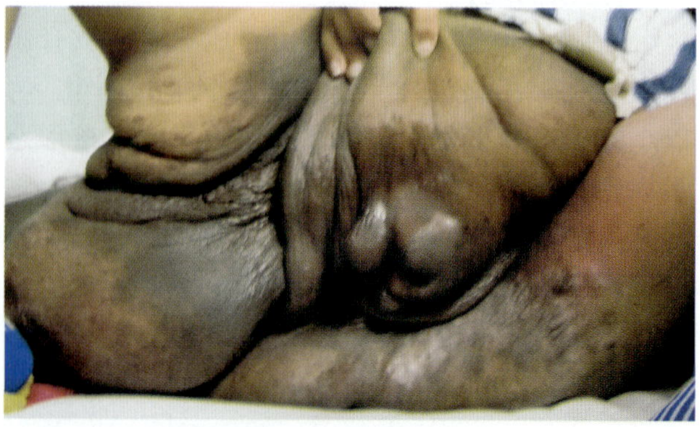

图27-783　神经纤维瘤（巨大性）

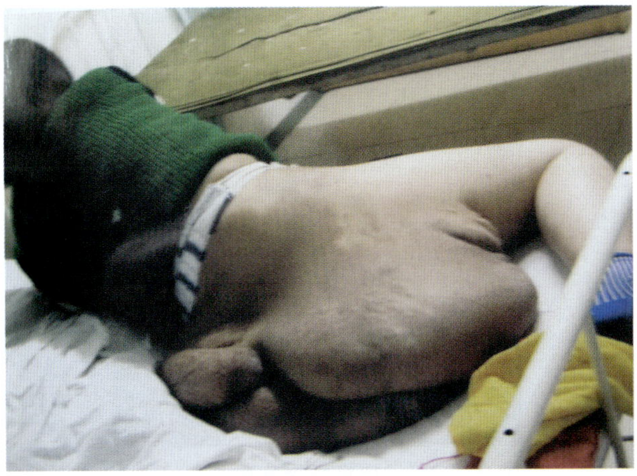

图 27-784 神经纤维瘤（巨大性）

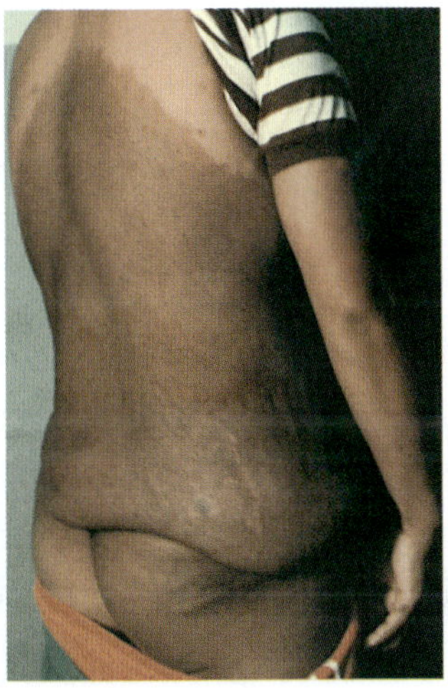

图 27-785 神经纤维瘤（巨大性） 下肢突出的神经纤维瘤肿块，质软松弛，表面皱褶明显，有时可致严重肢体畸形

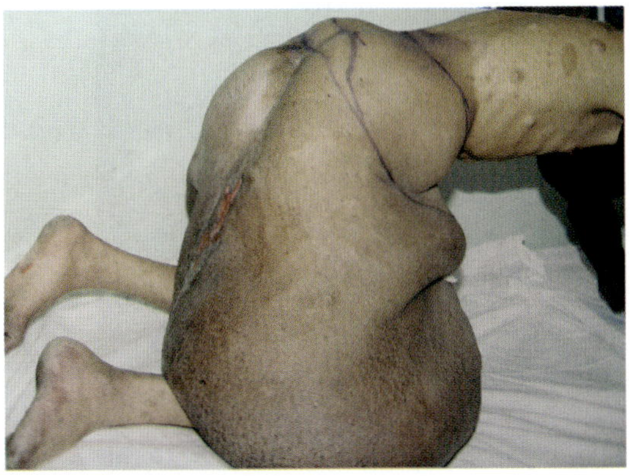

图 27-786 神经纤维瘤（巨大性）

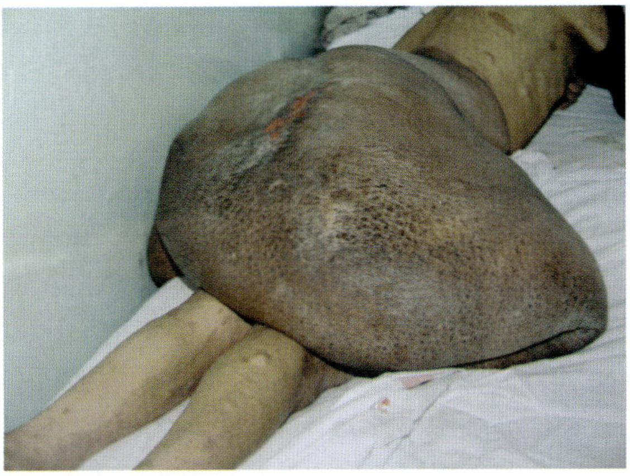

图 27-787 神经纤维瘤（巨大性）

【组织病理】

神经纤维瘤发生在真皮或皮下，境界清楚，无包膜。肿瘤内有神经组织各种成分的增生，主要由神经鞘细胞和成纤维细胞两种成分及少量轴索、神经束衣细胞组成。以神经鞘细胞的增生最明显，神经鞘细胞呈细长梭形或略弯曲成波形，胞界不清楚，胞质染淡伊红色，胞核常深染，疏松平行排列成波浪状或涡纹状。神经束衣细胞表现为未成熟胶原纤维束，束内胶原纤维较细，部分纤维间可见黏液样基质，可见散在肥大细胞，淋巴细胞及少量泡沫细胞。

【免疫组化】

神经纤维瘤的主要细胞类型会影响抗原表达：神经鞘细胞表达 S-100 蛋白和Ⅳ型胶原，成纤维细胞和神经鞘细胞 Vimentin 阳性。神经衣细胞 EMA 阳性，轴突和髓磷脂鞘神经丝阳性，MBP 阳性。在神经外神经纤维瘤中 NSE 阳性，NF 阴性。而在神经内神经纤维瘤中 CD34 阳性。

【鉴别诊断】

1. 神经鞘瘤 本病包膜完整，神经鞘细胞核常呈双行栅状排列，可见 Verocay 小体，在双行核间常见无核透明区。神经纤维瘤无完整的被膜及瘤细胞不呈栅栏状排列。为神经内肿瘤，轴突较少，NF 染色阴性。

2. 隆突性皮肤纤维肉瘤 该病呈特征性花边状模式，向脂肪组织浸润，细胞为梭形，交织排列，有明显异形性，但无胞核栅状排列，肿瘤与神经干无联系。真皮内纤维束的排列与表皮平行，肿瘤细胞 S-100 阴性，CD34 阳性。

3. 黏液变性纤维瘤　本病组织学以纤维组织增殖为主，CD68 阳性，而神经纤维瘤病中神经鞘细胞多见，S-100 及 NSE 等染色可鉴别。

神经纤维瘤病

神经纤维瘤病（neurofibromatosis，NF）为常染色体显性遗传性疾病，25%~50%患者有阳性家族史，男性多见，多在青少年期发病，是基因缺陷使神经嵴细胞发育异常导致多系统损害。根据临床表现和基因定位分为神经纤维瘤病Ⅰ型（NFⅠ）和Ⅱ型（NFⅡ）。NFⅠ由 von Recklinghausen（1982）首次描述，故又名 Von Recklinghausen 病，主要特征为皮肤牛奶咖啡斑和周围神经多发性神经纤维瘤，外显率高，基因位于染色体 17 号染色体。NFⅡ又称中枢神经纤维瘤或双侧听神经瘤病，由染色体 22q11 失活突变所致，牛奶咖啡色斑少见，皮肤病变以施万细胞瘤为主，中枢神经系统可出现脑膜瘤和胶质瘤。近年来也有报道了Ⅲ型，即节段型和一些特殊类型。节段型神经纤维瘤病是Ⅰ型和Ⅱ型发生镶嵌现象的结果。

【临床表现】

1. 皮肤损害　①皮肤色素斑或咖啡斑：几乎所有病例出生时可见皮肤咖啡斑，形状大小不一，好发于躯干非暴露部位；青春期前 6 个以上的、>5mm 皮肤牛奶咖啡斑（青春期后>15mm）具有高度诊断价值。片状色斑上常有较多汗毛，大而黑的色素沉着提示丛状神经纤维瘤，位于中线提示脊髓肿瘤。②神经纤维瘤结节，常较皮肤色素斑迟发，主要发生于躯干，数目不定，可自数个到千余个。触之柔软而有弹性，可用指尖将瘤顶压入皮内，当压力去后则恢复原状。结节的软硬度与其内所含的成分有关。如胶原化程度高则硬，发生黏液变者则软。结节虽局限，但无包膜。可浅表地位于真皮内，亦可深埋于皮下组织。③腋窝雀斑样色素沉着斑（crowe 征）系本病的明显特征。④皮下丛状神经纤维瘤：少见，为沿周围神经缓慢生长的结节，局部皮下组织水肿，界限不清。肿瘤可高度增生，发生皱褶，臃肿下垂。引起该区域或肢体弥漫性肥大时称为“神经纤维瘤性象皮病”，见于头颈及四肢（图 27-788~图 27-797）。

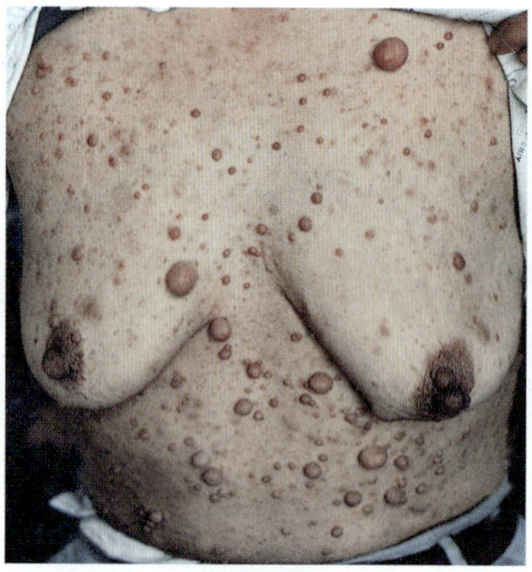

图 27-788　神经纤维瘤病

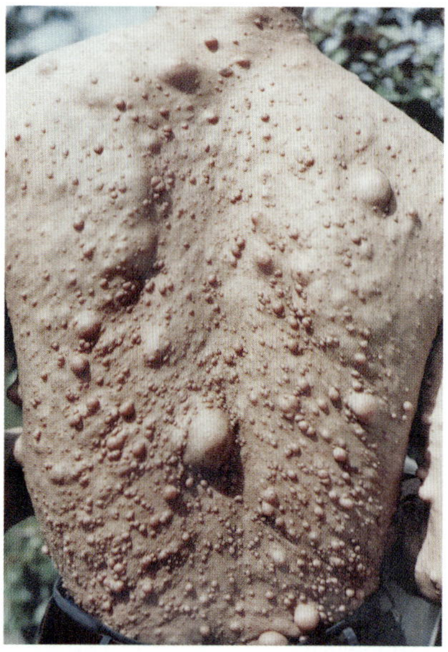

图 27-789　神经纤维瘤病　发生于躯干、可达数十个的大小不等的肤色结节

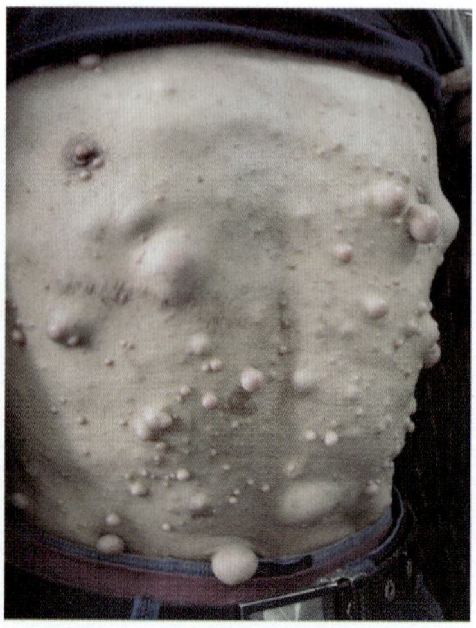

图 27-790　神经纤维瘤病

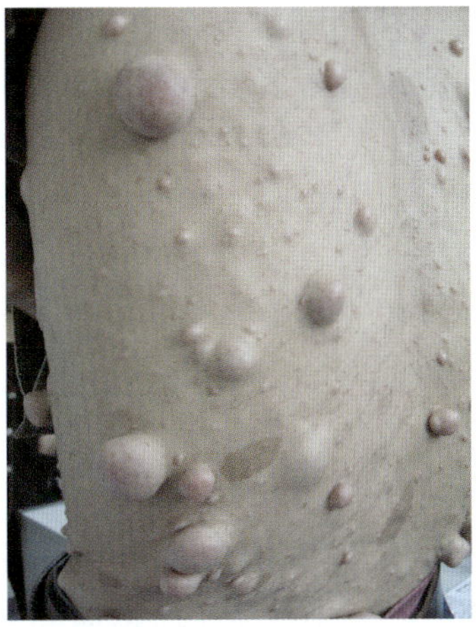

图 27-791　神经纤维瘤病

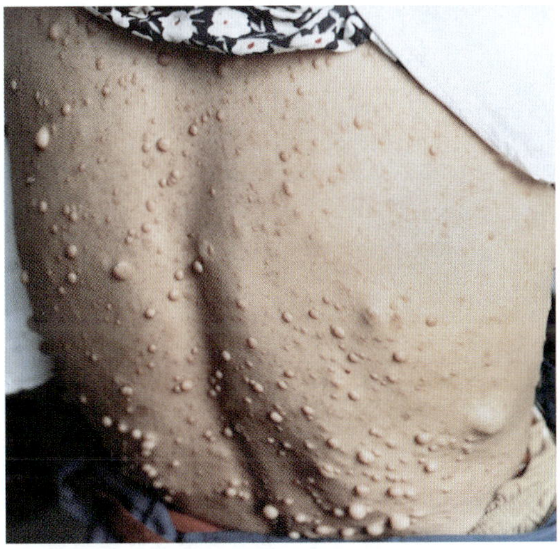

图 27-792　神经纤维瘤病　多发的皮下隆凸性结节状或息肉状肿块

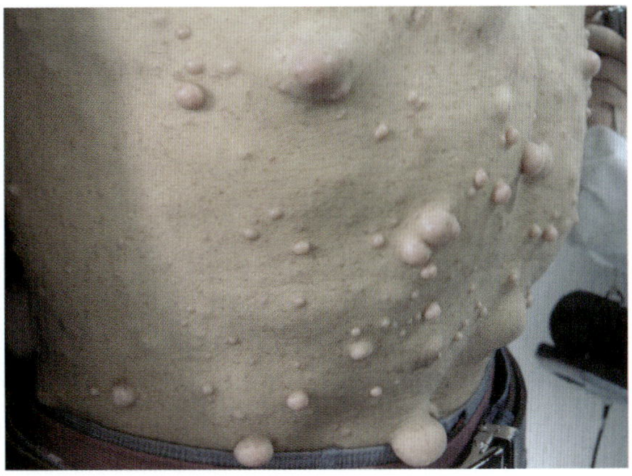

图 27-793　神经纤维瘤病

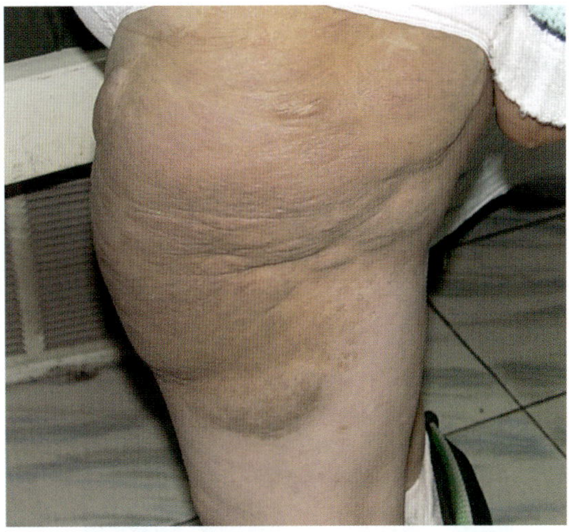

图 27-794　神经纤维瘤病　表现为腰部及下肢突出的肿块与咖啡斑

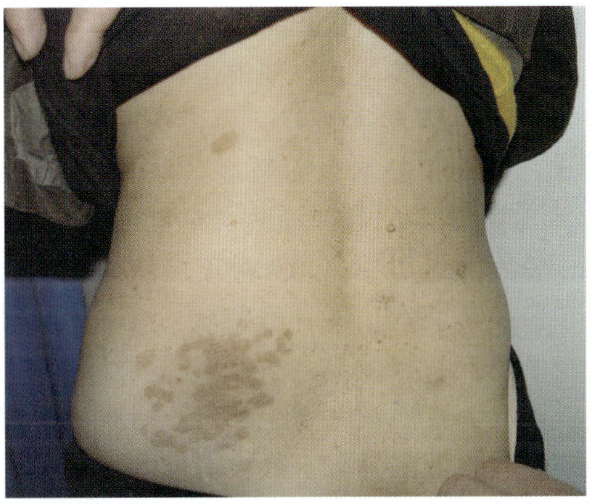

图 27-795　神经纤维瘤病　患者皮肤可出现咖啡斑，大小不一，形如雀斑状或大片状

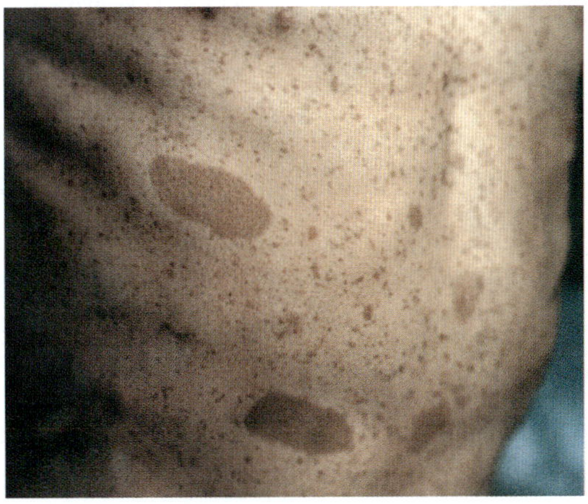

图 27-796　神经纤维瘤病

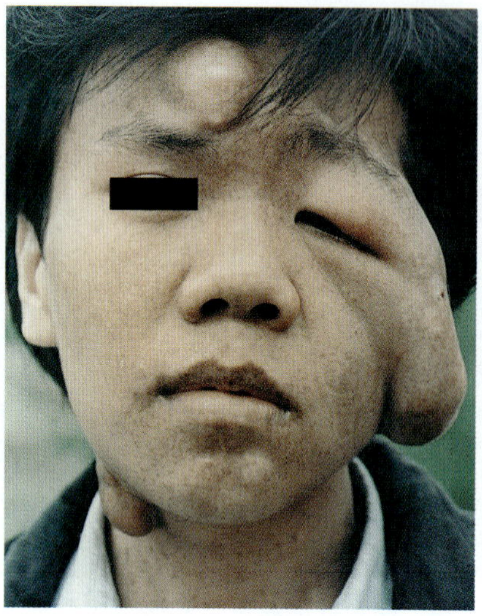

图 27-797　**神经纤维瘤病（面部巨大性）**　可导致严重面部畸形

2. 内脏损害　①口腔损害：单侧性巨舌为特征性损害，5%~10%患者可发生上腭、颊黏膜和唇部的乳头状瘤。②眼部损害：裂隙灯可见虹膜粟粒橙黄色圆形小结节，为错构瘤，也称 Lisch 结节，可随年龄增大而增多。是 NF Ⅰ 特有的表现。③骨损害：若肿瘤侵入骨骼，可致脊柱侧凸、骨侵蚀性改变，生长过度或缺陷、先天性弯曲和假关节病等。④神经症状：50%的患者出现神经系统症状，主要由中枢周围神经肿瘤压迫引起，其次为胶质细胞增生、血管增生和骨骼畸形所致。⑤内分泌异常，如肢端肥大症、慢性肾上腺皮质功能减退，甲状腺功能亢进，男性乳房发育和肾上腺嗜铬细胞瘤等。肾上腺、心、肺、消化道及纵隔等均可发生肿瘤。

【组织病理】

1. 皮肤神经纤维瘤病　神经纤维瘤病中出现的组织学表现同神经纤维瘤（图 27-798~图 27-805）。

2. 丛状神经纤维瘤　显微镜下见典型的神经纤维瘤背景内含有粗大的神经或神经纤维，常显示广泛的黏液样变性。周围组织有时呈弥漫性神经纤维瘤改变，是Ⅰ型神经纤维瘤病的特征性病变。但小的皮损显微镜下若出现丛状模式，不一定与Ⅰ型神经纤维瘤病有关。

3. 皮肤咖啡牛奶色斑　黑色素细胞和基底细胞内可见散在巨大球形黑色素颗粒，Dopa 反应示黑色素细胞密度和活性增加。

4. 恶变　神经纤维瘤病有较高的恶变倾向。表现为瘤细胞数目增多，出现多形性与核分裂象并伴有血管增生，肿瘤的形态颇似纤维肉瘤，称为神经纤维肉瘤。在恶性程度稍大的神经纤维肉瘤中，可见瘤细胞胞核增大，致密，不典型，胶原纤维减少，核分裂象增多；高度恶性时瘤细胞胞核明显不典型，极少胶原纤维，不见波形结构。

【鉴别诊断】

皮肤咖啡斑应与 Albright 综合征的黑色斑、痣细胞痣、斑痣和多发性雀斑样痣综合征等区别。另外肿瘤组织应与神经鞘瘤和黏液样变的皮肤纤维瘤鉴别。

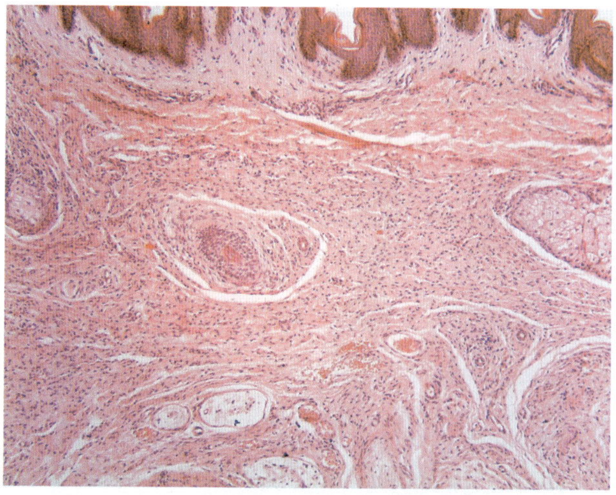

图 27-798　**神经纤维瘤病**　特征性的涡纹状结构

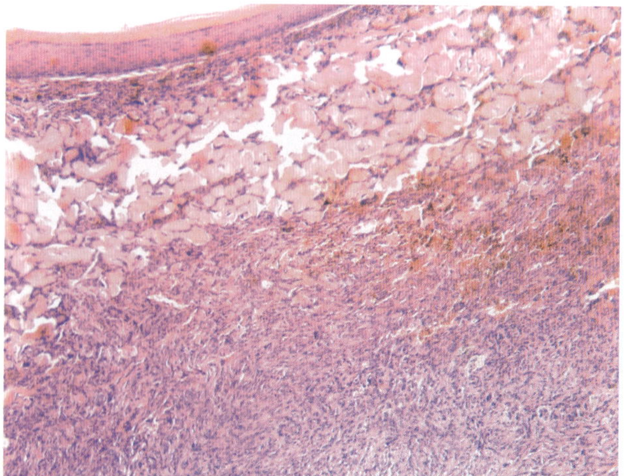

图 27-799　**神经纤维瘤病**

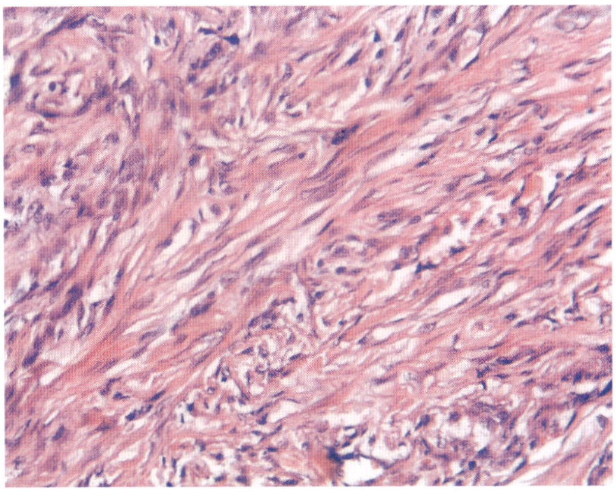

图 27-800　神经纤维瘤病　呈特征性的涡纹状结构与胶原纤维束疏松平行排列成波浪状或涡纹状

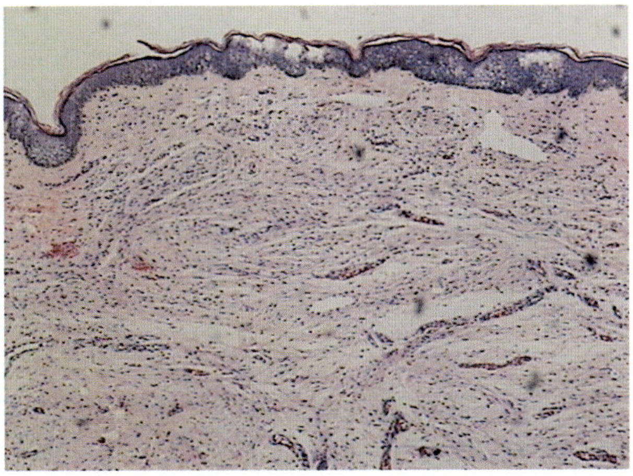

图 27-801　神经纤维瘤病　表皮下肿瘤内见神经组织的增生，主要由神经鞘细胞和成纤维细胞组成

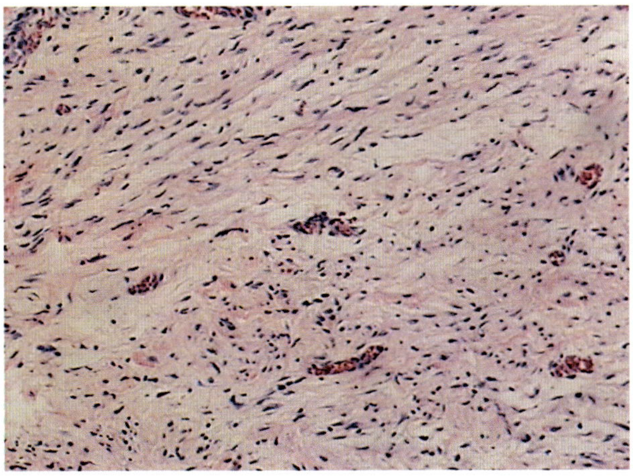

图 27-802　神经纤维瘤病　内神经鞘细胞呈细长梭形或略弯曲成波形，与胶原纤维束疏松平行排列成波浪状或涡纹状，富含细小血管

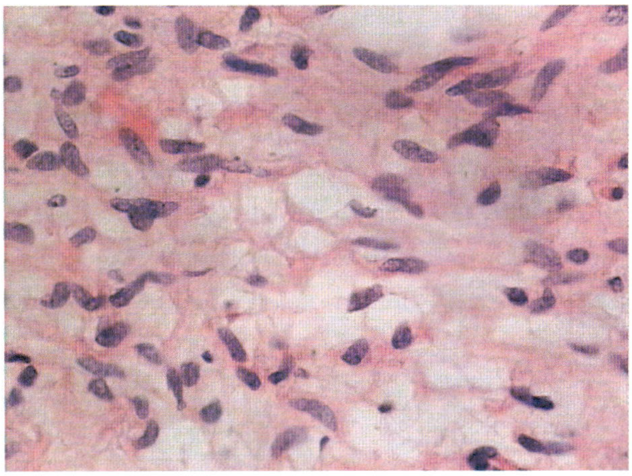

图 27-803　神经纤维瘤病　内胶原纤维较细，可见黏液样基质，散在肥大细胞、淋巴细胞及少量泡沫细胞

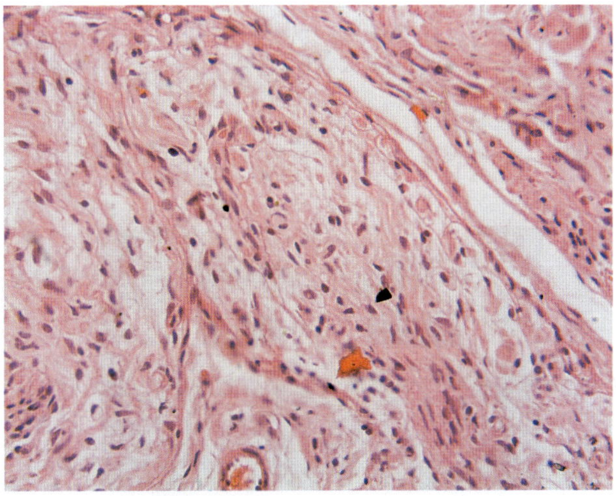

图 27-804　神经纤维瘤病

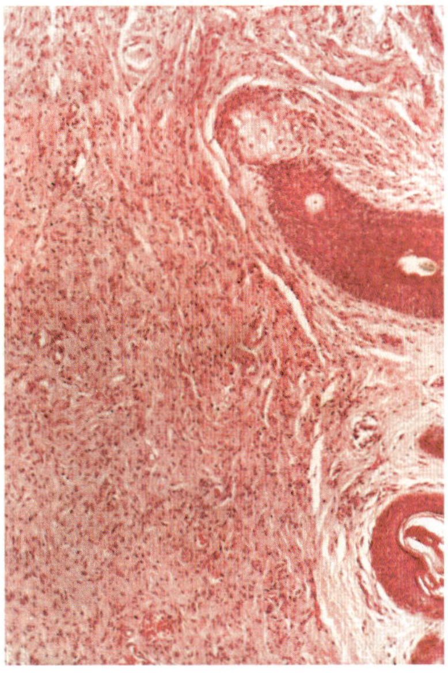

图 27-805　神经纤维瘤病

梅克尔细胞癌

梅克尔细胞癌（Merkel cell carcinoma，MCC）是原发于皮肤的一种高度恶性肿瘤，临床罕见。1972 年 Toker 首先描述并用“小梁状癌”(trabecular carcinoma) 命名，因其肿瘤细胞质内有神经内分泌颗粒出现，也被称作原发性皮肤神经内分泌癌（primary neuroendocrine carcinoma of skin）。

【临床表现】

主要发生于老年人的头面部及颈部等暴露部位，亦可发生于肢体、腋窝、胸壁等处。瘤体呈红色或紫色皮下结节，部分患者可出现痤疮样皮损。质地坚实，直径多在 2~5cm，结节上覆盖的表皮通常完整，但也可表现为溃疡（图 27–806，图 27–807）。临床特点为侵袭性强，病程进展迅速，很快发生转移，手术切除后，易局部复发，也可远处转移。

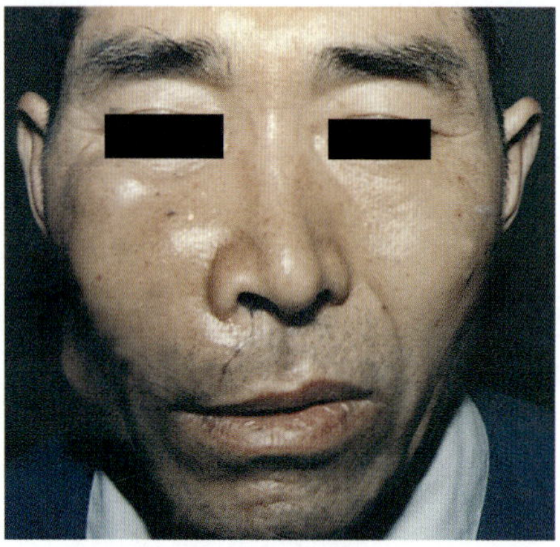

图 27–806 Merkel 细胞癌

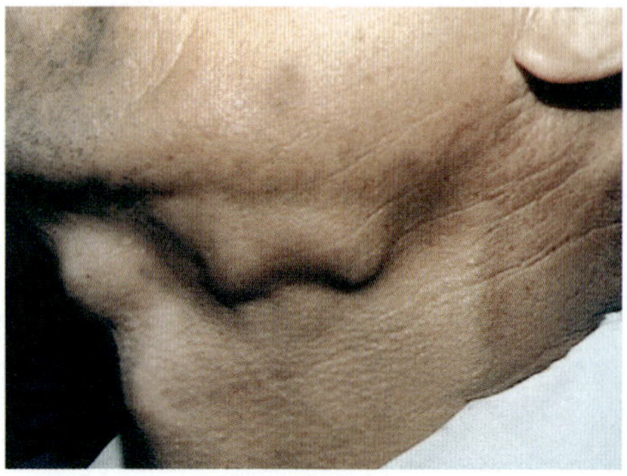

图 27–807 Merkel 细胞癌

【组织病理】

MCC 的组织学起源存在争议，尽管肿瘤细胞与 Merkel 细胞在形态学、免疫学和超微结构特点上有交叉，但有无直接组织起源关系尚未得到证实。此外尚有理论提出：MCC 起源于多潜能的原始上皮干细胞，同时向神经内分泌细胞和鳞状细胞分化。皮肤 MCC 通常侵犯真皮，无包膜，肿瘤细胞在真皮内呈片状或索状相互交织，边界不清，有时可侵及皮下脂肪组织甚至更深部。瘤体边缘呈浸润性小梁为其特征，常见灶性坏死。典型瘤细胞呈圆形、椭圆或不规则形，大小较一致，呈弥漫性分布，细胞间境界不清（图 27–808~图 27–813）。胞浆稀少，内含数量不等的嗜银性神经内分泌颗粒。胞核卵圆形，染色质细致，核膜明显，可见大量核分裂象。肿瘤团块周边可见浆细胞样淋巴细胞浸润，间质富于血管。

电镜可见肿瘤细胞胞浆内含致密核心的神经内分泌颗粒，直径 80~150nm，常成簇分布于细胞突起或胞质周围，还可见核周束状中间丝及原始的连接复合体。免疫组化分析发现 MCC 具有上皮和神经内分泌分化特征。CD20 对 Merkel 细胞癌敏感，且特异性高。肿瘤细胞常表达 EMA 和上皮标志物 BER-EP4。肿瘤细胞表达的神经内分泌标记有嗜铬素、Syn、NSE、降钙素及血管活性肠肽等，MCC 还可以表达 CD117，近 1/3 的肿瘤表达 CD99。LCA 和 S–100 均为阴性。

【鉴别诊断】

免疫组化染色和电子显微镜检查有助于 MCC 与其他疾病的鉴别诊断。

1. 淋巴瘤　淋巴瘤细胞分布较弥漫，呈巢状、索状及小梁状排列。免疫组化显示淋巴细胞相关表型阳性，NSE 及 Syn 等神经内分泌标记阴性。

2. 皮肤转移性小细胞肺癌（SCLC）　肿瘤细胞 TTF–1 阴性，详细体检寻找原发癌病灶可以鉴别。

3. 皮肤原发鳞状细胞癌（SCC）　本病免疫组化示瘤细胞 CK 阳性，但不表达 NSE 和 Syn 等神经内分泌标记。

4. 恶性黑色素瘤（MM）　本病 HMB45 和 S–100 蛋白阳性。

5. Merkel 细胞癌还应与附属器来源的未分化癌鉴别。

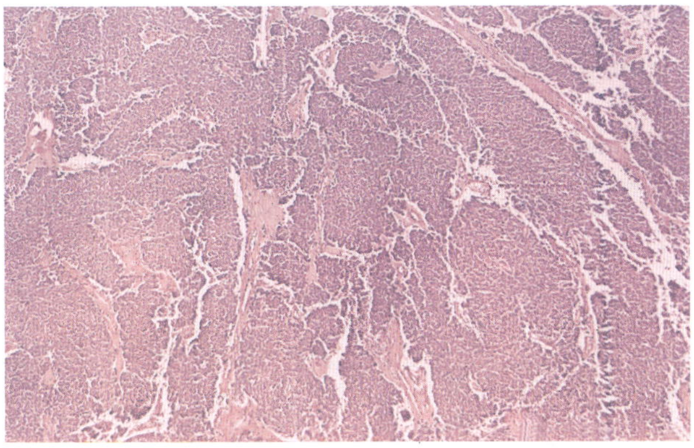

图 27-808 Merkel 细胞癌 体质硬无包膜，肿瘤细胞在真皮内呈片状或索状相互交织，瘤体边缘呈浸润性小梁为其特征

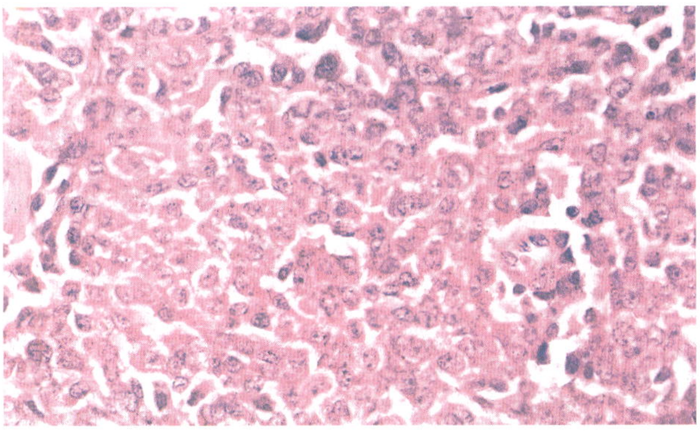

图 27-809 Merkel 细胞癌 大小较一致，呈弥漫性分布，细胞间境界不清，胞浆稀少，可见大量核分裂象

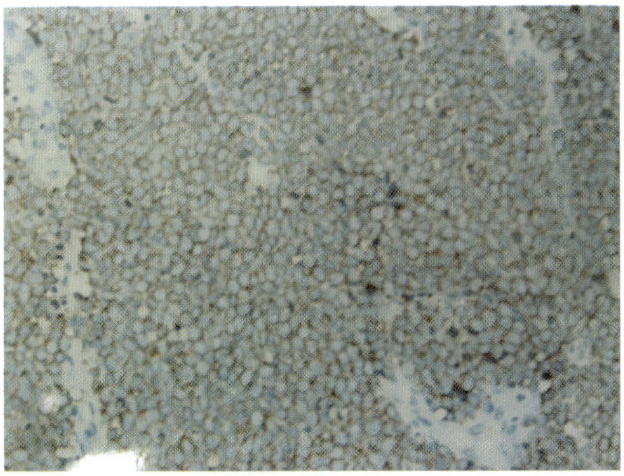

图 27-810 Merkel 细胞癌

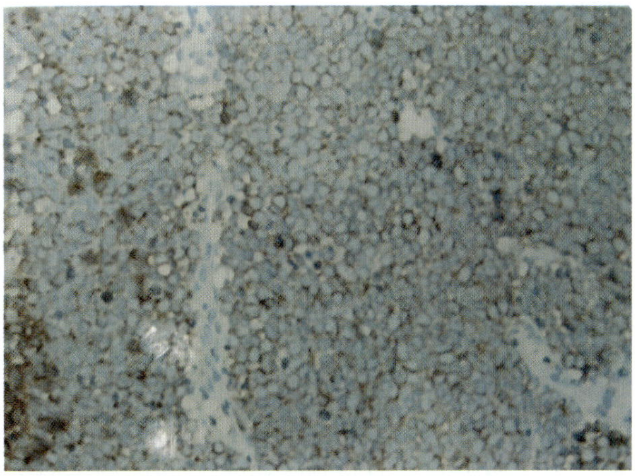

图 27-811 Merkel 细胞癌免疫组化 Syn 阳性

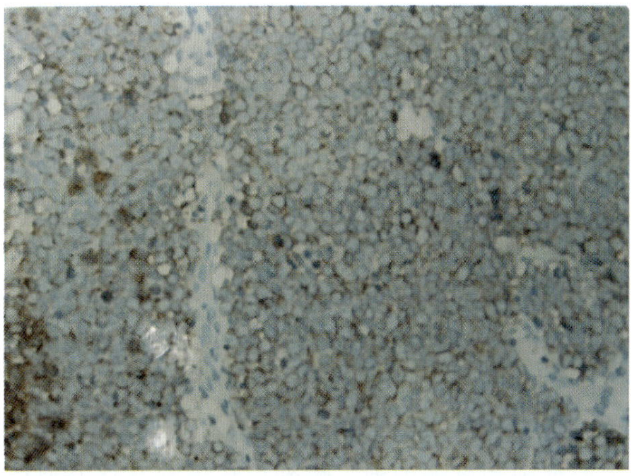

图 27-812 Merkel 细胞癌免疫组化 CHG 阳性

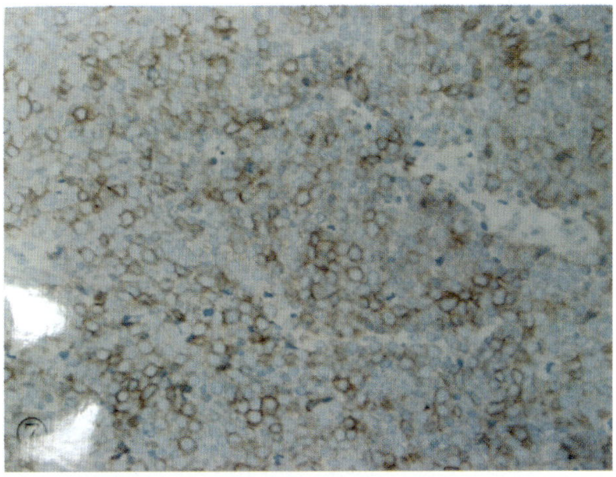

图 27-813 Merkel 细胞癌免疫组化 CD56 阳性

神经鞘瘤

【临床表现】

神经鞘瘤（neurilemmoma）又称施万细胞瘤(Schwannoma)，是一种主要由神经鞘细胞组成的良性肿瘤。常发生于35~50岁，男女发病比例相当。沿周围神经或颅神经分布，好发于头皮或四肢，偶或躯干的皮下组织，也见于舌部。肿瘤为孤立无痛性皮下肿块，直径为2~4cm。可随神经轴向两侧移动，而不能上下移动，一般生长缓慢。大而深在病变时可伴有疼痛，肿瘤较大时有神经压迫症状。神经纤维瘤病患者偶有并发此病(图27–814)。

【组织病理】

神经鞘瘤起源于Schwann细胞。组织病理示肿瘤常呈圆形，边界清楚，包膜完整，主要由束状型（Antoni A区）和网状型（Antoni B区）两种结构组成。这两种成分的比例可不相同，可逐渐移行或突然转变。Antoni A区即细胞密集区，为含有大量细胞且排列整齐的结构，细胞呈梭形、境界不清，胞核长椭圆形，互相紧密平行排列呈栅栏状或不完全的旋涡状，称Verocay小体，具有诊断价值，栅栏状结构之间是由肿瘤细胞构成的粉染无核区。Antoni B区即细胞疏松区，为疏松的黏液样结构，可见散在分布的、不规则的梭形细胞和黏液细胞，慢性炎症细胞及伴有血管壁玻璃样变小血管是其特征型改变（图27–815~图27–824）。

Bodian染色示极少或无神经纤维，Giemsa染色示相当多的肥大细胞。免疫组化：波形蛋白阳性，Antoni A区的瘤细胞中S–100蛋白呈均匀地分布于胞浆和核内，而Antoni B区的瘤细胞排列疏松，S–100蛋白染色不规则，纤维化区缺乏S–100蛋白。GFAP、FN及MBP均为阳性。

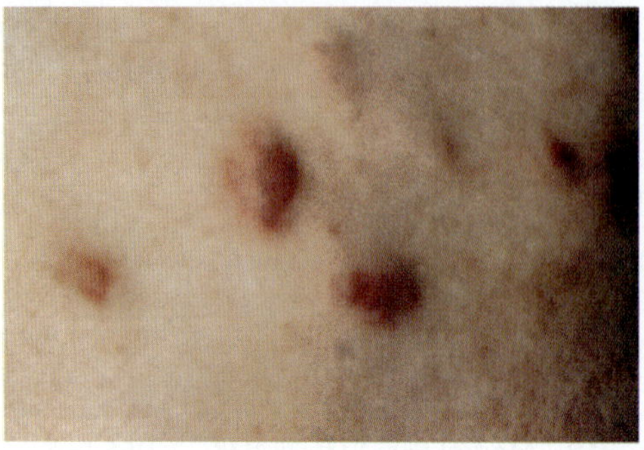

图27–814 神经鞘瘤

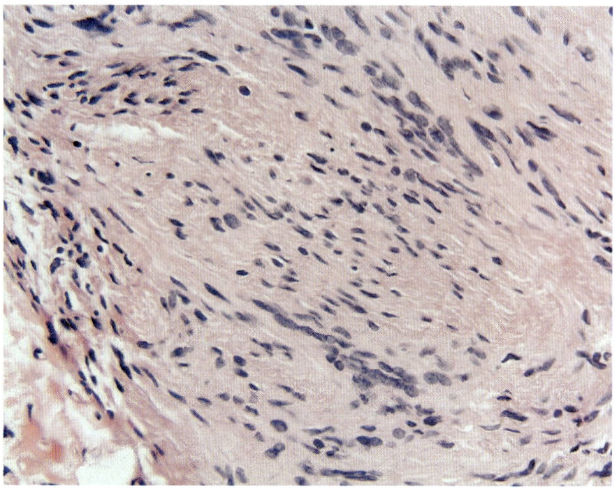

图27–815 神经鞘瘤

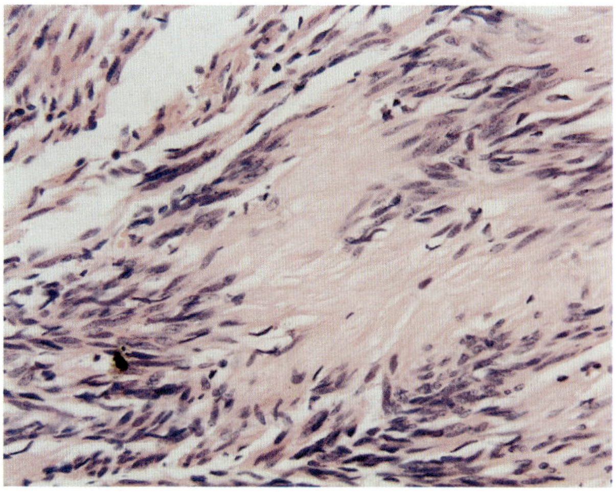

图27–816 神经鞘瘤 栅栏状结构之间是由肿瘤细胞构成的粉染无核区

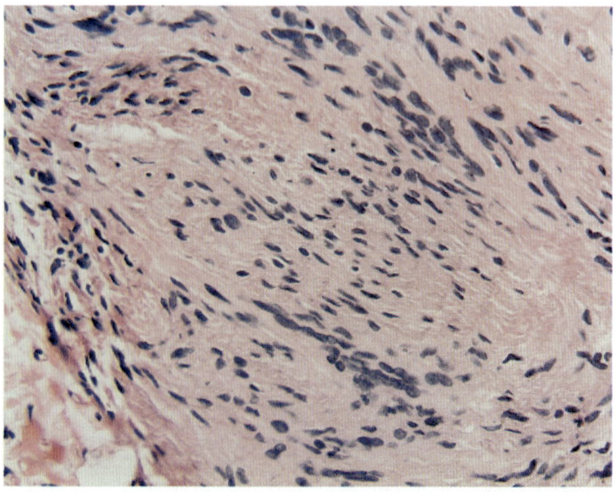

图27–817 神经鞘瘤 胞疏松区，为疏松的黏液样结构

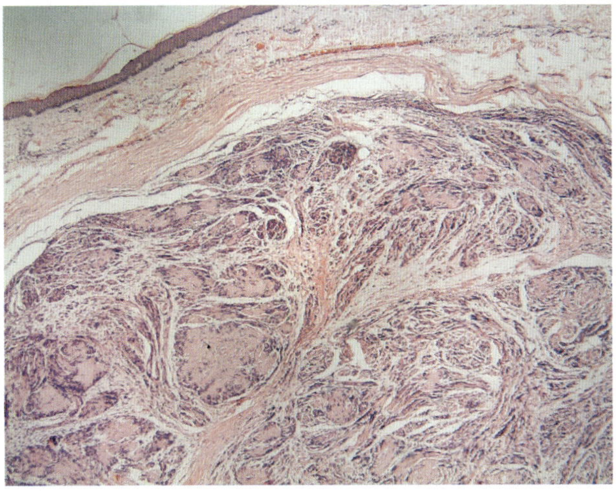

图 27-818 **神经鞘瘤** 瘤边界清楚，包膜完整，主要由束状型（Antoni A区）和网状型（Antoni B区）两种结构组成

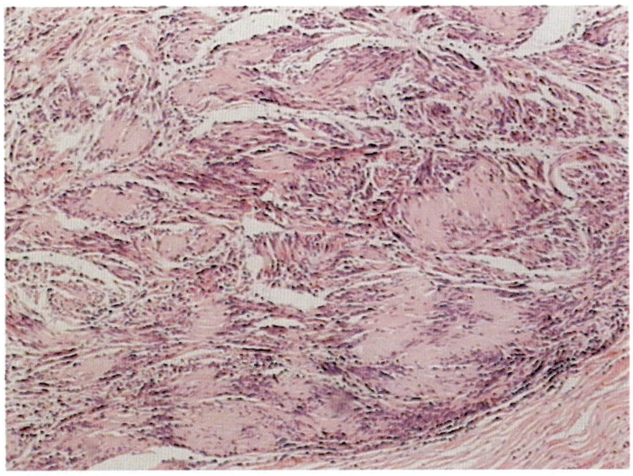

图 27-819 **神经鞘瘤** 可见 Antoni A区，即细胞密集区，为含有大量细胞且排列整齐的结构，细胞呈梭形、境界不清，胞核长椭圆形，互相紧密平行排列呈栅栏状或不完全的旋涡状，称 Verocay 小体，具有诊断价值

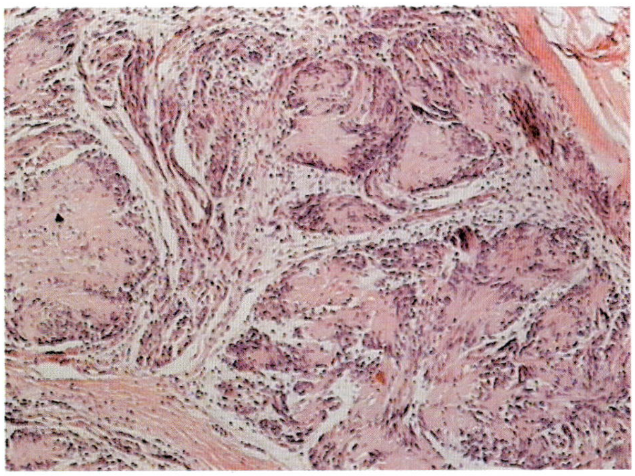

图 27-820 **神经鞘瘤**

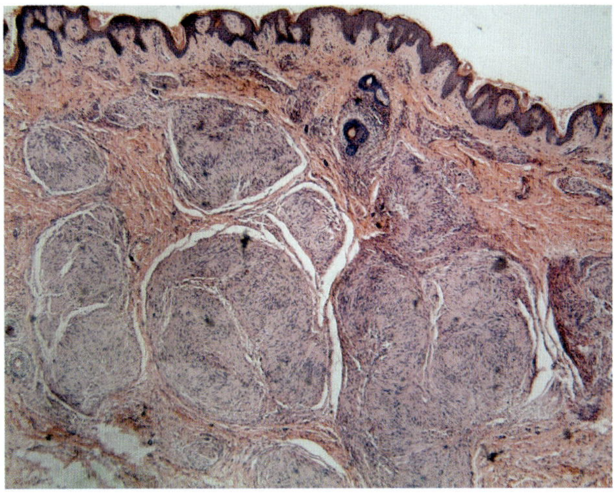

图 27-821 **神经鞘瘤**

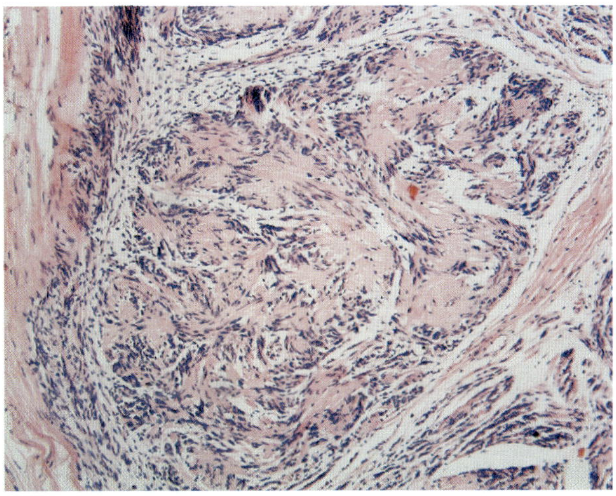

图27-822 **神经鞘瘤** 可见 Antoni A区，即细胞密集区，为含有大量细胞且排列整齐的结构，细胞呈梭形、境界不清，胞核长椭圆形，互相紧密平行排列呈栅栏状或不完全的旋涡状，称 Verocay 小体，具有诊断价值

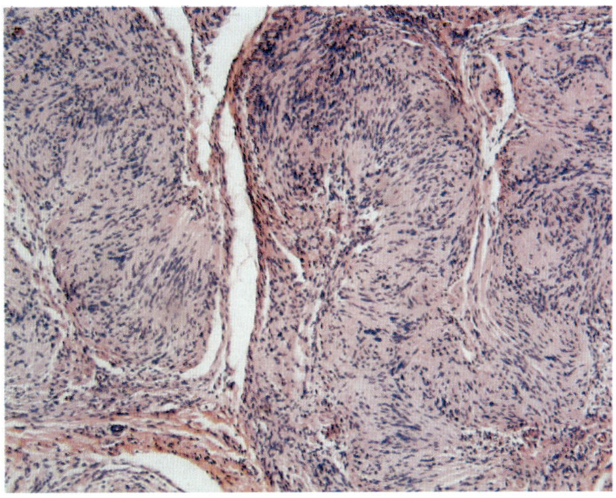

图 27-823 **神经鞘瘤**

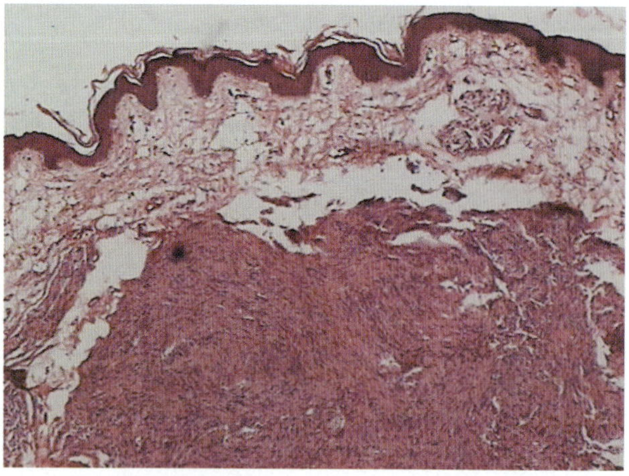

图 27-824　神经鞘瘤

【特殊类型】

1. 细胞型神经鞘瘤　本型罕见，表现为皮下有包膜的大肿块，显微镜下肿瘤富于细胞，主要呈束状结构，与平滑肌瘤很相似，一般不能见到 Verocay 小体。黄瘤细胞和淋巴细胞浸润有时很显著。正常的有丝分裂可见，但无明显坏死和核多形性。本病 S-100 蛋白强阳性，借此可与平滑肌瘤鉴别。

2. 色素细胞型神经鞘瘤　本型罕见，除了神经鞘瘤的特点外，还含有色素细胞。最常发生在脊神经周围，表现于皮肤者少见，相当一部分病例为恶性，但仅仅依靠组织学特征有时很难判定其生物学行为。本病常和 Carney 综合征相关，后者有黏液瘤、点状色素沉着和内分泌腺过度活跃等表现。

3. 丛状神经鞘瘤　本型少见，一般与神经纤维瘤病无关。由 Masson 于 1956 年首先报道，约占神经鞘瘤的 5%。丛状神经鞘瘤多见于表皮，呈丛状或多结节形，深部组织中较少见。像典型的神经鞘瘤一样，本病具有完整的包膜，瘤体主要由Antoni A 区所见瘤细胞组成，排列成短束或交错束状，有时可见核排列成栅栏状或 Verocay 小体。核分裂象极少见，无恶变潜能。注意应与丛状神经纤维瘤鉴别。

4. 古老型神经鞘瘤　该型表现为显著的退行性变，深在且持久存在。表现为核多形性及广泛的囊肿形成、钙化、玻璃样变及出血。核有丝分裂少见。

5. 环层小体神经鞘瘤　本型非常罕见，表现为孤立性结节，常见于四肢远端。组织学特点为有包膜的肿块，由圆形或椭圆形同心圆状层状小体嵌在胶原样梭形细胞基质中组成。

6. 上皮样神经鞘瘤　本型临床罕见。组织结构中除具有典型的神经鞘瘤结构外，可见到瘤体内灶状上皮样细胞巢。

【鉴别诊断】

1. 神经纤维瘤　神经纤维瘤含有各种类型的细胞，无完整的被膜，瘤细胞不呈栅栏状排列。而神经鞘瘤几乎仅由施万细胞构成，可见 Verocay 小体。

2. 栅状包膜性神经瘤　本病肿瘤细胞束内无轴突可资鉴别。

神经鞘黏液瘤

【临床表现】

神经鞘黏液瘤（neurothekeoma）为起源于神经鞘膜的黏液性肿瘤，女性多发。本病特征为在不同程度的黏液瘤性基质中呈现神经鞘细胞增生。可分为经典型及细胞型两型。经典型神经鞘黏液瘤起源于神经外衣细胞，多发生于中年人，主要累及头部和上肢。单个损害为皮肤色或粉红色不规则、非对称性丘疹和结节，质地柔软。细胞型神经鞘黏液瘤组织学来源不清，多见于年轻人，好发于头、颈部。皮损为坚实性，粉红色或红褐色丘疹和结节，直径小于 3cm。典型神经鞘黏液瘤常无自觉症状，部分有痛感。损害为良性，但若切除不完全可复发。

【组织病理】

经典型表现为真皮内界限分明但无包膜的分叶状肿块，可累及皮下组织，呈分叶状或束状，小叶大小不一，小叶内含有丰富的黏液瘤样间质，局限于薄层纤维性包膜内。在黏液样间质内，散在分布梭形、星芒状和多角形细胞，胞浆淡染，细胞无明显异型性，分裂象罕见或缺如。黏液成分为结缔组织型嗜酸性黏多糖，胶体铁染色呈强阳性，用透明质酸处理后则不显色。免疫组化：黏液基质细胞 S-100 和Ⅳ型胶原强阳性，NSE 和 CD57 弱阳性，包膜细胞 EMA 染色阳性。细胞型神经鞘黏液瘤常呈浸润性生长，累及真皮和皮下组织，境界不清。增生的细胞形成束状和巢状结构，呈丛状或分叶状排列，肿瘤细胞主要为上皮样，有丰富的嗜酸性胞浆，胞膜不清楚，核大呈空泡状，核仁明显。少数病例肿瘤由梭形细胞构成，细胞核卵圆形，细胞形成巢状或漩涡状结构，细胞型神经鞘黏液瘤的肿瘤细胞及其核的异型性常较明显，分裂象显著。肿瘤周围纤维可见轻度硬化，黏液样物质少见，或仅存在于细胞巢之间。免疫组化：细胞型没有特异且恒定的免疫表型，波形蛋白常呈阳性。S-100 和 HMB-45 均为阴性。细胞表达多少不等的 PDP9.5、Ⅳ型胶原、NK1/C3 和 CD34，偶尔"经典"区域中 SMA 和 CD57 阳性，两型神经鞘黏液瘤都可以伴有间质纤维化、胶原纤维玻璃变性、灶性慢性炎症细胞浸润以及血管增生，亦有二者在同一病例内相互移行变化的现象。

【鉴别诊断】

1. 浅表血管黏液瘤应与经典型鉴别，前者血管不明显，境界不清，常伴有上皮成分。

2. 黏液性神经纤维瘤的境界不清，且缺乏小叶结构，易与经典型神经鞘黏液瘤鉴别。

3. 黑色素细胞瘤与细胞型神经鞘黏液瘤有相似的生长模式，免疫组化有助于鉴别。

颗粒细胞瘤

【临床表现】

颗粒细胞瘤（granular cell tumor）来自神经嵴外胚层，多见于成人 30~60 岁，女性好发。大多数皮损位于头颈部，尤其是舌，其次是躯干、四肢和外生殖器部位，也可见于内脏系统。发生于皮肤的病变位于真皮或皮下浅层，表现为生长缓慢的单发皮下或黏膜下结节，约 10%为多发性结节，表面通常光滑发亮，有时可形成溃疡，可有压痛或疼痛。恶变极少发生，一般位置较深。本病大多数为良性，恶性颗粒细胞瘤仅占 2%~3%，与良性颗粒细胞瘤组织学形态十分相似，很难区别，但细胞异型明显。

【组织病理】

颗粒细胞瘤体上方皮肤或黏膜呈明显假上皮瘤样增生。肿瘤境界不清，由大的圆形或椭圆形细胞排列成宽带状或巢状生长，中间可被纤维组织分隔。颗粒细胞胞体较大，胞核小而圆，居中，胞浆丰富，含有大量嗜酸性颗粒，边界不清致呈合胞体状（图 26-825，图 26-826）。电镜下显示这些颗粒是自噬溶酶体，故淀粉酶消化的 PAS 染色阳性。肿瘤有向周围神经浸润的倾向。

【免疫组化】

瘤细胞表达神经相关标记（如 NKI-C3、S-100、NSE、MBP 和 CD57），组织细胞相关抗

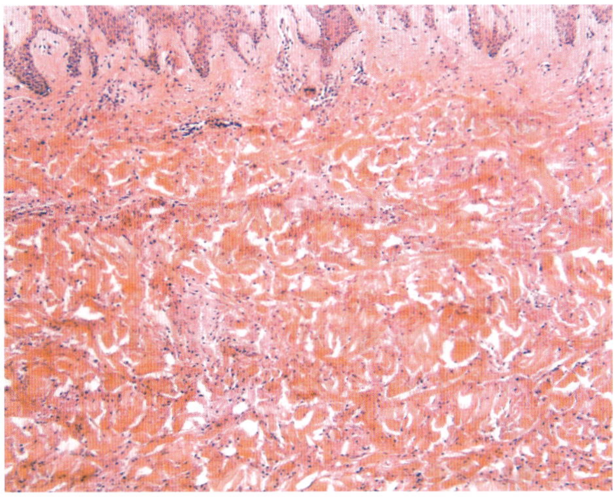

图 26-825　颗粒细胞瘤　瘤细胞散在分布于增生的胶原间

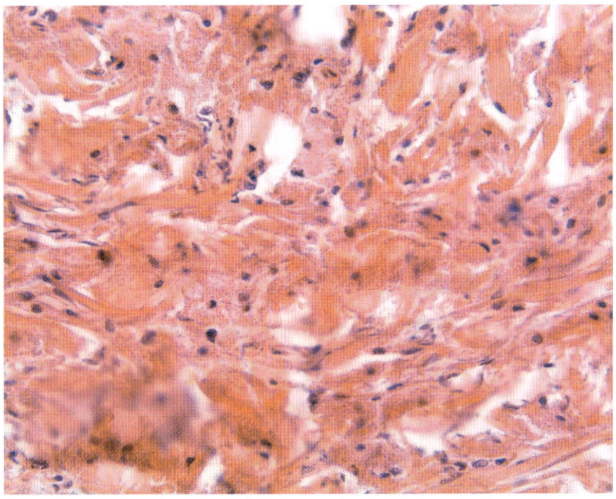

图 26-826　颗粒细胞瘤　瘤细胞胞体较大，呈多边形或椭圆形，胞核小而圆，居中，胞浆丰富，含有大量嗜酸性颗粒

原CD68、波形蛋白也为阳性。NF和GFAP一般为阴性。恶性颗粒细胞瘤的细胞增生相关抗原（Ki-67）标记率较高，p53表达较显著。

【鉴别诊断】

1. 黄瘤的瘤细胞呈泡沫状，脂肪染色阳性。

2. 颗粒细胞瘤发生于舌部、上消化道、呼吸道，外生殖器及肛周黏膜等处，常伴有鳞状上皮的明显增生，甚至呈假上皮瘤样增生，应注意寻找颗粒细胞，以排除鳞状细胞癌。

3. 本病还应与多种具有颗粒细胞表现的肿瘤鉴别，如颗粒型横纹肌瘤、平滑肌瘤、黑色素瘤等。

指趾环层小体神经瘤

【临床表现】

指趾环层小体神经瘤（digital pacinian neurima）是一种罕见但独特的神经瘤。本瘤实质为环层小体的肥大或增生，发病部位与环层小体存在的解剖位置一致，通常在成年人手指外伤后发生，以中指及示指多见，少见于手掌及其他部位，中年女性好发，局部可触及不连续的小结节，疼痛明显。

【组织病理】

组织学表现为在纤维性包裹内有大量环层小体与小的神经纤维，可见环层小体的增大和（或）数目的增加，其环层数可超过20层并伴有相邻神经的束衣与内衣纤维化。

【鉴别诊断】

本病应注意与一些神经鞘来源的肿瘤相鉴别，肿瘤细胞和纤维以同心圆排列的方式在神经鞘来源的肿瘤中多见，如环层小体神经纤维瘤等。

丛状神经瘤

【临床表现】

丛状神经瘤（plexiform neuroma）常发生于20~30岁，男性多见。好发于头皮、面、颈部和舌部，亦可见于躯干及四肢，少数发生于喉腔。损害处弥漫性肿胀，界限不清，以皮下结节为主要症状，可伴疼痛。肿瘤似蠕虫袋状、绳状、蚯蚓状，严重者病变部位肿胀，被覆皮肤松弛、增厚和色素沉者，形成神经瘤性象皮肿。发生于面部时称为巨面症。大多数是不转移而侵袭局部的良性肿瘤，少数肿块大且位置深者易恶变。尤其是发生于头颈颌面部的丛状神经瘤常弥漫生长，浸润性强，造成畸形、多神经受累及骨质破坏等。临床强调早期手术治疗，手术切除不彻底易复发。

【组织病理】

丛状神经瘤由Schwann细胞（施万细胞）、成纤维细胞和外周神经细胞构成，以Schwann细胞增生为主，形成典型的丛状结构。电镜检查可见上述细胞的超微结构。肿瘤主要由很多扭曲、增生、变性或萎缩的神经轴索组成。神经束内也见神经鞘细胞、神经内外膜细胞和胶原纤维，并见水肿和黏液变性。

【免疫组化】

梭形细胞以S-100蛋白阳性为主，波形蛋白、EMA或NF散在阳性。丛状结构内神经轴索NSE或NF阳性。

【鉴别诊断】

1. 丛状神经鞘瘤通常有完整的包膜，丛状结构内以AntoniA区为主。S-100蛋白阳性程度较PNL强，NSE和NF阴性。

2. 丛状纤维组织细胞瘤是纤维组织细胞瘤的一种特殊类型。临床表现为孤立性、生长缓慢、无痛性皮肤结节。组织病理为单核或破骨样多核组织细胞样细胞以及由成纤维细胞构成丛状结构。瘤细胞一般无波浪状核。免疫组化标记S-100蛋白和NSE阴性，CD68阳性。

3. 丛状黄色瘤是非肿瘤样的泡沫状组织细胞反应性病变，形态上出现丛状结构。免疫组化标记丛状结构内的组织细胞CD68阳性，S-100蛋白阴性。

4. 本病还应与创伤性神经瘤和增生性神经炎鉴别，结合病史容易鉴别。

皮肤脑膜瘤

【临床表现】

皮肤脑膜瘤（cutaneous meningioma）又称皮肤砂样瘤（cutaneous psammoma），可见于任何年龄段，主要发生于头皮，偶可见于躯干部位。Lopez等将皮肤脑膜瘤归纳为3型：Ⅰ型为原发性皮肤脑膜瘤，本型罕见，亦称残留性脑膜膨出(rudimentary meningocele)，属于发育性缺陷，大多出生时即有，呈小而硬的纤维性钙化结节，发生于头部、额部，偶见于外听道。Ⅱ型为软组织异位脑膜瘤扩展至皮肤，常发生于头面部感觉器官附近，沿颅神经生长。一般认为是在脑膜异位基础上发生的一种错构瘤。Ⅲ型为颅内脑膜瘤扩展至皮肤者，由颅骨侵蚀，或经颅骨缺陷扩展而来，临床上呈粘连于皮肤的坚实性皮下结节，颅内成分常可导致神经系统症状。后两型多见于成人。

【组织病理】

皮肤脑膜瘤本质是脑膜异位或继发于颅内脑膜瘤，病理上表现为真皮浅层(和) 或深层大量脑膜成分，脑膜瘤细胞胞质丰富、淡染，核大圆，可见斑点状染色质呈空泡状。原发性脑膜瘤还可见同心圆形排列的薄板层状透明的砂瘤小体(psammoma bodies) 及不同程度钙化。电镜下瘤细胞通过散在桥粒联结。

【免疫组化】

肿瘤细胞联合表达波形蛋白和EMA、NSE，CK 及 S-100 因亚型不同有不同程度染色。

【鉴别诊断】

本病应与脑脊膜膨出，脑膨出等鉴别，后者因神经管闭合不全等所致。

(穆　欣)

第八节 黑色素细胞肿瘤

痣细胞痣

痣细胞痣 (nevocytic nevus) 也叫色素痣(nevus pigmentosus)，是由痣细胞组成的良性增生物。本病常见，可发生于不同年龄组，婴儿期少见，随年龄增长而增多，青春期明显，以后可逐渐消退。男女发病率相近。痣细胞是在遗传异常基础上，由神经嵴有缺陷的成色素细胞形成。

【临床表现】

色素痣多发生于青少年，可发生于任何部位，数目显著增多时具有发生恶性黑色素瘤的风险性。可呈斑丘疹、乳头瘤状、疣状、结节或带蒂损害等表现。色素痣大小由几毫米到几厘米，常左右对称，边界清楚，色泽均匀。颜色可为黄、褐或黑色，有些损害如结节和带蒂的表现可无色素或近肤色（图 27-827~图 27-829）。有些损害处可贯穿着短而粗的黑色毛发。先天性色素痣的色素形成早且皮损大，而获得性色素痣的色素产生需一定刺激因素作用，在阳光曝晒、激素、免疫抑制或化疗等因素作用下，痣迅速增大。

痣恶变时，局部常有轻度疼痛、灼热或刺痛。当皮损突然增大，颜色不均匀，境界不规则，边缘处出现卫星灶，有炎症反应、破溃或出血时，应提高警惕。

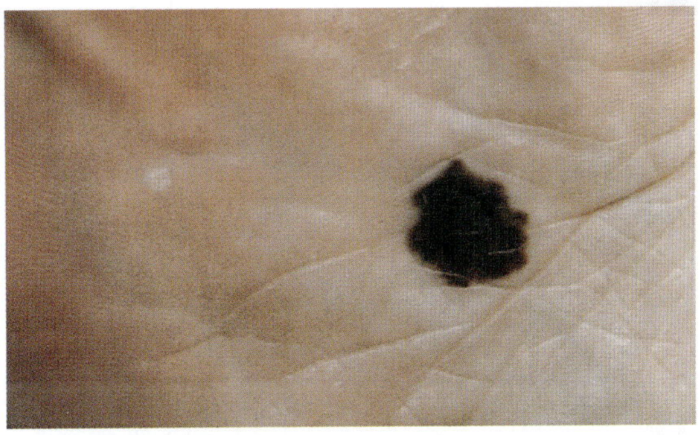

图 27-827　痣细胞痣

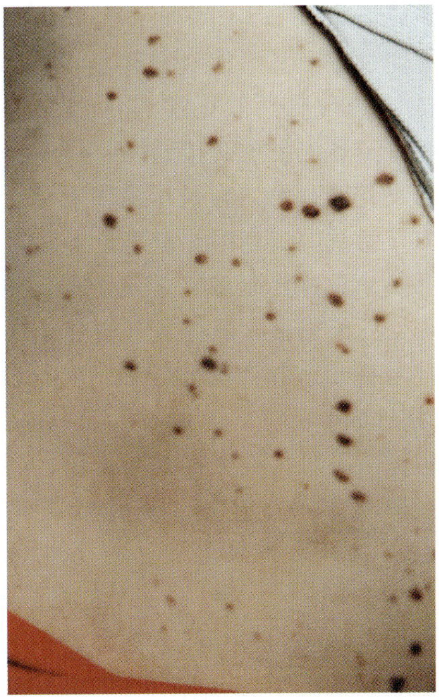

图 27-828　痣细胞痣

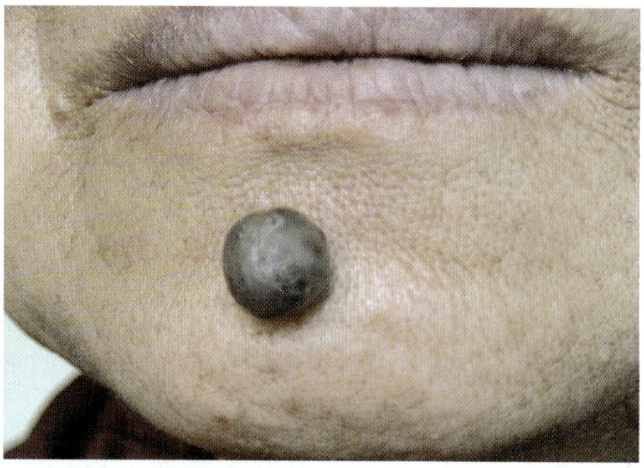

图 27-829　痣细胞痣

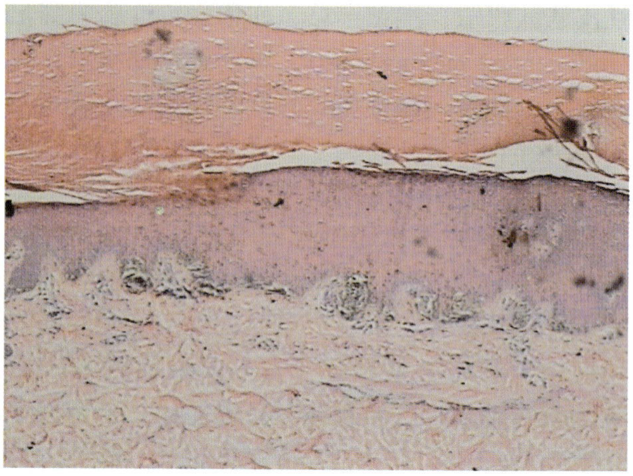

图 27-830　交界痣　表皮突处可见规律巢状痣细胞团，无细胞异性及炎症浸润。

【组织病理】

根据痣细胞存在部位不同，可分为交界痣、复合痣、皮内痣（图 27-830~图 27-845）。

1. 交界痣　痣细胞位于真皮表皮交界处，可同时累及外毛根鞘、皮脂腺或汗腺等，核分裂象罕见，无炎症细胞浸润。

2. 皮内痣　痣细胞位于真皮内。

3. 复合痣　含有交界痣与皮内痣两种成分。

痣细胞与黑色素细胞基本一样，痣细胞内可含有色素，然而其特点为：①聚集呈巢，边界清楚；②痣细胞由表皮向真皮出现“成熟现象”的演变，即自上向下痣细胞由大变小，黑色素逐渐消失，最后退化；③倾向于向神经分化。

在演变过程中，痣细胞的形态可依次分为：

1. 透明痣细胞　似正常黑色素细胞，但略大，一般位于真皮表皮交接处。

2. 上皮样痣细胞　常位于真皮上部，偶或毛囊或汗腺导管壁内，有不等量黑色素。

3. 淋巴细胞样痣细胞　常位于真皮中部，较小，浅表处痣细胞可含黑色素。

4. 纤维样痣细胞　位于真皮下部，呈长梭形。

【鉴别诊断】

本病诊断不难，临床需要与雀斑、脂溢性角化病、色素性基底细胞癌、蓝痣或组织细胞瘤等病鉴别，尤其要排除恶变，与恶性黑色素瘤鉴别。

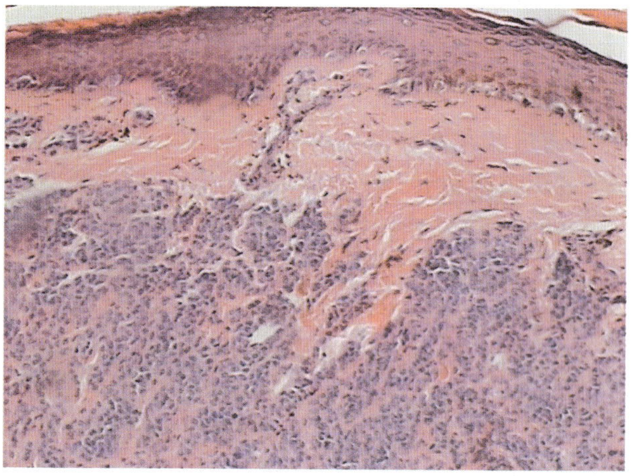

图 27-831　复合痣　同时具有交界痣和皮内痣两种结构特点

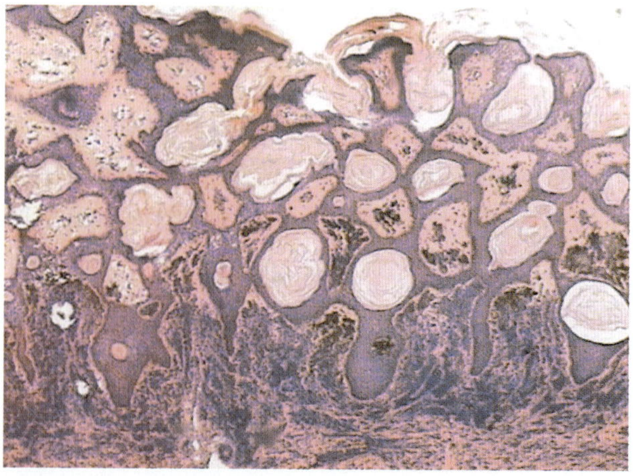

图 27-832　复合痣　表皮呈乳头瘤状

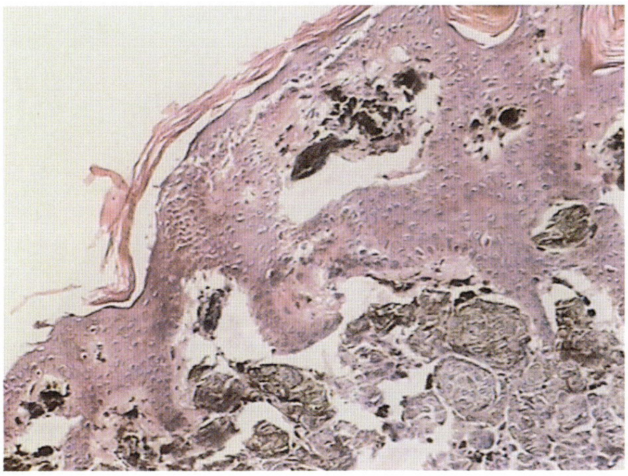

图 27-833　复合痣　同时具有交界痣和皮内痣两种结构特点，含大量黑色素

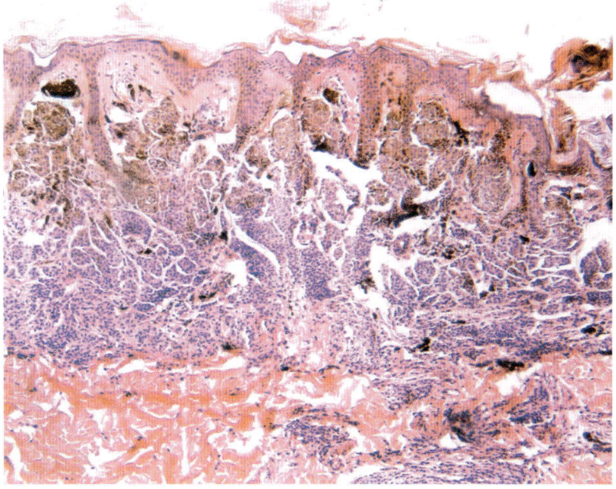

图 27-836　复合痣

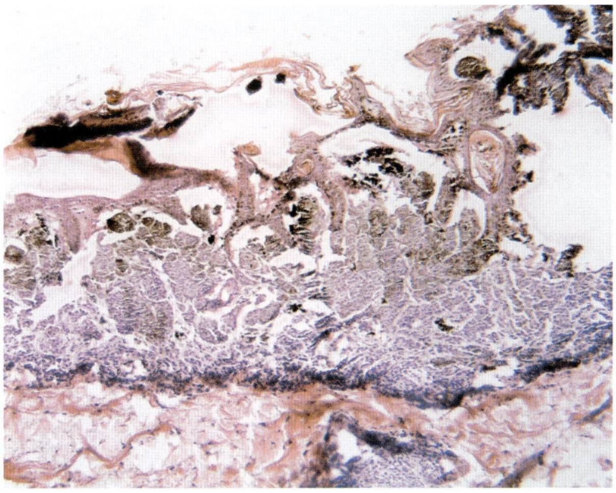

图 27-834　复合痣

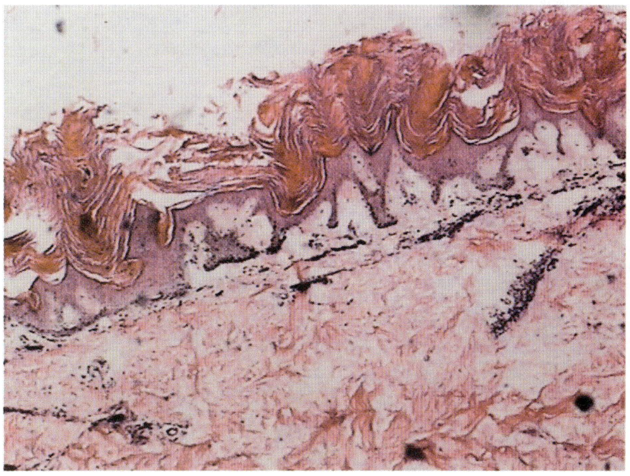

图 27-837　复合痣

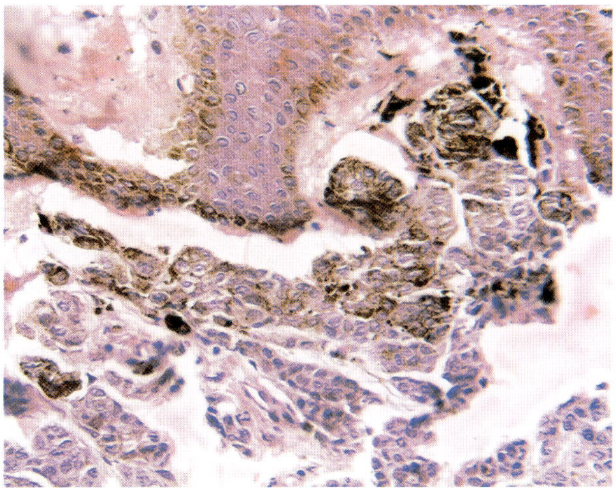

图 27-835　复合痣

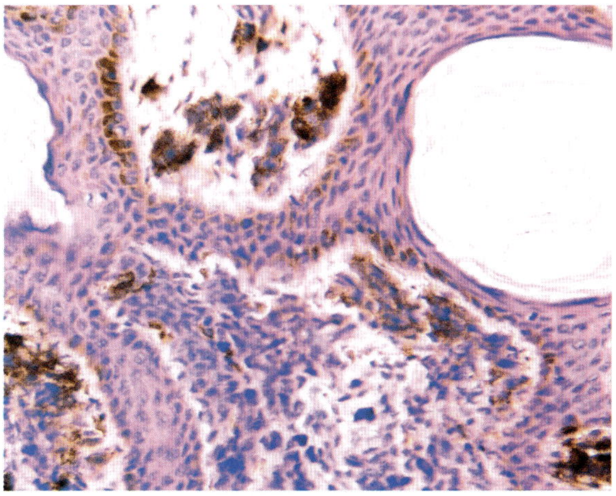

图 27-838　乳头状复合痣

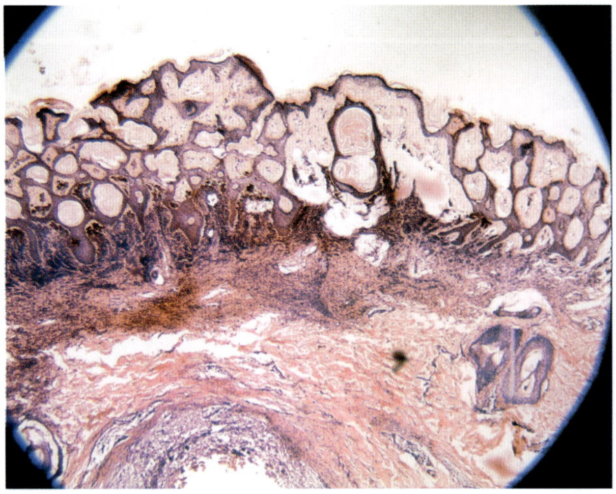

图 27-839　乳头状复合痣

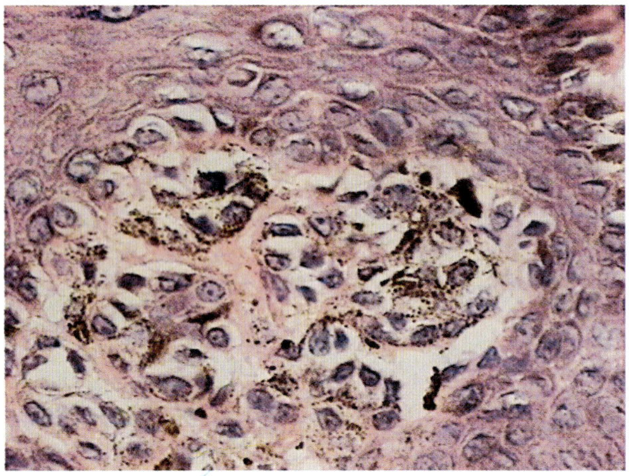

图 27-840　复合痣　呈透明痣细胞，似正常黑色素细胞，但略大，一般位于真皮表皮交接处

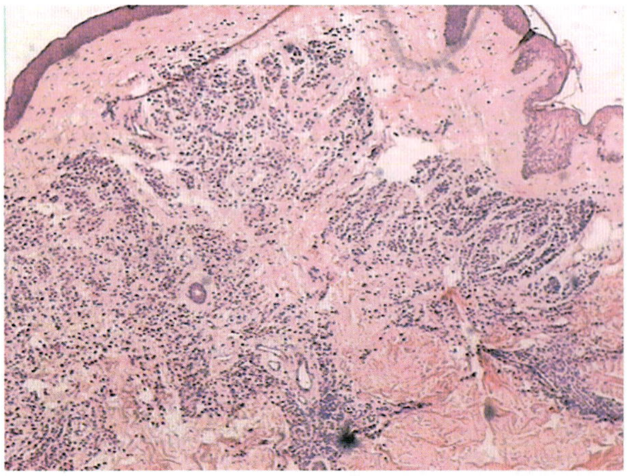

图 27-841　皮内痣　真皮内可见痣细胞成熟现象

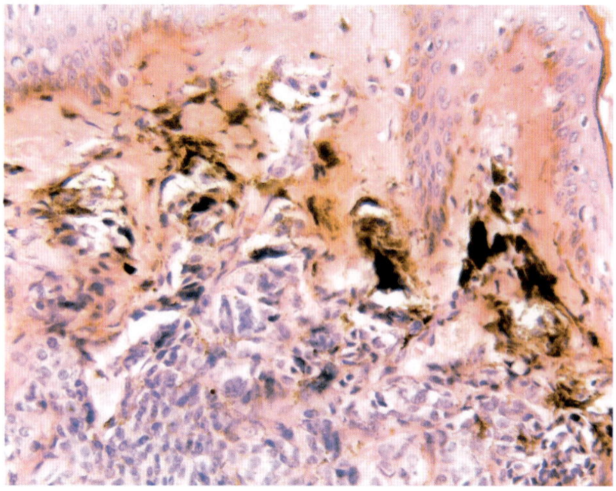

图 27-842　皮内痣

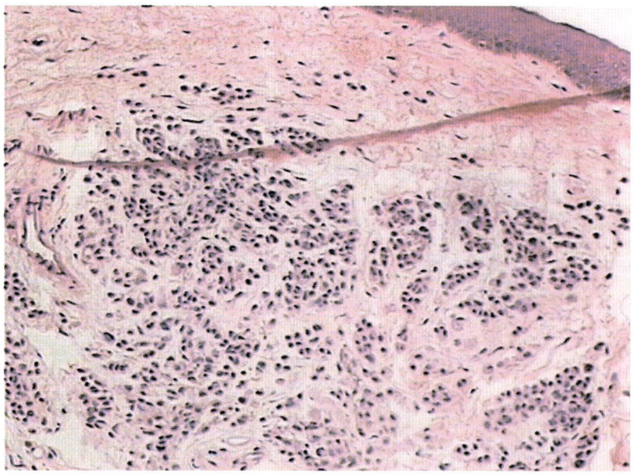

图 27-843　皮内痣　真皮内痣细胞聚集成巢，由上向下表现“成熟现象”

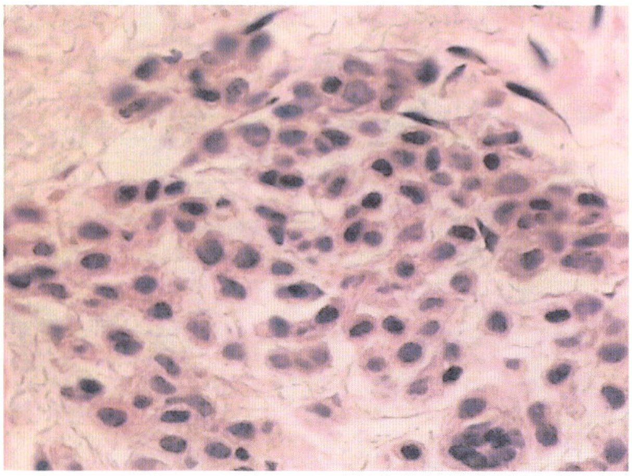

图 7-844　复合痣　上皮样痣细胞，常位于真皮上部，呈扁平上皮样，有不等量黑色素

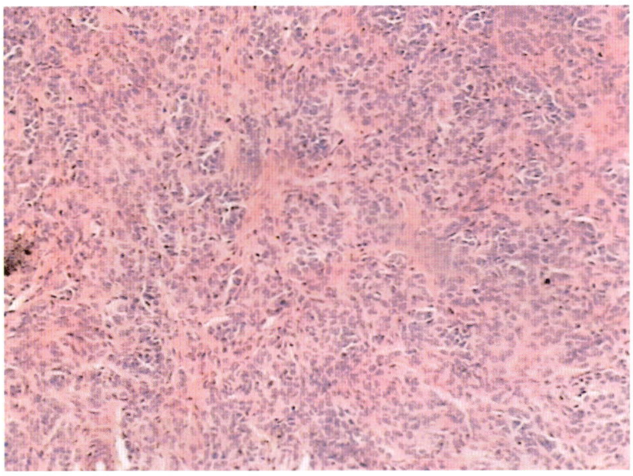

图 27-845　**复合痣**　淋巴细胞样痣细胞，常位于真皮中部，较小，浅表处痣细胞可含黑色素

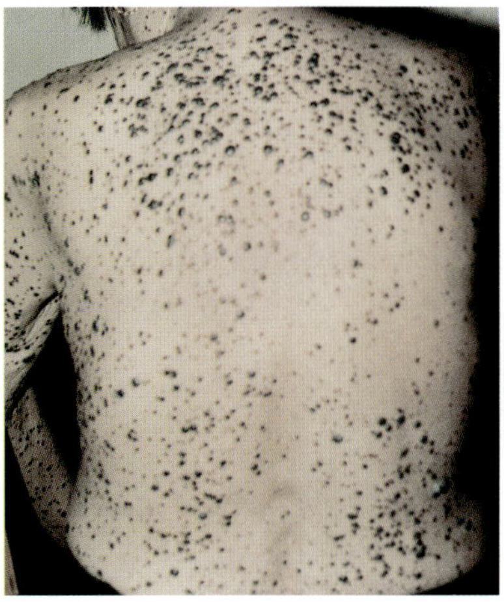

图 27-846　**气球状细胞痣**

气球状细胞痣

气球状细胞痣（balloon cell nevus）由组织学特征命名，是痣细胞痣的特殊类型。

【临床表现】

本病极少见，多发生于 30 岁以下青年，但也可见于中老年人。损害为单个淡棕色、稍隆起的丘疹，质软，直径很少超过 5mm。常发生于头、颈、躯干、上肢和足部（图 27-846，图 27-847）。

【组织病理】

本病为皮内痣和复合痣，内有所谓“气球状细胞”，细胞较痣细胞大，直径 20~40μm，胞质呈空泡状或细颗粒状，胞核一致，小而圆，常位于细胞中央。“气球状细胞”系痣细胞内黑色素体进行性增大，空泡变性所致，对脂质、糖原或黏多糖染色均呈阴性反应，对 S-100 蛋白染色呈阳性反应。痣细胞一般位于病变周边，也可与气球状细胞混杂在一起，并可见两种细胞间过渡形式。只有当气球状细胞占黑色素细胞的绝大部分甚至全部时，才称为气球状细胞痣（图 27-848，图 27-849）。

【鉴别诊断】

1. 气球状细胞黑色素瘤的瘤细胞明显不典型，核丝分裂象多见。

2. 气球状细胞痣的气球状细胞对 S-100 蛋白染色呈阳性反应，这可与透明细胞肿瘤相鉴别。

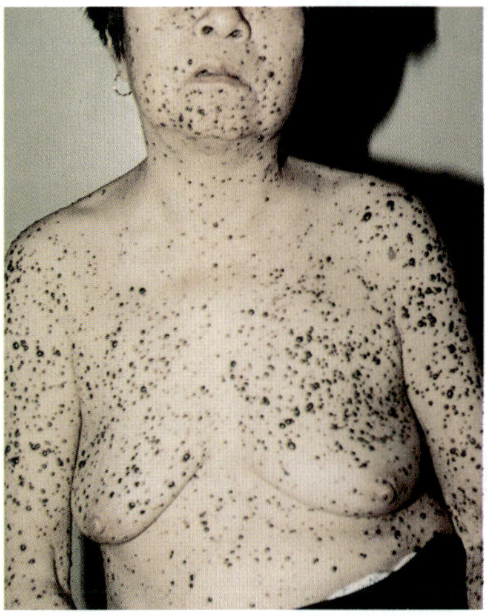

图 27-847　**气球状细胞痣**

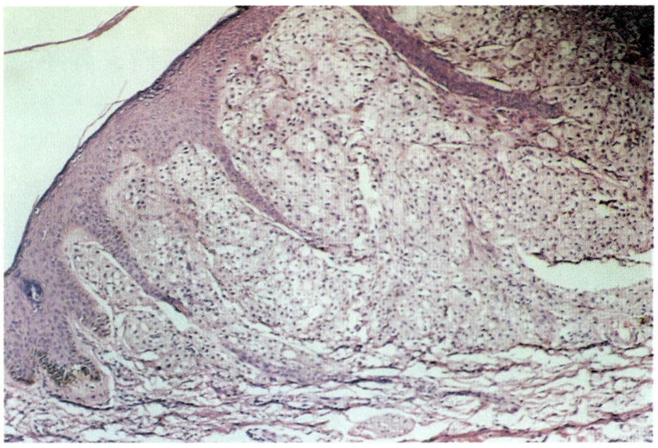

图 27-848　**气球状细胞痣**　“气球状细胞”较痣细胞大，胞质呈空泡状或细颗粒状，胞核一致，小而圆，常位于细胞中央

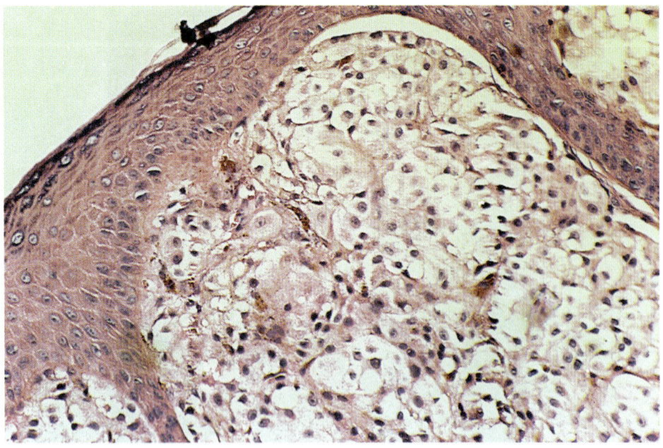

图 27-849　气球状细胞痣　上图高倍镜下表现

先天性巨型色素痣

先天性巨型色素痣（giant congenital melanocytic nevus）是一种特殊类型的先天性痣细胞痣，不遗传。

【临床表现】

出生时即有。儿童期后更明显，以后可不再增长，颜色也可能变淡。损害覆盖整个头皮、肩部、肢体或躯干的大部分，颜色较深，常呈棕黑或黑色，有浸润感，高出皮面，表面有小乳头状结节或呈疣状增生，常有毛发，较正常粗、黑且多，外围可见散在的卫星状损害（图 27-850~图 27-862）。

发生于背部脊椎部可伴发脊柱裂或脑膜突出；发生于头皮者，表面有脑回状纹，称为巨型脑回状痣，可伴发原发性软脑膜黑色素细胞瘤，患者可表现为癫痫、智力迟钝和其他局限性神经功能异常表现。其他尚可并发咖啡斑、纤维瘤、脂肪瘤或神经纤维瘤等。

10%~13%患者可发生恶性黑色素瘤，各年龄均可发生。

【组织病理】

可有 3 种成分混合，但常以一种成分为主：①复合痣或皮内痣；②神经痣，有神经样管和痣小体；③蓝痣，少见，常为次要成分，但少数可居主要成分。

发生黑色素瘤恶变者常起源于真表皮交界处，但少数也可从真皮发生，后者多由类似淋巴母细胞的未分化细胞组成，无或极少含黑色素。

真皮表皮交界处和真皮上层 1%~2%的细胞核表达 Ki-67。超过 70%的痣细胞胞浆Bcl-2 强表达。

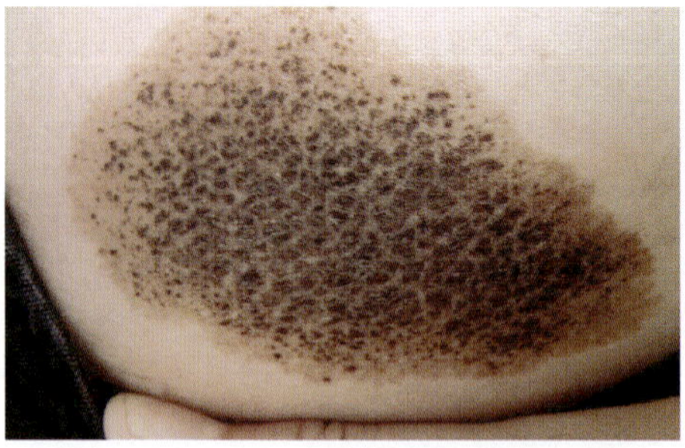

图 27-850　发生于臀部的先天性巨型色素痣

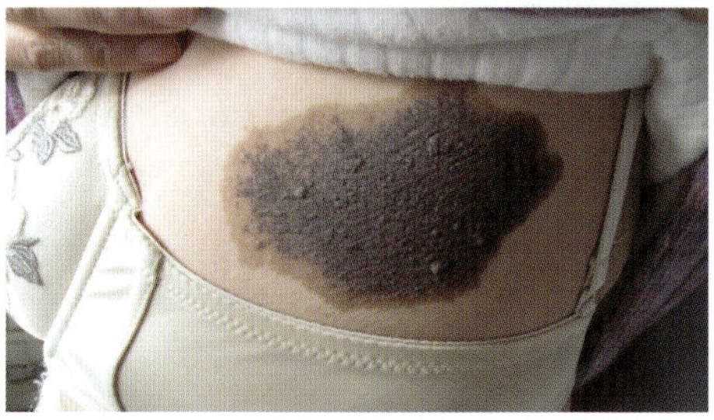

图 27-851　先天性巨型色素痣

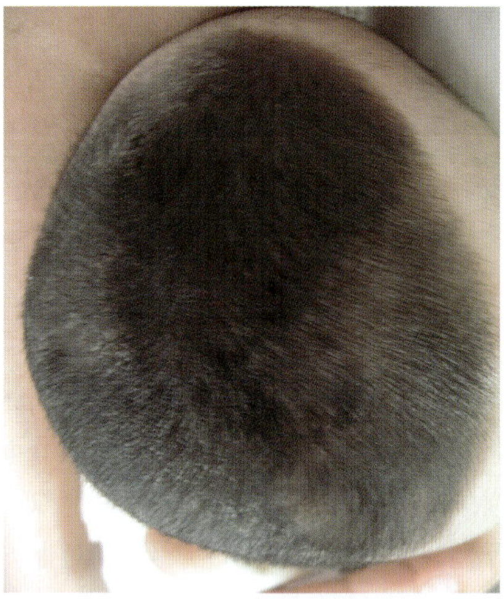

图 27-852　先天性巨型色素痣

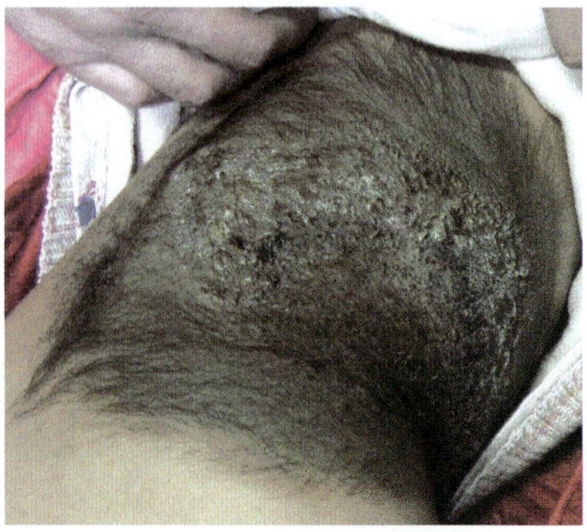

图 27-853　先天性巨型色素痣

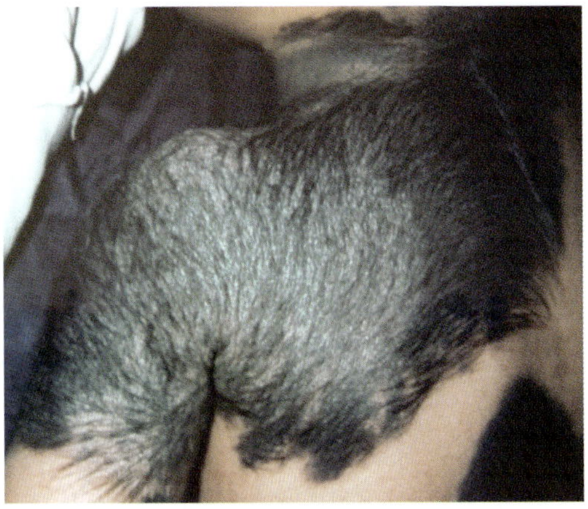
图 27-854　先天性巨型色素痣

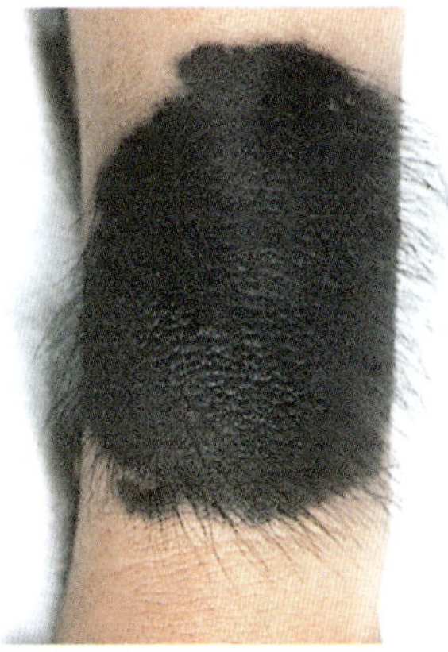
图 27-855　先天性巨型色素痣

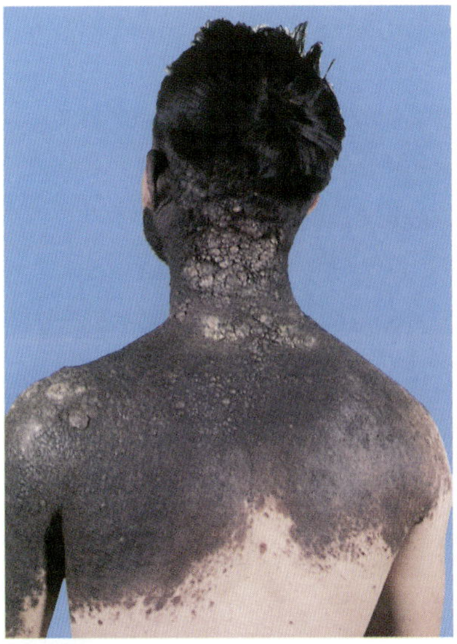
图 27-856　先天性巨型色素痣

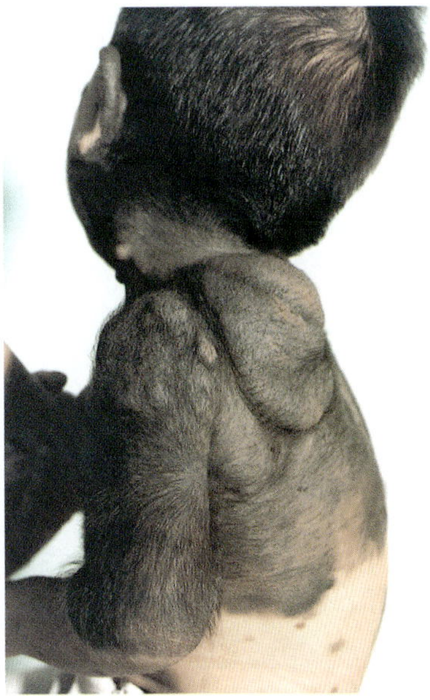
图 27-857　先天性巨型色素痣

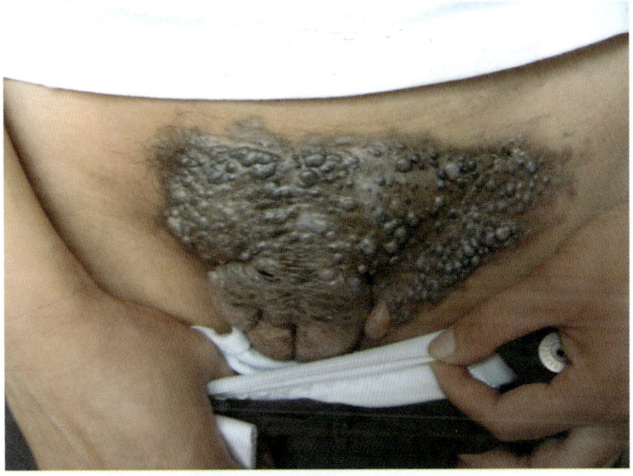
图 27-858　先天性巨型色素痣

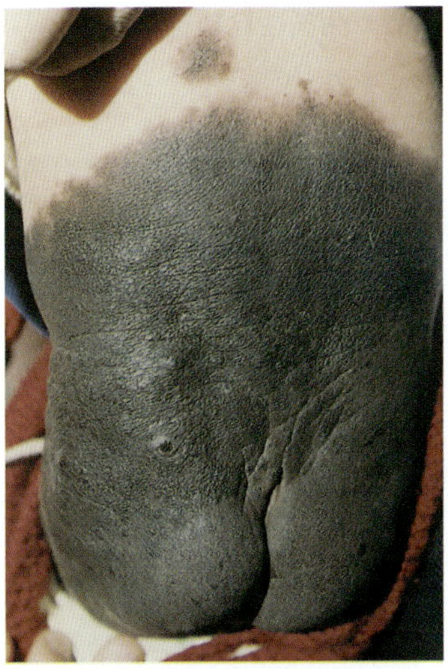
图 27-859　先天性巨型色素痣

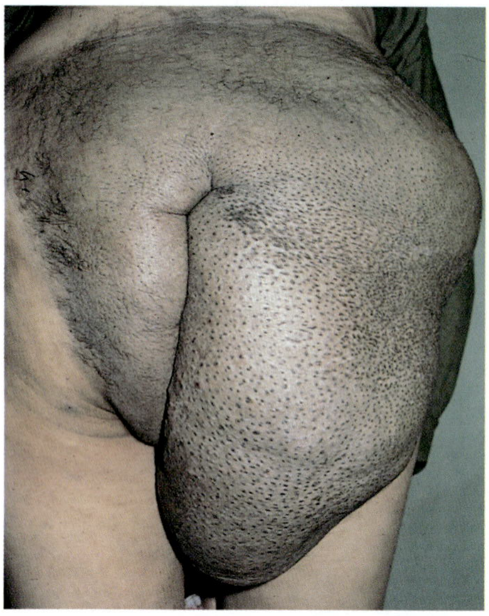

图 27-860　先天性巨型色素痣

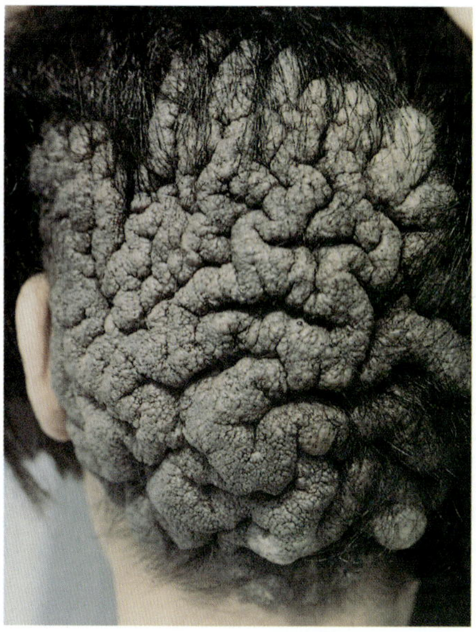

图 27-861　先天性巨型色素痣

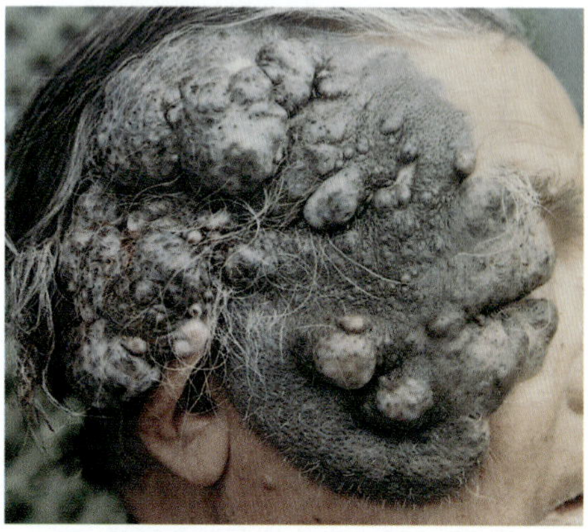

图 27-862　先天性巨型色素痣

晕　痣

晕痣（halo nevus）系指痣细胞周围出现脱色素晕，以后中央色素痣消退。

【临床表现】

好发于青年人背部，常为单个，也可多发，可持续数月或数年，最后大多可消退，但可复发。皮损为在黑色素细胞痣周围绕以圈状脱色区或晕（图 27-863~图 27-866）。偶示炎症现象，如红斑或结痂，经数月后可自行消退。

本病主要与白癜风发生有一定相关性，此外，还可见于白发症、Vogt-Koyanagi-Harada 综合征、恶性贫血、有恶性黑色素瘤家族史的个人、发育不良痣及眼黑色素瘤等病。

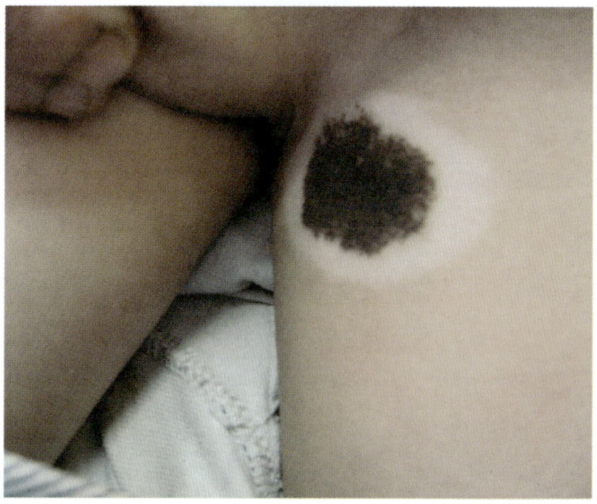

图 27-863　晕痣　在黑色素细胞痣周围绕以圈状脱色区或晕，境界清楚

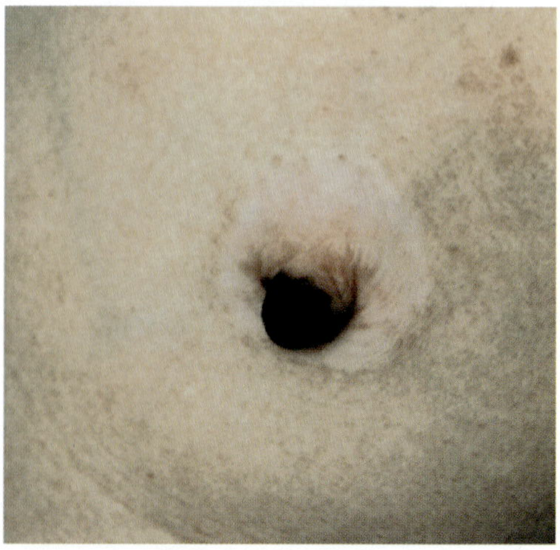

图 27-864　晕痣

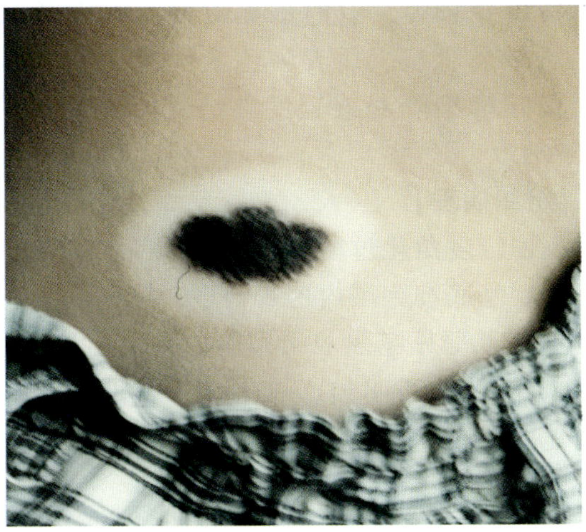

图 27-865　晕痣

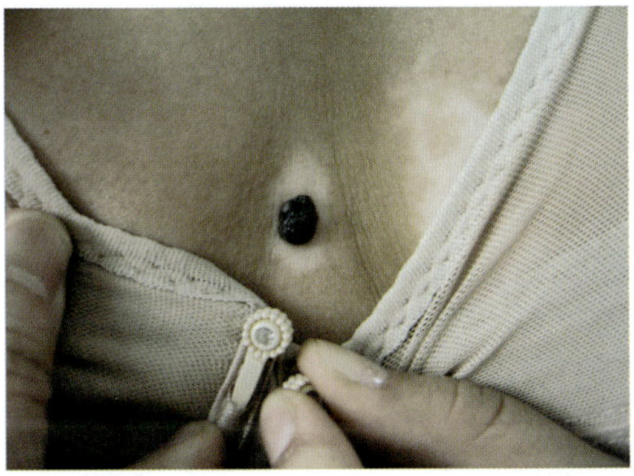

图 27-866　晕痣

【组织病理】

通常为复合痣，早期真皮浅层或交界处大量痣细胞巢周围可见致密淋巴样细胞浸润，少数为含有色素的巨噬细胞（图 27-867，图 27-868）。晚期痣细胞逐渐减少，炎症细胞也消失。脱色晕处表皮早期即见黑色素细胞减少或消失，痣上方表皮内的黑色素和多巴阳性黑色素细胞消失较慢。

在炎症细胞浸润非常致密以致掩盖皮损特性的情况下，免疫组织化学染色 S-100 蛋白阳性则提示痣细胞的存在。

【鉴别诊断】

典型晕痣临床较易诊断。

早期晕痣应与恶性黑色素瘤鉴别：组织病理上痣细胞巢常限于真皮浅层，炎症细胞较明显，且弥漫分布于整个病变处，不像恶性黑色素瘤那样密集于病变周围。

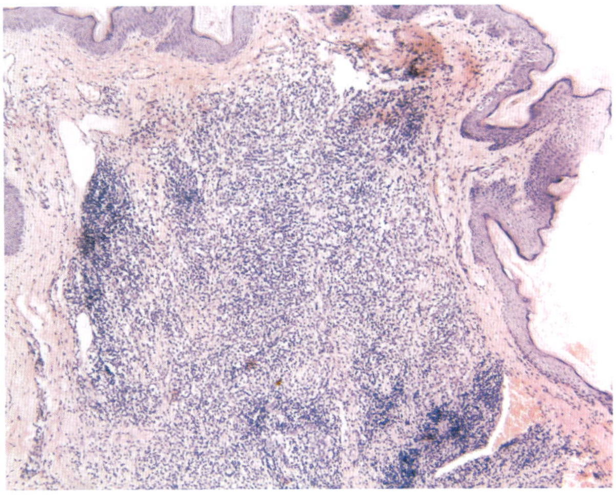

图 27-867　晕痣　痣细胞巢周见致密炎症细胞浸润

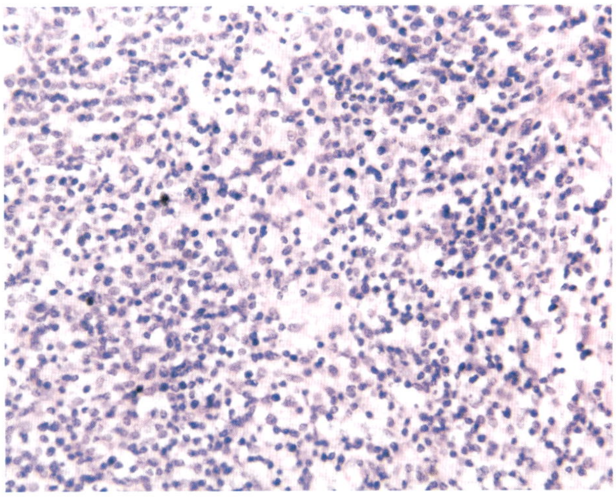

图 27-868　晕痣　上图放大

发育不良痣

发育不良痣（dysplastic nevus）又称 B-K 痣，Clark 痣。本病与恶性黑色素瘤的发生存在一定的关系，倾向于家族发病。

【临床表现】

儿童期出现。损害发生于体表任何部位，但最常见于躯干，其次为肢体、面部。损害单发或多发，通常较痣细胞痣大，直径 5~15 mm，呈淡褐色、淡红色，颜色深浅不均，中央常高起，无毛，边缘不规则或不清楚（图 27-869）。损害多发时，有发展为恶性黑色素瘤的倾向。

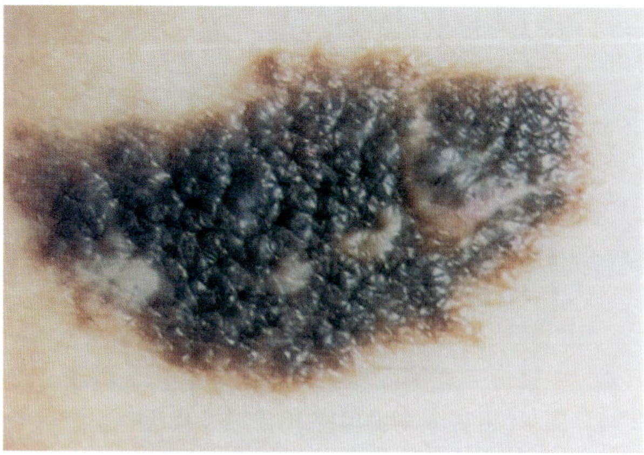

图 27-869　发育不良痣　通常较痣细胞痣大，呈淡褐色，颜色深浅不均，边缘不规则

【组织病理】

细胞学特点：黑色素细胞的核大而深染，具多形性和不规则性，或核仁明显，但不见分裂象。

组织构型有：①表皮内痣细胞呈雀斑痣样增生为主要特点，绝大多数为复合痣型，少数为交界痣；②如果为复合痣型，则边缘交界处黑色素细胞扩展超越中央真皮内痣细胞的范围；③表皮突延长，黑色素细胞增多，排列成单个细胞和巢状，其长轴与表皮平行，在相邻表皮突间成桥状；④表皮棘细胞层中部或上部可见黑色素细胞，多呈巢状；⑤常有轻度至中度炎症细胞浸润；⑥在表皮突周围绕有粗而宽的胶原带。

本病组织病理易与早期恶性黑色素瘤混淆，因此本病组织构型较细胞学的特点更为重要。

免疫组化提示，S-100 蛋白阳性，HMB-45 仅在表皮黑色素细胞和真皮乳头层细胞中表达。

发育不良痣中血管内皮生长因子 A（vascular endothelial growth factor A，VEGF-A）表达升高提示恶化的可能。

贝克痣

贝克痣（Becker nevus）又称 Becker 色素性毛痣。

【临床表现】

本病好发于 10~20 岁男性肩部或胸部的一侧。损害为色素增生性斑片，一般单发，边缘清楚而不规则，偶或多发，亦可融合成网状，斑片上毛发出现较晚，有时则无毛发，本病可伴发立毛肌平滑肌瘤。后者为色素性斑片上呈现毛囊周围丘疹型隆起或轻度硬结（图 27-870~图 27-876）。

【组织病理】

表皮轻度角化过度和棘层肥厚，表皮突不规则下延，基底细胞层内色素增多，黑色素细胞增多，真皮上部见噬黑色素细胞，毛发结构正常。（图 27-877~图 27-880）。如伴发平滑肌瘤，则真皮内平滑肌纤维明显增多，肌纤维束增粗，排列不规则。

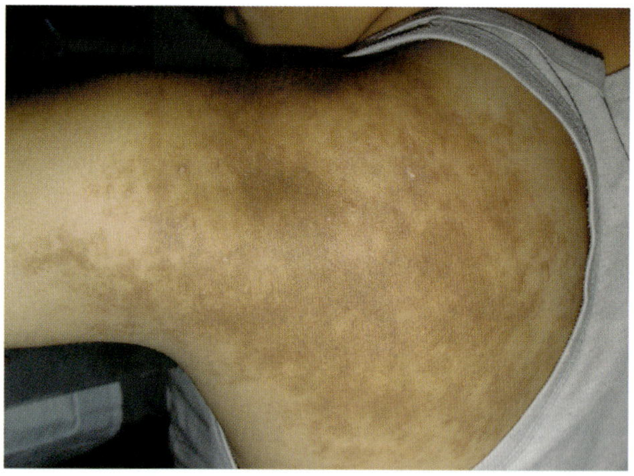

图 27-870　Becker 痣

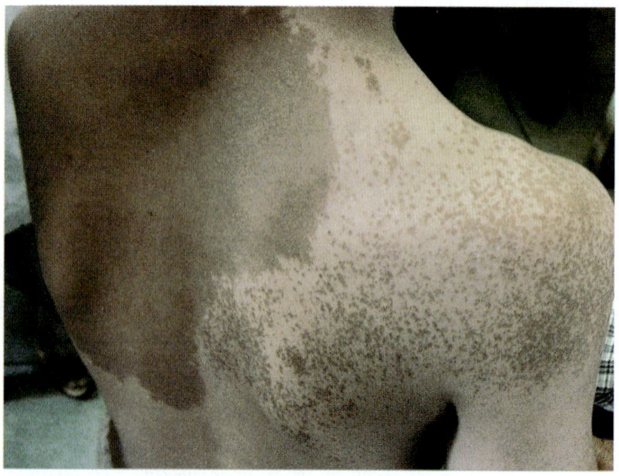

图 27-871　Becker 痣

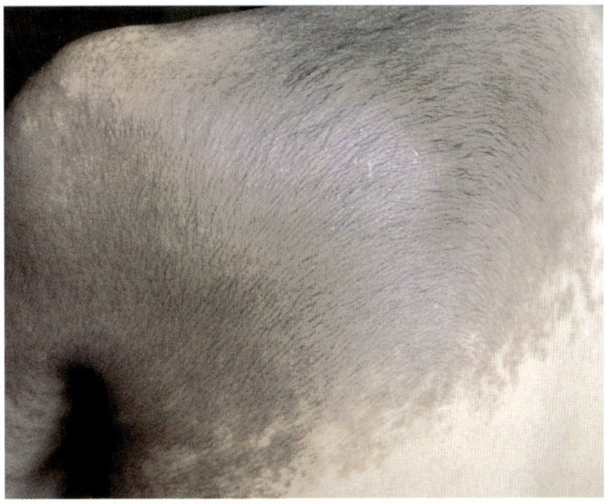

图 27-872　Becker 痣

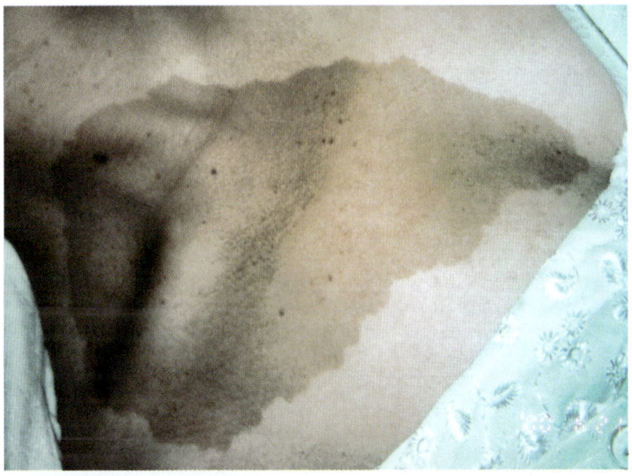

图 27-873　Becker 痣

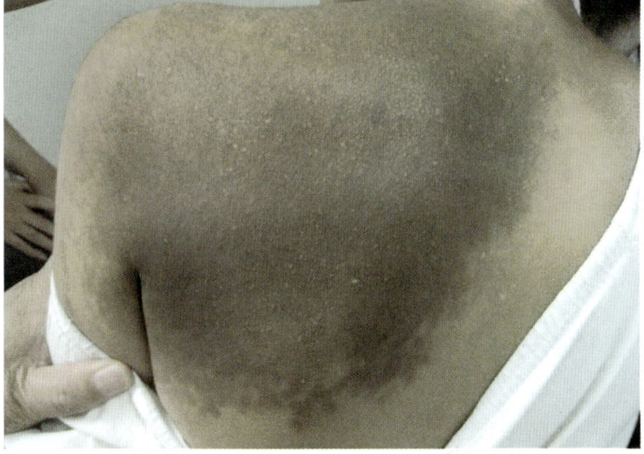

图 27-874　Becker 痣

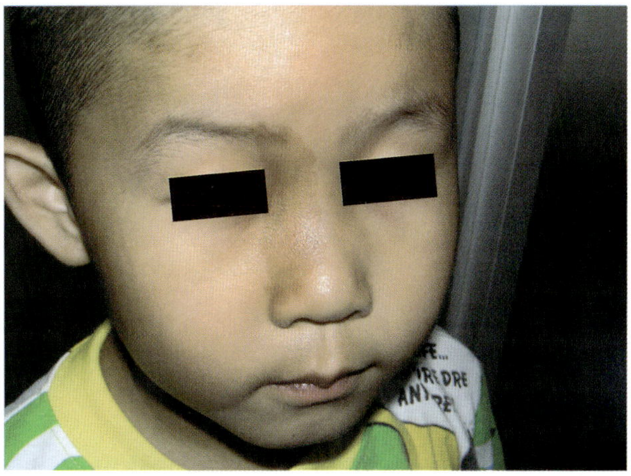

图 27-875　Becker 痣

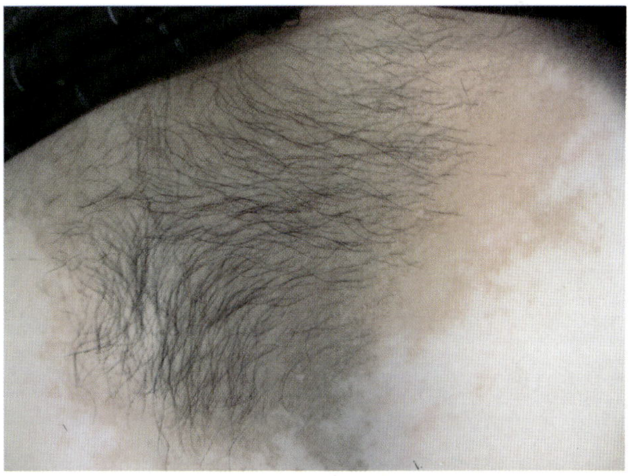

图 27-876　Becker 痣

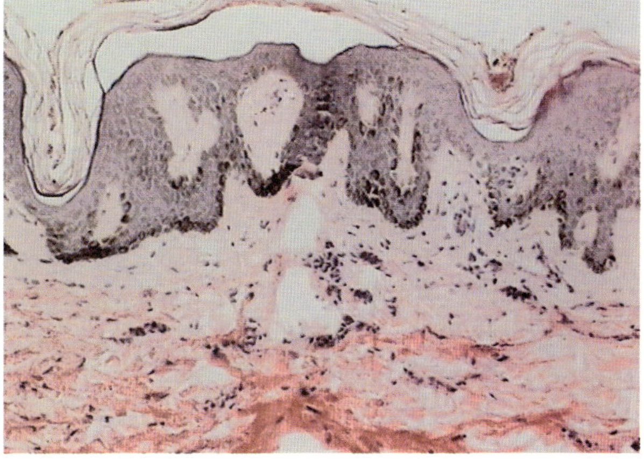

图 27-877　Becker 痣　表皮突不规则下延，基底细胞层内黑色素增多，真皮上部见噬黑色素细胞

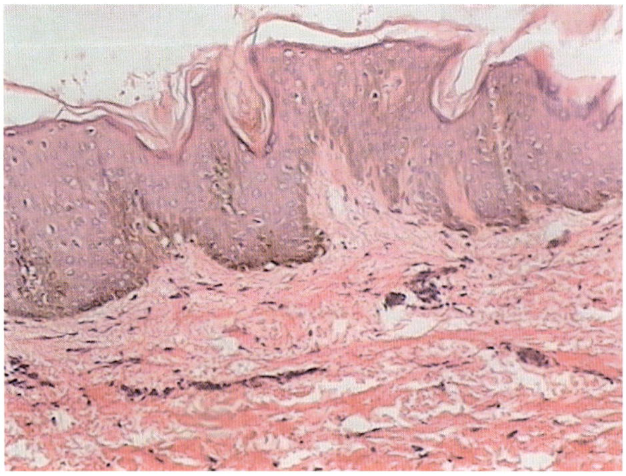

图 27-878 Becker 痣 表皮角化过度和棘层肥厚，乳头瘤状，基底细胞层内色素增多

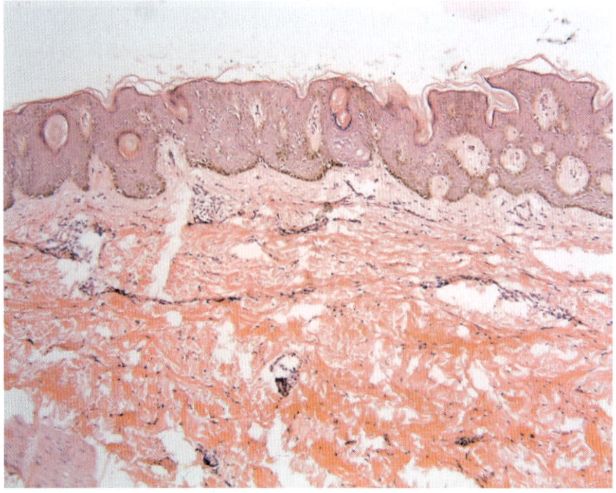

图 27-879 Becker 痣

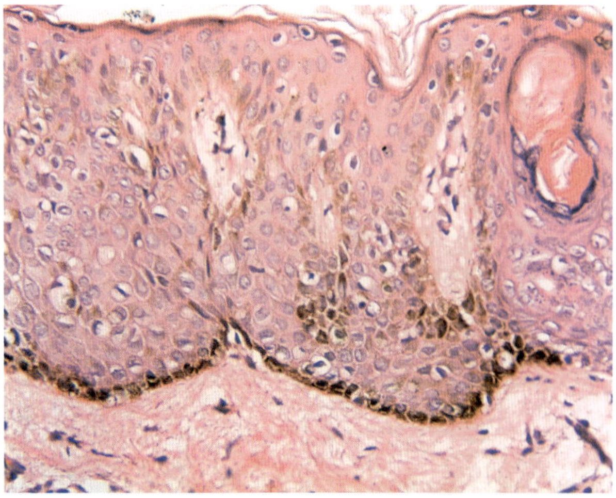

图 27-880 Becker 痣 毛囊角栓，表皮棘细胞层及基底层色素增多

斯波茨痣

斯皮茨痣（Spitz nevus）又称良性幼年黑色素瘤（benign juvenile melanoma）、梭形与上皮样细胞痣（spindle and epithelioid nevus），为复合痣的异型。

【临床表现】

较少见，通常见于儿童，约 15%见于青少年和成人，无性别差异。好发于面部，尤其是颊部、耳部和四肢，其他部位亦可发生。损害为单个坚实结节，呈淡红色、红色或棕红褐色，顶圆，表面光滑、无毛、或略呈疣状或乳头状，高出皮面。开始生长较快，一般直径为数毫米，以后可达 1~2cm，轻微外伤可引起出血和结痂，但很少破溃（图 27-881~图 27-883）。

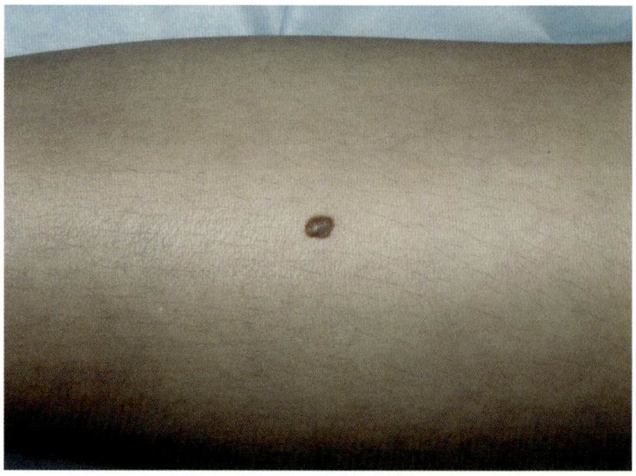

图 27-881 发生于下肢的 Spitz 痣 损害为单个坚实结节，呈淡红色，顶圆，表面光滑

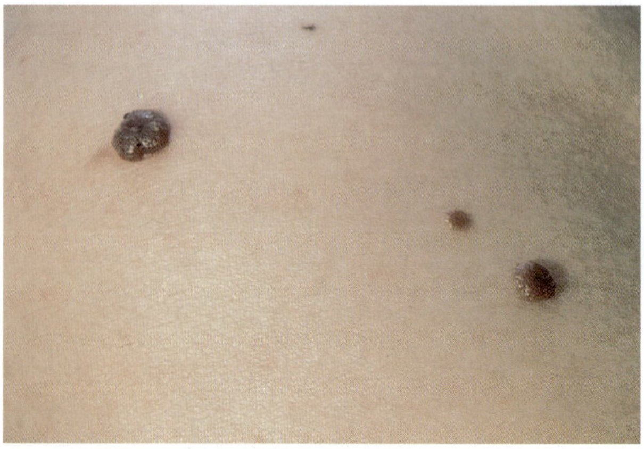

图 27-882 Spitz 痣

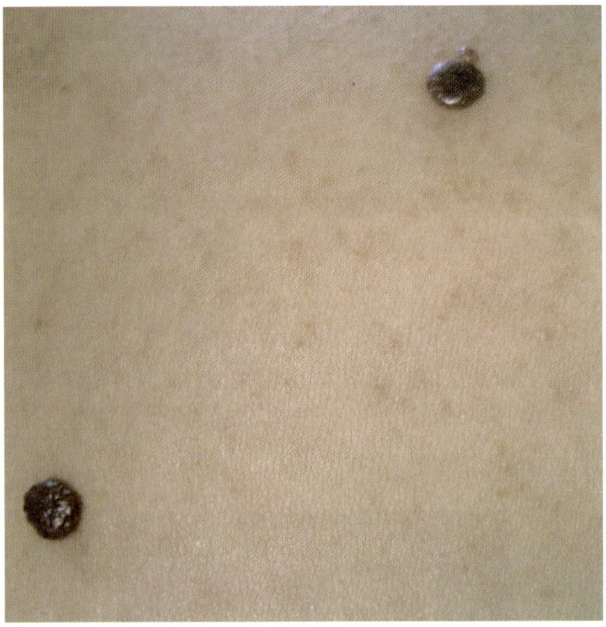

图 27-883 Spitz 痣

【组织病理】

多数为复合痣，也可为皮内痣和交界痣。痣细胞有两型，梭形痣细胞和上皮样痣细胞，常以一种痣细胞为主。

梭形痣细胞呈长梭形，胞质成原纤维状，核呈椭圆形或圆形，核仁较大，界限清楚，偶有双核或多核，有时核大深染，可见多少不等的正常核分裂象，排列成束，疏松，或呈涡纹状，常与表皮垂直。

上皮样痣细胞大而呈多边形，胞质丰富，质地均匀或细颗粒状，核大深染，有丝分裂象少见。痣细胞大都排列成巢，巢的大小和形状较为一致，组织切片上常可见人工裂隙，具有黑色素细胞痣的成熟现象（图 27-884~图 27-886）。

表皮多增生，真皮乳头上方表皮基底细胞层内出现类似胶样小体的较大的红色小体，称为 Kamino 小体，对 PAS 反应可呈阳性。真皮上部水肿，毛细血管扩张，有明显炎症细胞浸润，主要为淋巴细胞和组织细胞，呈片状分布。

Spitz 痣有时可弥漫性纤维化，称为纤维组织增生性 Spitz 痣。

Spitz 痣细胞可表达 NKI/C3、Melan-A（MART-1）和 S-100 蛋白，HMB-45 的结果不一致。

增殖细胞核抗原（PCNA）的表达微弱，而在黑色素瘤中该抗原表达强烈并弥散。Spitz 痣中只有 2%~3%的细胞表达 Ki-67，而在黑色素瘤中有近 15%甚至更多的细胞是阳性。P53 蛋白偶尔在Spitz 痣中可检测到。P27 的表达在 Spitz 痣中明显高于黑色素瘤。CD117 在 Spitz 痣和黑色素瘤中的表达相当。在一项研究中，56%的 Spitz 痣样黑色素瘤表达 CD99，而只有 5%的 Spitz 痣表达 CD99。

S-100 蛋白、Melan-A（MART-1）和CD68 可以用来鉴别上皮样 Spitz 痣和上皮样组织细胞瘤，后者 CD68 阳性。

【鉴别诊断】

本病与结节性恶性黑色素瘤鉴别困难。如存在以下表现，倾向于恶性黑色素瘤诊断：①不典型核分裂象；②瘤细胞明显向上面的表皮扩展；③单核瘤细胞核染色质过多。

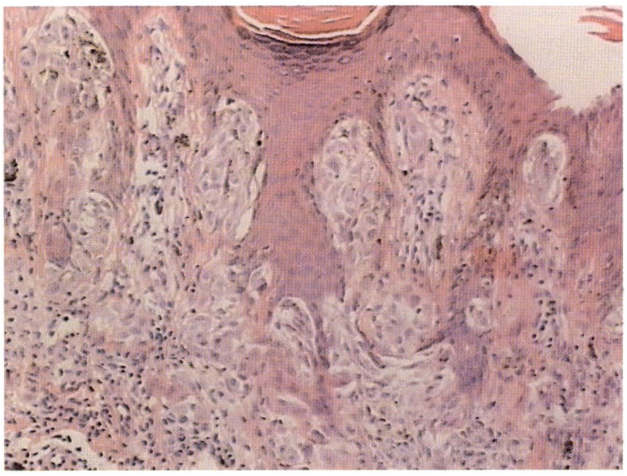

图 27-884 Spitz 痣 表皮增生，表皮突不规则下延，真皮乳头上皮样痣细胞排列成巢

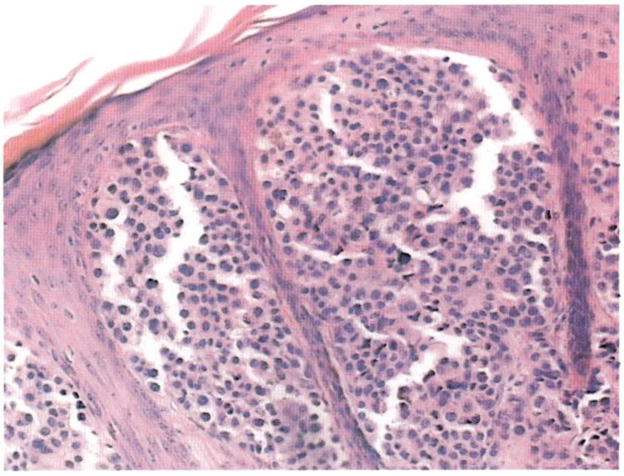

图 27-885 Spitz 痣 表皮突下延，真皮乳头上皮样痣细胞排列成巢，可见人工裂隙

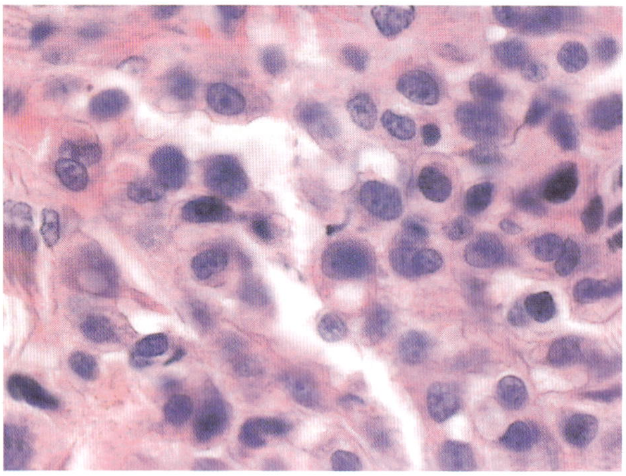

图 27-886 Spitz 痣 上皮样细胞大而呈多边形，胞质丰富、质地均匀或细颗粒状，核大深染

黑色素棘皮瘤

黑色素棘皮瘤（melanoacanthoma）又称非痣样良性黑色素上皮瘤，系良性肿瘤，罕见。

【临床表现】

多见于老人，好发于头皮与颈部，也可见于躯干和四肢。损害为单个，直径 0.4~10cm，呈棕暗褐色或黑色，乳头瘤样增长。

【组织病理】

表皮显著增厚，主要由基底样细胞、棘细胞及内含大量黑色素的细胞组成（图 27-887）。

【鉴别诊断】

根据组织病理不同与临床表现差异可与脂溢性角化病、色素性基底细胞癌、恶性黑色素瘤或痣细胞鉴别。

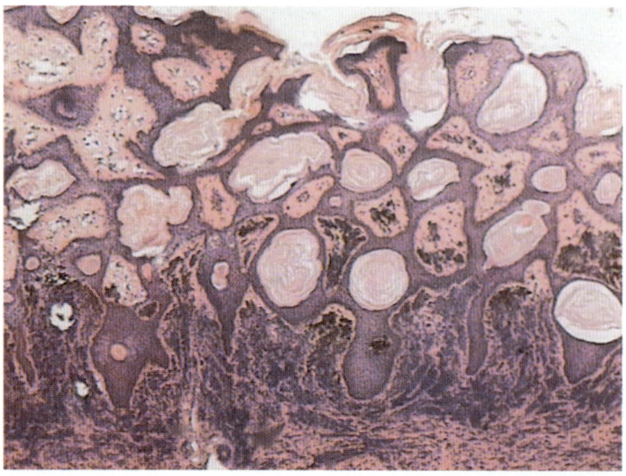

图 27-887 黑色素棘皮瘤 表皮增厚呈乳头瘤样增生，主要由基底样细胞、棘细胞及内含大量黑色素的细胞组成

雀 斑

【临床表现】

雀斑（freckles）系常染色体显性遗传，儿童期发生，随年龄增长逐渐增多，呈小的褐色斑，散在分布，主要见于曝光部位，日晒后颜色加深（图 27-888）。

【组织病理】

表皮基底层色素增多，色素细胞体积增大，对多巴反应增强，但数目正常或减少，表皮突不延长。真皮乳头内偶见噬黑色素细胞。

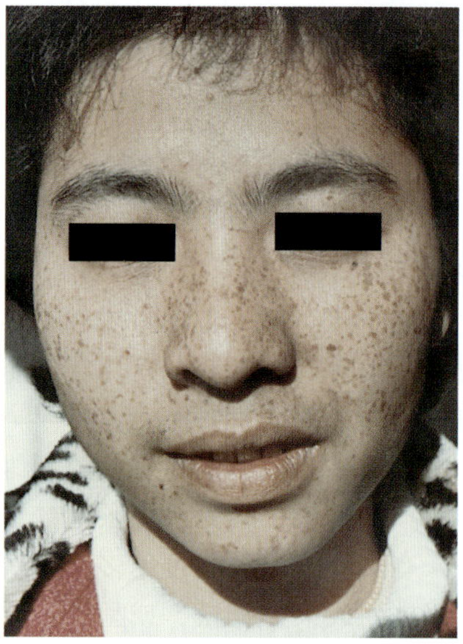

图 27-888 雀斑

单纯性黑子

【临床表现】

单纯性黑子（simplex lentigo）是皮损较小的色素沉着斑，可发生与任何部位。1~5mm 大小，境界清楚，发病与日照无关，无恶变倾向。逐渐色素沉着增多及黑子增多可以是艾迪生病的特点。多发性黑子还可见于 Peutz-jeghers 综合征、LEOPARD 综合征、Carney 综合征、Laugier-Hunziker 综合征等，当黑子见于系统性遗传疾病时，应予以重视（图 27-889~图 27-892）。

【组织病理】

表皮基底层局灶性黑色素细胞增多，表皮突延伸，但无交界活跃现象，真皮浅层常见少量淋巴细胞细胞浸润及噬色素细胞。

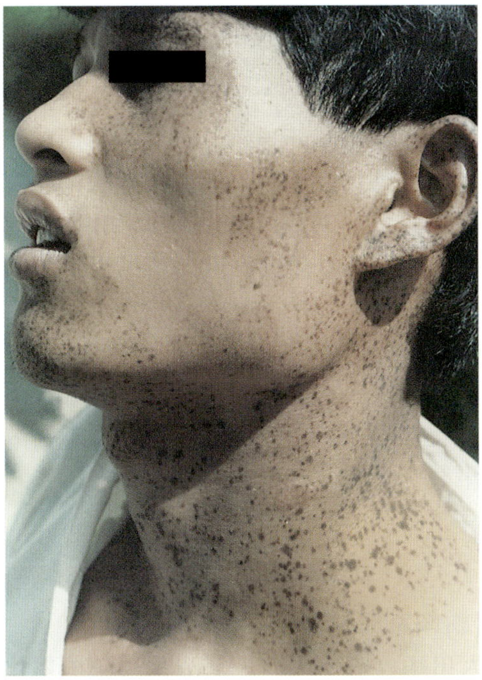

图 27-889　单纯性黑子

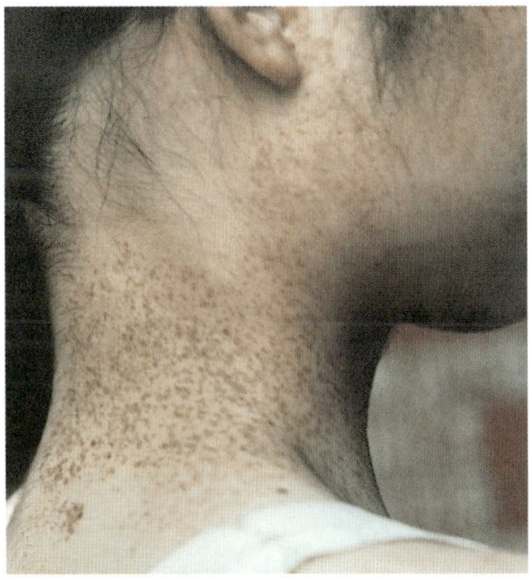

图 27-890　单纯性黑子

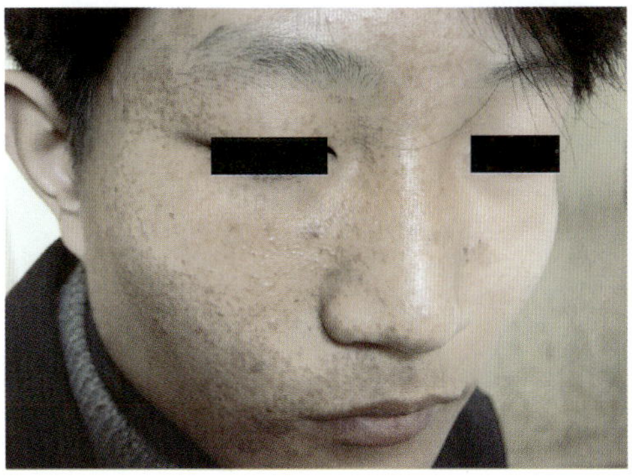

图 27-891　单纯性黑子

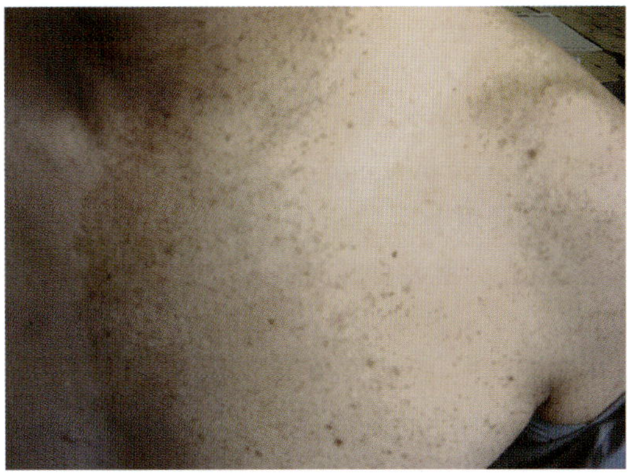

图 27-892　单纯性黑子

面（正中）部黑子病

面（正中）部黑子病（centrofacial lentiginosis）是罕见的显性遗传病，表现为面正中色素沉着（图 27-893）。本病可引起各种骨骼异常及神经系统异常，亦可见内分泌功能异常。组织特征学未被描述。

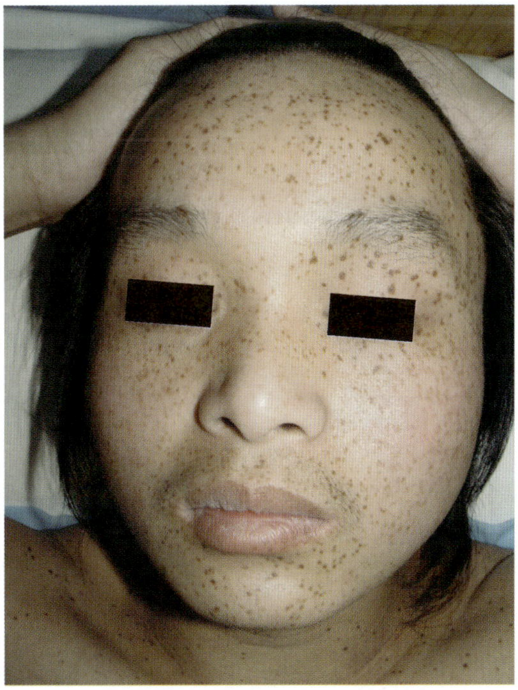

图 27-893　面正中黑子病　发生于面部多发色素沉着斑，1~5mm 大小，境界清楚

老年性黑子

老年性黑子又称光化性黑子、老年性雀斑、日光性黑子（solar lentigo）。

【临床表现】

病变见于曝光部位如面、手背、前臂，与阳关曝晒有关。表现为不规则色素斑，直径可至1.0cm或更大，皮损有融合，色素由浅至棕（图27-894）。需要注意与恶性雀斑样痣进行鉴别。

【组织病理】

表皮轻度角化过度，表皮突呈芽蕾状延伸，色素细胞数量正常或略增加，色素合成活跃，胞核轻度深染，异型不著。真皮浅层可见日光弹性组织变性，部分可见轻度胶原增生及少量炎症细胞浸润（图27-895）。

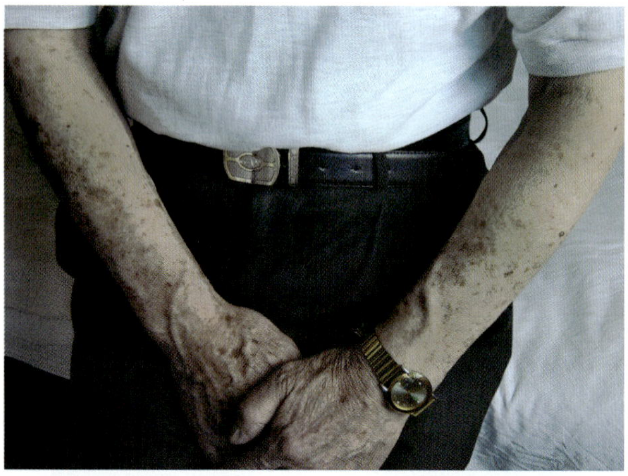

图27-894　老年性黑子

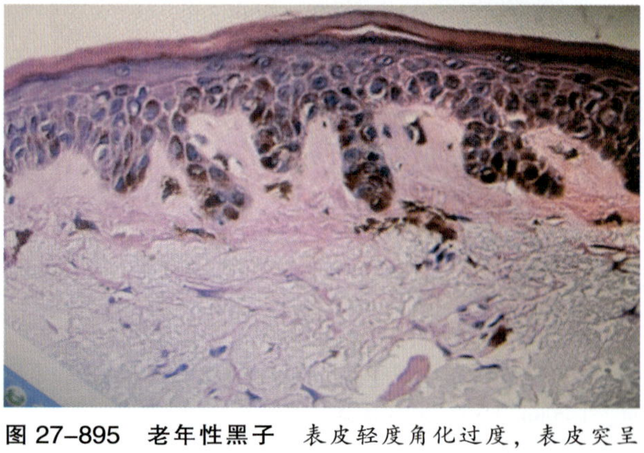

图27-895　老年性黑子　表皮轻度角化过度，表皮突呈芽蕾状延伸，黑色素细胞数量正常，黑色素合成活跃，真皮浅层可见日光弹性组织变性

胎　记

【临床表现】

胎记（mongolian spot）表现为均匀的灰蓝色斑，好发于婴儿骶尾区，偶或见于背部，很少泛发。皮损较大，可达10cm，多于出生时或出生后不久，3~4年可自行消退。多见于亚洲黄种人群中。

【组织病理】

表皮正常，真皮深部网状层可见细长呈波纹形、树突状含黑色素颗粒的黑色素细胞散在浸润，并与表皮平行，无噬黑色素细胞。

太田痣

【临床表现】

太田痣（nevus of Ota）表现为单侧发生境界不清的灰蓝色斑，偶有在灰蓝斑上轻度浸润或形成结节，类似蓝痣者。好发于眼、上颌三叉神经分布区域，故又称眼上颌部褐青色痣。约60%患者巩膜和结膜受累，而鼻及口腔黏膜受累少见。约10%病例损害呈对称性。大部分患者于出生时出现，也有于青春期出现，无自行消退倾向。个别患者皮损可恶变或发展为脉络膜、虹膜、眼眶或脑部原发性恶性黑色素瘤。皮肤黏膜部位损害极少恶变（图27-896~图27-899）。

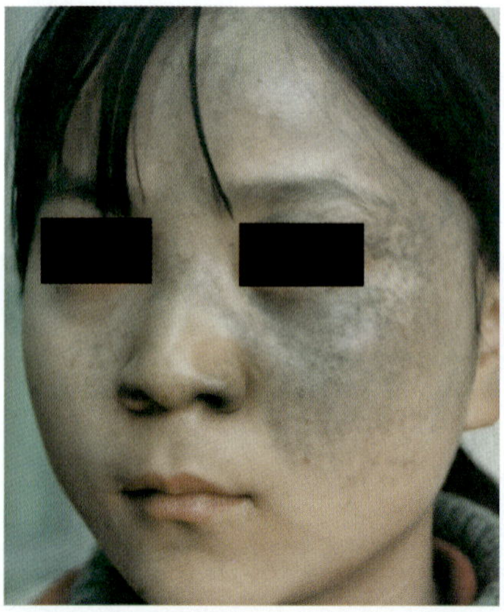

图27-896　太田痣

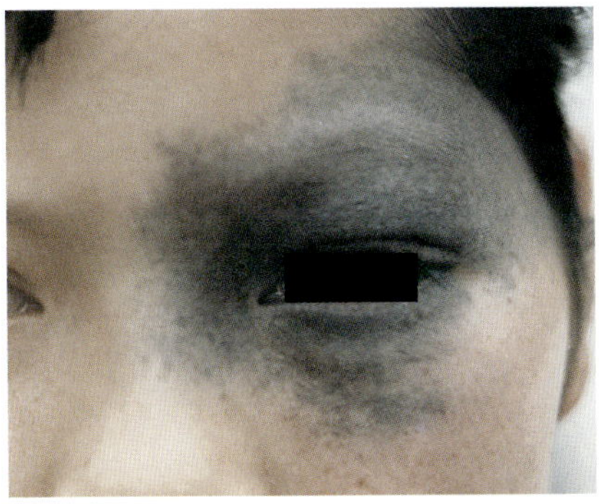

图 27-897　太田痣

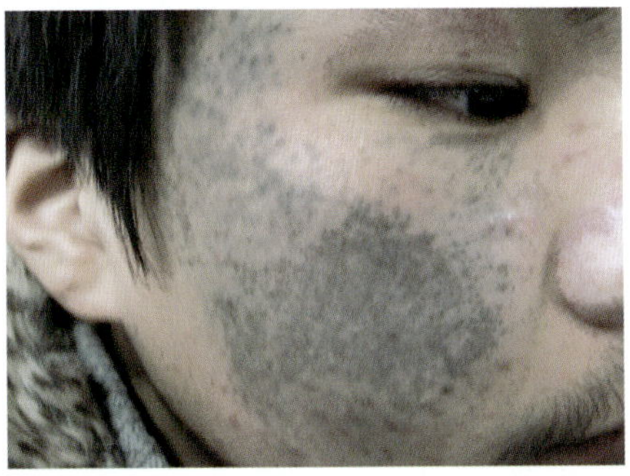

图 27-898　太田痣

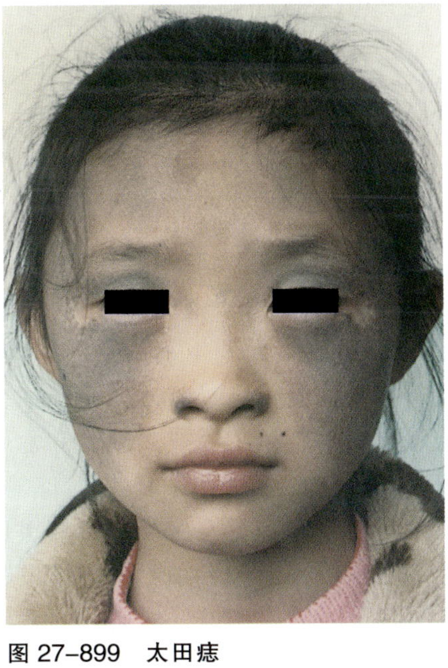

图 27-899　太田痣

【组织病理】

表皮色素增加，黑色素细胞数目增多，无交界活性。真皮浅中层可见梭形或树突状黑色素细胞聚集，与表皮平行。轻度高起和浸润的皮损可见较多的长树突状黑色素细胞，组织学上接近蓝痣，而结节区则与蓝痣不易区别。

伊藤痣

【临床表现】

伊藤痣（nevus of Ito）少见，单侧发生，好发于锁骨上、肩胛和三角肌区，外观与太田痣相似，偶与太田痣并发，有恶变报道（图 27-900，图 27-901）。

【组织病理】

同太田痣。

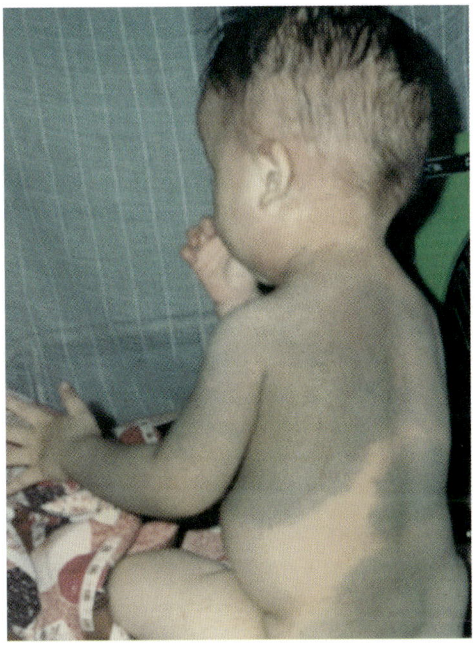

图 27-900　伊藤痣

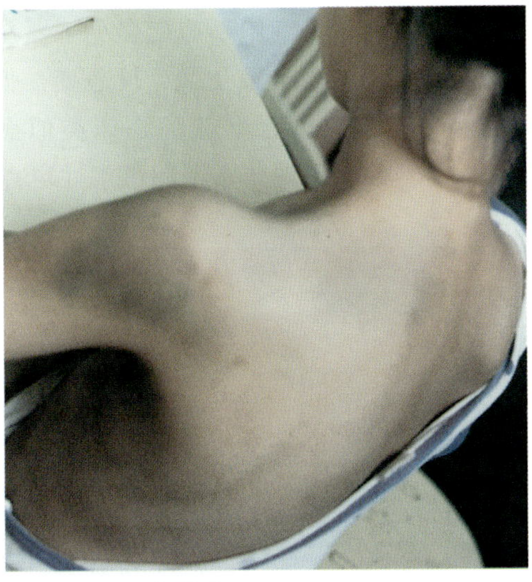

图 27-901　伊藤痣

真皮黑色素细胞错构瘤

【组织病理】

真皮黑色素细胞错构瘤（dermal melanocytic hamartoma）为非常广泛的蓝灰色色素斑片，呈皮节分布，有时几乎累及全身体表。

【组织病理】

真皮浅层可见中等量的树突状黑色素细胞散在分布，同伊藤痣及太田痣无法区别。

蓝　痣

蓝痣（blue nevus）又称良性间叶黑色素瘤（benign mesenchymal melanoma）、蓝神经痣（blue neuronevus）等。蓝痣被认为是正常黑色素细胞迁移停止在异常部位形成的一种良性肿瘤。

【临床表现】

蓝痣较为少见，通常发生于皮肤，极少数发生于口腔、阴道、子宫颈、腋窝淋巴结和前列腺，多伴有色素痣、心脏黏液瘤、皮肤黏膜黏液瘤（LAMB 综合征），并与结节性肥大细胞增生相关。

常自幼发生，也可发生于其他年龄。女性多见，好发于面及四肢伸侧，尤其是手足背以及腰臀等处。皮损多为单个，偶或数个（图 27–902~图 27–904）。

皮肤蓝痣分 3 型：普通蓝痣、细胞型蓝痣、联合型蓝痣。普通型蓝痣直径常不超过 1cm，呈灰蓝色或青黑色小结节，顶圆，质地坚实，可融合成片，界限清楚。细胞型蓝痣多见于骶尾部和臀部，直径多为 1~3cm 或更大，可恶变，偶见伴发恶性黑色素瘤。联合型蓝痣临床类似黑色素瘤，在痣的基础上出现非常深的色素性斑点。

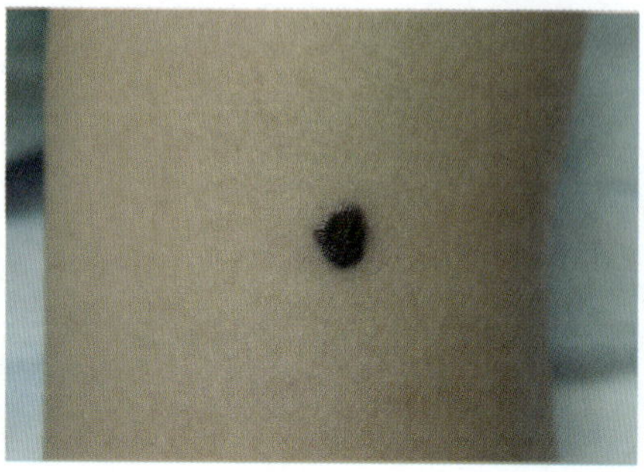

图 27–902　发生于上肢蓝痣　皮损为单个深蓝色结节

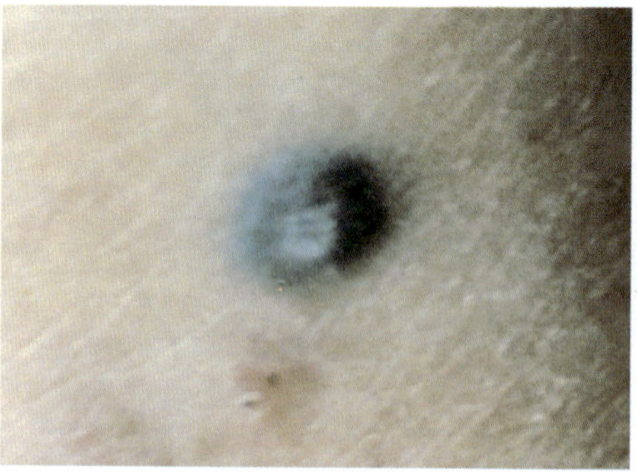

图 27–903　蓝痣

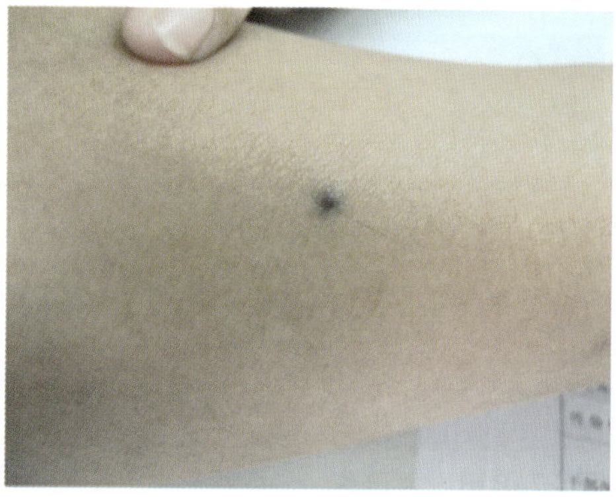

图 27–904　蓝痣

【组织病理】

组织学有 3 型：普通型蓝痣、细胞型蓝痣和联合型蓝痣（图 27–905~图 27–912）。

1. 普通型蓝痣　黑色素细胞主要位于真皮网状层深层，偶或扩及皮下组织或靠近表皮。多聚集于皮肤附属器、血管、神经周围，与表皮平行。细胞长梭形，尖端有长而带波形的树枝状突，排列成束或弥漫分布，胞质内充满细小的黑色素颗粒。蓝痣细胞聚集处或其周围，常可见成纤维细胞和噬黑色素细胞。

2. 细胞型蓝痣　除具有树枝状突的黑色素细胞外，尚有胞体较大的梭形细胞，胞核呈椭圆形或卵圆形泡状核，胞质丰富、淡染，内含黑色素极少或缺如，常密集交织排列成大小不等的岛屿，构成席纹状生长模式，而类似神经纤维瘤，并见大量噬黑色素细胞。常见细胞岛深入皮下组织，呈球形膨胀，为细胞型蓝痣的特征。

“不典型”蓝痣的梭形细胞核呈多形性，并见异形多核巨细胞及周围炎症细胞浸润，但核分裂象少，也无坏死，借此与恶性蓝痣区别。

3. 联合型蓝痣　本型为细胞型或普通型蓝痣，和位于其上方的交界痣、皮内痣或复合痣或罕见 Spitz 痣伴发。

3 种类型蓝痣中的黑色素细胞都表达 S-100 蛋白、T 细胞识别的黑色素瘤抗原 1（MART-1）和 HMB-45。CEA 染色均为阴性。

【鉴别诊断】

1. 皮肤纤维瘤无黑色素细胞，多巴反应阴性。

2. 蓝痣恶变时除黑色素细胞不典型外，常见坏死灶，并见残留的黑色素细胞。

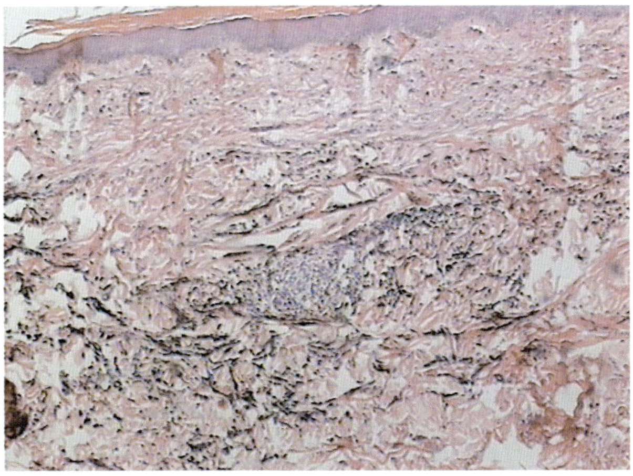

图 27-907　细胞型蓝痣　具有树枝状突的黑色素细胞和梭形细胞，常密集交织排列成大小不等的岛屿

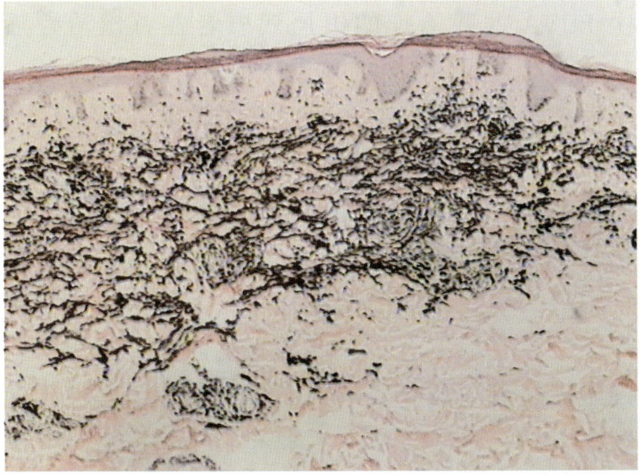

图 27-905　普通蓝痣　黑色素细胞主要位于真皮网状层深层，细胞长梭形，排列成束或弥漫分布，胞质内充满细小的黑色素颗粒

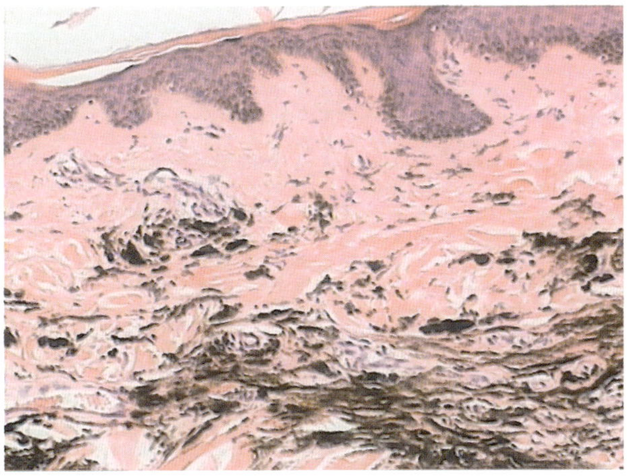

图 27-908　蓝痣

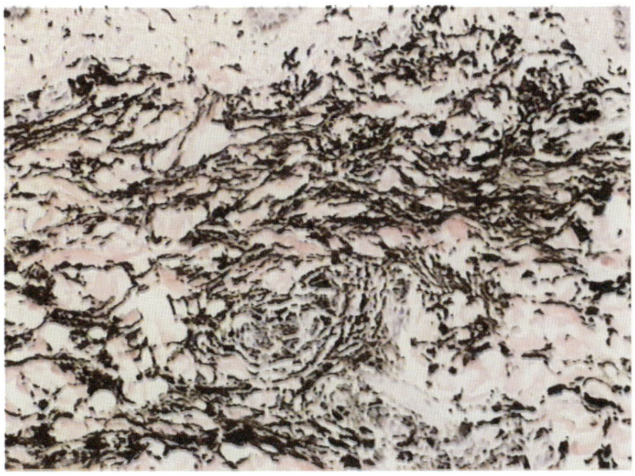

图 27-906　普通蓝痣　上图放大

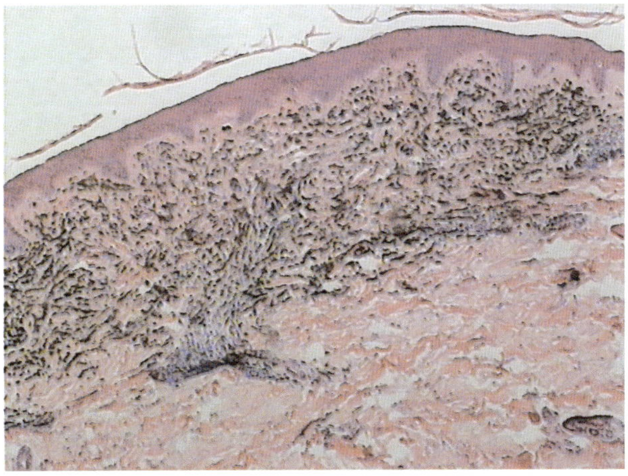

图 27-909　蓝痣

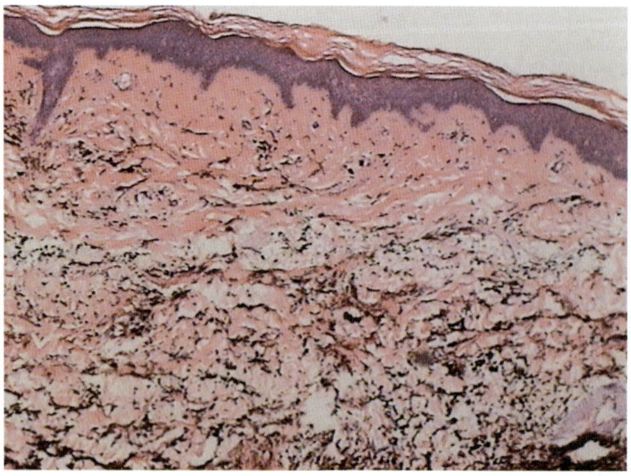

图 27-910　蓝痣

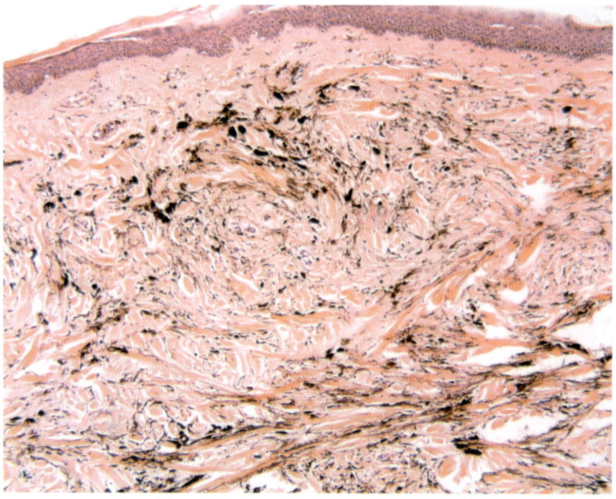

图 27-911　蓝痣

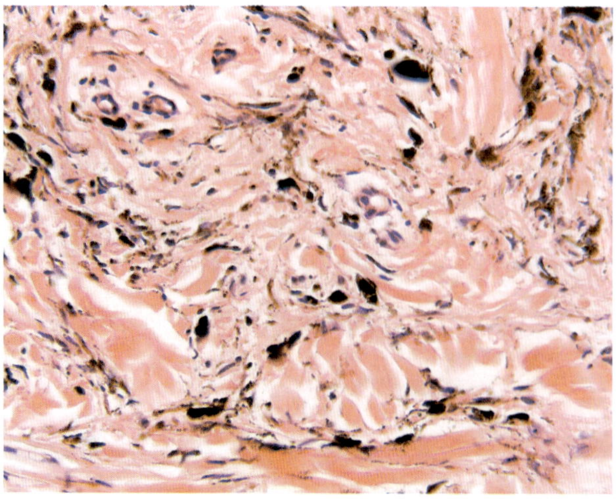

图 27-912　蓝痣

恶性黑色素瘤

恶性黑色素瘤（malignant melanoma）是一种高度恶性肿瘤，多发生于皮肤。临床表现各异，根据生物学行为一般分为两类：原位恶性黑色素瘤与侵袭性恶性黑色素瘤。

近 20 年来，黑色素瘤的发病率明显上升，但由于患者在疾病早期就可以确诊并得到相应治疗，所以预后持续改善。

【病因和发病机制】

恶性黑色素瘤发生与紫外线照射、年龄、种族、遗传等因素密切相关。

最近的研究认为，长期大量的日光暴露对患者不利，而间断的日光暴露有保护作用。接受多次 PUVA 照射治疗的银屑病患者在首次治疗后 15 年内患黑色素瘤的风险会增加，所以避免日晒对黑色素瘤高风险人群来说非常重要。

先天性巨型痣和发育不良痣有时会恶变。有研究认为大量的（≥100 个）、小的、颜色深的色素痣是黑色素瘤的危险因素。但临床上由色素痣发展为黑色素瘤的概率很小。大部分恶变是来源于交界痣或复合痣，偶可为皮内痣。起源于痣细胞者多见于较年轻的人，生长迅速，恶性程度较高，易有早期转移。

国内资料统计认为年龄大也是很重要的危险因素。

8%~12% 的黑色素瘤发生于家族环境。CDKN2A 突变会引起家族对黑色素瘤敏感性的增加。在有家族性黑色素瘤中，接近一半的病例存在此突变。存在 CDKN2A 突变的个体对环境的变化比如电离辐射比较敏感。其他突变包括 BRAF、NRAS、HRAS、黑色素皮质素 1 受体（MC1-R）等。

【分类和临床表现】

以 Clark 和 McGovern 30 年前的建议为基础，目前将恶性黑色素瘤分为以下 6 型：

（1）恶性雀斑样黑色素瘤。

（2）浅表扩散性黑色素瘤。

（3）结节性黑色素瘤。

（4）肢端黑色素瘤。

（5）促纤维增生性/梭形细胞性黑色素瘤。

(6) 混杂性黑色素瘤。

无色素性黑色素瘤被认为是一种低分化的黑色素瘤，通常归于结节性黑色素瘤。一些少见的组织学类型包括印戒细胞性黑色素瘤、气球细胞性黑色素瘤、小细胞性黑色素瘤、痣样黑色素瘤和黏液状黑色素瘤都被划归到混杂性黑色素瘤组中。国外 2008 年公布的一项包含 771 例黑色素瘤患者的数据中，56%是恶性雀斑样痣和恶性雀斑样黑色素瘤，29%是浅表扩散性黑色素瘤，4%是结节性黑色素瘤，3%是肢端黑色素瘤，9%属于混杂性黑色素瘤。黑色素瘤的分布规律与类型有关，男性中最好发于背部，女性中最好发于下肢。

ABCD 法则在判定黑色素瘤时很实用：不对称 (Asymmetry)、边界不规则 (Border irregularity)、颜色不均一 (Color variegation) 和直径 (Diameter) 超过 6mm。近年来，形状、大小、症状（比如痒或敏感）、表面（平滑或粗糙）及颜色等变化日益受到重视，这也增加了一个新的缩写字母 E (Evolution 或 Enlarging)。也有人建议“D”应该代表深颜色 (Dark color) 而不是直径，因为直径小于 6mm 的黑色素瘤并不少见。临床上存在很多不符合 ABCD 法则而被误诊的情况。黑色素瘤经常是无症状的，其上也可能出现毛发。

临床上应密切观察皮损变化，尤其应注意一些痣细胞痣恶变指征：①黑痣突然增大，隆起，直径大于 6mm；②形状不规则；③色素沉着不均一，周围发红；④表面易于出血，发生破溃结痂；⑤附近的淋巴结肿大；⑥周围有卫星状损害；⑦自觉瘙痒或疼痛。

大部分黑色素瘤先在原位呈放射性生长，然后发展为垂直性生长。恶性雀斑样黑色素瘤发展较慢，而结节性恶性黑色素瘤则无原位放射性生长期，进展较快。

1. 恶性雀斑样痣　恶性雀斑样痣 (lentigo maligna，LM) 及恶性雀斑样黑色素瘤 (lentigo maligna melanoma) 国内少见，好发于 60~80 岁男性，几乎均见于暴露部位，尤其是面部，少数可位于前臂或小腿。WHO 最近指出，LM 是原位黑色素瘤的一种形式。皮损开始为色素不均的斑疹，逐渐向周围扩大，直径可达数厘米。往往一边扩大，一边消退，边缘不规则，颜色呈淡褐色或褐色，其间常杂有暗棕色或黑色小点，而在自行消退区可见色素减退。皮损生长缓慢，往往历经数年或数十年，约有 1/3 损害发展为侵袭性恶性黑色素瘤。当皮损面积达 4~6cm，原有损害部位出现硬结，标志已侵入真皮。

2. 浅表扩散性恶性黑色素瘤　浅表扩散性恶性黑色素瘤 (superficial spreading melanoma) 多见于中年人，可发生于任何部位皮肤，而女性尤常见于小腿，男性多见于背上部。开始为扁平斑片，之后常轻度或明显隆起，外形不规则，颜色互不一致，可呈黄棕色、棕色、淡红色甚至蓝色或黑色，同时混有灰白色。也有无色素性的报道，很少发生，临床上类似于小块白癜风。损害生长迅速，常在 1~2 年即发展为真皮内侵袭性生长。本病特征是出现结节、溃疡或易出血，预后较差（图 27-913，图 27-914）。此型和恶性雀斑样黑色素瘤都存在自行消退情况。

3. 肢端恶性黑色素瘤　肢端恶性黑色素瘤 (acral lentiginous melanoma) 好发于掌、跖和甲下皮肤。国内资料显示，此型占到所有黑色素瘤的近一半。此型原位生长时间较短，很快发生侵袭性生长。早期皮损为深浅不一的色素增深斑，边缘不规则且不清楚。如病变位于甲母质，则甲及甲床可出现纵形色素条纹。侵袭性生长时损害表现为结节，极易破溃与出血。不是所有位于掌

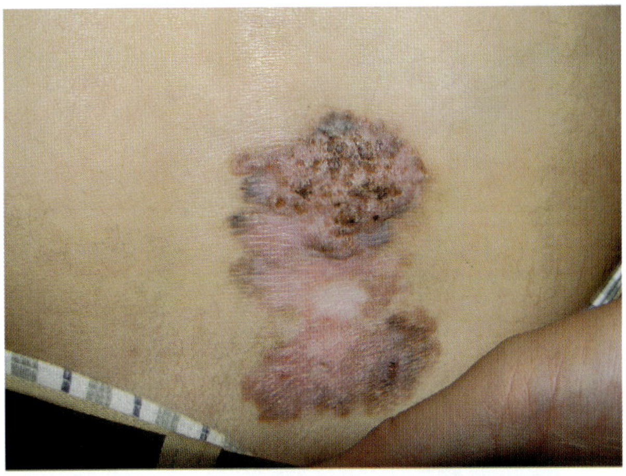

图 27-913　发生于腰背部的浅表扩散性恶性黑色素瘤
轻度隆起斑片，外形不规则，呈不均匀红色或黑色，表面出现破溃结痂

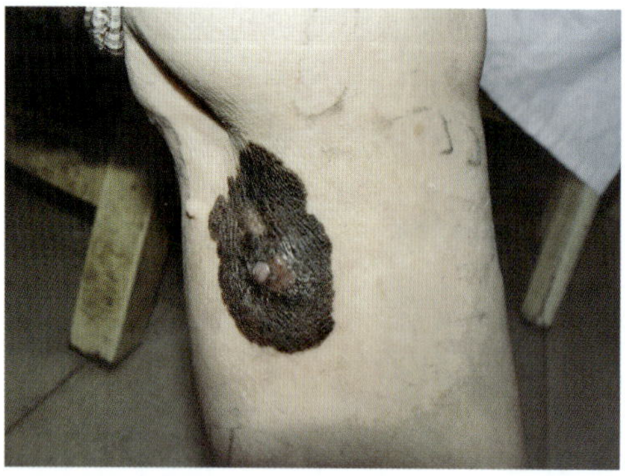

图 27-914 浅表性扩散性恶性黑色素瘤 侵袭性生长时损害表现为结节，极易破溃与出血，提示预后不良

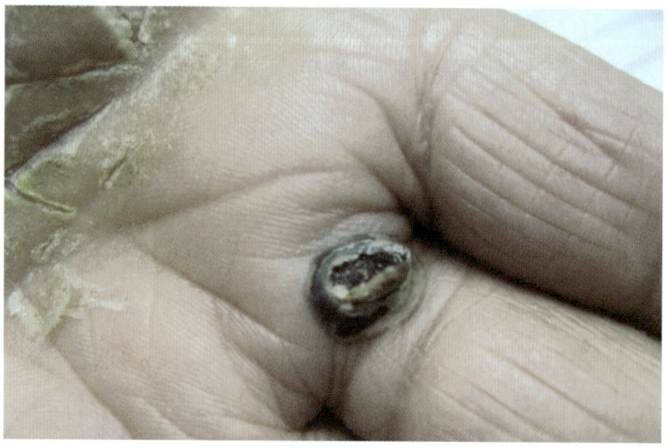

图 27-917 肢端恶性黑色素瘤

跖和甲下的黑色素瘤都属于肢端恶性黑色素瘤，也可能属于浅表扩散性、结节性或混杂性。在一项甲下黑色素瘤的研究中，只有一半属于肢端黑色素瘤。镜下皮肤的平行岭模式有助于原位肢端黑色素瘤早期皮损的诊断（图 27-915~图 27-923）。

黏膜部位黑色素瘤和掌跖部位黑色素瘤在临床和病理上都存在相似性，故有人认为口腔和其他黏膜表面的黑色素瘤应归于此类。黏膜黑色素瘤很少见，占到新发肿瘤的 0.03%，一般预后较差。

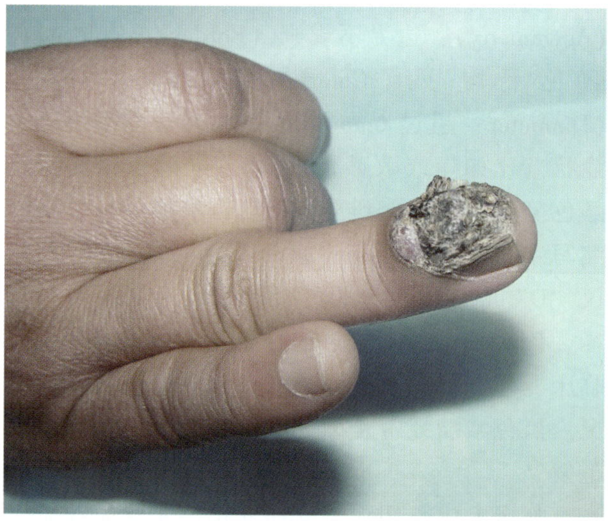

图 27-918 肢端恶性黑色素瘤

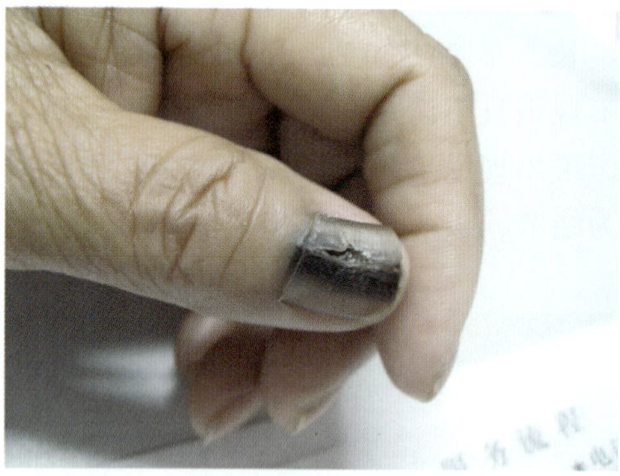

图 27-915 肢端黑色素瘤

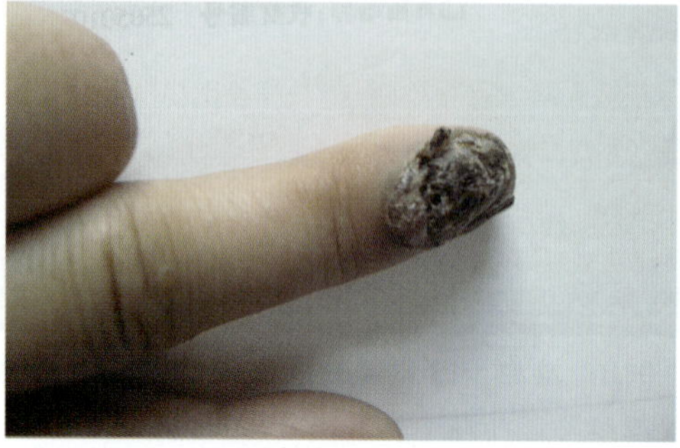

图 27-916 肢端恶性黑色素瘤

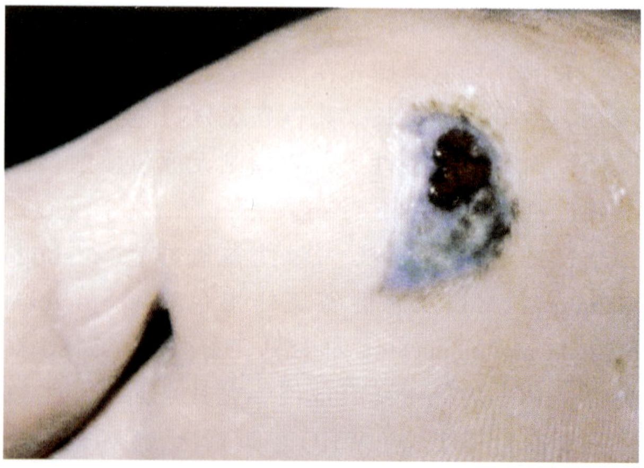

图 27-919 肢端恶性黑色素瘤

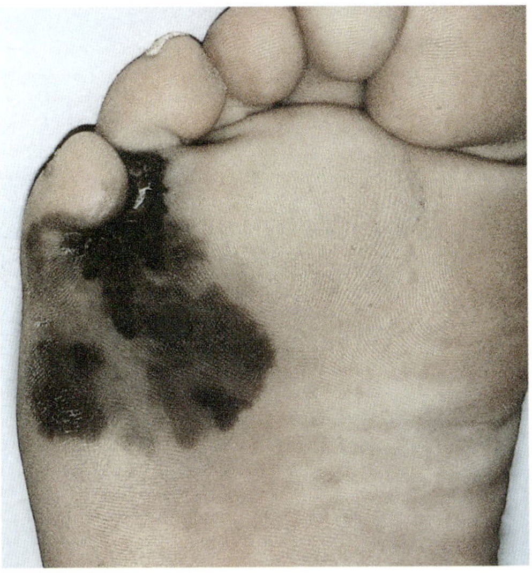

图 27-920　肢端恶性黑色素瘤

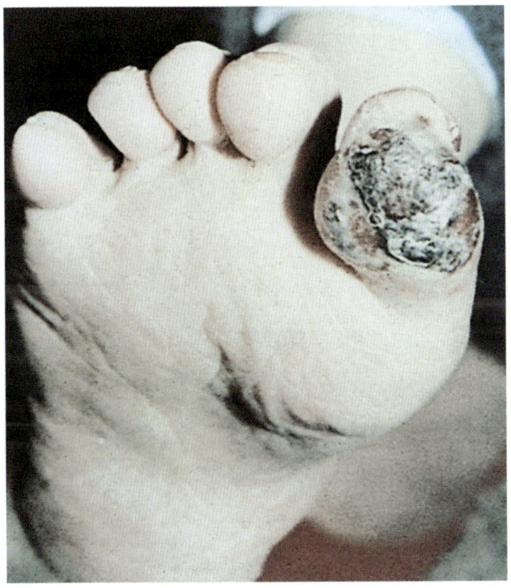

图 27-921　肢端恶性黑色素瘤

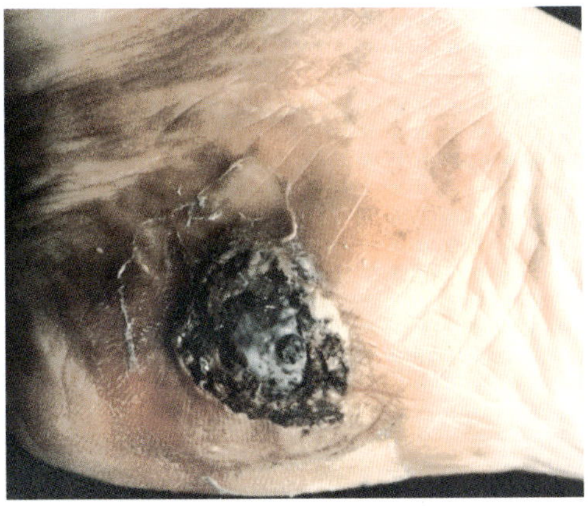

图 27-922　肢端恶性黑色素瘤

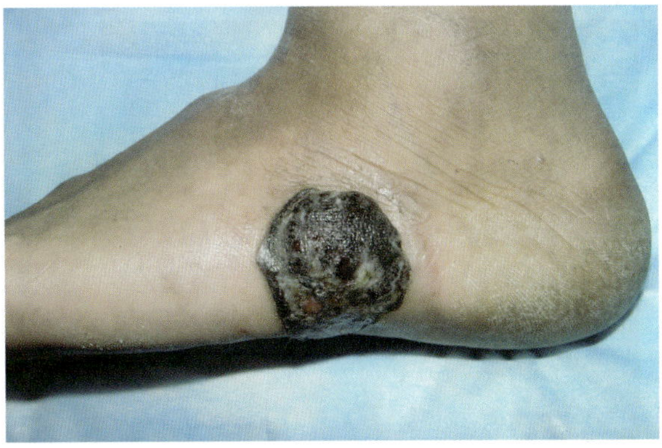

图 27-923　肢端恶性黑色素瘤

4. 结节性恶性黑色素瘤　结节性恶性黑色素瘤（nodular melanoma）占恶性黑色素瘤 3%~4%，无放射生长期，多见于中老年人，女性多见，好发于躯干四肢，开始为隆起的斑块、结节或深在结节，黑色或青黑色，很快增大并有破溃，或增生如蕈样或菜花状。由于侵袭生长较快，故预后较其他型差。无色素性结节性恶性黑色素瘤易被误诊为化脓性肉芽肿等肿瘤。报道中出现过直径达 18cm 的巨大皮损(图 27-924~图 27-928)。

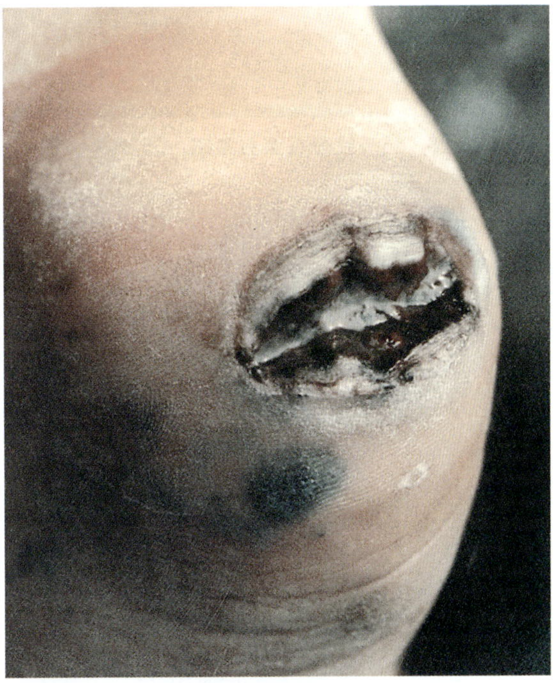

图 27-924　结节性恶性黑色素瘤

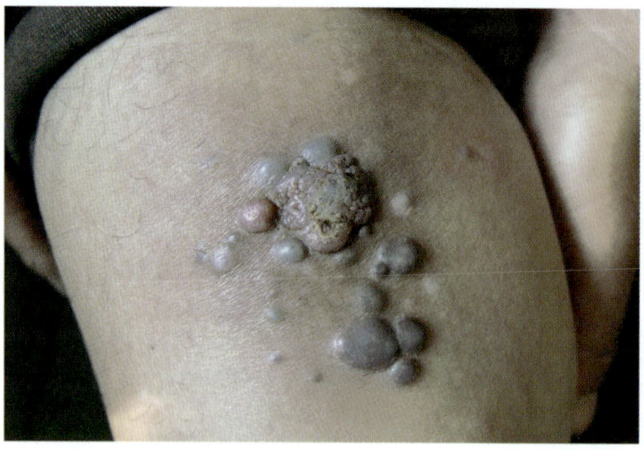

图 27-925　结节性恶性黑色素瘤　表现为隆起的斑块、结节或深在结节，黑色或青黑色，表面破溃，周围散在卫星结节

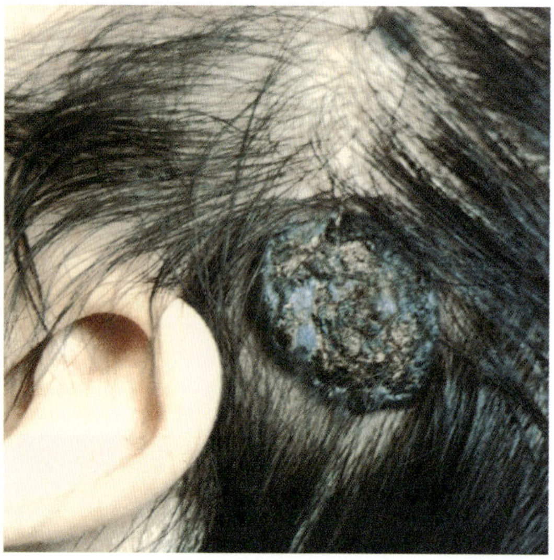

图 27-926　结节性恶性黑色素瘤

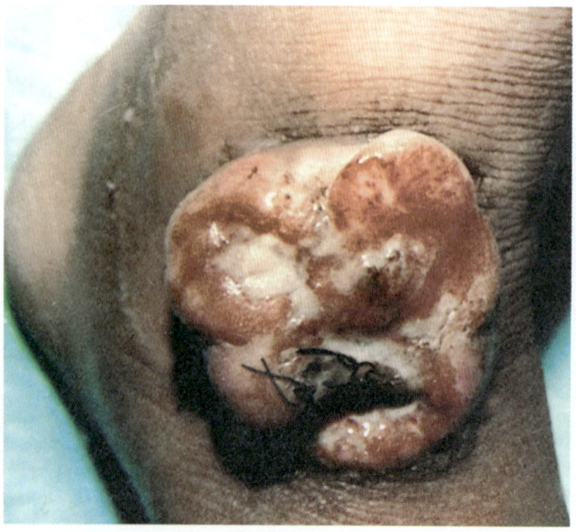

图 27-927　结节性恶性黑色素瘤（无色素性）

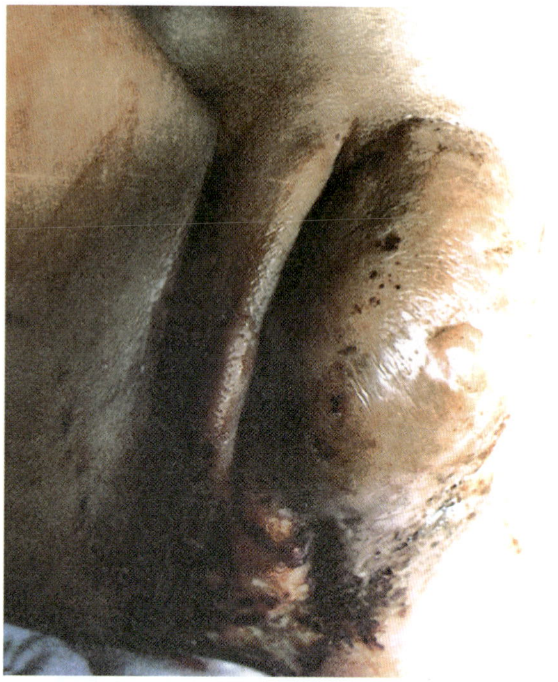

图 27-928　结节性恶性黑色素瘤

5. 促纤维增生性黑色素瘤　促纤维增生性黑色素瘤（desmoplastic melanoma）常发生于头颈部，表现为扁平的硬化斑块，通常男性多发。唇部的促纤维增生性黑色素瘤在年轻人中并不少见。皮损通常是无色素性的，但可见到部分皮损被恶性雀斑样痣覆盖，或在皮损边缘可见到恶性雀斑样痣。促纤维增生性黑色素瘤有时只见于复发的黑色素瘤，或者见于某种常见黑色素瘤的转移皮损中。如果皮损中结缔组织增生很明显，则称为单纯性促纤维增生性黑色素瘤，如果只有一部分皮损纤维化明显，则称为混合促纤维增生性黑色素瘤。接近 1/3 的病例表现出亲神经性。本型很容易复发，5 年无病生存率是 68%。N-cadherin（N-钙黏蛋白）高表达的促纤维增生性黑色素瘤较表达低或不表达的更易出现转移。促纤维增生性黑色素瘤的皮肤镜诊断很难，由于色素网缺失，故应更多地注意消退特点及黑色素瘤相关的血管模式。

推荐无须辅助放疗的大范围手术切除治疗促纤维增生性黑色素瘤。以前推荐过皮损周围 3cm 的清除范围，但这不适用于面部。近来推荐皮损周围 2cm 的清除。单纯性促纤维增生性黑色素瘤很少发生区域淋巴结转移，所以有人认为没必要对这组患者行前哨淋巴结活检。单纯性的无病生存期较混合性长。

6. 非皮肤源性恶性黑色素瘤　除皮肤以外，恶性黑色素瘤还可起源于许多其他部位，如脑脊膜、食管、胃、子宫、乳房、胆管系统、支气管和肾上腺等。

恶性黑色素瘤中有 2%~5%的患者会出现多个原发性黑色素瘤。大约 1/3 的患者是多个皮损同时诊断的，大多数患者是在原发皮损切除后最初几个月内诊断的。有时候很难鉴别原发皮损和亲表皮的转移皮损。多个原发皮损而非皮肤继发性皮损的诊断标准是，交界处活动性延伸至真皮层，无中央表皮变薄和淋巴管渗透。第二个原发黑色素瘤较第一个薄，这可能是因为临床监督的增强的结果。另外，第二个皮损似乎更易出现过度诊断。有多发的原发皮损的患者较只有单个皮损的患者更常出现 CDKN2A 和 CDK4 突变。

【组织病理】

黑色素瘤是放射生长期还是垂直生长期，会有不同的组织细胞特点，这也决定了肿瘤的临床预后。

Clark 等引入了黑色素瘤发展过程中的放射生长期和垂直生长期的概念。放射生长期指的是逐步离心扩展的扁平色素区域，特点为表皮内不典型黑色素细胞的增殖，这种不典型黑色素细胞在恶性雀斑样黑色素瘤、浅表扩散性黑色素瘤和肢端性黑色素瘤中各不相同。一般认为黑色素瘤开始于许多个黑色素细胞（一个细胞区域），而非一个黑色素细胞。放射生长期发生于垂直生长期之前，但结节性黑色素瘤不存在放射生长期。真皮乳头层受累可能并不如网状层受累那样对预后判断意义大，所以把真皮乳头层受侵犯的时期称为“侵袭性放射生长期”，这个时期的黑色素瘤可能不会发生转移。真皮层细胞出现分裂象则可排除此诊断。血管生成及血管内皮生长因子的表达与垂直生长期的发生及肿瘤进展有关。基底膜的破坏或缺失并不是黑色素瘤侵袭性必需的，对皮肤黑色素瘤的预后来说，垂直生长期是不利因素。

在进行黑色素瘤的诊断时，应注意瘤组织结构的变化和细胞的不典型性。恶性黑色素瘤的细胞主要分为上皮样细胞和梭形细胞两大类，上皮样细胞主要见于浅表扩散性恶性黑色素瘤及结节性恶性黑色素瘤，梭形细胞主要见于恶性雀斑样黑色素瘤及肢端恶性黑色素瘤。

各型黑色素瘤都有不同组织学特点，大约有 5%的黑色素瘤由于具备多种类型的特点而难以归于任何一种类型。

组织学误诊导致打官司的情况并不少见。但是，确实存在一小部分黑色素瘤的诊断非常困难，对这些病例诊断不确定是可以接受的。

1. 恶性雀斑样痣及恶性雀斑样黑色素瘤　表皮基底层中可见奇形怪状的梭形黑色素细胞，核有显著的异型性，病变严重者可见异形细胞几乎全部代替了基底层细胞，有些瘤细胞聚集成簇，并已侵袭至真皮，而周围的巨噬细胞中则含有很多黑色素。瘤细胞常侵犯毛囊的外根鞘，这一点具有诊断价值。真皮浅层胶原纤维常有嗜碱性变，在肿瘤周围可见带状炎症浸润。HE 切片可能会漏掉微小病变，但通过免疫组织化学技术可以显示黑色素细胞中的 S-100 蛋白和 HMB-45。应用Melan-A 染色时应谨慎（图 27-929~图27-931）。

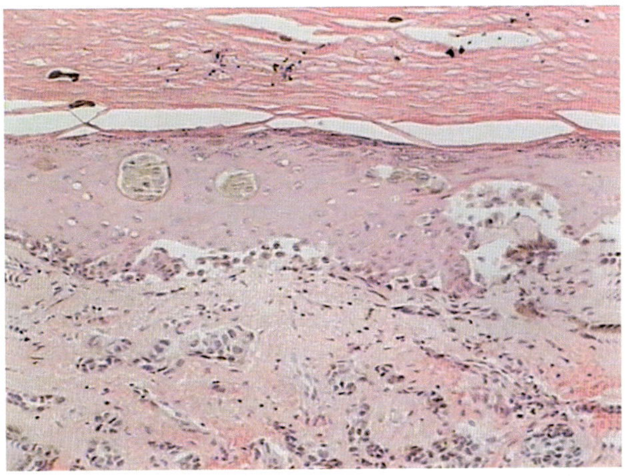

图 27-929　恶性雀斑样黑色素瘤　表皮基底中可见奇形怪状的成簇梭形黑色素细胞，胞核有显著的异形性，并已侵袭至真皮，在肿瘤周围可见带状的炎症浸润

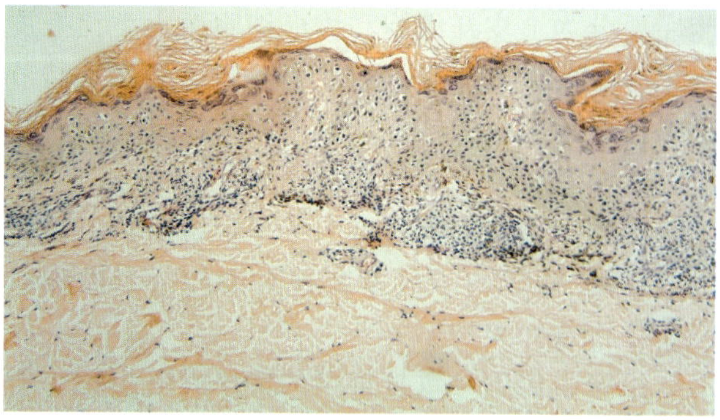

图 27-930 恶性雀斑样黑色素瘤

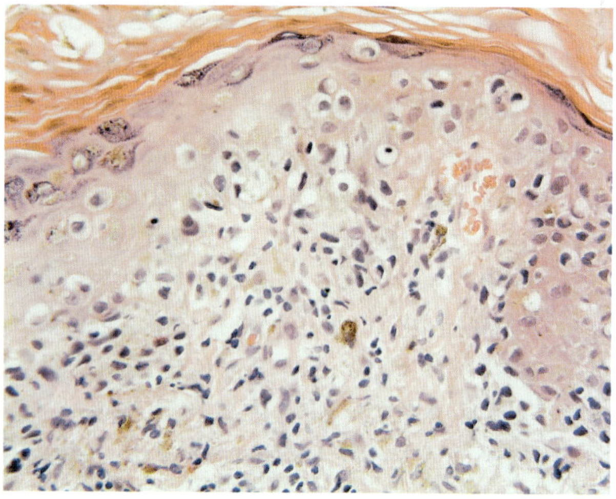

图 27-931 恶性雀斑样黑色素瘤 表皮棘层及基底层中散在黑色素细胞呈 Paget 样，胞核有异形性，并侵袭至真皮，并见炎症浸润

2. 浅表扩散性恶性黑色素瘤 可见单个或巢状非典型黑色素细胞呈散射状分布于表皮全层。浅表附属器的上皮细胞也可受累。表皮消耗指的是表皮的变薄，伴基底层和基底层上部变薄，及肿瘤细胞团周边表皮突的减少。所有类型黑色素瘤中有接近 40%的病例会出现表皮消耗，而良性病例中很少出现。表皮消耗对黑色素瘤和 Spize 痣的鉴别很有用。裂隙形成也是一个相关现象，它被认为是黑色素细胞和角质形成细胞之间异常的相互作用所致。侵袭性生长时，真皮内即出现瘤细胞结节。瘤细胞呈上皮细胞样、梭形、痣细胞样或混合存在，在下降到真皮层的过程中没有成熟的迹象。如以上皮细胞为主，可形成腺泡状结构，周围有细的胶原纤维环绕。在肿瘤病变临近真皮部分可见炎症浸润，浸润细胞呈密集团块状或束状排列。不同病例的细胞异型性变化很大(图27-932~图 27-935)。

疣状黑色素瘤是浅表扩散性黑色素瘤的一种少见的变种，经常发生在中老年男性的背部和四肢。本型的特点是明显的表皮增生、表皮突延长和角化过度。临床上常误诊为脂溢性角化。

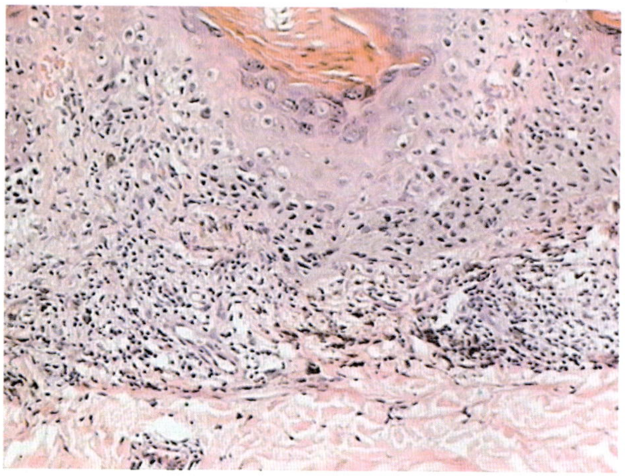

图 27-932 浅表扩散性恶性黑色素瘤 弥漫性非典型 Paget 黑色素细胞分布在表皮内并浸入真皮

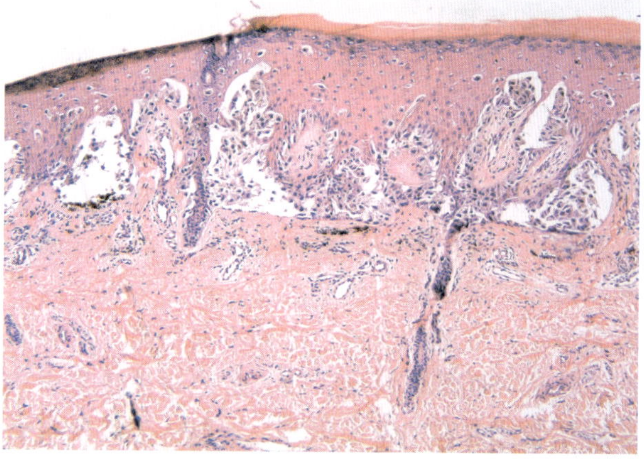

图 27-933 浅表扩散性恶性黑色素瘤

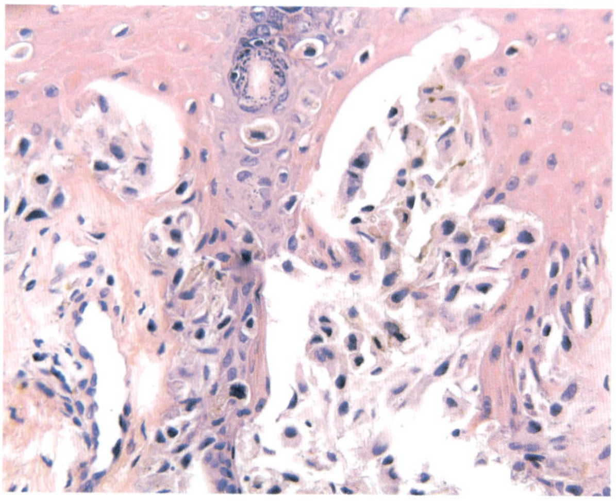

图 27-934 浅表扩散性恶性黑色素瘤

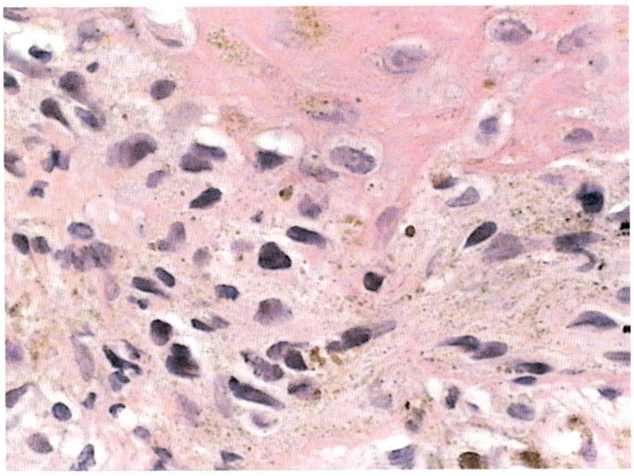

图 27-935　浅表扩散性恶性黑色素瘤　细胞呈异形性

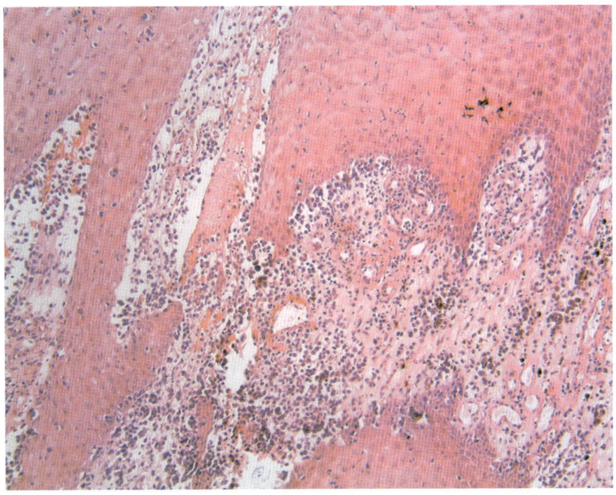

图 27-936　肢端黑色素瘤

3. 肢端恶性黑色素瘤　早期损害的主要特点为基底层及其上方出现巢状排列的非典型黑色素细胞，也可以出现散射状的黑色素细胞，但不如浅表扩散性黑色素瘤中那么显著。黑色素细胞呈胖圆形，周围有明显的晕，或者有明显的色素性树突。以后则向真皮内侵袭性生长，转移快。侵袭成分包括上皮样细胞、梭形细胞或痣细胞样细胞。细胞分裂活动对预测肢端黑色素瘤的结局很重要。基质中可以出现促纤维增生性反应，也有出现肉瘤样改变的报道。诊断时已出现肿瘤细胞侵犯真皮深层或皮下组织的情况并不少见（图 27-936~图 27-940）。

在一项 20 个病例的研究中，95%出现 S100 蛋白阳性，80% 出现 HMB-45 阳性，70% 出现 MART-1 阳性。

Ahmed 总结了所有位于肢端的黑色素瘤，而不只是传统上称为肢端性黑色素瘤的特征表现，发现这些病例中大多数会出现真皮层不常见的变化，包括出现巨细胞、痣样细胞和透亮细胞，也会出现神经分化和神经周围的浸润。

原位甲下黑色素瘤和甲下黑色素斑的鉴别要点在于原位黑色素瘤会出现 Paget 样播散的多核黑色素细胞、苔藓样炎症反应和黑色素单元分支的延伸。

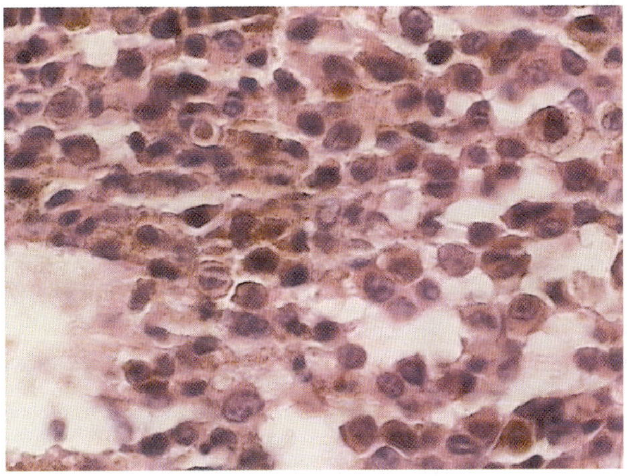

图 27-937　肢端黑色素瘤　真皮内异形性黑色素瘤细胞

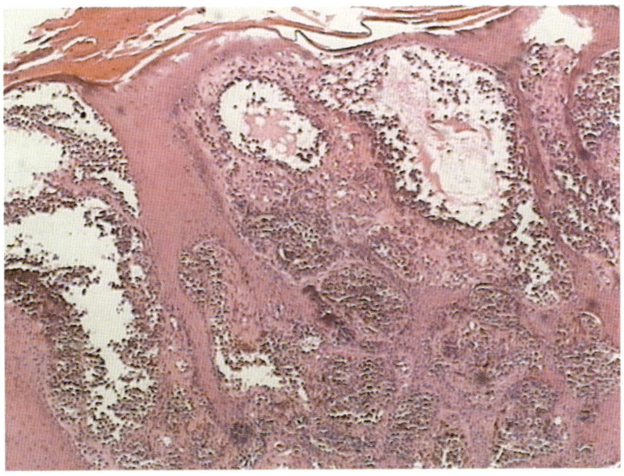

图 27-938　肢端黑色素瘤　黑色素瘤细胞聚集在基底细胞层及真皮内

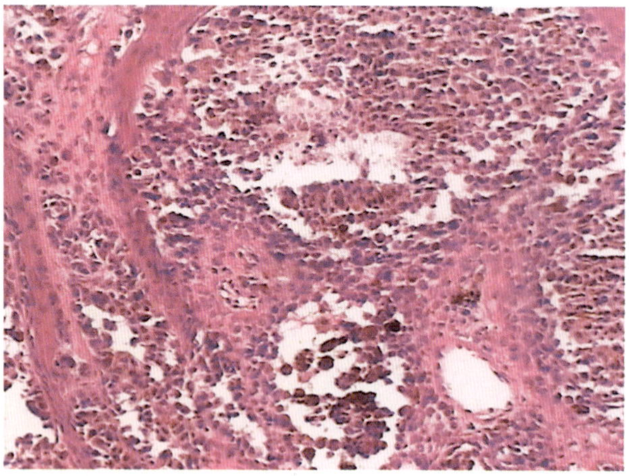

图 27-939 肢端黑色素瘤

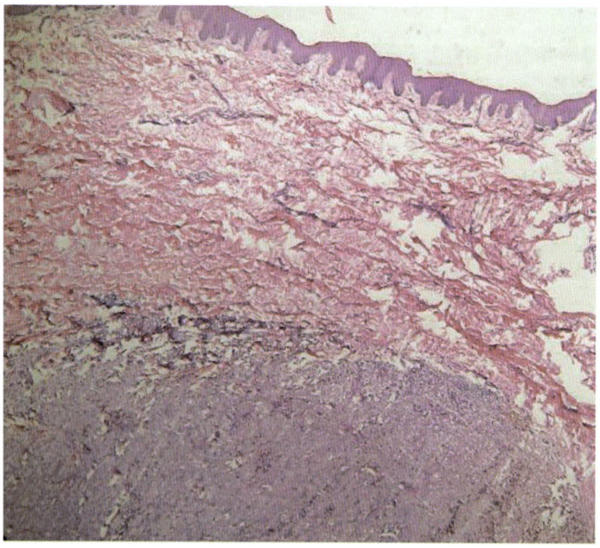

图 27-940 肢端黑色素瘤

4. 结节性黑色素瘤 瘤细胞侵犯真皮，并出现瘤细胞结节，通常是椭圆形或圆形上皮样细胞，但是和其他类型黑色素瘤一样，细胞形态变化很大。临近表皮内无病变，间或在肿瘤旁可见少许表皮内病变，但一般不超过 3 个表皮突范围（图 27-941~图 27-946）。

无色素型恶性黑色素瘤（amelanotic malignant melanoma）在 HE 染色切片中无明显黑色素可见，但多做切片或银染，仍能发现少数细胞含有黑色素。如用电镜检查或以新鲜组织呈多巴反应则能证实黑色素的存在。故无黑色素性恶性黑色素瘤并非没有黑色素，只是在常规染色中不能见到而已。

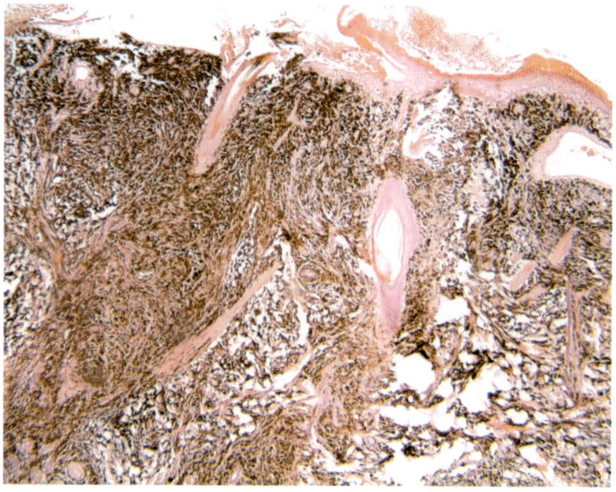

图 27-941 结节性黑色素瘤 瘤细胞垂直向下侵入真皮深部呈瘤细胞结节

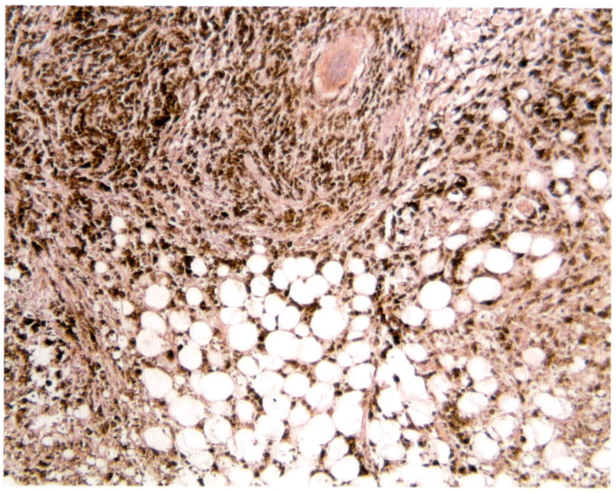

图 27-942 结节性黑色素瘤 瘤细胞向下侵入脂腺层

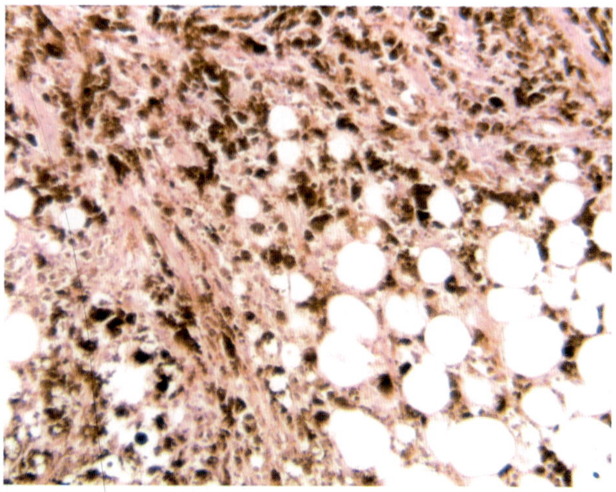

图 27-943 结节性黑色素瘤

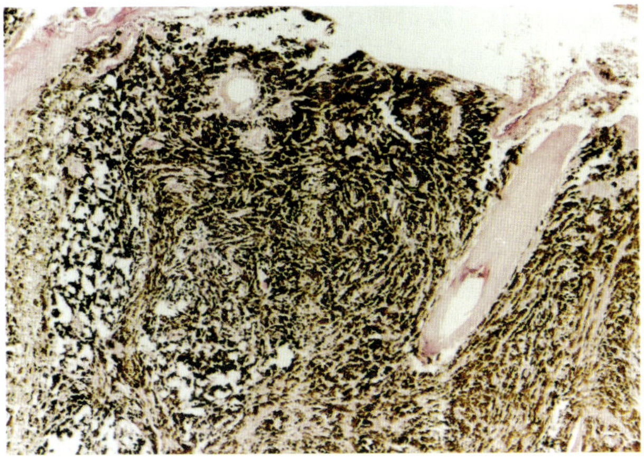
图 27-944　结节性黑色素瘤

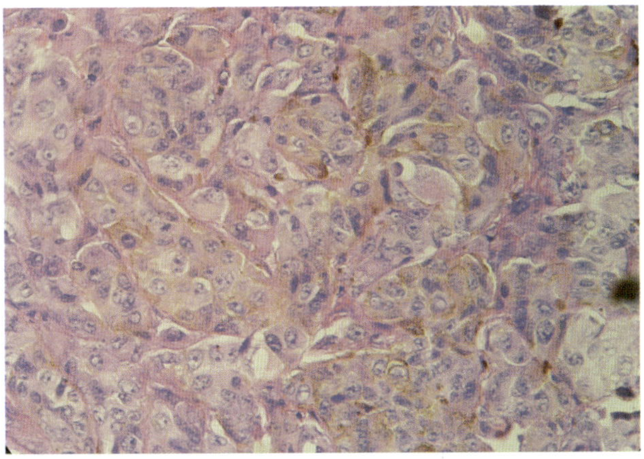
图 27-945　结节性黑色素瘤　不典型性上皮样黑色素瘤细胞

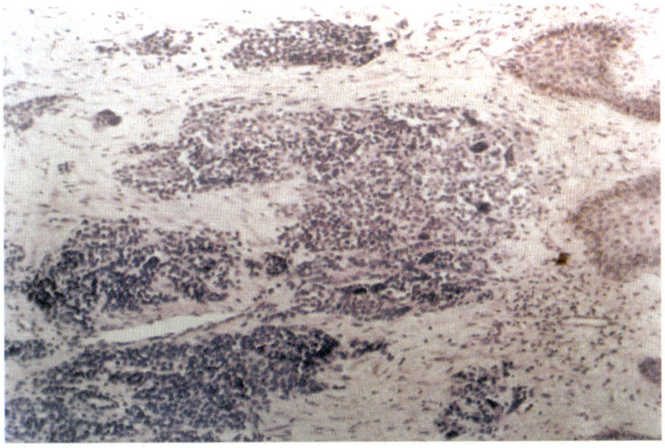
图 27-946　结节性黑色素瘤（无色素性）

5. 促纤维增生性/梭形细胞性黑色素瘤　促纤维增生性/梭形细胞性黑色素瘤由细长的梭形细胞和其周围的成熟胶原束组成。基质成分在不同的肿瘤中差别较大，有时表现为大量基质中散在梭形细胞，有时基质很少。促纤维增生性黑色素瘤可以看做是梭形细胞性黑色素瘤纤维化的结果。在局部复发皮损中，结缔组织增生的特点更显著。

肿瘤浸润很深，约一半的病例 Breslow 厚度超过 4mm。肿瘤的范围有时难以确定，S-100 蛋白染色在确定范围时很有价值，但是要特别注意，不要把瘢痕组织中的 S-100 蛋白阳性梭形细胞误以为促纤维增生性黑色素瘤细胞。肿瘤细胞几乎总是无色素的，但所有病例都对中间丝波形蛋白阳性，接近 95%的病例对 S-100 蛋白和神经元特异性烯醇化酶阳性。

成熟的瘢痕在光镜下和促纤维增生性黑色素瘤很容易鉴别，但不成熟瘢痕和促纤维增生性黑色素瘤有一些共同点，包括淋巴细胞浸润、黏液样改变、细胞增多和异型性。瘢痕也可以表达 S-100 蛋白。亲神经性的皮损大约占所有促纤维增生性黑色素瘤的 1/3。在这类皮损中，梭形细胞呈现神经瘤样模式，在真皮深层和皮下组织中倾向于围绕小神经排列成环状（亲神经性）。细胞大小和核染色变化很大，通常缺少黑色素。S-100 蛋白阴性不能排除该诊断，NGFR（神经生长因子受体）染色对诊断有辅助价值。亲神经性提示局部复发风险较大。

6. 特殊类型黑色素瘤　近年来描述了很多组织学上有其特点的黑色素瘤，一些已在上文提及。

（1）滤泡样黑色素瘤：在 2004 年首先描述，这是一类极其罕见的黑色素瘤，主要发生于老年患者鼻部。本型特点是深在的滤泡结构中非典型黑色素细胞沿滤泡上皮向下延伸并穿过部分滤泡和相邻的真皮层。肿瘤大多类似于粉刺或色素性囊肿。浅表切取活检会遗漏这种皮损。肿瘤细胞表达Melan-A、S-100 蛋白和 HMB-45。

（2）黏液样黑色素瘤：首先在转移性皮损中被描述，后来在原发皮损中也发现该类型。黏液性基质中有梭形和星形细胞。基质阿新蓝染色阳性，肿瘤细胞表达 S-100 蛋白和神经特异性烯醇。HMB-45 不是在所有病例中都表达。肥大细胞和TGF-β在黏液样黑色素瘤中增加，这些因素可能会刺激成纤维细胞产生粘蛋白。

(3) 气球细胞样黑色素瘤：气球细胞样改变可以出现在原发和继发性黑色素瘤中。核多形性、分裂象和细胞异形性有助于鉴别这种皮损和气球状细胞痣。细胞表达黑色素瘤常见的免疫组化指标。预后与肿瘤厚度有关。

(4) 印戒细胞黑色素瘤：在一些转移性和复发性黑色素瘤以及至少两例原发性黑色素瘤中出现印戒细胞。一例报道中同时还出现假腺管样特征。

(5) 假腺管样黑色素瘤：这种类型极其少见。非典型黑色素细胞排列成腺管样模式，细胞表达S-100蛋白。腺体器官受累时也会出现这种表现。

(6) 杆状黑色素瘤：首先发现于转移性黑色素瘤中，后来在原发性黑色素瘤中也有发现。大多数对S-100蛋白和波形蛋白阳性。一些对所有的黑色素瘤标志物都阴性。

(7) 成骨性黑色素瘤：骨软骨化生在恶性黑色素瘤中极其少见。这种改变一般发生于肢端性黑色素瘤中，尤其是甲下皮损。存在高度肉瘤样成分，伴骨样基质，有时是成软骨细胞分化。交界处的活动性有助于作出诊断。细胞对S100蛋白和波形蛋白阳性，HMB-45结果不一。

(8) 软骨样黑色素瘤：极其罕见，表现为软骨肉瘤样的显著的软骨分化，无相关的骨质形成。

(9) 小细胞黑色素瘤：瘤细胞类似于梅克尔细胞瘤中的细胞。有时认为属于痣样黑色素瘤。有人建议，当痣样黑色素瘤中超过50%的瘤细胞胞核小于角质形成细胞胞核时，则用“小细胞黑色素瘤”这一概念来描述。

(10) 痣样黑色素瘤：由痣样细胞构成的黑色素瘤已经发现很长时间了，但直到最近才从结节性黑色素瘤中独立出来。诊断有时很难。有两种组织学变化：一种由小的痣样细胞构成，另一种由比较大的、类似于Spitz痣中的细胞构成。混合的情况很少见。前者即“小细胞黑色素瘤”。痣样黑色素瘤在细胞类型和对称性上与色素痣很类似，而且都缺少显著的表皮内改变。可根据真皮层存在分裂象来做出诊断。在皮损的某部分，细胞有序的巢状排列消失，代之以片状或柱状排列，常存在细胞多形性。AgNORs（银阳性核仁形成区计数）数量的增加有助于痣样黑色素瘤的诊断。痣样黑色素瘤表达S-100蛋白、HMB-45、增殖细胞核抗原（PCNA）和Ki-67。本型局部复发风险和死亡率均较高。

(11) 白癜风样黑色素瘤：色素痣和黑色素瘤周围的色素缺失很常见，一般认为与消退有关。但原发黑色素瘤表现为白癜风样斑片，组织病理亦无退化证据就很少见了。这可能是一种无色素性黑色素瘤。

(12) 小直径黑色素瘤：接近5%的黑色素瘤的直径小于6mm。这个比例似乎还在增加。此型更常出现在低于黑色素瘤平均患病年龄的患者中。起初人们认为，和同样厚度的其他黑色素瘤相比，这种类型的预后会更好，但实际结果并非这样。小直径黑色素瘤并不能否定ABCDE法则在黑色素瘤临床诊断中的实用性。皮肤镜诊断小直径黑色素瘤敏感性可达83%，特异性达69%。

(13) 类似恶性周围神经鞘瘤的黑色素瘤 1999年，有人报道了16例类似恶性周围神经鞘瘤（MPNST）的转移性黑色素瘤。组织学上，肿瘤由排列成束状的非典型梭形细胞增生构成。可见到灶状坏死和大量的分裂象。S-100蛋白染色强烈而弥漫。后来在原发性黑色素瘤中也发现这种病理变化。

(14) 真皮黑色素瘤：真皮黑色素瘤是指没有表皮改变、原发于真皮的黑色素瘤。本型预后很好。Swetter等在2004年报道了7例真皮黑色素瘤，平均Breslow厚度为7.0mm，平均随访时间41个月（10~64个月）后生存率为100%。这些病例在诊断之前都没有出现过色素痣。最近一项包含13例的研究中，也都没有出现过色素痣，但是有2例出现了卫星灶，1例出现肺转移，1例死于肝转移。这些病例对p53抗原、Ki-67和cyclin D1的染色较其他类型黑色素瘤低。起源于真皮深层色素痣的黑色素瘤不包括在此类中。

(15) 大疱性黑色素瘤：黑色素瘤中出现基底层上部的裂隙可能是副肿瘤性天疱疮的局部表现。表皮下裂隙也有报道。

恶性黑色素瘤诊断条件有①瘤细胞的间变或异形性：主要是核增大而深染，细胞形态大小不一；②交界活性：真皮表皮交界处细胞不典型性增生，细胞分散不成巢，或巢与巢间互相融合，表皮突间的基底细胞层，有不典型黑色素细胞连续性增生；③不典型瘤细胞突破基底膜进入真皮；④分裂象：除Spitz痣外，所有的痣细胞痣在真皮内都无核分裂象，如有则常为恶性的征兆；⑤瘤细胞散布表皮全层；⑥细胞不成熟，即从真皮浅层至深层瘤细胞无逐渐变小变长现象；⑦间质反应：在皮内痣的深层可见较多致密的网状纤维包围单个分散的痣细胞，而恶性病变的间质反应较轻；⑧黑色素分布多变；⑨真皮带状炎症浸润；⑩淋巴管腔内出现黑色素细胞；⑪表皮消耗（consumption of the epidermis）。在以上11项诊断条件中，以前5项更为重要，而后6项为参考条件。

【辅助诊断技术】

在无色素或淡色的疑似病例中，很多特殊染色技术可以辅助诊断。这些技术包括免疫组织化学技术，AgNOR计数，抗原与抗体的检测和皮肤镜检查。

1. 免疫组织化学

（1）S-100蛋白对痣细胞来源的痣细胞痣及黑色素瘤多呈阳性反应。除黑色素细胞以外，Schwann细胞、肌上皮细胞、脂肪细胞、软骨细胞、朗格汉斯细胞也可为阳性，还可见于周围神经鞘瘤、软骨瘤、骨肉瘤和某些内脏肿瘤，虽然敏感但特异性较差。另外，在某些特殊恶性黑色素瘤中表达阴性。S-100蛋白不是一个单纯的蛋白，而是一个包含超过20种酸性钙结合蛋白、在细胞内钙代谢中有重要作用的超家族。S-100A1、S-100A2、S-100A4、S-100A6和S-100B在黑色素瘤中都显色，但在良性和恶性周围神经鞘瘤中也有发现。不过，S-100A1在大多数黑色素瘤中弥漫表达，在良性和恶性周围神经鞘瘤中不表达或灶状表达。S-100A2在色素性光化学角化病的不典型角化细胞中表达上调。除了显示增殖水平的指标外，S-100蛋白是显示黑色素细胞皮损的最敏感的指标。对S-100蛋白染色阴性的黑色素瘤，可能对HMB-45染色阳性，或者再次用S-100单克隆或多克隆抗体染色则显示阳性。接近95%的促纤维增生性黑色素瘤病例对S-100蛋白和神经元特异性烯醇化酶阳性。S-100A6在促纤维增生性黑色素瘤中的价值很有限。

（2）HMB-45是一种检测前黑色素小体的指标，HMB-45不仅可以对黑色素瘤细胞染色，也可以对色素痣中真皮表皮交界处的黑色素细胞、HIV患者色素性皮损中的真皮痣细胞、发育不良痣中真皮乳头部的部分细胞、蓝痣中的黑色素细胞和Spitz痣中的部分细胞染色。HMB-45只能显示早期黑色素体，而不能显示晚期黑色素体。HMB-45在恶性黑色素瘤中阳性率较高，但梭形细胞性黑色素瘤对HMB-45敏感性差。在正常色素痣中，对真表皮交界处痣细胞也起反应，但真皮深层痣细胞阴性，而恶性黑色素瘤则全层均可表达阳性，这种表达模式差异有助于黑色素瘤诊断，但不能用于浅表黑色素瘤与交界痣的鉴别。冰冻切片快速HMB-45染色已被用于恶性黑色素瘤手术治疗中。HMB-45染色阳性的梭形细胞性黑色素瘤较阴性的梭形细胞性黑色素瘤更具有侵袭性。抗原修复可以使敏感性提高。在一些转移性黑色素瘤中发现角蛋白染色阳性，HMB-45染色阴性，而原发皮损中HMB-45阳性而角蛋白阴性，这就是说，在转移过程中出现了免疫表型的改变。

（3）T细胞识别的黑色素瘤抗原1（MART-1）在上皮型黑色素瘤中灵敏性同S-100，但在梭型黑色素瘤中灵敏度较差，特异性不强，也可标记肾上腺、睾丸、卵巢、血管淋巴及肺透明细胞肿瘤。Melan-A和MART-1是同一个蛋白的两个命名，这个指标比HMB-45更敏感，比S-100蛋白更特异。在有淋巴细胞浸润时角质形成细胞会出现假阳性Melan-A染色。在色素性光化性角化病中，因为假阳性的角质形成细胞会造成误诊为黑色素瘤。Melan-A染色被认为是鉴别与黑色素瘤相关的淋巴细胞浸润中的瘤细胞的有价值的方法。一项最近的研究显示，97%的原发性黑色素瘤患者Melan-A染色阳性（利用A103抗体）。

（4）NSE对脑神经元、皮肤的周围神经组织呈明显的特异性染色，对无黑色素性黑色素瘤是一种较好的标记蛋白。

（5）MITF（Microphthalmia transcription factor）是一个比较新的指标，在上皮样黑色素瘤中的敏感性和特异性都很高，甚至超过了S-100蛋白和HMB-45，但在促纤维增生性/梭形细胞性黑色素瘤中不表达。

2002年的一项研究显示，诊断黑色素瘤时，MITF和Melan-A的抗体组合优于S-100和HMB-45抗体的组合。角蛋白16（K16）在黑色素瘤和正常皮肤的表皮黑色素细胞中都有表达。CD34很少在黑色素瘤中表达。WT1是用于检测Wilms肿瘤的指标，被发现在大多数黑色素瘤和Spitz痣中表达。

（6）P75神经生长因子受体（NFGR）可以染色促纤维增生性和嗜神经性肿瘤细胞，也可以染色其他神经嵴起源的肿瘤。基底膜抗原如层粘连蛋白和Ⅳ型胶原经常在梭形细胞性黑色素瘤中表达。

2. AgNOR计数　瘤细胞中银阳性核仁形成区计数（AgNOR计数）是一项在评价皮损边界中有一定价值的技术。黑色素瘤细胞的平均AgNOR计数明显高于良性色素痣。AgNOR计数超过每个细胞2.5时则高度提示黑色素瘤。AgNOR计数似乎对预测疾病预后没什么价值，但也有人持相反的观点。

3. 抗原和抗体的检测　近些年来出现了各种用来评价皮损边界的其他标记和技术。

Bcl-2肿瘤蛋白在黑色素瘤和色素痣中都有表达，故没有诊断价值。抗黑色素瘤相关抗原（MAGE）抗体B57在鉴别良性痣和黑色素瘤时没有价值。高达50%的黑色素瘤表达肿瘤抑制蛋白p53，而良性痣中不表达，发育不良痣和Spitz痣中偶尔出现弱灶性表达。在一项研究中p53高表达与预后差有关，而在另一项研究中与生存率改善有关。端粒酶的活性在原发和转移性黑色素瘤中明显升高。细胞周期蛋白的表达在肿瘤进展期也升高。坏死抑制因子生存素在转移性黑色素瘤中表达。肿瘤相关抗原TA90可早于临床症状出现前19个月在复发患者的血清中检测到。高血半乳糖凝集素-3水平在晚期黑色素瘤中升高。

增殖细胞核抗原（PCNA）几乎在所有的黑色素瘤中都表达，尽管在一些病例中染色强度很弱，只有20%~30%的细胞着色。在大多数黑色素瘤中，超过40%的细胞对PCNA强染色。许多Spitz痣也表达PCNA，但染色较弱，只有10%~40%的细胞染色。PCNA的表达对患者的预后并没有多大影响。

Ki-67抗原在黑色素瘤中表达不一，但是不在色素痣中表达。Ki-67对大多数黑色素瘤预后来说没有独立的价值，但在皮损边缘出现时存在诊断价值，特别是和Spitz痣鉴别时。尽管出现相对少量的有丝分裂象，促纤维增生性/梭形细胞性黑色素瘤经常出现大量的Ki-67阳性细胞。虽然有研究表明Ki-67表达前后不一致，但是超过5%就有助于促纤维增生性/梭形细胞性黑色素瘤的诊断。

人们试图找到黑色素瘤中的黑色素瘤或黑色素细胞自身抗原，这些抗原或许可以作为免疫治疗的靶点。

4. 皮肤镜　皮肤镜检查（冷光源显微镜）是一种可用于色素性皮损评价中的新方法。皮肤镜正逐渐成为辨别痣样皮损良恶性的有利工具，其诊断准确性比肉眼检查提高了5%~30%。特别是诊断非常早期和无显著特征的黑色素瘤时。皮肤镜在皮肤黑色素瘤高风险人群的监测中很有用，可以每隔3个月进行一次，也可以用于短期监视可疑病变，尤其在掌跖部位皮肤色素性皮损的诊断中很有用。皮肤镜诊断也有其ABCD法则，即非对称性（Asymmetry）、边缘的色素突然断开色素模式（abrupt cut off of the pigment pattern at the Border）、颜色不均一（Color variegation）、皮肤镜下的结构（Dermatoscopic structure），但该方法还未得到普遍应用。其他诊断方法包括模式分析、Glasgow七点分析法、Menzie计分法和CASH法则（颜色、结构、对称性、均一性）。以上各种方法的特异性和敏感性在不同的研究中不一样，故在用于临床实践之前还需要进一步的检验。皮肤镜可以引导病理学家发现感兴趣的或怀疑的区域，皮肤镜下特征和相应的组织病理之间已有很好的相关性。

无色素或淡色黑色素瘤的皮肤镜诊断会很难，但已发现一些有参考价值的模式。色素痣相关性黑色素瘤也很难诊断，非典型的色素网和消退模式有诊断价值。蓝白色“面纱”和蓝灰色小点是黑色素瘤的皮肤镜特征。皮肤镜能准确观察到血管的色素和黑色素瘤完全消退后的瘢痕改变，可用于诊断原发灶不明的转移性黑色素瘤。

经典的皮肤镜学已逐渐发展为数字皮肤镜学，相信会有更多更新的技术应用于色素性皮损的诊断当中，这会给皮肤病的诊断带来巨大益处。

5. 其他技术　当检测福尔马林固定、石蜡包埋、未染色的切片时，黑色素瘤细胞和一些色素痣会显示荧光阳性。这种方法还没有用于常规诊断中。术中冰冻切片可以提供可靠的结果，但在黑色素瘤的手术治疗中应用的还不太多。

【鉴别诊断】

1. 交界痣的痣细胞不向表皮上部扩展，核无不典型性，侧缘界限清楚，真皮上部无明显炎症细胞浸润。

2. 乳房外湿疹样癌中 Paget 细胞大都单个散在，附属器上皮亦常受累。瘤细胞内含有酸性粘多糖，故胞质轻度嗜碱，且常见空泡化，对癌胚抗原染色阳性。

3. Bowen 病的生发层内常见角化不良，基底层通常保持完整。瘤细胞对抗角蛋白抗体染色阳性，而对 S100 蛋白染色阴性。

4. 掌跖交界痣的损害小于 4mm，对称，界限清楚。表皮内痣细胞以巢状排列为主，少数单个散在。圆形或卵圆形，仅少数有融合倾向。角质层内可有少数黑色素细胞团，但较小，小于 5 个细胞，并有散在黑色素沉积。黑色素细胞无异形性及分裂象。

【黑色素瘤的消退】

接近 1/3 的黑色素瘤会出现部分消退，薄黑色素瘤（Breslow 厚度<1mm）消退比例更高。激活的消退表现为明显的淋巴细胞浸润伴瘤细胞的损失或变性。细分消退过程没有任何实际意义。消退对预后的重要性后面会讨论到。

远离黑色素瘤的部位可能会出现白癜风样的色素减退斑。色素减退可能和皮损的消退或肿瘤的转移有关。

【复发及转移】

真正的复发指的是临床上可观察到的未被完全切除的部分肿瘤的再生长。也指出现卫星灶或短暂性转移。复发可能与肿瘤厚度、位置、和未遵循推荐的切除范围有关。一项研究显示，1.4% 的患者会出现第一次局部复发。Heenan 认为局部复发有两种机制，一种是由于不完全切除的原发黑色素瘤持续生长所致，另一种是血源转移而非淋巴转移致局部复发。这对切除范围的界定有重要意义。恶性黑色素瘤的转移极为常见。转移提示预后较差，长期生存率只有 5%。黑色素瘤一般首先转移至区域淋巴结。

淋巴结转移的可能性与 Clark 分级和 Breslow 厚度有关。厚度小于 1mm 的皮损很少见淋巴结转移，厚度大于 4mm 的皮损淋巴结转移的比例超过 50%。血运转移出现晚但很广泛，最常见者为肺、脑、消化道及皮肤，占所有转移的 28%。淋巴结和肺部肉芽肿很少发生于黑色素瘤患者，如果出现则可能导致临床上转移性疾病的误诊。细针抽吸（FNA）是一种有效诊断转移性黑色素瘤的技术。

当黑色素瘤皮肤转移侵及表皮（亲表皮转移）时，和原发性黑色素瘤鉴别就相当困难了。甚至可以出现只有表皮受侵犯的转移。

【预后】

黑色素瘤的生存率持续改善，得益于肿瘤早期时就得到诊断和治疗。有报道称女性的 5 年生存率是 85%甚至更好，而在男性为 75%。处于放射生长期的浅表黑色素瘤的生存率可接近 100%。生存率改善不仅与皮损较薄有关，黑色素瘤患者的管理也很重要。不同的预后特点以及其重要性见表 27-5。

表 27-5　黑色素瘤的预后因素

形态学特征
Breslow 厚度增加（A）
溃烂（A）
有丝分裂率/分裂指数（A）
胞核体积增加（A）
卫星灶（A）
脉管浸润（A）
临床分期晚（A）
隐性转移（A）
局部复发（A）
Clark 分级（C）
部位（C）
组织学亚型（C）
有共存色素痣（C）
淋巴管浸润（C/F）
无消退（C/F）
临床特征
女性（F）
白癜风样皮损（F）
年龄大（A）
妊娠（C）
A=不利因素；F=有利因素；C=没有定论或作用有限

摘自 David Weedon. Weedon's skin Pathology. 3rd. USA: ELseveier，2010

1. 肿瘤厚度　仔细测量肿瘤厚度对判定预后具有重要作用。深切活检可以准确测量肿瘤厚度。对处于临床Ⅰ期的黑色素瘤来说，肿瘤厚度（Breslow 厚度）是最重要的预后预测因素。Breslow 厚度是指用目镜测微器测量出的肿瘤厚度，即从颗粒层顶部（角质层底部）到最深处的肿瘤细胞的高度。可通过 75MHz 的超声来预计 Breslow 厚度，预计结果是高度可信的。小于 1.00mm（以前是 0.76mm）的黑色素瘤被称为“薄黑色素瘤”，一般预后很好。

在一些研究中薄黑色素瘤的 5 年生存率是 100%，但也有研究记录到少量的死亡病例。无消退表现的薄黑色素瘤发生转移时应注意是否为多发性原发黑色素瘤。厚黑色素瘤多预后不良，超过 3.5mm 的厚黑色素瘤 10 年死亡率为 65%。当厚皮损出现局部淋巴结侵犯时预后明显变差。厚黑色素瘤中，如果出现肿瘤旁的表皮增生，则生存率更高。多点检测可提供更可靠的预后信息。刚开始，0.76mm 被作为厚薄黑色素瘤的分界点。在 2002 年 AJCC（美国癌症联合委员会）分期系统中，分界点改为 1mm。作为预测预后的指标，黑色素瘤的体积优于厚度。横切面积也许对评价预后也有帮助。

临床结局和肿瘤厚度不相符的病例开始得到关注。一项研究观察了厚度超过 3mm 但有较好结局的黑色素瘤，发现这些病例表现为受挤压而非深部浸润，并且无血管受累，常位于头颈部和上肢。另一项研究了观察了厚度超过 5mm 而生存期超过 10 年的患者，发现了低分裂比例、结缔组织形成、无血管受累和梭形细胞及 Spitz 样细胞群。还有研究观察了厚度小于 1.5mm 而预后差的黑色素瘤，发现预后取决于 Clark 分级、有无消退及真皮受累深度。小于 0.5mm 的黑色素瘤患者预后非常好。

2. Clark 分级　肿瘤的侵袭深度与患者的预后关系密切，根据 Clark 分级标准，可将恶性黑色素瘤侵袭程度分为以下 5 级：

1 级：局限于表皮内（原位黑色素瘤）；

2 级：瘤细胞侵入真皮乳头层，单个分布或聚集成巢；

3 级：瘤细胞侵入真皮乳头层和网状层交界处；

4 级：瘤细胞侵入真皮网状层；

5 级：瘤细胞侵入皮下脂肪层。

3. 溃疡　溃疡特别是宽度超过 3mm 的溃疡对预后不利。溃烂的黑色素瘤通常分裂象显著增加。肿瘤溃疡百分比与前哨淋巴结状态及总生存期在统计学上明显相关。医源性溃疡无预后意义。

4. 部位　有研究提到，高风险部位包括所谓的“BANS 区域”，即背部（Back）、上臂后部（Arm）、颈后部（Neck）、头皮（Scalp）、足部及外阴，但也有研究显示并没有在 BANS 区域发现部位依赖的死亡率差异。一般来说，隐蔽部位的肿瘤在诊断时较暴露部位的肿瘤稍厚。头皮毛发覆盖区的肿瘤较头皮其他部位的肿瘤预后差。耳部黑色素瘤的总生存期只与肿瘤厚度和 Clark 分级有关。一项研究表明，下肢黑色素瘤患者的生存期随着离躯干距离的增加而下降。

5. 有丝分裂率　有丝分裂率与肿瘤的厚度和溃疡显著相关。由于计算有丝分裂率需要很多时间，所以有人建议有丝分裂率不需要作为皮肤黑色素瘤的常规报告。

6. 卫星灶　出现和肿瘤主体分离的卫星灶会带来不利影响。有研究表明卫星灶与局部复发有关，但不影响总体生存期。

7. 淋巴细胞浸润　Clark 发现出现淋巴细胞浸润对肿瘤来说是有利的。在黑色素瘤发生过程中淋巴细胞的增加可能反映了肿瘤细胞抗原性的增加。浸润的淋巴细胞主要是细胞毒性 T 淋巴细胞（CD8 阳性），也有一些是调节性 T 细胞（Tregs）。如果这些细胞运用其调节能力，它们可能是帮助黑色素瘤进展、产生免疫耐受的原因。淋巴细胞密度高的个体生存期较长。

8. 分期　疾病的临床和病理分期很明显对患者的生存期有影响。2002 年美国肿瘤联合会（AJCC）提出国际通用的新恶性黑色素瘤分期标准，其分期条件如表 27-6。

皮肤转移黑色素瘤中与预后差有关的组织学特点包括真皮网状层胶原束之间的侵袭，皮下脂肪细胞之间的侵袭，没有任何炎症反应和成纤维细胞的基质反应。在Ⅳ期黑色素瘤中，主要影响预后的因素是转移皮损的数量和部位，血管受累时结局较差。

表 27-6 AJCC 修订的恶性黑色素瘤分期标准（2002）

分期	组织学特征/TNM 分期	总体存活率	
		1 年（%）	5 年（%）
0	浸润限于表皮内/原位黑色素瘤（$TisN_0M_0$）		100
ⅠA	≤1mm、无溃疡、Clark 2/3 级（$T_{1a}N_0M_0$）		95
ⅠB	≤1mm 有溃疡或 Clark 4/5 级（$T_{1b}N_0M_0$）		91
	1.01~2mm、无溃疡（$T_{2a}N_0M_0$）		89
ⅡA	1.01~2mm、有溃疡（$T_{2b}N_0M_0$）		77
	2.01~4mm、无溃疡（$T_{3a}N_0M_0$）		79
ⅡB	2.01~4mm、有溃疡（$T_{3b}N_0M_0$）		63
	>4mm，无溃疡（$T_{4a}N_0M_0$）		67
ⅡC	>4mm，有溃疡（$T_{4b}N_0M_0$）		45
ⅢA	单个光镜下局部淋巴结转移、原发损害无溃疡（$T_1\sim 4aN_{1a}M_0$）		69
	2~3 个光镜下局部淋巴结转移、原发损害无溃疡（$T_1\sim 4aN_{2a}M_0$）		63
ⅢB	单个光镜下局部淋巴结转移、原发损害有溃疡（$T_1\sim 4bN_{1a}M_0$）		53
	2~3 个光镜下局部淋巴结转移、原发损害有溃疡（$T_1\sim 4bN_{2a}M_0$）		50
	单个肉眼可见的局部淋巴结转移、原发损害有溃疡（$T_1\sim 4aN_{1b}M_0$）		59
	2~3 个肉眼可见局部淋巴结转移、原发损害有溃疡（$T_1\sim 4aN_{2b}M_0$）		46
	病灶附近转移/卫星灶、无淋巴结转移（$T_1\sim 4a/bN_{2c}M_0$）		30~50
ⅢC	单个光镜下区域淋巴结转移、原发损害有溃疡（$T_1\sim 4bN_{1b}M_0$）		29
	2~3 个肉眼可见区域淋巴结转移、原发损害有溃疡（$T_1\sim 4bN_{2b}M_0$）		24
	4 个或更多个转移淋巴结、丛生的淋巴结/广泛囊外扩散或病灶附近转移/卫星灶和淋巴结转移（任何 TN3M0）		27
Ⅳ	远处皮肤、皮下组织或淋巴结转移、LDH 正常（任何 $TanyNM_{1a}$）	59	19
	肺部转移、LDH 正常（任何 $TanyNM_{1b}$）	57	7
	LDH 正常的任何其他内脏转移或伴有 LDH 增高的任何远处转移（任何 $TanyNM_{1c}$）	41	9

摘自朱学骏，孙建方. 皮肤病理与临床联系. 北京：北京大学医学出版社，2007

原位肿瘤的平均生存率为 80%，如局部淋巴结受累则生存率为 30%~35%，远处转移者仅有 10%生存率。在转移过程中可出现原发皮损的自行消退。

9. *免疫组织化学的发现* 通过计算 Ki-67 体现的高增殖活性可能预示薄黑色素瘤的早期转移。Ki-67 在其他类型黑色素瘤中也有预后价值，并且协助鉴别良性色素痣和黑色素瘤。从良性色素痣到原发性黑色素瘤再到转移性黑色素瘤，胰岛素样生长因子结合蛋白 2（Insulin-like growth factor-binding protein 2）的表达逐渐增加。金属硫蛋白的表达似乎与预后差有关。E-cadherin 在黑色素瘤中的表达比色素痣中更不均匀。黑色素瘤进展时 E-cadherin 的缺失机制还有待证实。EZH2 蛋白参与细胞周期调控，从色素痣到黑色素瘤其表达逐渐增加。组织蛋白酶 B 和L 的 mRNA 水平在黑色素瘤中升高。生长因子YKL-40 水平升高是转移性黑色素瘤结局差的独立预后因素。Cdc42 和 CXCR4 的高表达似乎是预后差的标志。黑色素瘤抑制活性蛋白是黑色素瘤进展的另外一个血清标志，由于软骨细胞也可以产生它，所以其血清水平在儿童期和妊娠期会升高。抗凋亡蛋白生存素的表达倾向于诊断为黑色素瘤而不是痣。和正常皮肤相比 β3 整合素在黑色素瘤中表达增加，然而，Spitz 痣中表达 β3 整合素，所以限制了其应用。S-100 蛋白的血清水平在预测疾病进展时有一定意义，水平高提示结局差。

10. *有预后意义的临床特征* 现在公认Ⅰ期和Ⅱ期黑色素瘤中女性比男性生存率高。

妊娠对生存率的影响还没有定论。妊娠期间出现的黑色素瘤可能会也可能不会导致比对照组更差的预后。有黑色素瘤的女性应用外源激素后似乎也没有带来不利影响。

具有预后意义的另一个临床指标是年龄。老年患者一般预后较差，家族性黑色素瘤的患病年龄比散发病例更低。年轻孩子似乎比年长孩子的预后好，尽管最开始前者的镜下分期比较差。

继发性黑色素瘤患者中，诊断为黑色素瘤后出现白癜风样皮损似乎对预后有利。这些患者血清中检测到了抗黑色素瘤的自身抗体。

尽管慢性日光暴露会增加黑色素瘤的发生率，但自相矛盾的是，这些患者的死亡率似乎比没有日光暴露史的黑色素瘤患者还要低。

创伤可能是指甲相关黑色素瘤预后的不利因素。

HIV 阳性患者的黑色素瘤进程比 HIV 阴性患者更具侵袭性。异常的免疫状态和基础疾病都会导致结局差。

11. *与预后无关的特征* 根据大量研究，下面的因素没有独立的预后意义：肿瘤的血管分布、消退（在薄黑色素瘤中可能有意义）、皮损形状和面积、细胞类型、色素深浅和切除前的切取活检。最近一项 256 例患者的研究发现切取活检并不会影响黑色素瘤的预后。诊断性切除和局部广泛切除之间的时间长短也不会影响生存率。

【恶性黑色素瘤的管理】

1. *淋巴管侵袭和前哨淋巴结活检* 在原发性黑色素瘤中淋巴管侵袭很少见。D2-40 的免疫标记可显示淋巴管内皮细胞，再加上光谱成像分析，33%的黑色素瘤中可检测到淋巴管侵袭，而在 HE 切片中只能检测到低于 5%的淋巴管侵袭。淋巴管侵袭与区域淋巴结转移都和黑色素瘤特异性死亡明显相关。

淋巴管绘图和前哨淋巴结活检对黑色素瘤患者的管理和预后有显著的影响。对大多数实体肿瘤来说，包括黑色素瘤，前哨淋巴结（SLN）的状态可以很好的预测复发率和生存率。前哨淋巴结指的是淋巴结区中引流皮损淋巴的第一个淋巴结，它具有发生转移的最大风险。有时前哨淋巴结可能会出现在标准淋巴结区之外。前哨淋巴结的组织学可以作为整个淋巴结区的代表。

如果前哨淋巴结的组织病理提示黑色素瘤转移，则需要行淋巴结清扫和辅助治疗。辅助干扰素治疗对延长患者无复发生存期很有价值，特别是在显微镜下 SLNs 阳性的群体和辅助化疗无效果的群体中。前哨淋巴结深部切除和免疫组化染色标记 S-100、HMB-45 和 Melan-A（MART-1）都是常规。HMB-45 染色有时会出现假阳性细胞。

在厚度超过 0.76mm 的黑色素瘤中，有接近 20%的前哨淋巴结中发现微转移。85%以上的转移是在包膜内。原发皮损中出现一个或多个高风险因素时显著增加镜下淋巴结受累的概率。有丝分裂率、淋巴细胞浸润和厚度是 SLN 阳性的独立预后因素。SLN 未受累的患者淋巴结复发率较低。SLN 活检已被用来辅助患者的诊断和预后判断，特别是发生在儿童和青少年中的有疑问的黑色素细胞皮损中。

超声引导下的细针穿刺活检是评价淋巴结状态的有力工具。

2. *存活数据* 一项大数据研究记录了 15 798 例Ⅰ期和 2 116 例Ⅱ期黑色素瘤患者的 5 年生存率，分别为Ⅰ期 79%，Ⅱ期 34%。薄黑色素瘤的 5 年生存率是 96%。来自 8 个中心的多因素分析发现，重要的预后变量是（按重要性降序排列）：肿瘤厚度、是否溃疡、解剖部位、性别和肿瘤生长模式。Clark 团队的研究表明，对Ⅰ期黑色素瘤预后有利的因素包括低有丝分裂率、淋巴细胞浸润、皮损较薄、位于四肢、女性、无消退。一项瑞典研究中的不利因素包括：年龄增大、溃疡、肿瘤较厚和男性。到目前为止，还无法准确预测每个患者的风险。

危险率分析表明，临床Ⅰ期皮肤黑色素瘤的死亡危险率峰值出现在随访的第48个月，存活120个月后死于黑色素瘤的风险几乎为零。随着时间的推移，厚黑色素瘤患者复发风险明显下降，也就是说，他们最大的风险出现于皮损切除后的最初几年内。对0.76~1.5mm厚的黑色素瘤来说，复发和死亡的风险相对恒定。总的来说，80%的复发发生在最初的3年内，但晚期复发（超过10年）也有报道。治愈的可能性随着无复发生存期的延长而升高。

恶性蓝痣

【临床表现】

恶性蓝痣（malignant blue nevus）罕见，可在原有蓝痣或太田痣的基础上发生，也可一开始即为恶性蓝痣。若原有蓝痣突然增大、破溃，提示恶变。本病可侵犯局部淋巴结或全身广泛转移。

【组织病理】

瘤细胞位于真皮深部或皮下组织，具有分枝的树状突，内含黑色素颗粒，聚集成簇。组织表现具有一般肿瘤恶变特点，如侵袭性、核不典型性及异常分裂象。另外，常见一些坏死区，但无交界活性。黑色素颗粒多少不定。

增殖细胞核抗原（PCNA）和Ki-67免疫染色对诊断有辅助价值，两个指标的结果与良性蓝痣中的结果有明显差别。

【鉴别诊断】

1. 本病与原发性恶性黑色素瘤鉴别在于恶性蓝痣无交界活性。

2. 转移性恶性黑色素瘤无树状突细胞存在，如有则倾向于恶性蓝痣。

（耿松梅　彭　斌）

第二十八章 皮肤淋巴瘤和白血病

皮肤淋巴瘤通常可分为原发性和继发性两大类，原发性系指皮肤淋巴瘤诊断的当时仅有皮肤受累，而无皮肤以外的器官受累；继发性皮肤淋巴瘤指皮肤以外器官同时受累（特别是淋巴结）或皮肤以外器官受累先于皮肤受累。此外根据皮肤淋巴瘤瘤细胞的不同类型，将皮肤淋巴瘤主要分为T淋巴细胞和B淋巴细胞两大类疾病。

T淋巴细胞和B淋巴细胞浸润皮肤时，虽亦有很多例外，但一般均有其各自的基本模式。一般来讲，T淋巴细胞常向表皮和表皮附件游走，形成亲表皮性（epidermtropism）和亲毛囊性（folliculotropism），侵入表皮层，并在表皮下的真皮乳头层形成带状浸润，偶可在真表皮交界处沿基底膜带排列成单行。但T细胞的这种浸润模式，在T细胞恶性肿瘤中，并非一成不变，当肿瘤进展到侵袭性更强和分化很差时，则向表皮性而不再明显或消失。恶性亲表皮性T细胞浸润应与反应性T细胞外渗（exocytosis）鉴别，后者为T细胞浸润表皮并伴海绵形成、棘层肥厚和细胞凋亡等炎症反应，而前者则为不同数量的非典型性淋巴细胞浸润表皮和腺上皮，通常不伴发反应性表皮改变，引起海绵形成或细胞凋亡，而是伴发表皮损伤形成局限性黏蛋白变性，并有助于发展成pautrier微脓肿和毛囊黏蛋白变性病。此外，当表皮被广泛浸润时，受损表皮临床上表现为鳞屑，角化而类似皮炎。

B淋巴细胞与T淋巴细胞不同，它对表皮和表皮附属器无亲向性，很少能在表皮或真皮乳头内发现有意义数量的B淋巴细胞，因而常产生B淋巴细胞在皮肤中浸润的特征性模式，即真表皮间无细胞浸润的“境界带”。此外，可能由于B淋巴细胞倾向集聚成滤泡结构，因而B淋巴细胞浸润常是结节性外观。恶性B细胞浸润虽也可形成结节而疑似生发中心，但恶性B细胞浸润对原先存在的结构有破坏作用，并常呈间质型浸润，引起真皮网状层胶原束和间叶细胞（如立毛肌）被浸润细胞分离。此外恶性B细胞结节倾向取代腺上皮引起腺体变性，甚至缺血性坏死。

循环中白血病细胞、恶性B细胞和其他恶性细胞一样，呈间质性浸润而不像反应性和恶性T细胞那样浸润表皮。因此B细胞和白血病皮肤损害在临床常呈红色到暗红色，其上表皮变薄，光亮而无角化表现。

T和B细胞各自不同的浸润模式，大致有助于推定其细胞谱系，但并非不变，更不能替代免疫组织化学对相关细胞谱系抗原的检测，也不能区别反应性浸润和恶性浸润。反应性浸润和恶性浸润的区别常取决于细胞学，免疫表型和基因型，但造血细胞在皮肤中的结构或游走模式也可提供潜在侵袭性生物行为。

皮肤淋巴瘤和白血病长期以来一直是一种概念模糊，诊断困难的疾病之一。除了鉴别良性增生和肿瘤以外，最近在分类上的进展，特别是越来越多的根据免疫组化标记在分类和诊断上的进展，使本病的诊断和分类面临更多的挑战。

目前国内外大多采用2005年WHO/EORTC（世界卫生组织/欧洲癌症治疗研究组织）分类。结合临床、组织病理学、免疫组化分子学和细胞发生学特点进行分类是目前较为合适的分类方法。

第一节 T细胞淋巴瘤

蕈样肉芽肿

蕈样肉芽肿（mycosis fungoides，MF）为皮肤T细胞淋巴瘤原型，相对罕见，在非霍奇金淋巴瘤中所占比例不到1%，但却为最常见的原发于皮肤的淋巴瘤，约占44%，主要发生于成人，男与女之比为2:1，偶见于儿童。

【临床表现】

MF原发于皮肤，但最终淋巴结和内脏常受累。典型病例在临床和组织病理上可人为地分为3期，即斑片期、斑块期和肿瘤期。3期可互相重叠，因而3期损害可同时出现，本病的进程和预后也不一，病程长短不定，可相对良性或恶性播散，有些患者仅表现为红斑期且病情不再进展。

1. 斑片期　皮疹呈斑片状，直径1~5cm或更大，皮损局限或泛发，通常扁平不萎缩，但有些患者则表现萎缩。扁平非萎缩型斑片常有鳞屑附着，类似银屑病或湿疹。病损呈圆形、卵圆形，亦可呈环状、多环状和弓形。萎缩型斑片表现光亮、易皱缩，皮肤表面正常沟嵴消失，毛细血管扩张，色素减退或色素增深。临床上，呈血管萎缩性皮肤异色症、小斑块性副银屑病、大斑块性副银屑病（图28-1~图28-4）。

2. 斑块期　由红斑期进展而来，或在正常皮肤上发生，呈不规则性，暗红色至紫红色不等。可自行消退，亦可融合成大的斑块，边缘呈环状弓形或匍行性，或环状肉芽肿样改变。在同一斑块上可能存在程度不同的浸润，损害进一步发展可发生疼痛性表浅溃疡。此期常出现淋巴结肿大，性质坚实，无触痛，可自由移动(图28-5~图28-7)。

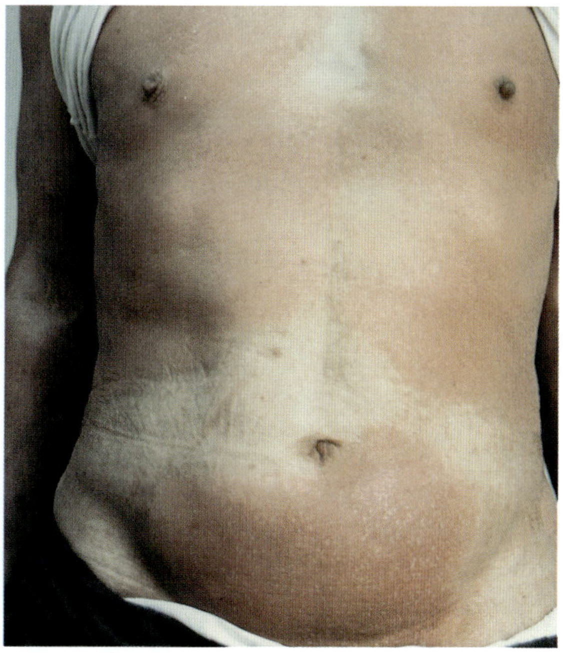

图28-1　蕈样肉芽肿　斑片期，呈大片弥漫性红斑

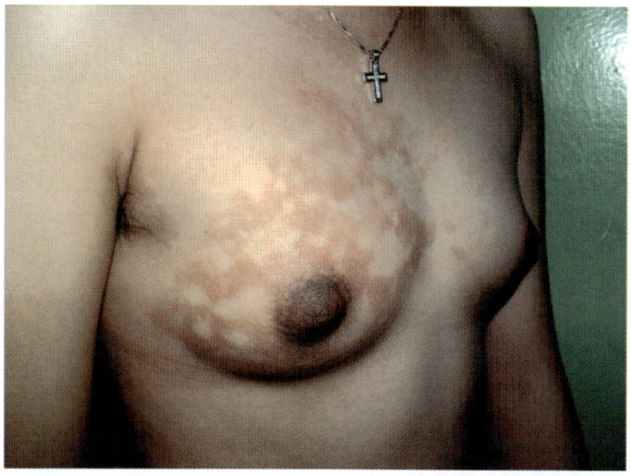

图28-2　蕈样肉芽肿　斑片期，呈局限性网状红斑

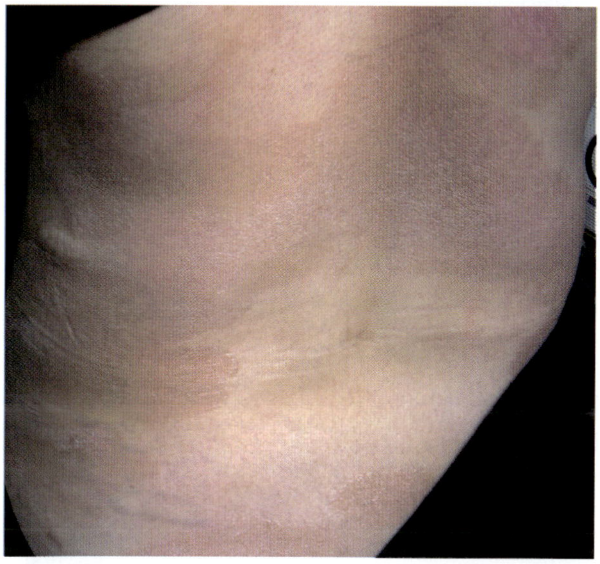

图28-3　蕈样肉芽肿　斑片期，呈局限性网状红斑

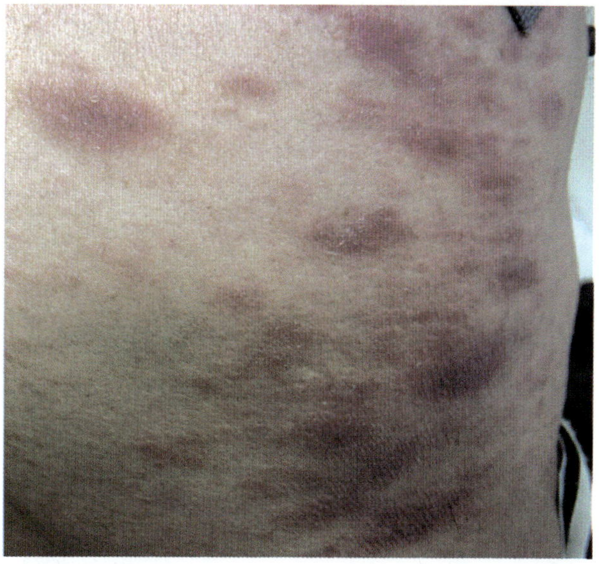

图28-4　蕈样肉芽肿　斑块期，暗红色至紫红色斑块

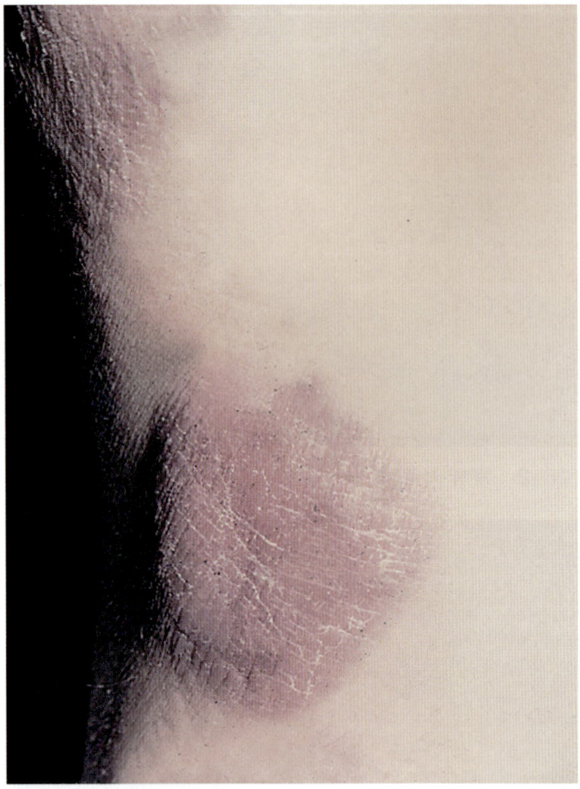

图 28-5 蕈样肉芽肿 斑块期

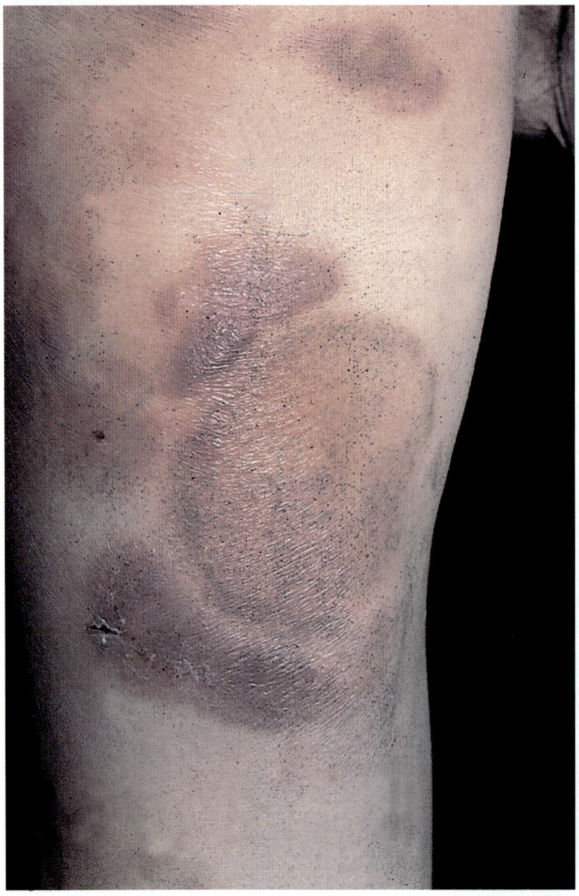

图 28-6 蕈样肉芽肿 斑块期

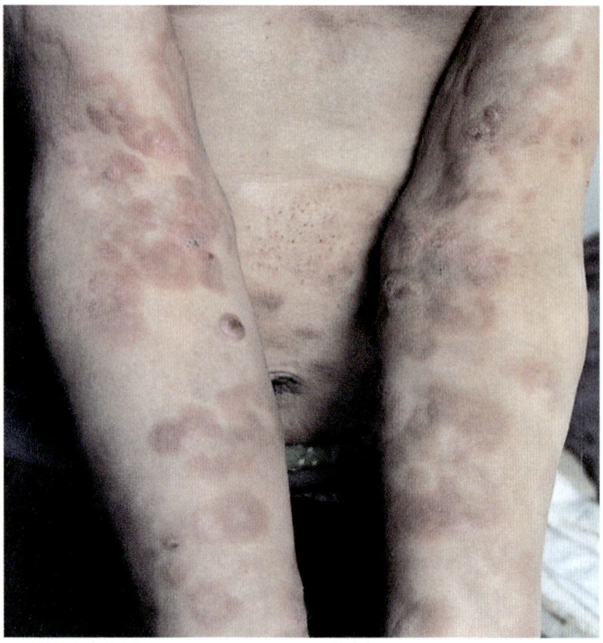

图 28-7 蕈样肉芽肿 斑块期，多发性暗红色至紫红色斑块

3. 肿瘤期 可发性于原有斑块上或正常皮肤上，皮损为大小不等，形状不一的褐红色高起结节，倾向早期破溃，形成深在性卵圆形溃疡，基底被覆灰白色坏死性物质，溃疡边缘卷起（图 28-8~图 21~13）。好发于躯干部，但亦可发生于任何部位，甚至口腔和呼吸道，一旦肿瘤发生，患者常在数年内死亡。

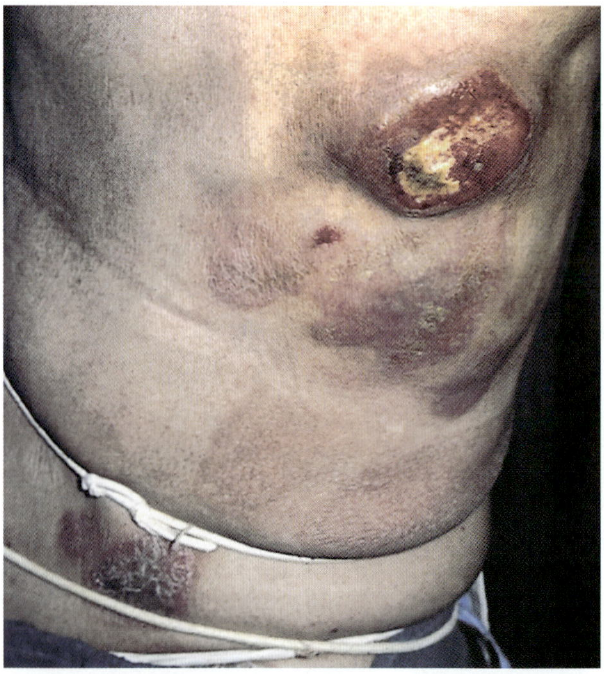

图 28-8 蕈样肉芽肿 肿瘤期皮损

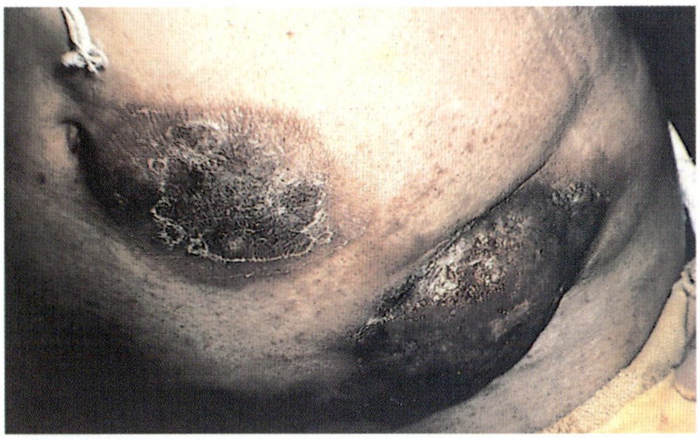

图 28-9　**蕈样肉芽肿**　肿瘤期皮损

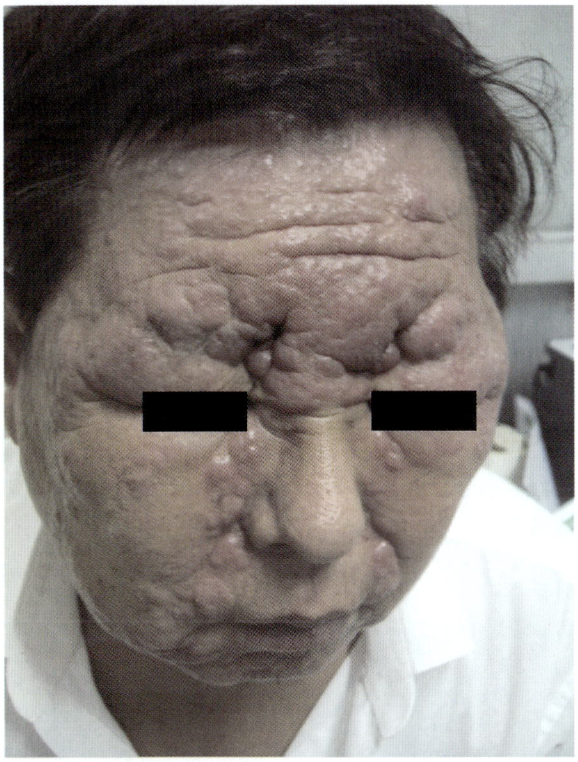

图 28-10　**蕈样肉芽肿**　肿瘤期皮损

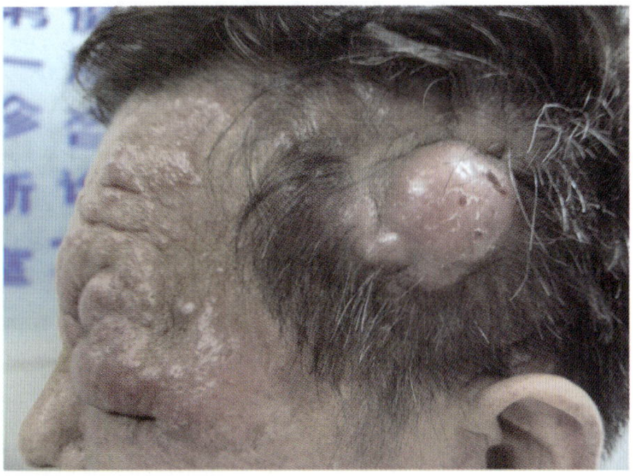

图 28-11　**蕈样肉芽肿**　肿瘤期皮损

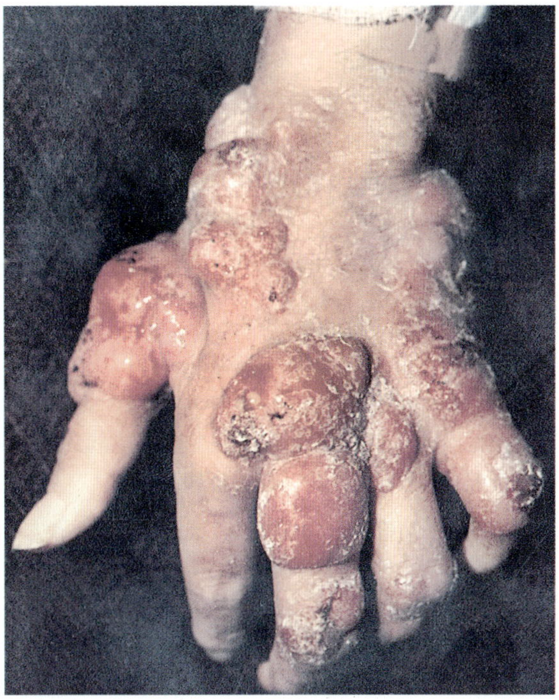

图 28-12　**蕈样肉芽肿**　肿瘤期皮损

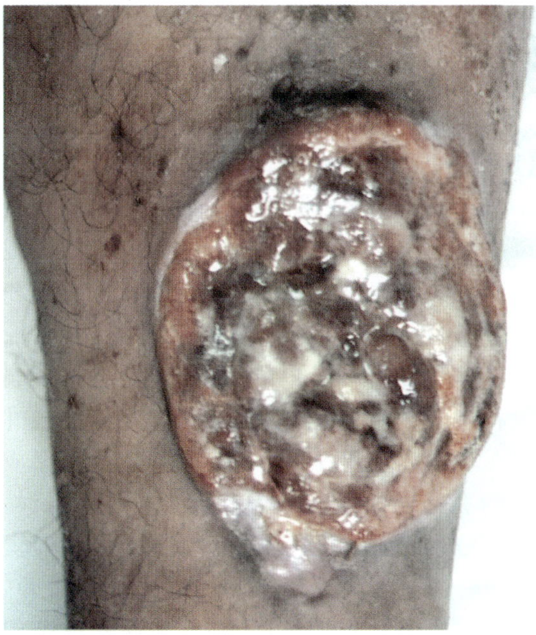

图 28-13　**蕈样肉芽肿**　肿瘤期溃疡性皮损

MF 病程呈缓慢进行性，由斑片和斑块期而缓慢进展为肿瘤期，最终可形成溃疡。罕见情况下，初发皮损即为结节性（demblee 亚型），其临床表现并无特征性。这类患者中，有些可患有其他型 T 细胞恶性肿瘤，例如成人 T 细胞白血病/淋巴瘤（ATLL）、原发性皮肤周边 T 细胞淋巴瘤、非特异性原发性皮肤CD4阳性T细胞淋巴瘤和CD3阳性细胞淋巴瘤。弥漫性红皮病可与系统性播散伴发，或为局限性疾病的发展或者一开始即由血液受侵所致（Sézary综合征）。最终向皮肤外播散时除周围血液外，淋巴结、脾、肝和肺亦常受侵，此期淋巴结增大，必须与受累部位慢性引流所致淋巴结增生（皮病性淋巴结炎）鉴别。MF临床分期见表28-1。

表 28-1　MF 临床分期

分期		表现
Ⅰ期	ⅠA	局限于皮肤，面积 < 10%
	ⅠB	播散，≥10%体表面积，斑片或斑块
Ⅱ期	ⅡA	淋巴结肿大，但无结性淋巴瘤证据，通常仅为皮病性淋巴结改变
	ⅡB	皮肤肿瘤
Ⅲ期		全身性红皮病
Ⅳ期		淋巴结或内脏播散

本病预后直接与疾病进展的范围有关，Ⅰ、Ⅱ期预后良好，肿瘤期和内脏播散者预后差。

【组织病理】

1. 斑片期　早期诊断困难，常仅在真皮乳头层呈斑片性带状浸润，常伴发纤维化。淋巴细胞浸润部分为反应性，混有嗜酸白细胞、浆细胞和单核细胞浸润，此时很难证实是细胞学上有特征性的MF细胞。但即使在早期，也时常可见亲表皮现象和亲毛囊现象，这些亲表皮和亲毛囊的淋巴细胞在基底膜带呈线状排列，与周围角质形成细胞之间有透明间隔或晕将其分开（图28-14，图28-15）。偶尔见几个淋巴细胞聚集在一起，周围有一晕样间隔，提示为小的Pautrier微脓肿。此种亲表皮现象提示为早期MF。与通常皮炎或湿疹中常见的细胞外渗不同之处在于蕈样肉芽肿通无或很少有海绵形成，基底细胞液化变性和细胞凋亡。

2. 斑块期　在大多数病例中，本期组织表现有诊断价值。真皮上部出现带状多形性细胞浸润。真皮上部出现包括淋巴细胞、组织细胞、嗜酸性粒细胞、浆细胞和相当比例的MF细胞（核深染呈脑回状，外形不规则的T淋巴细胞）。在真皮下部也能见到斑片状浸润。表皮内出现亲表皮现象及Pautrier微脓肿为本病有诊断价值的特征(图28-16~图28-31)。斑块期亲表皮的淋巴细胞有些是MF细胞，而且不仅在表皮，在附属器上皮，特别是毛囊也可见散在单一核细胞侵入，黏蛋白聚集致使表皮细胞间隙增宽，最终导致毛发失活和再生不能（毛囊黏蛋白病）。

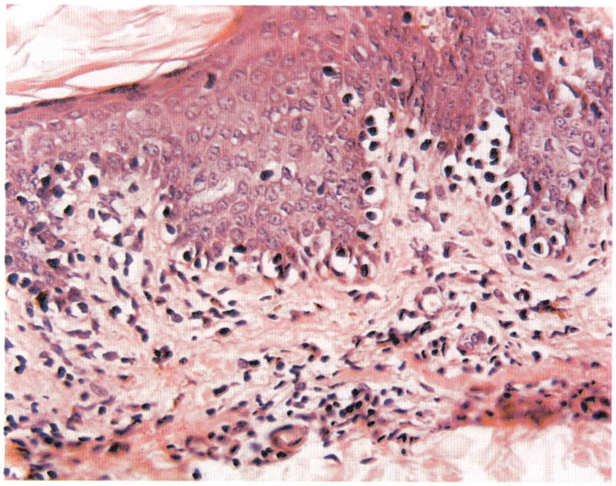

图 28-14　蕈样肉芽肿（斑片期）　可见亲表皮淋巴细胞在基底膜带，呈线状排列，与周围角质形成细胞之间有透明间隔或晕将其分开

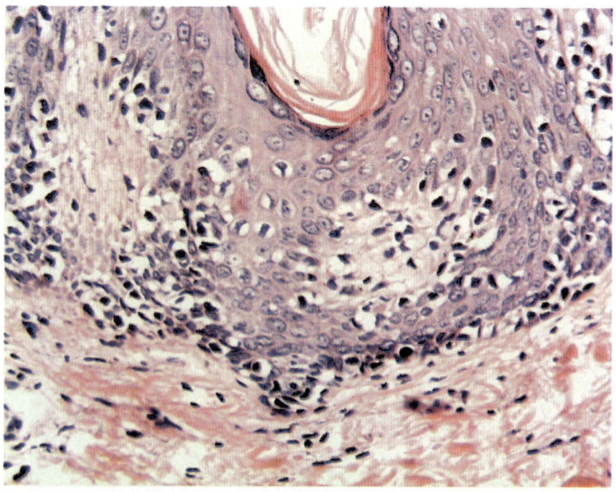

图 28-15　蕈样肉芽肿（斑片期）　可见亲表皮淋巴细胞在基底膜带，呈线状排列，与周围角质形成细胞之间有透明间隔或晕将其分开，并在表皮内形成小的Pautrier微脓肿

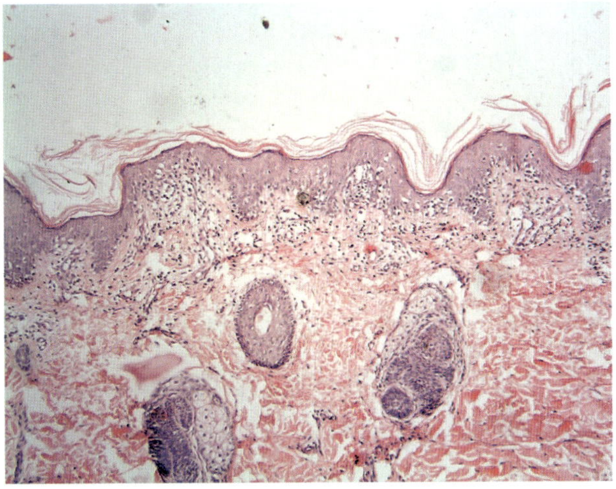

图 28–16　蕈样肉芽肿（斑块期）

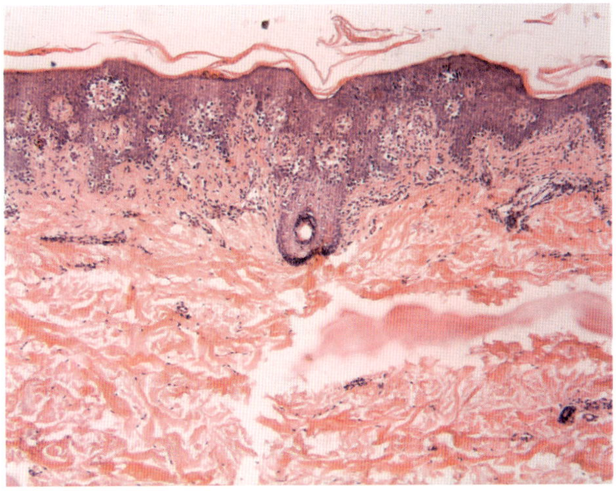

图 28–17　蕈样肉芽肿（斑块期）　淋巴细胞沿基底层呈苔藓样浸润，可见亲表皮现象及表皮内 Pautrier 微脓肿

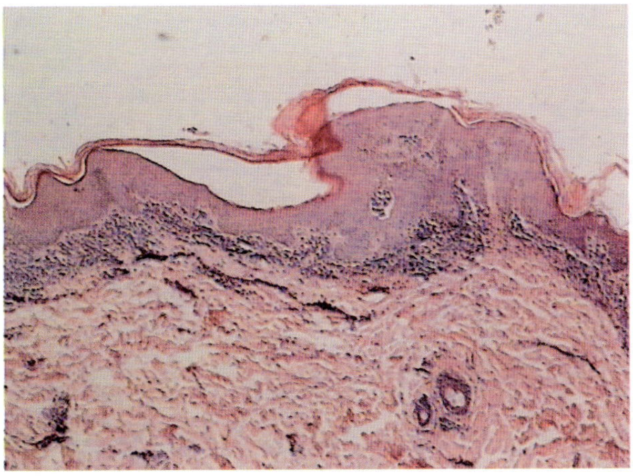

图 28–18　蕈样肉芽肿（斑块期）　淋巴细胞沿基底层呈苔藓样浸润，可见亲表皮现象及表皮内 Pautrier 微脓肿

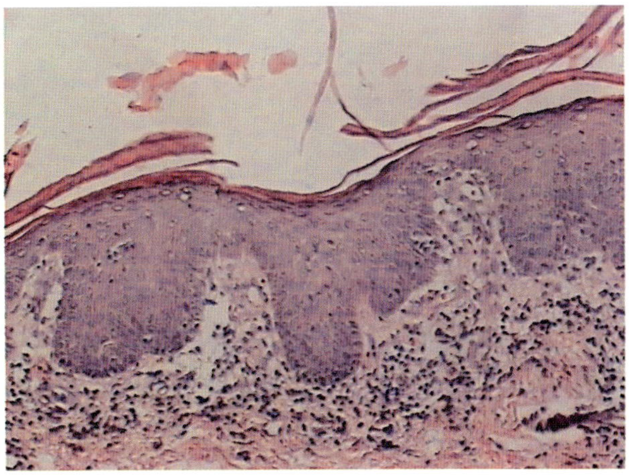

图 28–19　蕈样肉芽肿（斑块期）　淋巴细胞浸润部分为反应性，混有嗜酸白细胞，浆细胞和单核细胞浸润，此时很难证实是细胞学上有特征性的 MF 细胞，但可见亲表皮现象及表皮内 Pautrier 微脓肿

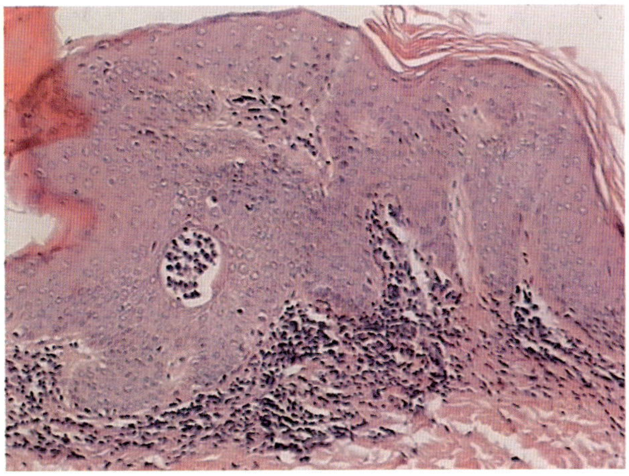

图 28–20　蕈样肉芽肿（斑块期）　可见亲表淋巴细胞沿基底层，呈苔藓样排列，可见单个表皮内 Pautrier 微脓肿

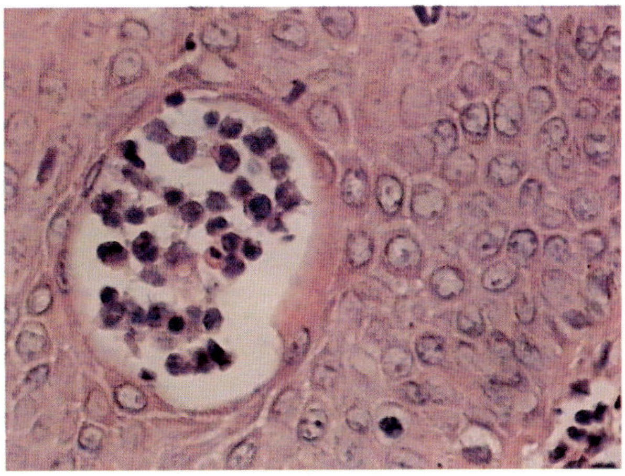

图 28–21　蕈样肉芽肿（斑块期）　可见表皮内单个典型 Pautrier 微脓肿，后者由淋巴细胞聚集在一起，周围有一晕样间隔

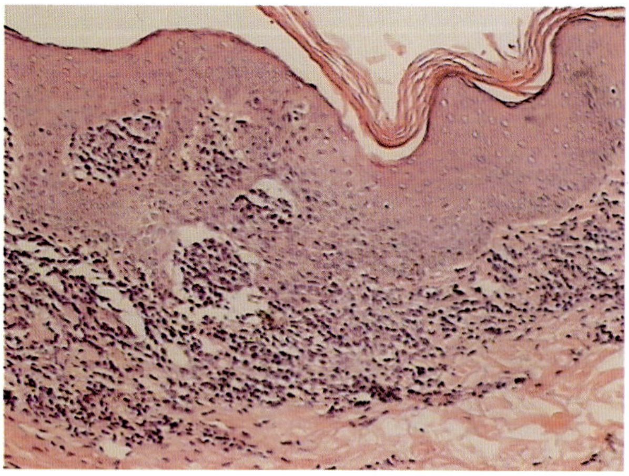

图 28-22　蕈样肉芽肿（斑块期）　可见亲表淋巴细胞在真皮浅层呈苔藓样排列，可见多个表皮内 Pautrier 微脓肿

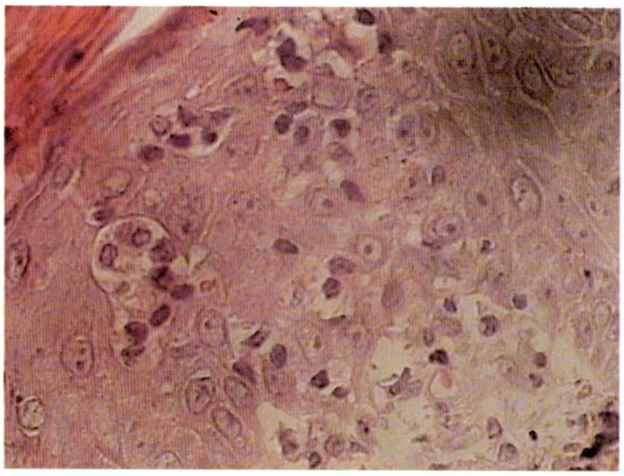

28-23　蕈样肉芽肿（斑块期）　表皮内 MF 细胞及 Pautrier 微脓肿

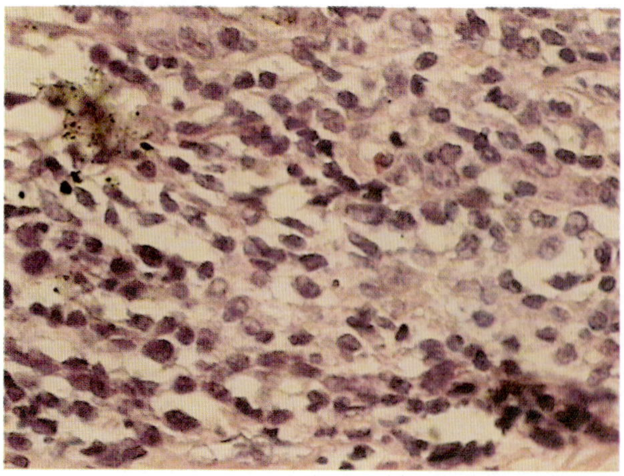

图 28-24　蕈样肉芽肿（斑块期）　可见真皮内大量 MF 细胞

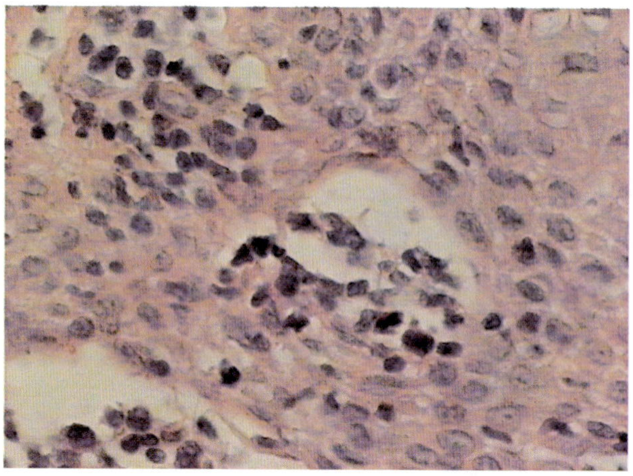

图 28-25　蕈样肉芽肿（斑块期）　可见表皮内 Pautrier 微脓肿

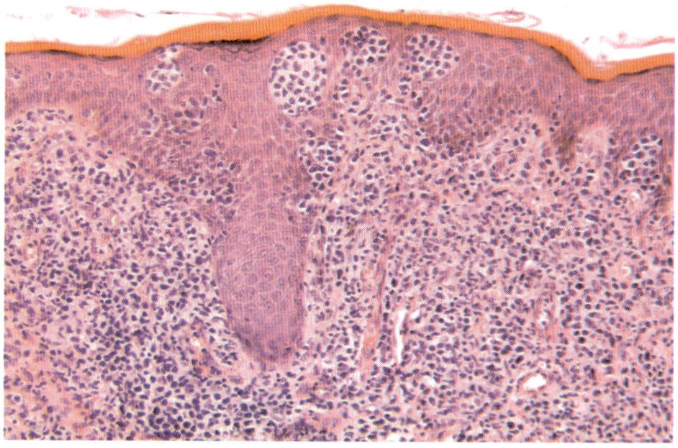

图 28-26　蕈样肉芽肿（斑块期）　真皮上部出现包括淋巴细胞、组织细胞、嗜酸性粒细胞、浆细胞和相当比例的 MF 细胞（核深染呈脑回状，外形不规则的 T 淋巴细胞）。在真皮下部也能见到斑片状浸润。出现亲表皮现象及表皮内 Pautrier 微脓肿为本病有诊断价值的特征

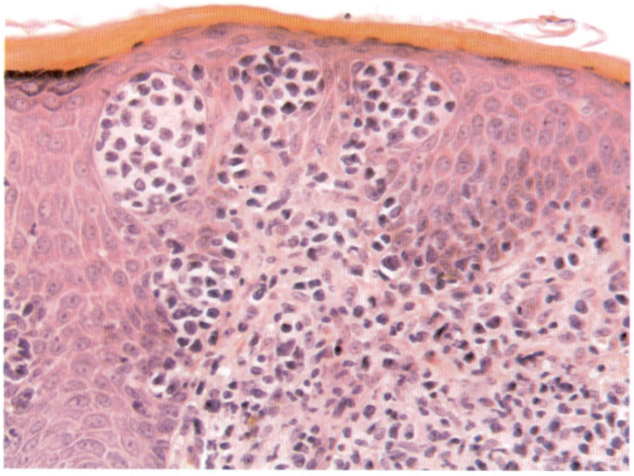

图 28-27　蕈样肉芽肿（斑块期）　可见表皮内多个典型 Pautrier 微脓肿，后者由淋巴细胞和 MF 细胞聚集在一起，周围有一晕样间隔

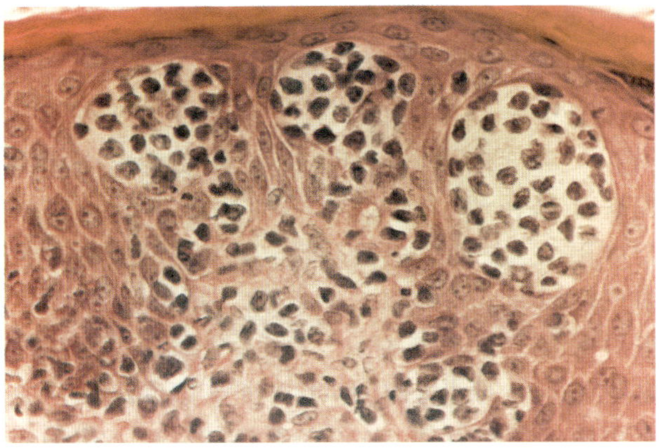

图 28-28 蕈样肉芽肿（斑块期） 表皮内出现多个巨大 Pautrier 微脓肿，斑块期 Pautrier 微脓肿的淋巴细胞有些是 MF 细胞，后者核深染呈脑回状，为外形大而不规则的 T 淋巴细胞

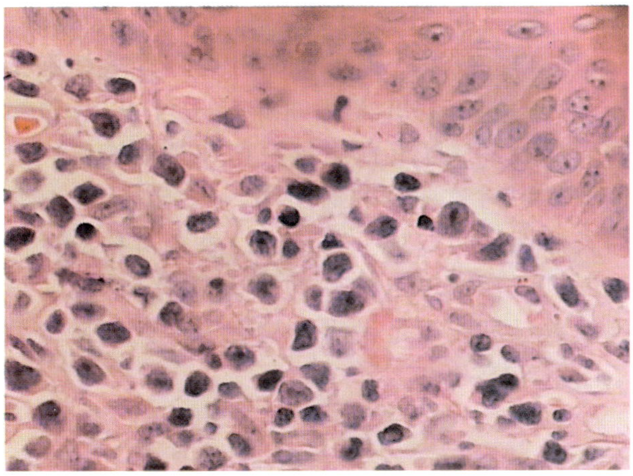

图 28-29 蕈样肉芽肿（斑块期） 真皮内淋巴细胞核深染，为外形大而不规则的 T 淋巴细胞（MF 细胞）

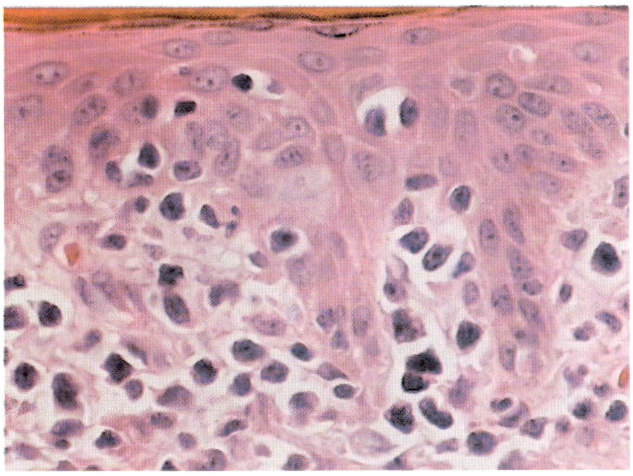

图 28-30 蕈样肉芽肿（斑块期） 表皮内出现多个 Pautrier 微脓肿，斑块期 Pautrier 微脓肿的淋巴细胞有些是 MF 细胞。MF 细胞核深染呈脑回状，为外形大而不规则的 T 淋巴细胞

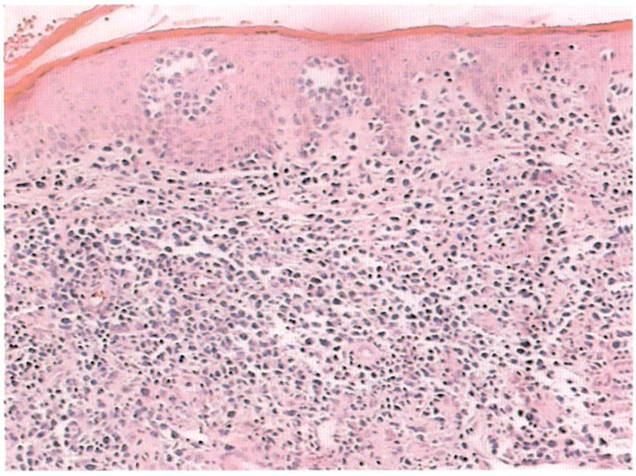

图 28-31 蕈样肉芽肿（斑块期） 真皮上部出现包括淋巴细胞、组织细胞、嗜酸性粒细胞、浆细胞和相当比例的 MF 细胞。在真皮下部也能见到斑片状浸润。见亲表皮现象及表皮内多个 Pautrier 微脓肿为本病有诊断价值的特征

3. 肿瘤期　可见两种组织学表现。有些患者为类似斑块的多形性浸润，但大多数病例中浸润伸展到真皮网状层及皮下脂肪层，构成结节性或间质性浸润。表皮可呈典型的亲表皮性或不受侵，甚至在真皮上层出现无浸润带。另一些患者则浸润呈单形性，几乎完全由肿瘤细胞构成，常见异常核分裂象，亲表皮性已不再是特点（图 28-32，图 28~33）。在一些患者身上可见到由亲表皮性过渡到非亲皮性两种组织学表现。转变为大而高度非典型性 CD30 阳性淋巴细胞时，则与侵袭生物学进程相关。

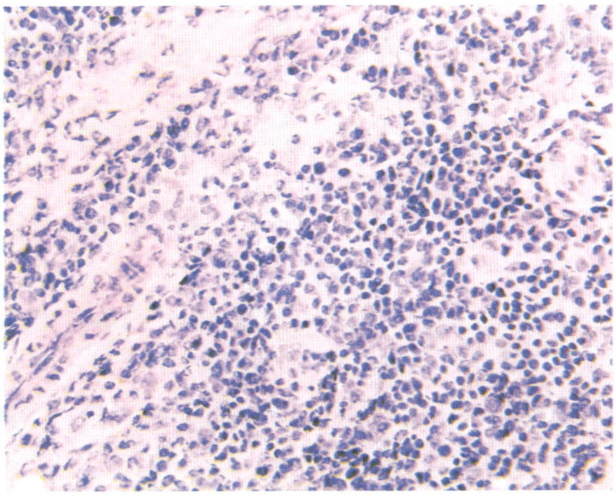

图 28-32 蕈样肉芽肿（肿瘤期） 为类似斑块的多形性浸润，但大多数病例中浸润伸展到真皮网状层及皮下脂肪层，构成结节性或间质性浸润

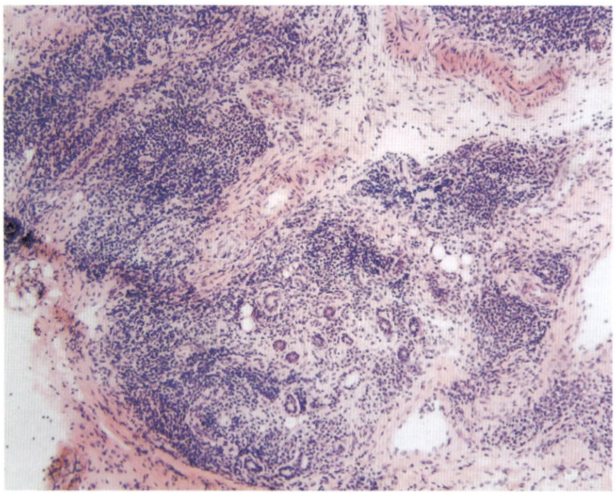

图 28-33 蕈样肉芽肿（肿瘤期） 浸润伸展到真皮网状层及皮下脂肪层，构成结节性或间质性浸润

以下提示 MF 诊断的主要组织学特点：

（1）基底细胞层有单个或小群淋巴细胞呈线状排列，淋巴细胞周围有透明晕轮。

（2）淋巴细胞亲表皮性明显而海绵形成轻微。

（3）细胞浸润主要为非典型性淋巴细胞，核深染而扭曲，核周有空晕数目较正常炎症性皮肤时所见者更多。角质层和颗粒层亦可见淋巴细胞。

（4）Pautrier 微脓肿。

（5）表皮内淋巴细胞较真皮内者大。

（6）淋巴细胞明显亲毛囊性，特别是伴发毛囊内黏蛋白沉积（毛囊性黏蛋白）时。

（7）真皮乳头层纤维化明显，胶原纤维束排列紊乱。

（8）免疫表型为 CD2、CD3、CD4、CD5 阳性，CD8 阴性和 CD7 丢失（偶有 CD8 阳性）。

（9）TCR 基因重排呈单克隆性。

以下特点提示炎症性皮肤病的诊断。

（1）真皮上部和真皮乳头水肿。细胞浸润呈表浅血管周围浸润或表浅和深部血管浸润。浸润细胞由淋巴细胞、巨噬细胞、嗜伊红细胞、肥大细胞和浆细胞混合构成。淋巴细胞小而圆，呈规则一致性。

（2）表皮海绵形成明显，伴角质细胞凋亡。

（3）细胞外渗伴 Langerhan cell 微肉芽肿。

（4）免疫表型为 CD4 阳性和 CD8 阳性混合存在。

（5）TCR 基因重排为多克隆。

【实验室检查】

MF 细胞来源于外周亲表皮性 T 细胞。本病特征为 CD4、CD45Ro 阳性，辅助/记忆 T 细胞的增生。除 CD4、CD45Ro 阳性外，CD2、CD3、CD5 亦呈阳性，而 CD8 阴性；罕见病例亦有 CD8 阳性者。CD7 常为阴性，而混合性非肿瘤性淋巴样浸润则可保留 CD7 阳性，可供鉴别参考，但并非鉴别的可靠标志。大多数病例识别皮肤淋巴细胞抗原的 HECA-45Z 抗体阳性。偶尔在真皮浸润中可发现 CD30 阳性细胞，但大多数恶性克隆细胞并不表达 CD30。但在进展的肿瘤期，特别是发生大细胞时则可获得 CD30 阳性表达和细胞毒性表型，因而细胞毒相关颗粒蛋白如 TIA-1、粒酶 B（granzyme B）和穿孔素（perforin）也可呈阳性表达。在大多数病例中，Southern 印迹或 PCR 可检测出克隆性 T 细胞受体基因重排，TCR 基因重排几乎可 100% 预测肿瘤期，50% 以上预测斑块期和斑片期蕈样肉芽肿。但对这些资料必须小心解释，因为一系列炎症性疾病如扁平苔藓、急性苔藓样应变性糠疹也可存在 TCR 基因重排。早期 MF 浸润细胞的数目可能不足做克隆检查，因此阴性结果不能排除MF 诊断。

蕈样肉芽肿的临床病理亚型

亲毛囊性蕈样肉芽肿

【临床表现】

亲毛囊性蕈样肉芽肿（folliculotropic mycosis fungoides）多见于老年人，呈红斑角化性毛囊性丘疹、硬化性斑块伴毛囊性丘疹、毛发样角化、粉刺样丘疹、粟丘疹和表皮囊肿及秃发（图 28-34）。可与汗管性蕈样肉芽肿并存。

【组织病理】

亲表皮性轻微或无，毛囊被特征性非典型性T细胞浸润，可形成 Pautrier 微脓肿，毛囊受侵产生细胞间黏蛋白，最终导致秃发。免疫组化检查CD3、CD4 表达阳性，CD7 表达阴性。尚无可靠的临床，组织病理或分子学标准鉴别良性黏蛋白秃发和亲毛囊性 MF（图 28-35~图 28-39）。

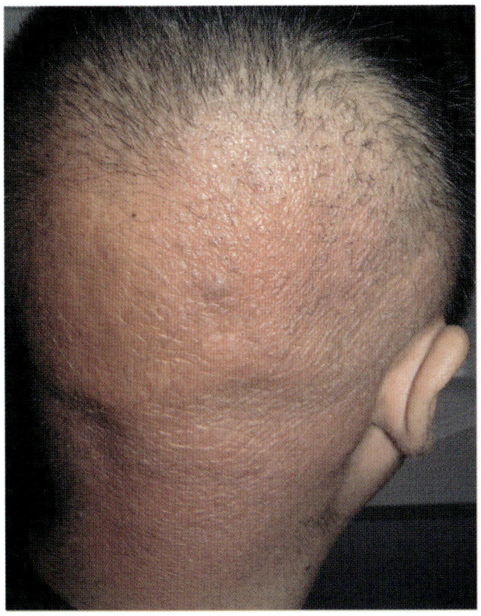

图 28-34 亲毛囊性蕈样肉芽肿 呈红斑角化性毛囊性丘疹，硬化性斑块伴毛囊性丘疹及秃发

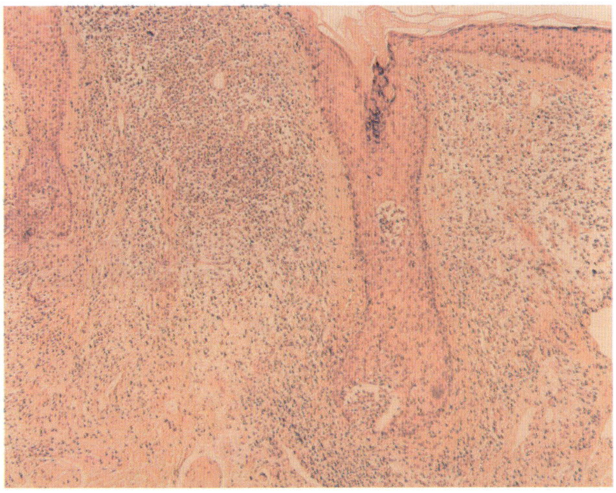

图 28-35 亲毛囊性蕈样肉芽肿 毛囊形成 Pantrier 微脓肿

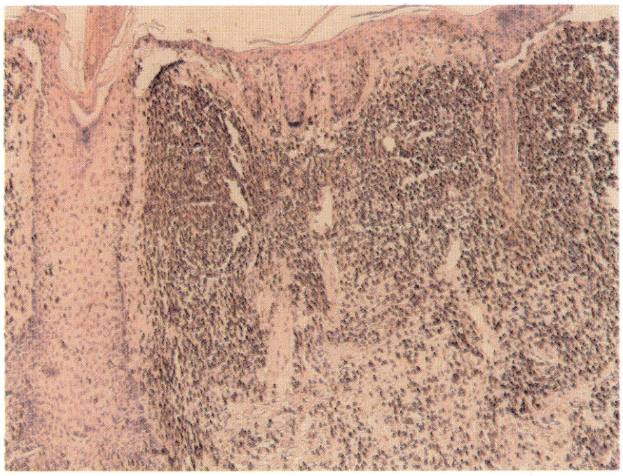

图 28-36 亲毛囊性蕈样肉芽肿 CD3 阳性

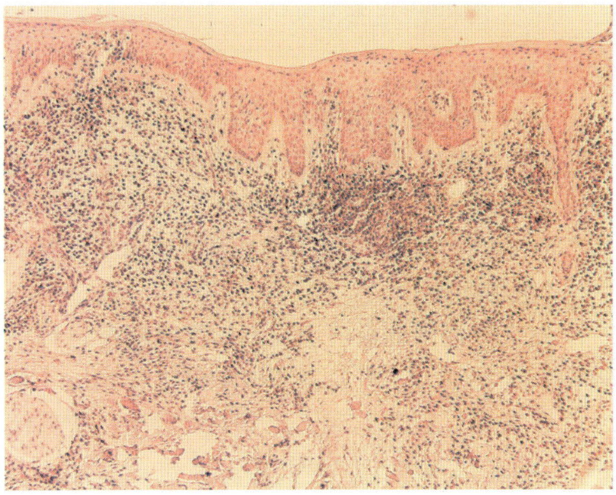

图 28-37 亲毛囊性蕈样肉芽肿 CD45Ro 阳性

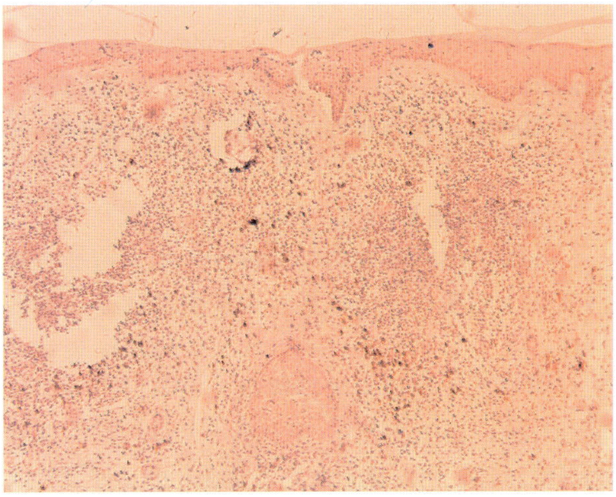

图 28-38 亲毛囊性蕈样肉芽肿 CD20 阴性

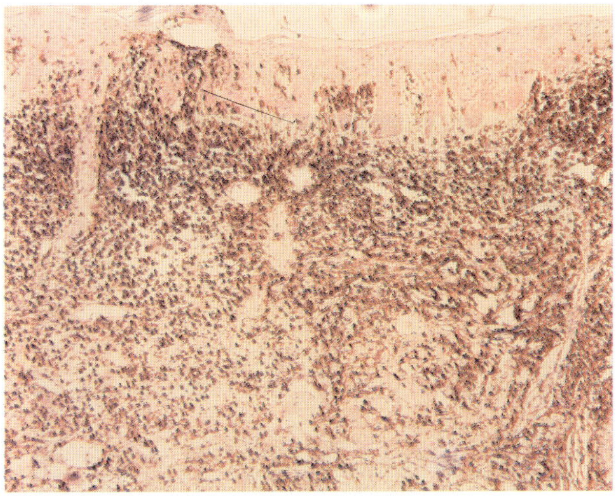

图 28-39 亲毛囊性蕈样肉芽肿 LCA 阳性

亲汗管性蕈样肉芽肿

【临床表现】

亲汗管性蕈样肉芽肿（syringotropic mycosis fungoides）多见于男性，皮损呈局限性红色或棕色斑片和斑块，可有或无毛囊损害，有时伴局部脱发。溃疡和瘢痕不常见。可有感觉减退和无汗症。

【组织病理】

损害以汗腺和导管上皮及周围致密淋巴样细胞浸润为特征。可有显著不典型淋巴样细胞，核大，不规则，染色质深，汗管上皮增生，管腔闭塞，真皮浅层可见不典型浸润和亲表皮性。CD2、CD3 和 CD45Ro 表达阳性，CD7 有丢失。

肉芽肿性蕈样肉芽肿

【临床表现】

肉芽肿性蕈样肉芽肿（granutomatous mycosis fungoides）少见。占 MF 中 4%。临床表现为斑疹、斑块和肿瘤，与经典性 MF 无区别（图 28–40~图 28–42）。

【组织病理】

本病以不同程度的肉芽肿性炎症为特征，浸润表现为间质性，结核样、肉样瘤性或栅栏性肉芽肿，类似环状肉芽肿和（或）类脂质渐进性坏死。多核巨细胞通常为异物型（也有报告呈朗格罕和Touton 巨细胞者）。伴有或不伴局灶性吞噬弹力纤维。最近研究提示肉芽肿性 MF 可呈侵袭性病程，几乎 40%患者死于本病，50%患者皮肤出现后 5 年内死亡。肉芽肿性 MF 临床上无松弛悬垂性损害，组织学上缺乏广泛性弹性纤维离解、吞噬弹性纤维、致密浸润和深部皮下组织受累，可与肉芽肿性皮肤松弛鉴别（图 28–43~图 28–52）。

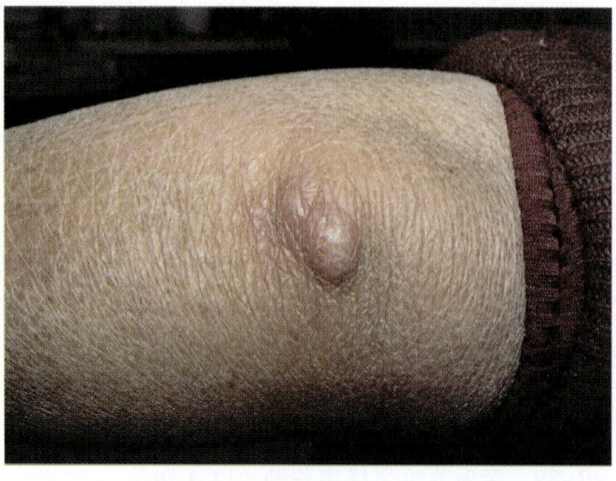

图 28–40　肉芽肿性蕈样肉芽肿　肘部肿块

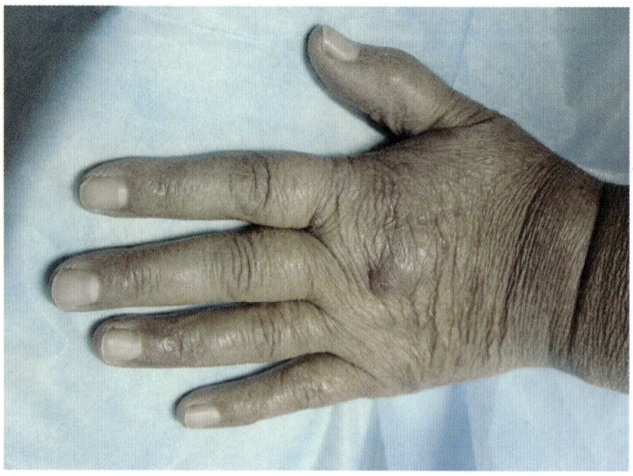

图 28–41　肉芽肿性蕈样肉芽肿　手背部肿块

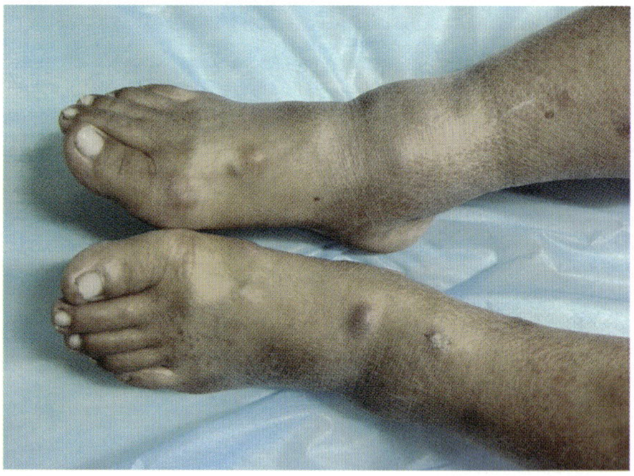

图 28–42　肉芽肿性蕈样肉芽肿　足部结节

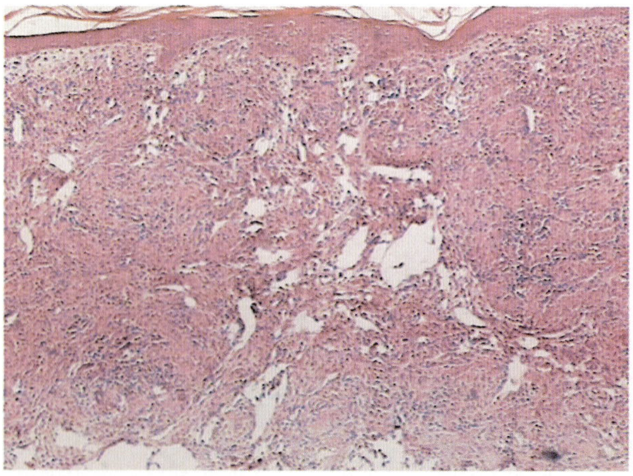

图 28–43　肉芽肿性蕈样肉芽肿　不同程度的肉芽肿性炎症为特征，浸润表现为间质性，肉样瘤性肉芽肿

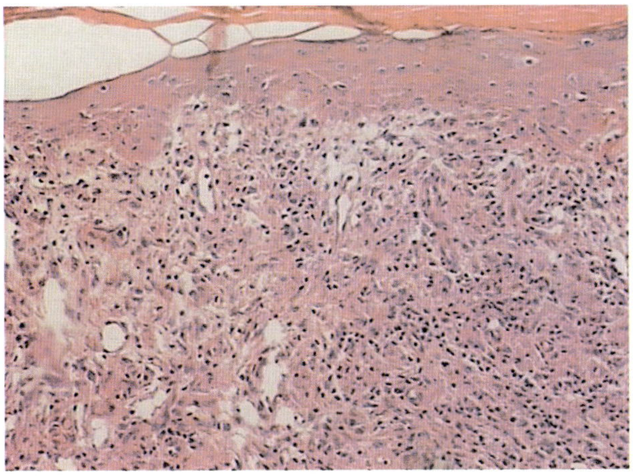

图 28-44 肉芽肿性蕈样肉芽肿 浸润表现为间质性，肉样瘤性肉芽肿

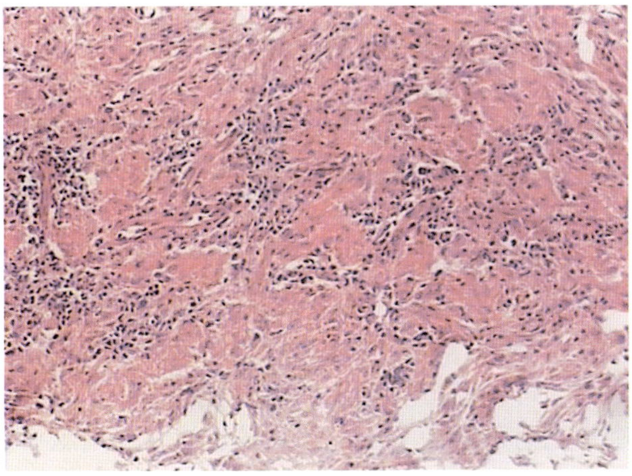

图 28-45 肉芽肿性蕈样肉芽肿 呈肉芽肿性浸润

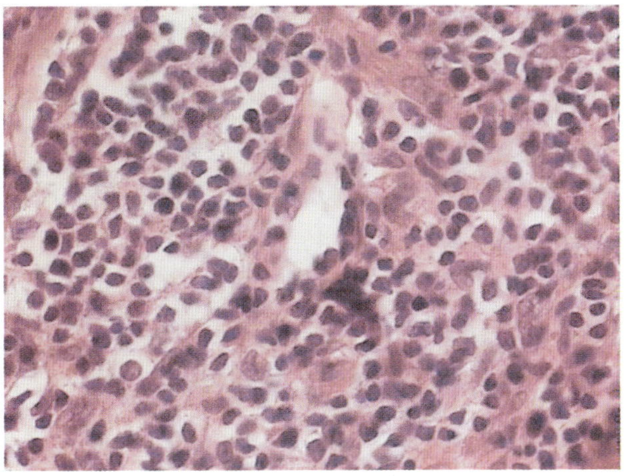

图 28-46 肉芽肿性蕈样肉芽肿 核深染、外形大而不规则的 T 淋巴细胞

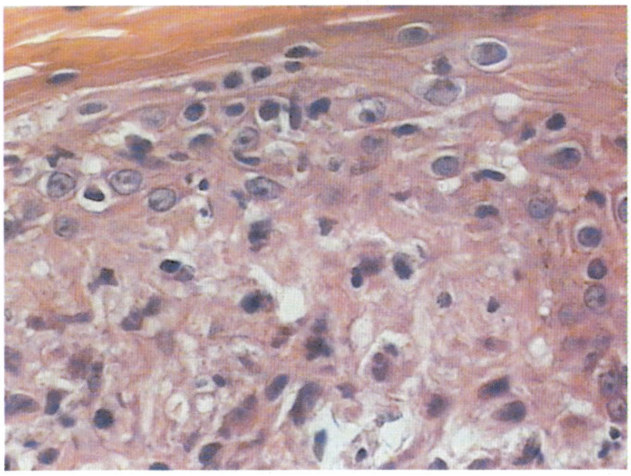

图 28-47 肉芽肿性蕈样肉芽肿 表皮内核深染而不规则的 T 淋巴细胞

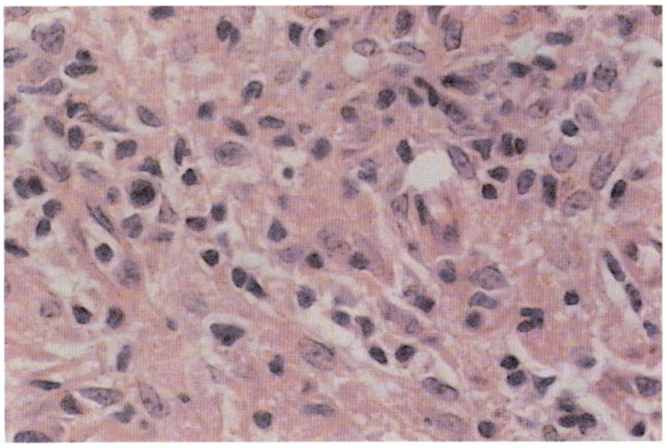

图 28-48 肉芽肿性蕈样肉芽肿 真皮内核深染而不规则的 T 淋巴细胞

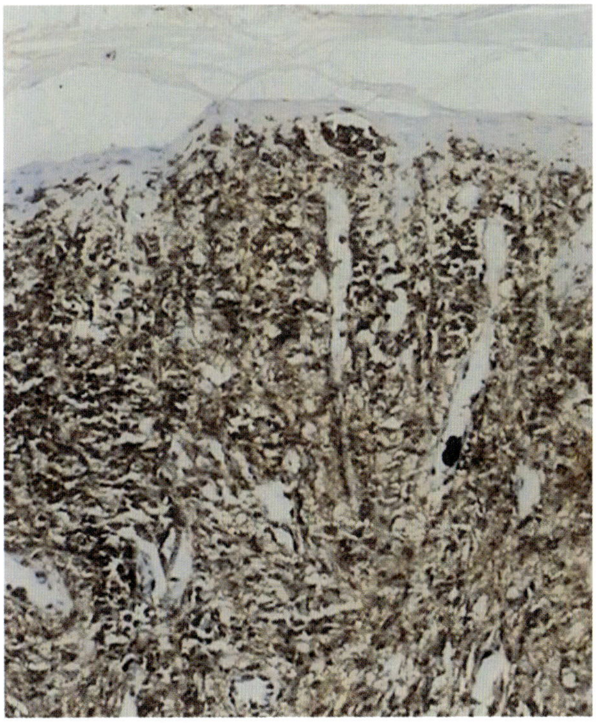

图 28-49 肉芽肿性蕈样肉芽肿 LCA 阳性

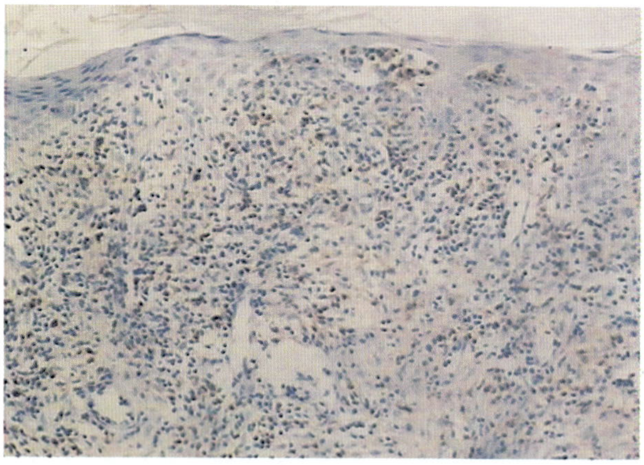

图 28-50　肉芽肿性蕈样肉芽肿　CD45Ro 阳性

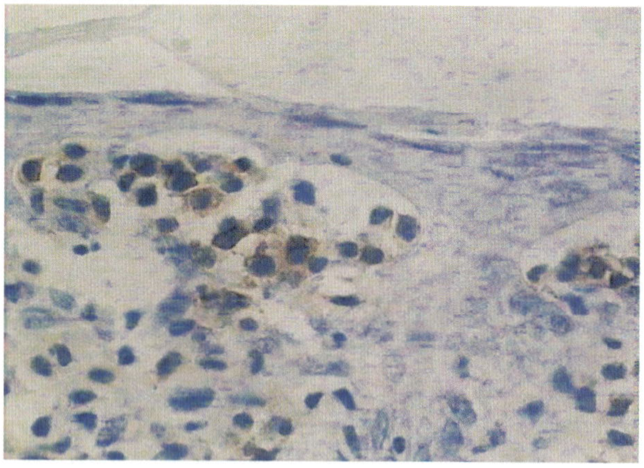

图 28-51　肉芽肿性蕈样肉芽肿　Pantrier 微脓肿内淋巴细胞，CD45Ro 阳性

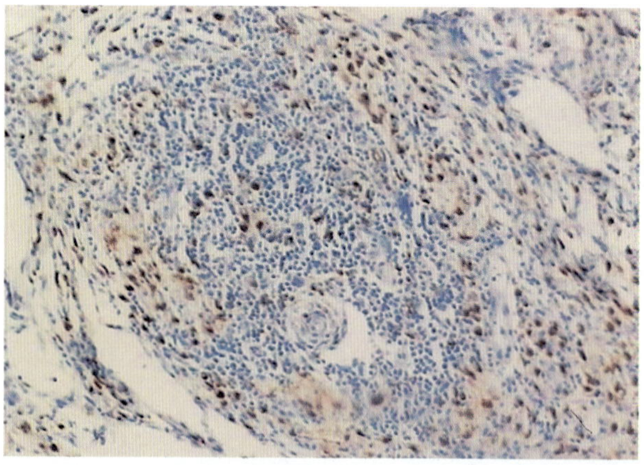

图 28-52　肉芽肿性蕈样肉芽肿　淋巴细胞周围细胞，CD68 阳性

肉芽肿性皮肤松弛

【临床表现】

肉芽肿性皮肤松弛（granuloma slack skin）初起损害为大片红斑或紫红色丘疹和斑块，伴皮肤异色症。由于在病情发展过程中整个真皮内弹性纤维离解，致皮肤萎缩松弛呈悬垂皱褶状，多见于腋窝、腹股等皱褶部位，通常病程缓慢。

【组织病理】

早期类似蕈样肉芽肿，有亲表皮性和亲毛囊性，偶可见 Pautrier 微脓肿，真皮浅层淋巴细胞带状浸润，浸润致密深至皮下组织。淋巴细胞形态不规则，核染色质深。组织细胞和多核巨细胞明显形成非干酪坏死性肉芽肿为特点，并吞噬有弹性纤维及淋巴细胞。特殊染色真皮内弹力纤维广泛消失，免疫组化显示 CD3、CD4、CD45Ro 和 CD5 阳性，CD7 表达减少。巨噬细胞表达 MAC-387 和 CD68。均可见单克隆 TCR 基因重排。

单发性佩吉特样网状细胞多症

单发性佩吉特样网状细胞增多症（pagetoid reticulosis）又称 Woringer-Kolopp 病，以往认为本病为一独特性疾病。最近则认为本病是 MF 的一种罕见亚性；而泛发性 Paget 样网状细胞增多症（Ketron-Goodman 病）则大部分是侵袭性 CD8 阳性的 T 细胞淋巴瘤。

【临床表现】

淡红到淡褐色单发性红斑，不规则形或多环形，表面覆有鳞屑，边界清楚。皮损缓慢增大，多年后，可形成肥厚疣状斑块，直径可超过 10cm。临床上易误诊为 Bowen 病和浅表性基底细胞癌。发病年龄从青少年到老年都可发病。20%的患者发病年龄小于 15 岁。损害好发于四肢。本病特点为损害持续时间长，罕见发展为系统性淋巴瘤。

【组织病理】

表皮角化过度和（或）角化不全，棘层肥厚，常呈银屑病样增生。以表皮内大的非典型性淋巴细胞浸润为特点，呈高度亲表皮性，常见核周空晕，可见多数非典型性核丝分裂，典型损害同MF。免疫表型为 CD4、CD3、CD5 阳性，CD8 阴性。可见 CD30（＞50%）和 Ki-67（50%）高表达。少数病例有 TCR 基因重排。

血管萎缩性皮肤异色症样蕈样肉芽肿

血管萎缩性皮肤异色症样蕈样肉芽肿（poikilodlerma vasculare atrophicans like mycosis fungoid）为 MF 早期皮损表现的一种。

【临床表现】

大片红斑性皮损或由小丘疹排列成网状外

观，表面有轻度鳞屑，表皮变薄，皮损色素减退和色素沉着交杂，并可见毛细血管扩张，临床上类似放射性皮炎（图 28-53，图 28-54）。

【组织病理】

表皮萎缩，表皮由非典型性淋巴细胞浸润，淋巴细胞、组织细胞、噬色素细胞在真皮乳头层呈不同程度的带状浸润。真皮毛细血管扩张，非典型淋巴细胞和免疫组化表型和分子学检查有助于与其他获得性皮肤异色病（如皮肌炎、红斑狼疮）鉴别。

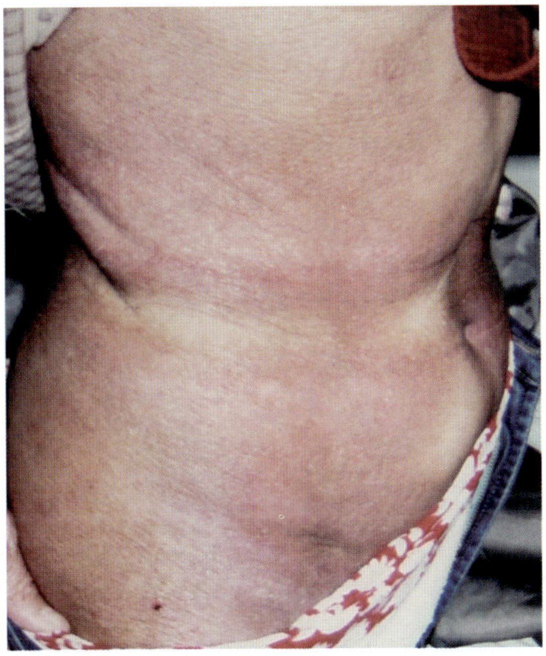

图 28-53 血管萎缩性皮肤异症病样蕈样肉芽肿 呈大片红斑性皮损，表面有轻度鳞屑，表皮变薄，皮损色素减退和过度色素沉着交杂，并可见毛细血管扩张

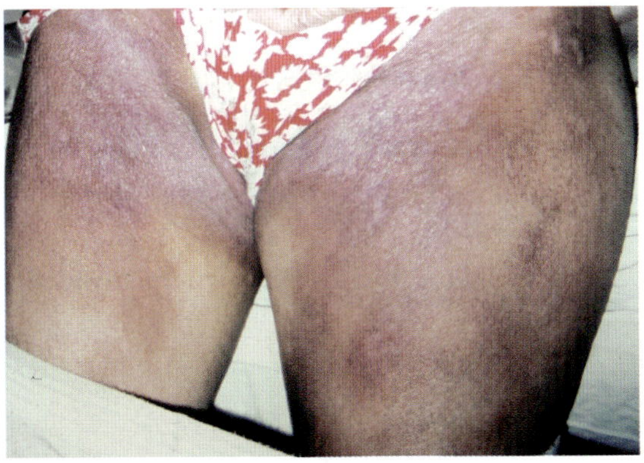

图 28-54 血管萎缩性皮肤异症病样蕈样肉芽肿 呈大片红斑性皮损或由小丘疹排列成网状外观，表面有轻度鳞屑，表皮变薄，皮损色素减退和过度色素沉着交杂，并可见毛细血管扩张

银屑病样蕈样肉芽肿

银屑病样蕈样肉芽肿（psorasiform mycosis fungoides）罕见，有认为此型可能在某些病例中是由于继发慢性单纯性苔藓所致（图 28-55）。

【组织病理】

可见向表皮性，表皮内见单个或成群的、小到中等大的非典型性淋巴细胞。棘层肥厚常明显伴真皮乳头层粗大纤维化。表皮呈致密角化过度及轻微散在的角化不全。

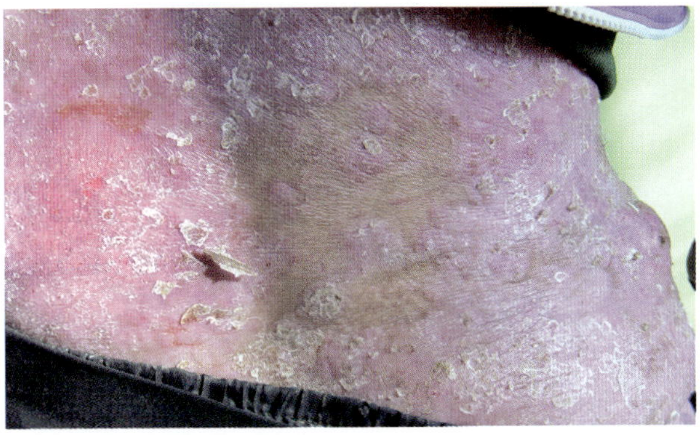

图 28-55 银屑病样蕈样肉芽肿

大疱/小疱性蕈样肉芽肿

【临床表现】

大疱/小疱性蕈样肉芽肿（bullous/vesicular mycosis fungoides）罕见。水疱可发生于正常皮肤或 MF 典型斑块和肿瘤上。损害类似大疱性类天疱疮，一般泛发全身。此型临床上与预后相关，约 50%的患者在出现水疱后一年内死亡。

【组织病理】

除可见经典型 MF 的组织病理特点外，常伴发角质层表皮内或表皮下不同层面的水疱。其发生机制尚不明确，但有人提出角层下和表皮内水疱可能由于 Pautrier 微脓肿融合所致，而表皮下水疱可能是由于淋巴瘤细胞产生的细胞因子减少角质形成细胞黏附于基底膜所致。本病免疫荧光检查阴性与免疫性大疱病可区别。

色素减退性蕈样肉芽肿

【临床表现】

色素减退性蕈样肉芽肿（hypopigmented mycosis fungoides）主要见于暗色皮肤的年轻患者。皮损呈色素减退性斑片，可与经典性 MF 的斑片性或斑块性皮损伴发，自觉症状无或有轻痒(图28-56)。

【组织病理】

除明显的色素失禁外，组织学上与经典性MF不能区别。虽然最近有报告本病常呈CD8阳性表型，但其临床经过和预后与经典型无差别(图28-57~图28-59)。

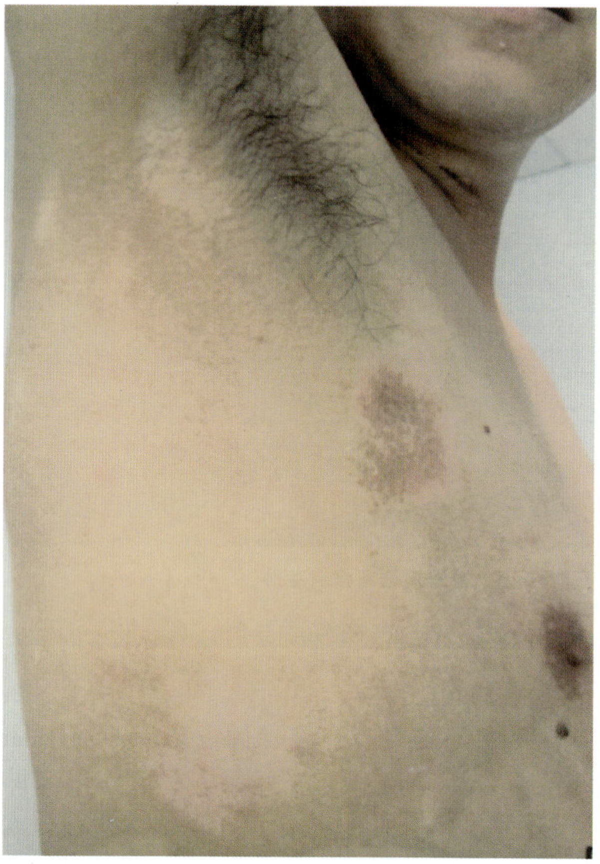

图 28-56 色素减退性蕈样肉芽肿 呈色素减退性斑片，与 MF 的斑片性皮损伴发

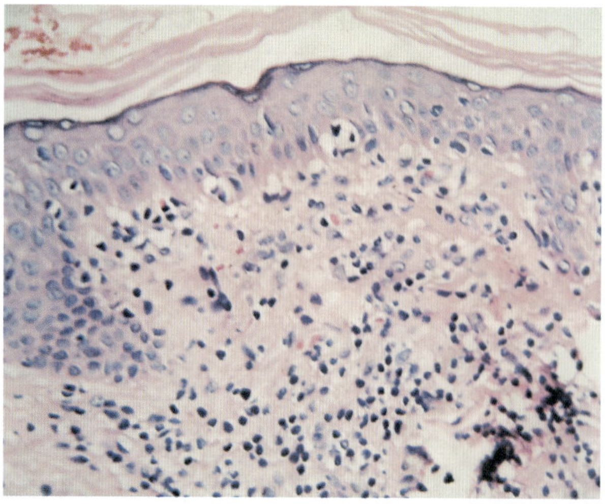

图 28-57 色素减退性蕈样肉芽肿 有亲表皮性，可见 Pautrier 微脓肿，组织学上与经典性 MF 不能区别

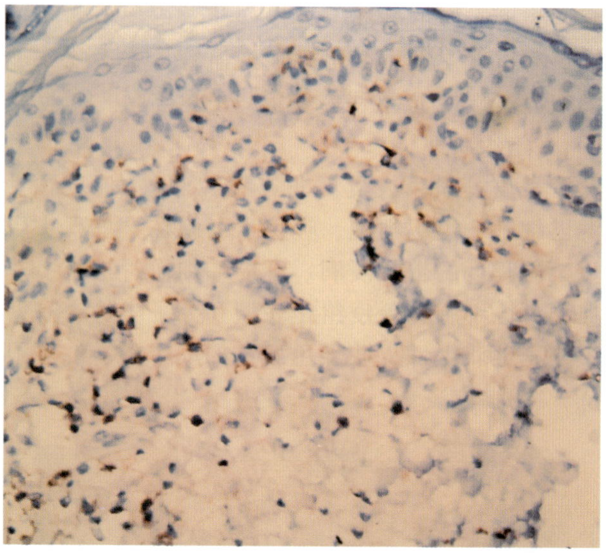

图 28-58 色素减退性蕈样肉芽肿 CD4 阳性

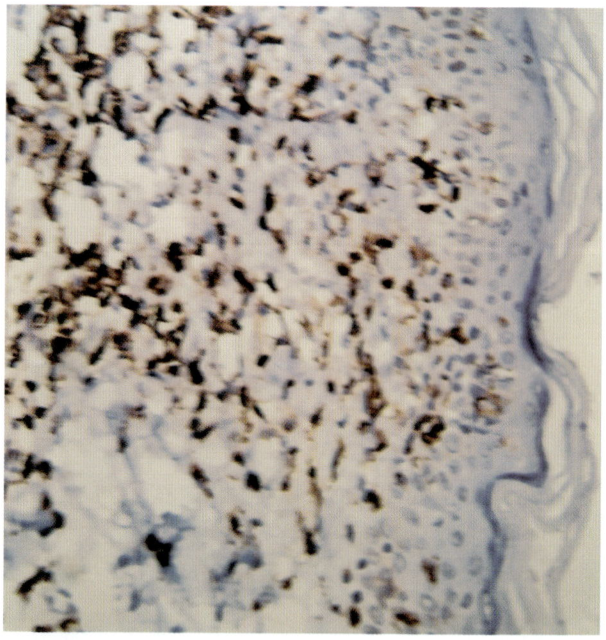

图 28-59 色素减退性蕈样肉芽肿 CD45Ro 阳性

色素增加性蕈样肉芽肿

【临床表现】

色素增加性蕈样肉芽肿（hyperpigmented mycosis fungoides）罕见，呈弥漫性斑状色素增深。

【组织病理】

除经典型MF的组织病理表现外，常见表皮突明显延长，基底层色素增深和真皮内噬色素细胞。超微结构显示肿瘤细胞、角质形成细胞、朗格汉斯细胞和噬色素细胞内均有巨大黑色素颗粒。

掌跖蕈样肉芽肿

【临床表现】

掌跖蕈样肉芽肿（mycosis fungoides palmaris et plantaris）罕见，损害局限于掌跖部。呈环状色素增深性斑片和斑块，可见水疱、脓疱，角化过度/疣状斑块，溃疡及甲营养不良。

【组织病理】

经典性 MF 组织病理表现和 TCR 克隆重排有助于达到正确诊断。

疣状 / 角化过度性蕈样肉芽肿

【临床表现】

疣状/角化过度性蕈样肉芽肿（verrucous/heperkeratotic mycosis fungoides）的典型皮损呈疣状/解化过度。发生于下肢，面部和躯干部。

【组织病理】

组织病理呈经典性 MF 表现。表皮增生伴角化过度。

黑棘皮样蕈样肉芽肿

【临床表现】

黑棘皮样蕈样肉芽肿（acanthosis nigricans-like myeosis fungoides）临床上类似黑棘皮病或脂溢性角化病，好发于腋窝、腹股沟、颈部、乳头和乳晕。

【组织病理】

兼有脂溢性角化和典型 MF 的组织病理表现，即带状非典型淋巴样细胞浸润和亲表皮性，表皮突延长，相互连接和假性角囊肿。

脓疱性蕈样肉芽肿

【临床表现】

脓疱性蕈样肉芽肿（pustular mycosis fungoides）表现为脓疱性皮损，可局限于掌跖部（掌跖 MF）或呈泛发性。

【组织病理】

表皮内聚集非典型性淋巴细胞伴嗜中性白细胞和嗜酸性粒细胞为此型的特征性组织病理表现。

鱼鳞病样蕈样肉芽肿

【临床表现】

鱼鳞病样蕈样肉芽肿（ichthyosiform mycosis fungoides）少见，占 MF 病例的 1.8%。皮损呈鱼鳞病样，常有瘙痒继发剥蚀。可伴发粉刺状和毛囊角化性丘疹。

【组织病理】

鱼鳞癣部位呈典型的 MF 特点，表皮呈致密正角化过度和颗粒层增厚。毛囊角化性丘疹可见毛囊囊性扩张伴角栓和亲毛囊性非典型性淋巴细胞。

Sézary 综合征

Sézary 综合征（Sézary syndrome）为一种侵袭性白血病型皮肤 T 细胞淋巴瘤，其特点为全身皮肤潮红脱屑（红皮病）、淋巴结病、皮肤和外周血中存在恶性 T 细胞。由于这些恶性 T 细胞和 MF 的免疫表型一致和抗原重叠，有认为本病为 MF 的一个亚型。但由于二者在临床和组织病理上有着主要差别，新的 WHO/EORTC 分类将 Sézary 综合征限制在无 MF 病史的病例。

Sézary 综合征为红皮病性皮肤 T 细胞淋巴瘤之一型，除 Sézary 综合征外，尚有红皮病性蕈样肉芽肿和无其他原因的红皮病两型，后两者血液极少或不受累；红皮病性蕈样肉芽肿有蕈样肉芽肿病史。

【临床表现】

男性多见，以剧烈瘙痒的弥漫性浸润性红皮病和淋巴结病为特征。患者常有皮肤水肿和脱屑、掌跖角化、脱发、甲营养不良、睑外翻、狮面(图 28-60~图 28-68)。晚期恶性 T 细胞也可浸润内脏，发生系统性肿瘤扩散。预后不良，平均存活期 2~4 年。

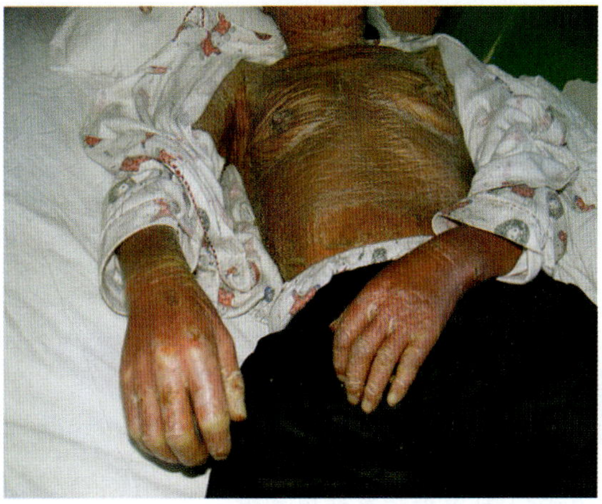

图 28-60　红皮病性蕈样肉芽肿　全身皮肤潮红脱屑（红皮病）

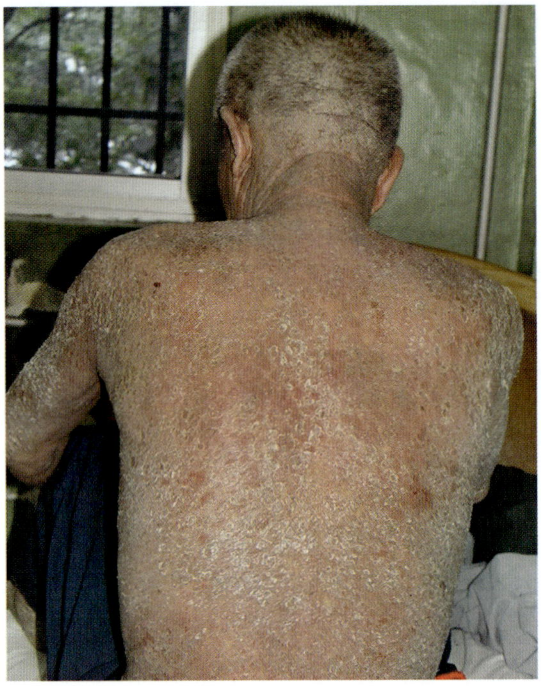

图 28-61　红皮病性蕈样肉芽肿　全身皮肤潮红脱屑（红皮病）

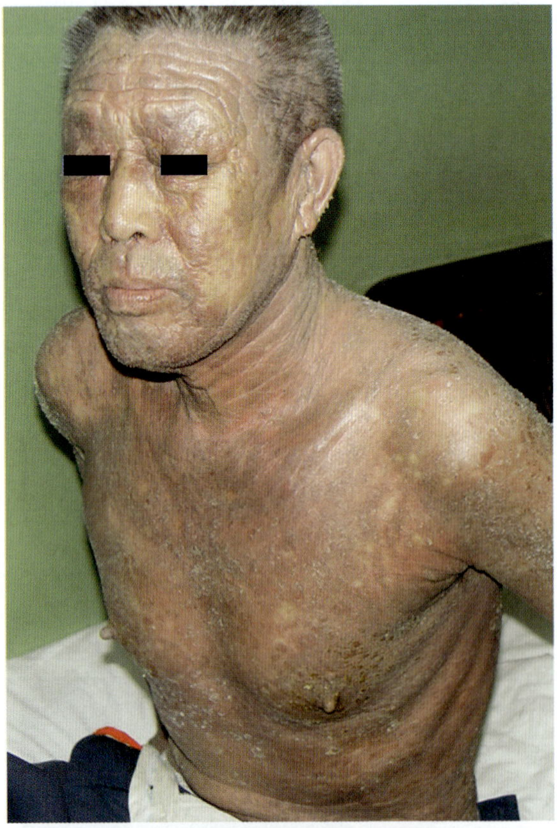

图 28-62　红皮病性蕈样肉芽肿　全身皮肤潮红脱屑（红皮病）

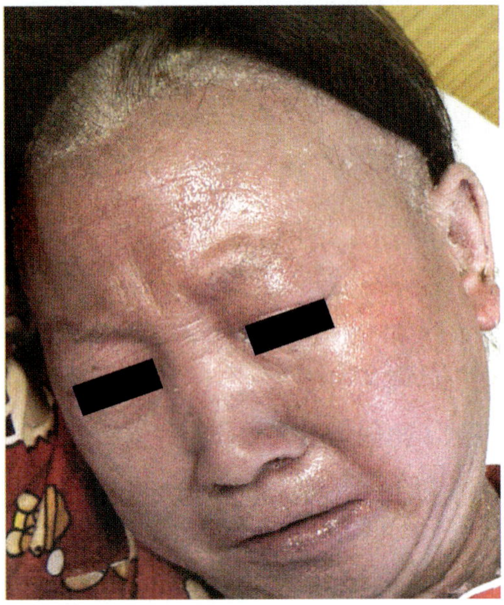

图 28-63　红皮病性蕈样肉芽肿　面部皮肤潮红脱屑，全身亦呈红皮病

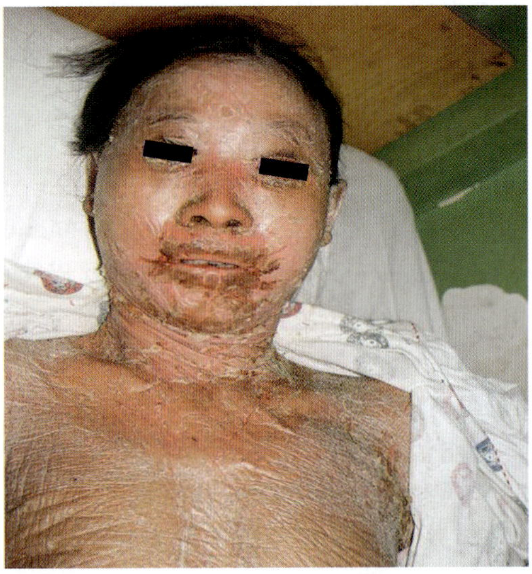

图 28-64　红皮病性蕈样肉芽肿　全身皮肤潮红脱屑（红皮病）

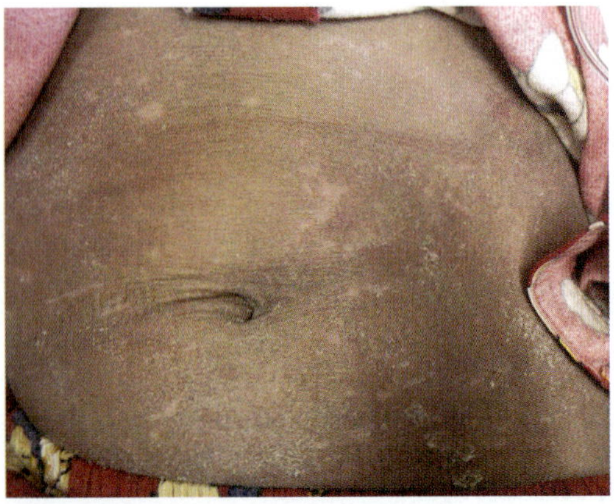

图 28-65　红皮病性蕈样肉芽肿

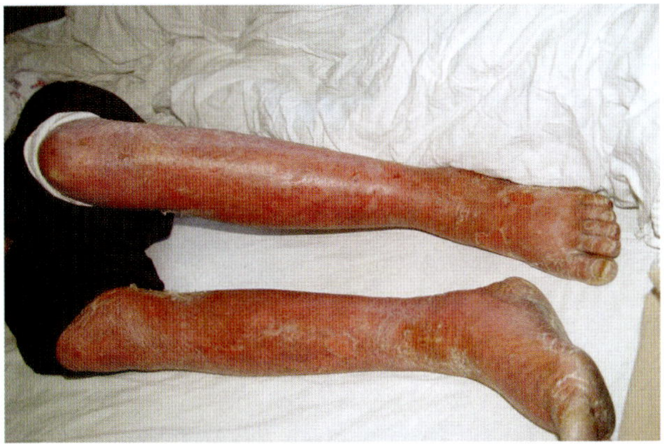

图 28-66　红皮病型蕈样肉芽肿

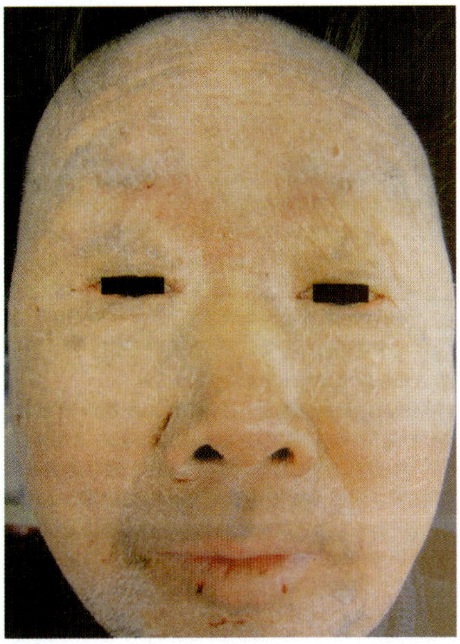

图 28-67　Sézary 综合征　弥漫性浸润性红皮病

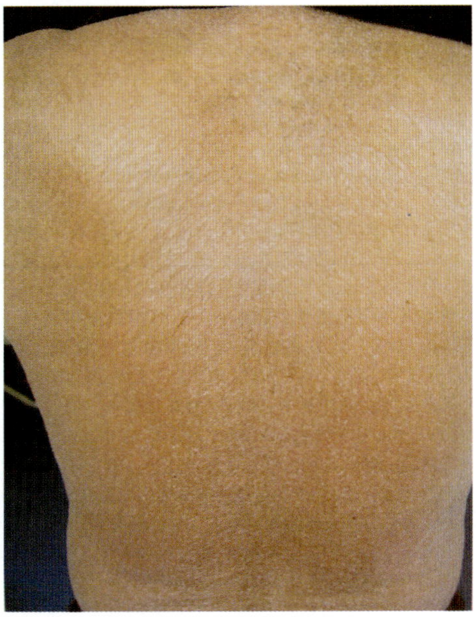

图 28-68　Sézary 综合征　弥漫性浸润性红皮病

【组织病理】

类似斑片或斑块期 MF，浸润常较稀疏，有些病例需要多次活检切片以证实非典型淋巴细胞的亲表皮性。淋巴结特征为非典型淋巴细胞浸润致淋巴结正常结构消失。外周血显示非典型性淋巴细胞，呈高度卷曲的脑回状细胞核为特征（图 28-69~图 28-76）。外周血涂片检查小 Sézary 细胞（又称Lutzner 细胞，8~11μm），中等大 Sézary 细胞 11~14μm，大 Sézary 细胞大于 14μm（图 28-77）。

最近国际皮肤淋巴瘤制定的诊断标准为：①Sézary 细胞绝对计数为 1 000 个或以上。②流式细胞仪测得 CD3 或 CD4 细胞增多，CD4/CD8 比值为 10 或更高。③流式细胞仪检测到全 T 细胞标记物（CD2、CD3、CD4、CD5）异常表达，CD7 表达缺失（或增大的 CD4 阳性/CD7 阴性细胞≥40%）。④淋巴细胞计数增加，Southern 印迹法或PCR 技术检测到血液克隆性 T 细胞。⑤染色体异常的克隆 T 细胞。

【免疫组化】

Sézary 综合征以辅助性 T 淋巴细胞恶性增生为特征。免疫组化显示 CD3、CD4、CD45Ro 阳性，而 CD8、CD30 阴性。多数 Sézary 细胞也表达皮肤淋巴细胞抗原，而不表达 CD7，后者可以鉴别 Sézary 细胞和正常淋巴细胞。但亦见同一患者既有 CD7 阳性表达，又有阴性表达者。此外常见 Sézary 综合征丢失 T 细胞抗原（CD2、CD3、CD4、CD5），偶亦见 CD8 阳性者。

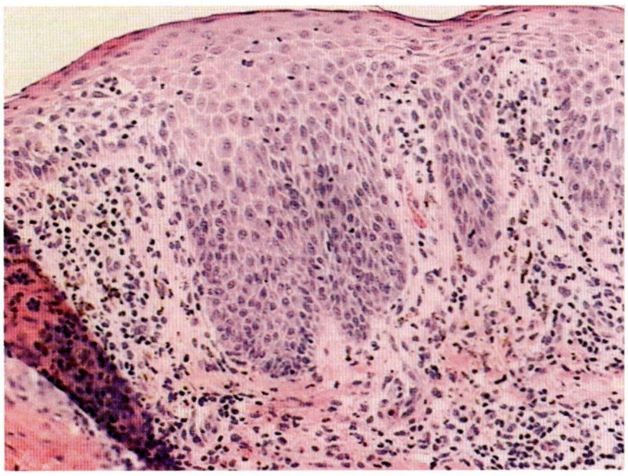

图 28-69　红皮病型蕈样肉芽肿

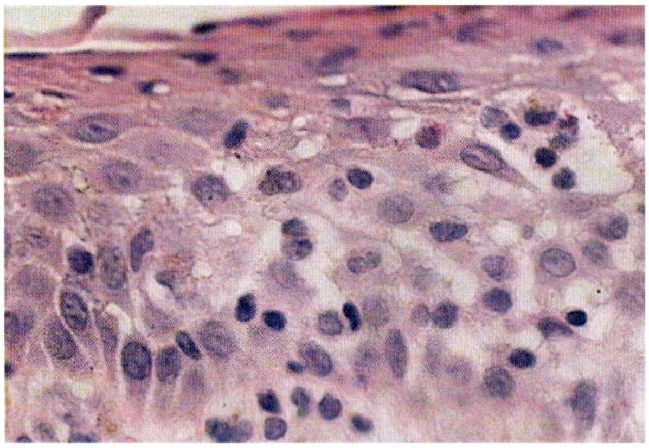

图 28-70　红皮病型蕈样肉芽肿　呈亲表皮现象及Pautrier微脓肿

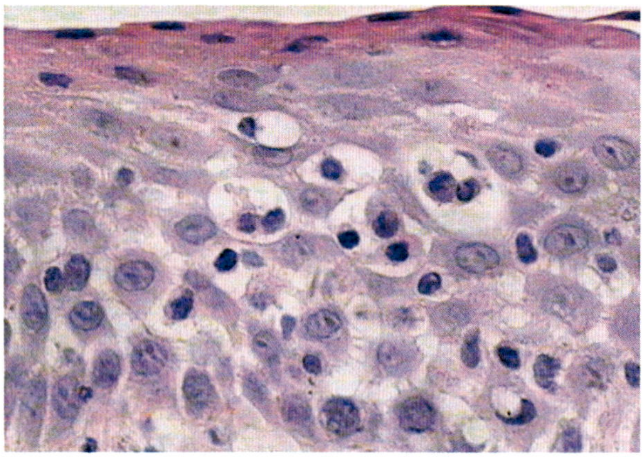

图 28-71　红皮病型蕈样肉芽肿　出现亲表皮现象，淋巴细胞核深染，为外形大而不规则的T淋巴细胞（MF细胞）及Pautrier微脓肿为本病有诊断价值的特征

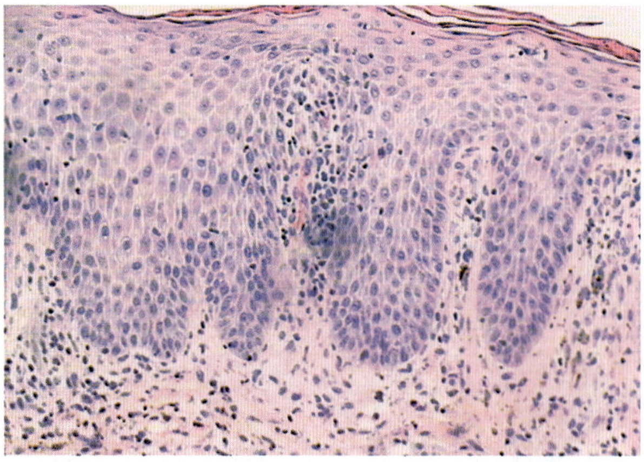

图 28-72　红皮病型蕈样肉芽肿

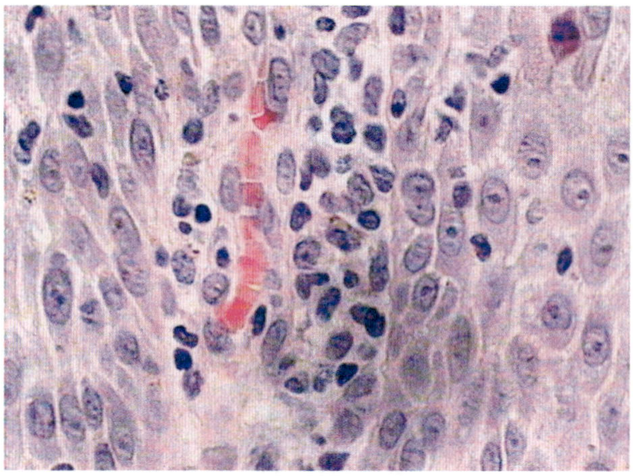

图 28-73　红皮病型蕈样肉芽肿　淋巴细胞核深染，为外形大而不规则的T淋巴细胞（MF细胞）

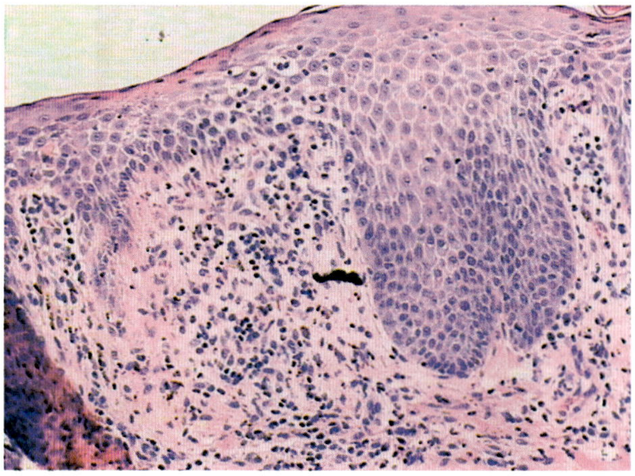

图 28-74　红皮病型蕈样肉芽肿

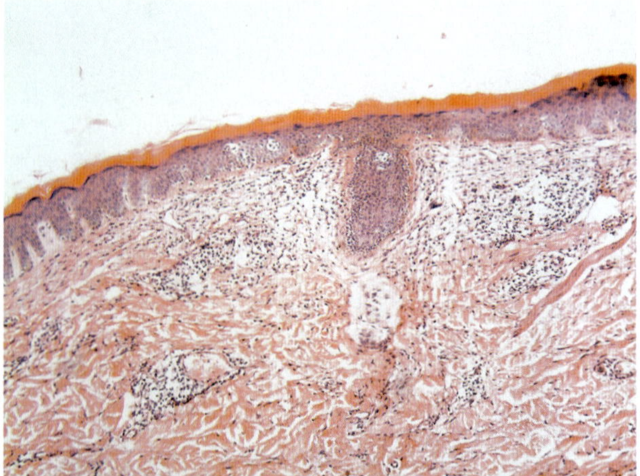

图 28-75　Sézary 综合征　类似斑片或斑块期 MF

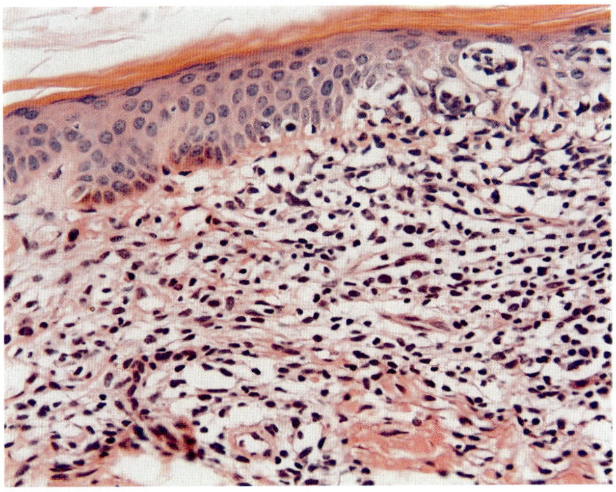

图 28-76　Sézary 综合征　类似斑片或斑块期 MF

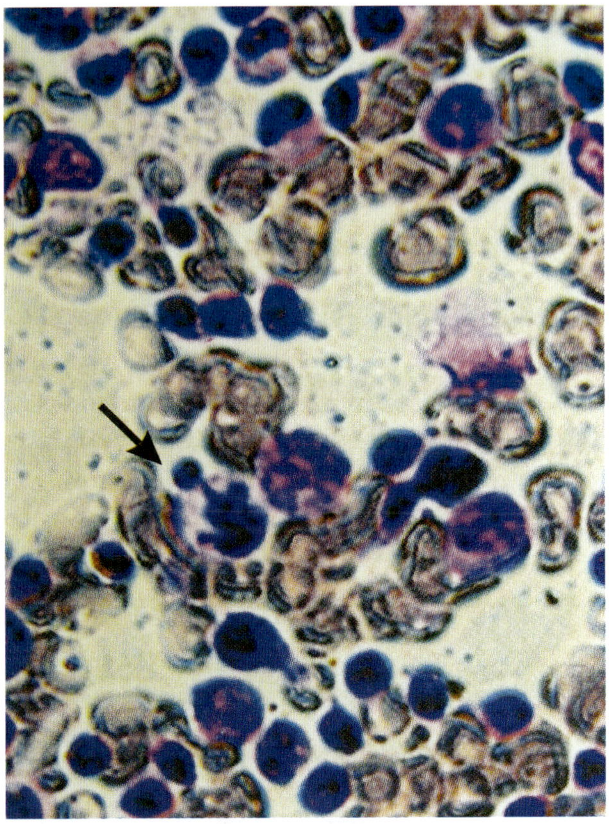

图 28-77　Sézary 综合征

原发性皮肤 CD30 阳性 T 细胞淋巴增生性疾病

原发性皮肤 CD30 阳性 T 细胞淋巴增生性疾病（primary cutaneous CD30-Positive T-cell lymphoproliferative disorders）代表一组由活化或转化的大 T 细胞发展而来的原发性皮肤淋巴瘤，其共同特征是 CD30 表达阳性。该病包括淋巴瘤样丘疹病（LYP），原发性皮肤间变性淋巴瘤（PC-ALCL）和中间型(Borderline)，中间型指的是临床表现或组织病理上当淋巴瘤样丘疹病和原发性皮肤 CD30 阳性淋巴瘤难以鉴别时，则归入中间型。

淋巴瘤样丘疹病

淋巴瘤样丘疹病（lymphomatoid papulosis）为少见一种慢性、反复发作的淋巴组织增生性疾病，且有可自行消退的丘疹，结节性皮肤损害。目前根据 EORTC 分类标准将其列为惰性淋巴瘤，临床经过良性而组织学上呈恶性表现。

【临床表现】

成群或散在的无症状性丘疹和结节，可演变为出血性或坏死性皮损，常与急性痘疮样糠疹相似（图 28-78~图 28-82），直径 < 2.5cm，数目从数个到数百个不等，通常在 1 个月到数月自行消退，有时留有天花样瘢痕，新的皮损常在同一区域或其他部位出现。好发于躯干和四肢，多数患者年龄在 20~50 岁。病程常持续 5~10 年。目前尚无资料显示治疗可改变淋巴瘤病样丘疹病的自然病史，或阻止其发展成其他恶性淋巴瘤。5%~20%的淋巴瘤样丘疹病可以进展为其他皮肤和淋巴结淋巴瘤，如蕈样肉芽肿、霍奇金巴瘤、系统性或皮肤 CD30 阳性大 T 细胞淋巴瘤。

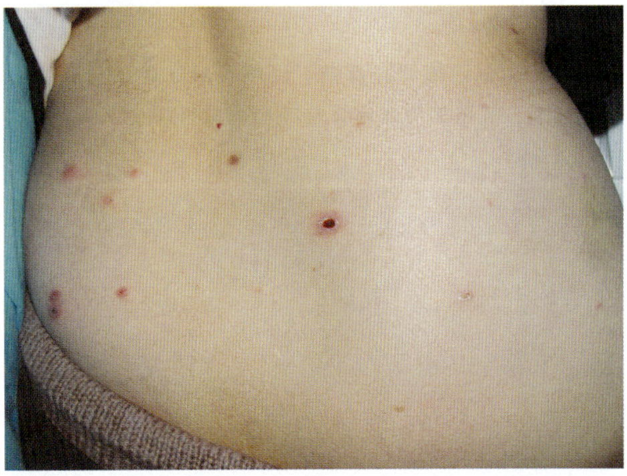

图 28-78　淋巴瘤样丘疹病　成群或散在的无症状性丘疹和结节，可演变为出血性或坏死性皮损

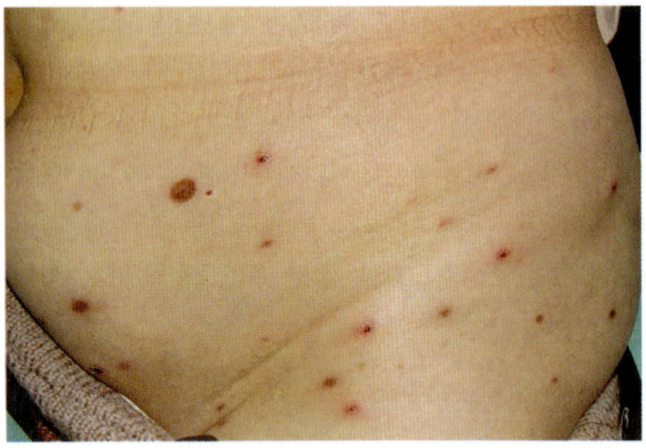

图 28-79　淋巴瘤样丘疹病　成群或散在的无症状性丘疹和结节，可演变为出血性或坏死性皮损

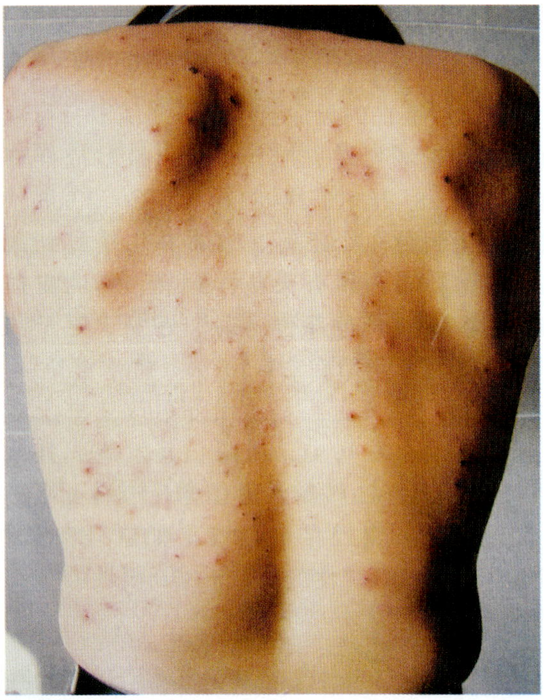

图 28-80　淋巴瘤样丘疹病　成群或散在的无症状性丘疹和结节，可演变为出血性或坏死性皮损

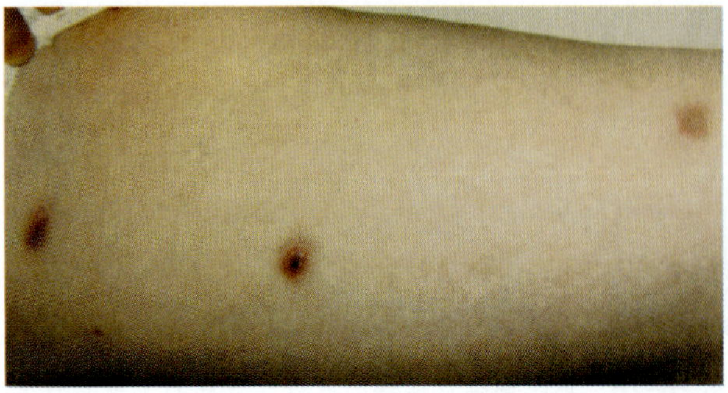

图 28-81　淋巴瘤样丘疹病

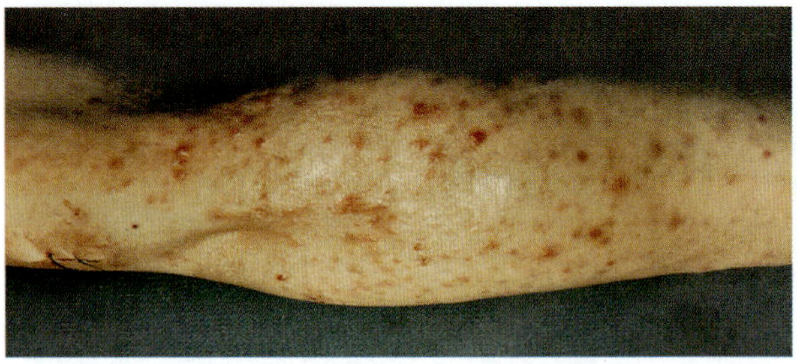

图 28-82　淋巴瘤样丘疹病　成群或散在的无症状性丘疹和结节，可演变为出血性或坏死性皮损

【组织病理】

早期损害表现为间变性或多形性 T 淋巴细胞在血管周围散在或呈亲表皮性浸润。发育完全的病变，可见楔形弥漫性真皮浸润。有 3 种组织学亚型（分别为 A、B、C 型）代表了特征性交叠的一个谱系（图 28-83~图 28-93）。

（1）A 型（占 80%病例）：浸润细胞为大间变细胞，胞核明显多形性，深染或呈空泡状，核仁明显，胞质丰富，某些大的非典型细胞形态与 R-S 多核巨细胞相似，常见有丝核分裂为其特征。浸润细胞中混有中性粒细胞、嗜酸粒细胞、浆细胞、淋巴细胞和组织细胞。

（2）B 型（占 10%病例）：浸润细胞往往呈带状分布，以形态不规则，大而染色质深的淋巴细胞多见，与蕈样肉芽肿类似。亲表皮性亦较显著，但往往无 MF 中常见的 Pautrier 微脓肿，空晕和呈栅栏状排列的淋巴细胞，炎症细胞浸润常不明显。

（3）C 型（占 10%病例）：浸润细胞包括成簇或片状分布的 A 型间变细胞，与间变性大细胞相比，仅有分布上的不同。大细胞淋巴瘤的病灶中心位于皮下脂肪。

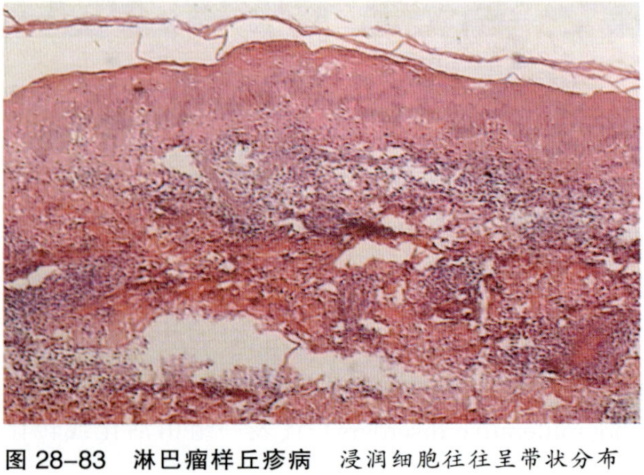

图 28-83　淋巴瘤样丘疹病　浸润细胞往往呈带状分布

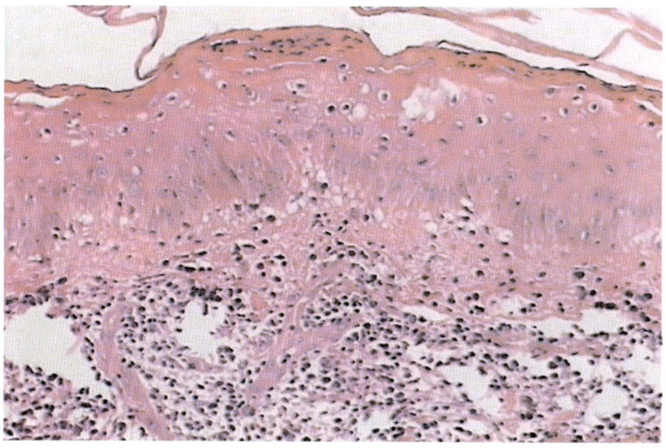

图 28-84　淋巴瘤样丘疹病　浸润细胞往往呈带状分布，以形态不规则，大而染色质深的淋巴细胞多见，与蕈样肉芽肿类似。亲表皮性亦较显著

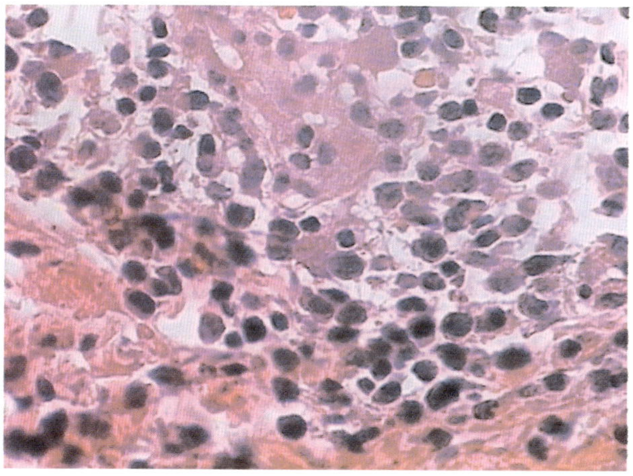

图 28-85　淋巴瘤样丘疹病　形态不规则，大而染色质深的淋巴细胞，与蕈样肉芽肿类似

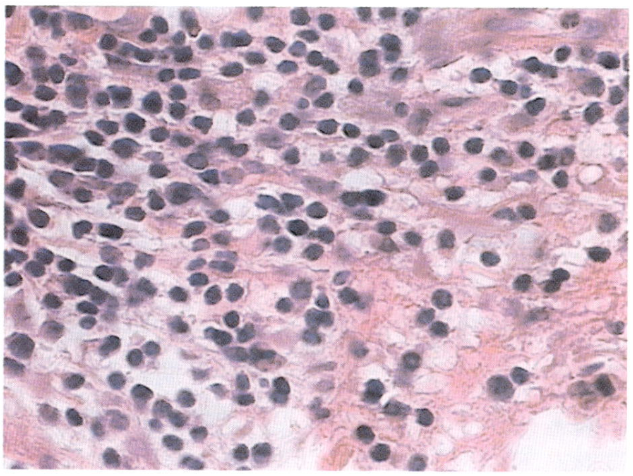

图 28-86　淋巴瘤样丘疹病　真皮内见大而染色质深的淋巴细胞，与蕈样肉芽肿类似

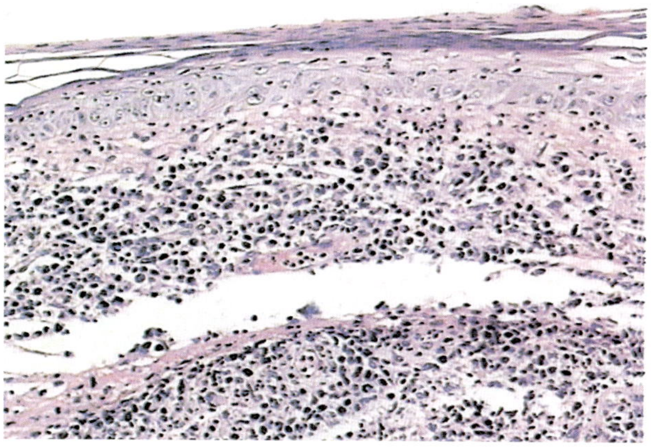

图 28-87　淋巴瘤样丘疹病　浸润细胞往往呈带状分布，以形态不规则，大而染色质深的淋巴细胞多见，与蕈样肉芽肿类似。亲表皮性亦较显著

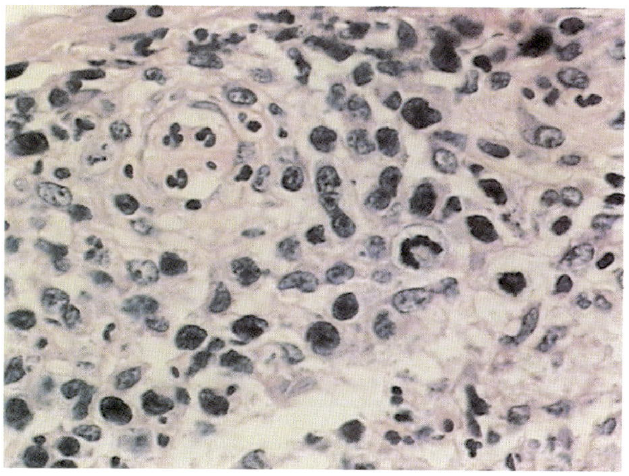

图 28-88　淋巴瘤样丘疹病　浸润细胞为大间变细胞，胞核明显多形性，深染或呈空泡状，核仁明显，胞质丰富，某些大的非典型细胞形态与 R-S 多核巨细胞相似，常见有丝核分裂为其特征。浸润细胞中混有中性粒细胞、浆细胞、淋巴细胞和组织细胞

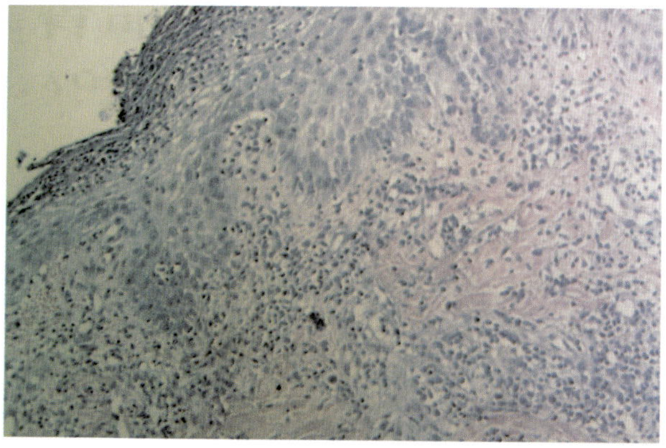

图 28-89　淋巴瘤样丘疹病

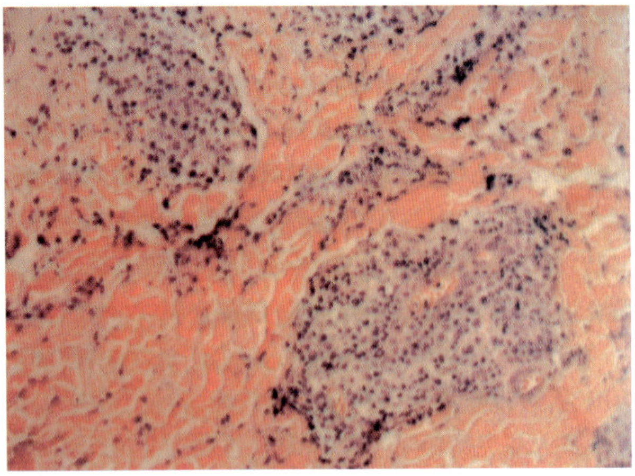

图 28-90 淋巴瘤样丘疹病

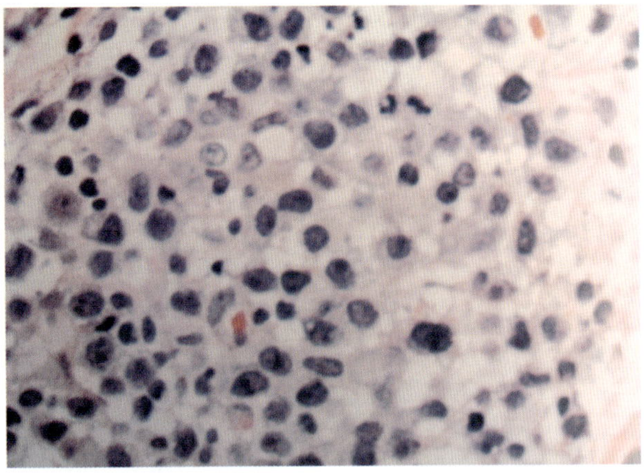

图 28-91 淋巴瘤样丘疹病 浸润细胞为大间变细胞，胞核明显多形性，深染。浸润细胞中混有中性粒细胞、浆细胞、淋巴细胞和组织细胞

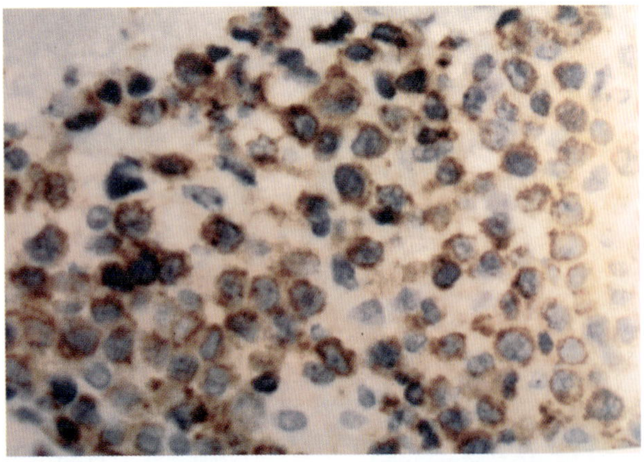

图 28-92 淋巴瘤样丘疹病 CD30 阳性，非典型大淋巴细胞的特点是 CD30 阳性

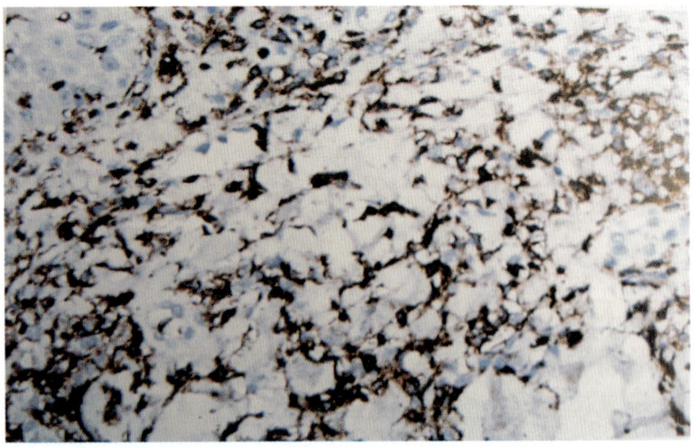

图 28-93 淋巴瘤样丘疹病 CD30 阳性

【免疫组化】

显示 A 型和 C 型大的非典型型细胞 CD30、CD3 阳性，CD2（+/–）、CD4（+/–），ALK、CD8 阴性，TIA–1、穿孔蛋白、颗粒酶、CD56 阳性，B 型非典型细胞 CD3、CD4、CD30、CD134 阳性，CD8 阴性。85%淋巴瘤样丘疹病 MUMI 阳性，而皮肤间变性大细胞淋巴瘤仅 20%的 MUMI 阳性。同样淋巴瘤样丘疹病 84%有 TRAFI 阳性而皮肤间变性大细胞淋巴瘤仅 7%的有 MUMI 阳性。

皮肤原发性大细胞间变淋巴瘤

皮肤原发性大细胞间变淋巴瘤（primary cutaneous anaplastic large cell lymphoma，PC-ALCL）是由多形性、间变性或者有免疫母细胞形态的非典型性大淋巴细胞形成的肿瘤。75%肿瘤细胞表达 CD30 抗原。

【临床表现】

好发于四肢，头部和臀部。临床表现多种多样，常见者为独立性的红色或紫红色结节，质硬、生长迅速，常有溃疡（图 28–94~图 28–103）。约 20%病例为多灶性。10%~20%的患者累及区域淋巴结，少有其他皮肤播散。5 年生存率 90%以上。高达 40%的病例可自行消退。一般来讲，自发消退的病例及年龄较大的病例预后较差。

【组织病理】

瘤细胞形成的结节累及真皮浅层和深层，偶尔累及皮下组织呈弥漫性间质性浸润，可见亲表皮现象。肿瘤主要由大的非典型细胞构成，瘤细胞形态不规则，核大小、染色不一，胞浆丰富、透明。瘤细胞也可由嗜酸性细胞构成，形态不规则，具有一个或多个核仁，胞浆丰富、透明或嗜酸性，常见核分裂。肿瘤在细胞学上与系统性大细胞间变性淋巴瘤相似，但原发皮肤大细胞间变性淋巴瘤R-S样细胞和高度多形性核巨细胞数目更多（图28-104~图 28-111）。炎症细胞（包括中性粒细胞、嗜酸性粒细胞、组织细胞、淋巴细胞和浆细胞）常在肿瘤周围浸润。

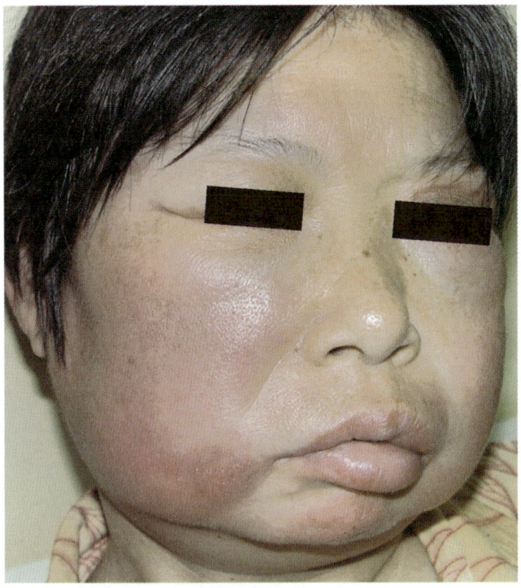

图 28-94 皮肤原发性大细胞间变性淋巴瘤 可见面部肿胀性皮损

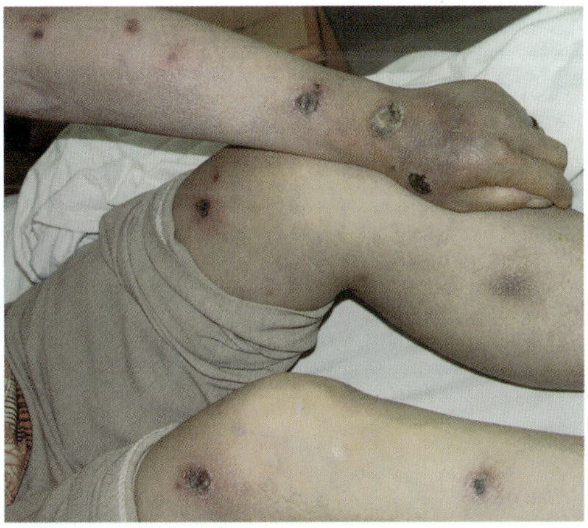

图 28-95 皮肤原发性大细胞间变性淋巴瘤 多发性结节溃疡性皮损

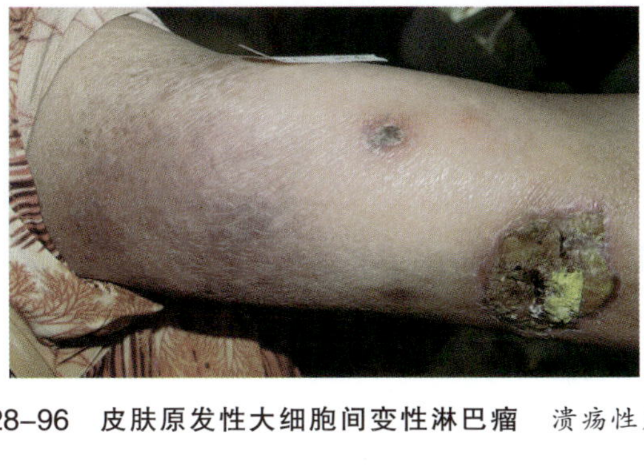

图 28-96 皮肤原发性大细胞间变性淋巴瘤 溃疡性皮损

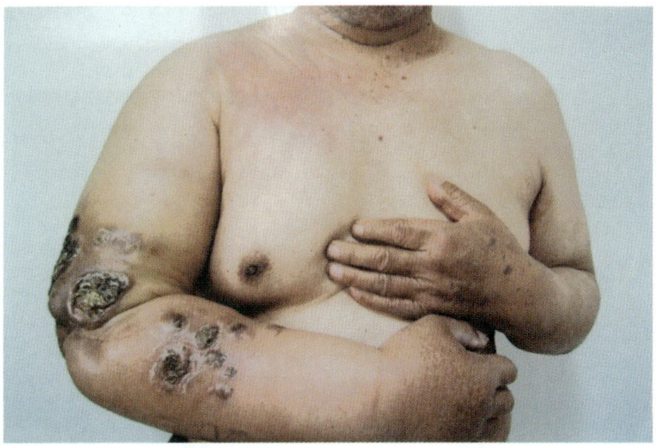

图 28-97 皮肤原发性大细胞间变性淋巴瘤 呈多发性红色或紫红色结节，质硬、生长迅速，常有溃疡

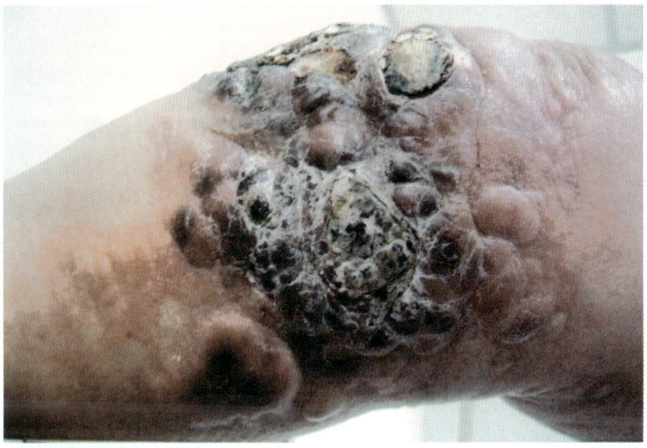

图 28-98 皮肤原发性大细胞间变性淋巴瘤 呈多发性红色或紫红色结节，质硬、生长迅速，常有溃疡

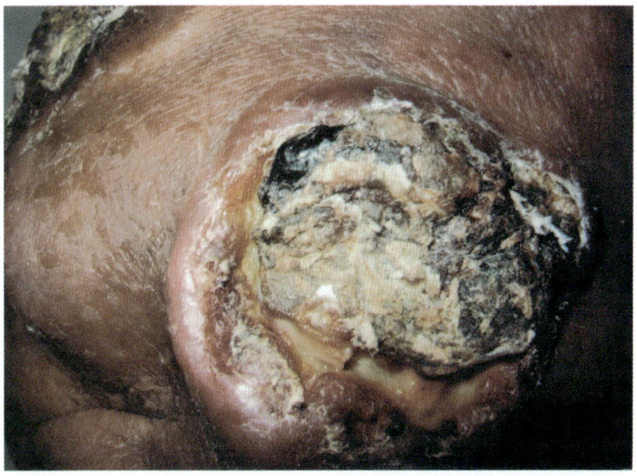

图 28-99 皮肤原发性大细胞间变性淋巴瘤 巨大溃疡性皮损

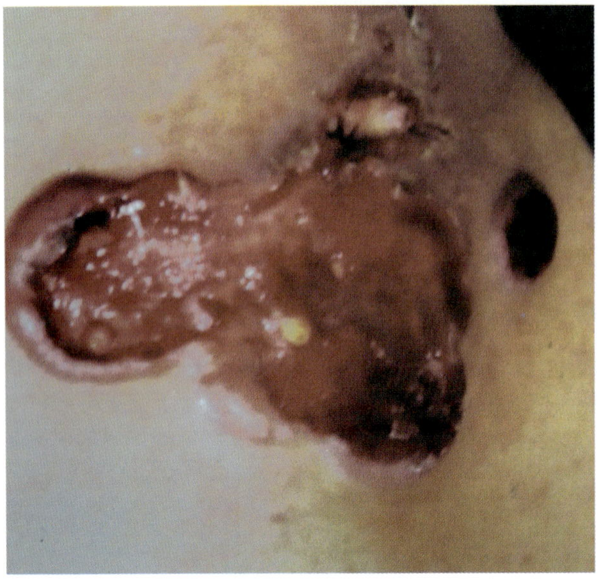

图 28-100　皮肤原发性大细胞间变性淋巴瘤

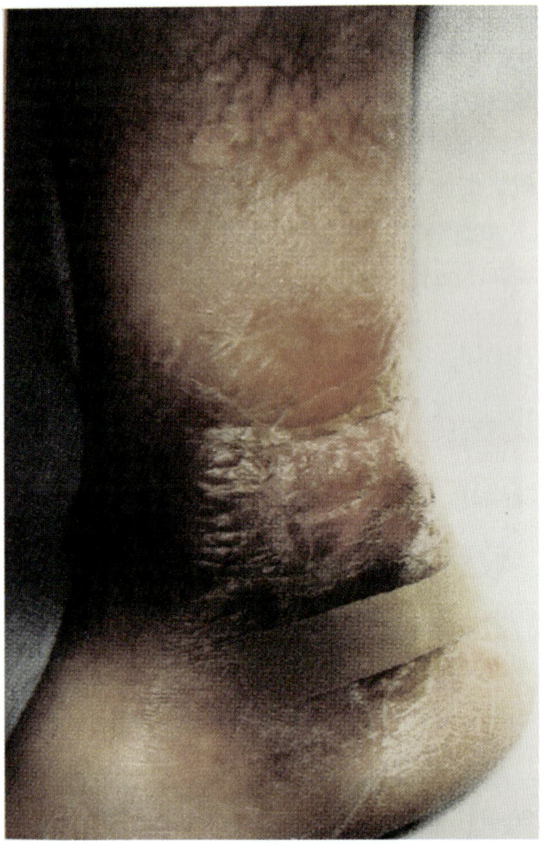

图 28-102　皮肤原发性大细胞间变性淋巴瘤　小腿皮损

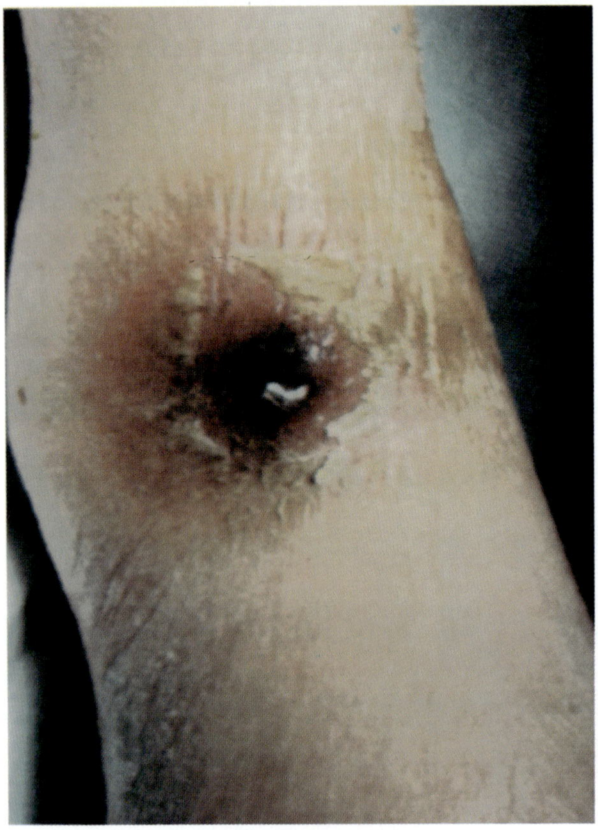

图 28-101　皮肤原发性大细胞间变性淋巴瘤

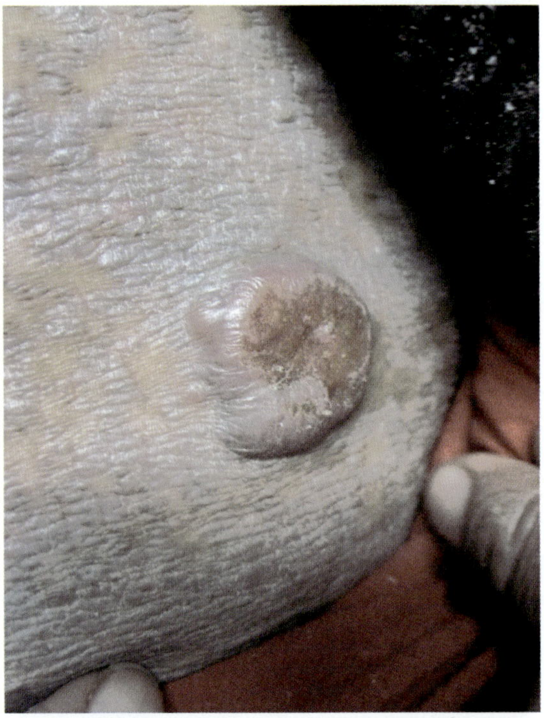

图 28-103　慢性苔藓样角化病继发皮肤原发性大细胞间变性淋巴瘤

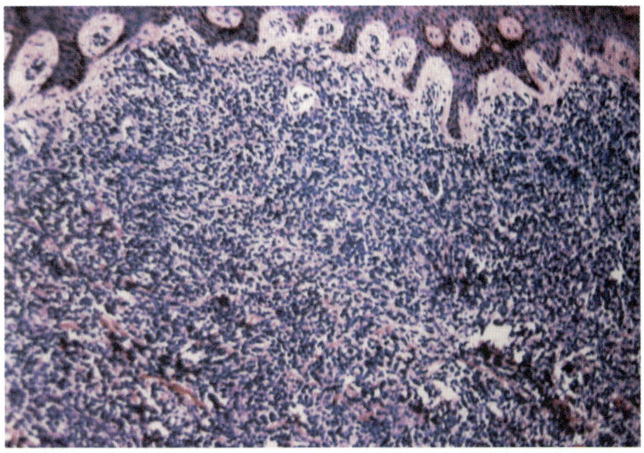

图 28–104　皮肤原发性大细胞间变性淋巴瘤　弥漫性真皮内浸润，无亲表皮现象

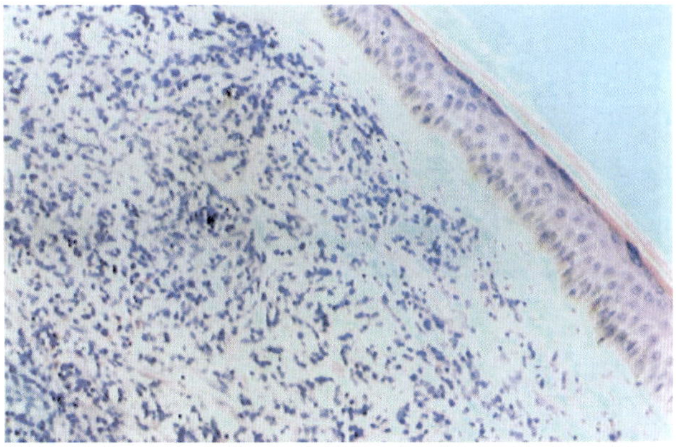

图 28–105　皮肤原发性大细胞间变性淋巴瘤　弥漫性真皮内浸润，可见无浸润带

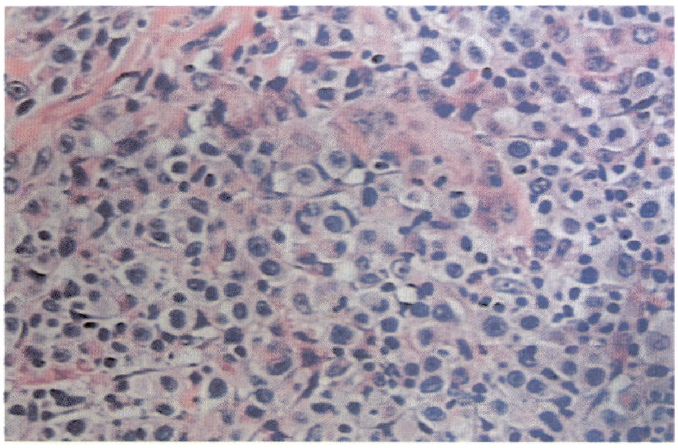

图 28–106　皮肤原发性大细胞间变性淋巴瘤　肿瘤主要由大的非典型细胞构成，瘤细胞形态不规则，具有一个或多个核仁，胞浆丰富、透明或嗜酸性

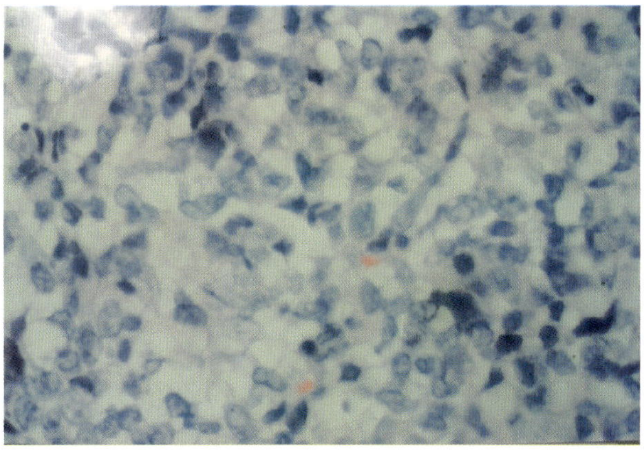

图 28–107　皮肤原发性大细胞间变性淋巴瘤　肿瘤主要由大的非典型细胞构成，瘤细胞形态不规则，核大小，染色不一，胞浆丰富、透明或嗜酸性

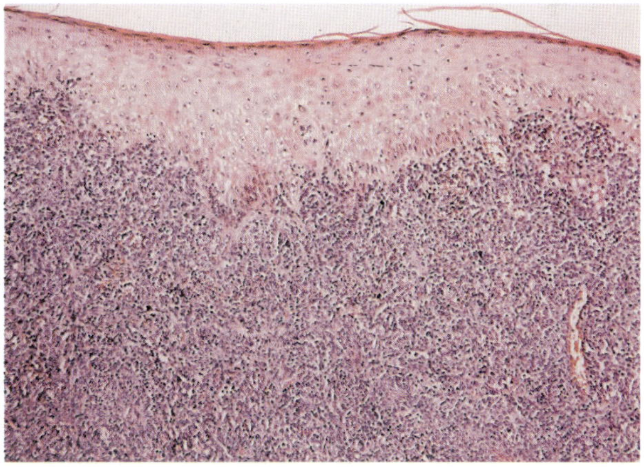

图 28–108　皮肤原发性大细胞间变性淋巴瘤　瘤细胞弥漫性累及真皮浅层和深层

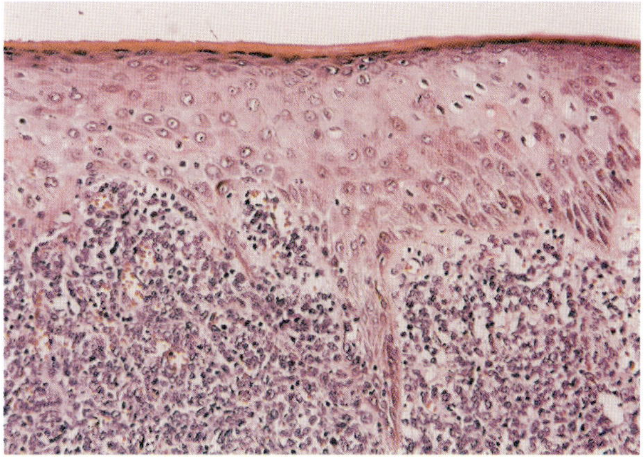

图 28–109　皮肤原发性大细胞间变性淋巴瘤

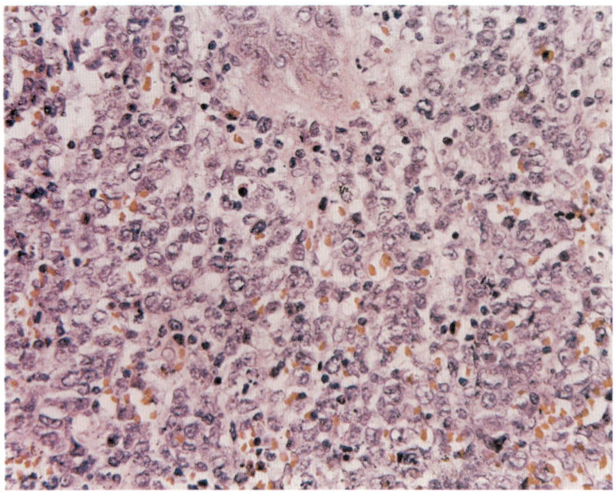

图 28–110　皮肤原发性大细胞间变性淋巴瘤　肿瘤主要由大的非典型细胞构成，瘤细胞形态不规则，核大小，染色不一，胞浆丰富、透明或嗜酸性，可见核分裂

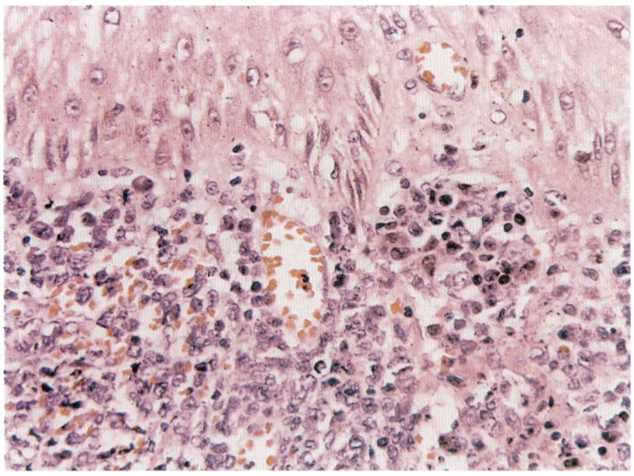

图 28–111　皮肤原发性大细胞间变性淋巴瘤　肿瘤主要由大的非典型细胞构成，瘤细胞形态不规则，核大小，染色不一，胞浆丰富、透明或嗜酸性，可见核分裂

【免疫组化】

75%以上肿瘤细胞表达 CD30。本病显示活化 T 细胞表型，可表达 T 细胞相关抗原 CD2、CD3、CD4、CD45Ro 和活化标记物 CD25（1L-2R）、CD71、HLA-DR（图 28–112~图 28–117），也常表达细胞毒性分子，例如 TIA–1、颗粒酶（Granzyme）B 和穿孔素（Perforin）。T 细胞抗原 CD2、CD3、CD5、CD7 可有不同程度的丢失。本病不表达 CD15 和 EMA，但可以表达皮肤淋巴细胞抗原（CLA，HECA–452）。不表达间变性淋巴瘤相关性酪氨酸激酶（ALK）。作为系统性间变性大细胞淋巴瘤特征的 T（2；5）(P23；q35) 易位很少出现。90%以上病例 Southern 杂交和 PCR 检测到 T 细胞受体基因克隆性重排。

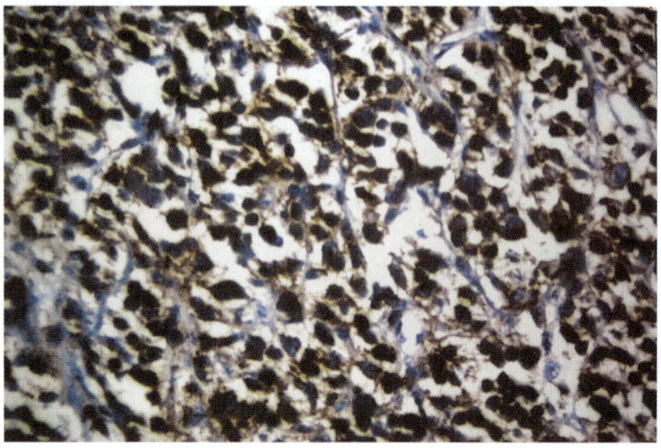

图 28–112　皮肤原发性大细胞间变性淋巴瘤　CD30 阳性

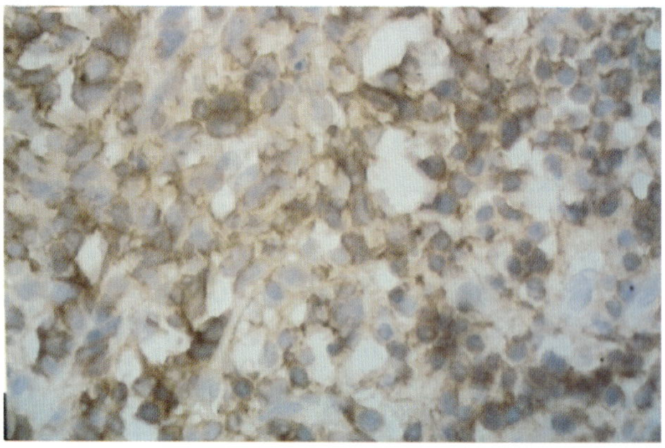

图 28–113　皮肤原发性大细胞间变性淋巴瘤　CD30 阳性

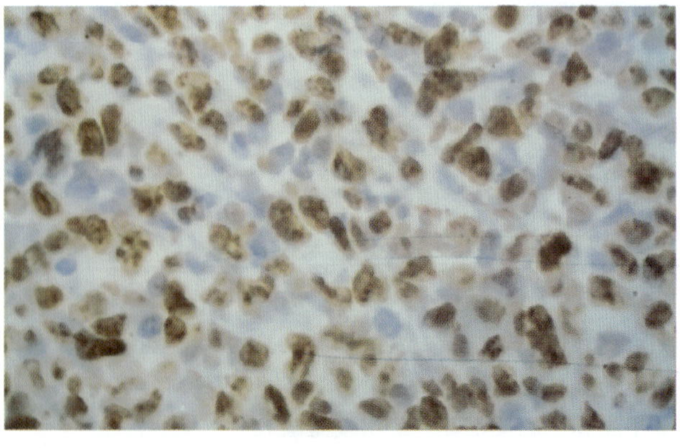

图 28–114　皮肤原发性大细胞间变性淋巴瘤　Ki67 阳性

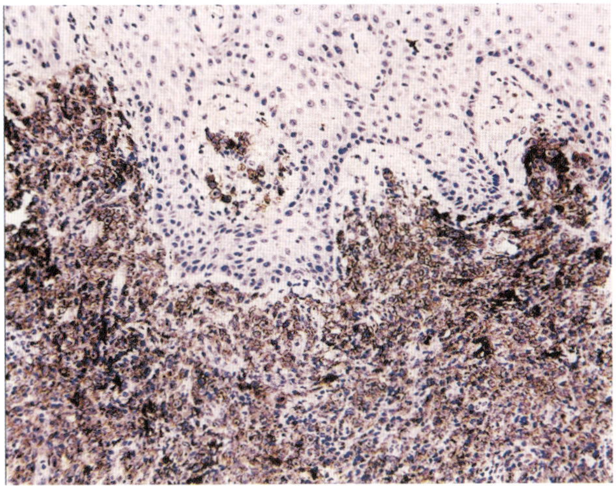

图 28-115 皮肤原发性大细胞间变性淋巴瘤 CD30 阳性

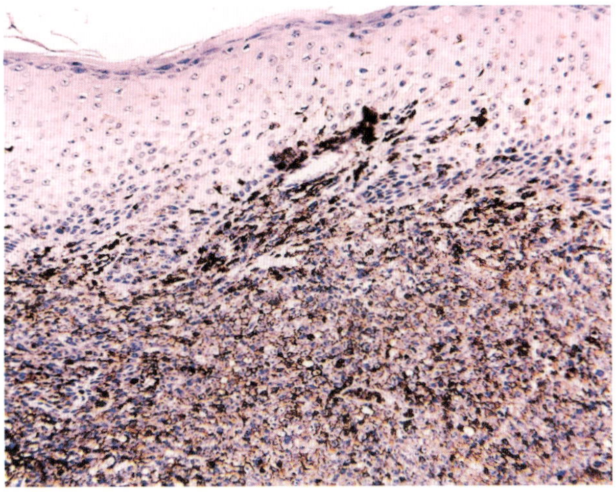

图 28-116 皮肤原发性大细胞间变性淋巴瘤 LCA 阳性

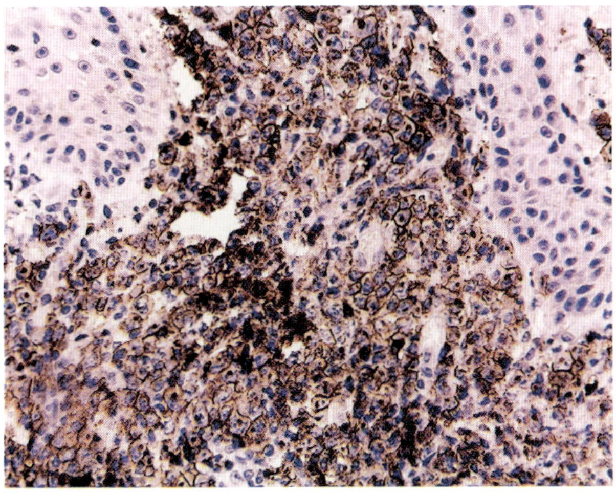

图 28-117 皮肤原发性大细胞间变性淋巴瘤 CD30 阳性

皮下脂肪炎样 T 细胞淋巴瘤

皮下脂膜炎样 T 细胞淋巴瘤（subcutaneous paniculitis-like T-cell lymphoma，SPTCL）为一种罕见的淋巴瘤，其特点为：①原发于皮下脂肪组织；②各种大小的非典型性淋巴细胞选择性侵犯皮下组织，常有明显的肿瘤坏死和核碎裂；③由具有细胞表型的 CD8 阳性，α/β 阳性 T 细胞构成。

【临床表现】

本病罕见，女性多见，年龄分布广，好发于肢端和躯干。典型皮损为皮下脂肪出现单发性或多个肉色、红色或紫色无症状结节和斑块（图28-118~图 28-121）。少数患者出现紫癜和溃疡。有时可以累及黏膜，淋巴结受累少见。不少患者出现低热，体重减轻，肝脾大，实验室检查血沉增快，贫血，白细胞减少，血小板或全血细胞减少和出现噬血细胞综合征。与细胞吞噬性组织细胞脂膜炎、恶性组织细胞增生症等易混淆。预后随着病情的发展而不一，噬血细胞综合征或感染者，半数患者可致死亡；而病情缓慢者，仅表现反复发作的皮损，并持续很多年。

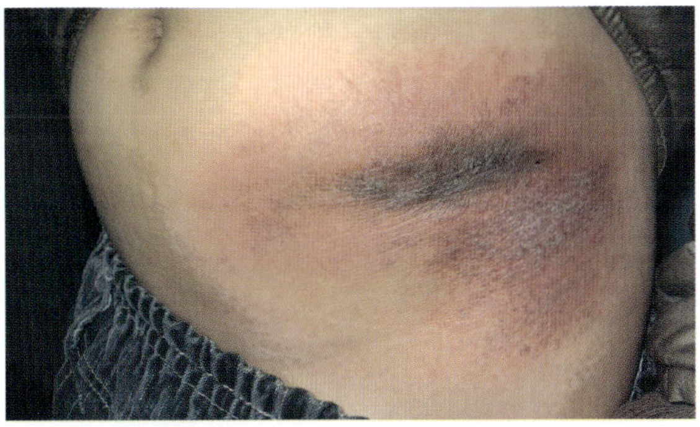

图 28-118 皮下脂膜炎样 T 细胞淋巴瘤 红紫色无症状结节性斑块

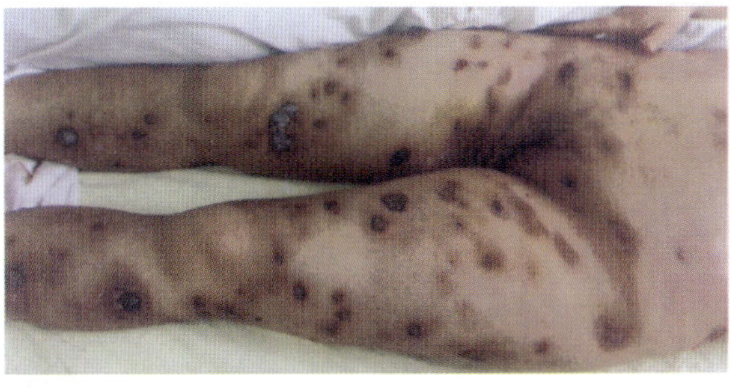

图 28-119 皮下脂膜炎样 T 细胞淋巴瘤 多发性结节溃疡性皮损

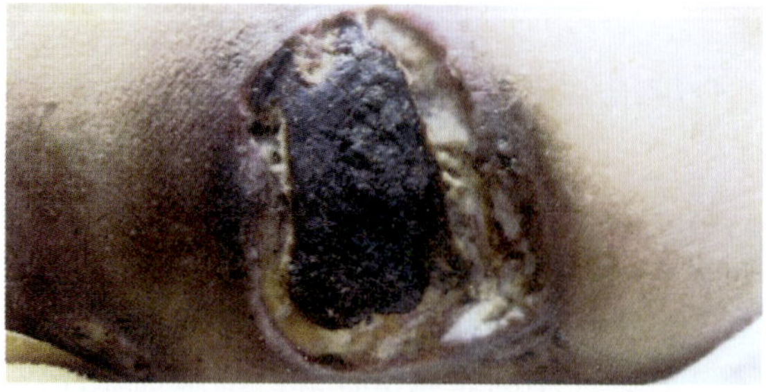

图 28-120　皮下脂膜炎样 T 细胞淋巴瘤　溃疡性皮损

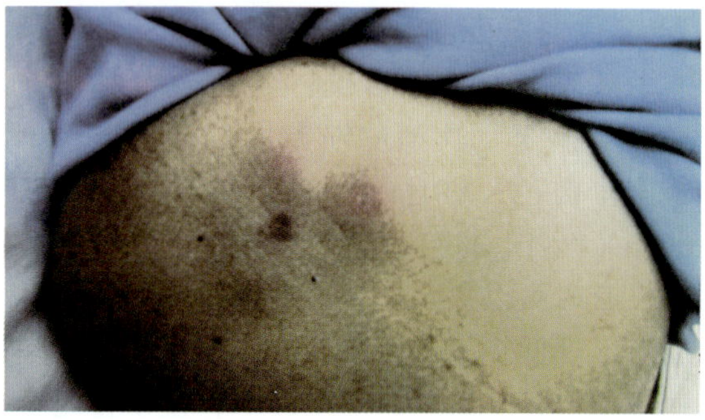

图 28-121　皮下脂膜炎样 T 细胞淋巴瘤　结节性皮损

【组织病理】

肿瘤细胞弥漫性浸润皮下组织，真皮和表皮通常不受累，故常无亲表皮性。浸润细胞可为多形性、胞核不规则、染色质深、核仁不明显的小细胞型和胞质丰富透明、泡状核、核仁明显的嗜酸性大细胞型。有丝分裂明显，核碎裂常见。诊断特征之一是肿瘤细胞沿单个脂肪细胞排列。常见脂肪坏死，出现反应性弥漫性组织细胞浸润，组织细胞因吞噬脂质呈泡沫状，吞噬红细胞及核碎片的巨噬细胞增多(图 28-122~图 28-130)。

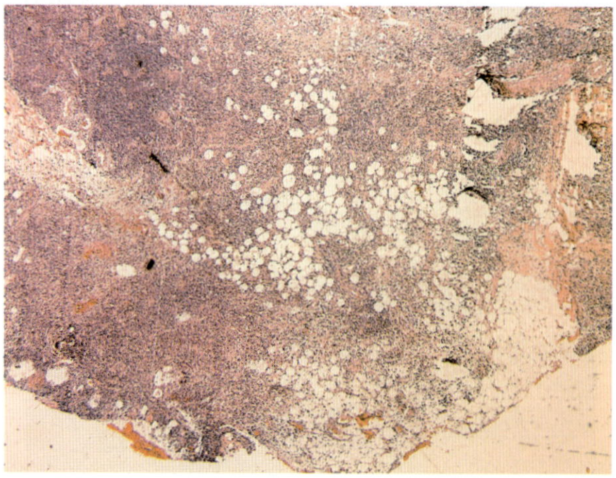

图 28-122　皮下脂膜炎样 T 细胞淋巴瘤　肿瘤细胞弥漫浸润皮下组织

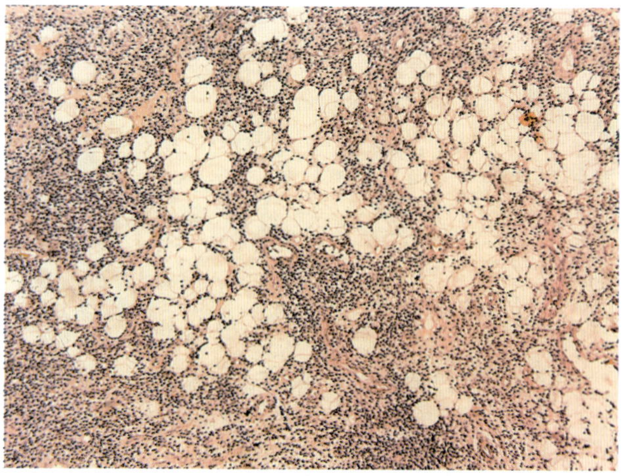

图 28-123　皮下脂膜炎样 T 细胞淋巴瘤　肿瘤细胞弥漫浸润皮下组织

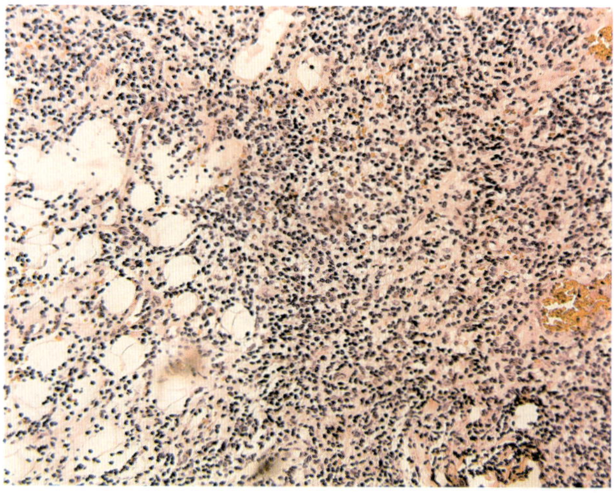

图 28-124　皮下脂膜炎样 T 细胞淋巴瘤　肿瘤细胞弥漫浸润皮下组织

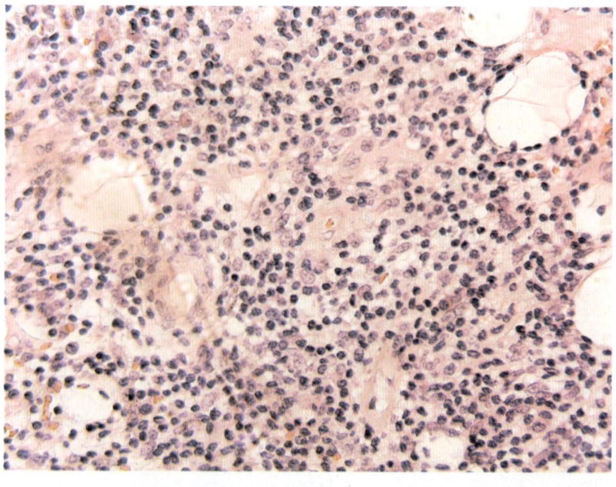

图 28-125　皮下脂膜炎样 T 细胞淋巴瘤　浸润细胞为多形性，胞核不规则，染色质深，核仁不明显的小细胞型和胞质丰富透明，泡状核嗜酸性大细胞型。诊断特征之一是肿瘤细胞沿单个脂肪细胞排列

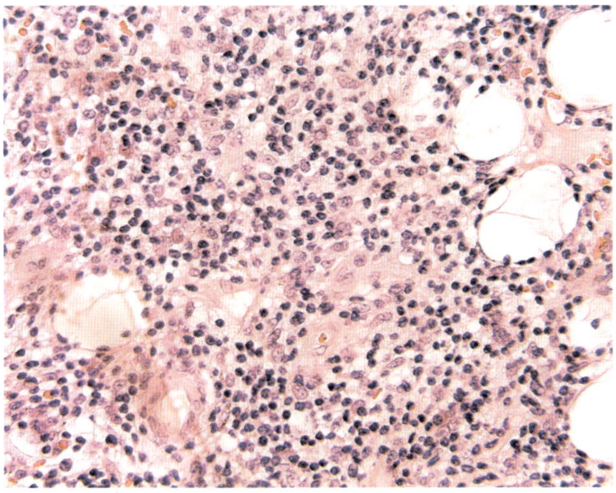

图 28-126 皮下脂膜炎样 T 细胞淋巴瘤 浸润细胞可为多形性，胞核不规则，染色质深，核仁不明显的小细胞型和胞质丰富透明，泡状核的嗜酸性大细胞型。诊断特征之一是肿瘤细胞沿单个脂肪细胞排列

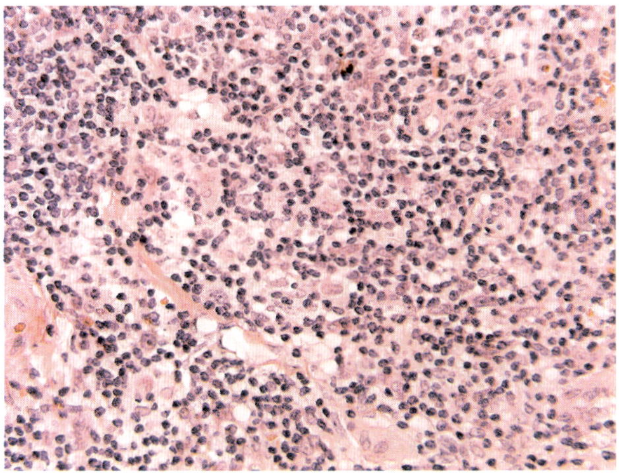

图 28-127 皮下脂膜炎样 T 细胞淋巴瘤

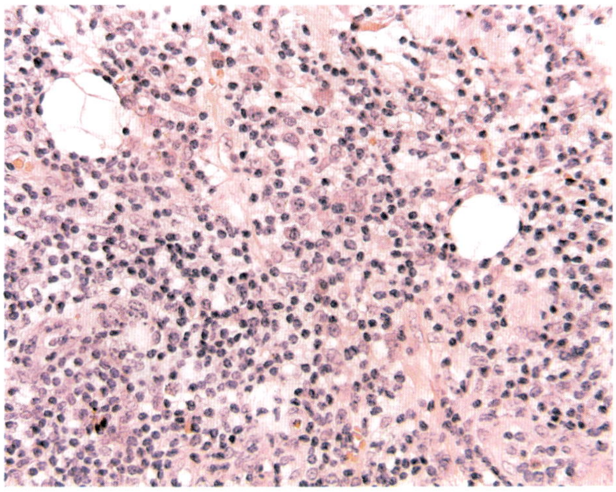

图 28-128 皮下脂膜炎样 T 细胞淋巴瘤

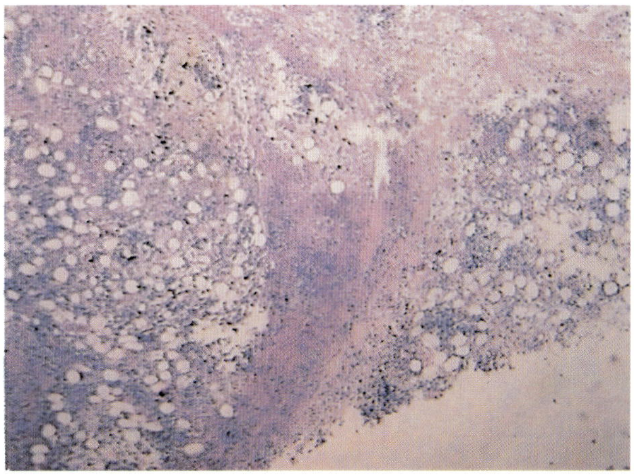

图 28-129 皮下脂膜炎样 T 细胞淋巴瘤

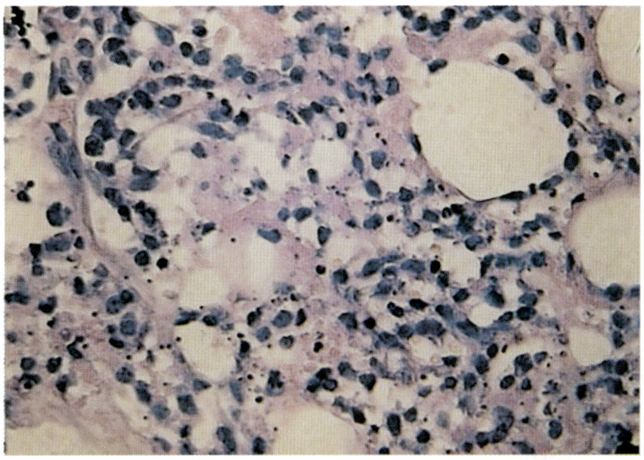

图 28-130 皮下脂膜炎样 T 细胞淋巴瘤 浸润细胞多形性，胞核不规则，染色质深，核仁不明显，可见核碎裂。诊断特征之一是肿瘤细胞沿单个脂肪细胞排列。常见脂肪坏死

【免疫组化】

呈 CD2、CD3、CD5、CD8 表达阳性，CD4 阴性的 T 细胞表型。本病起源于 α、β 细胞，表达细胞毒性，细胞常为 CD8 阳性。粒酶 B，穿孔素(perforin) 和 T 细胞细胞内抗原（TIA-1）呈阳性表达（图 28-131~图 28-137）。大多数肿瘤细胞表达 αβ-TCR 表型。按照 WHO-EORTC（世界卫生组织和欧洲癌症研究与治疗组织）分类，皮下脂膜炎样 T 细胞淋巴瘤仅限于由 αβT 细胞衍化而来的病例。而具有 γ/δT 细胞表型者属皮肤 γ/δT 细胞淋巴瘤，后者常 CD8 阴性而CD56 阳性（NK/T 细胞）。组织细胞表达 CD68 和溶菌酶。常可检测到 T 细胞受体基因的克隆性重排。

【鉴别诊断】

1. 皮下脂膜炎样 T 细胞淋巴瘤应与吞噬细胞性组织细胞性脂膜炎鉴别，后者组织上表现为组织细胞和淋巴细胞的轻度浸润，红细胞外溢的典型表现，伴红细胞吞噬现象是最具特征性表现，可呈豆袋状，而前者淋巴细胞显示细胞异型性，伴核碎裂和有丝分裂活动。

2. 本病应与良性脂肪炎如红斑狼疮性脂膜炎鉴别，后者出现浆细胞和淋巴细胞样滤泡和缺乏克隆性基因重排可与皮下脂膜炎样 T 细胞淋巴瘤鉴别。

3. 本病应做 EBV 原位杂交检测以排除 NK-T 细胞淋巴瘤鼻型，后者 EVB 阳性。

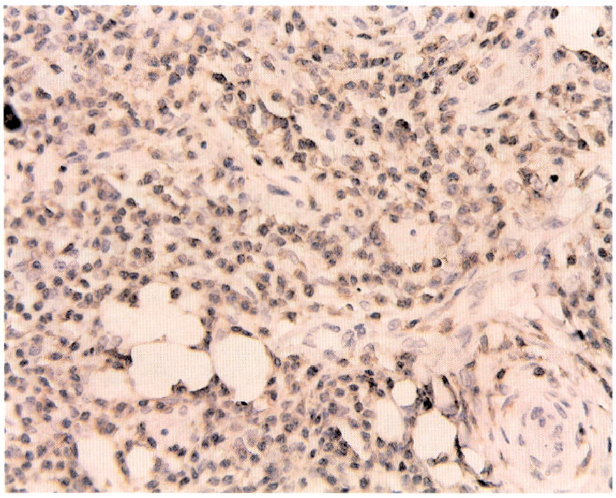

图 28–131　皮下脂膜炎样 T 细胞淋巴瘤　CD3 阳性

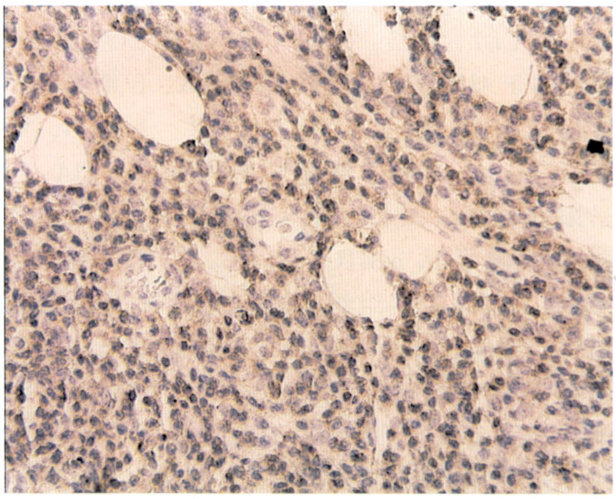

图 28–132　皮下脂膜炎样 T 细胞淋巴瘤　CD45Ro 阳性

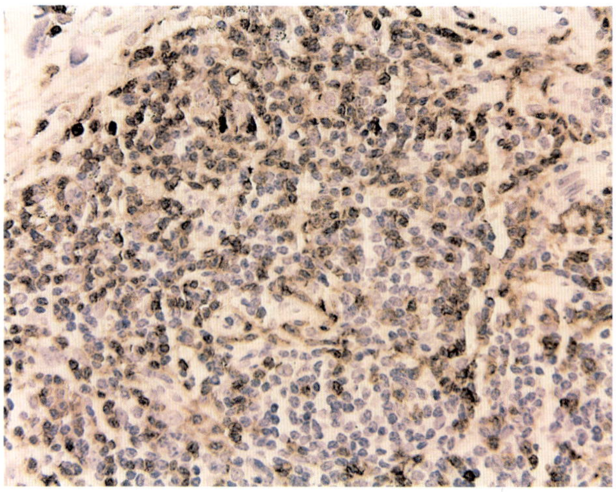

图 28–133　皮下脂膜炎样 T 细胞淋巴瘤　CD45Ro 阳性

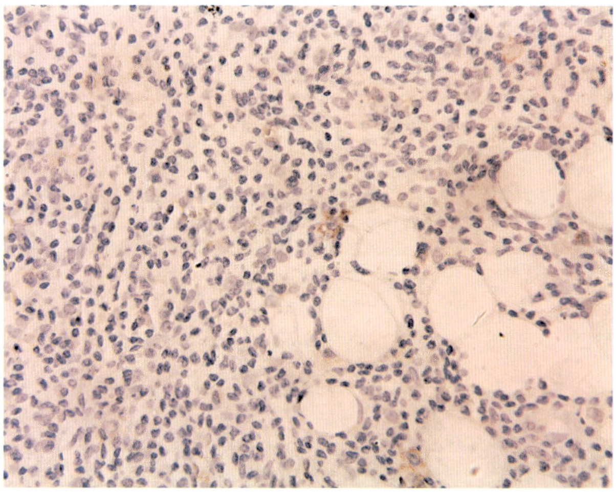

图 28–134　皮下脂膜炎样 T 细胞淋巴瘤　CD4 阴性

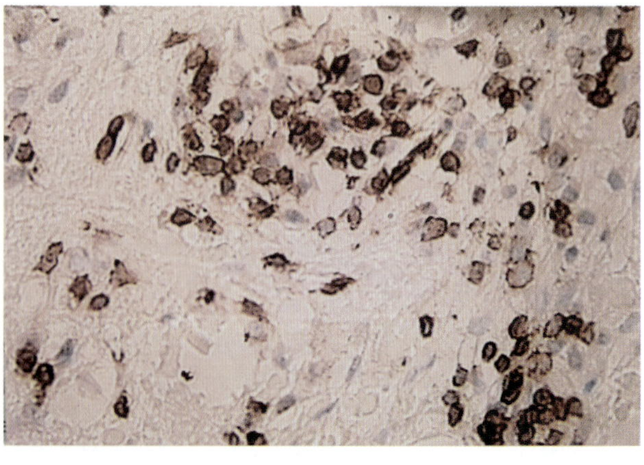

图 28–135　皮下脂膜炎样 T 细胞淋巴瘤　CD3 阳性

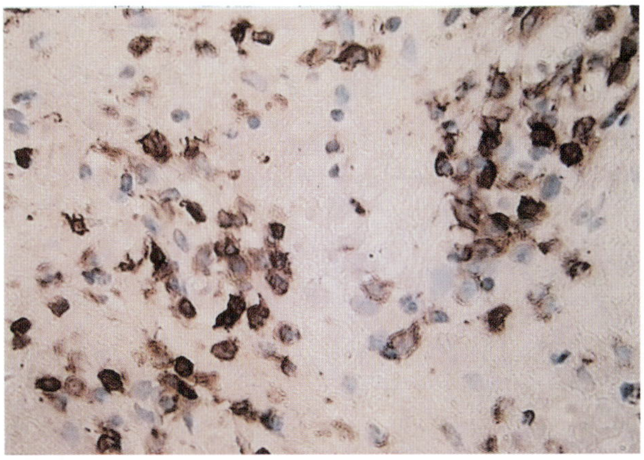

图 28-136 皮下脂膜炎样 T 细胞淋巴瘤 CD45Ro 阳性

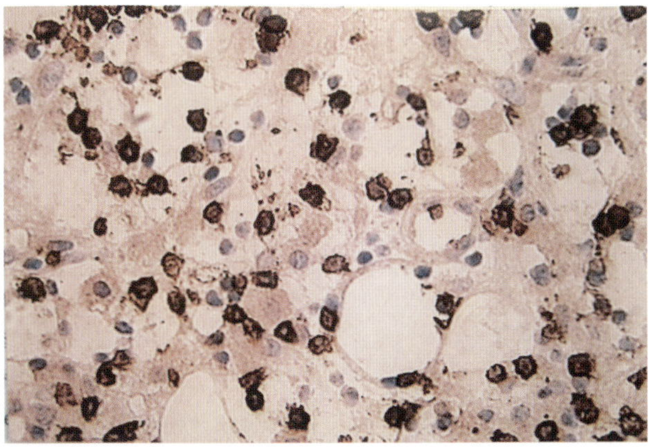

图 28-137 皮下脂膜炎样 T 细胞淋巴瘤 CD8 阳性

结外 NK/T 细胞淋巴瘤 / 鼻型

结外 NK/T 细胞淋巴瘤/鼻型（extranodal NK/T-cell lymphoma/nasal type）的特征为由 NK 或细胞毒性 T 细胞表型的恶性细胞所致的血管中心性和血管破坏性浸润，常累及鼻腔。本病以往有许多名称，包括多形性网织细胞增生症和致死性中线肉芽肿。除鼻腔外，皮肤是第二个最常见的受累部位，皮肤也可以是本病的原发部位。无论皮肤是原发或继发，本病临床经过呈侵袭性，可能与 EB 病毒感染及多药物耐药基因有关。

【临床表现】

多见于成年男性，亚洲、墨西哥、中美洲和南美洲多见。好发部位为鼻腔和鼻咽部，其次为皮肤和软组织，胃肠道、睾丸和淋巴结受累。鼻咽部受累常伴发广泛性软组织和骨破坏，可发生迅速而广泛的播散。皮肤为继发播散的部位或为疾病原发部位。皮损表现为结节或斑块，常伴发溃疡（图 28-138~图 28-140）。可伴发噬血细胞综合征。常出现系统性症状如发烧不适、体重减轻、恶病质等。晚期病例可见骨髓及外周血受累，可与侵袭性 NK 细胞白血症重叠。预后不良，患者常在确诊后数月内死亡。

【组织病理】

以真皮深层为主的浸润，常扩展至皮下脂肪

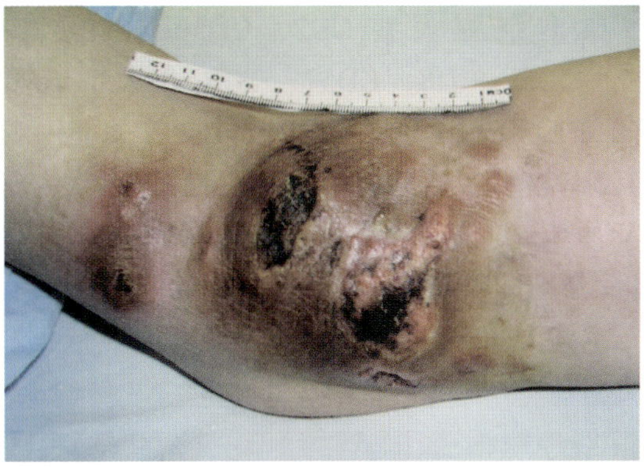

图 28-138 结外 NK/T 细胞淋巴瘤 结节溃疡性皮损

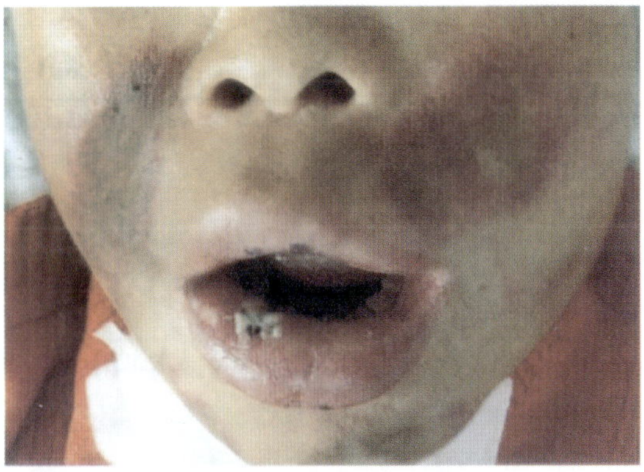

图 28-139 结外 NK/T 细胞淋巴瘤

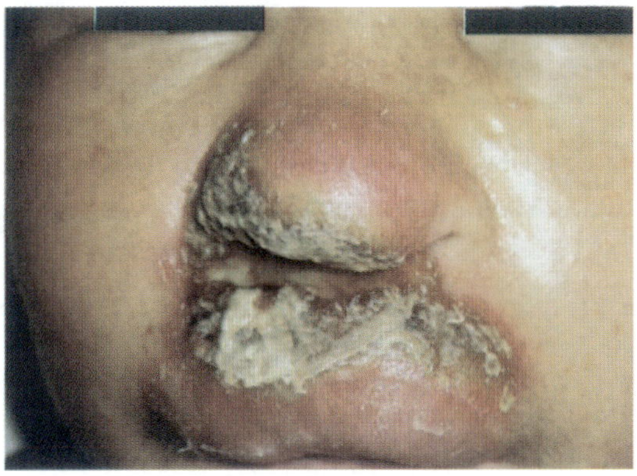

图 28-140 结外 NK/T 细胞淋巴瘤 鼻唇病结节溃疡性皮损

层。典型病例浸润以血管为中心和血管破坏，常伴发广泛坏死和细胞凋亡。部分患者可有局灶性亲表皮现象。瘤细胞大小不一，多数由中等大的细胞构成，形态不规则，胞核染色质深，常显示不规则核皱褶，核仁不明显，胞浆淡染，有丝分裂活跃，可见不典型性核丝分裂（图 28-141~图 28-154）。有些病例可见反应性炎症细胞浸润，包括活化淋巴细胞、浆细胞和嗜伊红细胞。

【免疫组化】

典型细胞表型 CD2、CD56 阳性，CD3、CD4、CD5、CD8、CD57、TCRαβ 及 TCRγδ 阴性。细胞毒相关蛋白（TIA-1、粒酶 B、穿孔素）阳性。在罕见的 CD56 阴性病例，应进行 EBV 原位杂交和细胞毒蛋白阳性表达做出诊断。

【鉴别诊断】

本病与大细胞转化 MF 的鉴别主要依据临床病史。

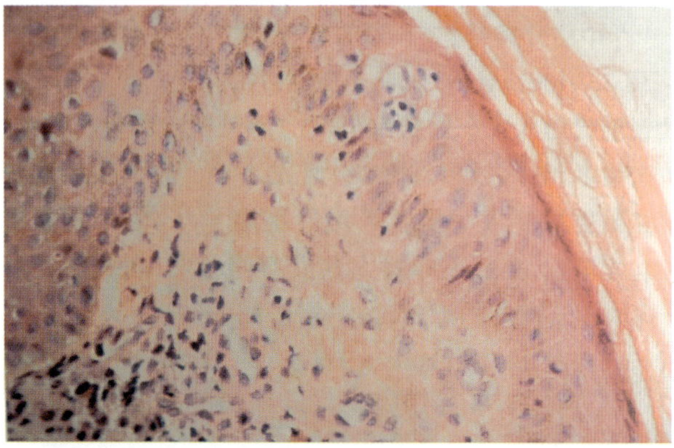

图 28-141　结外 NK/T 细胞淋巴瘤　亲表皮现象及 Pautrier 微脓肿

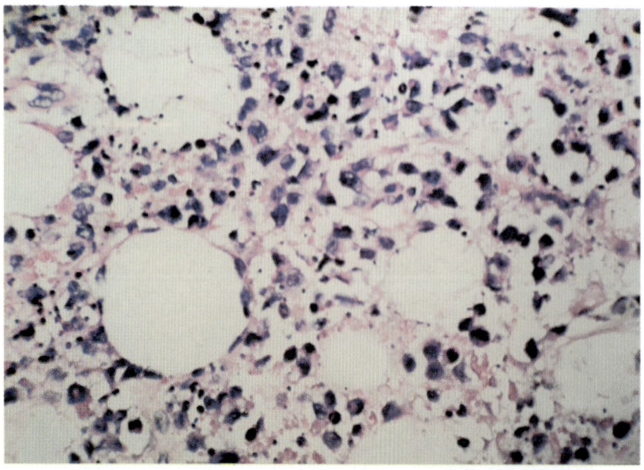

图 28-142　结外 NK/T 细胞淋巴瘤　瘤细胞大小不一，多数由中等大的细胞构成，形态不规则，胞核染色质深，常显示不规则核皱褶，核仁不明显

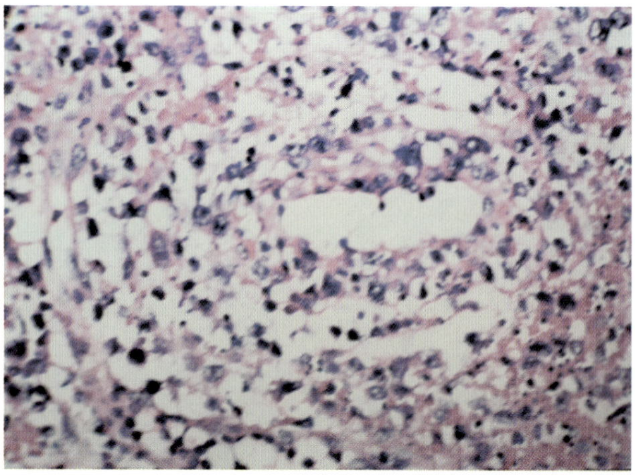

图 28-143　结外 NK/T 细胞淋巴瘤　典型病例浸润以血管为中心和血管破坏

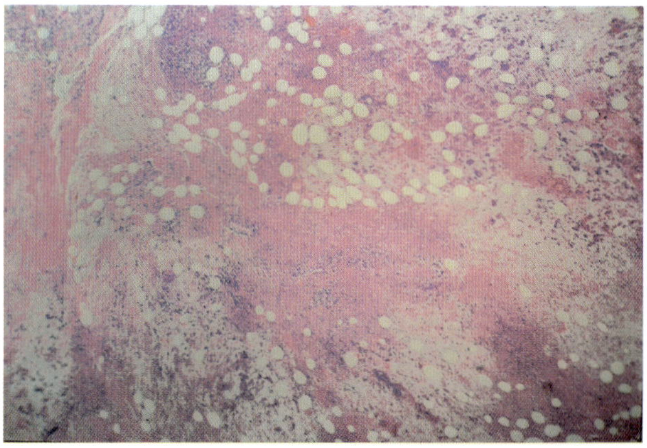

图 28-144　结外 NK/T 细胞淋巴瘤　皮下脂肪层皮损。伴发广泛坏死和细胞凋亡

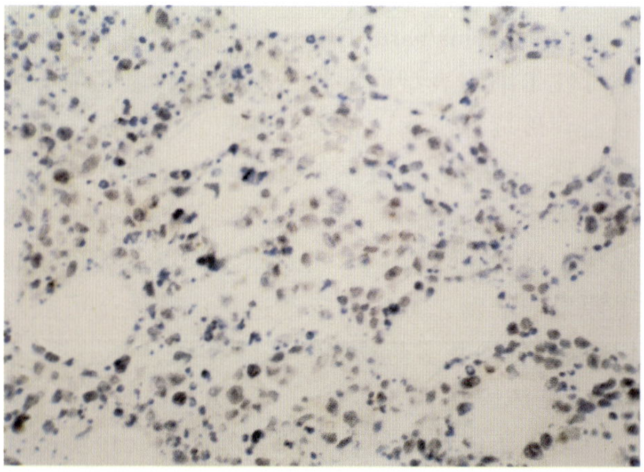

图 28-145　结外 NK/T 细胞淋巴瘤　瘤细胞核 LMP-1 阳性

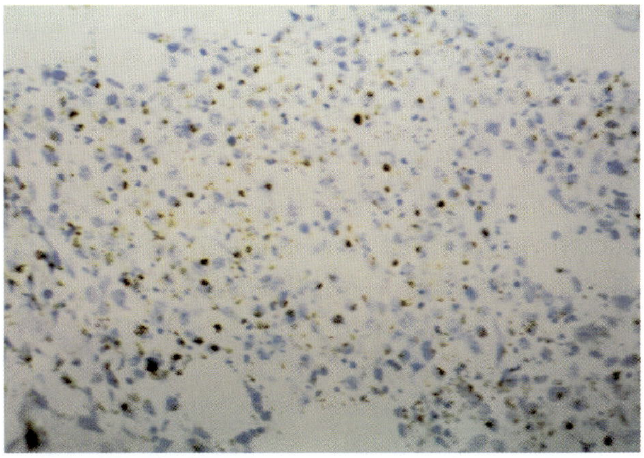

图 28-146　结外 NK/T 细胞淋巴瘤　瘤细胞粒酶 B 阳性

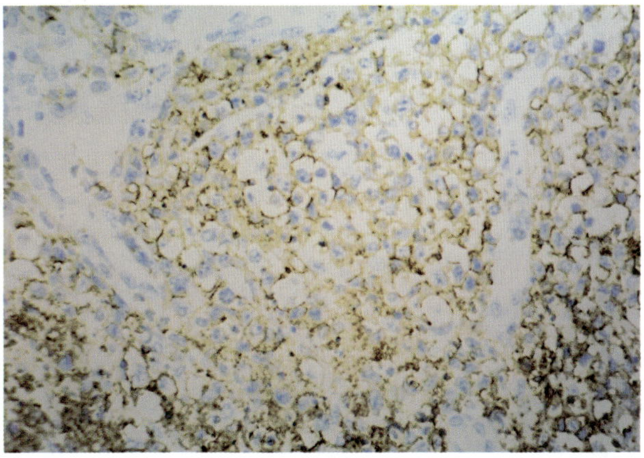

图 28-147　结外 NK/T 细胞淋巴瘤　CD45Ro 阳性

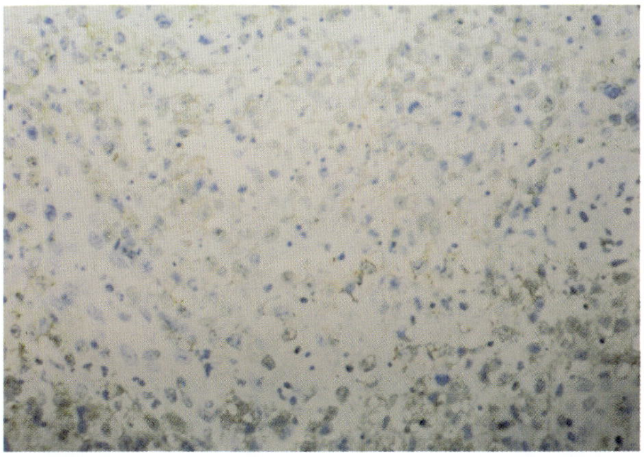

图 28-148　结外 NK/T 细胞淋巴瘤　CD56 阳性

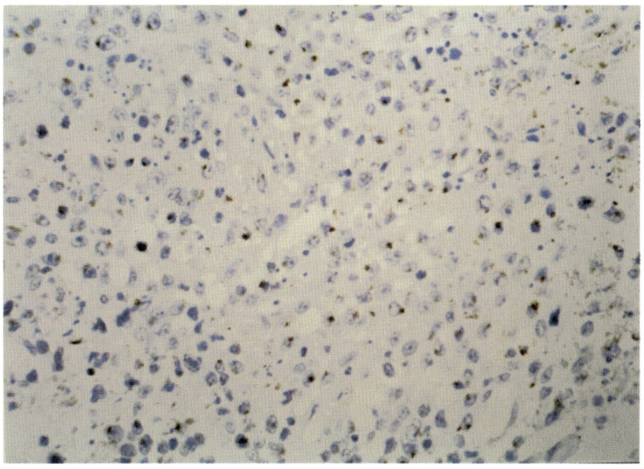

图 28-149　结外 NK/T 细胞淋巴瘤

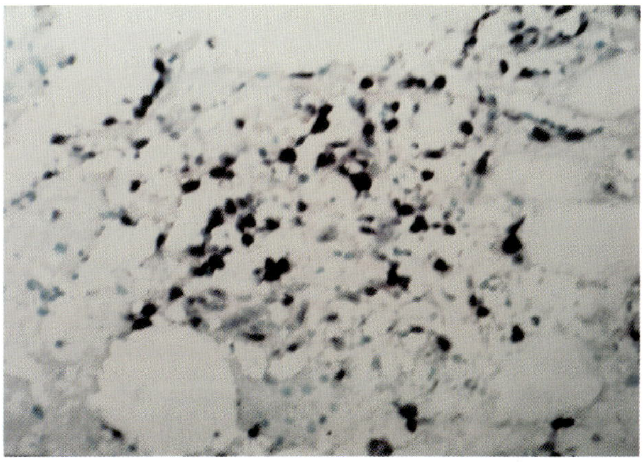

图 28-150　结外 NK/T 细胞淋巴瘤核　EBER 阳性

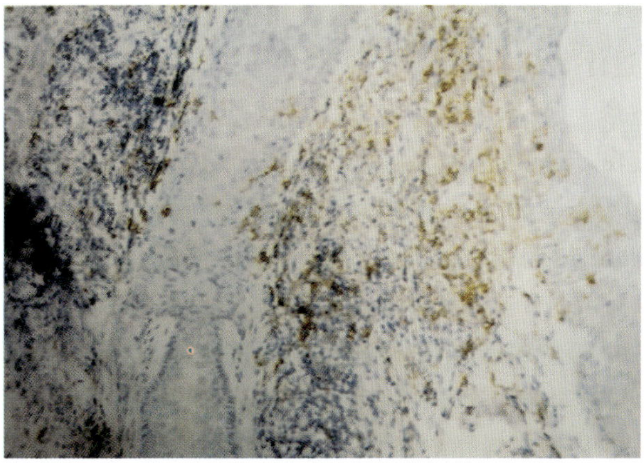

图 28-151　结外 NK/T 细胞淋巴瘤　CD2 阳性

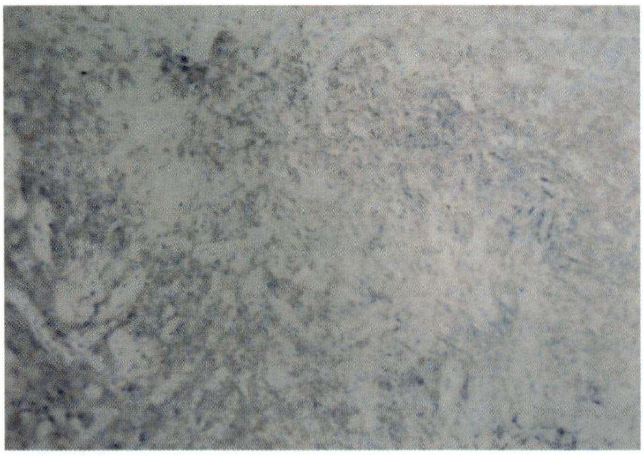

图 28-152　结外 NK/T 细胞淋巴瘤　CD3 阳性

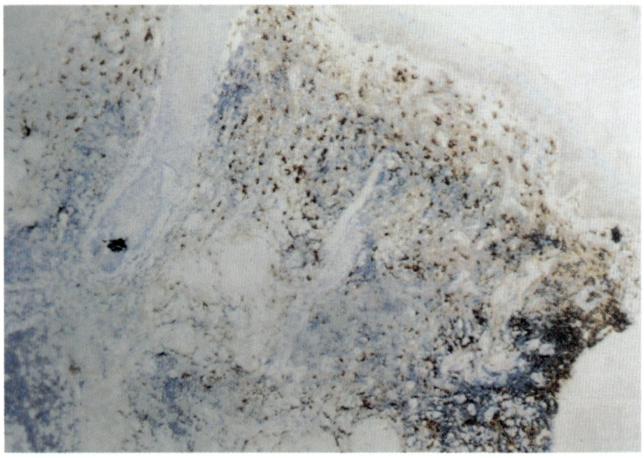

图 28-153　结外 NK/T 细胞淋巴瘤　CD68 阳性

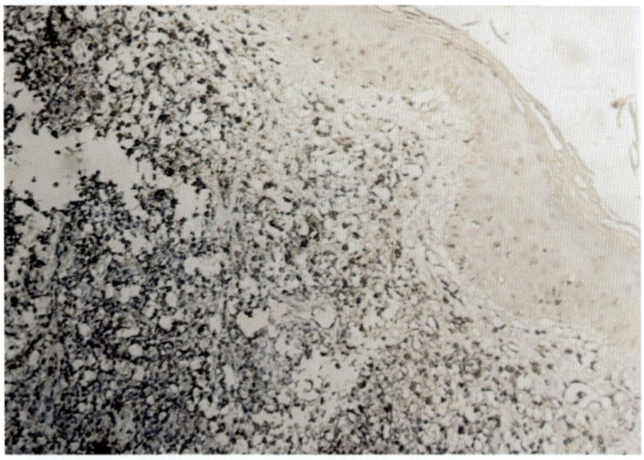

图 28-154　结外 NK/T 细胞淋巴瘤　CD56 阳性

牛痘样水疱病样皮肤 T 细胞淋巴瘤

牛痘样水疱病样皮肤 T 细胞淋巴瘤少见，发生于儿童及青少年，是一种来源于细胞毒性 T 细胞或 NK 细胞与 EBV 相关的淋巴瘤。

【临床表现】

本病主要发生于日光曝晒部位，尤其是面部和四肢。表现为水肿，红斑、水疱、坏死、溃疡和结痂，愈后形成水痘样瘢痕，类似痘疮样水疱病(图 28–155~图 28–158)。常伴有发烧、消瘦、肝脾大、淋巴结病、贫血等全身症状。有些病例伴有噬血细胞综合征，疾病可进而累及内脏。预后差。

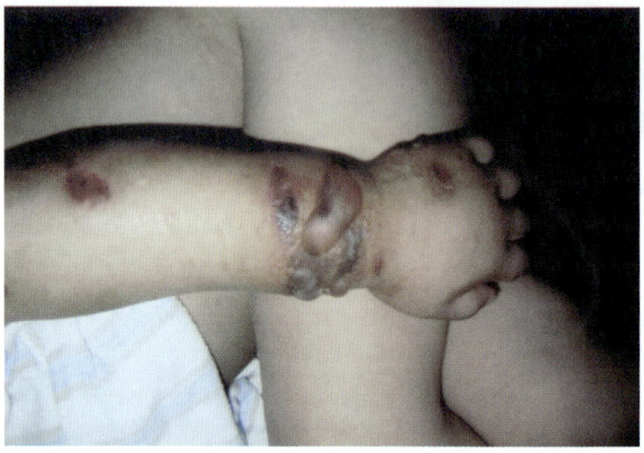

图 28-155　牛痘样水疱病样皮肤 T 细胞淋巴瘤　臂部红斑、水疱皮损

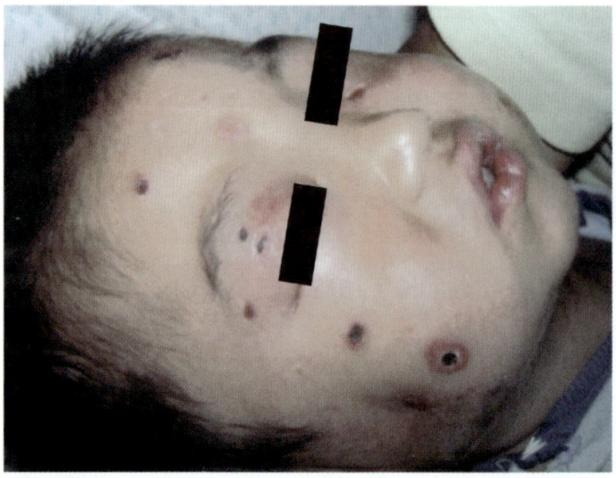

图 28-156　牛痘样水疱病样皮肤 T 细胞淋巴瘤　面部皮损

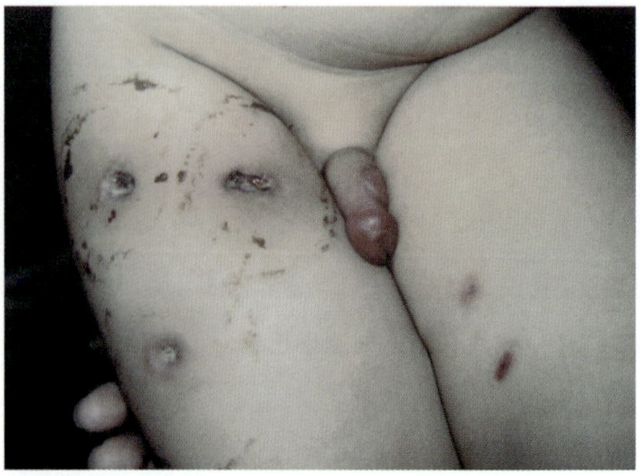

图 28-157　牛痘样水疱病样皮肤 T 细胞淋巴瘤　大腿及阴茎皮损

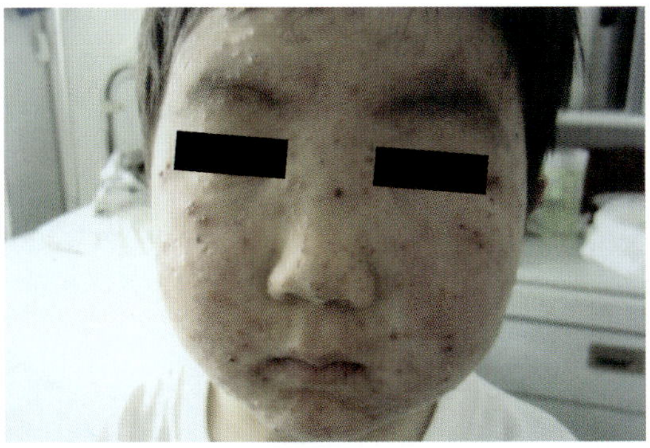

图 28-158 牛痘样水疱病样皮肤 T 细胞淋巴瘤 面部水痘样皮损

【组织病理】

表现为由小至中等大的非典型性 T 淋巴细胞浸润真皮，可以呈叶状伸延至皮下脂肪，有时见亲表皮性（图 28-159~图 28-167）。病变常有亲血管性，血管常受侵犯，病变亦常围绕附属器和神经生长，有特征性。可见嗜酸性粒细胞等炎性细胞。

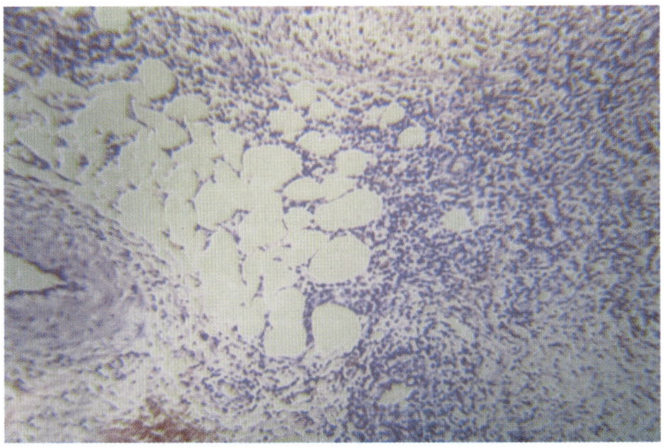

图 28-159 牛痘样水疱病样皮肤 T 细胞淋巴瘤 由小至中等大的非典型性 T 淋巴细胞浸润皮下脂肪

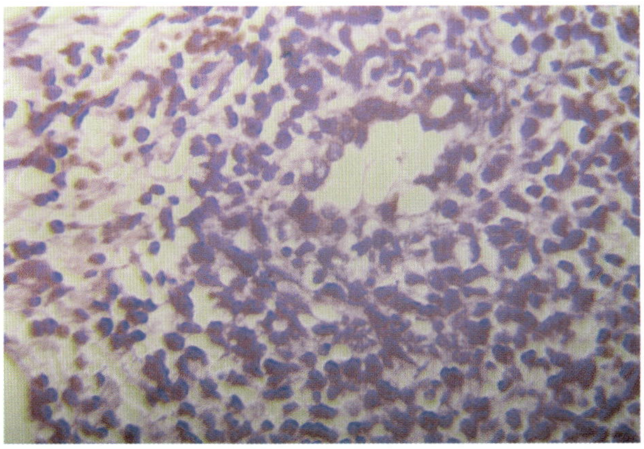

图 28-160 牛痘样水疱病样皮肤 T 细胞淋巴瘤 由小至中等大的非典型性 T 淋巴细胞浸润皮下脂肪

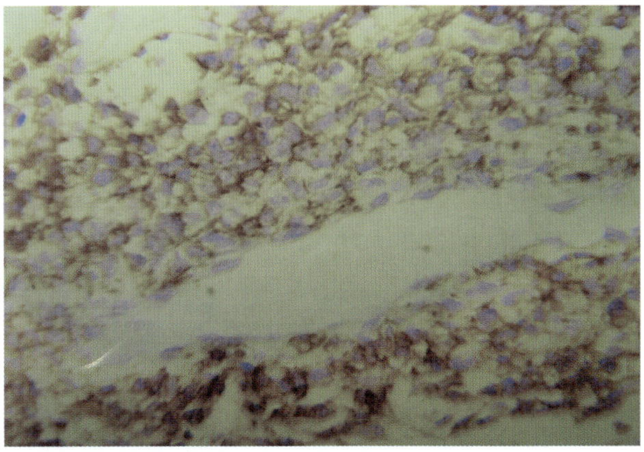

图 28-161 牛痘样水疱病样皮肤 T 细胞淋巴瘤 CD43 阳性

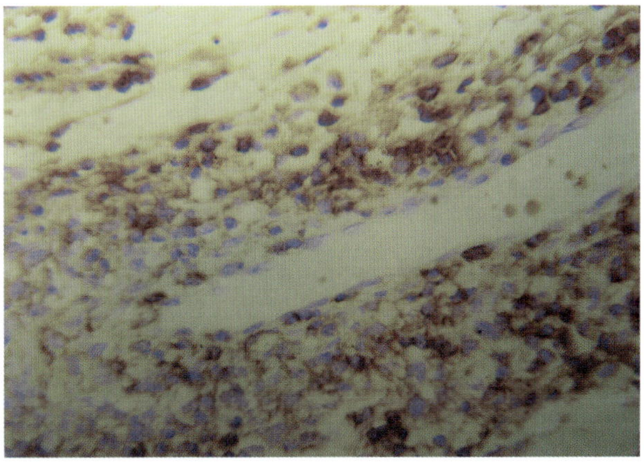

图 28-162 牛痘样水疱病样皮肤 T 细胞淋巴瘤 CD45Ro 阳性

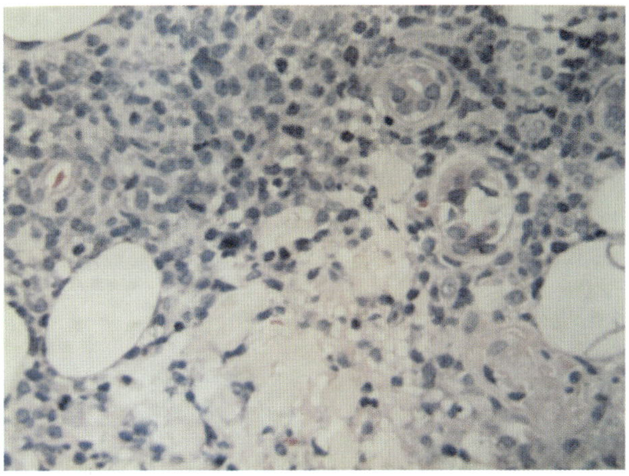

图 28-163 牛痘样水疱病样皮肤 T 细胞淋巴瘤 由小至中等大的非典型性 T 淋巴细胞浸润皮下脂肪，病变常有亲血管性，血管受侵犯有特征性

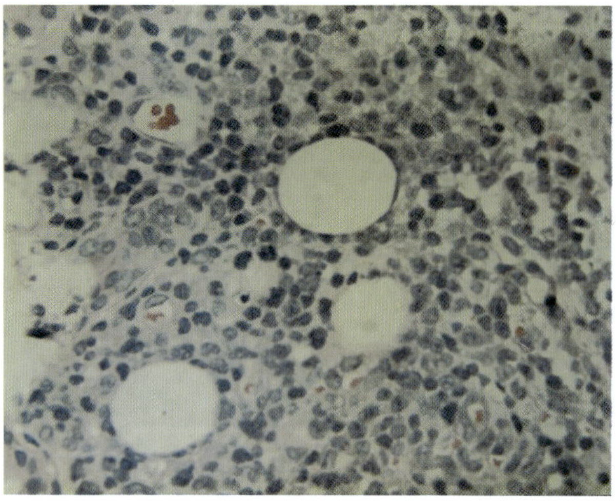

图 28–164 牛痘样水疱病样皮肤 T 细胞淋巴瘤 由小至中等大的非典型性 T 淋巴细胞浸润皮下脂肪

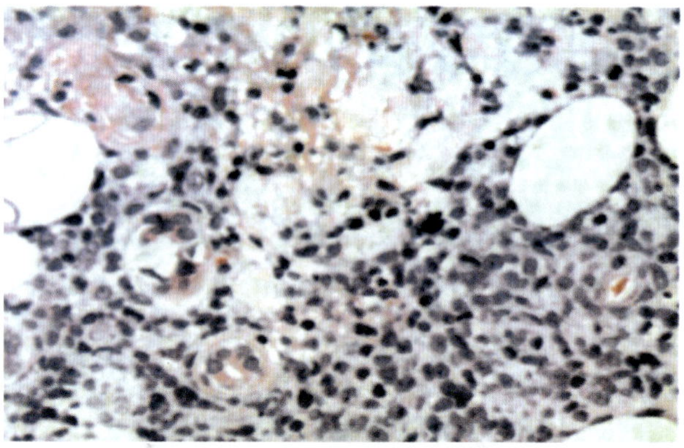

图 28–165 牛痘样水疱病样皮肤 T 细胞淋巴瘤 由小至中等大的非典型性 T 淋巴细胞浸润皮下脂肪，病变常有亲血管性，血管受侵犯有特征性

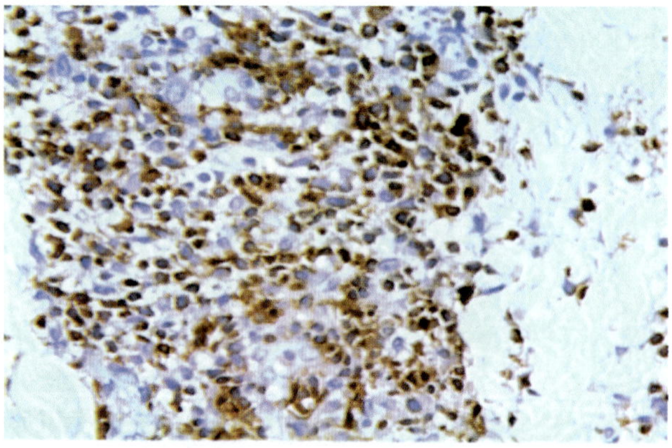

图 28–166 牛痘样水疱病样皮肤 T 细胞淋巴瘤 LCA 阳性

【免疫组化】

表达 CD2、CD3、CD8、TIA-1、粒酶 B 和 CD45Ro，有时 CD30 也可阳性。不表达 CD1a、CD4、CD5、CD7。CD56 阳性表达不恒定，不表达 CD57。可有 TCRγ 基因重排。

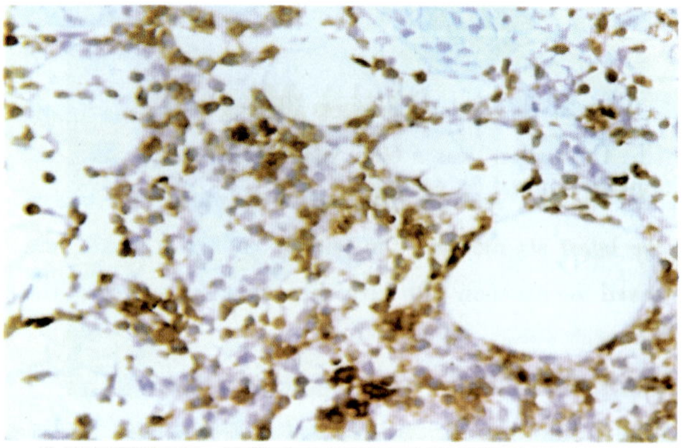

图 28–167 牛痘样水疱病样皮肤 T 细胞淋巴瘤 UCHLI 阳性

原发性皮肤外周 T 细胞淋巴瘤（非特定型）

原发性皮肤外周 T 细胞淋巴瘤（非特定型）（primary cutaneous perihperal T-cell lymphoma, unspecified）是指一组尚不能归入现有皮肤 T 细胞瘤的淋巴瘤，约占皮肤 T 细胞淋巴瘤之 10%。以往本组中大多数病例在 EORTC 分类中，被分为原发性CD30 阴性大 T 细胞淋巴瘤。这些病例常为系统性。虽然对其分类仍有争议，但仍将其独立出来，作为暂定类型。

【临床表现】

多为中老年患者（平均年龄 68 岁），男与女之比为 2.5∶1。皮损呈孤立性或局限性，但泛发性结节及肿瘤更常见。预后差，平均 5 年存活率 ＜20%。

【组织病理】

典型病例由不同数量的、中等至大的、多形性或免疫母细胞样 T 细胞形成弥漫性或结节性浸润。亲表皮性通常轻微或无。

【免疫组化】

大多病例呈异常 CD4 阳性表型和不同程度的丢失全 T 细胞标志，如 CD5 和 CD7。CD30 染色通常阴性。罕见情况下，可见 CD56 或细胞毒性蛋白（粒酶 B，TIA-1）表达。可见 TCR 基因重排。

本组疾病可分为以下 3 种暂定疾病。

原发性侵袭性 CD8 阳性 T 细胞淋巴瘤

原发性侵袭性 CD8 阳性 T 细胞淋巴瘤（prmary cutaneous aggressive CD8-positive T-cell lymphoma）以亲表皮性 CD8 阳性细胞毒 T 细胞增生为特征，临床上呈侵袭性病程。本病包括泛发性Paget 样网状细胞增生症（Ketron-Goodman 病）。

【临床表现】

本病见于中老年患者，平均年龄 53 岁，男与女之比为 1.4∶1。皮损呈局限性或播散性发疹性丘疹、结节或肿瘤，皮损中央坏死和形成溃疡或呈角化过度性斑片或斑块，发生于颜面和上肢。有报告扩散到其他内脏，如肺、睾丸、中枢神经系统者；口腔黏膜亦可受侵，但常不波及淋巴结。临床经过呈侵袭性，病程进展快，平均存活时间不到 32 个月。

【组织病理】

早期特征为亲表皮性，小到中等大的非典型多形性 T 淋巴细胞呈 paget 样外观散在于整个表皮内。发育成熟的损害可形成带状或弥漫性浸润，亦可呈血管中心性/侵袭血管性浸润。表皮可见棘层肥厚或萎缩，可有不同程度的角质形成、细胞凋亡和海绵形成。偶可见溃疡和水疱。常见皮肤附件及皮下脂肪受侵，可伴发不等数量的反应性组织细胞及树枝状细胞和罕见的浆细胞和嗜酸性细胞。TCR 基因重排阳性。缺乏 EBV。

【免疫组化】

显示特征性细胞毒 T 细胞表型，如CD4 阴性、CD8、CD45RA、粒酶 B、穿孔素、TIA-1、CD3 阳性，CD7（阳性或阴性）。随着疾病进展，恶性克隆细胞可获得 CD7 或丢失 CD2 表达。最近研究表明呈现 CD2 阴性、CD7 阳性表型者，疾病过程更具侵袭性。TCR 基因重排呈典型阳性。EBV 阴性。

【鉴别诊断】

本病应与表达 CD8 阳性的其他型皮肤 T 细胞淋巴瘤（如罕见的 MF、淋巴瘤样丘疹病和原发性皮肤非典型性大细胞淋巴瘤）的鉴别主要靠临床表现和疾病经过。

原发性皮肤 CD4 阳性，小至中等的多形性 T 细胞淋巴瘤

原发性皮肤 CD4 阳性，小至中等多形性 T细胞淋巴瘤（primary cutaneous CD4 positive small-medium sized plemorphic T-cell lymphoma）主要由小至中等大的 CD4 阳性多形性 T 细胞组织成皮肤 T 细胞淋巴瘤。临床上无 MF 经典性斑片和斑块病史而与 MF 不同，而且多数病例预后好。在过去，大多数病例被诊断为特发性T 细胞淋巴瘤样增生。

【临床表现】

患者平均年龄 69 岁，男与女之比为 0.5∶1.0。皮损呈多发性淡红色丘疹到孤立性斑块、结节，好发于面、颈和上肢，通常无提示 MF 的病史和斑片状皮损。预后好，5 年存活率 60%~80%。

【组织病理】

主要为小到中等大小的多形性 T 细胞呈致密或结节性浸润，胞质淡染，稀少，染色质深，不规则，但无脑回状核。倾向累及皮下组织。可见局灶性亲表皮性。浸润可含大而多型性细胞，但不超过 30%。除肿瘤细胞外尚见小量反应性 B 细胞或组织细胞、嗜酸性粒细胞和浆细胞。

【免疫组化】

肿瘤细胞具有辅助 B 细胞表型，表达 CD3 和 CD4，但不表达 CD8、TIA-1，颗粒酶 B 和 CD30。有些病例全 T 细胞标志丢失。TCR 基因重排阳性。

【鉴别诊断】

本病应与 T 细胞淋巴样增生，原发性皮肤外周 T 细胞淋巴瘤（非特定型）和 MF 相鉴别。T 细胞淋巴样增生无异常免疫表型，瘤细胞呈多克隆。原发性外周 T 细胞淋巴瘤（非特定型）的瘤细胞中的大细胞至少占总数 30%以上，而原发性皮肤 CD4 阳性的小到中等多形性 T 细胞淋巴瘤仅含小比例大细胞。与 MF 的鉴别较困难，可从临床病史排除 MF 才能鉴别。

皮肤 γ/δT 细胞淋巴瘤

皮肤γ/δT 细胞淋巴瘤病（cutaneous γ/δT-cell lymphoma）是由成熟活化的细胞毒性 γ/δT 细胞克隆性增生而形成的淋巴瘤，并具有侵袭性临床表现。

【临床表现】

本病多见于中青年，平均年龄 49 岁，男与女之比为 1.5∶1。典型损害呈播散性鳞屑性斑块

和溃疡性结节。常发生于四肢，黏膜及其他结外部位受累常见，但淋巴结、脾脏、骨髓通常不受侵犯。皮下脂膜炎样的患者可发生噬血细胞综合征，伴发烧、疲困、寒战，体重减轻。即使应用系统性化疗其预后亦不好，患者平均存活期为15个月。患皮下脂膜病的患者预后较仅有表皮和真皮浸润者差。

【组织病理】

可有亲表皮性，弥漫性真皮或皮下脂肪3种不同的浸润，在同一患者同一次活检或不同次活检标本中，可以见到不止一种组织学形态。肿瘤细胞呈单形性，细胞中等或大，具有不规则核，核仁明显，染色质粗糙呈团状。常见血管中心浸润和血管破坏。皮下脂肪受累可见肿瘤细胞围绕脂肪细胞排列，类似皮下脂膜炎样T细胞淋巴瘤。伴发噬血细胞综合征的病例，可见组织细胞吞噬血细胞。

【免疫组化】

肿瘤细胞显示CD3、CD2、CD56阳性，CD4、CD5、CD8阴性和CD7（阳性或阴性）表达，并呈细胞毒性蛋白如TIA-1，粒酶B和穿孔素强表达。冰冻切片TCR γ/δ呈强阳性。TCR γ/δ基因重排阳性。等臂染色体，Tq为最常见的细胞发生异常。EBV通常阴性。

【鉴别诊断】

本病应与皮下脂膜炎样T细胞淋巴瘤和结外NK/T细胞淋巴瘤鉴别。在新的WHO/EORTC分类中，皮下脂膜炎样T细胞淋巴瘤是具有α/β表型的肿瘤；结外NK/T细胞淋巴瘤则EBV为阳性。

血管免疫母T细胞淋巴瘤

血管免疫母T细胞淋巴瘤（angioimmunoblastic T-cell lymphoma）占外周T细胞淋巴瘤的15%~20%。

【临床表现】

本病见于中老年人，表现为全身性淋巴结病，肝脾大和全身症状，如高热、夜汗、体重减轻，实验室检查显示溶血性贫血，白细胞增多，多克隆高丙球蛋白血症。约50%患者发生皮疹，以躯干四肢斑疹、丘疹最常见。在罕见病例中，亦见紫癜、浸润性或荨麻疹性斑块、丘疹小疱性损害、结节和红皮病。病程呈侵袭性，平均存活期不到3年。

【组织病理】

受累淋巴结结构部分或完全消失，伴滤泡间小到中等大的多形性淋巴细胞、浆细胞、嗜酸白细胞、上皮样组织细胞和免疫母细胞混合性浸润，以及树枝状分枝，内皮细胞肿胀的小静脉明显可见。皮肤损害通常轻微，组织学表现不一，最常见的组织学表现为表浅性血管浸润，有或无非典型性淋巴细胞。其他表现包括致密表浅性和深部血管周围非典型性淋巴样细胞浸润，白细胞碎裂性血管炎和坏死性肉芽肿。

【免疫组化】

免疫组化示浸润细胞主要为CD3 T细胞，其中CD4细胞占多数，超过CD8阳性T细胞。皮肤损害TCR基因重排显示与淋巴结中所见相同。EVB在大多数淋巴结中呈阳性，但罕见于皮肤损害。

系统性间变性大细胞淋巴瘤

系统性间变性大细胞淋巴瘤（systemic anaplastic large cell lymphoma）为一种结性T细胞恶性肿瘤，其特征为大的非典型淋巴细胞均一性增生，并表达CD30（Ki-1）抗原。本病应与原发性皮肤非典型大细胞淋巴瘤鉴别，后者预后相当好。

【临床表现】

在非霍奇金淋巴瘤中，约3%成人淋巴瘤、10%~30%儿童淋巴瘤为非典型性大细胞淋巴瘤。约20%的病例累及皮肤。皮损可以出现在诊断时、复发后或进展过程中，多为结节和瘤块，单发或多发，无一定好发部位。

【组织病理】

淋巴结和皮肤损害具有相同的组织学和基因型特征。大多数病例呈大的间变性单核细胞，胞浆丰富。特征性细胞具有离心性、肾形核。染色质通常呈纤细颗粒状，核仁显著程度不等，通常数量多。有些病例可见大量组织细胞和较小的非典型淋巴细胞与这些大细胞混合存在。通常标志性大间变淋巴细胞可以从细胞形态和其倾向聚集在血管周围而识别。真皮浸润倾向呈结节性结构。

【免疫组化】

细胞起源为成熟细胞毒T细胞。大多病例表达T细胞抗原。CD30和EMA阳性，超过75%病例CD3阴性。CD5和CD7常为阴性。CD2、CD4、CD43比较有用，许多病例均有表达。多数病例表达ALK和t（2；5）易位。多数EMA阳性。此外，绝大多数病例细胞毒相关蛋白标志包括TIA-1、粒酶B和（或）穿孔素阳性。EVB恒呈阴性反应。多数病例证明有克隆性TCR基因重排。

成人T细胞白血病/淋巴瘤

成人T细胞白血病/淋巴瘤（adult T-cell leukemia/lymphoma）是一种由人类T细胞白血病病毒（HTLV-1）引起的成熟性CD4阳性T细胞恶性肿瘤。病毒可经血液和体液传播，包括哺乳，潜伏期长。平均年龄为55岁，男性稍多于女性。本病一开始即出现广泛的淋巴结病和外周血受累。皮肤为最常见的淋巴结外的受累部位，超过50%的病例皮肤被累及。高钙血症溶骨性损害，T细胞白血病和皮肤损害（HOTS）代表一种临床综合征加上淋巴结病即构成成人T细胞白血病/淋巴瘤的基本表现。

【临床表现】

本病皮肤损害呈多发性丘疹、斑块和结节，可一开始即呈暴发性。临床经过不一，可分为：①急性型，表现为白血病、皮疹、高钙血症；②淋巴瘤型，表现为淋巴结病，无白血病或高钙血症；③慢性型/潜伏型，表现为皮疹，无白血病或高钙血症。皮肤损害可见于各亚型。通常急性型和淋巴瘤型者预后差，4年存活率为5%，淋巴瘤型为5%~7%；慢性型为26.9%，潜伏型为62.8%。

【组织病理】

皮损呈结节性到弥漫性非典型性淋巴细胞浸润。真皮乳头受累，亲表性可有或无。因而与进展性斑块期到肿瘤期MF通常不能鉴别。肿瘤性淋巴细胞含大而深染胞核，核形不规则，常呈脑回状。染色质呈块团状，核仁明显。外周血含非典型性细胞，其特征为细胞外形呈高度分叶性（花细胞），可与Sézary综合征和系统性播散性MF的脑回状细胞鉴别。

【免疫组化】

肿瘤细胞为CD4阳性T细胞，也表达T细胞相关抗原CD2、CD3、CD5和CD25，通常不表达CD7和CD8。罕见病例亦有CD8阳性而CD4阴性或二者均为阴性。肿瘤细胞也可表达CD30，但不像非典型性大细胞淋巴瘤（ALCL），本病ALK、TIA-1和粒酶B表达阴性。TCR基因重排阳性。

【鉴别诊断】

本病临床及病理上应与蕈样肉芽肿及Sézary综合征鉴别。本病起病急，缺乏MF斑片期可与MF鉴别。本病大多数病例为非红皮病性皮损，以及外周血非典型细胞呈高度分叶性花样核，而非Sézary细胞的脑回状核，可与Sézary综合征鉴别。怀疑病例应进一步做血清学检查或用Southern印迹检测HTLV-1病毒DNA。

前体T淋巴母细胞白血病/淋巴母细胞淋巴瘤

前体T淋巴母细胞的白血病/淋巴母细胞淋巴瘤（precursor T-lymphoblastic leukemia，T-ALL/lymphoblastic lymphoma）是由前体T淋巴细胞和胸腺内T淋巴细胞衍生的一种高危性肿瘤。白血病和淋巴瘤命名间的差别有些武断。前者指骨髓和血液广泛受累，而后者就诊时存在肿块损害，骨髓内和外周血淋巴母细胞＜25%。

【临床表现】

最典型的临床表现为儿童和青年胸腔内肿块。常累及骨髓和外周血，淋巴结、肝脏、中枢神经系统、性腺和皮肤均可受累。皮肤浸润导致红斑到出血性丘疹和结节，以头和颈部多见。儿童倾向患白血病，男性成人则以淋巴瘤多见。

【组织病理】

本病和其分化不良的T细胞浸润一样，皮肤浸润呈弥漫性间质浸润，很少或无亲表皮性。肿瘤细胞普遍呈非典型性，胞浆少，核轻度不规则，呈沟状外观，染色质中度致密到均匀性散在，核仁不明显。偶在皮肤浸润内见嗜酸性粒细胞。

【免疫组化】

肿瘤细胞为前体T淋巴母细胞。末端脱氧核酸转移酶（TdT）阳性。CD1a、CD2、CD3、CD4、

CD5、CD7和（或）CD8不同程度表达，其中以CD3和CD7阳性最常见。可见TCR克隆基因重排。

T细胞前淋巴细胞性白血病

T细胞前淋巴细胞白血病（T-Cell prolymphocytic leukemia，T-PLL）是一种相对罕见的、T细胞侵袭性白血病，由成熟后胸腺性表型的细胞构成。除血液和骨髓外，还累及淋巴结、肝脏、脾脏和皮肤（20%病例）。

【临床表现】

大多为成年患者，呈泛发性淋巴结病，肝、脾大，可见贫血、血小板减少和非典型性淋巴细胞增多症。HTVL-1血清检查阴性。皮肤损害与Sézary综合征不同，无红皮病，呈浸润性皮损，倾向形成不同程度的红斑性或出血性斑块和结节。

【组织病理】

致密皮肤浸润和局灶性附件周围浸润。常无亲表皮性。大多数病例外周血含较多（大于100×10^3/L）的小到中等大小的淋巴样细胞，其特点为嗜碱性胞浆，核形不规则，核仁可见。偶尔有些病例胞核明显不规则而类似Sézary细胞，而其他则为占优势的小淋巴细胞，核仁不明显（小细胞亚型）。重要常见的特点是α-萘基醋酸脂酶染色阳性的胞浆内小泡。

【免疫组化】

CD4和CD8呈不同程度阳性表达，以CD4阳性最多，并显示TCRγ和β链克隆重排。CD7染色强阳性，25%患者中CD4和CD8同时阳性表达以及CD3呈弱阳性反应提示本病在分化上界于皮质胸腺细胞和成熟的外周T细胞之间。80%患者示染色染14倒位，断点位于长臂q11和q32。

原发性皮肤髓增生／肿瘤

髓外造血

髓外造血（extramedullary hematopiesis）是指除骨髓以外的组织出现三系造血成分的异常成熟。发生于皮肤的造血过程称皮肤造血（dermal hematopoiesis）。偶尔髓外造血限于红系细胞称皮肤红细胞生成（dermal erythropoiesis），可发生于各种病毒的新生儿和患骨髓纤维化的成人。

【临床表现】

典型皮损呈斑疹、丘疹，偶见结节，颜色为蓝红色调。新生儿发生的皮肤造血发生于头面部（所谓松饼婴儿），成人髓外造血常累及躯干部，偶亦见于脾切除后的手术瘢痕上。

【组织病理】

由多形性细胞形成的微小结节见于真皮，起初酷似皮肤白血病或不常见的皮肤炎症反应。可见成群成熟的红细胞，含圆形嗜碱性核和嗜酸性胞浆边缘。亦常见混合存在的髓母细胞，晚幼粒细胞和特征性的含多叶核的大型巨核细胞。后者CD6阳性，此标志有助于进一步证实其细胞谱系。

髓肉瘤

髓肉瘤（myeloid sarcoma）系指由成髓细胞或未成熟的髓细胞侵犯髓外，例如皮肤。本病又名髓外髓肉瘤、粒细胞肉瘤、绿色瘤。可先于或同时与系统性髓增生性疾病（急性或慢性髓白血病和髓发育不良综合征）出现，或代表以前已缓解疾病的复发。急性单核细胞白血病引起的髓外肿瘤称成单核细胞肉瘤。

【临床表现】

皮肤损害呈孤立或多发性紫色至红褐色丘疹，结节和斑块与急性和慢性髓白血病的皮肤损害不能区分。

【组织病理】

髓肉瘤最常见者是由成髓细胞，前体嗜中性白细胞和成熟嗜中性白细胞（粒细胞肉瘤）混合构成。由中等至致密的细胞在真皮呈弥漫性或结节性浸润，可延伸至皮下脂肪，表皮常常不受累。细胞通常围绕血管和附属器。特征是胶原束之间可见成排的非典型细胞。浸润细胞由中等或大细胞组成，具有圆形、卵圆形或折叠的嗜碱性胞核，常见核分裂象。

【免疫组化】

肿瘤细胞起源于髓造血细胞。髓过氧化酶、溶菌酶、氯乙酸脂酶染色阳性。成髓细胞可表达CD13、CD33和CD117。成单核细胞的肿瘤可表达 CD14、CD116、CD11c、溶酶体和 CD68。大多数病例亦表达 CD43。

继发性侵犯皮肤的髓肿瘤

急性和慢性髓白血症（acute and chronic myeloid leukemia）

在判断非典型造血/淋巴增生皮肤浸润时，应考虑到与皮肤白血病的鉴别，有些淋巴瘤与白血病呈连续性先后发生，因此某些类型的白血病已在 T 和 B 细胞淋巴瘤中讨论过。由于外周白血病细胞常在皮肤中浸润，且常与淋巴瘤浸润和转移癌相似而容易造成误诊，因此诊断上需要考虑到各种疾病的可能，仔细分析血液学数据，通过形态学和免疫组化检查进行评估分析才能做出正确的诊断。

【临床表现】

临床症状常与肿瘤细胞取代骨髓相关，因而与贫血、血小板减少、正常白细胞功能改变相关。外周血由于受肿瘤细胞侵入而导致白细胞增高，偶尔尽管骨髓严重受累而查不出白细胞增多，此时受累的其他组织如皮肤则可能成为进展性白血病最早出现的特征。慢性白血病为比较惰性的肿瘤，由较成熟的髓细胞组成而缓慢地取代骨髓侵入血液。急性白血病为侵袭性肿瘤，由较不成熟的髓细胞组成并很快而完全地取代正常造血骨髓而侵入血液。

本病皮肤损害呈红到紫红色斑片、斑块或结节，可有或无溃疡，黏膜亦可受累。此外白血病还可伴发许多副肿瘤表现，包括齿龈增生，血管炎、Sweet 病和脓皮病性嗜中性皮炎，荨麻疹、多形红斑和结节性红斑（图 28–168~图 28–175）。

【组织病理】

髓白血病概括骨髓的不同谱系，因而呈现髓单核细胞、单核细胞和巨核细胞分化。组织结构上，早期急性巨核白血病的皮肤呈血管中心性浸润，继而在真皮网状层发生胶原束间间质性浸润。肿瘤细胞在真皮内进行性扩展可形成不明显的结节性浸润(单核细胞性白血病)。急性髓性白血病皮肤内，恶性髓细胞占优势细胞类型时，细胞学上倾向呈单形性和均一性。核圆形、卵圆形，染色质均匀分布，核仁多而不明显。罕见情况下，含有典型而缺乏双叶核的未成熟嗜酸性细胞有助于诊断（图 28–176~图 28–181）。组织化学和免疫组化以及检查外周血（图 28–182）和骨髓通常可证实诊断。

【免疫组化】

肿瘤细胞髓过氧化酶，苏丹黑B，氯乙酸脂酶和 Leder 染色阳性。髓细胞不表达 B 细胞谱系（CD19、CD20、CD22、CD192a）或 T 细胞(CD2、CD3、CD5、CD7）标志。骨髓标志CD13、CD33、CD15、CD117 或成巨核细胞抗原CD41 和 CD61 阳性。

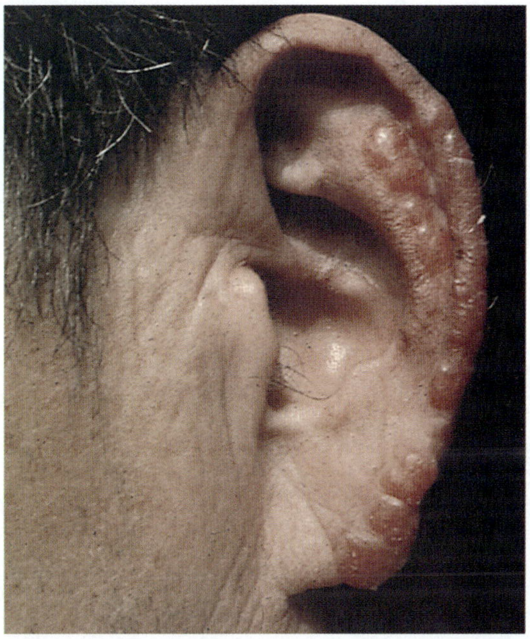

图 28–168　继发性侵犯皮肤的髓肿瘤　耳部红紫红色小结节

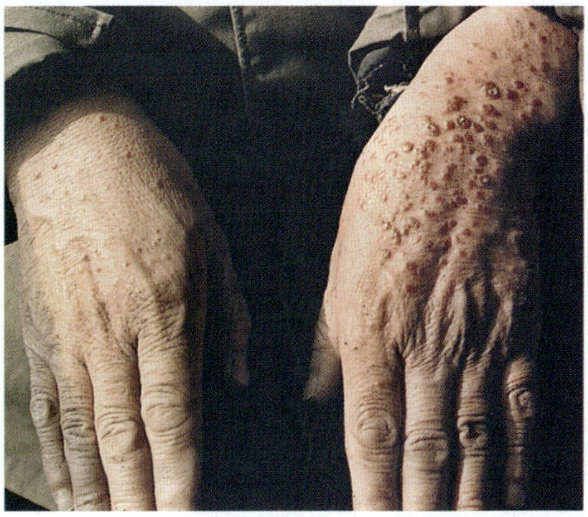

图 28–169　继发性侵犯皮肤的髓肿瘤（单核细胞性白血病）手部皮损

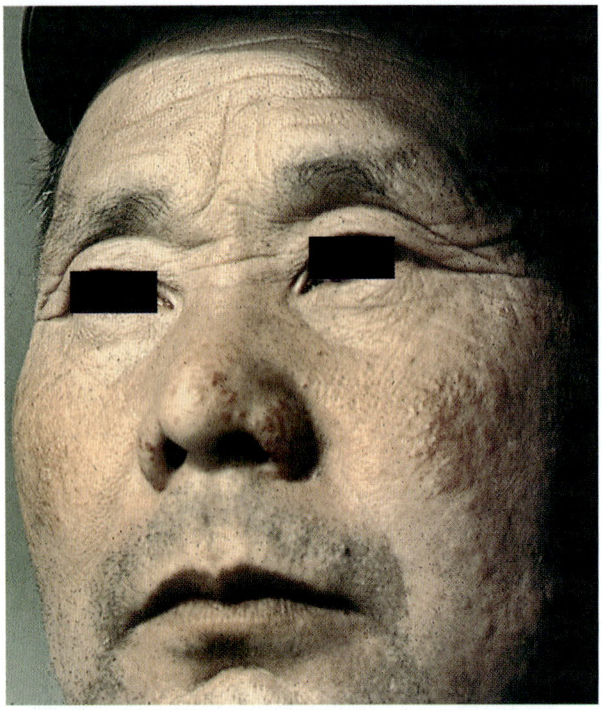

图 28–170 继发性侵犯皮肤的髓肿瘤 面部皮损（单核细胞性白血病）

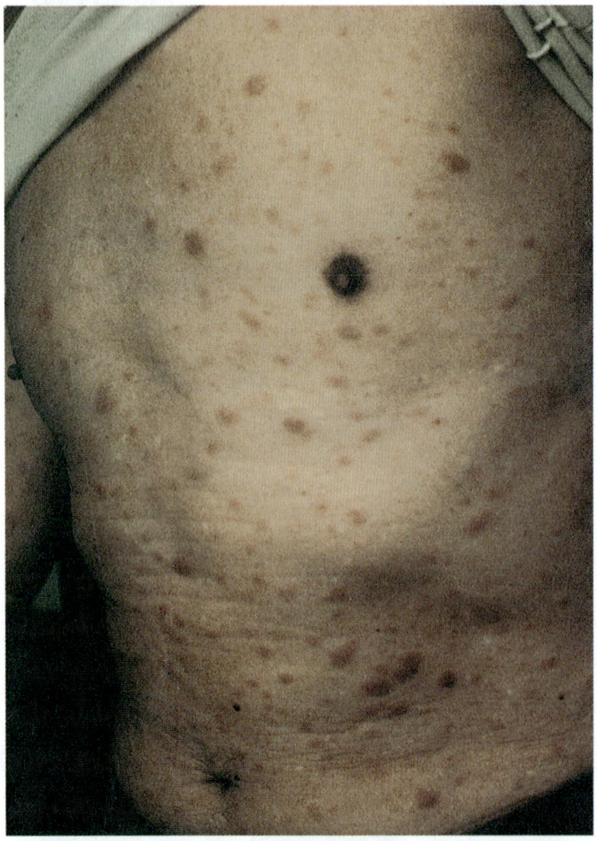

图 28–172 继发性侵犯皮肤的髓肿瘤 胸部丘疹结节性皮损（单核细胞性白血病）

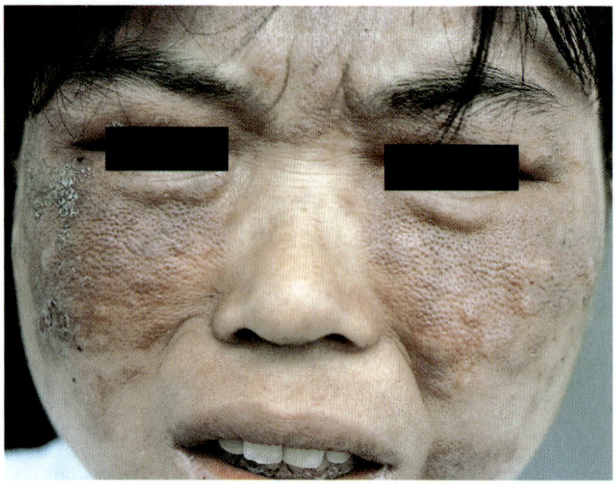

图 28–173 继发性侵犯皮肤的髓肿瘤 面部红斑结节性皮损（急性粒细胞白血病）

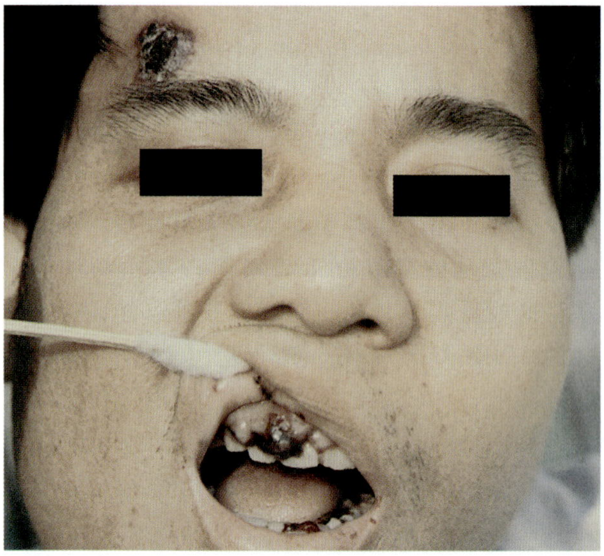

图 28–174 继发性侵犯皮肤的髓肿瘤 齿龈皮损（急性粒细胞白血病）

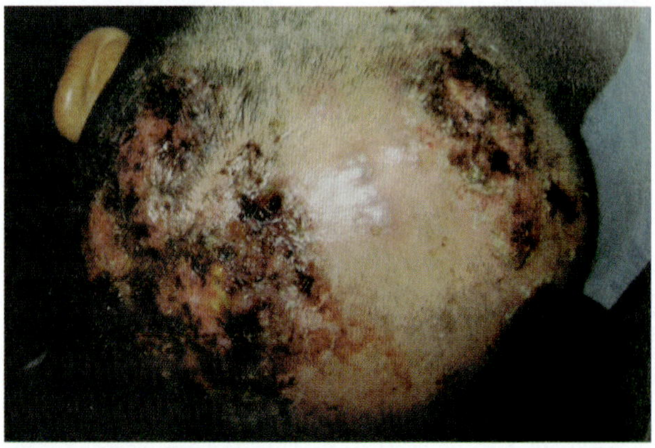

图 28–175 继发性侵犯皮肤的髓肿瘤 头部溃疡性皮损

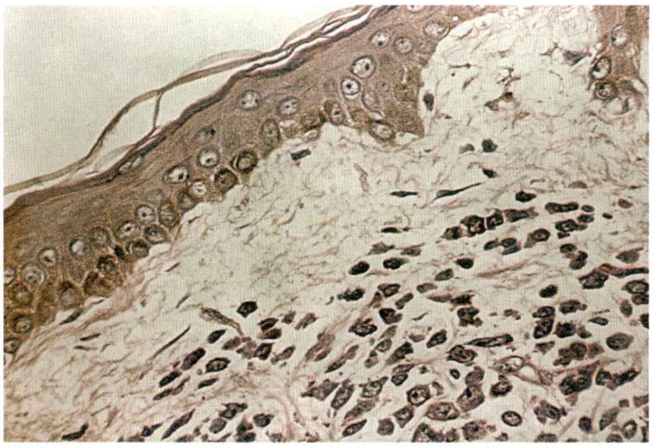

图 28-176 继发性侵犯皮肤的髓肿瘤 单核细胞性白血病，在真皮网状层胶原束间间质性浸润。形成不明显的结节性浸润，细胞学上倾向呈单形性和均一性。核圆形或卵圆形，染色质均匀分布

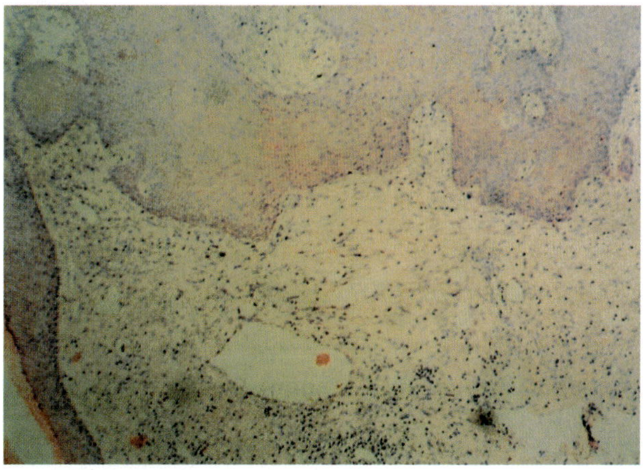

图 28-177 继发性侵犯皮肤的髓肿瘤

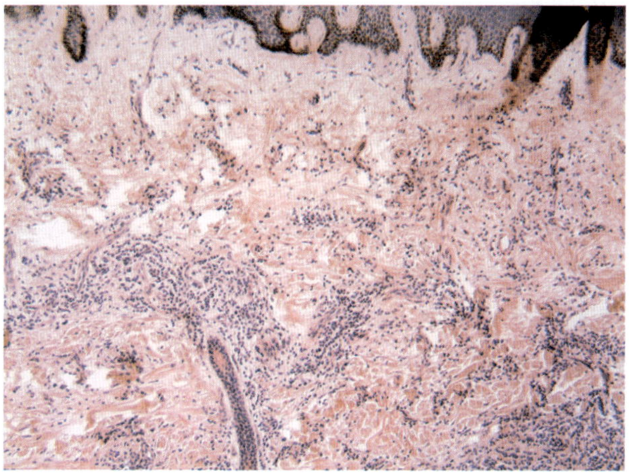

图 28-178 继发性侵犯皮肤的髓肿瘤 真皮网状层胶原束间间质性浸润。形成不明显的结节性浸润

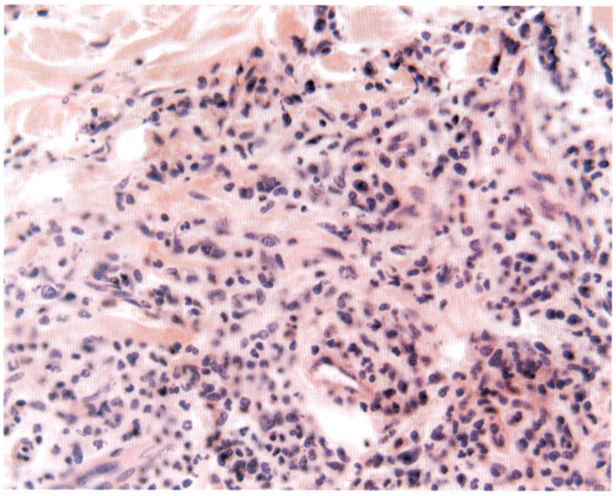

图 28-179 继发性侵犯皮肤的髓肿瘤 在真皮网状层发生胶原束间间质性浸润。肿瘤细胞在真皮内形成结节性浸润，细胞学上倾向呈单形性和均一性。核圆形或卵圆形

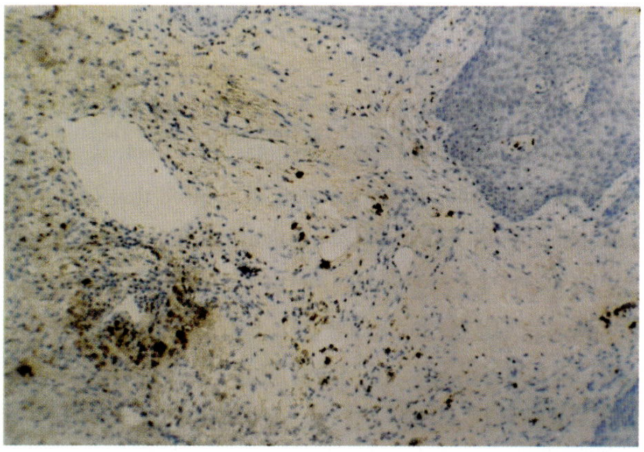

图 28-180 继发性侵犯皮肤的髓肿瘤 髓过氧化酶染色阳性

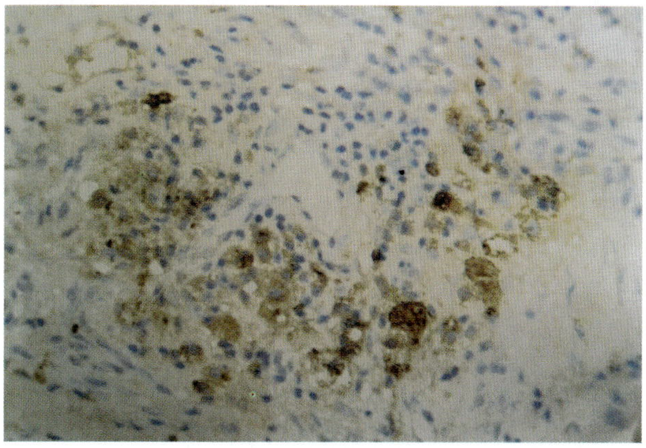

图 28-181 继发性侵犯皮肤的髓肿瘤 髓过氧化酶染色阳性

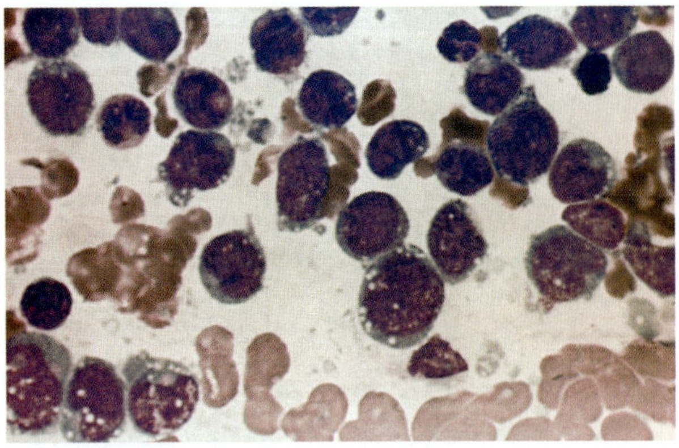

图 28–182 继发性侵犯皮肤的髓肿瘤 单核细胞性白血病血液涂片

前体浆细胞样树枝状细胞谱系（precursor plasmacytoid dendritic cell lineage）

CD45 和 CD56 阳性血液皮肤肿瘤（母细胞性 NK 细胞淋巴瘤）/ 浆细胞样树枝细胞白血病 / 淋巴病

CD45 和 CD56 阳性血液皮肤肿瘤（母细胞性 NK 细胞淋巴瘤）/浆细胞样树枝细胞白血病/淋巴病［CD4 and CD56-positive hematodermic neoplasm（blastic natual killer-cell lymphoma）/ plasmacytoid dentritic cell leukemia/lymphoma］是一种有争议的疾病，由于认为该肿瘤起源于 NK 细胞前体，故以往称之为母 NK 细胞淋巴瘤。最近的研究认为该肿瘤由浆细胞树枝状细胞前体谱系细胞衍生而来。肿瘤细胞以同时表达 CD4 和 CD56 和不表达 B 细胞、T 细胞和NK 细胞或骨髓谱系特殊标志为特征。新的WHO-EORTC 分类指出患者就诊时存在系统疾病时，则为 CD4 阳性/CD56 阳性血液皮肤肿瘤或早期浆细胞样树枝细胞白血病/淋巴瘤（PDCL）。本病罕见，在急性白血病中的比例不到 1%，皮肤淋巴瘤中占 0.7%。

【临床表现】

中老年多见，初起为独立性皮损，迅即发展至皮肤多个部位和软组织、淋巴结、骨髓和（或）外周血。87%的病例发生皮肤损害，表现为局限性李子色瘀斑状斑块或肿瘤，表皮层光亮变薄。口腔损害常见。临床经过呈侵袭性，平均存活时间约 14 个月。

【组织病理】

真皮由弥漫性中等大淋巴样细胞浸润，胞核圆形或多形性，染色质呈块团状，表皮不受侵犯，无带状坏死或血管中心性浸润，而与结外 NK/T 细胞淋巴瘤（鼻型）不同。偶尔肿瘤细胞可聚集形成玫瑰花样外观。Giemsa 染色常查到嗜胺苯蓝胞浆颗粒，常见红细胞外渗，符合临床上李子色瘀斑样损害。

【免疫组化】

肿瘤细胞 CD3 阴性、CD4、CD56、TdT 阳性（局灶性），CD123 和 TCL1 阳性。本病免疫表型有些不够明确，只有在缺乏骨髓标志（髓过氧化酶、溶酶体、CD13 和 CD15）和 T 谱系除 CD4（包括 TIA–1）的标志时才能做出诊断。EBV 恒阴性可与 NK 细胞肿瘤鉴别。由于肿瘤细胞为树枝细胞谱系，无 TCR 基因克隆重排。

【鉴别诊断】

本病可与成淋巴细胞和前体 T 成淋巴母细胞淋巴瘤/白血病混淆，当 CD3、髓过氧化酶和 CD33、TCR 基因重排阴性时，才能做出 CD4/CD56 阳性血液皮肤肿瘤的诊断。

第二节 B 细胞淋巴瘤

原发性皮肤滤泡中心淋巴瘤

原发性皮肤滤泡中心淋巴瘤（primary cutaneous follicle center lymphoma）为原发性 B 细胞淋巴瘤的最常见型，约占皮肤淋巴瘤的 11%。肿瘤由滤泡中心 B 细胞（中心细胞/劈裂滤泡中心细胞）和中心母细胞/非劈裂细胞构成。

【临床表现】

皮损呈单个或多个红色到李子色结节，表面平滑。好发于老年人头部和躯部，无性别差异。损害局限于皮肤上，预后良好，5 年存活率大于 95%。常见复发，但扩展至皮肤以外者极罕见（图 28–183~图 28–188）。

【组织病理】

结节性真皮浸润，可延伸至皮下组织。真皮结节开始时类似生殖中心，由缺乏套区的单形性肿瘤细胞构成。根据结构特点，损害可分为滤泡性（＞75%滤泡结构）、滤泡和弥漫性（25%到

75%滤泡结构）和少量滤泡性（< 25%滤泡结构）。罕见情况下，亦可仅见弥漫性结构，此时诊断必须根据细胞组成。滤泡淋巴瘤可见两型肿瘤细胞。主要细胞是中心细胞或劈裂滤泡中心细胞，为小到中等大淋巴细胞，胞浆稀少，核轮廓呈角状，折叠或扭曲状，核仁不明显，在滤泡间区也可见类似但更小的中心细胞。中心母细胞或非劈裂滤泡中心细胞为较大变形的淋巴细胞，核圆形或卵圆形，有小泡状染色质和数个核仁。偶尔可见中心细胞或中心母细胞均匀混合或主要为中心母细胞（图28-189~图 28-192）。

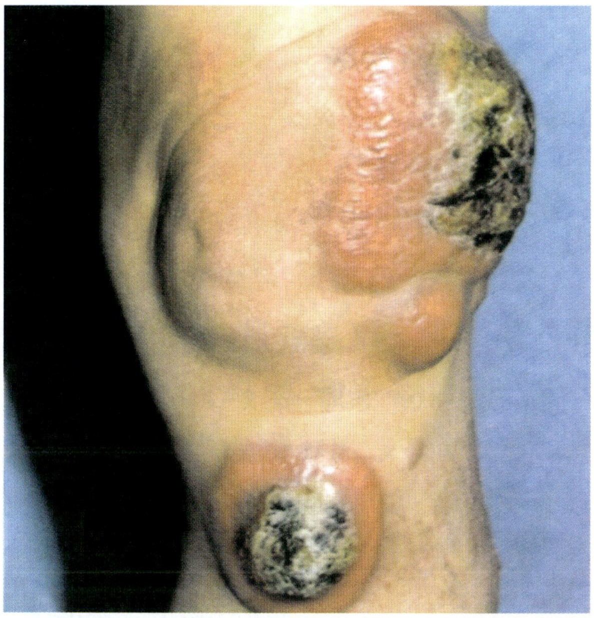

图 28-183　B 细胞性淋巴瘤　呈多个红色结节，表面结痂

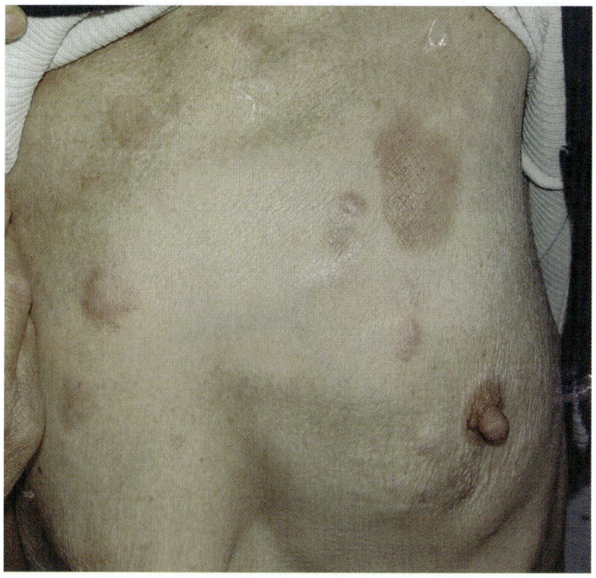

图 28-184　B 细胞性淋巴瘤　胸部斑块性皮损

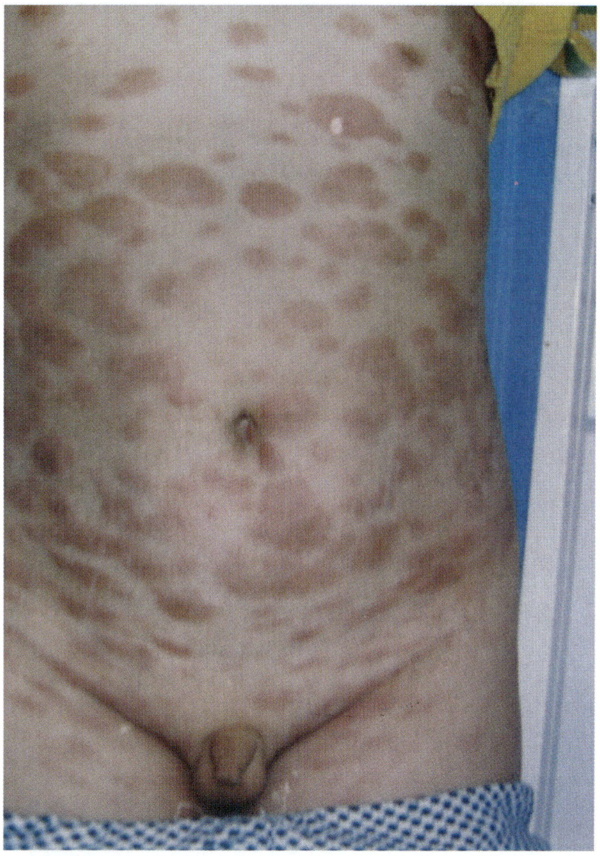

图 28-185　B 细胞性淋巴瘤　胸腹部斑块性皮损

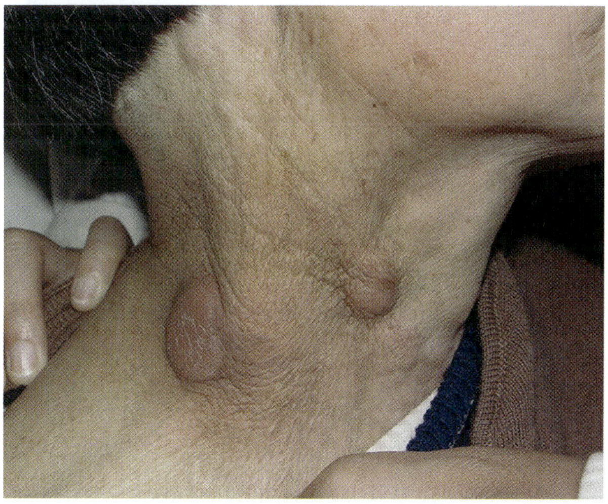

图 28-186　B 细胞性淋巴瘤　颈部皮损

【免疫组化】

肿瘤细胞冷冻切片表达表面免疫球蛋白IgM、IgD、IgG、BCL6、CD10 和 B 细胞相关标志 CD20、CD19、CD22 和 CD79a。大多数病例CD5 阴性，BCL2 常阴性。BCL2 在滤泡淋巴瘤皮肤部位表达阳性者，应高度怀疑滤泡淋巴瘤继发皮肤损害。免疫球蛋白重链和轻链基因重排阳性。

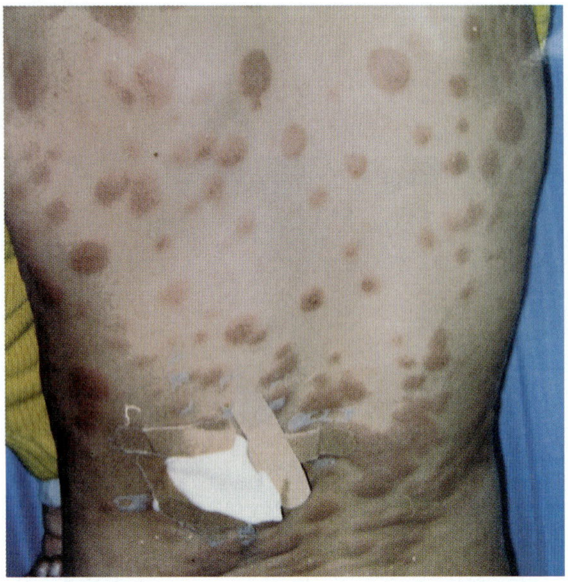

图 28–187　B 细胞性淋巴瘤　胸腹部斑块性皮损

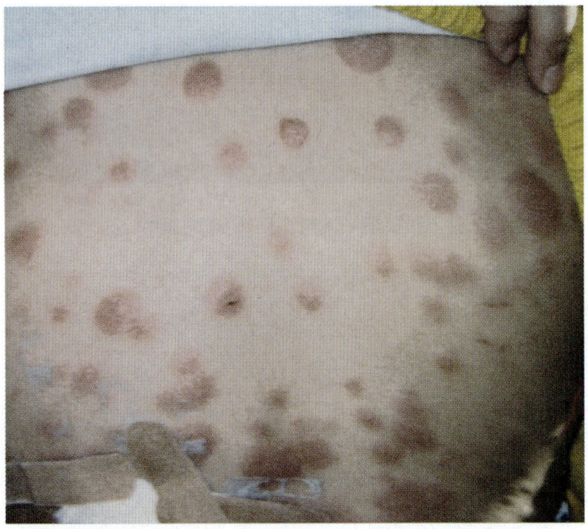

图 28–188　B 细胞性淋巴瘤　腹部斑块性皮损

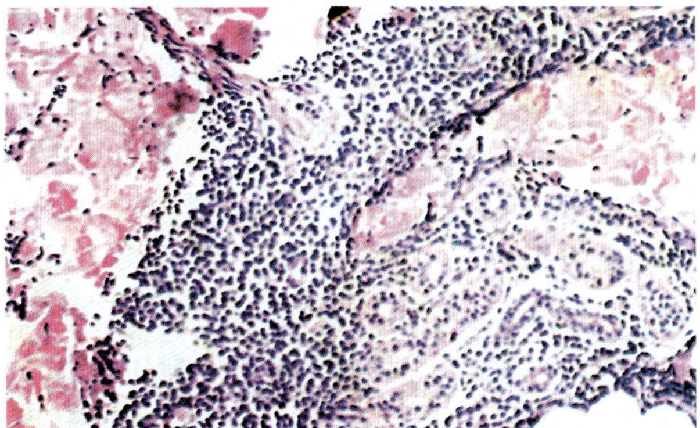

图 28–189　B 细胞淋巴瘤　由单形性肿瘤细胞构成，为小到中等大淋巴细胞，胞浆稀少

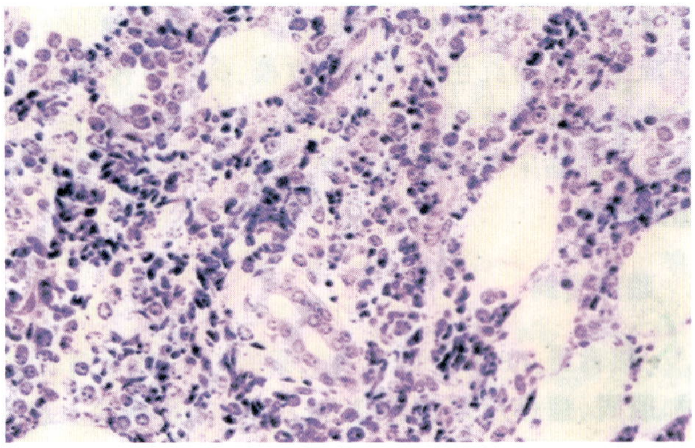

图 28–190　B 细胞性淋巴瘤　为较大变形的淋巴细胞，核圆形或卵圆形，有小泡状染色质

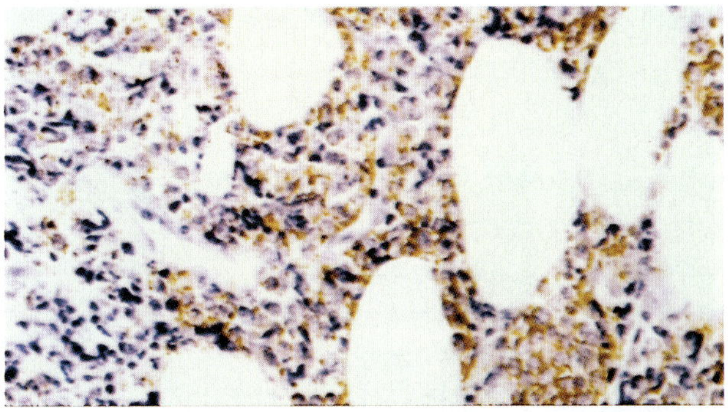

图 28–191　B 细胞性淋巴瘤

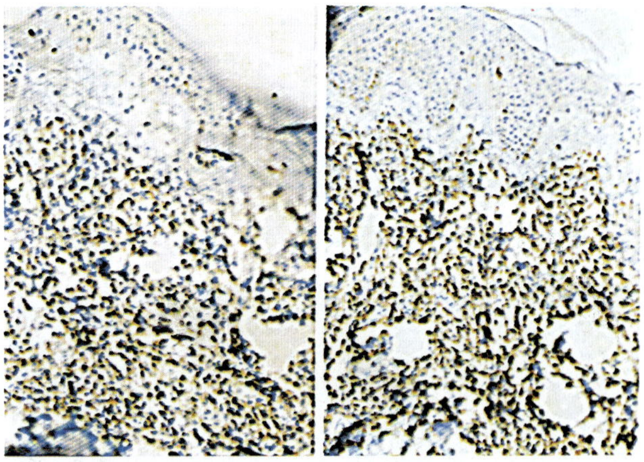

图 28–192　B 细胞淋巴瘤　CD20 阳性

原发性皮肤边缘区 B 细胞淋巴瘤

原发性皮肤边缘区 B 细胞淋巴瘤（primary cutanous marginal zone B-Cell lymphoma）属于一组结外边缘区 B 细胞淋巴瘤，为黏膜相关淋巴组织淋巴瘤。本病具有大量浆细胞样细胞，以前皮肤免疫细胞瘤的病例亦包含到此病中。本病约占所有皮肤淋巴瘤的 7%。

【临床表现】

本病在B细胞淋巴瘤的比例不到10%，50%的病例胃肠道为原发部位，11%病例皮肤受累。男与女之比为1∶1.2，平均发病年龄为61岁。皮肤损害呈红色或紫色斑块或结节，具有红斑性。好发躯干和手臂，不常出现溃疡和内脏扩散。本病为一惰性淋巴瘤，5年存活率接近100%，但有复发倾向。

【组织病理】

肿瘤特点为瘤细胞倾向围绕反应性B细胞滤泡浸润，呈边缘区分布（在套区外），并逐渐扩张取代反应性滤泡。瘤细胞呈小到中等大核，核轮廓轻度不规则，核仁不明显而类似中心细胞。胞浆浅而程度不等，小者类似小淋巴细胞，多者呈单核细胞外观。亦可呈数量不等的浆细胞分化。可见小量中心母细胞和免疫母细胞。罕见情况下，亦有转变为弥漫性大B细胞淋巴瘤者。

【免疫组化】

瘤细胞表达免疫球蛋白（IgM最常见）。典型的免疫表型为CD20、CD79a，CD21，BCL2阳性，BCL6、CD5、CD10和CD30阴性。可见免疫球蛋白的基因重排。

原发性弥漫性B细胞淋巴瘤/腿型

【临床表现】

原发性弥漫性B细胞淋巴瘤/腿型（primary cutaneous diffuse B-cell lympoma/leg type）主要发生于老年女性，表现为快速生长的多发性肿瘤，呈红褐色或蓝红色结节和斑块，可破溃，最常见于腿部，有时也可以在其他部位，常复发，预后差，5年存活率55%，倾向皮肤外部位播散。

【组织病理】

瘤细胞主要由中等大到大的细胞在真皮层呈致密浸润，瘤细胞有非劈裂圆形核，核仁明显，常有分裂象，类似中心母细胞和（或）免疫母细胞。浸润可使皮肤附属器消失。可见局灶性亲表皮性和Pautrier样微脓肿，并应与皮肤T细胞淋巴瘤区别。肿瘤亦可扩展至皮下组织。

【免疫组化】

肿瘤细胞强表达MUM-1/IRF-4和BCL2，但不表达CD10。大多数病例亦表达BCL6（B细胞生发中心分化标志之一）。

原发性皮肤弥漫性大B细胞淋巴瘤

原发性皮肤弥漫性大B细胞淋巴瘤（primary cutaneous diffuse large B-Cell lymphoma）是指原发性皮肤大B细胞淋巴瘤中不符合原发性皮肤滤泡细胞淋巴瘤和原发性皮肤B细胞淋巴瘤/腿型诊断标准（即BCL2阴性，具有中心母细胞性圆形细胞形态的原发性弥漫性大B细胞淋巴瘤）的一些罕见病例。这些病例包括罕见的富含T细胞或组织细胞的弥漫性大B细胞淋巴瘤，瘤细胞呈Reed-Sternberg样大B细胞，胞浆透明，核呈多叶性，散在分布于小的反应性T细胞和上皮样组织细胞的背景上。表达B细胞标志CD19、CD22和CD79a，呈轻链限制。与霍奇金淋巴瘤相比，Reed-Sternberg样细胞CD15和CD30呈阴性表达。由于瘤细胞数量少和混合反应性B细胞，难证明IgH基因重排。尽管WHO-EORTC分类将原发性皮肤大B细胞淋巴瘤其他型，列为独立疾病，但尚不清楚这是否代表原发性皮肤弥漫性大B细胞淋巴瘤的BCL2阴性亚型，还是弥漫性原发性皮肤滤泡细胞淋巴瘤的大细胞亚类。尚需进一步随访以证明这些病例确实具有独特的临床病理特点，足以成为独立疾病。

骨外浆细胞瘤

骨外浆细胞瘤（extraosseous plasmacytoma）是一种原发部位发生在骨髓以外的浆细胞瘤。

【临床表现】

多见于中年男性（男与女之比为2∶1）。肿瘤虽可出现在皮肤，但大多数则发生于口咽部、鼻咽部、鼻窦和喉部，15%~20%患者有单克隆γ病。肿瘤细胞在定义上不侵犯骨髓及外周血（图28-193，图28-194）。

【组织病理】

由成熟和偶然较低分化（浆母细胞）的浆细胞在真皮呈弥漫性或结节性浸润。细胞偶尔可有多叶核，核仁和（或）双核。肿瘤性浆细胞胞浆含各种各样的包涵体，通常与免疫球蛋白的异常堆积有关，包括圆形嗜酸性小体（Russell小体）。但这种胞浆改变对肿瘤性浆细胞并无特异性。发生系统性播散的病例或原发性骨髓瘤继发侵犯皮肤的病例，骨髓穿刺可查到异常的浆细胞（图28-195~图28-197）。

【免疫组化】

以表达单一形胞浆免疫球蛋白和轻链限制为特点。与B细胞淋巴瘤中细胞表面相关单型性免疫球蛋白不同，本病的胞浆免疫球蛋白通常可在福尔马林固定，石蜡包埋切片中可以证明，常表达CD38和CD79a，大多数浆细胞缺乏全B细胞抗原CD19和CD20表达。分子研究通常显示免疫球蛋白基因重排。

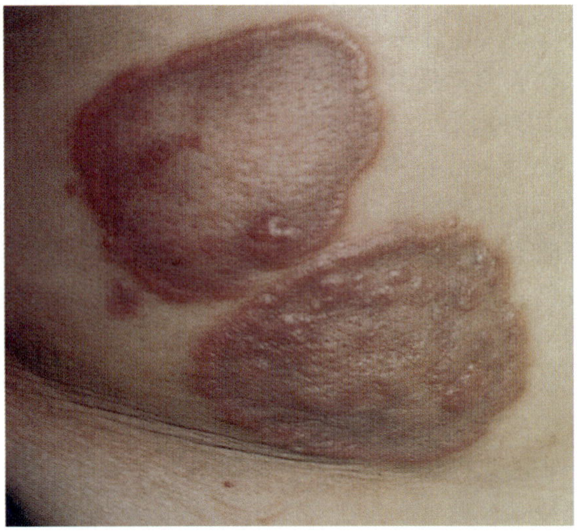

图28-193 骨外浆细胞瘤 呈环状斑块性皮损

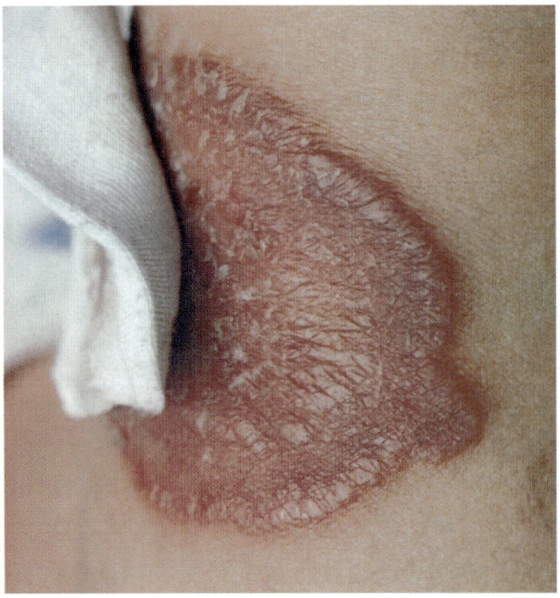

图28-194 骨外浆细胞瘤 呈环状斑块性皮损

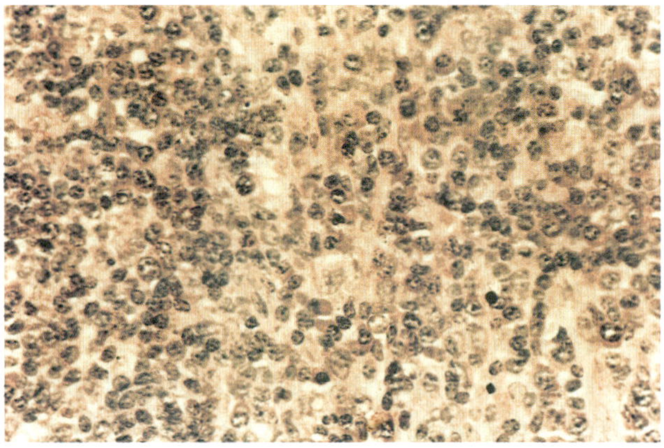

图28-195 骨外浆细胞瘤 由成熟和偶然较低分化（浆母细胞）的浆细胞在真皮呈弥漫性或结节性浸润。偶尔，细胞可有多叶核，核仁和（或）双核

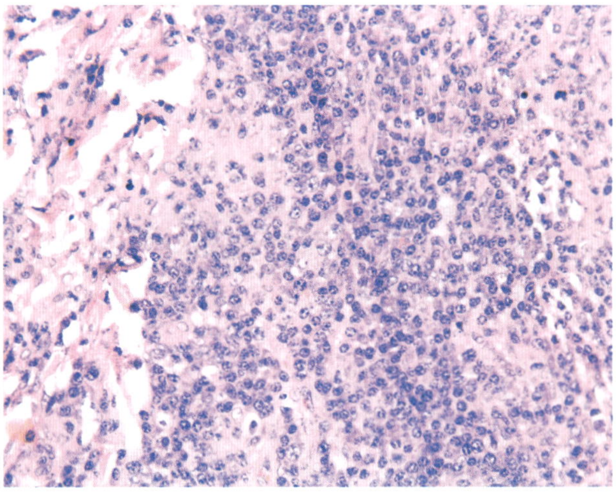

图28-196 骨外浆细胞瘤 由成熟和偶然较低分化（浆母细胞）的浆细胞在真皮呈弥漫性或结节性浸润

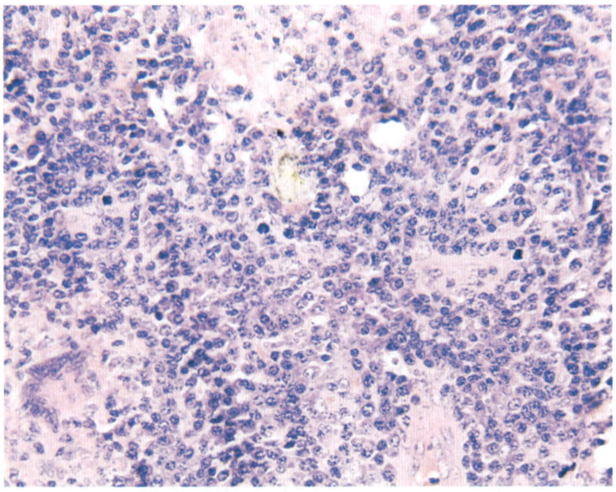

图28-197 骨外浆细胞瘤 由成熟和偶然较低分化（浆母细胞）的浆细胞在真皮呈弥漫性或结节性浸润

前体 B 细胞淋巴母细胞淋巴瘤

前体 B 细胞淋巴母细胞淋巴瘤（precursor B-Cell lymphoblastic lymphoma，B-LBL）是一种相对罕见的 B 淋巴母细胞肿瘤，占所有非霍奇金淋巴瘤的 5%，好发于皮肤，淋巴结和骨髓。

【临床表现】

好发于儿童和 35 岁以下成人。患者就诊时通常骨髓广泛受侵，伴发贫血、血小板减少和相关骨和关节症状。可有淋巴结病和肝脾大。皮肤损害偶发生于无血液或骨髓受累的情况下，呈多发性丘疹和结节，常发生于头和颈部。仅有皮肤损害者，预后良好，平均存活期约 5 年。

【组织病理】

肿瘤在真皮内呈致密均匀的结节性或弥漫性浸润。瘤细胞为核分裂活跃的淋巴母细胞，有程度不等的脑回状核，含细小染色质，核仁不明显。胞浆稀少，常规制备的组织中很难查到。表皮不受累，真表皮间常有无浸润区（境界带）将真表皮分开。

【免疫组化】

肿瘤细胞表面缺乏免疫球蛋白表达。TdT、CD179a/b、CD19、胞浆 CD79a、CD10 和 CD24 表达阳性，并不同程度表达 CD22 和 CD20。表面球蛋白和髓过氧化酶呈特征性阴性。

慢性淋巴细胞白血病 / 小淋巴细胞淋巴瘤

慢性淋巴细胞白血病/小淋巴细胞淋巴瘤（chronic lymphocytic leukemia/small lymphocytic lymphoma）为单一形 B 细胞谱系小淋巴细胞惰性播散或实体性肿瘤增生。

【临床表现】

本病相对常见，好发于老年人，男与女之比为 2:1。骨髓、外周血受累，淋巴结、肝、脾亦受肿瘤细胞浸润。皮肤、乳房和眼偶可为白血病细胞浸润的部位，约 2%患者皮肤受累，可呈丘疹、结节偶亦呈弥漫性浸润，致皮肤增厚和呈沟状。有时白血病细胞可在原先存在的皮炎部位浸润。

【组织病理】

呈弥漫性小圆形淋巴细胞增生，具有致密染色质。淋巴结活检常见淡染的假滤泡，此处的细胞质丰富浅染，染色质较分散，有时出现位于中心的突出核仁。后者代表副免疫母细胞，前者则是原淋巴细胞。

皮肤损害呈：①血管中心型，位于真皮浅层、深层和皮下组织。②间质型，小淋巴细胞出现在胶原束间和脂肪细胞以及血管周围。③混合弥漫/结节型，偶可见增生中心类似典型淋巴结受累。像 B 细胞浸润模式，表皮、毛囊和真皮乳头通常不受侵及，产生典型境界带。浸润细胞形态类似受累淋巴结和其他结外部位浸润细胞。

【免疫组化】

肿瘤细胞的典型免疫表型为 CD5、CD19、CD79a、CD23、CD22、CD11c 阳性，CD10 和细胞周期蛋白（Cyclin）D1 阴性。所有病例均有克隆性免疫球蛋白基因重排。有些病例免疫球蛋白基因显示体细胞突变。本病无特异性染色体异常，常见异常包括 13q 和 11q 缺失，12 号染色体 3 体型，17q 缺失。

结滤泡淋巴瘤

结滤泡淋巴瘤（nodal follicular lymphoma）为一种相对常见、低恶性 B 淋巴细胞淋巴瘤，由滤泡中心细胞（劈裂滤泡中心细胞）和中心母细胞（非劈裂滤泡中心细胞）形成。该肿瘤至少局灶性呈现结节或滤泡结构。

【临床表现】

本病主要发生于老年人，平均年龄 59 岁，男与女之比为 1:1。除淋巴结受累外，脾、血液、胃肠道、皮肤和软组织均可受累。约 4%的患者皮肤继发性受累，需要与原发性皮肤滤泡中心淋巴瘤鉴别，因为后者对局部治疗疗效好和预后好。结滤泡淋巴瘤通常不能治愈，呈惰性消长过程，平均存活期为 7~9 年。

【组织病理】

特征性结构为多发性密集结节，初起可类似生殖中心，由缺乏套区的肿瘤细胞构成。不呈现明显的满天星外观，其他部位可呈特征性较弥漫外观，伴发硬化。根据这些结构特点，损害可分为滤泡性（> 75%滤泡结构），滤泡和弥漫性（25%~75%滤泡结构）和少滤泡性（< 25%滤泡）。可见两型肿瘤细胞。主要瘤细胞为中心细胞或劈裂滤泡中心细胞，是一种小到中等大淋巴细胞，伴少量胞浆，核呈角状、皱褶或扭曲状，核仁不明显。类似而较小的中心细胞也见于滤泡间区。中心母细胞或非劈裂滤泡中心细胞为较大的转形淋巴细胞，核圆形或卵圆形，核染色质呈小泡状，有数个核仁。

继发性皮肤损害，像原发性皮肤滤泡中心淋巴瘤，表现为结节性真皮浸润，初起可类似生殖中心。组织病理表现与淋巴结特点基本上相一致。

【免疫组化】

肿瘤细胞表达表面免疫球蛋白（IgM、IgD、IgG，偶见 IgA）、BCL2、CD16 以及 B 细胞相关抗原 CD20、CD19、CD22 和 CD79a。大多数病例 CD5、CD43 阴性。常见免疫球蛋白重链和轻链基因重排。几乎总是有细胞发生学异常，以t(14；18)(q32；q21)、BCL-2 基因重排最常见。

套细胞淋巴瘤

套细胞淋巴瘤（mantle cell lyphoma）是一种 B 细胞淋巴瘤，几乎总是有细胞周期蛋白 D1 过表达。由类似中心细胞的小淋巴细胞组成，也可以表现为类似淋巴母细胞或大 B 细胞的母细胞亚型。

【临床表现】

发生于中老年人，男与女之比为 2:1。肿瘤在发现时通常是晚期（Ⅲ/Ⅳ期）。常见淋巴结、脾、骨髓、胃肠道受累，约 25%患者累及外周血。当淋巴瘤累及胃肠道多个部位时，诊断通常为套细胞淋巴瘤。皮肤受累罕见（2%~6%）。通常继发于明显皮肤外损害的进展。皮肤套细胞淋巴瘤与原发性皮肤滤泡细胞淋巴瘤、浆细胞样 B 慢性淋巴细白血病或小淋巴细胞淋巴瘤相比更具侵袭性，平均存活 3~5 年，治愈不常见。

【组织病理】

通常由较小淋巴细胞组成，具有轻度不规则细胞核，染色质较分散，母细胞亚型更常见皮肤损害，染色质分散，核仁不明显，类似淋巴母细胞。也可出现明显多形性，核仁明显，类似弥漫性大 B 细胞。

皮肤浸润发生在真皮层，有时延伸至皮下组织。表皮下有境界带。浸润细胞可以稀疏围绕血管和皮肤附属器形成结节，也可以致密呈弥漫浸润。可见混合性炎症细胞。

【免疫组化】

呈 CD5、细胞周期蛋白 D1、CD20、BCL-2 阳性，CD10、CD23、BCL-6 阴性表达。所有病例显示免疫球蛋白基因克隆性重排。绝大多数套细胞淋巴瘤具有 t（11；14）（q13；q32）易位。

弥漫性大 B 细胞淋巴瘤 / 结型

弥漫性大 B 细胞淋巴瘤/结型（diffuse large B-cell lymphoma/nodal type）是一种相对常见的非霍奇金淋巴瘤。主要发生于成人，常呈结外部位（包括皮肤）受累。本病为一种侵袭性淋巴瘤，其特征为由单一形、大的组织细胞样恶性淋巴细胞构成的弥漫性组织浸润。

【临床表现】

常呈现淋巴结或结外（常累及皮肤、软组织和内脏）迅速增长性肿瘤所致的体征和症状。尽管本病应用攻击性化疗可能治疗，但疾病发现时可能已属晚期，呈播散性。免疫缺陷为重要的因素，特别是出现 Epstein-Barr 病毒血清阳性者。

皮损损害表现为红色到紫红色丘疹、结节和浸润性斑块。

【组织病理】

弥漫性大 B 细胞淋巴瘤组织浸润通常导致局灶性破坏和原有组织结构消失，偶尔伴发局部纤维化。真皮浸润呈弥漫性和结节性。好侵犯真皮深部，形成“底重”（Bottom-Heavy）外观。瘤细胞呈同一单形性大的转化性淋巴样细胞，类似中心母细胞。细胞胞浆少，核大，核染体呈小泡样，核仁明显。

【免疫组化】

表达全 B 细胞标志 CD19、CD20、CD22、CD79a。大多数病例可见表面和胞浆免疫球蛋白。规律性呈现免疫球蛋白基因重排。非典型细胞表达 CD30。亦可见不同程度的 CD5 和 BCL2 表达。

血管内大 B 细胞淋巴瘤

血管内大 B 细胞淋巴瘤（intravasular large B-cell lymphoma）为一累及多器官的少见肿瘤。1/3 患者出现皮肤受累。以中小血管（尤其是毛细血管和毛细血管后静脉）腔内出现大淋巴细胞为特征。多数人在诊断时已出现系统性疾病。

【临床表现】

好发于成人。结外组织，包括皮肤、肺、中枢神经系统，肾和肾上腺呈广泛播散性累及。由于临床表现主要与血管闭塞有关，因而症状不一。皮肤是常见的发病部位，好发于下肢，呈红色斑块和结节，毛细血管扩张和由于缺血所引起的表皮改变，包括鳞屑和溃疡。可有触痛，病变类似静脉炎、脂膜炎和血管炎。

【组织病理】

位于纤维蛋白网内的大而恶性的淋巴样细胞，部分或完全阻塞受累血管，肿瘤细胞可黏附在不明显和变薄的内皮上，产生内皮细胞非典型性或恶性肿瘤的假象。常发生于毛细血管和毛细血管后静脉中。肿瘤细胞核大，泡状染色质，核仁明显。

【免疫组化】

肿瘤细胞表达 B 细胞相关抗原 CD20 等。CD5 和 CD10 也有不同程度的表达。多数患者表现 BCL-2 蛋白过表达，但缺少 BCL-2 基因重排。

淋巴瘤样肉芽肿病

淋巴瘤样肉芽肿病（lymphomatoid granulomatosis）罕见，是一种累及淋巴结外的血管中心性和血管破坏性淋巴组织增生性疾病。由 EBV 阳性的 B 细胞组成，混杂有反应性 T 细胞。皮肤是最常见的肺外受累部位。

【临床表现】

多见于成年男性，男与女之比为 2:1，亦见于免疫缺陷的儿童。肺部损害最常见，其次可累及皮肤（25%~50%）、脑和肾，肝、淋巴结、肾上腺，心脏和胃肠道较少受累。皮肤损害为单发或少数红色或紫罗兰色皮肤结节，直径 1~2cm。亦可见皮下结节、斑块、斑丘疹、毛囊炎样皮疹和溃疡。与肺部表现伴发或在其后发生。本病死亡率高，3 年生存率低于 10%。

【组织病理】

以血管中心性和血管破坏性淋巴组织细胞浸润为特征。多数皮肤病变显示皮下脂肪浸润，伴有或不伴有真皮受累。血管壁可见纤维蛋白样坏死，邻近可有缺血性坏死区。浸润细胞包括非典型性淋巴细胞、免疫母细胞、浆细胞和组织细胞。有些损害偶可见局灶性亲表皮性。根据 EB 病毒阳性细胞比率，非典型细胞多少和坏死，结合其生物行为可分 1~3 级。

【免疫组化】

不典型细胞常是 CD20、CD79a 阳性的 B 细胞。常见 CD43 异常表达和 CD30 表达，CD15、CD56 和 CD57 呈阴性。背景和血管侵袭性成分中也常为 CD4T 辅助细胞表型，即含有反应性细胞群。皮损中难以证实 EBV 阳性 B 细胞，可能是因为与反应性背景细胞群相比，肿瘤细胞相对较少。能否检测到免疫球蛋白重链基因重排，取决于病变的分级，克隆性 B 细胞仅见于 2~3 级病变。Southern 印迹、PCR 和原位杂交可用于检测 EBV 序列。

霍奇金淋巴瘤

霍奇金淋巴瘤（Hodgkin's lyphoma）为一种在炎症背景中出现肿瘤性大 B 细胞为特征的肿瘤。根据其形态和表型分为两大类，即：①结节性淋巴细胞为主型霍奇金淋巴瘤，②经典型性霍奇金淋巴瘤，前者尚未见累及皮肤的报告，后者累及皮肤者 < 5%，初诊时出现皮肤浸润者不到 1%，霍奇金淋巴瘤之所以在此简短地加以叙述是考虑到与其他淋巴瘤鉴别有关。

【临床表现】

经典型霍奇金淋巴瘤好发于青少年和年轻成人，主要表现为一个或多个淋巴结群外周淋巴结肿大，结节性淋巴细胞为主型霍奇金病较经典型少见得多，好发生于年轻到中年成人，男性多见。约半数也可出现系统性症状，如发热、多汗和体重减轻等。

皮肤受累可有 3 种方式：①从局部淋巴结沿淋巴管逆行播散；②由肿块病变直接浸润；③血行播散。直接浸润最常见于纵隔巨大包块，累及胸壁皮肤，表现为红斑性丘疹或结节。可形成溃疡。霍奇金病常有副肿瘤表现，包括瘙痒、痒疹样皮损、色素沉着、干皮病、鱼鳞病、荨麻疹和湿疹样皮损等。

【组织病理】

各型霍奇金淋巴瘤多形性浸润可使淋巴结和原有的结构消失。经典性霍奇金淋巴瘤含数量不等的霍奇金 Reed-Sternberg 肿瘤细胞，细胞胞浆丰富，至少有两核分叶，每个分叶均含似酸性核仁，免疫组化 CD30 表达阳性。结节性淋巴细胞为主型霍奇金淋巴瘤的特征是细胞学和免疫表型独特的肿瘤细胞，称淋巴细胞和（或）组织细胞性 Reed-Strnberg 细胞亚类，该细胞有皱褶状和多叶核，类似爆米花，含多个小的嗜碱性核仁。皮肤受累通常类淋巴结病，真皮呈结节性或弥漫性浸润，无亲表皮性。

【免疫组化】

结节性淋巴细胞为主型霍奇金淋巴瘤对 B 细胞标志 CD19、CD20、CD22、CD45 和 CD79a 呈阳性表达，但 CD15 和 CD30 常为阴性。亦可见 EMA、J 链、免疫球蛋白轻链和（或）重链、BCl-6。经典型霍奇金淋巴瘤中霍奇金及 R-S 细胞为 CD15、CD30 阳性表达，B 细胞特异转录因子阳性，CD45 和 J 链阴性。高达 40%病例表达 CD20，但 CD79a 不常见。

第三节 皮肤淋巴样增生

皮肤淋巴样增生（cutaneous lymphoid hyperplasia）又称皮肤淋巴细胞瘤（lymphocytoma cutis）、皮肤良性淋巴腺病（lymphadenosis benign cutis）、假性淋巴瘤（pseudolymphoma）。皮肤淋巴样增生由 Hewig 等首先提出，系指一组日益扩大的良性病，其特点为淋巴细胞在皮肤内聚集(有时为其他炎症细胞)。本病病因可能由某些刺激物（如药物治疗、感染或节肢动物叮咬）所致，或为特发性。本病组织学表现呈良性外观，亦可类似淋巴瘤。如类似淋巴瘤则有时为假性淋巴瘤。皮损组织中浸润细胞主要由 T 淋巴细胞组成，或主要由 B 淋巴细胞组成，亦可由 T 淋巴细胞和 B 淋巴细胞混合组成。大多数皮肤淋巴样增生为多克隆衍生，但亦有发生单克隆 B 细胞和 T 细胞的病例，因此发现其单克隆性并不能等同恶性肿瘤或淋巴瘤的诊断，也不能预示所有病例的生物行为。有些单克隆性皮肤淋巴样增生病例发展为淋巴瘤。

皮肤淋巴样增生为一病谱，其一端为临床上、组织学上和免疫表型上均为良性的增生；中间型为组织学上呈非典型性，而其生物行为良性，即所谓假性淋巴瘤；而另一端则为组织学及免疫表型均模棱两可，其中有些可进展为淋巴瘤或一开始就是淋巴瘤，而当时未能准确诊断。这就使得一些皮肤淋巴瘤样增生在组织学判定上遇到困难，因此临床医师必须提供足够的临床形态学和生物行为等方面的信息，供诊断参考。

由于目前淋巴瘤分为 T 细胞和 B 细胞两型，因此皮肤淋巴样增生，亦采用类似的分类。但有些病例，同一病程可产生 B 细胞表型或 T 细胞表型，以及由于鉴别诊断主要根据组织学所见，本病可再根据组织学主要表现分为结节型（类似滤泡性淋巴瘤）、带样型和血管周围型（类似蕈样霉菌病或小细胞皮肤淋巴瘤）。

皮肤 B 细胞淋巴样增生

皮肤 B 细胞淋巴样增生（cutaneous B-cell lymphoid hyperplasia）结节型通常为特发性。特发性 B 细胞淋巴样增生，过去被称为 Speigler Fendt 肉样瘤。

【临床表现】

特发性和继发性局限型损害呈疏散性坚实性皮肤丘疹或结节，成群或融合成斑块。主要发生于面部，特别是颊及鼻部或耳垂。其次，损害可侵犯躯干（36%）或四肢（25%）。结节表面通常光滑，呈肉色、棕黄色、红色或紫色。女性患者为男性的 3 倍，2/3 的患者年龄在 40 岁以下（图 28-198~图 28-203）。

由包柔螺旋体感染引起的皮肤淋巴样增生不常见。损害发生于壁虱叮咬部位或紧接游走性红斑的边缘。损害在感染后长达 10 个月出现。皮损呈多发结节，直径 1~5cm，好侵犯耳垂、乳头、乳晕、鼻和阴囊部。通常无自觉症状，可伴发局部淋巴结肿大。诊断可根据壁虱叮咬史或迁徙性红斑、好发部位（耳垂或乳头）和组织病理表现来确诊。可根据抗包柔螺旋体抗体增高(出

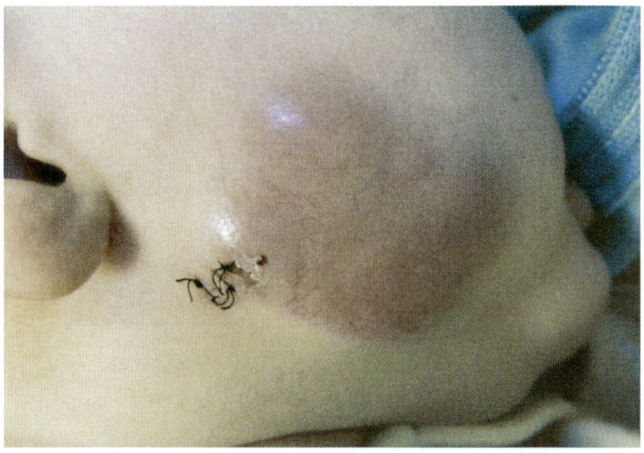

图 28-198　皮肤淋巴样增生　面部孤立红色性结节

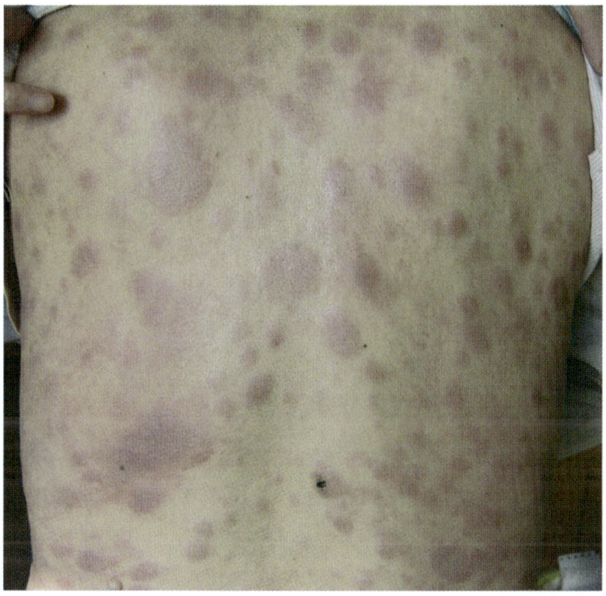

图 28-199　皮肤淋巴样增生　背部疏散性坚实性皮肤丘疹或结节，成群或融合成斑块。

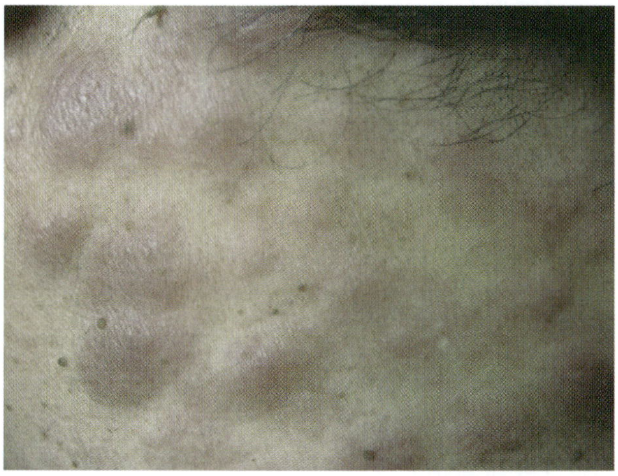

图 28-200　皮肤淋巴样增生　背部疏散性坚实性皮肤结节

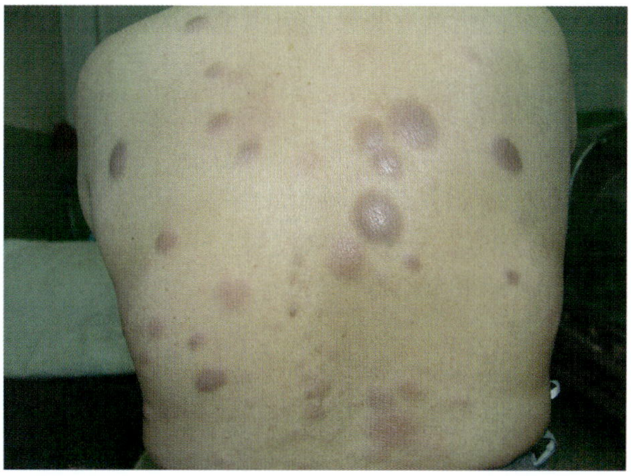

图 28-201　皮肤淋巴样增生　背部疏散性坚实性皮肤丘疹或结节

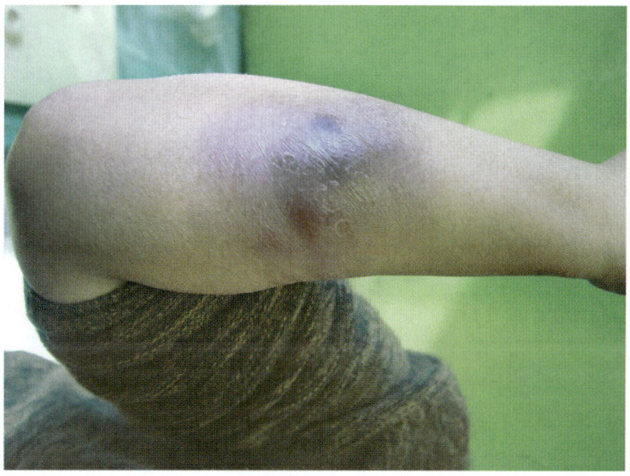

图 28-202　皮肤淋巴样增生

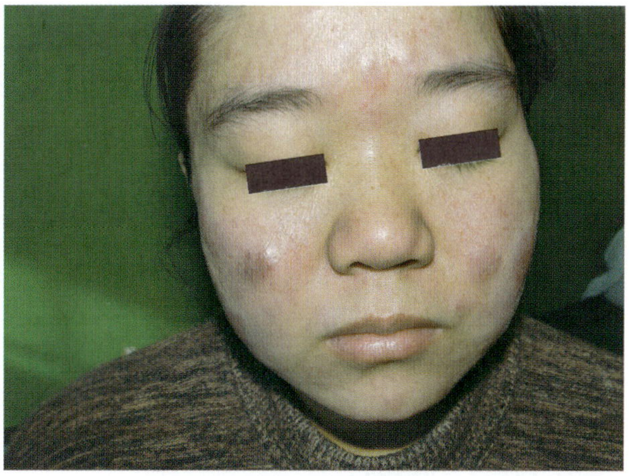

图 28-203　皮肤淋巴样增生

现于 50%的病例）和患病组织中发现包柔螺旋体 DNA 而确诊。

【组织病理】

呈致密结节性浸润，主要位于真皮。真皮深层和皮下组织浸润减少，呈头重足轻状；浸润与表皮间有透明境界带。浸润主要由成熟的小和大的淋巴细胞、组织细胞、浆细胞和嗜酸性粒细胞构成。深部通常见界限清楚的生发中心，中央为大淋巴样细胞，有丰富的胞浆和巨噬细胞，周围为衣袖状淋巴细胞图（图 28-204~图 28-207）。

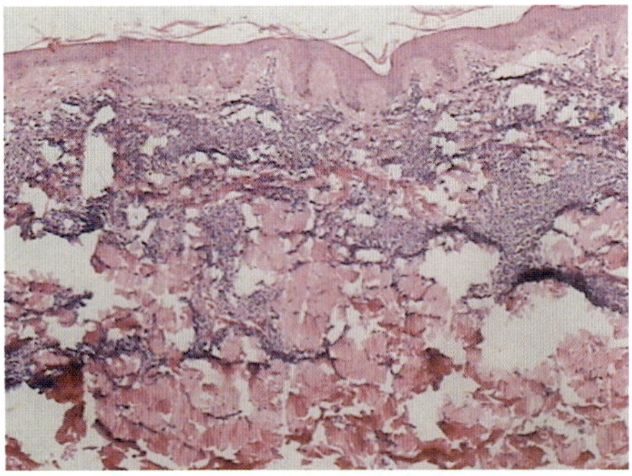

图 28-204　皮肤淋巴样增生　致密结节性浸润，浸润主要由成熟的小和大的淋巴细胞、组织细胞、浆细胞和嗜酸性粒细胞构成，真皮深层和皮下组织浸润减少，呈头重足轻状；浸润与表皮间有透明境界带

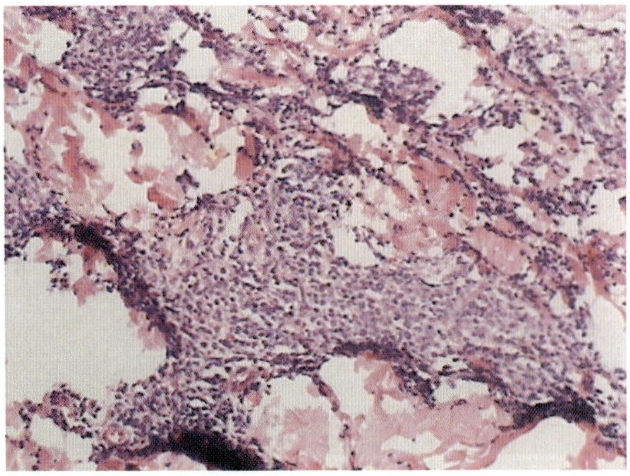

图 28-205　皮肤淋巴样增生　致密结节性浸润

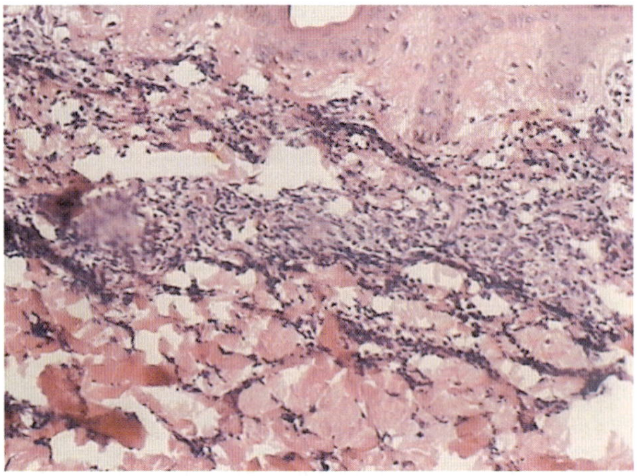

图 28-206　皮肤淋巴样增生　致密结节性浸润

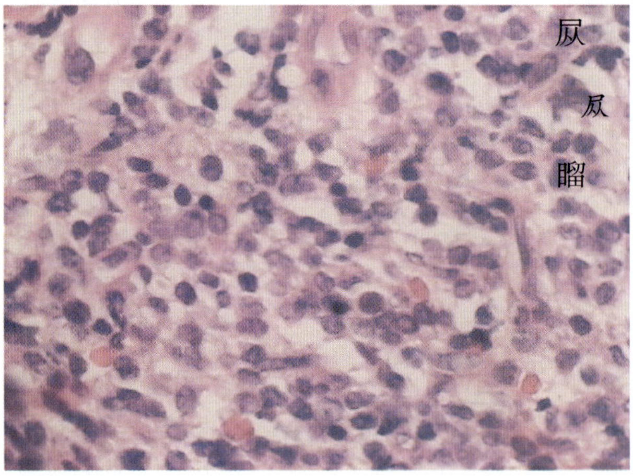

图 28-207　皮肤淋巴样增生　浸润主要由成熟的小和大淋巴细胞、组织细胞、浆细胞和嗜酸性粒细胞构成

皮肤 T 细胞淋巴样增生

【病因】

皮肤 T 细胞淋巴样增生（带样型和血管周围型）[cutaneous T-cell lymphoid hyperplasia (bandlike and perivascular patterns)] 可为特发性或由光过敏(以前称光化性类网织细胞增多症，现称慢性光化性皮炎)、药物(通常为抗癫痫药，但也有很多其他药物)、接触性皮炎（所谓淋巴瘤样接触性皮炎）所致，也可因疥虫或节肢动物叮咬所致。有些学者考虑将 Jessner 淋巴细胞浸润归入本组，另一些学者则认为该病与皮肤淋巴样增生无关。

【临床表现】

患者可有两型损害中的一种。一种损害类似蕈样霉菌病，呈广泛性带有鳞屑的红斑，也可见较厚的斑块，常由药物所引起。另一种损害为较多的丘疹性或结节性损害，临床上酷似 B 细胞淋巴样增生。通常为特发性，罕由药物引起。损害无自觉症状，表面光滑，呈红色到紫色，表皮不受累，亦无鳞屑。皮损消退后不遗留瘢痕，年轻女性多见。

【组织病理】

带样型损害为真皮呈带状浸润，有时有向表皮性。无真表皮间境界带。浸润由小淋巴细胞和一些嗜酸性粒细胞混合构成。血管周围型损害呈衣袖状血管周围小淋巴细胞浸润，无向表皮性或真表皮交界处炎细胞浸润。

（李伯埙　冯义国　俞晓林）

第二十九章 皮肤转移癌

皮肤转移癌(metastatic carcinoma of the skin)是癌细胞通过血液循环或淋巴管从原发部位转移至皮肤的继发性癌。据一些报道统计其转移率为0.6%~9%。最近报道的 4 020 例患转移性癌的患者中，10.4%患皮肤转移癌。420 例皮肤转移癌患者中，皮肤转移性癌为首发淋巴结外体征者占7.6%。另一个 7 316 例癌患者的报道中，1%的患者在恶性肿瘤被诊断时，患有皮肤转移癌，这些患者中的 0.6%皮肤转移癌为首发症状。因此皮肤转移癌虽少见，但它可为转移癌的始发表现，而为原发癌肿提供诊断线索。

有人统计女性患者皮肤转移癌的原发性肿瘤以乳腺癌转移最多（69%），其次为大肠癌(9%)、黑色素瘤（5%）、肺癌（4%）、卵巢癌（4%）、肉瘤（2%）、子宫颈癌（2%）、胰腺癌(2%)、口腔鳞状细胞癌（1%）、膀胱癌（1%）。男性患者皮肤转移癌的原发性肿瘤依次为肺癌（24%）、大肠癌（19%）、黑色素瘤（13%）、口腔鳞状细胞癌（12%）、肾癌（6%）、胃癌（6%）、食管癌（3%）、胰腺癌（2%）、乳腺癌（2%），此外，前列腺、甲状腺、肝和皮肤鳞状细胞癌总共占 1%。

乳腺癌皮肤转移癌

【临床表现】

乳腺癌皮肤转移癌（metastatic carcinoma from breast carcinoma）转移常发生于躯干，但也可发生于其他部位，如上肢和头部。乳腺癌经淋巴管播散，发生转移的有 5 型，分别是炎性癌、毛细血管扩张性癌、结节状癌、铠甲状癌和血源性转移癌。第 5 型经血液循环发生，相当罕见。同一患者可同时发生几型。

（1）炎性癌(inflammatory carcinoma)：乳腺皮肤和邻近皮肤呈红色斑片，稍变硬，类似丹毒和蜂窝织炎。局部温度增高，边界清晰（图 29–1）。

（2）毛细血管扩张性癌（telangictatic carcinoma）：本病表现为成簇、紫红色丘疹、小疱疹，类似血管淋巴管瘤，可伴发过度色素沉着。

（3）结节状癌（nodular carcinoma）：在皮肤和皮下组织内可见无症状硬结节，可形成溃疡和过度色素沉着（图 29–2~图 29–4）。

（4）铠甲状癌（carcinoma en cuirasse）：癌肿累及的乳腺部皮肤和周围皮肤常出现弥漫性硬皮病样硬结（图 29–5）。

（5）乳腺癌血源播散（hematogenous dissemination from breast carcinoma）：通常仅见到一单发性远部转移，但也可见一些患者发生多发性转移，常见于头皮。最初，在头皮发生转移，但表皮尚未隆起前，病损类似斑秃，因此，有人称其为肿瘤性脱发。

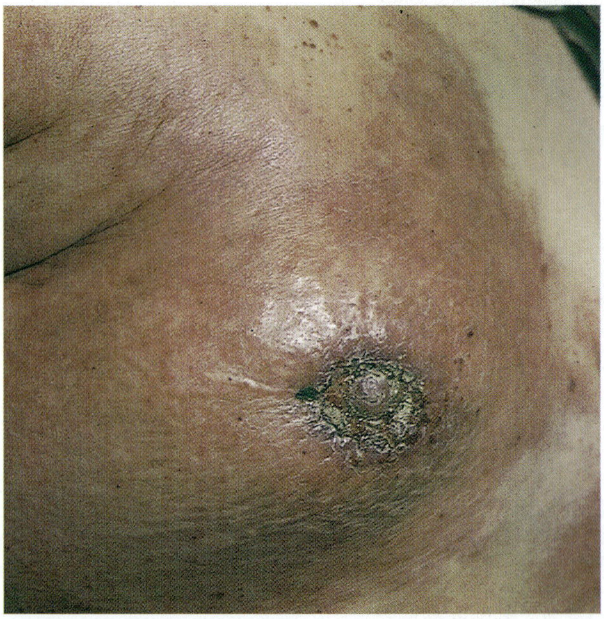

图 29–1 乳腺癌皮肤转移癌 炎性癌

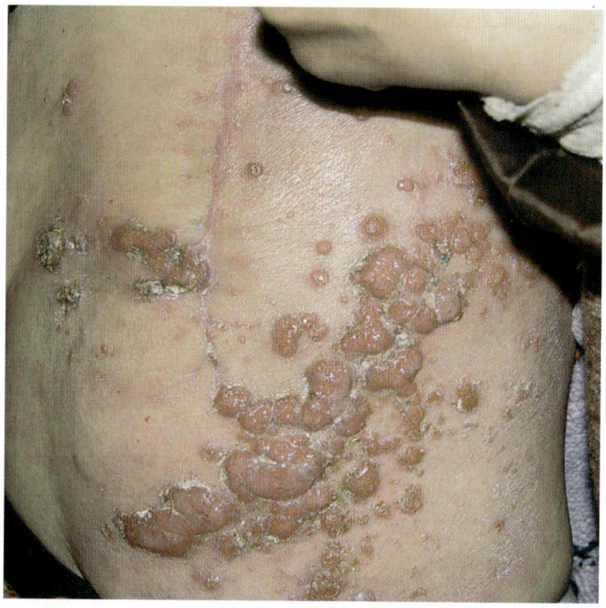

图 29-2　乳腺癌皮肤转移癌　结节状癌

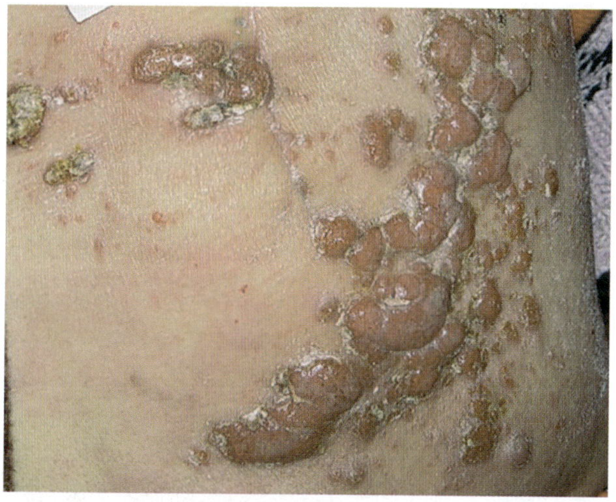

图 29-3　乳腺癌皮肤转移癌　结节状癌

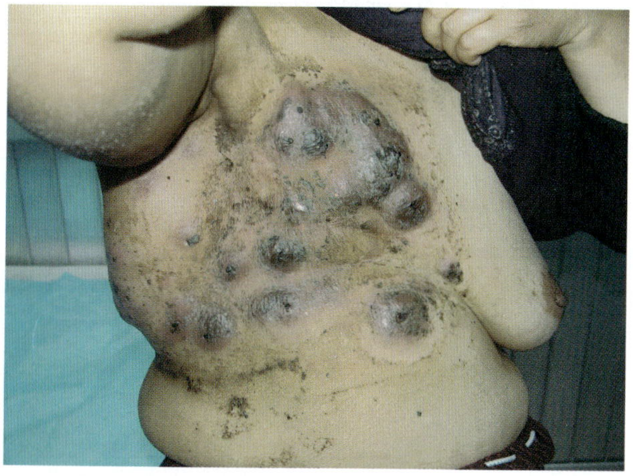

图 29-4　乳腺癌皮肤转移癌　结节状癌

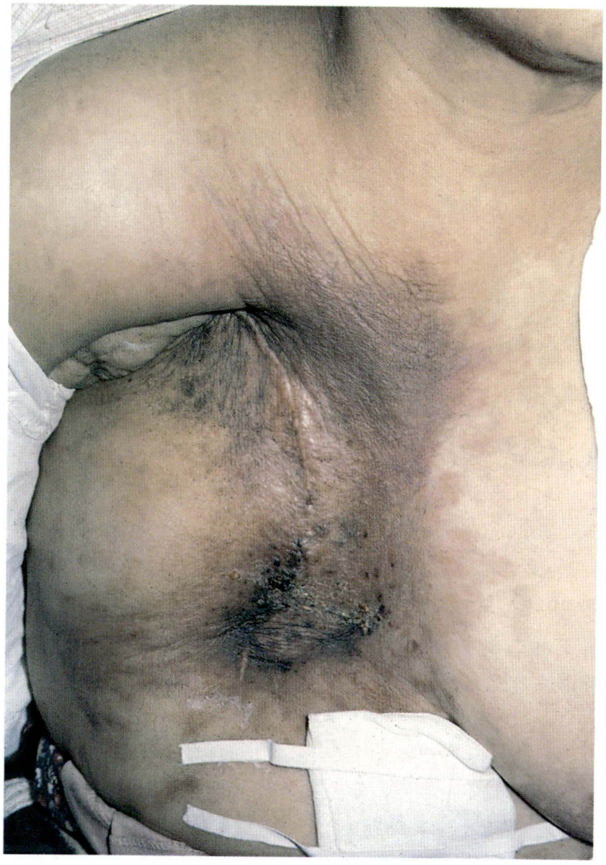

图 29-5　乳腺癌皮肤转移癌　铠甲状癌

【组织病理】

（1）炎性癌：可见真皮内和皮下淋巴管中肿瘤细胞成簇状或成条索状广泛浸润。肿瘤细胞与原发瘤相同，呈异形性，核大、多形，核染色深。毛细血管充血。此外真皮可见水肿，血管周围有轻度淋巴样细胞浸润（图 29-6）。

（2）毛细血管扩张性癌肿：真皮上部可见癌细胞从扩张的小血管和淋巴管渗出。血管内除含肿瘤团块外，还见许多红细胞。由于表皮下有许多血管扩张，因此临床上类似出血性水疱。

（3）结节状癌：真皮结节内有大小不等的肿瘤细胞团块，周围有纤维化，部分瘤细胞团块可呈腺状排列（图 29-7~图 29-10）。

（4）铠甲状癌：硬皮病样硬结区呈纤维化。肿瘤细胞与成纤维细胞相似，核长形但较大，呈多角形，嗜碱性比成纤维细胞更强。而且即使瘤细胞常单个散在分布，但在有些部位仍呈小团块状，或在增粗的胶原纤维束之间成单行排列，呈“列队哨兵现象”，对诊断很有价值（图 29-11~图 29-29）。

（5）血源性转移癌：组织结构随临床表现而异。结节性皮损，真皮有大小不等的肿瘤细胞团块浸润，类似结节状转移癌的病变，肿瘤细胞可

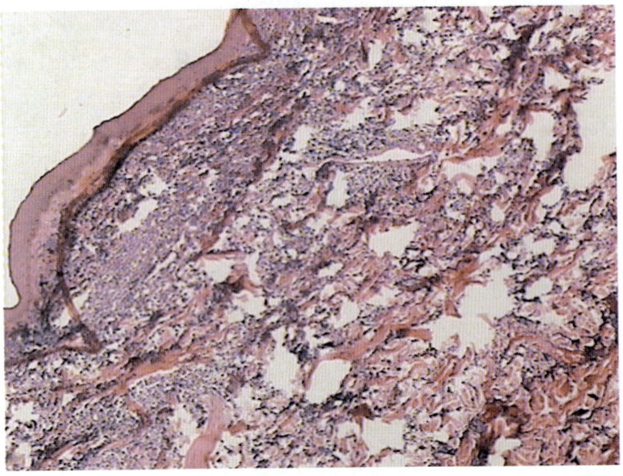

图 29-6　乳腺癌皮肤转移癌（炎性癌）　可见真皮内和皮下淋巴管中肿瘤细胞成簇状或成条索状广泛浸润。此外真皮可见水肿

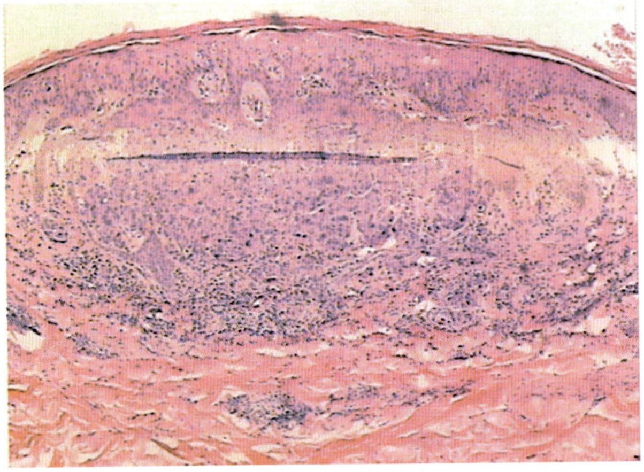

图 29-7　乳腺癌皮肤转移癌（结节状癌）　真皮浅层肿瘤细胞宽带状浸润

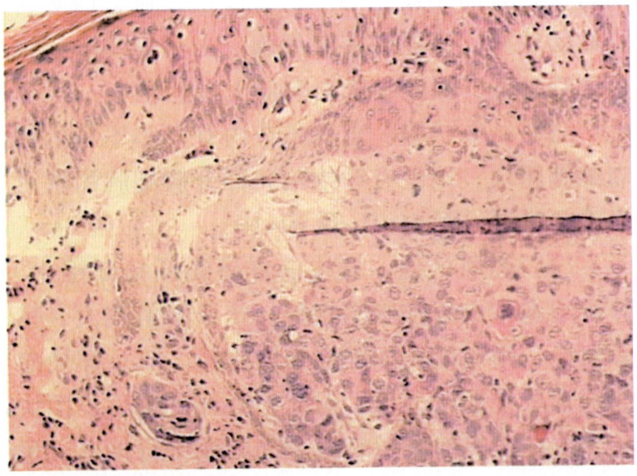

图 29-8　乳腺癌皮肤转移癌（结节状癌）　真皮内弥漫性肿瘤细胞团块浸润

呈腺状排列。肿瘤性秃发的扁平损害，可呈类似铠甲状癌的组织学表现，在增粗的胶原纤维束之间可见到单行排列的肿瘤细胞。

【免疫组织检查】

肿瘤细胞上皮膜抗原和角蛋白阳性。应用抗巨大囊肿病液体蛋白-15（GCDFP-15）抗体检测

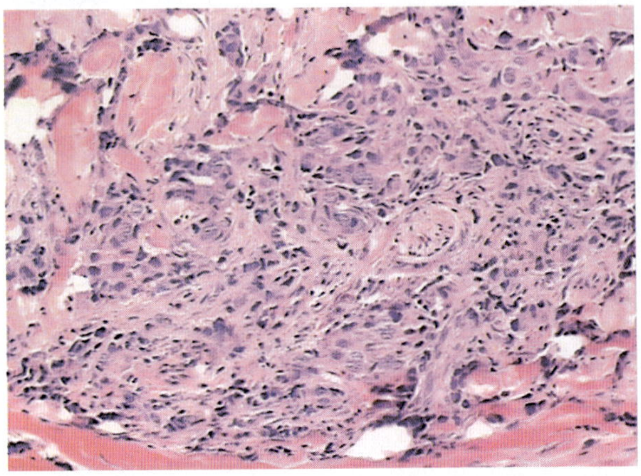

图 29-9　乳腺癌皮肤转移癌（结节状癌）　真皮内大片异形肿瘤细胞团块浸润

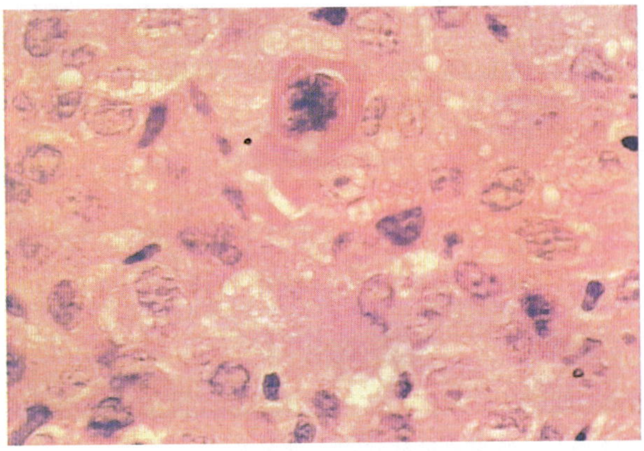

图 29-10　乳腺癌皮肤转移癌（结节状癌）　肿瘤细胞呈异形性，核大、多形，异形性核丝分裂

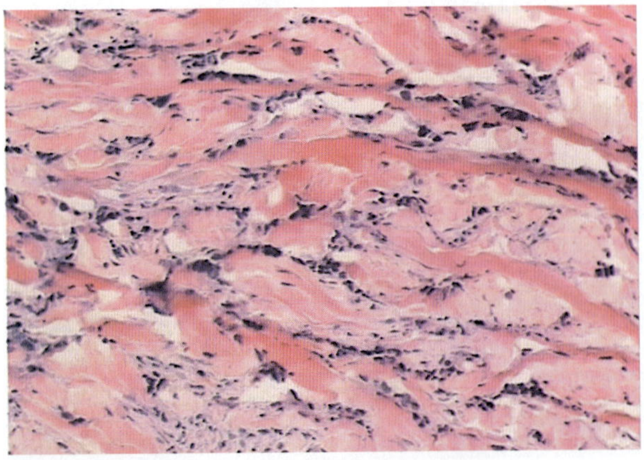

图 29-11　乳腺癌皮肤转移癌（铠甲状癌）　肿瘤细胞团块在胶原纤维间呈列队式排列

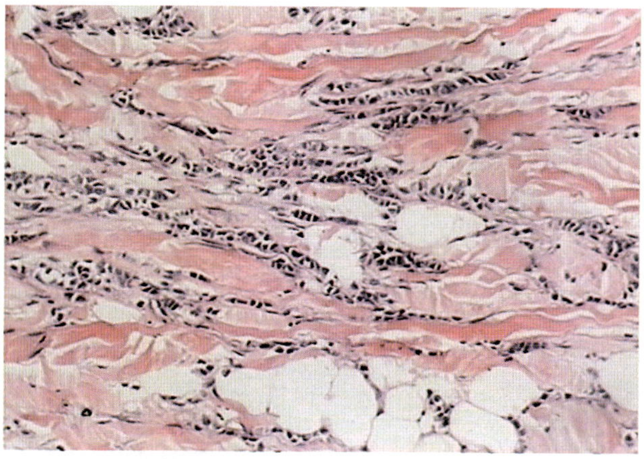

图 29-12 乳腺癌皮肤转移癌（铠甲状癌） 肿瘤细胞团块在胶原纤维间呈列队式排列

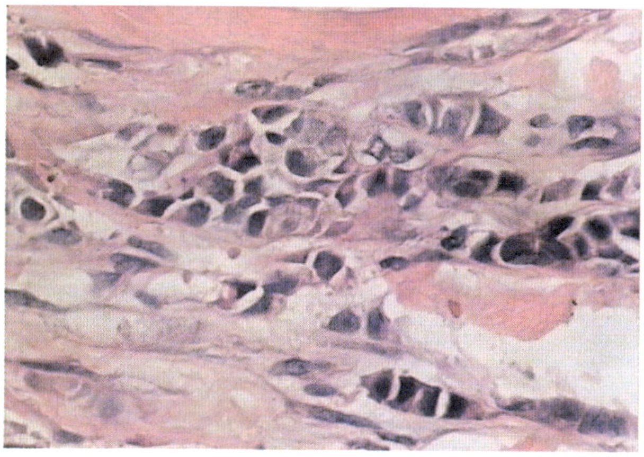

图 29-13 乳腺癌皮肤转移癌（铠甲状癌） 肿瘤细胞呈异形性，核大、多形

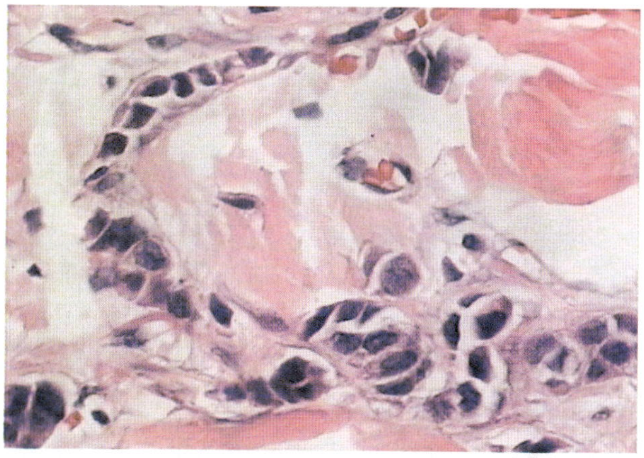

图 29-14 乳腺癌皮肤转移癌（铠甲状癌） 肿瘤细胞呈异形性，核大、多形

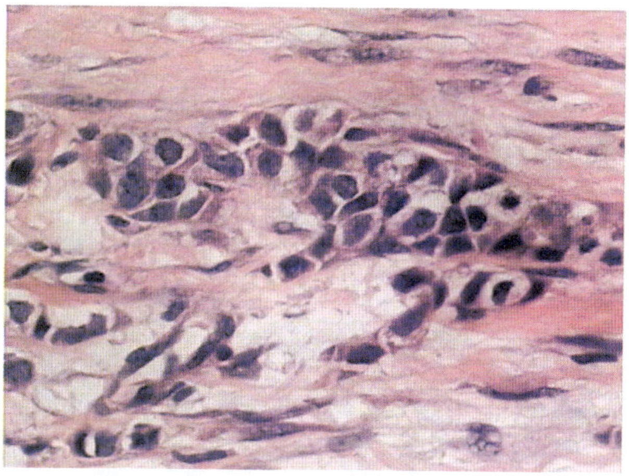

图 29-15 乳腺癌皮肤转移癌（铠甲状癌） 肿瘤细胞呈异形性，核大、多形

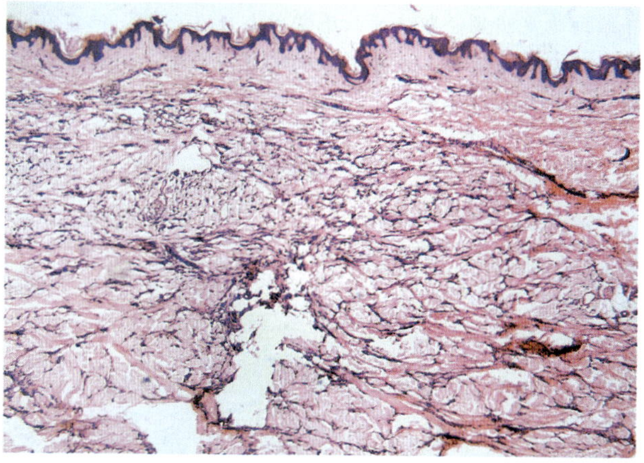

图 29-16 乳腺癌皮肤转移癌（铠甲状癌） 肿瘤细胞团块在胶原纤维间呈列队式排列

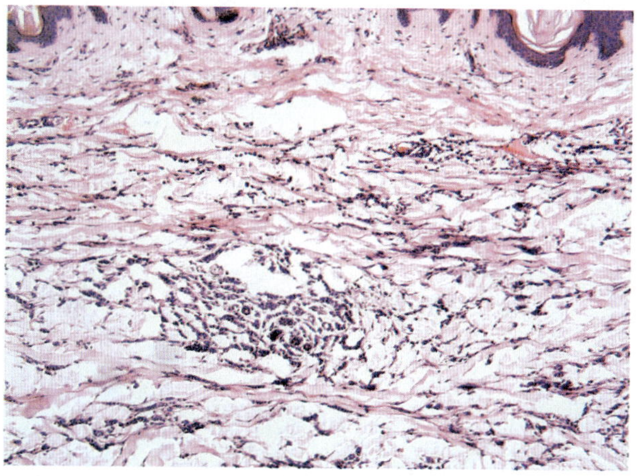

图 29-17 乳腺癌皮肤转移癌（铠甲状癌） 肿瘤细胞与成纤维细胞相似，核长形但较大，呈多角形，嗜碱性比成纤维细胞更强。而且即使瘤细胞常单个散在分布，但在有些部位仍呈小团块状，或在增粗的胶原纤维束之间成单行排列，呈“列队哨兵现象”

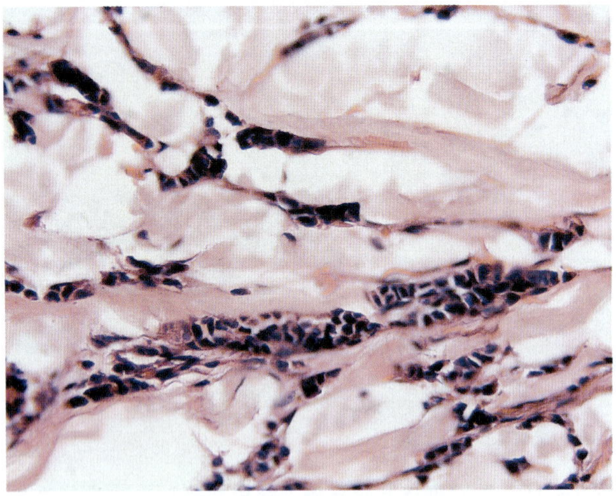

图 29–18　乳腺癌皮肤转移癌（铠甲状癌）　肿瘤细胞与成纤维细胞相似，核长形但较大，呈多角形，嗜碱性比成纤维细胞更明显。即使瘤细胞常单个散在分布，但在有些部位仍呈小团块状，或在增粗的胶原纤维束之间成单行排列，呈“列队哨兵现象”

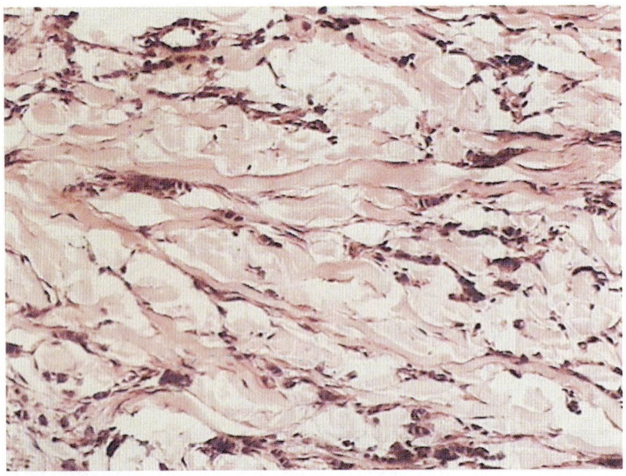

图 29–19　乳腺癌皮肤转移癌(铠甲状癌)

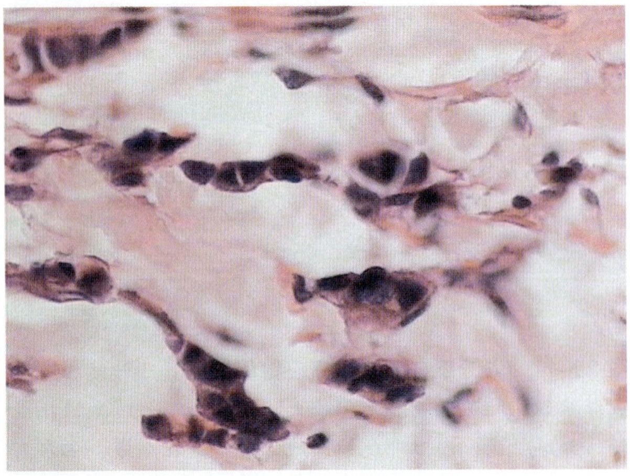

图 29–20　乳腺癌皮肤转移癌(铠甲状癌)

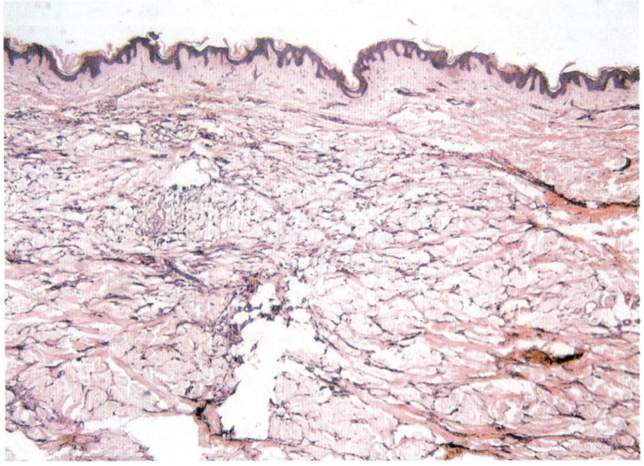

图 29–21　乳腺癌皮肤转移癌(铠甲状癌)

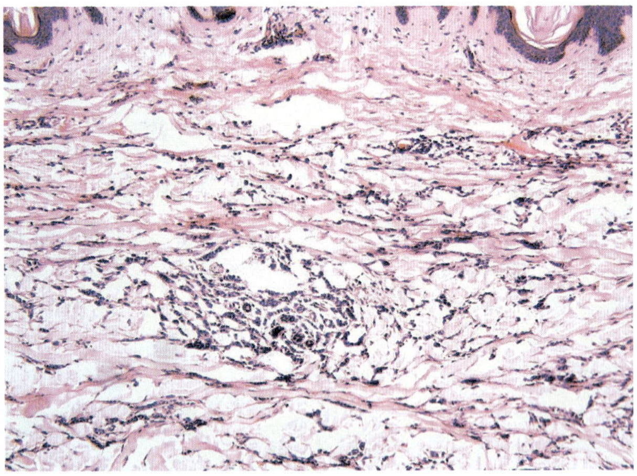

图 29–22　乳腺癌皮肤转移癌(铠甲状癌)

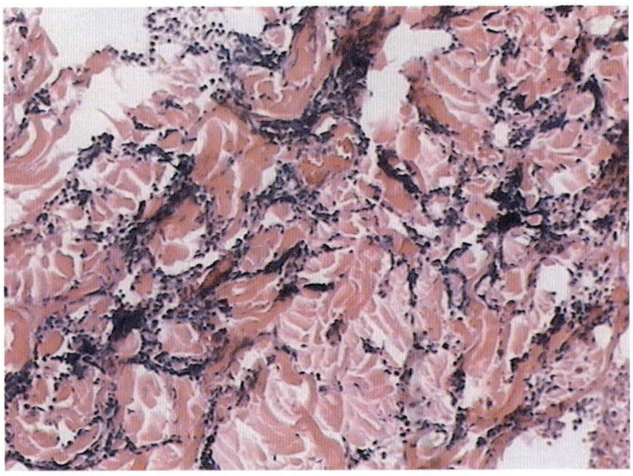

图 29–23　乳腺癌皮肤转移癌（铠甲状癌）

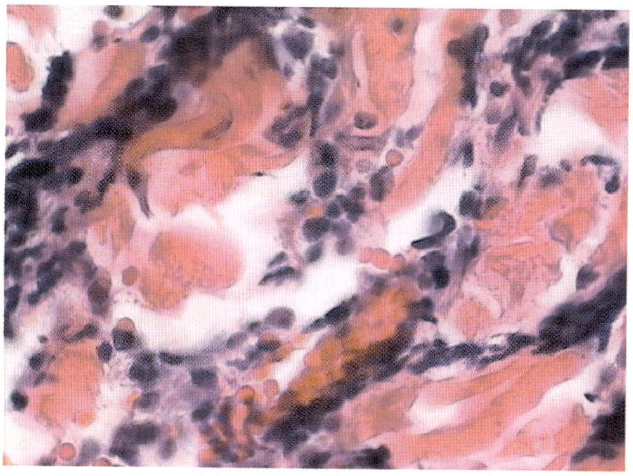

图 29-24 乳腺癌皮肤转移癌（铠甲状癌）

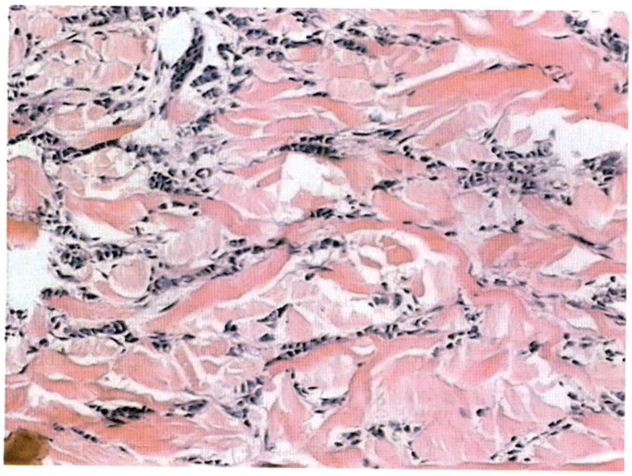

图 29-25 乳腺癌皮肤转移癌（铠甲状癌）

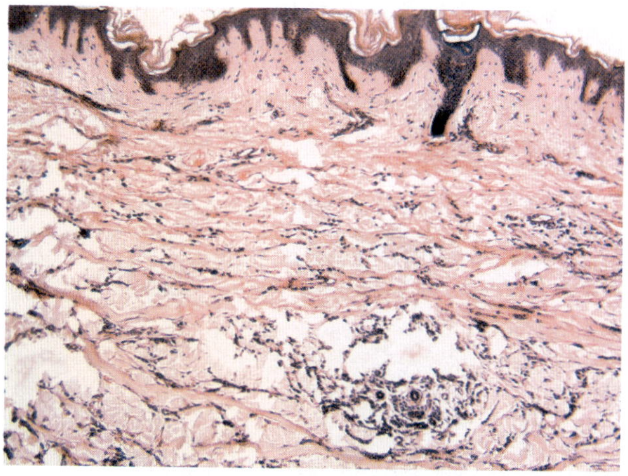

图 29-26 乳腺癌皮肤转移癌（铠甲状癌）

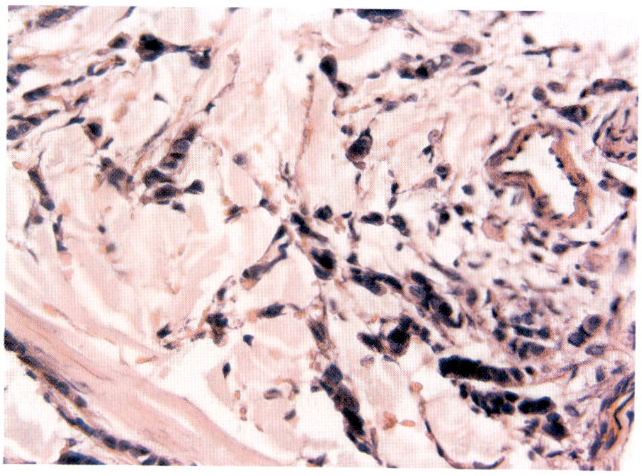

图 29-27 乳腺癌皮肤转移癌（铠甲状癌）

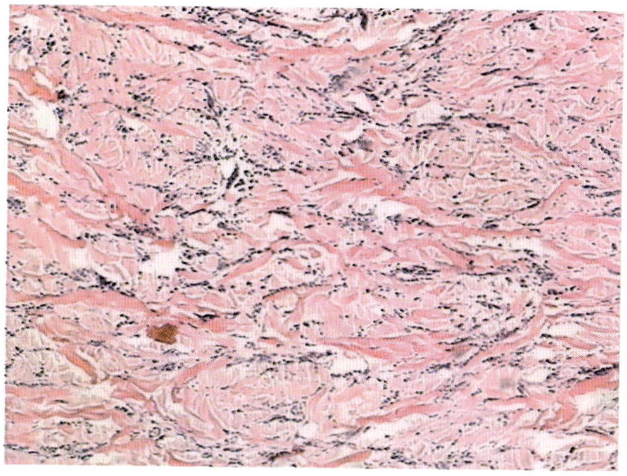

图 29-28 乳腺癌皮肤转移癌（铠甲状癌）

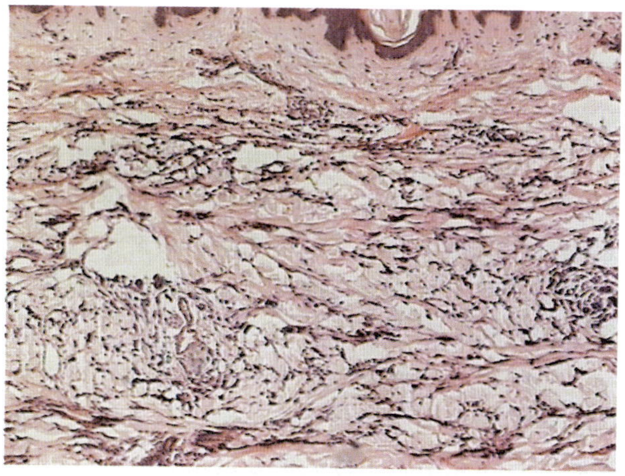

图 29-29 乳腺癌皮肤转移癌（铠甲状癌）

乳腺癌皮肤转移癌，其敏感性、特异性和阳性预测值分别为71%、91%和94%。抗雌激素受体蛋白的敏感性、特异性和阳性预测值分别为73%、100%和100%。约48%的乳腺癌S-100蛋白阳性，71%的乳腺癌患者单克隆癌胚抗原（CEA）阳性。

肺癌皮肤转移癌

肺癌皮肤转移癌（metastatic carcinoma from lung carcinoma）是指由肺癌引起的皮肤转移癌，在男性皮肤转移癌中占12%~24%，女性中占2%~4%。

【临床表现】

皮损通常为非触痛性局限性成簇的或散在的坚实性结节。皮损开始呈肉色，迅速增长至一定大小后，保持静止。有些病例外观呈血管性，类似血管瘤、化脓性肉芽肿或Kaposi肉瘤。

【组织病理】

转移性肺癌中腺癌占30%，鳞癌占30%，其他为未分化癌，包括大细胞未分化癌、小（燕麦）细胞未分化癌，支气管肺泡黏液上皮样类癌和肺肉瘤少见。来源于肺鳞状细胞癌的转移癌细胞，通常中等度分化或分化不良，呈上皮样细胞岛，可见程度不等的角化形成和细胞间桥，通常仅有小量鳞状细胞旋涡（角珠）。角质形成细胞呈非典型性，表现为大而奇形怪状细胞、梭形细胞、透明细胞和大量核分裂象；大的肿瘤灶中央呈坏死区。

来源于肺腺癌的转移癌细胞通常中等度分化，呈管状和腺性结构，肿瘤细胞呈多形性，核染色深，有许多核分裂象。

大细胞未分化癌转移癌由片状大而多形性的细胞构成，胞浆丰富，核仁明显，可见许多核分裂象。巨细胞亚型具有鬼怪细胞，核奇形怪状和有吞噬白细胞的细胞。透明细胞亚型由片状透明细胞和透明细胞岛构成。

小细胞未分化肺转移癌由比淋巴细胞略大些的轻度多形性细胞构成，瘤细胞排列成岛状、小梁状和玫瑰花结状。常见核分裂象。

【免疫组织检查】

来源于肺鳞状细胞癌的皮肤转移癌，像其他鳞状细胞癌一样，细胞角蛋白和上皮膜抗原阳性，50%~80%癌胚抗原阳性。来源于肺腺癌的皮肤转移癌，PAS染色阳性，耐淀粉酶和涎黏蛋白阳性，70%~100%癌胚抗原（CEA）阳性。来源于肺的大细胞未分化癌的皮肤转移癌，细胞角蛋白和癌胚抗原阳性，神经元特异性烯醇化酶、S-100蛋白和白细胞共同抗原阴性。来源于肺小（燕麦）细胞癌的皮肤转移癌的低分子重细胞角蛋白呈弥漫性核周颗粒型阳性反应，对神经细丝也呈不同程度阳性反应，也对神经特异性烯醇化酶（NSE）呈阳性反应，对S-100蛋白呈阴性反应。

消化系统癌皮肤转移癌

消化系统癌皮肤转移癌（metastatic carcinoma from digestive system carcinoma）为第二个最常见的原发性癌，而且也是最常转移到皮肤上的内脏肿瘤。大多发生于直肠，在男性皮肤转移癌中占11%~19%，女性中占1.3%~9%。大肠癌通常在皮肤转移癌之前发现。来自胆囊和胆管的皮肤转移癌可见于原发肿瘤被发现时，也可晚至原发肿瘤切除后的40年。来自胃及胰腺的皮肤转移癌通常在原发肿瘤发现前发生。通常来自消化系统的皮肤转移癌的发病部位为腹壁、会阴和脐部。

【临床表现】

结肠和直肠皮肤转移癌呈肉色带蒂或悬垂性结节。胃癌、胰腺癌和胆囊癌转移到皮肤时，通常呈结节和硬皮病样斑块（图29-30~图29-32）。

【组织病理】

来自大肠的皮肤转移癌主要为分化良好的分泌黏蛋白的腺癌，有些病例呈黏蛋白癌外观。皮

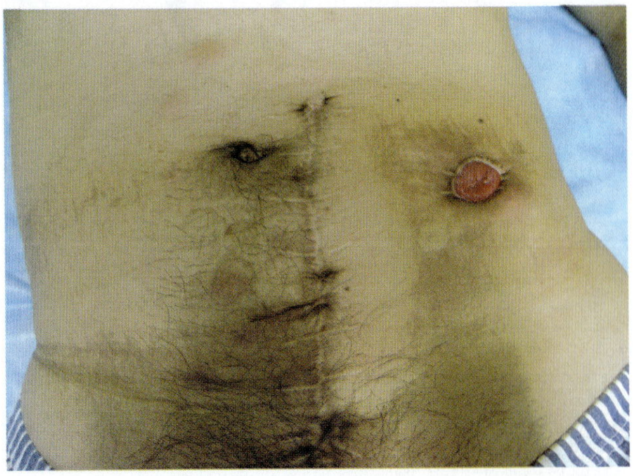

图29-30　消化系统癌皮肤转移癌

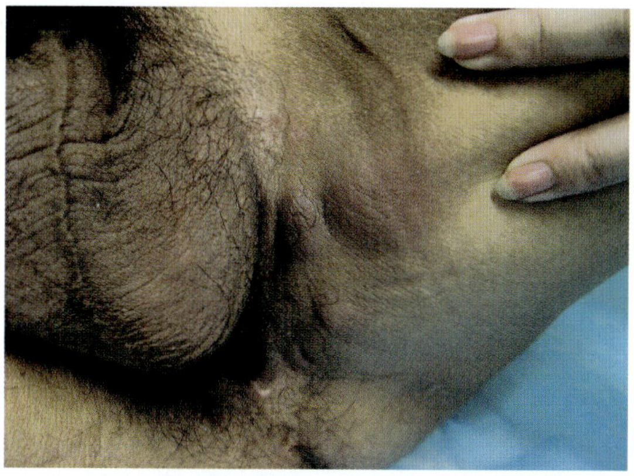

图 29-31 消化系统癌皮肤转移癌

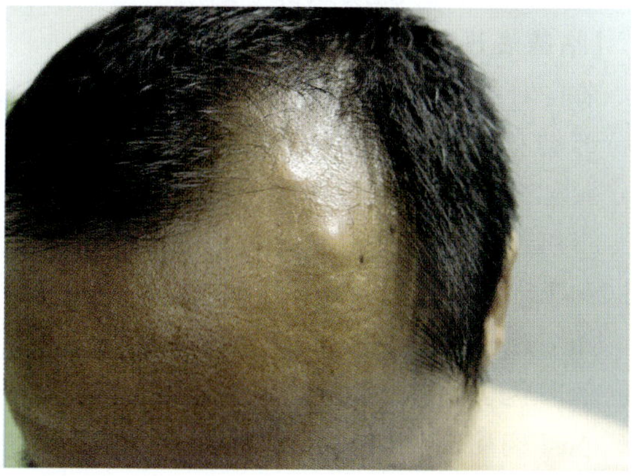

图 29-32 消化系统癌皮肤转移癌

肤转移癌呈低分化者较少见，偶亦见皮肤转移癌间变十分明显，以致难以辨认其为上皮起源。来自胃的皮肤转移癌常呈间变性浸润癌，呈数量不等的含有细胞内黏蛋白的印戒状细胞，位于疏松或纤维性基质中（图 29-33~图 29-38）。

【免疫组织检查】

消化系统腺癌含涎黏蛋白包括中性和非硫酸黏多糖，PAS 阳性和耐淀粉酶。大多数病例细胞

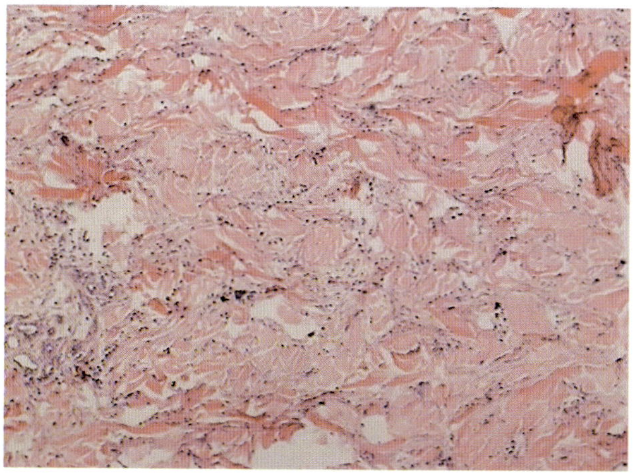

图 29-33 消化系统癌皮肤转移癌

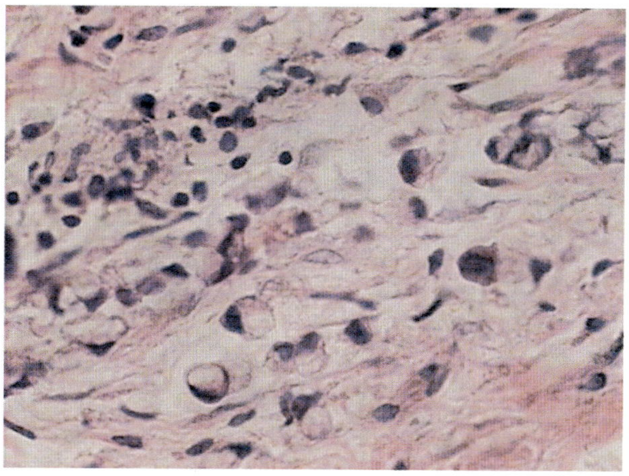

图 29-34 消化系统癌皮肤转移癌 可见数量不等的含有细胞内黏蛋白的印戒状细胞，位于疏松或纤维性基质中

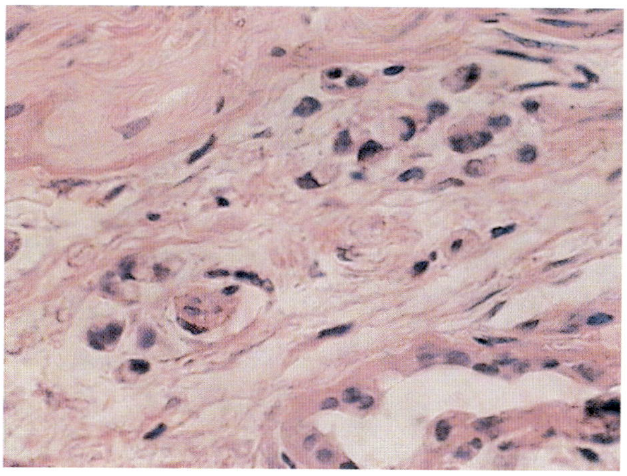

图 29-35 消化系统癌皮肤转移癌 可见数量不等的含有细胞内黏蛋白的印戒状细胞，位于疏松或纤维性基质中

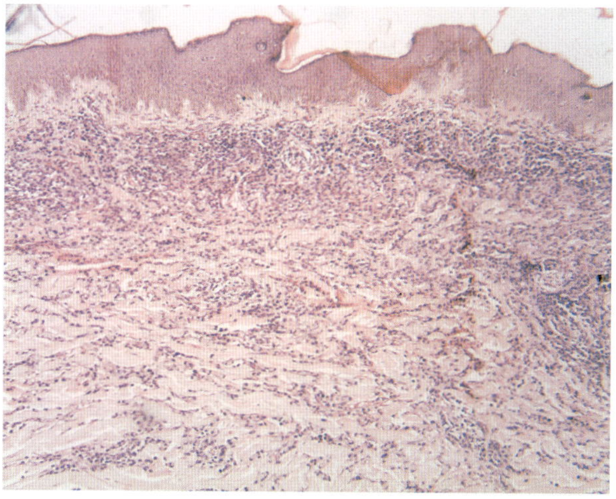

图 29-36 消化系统癌皮肤转移癌 肿瘤细胞在真皮上部呈宽带状浸润

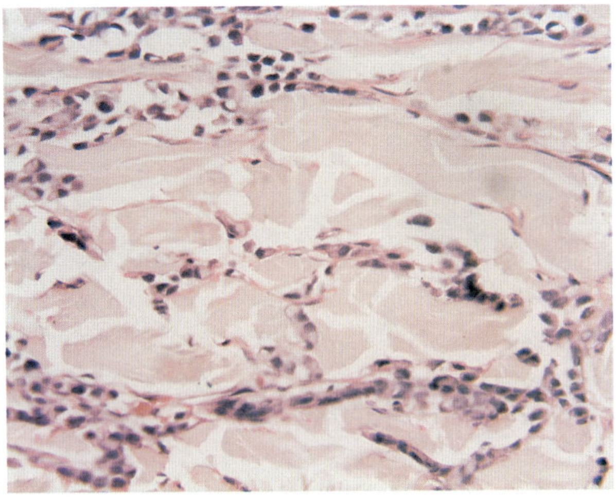

图 29-37　消化系统癌皮肤转移癌　肿瘤细胞在真皮胶原纤维间呈列队哨兵式浸润

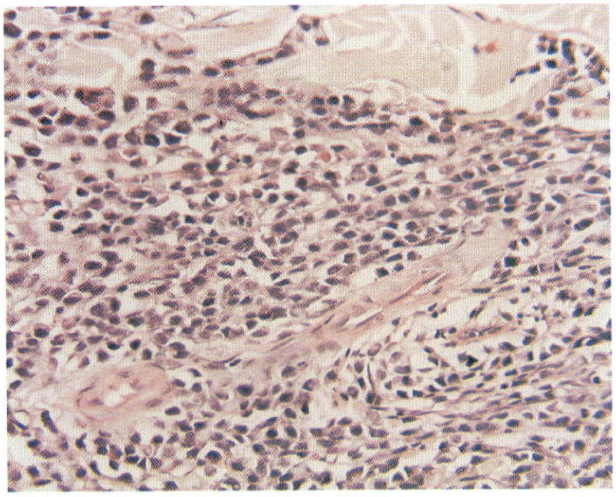

图 29-38　消化系统癌皮肤转移癌　肿瘤细胞在真皮内呈团块状浸润

角蛋白和癌胚抗原阳性，但巨大囊肿病液体蛋白-15（GCDFP-15）、前列腺特异性抗原（PSA）或前列腺酸性磷酸酶（PAP）阴性。

口腔癌皮肤转移癌

口腔癌皮肤转移癌（metastatic carcinoma from oral cavity carcinomas）中，8.7%的男性和2.3%的女性皮肤转移癌来自口腔，几乎全为鳞状细胞癌皮肤转移癌，常位于头部及颈部皮肤。

【临床表现】

来自口腔的皮肤转移癌常为单发或多发性结节，可有或无溃疡。

【组织病理】

大多数皮肤转移癌为真皮深部和皮下中等度到高分化的鳞状细胞癌。肿瘤细胞有时侵犯神经周围间隙和淋巴管。特殊染色和免疫组化与口腔鳞状细胞癌相同。

泌尿系统癌皮肤转移癌

泌尿系统癌皮肤转移癌（metastatic carcinoma from uninary tract carcinoma）中4.5%的皮肤转移癌来源于肾，8.2%来源于膀胱。

【临床表现】

来自肾细胞和过渡细胞肿瘤的皮肤转移癌，在局部转移（常在手术瘢痕上）或为远距离转移。来自肾细胞癌的转移癌（肾上腺样瘤）常见于头部和颈部。过渡细胞癌则常见于躯干和四肢（图 29-39）。

肾细胞转移癌为单发性或广泛性真皮结节，颜色呈肉色，特别是紫色，有明显的血管分布，如 Kaposi 肉瘤或化脓性肉芽肿所见。过渡细胞癌皮肤转移癌，通常为一个或多个肉色真皮结节。疣状丘疹和炎症性斑块为较少见的皮肤转移癌。

【组织病理】

肾细胞癌为透明细胞腺癌，其真皮内转移性结节由胞浆透明到细颗粒状的大而多角形细胞构成，核位于中央，几乎无多形性。细胞排列成片

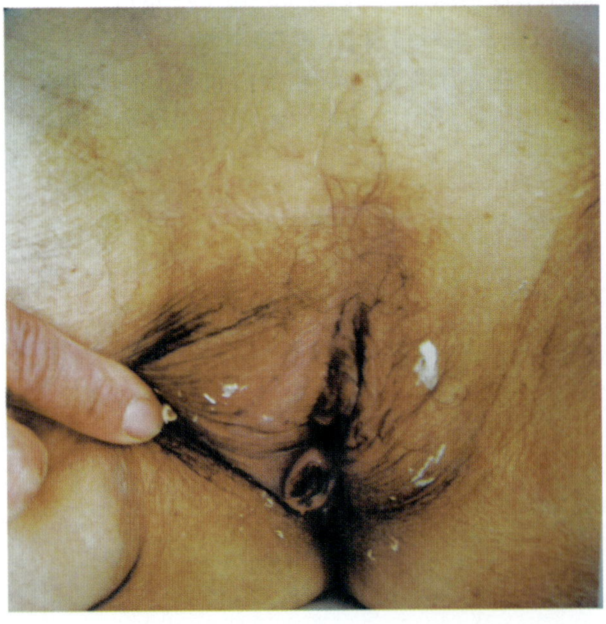

图 29-39　膀胱癌皮肤转移癌

状或索状，有些呈腺样结构。肿瘤包埋在纤细、血管高度丰富的间质中，伴有某些红细胞外渗和含铁血黄素沉积。

过渡性细胞癌的皮肤转移癌由分化良好的，具有少量嗜碱性透明胞浆的、大而卵圆形细胞构成，核有一定的多形性，可见数量不等的核分裂象(图 29-40，图 29-41)。

【免疫组织检查】

肾细胞癌含胞浆内脂质和糖原（PAS 阳性和淀粉酶敏感)。与透明细胞汗腺癌比较，后者无脂质。与皮脂腺肿瘤相比较，后者很少或无糖原。免疫过氧化酶检查，肾细胞癌细胞角蛋白和上皮膜抗原阳性。70%病例癌胚抗原和 S-100 蛋白阴性，有助于和通常 CEA 阳性的原发性透明细胞汗腺癌、来源于肺和其他器官的癌或转移癌、S-100 蛋白阳性的透明细胞黑色素瘤鉴别。

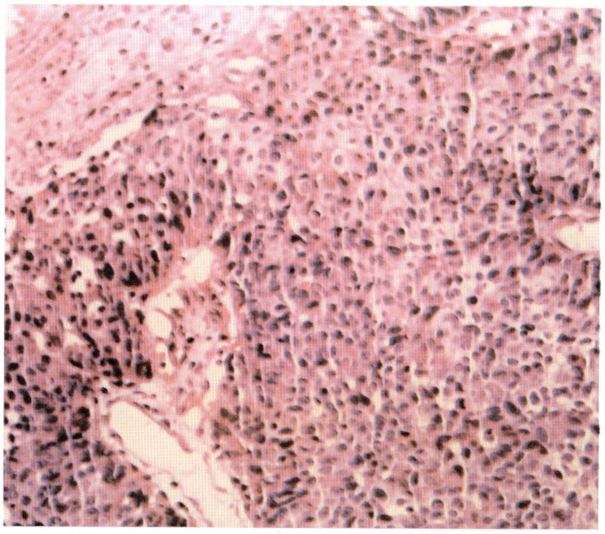

图 29-40　膀胱癌皮肤转移癌　由分化良好的、具有少量嗜碱性透明胞浆的、大而卵圆形的细胞构成，核有一定的多形性

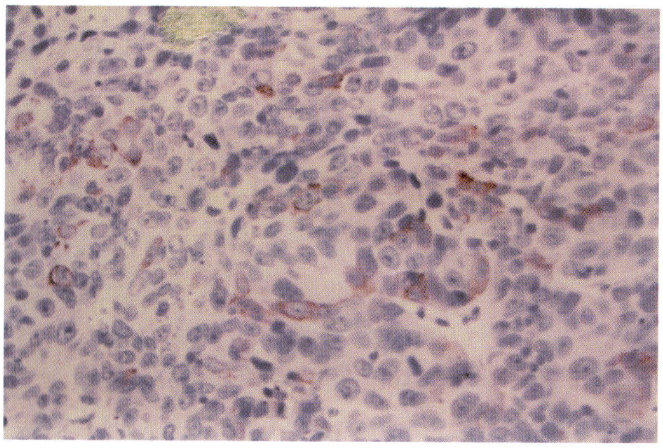

图 29-41　膀胱癌皮肤转移癌　CK7 阳性

生殖系统癌皮肤转移癌

女性最常见的生殖系统癌皮肤转移癌(metastatic carcinoma from genital tract carcinoma)来自卵巢癌（4%)、子宫内膜癌（4%）和子宫颈癌（2%)。躯干骨盆区和脐部为这些皮肤转移癌的主要部位。通常妊娠期绒毛膜癌，转移到皮肤并非少见。男性原发性前列腺癌，其皮肤转移癌不足1%，常见于骨盆区。

【临床表现】

来自卵巢癌、子宫内膜癌和子宫颈癌的皮肤转移癌，通常为一个或多个皮肤色结节，发生于正常皮肤上或切口的瘢痕上。偶尔，卵巢转移癌呈丹毒样外观。皮肤转移性前列腺癌，通常为肉色或紫色结节，在有些病例中转移性皮肤癌类似脓皮病或由于沿神经鞘生长而呈带状疱疹样外观。

【组织病理】

转移性卵巢癌通常为中度到分化良好的腺癌，常伴发乳头状外观和沙瘤体，后者为小的板层状钙化性小球。转移性子宫内膜癌呈腺癌外观，表现为实体性腺体结构。来自宫颈癌的皮肤转移癌通常为分化差的鳞状细胞癌。绒毛膜癌由细胞滋养层（具有空泡状核和淡染胞浆的大立方形细胞）和合胞体滋养层（具有不规则核和嗜碱性胞浆的大细胞）构成。成簇的细胞滋养层由片状和索状的合胞体滋养层所围绕，形成丛状外观类似绒毛。前列腺皮肤转移癌通常为分化不良的成簇和成索的腺癌细胞（很少形成腺体）浸润在胶原纤维束中，并有明显的亲表皮性。

【免疫组织检查】

卵巢腺癌癌胚抗原（CEA）阳性，但巨大囊肿性病液体蛋白（GCDFP-15）阴性，有助于与乳腺癌鉴别。绒毛膜腺癌伴发高水平的循环中绒毛膜向性腺激素，可在尿中查到。转移性前列腺癌的前列腺特异性抗原和前列腺酸性磷酸酶盐阳性。

神经内分泌肿瘤皮肤转移癌

神经内分泌肿瘤(neuroendocrine tumors）中

的神经母细胞瘤(neuroblastoma)为一种肾上腺起源的肿瘤，是新生儿最常见的癌症，其中32%的新生儿患者伴发皮肤转移癌，其他年龄组3%伴发皮肤转移癌。在老年患者中，类癌肿瘤偶尔转移到皮肤上。支气管类癌为最常见的转移到皮肤上的原发性肿瘤。Merkel细胞癌常局部复发并转移到包括皮肤在内的远隔部位。甲状腺癌转移到皮肤上，男性为10%，女性少见。

【临床表现】

神经母细胞瘤皮肤转移癌为散在的坚实性蓝色皮下结节，无触痛，可以移动。类癌肿瘤表现为单个或多发性真皮或皮下结节，可有疼痛。来自Merkel细胞癌的皮肤转移癌通常为坚实性、淡红色非溃疡性结节，直径0.4~0.8 cm。甲状腺癌皮肤转移癌为肉色或紫红色皮肤结节，常累及头部和腹部。

【组织病理】

神经母细胞瘤皮肤转移癌表现为成簇具有许多核分裂象的小嗜碱性细胞，形成玫瑰花结状，位于纤细原纤维性嗜酸性基质中。类癌皮肤转移癌位于真皮及皮下脂肪层，由具有圆形核、透明或嗜酸性胞浆、大小和形状一样的细胞排列成岛屿状、巢状或索状。Merkel细胞皮肤转移癌由具有小疱状核、少量胞浆和许多核分裂象的圆形嗜碱性细胞，成簇排列或形成吻合索或片状，肿瘤细胞大小和形状一致。甲状腺乳头状癌皮肤转移癌由导管乳头结构构成，偶有沙瘤体和暗的嗜酸性胶样物质。滤泡性甲状腺癌皮肤转移癌呈小梁和滤泡状，伴有腔内胶样物质。甲状腺髓癌皮肤转移癌由片状多角形或丰满的梭状细胞位于纤维血管性基质中构成，基质中常含有淋巴细胞和淀粉样物质。

【免疫组织检查】

来自支气管的类癌含银染色阳性的嗜银颗粒，银染色阳性。小肠类癌含Fontans Masson阳性的嗜银颗粒。免疫过氧化酶检查，神经母细胞的小圆形性嗜碱性细胞神经元特异性烯醇化酶(NSE)和神经细丝(neurofilament)阳性，基质梭形细胞S-100蛋白阳性提示其细胞分化像施万细胞。Merkel细胞癌具有神经内分泌和上皮分化二者的特点，它们有独特的核旁和核附近的球状染色型，类似细胞浆包涵体和核周围小圆点，用低分子重角蛋白抗体如AE-1、CAM-5.2和神经细丝染色可以看到。Merkel细胞癌上皮膜抗原、嗜铬粒蛋白、神经细丝和NSE染色也呈阳性，但S-100蛋白、癌胚抗原和白细胞共同抗原染色为阴性。肺转移性小细胞癌用低分子重细胞角蛋白染色呈弥漫性核周点样外观，用抗神经细丝抗体染色则呈程度不一的点状外观。虽然Merkel癌用CEA染色呈阴性反应，但约50%的转移性小细胞癌CEA染色为阳性反应。乳头状和滤泡性甲状腺癌，甲状腺球蛋白免疫染色阳性。髓性甲状腺癌降钙素染色阳性。

转移性肉瘤皮肤转移癌

转移性肉瘤皮肤转移癌在男性和女性皮肤转移癌中分别占到3%和2%。皮肤转移性肉瘤的来源包括平滑肌肉瘤、横纹肌肉瘤、纤维肉瘤、软骨细胞肉瘤、Ewing肉瘤、骨源性肉瘤和未分化性肉瘤。远端皮肤转移性肉瘤也可来源于真皮、皮下组织或其下方的软组织，如上皮样细胞肉瘤和恶性纤维组织细胞瘤。

【临床表现】

皮肤转移性肉瘤发生于头部、躯干和四肢，为坚实性皮肤色或红-紫色结节，可形成溃疡和(或)疼痛。

【组织病理】

皮肤转移性平滑肌肉瘤为由梭形细胞束构成的结节，界限清楚或呈浸润性，位于真皮或皮下组织；肿瘤细胞胞浆嗜酸性，有不同程度的非典型性。皮肤转移性横纹肌肉瘤，通常为分化不良的肿瘤，具有大而胞浆嗜酸性的非典型性细胞和多核巨细胞或具有少量胞浆小而深染的细胞。有些肿瘤具有长带形嗜酸细胞，可以识别为具有胞浆横纹的成横纹肌细胞。皮肤转移性纤维肉瘤由梭形细胞束排列成鲱鱼骨状，多形性细胞和巨细胞很少；分化较好的肿瘤具有较多的梭形细胞和胶原纤维，而分化不良的肿瘤有间变细胞和核分裂象。恶性纤维性组织细胞瘤有数个亚型包括编席状多形性、黄色瘤性、炎症性、黏液样、血管瘤样和巨细胞型。皮肤转移性软骨细胞肉瘤由未分化的圆形到梭形细胞构成，黏液样基质中可见恶性软骨或成软骨细胞。皮肤转移性骨源性肉瘤由恶性骨样的骨细胞和梭形细胞以不同比例混合形成，类似纤维肉瘤或恶性纤维性组织细胞瘤。皮肤转移性 Ewing 肉瘤的特征为大小形状一致的小圆形或卵圆形细胞形成的小叶，小叶周围呈纤维化。皮肤转移性上皮样肉瘤由多角形、皮肤转移性上皮样细胞和梭形细胞构成，肿瘤细胞胞浆丰富，嗜酸性，胞核呈非典型性，围绕着坏死区成栅状排列。

（李伯埙　冯义国　俞晓林）

病名索引

A

absence of vascular injury 缺乏血管损伤 38
acantholysis 棘突松解 21
acanthoma fissuratum 裂纹性棘皮瘤 152，627
acanthosis 棘层肥厚 17
acanthosis nigricans 黑棘皮病 315
acanthosis nigricans-like mycosis fungoides 黑棘皮样蕈样肉芽肿 863
achromic nevus 无色素痣 559
acne vulgaris 寻常痤疮 532
acquired digital fibrokeratoma 获得性指（趾）部纤维角化瘤 733
acral lentiginous melanoma 肢端恶性黑色素瘤 831
acral persistent papular mucinosis 肢端持续性丘疹性黏蛋白病 296
acral pseudolymphomatous angiokeratoma in children，APACHE 儿童肢端假性淋巴瘤性血管角化瘤 751
acrodermatitis chronica atrophicans 慢性萎缩性肢端皮炎 391
acrodermatitis continua，AC 连续性肢端皮炎 523
acrodermatitis enteropathica 肠病性肢端皮炎 325
acrokerato elastoidosis 肢端角化性弹力纤维病 565
acrokeratoelastoidosis 肢端角化性类弹力纤维瘤 445
acrokeratosis paraneoplastica 副肿瘤性肢端角化病 384
acrokeratosis verruciformis 疣状肢端角化病 467
acropustulosis of infancy，AI 婴儿肢端脓疱病 530
actinic elastosis 光化性弹力纤维病 146
actinic granuloma，AG 光线性肉芽肿 409
actinic prurigo 光化性痒疹 140
actinic reticuloid syndrome 光化性类网状细胞综合征 144
actinomycosis 放线菌病 119
acute and chronic myeloid leukemia 急性和慢性髓白血病 889
acute febrile neutrophilic dermatosis 急性发热性嗜中性皮肤病 342
acute generalized exanthematous pustulosis，AGEP 急性泛发性发疹性脓疱病 529
adamantinoma 釉质细胞瘤 641
Addison's disease 艾迪生病 548
adenocystoid basal cell carcinoma 腺囊样基底细胞癌 641
adenoid（acantholytic）squamous cell carcinoid 腺样（棘突松解性）鳞状细胞癌 647
adenoid basal cell carcinoma 腺样基底细胞癌 641
adenoid cystic carcinoma of the skin 皮肤腺样囊性癌 719
adenosquamous carcinoma of the skin 皮肤腺性鳞癌 647
adult T-cell leukemia/lymphoma 成人 T 细胞白血病/淋巴瘤 887
African endemic Kaposi sarcoma 非洲流行性 Kaposi 肉瘤 773
aggressive basal cell carcinoma 侵袭性基底细胞癌 638
aggressive digital papillary adenoma 侵袭性指（趾）乳头状腺瘤 714
AIDS-associated Kaposi sarcoma 艾滋病相关 Kaposi 肉瘤 773
allergic granulomatosis 变应性肉芽肿 366

allergic vasculitis 变应性血管炎 328
alopecia 秃发 39
alopecia areata 斑秃 540
alopecia mucinosa 黏蛋白性脱发 543
ameloblastoma 牙釉质母细胞瘤 641
amyloid degeneration 淀粉样变性 27
amyloid ring 淀粉样蛋白环 306
amyloidosis 皮肤淀粉样变 301
anagen 生长期 8
anaphylactoid purpura 过敏性紫癜 330
anaplasia 间变 25
anchoring fiber 锚原纤维 4
anchoring filament 锚丝 4
anchoring plagues 锚斑 4
angioblastoma of Nakagawa Nakagawa 血管母细胞瘤 754
angiocentric lymphoma 血管中心淋巴瘤 367
angiofibroma 血管纤维瘤 734
angioimmunoblastic T-cell lymphoma 血管免疫母T细胞淋巴瘤 886
angiokeratoma corporis diffusum 弥漫性躯体血管角皮病 320
angiokeratoma 血管角化瘤 749
angiolipoma 血管脂肪瘤 786
angiolymphoid hyperplasia with eosinophilia 血管淋巴样增生伴嗜酸细胞增多 777
angioma serpiginosum 匐行性血管瘤 771
angiosarcoma 血管肉瘤 760
anhidrotic/hypohidrotic ectodermal dysplasia 无汗或少汗性外胚叶发育不良 442
annular elastolytic granuloma 环状弹性组织溶解性肉芽肿 409
annular lichen planus 环状扁平苔癣 189
anosacral cutaneous amyloidosis 肛、骶部皮肤淀粉样变 303
anthrax 炭疽 96
antibodies against cytoskeletal antigens 抗细胞支架抗原抗体 46
aplasia cutis congenita 先天性皮肤发育不全 454
apocrine cystadenoma 大汗腺囊腺瘤 696
apocrine nevus 大汗腺痣 696
apocrine nidrocystoma 大汗腺汗囊瘤 696
apoptosis 凋亡 30
arsenical keratosis 砷角化病 384
arthropod bites and stings 节肢动物咬伤 134
ashy dermatosis 灰皮病 208
asteroid body 星状体 397
atrophic lichen planus 萎缩性扁平苔癣 189
atrophite blanche 白色萎缩 336
atrophoderma vermiculata 虫蚀状皮肤萎缩 390
attachment plaque 附着板 3
atypical fibroxanthoma 不典型纤维黄瘤 734
autosomal recessive ichthyosis 常染色体隐性鱼鳞病 432
axillary granular parakeratosis 腋窝颗粒状角化不全 372

B

bacterial folliculitis 细菌性毛囊炎 66
balanitis xerotica obliterans 干燥闭塞性龟头炎 266
balloon cell nevus 气球状细胞痣 815
ballooning degeneration 气球变性 19
bamboo hair 竹节状毛发 540
band like infiltration 带状浸润 37
basal cell carcinoma with differentiation toward sepidermal appendages 向表皮附属器分化的基底细胞癌 642
basal cell carcinoma 基底细胞癌 633
Basal cell epithelioma 基底细胞上皮瘤 633
basal layer 基底层 1
basal squamous cell carcinoma 基底鳞状细胞癌 644
basalioma 基底细胞瘤 633
basement membrane zone, BMZ 基底膜带 4
basophilic degeneration 嗜碱性变 27
basophilic granulocyte 嗜碱性粒细胞 33
Bazex syndrome Bazex 综合征 645
Becker nevus 贝克痣 820
Behcet syndrome 白塞综合征 363
benign cephalic histiocytosis, BCH 良性头部组织细胞增生症 601
benign juvenile melanoma 良性幼年黑色素瘤 822
benign mesenchymal melanoma 良性间叶黑色素瘤 828

benign mucosal pemphigoid 良性黏膜类天疱疮 514
benign neonatal hemangiomatosis 新生儿良性血管瘤病 742
beryllium granuloma 铍肉芽肿 414
black heel 黑踵 153
blastomycosis 芽生菌病 109
blastomycosis-like pyoderma 芽生菌病样脓皮病 72
blepharochalasis 眼睑松垂 474
blue neuronevus 蓝神经痣 828
blue nevus 蓝痣 828
blue rubber bleb nevus syndrome 蓝色橡皮疱痣综合征 769
borderline lepromatous leprosy 界线类偏瘤型麻风 78
borderline tuberculoid leprosy 界线类偏结核样型麻风 78
Bowenoid papulosis 鲍温样丘疹病 64, 631
Bowen's disease 鲍温病 627
bronchogenic cysts 支气管源性囊肿 659
bullae 大疱 20
bullosis diabeticorum 糖尿病性大疱病 318
bullous lichen planus 大疱性扁平苔癣 189
bullous pemphigoid, BP 大疱性类天疱疮 509
bullous/vesicular mycosis fungoides 大疱/小疱性蕈样肉芽肿 861

C

café-au-lait spots 咖啡斑 552
calcaneal petechiae 足跟部瘀斑 153
calcinosis 钙质沉积 30
calcinosis circumscripta 限局性钙沉积症 312
calcinosis cutis 皮肤钙沉着症 313
calcinosis universalis 泛发性钙沉积症 312
candidiasis 念珠菌病 102
capillary hemangioma 毛细血管瘤 740
carcinoembronic antigen, CEA 癌胚抗原 47
carcinoma en cuirasse 铠甲状癌 904
carcinoma of apocrine glands 大汗腺癌 702
carotenemia 胡萝卜素血症 319
caseation necrosis 干酪样坏死 29
cat scratch disease 猫抓病 122
catagen 退行期 8
cavernous hemangioma 海绵状血管瘤 743
CD4 and CD56-positive hematodermic neoplasm (blastic natual killer-cell lymphoma) /plasmacytoid dentritic cell leukemia/lymphoma CD45 和 CD56 阳性血液皮肤肿瘤（母细胞性 NK 细胞淋巴瘤）/浆细胞样树枝细胞白血病/淋巴病 892
cellulitis 蜂窝织炎 71
central stratum 中央层 3
centrofacial lentiginosis 面（正中）部黑子病 825
chancriform pyoderma 下疳样脓皮病 71
chancroid 软下疳 263
cheilitis granulomatosa 肉芽肿性唇炎 406
cherry angiomas 樱桃状血管瘤 768
chilblain 冻疮 152
chloasma 黄褐斑 546
chondroid syringoma 软骨样汗管瘤 700
chromoblastomycosis 着色芽生菌病 110
chromogranin 嗜铬粒蛋白 47
chromomycosis 着色真菌病 110
chronic actinic dermatitis 慢性光化性皮炎 144
chronic familial benign pemphigus 慢性良性家族性天疱疮 462
chronic granulomatous disease, CGD 慢性肉芽肿病 410
chronic lymphocytic leukemia/small lymphocytic lymphoma 慢性淋巴细胞白血病/小淋巴细胞淋巴瘤 897
chronic vulva dystrophy 慢性女阴营养不良 270
cicatrical pemphigoid, CP 瘢痕性类天疱疮 514
cicatricial basal cell carcinoma 疤痕性基底细胞癌 640
circumscribed scleroderma 局限性硬皮病 241
Civatte poikiloderma 西瓦特皮肤异色病 562
classic Kaposi sarcoma 经典型 Kaposi 肉瘤 772
classic type of eccrine adenocarcinoma 经典型小汗腺腺癌 718
clear cell acanthoma 透明细胞棘皮瘤 621
clear cell basal cell carcinoma 透明细胞基底细胞癌 642

clear cell hidradenoma　透明细胞汗腺瘤　716
clear cell syringoma　透明细胞汗管瘤　706
climacteric keratosis　更年期角皮病　445
coatsleeve like infiltration　袖口状浸润　37
coccidioidomycosis　球孢子菌病　113
collagen fibril　胶原原纤维　5
collagen fiber　胶原纤维　4
colliquative necrosis　液化性坏死　29
colloid bodies　胶样小体　28
colloid degeneration　胶样变性　27
colloid milium　胶样粟丘疹　147
colloidion baby　胶样婴儿
committed cell　定型细胞　2
complete excision　切除法　12
compound melanosomes　黑色素小体复合体　3
condyloma acuminatum　尖锐湿疣　257
confluent and reticulated papillomatosis　融合性网状乳头瘤病　378
congenital diffuse melanosis　先天性弥漫性黑病变　556
congenital dysphagocytosis　先天性吞噬障碍病　410
congenital erythropoietic porphyria　先天性红细胞生成性卟啉病　309
congenital ichthyosiform erthroderma　先天性鱼鳞病样红皮病　432
connective tissue disease　结缔组织病　41
connective tissue nevus　结缔组织痣　468
contact dermatitis　接触性皮炎　158
conventional spongiotic dermatitis　传统性海绵形成性皮炎　37
cranial fasciitis of childhood　儿童颅部筋膜炎　421
crateriform ulcer　火山口样溃疡　624
creeping eruption　匍形疹　132
crust　结痂　24
cryoglobulinemia　冷球蛋白血症　348
curettage　刮取法　12
cutaneo-mucosal venous malformations，VMCM　皮肤黏膜型静脉畸形　743
cutaneous amebiasis　皮肤阿米巴病　131
cutaneous aspergillosis　皮肤曲霉病　106
cutaneous B-cell lymphoid hyperplasia　皮肤B细胞淋巴样增生　900
cutaneous behavior disorders　皮肤行为症　223
cutaneous candidosis　皮肤念珠菌病　102
cutaneous cartilaginous tumor　皮肤软骨瘤　797
cutaneous calculi　皮肤结石　314
cutaneous cholesterol crystal embolism　皮肤胆固醇结晶栓塞症　368
cutaneous ciliated cyst　皮肤纤毛囊肿　660
cutaneous cryptococcosis　皮肤隐球菌病　114
cutaneous dirt adherent disease　皮肤垢着病　222
cutaneous endometrosis　皮肤子宫内膜异位症　797
cutaneous focal mucinosis　皮肤局限性黏蛋白病　299
cutaneous horn　皮角　664
cutaneous leishmaniasis，CL　皮肤利什曼病　128
cutaneous lymphoid hyperplasia　皮肤淋巴样增生　900
cutaneous lymphoid infiltrates　皮肤淋巴样细胞浸润　42
cutaneous meningioma　皮肤脑膜瘤　810
cutaneous mucinosis of infancy　婴儿皮肤黏蛋白病　301
cutaneous mucormycosis　皮肤毛霉病　107
cutaneous myxoma　皮肤黏液瘤　732
cutaneous protothecosis　皮肤原藻病　108
cutaneous psammoma　皮肤砂样瘤　810
cutaneous T-cell lymphoid hyperplasia（bandlike and perivascular patterns）　皮肤T细胞淋巴样增生（带样型和血管周围型）　902
cutaneous tuberculosis　皮肤结核　84
cutaneous γ/δT-cell lymphoma　皮肤γ/δT细胞淋巴瘤　885
cutis hyperelastica　皮肤弹性过度症　472
cutis laxa　皮肤松弛症　470
cutis marmorata telangiectatica congenita　先天性毛细血管扩张性大理石样皮肤　493
cutis verticis gyrata　回状颅皮　565
cylindroma　圆柱瘤　701
cystic basal cell carcinoma　囊性基底细胞癌　641
cystic hygroma　囊型水囊瘤　771
cysticercosis cutis　皮肤猪囊虫病　133

D

Dabska tumor　Dabska瘤　771

deep incisional biopsy 活取法 12
dermal atrophy 真皮萎缩 30
dermal edema 真皮水肿 26
dermal melanocytic hamartoma 真皮黑色素细胞错构瘤 828
dermatitis gangrenosa infantum 婴儿坏疽性皮炎 74
dermatitis herpetiformis，DH 疱疹样皮炎 516
dermatitis vegetans 增殖性皮炎 74
dermatofibroma 皮肤纤维瘤 721
dermatofibrosarcoma protuberans 隆突性皮肤纤维肉瘤 729
dermatomyositis 皮肌炎 237
dermatopathia pigmentosa reticularis 网状色素沉着性皮病 554
dermatosis papulosa nigra 黑色丘疹性皮病 661
dermis 真皮 4
dermoid cyst 皮样囊肿 656
desmin 结蛋白 46
desmocollin，Dsc 桥粒芯胶蛋白 3
desmoglein，Dsg 桥粒芯糖蛋白 3
desmoplakin 桥粒斑蛋白 3
desmoplasia 结缔组织增生 30
desmoplastic melanoma 促纤维增生性黑色素瘤 834
desmoplastic trichoepithelioma 结缔组织增生性毛发上皮瘤 683
desmosomal plaque 桥粒斑 3
desmosome 桥粒 3
differentiating cell 分化细胞 2
diffuse infiltration 弥漫性浸润 37
diffuse large B-cell lymphoma/nodal type 弥漫性大B细胞淋巴瘤/结型 898
diffuse neonatal hemangiomatosis 新生儿弥漫性血管瘤病 742
diffuse normolipemic plane xanthoma 弥漫性正常血脂性扁平黄色瘤 584
digital mucous cyst 指（趾）黏液囊肿 659
digital pacinian neuroma 指趾环层小体神经瘤 810
dilated pore 扩张孔 671
direct immunofluoresence test，DIF 直接免疫荧光试验 14
disabling pansclerosis morphea 病残性全硬化性硬斑病 241
discoid lupus erythematosus，DLE 盘状红斑狼疮 225
disorders of skin appendages 皮肤附件病 39
disorders of sweat apparatus 汗腺疾病 39
disorders of the hair follicle 毛囊病 39
disseminated lipogranulomatosis 播散性脂肪肉芽肿病 422
dominant congenital ichthyosiform erythroderma 显性遗传性先天性鱼鳞病样红皮病 23
downgrading reaction 降级反应 80
drug eruption 药疹 163
ductal eccrine adenocarcinoma 管状小汗腺腺癌 719
Duke's disease Dukes 病 63
dyschromatosis symmetrica hereditaria 遗传性对称性色素异常病 492
dyskeratosis congenita 先天性角化不良病 448
dyskeratosis 角化不良 16
dysplasia 发育异常 24
dysplastic nevus 发育不良痣 819
dystrophic calcinosis cutis 营养不良性皮肤钙沉积症 312

E

eccrine acrospiroma 小汗腺末端汗腺瘤 716
eccrine angiomatous hamartoma 小汗腺血管错构瘤 703
eccrine carcinoma 小汗腺癌 718
eccrine hidrocystomas 小汗腺汗囊肿 704
eccrine nevus 小汗腺痣 703
eccrine poroma 小汗腺汗孔瘤 709
eccrine spiradenoma 小汗腺螺旋腺瘤 714
eccrine sweet gland adonoma of the clear cell type 透明细胞小汗腺腺瘤 716
eccrine syringofibroadenoma 小汗腺汗管纤维腺瘤 714
ECHO virus eruption 埃可病毒疹 63
ecthyma 深脓疱疮 65
ectodermal dysplasia 外胚叶发育不良 442

eczema 湿疹 154
eczematoid carcinoma 湿疹样癌 666
elastic fiber 弹力纤维 5
elasticin 弹力蛋白 5
elastofibroma dorsi 背部弹力纤维瘤 734
elastofibroma 弹性纤维瘤 563
elastosis perforans serpiginosa 匐行性穿通性弹力纤维病 279
elastotic degeneration 弹力纤维变性 28
enamel basal cell carcinoma 釉质样基底细胞癌 641
endemic syphilis 地方性梅毒 124
endogenous ochronosis 内源性褐黄病 319
eosinophilic cellulitis 嗜酸性粒细胞性蜂窝组织炎 539
eosinophilic fasciitis 嗜酸性筋膜炎 246
eosinophilic granulocyte 嗜酸性粒细胞 33
eosinophilic granuloma 嗜酸性粒细胞肉芽肿 578
eosinophilic major basic protein 嗜酸性主要碱基蛋白 540
eosinophilic panniculitis 嗜酸性脂膜炎 424
eosinophilic pustular folliculitis 嗜酸性粒细胞性脓疱性毛囊炎 538
eosinophilic spongiosis 嗜酸细胞性海绵形成 37
epidermal atrophy 表皮萎缩 17
epidermal cyst 表皮囊肿 653
epidermal melanin unit 表皮黑色素单元 2
epidermal nevus 表皮痣 611
epidermis 表皮 1
epidermodysplasia verruciformis 疣状表皮发育不良 60
epidermolysi keratosis palmaris et plantaris 掌跖表皮松解性角化病 444
epidermolysis bullosa acquisita, EBA 获得性大疱性表皮松解症 515
epidermolysis bullosa, EB 大疱性表皮松解症 435
epidermolysis hyperkeratosis, EHK 表皮松解角化过度症 430
epidermolytic acanthoma 表皮松解性棘皮瘤 622
epidermolytic hyperkeratosis palmaris et plantaris 棘层松解性掌跖角化病 23
epidermotropism 向表皮性 21
epidermtropism 亲表皮性 848
epithelial menbrane anitigen, EMA 上皮膜抗原 47
epithelioid hemangioendothelioma 上皮样血管内皮细胞瘤 759
epithelioid neoplasms 上皮样肿瘤 46
epithelioid sarcoma 上皮样肉瘤 727
epitheliom acuniculatum 穿掘性上皮瘤 652
erosive adenomatosis of the nipple 乳头糜烂性腺瘤病 699
eruptive collagenoma 发疹性胶原瘤 569
eruptive keratoacanthoma 发疹性角化棘皮瘤 624
eruptive syringoma 发疹性汗管瘤 706
eruptive vellus hair cysts 发疹性毳毛囊肿 659
erysipelas 丹毒 70
erysipeloid 类丹毒 95
erythema abigne 火激红斑 149
erythema annulare centrifugum 离心性环状红斑 210
erythema chronicum migrans 慢性游走性红斑 124，213
erythema dyschromicum perstans 持久性色素异常性红斑 208
erythema elevatum diutinum 持久性隆起性红斑 334
erythema gyratum repens 匐行性回状红斑 213
erythema gyratum simplex 单纯性回状红斑 210
erythema induratum 硬红斑 89，352
erythema infectiosum 传染性红斑 62
erythema multiforme 多形红斑 202
erythema nodosum 结节性红斑 206
erythema nodosum lwprosum, ENL 麻风性结节性红斑反应 80
erythrasma 红癣 99
erythroderma 红皮病 214
erythroderma desquamativum 落屑性红皮病 216
erythrodermic psoriasis 红皮病型银屑病 171
erythrokeratoderma variabilis 可变性红斑角化症 487
erythromelalgia 红斑肢痛症 371
erythromelanosis follicularis of the face and neck

面颈毛囊性红斑黑变病　549
erythroplasia　增殖性红斑　632
erythropoietic protoporphyria　红细胞生成性原卟啉病　309
erythrose peribuccale pigmentaire　色素性口周红斑　548
exocytosis　细胞外渗　21
extramammary Paget's disease　乳房外 Paget 病　668
extramedullary hematopoiesis　髓外造血　888
extranodal NK/T-cell lymphoma（nasal type）　结外 NK/T 细胞淋巴瘤（鼻型）　879
extraosseous plasmacytoma　骨外浆细胞瘤　895
exudative neurodermatitis　渗出性神经性皮炎　223

F

factitial dermatitis　人工皮炎　221
factitial panniculitis　人工性脂膜炎　423
fatal granulomatous disease of childhood　儿童致死性肉芽肿病　410
festooning　彩球　22
fibrinoid degeneration　纤维蛋白样变性　26
fibroepithelioma of pinkus，FEP　纤维上皮瘤性基底细胞癌　633
fibrofolliculoma　纤维毛囊瘤　688
fibroma of tendon sheath　腱鞘纤维瘤　738
fibronoid necrosis　纤维蛋白样坏死　29
fibrosing bssal cell carcinoma　纤维性基底细胞瘤　684
fibrosis　纤维化　30
fibrous hamartoma of infancy　婴儿纤维错构瘤　735
fibrous papule of the nose　面（鼻）部纤维性丘疹　737
focal dermal hypoplasia syndrome　局灶性真皮发育不全综合征　455
folded skin with lipomatous nevus　伴脂肪瘤样痣的皱褶皮肤　788
follicular atrophoderma　毛囊性皮肤萎缩　388
follicular hyperkeratosis　毛囊过度角化　16
follicular occlusion triad　毛囊闭锁性三联征　70
follicular spongiosis　毛囊性海绵形成　37
follicular unit　毛囊单位　8
folliculosebaceous cystic hamartoma　毛囊皮脂腺囊性错构瘤　688
folliculotropic mycosis fungoides　亲毛囊性蕈样肉芽肿　856
folliculotropism　亲毛囊性　848
foreign body granuloma　异物肉芽肿　412
Fox-Fordyce disease　Fox-Fordyce 病　544
freckles　雀斑　824
friction melanosis　摩擦性黑变病　549
frictional lichenoid eruption　摩擦性苔藓样疹　151
functional cell　功能细胞　2

G

glucagonoma synodrome　胰高血糖素瘤综合征　323
gangrenous balanitis　坏疽性龟头炎　275
gas gangrene　气性坏疽　99
general eruptive histiocytosis，GEH　全身性发疹性组织细胞增生症　599
generalized and localized hair follicle hamartomas　泛发性和局限性毛囊错构瘤　671
generalized myxedema　泛发性黏液水肿　289
generalized verrucaplana　泛发性扁平疣　60
giant cell arteritis　巨细胞动脉炎　364
giant cell tumor of tendon sheath　腱鞘巨细胞瘤　726
giant congenital melanocytic nevus　先天性巨型黑色素细胞痣　816
giant keratoacanthoma　巨大角化棘皮瘤　624
glomus tumor　血管球瘤　766
glomuvenous malformations，GVM　静脉球畸形　743
gout　痛风　286
grannlomatous reaction patterns　肉芽肿反应类型　39
granular basal cell carcinoma　颗粒状基底细胞癌　641
granular cell tumor　颗粒细胞瘤　809
granular degeneration　颗粒状变性　23
granulocytic group　粒细胞组　32
granuloma annulare，GA　环状肉芽肿　402
granuloma faciale　面部肉芽肿　341，409
granuloma faciale eosinophilicum　面部嗜酸性肉

芽肿 409
granuloma gluteale infantum 婴儿臀部肉芽肿 408
granuloma inguinale 腹股沟肉芽肿 264
granuloma multiforme 多形性肉芽肿 408
granulomatous infiltration 肉芽肿性炎症浸润 36
granulomatous mycosis fungoides 肉芽肿性蕈样肉芽肿 858
granulomatous slack skin 肉芽肿性皮肤松弛 860
granulosis rubra nasi 鼻红粒病 538
granzyme B 粒酶 B 856
grenz zone 境界带 30
guttate parapsoriasis 点滴型类银屑病 176

H

hair root 毛根 8
hair shaft 毛干 8
halo nevus 晕痣 818
hand-foot-mouth disease 手足口病 62
Hartnup disease Hartnup 病 323
hemangiopericytoma 血管外皮细胞瘤 768
hematogenous dissemination from breast carcinoma 乳腺癌血源播散 904
hemidesmosome 半桥粒 4
hemorrhages 出血 26
henoch-schonlein purpura 亨-许紫癜 330
hereditary benign intraepithelial dyskeratosis 遗传性良性上皮内角化不良病 493
hereditary coproporphyria 遗传性粪卟啉病 311
hereditary progressive mucinous histiocytosis 遗传性进行性黏蛋白组织细胞增生症 599
herpes genitalis 生殖器疱疹 261
herpes gestationis，HG 妊娠疱疹 514
herpes simplex 单纯疱疹 52
herpes simplex virus，HSV 单纯疱疹病毒 52
herpes zoster 带状疱疹 49
herpetiform pemphigus，HP 疱疹样天疱疮 506
hibernoma 冬眠瘤 789
hidradenoma papilliferum 乳头状汗腺瘤 697
hidrotic ectodermal dysplasia 有汗性外胚叶发育不良 444
histiocytoid hemangioma 组织细胞样血管瘤 759
histiocytoses 组织细胞增生症 574
histoplasmosis 组织胞浆菌病 115
hobnail hemangioma 鞋钉样血管瘤 756
Hodgkin's lyphoma 霍奇金淋巴瘤 899
homogenization of collagen 胶原纤维均质化 28
horn pearls 角珠 24
hyaline degeneration 透明变性 26
hyalinosis cutis et mucosae 皮肤黏膜透明变性 307
hydroa vacciniforme 种痘样水疱病 141
hypereosinophilic dermatitis 嗜酸细胞增多性皮炎 161
hypereosinophilic syndrome，HES 高嗜酸细胞综合征 162
hypergranulosis 颗粒层增厚 17
hyperkeratosis lenticularis perstans 持久性豆状角化过度病 283
hyperkeratosis of nipple and areola 乳头乳晕过度角化病 373
hyperkeratosis 角化过度 16
hyperpigmentation 色素增多 24
hyperpigmented mycosis fungoides 色素增加性蕈样肉芽肿 862
hyperprophic lichen planus 肥厚性扁平苔癣 189
Hypomelanosis of ITO 伊藤色症素减退 486
hyponychium 甲下皮 8
hypopigmentation 色素减少 24
hypopigmented mycosis fungoides 色素减退性蕈样肉芽肿 861

I

ichthyosiform mycosis fungoides 鱼鳞病样蕈样肉芽肿 863
ichthyosis linearis circumflexa 迂回线状鱼鳞病 434
ichthyosis vulgaris 寻常性鱼鳞病 428
idiopathic calcinosis cutis 特发性皮肤钙沉着症 314
idiopathic calcinosis of the scrotum 特发性阴囊钙沉积症 315
idiopathic guttate hypomelanosis 特发性点状色素减退症 559
idiopathic multiple pigment sarcoma 特发性多发

性色素性肉瘤 772
idiopathic multiplex macular pigmentation 特发性多发性斑状色素沉着症 552
IgA pemphigus IgA 天疱疮 504
immunofluorescence 免疫荧光 40
immunohistochemistry 免疫组化 42
impetigo herpetiformis 疱疹样脓疱病 522
impetigo 脓疱疮 64
incontinence of pigment 色素失禁 20
incontinentia pigmenti achromians 脱色性色素失禁症 486
incontinentia pigmenti 色素失禁症 482
indeterminate leprosy 未定类麻风 79
indirect immunofluoresence test, IIF 间接免疫荧光试验 14
infantile digital fibromatosis 婴儿指部纤维瘤病 493
infantile hemangioendothelioma 婴幼儿血管内皮瘤 740
infantile myofibromatosis 婴儿肌纤维瘤病 735
inflammation 炎症 32
inflammatory carcinoma 炎性癌 904
inflammatory linear verrucous epidermal nevus 炎症性线状疣状表皮痣 614
inflammatory reaction patterns of the dermis 真皮炎症反应类型 38
inflammatory reaction patterns of the epidermis 表皮炎症反应类型 37
inflammatory reaction patterns of the subcutis 皮下组织炎症反应类型 40
integrin 整合素 4
intercellular edema 细胞间水肿 19
interdigitating cell 指突状细胞 575
interface dermatitis 界面皮炎 37
intermediate line 间线 3
intracellular edema 细胞内水肿 19
intracorneal and subcorneal vesicles and pustules 角层内和角层下水疱和脓疱 38
intraepidermal epithelioma 表皮内上皮瘤 620
intraepidermal neutrophilic IgA dermatosis，IEN 表皮内中性粒细胞性 IgA 皮肤病 504
intraepidermal vesicles and pustules 表皮内水疱和脓疱 38
intravascular large B-cell lymphoma 血管内大 B 细胞淋巴瘤 899
intravascular papillary endothelial hyperplasia 血管内乳头状内皮细胞增生 770
inverted follicular keratosis 倒置性毛囊角化病 384
involucrin 外皮蛋白 616
isolated dyskeratosis follicularis 单发性毛囊角化不良病 661

J

juvenile hyaline fibromatosis 幼年性透明纤维瘤病 732
juvenile plantar dermatosis 幼年跖部皮病 375
juvenile xanthogranuloma 幼年性黄色肉芽肿 589

K

Kaposi sarcoma in therapeutically immunosuppressed patients 医源性免疫抑制患者的 Kaposi 肉瘤 773
Kaposi's sarcoma Kaposi 肉瘤 772
Kaposi's varicelliform eruption Kaposi 水痘样疹 60
karyorrhexis 核碎裂 23
keloid 瘢痕疙瘩 725
keloidal blastomycosis 瘢痕疙瘩性芽生菌病 110
keratinocytes 角质形成细胞 1
keratoacanthoma centrifugum marginatum 边缘离心性角化棘皮瘤 624
keratoacanthoma 角化棘皮瘤 624
keratohyline granules 透明角质颗粒 2
keratolysis exfoliativa 剥脱性角质松解症 375
keratosis follicularis squamosa 鳞状毛囊角化病 376
keratosis follicularis 毛囊角化病 456
keratosis lichenoides chronica 慢性苔藓样角化病 376
keratosis palmaris et plantaris 掌跖角化病 444
Keratosis palmo-plantaris punctata 点状掌跖角化病 444
keratosis pilaris atrophicans 萎缩性毛发角化病 372

keratosis pilaris 毛发角化病 198
keratotic basal cell carcinoma 角化性基底细胞癌 640
kerion 脓癣 101
Kimura disease 木村病 780
knuckle pads 指节垫 381
kraurosis Vulva 女阴干枯病 266
Kyrle's disease Kyrle 病 282

L

lamellar ichthyosis 板层状鱼鳞病 433
lamina densa 致密层 4
lamina lucida 透明层 4
laminin 板层素 4
Langerhans cell 朗格汉斯细胞 1
Langerhans cell granulomatosis 朗格汉斯细胞肉芽肿 575
Langerhans cell histiocytosis，LCH 朗格汉斯细胞组织细胞增多病 575
large cell acanthoma 大细胞棘皮瘤 622
large palque parapsoriasis 大斑块型类银屑病 181
lateral nail fold 侧甲襞 8
leiomyoma cutis 皮肤平滑肌瘤 792
leiomyosarcoma 平滑肌肉瘤 795
lentigo maligna melanoma 恶性雀斑样黑色素瘤 831
lentigo maligna，LM 恶性雀斑样痣 831
leproma 麻风结节 36
lepromatous leprosy 瘤型麻风 77
leprosis 麻风 75
leukocytoclasis 白细胞碎裂 23
leukocytoclastic vasculitis 白细胞碎裂性血管炎 328
leukoplakia 黏膜白斑 665
lichen amyloicosis 淀粉样变苔藓 301
lichen aureus 金黄色苔藓 361
lichen myxedematosus 黏液水肿性苔藓 291
lichen nitidus 光泽苔藓 197
lichen nodularis 结节性苔藓 220
lichen pilaris 毛发苔藓 198
lichen planopilaris 毛发扁平苔藓 189
lichen planus 扁平苔藓 188
lichen planus actinicus 光化性扁平苔癣 189
lichen planus follicularis 毛囊性扁平苔癣 189
lichen planus-like keratosis，LPLK 扁平苔藓样角化病 200
lichen planus of the palms and soles 掌跖扁平苔癣 189
lichen planus pemphigoides 类天疱疮样扁平苔癣 189
lichen planus pigmentosus 色素性扁平苔癣 189
lichen planusver rucosus 疣状扁平苔藓 189
lichen sclerosus et atrophicus 硬化萎缩性苔藓 266
lichen sclerosus 硬化性苔藓 266
lichen simplex chronicus 慢性单纯性苔藓 217
lichen spinulosus 小棘苔藓 199
lichen striatus 线状苔藓 195
lichenoid amyloicosis 苔藓样淀粉样变 301
lichenoid interface dermatitis 苔藓样界面皮炎 37
liguefaction of basal cell 基底细胞液化变性 19
linear and whorled nevoid hypermelanosis 线状漩涡状痣样色素沉着过多症 556
linear focal elastosis 线状局限性弹性组织变性 569
linear IgA bullous dermatosis，LABD 线状 IgA 大疱性皮肤病 519
linear lichen planus 线状扁平苔癣 189
linear unilateral basal cell nevus 线状单侧基底细胞痣 643
lipid depositi 脂质沉积 30
lipoblastoma 脂肪母细胞瘤 788
lipodystrophia centrifugalis abdominalis infantilis 婴儿腹部离心性脂肪营养不良 420
lipodystrophy 脂肪营养不良 420
lipoid proteinosis 类脂蛋白沉积症 307
lipoma 脂肪瘤 785
liposarcoma 脂肪肉瘤 790
livedo reticularis 网状青斑 340
livedo vasculitis 青斑状血管炎 336
lobular capillary hemangioma 小叶状毛细血管瘤 745

local hemiatrophy 局部偏侧萎缩 392
local panatrophy 局部全层萎缩 393
localized exogenous ochronosis 局限性外源性褐黄病 319
lupus erythematosus 红斑狼疮 225
lupus erythematosus profundus 深在红斑狼疮 234
lupus erythematosus tumidus 肿胀性红斑狼疮 236
lupus vulgaris 寻常狼疮 85
lymphadenosis benign cutis 皮肤良性淋巴腺病 900
lymphangiectasia 淋巴管扩张 26
lymphangioma 淋巴管瘤 771
lymphatic malformation 淋巴管畸形 771
lymphocyte 淋巴细胞 34
lymphocytes in delayed hypersensitivity 迟发型变态反应中的淋巴细胞 34
lymphocytic group 淋巴细胞组 32
lymphocytom a cutis 皮肤淋巴细胞瘤 900
lymphoedematous keratoderma 淋巴水肿性角化病 375
lymphoedema 淋巴水肿 370
lymphogranuloma venereum 性病性淋巴肉芽肿 264
lymphomatoid granulomatosis 淋巴瘤样肉芽肿病 367，899
lymphomatoid papulosis 淋巴瘤样丘疹病 867

M

macrophage 巨噬细胞 35
macular amyloidosis 斑状淀粉样变 302
macular atrophy 斑状萎缩 387
malassezia folliculitis 马拉色菌毛囊炎 100
Malherbes calcifying epithelioma 马勒布钙化性上皮瘤 676
malignant atrophic papulosis 恶性萎缩性丘疹病 349
malignant blue nevus 恶性蓝痣 847
malignant chondroid syringoma 恶性软骨样汗管瘤 702
malignant clear cell hidradenoma 恶性透明细胞汗腺瘤 718
malignant cylindroma 恶性圆柱瘤 702
malignant eccrine poroma 恶性小汗腺汗孔瘤 711
malignant eccrine spiradenoma 恶性小汗腺螺旋腺瘤 715
malignant endovascular papillary angioendothelioma 恶性血管内乳头状血管内皮细胞瘤 770
malignant fibrous histiocytoma 恶性纤维组织细胞瘤 731
malignant histiocytosis 恶性组织细胞增生症 604
malignant melanoma 恶性黑色素瘤 830
mantle cell lymphoma 套细胞淋巴瘤 898
mast cell 肥大细胞 35
matrix 基质 5
median raphe cyst of the penis 阴茎中线囊肿 657
meissner corpuscles 触觉小体 7
melanoacanthoma 黑色素棘皮瘤 824
melanocyte 黑色素细胞 2
melanocytic neoplasma 黑色素细胞肿瘤 46
melanosome 黑色素小体 2
Merkel cell carcinoma，MCC 梅克尔细胞癌 804
Merkel cell 梅克尔细胞 1
metaplasia 组织化生 24
metastatic calcinosis cutis 转移性皮肤钙沉着症 314
metastatic carcinoma from lung carcinoma 肺癌皮肤转移癌 910
metastatic carcinoma from breast carcinoma 乳腺癌皮肤转移癌 904
metastatic carcinoma from oral cavity carcinomas 口腔癌皮肤转移癌 912
metastatic carcinoma from urinary tract carcinoma 泌尿系统癌皮肤转移癌 912
metastatic carcinoma of the skin 皮肤转移癌 906
metastatic carcinoma from genital tract carcinoma 生殖系统癌皮肤转移癌 913
metastatic careinoma from digestive system carcinoma 消化系统癌皮肤转移癌 910
microabscess 微脓肿 21
microcystic adnexal carcinoma 微囊肿性附属器癌 684，719

microfibril 微原纤维 5
mid-borderline leprosy 中间界线类麻风 78
mid-dermal elastolysis 真皮中层弹力纤维溶解症 285
mid-dermal elastolysis 真皮中层弹性组织溶解 573
milia 粟丘疹 655
miliarial spongiosis 汗疹性海绵形成 37
milker's nodules 挤奶人结节 54
miscellaneous blistering diseases 其他水疱病 38
mixed connective tissue disease，MCTD 混合性结缔组织病 245
mixed tumor of the skin 皮肤混合瘤 700
molluscum contagiosum 传染性软疣 55
molluscum sebaceum 皮脂性软疣 624
Mondor's disease Mondor 病 368
mongolian spot 胎记 826
monocyte 单核细胞 35
monocytic and macrophagic group 单核细胞和巨噬细胞组 32
monocytic leukemia 单核细胞白血病 604
morphea 硬斑病 241
morphea-like basal cell carcinoma 硬斑病样基底细胞癌 633,640
mucinosis 黏蛋白沉积症 289
mucinous eccrine carcinoma 黏液性小汗腺癌 720
mucin-producing squamous cell carcinoma 产生黏蛋白的鳞状细胞癌 647
mucoepidermoid carcinoma 黏膜表皮样癌 647
mucous cyst of oral mucosa 口腔黏膜黏液囊肿 657
multicentric reticulohistiocytosis 多中心网状组织细胞增生症 592
multiple glomus tumor 多发性球状血管瘤 767
multiple keratoacanthoma 多发性角化棘皮瘤 624
multiple minute digitate hyperkeratosis 多发性微小指状角化过度症 372
Munro micro abscesses Munro 微脓疡 21
mycetoma 足菌肿 120
mycosis fungoides palmaris et plantaris 掌跖蕈样肉芽肿 863
mycosis fungoides，MF 蕈样肉芽肿 848
myeloid sarcoma 髓肉瘤 888
myopericytoma 肌性血管周皮细胞癌，肌周细胞瘤 782
myxoid degeneration 黏液样变性 28

N

nail bed 甲床 8
nail lunula 甲弧影 8
nail matrix 甲母质 8
nail plate 甲板 8
nail root 甲根 8
necrobiosis lipoidica diabetcorum，NLD 糖尿病性类脂质渐进性坏死 415
necrobiosis lipoidica，NL 类脂质渐进性坏死 415
necrobiosis 渐进性坏死 29
necrobiotic xanthogranuloma 渐进坏死性黄色肉芽肿 586
necrolysis 坏死松解 30
necrolytic migratory erythema 坏死松解性游走性红斑 323
necrosis 坏死 29
necrotizing fasciitis 坏死性筋膜炎 69
necrotizing sialometaplasia 坏死性唾液腺组织化生 632
neonatal lupus erythematosus 新生儿红斑狼疮 235
nestin 巢蛋白 46
neurilemmoma 神经鞘瘤 806
neurodermatitis 神经性皮炎 217
neuroendocrine tumors 神经内分泌肿瘤 913
neurofibroma 神经纤维瘤 798
neurofibromatosis，NF 神经纤维瘤病 800
neuro-specific endolase，NSE 神经特异性烯醇酶 47
neurothekeoma 神经鞘黏液瘤 808
neutrophilic granulocyte 中性粒细胞 32
nevocytic nevus 痣细胞痣 811
nevoid basal cell carcinoma syndrome 痣样基底细胞癌综合征 643
nevus anemicus 贫血痣 560
nevus flammeus 鲜红斑痣 738
nevus lipomatosus superficialis 浅表性皮肤脂肪

瘤痣 783
nevus of Ito 伊藤痣 827
nevus of Ota 太田痣 826
nevus pigmentosus 色素痣 811
nocardiosis 奴卡菌病 119
nodal follicular lymphoma 结滤泡淋巴瘤 897
nodular carcinoma 结节状癌 904
nodular cutaneous amyloidosis 结节型皮肤淀粉样变 302
nodular elastoidosis 结节性类弹力纤维病 563
nodular fasciitis 结节性筋膜炎 421
nodular fat necrosis 结节性脂肪坏死 422
nodular hidradenoma 结节性汗腺瘤 716
nodular infiltrates 结节性浸润 39
nodular melanoma 结节性黑色素瘤 833
nodular vasculitis 结节性血管炎 352
nodulo-ulcerative basal cell carcinoma 结节溃疡性基底细胞癌 633
nonlymphoid hematopoietic infiltrates 非淋巴样造血细胞浸润 42
nonsensitized lymphocytes 非致敏淋巴细胞 34
nonspecific infiltration 非特异性炎症浸润 36
Norwegian scabies 挪威疥 131
nuclear dust 核尘 23
nuclear lamins 核纤层蛋白 46

O

ochronosis 褐黄病 319
oil granuloma 油肉芽肿 421
Olmsted syndrome Olmsted 综合征 385
onchocerciasis 盘尾丝虫病 133
oral florid papillomatosis 口腔菜花状乳头瘤病 652
orf 羊痘 54
osteoma cutis 皮肤骨瘤 796
other epidermal reactions and overlapping patterns 其他表皮反应和重叠类型 38
overlap syndrome lichen planus-lupus erythematosus 扁平苔癣-红斑狼疮重叠综合征 189
overlapping reaction pattern 重叠反应类型 38

P

pachydermoperiostosis 厚皮性骨膜症 475
pachyonychia congenita, PC 先天性厚甲症 446
pacinian corpuscles 环层小体 7
pagetoid reticulosis 佩吉特样网状细胞多症 860
Paget's disease Paget 病 666
painful piezogenic pedal papules 足跟压力性疼痛性丘疹 153
palmoplantar pustulosis 掌跖脓疱病 524
pancreatic panniculitis 胰腺性脂膜炎 426
panniculitis 脂膜炎 31，40
paniculitis associated with α_1-antitrysin deficiency α_1-抗胰酶缺乏相关性脂膜炎 420
papillary eccrine adenoma 乳头状小汗腺腺瘤 716
papillary intralymphatic angioendothelioma, PILA 淋巴管内乳头状血管内皮瘤 770
papillary layer 乳头层 4
papillary microabscesses 乳头顶端微脓疡 21
papillomatous hyperplasia 乳头瘤样增生 17
papular acrodermatitis of childhood 小儿丘疹性肢端皮炎 61
papular angioplasia 丘疹性血管增生 759
papular elastorrhexis 丘疹性弹性纤维离解 570
papular mucinosis 丘疹性黏蛋白病 291
papular xanthoma 丘疹性黄色瘤 587
paracoccidioidomycosis 副球孢子菌病 109
paraffinoma 石蜡瘤 414
parakeratosis 角化不全 16
paraneoplastic pemphigus, PNP 副肿瘤性天疱疮 505
paraproteinemia 副蛋白血症 584
parapsoriasis 类银屑病 176
parapsoriasis lichenoides 苔藓样型类银屑病 181
parapsoriasis lichenoides et varioformis acute 急性痘疮样苔藓样糠疹 178
parapsoriasis varioliformis 痘疮样类银屑病 178
patchy infiltration 片状浸润 37
Pautrier microabscesses Pautrier 微脓疡 21
pearly penile papules 阴茎珍珠状丘疹 274
pediculosis 虱病 134
pellagra 烟酸缺乏病 321
pemphigus 天疱疮 495
pemphigus erythematosus, PE 红斑性天疱疮 497
pemphigus foliaceus, PF 落叶性天疱疮 497

pemphigus vegetans 增殖性天疱疮 497
pemphigus vulgaris，PV 寻常性天疱疮 495
penicilliosis marneffei 马尔尼菲青霉病 121
penile fibromatosis 阴茎纤维瘤 733
perforating calcific elastosis 穿通性钙化弹力纤维病 283
perforating folliculitis 穿通性毛囊炎 279
perforin 穿孔素 856
perifollicular fibroma 毛囊周围纤维瘤 688
periorbital hyperpigmentation 眶周色素沉着 552
periumbilical perforating pseudoxanthoma 脐周穿通性弹力纤维假黄瘤 283
periumbilical pseudoxanthoma elasticum 脐周弹性假黄瘤 569
perivascular infiltration 血管周围浸润 36
peutz-jegher's syndrome 色素沉着–肠息肉综合征 552
peyronie disease 阴茎海绵体硬结症 275
phaeohyphomycosis 暗色丝孢霉病 113
phagocytic dysfunction syndrome 吞噬细胞机能不全综合征 410
phytophotodermatitis 植物日光性皮炎 143
piebaldism 斑驳病 550
piezogenic pedal papules 压迫性足部丘疹 796
pigmented basal cell carcinoma 色素性基底细胞癌 633
pigmented follicular cyst 色素性毛囊囊肿 657
pilar cyst 毛发囊肿 655
pilar sheath acanthoma 毛鞘棘皮瘤 679
pilomatricoma 毛母质瘤 676
pilomatrix carcinoma 毛母质癌 679
pinch purpura 挤压性紫癜 305
pitted keratolysis keratoma plantare sulcatum 跖部窝状角质松解症 97
pityriasiform dermatitis 糠疹样皮炎 38
pityriasis lichenoides chronica 慢性苔藓样糠疹 176
pityriasis rosea 玫瑰糠疹 181
pityriasis rotunda 正圆形糠疹 187
pityriasis rubra pilaris 毛发红糠疹 184
pityrosporum folliculitis 糠秕孢子菌毛囊炎 100
plakogloubin，PG 桥粒斑珠蛋白 3
plane warts 扁平疣 58
plantar warts 跖疣 58
plantar-palmar fibromatosis 掌跖纤维瘤病 488，735
plasma cell balanitis 浆细胞性龟头炎 277
plasma cell 浆细胞 34
pleomorphic lipoma 多形性脂肪瘤 789
pleomorphism 多形性 24
plexiform neuroma 丛状神经瘤 810
poikiloderma congenitale 先天性皮肤异色症 456
poikiloderma vasculare atrophicans like mycosis fungoid 血管萎缩性皮肤异色症样蕈样肉芽肿 860
poikiloderma vasculare atrophicans 血管萎缩性皮肤异色病 561
poikiloderma-like cutareous amyloidosis 皮肤异色病样淀粉变 303
polyarteritis nodosa 结节性多动脉炎 346
polymorphous light eruption 多形性日光疹 138
populonecrotis tuberculid 丘疹坏死性皮肤结核 89
porocarcinoma 汗孔癌 711
porokeratosis 汗孔角化病 449
porphyria cutanea tarda 迟发性皮肤卟啉病 311
porphyria 卟啉病 309
port-wine stain 葡萄酒样痣 739
postinflammatory elastolysis and cutis laxa 炎症后弹性组织离解伴皮肤松弛 566
poststeroid panniculitis 类固醇激素后脂膜炎 426
precursor B-cell lymphoblastic lymphoma，B-LBL 前体 B 细胞淋巴母细胞淋巴瘤 897
precursor plasmacytoid dendritic cell lineage 前体浆细胞样树枝状细胞谱系 892
precursor T-lymphoblastic leukemia，T-ALL/lymphoblastic lymphoma 前体 T 淋巴母细胞白血病/淋巴母细胞淋巴瘤 887
presence of vascular injury 出现血管损伤 39
pretibial myxedema 胫前黏液水肿 289
prickle cell layer 棘层 2
primary cutaneous aggressive CD8-positive T-cell lymphoma 原发性侵袭性 CD8 阳性 T 细胞淋巴瘤 885

primary cutaneous amyloidosis 原发性皮肤淀粉样变 301
primary cutaneous anaplastic large cell lymphoma, PC-ALCL 皮肤原发性大细胞间变淋巴瘤 870
primary cutaneous CD30-positive T-cell lymphoproliferative disorders 原发性皮肤 CD30 阳性 T 细胞淋巴增生性疾病 867
primary cutaneous CD4-positive small-medium-sized pleomorphic T-cell lymphoma 原发性皮肤 CD4 阳性，小-中等多形性 T 细胞淋巴瘤 885
primary cutaneous diffuse B-cell lymphoma, leg type 原发性弥漫性 B 细胞淋巴瘤/腿型 895
primary cutaneous diffuse large B-cell lymphoma 原发性皮肤弥漫性大 B 细胞淋巴瘤 895
primary cutaneous follicle center lymphoma 原发性皮肤滤泡中心淋巴瘤 892
primary cutaneous marginal zone B-cell lymphoma 原发性皮肤边缘区 B 细胞淋巴瘤 894
primary cutaneous peripheral T-cell lymphoma, unspecified 原发性皮肤外周 T 细胞淋巴瘤（非特定型） 884
primary neuroendocrine carcinoma of skin 原发性皮肤神经内分泌癌 804
primary systemic amyloidosis 原发性系统性淀粉样变 305
progeria of the adult 成人早老症 474
progressive idiopathic atrophoderma 进行性特发性皮肤萎缩 390
progressive nodular histiocytoma 进行性结节性组织细胞瘤 596
progressive symmetric erythrokeratodermia 进行性对称性红斑角化病 382
proliferating trichilemmal cyst 增生性毛根鞘囊肿 681
proliferation atrophy 增生性萎缩 32
proliferation epidermal cysts 增生性表皮囊肿 660
protein gene product 9.5 蛋白基因产物 9.5 3
proteoglycan 蛋白多糖 5
proteus syndrome 变形综合征 571
proximal nail fold 后甲襞 8
prurigo nodularis 结节性痒疹 220
prurigo pigmentosa 色素性痒疹 223
pseudocondyloma of vulvae 女阴假性湿疣 272
pseudocyst of the ear 耳部假囊肿 545
pseudoepitheliomatous hyperplasia 假上皮瘤样增生 17
pseudolymphoma 假性淋巴瘤 900
pseudopelade of Brocg Brocg 假性斑秃 542
pseudoxanthoma elasticum 弹力纤维性假黄瘤 467
pseudoxanthoma elasticum-like papillary dermal elastolysis 弹性假黄瘤样真皮乳头层弹性纤维溶解症 568
psoriasiform dermatitis 银屑病样皮炎 37
psoriasiform interface dermatitis 银屑病样界面皮炎 38
psoriasiform mycosis fungoides 银屑病样蕈样肉芽肿 861
psoriasis 银屑病 167
psoriasis arthropathica 关节病型银屑病 173
psoriasis pustulosa 脓疱型银屑病 173
psoriasis vulgaris 寻常型银屑病 167
punch biopsy 钻孔法 12
purpura fulminans 爆发性紫癜 74，369
purpura pigmentosa chronica 慢性色素性紫癜 358
pustular mycosis fungoides 脓疱性蕈样肉芽肿 863
pustule 脓疱 21
pyknosis 核固缩 23
pyoderma gangrenosum 坏疽性脓皮病 355
pyoderma vegetans 增殖性脓皮病 74
pyodermia chronica papillaris et exulcerans 慢性乳头状溃疡性脓皮病 73
pyogenic granuloma 化脓性肉芽肿 745

R

radiation dermatitis 放射性皮炎 150
reactional leprosy 麻风反应 79
reactive angioendotheliomatosis 反应性血管内皮细胞瘤 765
reactive perforating collagenosis 反应性穿通性胶原病 278
recurrent cutaneous necrotizing eosinophilic vasculi-

tis 复发性皮肤坏死性嗜酸性血管炎 365
recurrent focal palmar peeling 复发性局灶性手掌脱皮 375
recurrent infantile digital fibroma 复发性婴儿指(趾)纤维瘤 737
Reiter's disease Reiter病 125
relapsing febrile nodular non-suppurative panniculitis 复发性发热性结节性非化脓性脂膜炎 422
relapsing linear acantholytic dermatosis, RLAD 复发性线状棘层松解性皮肤病 522
reticular degeneration 网状变性 19
reticular erythematous mucinosis 网状红斑性黏蛋白病 297
reticular fibers 网状纤维 5
reticular fibril 网状原纤维 5
reticular lamina 网板 4
reticular layer 网状层 4
reticular pigmented dermatosis of the flexures 屈侧网状色素异常 553
reticulate acropigmentation 网状肢端色素沉着 554
reticulohistiocytic granuloma 网状组织细胞肉芽肿 595
reticulohistiocytosis 网状组织细胞增生症 592
reversal reaction 逆行反应 80
rhabdomyosarcoma 横纹肌肉瘤 795
rheumatoid nodules 类风湿结节 418
rhinoscleroma 鼻硬结病 96
rhinosporidiosis 鼻孢子菌病 121
Riehl's melanosis 利尔黑变病 546
rosacea 酒渣 536

S

salmon patch 橙红色斑 738
sarcoidosis 结节病 394
scabies 疥疮 131
Schwannoma 施万细胞瘤 806
scleredema 硬肿病 298
sclerema neonatorum 新生儿硬化症 427
scleroderma 硬皮病 241
scleromyxedema 硬化性黏液水肿 294
sclerosing endothelial tumor 硬化性内皮瘤 759
sclerosing lymphangitis of the penis 阴茎硬化性淋巴管炎 275
sclerosis 硬化 30
sclerotic fibroma 硬化性纤维瘤 573
scrofuloderma 瘰疬性皮肤结核 87
sebaceous adenoma 皮脂腺腺瘤 694
sebaceous epithelioma 皮脂腺上皮瘤 694
sebaceous gland carcinoma 皮脂腺癌 696
sebaceous hyperplasia 皮脂腺增生 691
sebaceous nevus 皮脂腺痣 689
sebaceous trichofolliculoma 皮脂腺毛囊瘤 672
seborrheic keratosis 脂溢性角化病 616
secondary systemic amyloidosis 继发性系统性淀粉样 306
self-healing juvenile cutaneous mucinosis 自愈性幼年皮肤黏蛋白病 297
selfhealing primary squamous carcinoma 原发自愈性鳞状细胞癌 624
senile angiomas 老年性血管瘤 768
serum amyloid A amyloidosis 血清淀粉样A淀粉样变 306
Sézary syndrome Sézary综合征 863
silica granuloma 硅土肉芽肿 414
simplex lentigo 单纯性黑子 824
sinus histiocytosis with massive lymphadenopathy 窦组织细胞增生症伴发巨大淋巴结症 602
Sjogren syndrome 干燥综合征 246
skin grooves 皮沟 1
skin ridges 皮嵴 1
small cell neoplasma 小细胞肿瘤 46
small-plaque parapsoriasis 小斑块型类银屑病 181
smooth muscle hamartoma 平滑肌错构瘤 790
soft fibroma 软纤维瘤 723
soft tissue neoplasma 软组织肿瘤 46
solar elastosis 日光性弹力纤维病 146
solar keratosis 日光角化病 662
solar lentigo 日光性黑子 826
solid basal cell carcinoma 实性基底细胞癌 638
solid cystic hidradenoma 实体性囊性汗腺瘤 716
solitary and disseminatic acanthoma 孤立性和播

散性表皮松解性棘皮瘤 23
solitary keratoacanthoma 单发性角化棘皮瘤 624
solitary lichen planus 孤立性扁平苔癣 189
spectacle frame acanthoma "眼镜架"棘皮瘤 627
spindle and epithelioid nevus 梭形与上皮样细胞痣 822
spindle cell hemangioendothelioma 梭形细胞血管内皮瘤 759
spindle cell lipoma 梭形细胞脂肪瘤 789
Spitz nevus 斯波茨痣 822
spongioform pustule of Kogoj Kogoj 海绵状脓疱 21
spongiosis 海绵形成 19
spongiotic dermatitis 海绵形成性皮炎 37
spongiotic interface dermatitis 海绵性界面皮炎 38
spongiotic psoriasiform dermatitis 海绵性银屑病样皮炎 38
spongiotic psoriasiform interface dermatitis 海绵性银屑病样界面皮炎 38
sporotrichosis 孢子丝菌病 116
squamous cell carcinoma situ 原位鳞状细胞癌 628
squamous cell carcinoma 鳞状细胞癌 645
squamous cell pseudoepithelioma 鳞状细胞假上皮瘤 624
staphylococcal scalded skin syndrome, SSSS 葡萄球菌性烫伤样皮肤综合征 68
steatocystoma multiplex 多发性脂囊瘤 692
stem cell 干细胞 2
Steven-Johnson syndrome, SJS 重症多性红斑 165
storiform collagenoma 席纹状胶原瘤 573
stratum corneum 角质层 2
stratum granulosum 颗粒层 2
stratum lucidum 透明层 2
strawberry hemangioma 草莓状血管瘤 740
striae atrophicae 萎缩纹 389
striae distensae 膨胀纹 284
stucco keratosis 灰泥角化病 661
subcutaneous tissue 皮肤组织 5
subacute cutaneous lupus erythematosus, SCLE 亚急性皮肤型红斑狼疮 230
subacute nodular migratory panniculitis 亚急性结节性游走性脂膜炎 422
subbasal dense plague 基底下致密斑 4
subbungual keratoacanthoma 甲下角化棘皮瘤 624
subcorneal pustular dermatosis, SPD 角层下脓疱性皮肤病 504, 526
subcutaneous fat necrosis of the newborn 新生儿皮下脂肪坏死 427
subcutaneous filariasis 皮下丝虫病 133
subcutaneous nodular fat necrosis in pancreatic disease 胰病性皮下结节性脂肪坏死症 422
subcutaneous paniculitis-like T-cell lymphoma, SPTCL 皮下脂肪炎样 T 细胞淋巴瘤 875
subcutaneous tissue 皮下组织 5
subepidermal blister with eosinophil 表皮下水疱伴嗜酸性粒细胞浸润 38
subepidermal blister with little inflammation 表皮下水疱很少伴发炎症 38
subepidermal blister with lymphocytes 表皮下水疱伴发淋巴细胞浸润 38
subepidermal blister with mast cells 表皮下水疱伴肥大细胞浸润 38
subepidermal blister with neutrophils 表皮下水疱伴中性粒细胞浸润 38
subepidermal vesicular dermatitis 表皮下水疱性皮炎 38
subungual exostosis 甲下外生骨疣 726
sudoriparous angioma 出汗性血管瘤 703
superficial and deep shave 削除法 12
superficial basal cell carcinoma 浅表性基底细胞癌 633
superficial or superficial and deep perivascular infiltrates 表浅或表浅和深部血管周围浸润 39
superficial spreading melanoma 浅表扩散性恶性黑色素瘤 831
superficial thrombophlebitis 浅表性血栓性静脉炎 368
swimming pool granuloma 游泳池肉芽肿 94
synaptophysin 突触素 47
syphilis 梅毒 248
syringoacanthoma 汗管棘皮瘤 711
syringocystadenoma papilliferum 乳头状汗管囊腺

瘤 697
syringoma 汗管瘤 706
syringotropic mycosis fungoides 亲汗管性蕈样肉芽肿 858
systemic anaplastic large cell lymphoma 系统性间变性大细胞淋巴瘤 886
systemic lupus erythematosus, SLE 系统性红斑狼疮 231
systemic sclerosis 系统性硬化病 244

T

tar melanosis 焦油黑变病 548
targetoid hemosiderotic hemangioma 靶样含铁血黄素沉积性血管瘤 756
T-cell prolymphocytic leukemia, T-PLL T细胞前淋巴细胞性白血病 888
telangictatic carcinoma 毛细血管扩张性癌 904
telangiectasia macularis eruptive perstans 持久性发疹性斑状毛细血管扩张 477
telangiectatic warts 毛细血管扩张性疣 749
telogen 休止期 8
temporal arteritis 颞动脉炎 364
tenascin 结合腱蛋白 729
terminal hair 终毛 8
thalidomide 反应停 140
thinning of suparpapillary epidermal plates 乳头上方表皮变薄 18
thromboangiitis obliterans 闭塞性血栓性脉管炎 368
thrombophlebitis of the chest wall 胸壁血栓性静脉炎 368
thrombosis 血栓形成 26
thyroglossal duct cysts 甲状腺舌骨导管囊肿 659
tick bite 蜱叮咬 136
tick bite granuloma 蜱叮咬肉芽肿 136
tick paralysis 蜱瘫痪 136
tolitary trichilemmoma 单发性毛根鞘瘤 680
toxic epidermal necrolysis, TEN 中毒性表皮坏死松解症 165
trabecular basal cell carcinoma 小梁状基底细胞癌 640
transient acantholytic dermatosis, TAD 暂时性棘突松解性皮肤病 521
transient neonatal pustular melanosis 暂时性新生儿脓疱性黑变病 550
transit amplifying cell 过渡扩充细胞 2
traumatic epidermal cyst 外伤性表皮囊肿 653
trichilemmal carcinoma 毛根鞘癌 682
trichilemmal pilar cyst 毛根鞘囊肿 655
trichoadenoma 毛发腺瘤 672
trichoblastoma 毛母细胞瘤 686
trichodiscoma 毛盘瘤 673
trichoepithelioma 毛发上皮瘤 673
trichofolliculoma 毛囊瘤 671
trichomycosis axillaris 腋毛癣 100
trichorrhexis invaginata 嵌顿性脆发病 540
trichostasis spinulosa 小棘状毛壅症 540
true histiocytic lymphoma 真性组织细胞淋巴瘤 607
tuberculoid infiltration 结核样浸润 36
tuberculoid leprosy 结核样型麻风 75
tuberculoid tubercle 结核样结节 36
tuberculosis cutis orificialis 皮肤溃疡性结核 89
tuberculosis verrucosa cutis 疣状皮肤结核 87
tuberculous tubercle 结核结节 36
tuberous sclerosis 结节性硬化病 490
tubular apocrine adenoma 管状大汗腺腺瘤 697
tufted angioma 丛状血管瘤 754
tumor of the follicular infundibulum 毛囊漏斗肿瘤 679
tumoral calcinosis 肿瘤性钙沉积症 315

U

ulcus vulvae acutum 急性女阴溃疡 98
umbilical omphalomesenteric duct polyp 脐部脐肠系膜管息肉 798
urticaria 荨麻疹 162
urticaria pigmentosa 色素性荨麻疹 477
urticarial vasculitis 荨麻疹性血管炎 332

V

vacciniforme hydroa-like cutaneous T-cell lymphoma 牛痘样水疱病样皮肤T细胞淋巴瘤 882
vacuolar interface dermatitis 空泡性界面皮炎 37

vacuolation 空泡变性 19
varicella 水痘 49
vascular obliteration 血管管腔闭塞 26
vasculitis 血管炎 42
vellus hair 毳毛 8
venous lake 静脉湖 782
verruca snilis 老年疣 616
verruca vulgaris 寻常疣 56
verruciform xanthoma 疣状黄色瘤 588
verrucous carcinoma 疣状癌 652
verrucous hemangioma 疣状血管瘤 752
verrucous hyperplasia 疣状增生 17
verrucous/hyperkeratotic mycosis fungoides 疣状/角化过度性蕈样肉芽肿 863
vesicles 水疱 20
vesicular and bullous dermatitis 水疱大疱性皮炎 37
vili 绒毛 22
vimentin 波形蛋白 46
vitiligo 白癜风 557
vulvovaginal atrophy 女阴萎缩 272

W

warty dyskeratoma 疣状角化不良瘤 661
Wegener's granulomatosis, WG 韦氏肉芽肿病 365
white fibrous papulosis 白色纤维丘疹病 569
white lesions of the vulva 女阴白色病变 270

X

xanthoma disseminatum, XD 播散性黄色瘤 581
xeroderma pigmentosum 着色性干皮 452
X-linked ichthyosis X连锁遗传鱼鳞病 430

Y

Yaws 雅司病 124

Z

zebra-like hyperpigmentation 斑马样过度色素沉着 556
zirconium granuloma 锆肉芽肿 414
zosteriform hyperpigmentation 带状疱疹样过度色素沉着 556
zosteriform lentiginous neru 带状疱疹样雀斑痣 556
zygomycosis 接合菌病 107

参考文献

1. 李伯埙.实用皮肤病性病彩色图谱.西安：世界图书出版西安有限公司，1999.
2. 李伯埙.现代实用皮肤病学.西安：世界图书出版西安有限公司，2007.
3. 朱学骏，孙建方，等. 皮肤病理学与临床的联系. 北京：北京大学医学出版社，2007.
4. Weedon D, ed. Weedon's Skin Pathology. 3rd ed. Amsterdam: Elsevier, 2010.
5. 陈锡唐，刘季和，邱炳森等. 实用皮肤组织病理学. 广州：广东科技出版社，1993.
6. Tony Burns, Stephen Breathnach, Neil Cox,et al. Rook′s Textbook of Dermatology . 8th Edition.Oxford: Blackwell Science Ltd, 2010.
7. William D James, Dirk M Elston, Timothy G Berger. Andrews' Diseases of the skin : clinical dermatology. 11th Edition. [S.l.] :Elsevier Inc, 2011.
8. Hlaus Wolff, Lowella A Goldsmith, Stephen L Katz, et al. Fitzpatrick's Dermatology in General Medicine. 7th Edition. [S.l.] : MaGraw-Hill Companies, Inc, 2008.
9. David E, Elder MB, et al. Lever's Histopathology of the Skin. 9th Edition. [S.l.] :Lippincott Williams & Wilkins, 2005.
10. David Weedon. WEEDON′S SKIN PATHOLOGY . 3rd Edition. [S.l.] :Elsevier Inc, 2010.
11. Philip H Mckee, Eduardo Calonje, Scott R Granter. Pthology of the skin, with clinical correlations [M] . 3rd Edition. [S.l.] : Elsevier, 2005.
12. Thompson JF, RA Scolyer, RF Kefford. Cutaneous melanoma. Lancet, 2005, 365 (9460): 687–701.
13. Gandini S, et al. Meta-analysis of risk factors for cutaneous melanoma: Ⅱ. Sun exposure. European Journal of Cancer, 2005, 41 (1): 45–60.
14. Robert S Stern, Khanh T Nichols, et al. Malignant melanoma in patients treated for psoriasis with methoxsalen (psoralen) and ultraviolet A radiation (PUVA) . The New England Journal of Medicine, 1997, 336: 1041–1045.
15. Holly EA, et al. Number of melanocytic nevi as a major risk factor for malignant melanoma. Journal of the American Academy of Dermatology, 1987, 17 (3): 459–468.
16. Holland EA SH, Kefford RF, Mann GJ. CDKN2A (P16 (INK4a) and CDK4 mutation analysis in 131 Australian melanoma probands: effect of family history and multiple primary melanomas. Genes Chromosomes Cancer, 1999, 25 (4): 339–48.
17. Chi Z, et al. Clinical presentation, histology, and prognoses of malignant melanoma in ethnic Chinese: A study of 522 consecutive cases. Bmc Cancer, 2011, 11.
18. Forman SB FT, Peckham SJ, Dalton SR, et al. Is superficial spreading melanoma still the most common form of malignant melanoma J Am Acad Dermatol, 2008, 58 (6): 1013–1020.
19. Walling HW, Scupham R K, Bean AK, et al. Staged excision versus Mohs micrographic surgery for lentigo maligna and lentigo maligna melanoma. J Am Acad Dermatol, 2007, 57 (4): 659–664
20. Kiyak MV YA, Sevim KZ, Usta U. Giant malignant melanoma: a case report. Acta Chir Plast, 2012, 54 (2): 59–61.
21. Lens MB, JA Newton-Bishop, Boon AP. Desmoplastic malignant melanoma: a systematic review. British Journal of Dermatology, 2005, 152 (4): 673–678.
22. Hantschke M MT, Kutzner H. Follicular malignant melanoma: a variant of melanoma to be distinguished from lentigo maligna melanoma. Am J Dermatopathol, 2004, 26 (5): 359–63.
23. McNutt NS, et al. Nevoid malignant melanoma: Morphologic patterns and immunohistochemical reactivity. Journal of Cutaneous Pathology, 1995, 22 (6): 502–517.
24. Ivan D Prieto VG. Use of immunohistochemistry in the diagnosis of melanocytic lesions: applications and pitfalls. Future Oncology, 2010, 6 (7): 1163–1175.
25. Kim YC LM, Choe SW, Lee MC, et al. Acral lentiginous melanoma: an immunohistochemical study of 20 cases. Int J Dermatol, 2003, 42 (2): 123–9.
26. Balch CM, et al. Final Version of 2009 AJCC Melanoma Staging and Classification. Journal of Clinical Oncology, 2009, 27 (36): 6199–6206.
27. Balch CM, et al. An evidence-based staging system for cutaneous melanoma. Ca-a Cancer Journal for Clinicians,

2004, 54（3）：131–149.

28. Lens MB, et al. Effect of pregnancy on survival in women with cutaneous malignant melanoma. Journal of Clinical Oncology, 2004, 22（21）：4369–4375.

29. O'Meara AT, et al. Malignant melanoma in pregnancy-A population-based evaluation. Cancer, 2005, 103（6）：1217–1226.

30. Starz H, et al. A micromorphometry-based concept for routine classification of sentinel lymph node metastases and its clinical relevance for patients with melanoma. Cancer, 2001, 91（11）：2110–2121.

31. Morton, DL, et al. Sentinel-node biopsy or nodal observation in melanoma. New England Journal of Medicine, 2006, 355（13）：1307–1317.

32. Cascinelli N, et al. Sentinel lymph node biopsy in cutaneous melanoma：The WHO Melanoma Program experience. Annals of Surgical Oncology, 2000, 7（6）：469–474.